U0267499

外科病理鉴别诊断学

Differential Diagnosis in Surgical Pathology

（第 2 版）

注　意

在这个领域中，专业知识和最佳实践是在不断变化的。随着新的研究和临床经验在不断拓展我们的知识，在研究方法、专业实践或治疗方面做出某种改变也许是必需的。

在评价和应用本书提供的任何信息、方法、化合物或实验时，执业医师和研究人员必须始终依靠他（她）们自己的经验和知识。在应用这些信息或方法时，他（她）们必须注意自己和他人的安全，包括他（她）们负有专业责任的组织的安全。

至于本书提供的任何药物或药剂，建议读者核对：(1) 有关操作过程的最新信息，或 (2) 每种产品的生产厂商的最新产品信息，以确认推荐的剂量或处方、方法、服用时间和禁忌证。确定诊断、决定患者的最佳服药剂量和最佳治疗方式以及采取适当的安全预防措施是经治医师的责任，这有赖于他（她）们的个人经验和对每一位患者的了解。

在法律允许的范围内，出版商、作者、著者或编者对于与本书所包含的任何方法、产品、指示或观点相关而引起的任何人身损伤或财产损失，均不承担任何责任。

出版者

外科病理鉴别诊断学

Differential Diagnosis in Surgical Pathology

（第2版）

原著

Paolo Gattuso

Vijaya B. Reddy

Odile David

Daniel J. Spitz

Meryl H. Haber

主译

回允中

北京大学医学出版社

Peking University Medical Press

WAIKE BINGLI JIANBIE ZHENDUANXUE

图书在版编目（CIP）数据

外科病理鉴别诊断学：第2版 / （美）加图索（Gattuso, P.）、雷迪
（Reddy, V. B.）、大卫（David, O.）等著；回允中等译. —北京：北京大学
医学出版社，2012.7
书名原文：Differential Diagnosis in Surgical Pathology, second edition
ISBN 978-7-5659-0389-2

Ⅰ. ①外… Ⅱ. ①加… ②回… Ⅲ. ①外科学–病理学–鉴别诊
断 Ⅳ. ①R602

中国版本图书馆CIP数据核字 (2012) 第089180号

北京市版权局著作权合同登记号：图字：01-2012-4725

Differential Diagnosis in Surgical Pathology, second Edition
Paolo Gattuso, Vijaya B. Reddy, Odile David, Daniel J. Spitz, Meryl H. Haber
ISBN-13: 978-1-4160-4580-9
ISBN-10: 1-4160-4580-5

外科病理鉴别诊断学（第2版）

主　　译：回允中
出版发行：北京大学医学出版社（电话：010-82802230）
地　　址：（100191）北京市海淀区学院路 38 号 北京大学医学部院内
网　　址：http://www.pumpress.com.cn
E － mail：booksale@bjmu.edu.cn
印　　刷：北京圣彩虹制版印刷技术有限公司
经　　销：新华书店
责任编辑：马联华 冯智勇　　责任校对：何 力　　责任印制：张京生
开　　本：889 mm ×1194 mm 1/16　印张：74　字数：2070 千字
版　　次：2012 年 7 月第 1 版　　2012 年 7 月第 1 次印刷
书　　号：ISBN 978-7-5659-0389-2
定　　价：835.00 元

版权所有，违者必究
（凡属质量问题请与本社发行部联系退换）

著者名单

Sylvia L. Asa, MD, PhD
Professor of Laboratory Medicine and Pathobiology
University of Toronto Faculty of Medicine
Pathologist-in-Chief
Medical Director, Laboratory Medicine Program
Senior Scientist, Ontario Cancer Institute
Toronto, Ontario
Canada
Adrenal Gland

Pincas Bitterman, MD
Professor of Pathology and Obstetrics and Gynecology
Rush Medical College of Rush University
Chicago, Illinois
Female Reproductive System

Jean E. Blair, MD
Assistant Professor of Pathology
Northeastern Ohio Universities College of Medicine
Rootstown, Ohio
Staff Pathologist
AmeriPath Youngstown
Youngstown, Ohio
Gastrointestinal System

Elizabeth J. Cochran, MD
Associate Professor of Pathology and Neurological Sciences
Rush Medical College of Rush University
Attending Physician
Rush University Medical Center
Chicago, Illinois
Central Nervous System

Kumarasen Cooper, MBChB, FRCPath, DPhil
Professor of Pathology
University of Vermont College of Medicine
Director of Anatomic Pathology and Vice-Chair of Pathology
Fletcher Allen Health Care
Burlington, Vermont
Special Diagnostic Techniques in Surgical Pathology

Byron E. Crawford, MD
Professor of Pathology
Director of Anatomic Pathology
Assistant Dean of Academic Affairs
Tulane University School of Medicine
New Orleans, Louisiana
Bones and Joints

Magdalena Czader, MD, PhD
Assistant Professor
Director, Division of Hematopathology
Director, Clinical Flow Cytometry Laboratory
Indiana University School of Medicine
Indianapolis, Indiana
Spleen

Michael J. Davis, MD
Instructor, Department of Ophthalmology
Rush Medical College of Rush University
Chicago, Illinois
Eye and Orbit

Adel K. El-Naggar, MD, PhD
Professor of Pathology and Head and Neck Surgery
Program Director, Head and Neck Pathology Fellowship
University of Texas M.D. Anderson Cancer Center
Houston, Texas
Head and Neck

Mark F. Evans, PhD
Research Assistant Professor, Department of Pathology
University of Vermont College of Medicine
Burlington, Vermont
Special Diagnostic Techniques in Surgical Pathology

Sandra E. Fischer, MD
Assistant Professor
University of Toronto Faculty of Medicine
Staff Pathologist
University Health Network
Toronto, Ontario
Canada
Adrenal Gland

Richard J. Grostern, MD
Assistant Professor of Ophthalmology and Pathology
Rush Medical College of Rush University
Chicago, Illinois
Eye and Orbit

Mehmet Guler, MD, PhD
GI/Liver Fellow, Department of Pathology
Johns Hopkins Medical Institutions
Baltimore, Maryland
Pancreas

Ralph H. Hruban, MD
Professor of Pathology and Oncology
Johns Hopkins University School of Medicine
Attending Pathologist
The Johns Hopkins Hospital
Baltimore, Maryland
Pancreas

Aliya N. Husain, MD
Professor of Pathology
University of Chicago Pritzker School of Medicine
Chicago, Illinois
Lung and Pleura

Alexandra N. Kalof, MD
Assistant Professor of Pathology
University of Vermont College of Medicine
Attending Physician, Department of Pathology
Fletcher Allen Health Care
Burlington, Vermont
Special Diagnostic Techniques in Surgical Pathology

Robin D. LeGallo, MD
Assistant Professor of Pathology
University of Virginia Medical Center
Charlottesville, Virginia
Soft Tissue

Jerome M. Loew, MD
Associate Professor of Pathology
Rush Medical College of Rush University
Assistant Attending
Rush University Medical Center
Chicago, Illinois
Lymph Nodes

Alexander Craig MacKinnon, Jr., MD, PhD
Fellow, Molecular Genetic Pathology and Cardiovascular
    Pathology
University of Chicago Medical Center
Chicago, Illinois
Lung and Pleura

William R. Macon, MD
Professor of Laboratory Medicine and Pathology
Mayo College of Medicine
Consultant in Pathology, Department of Laboratory Medicine and
    Pathology
Mayo Clinic Foundation
Rochester, Minnesota
Lymph Nodes

Cristina Magi-Galluzzi, MD, PhD
Assistant Professor
Cleveland Clinic Lerner College of Medicine of Case Western
    Reserve University
Director of Genitourinary Pathology
Cleveland Clinic Foundation
Cleveland, Ohio
Ureter, Urinary Bladder, and Kidney

Maria J. Merino, MD
Chief, Translational Surgical Pathology
National Institutes of Health
National Cancer Institute
Bethesda, Maryland
Breast

Cesar A. Moran, MD
Professor of Pathology and Deputy Chairman of Anatomic
    Pathology
University of Texas M.D. Anderson Cancer Center
Houston, Texas
Thymus and Mediastinum

Attilio Orazi, MD
Professor of Pathology and Laboratory Medicine
Weill Cornell Medical College of Cornell University
Attending Pathologist
Director, Division of Hematopathology
New York-Presbyterian Hospital
New York, New York
Spleen

Robert E. Petras, MD
Associate Clinical Professor of Pathology
Northeastern Ohio Universities Colleges of Medicine
Rootstown, Ohio
AmeriPath Gastrointestinal Institute
Oakwood Village, Ohio
Gastrointestinal System

Michael R. Pins, MD
Professor of Clinical Pathology
University of Illinois at Chicago College of Medicine
Medical Director, Anatomic Pathology
Advocate Lutheran General Hospital
Park Ridge, Illinois
Male Genitourinary System

Jose A. Plaza, MD
Assistant Professor of Pathology
Medical College of Wisconsin
Milwaukee, Wisconsin
Thymus and Mediastinum

Martha M. Quezado, MD
Staff Pathologist
Laboratory of Pathology
National Cancer Institute
National Institutes of Health
Bethesda, Maryland
Breast

Vijaya B. Reddy, MD
Professor and Associate Chair of Pathology
Rush Medical College of Rush University
Senior Attending
Rush University Medical Center
Chicago, Illinois
Skin and Adnexal Structures

E Rene Rodriguez, MD
Adjunct and Professor
Johns Hopkins University School of Medicine
Baltimore, Maryland
Staff, Department of Anatomic Pathology
Cleveland Clinic Foundation
Cleveland, Ohio
Heart, Pericardium, and Blood Vessels

Saul Suster, MD
Chairman and Professor, Department of Pathology and Laboratory
  Medicine
Medical College of Wisconsin
Milwaukee, Wisconsin
Thymus and Mediastinum

Paul E. Swanson, MD
Professor of Pathology
University of Washington School of Medicine
Director of Anatomic Pathology
Director of Immunocytochemistry
University of Washington Medical Center
Seattle, Washington
Hepatobiliary System

Carmela D. Tan, MD
Staff, Section of Cardiovascular Pathology
Department of Anatomic Pathology
Cleveland Clinic Foundation
Cleveland, Ohio
Heart, Pericardium, and Blood Vessels

Mark R. Wick, MD
Professor of Pathology
University of Virginia School of Medicine
Associate Director of Virginia Health System
Charlottesville, Virginia
Soft Tissue

Michelle D. Williams, MD
Assistant Professor of Pathology
University of Texas M.D. Anderson Cancer Center
Houston, Texas
Head and Neck

Matthew M. Yeh, MD, PhD
Associate Professor of Pathology
University of Washington School of Medicine
Staff Pathologist
Gastrointestinal and Hepatic Pathology
University of Washington Medical Center
Seattle, Washington
Hepatobiliary System

Ming Zhou, MD, PhD
Assistant Professor
Cleveland Clinic Lerner College of Medicine of Case Western
  Reserve University
Staff Pathologist
Cleveland Clinic Foundation
Cleveland, Ohio
Ureter, Urinary Bladder, and Kidney

译者名单

主译 回允中

译者（按姓氏汉语拼音排序）

北京大学人民医院

鲍冬梅　陈定宝　戴　林　回允中　钱利华
孙昆昆　王功伟　赵　彦

北京五洲妇儿医院（原北京五洲女子医院）

丁效蕙　回允中　刘巨英　石　峥　周　红

北京大学肿瘤医院

白艳花　李忠武　武　莹　薛卫成

著者前言

《外科病理鉴别诊断学》第 1 版出版已近 7 年，谁曾想到这本教科书会成为美国乃至全球病理科病理医师和无数执业病理医师广泛应用的教科书呢。鉴于本书获得了如此反响，著者即着手对其正文和插图进行了更新和修订，并力求保留第 1 版成功的一些特点，特别是分系统论述的架构、正文的提纲格式以及显微照片与内容相结合的方式。此次修订历时 3 年之久。

撰写一部新的教科书无疑是一个巨大工程，而修订再版也许尤甚。在现在这种讲求成本控制的背景下，一个重要的因素是使本书的价格保持在读者能够接受的范围内，即主要是在不增加页数的同时更新内容。通过慎重而精益求精的编辑工作，可以说，这一目的已经达到了。同样重要的是，本版要填补本书存在的明显空白，并同其他知名病理学专家一起修订一些主题。与第 1 版不同的另一个显著变化是：本版插图几乎都是彩色的。

本书著者意识到了本书的成功，更意识到了本书的不足或不当之处。在本版，著者已尽各种努力予以修正。应用诊断流程图是第 1 版的突出特征，本版没有沿用。取而代之的是：每一章均仿效诊断流程的推理方法进行概述以得出正确的诊断。取消诊断流程图的原因是：原来的诊断流程图的质量参差不齐，并且对于得出准确的诊断而言，并不是所有的诊断流程图都是有效的，因为病理诊断有时非常复杂，不是一张诊断流程图就能解决问题的。

第 1 版对每一个主题均进行简要阐明而不是进行百科全书式的叙述，正文采用提纲格式并辅以病理学图片和有限的参考文献，这些理念在第 2 版都得以保留。希望这本教科书找到了获得病理科医师和执业病理医师青睐的方式，因为其格式简明，图片精美、具代表性，非常实用，可以满足日常所需。

Meryl H. Haber

致 谢

本书第 2 版获得了美国和加拿大许多著者的大力支持，在此衷心感谢他们给予本书的信任和与我们无私分享他们的个人经验。

在此也衷心感谢对本书第 1 版倾注心力的所有著者。

感谢 Irma Parker、Mira Davis 和 Rachel Martin 给予的文秘方面的辅助工作。感谢出版商 Elsevier，感谢执行编辑 William R. Schmitt，感谢他对第 2 版编写工作的支持和鼓励。我们还要特别感谢 Elsevier 的开发编辑 Katie DeFrancesco，在过去的 3 年间，她为保证本书的顺利修订尽职尽责，付出了无尽的耐心；还要感谢 Elsevier 的高级项目经理 Amy Morwitz，她秉承执著的理念和专业精神，兢兢业业地监督本书出版过程中的各个细节，直至付诸印刷发行。

Vijaya B. Reddy, MD

目　　录

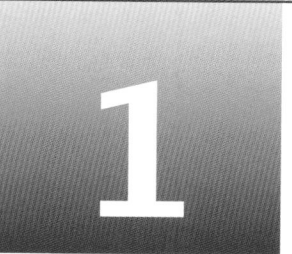

Alexandra N. Kalof、Mark F. Evans 和 Kumarasen Cooper 著
白艳花　李忠武　译

外科病理学的特殊诊断技术
Special Diagnostic Techniques in Surgical Pathology

光学显微镜　Light Microscopy

组织处理概述
Tissue Processing Overview

- 固定
  - 尽可能接近生物状态原位保存组织
  - 理论上，取下组织后应尽快固定，让固定剂很快灭活组织，防止组织自溶
- 脱水
  - 固定后的组织非常脆，无法切片，需先在非水溶性介质中包埋（如石蜡）
  - 组织需先经过梯度酒精溶液脱水
- 透明
  - 酒精与石蜡不相溶，因此用非极性溶剂作为透明剂（如二甲苯、甲苯）会使组织更透明
- 包埋
  - 石蜡是最常用的包埋介质，但有时用塑料树脂包埋，切片可以更薄（用于电子显微镜）
  - 包埋过程非常重要，组织要按照正确的位置和朝向摆放在石蜡块中
- 切片
  - 经过石蜡包埋，组织与石蜡的密度相似，可被切成 3 ~ 10μm（通常为 6 ~ 8μm）厚的切片
- 染色
  - 使细胞核、细胞质和细胞间结构能够区分开来
- 封片
  - 染色后的切片用一片薄塑料或玻璃覆盖，以保护组织，防止刮擦，提供更好的显微镜下视觉效果，同时可以长期保存组织

固定　Fixation

- 根据作用机制，固定剂可分为五大类
  - 醛
    - ◆ 福尔马林
      - ◇ 气态甲醛的水溶液可以很好地渗透组织，但渗透速度慢；标准液是 10% 中性福尔马林缓冲液
      - ◇ 缓冲液可中和酸性，防止组织自溶和组织中甲醛 - 亚铁血红素颗粒沉积
      - ◇ 组织通过蛋白交联（特别是赖氨酸残基间的交联）得以固定
      - ◇ 这种交联不会严重破坏蛋白结构，能够保护抗原性，适用于免疫过氧化物酶技术
    - ◆ 戊二醛
      - ◇ 标准液是 2% 戊二醛缓冲液，必须冷藏、缓冲，保存期不超过 3 个月
      - ◇ 固定组织迅速，是电镜检查的理想固定液
      - ◇ 导致蛋白的 α- 螺旋结构变形，不利于免疫过氧化物酶染色
      - ◇ 渗透性差，但能很好地保存细胞质和细胞核细节
      - ◇ 组织要尽量新鲜，最好在戊二醛中进行切割，厚度不超过 1mm，以利于固定
  - 汞剂
    - ◆ B-5 和 Zenker
      - ◇ 含有氯化汞，必须小心处理
      - ◇ 渗透性差，会导致组织变硬，但固定牢固，能够保存细胞核细节
      - ◇ 最好用于固定造血组织和网状内皮组织
  - 醇类
    - ◆ 甲醇和乙醇
      - ◇ 蛋白变性剂
      - ◇ 不常规用来固定组织，因为它们能使组织脱水，导致组织变脆、变硬
      - ◇ 适用于细胞涂片，因为它们作用迅速，能够保存细胞核细节
  - 氧化剂
    - ◆ 高锰酸盐固定剂（高锰酸钾）、重铬酸盐固定剂（重铬酸钾）和四氧化锇交联蛋白
    - ◆ 导致广泛变性
    - ◆ 具有一些特殊用途，但不常用
  - 苦味酸盐
    - ◆ Bouin 液作用机制不明
    - ◆ 在保存细胞核细节方面与汞制剂相近，但不会引起组织变硬
    - ◆ 苦味酸在干燥状态下具有爆炸风险
    - ◆ 建议用来固定睾丸、胃肠道和内分泌器官来源的组织

- 影响固定的因素
  - 缓冲
    - 最好固定在中性固定液中，pH 值范围为 6 ~ 8
    - 组织缺氧会降低 pH 值，因此固定剂必须具有缓冲能力，防止酸过多；酸过多会导致福尔马林 - 亚铁血红素色素形成，显示为组织中黑色、有极向的沉淀物
    - 常见缓冲剂包括磷酸盐、碳酸氢盐、甲次砷酸盐（cacodylate）和佛罗拿（veronal）
  - 渗透
    - 固定液的渗透速度因各自的扩散能力而异
    - 渗透速度由快至慢依次为：甲醛、乙酸、氯化汞、甲醇、四氧化锇和苦味酸
    - 由于组织固定由外至内，较厚的组织有时中心固定不足，会损害细胞的组织学和抗原性（对免疫组织化学非常重要）
    - 将组织薄切（2 ~ 3 mm）非常重要
  - 体积
    - 固定剂与组织的体积比至少为 10 ∶ 1
  - 温度
    - 与所有的化学反应一样，提高温度会加快固定的速度
    - 热福尔马林固定速度更快，这已成为自动组织处理仪的第一步
  - 浓度
    - 福尔马林的最佳浓度是 10%；戊二醛一般配制成 0.25% ~ 4%
  - 固定时间
    - 用福尔马林至少需要固定 6 ~ 8 小时，才能进行其余步骤
- 脱钙
  - 组织中的钙沉积物非常硬，与石蜡的密度相差太大，因此直接用石蜡包埋后难以正常切片
  - 无机强酸（如硝酸和盐酸）可用来处理致密皮质骨，能够迅速去除大量钙
  - 这些强酸同时会损害细胞形态，因此不推荐用于精细组织，如骨髓
    - 有机酸（如醋酸和甲酸）因为作用不强烈更适用于骨髓，但作用于致密皮质骨则速度太慢

- 浓度为 10% 的甲酸是最好的全能脱钙剂

提要　Pearls

- 固定时间过长会由于乙醇沉淀于细胞表面抗原影响免疫组织化学结果；为优化做免疫组织化学组织的抗原性，美国临床肿瘤学会 / 美国病理学家协会（ASCO/CAP）指南建议，用于做免疫组织化学的组织在中性缓冲福尔马林中固定至少 6 个小时，但不超过 48 小时（see Wolff et al, 2007）
- 尿酸盐结晶具有水溶性，需要用无水固定剂，如无水酒精
- 若需用组织做免疫荧光（如肾或皮肤活检）或酶谱分析（如肌肉活检），标本必须在新鲜状态下迅速冷冻；因为即使短暂固定，也会很快灭活酶活性
- 为了在术中对组织标本进行快速诊断，组织需要冷冻并经一种特殊的冷冻切片机（"恒冷箱"）切片；组织经冷却液或寒冷环境下（−20℃ ~ −70℃）速冻可变硬，可满足切片机切片需要

组织学染色　Histologic Stains

- 染色过程需要各种染料，组织中的不同成分根据它们的性能着色
- 苏木精和伊红（hematoxylin and eosin, HE）染色
  - 常规外科病理学中最常用的组织学染色
  - 苏木精是一种碱性染料，对细胞核中的核酸具有亲和力
  - 苏木精不能直接着染组织，需要通过"媒染剂"或金属阳离子（如铁、铝或钨）与组织连接
  - 苏木精 - 金属复合物作为碱性染料，任何着色的成分均被认为是嗜碱性的（也就是说含有酸性基团，能够与含正电荷的碱性染料结合），在组织切片中显示为蓝色
  - 苏木精的染色变化在于金属离子的选择，可以改变染色强度和色度
  - 相反，伊红是一种酸性苯胺染料，对细胞质中的成分具有亲和力

— 伊红可使细胞内（胞质）的碱性蛋白和细胞外间隙（胶原）着色，呈粉红至红色（嗜酸性）

结缔组织

- 弹性蛋白染色
  - 弹性蛋白 van Gieson（elastin van Gieson, EVG）染色凸显结缔组织中的弹性蛋白
  - EVG 对显示弹性纤维的病理改变有帮助，如血管炎或结缔组织疾病（如 Marfan 综合征）导致的弹性纤维重叠、断裂或分叉
  - 弹性纤维呈蓝色到黑色；胶原呈红色；其余结缔组织呈黄色
- Masson 三色染色
  - 有助于鉴别胶原纤维（蓝色）和平滑肌（亮红色）
- 网状蛋白染色
  - 是一种银浸染技术，将组织切片中的网状蛋白染成黑色
  - 对评估正常网状纤维分布形态的改变非常有用，可见于一些肝疾病和骨髓纤维化
- Jones 银染色
  - 是一种银浸染方法，可勾画出基底膜物质；主要用于肾活检

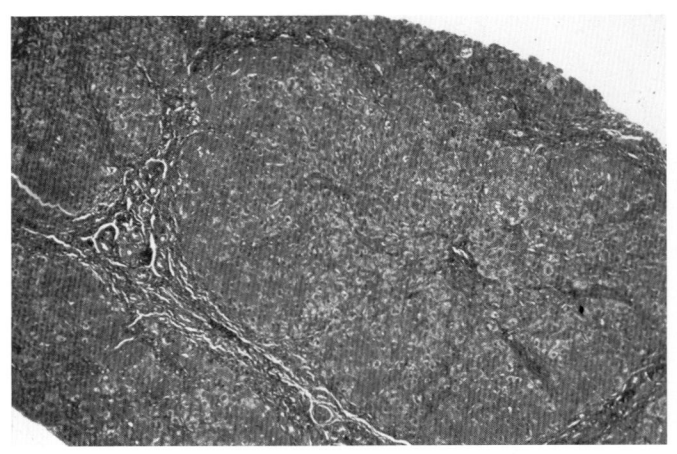

图 1-2　Masson 三色染色。肝硬化的特征性表现：桥接纤维化（蓝色）和再生结节形成（红色）。

脂肪和脂质

- 油红 O 染色
  - 显示冰冻组织的中性脂质
- 苏丹黑染色
  - 显示组织切片中的中性脂质
  - 主要用于血液学标本（如外周血或骨髓涂片），用来显示髓系细胞的原始颗粒

糖类和黏蛋白

- 刚果红染色
  - 淀粉样物是一种具有 β- 折叠鞘状结构的纤维状蛋白质
  - 组织中的淀粉样沉积物显示深红色或鲑肉色，而弹性组织表现为浅粉色
  - 偏振光显微镜下观察，淀粉样沉积物显示苹果绿双折光特性
  - 淀粉样物原纤维 - 刚果红复合物显示绿色双折射，是由于着色分子沿 β- 折叠鞘平行排列所致
  - 切片的厚度很关键（8 ~ 10μm）
- 黏液卡红染色
  - 显示组织切片中的上皮性黏蛋白
  - 另外突出隐球菌属富含黏蛋白的荚膜
- 过碘酸 - 雪夫（periodic acid-Schiff, PAS）染色
  - 糖原、中性黏液物质、基底膜和真菌壁 PAS 染色呈阳性（亮玫瑰色）

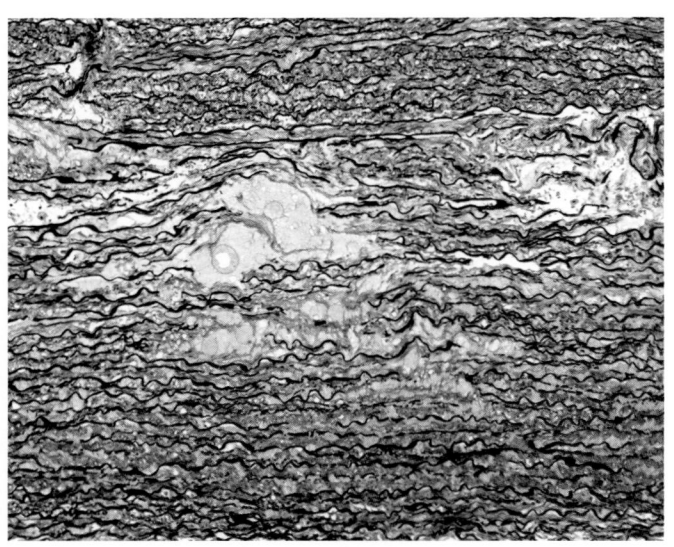

图 1-1　弹性蛋白 / 阿辛蓝染色。Marfan 综合征主动脉中层囊性退变。弹性蛋白染色显示中层弹性纤维断裂（棕 - 黑色）和黏多糖淤积（蓝色）。

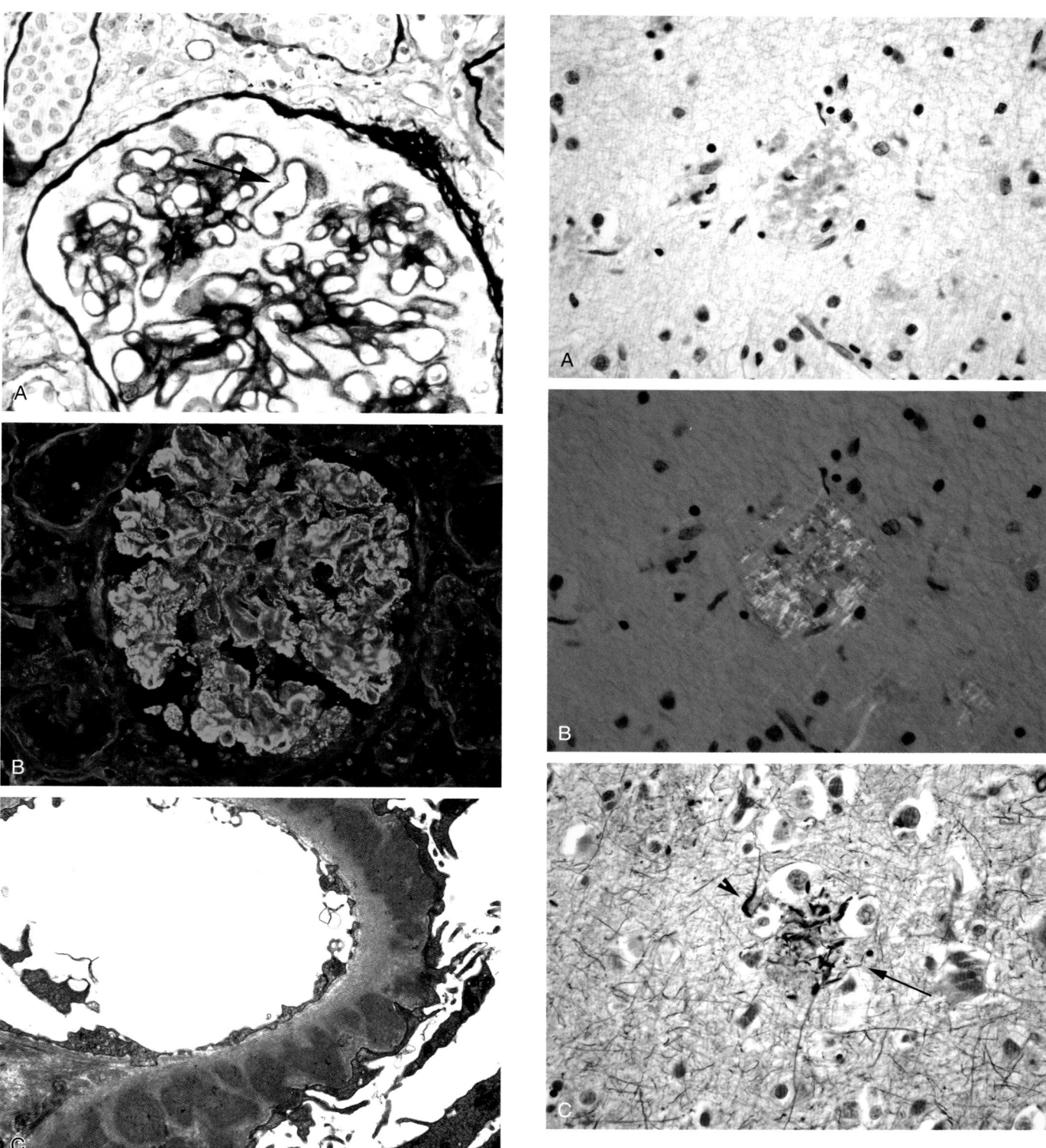

图 1-3　膜性肾小球病。A，Jones 银染色凸显出沿肾小球毛细血管祥分布的基底膜"钉突"（箭头所示），对应于环绕膜内免疫复合物的基底膜物质。B，山羊抗人 IgG 直接免疫荧光法显示肾小球毛细血管基底膜的弥漫、颗粒状染色。这项技术需要新鲜 - 冰冻组织切片。C，电子显微镜显示肾小球毛细血管基底膜内的电子高密度免疫复合物。(Courtesy of Pamela Gibson, MD, University of Vermont/Fletcher Allen Health Care, Department of Pathology, Burlington, VT.)

图 1-4　阿尔茨海默病。A，阿尔茨海默病斑块核心刚果红呈阳性。B，偏振光显微镜下淀粉样物核心呈苹果绿双折光。C，Bielschowsky 染色突出阿尔茨海默病的斑块（箭头所示）和神经元细胞体内的神经纤维缠结（箭头所示）。

- 淀粉酶消化 PAS 染色：淀粉酶作用于糖原而使之降解，从而从切片上被洗脱
- 淀粉酶消化去除了糖原，但保留了其他附着于糖的物质（如黏多糖）的着色
- 阿辛蓝染色
  - 用来区分胃肠道的各种腺上皮和诊断 Barrett 上皮
    - pH1.0：酸性硫酸黏蛋白呈阳性（结肠样）
    - pH2.5：酸性硫酸黏蛋白（结肠样）呈阳性和酸性非硫酸黏蛋白（小肠样）呈阳性
    - 中性黏蛋白（胃样）在 pH1.0 ~ 2.5 时呈阴性

色素和无机物

- 三价铁（普鲁士蓝染色）、胆红素（胆汁染色）、钙（von Kossa 染色）、铜（罗丹宁染色）和黑色素（Fontana-Masson 染色）是外科病理学中常见的色素和无机物

神经细胞和神经纤维

- Bielschowsky 染色
  - 银浸染技术，显示阿尔茨海默病的神经纤维缠结和老年斑
  - 轴突染成黑色
- Luxol 固蓝染色
  - 显示组织切片中的髓磷脂（髓鞘）

- 染色缺失表明轴突变性后髓磷脂崩解
- 灰质和脱髓鞘白质不着色，与蓝染的有髓白质形成对比

造血细胞和细胞核成分

- 甲苯胺蓝染色
  - 显示组织中的肥大细胞
- Giemsa、Wright 和 May-Grünwald 染色
  - 显示细胞细节，包括造血（外周血、骨髓）和细胞学涂片
- Leder 染色（氯乙酸酯酶）
  - 显示原始粒细胞和髓细胞的胞质颗粒

微生物：细菌、真菌、寄生虫

- Brown 和 Brenn 革兰染色
  - 显示组织中的革兰阴性（红色）和革兰阳性（蓝色）菌
- Giemsa 染色
  - 显示组织切片中的细菌、立克次体和弓形虫
- Grocott 六胺银（Grocott methenamine silver, GMS）染色
  - 显示真菌（真菌也可以用 PAS- 淀粉酶染色显示）
- Warthin-Starry 和 Steiner 染色
  - 显示组织切片中螺旋体（如伯氏疏螺旋体、苍白密螺旋体）的银浸染技术
  - 注意：所有细菌都可因银浸染（如 Warthin-Starry 和 Steiner 染色）呈现黑色
  - 对革兰阴性小细菌（如军团菌、幽门螺杆菌

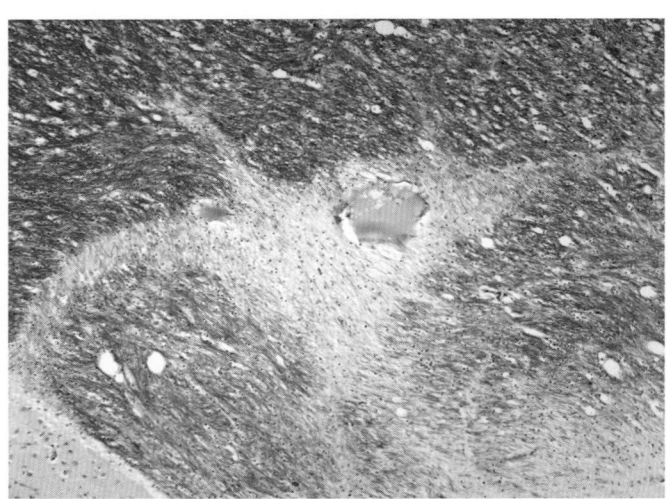

图 1-5　Luxol 固蓝染色。多发性硬化症的脱髓鞘区（无色区）。

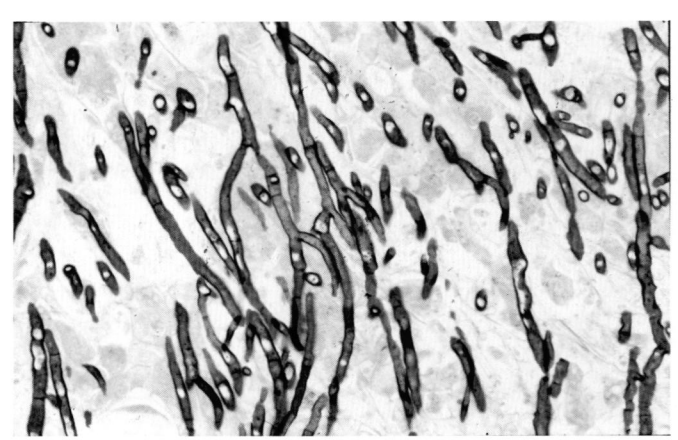

图 1-6　Grocott 六胺银染色显示肺内**曲霉菌**。

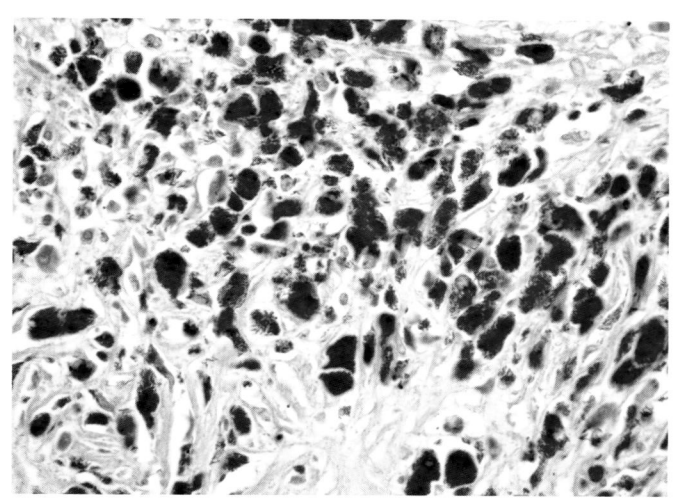

图 1-7　抗酸菌 Ziehl-Neelsen 染色。 肺巨噬细胞内大量鸟型分枝杆菌（红色）。

和巴尔通体菌）来说，这些方法比组织革兰染色更敏感

- 抗酸菌 Ziehl-Neelsen 法染色
  - 检测组织切片（亮蓝色背景）内的抗酸分枝杆菌（亮红色）
  - 应用 Fite 法来显示麻风分枝杆菌和诺卡菌，二者均为弱抗酸菌

精选文献

Wolff AC, Hammond ME, Schwartz JN, et al: American Society of Clinical Oncology/College of American Pathologists Guideline Recommendations for Human Epidermal Growth Factor Receptor 2 Testing in Breast Cancer. Arch Pathol Lab Med 131:18-43, 2007.

Bancroft JD, Gamble M: Theory and Practice of Histochemical Techniques, 5th ed. Philadelphia, Elsevier, 2001.

Carson FL: Histotechnology: A self-instructional text, 2nd ed. Chicago, American Society for Clinical Pathology (ASCP) Press, 1997.

荧光显微镜 Fluorescence Microscopy

- 组织暴露于水银灯或卤素灯发出的短波长（2500 ～ 4000 埃）紫外线中；能量被分子吸收，然后释放出可见光（4000 ～ 8000 埃）
- 免疫荧光技术中，抗体可被荧光染料标记，如异硫氰酸荧光素（fluorecein isothiocyanate, FITC）

- 直接免疫荧光法
  - 荧光标记的抗人球蛋白一抗应用于冰冻、未固定组织切片，定位并结合组织中沉积的抗体、补体或抗原
- 间接免疫荧光法
  - 将未标记的一抗用于组织切片，随后应用 FITC 标记的二抗与一抗结合
  - 更敏感、更昂贵
  - 在外科病理学主要用来检测包括皮肤和肾在内的自身免疫性疾病（表 1-1）

精选文献

Kalaaji AN, Nicolas MEO: Mayo Clinic Atlas of Immunofluorescence in Dermatology: Patterns and Target Antigens. Informa Healthcare, New York, NY, 2006.

D'Agati VD, Jennette JC, Silva FG: Non-neoplastic Kidney Diseases. AFIP Atlas of Nontumor Pathology, vol 4. Washington, DC, Armed Forces Institute of Pathology, 2005.

电子显微镜 Electron Microscopy

- 电子显微镜的放大倍数介于 1000 ～ 500 000（光学显微镜的最大放大倍数约为 1000），因此可用来分析细胞的超微结构
- 有两种类型的电子显微镜
  - 透射电子显微镜
    - 产生二维（2D）黑白图像
    - 电子或穿过组织（产生图像上的"透明"或亮区）或发生偏转（产生图像上的电子"致密"或暗区）
    - 有利于诊断肾的非肿瘤性疾病
  - 扫描电子显微镜
    - 三维（3D）黑白图像，通过电子束扫描标本表面并释放二次电子成像
    - 分辨率比透射电子显微镜低，主要用于研究细胞表面的膜的改变
- 在外科病理学的应用：电镜对于补充组织的形态学、免疫组织化学、细胞遗传学和分子学分析是有益的诊断技术
- 在外科病理学肿瘤诊断方面，免疫过氧化物酶技术已在很大程度上取代了电镜
- 电镜用于以下方面：
  - 肾、皮肤、心肌、神经和肌肉活检

表 1-1　免疫荧光模式与疾病相关性

疾病	抗体	模式	组织学表现
皮肤			
寻常型天疱疮	抗桥粒	表皮内细胞间鸡笼样 IgG	基底层以上水疱形成
大疱性类天疱疮	抗上皮 BM；抗半桥粒 [XⅦ 型胶原（BP180）]	IgG 沿 BM 呈线状分布；盐裂皮肤免疫荧光检测：信号出现在裂隙顶部	上皮下水疱形成
获得性大疱性表皮松解症（EBA）	EBA 抗原	IgG 沿 BM 呈线状分布；盐裂皮肤免疫荧光检测：信号出现在裂隙底部	上皮下水疱形成
疱疹样皮炎	抗谷蛋白	颗粒状 IgA，特别是在真皮乳头顶部	上皮下水疱形成
肾			
抗肾小球基底膜（抗 GBM）疾病	抗 GBM COL4-A3 抗原	GBM 染色 IgG 呈线状，对应于 C3 颗粒状染色	新月形 GN
膜性肾小球肾病	上皮下沉积继发于原位免疫复合物形成（抗原未知，与狼疮性肾炎、乙型肝炎、青霉胺、金、恶性肿瘤相关）	GBM 染色 IgG 和 C3 呈弥漫、颗粒状	弥漫性毛细血管袢增厚，Jones 银染色见带状裂隙和"钉突"
IgA 肾病	沉积的多克隆 IgA：可能是对暴露于环境中的因素做出反应时产量增加（如病毒、细菌、食物蛋白，如谷蛋白）	系膜内 IgA ± IgG、IgM 和 C3	局灶性增生性 GN；系膜增宽
膜性增生性肾小球肾炎	Ⅰ 型：免疫复合物	Ⅰ 型：IgG + C3；C1q + C4	系膜增生；GBM 增厚；分裂
	Ⅱ 型：补体替代途径的自身抗体	Ⅱ 型：C3 ± IgG；没有 C1q、C4	

BM，基底膜；GBM，肾小球基底膜；GN，肾小球肾炎；Ig，免疫球蛋白。

— 未分化或低分化肿瘤
— 溶酶体贮积病的诊断
— 纤毛畸形
— 显示感染原

技术概述　Technical Overview

- 用于电子显微镜检查的主要固定液是戊二醛，其组织渗透速度比福尔马林慢；组织大小不要超过 1mm
- 用四氧化锇做后固定，四氧化锇与膜的脂类结合使之易于辨认；梯度酒精脱水；用氧化丙烯和环氧树脂浸润，环氧树脂包埋

- 1μm 厚的（半薄）切片用甲苯胺蓝染色，以便选择电镜检查感兴趣的部位
- 将 100nm 厚的切片（超薄）置于铜网
- 用重金属染色（醋酸铀和枸橼酸铅）
- 电子致密：是指颜色较深，是重金属染料大量浸渍的结果
- 电子透明：是指颜色较浅

细胞的超微结构 Ultrastructure of a Cell

细胞核

- 核膜

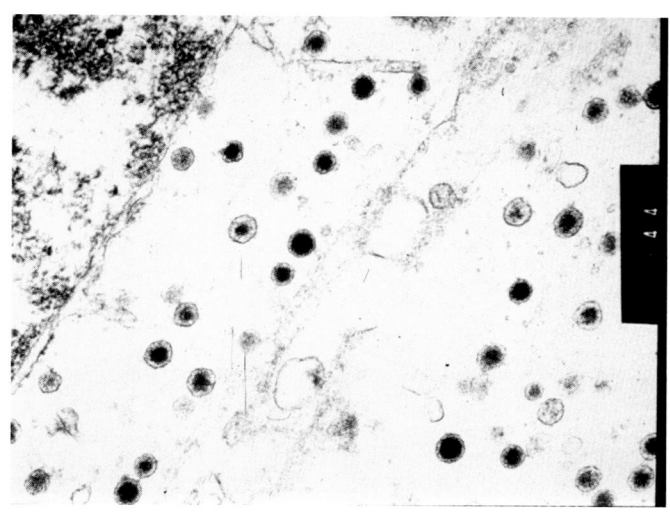

图 1-8 **电子显微镜。**肺小细胞癌的神经内分泌颗粒。

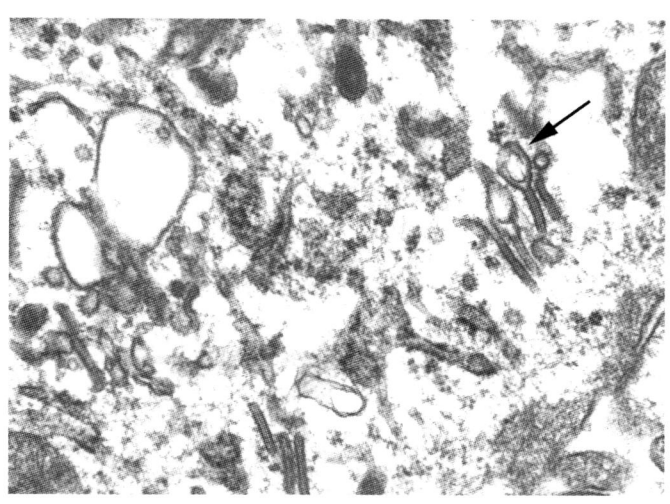

图 1-9 **电子显微镜。**Langerhans 细胞组织细胞增生症中的 Birbeck 颗粒（箭头所示）。(Photo courtesy of Janet Schwarz, Senior Research Technician, Microscopy Imaging Center, University of Vermont, Burlington, VT.)

- 核膜孔
- 核仁
  - 致密、圆形的嗜碱性结构，包含 80% ~ 90% 的蛋白质
  - 产生大部分核糖体 RNA
  - 有丝分裂或代谢活跃的细胞有多个核仁
- 染色质
  - 异染色质：染色体中可着色的浓聚区，对应于光镜下的强嗜碱性的核物质
  - 常染色质：染色体中不着色的伸展部分，由

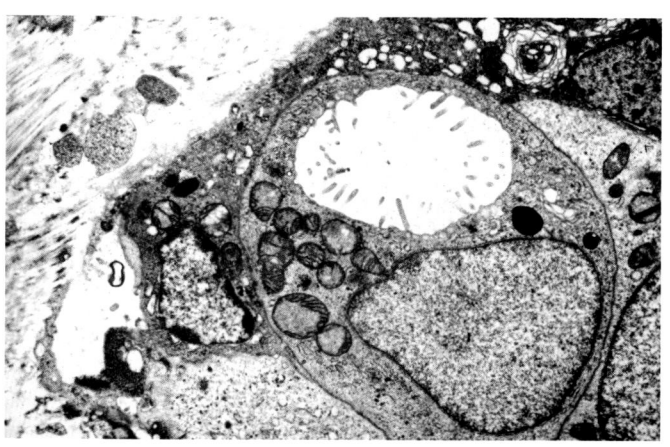

图 1-10 **电子显微镜。**乳腺癌细胞中短绒毛衬附于胞质内腔。

遗传学活跃的 DNA 构成

细胞质

- 质膜
  - 呈现双层高电子密度层（暗区）中间夹一层低电子密度层（亮区）
- 基底膜 = 基膜（致密层＋透明层）＋ 网状层 ＋ 锚定纤维 ＋ 微纤维
  - 致密层
    - 由被覆硫酸乙酰肝素蛋白聚糖的Ⅳ型胶原构成的电子致密膜
    - 厚度 30 ~ 70nm，其下有网状（Ⅲ型）胶原纤维网，纤维平均直径为 30nm，厚 0.1 ~ 2μm
- 线粒体
  - 细胞的能量生成部位；这些由被膜包裹的细胞器经氧化反应产生能量
  - 能量产生于由线粒体内膜构成的线粒体嵴上
  - 多数细胞含有层状线粒体嵴
  - 产生类固醇的细胞（如肾上腺皮质）含有管状线粒体嵴
  - 线粒体结晶总是病理性的
  - 当细胞质充满线粒体时，出现 Hürthle 细胞改变
- 核糖体
  - 蛋白合成的部位
  - 是 HE 染色切片中胞质呈现嗜碱性的原因
- 内质网

— 是一种膜包被通道，负责运输和处理细胞的分泌产物

— 分泌物生成活跃的细胞内有丰富的颗粒状、粗面内质网，产物最终释放到其他细胞（如浆细胞产生免疫球蛋白，胰腺腺泡细胞产生消化酶）；颗粒状外观是由附着的核糖体而形成

— 在合成类固醇的细胞（如肾上腺皮质和 Sertoli-Leydig 细胞）及相应肿瘤，富含滑面内质网

- 高尔基复合体
  — 将蛋白质集中、包裹进入分泌小泡，以运输到细胞表面
- 在分泌蛋白的细胞中数量丰富

单层界膜结构

- 胞质颗粒根据大小和形态学分类（表 1-2）
- 溶酶体
  — 含有酶，帮助消化要被细胞清除的物质
  — 内源性和外源性色素可集中于溶酶体；在溶酶体贮积病，溶酶体变大，充满未消化的细胞成分
- 致密核心颗粒：见于具有神经内分泌分化的细胞和肿瘤
- 黑色素小体和前黑色素小体是特殊的单层界膜结构
- Weibel-Palade 小体属于内皮细胞特有结构
- Birbeck 颗粒见于 Langerhans 细胞组织细胞增生症

细丝和细管

- 细丝根据大小分类（表 1-3）
- 微管见于有丝分裂纺锤体和神经来源的细胞或肿瘤（如神经母细胞瘤）

表 1-3　细丝和细管

成分	直径	定位
微丝（肌动蛋白、非肌性肌球蛋白）	6 ~ 8nm	所有细胞的细胞骨架
中间丝	10nm	
细胞角蛋白	> 19 种蛋白 40 ~ 68kd	上皮细胞
神经胶质纤维酸性蛋白	55kd	星形胶质细胞
神经细丝	68、160、200kd	神经组织
波形蛋白	57kd	间叶组织
结蛋白	53kd	肌肉
微管	25nm	神经衍生物（如神经母细胞瘤）

kD，千道尔顿；nm，纳米；50kD = ~ 4nm

细胞表面

- 细胞突起见于能够移动的细胞；某些肿瘤（如神经鞘瘤和脑膜瘤）具有指状突起
- 腺体来源的细胞和肿瘤有明显而规律分布的绒毛
- 绒毛的终网和细根见于前肠衍生物（如结肠）
- 除造血来源的细胞之外，细胞连接可见于所有的细胞
- 基底膜见于所有内胚层和外胚层衍生物的周围；具有肌肉分化的细胞也可有基底膜，这种基底膜可能不完整

细胞外基质

- 胶原显示固定的结构
- 淀粉样物

表 1-2　胞质颗粒

类型	大小	形态	产物	细胞类型 / 肿瘤
黏蛋白原	0.7 ~ 1.8μm	电子透明	糖蛋白	分泌黏蛋白
浆液性酶原	0.5 ~ 1.5μm	电子致密	酶原 / 酶	如胰腺腺泡细胞
神经内分泌	100 ~ 300nm	致密核心	如生物胺	神经内分泌细胞

— 纤维细丝的直径约为 10nm，具有电子透明核心

— 纤维细丝笔直、无分支，随机排列

精选文献

Ghadially FN: Diagnostic Ultrastructural Pathology, 2nd ed. Boston, Butterworth-Heinemann, 1998.

Ghadially FN: Ultrastructure of the Cell and Matrix, 4th ed. Boston, Butterworth-Heinemann, 1997.

Ghadially FN: Diagnostic Electron Microscopy of Tumors. Boston, Butterworth-Heinemann, 1986.

免疫组织化学
Immunohistochemistry
引言　Introduction

免疫组织化学联合了解剖学、免疫学和生物化学技术，通过可视信号标记的特异性抗原 - 抗体反应来识别组织中的特异成分。利用与抗体相偶联的各种酶，作用于底物形成显色物质，沉积于抗原 - 抗体结合部位，从而使之可视化。因此，免疫组织化学可用于观察和定位细胞或组织中的特异性细胞成分，同时重要的是保留了组织切片的整体形态和结构。在过去几十年，蛋白交联、抗原保护、抗原修复技术的重大改进和免疫检测系统的增强，已使免疫组织化学成为外科和细胞病理学中的主要辅助研究工具。免疫组织化学不仅对恶性病变的确诊起关键作用，而且在预后评估（如乳腺癌的雌激素和孕激素受体）和治疗决策方面（如胃肠道间质瘤的 c-kit 蛋白和某些乳腺癌的 HER-2-neu）也起着关键作用。

技术概述　Technical Overview

● 福尔马林将组织中的蛋白进行交联；免疫组织化学的成功染色取决于固定后抗原的有效性

— 各种技术可用于抗原暴露，诸如用酶（如胰蛋白酶）消化或用加热、金属媒染剂或碱性缓冲液来修复抗原

— 常用酶包括过氧化物酶、碱性磷酸酶和葡萄糖氧化酶

— 最常用的显色底物可产生棕色（DAB）或红

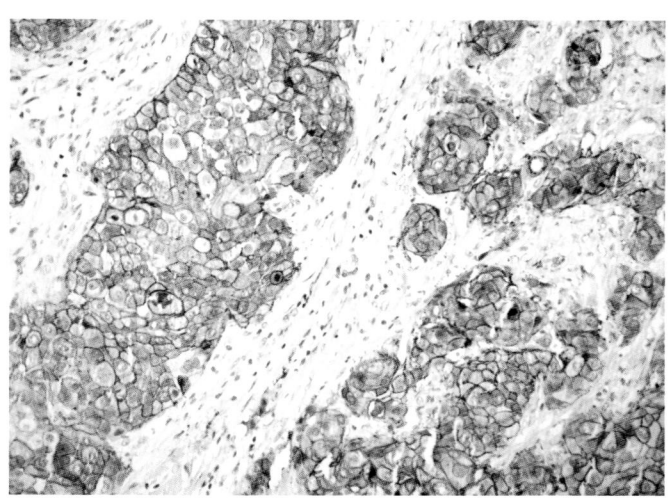

图 1-11　HER-2-neu 的免疫组织化学。 乳腺腺癌显示 HER-2-neu （3 ＋）膜阳性。

色（AEC）反应产物

● 术语定义

— 多克隆抗体：由注射了抗原的动物的多个浆细胞产生的普通抗血清；多克隆抗体可有多个决定簇（结合位点）

— 单克隆抗体：是由一个恶性细胞和一个浆细胞融合产生的针对特异性抗原决定簇的抗体；抗体量可通过组织培养增加

● 用于检测细胞成分的抗体

— 中间丝（见表 1-3）

— 其他细胞 / 组织成分（如 α_1- 抗胰蛋白酶、髓过氧化物酶、突触素、嗜铬蛋白和肌红蛋白）

— 常用于石蜡包埋组织的白细胞抗原 / 免疫球蛋白成分

◆ T 细胞

◇ CD1a：胸腺细胞，也标记 Langerhans 细胞

◇ CD3：广谱 T 细胞标记物，显示胞质和胞膜染色

◇ CD5：广谱 T 细胞标记物，某些 B 细胞淋巴瘤也有表达

◇ CD43：广谱 T 细胞标记物，某些 B 细胞淋巴瘤也有表达

◇ CD45RO（UCHL-1）、CD4、CD8：T 细胞标记物

◆ B 细胞

◇ CD20：广谱 B 细胞标记物
◇ 免疫球蛋白重链和轻链：用于证实 B 细胞肿瘤的克隆性
◆ 髓细胞
◇ CD15（Leu-M1）：广谱髓细胞抗原，也标记 Hodgkin 淋巴瘤的 Reed-Sternberg 细胞
◆ 单核细胞 / 组织细胞
◇ CD163、CD68
◆ 自然杀伤细胞
◇ CD57（Leu-7）
◇ CD56（神经细胞黏附分子、NCAM、Leu-19）
◆ 巨核细胞
◇ CD41
◇ 第Ⅷ因子 –von Willebrand 因子（vWF）
◇ 荆豆凝集素 -1（UEA-1）
- 激素和激素受体
  — 其存在可能具有预后意义
  — 乳腺癌的雌激素 / 孕激素受体
  — 雄激素受体
- 感染原
- 致癌基因和致癌基因产物
  — 可能与预后有关
  — 淋巴组织肿瘤中的 *bcl-1*、*bcl-2*、*bcl-6*
  — 乳腺癌中的 *HER-2-neu/C-erbB2*
  — *p53* 抑癌基因：突变见于各种恶性肿瘤

外科病理学中免疫组织化学质量控制的基本原则 Ground Rules for Quality Application of Immunohistochemistry in Surgical Pathology

- 技术
  — 病理学家与免疫组织化学技术人员必须紧密合作，对任何特定的抗体试剂进行优化、验证和解释免疫组织化学结果
  — 组织或标本在 10% 的福尔马林中充分固定对高质量的免疫组织化学来说必不可少；固定过度（因为现代抗原修复系统可暴露抗原决定簇）可能要比固定不足好（因为组织处理

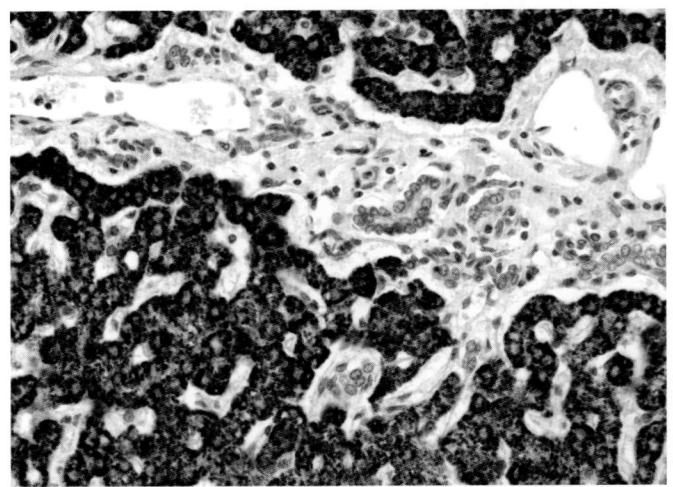

图 1-12　HepPar-1 的免疫组织化学。正常肝实质胞质强染色。

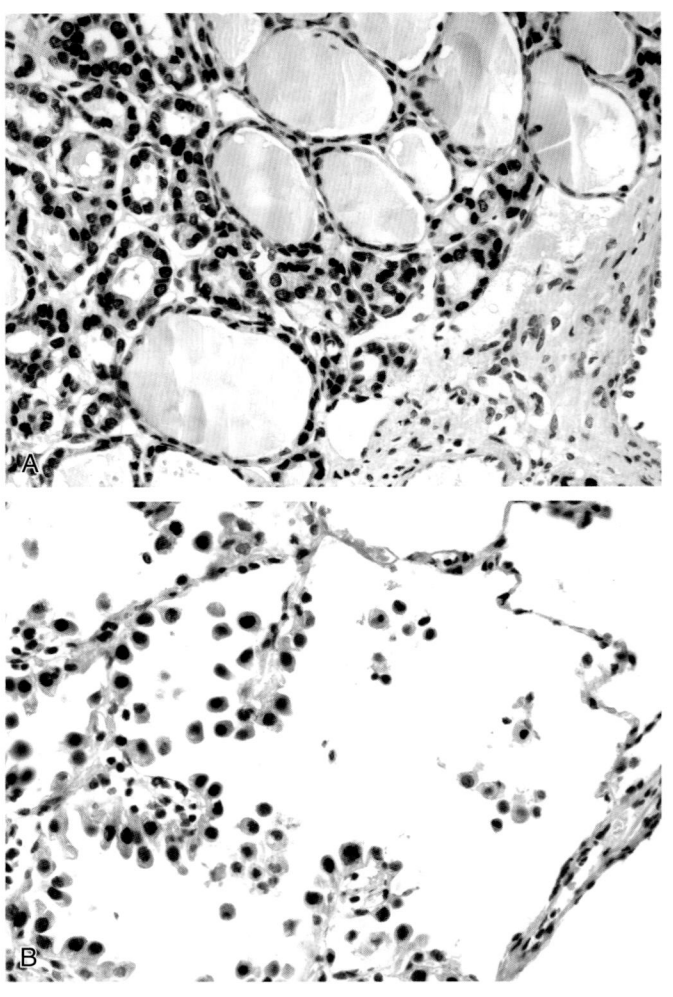

图 1-13　TTF-1 的免疫组织化学。A，正常甲状腺实质的细胞核呈阳性。B，肺腺癌的细胞核呈阳性。

过程中酒精的附带固定作用会产生沉淀并遮蔽抗原）

- 最好应用以聚合物为基础的检测系统，其优点是没有卵白素 - 生物素，能够避免内源性生物素的假阳性免疫反应
- 应为每个抗体优化抗原修复系统（不同的抗体需要各自独特的抗原修复系统，一些抗体则不需要抗原修复）

- 抗体选择
  - 首先应选择一组通用的筛选性抗体，之后再用特定的抗体组合进一步识别肿瘤的特征
  - 避免单独使用一种抗体（因为可能会误导诊断），尽可能使用两种以上的抗体来针对某一特定抗原
  - 一定要结合肿瘤的形态和临床表现来选择抗体组合；避免使用"霰弹射击"法来盲目期盼免疫组织化学阳性结果
  - 避免在形态学分析之前就预定了免疫组织化学抗体组合；牢记免疫组织化学是外科病理诊断的一种辅助技术，反之则不然
- 解释
  - 免疫组织化学的解释需要结合靶抗原在已知细胞内的定位和分布（如胞膜、胞质、胞核或核周"Golgi 样"免疫反应）
- 对照
  - 最后，要在免疫组织化学的每一次运行中合理使用适当的组织和试剂（包括阳性和阴性）对照，其重要性无论如何强调都不为过；这基本上是免疫组织化学分析的最高形

式的质量控制，应每天复阅以避免假阳性和假阴性结果

应用免疫组织化学解决常见诊断问题的实用图表法
A Practical Tabular Approach to Using Immunohistochemistry for Common Diagnostic Problems

- 免疫组织化学的全面技术概述和可用抗体的综合列表超出了本章范围，我们的目标是为外科病理学提供应用免疫组织化学的实用方法；当遇到特定鉴别诊断时，下列表格可作为帮助选择抗体组合（表 1-4 至 1-29）的指导

提要 Pearls

- 肿瘤对一种特定的免疫试剂不会 100% 敏感或特异；需要结合具体情况进行判读，以免误诊
- 要根据形态学鉴别诊断来选择有针对性的免疫组织化学组合

精选文献

Jagirder J: Immunohistochemistry: Then and now. Arch Pathol Lab Med 132:323-509, 2008.

Dabbs D: Diagnostic Immunohistochemistry, 2nd ed. Philadelphia, Churchill Livingstone, 2006.

Yaziji H, Barry T: Diagnostic immunohistochemistry: What can go wrong? Adv Anat Pathol 13:238-246, 2006.

Leong AS-Y, Leong TY-M: Newer developments in immunohistology. J Clin Pathol 59:1117-1126, 2006.

表 1-4 未分化肿瘤的免疫组织化学方案

	Pan-CK	EMA	S-100	PLAP	LCA	CD138
癌	+	+	−	− /v	−	−
黑色素瘤	− /v	−	+	−	−	−
生殖细胞	v	−	−	+	−	−
淋巴瘤	−	−	−	−	+	−
间变浆细胞瘤 / 骨髓瘤	−	+	−	−	− / +	+

EMA，上皮膜抗原；LCA，白细胞共同抗原；Pan-CK，广谱细胞角蛋白；PLAP，胎盘碱性磷酸酶；v，不确定；＋，阳性；－，阴性；－ / ＋，少数阳性。

表 1-5　细胞角蛋白 7 和 20 的免疫表型分布

癌类型*	CK7	CK20
结直肠和 Merkel 细胞	－	＋
肝细胞	－	－
涎腺	＋	－
肺非小细胞癌	＋	－
肺神经内分泌癌	－	－
乳腺导管	＋	－
卵巢浆液性和子宫内膜样	＋	－
子宫内膜和宫颈内膜	＋	－
肾细胞	－	－
前列腺	－	－
尿路上皮	＋	＋
胰腺	＋ / －	＋ / －
间皮瘤	＋	－

CK，细胞角蛋白；＋，阳性；－，阴性；＋ / －，不确定。
*仅有 70% ～ 90% 的肿瘤符合上述 CK7/20 免疫组织化学组合特征；因此不建议单纯依赖本表判断肿瘤的原发部位。

图 1-6　识别转移癌原发部位的特殊抗体

癌类型	抗体	信号定位	可识别的其他肿瘤
乳腺	GCDFP-15	胞质	涎腺、汗腺
乳腺	乳球蛋白	胞质	涎腺、汗腺
结肠	CDX2	细胞核	部分胰腺、胃
肝细胞	HepPar-1 抗原	胞质	胃、卵巢的肝样癌
肝细胞	pCEA 或 CD10	小胆管	肝样癌
肝细胞	GPC-3	细胞膜和胞质	黑色素瘤、部分慢性活动性肝炎
肺和甲状腺，除外黏液型 BAC	TTF-1	细胞核	肺外神经内分泌癌
卵巢浆液性	WT-1、p16	细胞核	间皮瘤（WT-1）
前列腺	PSA、PAP	胞质	
鳞状上皮、尿路上皮、胸腺	p63	细胞核	涎腺、神经内分泌、部分前列腺
甲状腺	甲状腺球蛋白	胞质	－
尿路上皮	尿溶蛋白Ⅲ	胞膜	－
肾透明细胞	RCC	胞膜	

BAC，细支气管肺泡癌；GCDFP-15，巨囊性病液状蛋白 -15；GPC-3，磷脂酰肌醇聚糖 -3；PAP，前列腺酸性磷酸酶；pCEA，多克隆癌胚抗原；PSA，前列腺特异性抗原；RCC，肾细胞癌；TTF-1，甲状腺转录因子 -1；WT-1，Wilms 瘤基因蛋白 1。
Modified from Gown et al: Arch Pathol Lab Med 2009, in press.

表 1-7　鉴别肺间皮瘤与腺癌的免疫组织化学组合

抗体	上皮样间皮瘤（阳性比例）	肉瘤样间皮瘤（阳性比例）	腺癌（阳性比例）
上皮标记			
mCEA	3	—	81
Ber-Ep4	10	0	80
B72.3	7	0	80
CD15（Leu-M1）	7	0	72
MOC-31	7	0	93
TTF-1	阴性	0	72（肺）
间皮标记			
细胞角蛋白 5/6	83	13	15
钙（视）网膜蛋白	82	88	15
WT-1	77	13	4
D2-40	86-100	0	36（弱）
间皮素	100	0	—

mCEA，单克隆癌胚抗原；TTF-1，甲状腺转录因子；WT-1，Wilms 瘤基因蛋白 1。
Modified from Marchevsky AM: Application of immunohistochemistry to the diagnosis of malignant mesothelioma. Arch Pathol Lab Med 132:397-401, 2008

表 1-8　肺腺癌与乳腺腺癌的免疫组织化学组合

免疫染色	肺腺癌（阳性比例）	乳腺腺癌（阳性比例）
TTF-1	77	0
Mammoglobin	17	85
GCDFP-15	2	53
ER	4	72

ER，雌激素受体；GCDFP-15，巨囊性病液状蛋白 -15；TTF-1，甲状腺转录因子。
Data from Takeda Y, Tsuta K, Shibuki Y, et al: Analysis of expression patterns of breast cancer-specific markers (mammaglobin and gross cystic disease fluid protein 15) in lung and pleural tumors. Arch Pathol Lab Med 132:239, 2008; and Striebel JM, Dacic S, Yousem SA: Gross cystic disease fluid protein-(GCDFP-15): Expression in primary lung adenocarcinoma. Am J Surg Pathol 32:426, 2008.

表 1-9　乳腺化生性癌梭形细胞区域、分叶状肿瘤和纤维瘤病的免疫组织化学比较

	CD34	SMA	34βe12	Pan-CK	结蛋白	p63
化生性癌	—	+ / —	+ / —	— / +	— / +	+
分叶状肿瘤	+ / —	+ / —	—	—	— / +	—
纤维瘤病	—	+ / —	—	—	—	—
肌成纤维细胞瘤	+	+ / —	—	—	+	—
肌上皮肿瘤	—	+ / —	+ / —	+	— / +	+ / —

Pan-CK，广谱细胞角蛋白；SMA，平滑肌肌动蛋白；＋，阳性；—，阴性；＋／—；常常阳性；—／＋，少数阳性。
Modified from Dunne B, Lee AH, Pinder SE, et al: An immunohistochemical study of metaplastic spindle cell carcinoma, phyllodes tumor and fibromatosis of the breast. Hum Pathol 34:1009-1015, 2003.

表 1-10　在鉴别良性和浸润性乳腺病变中显示肌上皮和基底细胞的有用的免疫组织化学组合

	肌上皮 / 基底细胞	间质肌成纤维细胞
平滑肌重链肌球蛋白（SMHCM）	＋（胞质）	— / +
p63	＋（核）	—
α-SMA	＋（胞质）	+ / —
S-100	＋（核和胞质）	v
钙调节蛋白	＋（胞质）	— / +
D₂-40*	— / +	—

* D₂-40 着染淋巴管内皮，因而可以突显肿瘤淋巴管浸润（LVI），但有时会着染肌上皮和基底细胞，因此应用 D2-40 染色 LVI 时，需要同时用 p63/SMHCM 免疫组织化学。
SMA，平滑肌肌动蛋白；v，不确定；＋，阳性；—，阴性；—／＋，少数阳性。
Modified from Rabban JT, Chen YY: D2-40 expression by breast myoepithelium: Potential pitfalls in distinguishing intralymphatic carcinoma from in situ carcinoma. Hum Pathol 39:175-183, 2008.

表 1-11　肝细胞癌鉴别诊断的一组免疫组织化学

	HepPar-1	CK19	MOC-31	GPC-3	pCEA	CDX-2	TTF-1	RCC	抑制素 / Melan-A/D2-40
肝细胞癌	+	—	— / +	+	+	—	— *	—	—
胆管细胞癌	—	+ / —	+ / —	—	—		—		—
转移性腺癌									
结肠	—			—	—	+	—	—	—
甲状腺、肺	—						+		—
具有多边形细胞的肿瘤									
RCC	—		+		—	—	—	+	—
肾上腺皮质腺癌	—				—		—		+
神经内分泌肿瘤 †	—		+				v		
肝样癌，如见于胃和卵巢	+								

CK，细胞角蛋白；p-CEA，小管染色模式；RCC，肾细胞癌；TTF-1，甲状腺转录因子；v，不确定；＋，阳性；—，阴性；＋／—常常阳性；—／＋；少数阳性。
* 有些 TTF-1 抗体试剂能够着染肝细胞的胞质（在正确的临床使用情况下，只有核反应阳性才能判断是甲状腺或肺来源）
† 突触素和嗜铬素强阳性支持神经内分泌肿瘤；众所周知，TTF-1 能着染肺外神经内分泌肿瘤。
Modified from Kakar S, Gown AM, Goodman ZD, Ferrell LD: Best practices in diagnostic immunohistochemistry: Hepatocellular carcinoma versus metastatic neoplasms. Arch Pathol Lab Med 131:1648-1654, 2007.

表 1-12　鉴别胃肠道和腹部梭形细胞肿瘤的免疫组织化学组合

	CD117	CD34	SMA	结蛋白	S-100 蛋白	β- 连环蛋白
平滑肌瘤	−	−	+	+	−	
平滑肌肉瘤 *	−	− / + *	+	+	−	
炎性肌成纤维细胞瘤	−	−	+ / −	−	−	
炎性纤维性息肉	−	+	+ / −	−	−	
孤立性纤维性肿瘤	−	+	−	−	−	
韧带样纤维瘤病	−	−	+	− / +	−	+ （胞核）
胃肠道神经鞘瘤	−	−	−	−	+	
转移性黑色素瘤	+ / −	−	−	−	+	
促结缔组织增生性小圆细胞肿瘤	−	−	−	+	−	
GIST	+	+	+ / −	− / +	− / +	

* 腹膜后平滑肌肉瘤可以呈阳性。
GIST，胃肠道间质瘤；SMA，平滑肌肌动蛋白；＋，阳性；−，阴性；＋/−，常常阳性；−/＋，少数阳性。
Modified from Miettinen M, Sobin LH, Sarlomo-Rikala M: Immunohistochemical spectrum of GISTs at different sites and their differential diagnosis with a reference to CD117 (KIT). Mod Pathol 13:1134-1142, 2000.

表 1-13　原发性卵巢腺癌与转移性结直肠腺癌的免疫组织化学表型

	黏液性卵巢肿瘤		子宫内膜样腺癌	转移性结直肠腺癌
	肠型	宫颈内膜型		
CK7	＋＋＋ / ＋	＋＋＋	＋＋＋	−
CK20	− / ＋ / ＋＋＋	−	−	＋＋＋
mCEA	＋			＋＋
CDX2	＋		− / ＋	＋＋
ER		＋	＋	−

ER，雌激素受体；mCEA，单克隆癌胚抗原；＋＋＋，弥漫阳性；＋，局灶阳性；−，阴性。
Modified from McCluggage WG: My approach to and thoughts on the typing of ovarian carcinomas. J Clin Pathol 61:152-163, 2008.

表 1-14　卵巢原发性和转移性腺癌的免疫组织化学组合

	CK7	CK20	CDX2	DPC4
原发黏液性肠型	＋	＋	＋ / −	＋
原发子宫内膜样	＋	−	−	＋
转移性结直肠	−	＋	＋	＋
转移性胰腺	＋ / −	＋ / −	−	−

CK，细胞角蛋白；DPC，在胰腺癌删除；＋，阳性；−，阴性；＋/−，常常阳性；−/＋，少数阳性。
Modified from Ji H, Isacson C, Seidman JD, et al: Cytokeratins 7 and 20, Dpc4, and MUC5AC in the distinction of metastatic mucinous carcinomas in the ovary from primary ovarian mucinous tumors: Dpc4 assists in identifying metastatic pancreatic carcinomas. Int J Gynecol Pathol 21:391-400, 2002.

表 1-15　免疫组织化学：卵巢和子宫内膜的高级别浆液性癌与低分化子宫内膜样腺癌

	浆液性	子宫内膜样
WT-1	＋＋＋	− / ＋
p53	＋＋＋	− / ＋ / ＋＋＋ *
p16	＋＋＋	− / ＋
β-Catenin	膜	膜 / 核

WT-1，Wilms 肿瘤基因蛋白 -1；＋＋＋，弥漫阳性；＋，局灶阳性；−，阴性。
* 表达见于一些高级别癌。
Modified from McCluggage WG: My approach to and thoughts on the typing of ovarian carcinomas. J Clin Pathol 61:152-163, 2008.

表 1-16　免疫组织化学诊断卵巢性索 - 间质肿瘤和子宫内膜样腺癌

	抑制素	钙（视）网膜蛋白	CD99	EMA	广谱细胞角蛋白
颗粒细胞瘤	+	+	+	－	－ / +
支持 - 间质细胞瘤	+	+	+	－	+ / －
子宫内膜样腺癌	－	－	－	+	+

EMA，上皮膜抗原；＋，阳性；－，阴性；＋ / －，常常阳性；－ / ＋，少数阳性。
Modified from Mount SL, Cooper K: Tumours with divergent müllerian differentiation of the uterine corpus. Curr Diagn Pathol 11:349-355, 2005.

表 1-17　免疫组织化学诊断宫颈内膜腺癌与子宫内膜样子宫内膜腺癌

	mCEA	波形蛋白	ER/PR	p16	HPV DNA
宫颈内膜	+	－	－	+	+
子宫内膜	－	+	+	－ / +	－

ER/PR，雌激素 / 孕激素受体；HPV，人类乳头瘤病毒；mCEA，单克隆癌胚抗原；
＋，阳性；－，阴性；－ / ＋，少数阳性。
Modified from Staebler A, Sherman ME, Zaino RJ, Ronnett BM: Hormone receptor immunohistochemistry and human papillomavirus in situ hybridization are useful for distinguishing endocervical and endometrial adenocarcinomas. Am J Surg Pathol 26:998-1006, 2002.

表 1-18　宫颈鳞状上皮和腺上皮病变的免疫组织化学鉴别诊断

	p16[*]	MIB-1 (Ki-67)
LSIL（CIN Ⅰ）	+ / －	增加
HSIL（CIN Ⅱ ~ Ⅲ）	+	增加（全层）
原位腺癌	+	+
非典型不成熟化生	－	－ / +
鳞状上皮或腺上皮反应性非典型性	－	+
输卵管上皮化生	+ / －	－

[*]p16 的表达（核和胞质）是高危险人类乳头瘤病毒（HPV，如 HPV-16 和 HPV-18）的替代指标。在 LSIL，p16 的表达局限于鳞状上皮的下 1/3 或下 1/2，或显示局灶性免疫反应（后者仅在胞质中表达阳性，可见于反应性鳞状上皮）。在 HSIL，p16 的免疫表达通常累及鳞状上皮的下 2/3 或全层。
CIN，宫颈上皮内肿瘤形成；HSIL，高级别鳞状上皮内肿瘤形成；LSIL，低级别鳞状上皮内肿瘤形成；＋，阳性；－，阴性；＋ / －，常常阳性；－ / ＋，少数阳性。
Modified from Kalof AN, Cooper K: p16INK4a immunoexpression: Surrogate marker of high-risk HPV and high-grade cervical intraepithelial neoplasia. Adv Anat Pathol 13:190-194, 2006.

表 1-19　水泡状胎块妊娠中 p57^{KIP2} 的免疫反应和 *HER-2* 荧光原位杂交分析

	绒毛细胞滋养细胞	绒毛间质	合体滋养细胞	*HER-2* FISH 分析
完全性水泡状胎块	−	−	＋	二倍体
部分性水泡状胎块	＋	＋	＋	三倍体
水肿性流产	＋	＋	＋	二倍体

注：p57^{KIP2} 是一种父方印迹、母方表达的基因蛋白。因此仅由父方基因构成的完全性水泡状胎块不表达此蛋白。
Modified from Hoffner L, Dunn J, Esposito N, et al: p57^{KIP2} Immunostaining and molecular cytogenetics: combined approach aids in diagnosis of morphologically challenging cases with molar phenotype and in detecting androgenetic cell lines in mosaic/chimeric conceptions. Hum Pathol 39:63, 2008; and LeGallo RD, Stelow EB, Ramirez NC, et al: Diagnosis of hydatidiform moles using p57 immunohistochemistry and her2 fluorescent in situ hybridization. Am J Clin Pathol 129:749, 2008.

表 1-20　滋养细胞病变的免疫组织化学表达

滋养细胞病变	CK18	p63	hPL	MIB-1 LI（%）
超常胎盘部位反应	＋＋＋	−	＋＋＋	＜ 1
胎盘部位滋养细胞肿瘤	＋＋＋	−	＋＋＋	＞ 1
胎盘部位结节	＋＋＋	＋＋＋	− / ＋	＜ 10
上皮样滋养细胞肿瘤	＋＋＋	＋＋＋	− / ＋	＞ 10
绒毛膜癌	＋＋＋	− / ＋	＋＋	

注：p63 突出着染对应细胞滋养细胞的单核滋养细胞，人绒毛膜促性腺激素选择性着染合体滋养细胞；这种组合提示绒毛膜癌。
CK，细胞角蛋白；hPL，人胎盘泌乳素；LI，标记指数；MIB-1，Ki-67 增殖标记；＋＋＋，弥漫阳性；＋，局部阳性；−，阴性。
Modified from Shih IM, Kurman RJ: p63 Expression is useful in the distinction of epithelioid trophoblastic and placental site trophoblastic tumors by profiling trophoblastic subpopulations. Am J Surg Pathol 28:1177-1183, 2004.

表 1-21　部分生殖细胞肿瘤的免疫组织化学

	PLAP	c-kit	OCT3/4	CD30	AFP	GPC-3	D2-40	β-hCG
生殖细胞瘤	＋	＋	＋	−	−	−	＋	− *
胚胎性癌	＋	−	＋	＋	−	−	−	v
卵黄囊瘤	＋	−	−	−	v	＋	−	−
绒毛膜癌	＋	−	−	−	−	−	−	＋

* 精原细胞瘤中的合体滋养层巨细胞除外。
AFP，α- 胚胎蛋白；β-hCG，β- 人绒毛膜促性腺激素；GPC-3，磷脂酰肌醇聚糖 -3；PLAP，胎盘碱性磷酸酶；＋，阳性；−，阴性；v，不确定。
Modified from Ulbright TM: The most common, clinically significant misdiagnoses in testicular tumor pathology, and how to avoid them. Adv Anat Pathol 15:18-27, 2008; and Young RH: Testicular tumors: Some new and a few perennial problems. Arch Pathol Lab Med 132:548-564, 2008.

表 1-22　鉴别肾细胞肿瘤的免疫组织化学组合

	RCC	CD10	CK7	AMACR	CD117	PAX2
透明细胞癌	+ / −	+	−	−	−	+
嫌色细胞癌	−	−	+ / −	−	+	−
乳头状癌	+ / −	− / +	+ / −	+	−	− / +
嗜酸细胞癌	−	−	− / +	−	+ / −	−

AMACR，α- 甲基酰基辅酶 A 消旋酶（P504S）；CK，细胞角蛋白；PAX2，配对盒基因 -2；RCC，肾细胞癌；＋，阳性；—，阴性；＋ / −，常常阳性；− / ＋，少数阳性。

Modified from Hammerich AH, Ayala GE, Wheeler TM: Application of immunohistochemistry to the genitourinary system (prostate, urinary bladder, testis, and kidney). Arch Pathol Lab Med 132:432-440, 2008.

表 1-23　前列腺非典型腺体增生性病变的免疫组织化学表达[*]

病变	基底细胞标记物（HMWCK 34βE12、CK5/6、p63）	AMACR（p504S）
萎缩性腺体	+	−
萎缩后增生	+	−
基底细胞增生	+	−
非典型腺瘤样增生（腺病）	+ / −（斑片状）	− / +
前列腺上皮内肿瘤形成	+	+
前列腺癌	−[†]	+

[*] 见图 1-14。

[†] 偶尔前列腺癌显示 p63 免疫反应（see Ali TZ, Epstein JI: False positive labeling of prostate cancer with high molecular weight cytokeratin: p63 a more specific immunomarker for basal cells. Am J Surg Pathol 32:1890-1895, 2008. ）。

AMACR，α- 甲基酰基辅酶 A 消旋酶；CK，细胞角蛋白；HMWCK，高分子量细胞角蛋白；＋，阳性；—，阴性；＋ / −，常常阳性；− / ＋，少数阳性。

Modified from Paner GP, Luthringer DJ, Amin MB: Best practices in diagnostic immunohistochemistry: Prostate carcinoma and its mimics in needle core biopsies. Arch Pathol Lab Med 132:1388-1396, 2008.

表 1-24　鉴别前列腺癌和尿路上皮癌的免疫组织化学组合

	CK7	CK20	PSA	Uroplakin	p63
前列腺癌	− / +	− / +	+	−	− / +
尿路上皮癌	+ / −	+ / −	−	+ / −	+

CK，细胞角蛋白；PSA，前列腺特异性抗原；＋，阳性；—，阴性；＋ / −，常常阳性；− / ＋，少数阳性。

注意：
- 只有 CK7/20 阴性（前列腺癌）和 CK7/20 阳性（尿路上皮癌）组合能够可靠鉴别这两种肿瘤。其他组合则不可靠。
- Uroplakin 在尿路上皮癌中特异性高，但敏感性低，仅在 50% ~ 60% 的肿瘤中局灶表达。
- p63 通常表达于良性前列腺腺体的基底细胞，但少数前列腺腺癌呈阳性（see Ali TZ, Epstein JI: False positive labeling of prostate cancer with high molecular weight cytokeratin: p63 a more specific immunomarker for basal cells. Am J Surg Pathol 32:1890-1895, 2008. ）。

Modified from Hammerich AH, Ayala GE, Wheeler TM: Application of immunohistochemistry to the genitourinary system (prostate, urinary bladder, testis, and kidney). Arch Pathol Lab Med 132:432-440, 2008.

表 1-25 常见皮肤多形性梭形细胞肿瘤的推荐用免疫组织化学组合

	细胞角蛋白（广谱、HMW、CK5/6）	S-100 蛋白	黑色素细胞 (HMB-45、Melan-A)	平滑肌 肌动蛋白	结蛋白	内皮 (CD31、CD34)
肉瘤样鳞状细胞癌	+	−	−	−	−	−
黑色素瘤	− / +	+	+ / −		− / +	
非典型纤维黄色瘤	−	−	−	− / +		
平滑肌肉瘤	− / +	− / +	−	+	+ / −	− / +
血管肉瘤	− / +	−	−	−	−	+

＋，阳性；—，阴性；＋/—，常常阳性；—/＋，少数阳性。
Modified from Folpe AL, Cooper K: Best practices in diagnostic immunohistochemistry: Pleomorphic cutaneous spindle cell tumors. Arch Pathol Lab Med 131:1517, 2007.

表 1-26 判读低级别（小）B 细胞淋巴瘤的免疫组织化学组合

	CD23 (%)	CD5 (%)	细胞周期蛋白 D1 (%)	CD10 (%)	*bcl-1* (%)
SLL/ 慢性淋巴细胞白血病	85	80	0	0	2
套细胞淋巴瘤	2	80	75 ~ 100	2	85
边缘区淋巴瘤	8	0	0	2	0
淋巴浆细胞淋巴瘤	0 ~ 30	5	0	3	0
滤泡淋巴瘤	0 ~ 25	0	0	85	0
结外边缘区淋巴瘤	0	0	0	0	0

SLL，小淋巴细胞性淋巴瘤。
Modified from http://surgpathcriteria.stanford.edu.

表 1-27 Hodgkin 淋巴瘤鉴别诊断的免疫组织化学组合

	CD30	CD15	CD20	CD45 (LCA)	ALK
Hodgkin 淋巴瘤	+	+	− / +	−	−
ALCL	+	−	−	− / +	+
DLBCL	− / +	−	+	+	−

ALCL，间变大细胞淋巴瘤；ALK，碱性激酶；DLBCL，弥漫大 B 细胞淋巴瘤；EMA，上皮膜抗原；LCA，白细胞共同抗原；＋，阳性；—，阴性；＋/—，常常阳性；—/＋，少数阳性。

表 1-28　小圆细胞肿瘤的免疫表型

	Pan-CK	CD99	结蛋白	Myogenin	WT-1	CD56
Ewing 肉瘤、原始神经外胚层肿瘤	v	+	−	−	−	v
横纹肌肉瘤	−	v	+	+	−	+
低分化滑膜肉瘤 †	+	+	−	−	−	+
促结缔组织增生性小圆细胞肿瘤	+	v	+	−	+	v
神经母细胞瘤	−	−	−	−	−	+
淋巴母细胞性淋巴瘤 ‡	−	+	−	−	−	−
Wilms 瘤	v	v	+	v *	+	+

* 在横纹肌瘤型 Wilms 瘤中。
† 上皮膜抗原通常呈阳性。
‡ 白细胞共同抗原通常呈阴性。
Pan-CK，广谱细胞角蛋白；WT-1，Wilms 瘤基因蛋白 1；＋，阳性；−，阴性；v，不确定。
Modified from Barami A, Truong LD, Ro JY: Undifferentiated tumor: True identity by immunohistochemistry. Arch Pathol Lab Med 132:326-348, 2008.

表 1-29　鉴别甲状腺乳头状癌滤泡亚型（FVPTC）和滤泡腺瘤（FA）的免疫组织化学组合

	HBME1(%)	CK19(%)	Galectin-3(%)
FVPTC	96	91~100	98
FA	7~11	44~68	30

注：HBME1 和 CK19 联合应用可最有效地鉴别 FVPTC 与良性滤泡性疾病。
From Erickson LA, Lloyd RV: Utility of a panel of immunohistochemical markers in the diagnosis of follicular variant of papillary thyroid carcinoma. Adv Anat Pathol 15:59-60, 2008.

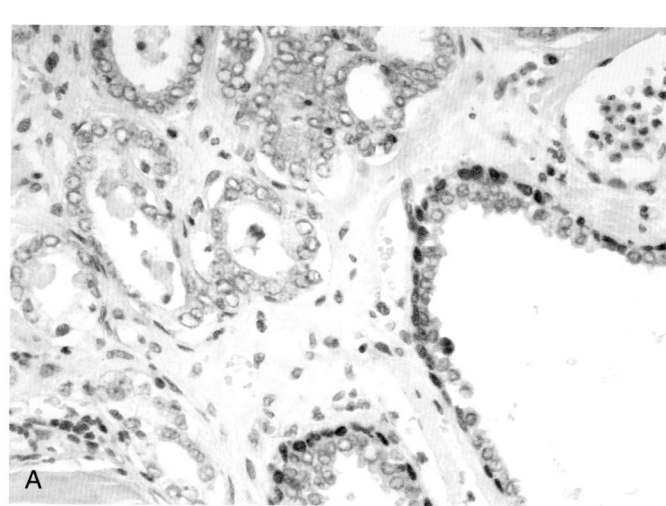
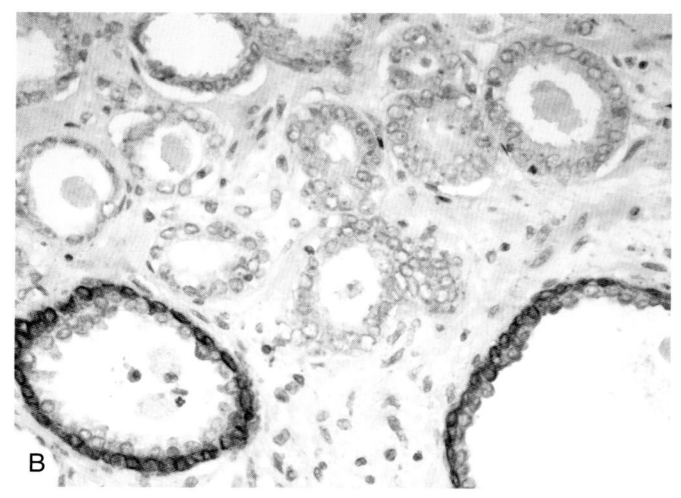
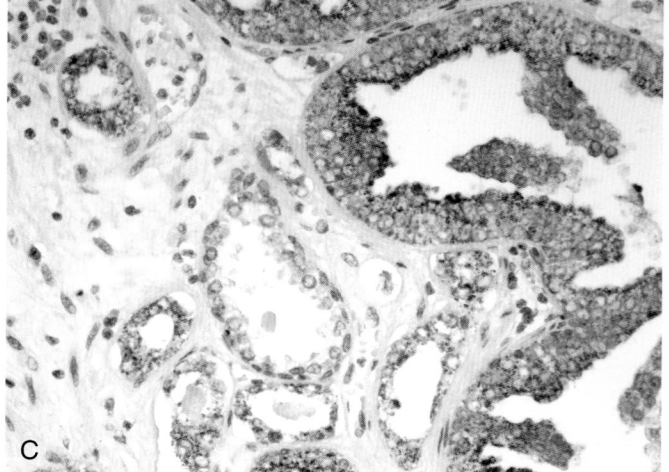

图 1-14　前列腺腺癌的免疫组织化学。 p63（A）和 34βE12（B）显示完整的基底细胞层环绕良性腺体，而浸润性腺癌的小腺泡则缺乏基底细胞层。C，P504S 免疫组织化学显示，浸润性腺癌和前列腺上皮内肿瘤形成的腺腔面呈颗粒状强阳性。正常腺体呈阴性。

流式细胞术 Flowcytometry
引言 Introduction

- 流式细胞术广泛用于克隆性造血系统疾病（如白血病和淋巴瘤）的免疫表型的检测
- 当用于外周血、骨髓和淋巴结组织时，需要单细胞悬液

- 将实体组织处理成单细胞悬液有时会损害细胞表面的完整性

技术概述 Technical Overview

- 将单细胞液滴分装于多个管中
- 每个管中加入各种荧光标记的针对不同细胞表面

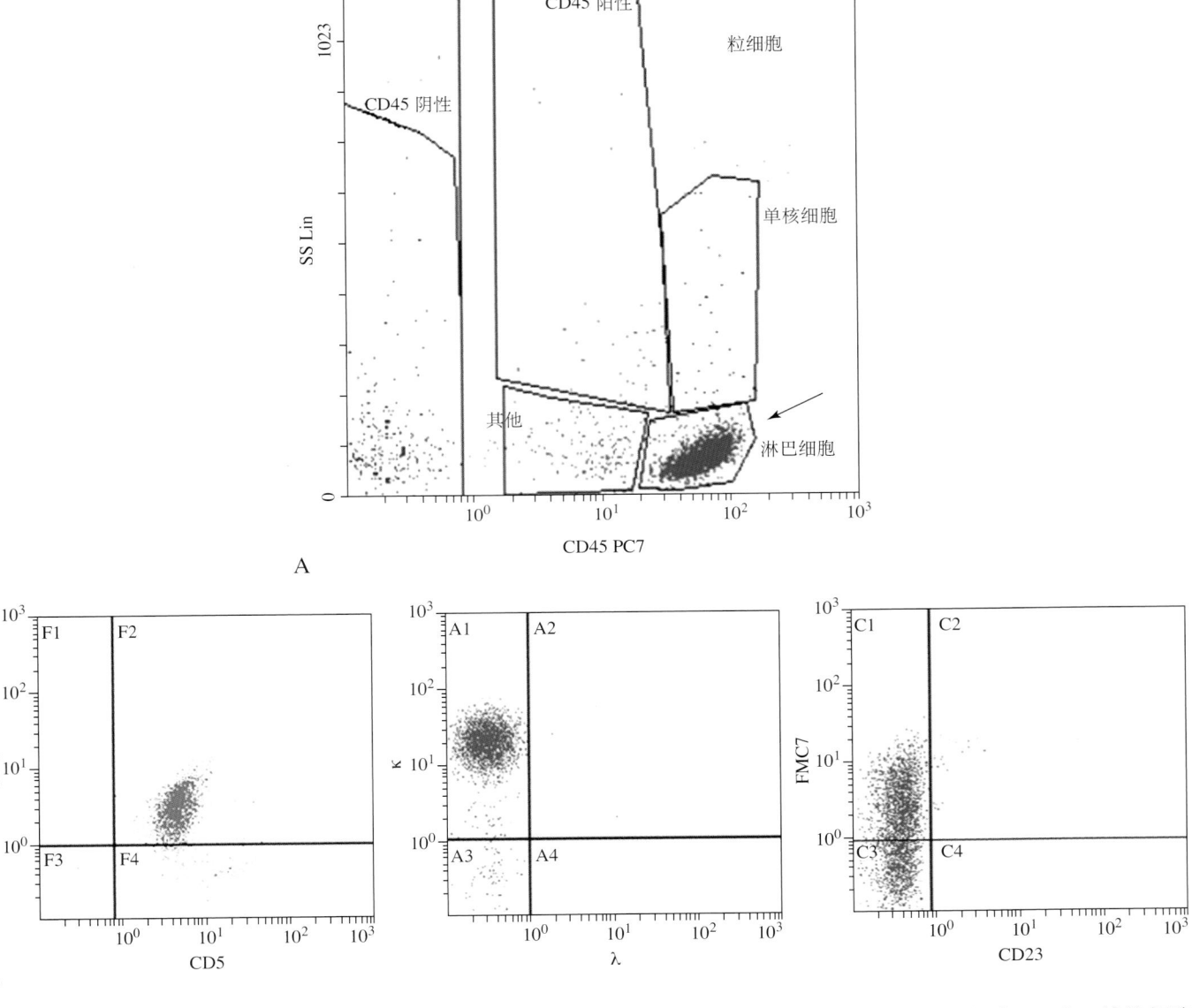

图 1-15 流式细胞术。A，淋巴细胞设门 [CD45：侧向散射，线性刻度（SS Lin）] 显示粒细胞（Grans）、单核细胞（Monos）和淋巴细胞（Lymphs）（箭头所示）的相对定位。**B，**套细胞淋巴瘤。淋巴结标本的流式细胞分析显示，几乎所有的淋巴细胞均表达 CD19、CD5 和免疫球蛋白 κ 轻链。部分 CD23 阴性的细胞同时表达 FMC7。CD20 表达没有暗淡（dim）区（数据未显示）。这些免疫组织化学表型符合套细胞淋巴瘤。(Courtesy of Michael R. Lewis, MD, MBA, Department of Pathology, University of Vermont/Fletcher Allen Health Care, Burlington, VT.)

抗原的抗体（每种抗体使用不同的荧光染料标记）

- 单列细胞流经流式细胞仪通过计数池时，各种关键数据被收集获取
  - 前向光散射（forward light scatter, FSC）度：显示细胞的大小
  - 90°光散射或侧向散射（side scatter, SSC）：显示细胞核的复杂性和胞质的颗粒性
  - 细胞表面荧光染料的强度：检测细胞表面抗原的表达（如 CD45、白细胞共同抗原）
- 设门：对感兴趣的细胞进行数控选择而用于诊断；如果要检测淋巴细胞，应该对显示低侧向散射（胞质颗粒少）和 CD45（白细胞共同抗原）强表达的细胞周围"设门"
- 套细胞淋巴瘤的典型表现包括一组 CD20 阳性细胞，同时表达 CD19 和 CD5（把鉴别诊断缩窄到小淋巴细胞淋巴瘤和套细胞淋巴瘤），并且轻链限制支持单克隆性。CD23 表达缺失有助于除外小淋巴细胞淋巴瘤，其与套细胞淋巴瘤免疫表型相似，只是不表达 CD23 且轻链表达较弱。滤泡性淋巴瘤也是由 CD20 阳性的细胞构成，表达

CD10，不表达 CD5。

精选文献

Carey JL, McCoy P, Keren DF: Flow Cytometry in Clinical Diagnosis, 4th ed. Chicago, ASCP Press, 2007.

细胞遗传学分析 Cytogenetic Analysis

- 技术概述
  - 将新鲜组织进行短期培养，将分裂中期的染色体平铺于玻璃片上
  - 染色体经染色后可检测特殊的染色体畸形
- 在 Vermont 大学 /Fletcher Allen 卫生保健中心的外科病理学实践中，作者常规将新鲜组织用 Hanks 液处理，研究以下病例的细胞遗传学
  - 所有肾肿瘤（肾盂的尿路上皮癌除外）
  - 任何大于 5cm 的软组织肿瘤（包括脂肪细胞肿瘤）
  - 另外，将部分新鲜组织（1cm³，若可提供）

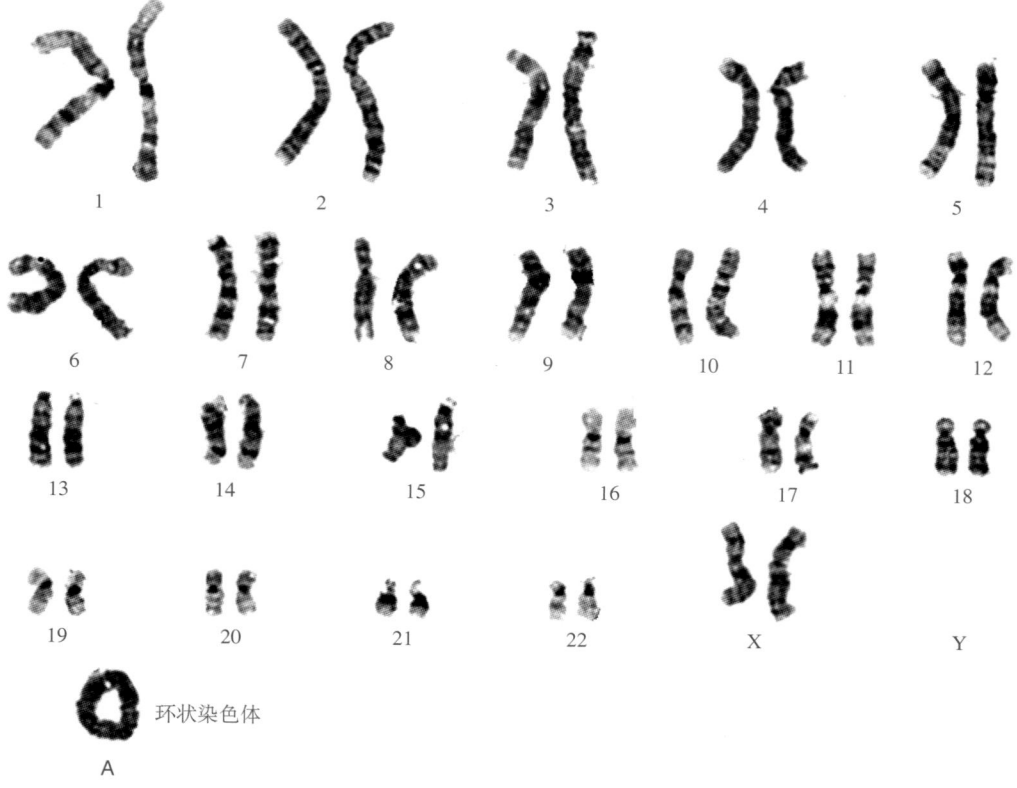

图 1-16　**高分化脂肪肉瘤。** 腹膜后深部病变的核型显示巨大环形染色体。(Courtesy of Mary Tang, MD, Cytogenetic Laboratory, University of Vermont/Fletcher Allen Heath Care, Burlington, VT.)

迅速冷冻，用于肿瘤特异性易位或潜在治疗方案的分子分析

- 外科病理学中的主要癌基因（表 1-30）和抑癌基因（表 1-31）
- 外科病理学中的主要细胞遗传学异常（表 1-32）

表 1-30　外科病理学中的重要致癌基因

癌基因	定位（染色体）	伴随疾病
Abl	9q34	慢性髓细胞白血病易位到 22q，形成具有酪氨酸激酶活性的 bcr-abl 蛋白
bcl-1（PRAD-1）	11q13	甲状旁腺腺瘤病；套区淋巴瘤易位到 14q32
bcl-2	18q21	阻断凋亡；滤泡性淋巴瘤易位到 14q
bcl-6	3q27	弥漫性大细胞淋巴瘤
erbA	17	红白血病
erbB1	7p11-12	鳞状细胞癌
neu（erbB2、HER-2）	17q11-12	乳腺癌
fes（fps）	15q25-26	急性前髓细胞性白血病
c-myc	8q24	Burkitt 淋巴瘤
Ras	6q16-22	胰癌、肺癌、结肠癌、膀胱癌；神经母细胞瘤、白血病
Ret	10q11.2	甲状腺髓样癌和乳头状癌
Myb	6q22-24	结肠癌
L-myc	1p32	肺小细胞癌
N-myc	2p23-24	神经母细胞瘤

表 1-31　外科病理学中的重要抑癌基因

基因	定位（染色体）	伴随疾病
RB	13q14	视网膜母细胞瘤、儿童骨肉瘤
p53	17p13.1	在结肠癌、乳腺癌和肺癌以及白血病和肉瘤有突变；进展为弥漫性大细胞淋巴瘤（p53 的胚系突变是形成 Li-Fraumeni 综合征的基础）
WT-1	11p13	Wilms 瘤；纤维组织增生性小圆细胞肿瘤
EWS	22q12	Ewing/ 原始神经外胚层肿瘤、软组织透明细胞肉瘤、纤维组织增生性小圆细胞肿瘤、黏液样脂肪肉瘤、急性髓细胞性白血病
BRCA1	17q21	乳腺癌
APC	5q21	家族性结肠腺瘤性息肉病；结肠癌、胃癌、胰腺癌
DCC	18q21	结肠癌、胃癌
NF1	17q11	神经鞘瘤、神经源性肉瘤
NF2	22q12	中枢性神经鞘瘤、脑膜瘤

表 1-32　外科病理学中的主要细胞遗传学异常

肿瘤	染色体异常	融合转录，受累基因
造血系统肿瘤		
急性髓细胞性白血病（AML）		
AML-M1	t(9;22)	*BCR-ABL*
AML-M2	t(8;21)（支持诊断）	*CBFα-ETO*
AML-M3	t(15;17)	*RARβ/PML*
AML-M4eo	inv(16)（支持诊断）	*CBFα/MYH11*
慢性髓细胞性白血病	t(9;22)(q34;q11)	*BCR-ABL*
急性 B 淋巴母细胞性白血病	t(12;21)	*CBFα-ETV6*
慢性淋巴细胞性白血病	12 号染色体三体，11q、13q 和 17p 缺失	
Burkitt 淋巴瘤	t(8;14)、t(8;22)、t(4;8)	累及 *c-myc* 和 Ig 位点
滤泡性淋巴瘤	t(14;18)	*BCL2* 基因
套区淋巴瘤	t(11;14)	*BCL1*（细胞周期蛋白 D1）和 IgH
原始前体细胞肿瘤		
Ewing 肉瘤 / 原始神经外胚层肿瘤	t(11;22)(q24;q12)	*EWS-FLI1* 融合
髓母细胞瘤	del 17q	
神经母细胞瘤	del 1p（预后不良）；双微染色体	*N-myc* 扩增
视网膜母细胞瘤	del 13q（q14 带）	
Wilms 瘤	del 11p（p13 带）	
上皮性肿瘤		
结直肠癌	del 17p	
间皮瘤	1p、3p、22p 缺失	
肾细胞癌（RCC）		
透明细胞癌	del 3p	
乳头状肾细胞癌	7 和 17 号染色体三体	
肾嫌色细胞癌	染色体 1、2、6 或 10 缺失	
嗜酸细胞瘤	染色体 1 缺失；涉及 11q13 的易位	
小细胞癌	del 3p	
软组织肿瘤		
腺泡状软组织肉瘤	t(X;17)(p11;q25)	*TFE3-ASPL* 融合
骨外黏液样软骨肉瘤	t(9;22)(q22;q12)	*EWS-NR4A3* 融合
透明细胞肉瘤	t(12;22)(q13;q12)	*EWSR1-ATF1* 融合
纤维组织增生性小圆细胞肿瘤	t(11;22)(q24;q12)	*EWSR1-WT-1* 融合
隆凸性皮肤纤维肉瘤	环状染色体 17、22	*COL1A1-PDGFB* 融合

表 1-32 （续）

肿瘤	染色体异常	融合转录，受累基因
婴儿型纤维肉瘤	t(12;15)(p13;q26)	*ETV6-NTRK3* 融合
冬眠瘤	11q13 易位	
炎性肌成纤维细胞瘤	t(1;2)(q22;p23)	*TPM3-ALK* 融合
平滑肌瘤	t(12;14)、del 7q	
平滑肌肉瘤	del 1p	
脂肪瘤	12q15 重排	*HMGIC* 融合
脂肪肉瘤（黏液样）	t(12;16)(q13;p11)	*TLS/CHOP*
脂肪肉瘤（高分化）	环状染色体 12	
横纹肌样瘤	22q 缺失	*INI1* 失活
横纹肌肉瘤（腺泡型）	t(2;13)(q35;q14)	*PAX3-FKHR*
横纹肌肉瘤（胚胎型）	2q、8 和 20 号染色体三体	
滑膜肉瘤	t(X;18)(p11;q11)	*SYT-SSX1/SYT-SSX2*
中枢神经系统肿瘤		
非典型畸胎样横纹肌样肿瘤	22q 缺失	*INI1* 失活
少突胶质细胞瘤	del 1p, 19q（提高对化疗的反应）	
神经鞘瘤	22q 缺失	*NF-2* 失活

精选文献

Richmond JA, Tang M, Cooper K: Cytogenetic and clinicopathologic analysis of benign lipomatous tumors. Arch Pathol Lab Med 129:553, 2005.

Gersen SL, Keagle MB: The Principles of Clinical Cytogenetics, 2nd ed. Totowa, Humana Press, 2004.

Korf B: Molecular medicine: Molecular diagnosis (part I). N Engl J Med 332:1218-1220, 1995.

Korf B: Molecular medicine: Molecular diagnosis (part II). N Engl J Med 332:1499-1502, 1995.

分子病理学方法
Molecular Pathology Methods

引言　Introduction

　　如今，分子诊断是各种病理诊断的标准辅助技术。分子病理学、基因组学、表观基因组学、蛋白质组学、感染性疾病研究和技术开发的不断进步，将有助于加速分子分析的发展、提高对疾病特征的认识及改善医疗保健。本节将综述外科病理学实践中可采用的大量分子病理学技术。其中聚合酶链反应（polymerase chain reaction, PCR）和原位杂交（in situ hybridization, ISH）已广泛应用于临床。

核酸提取技术
Nucleic Acid Extraction Methods

- 病理标本的核酸提取包括：细胞溶解、选择性 DNA 或 RNA 分离和与最终诊断检测要求相关的定量和定性评估
- 可用于分子分析的病理标本包括：组织标本（新鲜标本或福尔马林固定石蜡包埋标本）；体液，包括羊水、唾液、粪便、尿、口腔和宫颈刮出物；细针穿刺；发根；外周血；以及培养的细胞。
- DNA 提取方法
  - 传统方法花费时间长（约 3 天），需要的组织量相对较大（100 mg 至 > 1g）
  - 目前有多种提取试剂盒可供使用，首先将组织用蛋白酶和离液缓冲液处理（破坏蛋白质

和 DNA 的二级结构），然后应用选择性结合 DNA 的玻璃纤维微型柱，经冲洗去除细胞碎屑、提取试剂和处理病理组织中的化学物质。用低盐缓冲液冲洗后，DNA 即从树胶或玻璃纤维中回收。经过这些步骤后，在数小时内可从各种病理组织中提取出纯化的 DNA

  — 自动 DNA 提取平台可处理多个患者的标本

- RNA 提取方法

  — 传统方法需要在蛋白酶和硫氰酸胍盐溶液中将大量新鲜组织快速匀浆，使无处不在的内源性 RNA 酶变性，否则 RNA 酶会降解细胞 RNA

  — 目前的方法可以快速提取 RNA（1 天），将组织在离液胍盐溶液中匀浆，使 RNA 位于水相，而蛋白质和 DNA 位于有机相。水相和核酸结合玻璃滤器的混合物通过用低盐溶液洗脱，可回收总 RNA。将总 RNA 通过 oligo（dT）纤维素离心柱后可获得纯化的信使 RNA（mRNA）。已经开发的微型柱可提取各种类型病理标本中的 RNA

- DNA 和 RNA 的定量、纯化和完整性分析

  — 从新鲜组织中可提取出完整性最好的核酸。从液氮保存组织中提取出的核酸完整性次之。商品化存储试剂（如 RNAlater, Ambion, Inc., Foster City, CA）可保护组织形态和核酸的完整性

  — 从福尔马林固定石蜡包埋组织中提取的 DNA 和 RNA 易被降解。一般而言，从福尔马林固定石蜡包埋块中提取的核酸的质量随着组织块年限的增加而降低

  — 提取的核酸浓度通过分光光度测量法评估。DNA 和 RNA 均吸收紫外线，吸收波峰为 260nm；吸收读数（A_{260}）为 1.0 对应 DNA 的浓度为 50μg/ml，对应 RNA 的浓度为 40μg/ml

  — 提取的 DNA 和 RNA 的纯度同样可以用分光光度测量法判断。A_{230} 和 A_{270} 的读数是分别判断有机物（如胍盐）和苯污染的指标。蛋白质污染从 A_{280} 蛋白吸收波峰读数推断。特定物质污染通过 A_{320} 读数判定。通常是计算 $A_{(260-320)}$：$A_{(280-320)}$ 比率；纯 DNA 或

RNA 的数值是 1.7 ~ 2.0

  — 核酸的完整性通过琼脂糖凝胶电泳后核酸片段的大小对比分子量梯度估测。出现小片段拖尾者表明 DNA 被降解。总 RNA 的完整性通过 28S（约 5kb）和 18S（约 2kb）核糖体 RNA（rRNA）的存在判定。28S 和 18S 条带分离，且少有拖尾者，表明 RNA 完整，若 rRNA 只有部分条带或条带缺失，并且拖尾，表明标本已降解

  — 仪器，如 NanoDrop 分光光度计（Thermo Fisher Scientific, Wilmington, DE）和 Agilent 2100 生物分析仪（Agilent Technologies Inc., Santa Clara, CA），能够分别帮助进行快速 DNA 和 RNA 的定量、纯度和 RNA 完整性分析

- 核酸储存

  — 提取的 DNA 在 4℃ 可储存 1 周到 1 个月，而分装的 DNA 在 － 20℃ 或 － 80℃ 可长期储存；反复冻融可导致 DNA 降解

  — RNA 比 DNA 更不稳定，易被实验室内无处不在的 RNA 酶降解。RNA 储存在 － 20℃ 可供短期使用，储存在 － 80℃ 或液氮中可供长期使用

组织显微切割技术
Tissue Microdissection Methods

- 背景

  — 显微切割能够有目的地收集细胞涂片或冰冻、石蜡组织切片中的细胞或组织

  — 样本组织经处理后可抽提核酸或蛋白质

- 方法

  — 最简单的方法是将组织切片轻微染色，经 70% 的乙醇湿润后，在解剖显微镜下用针头选择性地从切片上刮取组织。组织经蛋白酶 K 消化后，可从中提取 DNA。用玻璃纤维微型柱进行纯化。

  — 激光捕获显微切割（LCM）需要一个专业的显微镜装置，如 ArcturusXT 系统（MDS Analytical Technologies, Sunnyvale, CA）

  — 操作步骤：将被覆耐热塑料薄膜的盖子扣在

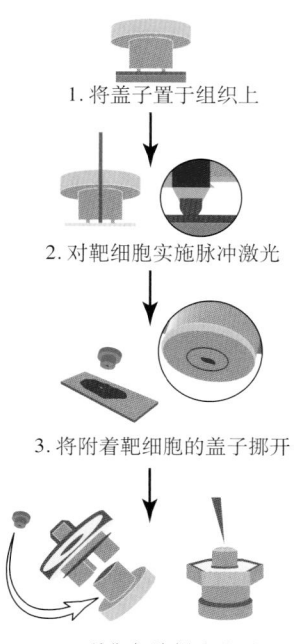

1. 将盖子置于组织上

2. 对靶细胞实施脉冲激光

3. 将附着靶细胞的盖子挪开

4. 从靶细胞提取分子

图 1-17　激光捕获技术。通过显微镜引导将盖子扣在目标组织上。通过激光脉冲将细胞黏附于覆盖耐热塑料薄膜的盖子上。提起盖子，取下目标细胞，提取核酸和蛋白质。(Courtesy of Molecular Devices, Sunnydale, CA.)

选定的组织切片上。LCM 可用于冰冻或石蜡包埋组织、血液涂片、细胞学或细胞培养标本。不染色或已经组织化学或免疫组织化学染色（显色或荧光）的组织均适用。用脉冲激光束对准选定的细胞，将其融化粘在耐热塑料薄膜上。将盖子从组织切片上取下，对盖子上黏附细胞的薄膜进行细胞裂解，可从中抽提核酸。

- 应用
  - 显微切割主要应用于研究，但在外科病理实践中也有用。当怀疑存在标本交叉污染时，可以通过以 PCR 为基础的检测对已知的患者样本和受试组织进行鉴别比较，明确患者的诊断

扩增技术　Amplification Methods

核酸扩增法

- PCR
  - 背景：PCR 是一个体外 DNA 扩增技术，即

在温度循环器中自动化周期性地进行变性、退火、延伸或合成

- 基本 PCR 法
  - 在变性阶段，通过 94℃ ~ 98℃ 的加热，将样本 DNA 解成单链
  - 在退火阶段，寡核苷酸引物与设计互补的目标序列杂交。退火温度取决于脱氧核苷三磷酸盐（dNTP）的构成，通常为 40℃ ~ 60℃
  - 在延伸阶段（72℃），退火的引物或目的 DNA 经耐热 DNA 多聚酶沿（5'→3'）方向合成新的 DNA 链
  - DNA 扩增通过变性、退火、延伸的循环重复 30 ~ 50 次来实现
  - 每一个变性、退火、扩增步骤的时长从 10 秒到超过 1 分钟，取决于反应体积大小、扩增片段的碱基组成和长度、耐热 DNA 聚合酶的活性（每分钟约延伸 1000bp）和热循环仪的硬件规格
- PCR 的必要成分包括

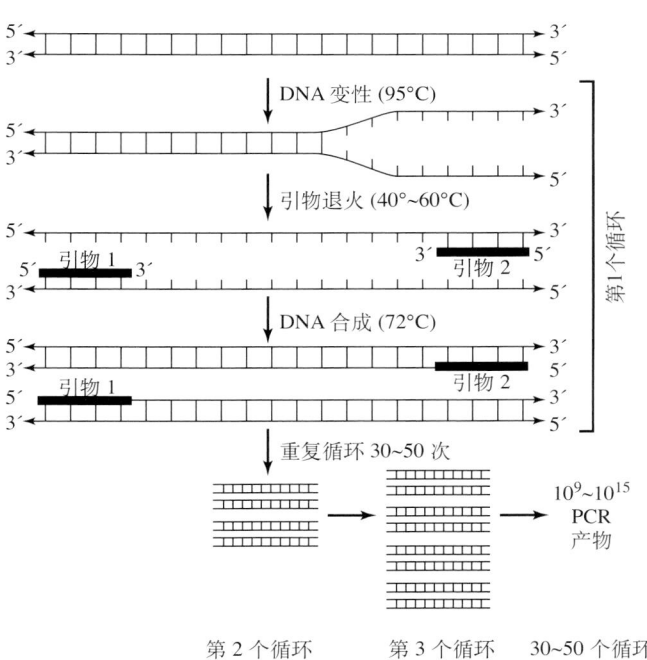

图 1-18　聚合酶链反应（PCR）。一个 PCR 循环是由变性、引物退火、DNA 合成或延伸构成。随着第一个循环，会有（理论上）PCR 循环数的倍增。(Modified from Leonard DGB [ed]: Diagnostic Molecular Pathology. Philadelphia, WB Saunders, 2003.)

- 不含 DNA 酶或 RNA 酶的纯净水。PCR 反应体系的终容量范围为 10 ~ 50μl
- 缓冲液：用以 Tris-HCl 为基础的缓冲液维持 pH 值。其他成分包括 KCl（帮助引物模板退火）；非离子洗涤剂；牛血清白蛋白（有助于 *Taq* DNA 聚合酶的稳定性）
- 镁离子：Mg^{2+} 是一种必要成分，用来稳定寡核苷酸引物、模板 DNA 和 Taq DNA 聚合酶的相互作用
- dNTPs：2'- 脱氧腺苷 5'- 三磷酸盐（dATP）、2'- 脱氧胞苷 5'- 三磷酸盐（dCTP）、2'- 脱氧鸟苷 5'- 三磷酸盐（dGTP）和脱氧胸腺嘧啶 5'- 三磷酸盐（TTP，也被称为 dTTP）
- 寡核苷酸引物：长度约 18 ~ 25 个碱基对
- 模板 DNA：样本量 1ng ~ 1μg，一般的标准用量为 100ng
- 耐热 DNA 聚合酶，如 *Taq* DNA 聚合酶，从恐球菌 - 栖热菌门的温泉定居菌栖热水生菌中提取
- PCR 的有效性
  - 需要优化实验以确保 PCR 检测的有效性以避免假阴性。对 PCR 的每一步进行调控都有可能增强 PCR 的特异性和敏感性。有许多试剂可增强 PCR 的扩增效率
- PCR 法的衍生
  - PCR 技术是一种应用广泛的技术，可用于多种研究和临床工作
  - 其变化集中于引物设计和应用
    - 多重 PCR（multiplex PCR）通过使用多对引物同时检测多个靶点
    - 兼容 PCR（consensus PCR）用来扩增具有序列变化的单个目标或有类似（共同）序列的多个目标
    - 兼并 PCR（degenerate PCR）也可用来扩增具有序列变化的单个目标
    - 巢式 PCR（nested PCR）是提高 PCR 敏感性和特异性的一种方法

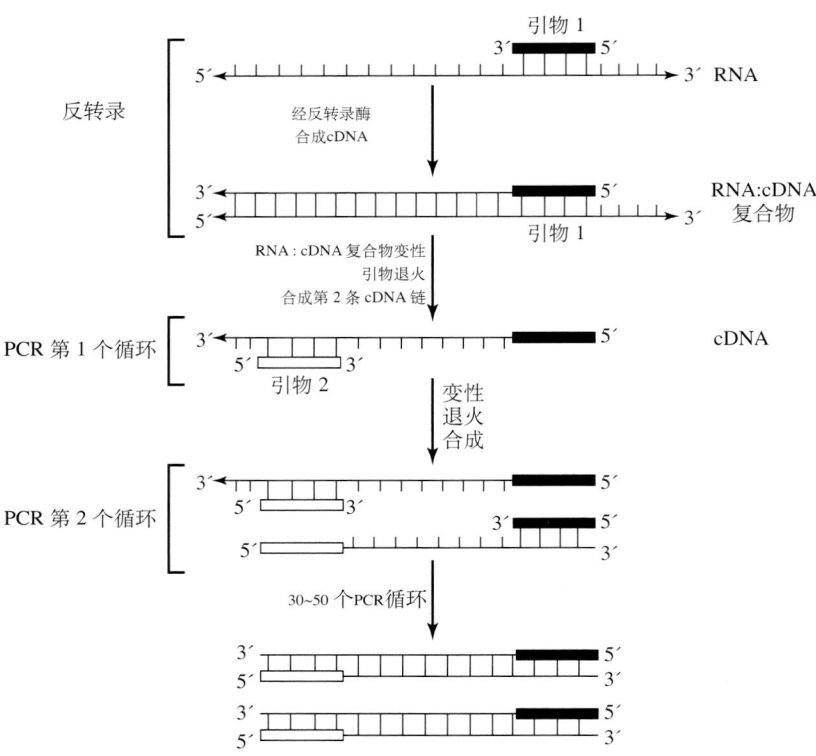

图 1-19　反转录聚合酶链反应（RT-PCR）。互补 DNA（cDNA）由 RNA 标本通过反转录酶合成；因此，cDNA 可用于 PCR 扩增。(Modified from Leonard DGB [ed]: Diagnostic Molecular Pathology. Philadelphia, WB Saunders, 2003.)

◆ 反转录 PCR（RT-PCR）
　◇ RT-PCR 通过 PCR 研究 RNA 的表达
　◇ 耐热 DNA 聚合酶需要 DNA 作为模板；RT-PCR 的第一步是将（不含 DNA）总 RNA 或 mRNA 转化成单链互补 DNA（cDNA）
　◇ 最常用的两种反转录酶是鸟类髓母细胞瘤病毒（AMV）和莫洛尼鼠白血病病毒（M-MuLV）反转录酶
　◇ 除了普通 PCR 要求的一般条件外，RT-PCR 的有效性还取决于 RNA 样本的质量和反转录步骤的有效性
◆ 实时定量 PCR（qPCR）
　◇ 普通 PCR 也被称为终点 PCR，经 30 ~ 50 个循环后得到的产物就是最终数据。虽然终点 PCR 可以半定量，但它本质上是定性分析。qPCR 则可用于样本中 DNA、RNA 或 cDNA 的精确定量
— 其他 PCR 法
◆ 扩增受阻突变系统（ARMS）、等位基因特异性 PCR（AS-PCR）、特异性等位基因的 PCR 扩增（PASA）
◆ LA PCR：长序列精确 PCR，可扩增序列的长度为 5 到＞ 20kb
— PCR 的污染控制
◆ 由于 PCR 的敏感性，外源性交叉污染的 DNA 很可能被扩增而导致假阳性结果。因此从样本采集到 PCR 分析都要采取严格措施，确保结果准确

◆ 理想的情况是将实验室分区，确保 DNA 样本提取、PCR 扩增和 PCR 后处理在不同的实验区域进行。使用分装的 PCR 级别的试剂，设备专用，各区域要配备实验室隔离罩。上一轮 PCR 循环产物是主要的潜在污染源
— PCR 检测在病理学实践中的应用
◆ PCR 具有广泛的临床应用价值，包括
　◇ 感染性病原体检测
　◇ 遗传疾病诊断
　◇ 血液学疾病诊断，如嵌合 RNA 转录产物的检测，如慢性髓细胞白血病的特征性 *bcr-abl* 易位
　◇ 肉瘤的诊断，主要检测特征性基因融合，如 Ewing 肉瘤 /PNET 的 *EWS/FLI1*
　◇ 实体瘤的鉴定，如遗传性非息肉病结直肠癌（HNPCC）的突变分析
　◇ 鉴定检测
　◇ 检测血循环中的肿瘤或病原体核酸
◆ 表 1-33 详细列出了当前美国食品和药品监管局（FDA）认可或批准的基于 PCR 的检测
◆ 有许多非 FDA 认可的检测广泛应用于临床诊断。Mayo 医学实验室 MayoAccess Test Catalog 列出了 200 多种基于 PCR 的检测，包括
　◇ 感染性病原体检测：腺病毒（qPCR）、巴尔通体菌、BK 病毒、巨细胞病毒（CMV）、乙肝病毒（HBV）、人疱疹病

表 1-33　美国食品和药品监管局批准 * 和认可 † 的基于聚合酶链反应的分子诊断检测

检测	方法	组织样本	检测名称	供应商
禽流感	qRT-PCR	鼻咽拭子、洗涤	†Influenza A/H5	Centers for Disease Control and Prevention
炭疽杆菌	qPCR	血液	†Joint Biological Agent Identification and Diagnostic System（JBAIDS）Anthrax Detection kit	Idaho Technology, Inc., Salt Lake City, UT
乳腺癌：检测乳腺癌扩展到淋巴结	qRT-PCR	FFPE 切片	*GeneSearch Breast Lymph Node（BLN）Assay（screens for mammoglobin [MG] and cytokeratin 19 [CK19] in lymph nodes）	Veridex, LLC, Warren, NJ

表 1-33　（续）

检测	方法	组织样本	检测名称	供应商
衣原体	PCR	拭子、尿	†AMPLICOR CT/NG（test for Chlamydia trachomatis）	Roche Molecular Diagnostics, Pleasanton, CA
囊性纤维病	多重 PCR	血液、羊水、绒毛膜绒毛	†Tag-It Mutation Detection Kit CFTR 40 + 4	Luminex Molecular Diagnostics, Toronto, Canada
			†eSensor Cystic Fibrosis Carrier Detection System	Osmetech Molecular Diagnostics, Pasadena, CA
药物代谢酶	qPCR	唾液	†Gentris Rapid Genotyping Assay: CYP2C9, VKORC1 warfarin sensitivity assay	ParagonDx, LLC, Morrisville, NC
脑膜炎肠病毒检测	qRT-PCR	CSF	†Xpert EV	Cepheid, Sunnyvale, CA
土拉热弗朗西斯菌	qPCR	血液、体液	†Joint Biological Agent Identification and Diagnostic System（JBAIDS）Tularemia Detection kit	Idaho Technology, Inc., Salt Lake City, UT
因子 II（凝血素）	PCR	血液	†INFINITI System Assay for Factor II	AutoGenomics Inc., Carlsbad, CA
	qPCR	血液	*Factor II（prothrombin）G20210A kit	Roche Diagnostics, Pleasanton, CA
因子 V Leiden	PCR	血液	†INFINITI System Assay for Factor V	AutoGenomics Inc., Carlsbad, CA
	qPCR	血液	*Factor V Leiden kit	Roche Diagnostics, Pleasanton, CA
B 组链球菌检测	qPCR	阴道、直肠拭子、LIM 液体培养基	†Smart GBS Xpert GBS	Cepheid, Sunnyvale, CA
			†IDI-Strep B Assay	Becton, Dickinson & Company, Sparks, MD
献血者 HBV	PCR	血液	*COBAS AmpliScreen HBV Test	Roche Molecular Diagnostics Pleasanton, CA
献血者 HCV	RT-PCR	血液	*HCV RT-PCR assay	BioLife Plasma Services, L.P., Deerfield, IL
		血液	*COBAS AmpliScreen HCV Test, v2.0	Roche Molecular Diagnostics, Pleasanton, CA
		血液	*UltraQual HCV RT-PCR assay	National Genetics Institute, Los Angeles, CA
HCV 定量检测	PCR	血液	*AMPLICOR HCV Test, v2.0	Roche Molecular Diagnostics, Pleasanton, CA
献血者 HIV	RT-PCR	血液	*UltraQual HIV-1 RT-PCR assay	National Genetics Institute, Los Angeles, CA
			*HIV-1 RT-PCR assay	BioLife Plasma Services, L.P., Deerfield, IL

表 1-33 （续）

检测	方法	组织样本	检测名称	供应商
HIV 定量	qRT-PCR	血液	*Abbott real-time HIV-1	Abbott Molecular, Inc., Des Plaines, IL
	RT-PCR	血液	*AMPLICOR HIV-1 MONITOR Test, v1.5	Roche Molecular Diagnostics, Pleasanton, CA
			COBAS AmpliPrep/COBAS TaqMan HIV-1 Test	
HLA 分型	PCR	血液	†Biotest HLA SSP	Biotest Diagnostics Corp., Denville, NJ
			†Dynal Reli SSO typing kits: HLA-A, HLA-B, HLA-Cw, HLA-DQB1, HLA-DRB3/4/5	Invitrogen, Carlsbad, CA
			†GTI PAT HPA-1（P1）genotyping kit	GTI, Brookfield, WI
			†Micro SSP HLA class II DNA typing kit	One Lambda, Inc., Canoga Park, CA
金黄色葡萄球菌的 MRSA 筛选检测	qPCR	咽拭子、洗涤	†IDI-MRSA assay	Becton, Dickinson & Company, Sparks, MD
	qPCR		†Xpert MRSA	Cepheid, Sunnyvale, CA
金黄色葡萄球菌的 MRSA 诊断检测	qPCR		†GeneOhm StaphSR	Becton, Dickinson & Company, Sparks, MD
结核分枝杆菌检测	PCR	呼吸道拭子	*AMPLICOR Mycobacterium tuberculosis test	Roche Molecular Diagnostics, Pleasanton, CA
淋病奈瑟菌检测（单一生物）	PCR	拭子、尿	†AMPLICOR CT/NG test for Neisseria gonorrhoeae	Roche Molecular Diagnostics, Pleasanton, CA
			†COBAS AMPLICOR CT/NG test for Neisseria gonorrhoeae	
呼吸道病毒系列（流感病毒 A 链、B 链和呼吸道合胞病毒）	多重 qPCR	呼吸道拭子	†ProFlu + assay	Prodesse, Waukesha, WI
献血者西尼罗病毒	qPCR	血液	†Procleix WNV	Gen-Probe, Inc., San Diego, CA
	PCR		†Cobas Taq Screen WNV	Roche Molecular Diagnostics, Pleasanton, CA
耶尔森属菌	qPCR	血液	†Joint Biological Agent Identification and Diagnostic System（JBAIDS）Plague Detection kit	Idaho Technology, Inc., Salt Lake City, UT

CSF，脑脊液；FFPE，福尔马林固定、石蜡包埋；HBV，乙型肝炎病毒；HCV，丙型肝炎病毒；HIV，人类免疫缺陷病毒；HLA，人类白细胞抗原；MRSA，耐药性金黄色葡萄球菌；PCR，聚合酶链反应；qPCR，定量 PCR；qRT-PCR，定量 RT-PCR；RT-PCR，反转录 PCR。

*批准。

†认可。

毒 6、人类偏肺病毒（hMPV）、JC 病毒、军团菌 RNA、莱姆病、疟疾、细小病毒 B19、水痘 - 带状疱疹病毒
◇ 遗传疾病诊断：Bloom 综合征突变分析、Fabry 病已知突变、IX 因子基因已知突变、家族性淀粉样变 DNA 序列、家族性自主神经功能障碍、脆性 X 综合征、Gaucher 病突变、Fanconi 贫血突变分析、半乳糖血症基因分析、血色沉着病、Prader-Willi 和 Angelman 综合征、脊髓延髓性肌萎缩、Tay-Sachs 病
◇ 肿瘤特征和诊断：BCR/ABL（qRT-PCR）、DSRCT（RT-PCR）、Ewing 肉瘤（RT-PCR）、HNPCC、*JAK2* V617F 突变检测、微卫星不稳定性、*PML/RARA*（qPCR）、*RET*/PTC 重排（RT-PCR）、滑膜肉瘤（RT-PCR）
- 其他核酸扩增法
  - 转录介导的扩增（transcription-mediated amplification, TMA）
    - TMA 支持 RNA 靶向扩增，包括种属特异性 rRNA 序列
    - 方法包括一个恒温反应，需要以下材料
      ◇ RNA 样本
      ◇ 目标特异性"正向"引物，在 5' 末端具有 RNA 聚合酶启动子序列
      ◇ 具有 RNA 酶 H 高活性的反转录酶（如 AMV 反转录酶）
      ◇ 目标特异性"反向"引物
      ◇ RNA 聚合酶（如 SP6、T3 或 T7 RNA 聚合酶）
    - 扩增
      ◇ TMA 是圣地亚哥 Gen-Probe 公司的专利技术。FDA 批准的 TMA 检测可用于检测沙眼衣原体、淋球菌和结核分枝杆菌（分别为 APTIMA CT、APTIMA GC 和 AMPLIFIED 结核分枝杆菌 Direct Test 法）
      ◇ FDA 批准的 TMA 定性法可用于丙型肝炎病毒（HCV）[VERSANT HCV RNA (distributed by Siemens Healthcare Diagnostics, Deerfield, IL)]

- 依赖核酸序列的扩增（nucleic acid sequence – based amplification, NASBA）
  - NASBA 是一项恒温扩增技术，可用于目标 DNA 和 RNA 的扩增。当样本为 DNA 时，该技术需要初始热变性这一步骤，以使目标序列解成单链
  - 该技术与 TMA 的本质相同，不同之处在于：使用单独的 RNA 酶 H 酶，并且以荧光共振能量转移（fluorescence resonance energy transfer, FRET）为检测技术。NASBA 在 41℃、90 分钟的反应内可将目标序列扩增 109 倍
  - 应用：专利 NASBA 法由 bioMérieux, Inc. (Durham, NC) 开发，用于 CMV 和人类免疫缺陷病毒（HIV）RNA 的检测 [分别为 NucliSENS CMV pp67（FDA 批准）和 NucliSENS HIV-1 QT（FDA 批准）]
- 链置换扩增（strand displacement amplification, SDA）
  - SDA 技术需要具有"链置换"活性的 DNA 聚合酶，如 Bst DNA 聚合酶（来源于嗜热脂肪芽孢杆菌）或 Phi29 DNA 聚合酶 [来源于枯草杆菌 phi29 噬菌体（Φ29）]
  - 与其他 DNA 聚合酶一样，这些酶沿 5'→3' 方向合成 DNA；不同的是，这些酶在上游引物结合部位（近端）启动 DNA 聚合，取代双链 DNA 区，导致合成从下游（远）区开始。这种特性支持恒温 DNA 扩增，因为不需要（循环）热变性产生单链 DNA 模板
  - 应用：FDA 批准的、基于 SDA 的专利检测，已经被开发用来检测沙眼衣原体、淋球菌和嗜肺军团菌 [均为 BD ProbeTec ET 系统（Becton, Dickinson and Company, Sparks, MD）]
  - 方法包括生成目标特异性序列，利用针对微生物的特异性引物，同时将限制性内切酶位点插入聚合产物，这些目标就会被指数式地扩增
  - 目标会在 15 分钟内扩增超过 109 倍
- 连接酶链式反应（ligase chain reaction, LCR）

◆ LCR 的循环步骤包括 DNA 变性、退火及利用耐热 DNA 连接酶催化双链 DNA 结构中烟酰胺腺嘌呤二核苷酸依赖的 3'- 羟基和 5'- ā 磷酸基末端的连接

◆ 应用：FDA 批准的专利 LCR 检测曾用于检测沙眼衣原体和淋球菌（Abbott LCx tests, Abbott Laboratories, Chicago, IL），但因 2003 年检测的标准化存在争议后撤回。与 ARMS 相似，通过在突变型（或野生型）引物末端设置不匹配序列，LCR 可以用来检测突变序列

信号扩增技术

● 上述检测技术是将目标核酸序列直接扩增到能被检测的水平

● 而另一种办法是在检测水平利用扩增技术；以（未扩增）核酸为靶点使用探针获得扩增信号

● 与基于 PCR 的方法相比，信号扩增技术不易受患者标本交叉污染而导致假阳性

● 分支 DNA（bDNA）
   — 首先捕获微量滴定板孔中的标本 RNA 或 DNA，之后进行序贯性四步检测
   — bDNA 技术能够进行高特异性定量核酸分析
   — 应用：FDA 批准的 bDNA 检测可用于 HCV 和 HIV 定量 [分别为 VERSANT HCV RNA 3.0 assay 和 VERSANT HIV-1 RNA 3.0 assay,（Siemens Healthcare Diagnostics, Deerfield, IL）]。bDNA 研究应用由 Panomics, Inc., Fremont, CA 提供

● 入侵化学（invader chemistry）
   — 入侵化学是由 Hologic Inc.（Bedford, MA）开发的专利技术，用来特异、准确地检测单个碱基的改变、插入、缺失和基因及染色体数目的改变
   — 该法包括两个同时进行的恒温反应：第一反应检测目的 DNA，第二反应生成可检测信号
   — 入侵化学适合与 PCR 联用，达到更高的检测敏感性。
   — 应用
      ◆ FDA 批准的入侵化学法可筛选囊性纤维化的 46 个突变（InPlex Molecular Test）。

FDA 批准的方法同样可用于鉴定患者二磷酸尿苷葡萄糖苷酸转移酶 1A1（UGT1A1）的纯合子。患者在该基因 TATA 盒区具有 7 个而不是 6 个 TA 重复，对化疗药物伊立替康（CAMPTOSAR, Pfizer Corporation）的代谢差，需要降低剂量，避免毒性反应

◆ FDA 已批准入侵化学法检测高危型人乳头瘤病毒（HPV）[Cervista HPV HR（high-risk）和 Cervista HPV 16/18]

◆ 突变和变异体筛查的入侵化学法检测可用于第 V 因子、第 II 因子、亚甲基四氢叶酸还原酶 677（MTHRFR 677）、MTHRFR 1298、细胞色素 P-450 和维生素 K 基因。也有检测丙型肝炎病毒六个主要基因型的试剂盒

● 多重连接依赖探针扩增（multiple ligation-dependent probe amplification, MLPA）
   — MLPA 是 MRC-Holland, Amsterdam, The Netherlands 的一项专利技术
   — 该技术涉及两个相邻寡核苷酸靶向杂交后的连接（也就是类似于 ARMS PCR 或 LCR 中的退火）。连接产物用 PCR 扩增
   — 应用：MLPA 用于检测突变、单核苷酸多态性（single nucleotide polymorphism, SNP）、缺失或扩增。用特定探针不出现扩增表明存在突变、SNP 或缺失；过度扩增表明数量增多。MLPA 检测（目前未被 FDA 认可或批准）可用于多种病理诊断，包括
      ◆ 家族性癌：共济失调性毛细血管扩张症、BRCA1 和 BRCA2 检测、结肠息肉病（APC）、MLH1/MSH1/MSH2/MSH6/PMS2 检测、Li-Fraumeni 综合征、多发内分泌肿瘤、神经纤维瘤病 1 型和 2 型、Peutz-Jeghers 综合征、视网膜母细胞瘤、von Hippel-Lindau 综合征、Wilms 瘤
      ◆ 肿瘤分析：黑色素瘤（葡萄膜）、错配修复基因、神经母细胞瘤、少突胶质细胞瘤、磷酸酶和张力蛋白同源物（PTEN）、横纹肌样肿瘤、抑癌基因
      ◆ 产前和产后筛查：非整倍体（Down、Edwards、Patau 综合征）、智障综合

- 征、微小缺失综合征（Prader-Willi 和 Angelman 综合征；RETT/Xq28 重复和其他）
  - ◆ 遗传药理学：二氢嘧啶脱氢酶（DPD）缺乏
  - ◆ 特殊综合征：囊性纤维化、Turner 和 Klinefelter 综合征、典型尿毒症综合征和 Wilson 病
- 杂交捕获
  - — 杂交捕获法（QIAGEN, Germantown, MD）首先是 RNA 探针与目标 DNA 进行体外液相杂交，之后进行信号放大
  - — 应用：FDA 认可的 Digene HPV 检测应用了杂交捕获（hc2）技术。该检测用于筛选 13 个高危型 HPV 基因型（16、18、31、33、35、39、45、51、52、56、58、59 和 68）。hc2 法应用常规细胞学筛查剩余的细胞，每个测试样本可检测 1000～5000 个拷贝的 HPV DNA。FDA 批准的杂交捕获法也用于检测和量化巨细胞病毒、沙眼衣原体和淋球菌。也可用于检测 HBV 和单纯疱疹病毒（HSV）

凝胶电泳技术
Gel Electrophoresis Methods

- 背景
  - — 作为分离、鉴定或纯化核酸的一种方法，凝胶电泳由 Vin Thorne（Institute of Virology, Glasgow, UK）在 20 世纪 60 年代中期发明，他对研究各种形式的多瘤病毒感兴趣
  - — 由于 DNA 或 RNA 糖 - 磷酸骨架中存在磷酸盐，核酸在中性 pH 时带负电荷。因此，在电场中核酸从负极向正极迁移；能否迁移通过筛孔网（凝胶）取决于核酸分子的大小、构象（二次重叠）、净电荷（取决于凝胶缓冲液的 pH 值）、凝胶孔径
  - — 琼脂糖凝胶和聚丙烯酰胺凝胶是最基本的电泳形式。这些方法的变异包括脉冲场凝胶电泳（PFGE）、毛细管凝胶电泳（CGE）、变性梯度凝胶电泳（DGGE）、温度梯度凝胶电泳（TGGE）

- 琼脂糖凝胶电泳
  - — 从海藻（如红藻）中提取琼脂糖。由多个琼脂二糖双糖（D- 半乳糖和 3,6- 酐 -1- 半乳糖）反复连接构成
  - — 应用
    - ◆ 琼脂糖凝胶电泳一般用来分析终点 PCR 或 RT-PCR 产物，通过分析扩增物是否存在而确定检测结果。如检测融合转录物或病原体
    - ◆ 限制性片段长度多态性分析（RFLP）法（在"杂交技术：DNA 印迹法"中讨论）通常需要琼脂糖凝胶电泳
    - ◆ 通过从凝胶上切下 DNA 片段，并用离心管纯化，这项技术常规用于分子生物学中重组 DNA 实验的分析，也用于原位杂交（in situ hybridization, ISH）和印迹杂交的探针纯化
- 脉冲场凝胶电泳（pulsed-field gel electrophoresis, PFGE）
  - — PFGE 是一种高分辨率的检测高分子量 DNA 的电泳法
  - — PFGE 的高分辨率是通过改变电场的方向实现。最简单的方法是将电场的方向不断反转，DNA 会在部分时间段向后移动；更微妙的方法是改变电场，使 DNA 在凝胶中呈之字形移动
  - — 应用：PFGE 可用于鉴定微生物种属，如大肠杆菌 O157:H7 和沙门菌、志贺菌、李斯特菌或弧形杆菌。高分子量 DNA 提取物（来自培养）用限制性酶消化（见"DNA 印迹法"）。PFGE 电泳的 DNA"指纹"可帮助鉴定传染性菌株。疾病控制和预防中心（CDC）保留 PFGE 标准化分子亚型的数据库用于微生物的鉴定。与 DNA 印迹分析联合应用，PFGE 可用于评估常染色体显性共济失调
- 聚丙烯酰胺凝胶电泳
  - — 聚丙烯酰胺由丙烯酰胺单体通过自由基启动而产生，自由基由 TEMED（N,N,N′,N′- 四亚甲基二胺）引起的过硫酸铵还原反应产生。聚丙烯酰胺的线性链在被 N,N′- 亚甲基双丙烯酰胺交联后形成凝胶。丙烯酰胺浓度

越高，对 DNA 片段的分辨率越高
- 聚丙烯酰胺优于琼脂糖之处在于：能够区分
  1 个碱基对的大小差异
- 应用：片段大小差异较小的终点 PCR 片段分
  析。利用放射自显影或荧光标记片段，聚丙
  烯酰胺凝胶平板电泳可用于测序分析和以微
  卫星标记为基础的分析
- 毛细管凝胶电泳
  - 毛细管凝胶电泳支持自动 DNA 测序和片段
    分析
  - 应用：毛细管凝胶电泳广泛应用于测序和微
    卫星检测数据分析

杂交技术　Hybridization Methods

- DNA 印迹法（Southern blotting）
  - Dr. E. M. Southern 于 1975 年发明了 DNA 印
    迹技术，作为将 DNA 从琼脂糖厚板凝胶转
    移到一个固体载体（硝酸纤维素或尼龙膜）
    的一种方法
  - 该法包括用限制性内切核酸酶将基因组 DNA
    切割（限制）成大小不同的片段，这些片段
    可以被凝胶电泳分离。转膜后，用针对特异
    靶标序列的标记探针杂交

- 可用于检测染色体重排、扩增、缺失、杂合
  性缺失和评估克隆状态
- 该技术一般需要较大量的高分子量 DNA
  （每个限制性内切核酸酶处理的样本为
  5 ~ 10μg）
- 应用
  - DNA 印迹法在 RFLP 分析中广泛应用。对
    于一个基因来说，一个已知的限制性内切
    核酸酶的限制位点数目可能会有变化，因
    为个体间存在正常（多态性）变异，或序
    列发生突变。这些不同会导致限制性片段
    图形发生改变。当限制性片段包含不同
    数目串联重复（variable number of tandem
    repeat, VNTR）序列时，个体间片段的大
    小会改变。VNTR 区包含微卫星或小卫星
    重复，分别由大约 < 6bp 或 10 ~ 100bp
    的重复序列构成。这些重复单位数目的不
    同可通过片段大小的改变检测出来
  - 尽管需要较大量的 DNA 且过程耗时，但
    DNA 印迹法在一些情况下优于 PCR，如
    已知序列不足以设计针对染色体重排位点
    的特异性引物，或样本中正常细胞的竞争
    遮盖了 PCR 对异常细胞的检测时
  - B 淋巴细胞增殖性疾病中免疫球蛋白（Ig）
    基因重排的克隆性检测有助于诊断微量残

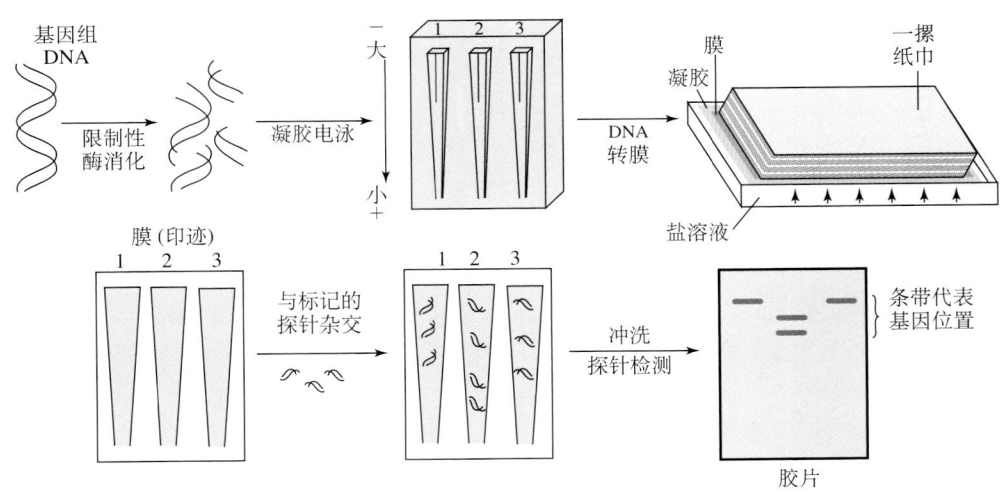

图 1-20　DNA 印迹分析。用限制性内切核酸酶处理的基因组 DNA 经琼脂糖凝胶电泳后，碱变性的 DNA 通过毛细管作用被转移到尼龙膜上。通过标记探针的杂交筛查回收膜的目标序列。(Modified from Leonard DGB [ed]: Diagnostic Molecular Pathology. Philadelphia, WB Saunders, 2003.)

留。B 细胞克隆性的 PCR 检测假阴性率高达 30%，检测 Ig 克隆性重排的金标准是 DNA 印迹分析

- ◆ DNA 印迹法在检测脆性 X 综合征方面也优于 PCR
- ◆ DNA 印迹法可与 PCR 联合应用。利用目标特异性探针杂交可以确认扩增物代表目标序列而非偶然引物退火事件的异常产物。PCR 扩增物 RFLP 分析也可用 DNA 印迹法完成
- ◆ DNA 印迹分析的临床应用举例，包括
  - ◇ 常染色体显性共济失调的评估（与 PFGE 联合应用）
  - ◇ Beckwith-Wiedemann 综合征
  - ◇ 强直性肌营养不良的评估
  - ◇ EB 病毒克隆性检测
  - ◇ 脆性 X 综合征
  - ◇ 血友病 A 转位、缺失和携带者的分析
  - ◇ Ig 基因重排
  - ◇ *MLH1* 缺失 / 重复筛查
  - ◇ *MSH2* 缺失 / 重复筛查
  - ◇ *MSH6* 缺失 / 重复筛查
  - ◇ 部分性杜氏肌营养不良缺失 / 重复分析
  - ◇ T 细胞受体基因重排
- RNA 印迹法（Northern blotting）
  - — RNA 印记法用来分析 mRNA 的表达
  - — mRNA 占细胞总 RNA 的 5%。提取的 mRNA 用甲醛或乙二醛变性，防止形成 RNA 二级结构。不需要将 RNA 消化成更小的片段，因为天然 mRNA 片段的大小范围为 300 ~ 12 000 个核苷酸；平均大小为 1000 ~ 3000 个核苷酸
  - — 琼脂糖凝胶电泳后，RNA 通过毛细管、真空或电转移过程转移到膜上，将膜与针对靶基因的标记探针进行杂交
  - — 结果能显示基因是否过表达或低表达，有无表达异常大小的转录物
  - — 该法需要相对大量的高完整性 RNA，耗时，需要高水平的实验技能，这些都限制了 RNA 印迹的临床应用
- 斑点印迹（dot blotting）
  - — 斑点印迹杂交是将变性的 DNA 或 RNA 印迹于膜上，用标记的探针杂交
  - — 该法可确认基因组 DNA、RNA 样本或 PCR 产物中是否含有可与探针杂交的靶基因
  - — 也可用于半定量分析或比较样本中的靶序列数量
  - — 反向斑点杂交：是标准斑点杂交的一个替代方法，将一批未标记的探针固定于膜上，并用标记的核酸或 PCR 产物进行杂交
  - — 应用
    - ◆ 各种"线性探针分析法"（line probe assays, LiPA）已被开发。它们可用于筛查载脂蛋白 E 突变、囊性纤维化、HBV 和 HPV 基因型、HLA 分型和分枝杆菌种属检测
    - ◆ 在美国之外，Conformité Européenne（CE）-marked LiPA 检测可用于以 PCR 为基础的 HPV 临床筛查
    - ◆ SPF$_{10}$-INNO LiPA HPV 基因型检测（Innogenetics, Ghent, Belgium）可以对 25 个不同 HPV 类型的特异性基因型进行分析
    - ◆ Roche Linear Array（LA）HPV 基因型检测（Roche Molecular Systems, Inc., Branchburg, NJ）可以检测 37 个不同的 HPV 类型
    - ◆ 在上述两个系统里，生物素化的 PCR 产物与附有一行 HPV 基因型特异性探针的薄膜带杂交。检测到 PCR 产物标记表明患者具有该 HPV 基因型
- 原位杂交
  - — 原位杂交能直接观察到靶核酸与细胞学、组织学或染色体组特征的相关性
  - — 原位杂交于 1969 年首次报道，是利用放射性标记探针和放射性自显影技术评估杂交数据。使用 ^{3}H、^{125}I、^{32}P、^{33}P 或 ^{35}S 标记探针的原位杂交法仍然应用于研究领域，但有危险性且需要长时间曝光
  - — 显色原位杂交（chromogenic ISH, CISH）技术在 20 世纪 80 年代首次报道，是利用生物素、2,4- 二硝基苯基（DNP）、地高辛或荧光素半抗原标记探针
  - — 荧光 ISH（fluorescence ISH, FISH）技术研发于 20 世纪 90 年代；标记包括花青素化合

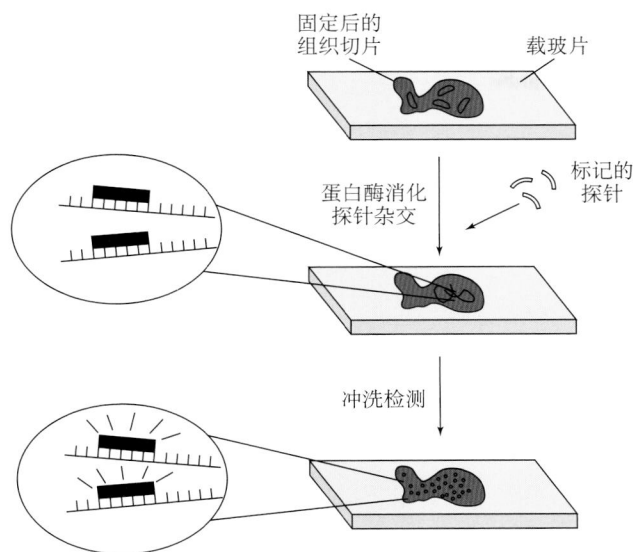

图 1-21　原位杂交。捞到载玻片上的组织用蛋白酶消化预处理，使标记探针易于到达杂交的靶核酸。显色原位杂交包括用酶标二次抗体和显色底物检测半抗原标记探针。荧光原位杂交包括利用荧光标记探针或荧光素标记次级检测试剂。(Modified from Leonard DGB [ed]: Diagnostic Molecular Pathology. Philadelphia, WB Saunders, 2003.)

物、异硫氰酸荧光素（FITC）、罗丹明、德克萨斯红（硫氰酸 101 酰基氯）和各种各样的专利荧光基团，如 Alexa Fluor（Invitrogen Corporation）、Cy（GE Healthcare）、DyLight（ThermoFisher Scientific）、MFP（MoBiTech）和 Spectrum（Abbott Molecular, Inc.）染料系列。FISH 技术可利用荧光基团直接标记核酸探针或利用荧光基团标记次级试剂间接检测半抗原标记的探针

— 原位杂交可应用于所有病理样本，包括细胞学样本、原代细胞培养、染色体铺片、针吸细胞学、ThinPrep 涂片、冰冻组织切片和福尔马林固定石蜡包埋标本。

— 方法：原位杂交法包括预处理、杂交、杂交后冲洗和探针标记检测

— 应用
  ◆ 原位杂交技术的应用范围广泛，包括基因组不稳定性研究、基因扩增、基因表达和染色体重排
  ◆ 原位杂交能检测多种病原体，包括 CMV、Epstein-Barr 病毒（DNA 或 mRNA）、

HCV RNA、HSV、HPV、汉坦病毒、流感病毒、副病毒 B19、水痘 - 带状疱疹病毒
  ◆ FISH 可用于诊断各种血液学和肉瘤样疾病、诊断乳腺和膀胱癌、产前筛查、验证不同性别骨髓移植是否成功
  ◆ FDA 批准的 FISH 检测包括用于膀胱癌的 UroVysion 和用于乳腺癌 HER-2 扩增检测的 Path Vysion（Abbott Molecular Inc., Des Plaines, IL）。FDA 批准的 CISH 检测——SPOT-Light HER2 CISH 试剂盒（Invitrogen, Carlsbad, CA）也可用于 HER-2 的扩增检测
  ◆ 有许多未被 FDA 认可的检测已广泛用于临床诊断；如 Mayo 医学实验室的 MayoAccess Test Catalog 列举了 40 多个可利用的 FISH 检测，包括用于检测急性淋巴细胞白血病（B 细胞、T 细胞）、急性髓母细胞白血病、BCR/ABL、Ewing 肉瘤、22q12 重排、胆道恶性肿瘤、cri-du-chat、5p 缺失、N-*myc* 扩增

● DNA 芯片技术
  — DNA 芯片是将序列特异性寡核苷酸探针印记在固体载体（一个硅片）制成的。将荧光标记的样本 DNA 或 cDNA 与芯片杂交，检测到的信号可定性或定量显示样本中的核酸种类
  — DNA 芯片通过与正常和疾病组织的 cDNA 同时杂交，可检测基因的表达变化，正常组织和疾病组织的 cDNA 样品用不同的荧光基团标记。通过对不同的信号强度进行分析，证明低表达、过表达或等表达
  — 使用标记 DNA 和染色体特异性探针的一个类似分析可用于推断染色体缺失或获得。DNA 芯片也可用于筛选 SNP
  — 理论上，一个芯片可筛查上千个序列。针对细胞通路（如凋亡、血管生成、细胞周期、细胞因子、信号转导）或肿瘤核酸信号的低通量（< 100）芯片已经开发出来
  — 芯片分析的价格、标化和临床解读是限制其临床应用的关键所在
  — 应用：FDA 批准的芯片检测包括

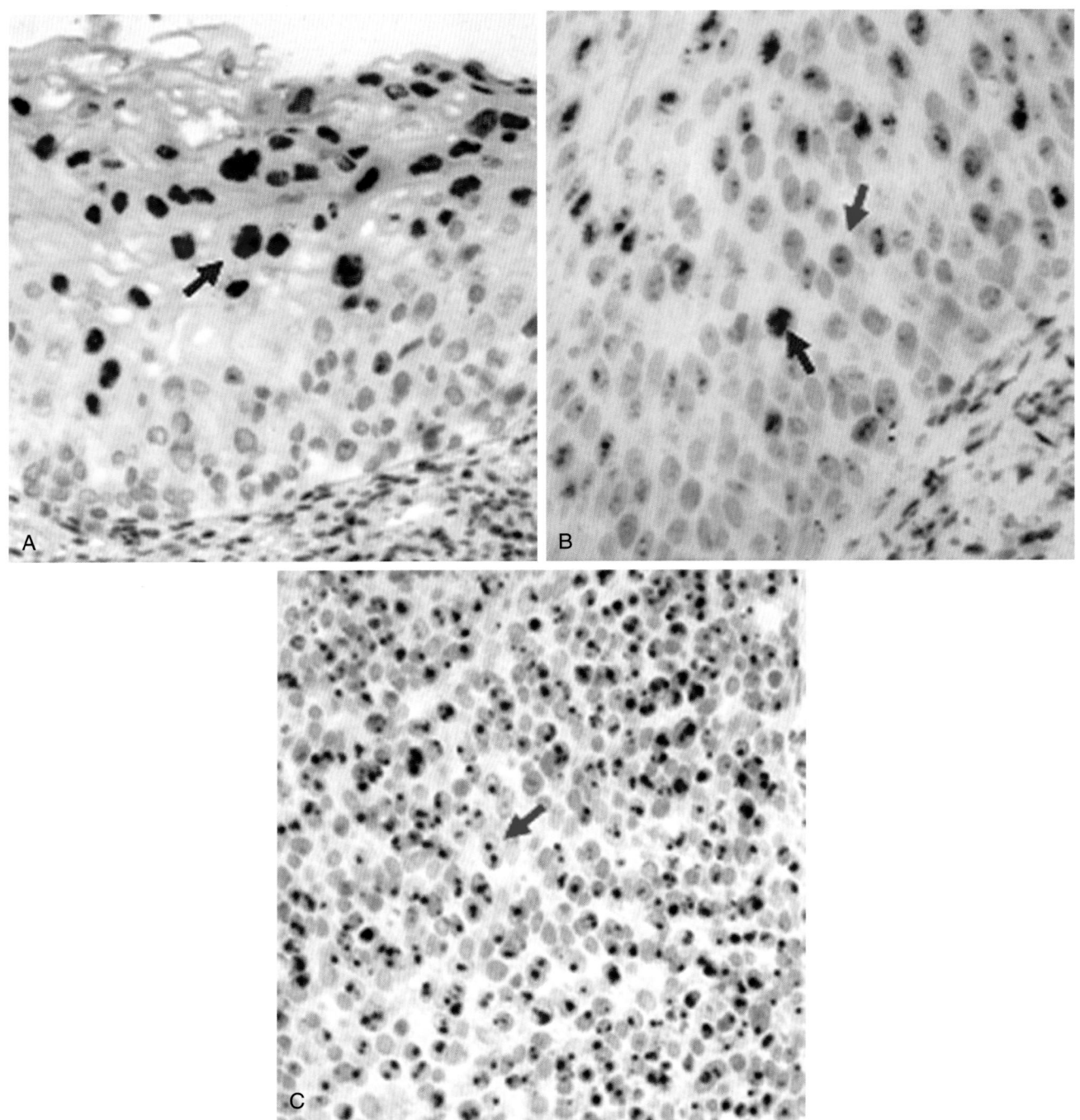

图 1-22 显色原位杂交（CISH）。利用 CISH 在宫颈组织内检测到的人乳头瘤病毒（HPV）；低级别病变（**A**）、高级别病变（**B**）、鳞状细胞癌（**C**）。"弥散"信号（蓝箭头所示）代表游离型 HPV，"针尖状"信号（红箭头所示）代表 HPV 整合于细胞基因组。

◆ MammaPrint 检测（Agendia BV, Amster-dam, The Netherlands），通过对 70 个基因进行筛查，评估乳腺癌患者术后复发的可能性。基因表达数据能指示疾病复发风险的高低。该检测适用于 61 岁以下、淋巴结阴性、Ⅰ 期或 Ⅱ 期肿瘤 ≤ 5 cm 的患者

◆ Pathwork 组织来源检测（Pathwork

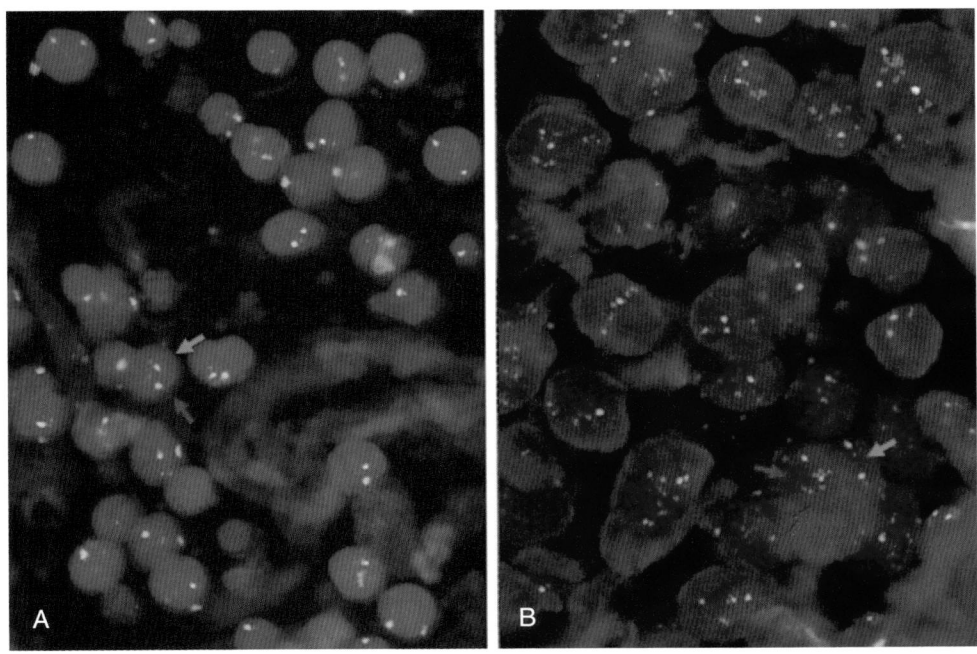

图1-23 荧光原位杂交（FISH）。FISH 法检测乳腺癌中 HER-2 基因的扩增状态（PathVysion, Abbott Molecular Inc., Des Plaines, IL）。无扩增（**A**）表现为绿色信号（17 号染色体着丝粒）（绿色箭头所示）与橘红色信号 [HER-2 位点特异性探针（17q11.2-q12）]（红色箭头所示）的比率平衡。扩增（**B**）表现为相对过多的 HER-2 信号。

Diagnostics, Sunnyvale, CA），帮助鉴定肿瘤的来源。该检测对"不明"肿瘤的 1500 多个基因进行表达谱分析。将该表达谱与一组含有 15 种已知类型、代表 60 种形态的肿瘤表达全谱进行比较，即可得出该肿瘤与已知种类的客观相似度概率评分，而决定肿瘤的具体分类

核酸测序　　Nucleic Acid Sequencing

- 应用最广的核酸测序技术是 20 世纪 70 年代中期由 Frederic Sanger 始创的链终止法。PCR 技术和核苷酸荧光标记的发展推动了染料终止测序的发展，使常规自动化序列分析成为可能

- 应用：DNA 测序是检测突变的金标准。临床应用通常包括特定靶向区的 PCR 扩增和随后的测序；可应用于

    — 常染色体隐性多囊性肾病（*ARPKD*）突变筛查

    — 生物素酰胺酶缺乏症（*BTD*）基因分析

    — CFTR 基因分析

    — 21- 羟化酶（*CYP21A2*）基因分析

    — 齿状核红核苍白球丘脑下部核萎缩（*DRPLA*）基因分析

    — Fabry 病基因分析

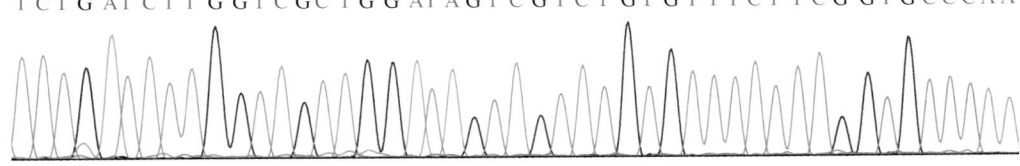

T C T G A T C T T G G T C G C T G G A T A G T C G T C T G T G T T T C T T C G G T G C C A A

图1-24 核酸测序数据结果。

— 1-磷酸半乳糖尿苷酸转移酶（*GALT*）基因分析

— *MLH1* HNPPCC 突变筛查

— *MLH1/MSH2* 突变筛查

— *MSH2* 突变筛查

— *MSH6* 突变筛查

— Niemann-Pick C 型（NPC）突变筛查

— 前颗粒体蛋白（progranulin, *GRN*）基因分析

— Von Hippel-Lindau 病（*VHL*）基因分析

— FDA 批准的测序法可用于 HIV 耐药测试（ViroSeq HIV-1 Genotyping System, Celera Diagnostics, CA, and TruGene HIV-1 Genotyping and Open Gene DNA Sequencing System, Siemens Healthcare Diagnostics, Deerfield, IL）

蛋白质分析技术
Protein Analytical Methods

- 由核酸失调或病原体感染导致的蛋白异常表达可通过蛋白质分析技术检测

- 免疫组织化学（见"免疫组织化学"）在形态学水平显示蛋白的表达；基因源性的免疫组织化学支持检测嵌合蛋白，如 EWS-FLI1 蛋白（Ewing 肉瘤），该蛋白是由于基因易位造成的

- 蛋白质印迹法（Western blotting）的步骤包括：聚丙烯酰胺凝胶电泳，之后将蛋白通过电转移到醋酸纤维素膜，将膜与针对目标蛋白的标记抗体进行孵育，通过检测标记物的量来测量蛋白表达

- 酶免疫分析法（enzyme immunoassay, EIA）技术是将抗体（或抗原）包被在微量滴定板孔内，然后对标本的抗原（或抗体）进行捕获。之后应用酶标（如辣根过氧化物酶 HRP）二抗和底物显色，进行蛋白的定量或半定量检测

- 线性免疫分析法（LIA, Innogenetics, Ghent, Belgium）是把含有一系列纯化的重组或合成抗原的薄膜条与患者的血清或血浆进行孵育。CE 批准的 INNO-LIA 分析法可用于检测 HCV、HIV、人类嗜 T 淋巴细胞病毒和梅毒

- 针对致病原的膜色层分析（immunochromatographic, ICT）法已经被研制出来（NOW-Technologies by Binax, Inc., Scarborough, ME）。FDA 批准的检测可用于检测尿标本中的嗜肺军团菌血清组 1 抗原、疟疾（恶性疟原虫抗原和所有疟疾种属的共同抗原：全血中的间日疟原虫、卵形疟原虫和三日疟原虫），鼻冲洗液和鼻咽拭子的呼吸道合胞病毒（RSV）融合蛋白，来自咽拭子标本的化脓链球菌 A 组抗原，肺炎链球菌抗原检测肺炎患者的尿和脑膜炎患者的脑脊液

新兴技术　Emerging Methodologies

- 随着疾病病因学表观遗传因素的重要性越来越多地被发现，DNA 甲基化分析也变得越来越重要。异常甲基化可以导致基因沉默，是诊断 Angelman、Prader-Willi 和 Beckwith-Wiedemann 综合征的一个公认诊断指标，并被认为是肿瘤的普遍特征。甲基化可通过 DNA 印迹 RFLP 分析，利用甲基化敏感性限制性内切核酸酶（如目前用于 Beckwith-Wiedemann 综合征的分析等）检测，或使用重亚硫酸盐处理样本 DNA 然后进行 PCR 检测。重亚硫酸盐将 dCTP 残基转化为 dUTP；PCR 过程中 dUTP 被 dTTP 取代。甲基化的胞嘧啶不受重亚硫酸盐处理的影响。将重亚硫酸盐处理的 PCR 扩增序列与未处理的 PCR 扩增序列（通过直接测序或限制性内切酶分析）对比，揭示被研究序列的甲基化程度。焦磷酸测序技术也能用于 DNA 甲基化鉴定

- MicroRNA（miRNA）是单链短 RNA，能够与 RNA 互补结合而阻止蛋白质翻译，有希望成为疾病的生物标记。芯片技术在筛选病理性 miRNA 种类表达方面也被证明很有帮助。如 Rosetta Genomics（Philadelphia, PA）研发了几种 miRNA 芯片用于临床检测，包括使用从福尔马林固定石蜡包埋标本中提取的 miRNA 来判定转移性肿瘤的组织来源和利用血液的 miRNA 来诊断结肠癌

- 质谱分析法（mass spectrometry, MS）根据离子的质量／电荷（m/z）比率图谱鉴别蛋白质，这些离子是由父系分子断裂形成。可以通过 MS 检测特征性的蛋白质信号而确诊肿瘤与其他病变。随着蛋白质组学研究的不断发展，有望用于临床诊断

网络资源

General Methods

An animation of LCM is accessible at: http://www.moleculardevices.com/pages/instruments/microgenomics.html

Max Animations Genetics (http://www.maxanim.com/genetics/index.htm) includes or has planned animations on DNA restriction, microarrays, PCR, RFLP, and Southern blotting

Davidson College, NC, has prepared an animation of RT-PCR, available at: http://www.bio.davidson.edu/courses/Immunology/Flash/RT_PCR.html

Animated expositions of real-time PCR techniques are available at Biocompare's website (http://www.biocompare.com/Documents/tutorialqPCR/qPCR/flash_go.html)

专利方法

An animation of the Transcription-Mediated Amplification (TMA) assay is available at: http://www.gen-probe.com/science/amplification.aspx

The Nucleic Acid Sequence-Based Amplification (NASBA) technique is shown at: http://biomerieux-usa.com/clinical/nucleicacid/nasba.htm. A PowerPoint presentation is available at: http://www.ibi.cc/nasba%20step%20by%20step.htm and http://www.ibi.cc/NASBA_automation.ppt

Details of the Strand Displacement Amplification (SDA) techniques are available at: http://www.bd.com/ds/productCenter/BdProbetecEtSystem.asp

The branch DNA (bDNA) method is illustrated at: http://www.panomics.com/downloads/QG2_Bro_RevB_121707B.pdf.

The Invader chemistry assay is illustrated at: http://www.twt.com/invader/invader.html

Details of the Multiple Ligation-dependent Probe Amplification (MLPA) assay, including a PowerPoint presentation, are available at: http://www.mrc-holland.com/pages/support_mlpa_infopag.html

Hybrid Capture technology is shown at: http://www1.qiagen.com/hpv/hc2Technology.aspx

The Pathwork Tissue of Origin Test microarray details are at: http://www.pathworkdx.com/TissueofOrigenTest/Technology

The MammaPrint Microarray is described at: http://usa.agendia.com/index.php?option=com_content&task=view&id=27&Itemid=271

Rosetta Genomics miRNA microarray clinical tests are detailed at: http://www.rosettagenomics.com/index.asp

Details of Line Probe Assay (LiPA) applications are available at: http://www.innogenetics.com/platform.html?id=2

Details of Line Immunoassays (LIA) are at: http://www.innogenetics.com/platform.html?id=3

Details of the immunochromatographic (ICT) technique are available at: http://www.binax.com/default.aspx

Association for Molecular Pathology (AMP): the AMP (http://www.amp.org/index.htm) is a not-for-profit scientific society dedicated to the advancement, practice, and science of clinical molecular laboratory medicine and translational research based on the applications of genomics and proteomics. Carol A. Holland, Ph.D., maintains an updated list of FDA-cleared/approved molecular techniques at the website.

精选文献

Cheng L, Zhang, DY (eds): Molecular Genetic Pathology. Totowa, Humana Press, 2008.

Leonard, DGB (ed): Molecular Pathology in Clinical Practice. Springer, New York, 2007.

Coleman BC, Tsongalis GJ (eds): Molecular Diagnostics for the Clinical Laboratorian, 2nd ed. Totowa, Humana Press, 2006.

McPerson M, Møller S: PCR, 2nd ed. New York, Taylor & Francis Group, 2006.

Van de Rijn J. Fletcher: Genetic of soft tissue tumors: Expression profiling studies. In Annual Review of Pathology: Mechanisms of Disease, vol 1. Palo Alto, Annual Reviews, 2006, pp 448-449.

Killeen AA: Principles of Molecular Pathology. Totowa, Humana Press, 2004.

Roulston JE, Bartlett JMS (eds): Molecular Diagnosis of Cancer: Methods and Protocols, 2nd ed. Totowa, Humana Press, 2004.

Leonard DGB (ed): Diagnostic Molecular Pathology. Philadelphia, WB Saunders, 2003.

Sambrook J, Russell DW: Molecular Cloning: A Laboratory Manual, 3rd ed. New York, Cold Spring Harbor Laboratory Press, 2001.

致　谢

作者感谢 Lisa Kapoor 在整理本章时给予的支持和帮助。

Vijaya B. Reddy 著
武 莹 薛卫成 译

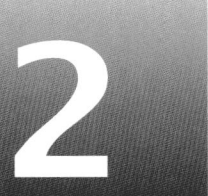

皮肤及其附件
Skin and Adnexal Structures

炎症性疾病
Inflammatory Conditions

浅层血管周皮炎
Superficial Perivascular Dermatitis

伴轻微表皮改变的皮炎　Dermatitis with Minimal Epidermal Changes

浅层皮肤真菌病（癣）
Superficial Dermatophytosis (Tinea)

临床特征

- 由三类不完全病原性真菌——表皮癣菌属、（毛）发癣菌属和小孢子菌属——导致的浅层感染，累及角化组织，如表皮角质层、毛发和指甲
- 皮肤真菌病可累及不同的解剖学部位，并根据其发生的特定部位进行命名，如头癣（头皮）、须癣（胡须区域）、面癣（面部）、体癣（躯干）、股癣（对磨区）、手足癣（足和手）和甲癣（指甲）
- 浅层皮肤真菌病的典型病变表现为边界清楚的、边缘呈弓形的斑块
- 头癣和须癣表现为毛囊炎；甲癣以指甲灰黄变色为特征

组织病理学

- 灶状角化不全伴中性粒细胞浸润，可见轻度表皮棘层水肿
- 浅层血管周围轻度淋巴细胞浸润
- 真菌表现为角质层内的丝状菌丝、芽孢和酵母菌样结构，头癣和须癣真菌位于毛发干

特殊染色和免疫组织化学

- 过碘酸 - 雪夫（PAS）染色可将真菌染为深红色至粉色，Gomori 六胺银（GMS）染色可将真菌

染为黑色

其他诊断技术

- 微生物培养有助于鉴别真菌种属
- 在毛囊炎类型中，荧光素标记须发癣菌抗血清有助于确定真菌感染

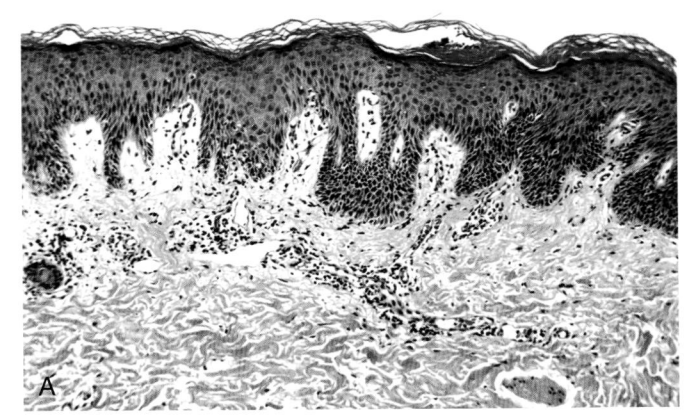

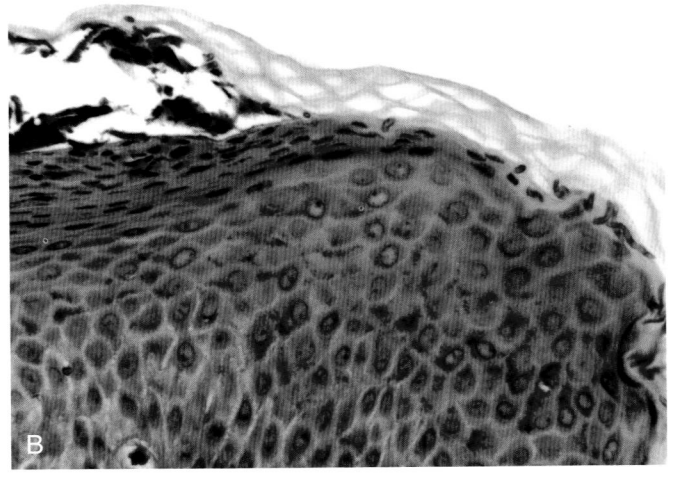

图 2-1　皮肤真菌病。A，苏木精 - 伊红染色切片显示灶状角化不全伴中性粒细胞浸润和轻度浅层血管周围炎。B，过碘酸 - 雪夫染色显示角质层内出现真菌菌丝。

鉴别诊断

- **白癣风和荨麻疹**
  - 在组织学改变轻微的病例中需要考虑
  - 特殊染色证实真菌的存在可确诊皮肤真菌病
- **播散性念珠菌病**
  - 在免疫功能受损患者中，特别是在患有血液学恶性肿瘤的患者中，需要考虑此诊断
  - 组织学切片显示棘层水肿或角质层下脓疱，PAS 或 GMS 染色可显示芽殖酵母菌
- **马拉色霉菌属导致的花斑糠疹（癣）**
  - 累及上部躯干，伴有褐色变，可致色素减退
  - 组织学切片可见轻微角化过度、圆形孢子和短粗菌丝，在常规 HE 染色切片中可表现为轻度嗜碱性折光性结构
  - 毛囊炎型皮肤真菌病的表现与马拉色霉菌属（糠疹癣菌属）毛囊炎类似

提要

- 调低显微镜聚光器可增强真菌的折光性，从而有助于在常规 HE 染色切片中识别真菌
- 角质层中的真菌处于下面角化不全区与上面角化过渡区之间（"三明治征"）；通过特殊染色证实真菌存在来确诊
- 当轻度角化不全层中出现中性粒细胞和轻度浅层血管周围炎时，均应进行 PAS 染色来明确是否存在真菌感染

精选文献

Havlickova B, Czaika VA, Frieddrich M: Epidemiologic trends in skin mycosis worldwide. Mycoses 51(Suppl 4):2-15, 2008.

Vermout S, Tabart J, Baldo A, et al: Pathogenesis of dermatophytosis. Mycopathologia 166:267-275, 2008.

Howard RM, Frieden IJ: Dermatophyte infections in children. Adv Pediatr Infect Dis 14:73-107, 1999.

Noble SL, Forbes RC, Stamm PL: Diagnosis and management of common tinea infections. Am Fam Physician 58:163-174, 177-178, 1998.

Gottlieb GJ, Ackerman AB: The "sandwich sign" of dermatophytosis. Am J Dermatopathol 8:347, 1996.

白癜风　Vitiligo

临床特征

- 获得性的，可能为自身免疫性疾病，具有明显的家族性
- 以皮肤的斑片状色素脱失为特征
- 局限性病变可呈线性、节段性分布
- 广泛性白癜风可累及面部、上部躯干、手背、口周区域和外生殖器；头皮和睫毛区域通常不受累
- 稳定性白癜风的斑片边界清楚，可环绕色素沉着带；活动性病变整个色素脱失区可环绕部分色素缺失带，且交界处可见轻微红边

组织病理学

- 低倍镜显示皮肤改变不明显，或者出现轻度的浅层血管周围炎，伴有散在的噬黑色素细胞
- 银染显示典型病变和白癜风扩展性病变的脱色素中心区黑色素细胞完全缺失
- 色素减少区域可见少数多巴呈阳性的黑色素细胞；斑块外缘可见明显的黑色素细胞，具有较长

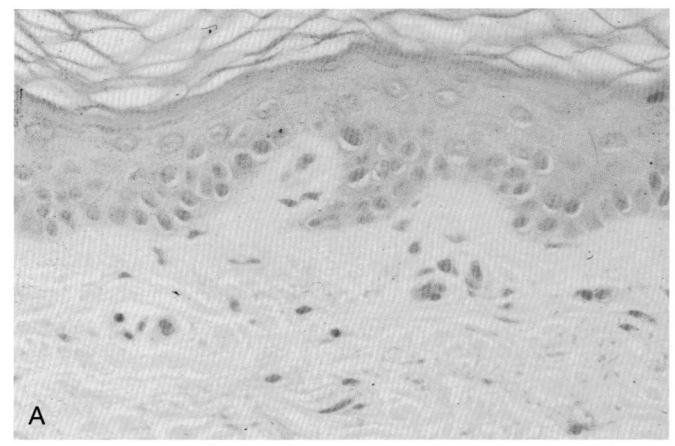

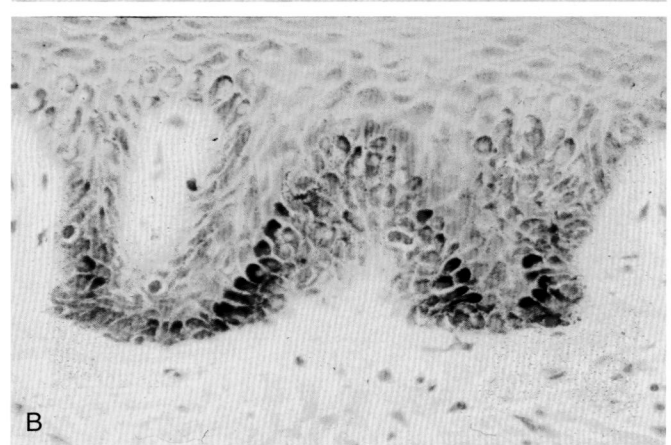

图 2-2　A，白癜风。Fontana-Masson 染色显示基底细胞层色素缺失。B，**正常皮肤**。Fontana-Masson 染色显示基底细胞层正常色素沉着。

- 的树枝状突起，其中充满黑色素颗粒，可见轻度浅层血管周围炎
- 与白癜风斑片相邻的外观正常的皮肤其浅层血管周围有轻度和斑片状苔藓样淋巴细胞浸润，基底细胞层呈空泡样改变

特殊染色和免疫组织化学

- 银染色或多巴反应（Fontana-Masson）可用于证实黑色素细胞缺失和黑色素沉积
- S-100 蛋白或广谱黑色素细胞标记物免疫组化染色可用于显示黑色素细胞

其他诊断技术

- 没有帮助

鉴别诊断

- 在常规 HE 染色切片中，还应考虑其他一些具有轻微组织学改变的疾病（外观正常的皮肤），如花斑癣、荨麻疹和斑型色素性荨麻疹

提要

- 研究显示，自身免疫机制和遗传易感性是最可能的诱发因素
- 自身免疫性机制的其他证据包括：白癜风与特发性葡萄膜炎并发，以及 Vogt-Koyanagi-Harada 综合征伴发白癜风

精选文献

Le Poole IC, Luiten RM: Autoimmune etiology of generalized vitiligo. Curr Dir Autoimmun 10:227-243, 2008.

Attili VR, Attili SK: Lichenoid inflammation in vitiligo: A clinical and histopathologic review of 210 cases. Int J Dermatol 47:663-669, 2008.

Halder RM, Young CM: New and emerging therapies for vitiligo. Dermatol Clin 18:79-89, ix, 2000.

Halder RM: Childhood vitiligo. Clin Dermatol 15:899-906, 1997.

Le Poole IC, Das PK: Microscopic changes in vitiligo. Clin Dermatol 15:863-873, 1997.

荨麻疹 Urticaria

临床特征

- 表现为特征性的瘙痒、隆起性红色水肿性区域，称之为风团
- 急性荨麻疹发作仅持续数小时
- 慢性荨麻疹发作持续 24 小时以上，且至少 6 周后才会再发
- 25% 以上的患者具有潜在易感性；特定的食物、药物、接触性变应原和物理性刺激（如挤压、低温以及隐匿性感染）也可为致病因素
- 荨麻疹性血管炎是一种综合征，包括复发性荨麻疹、关节痛和腹痛；个别皮肤病变可持续 24 小时以上
- 血管神经性水肿时，皮肤水肿蔓延至皮下脂肪，表现为大风团

组织病理学

- 急性荨麻疹以间质水肿、血管扩张和血管周围散在炎细胞浸润为特征
- 慢性荨麻疹除皮肤水肿外，可见血管周和间质内混合性炎细胞浸润，包括淋巴细胞、嗜酸性粒细胞和中性粒细胞
- 荨麻疹性血管炎显示早期白细胞碎裂性血管炎，血管周围可见中性粒细胞浸润、中性粒细胞核碎片和红细胞外渗；血管壁少有或没有纤维素沉积

特殊染色和免疫组织化学

- 没有帮助

其他诊断技术

- 32% 的荨麻疹性血管炎患者可见低补体血症，CH50 和 C$_1$q 结合测定有助于诊断
- 电镜：荨麻疹中可见肥大细胞和嗜酸性粒细胞脱颗粒
- 遗传性血管神经性水肿患者其血清中作为补体首要成分的酯酶抑制因子水平较低
- 直接免疫荧光：1/3 荨麻疹性血管炎患者可见免疫球蛋白、补体或纤维素沉积于血管

鉴别诊断

- 黄斑型色素性荨麻疹（持久性发疹性斑状毛细血管扩张症）
  - 常见症状为伴有轻微刺痒的暴发性红褐色斑片疹
  - 组织学切片显示真皮浅层血管扩张，伴有浅层血管周围轻度单核细胞浸润，多为肥大细胞，嗜酸性粒细胞通常缺失，真皮水肿不显著。

- Giemsa、甲苯胺蓝、Leder 或免疫组化染色显示肥大细胞可帮助确定其数量的增加

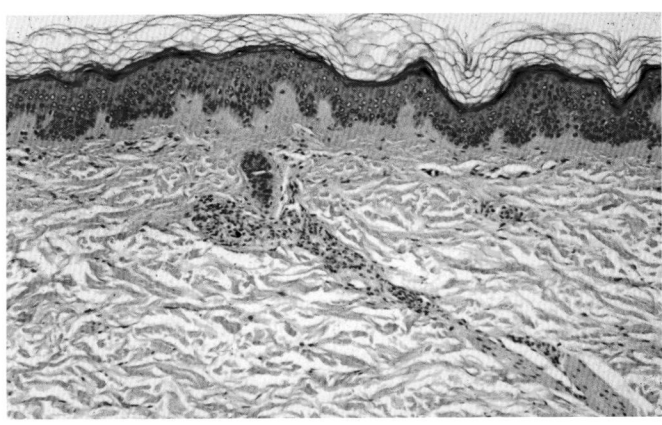

图 2-3 荨麻疹。组织学切片显示轻度浅层血管周围混合性炎细胞浸润和间质水肿。

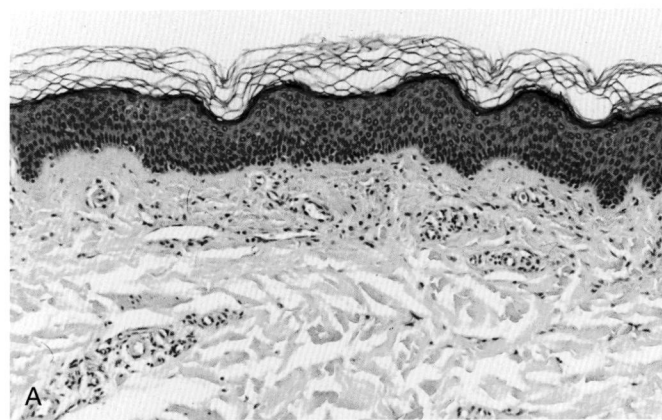

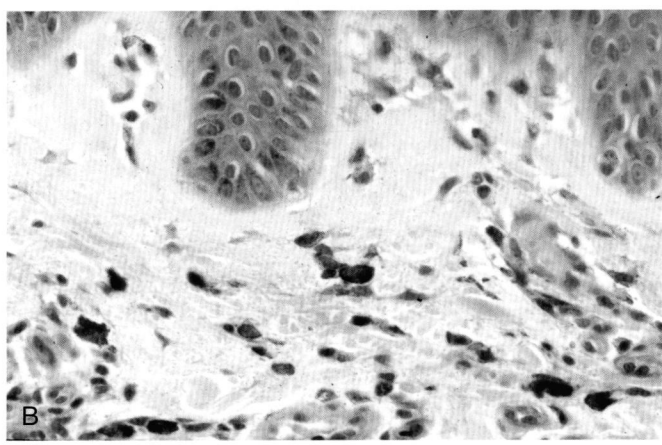

图 2-4 色素性荨麻疹，斑块型。A，HE 染色切片显示真皮浅层血管扩张，周围可见轻度细胞浸润。在缺乏高度关注和特殊染色的情况下，很难注意到这些是肥大细胞。B，Giemsa 染色突出显示肥大细胞浸润。

- 荨麻疹性血管炎的鉴别诊断中的其他导致白细胞碎裂性血管炎的原因也应考虑

提要

- 遗传性血管神经性水肿为显性遗传，水肿反复发作，累及皮肤、口腔、喉和胃肠道黏膜；若未经治疗，喉水肿可导致患者死亡
- 荨麻疹性血管炎可伴发传染性单核细胞增多症、传染性肝炎和自身免疫性疾病，如系统性红斑狼疮

精选文献

Cugno M, Castelli R, Cicardi M: Angioedema due to acquired C1-inhibitor deficiency: A bridging condition between autoimmunity and lymphoproliferation. Autoimmun Rev 8:156-159, 2008.

Młynek A, Maurer M, Zalewska A: Update on chronic urticaria: Focusing on mechanisms. Curr Opin Allergy Clin Immunol 8:433-437, 2008.

Greaves M: Chronic urticaria. J Allergy Clin Immunol 105:664-672, 2000.

Wisnieski JJ: Urticarial vasculitis. Curr Opin Rheumatol 12:24-31, 2000.

Gibbs NF, Friedlander SF, Harpster EF: Telangiectasia macularis eruptiva perstans. Pediatr Dermatol 17:194-197, 2000.

Black AK: Urticarial vasculitis. Clin Dermatol 17:565-569, 1999.

Beltrani VS: Urticaria and angioedema. Dermatol Clin 14:171-198, 1996.

交界处皮炎　Interface Dermatitis

扁平苔藓　Lichen Planus

临床特征

- 病因不明，累及皮肤、黏膜、毛囊和指甲
- 典型表现为瘙痒、平顶的紫色鳞屑性丘疹
- 好发于四肢屈侧、臀部和阴茎头
- 病变表面可见网状白线，称为 Wickham 纹
- 口腔病变可为单一表现，也可伴发皮肤受累，包括累及颊黏膜或舌的花边样网状丘疹

组织病理学

- 大片角化过度，楔形颗粒层增厚，与毛囊和末端汗管开口相连
- 不规则的表皮增生呈锯齿状表现，真皮浅层可见带状炎细胞浸润，以淋巴细胞为主，使真皮表皮

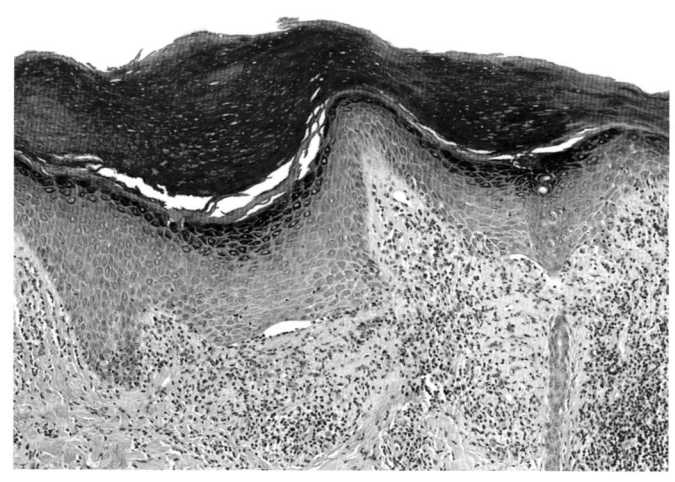

图 2-5　扁平苔藓。组织学切片显示角化过度、颗粒层增厚、不规则表皮增生以及以淋巴细胞为主的带状细胞浸润，使真皮表皮交界处结构不清。在真皮浸润细胞中还可见到噬黑色素细胞。

交界结构模糊

- 真皮表皮交界处可见嗜酸性胶样小体或 Civatte 小体，通常表明基底细胞层有损害
- 表皮与真皮间可见小裂隙，称之为 Max-Joseph 腔隙
- 慢性病变显示过度角化和上皮乳头状增生（肥厚性扁平苔藓）
- 口腔病变显示角化不全、轻度上皮增生和频发溃疡
- 毛囊扁平苔藓（毛发扁平苔藓）表现为毛囊上皮周围大量淋巴细胞浸润，后期可见毛囊周围纤维化，进一步可导致瘢痕性秃发

特殊染色和免疫组织化学

- 淋巴细胞浸润以 T 细胞为主

其他诊断技术

- 没有帮助

鉴别诊断

■ 苔藓样药疹
- 局灶角化不全和角质细胞坏死，多见于真皮表皮交界处及其上方
- 出现嗜酸性粒细胞浸润支持苔藓样药疹
■ 扁平苔藓样角化病（良性苔藓样角化病）
- 孤立性病变，除出现苔藓型炎症浸润外还伴有角

化不全
- 相邻区域出现日光性着色斑改变
■ 苔藓样移植物抗宿主病
- 炎细胞浸润一般较少，多数分布于血管周围
- 可见局灶角化不全和表皮变薄
■ 线状苔藓
- 儿童较成人多见，表现为沿四肢、躯干或颈部 Blaschko 线单侧生长的皮疹
- 组织学特征与扁平苔藓相似
- 鉴别点包括：出现围绕毛囊和汗腺的深达真皮网状层的炎细胞浸润
- 可出现表皮海绵水肿以及浸润的炎细胞中混有组织细胞
■ 光泽苔藓
- 儿童期无症状性皮肤病变，特征为圆形平顶丘疹，大小通常仅为几毫米
- 组织学上，炎细胞浸润呈带状，但较小且不连续，浸润局限于增宽的真皮乳头之间，且被拉长的上皮脚围绕，呈鹰爪抓球状
- 出现大量组织细胞浸润和灶状角化不全，有助于区分光泽苔藓与扁平苔藓
■ 毛发扁平苔藓与斑秃
- 淋巴细胞大多位于毛囊球基底部而不是沿着漏斗分布时，支持斑秃诊断
- 瘢痕形成不是斑秃的特征

提要

- 角化不全并非皮肤扁平苔藓的特征，应考虑其他导致苔藓样炎症的原因
- 扁平苔藓中可见 Koebner 现象（搔抓导致的一种线样病损）

精选文献

Johnson H, Soldano AC, Kovich O, Long W: Oral lichen planus. Dermatol Online J 14:20, 2008.

Kang H, Alzolibani AA, Otberg N, Shapiro J: Lichen planopilaris. Dermatol Ther 21:249-256, 2008.

Katta R: Lichen planus. Am Fam Physician 61:3319-3324, 3327-3328, 2000.

Shai A, Halevy S: Lichen planus and lichen planus-like eruptions: Pathogenesis and associated diseases. Int J Dermatol 31:379-384, 1992.

Boyd AS, Neldner KH: Lichen planus. J Am Acad Dermatol 25:593-619, 1991.

Shiohara T: The lichenoid tissue reaction: An immunological

perspective. Am J Dermatopathol 10:252-256, 1988.
Camisa C: Lichen planus and related conditions. Adv Dermatol 2:47-70, 1987.

多形性红斑　Erythema Multiforme

临床特征

- 多形性红斑是由感染导致的细胞毒性介导的急性过敏反应，通常由单纯疱疹病毒感染或药物所致，尤其是磺胺类药物
- 皮疹呈多形性，由斑疹、丘疹、水疱和偶发松弛大疱构成，通常伴有发热
- 与疱疹病毒相关的多形性红斑累及四肢，表现为典型的靶样病变；与药物相关者多为躯干受累，

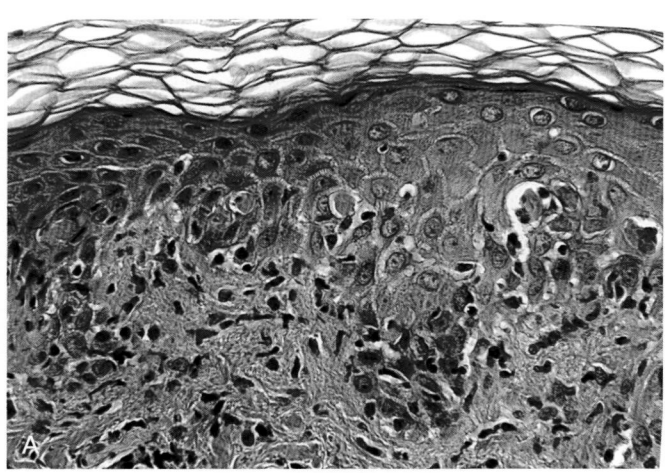

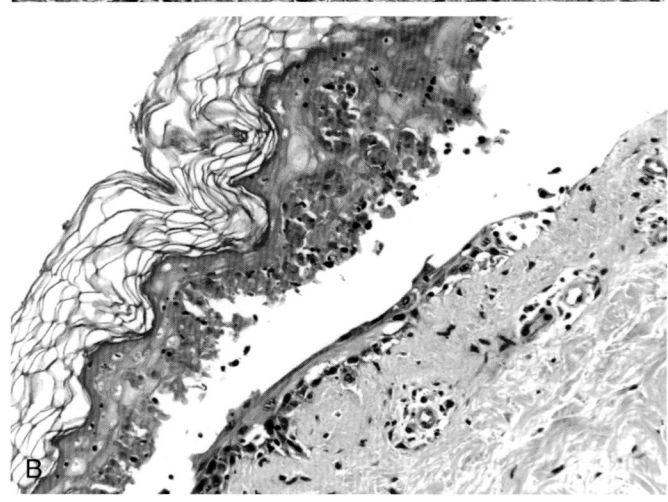

图2-6　A，**多形性红斑**。基底细胞层空泡变，其上可见坏死的角质细胞。B，**中毒性表皮坏死松解症**。表皮全层坏死，真皮与表皮交界部分离。角化层无变化，表明为急性过程，仅见轻度炎细胞浸润。

表现为紫癜型斑疹，黏膜受累是其特征（Stevens-Johnson综合征）
- 最严重的类型为中毒性表皮坏死松解症，出现大片点状红斑，迅速发展为与表皮分离的松解大疱；通常由药物引起，包括磺胺、β-内酰胺类抗生素和非甾体类抗炎药物；死亡率较高

组织病理学

- 角质层无变化，表明病变属急性
- 基底层细胞空泡变，浅层血管周围散在淋巴细胞浸润，导致真皮表皮交界处局灶性结构不清
- 多形性红斑的标志是出现角质细胞坏死，最初为单个细胞，而后为小团细胞；药物所致的多形性红斑的坏死更加广泛；大疱性病变和中毒性表皮坏死松解为表皮全层坏死，导致表皮下大疱形成
- 病变后期，真皮乳头中可含有噬黑色素细胞（基底层细胞损伤的标志）

特殊染色和免疫组织化学

- 没有帮助

其他诊断技术

- 免疫荧光研究显示真皮浅层血管管壁免疫球蛋白M（IgM）和C3沉积
- 应用聚合酶链反应（PCR）和原位杂交（ISH）技术在多形性红斑病变内可检测到单纯疱疹病毒的DNA

鉴别诊断

▎葡萄球菌性烫伤样皮肤综合征
- 临床表现与中毒性表皮坏死松解相似
- 显微镜下，葡萄球菌烫伤样皮肤综合征出现颗粒层分离，而中毒性表皮坏死松解症为真皮与表皮交界处分离，此特征常用于区分这两种疾病

▎急性移植物抗宿主病
- 组织学上与早期多形性红斑无法区分

▎药疹，包括固定性药疹
- 以出现角质细胞坏死为特征
- 固定性药疹可出现嗜酸性粒细胞和深部浸润

提要

- 多形性红斑、Stevens-Johnson综合征和中毒性皮

肤坏死松解症最好被认为是同一疾病的不同阶段
- 大疱型多形性红斑有无黏膜病变似乎与疾病严重程度或预后无关

精选文献

Borchers AT, Lee JL, Naguwa SM, et al: Stevens-Johnson syndrome and toxic epidermal necrolysis. Autoimmun Rev 7:598-605, 2008.

Pereira FA, Mudgil AV, Rosmarin DM: Toxic epidermal necrolysis. J Am Acad Dermatol 56:181-200, 2007.

Wolkenstein PE, Roujeau JC, Revuz J: Drug-induced toxic epidermal necrolysis. Clin Dermatol 16:399-408, 1998.

Roujeau JC: Stevens-Johnson syndrome and toxic epidermal necrolysis are severity variants of the same disease which differs from erythema multiforme. J Dermatol 24:726-729, 1997.

Duarte AM, Pruksachatkunakorn C, Schachner LA: Life-threatening dermatoses in pediatric dermatology. Adv Dermatol 10:329-370, 1995.

Brady WJ, DeBehnke D, Crosby DL: Dermatological emergencies. Am J Emerg Med 12:217-237, 1994.

Ackerman AB, Ragaz A: Erythema multiforme. Am J Dermatopathol 7:133, 1985.

移植物抗宿主病
Graft-versus-Host Disease，GVHD

临床特征

- 见于免疫缺陷患者接受含有免疫活性淋巴细胞的骨髓移植或血液制品时
- 见于 70% 的骨髓移植受者；极少数为先天型
- 急性期：
  - 见于 75% 的患者，一般表现为皮肤病变、肝衰竭和腹泻三联征；皮疹出现于第 11 ~ 16 天（高峰为第 18 天）
  - 皮肤病变的特征为：广泛的红斑性斑疹、紫癜样至紫色丘疹和斑块，严重病例可见中毒性表皮坏死松解样皮疹；可出现口腔病变
- 慢性期：
  - 见于 10% 的患者，移植后数月至一年后出现
  - 在早期苔藓样期，皮疹类似于扁平苔藓
  - 晚期硬化期以真皮硬化和萎缩为特征

组织病理学

- 急性期：
  - Ⅰ级：基底层细胞空泡样改变，可呈局灶或弥漫分布

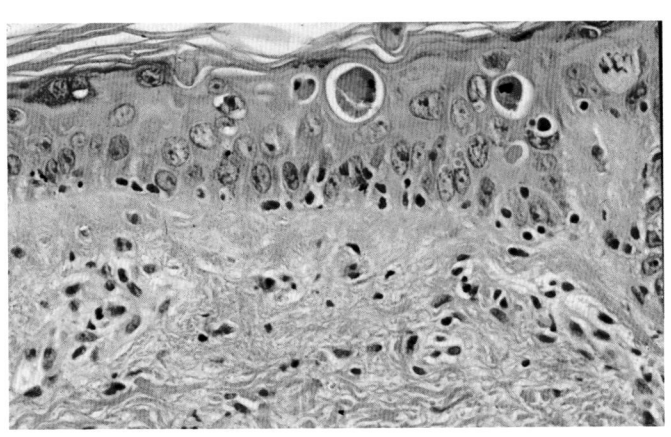

图 2-7　急性移植物抗宿主病。基底层细胞空泡变，表皮内可见散在的坏死性角化细胞。基底细胞层可见淋巴细胞，并浸润至表皮，围绕于坏死性角质细胞周围（卫星状坏死）。

  - Ⅱ级：表皮内偶见坏死性角质细胞，被淋巴细胞包绕（卫星状坏死）
  - Ⅲ级：角质细胞坏死较为广泛，伴有表皮真皮交界处分离
  - Ⅳ级：全层坏死，表皮脱失
  - 急性 GVHD 常可见散在的浅层血管周围淋巴细胞浸润
  - 临床偶见毛囊丘疹，毛囊上皮出现与表皮相似的组织学改变
- 慢性期：
  - 早期苔藓样期显示扁平苔藓的组织学特征；GVHD 中仍可能见到卫星状坏死
  - 晚期硬化期显示类似硬皮病的改变，皮肤硬化扩展至皮下脂肪，附属器结构缺失；GVHD 中可见表皮萎缩

特殊染色和免疫组织化学

- 没有帮助

其他诊断技术

- 没有帮助

鉴别诊断

▍ 多形性红斑
- 急性 GVHD 的组织学改变及其严重程度与多形性红斑难以区分

▍ 扁平苔藓

- GVHD 的苔藓样期与扁平苔藓可能难以区分
▌ 硬皮病
　- 若出现表皮萎缩，则有助于区分硬化期 GVHD 与硬皮病

提要

- GVHD 急性期是由供者免疫活性 T 淋巴细胞攻击受者细胞上的组织相容性抗原所致
- GVHD 慢性期是由受者体内分化的免疫活性淋巴细胞所致
- GVHD 中的靶细胞为再生性干细胞，如皮肤基底层角质细胞、胃肠道隐窝基底部的上皮细胞

精选文献

Martí N, Martin JM, Monteagudo C, et al: Follicular graft-versus-host disease: A rare manifestation of chronic cutaneous graft versus host disease. Am J Dermatopathol 30:620-621, 2008.

Häusermann P, Walter RB, Halter J, et al: Cutaneous graft-versus-host disease: A guide for the dermatologist. Dermatology 216:287-304, 2008.

Zhou Y, Barnett MJ, Rivers JK: Clinical significance of skin biopsies in the diagnosis and management of graft-vs-host disease in early post-allogeneic bone marrow transplantation. Arch Dermatol 136:717-721, 2000.

Flowers ME, Kansu E, Sullivan KM: Pathophysiology and treatment of graft-versus-host disease. Hematol Oncol Clin N Am 13:1091-1112, viii-ix, 1999.

Aractingi S, Chosidow O: Cutaneous graft-versus-host disease. Arch Dermatol 134:602-612, 1998.

Marcellus DC, Vogelsang GB: Graft-versus-host disease. Curr Opin Oncol 9:131-138, 1997.

Vogelsang GB: Graft-versus-host disease: Implications from basic immunology for prophylaxis and treatment. Cancer Treat Res 77:87-97, 1997.

Dinulos JG, Levy ML: Graft-versus-host disease in children. Semin Dermatol 14:66-69, 1995.

Chaudhuri SPR, Smoller BR: Acute cutaneous graft versus host disease: A clinicopathologic and immunophenotypic study. Int J Dermatol 31:270, 1992.

皮肤红斑狼疮
Cutaneous Lupus Erythematosus

临床特征

- 红斑狼疮为慢性多系统性自身免疫性疾病，影响多个器官的结缔组织和血管
- 皮肤改变根据临床表现可进一步分为盘状、疣状、肿胀性或狼疮性脂膜炎；病变可为急性、亚急性或慢性
- 经典的皮肤盘状红斑狼疮表现为轻度脱屑，呈红斑、水肿样、边界清楚的斑块，可达 15cm，累及头皮、面部、上部躯干和上肢；可见毛囊栓塞
- 陈旧性病变表现为萎缩伴不同程度色素沉着
- 肿胀型狼疮表现为硬化性斑块和结节，无表皮红斑或萎缩
- 疣状病变由表皮增生导致，见于 2% 的慢性皮肤红斑狼疮患者
- 脂膜炎见于一些慢性皮肤或系统性红斑狼疮患者

组织病理学

- 盘状红斑狼疮的组织学特征极具特征性，包括角化过度伴毛囊栓塞、表皮萎缩、基底层细胞空泡变和基底膜明显增厚
- 数量不等的淋巴细胞浸润使表皮和真皮交界处结构不清，并围绕着附属器和真皮血管分布
- 部分病例可见间质内黏蛋白沉积
- 疣状狼疮中可出现表皮增生伴乳头状瘤病
- 被称为肿胀性红斑狼疮的真皮型红斑狼疮可见浅层和深部血管周和附属器周围淋巴细胞浸润，伴间质内黏蛋白沉积，但无表皮改变
- 狼疮性脂膜炎出现小叶性淋巴细胞性脂膜炎，伴有玻璃样脂肪坏死和间质内黏蛋白沉积，表皮改变可有可无

特殊染色和免疫组织化学

- PAS 染色有助于显示增厚的基底膜
- 胶体铁染色可突出显示间质内黏蛋白沉积

其他诊断技术

- 直接免疫荧光显示 IgG、IgM 和 C3 呈颗粒状沿真皮表皮交界连续带状沉积

鉴别诊断

▌ 皮肌炎
　- 可出现类似于亚急性皮肤红斑狼疮的组织学改变
　- 免疫荧光研究显示真皮表皮交界处无沉积物
▌ 扁平苔藓
　- 盘状红斑狼疮的表皮改变可类似于扁平苔藓
　- 出现颗粒层增厚，不规则表皮增生呈锯齿样外观，间质无黏蛋白沉积支持扁平苔藓诊断

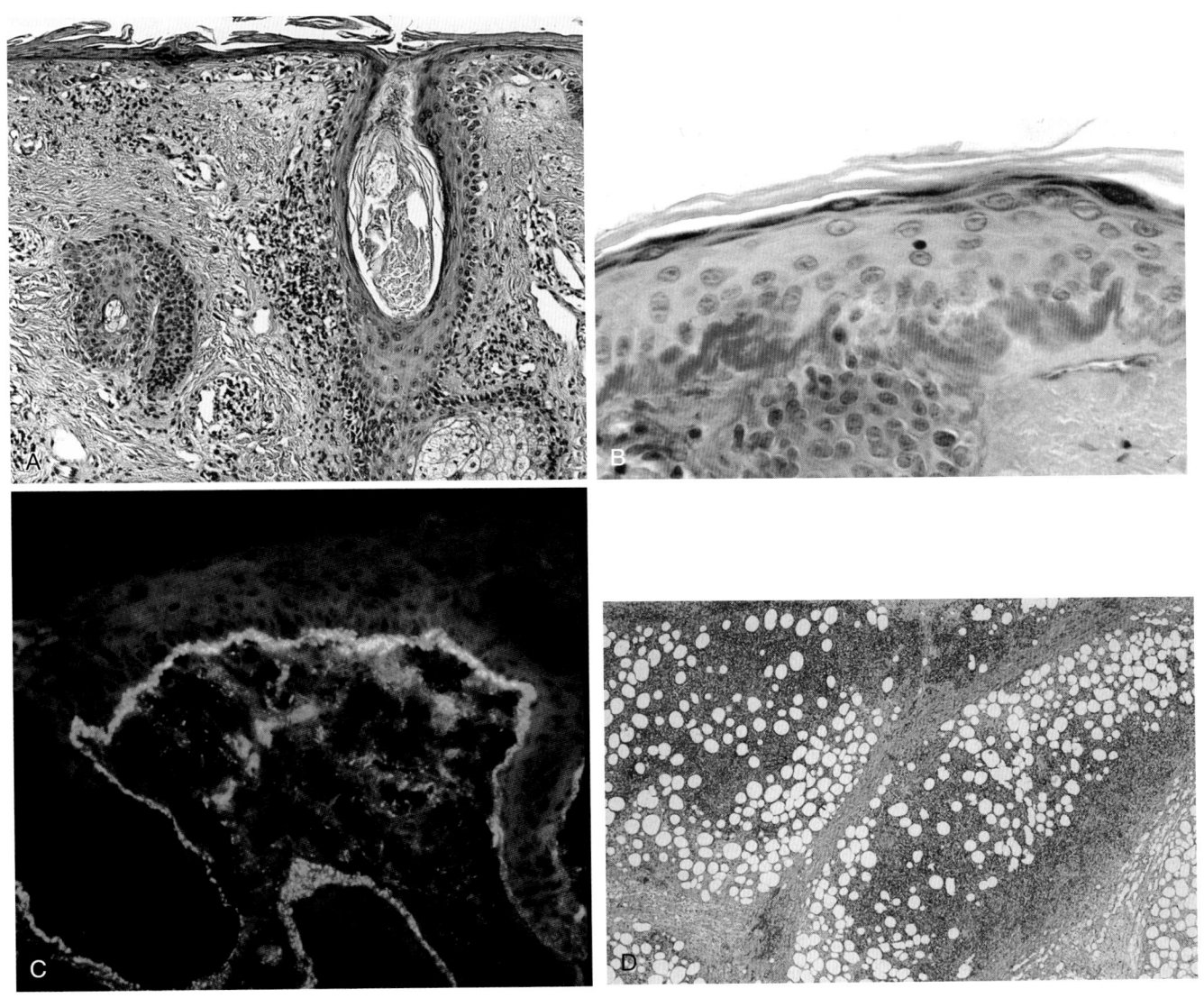

图 2-8　皮肤红斑狼疮。A，HE 染色切片显示角化过度伴毛囊栓塞、表皮萎缩、基底层细胞显著空泡变以及基底膜增厚模糊。毛囊周围可见淋巴细胞浸润。B，过碘酸 - 雪夫染色显示基底膜增厚。C，直接免疫荧光研究显示，IgG 或 IgM 和 C3 沿表皮基底膜和附属器上皮呈颗粒状沉积。D，深部狼疮。切片显示以小叶结构为主的淋巴细胞性脂膜炎，伴有玻璃样脂肪坏死。

▎多形性日光疹
- 狼疮（尤其是肿胀型）浅层和深部血管周淋巴细胞浸润必须与多形性日光疹鉴别，多形性日光疹常可见显著的真皮乳头水肿

▎淋巴瘤
- 狼疮浅层和深部可见密集的淋巴细胞浸润，尤其是在真皮表皮交界处无改变时（肿胀型），需要与淋巴瘤或白血病鉴别；狼疮可出现间质黏蛋白沉积，且淋巴细胞通常较小、成熟
- 狼疮性深部脂膜炎的鉴别诊断应考虑到细胞吞噬性脂膜炎（T 细胞淋巴瘤）；T 细胞淋巴瘤性脂膜炎中的淋巴细胞具有非典型性，组织细胞胞质内可见非典型性细胞核

提要
- 亚急性皮肤红斑狼疮和新生儿红斑狼疮真皮表皮交界处可见明显改变，但与盘状红斑狼疮相比，其角化过度和炎细胞浸润较轻
- 亚急性红斑狼疮皮肤改变包括颧骨红斑、光过敏和大疱样病变

- 15% 的亚急性红斑狼疮患者可见界限清晰的盘状红斑狼疮

精选文献

Patel P, Werth V: Cutaneous lupus erythematosus: A review. Dermatol Clin 20:373-385, 2002.

Magro CM, Crowson AN, Kovatich AJ, et al: Lupus profundus, indeterminate lymphocytic lobular panniculitis and subcutaneous T-cell lymphoma: A spectrum of subcuticular T-cell lymphoid dyscrasia. J Cutan Pathol 28:235, 2001.

Callen JP: New and emerging therapies for collagen-vascular diseases. Dermatol Clin 18:139-146, 2000.

Lee LA, Weston WL: Cutaneous lupus erythematosus during the neonatal and childhood periods. Lupus 6:132-138, 1997.

Eng AM: Cutaneous expressions of antiphospholipid syndromes. Semin Thromb Hemost 20:71-78, 1994.

Hochberg MC, Petri M: Clinical features of systemic lupus erythematosus. Curr Opin Rheumatol 5:575-586, 1993.

Jerdan MS, Hood AF, Moore GW, et al: Histopathologic comparison of the subsets of lupus erythematosus. Arch Dermatol 126:52, 1990.

皮肌炎　Dermatomyositis

临床特征

- 皮肌炎为结缔组织病，特征为累及近端肌肉的炎症性肌炎并出现紫红色皮疹、Gottron 丘疹和红斑水肿性皮肤病变
  - 紫红色皮疹为累及眼睑的紫色轻度水肿的眼眶周斑块
  - Gottron 丘疹为分散性紫红色丘疹，位于指节、膝部和肘部骨性突起处

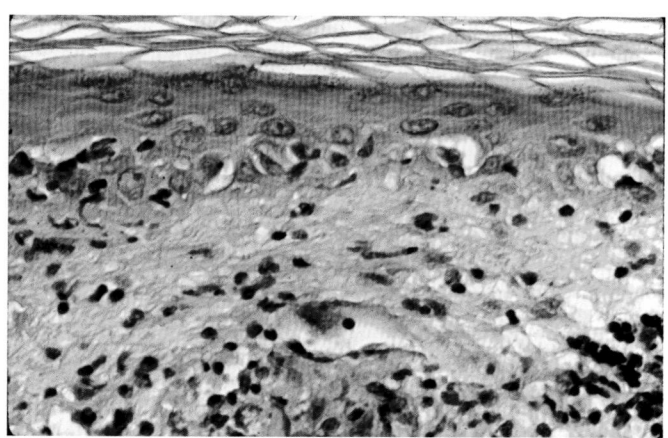

图 2-9　皮肌炎。可见基底细胞层空泡变、表皮萎缩、轻度血管周围炎细胞浸润。

- 疾病发生有两个高峰：一个为儿童期，另一个为 45 ~ 65 岁

组织病理学

- 皮肤红斑水肿性病变的组织学改变与亚急性红斑狼疮相似，包括表皮萎缩、基底层细胞空泡变和浅层血管周少量淋巴细胞浸润
- 可见间质黏蛋白沉积
- 可见表皮下纤维蛋白沉积
- Gottron 丘疹组织切片显示表皮增生以及交界处改变
- 后期皮下组织可见脂膜炎和钙化

特殊染色和免疫组织化学

- 没有帮助

其他诊断技术

- 直接免疫荧光检查呈阴性有助于区分皮肌炎与红斑狼疮

鉴别诊断

▌ 亚急性皮肤或系统性红斑狼疮

- 皮肌炎的组织学改变与狼疮很难区分
- 狼疮带检测呈阴性通常有助于诊断，尤其是在皮肌炎早期阶段尚未出现肌无力时

提要

- 皮肌炎可伴发恶性肿瘤，尤其是卵巢癌，但其确切发生率尚有争议

精选文献

Hill CL, Zhang Y, Sigurgeirsson B, et al: Frequency of specific cancer types in dermatomyositis and polymyositis: A population-based study. Lancet 357:96-100, 2001.

Callen JP: Dermatomyositis. Lancet 355:53-57, 2000.

Krajnc I: Dermatomyositis: Diagnosis and evaluation of dermatomyositis, polymyositis, and inclusion-body myositis. Adv Exp Med Biol 455:181-186, 1999.

Sontheimer RD: Cutaneous features of classic dermatomyositis and amyopathic dermatomyositis. Curr Opin Rheumatol 11:475-482, 1999.

Kovacs SO, Kovacs SC: Dermatomyositis. J Am Acad Dermatol 39:899-920; quiz, 921-922, 1998.

Stonecipher MR, Callen JP, Jorizzo JL: The red face: Dermatomyositis. Clin Dermatol 11:261-273, 1993.

表皮海绵水肿
Epidermal Spongiosis

海绵水肿性皮炎
Spongiotic Dermatitis

临床特征

- 海绵水肿性皮炎为一组多种病因的异质性病变，特征性组织学改变为表皮内细胞间水肿。这一组疾病包括过敏性接触性皮炎、光敏性皮炎、钱币状皮炎、特应性皮炎、发汗不良性皮炎以及 Id 反应
- 过敏性接触性皮炎
  - 多由有毒常青藤、镍和橡胶化合物引起
  - 表现为瘙痒、水肿、红斑丘疹，偶尔出现水泡，多出现于接触后 1 ~ 3 天
- 光敏性皮炎
  - 由局部接触（光接触）或摄食过敏原导致
  - 日光暴露部位的皮肤出现瘙痒性和红斑丘疹水泡性病变；通常位于面部、上肢和颈部
- 钱币状皮炎
  - 病因不明，特征为四肢外侧面硬币样、瘙痒、红斑样、鳞屑性、结痂斑块
- 特应性皮炎
  - 遗传性慢性、瘙痒、鳞屑性皮疹，常累及儿童面部和四肢伸侧
- 发汗不良性皮炎
  - 特征性表现为沿手指、脚趾、手掌和足底侧面分布的大量瘙痒性水疱
- 自体湿疹化或 Id 反应
  - 为一种突发性局部或全身性暴发的针尖大小的水泡疹，其发生与局部皮炎或感染相关
  - 最常见的病因为皮肤真菌感染

组织病理学

- 不考虑具体类型，海绵水肿性皮炎可分为急性、亚急性或慢性
- 急性海绵水肿性皮炎
  - 出现不同程度的表皮海绵水肿，极少数病例可见水泡形成
  - 出现轻度真皮乳头水肿、浅层血管周围淋巴细胞与组织细胞炎症性浸润
  - 在过敏性接触性皮炎中，真皮和海绵水肿灶内可

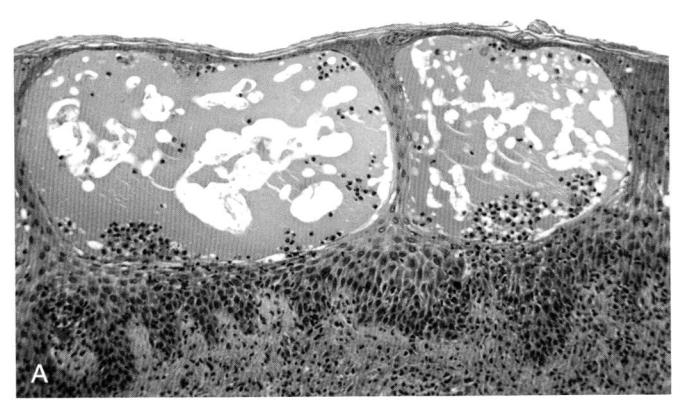

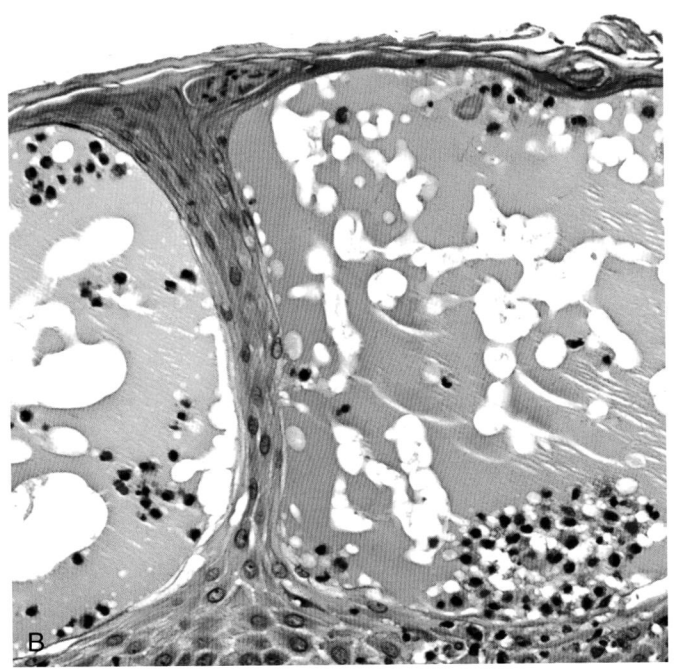

图 2-10　*海绵水肿性皮炎*。A，表皮明显呈海绵状，伴海绵状小水泡形成以及浅层血管周围混合性炎细胞浸润。B，高倍镜显示海绵状水泡中有大量嗜酸性粒细胞，支持接触性皮炎诊断。

见嗜酸性粒细胞
- 亚急性海绵水肿性皮炎
  - 可见角化不全伴浆液性渗出、轻度至中度海绵水肿、表皮增生、浅层血管周围淋巴细胞和组织细胞浸润
- 慢性海绵水肿性皮炎
  - 海绵水肿轻或无，但其慢性改变包括角质层角化过度、表皮明显增生和真皮乳头纤维化
  - 真皮炎细胞浸润较轻

特殊染色和免疫组织化学

- PAS 染色有助于除外伴有海绵水肿的皮肤真菌病

其他诊断技术

- 没有帮助

鉴别诊断

- 包含多种出现灶状海绵水肿性皮炎的病因，如脂溢性皮炎、玫瑰糠疹、昆虫叮咬反应以及皮肤真菌感染
- 脂溢性皮炎
  - 海绵水肿较轻，毛囊漏斗开口处可见角化不全性鳞屑
- 玫瑰糠疹
  - 海绵水肿为局灶性的，伴有角化不全和红细胞外渗灶
  - 相同的表现还可见于表浅型远心性环形红斑
- 海绵水肿性药疹和昆虫叮咬反应
  - 出现深部炎细胞浸润，内含嗜酸性粒细胞
- 银屑病
  - 慢性海绵水肿性皮炎（慢性单纯性苔藓）与银屑病相似，但通常缺乏融合性角化不全、中性粒细胞浸润和乳头上板变薄等表现

提要

- 湿疹一词为非特异性术语，临床上用于描述伴有鳞屑结痂的红斑性水疱病变，组织学检查呈海绵水肿性皮炎改变

精选文献

Weedon D: Skin Pathology, 2nd ed. New York, Churchill Livingstone, 2002, p 112.

Ackerman AB, Chongchitnant N, Sanchez J, et al: Histologic Diagnosis of Inflammatory Skin Diseases. Baltimore, Williams & Wilkins, 1997.

Ackerman AB, Ragaz A: A plea to expunge the word "eczema" from the lexicon of dermatology and dermatopathology. Am J Dermatopathol 4:315, 1982.

色素失禁症　Incontinentia Pigmenti

临床特征

- 色素失禁症为 X 染色体连锁显性遗传性皮肤病，患者多为女性
- 特征性皮肤表现为：新生儿四肢呈线样或漩涡状分布的成团的大小水泡
- 病变愈合呈角化过度和疣状表皮增生改变；疣状病变愈合呈条纹状和漩涡状色素过度沉积表现，随后被着色较浅的斑片替代

组织病理学

- 小水泡期特征为：表皮明显海绵样水肿伴嗜酸性粒细胞浸润
- 疣状期特征性表现为：角化过度和表皮乳头瘤样增生
- 过度色素沉着期特征性表现为：真皮内出现大量噬黑色素细胞

特殊染色和免疫组织化学

- 没有帮助

其他诊断技术

- 没有帮助

鉴别诊断

- 海绵水肿伴嗜酸性粒细胞浸润可见于过敏性接触性皮炎、天疱疮早期和大疱性类天疱疮；必须了解临床病史
- 新生儿中毒性红斑
  - 通常可见大量嗜酸性粒细胞，但海绵水肿并不明显

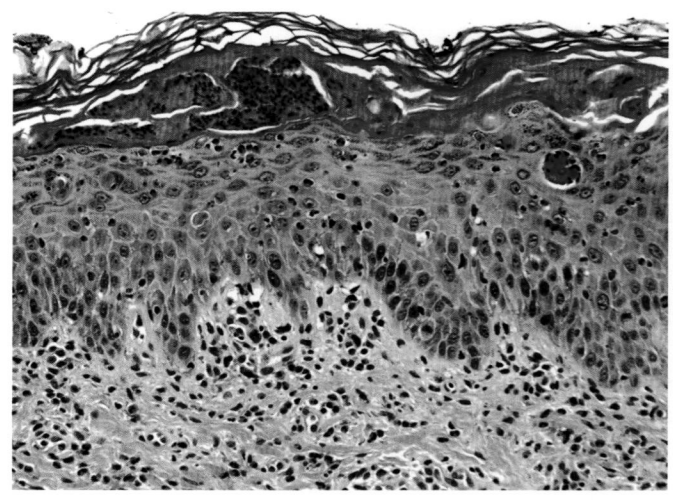

图 2-11　色素失禁症。 表皮内有海绵水肿、嗜酸性粒细胞聚集，真皮层可见炎细胞浸润。

提要

- 色素失禁症患者的水泡液具有嗜酸性粒细胞趋化活性
- 80% 的患者可伴有中枢神经系统和眼部受累的全身性表现；还可出现牙齿异常
- 全身受累范围的大小决定患者临床病程

精选文献

Ackerman AB, Chongchitnant N, Sanchez J, et al: Histologic Diagnosis of Inflammatory Skin Diseases. Baltimore, Williams & Wilkins, 1997.

Ashley JR, Burgdorf WHC: Incontinentia pigmenti: Pigmentary changes independent of incontinence. J Cutan Pathol 14:263, 1987.

Sulzberger MB: Incontinentia pigmenti (Bloch-Sulzberger). Arch Dermatol Syph 38:57, 1938.

银屑病样皮炎
Psoriasiform Dermatitis

银屑病　Psoriasis

临床特征

- 病因不明的慢性皮肤病，人群中 2% 受累
- 男女受累机会均等
- 好发于创伤部位，包括头皮、腰骶部皮肤以及肘部和膝部伸侧

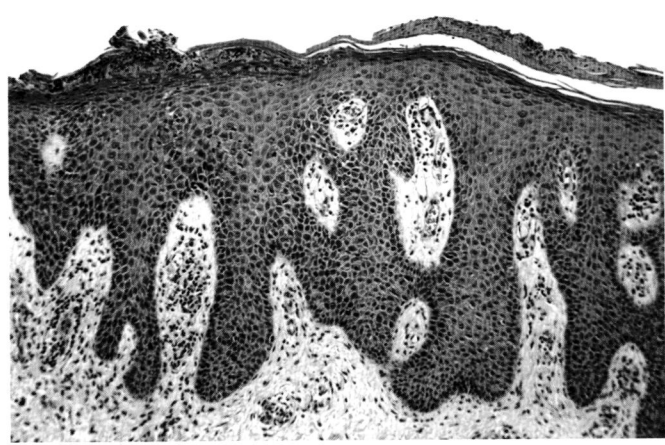

图 2-12　银屑病。 可见融合成片的角化不全，伴有中性粒细胞聚集、颗粒层变薄、均匀性（银屑病样）表皮增生伴乳头上板变薄、真皮乳头血管扩张、轻度浅层血管周围炎症。

- 大小不等、境界清楚的斑块，被覆较厚的、银白色鳞屑
- 疾病的其他表现包括：局限性或泛发性脓疱型银屑病、皮疹或点滴型银屑病和红皮型银屑病
- 累及指（趾）甲、口腔黏膜，舌部也可发生

组织病理学

- 角化不全常互相融合，并可见中性粒细胞聚集成团（Munro 小脓肿）
- 角化不全区颗粒层变薄
- 均匀性表皮增生，伴有钉突延长和乳头上板变薄
- 真皮乳头内血管扩张扭曲
- 轻度浅层血管周围淋巴细胞浸润
- 脓疱型银屑病可见明显的海绵状脓疱（Kogoj 脓疱）
- 点滴型银屑病是指缺乏明显表皮增生的早期银屑病
- 红皮型银屑病的组织学改变可能是非特异性的

特殊染色和免疫组织化学

- PAS 染色有助于除外皮肤寄生虫感染

其他诊断技术

- 没有帮助

鉴别诊断

- 银屑病样皮炎的鉴别诊断应考虑到慢性海绵水肿性皮炎，如接触性或钱币状皮炎；海绵水肿性皮炎中出现的海绵水肿和嗜酸性粒细胞有助于鉴别
- 皮肤真菌病和细菌性脓疱病
  - 角化不全伴中性粒细胞和海绵状脓疱时应进行 PAS 和 Gram 染色，以除外皮肤真菌病和细菌性脓疱病
- 毛发红糠疹
  - 出现表皮增生和角化不全，可能与银屑病类似
  - 然而，在毛发红糠疹中，乳头上板较厚，颗粒层明显，角化不全中缺乏中性粒细胞

提要

- 去除银屑病斑块上的鳞屑可导致微小出血点（Auspitz 征）
- 银屑病性关节炎特征性地累及末端指（趾）关节

精选文献

Nestle FO: Psoriasis. Curr Dir Autoimmun 10:65-75, 2008.
Drew GS: Psoriasis. Prim Care 27:385-406, 2000.
Barker JN: Pathogenesis of psoriasis. J Dermatol 25:778-781, 1998.
Linden KG, Weinstein GD: Psoriasis: Current perspectives with an emphasis on treatment. Am J Med 107:595-605, 1999.
Nickoloff BJ: The immunologic and genetic basis of psoriasis. Arch Dermatol 135:1104-1110, 1999.
Feldman SR, Clark AR: Psoriasis. Med Clin N Am 82:1135-1144, 1998.
Stern RS: Psoriasis. Lancet 350:349-353, 1997.
Ragaz A, Ackerman AB: Evolution, maturation, and regression of lesions of psoriasis. Am J Dermatopathol 1:199, 1979.

毛发红糠疹　　Pityriasis Rubra Pilaris

临床特征

- 毛发红糠疹为慢性、基于毛囊的红斑性丘疹样皮疹，病因不明，可发展为橘红色鳞屑性斑块，其中可见岛状外表正常的皮肤
- 随病变进展可出现全身性红皮病
- 可见手掌足底皮肤角化病以及面部和头皮鳞屑

组织病理学

- 完全形成性红斑性病变的切片会显示水平和垂直方向正常角化与角化不全相交替
- 表皮增生伴上皮脚增宽、变短以及乳头上板增厚
- 轻度浅层血管周围淋巴细胞浸润
- 毛囊性丘疹的切片显示毛囊漏斗扩张，伴有毛囊栓塞

特殊染色和免疫组织化学

- 没有帮助

其他诊断技术

- 没有帮助

鉴别诊断

▌ 银屑病

- 毛发红糠疹的临床表现与银屑病相似
- 在毛发红糠疹中不会见到银屑病的特征性组织学改变，如角化不全伴中性粒细胞浸润、颗粒层变薄、均匀的表皮增生以及乳头上板变薄

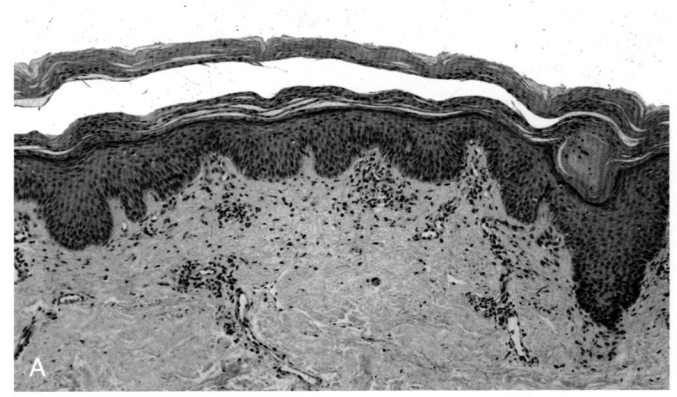
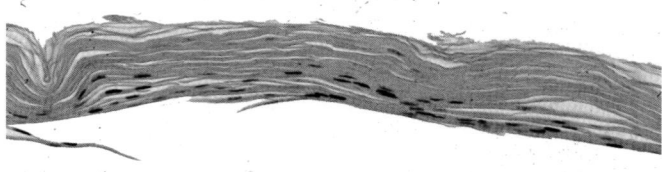
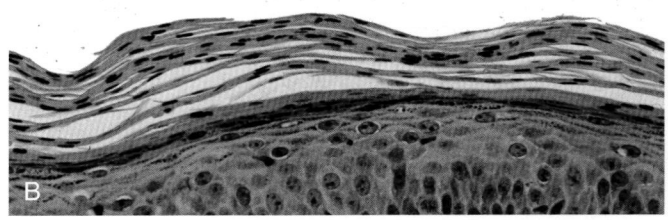

图 2-13　毛发红糠疹。A，可见垂直和水平向的角化过度层和角化不全层交替出现，以及银屑病样表皮增生和轻度浅层血管周围炎。B，高倍镜显示角化过度和角化不全交替出现，伴有正常的颗粒层。

提要

- 家族性毛发红糠疹为常染色体显性遗传

精选文献

Mobini N, Toussaint S, Kamino H: Noninfectious erythematous, papular, and squamous diseases. In Elder DE, Elenitsas R, Johnson BL Jr, et al (eds): Lever's Histopathology of Skin, 10th ed. Philadelphia, Lippincott Williams & Wilkins, 2008, p. 169.
Albert MR, Mackool BT: Pityriasis rubra pilaris. Int J Dermatol 38:1-11, 1999.
Piamphongsant T, Akaraphant R: Pityriasis rubra pilaris: A new proposed classification. Clin Exp Dermatol 19:134-138, 1994.
Barr RJ, Young EM Jr: Psoriasiform and related papulosquamous disorders. J Cutan Pathol 12:412-425, 1985.

浅层和深部血管周皮炎　Superficial and Deep Perivascular Dermatitis

伴轻微表皮改变的皮炎　Dermatitis with Minimal Epidermal Changes

淋巴细胞为主 Lymphocytes Predominant

多形性日光疹 Polymorphous Light Eruption

临床特征

- 瘙痒性丘疹和斑块，常见于年轻女性，多发生于夏季，由紫外线照射引起
- 皮疹在曝晒后数分钟至数小时出现，持续数小时至数日

组织病理学

- 表皮几乎无明显改变，或出现小灶海绵水肿
- 真皮乳头显著水肿
- 浅层和深部血管周围显著的淋巴细胞浸润

特殊染色和免疫组织化学

- 没有帮助

其他诊断技术

- 没有帮助

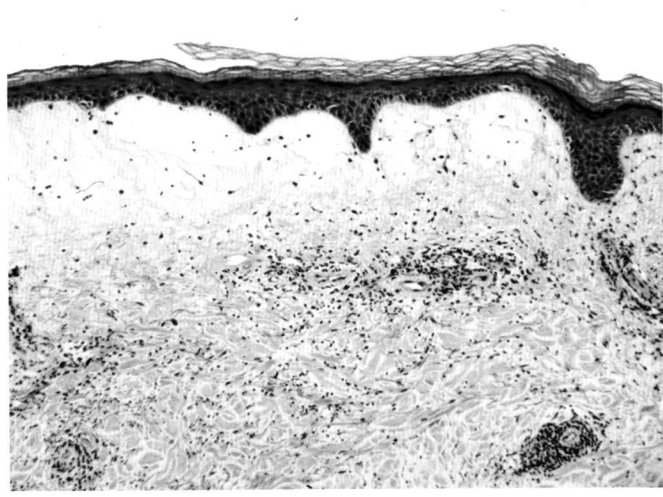

图2-14　多形性日光疹。 A，浅层和深部血管周围淋巴细胞浸润，伴真皮乳头显著水肿。

鉴别诊断

- 皮肤红斑狼疮
  - 通常亚急性和肿胀型应在鉴别诊断中予以考虑
  - 多形性日光疹在真皮表皮交界处无改变，附属器周围浸润不明显，且没有皮肤型狼疮的特征性间质黏蛋白沉积
  - 在多形性日光疹中真皮乳头水肿比亚急性皮肤型红斑狼疮更为显著
- Jessner 淋巴细胞浸润
  - 与肿胀型红斑狼疮的改变相似，提示二者可能具有相关性

提要

- 治疗以预防为主
- 减少紫外线接触、适当着装、使用遮阳设备可有帮助

精选文献

Lipsker D, Mitschler A, Grosshans E, Cribier B: Could Jessner's lymphocytic infiltrate of the skin be a dermal variant of lupus erythematosus? An analysis of 210 cases. Dermatology 213:15-22, 2006.

Boonstra HE, van Weelden H, Toonstra J, van Vloten WA: Polymorphous light eruption: A clinical, photobiologic, and follow-up study of 110 patients. J Am Acad Dermatol 42:199-207, 2000.

Hasan T, Ranki A, Jansen CT, Karvonen J: Disease associations in polymorphous light eruption: A long-term follow-up study of 94 patients. Arch Dermatol 1998; 134(9):1081-1085.

嗜酸性粒细胞为主 Eosinophils Predominant

昆虫叮咬反应（丘疹性荨麻疹）　Insect Bite Reaction (Papular Urticaria)

临床特征

- 因蚊、蚤和臭虫叮咬引起的过敏反应
- 丘疹和丘疹性水疱，瘙痒较重且常被挠破

组织病理学

- 表皮和角质层出现剥脱性改变
- 特征性表现为浅层和深部血管周围和间质内混合

性炎细胞浸润，其中可见较多嗜酸性粒细胞，呈"V"型或楔形分布

特殊染色和免疫组织化学

- 没有帮助

其他诊断技术

- 没有帮助

鉴别诊断

- 组织学改变与一些药物和疥螨引起的过敏反应相似

提要

- 在部分蜱叮咬病例中，真皮内可见蜱的部分口器
- 在蜱叮咬和蜜蜂以及黄蜂和大黄蜂叮咬病例中可见大量慢性淋巴细胞反应（持续性节肢动物叮咬

反应）

精选文献

Kain KC: Skin lesions in returned travelers. Med Clin N Am 83:1077-1102, 1999.
Ackerman AB, Chongchitnant N, Sanchez J, et al: Histologic Diagnosis of Inflammatory Skin Diseases: An Algorithmic Method Based on Pattern Analysis, 2nd ed. Baltimore, Williams & Wilkins, 1997, p 202.
Howard R, Frieden IJ: Papular urticaria in children. Pediatr Dermatol 13:246-249, 1996.

交界处皮炎　Interface Dermatitis
苔藓样糠疹　Pityriasis Lichenoides

临床特征

- 病因不明的自限性皮肤皮疹，累及年轻人和儿童
- 两种类型
  - Mucha-Habermann 病
    - 急性，较严重，被称为急性苔藓痘疮样糠疹
  - 慢性苔藓样糠疹
    - 慢性，轻型
  - 偶尔有过渡型，病变介于上述两种极端表现之间
- 在苔藓样糠疹和痘疮样病例中，丘疹性、丘疹坏死性以及个别水疱脓疱性皮疹发生于躯干和四肢近端，通常于数周内消退；大量新发病变可不断出现，病程本身呈慢性过程
- 在慢性苔藓样糠疹中，复发的大量红棕色丘疹表面粘有鳞屑，发生于躯干和四肢，于数周内消退

组织病理学

- 严重病例可见角化不全和鳞屑结痂伴中性粒细胞浸润
- 表皮海绵水肿和坏死性角化细胞，最终糜烂和溃疡形成
- 基底细胞层空泡变性
- 真皮乳头水肿和红细胞外渗
- 浅层和深部血管周围有显著的淋巴细胞浸润
- 在苔藓样糠疹和急性痘疮样病例中，炎细胞浸润较慢性糠疹密集且深在，真皮表皮交界处结构不清，并可见到显著的空泡变性

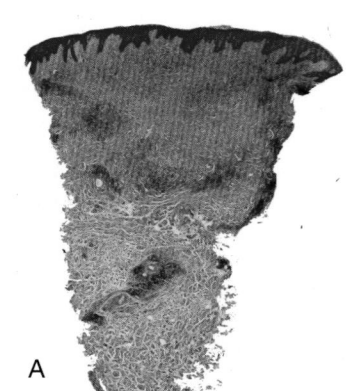

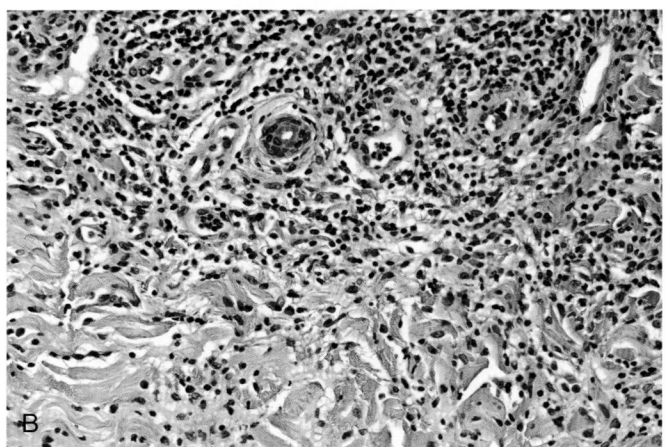

图 2-15　昆虫叮咬反应。A，浅层和深部血管周围和间质内楔形炎症浸润。B，高倍镜显示炎症浸润中可见较多嗜酸性粒细胞。

J Am Acad Dermatol 55:557-572, 2006.
Magro CM, Morrison C, Kovatich A, et al: Pityriasis lichenoides is a cutaneous T-cell dyscrasia: A clinical, genotypic, and phenotypic study. Hum Pathol 33:788, 2002.
Tsuji T, Kasamatsu M, Yokota M, et al: Mucha-Habermann disease and its febrile ulceronecrotic variant. Cutis 58:123-131, 1996.

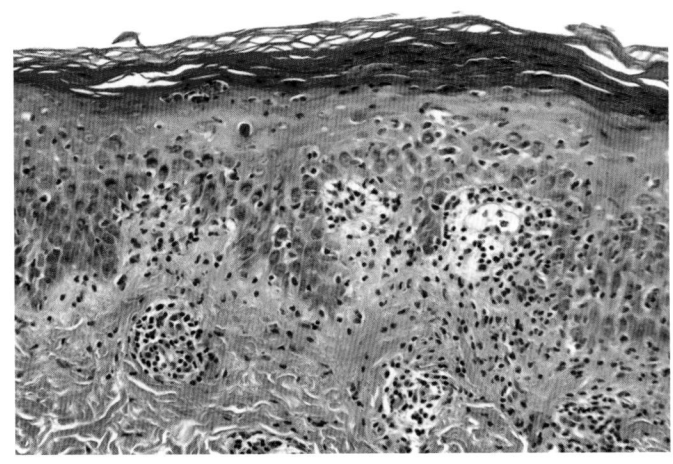

图 2-16　急性苔藓样糠疹。角化不全中伴有中性粒细胞聚集、基底层细胞空泡变、苔藓样、血管周淋巴细胞浸润。出现散在的坏死性角化细胞和红细胞外渗。

- 苔藓样糠疹和急性痘疮样糠疹中的溃疡坏死型可出现淋巴细胞性血管炎

特殊染色和免疫组织化学

- 没有帮助

其他诊断技术

- 没有帮助

鉴别诊断

■ 淋巴瘤样丘疹病
- 可出现与苔藓样糠疹相似的组织学改变
- 在淋巴瘤样丘疹病中出现非典型淋巴细胞有助于两种病变的鉴别

■ 水疱性昆虫叮咬反应
- 浸润的炎细胞中可见大量嗜酸性粒细胞，以此可与苔藓样糠疹和急性痘疮样糠疹鉴别
- 叮咬部位可见海绵水肿性小水疱

提要

- 炎细胞浸润主要为 CD8$^+$ 的 T 淋巴细胞

精选文献

Ersoy-Evans S, Greco MF, et al: Pityriasis lichenoides in childhood: A retrospective review of 124 patients. J Am Acad Dermatol 56:205, 2007.
Bowers S, Warshaw EM: Pityriasis lichenoides and its subtypes.

固定性药疹　Fixed Drug Eruption

临床特征

- 境界清楚的局限性斑片，因反复服药而发生于同一部位
- 病变为轻度水肿样和红斑样，可出现暗褐色中心并形成大疱
- 病变愈合可见色素沉着

组织病理学

- 基底细胞层空泡变，散在分布的坏死性角化细胞；改变与多形性红斑相同
- 全层表皮坏死导致大疱形成，类似于中毒性表皮松解坏死
- 浅层和深部血管周围和偶尔呈苔藓样的炎症细胞浸润，包括淋巴细胞、中性粒细胞和嗜酸性粒细胞
- 真皮上部可见噬黑色素细胞

特殊染色和免疫组织化学

- 没有帮助

其他诊断技术

- 没有帮助

鉴别诊断

■ 多形性红斑和中毒性表皮松解坏死
- 可出现与固定性药疹相似的组织学改变
- 临床信息很重要
- 浅层和深部血管周围和偶尔呈苔藓样的炎细胞浸润，包括淋巴细胞、中性粒细胞和嗜酸性粒细胞，为固定性药疹的典型特征

提要

- 固定性药疹的发生大多见于甲氧苄啶 - 磺胺甲异噁唑、乙酰水杨酸和酚酞

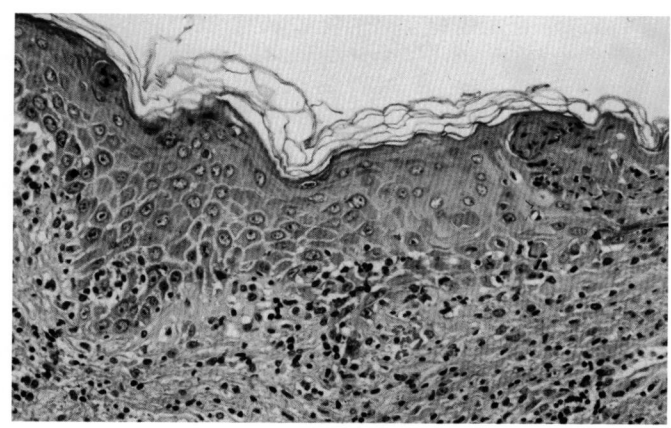

图 2-17 固定性药疹。 表皮可见坏死性角化细胞、基底细胞层空泡变、片状苔藓样炎症细胞浸润，导致真皮表皮交界模糊。组织学改变与多形性红斑相似。

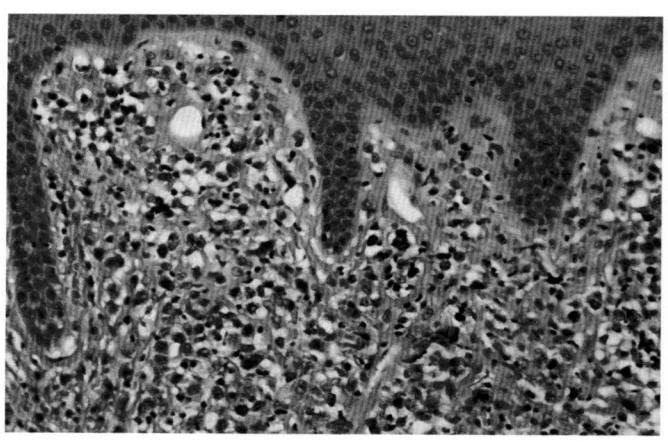

图 2-18 淋巴瘤样丘疹病。 切片显示以淋巴细胞为主的浅层和深部血管周围和间质内大量细胞浸润。多数淋巴细胞较大，含有增粗的染色质和不规则的核仁。

- 每次连续用药后病变数量可增加

精选文献

Shiohara T, Mizukawa Y: Fixed drug eruption: A disease mediated by self-inflicted responses of intraepidermal T cells. Eur J Dermatol 17:201-208, 2007.

Sehgal VN, Srivastava G: Fixed drug eruption (FDE): Changing scenario of incriminating drugs. Int J Dermatol 45:897-908, 2006.

Roujeau JC: Neutrophilic drug eruptions. Clin Dermatol 18:331-337, 2000.

Crowson AN, Magro CM: Recent advances in the pathology of cutaneous drug eruptions. Dermatol Clin 17:537-560, viii, 1999.

Wolkenstein P, Revuz J: Allergic emergencies encountered by the dermatologist: Severe cutaneous adverse drug reactions. Clin Rev Allergy Immunol 17:497-511, 1999.

淋巴瘤样丘疹病
Lymphomatoid Papulosis

临床特征

- 出现多发性小丘疹，持续时间较短，但经常复发

组织病理学

- 切片显示浅层和深部混合性细胞浸润，呈楔形，也可呈苔藓样
- 除中性粒细胞、嗜酸性粒细胞和浆细胞浸润外，还可见较多非典型淋巴细胞
- 表面可出现溃疡

特殊染色和免疫组织化学

- 非典型淋巴细胞 CD30（Ki-1）呈阳性

其他诊断技术

- 可出现 T 细胞受体基因克隆性重排

鉴别诊断

▎ 昆虫叮咬反应
- 可出现活化的淋巴细胞
- 淋巴瘤样丘疹病的非典型细胞 CD30 呈阳性

▎ 急性苔藓样糠疹
- 两种疾病的组织学结构相似
- 淋巴瘤样丘疹病中出现 CD30 呈阳性的淋巴样细胞有助于鉴别诊断

提要

- 淋巴瘤样丘疹病可进展为大细胞间变性淋巴瘤（CD30 呈阳性），提示淋巴瘤样丘疹病可能为 CD30 阳性的 T 细胞淋巴组织增生性病变中预后良好的病变

精选文献

Werner B, Massone C, Kerl H, Cerroni L: Large CD30-positive cells in benign, atypical lymphoid infiltrates of the skin. J Cutan Pathol 35:1100-1107, 2008.

Wang HH, Myers T, Lach LJ, et al: Increased risk of lymphoid and nonlymphoid malignancies in patients with lymphomatoid papulosis. Cancer 86:1240-1245, 1999.

Cerroni L: Lymphomatoid papulosis, pityriasis lichenoides et varioliformis acuta, and anaplastic large-cell (Ki-1+) lymphoma. J Am Acad Dermatol 37:287, 1997.

Demierre MF, Goldberg LJ, Kadin ME, Koh HK: Is it lymphoma or lymphomatoid papulosis? J Am Acad Dermatol 36:765-772, 1997.

LeBoit PE: Lymphomatoid papulosis and cutaneous CD30+ lymphoma. Am J Dermatopathol 18:221-235, 1996.

银屑病样皮炎
Psoriasiform Dermatitis

二期梅毒　　Secondary Syphilis

临床特征

- 由苍白密螺旋体血行播散导致的皮疹，可表现为

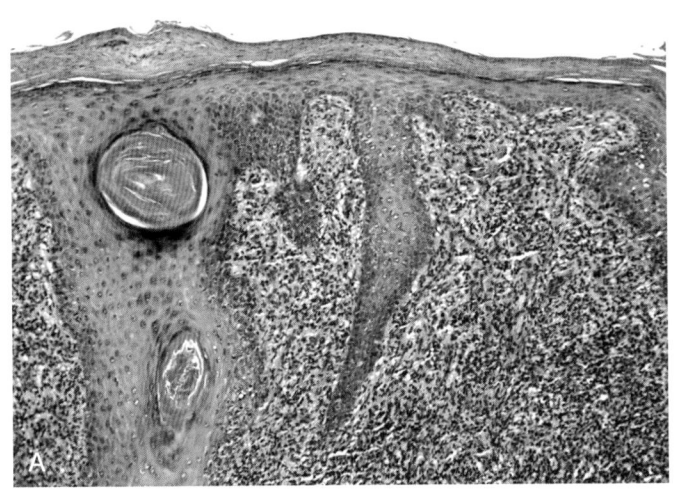

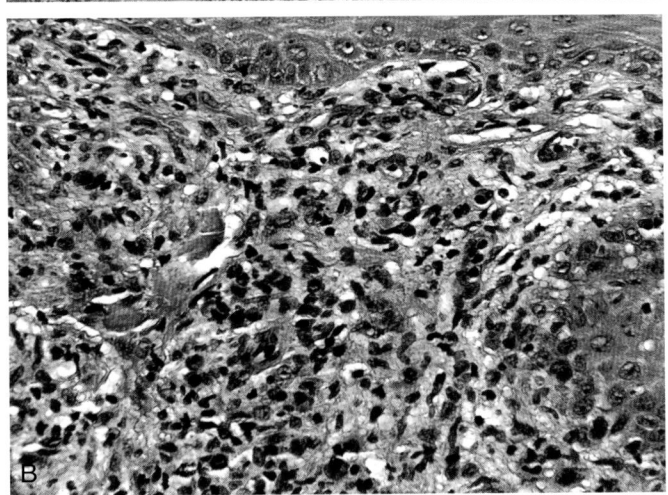

图2-19　二期梅毒。A，组织学切片显示角化不全伴中性粒细胞浸润、表皮增生和致密带状炎细胞浸润，导致真皮表皮交界处结构不清。B，高倍镜显示浸润细胞中含有大量浆细胞。

斑点、丘疹、鳞屑性丘疹，偶尔可见脓疱
- 可出现相关的全身症状，如发热和淋巴结肿大；其他表现包括扁平湿疣、角膜梅毒、恶性梅毒和脱发

组织病理学

- 斑片状或融合性角化不全，伴中性粒细胞浸润
- 均匀的（银屑病样）表皮增生伴局灶海绵水肿
- 表皮增生局限于斑点状病变，且大多出现于扁平湿疣中
- 基底细胞层空泡变，偶尔可见坏死性角化细胞和真皮乳头水肿
- 浅层和深部血管周围和附属器周围炎细胞浸润，也可呈苔藓样，伴真皮表皮交界处结构不清；神经周围可见浆细胞
- 浸润细胞可为淋巴细胞、淋巴浆细胞或淋巴组织细胞，偶见肉芽肿形成

特殊染色和免疫组织化学

- 1/3 的病例经银染色（Warthin-Starry）可见表皮内螺旋体
- 苍白密螺旋体单克隆抗体免疫组化染色具有较高特异性

其他诊断技术

- 部分病例免疫荧光可显示螺旋体

鉴别诊断

▎ 蕈样真菌病
- 出现银屑病型苔藓样结构，真皮内和表皮轻度海绵水肿组织内可见非典型淋巴样细胞浸润
- 浆细胞少见

▎ 亚急性和慢性海绵水肿性皮炎，包括光敏性皮炎
- 可出现一些银屑病样增生和海绵水肿
- 浆细胞通常不明显

▎ 苔藓样糠疹
- 可类似于二期梅毒，但出现明显的淋巴细胞浸润，无浆细胞

▎ 银屑病和银屑病样药疹
- 炎细胞浸润较浅
- 乳头上板变薄并非二期梅毒的特征表现

▎ 结节病和其他伴有明显肉芽肿结构的病变

- 可类似于二期梅毒的肉芽肿结构

提要

- 二期梅毒的一种少见类型为恶性梅毒，呈溃疡样，其特征性表现为真皮深层血管血栓性动脉内膜炎，可导致缺血性坏死

精选文献

Hoang MP, High WA, Molberg KH: Secondary syphilis: A histologic and immunohistochemical evaluation. J Cutan Pathol 31:595-599, 2004.

Goens JL, Janniger CK, De Wolf K: Dermatologic and systemic manifestations of syphilis. Am Fam Physician 50:1013-1020, 1994.

Johnson RA, White M: Syphilis in the 1990s: Cutaneous and neurologic manifestations. Semin Neurol 12:287-298, 1992.

Hira SK, Patel JS, Bhat SG, et al: Clinical manifestations of secondary syphilis. Int J Dermatol 26:103-107, 1987.

Abell E, Marks R, Wilson Jones E: Secondary syphilis: A clinicopathological review. Br J Dermatol 93:53, 1975.

Jeerapaet P, Ackerman AS: Histologic patterns of secondary syphilis. Arch Dermatol 107:373, 1973.

结节状和弥漫性皮炎
Nodular and Diffuse Dermatitis

中性粒细胞为主
Neutrophils Predominant

Sweet 综合征　　Sweet Syndrome

临床特征

- 急性发热性中性粒细胞皮病或 Sweet 综合征的特征表现为发热、白细胞增多和皮疹，皮疹由紫色斑片状病变组成，累及面部、四肢，偶尔累及躯干
- 主要发生于中年女性，部分患者伴有恶性肿瘤或炎症性疾病
- 有服用某些药物后出现 Sweet 综合征样皮疹的报道

组织病理学

- 真皮浅层密集、弥漫的炎细胞浸润，以中性粒细胞及其核碎片为主，伴有散在的淋巴细胞、组织细胞和嗜酸性粒细胞
- 真皮乳头水肿
- 血管扩张伴内皮细胞肿胀和红细胞外渗

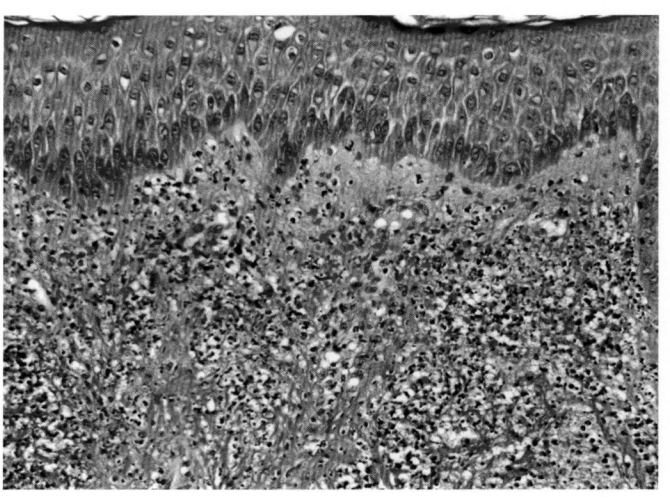

图 2-20　Sweet 综合征。组织学切片显示真皮内以中性粒细胞为主的弥漫性炎细胞浸润和红细胞外渗。血管完整有助于将其与白细胞破碎性血管炎鉴别。

特殊染色和免疫组织化学

- 没有帮助

其他诊断技术

- 没有帮助

鉴别诊断

■ 白细胞碎裂性血管炎
- 血管损伤伴血管壁纤维素样物沉积，不是 Sweet 综合征的特征

■ 坏疽性脓皮病
- 炎细胞浸润（以中性粒细胞为主）比 Sweet 综合征更深、更密集
- 可见表面溃疡和继发性血管炎

提要

- Sweet 综合征被认为是一种病因不明的过敏反应
- 所有中性粒细胞性皮肤病均应考虑并除外感染性病因

精选文献

Buck T, González LM, Lambert WC, Schwartz RA: Sweet's syndrome with hematologic disorders: A review and reappraisal. Int J Dermatol 47:775-782, 2008.

Roujeau JC: Neutrophilic drug eruptions. Clin Dermatol 18:331-337, 2000.

Cohen PR, Kurzrock R: Sweet's syndrome: A neutrophilic dermatosis classically associated with acute onset and fever.

Clin Dermatol 18:265-282, 2000.

Huang W, McNeely MC: Neutrophilic tissue reactions. Adv
Dermatol 13:33-64, 1997.

Cohen PR, Kurzrock R: Sweet's syndrome and cancer. Clin
Dermatol 11:149-157, 1993.

Sweet RD: Acute febrile neutrophilic dermatosis. Br J Dermatol
74:349, 1964.

坏疽性脓皮病
Pyoderma Gangrenosum

临床特征

- 为特发性、溃疡坏死性皮肤病,起病初期可见毛囊丘疹、脓疱,最终形成溃疡
- 常累及下肢和躯干
- 典型病变可见中心坏死、边缘隆起,边界不清,呈暗紫色
- 坏疽性脓皮病可为潜在性系统疾病的皮肤表现,如炎症性肠病、结缔组织病、造血组织恶性肿瘤和肝病

组织病理学

- 特征无特异性,且因活检部位不同而有差异
- 病变中心可见溃疡,伴坏死、中性粒细胞浸润,偶尔可见继发性血管炎
- 边缘部活检除中性粒细胞外,可见混合性炎细胞浸润
- 病变周边显示以淋巴细胞反应和组织细胞反应为主

特殊染色和免疫组织化学

- 特殊染色和微生物培养有助于除外感染性病因

其他诊断技术

- 没有帮助

鉴别诊断

▌ Sweet 综合征
- 中性粒细胞浸润不甚明显,常较表浅

▌ 细菌性蜂窝织炎
- 鉴别诊断时应予考虑
- 需特殊染色或微生物培养证实细菌存在

提要

- 在伴有 Crohn 病的坏疽性脓皮病中可见肉芽肿性炎区域

精选文献

Powell FC, Collins S: Pyoderma gangrenosum. Clin Dermatol
18:283-293, 2000.

Callen JP: Pyoderma gangrenosum. Lancet 351:581-585, 1998.

Takvorian T, Skarin A, Johnson R: Pyoderma gangrenosum.
J Clin Oncol 15:407, 1997.

Powell FC, Su WP, Perry HO: Pyoderma gangrenosum:
Classification and management. J Am Acad Dermatol 34:395-
409, 1996.

Su WP, Schroeter AL, Perry HO, et al: Histopathologic and
immunopathologic study of pyoderma gangrenosum. J Cutan
Pathol 13:323, 1986.

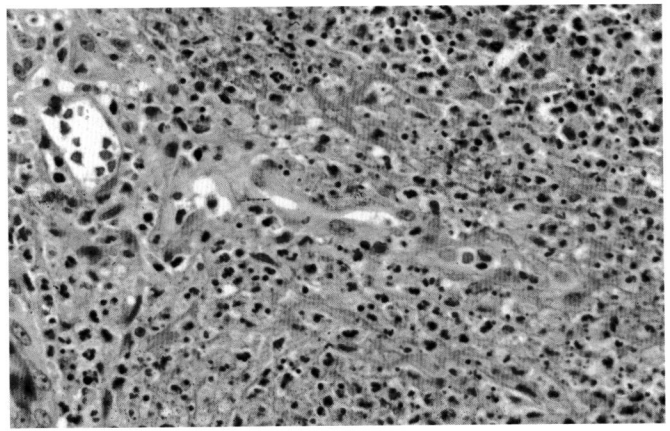

图2-21 **坏疽性脓皮病。**组织学切片显示真皮内密集的以中性粒细胞为主的弥漫性炎细胞浸润。血管内衬肥胖的内皮细胞。炎细胞浸润通常比 Sweet 综合征更加密集。

嗜酸性粒细胞为主
Eosinophils Predominant

嗜酸性粒细胞性蜂窝织炎
Eosinophilic Cellulitis

临床特征

- 嗜酸性粒细胞性蜂窝织炎(Wells 综合征)是一种少见的、复发性皮肤病,病因不明,特征表现为突发性红斑,进展为痛性斑块
- 可能与昆虫叮咬、寄生虫病、感染和药物反应有关
- 通常伴有外周血嗜酸性粒细胞增多

组织病理学

- 可出现海绵水肿性表皮内水泡
- 真皮内大量、弥漫性嗜酸性粒细胞浸润，有时可扩展至皮下组织
- 在陈旧性病变中嗜酸性粒细胞脱颗粒现象更加显著，且可渗透至胶原束（火焰状）
- 新鲜病变可见栅栏样排列的组织细胞伴中心坏死

特殊染色和免疫组织化学

- 没有帮助

其他诊断技术

- 没有帮助

鉴别诊断

- 应考虑到其他皮肤过敏反应，包括昆虫叮咬、寄生虫病和药物引发的反应

提要

- 嗜酸性粒细胞性蜂窝织炎更像是一种超常的皮肤过敏反应而非一种特殊疾病，因此有必要查找致敏源

精选文献

Fujii K, Tanabe H, Kanno Y, et al: Eosinophilic cellulitis as a cutaneous manifestation of idiopathic hypereosinophilic syndrome. J Am Acad Dermatol 49:1174-1177, 2003.

Espana A, Sanz ML, Sola J, Gil P: Wells' syndrome (eosinophilic cellulitis): Correlation. J Dermatol 140:127-130, 1999.

Goh CL: Eosinophilic cellulitis (Wells' syndrome). Int J Dermatol 31:429-430, 1992.

疥疮　Scabies

临床特征

- 疥疮是一种由疥螨引起的、接触传染性、瘙痒性、丘疹水疱性和脓疱性皮疹
- 皮疹在腹部、臀部和腋窝前皱襞处尤为显著
- 由雌性疥螨造成的穴道通常累及手掌、指间指蹼和男性生殖器
- 累及阴囊的持续瘙痒性结节或结节状疥疮可持续数月

组织病理学

- 穴道处取材可见角化不全层之间隧道样间隙；需证实有疥螨或其产物（如卵壳或排泄物沉积）才能明确诊断
- 表皮可见海绵水肿和水疱形成
- 真皮浅层和深部炎细胞浸润，其中含有数量不等的嗜酸性粒细胞
- 持续性结节状病变，可见密集弥漫的含有嗜酸性粒细胞的混合性炎细胞浸润，厚壁血管，偶尔可见不典型单核细胞；可见假淋巴瘤样结构（此类病变中通常没有疥螨）

特殊染色和免疫组织化学

- 没有帮助

其他诊断技术

- 对于可疑的穴道可行刮片，置于载玻片上，油镜观察

鉴别诊断

- 角质层内未见疥螨及其产物时，组织学上与其他过敏反应不能区分，如节肢动物叮咬引起的过敏反应

提要

- 结痂性疥疮为一种少见亚型，角质层中可见大量

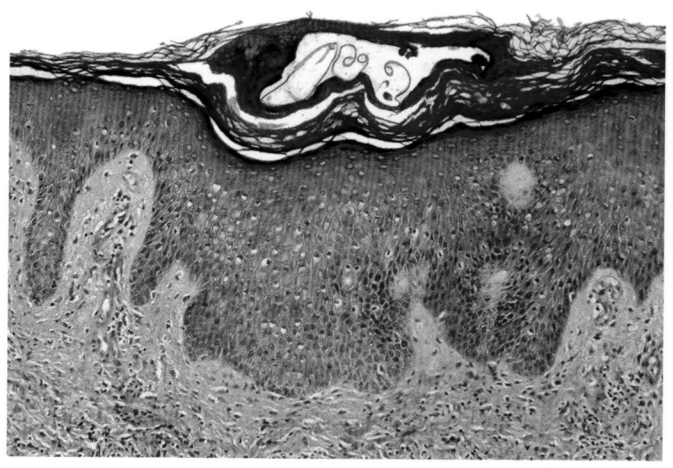

图2-22　疥疮。 组织学切片显示角化不全性穴道，其内含有疥螨的身体部分。真皮炎细胞浸润通常含有较多的嗜酸性粒细胞。

疥螨，一般见于有先天性或医源性免疫应答受损、智障和体质衰弱的患者

精选文献

Brites C, Weyll M, Pedroso C, et al: Severe and Norwegian scabies are strongly associated with retroviral (HIV-1/HTLV-1) infection in Bahia, Brazil. AIDS 16:1292, 2002.

Angel TA, Nigro J, Levy ML: Infestations in the pediatric patient. Pediatr Clin N Am 47:921-935, 2000.

Chosidow O: Scabies and pediculosis. Lancet 355:819-826, 2000.

Orkin M: Scabies: What's new? Curr Prob Dermatol 22:105-111, 1995.

Fernandez N, Torres A, Ackerman AB: Pathological findings in human scabies. Arch Dermatol 113:320, 1977.

组织细胞为主
Histiocytes Predominant

黄色肉芽肿　Xanthogranuloma

临床特征

- 通常见于新生儿（出生6个月内）
- 约20%为先天性的
- 通常表现为单发性或多发性褐色至粉红色结节，经过一段时间后几乎均消退成褐色斑点或凹陷
- 偶尔见于深部软组织
- 少数伴有神经纤维瘤病和色素性荨麻疹（肥大细

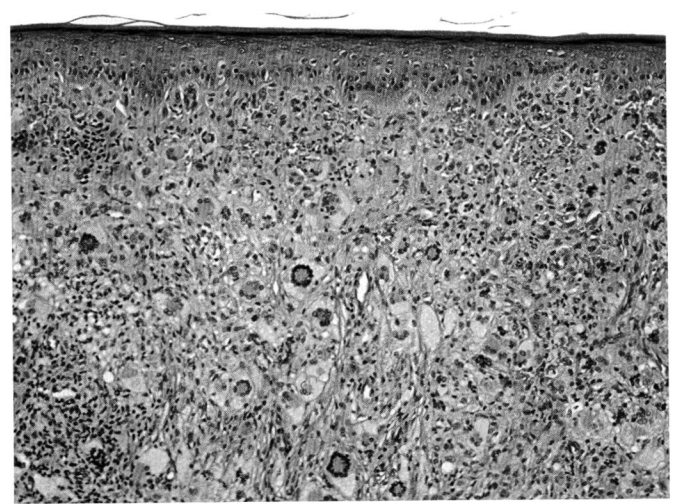

图2-23　黄色肉芽肿。组织学切片显示真皮层大量组织细胞浸润，包括多核组织细胞，其胞质呈泡沫状，胞核呈花冠状，排列于周边（Touton巨细胞）。背景中可见淋巴细胞。

胞增多症）

组织病理学

- 界限清晰或出现局灶浸润性边缘
- 特征为形态一致的组织细胞，具有嗜酸性、空泡状或黄瘤样胞质
- 常可见到Touton巨细胞
- 通常可见散在的急性和慢性炎细胞

特殊染色和免疫组织化学

- 油红O可突出显示胞质内的中性脂质
- 组织细胞CD68染色呈阳性

其他诊断技术

- 没有帮助

鉴别诊断

▌ Langerhans细胞组织细胞增生症（嗜酸性肉芽肿）
- 特征为出现组织细胞和嗜酸性粒细胞
- 组织细胞CD1a和S-100蛋白呈阳性
- 电镜显示Birbeck颗粒

▌ 纤维组织细胞瘤
- 见于成人（通常为21～50岁）
- 由席纹状排列的梭形成纤维细胞和组织细胞构成
- 通常缺乏Touton巨细胞

▌ 黄色瘤
- 常与高脂血症相关
- 特征表现为出现成片胞质内含大量脂质的组织细胞
- 典型病例可见胆固醇裂隙和多核巨细胞

提要

- 病因仍不清楚，被认为是一种反应性病变而非肿瘤性病变
- 与脂质异常无关
- 随着时间的推移，皮肤病变几乎全部均可消退，最终皮肤表面可见轻度凹陷
- 预后良好

精选文献

Janssen D, Harms D: Juvenile xanthogranuloma in childhood and adolescence: A clinicopathologic study of 129 patients from the

Kiel pediatric tumor registry. Am J Surg Pathol 29:21, 2005.

Burgdorf WH, Zelger B: JXG, NF1, and JMML: Alphabet soup or a clinical issue? Pediatr Dermatol 21:174, 2004.

Dehner LP: Juvenile xanthogranulomas in the first two decades of life: A clinicopathologic study of 174 cases with cutaneous and extracutaneous manifestations. Am J Surg Pathol 27:579, 2003.

Hernandez-Martin A, Baselga E, Drolet BA, Esterly NB: Juvenile xanthogranuloma. J Am Acad Dermatol 36:355-367; quiz, 368-369, 1997.

Freyer DR, Kennedy R, Bostrom BC, et al: Juvenile xantho-granuloma: Forms of systemic disease and their clinical implications. J Pediatr 129:227-237, 1996.

网状组织细胞肉芽肿
Reticulohistiocytic Granuloma

临床特征

- 通常发生于成人
- 多数表现为红棕色皮肤结节
- 通常表现为界限清晰的结节，切面呈红棕色至黄色
- 可表现为局限性（巨细胞性网状组织细胞瘤）或全身性疾病（多中心性网状组织细胞增多症）
  - 皮肤网状组织细胞瘤（局限型）
    - 可表现为单发或多发皮肤病变
    - 临床特征与黄色肉芽肿相似
  - 多中心性网状组织细胞增多症（全身型）
    - 病变少见
    - 除皮肤广泛受累外，还可累及淋巴结、心脏、骨和关节
  - 患者可出现进行性侵蚀性关节炎、发热和体重减轻
  - 与高脂血症、恶性肿瘤和自身免疫性疾病相关

组织病理学

- 局限型和全身型的特征表现基本相同
- 边界清楚的多核、形态一致的上皮样组织细胞浸润，胞质嗜酸性，呈"毛玻璃样"
- 核分裂象不多见
- 慢性炎细胞散在分布

特殊染色和免疫组织化学

- 没有帮助

其他诊断技术

- 没有帮助

鉴别诊断

▌ 恶性纤维组织细胞瘤
- 部位较深，肿瘤细胞丰富，由多形性肿瘤细胞呈席纹状排列构成
- 大量核分裂象和异型核分裂象
- 常见出血和坏死

▌ 恶性黑色素瘤
- 细胞较大，具多形性，细胞核大，核仁明显
- 常见大量核分裂象
- 可见黑色素
- S-100 蛋白和广谱黑色素细胞标记物呈阳性

提要

- 孤立型网状组织细胞瘤和黄色肉芽肿被认为是同种疾病的不同表现形式
- 弥漫性网状组织细胞增多症与多种恶性肿瘤（乳腺癌、结肠癌或肺癌）或系统性疾病（结核、糖尿病、甲状腺功能减退）相关
- 弥漫型患者发生多关节炎是由与关节周围皮肤中相似的组织细胞浸润所导致

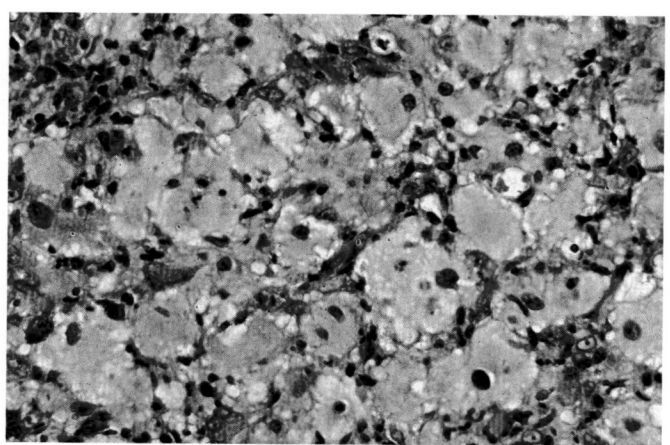

图 2-24　网状组织细胞肉芽肿。淋巴细胞和组织细胞真皮内密集浸润。组织细胞胞质可见特征性的毛玻璃样表现。

精选文献

Miettinen M, Fetsch JF: Reticulohistiocytoma (solitary epithelioid histiocytoma): A clinicopathologic and immunohistochemical study of 44 cases. Am J Surg Pathol 30:521, 2006.

Tajirian AL, Malik MK, Robinson-Bostom L, et al: Multicentric reticulohistiocytosis. Clin Dermatol 24:486, 2006.

Luz FB, Gaspar AP, Ramos-e-Silva M, et al: Immunohistochemical profile of multicentric reticulohistiocytosis. Skinmed 4:71, 2005.

Snow JL, Muller SA: Malignancy-associated multicentric reticulohistiocytosis: A clinical, histological, and immunophenotypic study. Br J Dermatol 133:71-76, 1995.

栅栏状和渐进性坏死性肉芽肿
Palisading and Necrobiotic Granulomas

环状肉芽肿　　Granuloma Annulare

临床特征

- 病因不明的良性肉芽肿性病变
- 通常发生于儿童和年轻人；女性较男性多见
- 好发于已受损或暴露部位，通常累及手足、踝部和肘部伸侧
- 单发或多发的环状皮肤斑块，伴中心消退和红色隆起边缘
- 病变可自发性消退，偶尔可复发

组织病理学

- 真皮中的组织细胞呈裂隙样或栅栏状围绕在含黏蛋白的变性胶原带周围；可见介于两种极端表现之间的类型出现
- 通常累及真皮上部和中部；偶尔仅见到上部或深部真皮受累
- 多核组织细胞，部分胞质中含有弹力纤维
- 淋巴细胞围绕血管浸润；可出现数量不等的嗜酸性粒细胞
- 黏液变性区偶尔可见中性粒细胞和核碎片

特殊染色和免疫组织化学

- 胶体铁染色可突出显示黏蛋白

其他诊断技术

- 没有帮助

鉴别诊断

▌ 类风湿结节
- 渐进性坏死区通常呈强嗜酸性，偶尔类似于纤维

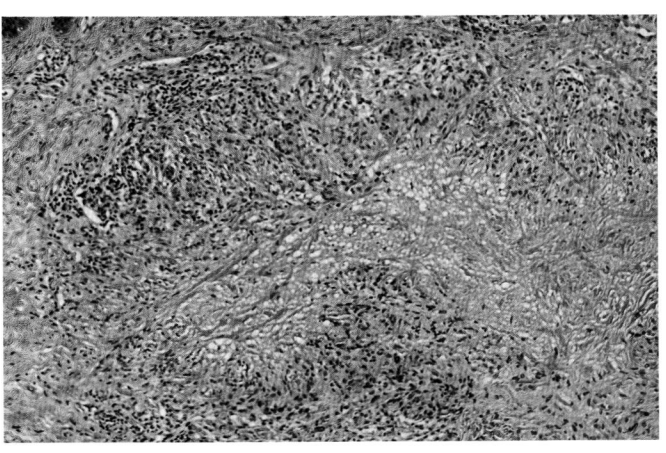

图 2-25　环状肉芽肿。 组织学切片显示栅栏状排列的组织细胞围绕胶原黏液样变区。肉芽肿通常位于真皮浅层。

　　素，没有黏蛋白
- 通常累及皮下组织

▌ 脂质渐进性坏死
- 活检标本通常为长方形
- 嗜碱性变的胶原层状分布于炎细胞浸润层之间
- 浸润的炎细胞中常可见浆细胞
- 通常累及深部真皮层

提要

- 环状肉芽肿的皮下亚型（假类风湿结节）通常出现于儿童，表现为真皮或皮下脂肪中深在性结节，组织学上与类风湿结节很难鉴别
- 将上皮样肉瘤误诊为环状肉芽肿是一个尽人皆知的诊断陷阱，反之亦然

精选文献

Ko C, Glusac E, Shapiro P: Noninfectious granulomas. In Elder DE, Elenitsas R, Johnson BL Jr, et al (eds): Lever's Histopathology of Skin, 10th ed. Philadelphia, Lippincott Williams & Wilkins, 2008, p 361.

Barren DF, Cootauco MH, Cohen BA: Granuloma annulare: A clinical review. Lippincott Prim Care Pract 1:33-39, 1997.

Magro CM, Crowson AN, Regauer S: Granuloma annulare and necrobiosis lipoidica tissue reactions as a manifestation of systemic disease. Hum Pathol 27:50-56, 1996.

Mullans E, Helm KF: Granuloma annulare: An immuno-histochemical study. J Cutan Pathol 21:135-139, 1994.

Umbert P, Winkelmann RK: Histologic, ultrastructural, and histochemical studies of granuloma annulare. Arch Dermatol 113:1681, 1977.

脂质渐进性坏死
Necrobiosis Lipoidica

临床特征

- 病因不明的皮肤变性疾病，通常与糖尿病相关
- 通常见于 41～60 岁的糖尿病患者以及 20～40 岁的非糖尿病患者
- 特征性累及胫骨前表面，但也好发于大腿、胭窝以及足背和手背
- 较硬的黄棕色卵圆形斑块，边缘呈青紫色
- 随后斑块中心萎缩，呈特征性的蜡黄色

组织病理学

- 活检标本呈长方形
- 表皮萎缩，真皮浅层毛细血管扩张

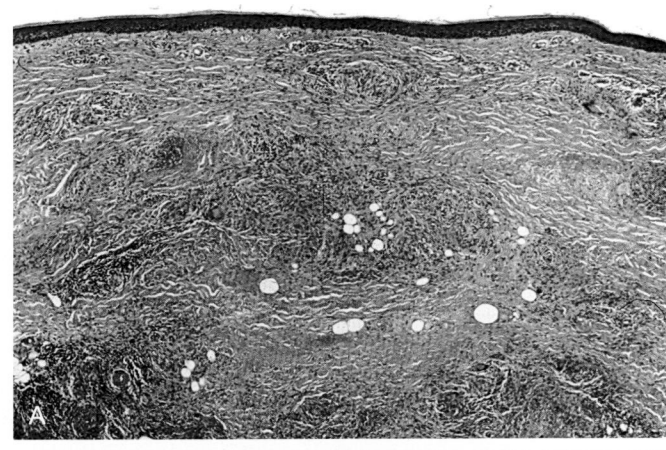
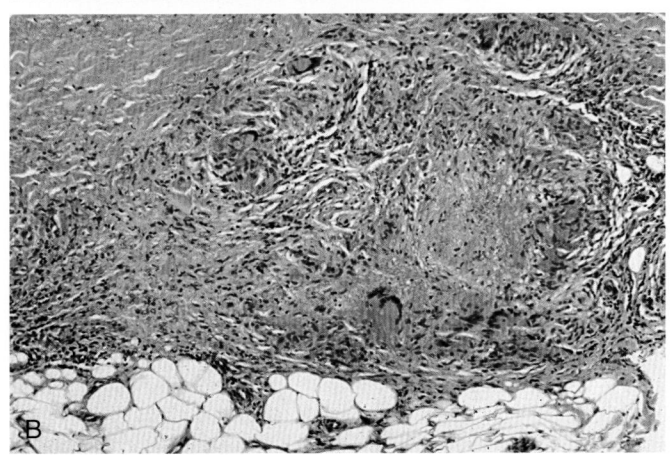

图 2-26　脂质渐进性坏死。A，低倍镜显示带状肉芽肿与纤维组织交织并延伸入真皮深层。B，高倍镜显示包括多核巨细胞在内的组织细胞，在深部真皮内围绕胶原变性区。

- 呈水平层状分布的嗜碱性变的胶原，与由组织细胞、淋巴细胞和浆细胞构成的栅栏状结构交替分布
- 真皮硬化带

特殊染色和免疫组织化学

- 没有帮助

其他诊断技术

- 没有帮助

鉴别诊断

- 类风湿结节
  - 纤维素样变性区域通常境界清楚，累及皮下组织
- 环状肉芽肿
  - 含黏蛋白的渐进性坏死区通常位于真皮上半部
- 晚期出现硬化性病变，可类似于硬斑病

提要

- 糖尿病患者中发生脂质渐进性坏死者不到 1%
- 有渐进性坏死病变中发生鳞状细胞癌的病例报道

精选文献

mtiaz KE, Khaleeli AA: Squamous cell carcinoma developing in necrobiosis lipoidica. Diabetic Med 18:325-328, 2001.

O'Toole EA, Kennedy U, Nolan JJ, et al: Necrobiosis lipoidica: Only a minority of patients have diabetes mellitus. Br J Dermatol 140:283-286, 1999.

Magro CM, Crowson AN, Regauer S: Granuloma annulare and necrobiosis lipoidica tissue reactions as a manifestation of systemic disease. Hum Pathol 27:50-56, 1996.

Lowitt MH, Dover JS: Necrobiosis lipoidica. J Am Acad Dermatol 25:735-748, 1991.

类风湿结节　Rheumatoid Nodule

临床特征

- 深在的慢性炎症结节，发生于类风湿性关节炎患者，有时见于系统性红斑狼疮患者
- 类风湿性关节炎患者中 20% 可出现类风湿结节
- 好发于机械性损伤部位，多见于关节旁，包括掌指关节和近端指（趾）间关节
- 单发或多发、质硬、无触痛、可活动、较大的皮下结节

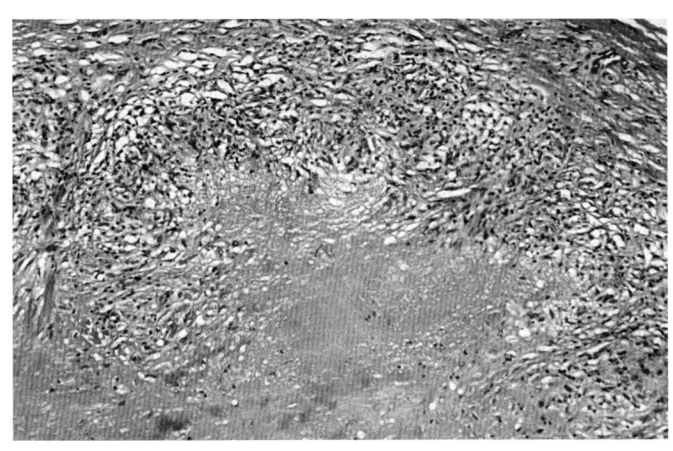

图 2-27 类风湿结节。 皮下组织中可见围绕胶原纤维素样变性区域的栅栏状肉芽肿。

组织病理学

- 中心区域为均质的嗜酸性变的胶原，外周围绕成栅栏状排列的组织细胞和淋巴细胞
- 位于皮下组织和真皮深层
- 周围间质偶尔可见与纤维化相关的血管增生

特殊染色和免疫组织化学

- 没有帮助

其他诊断技术

- 类风湿因子血清学检测

鉴别诊断

▌ 皮下环形肉芽肿
- 渐进性坏死区域常常含有淡蓝色的黏蛋白

▌ 脂质渐进性坏死
- 常见于胫骨前表面
- 渐进性坏死呈层状分布，伴炎细胞浸润

提要

- 类风湿结节几乎总是与高滴度的类风湿因子相关

精选文献

Edwards JC, Wilkinson LS, Pitsillides AA: Palisading cells of rheumatoid nodules: Comparison with synovial intimal cells. Ann Rheum Dis 52:801, 1993.
Veys EM, De Keyser F: Rheumatoid nodules: Differential diagnosis and immunohistological findings. Ann Rheum Dis 52:625, 1993.
Dubois EL, Friou GJ, Chandor S: Rheumatoid nodules and rheumatoid granulomas in systemic lupus erythematosus. JAMA 220:515, 1972.

渐进性坏死性黄色肉芽肿
Necrobiotic Xanthogranuloma

临床特征

- 少见疾病，通常伴有异型蛋白血症
- 表现为较大的、黄色凹陷性斑块，伴有萎缩
- 最常累及眶周区

组织病理学

- 真皮深层和皮下组织中可见由组织细胞构成的肉芽肿性炎，包括大量泡沫细胞、Touton 巨细胞和淋巴细胞浸润
- 宽带状的渐进性坏死穿插其间
- 胆固醇裂隙
- 有时可见淋巴滤泡

特殊染色和免疫组织化学

- 没有帮助

其他诊断技术

- 大多数患者血清蛋白电泳显示 IgG 单克隆免疫球蛋白病

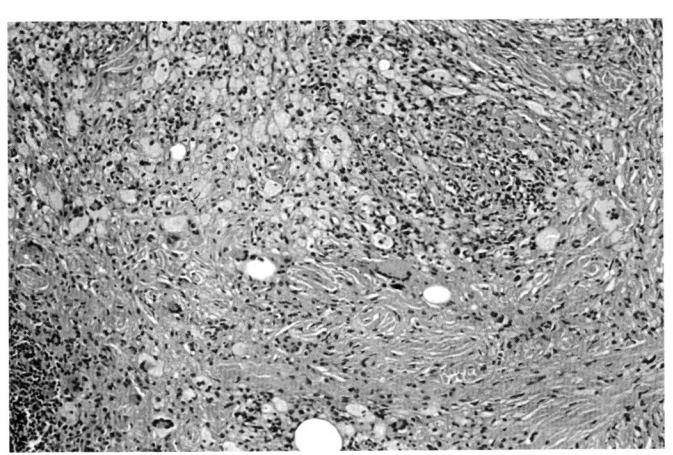

图 2-28 渐进性坏死性黄色肉芽肿。 组织学切片显示大量组织细胞和淋巴细胞真皮浸润。多数组织细胞可见泡沫状胞质，部分为多核。

鉴别诊断

■ 脂质渐进性坏死
- 特征性累及胫骨前表面，但也好发于大腿、腘窝区以及足背和上肢背侧
- 呈水平层状分布的嗜碱性变的胶原，与由组织细胞、淋巴细胞和浆细胞构成的栅栏状结构交替分布
- 泡沫细胞较少

■ 皮下环状肉芽肿
- 可通过出现黏液变性和缺乏泡沫细胞来鉴别

■ 黄色瘤和黄色肉芽肿
- 无渐进性坏死区域

提要

- 部分渐进性坏死性黄色肉芽肿患者可出现多发性骨髓瘤

精选文献

Fernández-Herrera J, Pedraz J: Necrobiotic xanthogranuloma. Semin Cutan Med Surg 26:108-113, 2007.

Cornblath WT, Dotan SA, Trobe JD, Headington JT: Varied clinical spectrum of necrobiotic xanthogranuloma. Ophthalmology 99:103-107, 1992.

Mehregan DA, Winkelmann RK: Necrobiotic xanthogranuloma. Arch Dermatol 128:94-100, 1992.

Finan MC, Winkelmann RK: Histopathology of necrobiotic xanthogranuloma with paraproteinemia. J Cutan Pathol 14:92-99, 1987.

结节病样肉芽肿
Sarcoidal Granulomas

结节病　Sarcoidosis

临床特征

- 病因不明的全身性肉芽肿性疾病，可能继发于未知抗原的活化
- 总体来讲为一种少见疾病；通常见于生活于北温带的女性（如斯堪的那维亚人）；在美国则黑人多见
- 全身性结节病患者中 1/4 可见皮肤受累，在 1/4 的结节病患者中，皮肤病变为唯一表现
- 斑丘疹好发于面部、颈后和肩部以及四肢伸侧
- 病变通常较小（ < 1cm ），为红色至青紫色丘疹；

偶尔可见皮肤和皮下结节
- 病变倾向于融合成黄色至棕色斑块，有时发生中央消退，形成环状病变

组织病理学

- 真皮浅层和深部的融合性非干酪性肉芽肿
- 肉芽肿含有多核的嗜酸性上皮样组织细胞，周围只有少量淋巴细胞浸润（"裸"结节）
- 多核的上皮样组织细胞可含有星状小体（嗜酸性星状包涵体）
- 非干酪样肉芽肿累及皮下脂肪，可能导致小叶型脂膜炎

特殊染色和免疫组织化学

- 病原体特异性染色（GMS、PAS 和抗酸染色）：用以除外感染性病因

其他诊断技术

- Kveim 检测的敏感性为 80%
- 胸片：双侧不同程度受累，有肺门淋巴结肿大和肺间质浸润性改变

鉴别诊断

■ 结核样麻风
- 抗酸染色可显示肉芽肿组织细胞中的杆菌
- 沿神经分布的肉芽肿

■ 真菌感染
- 炎症中可有中性粒细胞成分

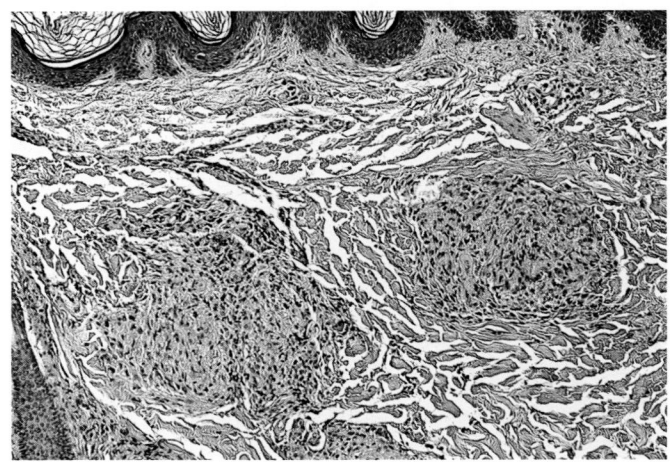

图 2-29　结节病。组织切片显示真皮内非干酪样肉芽肿。肉芽肿由组织细胞和少量淋巴细胞构成（裸结节）。

- PAS 和 GMS 染色显示真菌病原体
▌ 异物肉芽肿
  - 偏光镜显示巨细胞内有双折光的异物存在

提要

- 结节病的皮肤病变可位于先前已有的瘢痕部位，如由带状疱疹和文身所致的瘢痕部位
- 系统性结节病的确诊最好依靠活检

精选文献

Ball NJ, Kho GT, Martinka M: The histologic spectrum of cutaneous sarcoidosis: A study of twenty-eight cases. J Cutan Pathol 31:160-168, 2004.

Newman LS, Rose CS, Maier LA: Sarcoidosis. N Engl J Med 336:1224-1234, 1997.

Sheffield EA: Pathology of sarcoidosis. Clin Chest Med 18:741-754, 1997.

Walsh NM, Hanly JG, Tremaine R, Murray S: Cutaneous sarcoidosis and foreign bodies. Am J Dermatopathol 15:203-207, 1993.

Olive KE, Kataria YP: Cutaneous manifestations of sarcoidosis. Arch Intern Med 145:1811, 1985.

Hanno R, Needelman A, Eiferman RA, et al: Cutaneous sarcoidal granulomas and the development of systemic sarcoidosis. Arch Dermatol 117:203, 1981.

异物肉芽肿
Foreign-Body Granulomas

临床特征

- 对植入皮肤各层内的异物所产生的免疫反应
- 常见病变，无年龄或性别差异

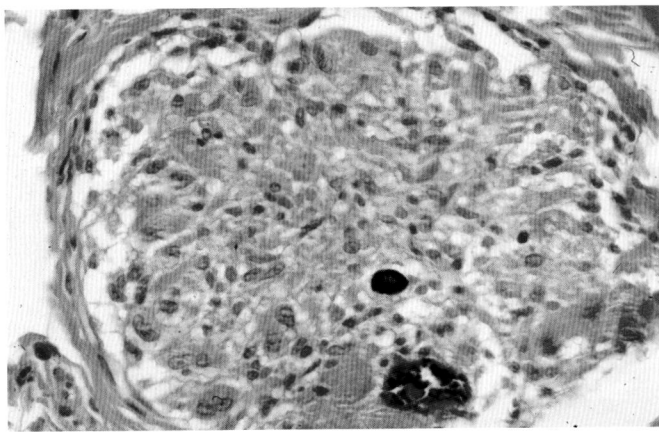

图 2-30　异物肉芽肿。 与结节病的肉芽肿类似，但部分组织细胞中含有异物。

- 好发于手、脚和其他受损部位
- 红斑性皮下结节，通常 < 1cm

组织病理学

- 早期病变表现为中性粒细胞性脓肿
- 局限性肉芽肿通常包绕有双折光的外源性异物或角蛋白
- 多核组织细胞的核位于中央（异物巨细胞）
- 偶尔可见组织细胞内大小不一的胞质空泡（瑞士干酪征）

特殊染色和免疫组织化学

- 没有帮助

其他诊断技术

- 没有帮助

鉴别诊断

▌ 感染性肉芽肿
  - 通常缺乏异物巨细胞
  - 抗酸、革兰、PAS 和 GMS 染色可突出显示病原微生物

提要

- 可引起异物肉芽肿的物质包括：植物的刺、金属、木屑、丝线或尼龙线、石蜡、硅树脂、二氧化硅、尿酸盐、油脂、角质物和肿瘤

精选文献

Walsh NM, Hanly JG, Tremaine R, Murray S: Cutaneous sarcoidosis and foreign bodies. Am J Dermatopathol 15:203-207, 1993.

感染性肉芽肿
Infectious Granulomas

麻风病　Leprosy

临床特征

- 包括印度半岛和东南亚在内的热带和亚热带国家发生的地方性疾病
- 由麻风分枝杆菌引起，主要累及皮肤和外周神经

- 出现一系列免疫病理学改变，伴轻微至显著的宿主反应，可引起一系列临床病理学改变，包括宿主反应最显著的结核样型麻风，以及宿主反应最轻微的瘤型麻风；交界型麻风的表现介于以上二者之间
- ▌ 结核样型麻风
  - 病变散在分布，由色素减退性丘疹和斑疹组成，伴有感觉缺失
- ▌ 瘤型麻风
  - 可见多发的对称性斑点、丘疹或结节
  - 累及面部（狮面）、尺骨、桡骨和腓总神经
- ▌ 交界型麻风
  - 与瘤型麻风相比，其病变数量较少且不太对称

组织病理学

- ▌ 结核样型麻风
  - 大且细长的上皮样肉芽肿沿神经血管束分布，淋

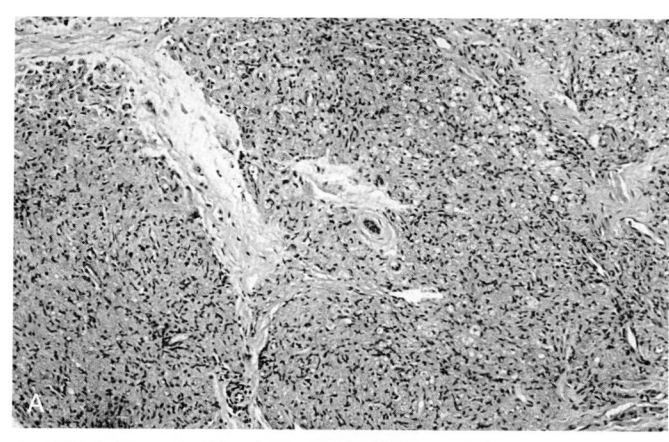

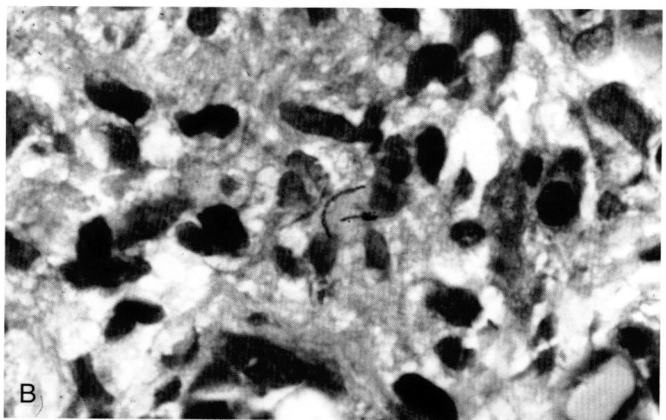

图 2-31 麻风。 A，HE 染色切片显示真皮内界限不清的肉芽肿。部分组织细胞胞质呈泡沫状。B，抗酸杆菌染色显示部分组织细胞胞质中有抗酸杆菌。

巴细胞包绕在外周
- ▌ 瘤型麻风
  - 真皮内大量细胞浸润，主要为泡沫细胞，伴少量淋巴细胞和浆细胞
- ▌ 交界型麻风
  - 泡沫样巨噬细胞和上皮样组织细胞混合浸润，但不形成明显的肉芽肿结构；淋巴细胞数量众多

特殊染色和免疫组织化学

- 组织细胞胞质中可见抗酸杆菌；抗酸杆菌数量在瘤型麻风中最多，在结核样型麻风中最少

其他诊断技术

- PCR 技术检测病原体

鉴别诊断

- 瘤型麻风中可见大量泡沫细胞，类似于黄色瘤，确诊需明确抗酸杆菌存在
- 结核样型麻风中的结核样肉芽肿可类似于结节病，个别类似于异物肉芽肿

提要

- 组织细胞样麻风病是瘤型麻风的一个亚型，组织学上类似于组织细胞瘤，但可出现大量杆菌

精选文献

Britton WJ, Lockwood DNJ: Leprosy. Lancet 363:1209-1219, 2004.

Abulafia J, Vignale RA: Leprosy: Pathogenesis updated. Int J Dermatol 38:321-334, 1999.

Jacobson RR, Krahenbuhl JL: Leprosy. Lancet 353:655-660, 1999.

Whitty CJ, Lockwood DN: Leprosy-new perspectives on an old disease. J Infect 38:2-5, 1999.

Choudhuri K: The immunology of leprosy: Unravelling an enigma. Int J Lepr 63:430, 1995.

De Wit MYL, Faber WR, Krieg SR, et al: Application of a polymerase chain reaction for the detection of *Mycobacterium leprae* in skin tissues. J Clin Microbiol 29:906, 1991.

原发性皮肤结核：寻常狼疮
Primary Cutaneous Tuberculosis: Lupus Vulgaris

临床特征

- 寻常狼疮是一种继发性或反应性结核病，发生于

已感染且致敏的患者

- 通常由肺部陈旧性病变的再燃病灶经血行播散所致，或由颈部淋巴结结核的淋巴结播散所致
- 为单发或多个界限清楚的红棕色斑片，通常累及鼻部皮肤和周围面部皮肤
- 呈慢性病程，病变向周围播散
- 随着时间推移，感染区域萎缩，偶尔形成溃疡

组织病理学

- 大多累及真皮上半部分
- 结核样肉芽肿以上皮样组织细胞和多核巨细胞为特征；背景可见散在的淋巴细胞
- 同时可见 Langerhans 和异物型巨细胞；中心干酪样坏死轻微或缺失
- 在陈旧性病变中，肉芽肿结构可被广泛纤维化替代
- 根据阶段不同，被覆表皮可见萎缩、溃疡或增生；溃疡边缘可见假上皮瘤样表皮增生

特殊染色和免疫组织化学

- 由于结核杆菌数量通常较少，特殊染色很少能显示出结核杆菌

其他诊断技术

- PCR 检测分枝杆菌 DNA 有助于明确诊断

鉴别诊断

- 应考虑到其他感染性和非感染性因素所致的肉芽肿性炎

提要

- 寻常狼疮溃疡病变边缘可发生鳞状细胞癌

精选文献

Negi SS, Basir SF, Gupta S, et al: Comparative study of PCR, smear examination and culture for diagnosis of cutaneous tuberculosis. J Commun Dis 37:83-92, 2005.

Marcoval J, Servitje O, Moreno A, et al: Lupus vulgaris: Clinical, histopathologic, and bacteriologic study of 10 cases. J Am Acad Dermatol 26:404-407, 1992.

Lao IO, Bronson D, Barsky S: Lupus vulgaris. Cutis 31:177-179, 1993.

Haim S, Friedman-Birnbaum R: Cutaneous tuberculosis and malignancy. Cutis 21:643, 1978.

深部真菌感染　Deep Fungal Infections

临床特征

- 深部真菌病可为原发性皮肤真菌感染，也可为系统性感染，如累及呼吸系统或网状内皮系统的系统性感染的一部分，尤其多见于免疫功能受损的患者
- 原发性皮肤和皮下真菌病通常由腐生性病原体导致，包括孢子丝菌病、着色芽生菌病、组织胞浆菌病、球孢子菌病、芽生菌病和隐球菌病

组织病理学

- 特征性组织结构为假上皮瘤样增生伴真皮内广泛化脓性和肉芽肿性炎
- 嗜神经性小脓肿，围绕数量不等的淋巴细胞、浆

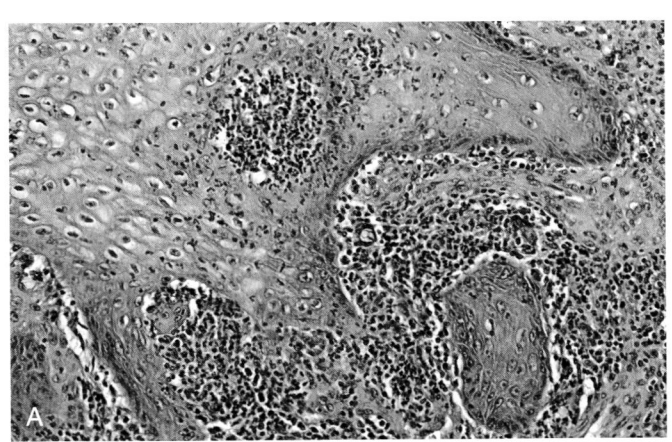

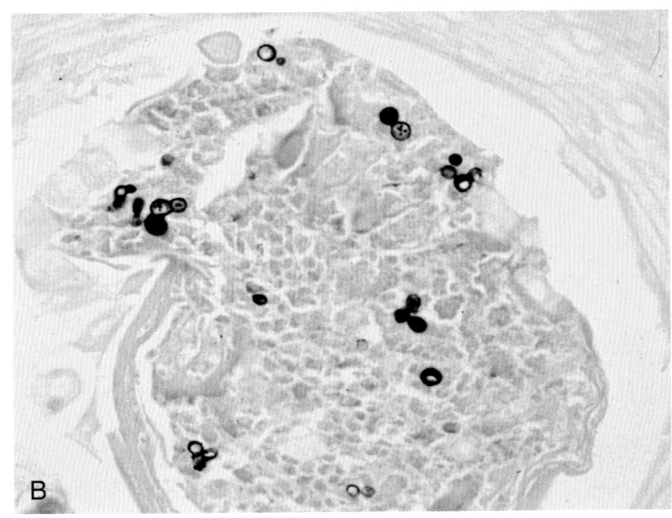

图 2-32　芽生菌病。 A，HE 染色切片显示表皮增生，伴化脓性和肉芽肿性炎。B，GMS 染色显示酵母型芽生菌，部分显示特征性的宽基出芽。

细胞、上皮样组织细胞和多核巨细胞

- 累及皮下脂肪，通常可导致化脓性和肉芽肿性小叶型脂膜炎
- 组织细胞胞质内或脓肿内可见致病真菌病原体
- 真菌病原体的大小和形态可进一步帮助确认这些特殊病原体
  - 芽生菌病：8～15μm 的厚壁孢子，带有单个广基芽体
  - 副球孢子菌病：6～20μm 的孢子，带有细颈的芽体（"Mariner 轮"）
  - 着色芽生菌病：6～12μm 的厚壁棕黑色孢子，呈束状排列（"铜便士"）
  - 隐球菌病：4～12μm 的孢子，带宽荚膜，位于胶原样背景中，或为肉芽肿样区域内的 2～4μm 大小的孢子；窄基底芽体
  - 组织胞浆菌病：2～4μm 的圆形或卵圆形芽孢，带有空晕，位于组织细胞胞质内
  - 孢子丝菌病：4～6μm 的圆形至卵圆形孢子，可见表皮内脓肿

特殊染色和免疫组织化学

- 特殊染色、PAS 和 GMS 有助于病原体定位和明确致病真菌病原体
- 黏蛋白卡红可用于区分隐球菌属与其他真菌，如芽生菌属

其他诊断技术

- 微生物培养可用于分离病原体
- PCR 技术可用于鉴别不同真菌

鉴别诊断

▌除深部真菌感染外，在伴假上皮瘤样增生的化脓性和肉芽肿性炎的鉴别诊断中，还应考虑不典型分枝杆菌感染和卤素性皮病
▌皮下暗色丝状菌病（暗色丝状菌孢子囊）
- 表现为深部融合性化脓性肉芽肿，围绕纤维性包膜
▌细菌和分枝杆菌病原体也可引起化脓性炎

提要

- 坏死性皮肤病变伴血管炎和肉芽肿可见于播散性曲霉菌病、毛霉菌病和镰刀菌属感染

- 隐球菌病可表现为黄瘤型结构，尤其是在免疫功能受损的宿主
- 免疫功能受损宿主的免疫应答可能很轻微，在评估感染因素时需要提高警惕

精选文献

Rivitti EA, Aoki V: Deep fungal infections in tropical countries. Clin Dermatol 17:171-190, 1999.
Ogawa H, Summerbell RC, Clemons KV, et al: Dermatophytes and host defence in cutaneous mycoses. Med Mycol 36(Suppl 1):166-173, 1998.
Body BA: Cutaneous manifestations of systemic mycoses. Dermatol Clin 14:125-135, 1996.
Chapman SW, Daniel CR 3rd: Cutaneous manifestations of fungal infection. Infect Dis Clin N Am 8:879-910, 1994.
Foil CS: Fungal diseases. Clin Dermatol 12:529-542, 1994.

利什曼病　Leishmaniasis

临床特征

- 利什曼病为原生动物疾病，经白蛉传播
- 表现为局部的或弥漫性的皮肤、黏膜和内脏疾病
- 皮肤利什曼病有两种类型
  - 美洲皮肤利什曼病
    - 由巴西利什曼原虫或墨西哥利什曼原虫引起
    - 发生于美洲大陆
  - 东方皮肤利什曼病
    - 由热带利什曼原虫引起
    - 发生于欧洲、中东、亚洲和非洲部分地区
- 被感染的白蛉叮咬后，两种类型的皮肤病变均表现为外露皮肤上的单发或多发红斑性丘疹
- 丘疹可扩大形成结节，可出现溃疡

组织病理学

- 真皮内大量弥漫浸润的组织细胞，伴有少量淋巴细胞和浆细胞
- 在早期病变中，组织细胞胞质中可见多量寄生虫
- 早期病变涂片寄生虫呈阳性
- 晚期病变特征性地表现为结核样型肉芽肿伴淋巴细胞

特殊染色和免疫组织化学

- Giemsa 染色有助于明确寄生虫，虫体大小为

2 ~ 4μm

其他诊断技术

- 没有帮助

鉴别诊断

▌ 鼻硬结病
- 组织细胞（Mikulicz 细胞）比利什曼病中的组织细胞大
- 由鼻硬结肺炎杆菌引起，大小为 2 ~ 3μm
- 浆细胞和 Russell 小体较明显

▌ 组织胞浆菌病
- 常伴有坏死
- 病原体大小为 2 ~ 4μm，圆形至卵圆形，周围有空晕
- GMS 和 PAS 染色效果最佳

▌ 性病肉芽肿
- 组织细胞浸润伴中性粒细胞性脓肿
- 致病病原体为肉芽肿荚膜杆菌属
- 组织细胞内含有 Donovan 小体，有荚膜，呈圆形至卵圆形，大小为 1 ~ 2μm

提要

- 黏膜皮肤利什曼病可累及上呼吸道和鼻咽部，也可见于美洲型
- 内脏利什曼病包括由杜氏利什曼原虫（Leishmania donovani）引起的黑热病，发生于非洲、亚洲和巴西部分地区；地中海黑热病见于欧洲部分地区和拉丁美洲国家
- 皮肤利什曼病可表现为局限型、黏膜皮肤型、慢性或疣状型、复发型以及弥漫型
- 局限型和弥漫型处于一系列病变的两个极端，可反映宿主对寄生虫免疫应答的强度

精选文献

Choi CM, Lerner EA: Leishmaniasis as an emerging infection. J Invest Dermatol Symp Proc 6:175, 2001.
Dedet JP, Pratlong F, Lanotte G, Ravel C: Cutaneous leishmaniasis: The parasite. Clin Dermatol 17:261-268, 1999.
Herwaldt BL: Leishmaniasis. Lancet 354:1191-1199, 1999.
Mehregan DR, Mehregan AH, Mehregan DA: Histologic diagnosis of cutaneous leishmaniasis. Clin Dermatol 17:297-304, 1999.
Salman SM, Rubeiz NG, Kibbi AG: Cutaneous leishmaniasis: Clinical features and diagnosis. Clin Dermatol 17:291-296, 1999.
Samady JA, Schwartz RA: Old World cutaneous leishmaniasis. Int J Dermatol 36:161-166, 1997.

血管炎 Vasculitis

白细胞碎裂性血管炎 Leukocytoclastic Vasculitis

临床特征

- 许多隐匿性疾病临床上表现为可触及的紫癜性病变，组织学上表现为白细胞碎裂性血管炎

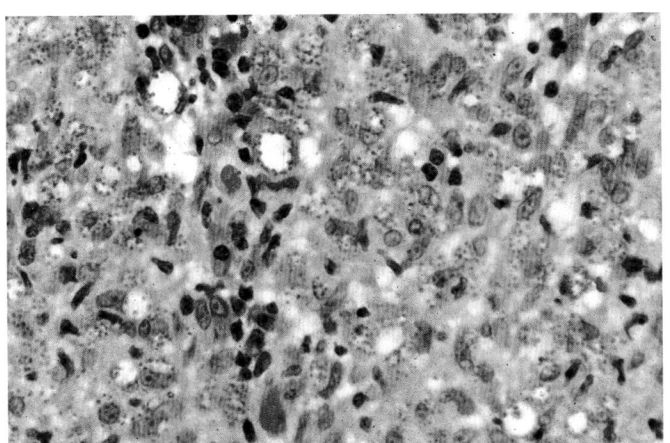

图 2-33　利什曼病。高倍镜显示浆细胞和组织细胞浸润。组织细胞胞质内可见 2 ~ 4μm 大小的病原体。也可用 Giemsa 染色来显示病原体。

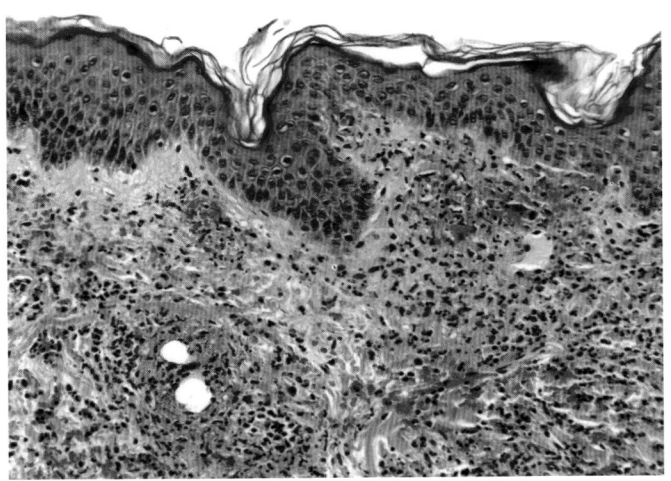

图 2-34　白细胞碎裂性血管炎。组织切片显示中性粒细胞和中性粒细胞核尘血管周浸润，以及红细胞外渗。受损血管内和血管周围可见纤维素沉积。

- 免疫复合物介导性疾病，如过敏性紫癜、结缔组织病、自身免疫性疾病和药物诱发性和感染性病因，均为白细胞碎裂性血管炎的常见病因
- 累及皮肤的镜下小血管炎可呈白细胞碎裂性血管炎改变

组织病理学

- 特征性结构为累及真皮血管的中性粒细胞性小血管炎
- 白细胞碎裂或中性粒细胞胞核碎片形成核尘；浸润的炎细胞中可含有嗜酸性粒细胞和淋巴细胞
- 血管壁损伤（通常为毛细血管后微静脉）导致红细胞外渗
- 受累血管周围可见纤维素沉积
- 重症病例出现管腔阻塞，导致表皮缺血性坏死

特殊染色和免疫组织化学

- 革兰、PAS 和 GMS 染色有助于确诊感染性病因
- 在脑膜炎奈瑟菌引起的白细胞碎裂性血管炎病例，内皮细胞和中性粒细胞中可找到病原体

其他诊断技术

- 免疫荧光检测可显示真皮血管内 IgM、C3 和纤维蛋白原；过敏性紫癜中可见 IgA
- 血清学研究对于除外自身免疫介导的白细胞碎裂性血管炎是必不可少的

鉴别诊断

▌ 其他原因的中性粒细胞性皮肤病，如 Sweet 综合征
- 应予考虑，尤其是早期病变，其血管损伤不易见到
▌ 持久隆起性红斑
- 表现为慢性白细胞碎裂性血管炎
- 特征表现为红色至青紫色丘疹，通常累及四肢伸侧
▌ 面部肉芽肿
- 另一种慢性型的白细胞碎裂性血管炎，通常表现为棕红色丘疹或斑片，几乎均累及面部
▌ 青斑血管炎
- 通常累及小腿
- 组织学改变包括血管壁内纤维素样物沉积，导致管腔堵塞和表皮溃疡
- 通常可见散在炎细胞浸润
▌ 败血症性血管炎

- 除急性白细胞碎裂性血管炎外，通常伴有管腔内血栓

提要

- 小血管的真性淋巴细胞性血管炎极少有报道，见于胶原血管病、苔藓样糠疹和淋巴瘤样丘疹病
- 非炎症性小血管炎的组织学特征为血管腔内和血管周均质粉染物质沉积，见于单克隆冷球蛋白血症、血栓性血小板减少性紫癜和华法林（香豆素）或肝素诱导的血管炎

精选文献

Niiyama S, Amoh Y, Tomita M, et al: Dermatological manifestations associated with microscopic polyangiitis. Rheumatol Int 28:593-595, 2008.

Kawakami T, Kawanabe T, Saito C, et al: Clinical and histopathologic features of 8 patients with microscopic polyangiitis including two with a slowly progressive clinical course. J Am Acad Dermatol 57:840-848, 2007.

Claudy A: Pathogenesis of leukocytoclastic vasculitis. Eur J Dermatol 8:75-79, 1998.

Gibson LE, Su WP: Cutaneous vasculitis. Rheum Dis Clin N Am 21:1097-1113, 1995.

Smith JG Jr: Vasculitis. J Dermatol 22:812-822, 1995.

Szer IS: Henoch-Schönlein purpura. Curr Opin Rheumatol 6:25-31, 1994.

浅表游走性血栓性静脉炎　Superficial Migratory Thrombophlebitis

临床特征

- 通常表现为小腿的多发性、有触痛的红斑性结节
- 陈旧病变消退，同时新发病变出现
- 可为 Behçet 病表现之一，或为伴发内脏癌的 Trousseau 综合征的一部分

组织病理学

- 累及下肢真皮深层或皮下组织的中、小静脉
- 血管腔被血栓完全阻塞
- 炎细胞浸润包括中性粒细胞、淋巴细胞和组织细胞，可扩展至静脉肌束间
- 可见血栓再通和吸收，伴肉芽肿反应

特殊染色和免疫组织化学

- 弹力组织染色有助于突出显示血管壁的弹力层

其他诊断技术

- 没有帮助

鉴别诊断

- ❚ 皮下结节性多动脉炎
  - 可表现为腿部结节
  - 组织学表现为中等动脉的中性粒细胞性血管炎伴纤维素样坏死
  - 弹性组织染色有助于区分结节性多动脉炎的动脉与血栓性静脉炎的静脉
- ❚ 结节性血管炎
  - 临床上可类似于血栓性静脉炎
  - 组织学改变包括血管壁淋巴细胞、组织细胞浸润伴内膜增厚和血栓形成
  - 通常累及皮下组织的中、小动脉和静脉
  - 常伴发小叶型脂膜炎（硬红斑），脂肪坏死区周围可见肉芽肿性炎
- ❚ Wegener 肉芽肿
  - 尽管多数 Wegener 肉芽肿患者通常表现为白细胞碎裂性血管炎，但也可见发生于皮下组织内的真性肉芽肿性炎和坏死性血管炎
  - 抗中性粒细胞胞质抗体（ANCA）检测有助于 Wegener 肉芽肿的确诊

提要

- 由于血流淤滞和静脉高压，腿部静脉管壁可出现弹性组织和平滑肌成分增加，由此可使动脉、静

脉之间的鉴别困难

精选文献

Luis Rodríguez-Peralto J, Carrillo R, Rosales B, et al: Superficial thrombophlebitis. Semin Cutan Med Surg 26:71-76, 2007.

Pickering MC, Haskard DO: Behçet's syndrome. J R Coll Physicians Lond 34:169-177, 2000.

Sakane T, Takeno M, Suzuki N, Inaba G: Behçet's disease. N Engl J Med 341:1284-1291, 1999.

Samlaska CP, James WD, Simel D: Superficial migratory thrombophlebitis and factor XII deficiency. J Am Acad Dermatol 22:939-943, 1990.

大疱性皮肤病
Vesiculobullous Dermatoses

角质层下脓疱性皮病（Sneddon-Wilkinson 病）
Subcorneal Pustular Dermatosis (Sneddon-Wilkinson Disease)

临床特征

- 慢性皮肤病，以无菌性脓疱为特征，通常累及屈侧、腋窝和腹股沟
- 脓疱可排列成环状或匐行结构

组织病理学

- 角质层下中性粒细胞聚集，嗜酸性粒细胞罕见
- 轻度表皮海绵水肿，伴中性粒细胞浸润
- 浅层血管周围中性粒细胞浸润，嗜酸性粒细胞和淋巴细胞罕见
- 偶尔可见皮肤棘层松解性角化细胞

特殊染色和免疫组织化学

- 没有帮助

其他诊断技术

- 免疫荧光检测可除外自身免疫性大疱性疾病

鉴别诊断

- ❚ 大疱性脓疱病
  - 大疱性脓疱病的组织学改变与角质层下脓疱性皮病相同
  - 大多数大疱性脓疱病病例由 A 组链球菌感染导致

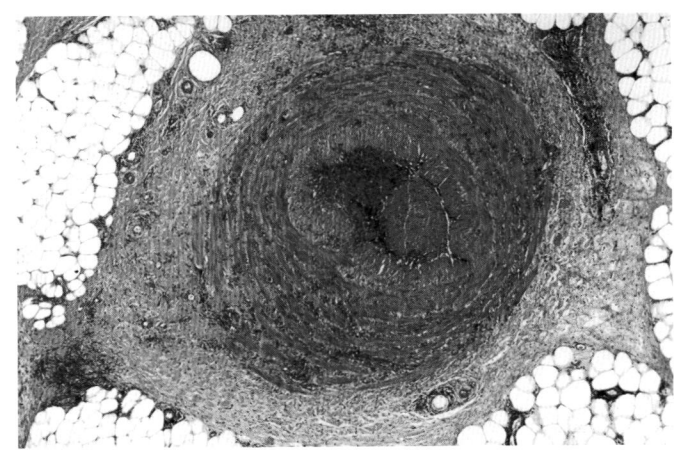

图 2-35　血栓性静脉炎。 位于皮下组织内的大血管可见管壁炎细胞浸润和腔内血栓形成。

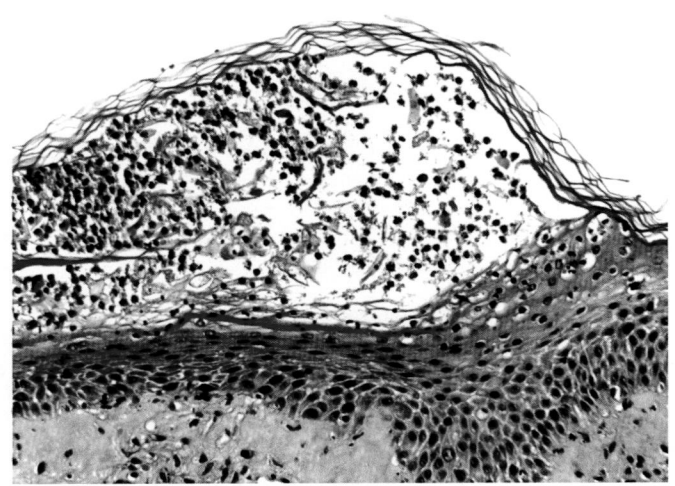

图 2-36　角质层下脓疱性皮病。 角质层下可见中性粒细胞聚集。除中性粒细胞外，还可见到棘层松解性角化细胞。

- 革兰染色或培养证实细菌存在具有诊断意义

▌皮肤真菌病
- 有时表现为角质层下脓疱
- PAS 和 GMS 染色有助于显示真菌

▌叶状 / 红斑天疱疮
- 可见角质层下脓疱伴棘层松解
- 一般而言，与角质层下脓疱性皮病相比，棘层松解细胞更多见于天疱疮
- 免疫荧光检测为确诊所必需

▌银屑病
- 可出现角质层下脓疱
- 脓疱性银屑病出现海绵状脓疱有助于鉴别诊断

提要

- 角质层下脓疱性皮病与单克隆 γ 球蛋白病相关，以 IgA 异常蛋白血症为最常见
- 角质层下脓疱性皮病的表皮棘层松解很可能是由脓疱中的蛋白水解酶作用所致

精选文献

Cheng S, Edmonds E, Ben-Gashir M, Yu RC: Subcorneal pustular dermatosis: 50 Years on. Clin Exp Dermatol 33:229-233, 2008.
Reed J, Wilkinson J: Subcorneal pustular dermatosis. Clin Dermatol 8:301-313, 2000.
Yasuda H, Kobayashi H, Hashimoto T, et al: Subcorneal pustular dermatosis type of IgA pemphigus: Demonstration of autoantibodies to desmocollin-1 and clinical review. Br J Dermatol 143:144-148, 2000.

天疱疮　Pemphigus

临床特征

- 天疱疮为一组水疱性皮肤病，包括寻常型天疱疮和增殖型天疱疮、落叶型天疱疮和红斑性天疱疮（表浅型）以及 IgA 天疱疮和副肿瘤性天疱疮
- 通常累及中、老年患者，表现为松弛易破的大水疱
- Nikolsky 征呈阳性，表现为侧压水疱可致表皮"滑落"
- 好发部位包括头皮、眼周、胸骨、中背部、脐部和腹股沟
- 多数病例出现口腔病变，为有些病例的就诊症状

组织病理学

- 特征性的组织学表现为表皮内棘层松解性水疱性皮病
- 皮肤棘层松解导致裂隙和大水疱形成，通常位于基底层上部
- 基底部角化细胞贴附于真皮层（墓碑样）
- 水疱腔内含有棘层松解性角化细胞，呈圆形，胞质浓缩，细胞核增大，核仁明显
- 棘层松解可扩展至毛囊上皮
- 真皮浅层有数量不等的炎细胞浸润
- 早期病变特征仅为表皮海绵水肿伴嗜酸性粒细胞浸润
- 表浅型天疱疮的表皮上部紧邻颗粒层可见棘层松解
- 副肿瘤性天疱疮伴有表皮真皮交界处皮炎

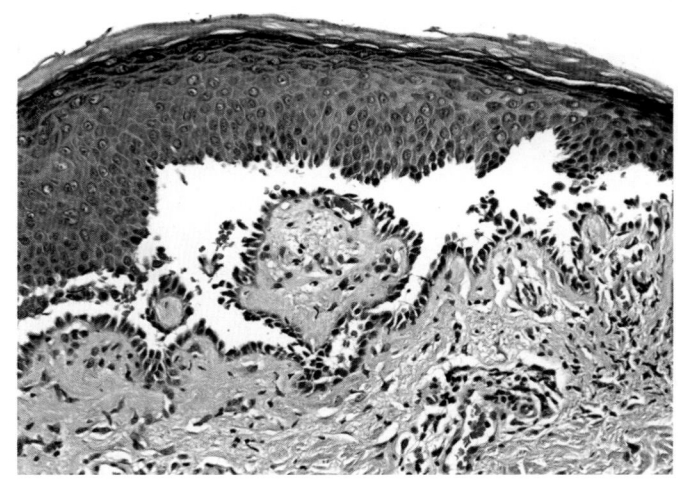

图 2-37　天疱疮。 组织学切片显示表皮内水疱，伴显著的基底层上方棘层松解。

- IgA 天疱疮组织学结构与角质层下脓疱性皮病类似

特殊染色和免疫组织化学

- 没有帮助

其他诊断技术

- 直接免疫荧光检测显示，在寻常天疱疮中可见到 IgG 的细胞间分布，在 IgA 天疱疮中可见到 IgA 的细胞间分布；副肿瘤性天疱疮除出现特征性的细胞间分布外，真皮表皮交界处还可见到 IgG 或 IgM 的颗粒状分布
- Tzanck 涂片有助于显示天疱疮大水疱中的棘层松解性角化细胞

鉴别诊断

▌ Hailey-Hailey 病（良性家族性天疱疮）
- 常染色体显性遗传
- 组织学特征表现为棘层松解和表皮增生
- 与天疱疮相比，Hailey-Hailey 病可见全层性棘层松解（坍塌砖壁型）
- 不累及毛囊

▌ Grover 病（一过性棘层松解性皮病）
- 临床上表现为瘙痒性丘疹和丘疹水疱样皮疹，累及中、老年患者的胸部、背部和大腿
- 呈局限性皮肤棘层松解，而天疱疮中的皮肤棘层松解分布广泛
- 皮肤棘层松解可出现类似于 Darier 病和 Hailey-Hailey 病的组织学结构；可见灶状海绵水肿
- 同一样本中出现一种以上特征结构时有助于诊断

▌ Darier 病（毛囊角化病）
- 常染色体显性遗传
- 出现分布于毛囊的持续性、进展缓慢的角化过度性丘疹
- 组织学特征包括基底层上部棘层松解伴裂隙或空腔形成以及角化不良，导致圆形小体和谷粒细胞形成
- 圆形小体和谷粒细胞有助于区分 Darier 病与天疱疮

▌ 疱疹病毒感染
- 棘层松解伴坏死性角化细胞
- 出现多核细胞伴特征性病毒改变有助于鉴别诊断

▌ 葡萄球菌性烫伤样皮肤综合征

- 葡萄球菌性烫伤样皮肤综合征可见少量棘层松解细胞
- 颗粒层断裂面有助于诊断

提要

- 增殖型天疱疮为寻常型天疱疮的一种亚型，病变愈合呈疣状赘生物
- 免疫荧光检测是确诊天疱疮的关键
- 为了确诊，应进行病灶周围皮肤或水疱边缘未受损皮肤活检

精选文献

Benchikhi H, Ghafour S, Disky A, et al: Pemphigus: Analysis of 262 cases. Int J Dermatol 47:973-975, 2008.

Nguyen VT, Ndoye A, Bassler KD, et al: Classification, clinical manifestations, and immunopathological mechanisms of the epithelial variant of paraneoplastic autoimmune multiorgan syndrome: A reappraisal of paraneoplastic pemphigus. Arch Dermatol 137:193-206, 2001.

Nousari HC, Anhalt GJ: Pemphigus and bullous pemphigoid. Lancet 354:667-672, 1999.

Robinson ND, Hashimoto T, Amagai M, Chan LS: The new pemphigus variants. J Am Acad Dermatol 40:649-671; quiz, 672-673, 1999.

Amagai M: Pemphigus: Autoimmunity to epidermal cell adhesion molecules. Adv Dermatol 11:319-352; discussion, 353, 1996.

Calvanico NJ, Robledo MA, Diaz LA: Immunopathology of pemphigus. J Autoimmun 4:3-16, 1991.

Korman NJ: Pemphigus. Dermatol Clin 8:689-700, 1990.

Singer KH, Hashimoto K, Jensen PJ, et al: Pathogenesis of autoimmunity in pemphigus. Ann Rev Immunol 3:87-108, 1985.

大疱性类天疱疮　Bullous Pemphigoid

临床特征

- 大疱性类天疱疮发生于老年患者，表现为较大的张力性水疱，累及躯干、四肢以及摩擦部位
- Nikolsky 征呈阴性
- 约 1/3 的患者出现口腔病变

组织病理学

- 特征性表现为表皮下水泡，常充满嗜酸性粒细胞
- 浅层血管周混合性炎细胞浸润，其中富含嗜酸性粒细胞
- 在细胞成分较少的亚型中，仅见散在炎细胞浸润
- 早期病变可出现海绵水肿和嗜酸性粒细胞浸润（嗜酸细胞性海绵水肿）

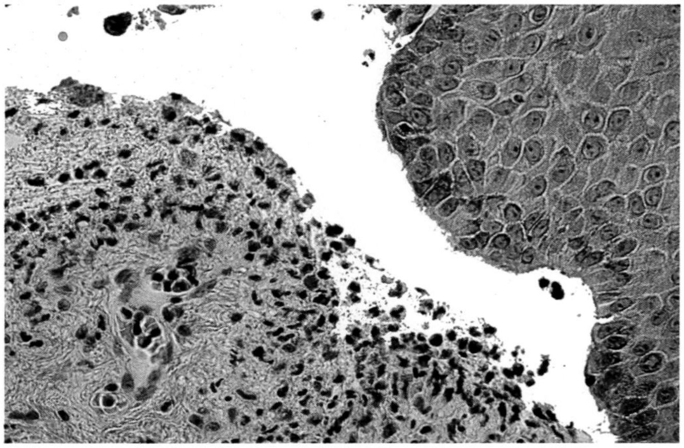

图 2-38　大疱性类天疱疮。 组织学切片可见表皮下水疱，内含嗜酸性粒细胞和一些中性粒细胞。

特殊染色和免疫组织化学

- 没有帮助

其他诊断技术

- 直接免疫荧光检测显示真皮表皮交界处 C3 和 IgG 线性沉积
- 盐裂皮肤免疫荧光检测显示大多数病例中类天疱疮抗体分布于水疱顶部

鉴别诊断

- **妊娠疱疹**
  - 妊娠中、后期孕妇腹部和四肢出现的瘙痒性病变
  - 组织学改变和免疫荧光所见可与大疱性类天疱疮鉴别
  - 妊娠疱疹中可见较多中性粒细胞和基底细胞坏死
  - 临床资料很重要
- **获得性大疱性表皮松解**
  - 表现为肢端区域出现的大水疱，瘢痕愈合
  - 组织学和免疫荧光改变可与大疱性类天疱疮相同
  - 嗜酸性粒细胞数量极少，以淋巴细胞和中性粒细胞为主
  - 盐裂皮肤免疫荧光检测显示，IgG 抗体位于大水疱底部
- **迟发性皮肤卟啉病**
  - 表皮下大水疱，伴有少量炎细胞浸润
  - 真皮乳头深入水疱腔内，呈 "花彩状" 表现
  - 特征性表现为围绕真皮乳头血管分布的 PAS 呈阳

性的嗜酸性沉积物

提要

- 瘢痕性类天疱疮（良性黏膜类天疱疮）通常表现为累及黏膜的大水疱，出现糜烂、溃疡和瘢痕愈合
- 累及口腔黏膜、结膜、喉、鼻部和肛门

精选文献

Olasz EB, Yancey KB: Bullous pemphigoid and related subepidermal autoimmune blistering diseases. Curr Dir Autoimmun 10:141-166, 2008.

Engineer L, Bhol K, Ahmed AR: Pemphigoid gestationis: A review. Am J Obstet Gynecol 183:483-491, 2000.

Nousari HC, Anhalt GJ: Pemphigus and bullous pemphigoid. Lancet 354:667-672, 1999.

Dabelsteen E: Molecular biological aspects of acquired bullous diseases. Crit Rev Oral Biol Med 9:162-178, 1998.

Korman NJ: Bullous pemphigoid. Dermatol Clin 11:483-498, 1993.

Gammon WR, Kowalewski C, Chorzelski TP, et al: Direct immunofluorescence studies of sodium chloride-separated skin in the differential diagnosis of bullous pemphigoid and epidermolysis bullosa acquisita. J Am Acad Dermatol 22:664, 1990.

疱疹样皮炎　Dermatitis Herpetiformis

临床特征

- 常累及中、青年男性
- 病变为瘙痒、均一、簇状丘疹水疱，累及肘部、膝部、背部、臀部和头皮

组织病理学

- 表皮下水疱中充满中性粒细胞，伴数量不等的嗜酸性粒细胞，特征性表现为明显的水泡
- 中性粒细胞聚集（微脓肿）见于真皮乳头顶部、水疱边缘和丘疹性病变内
- 真皮内浅层血管周围可见中等量的淋巴细胞、中性粒细胞和嗜酸性粒细胞浸润

特殊染色和免疫组织化学

- 没有帮助

其他诊断技术

- 直接免疫荧光检测可显示正常皮肤和病变皮肤真皮乳头内的 IgA 颗粒状沉积

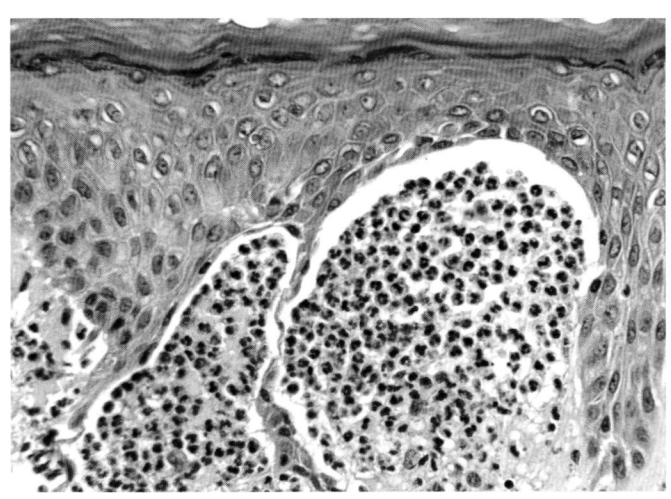

图 2-39 **疱疹样皮炎。**组织学切片显示真皮表皮交界处分离,伴中性粒细胞聚集,特别是真皮乳头顶端(乳头微脓肿)。

- 可检出抗网硬蛋白、平滑肌肌内膜和食物性抗原谷蛋白循环抗体

鉴别诊断

▍ 线性 IgA 皮肤病
- 组织学上与疱疹样皮炎难以鉴别
- 在线性 IgA 皮肤病中,真皮表皮交界处的中性粒细胞常呈线性排列
- 直接免疫荧光检测显示基底膜处 IgA 线样沉积
▍ 大疱性系统性红斑狼疮
- 组织学特征与疱疹样皮炎和线性 IgA 皮肤病相同
- 免疫荧光检测可见基底膜处 IgG 和 C3 颗粒状带样沉积,为大疱性系统性红斑狼疮的特征

提要

- 疱疹样皮炎与谷蛋白敏感性肠病相关,空肠活检可见口炎性腹泻样改变
- 疱疹样皮炎患者中 HLA-BR、-DR3 和 -Dqw2 检出率较高

精选文献

Scott JE, Ahmed AR: The blistering diseases. Med Clin N Am 82:1239-1283, 1998.

Malmusi M, Manca V, Girolomoni G: Coexistence of dermatitis herpetiformis, gluten-sensitive enteropathy, and ulcerative colitis. J Am Acad Dermatol 31:1050-1051, 1994.

Ahmed AR, Hameed A: Bullous pemphigoid and dermatitis herpetiformis. Clin Dermatol 11:47-52, 1993.

Smith EP, Zone JJ: Dermatitis herpetiformis and linear IgA bullous dermatosis. Dermatol Clin 11:511-526, 1993.

毛囊炎 Folliculitis

寻常痤疮 Acne Vulgaris

临床特征

- 青少年和年轻成人的常见疾病
- 表现为面部和躯干前、后的开放性和闭合性粉刺和炎性结节
- 结节状囊性痤疮和聚合性痤疮为较严重的寻常痤疮

组织病理学

- 粉刺可见毛囊漏斗扩张,其中充满角蛋白、脂质和微生物
- 毛囊壁破裂早期可导致强烈的炎症反应伴中性粒细胞浸润,晚期可见异物肉芽肿反应
- 瘢痕愈合

特殊染色和免疫组织化学

- PAS 和 GMS 染色有助于除外感染性病因

其他诊断技术

- 没有帮助

鉴别诊断

▍ 毛囊炎和毛囊周围炎的组织学鉴别诊断包括各种感染性病变,如疱疹病毒感染和真菌感染
- 疱疹病毒性毛囊炎的毛囊上皮中可见含有病毒包涵体的多核细胞
- GMS 和 PAS 染色有助于除外累及毛囊的真菌感染
▍ 肉芽肿性酒渣鼻
- 常见肉芽肿性毛囊周围炎
▍ 嗜酸性脓疱性毛囊炎
- 通常见于新生儿,与免疫受损有关
- 可通过出现海绵水肿伴嗜酸性粒细胞浸润、角质层下脓疱伴嗜酸性粒细胞浸润以及毛囊周围大量嗜酸性粒细胞浸润来鉴别
▍ Majocchi 肉芽肿
- 红色毛癣菌导致的结节性毛囊炎和毛囊周围炎

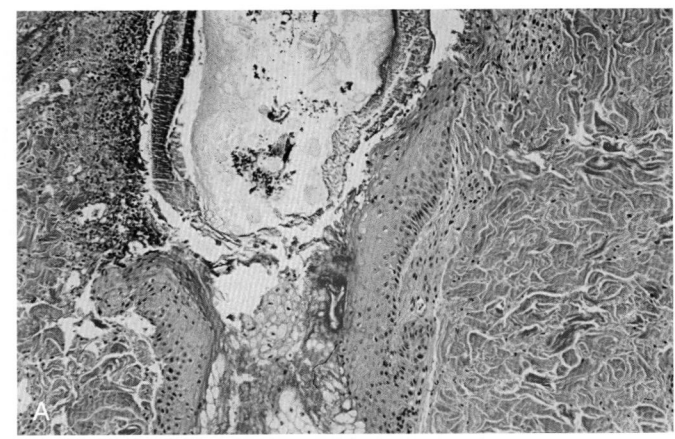

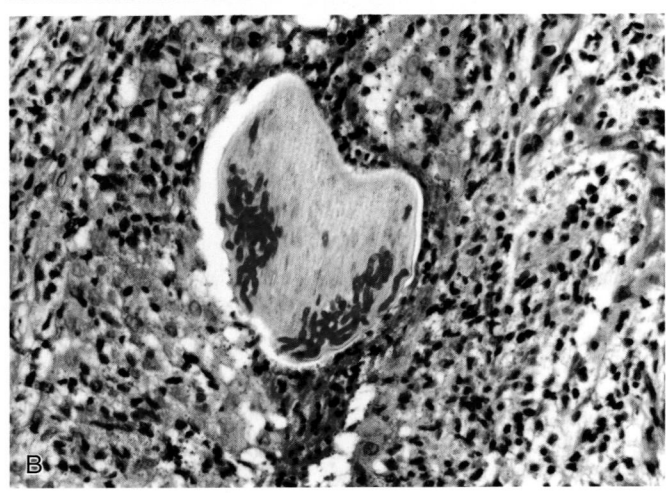

图 2-40 A，寻常痤疮。组织学切片显示毛囊破损和中性粒细胞浸润。B，Majocchi 肉芽肿。PAS 染色显示炎症性毛囊的毛干中有真菌。

- PAS 染色显示毛发、毛囊以及炎细胞浸润的真皮内可见芽孢和菌丝

提要

- 毛囊闭塞三联征（包括化脓性汗腺炎、聚合性痤疮和脓头性穿凿性毛囊周围炎），表现为慢性、深部毛囊炎，可导致脓肿和窦道形成，瘢痕愈合
- 须疮、脱发性毛囊炎和颈部瘢痕疙瘩性毛囊炎表现为慢性深部毛囊炎，瘢痕愈合

精选文献

Brown SK, Shalita AR: Acne vulgaris. Lancet 351:1871-1876, 1998.

Cunliffe WJ, Holland DB, Clark SM, Stables GI: Comedogenesis: Some new aetiological, clinical and therapeutic strategies. Br J Dermatol 142:1084-1091, 2000.

Goodman GJ: Postacne scarring: A review of its pathophysiology and treatment. Dermatol Surg 26:857-871, 2000.

White GM: Recent findings in the epidemiologic evidence, classification, and subtypes of acne vulgaris. J Am Acad Dermatol 39:S34-37, 1998.

Rothman KF, Lucky AW: Acne vulgaris. Adv Dermatol 8:347-374, 1993.

纤维化皮肤病
Fibrosing Dermatoses

硬斑病和硬皮病
Morphea and Scleroderma

临床特征

- 硬皮病为一种病因不明的结缔组织疾病，特征表现为皮肤增厚和硬化
- 硬斑病为硬皮病的皮肤型，无系统性受累；病变可呈斑块样、线样，节段性或全身性
- 病变呈圆形或卵圆形，质硬，表面光滑，乳白色；可见青紫色边缘
- 硬斑病通常更局限，较全身性硬皮病界限清楚
- 好发部位包括面部、四肢远端和躯干

组织病理学

- 早期炎症性病变活检表现为：进行性增大的病变伴青紫色边缘，可见血管周和间质内淋巴细胞和浆细胞浸润，网状真皮内可见粗大胶原束
- 皮下脂肪隔膜显著增厚，伴炎细胞浸润；新形成的胶原类似于纤细的波形纤维
- 充分发展的硬化性病变显示网状真皮内致密排列的胶原，仅见少量炎细胞浸润
- 真皮小汗腺萎缩且位置升高；毛细血管和附属器进行性硬化性破坏
- 下方筋膜和偶尔在骨骼肌组织中也可出现纤维化和硬化

特殊染色和免疫组织化学

- 没有帮助

其他诊断技术

- 90% 以上的系统性硬皮病和 50% 的局限性硬皮病患者抗核抗体（ANA）检测呈阳性
- 90% 以上患者出现抗着丝点抗体，该抗体与硬斑

病或 CREST（皮肤钙质沉着、雷诺现象、食管功能障碍、指端硬化和毛细血管扩张）综合征（预后较好）相关
- 20% ~ 40% 的患者出现 Scl 70 抗体（抗拓扑异构酶），该抗体与系统性硬化症相关

鉴别诊断

▌ 硬肿病
- 表现为弥漫性、非凹陷性肿胀和皮肤硬结，临床

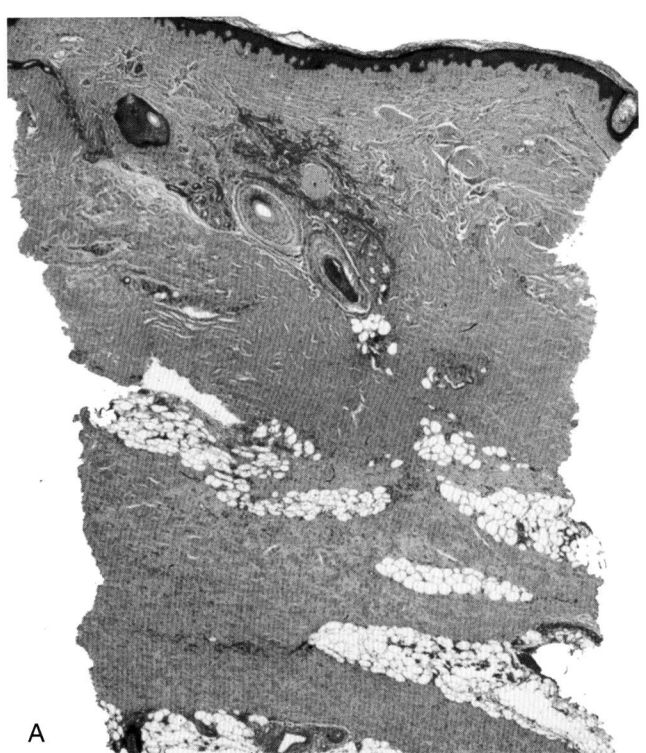

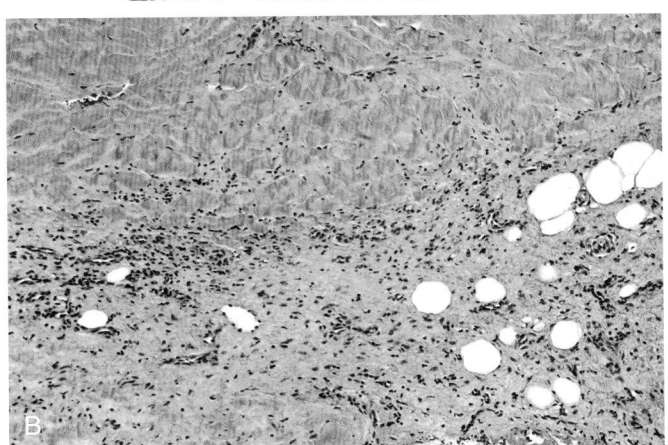

图 2-41 硬斑病。 A，低倍镜显示真皮层显著增厚，伴扩展至皮下脂肪组织的胶原硬化带。B，高倍镜显示扩展至皮下脂肪组织的硬化性胶原，伴淋巴细胞浸润。

和组织学表现与硬皮病相似
- 胶原束可粗大，但无玻璃样变
- 胶原束之间可见宽大间隙
- 特殊染色可用于显示间隙内的透明质酸

▌ 硬化性苔藓
- 与硬化性苔藓难以鉴别，可能同属一种疾病
- 出现表皮萎缩、毛囊栓塞、基底细胞层空泡变和真皮乳头水肿，硬化区域弹性纤维缺失有助于硬化性苔藓的诊断

▌ 慢性放射性皮炎
- 真皮胶原束肿胀，常可见玻璃样变，与硬斑病有些相似
- 表皮萎缩，在大的异型成纤维细胞中可见多形性细胞核，炎症浸润，真皮浅层毛细血管扩张
- 除此以外，可见血管壁纤维性增厚，尤其是在真皮深层

▌ 肾源性系统性纤维化
- 肾损伤患者中见到的系统性病变，特征性表现为躯干和四肢皮肤增厚
- 组织学切片显示粗大的胶原束和梭形的成纤维细胞扩展至皮下间隔和筋膜
- 免疫组化检测显示梭形细胞 CD34 呈阳性
- 与硬皮病和其他纤维化皮炎的鉴别需要肾损害相关的临床和实验室证据

提要

- 硬皮病的一个亚型为 CREST 综合征，所有患者均出现雷诺现象；其表现包括皮肤钙质沉着、雷诺现象、食管受累、指端硬化和毛细血管扩张
- 嗜酸细胞性筋膜炎（Shulman 综合征）的特征表现为：深筋膜硬化和嗜酸性粒细胞浸润，最常表现为深部型硬斑病

精选文献

Morcos SK, Thomsen HS: Nephrogenic systemic fibrosis: More questions and some answers. Nephron Clin Pract 110:c24-31, 2008.

Zulian F: New developments in localized scleroderma. Curr Opin Rheumatol 20:601-607, 2008.

Cowper SE, Boyer PJ: Nephrogenic systemic fibrosis: An update. Curr Rheumatol Rep 8:151-157, 2006.

Mitchell H, Bolster MB, LeRoy EC: Scleroderma and related conditions. Med Clin N Am 81:129-149, 1997.

Uziel Y, Miller ML, Laxer RM: Scleroderma in children. Pediatr Clin N Am 42:1171-1203, 1995.

Wigley FM: Clinical aspects of systemic and localized scleroderma. Curr Opin Rheumatol 6:628-636, 1994.

Uitto J, Santa Cruz DJ, Bauer EA, et al: Morphea and lichen sclerosus et atrophicus: Clinical and histopathologic studies in patients with combined features. J Am Acad Dermatol 3:271, 1980.

脂膜炎　Panniculitis

结节性红斑　Erythema Nodosum

临床特征

- 急性型通常表现为小腿伸侧突发的对称性、触痛性、红斑样皮下结节
- 伴发热、不适和关节病
- 慢性型也称为游走性结节性红斑，表现为小腿单侧结节

组织病理学

- 特征表现为肉芽肿性纤维间隔性脂膜炎
- 早期病变特征为混合性炎细胞浸润，包括淋巴细胞、嗜酸性粒细胞和中性粒细胞，小叶外周最为显著
- 晚期病变可致间隔增宽，巨噬细胞数量增加；间隔内常见边界清楚的肉芽肿；在急性结节性红斑晚期阶段和慢性结节性红斑特征更加显著

特殊染色和免疫组织化学

- 特殊染色和微生物培养可除外感染性病因

其他诊断技术

- 没有帮助

鉴别诊断

- 硬红斑和结节性血管炎
  - 小叶和间隔混合性炎症
  - 血管炎和带状脂肪坏死
- 皮下结节病
  - 除了皮下脂肪内，真皮上部见到非干酪性肉芽肿有助于鉴别结节病与结节性红斑
- 感染性脂膜炎
  - 出现中性粒细胞浸润和肉芽肿形成提示为感染，特别是皮下结核
  - 需要进行特殊染色和培养

提要

- 在已知的导致结节性红斑的病因中，链球菌感染最为常见
- Crohn 病和结节病被认为与结节性红斑相关

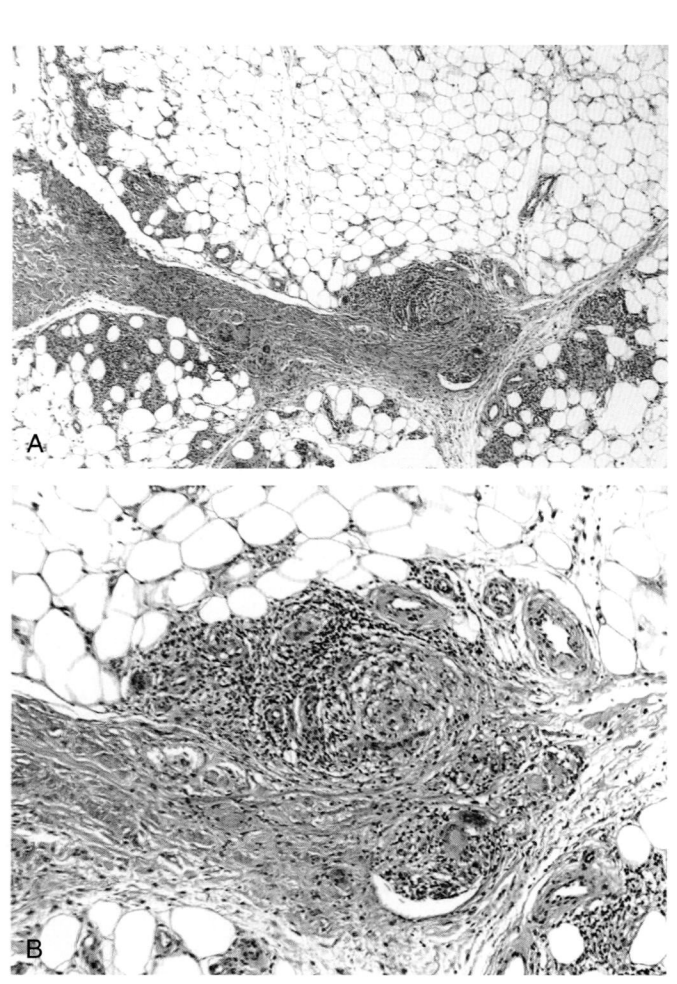

图 2-42　结节性红斑。 A，低倍镜显示纤维化病变以累及间隔为主。B，高倍镜显示皮下脂肪间隔因纤维化和肉芽肿性炎而增宽。

精选文献

Requena L, Sanchez Yus E: Panniculitis. Part I. Mostly septal panniculitis. J Am Acad Dermatol 45:163-183, 2001.

White WL, Hitchcock MG: Diagnosis: Erythema nodosum or not? Semin Cutan Med Surg 18:47-55, 1999.

Cribier B, Caille A, Heid E, Grosshans E: Erythema nodosum and associated diseases: A study of 129 cases. Int J Dermatol 37:667-672, 1998.

Meyerson MS: Erythema nodosum leprosum. Int J Dermatol 35:389-392, 1996.

Hannuksela M: Erythema nodosum. Clin Dermatol 4:88-95, 1986.

新生儿皮下脂肪坏死 Subcutaneous Fat Necrosis of the Newborn

临床特征

- 少见的、无痛性的、自限性疾病，累及足月和过期产儿
- 出生 1 ～ 6 周时面部、肩部、背部、臀部和大腿出现的无症状硬结

组织病理学

- 以小叶型炎症为主，伴灶状脂肪坏死，围绕巨噬细胞和多核巨细胞
- 巨噬细胞和巨细胞胞质内含有呈放射状排列的脂质针形结晶
- 可见钙质沉积

特殊染色和免疫组织化学

- 没有帮助

其他诊断技术

- 没有帮助

鉴别诊断

- 新生儿硬肿症
  - 常累及早产儿、病态新生儿
  - 背部、肩部和臀部皮下组织出现迅速蔓延的弥漫性硬化
  - 小叶型脂膜炎细胞内含有放射状排列的针形结晶，与皮下脂肪坏死相似
  - 新生儿硬肿症背景中炎症很轻或无炎症浸润有助于鉴别诊断
- 类固醇后脂膜炎
  - 可出现类似改变，脂肪细胞中可见针形结晶
  - 类固醇治疗的临床病史很重要
- 胰腺脂肪坏死
  - 可见小叶性脂膜炎；但脂肪坏死灶伴有边缘较厚的鬼影脂肪细胞
  - 无放射状排列的结晶
- 脂肪代谢障碍

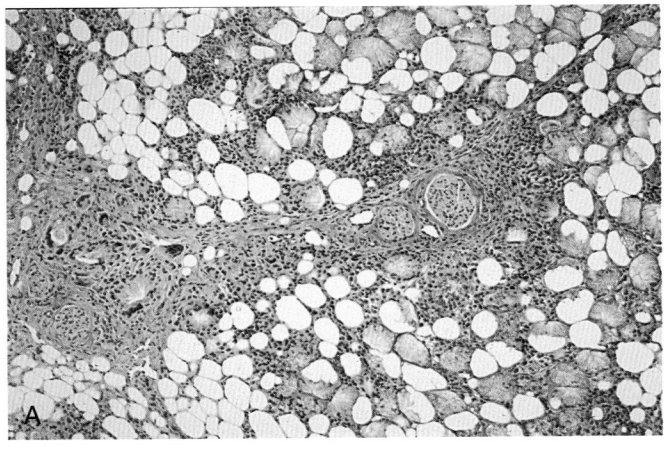

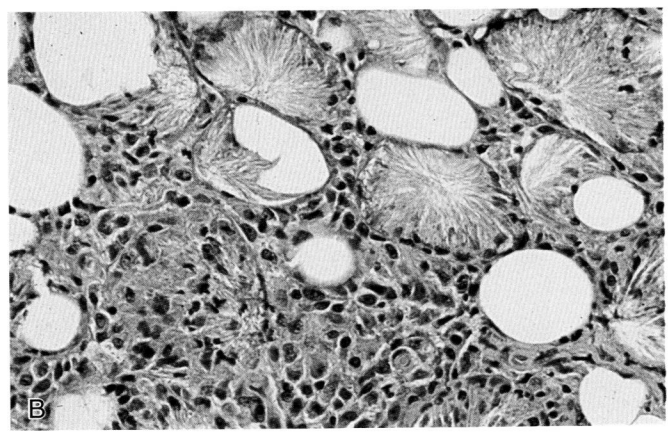

图 2-43 新生儿脂肪坏死。A，低倍镜显示以小叶型炎症为主。**B**，高倍镜显示小叶内含有脂肪坏死区，并有中等量的淋巴细胞和组织细胞的混合性炎细胞浸润。多核组织细胞含有放射状排列的针形结晶为其特征性表现。

- 小叶性脂膜炎，以组织细胞浸润为主
- 组织细胞内无针形结晶

提要

- 新生儿皮下脂肪坏死为一种病因不明的自限性疾病

精选文献

Requena L, Sanchez Yus E: Panniculitis. Part II. Mostly lobular panniculitis. J Am Acad Dermatol 45:325-361, 2001.

Higgins E, Ive FA: Subcutaneous fat necrosis in pancreatic disease. Br J Surg 77:532-533, 1990.

Salas Valien JS, Ribas Arino MT, Egido Romo M, Palau Benavides MT: Subcutaneous fat necrosis of newborn children. Histol Histopathol 5:1-5, 1990.

Friedman SJ, Winkelmann RK: Subcutaneous fat necrosis of the newborn: Light, ultrastructural and histochemical microscopic studies. J Cutan Pathol 16:99-105, 1989.

Katz DA, Huerter C, Bogard P, Braddock SW: Subcutaneous fat necrosis of the newborn. Arch Dermatol 120:1517-1518, 1984.

Horsfield GI, Yardley HJ: Sclerema neonatorum. J Invest Dermatol 44:326-332, 1965.

囊肿、增生和肿瘤　Cysts, Proliferations, and Neoplasms

囊肿　Cysts

表皮包涵囊肿（漏斗囊肿）　Epidermal Inclusion Cyst (Infundibular Cyst)

临床特征

- 常因毛囊口机械性阻塞导致毛囊漏斗进行性囊性扩张所致
- 好发于头部、颈部和躯干
- 一个或多个位于真皮内的活动性肤色硬结，直径 < 5cm

组织病理学

- 圆形的真皮囊肿，充满层状角化物，组织处理过程中易脱落
- 囊肿内壁类似于表皮或漏斗上皮，颗粒层显著
- 囊肿破入真皮可导致伴异物巨细胞的肉芽肿反应
- 残存的囊壁继而可出现假癌性增生，可被误认为鳞状细胞癌（SCC）

特殊染色和免疫组织化学

- 没有帮助

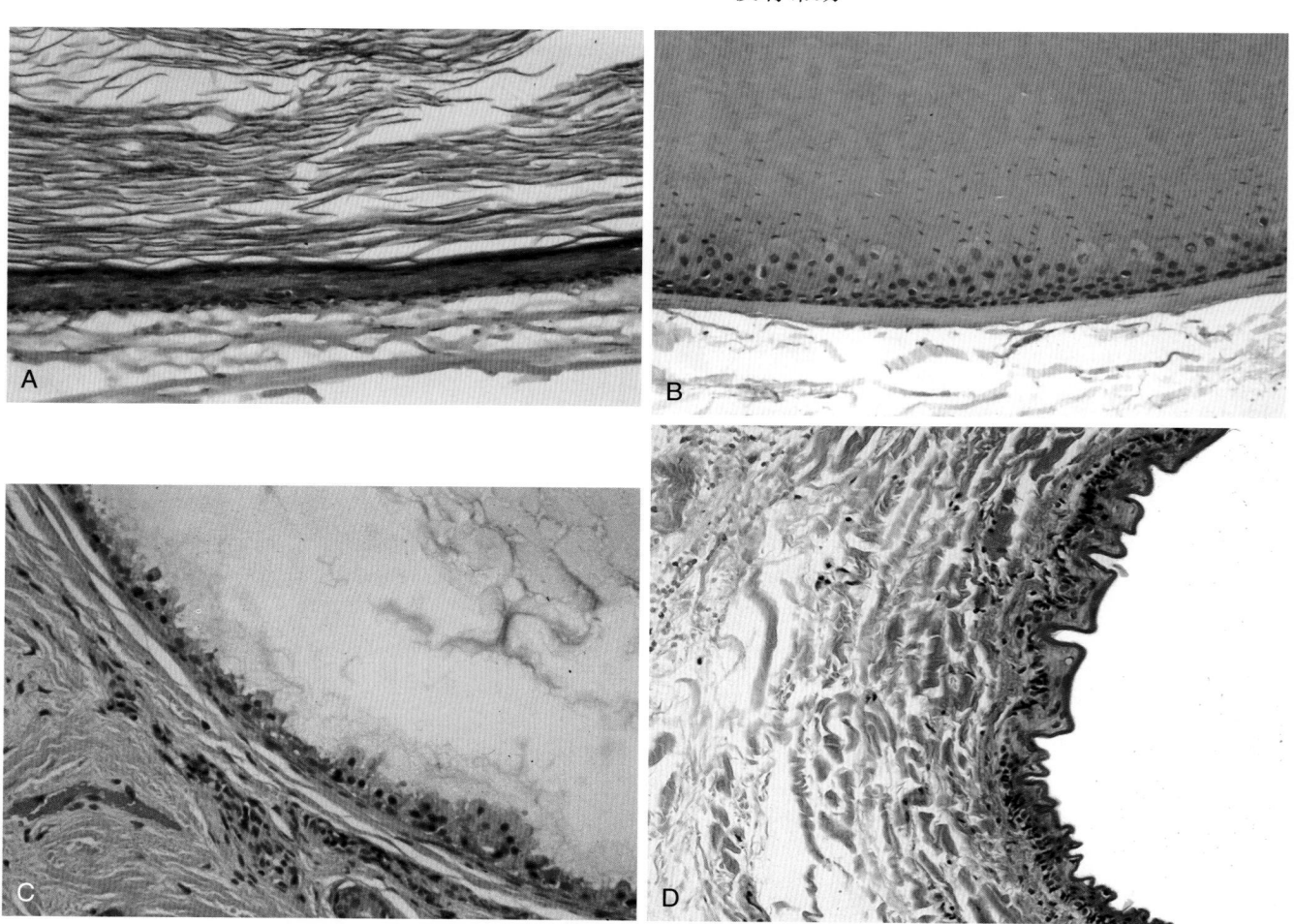

图 2-44　A，**表皮包涵囊肿**。组织学切片显示囊肿内含有层状角化物，内衬复层鳞状上皮，可见颗粒层。B，**毛根鞘囊肿**。此囊肿腔内可见致密的角化物，内衬复层鳞状上皮，无颗粒层，以此可与表皮包涵囊肿区分。C，**汗腺囊瘤**。囊肿仅衬覆两层细胞，囊腔内层为一排顶浆分泌细胞，外层为肌上皮细胞，易与表皮包涵囊肿鉴别。囊腔内含分泌物，而非表皮包涵囊肿内的层状角化物。D，**皮脂腺囊瘤**。囊腔由薄层上皮构成，覆盖波形角化物层。

其他诊断技术

- 没有帮助

鉴别诊断

- 毛根鞘囊肿
  - 良性囊肿，最常见于头皮，呈多发性囊性结节
  - 囊肿内容为致密角化物，内衬类似毛囊峡部细胞；特征为骤然角化，缺乏颗粒层
  - 常见钙化
  - 增生性毛鞘囊瘤：为一种低级别肿瘤，特征为叶状分布的嗜酸性上皮细胞（峡部）和浸润性生长方式
- 皮脂腺囊瘤
  - 多表现为前胸部皮肤、上臂、腋窝和阴囊处的多发结节；为常染色体显性遗传
  - 偶尔可见单发型
  - 切片可显示真皮内萎缩的囊腔，衬覆鳞状上皮，最内层为均质性角蛋白，外观呈波形或锯齿状
  - 周围可见成熟的皮脂腺小叶，腔内可见毛干
- 皮样囊肿
  - 通常于出生时即出现
  - 一般最常见于头部眼周，为皮肤沿闭合线的分隔所致
  - 囊肿衬以表皮，伴有成熟的附属器结构；毛囊内含有突入腔内的毛干
- 汗腺囊瘤
  - 通常表现为半透明结节，表面呈淡蓝色
  - 内衬一层分泌细胞，外被细长的肌上皮细胞
  - 出现"断头式"分泌时说明囊肿为顶浆分泌性质（大汗腺汗囊瘤）
  - 与之相反，小汗腺汗囊瘤中，不出现肌上皮细胞和断头式分泌
- 感染性肉芽肿
  - 如见到肉芽肿反应围绕破裂的表皮包涵囊肿，则感染性病变的可能性增加
  - 有时需要革兰和 PAS 染色来明确病原体

提要

- 切除不完全常导致复发
- Gardner 综合征患者的面部和头皮可见多发表皮包涵囊肿

精选文献

Pariser RJ: Benign neoplasms of the skin. Med Clin N Am 82:1285-1307, 1998.

Vicente J, Vazquez-Doval FJ: Proliferations of the epidermoid cyst wall. Int J Dermatol 37:181-185, 1998.

Perniciaro C: Gardner's syndrome. Dermatol Clin 13:51-56, 1995.

表皮增生和肿瘤　Epidermal Proliferations and Neoplasms

脂溢性角化病　Seborrheic Keratosis

临床特征

- 常累及中、老年人
- 好发于躯干，常累及四肢、头部和颈部
- 圆形、大小不一的斑块，突出于皮肤表面
- 斑块常为褐色至棕黑色
- 孔样开口常被角蛋白堵塞

组织病理学

- 角化过度
- 表皮内均一性鳞状细胞和基底样细胞增生
- 可见充满角蛋白的囊肿（角质囊肿），偶尔与被覆皮肤相通（假性角质囊肿）
- 其他组织学类型包括腺样型、网状型、菌落型和内翻性毛囊角化病型

特殊染色和免疫组织化学

- 没有帮助

其他诊断技术

- 没有帮助

鉴别诊断

- 表皮痣和黑色棘皮病
  - 仅根据组织学改变无法与脂溢性角化病鉴别
- 寻常疣
  - 脂溢性角化病的乳头状瘤样改变可类似于寻常疣
  - 疣的乳头顶端被覆角化不全细胞，角化层常伴出血
- 菌落型脂溢性角化病可类似于表皮内汗孔瘤或 Bowen 病；但脂溢性角化病中无细胞异型性、角化

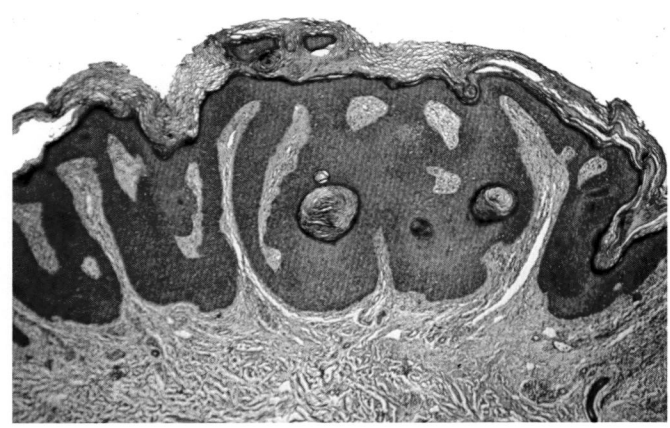

图 2-45　脂溢性角化病。 组织学切片显示表皮增生，由形态单一的角质细胞组成。特征为多层过度角化和假性角质囊肿。

不良和核分裂象

■ 鳞状细胞癌
- 激惹型或内翻型毛囊角化病亚型可见散在"鳞状漩涡"，可类似于鳞状细胞癌的角化珠；但是，鳞状漩涡仅为漩涡状排列的角化细胞，不伴有中心角化不全，后者为角化珠的特征表现

提要

- Leser-Trélat 征：突发大量脂溢性角化病，与体内恶性肿瘤相关
- 黑色丘疹性皮病：发生于非洲血统患者面部的多发性病变，组织学特征与脂溢性角化病相同

精选文献

Soyer HP, Kenet RO, Wolf IH, et al: Clinicopathological correlation of pigmented skin lesions using dermoscopy. Eur J Dermatol 10:22-28, 2000.

Toussaint S, Salcedo E, Kamino H: Benign epidermal proliferations. Adv Dermatol 14:307-357, 1999.

Eads TJ, Hood AF, Chuang TY, et al: The diagnostic yield of histologic examination of seborrheic keratoses. Arch Dermatol 133:1417-1420, 1997.

Schwartz RA: Sign of Leser-Trélat. J Am Acad Dermatol 35:88-95, 1996.

透明细胞棘皮瘤
Clear Cell Acanthoma

临床特征

- 常累及中、老年人
- 好发于下肢
- 病变生长缓慢，常有溃疡形成，伴表面渗出和红斑
- 较小（< 2cm）的孤立性结节或斑片，边界清晰

组织病理学

- 被覆角化不全性角质层，常含有中性粒细胞
- 表皮内鳞状细胞增生，边界清晰，可见浅染至透明的胞质
- 上皮脚延长，真皮乳头血管成分增多
- 受累表皮细胞间隙内可见中性粒细胞
- 受累细胞内黑色素减少或缺失

特殊染色和免疫组织化学

- PAS 染色突出显示浅染细胞内含有大量糖原

其他诊断技术

- 没有帮助

鉴别诊断

■ 小汗腺汗孔瘤
- 形态一致的上皮细胞呈片状向下生长
- 表皮浅层角化和早期出现糜烂/溃疡
- 间质富于血管，血管扩张、扭曲
- 上皮内可见小灶状螺旋形排列的立方细胞，衬覆于小汗腺导管

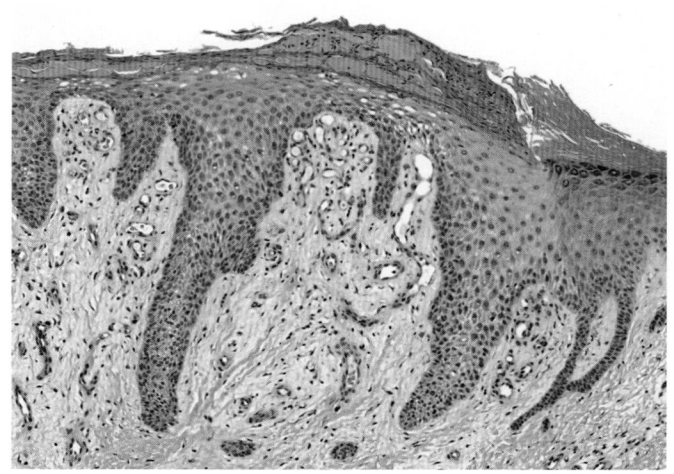

图 2-46　透明细胞棘皮瘤。 组织学切片显示境界清楚的表皮增生，由胞质浅染的角化细胞构成。通常可见角化不全细胞和中性粒细胞浸润。

- 银屑病
  - 角化不全伴中性粒细胞浸润，均一性表皮增生
  - 角化细胞胞质非浅染或透明

提要

- 临床上，透明细胞棘皮瘤病变隆起，类似于脂溢性角化病，而血管改变类似于化脓性肉芽肿

精选文献

Toussaint S, Salcedo E, Kamino H: Benign epidermal proliferations. Adv Dermatol 14:307-357, 1999.

Pariser RJ: Benign neoplasms of the skin. Med Clin N Am 82:1285-1307, v-vi, 1998.

Langer K, Wuketich S, Konrad K: Pigmented clear cell acanthoma. Am J Dermatopathol 16:134-139, 1994.

Brownstein MH: The benign acanthomas. J Cutan Pathol 12:172-188, 1985.

疣（寻常疣、跖疣、扁平疣）
Verrucae (Verruca Vulgaris, Plantar Warts, Verruca Plana)

临床特征

- 多种不同类型的人乳头瘤病毒（HPV）感染导致的良性表皮增生
- 寻常疣
  - 与 HPV 1、2、4、7 和 49 相关
  - 为疣的最常见类型
  - 好发于手足背侧
  - 边界清晰、乳头瘤状、肉色结节
- 跖疣
  - 与 HPV 1、2、3、4、27、29 和 57 相关
  - 好发于手掌和足底，特别是着力点附近
  - 常有疼痛，且围绕较厚的反应性胼胝
  - 足背部出现过度角化结节，围绕较厚的反应性胼胝
- 扁平疣
  - 与 HPV 3、10、28 和 49 相关
  - 好发于面部、喉部和手背部
  - 多发性肉色丘疹
  - 通常呈线样分布

组织病理学

- 寻常疣
  - 火焰状表皮舌状增生，表面过度角化和角化不全
  - 上皮细胞含有粗大的透明角质颗粒，胞质淡染且透明
  - HPV 颗粒导致细胞核浅染，染色质散在分布，呈青灰色外观
- 跖疣
  - 内生性上皮向下生长，表面被覆致密的过度角化和角化不全性鳞屑
  - 上皮细胞改变类似于寻常疣
  - 生发层最上部的上皮细胞可含有不规则的嗜酸性胞质内包涵体
- 扁平疣
  - 多发的钝圆形表皮乳头，伴角化不全和轻度过度角化
  - 上皮细胞改变类似于寻常疣

特殊染色和免疫组织化学

- 没有帮助

其他诊断技术

- PCR 和 ISH 技术有助于 HPV 病毒分型

鉴别诊断

- 传染性软疣

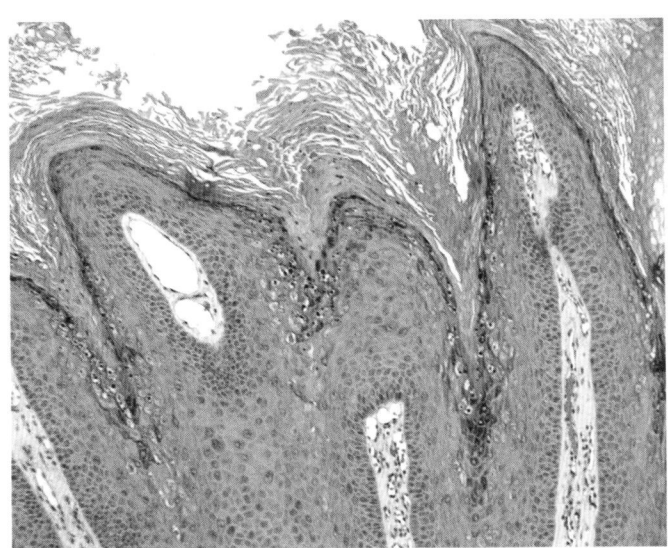

图 2-47 寻常疣。 组织学切片显示表皮角化细胞乳头状增生，被覆角化不全细胞。颗粒层增厚，出现空泡样角化细胞（中空细胞），真皮乳头血管扩张。

- 胞质内包涵体通常为圆形至卵圆形，嗜酸性
▌ 疣状表皮发育不良
  - 组织学改变类似于扁平疣
▌ 角化棘皮瘤
  - 通常中央呈火山口样，充满角化物
  - 较大的角化细胞，含大量毛玻璃样胞质
  - 上皮巢内可见中性粒细胞性微脓肿

提要

- 累及足部趾跖侧的单发性较大病变在鉴别诊断时应考虑到疣状癌；表浅活检所见与跖疣难以鉴别（临床进行深部活检是确诊的关键）

精选文献

Xu X, Erickson L, Chen L, Elder D: Diseases caused by viruses. In Elder DE, Elenitsas R, Johnson BL Jr, et al (eds): Lever's Histopathology of Skin, 10th ed. Philadelphia, Lippincott Williams & Wilkins, 2008, p 637.

Brentjens MH, Yeung-Yue KA, Lee PC, et al: Human papillomavirus: A review. Dermatol Clin 20:315, 2002.

Beutner KR: Nongenital human papillomavirus infections. Clin Lab Med 20:423-430, 2000.

Carr J, Gyorfi T: Human papillomavirus: Epidemiology, transmission, and pathogenesis. Clin Lab Med 20:235-255, 2000.

Nuovo GJ, Ishag M: The histologic spectrum of epidermodysplasia verruciformis. Am J Surg Pathol 24:1400, 2000.

Tyring SK: Human papillomavirus infections: Epidemiology, pathogenesis, and host immune response. J Am Acad Dermatol 43:S18-26, 2000.

日光性角化病　Actinic Keratosis

临床特征

- 病变通常累及中、老年患者
- 好发于肤色较浅的外露皮肤
- 病变常为多发性的，表现为较小的（＜1cm）红斑性丘疹，附有鳞屑；偶尔可见色素沉着

组织病理学

- 正常角化与角化不全交替出现
- 少量正常角化为毛囊漏斗开口
- 基底细胞上皮出芽和角化细胞非典型性

特殊染色和免疫组织化学

- 没有帮助

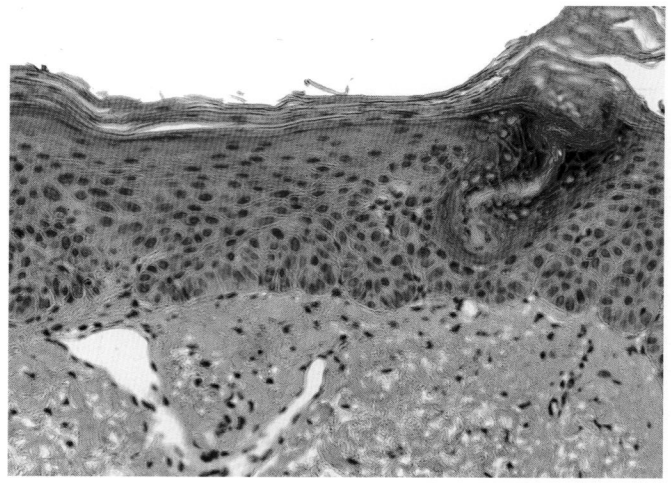

图 2-48　日光性角化病。组织学切片显示角化不全，伴有颗粒层变薄，附属器开口不受累。可见基底细胞出芽、非典型性角化细胞和日光性弹性组织变性。

其他诊断技术

- 没有帮助

鉴别诊断

▌ 原位鳞状细胞癌
  - 融合性角化不全，其间无正常角化区域
  - 不成熟的全层非典型性角化细胞

提要

- 日光性唇炎：下唇朱红色边缘发生的日光性角化病，表现为褪色和苍白区
- 日光性角化病可进展为鳞状细胞癌，代表初期鳞状细胞癌

精选文献

Cockerell CJ: Histopathology of incipient intraepidermal squamous cell carcinoma ("actinic keratosis"). J Am Acad Dermatol 42:11-17, 2000.

Cohn BA: From sunlight to actinic keratosis to squamous cell carcinoma. J Am Acad Dermatol 42:143-144, 2000.

Schwartz RA: The actinic keratosis: A perspective and update. Dermatol Surg 23:1009-1019; quiz, 1020-1021, 1997.

鳞状细胞癌
Squamous Cell Carcinoma

临床特征

- 表皮角化细胞的恶性上皮性肿瘤
- 通常发生于 60 岁以上的老年男性
- 危险因素包括：日光辐射、放疗、局部致癌物（如焦油和油脂刺激）和遗传性疾病（如着色性干皮病和白化病）
- 肿瘤通常好发于日光照射部位，包括头面上部、耳部、下唇以及手背
- 通常表现为单发的、生长缓慢的硬结，可形成中央溃疡
- 亚型包括疣状型、乳头型和棘层松解型

组织病理学

- 中度、融合性角化不全
- 表皮增生伴全层细胞异型性、角化珠形成和带状坏死
- 肿瘤细胞特征表现为：中等量的嗜酸性胞质，细胞核增大，深染
- 肿瘤深方呈浸润性生长；深部浸润的肿瘤可见神经侵犯
- 部分病例可见皮肤棘层松解改变

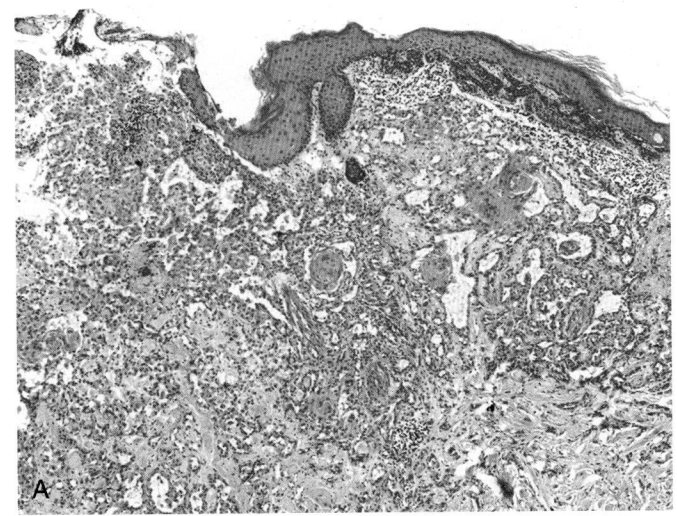
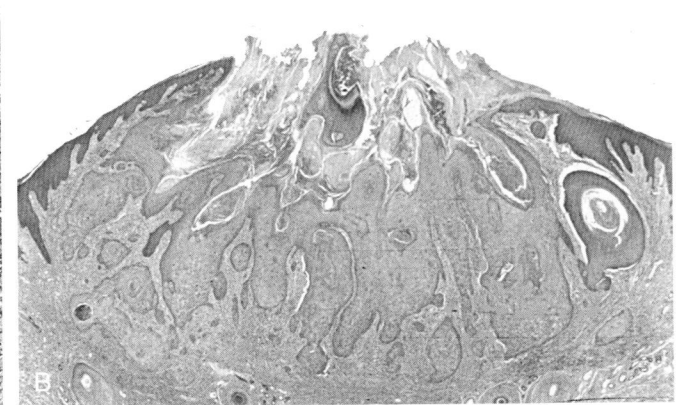
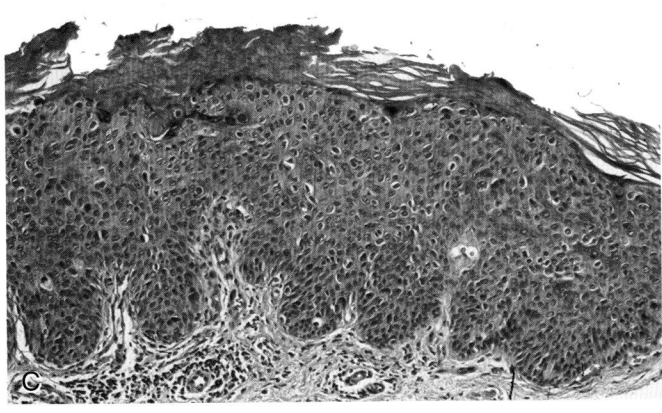
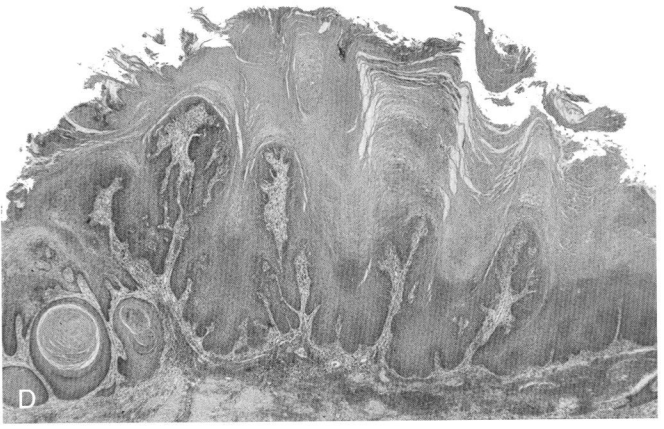

图 2-49　A，**鳞状细胞癌**。组织学切片显示非典型性角化细胞不规则增生。可见皮肤棘层松解。高分化和中分化鳞状细胞癌中可见特征性的角化珠，由不全角化细胞构成，环绕非典型性角化细胞。B，**角化棘皮瘤**。此外生性肿瘤的特征性结构为中央呈火山口样，周围环绕增生的较大的角化细胞，伴有大量毛玻璃样胞质，仅见轻度细胞非典型性，此种类型的鳞状细胞癌以此与普通型鳞状细胞癌区分。C，**Bowen 病**。融合性角化不全和表皮增厚。表皮内可见具有多形性细胞核的非典型性角化细胞、角化不良细胞、基底细胞层上部可见大量核分裂象。病变局限于表皮，此病变被认为是原位鳞状细胞癌。D，**疣状癌**。表皮增生可见隧道样内陷，其中充满角化不全物。肿瘤呈球状膨胀性浸润。

- 通常根据角化珠形成程度来判定肿瘤分化程度

特殊染色和免疫组织化学

- 细胞角蛋白呈阳性有助于低分化鳞状细胞癌与其他肿瘤鉴别

其他诊断技术

- 没有帮助

鉴别诊断

▌ Bowen 病
- 原位鳞状细胞癌的一种亚型，发生于日光照射部位和非日光照射部位皮肤
- 组织学改变包括融合性角化不良和表皮角化细胞显著非典型性，伴大量核分裂象和角化不良细胞
- Bowen 样丘疹病为一种特发于性器官区域的多发性丘疹性临床疾病，但仅从组织学上难以与 Bowen 病鉴别

▌ 角化棘皮瘤
- 最好将其视为高分化鳞状细胞癌的一个亚型，具有自发性消退潜能
- 表现为对称性杯状病变，其中充满正常角化的角质层，周围环绕唇样的表皮增生
- 上皮细胞通常含有大量玻璃样嗜酸性胞质，仅见轻度细胞异型性
- 中性粒细胞性微脓肿为特征性表现之一

▌ 疣状癌
- 若取材表浅，很容易将足趾疣状癌误诊为疣
- 表面可见过度角化、角化不全和表皮增生
- 深部活检显示宽带状表皮增生，中心充满角化不全物；增生的基底部较宽，呈球状，推进性侵入真皮深部

▌ 梭形细胞鳞状细胞癌与非典型性纤维黄色瘤
- 鳞状细胞癌内可见细胞间桥
- 鳞状细胞癌细胞角蛋白呈阳性

▌ 内翻性毛囊角化病
- 显示激惹型毛囊角化症或伴鳞状细胞漩涡的疣的特征
- 无角化珠

▌ 假癌性表皮增生
- 常发生于溃疡边缘、深部真菌感染、脓皮病和其他增生性炎症性病变

- 出现肉芽肿和中性粒细胞性微脓肿提示其为炎症性病变

提要

- Marjolin 溃疡是指发生于溃疡或瘢痕周边的鳞状细胞癌
- 发生于日光损害皮肤的鳞状细胞癌转移潜能低

精选文献

Brand D, Ackerman AB: Squamous cell carcinoma, not basal cell carcinoma, is the most common cancer in humans. J Am Acad Dermatol 42:523-526, 2000.

Salasche SJ: Epidemiology of actinic keratoses and squamous cell carcinoma. J Am Acad Dermatol 42:4-7, 2000.

Roth JJ, Granick MS: Squamous cell and adnexal carcinomas of the skin. Clin Plast Surg 24:687-703, 1997.

Maguire B, Smith NP: Histopathology of cutaneous squamous cell carcinoma. Clin Dermatol 13:559-568, 1995.

Haydon RC 3rd: Cutaneous squamous carcinoma and related lesions. Otolaryngol Clin N Am 26:57-71, 1993.

毛囊肿瘤　Follicular Neoplasms

毛发上皮瘤　Trichoepithelioma

临床特征

- 毛发上皮瘤可为单发型或多发型
- 单发型通常累及成人，并好发于面部
- 多发型病变通常发生于儿童，好发于躯干上部、颈部、头皮和面部，尤其是鼻唇皱襞和耳前区；常染色体显性遗传
- 单发病变表现为浅色的、小至中等大小的（＜2cm）肤色丘疹
- 多发病变表现为较小的（＜1cm）肉色丘疹

组织病理学

- 境界清晰的一致性病变，基底样细胞和嗜酸性细胞构成或大或小的结节，分布于细胞数量不等的间质内；也可呈网状或筛状结构
- 基底样细胞周围环绕成纤维细胞，类似于毛囊胚芽或毛囊球，并伴有乳头（毛囊分化的特征）
- 若出现人为收缩假象，则出现于纤维化的间质中而非基底样细胞周围
- 上皮岛内可见多发性毛囊漏斗囊性结构，其内充满角蛋白

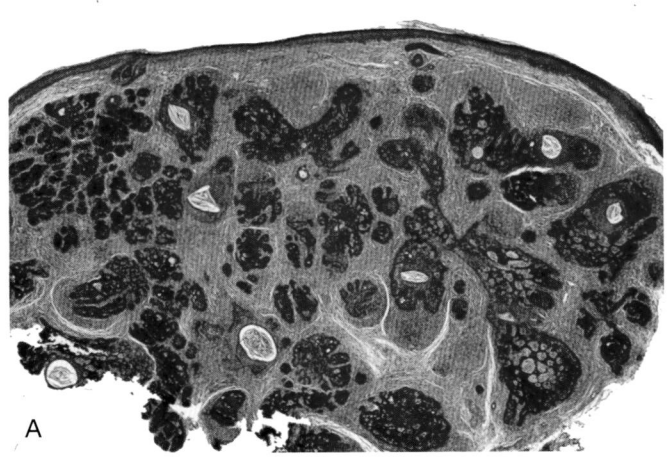
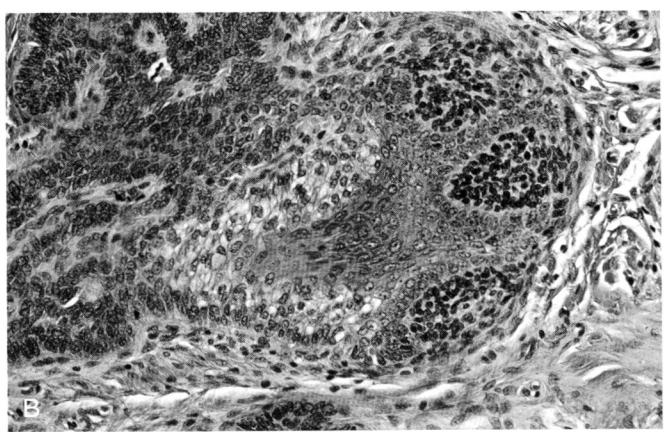

图 2-50 **毛发上皮瘤**。A, 低倍镜显示边界清晰的真皮内基底样细胞增生, 间质细胞丰富, 并见角质囊肿。B, 高倍镜显示毛囊分化, 呈球状和乳头状。

特殊染色和免疫组织化学

- 没有帮助

其他诊断技术

- 没有帮助

鉴别诊断

■ 基底细胞癌

- 多发性基底样细胞巢, 呈放射状分布于表皮下方
- 细胞巢外周呈栅栏样, 可见黏液样基质, 伴有人为收缩假象
- 免疫组化: 间质细胞 CD10 呈阳性, 毛发上皮中的上皮细胞 CD10 呈阴性, 而基底细胞瘤中的上皮细胞呈阳性

■ 汗腺腺瘤

- 含有管样结构, 其中含有蛋白样物质

■ 微囊性附属器癌（硬化性汗腺导管癌）

- 深部浸润至真皮, 越靠近底部, 肿瘤细胞巢越小
- 可见充满角蛋白的囊肿和导管结构
- 可见浸润性边缘和神经周围浸润

■ 毛发腺瘤

- 特征表现为: 大量漏斗囊性结构, 周围包绕嗜酸性粒细胞, 类似于毛囊漏斗; 生发细胞稀疏

提要

- 纤维组织增生性毛发上皮瘤是毛发上皮瘤的一种特殊亚型, 特征表现为: 窄带状和柱状的生发上皮细胞, 漏斗囊性结构中充满角蛋白, 以及间质纤维化
- 巨大的孤立性毛发上皮瘤为毛发上皮瘤的一种亚型, 直径可达数厘米, 且通常位于真皮深部和皮下组织内
- 毛母细胞瘤和毛发上皮瘤为具有不同形态学特征的良性肿瘤, 二者均由毛囊生发细胞构成

精选文献

Pham TT, Selim MA, Burchette JL Jr, et al: CD10 expression in trichoepithelioma and basal cell carcinoma. J Cutan Pathol 33:123-128, 2006.

Ackerman AB, Reddy VB, Soyer HP: Neoplasms with Follicular Differentiation. New York, Ardor Scribendi, 2001.

Centurion SA, Schwartz RA, Lambert WC: Trichoepithelioma papulosum multiplex. J Dermatol 27:137-143, 2000.

Matt D, Xin H, Vortmeyer AO, et al: Sporadic trichoepithelioma demonstrates deletions at 9q22.3. Arch Dermatol 136:657-660, 2000.

Brownstein MH, Shapiro L: Desmoplastic trichoepithelioma. Cancer 40:2979-2986, 1977.

毛母质瘤（钙化上皮瘤、Malherbe 钙化上皮瘤）
Pilomatricoma (Pilomatrixoma, Calcifying Epithelioma of Malherbe)

临床特征

- 多见于儿童和青少年
- 好发部位包括面部、颈部和上肢
- 质硬、单发的、深部结节, 直径为 0.5 ~ 3cm

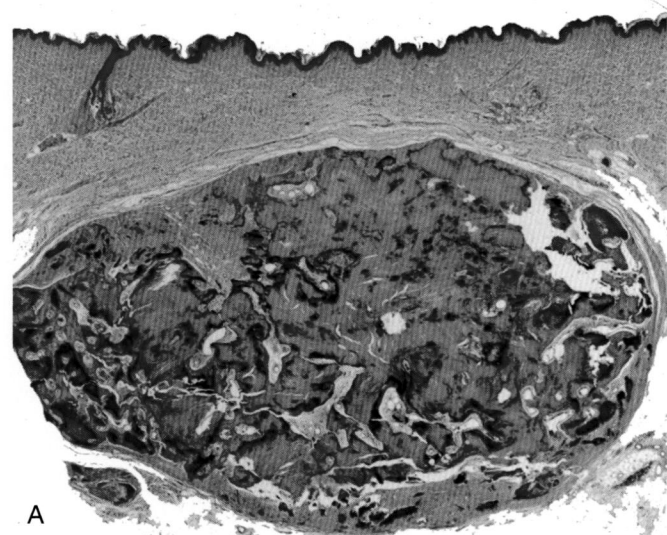

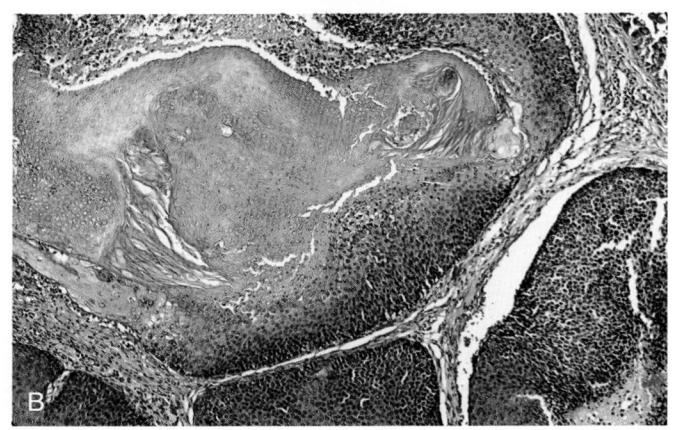

图 2-51 **毛母质瘤**。A，低倍镜下可见境界清晰的真皮内结节，由基底样细胞、影子细胞和灶状钙化构成。B，高倍镜下可见基底样细胞和影子细胞，影子细胞间界限清晰，但仅有细胞核轮廓。局部可见肉芽肿性炎。

组织病理学

- 边界清晰、囊性、浓染聚集的毛母质和毛母质内细胞增生
- 浅染细胞出现细胞核残影（"鬼影"或"影子"细胞）
- 影子细胞周围可见肉芽肿性炎伴异物巨细胞
- 个别嗜碱性小细胞中可见核分裂象，但缺少细胞核异型性和浸润性生长
- 早期病变：囊腔周围环绕成排的毛母质细胞
- 晚期病变：鬼影或影子细胞为主，伴营养不良性钙化、骨化和肉芽肿性炎

特殊染色和免疫组织化学

- 没有帮助

其他诊断技术

- 没有帮助

鉴别诊断

- 钙化性毛根鞘囊肿
  - 缺乏影子细胞或鬼影细胞
  - 囊肿衬覆上皮细胞含大量嗜酸性胞质
- 恶性毛母质瘤（毛母质癌）
  - 罕见肿瘤
  - 浸润性生长方式
  - 显著的细胞核非典型性，常可见异型核分裂象和大片坏死

提要

- 多发性和家族性病变常伴发强直性肌营养不良
- 影子细胞为母质细胞形成毛干出现差错所致

精选文献

Ackerman AB, Reddy VB, Soyer HP: Neoplasms with Follicular Differentiation. New York, Ardor Scribendi, 2001.

Hardisson D, Linares MD, Cuevas-Santos J, et al: Pilomatrix carcinoma: A clinicopathologic study of six cases and review of the literature. Am J Dermatopathol 23:394-401, 2001.

Nakamura T: A reappraisal on the modes of cell death in pilomatricoma. J Cutan Pathol 26:125-129, 1999.

Berberian BJ, Colonna TM, Battaglia M, Sulica VI: Multiple pilomatricomas in association with myotonic dystrophy and a family history of melanoma. J Am Acad Dermatol 37:268-269, 1997.

Julian CG, Bowers PW: A clinical review of 209 pilomatricomas. J Am Acad Dermatol 39:191-195, 1997.

Kaddu S, Soyer HP, Hodl S, Kerl H: Morphological stages of pilomatricoma. Am J Dermatopathol 18:333-338, 1996.

毛根鞘瘤　Trichilemmoma

临床特征

- 好发于鼻部、面颊和上唇
- 病变通常单发
- 表现为疣状或光滑、较小（＜1cm）的肉色丘疹

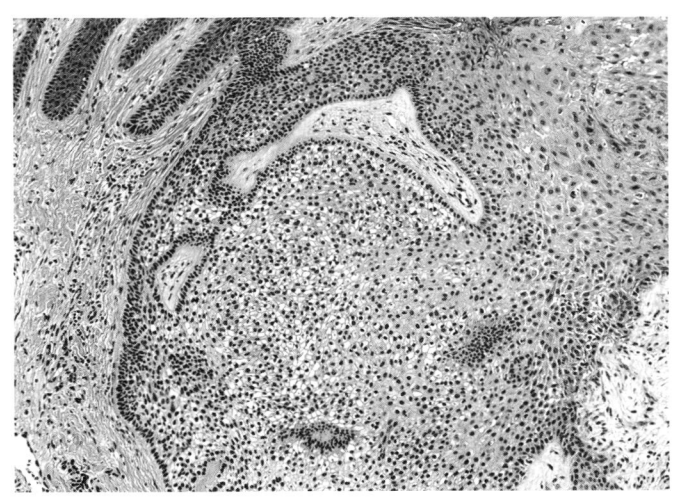

图 2-52　**毛根鞘瘤**。组织学切片显示界限清晰的细胞增生，胞质透明，类似于毛囊的外根鞘。

组织病理学

- 病变外观呈疣状
- 漏斗上皮垂直向上呈疣状增生，其内细胞胞质透明或浅染
- 周边柱状透明细胞排列成栅栏状，类似于正常毛囊的外根鞘
- 上皮增生，周围包绕较厚的透明变的基底膜
- 真皮乳头内可见扩张扭曲的血管
- 纤维组织增生性毛根鞘瘤：可见透明细胞向硬化的真皮内不规则扩展，类似于浸润性癌。病变浅层显示典型毛根鞘瘤特征

特殊染色和免疫组织化学

- PAS 染色显示透明细胞内的糖原

其他诊断技术

- 没有帮助

鉴别诊断

▌ 疣
- 大多数毛根鞘瘤在退化过程中可见疣的结构和细胞学特征
- 典型的疣缺乏胞质透明的上皮细胞（毛根鞘分化）

▌ 内翻性毛囊角化病
- 与疣和毛根鞘瘤具有相似的轮廓

- 另外，增生的漏斗上皮内可见鳞状细胞漩涡

提要

- Cowden 病：常染色体显性遗传病，可见多发性毛根鞘瘤，伴多种恶性肿瘤（乳腺、胃肠道、甲状腺和生殖器官）

精选文献

Brownstein MH, Shapiro L: Trichilemmoma: Analysis of 40 new cases. Arch Dermatol 107:866-869, 1973.
Lloyd KM, Denis M: Cowden's disease: A possible new symptom complex with multiple system involvement. Ann Intern Med 58:136-142, 1963.

基底细胞癌　Basal Cell Carcinoma

临床特征

- 通常累及老年个体
- 好发于日光照射部位的皮肤（面部、手部）
- 较小、界限清晰的珠光灰褐色丘疹，无鳞屑
- 病变随时间推移不断增大，易形成溃疡（侵蚀性溃疡）

组织病理学

- 巢状和岛状分布的基底样细胞位于表皮下方并扩散至真皮内
- 基底样细胞巢周边呈栅栏状排列
- 基底样细胞通常形态一致，核分裂象多见，可见大量凋亡细胞
- 栅栏状排列的细胞与正常间质之间可见特征性的人工收缩假象
- 侵袭（浸润）型中可见局灶鳞状分化和神经周围浸润
- 基底细胞癌有多种亚型：色素型、硬斑样或硬化型、表浅型、结节型、角化型、腺样型、小结节型和纤维上皮型

特殊染色和免疫组织化学

- 没有帮助

其他诊断技术

- 没有帮助

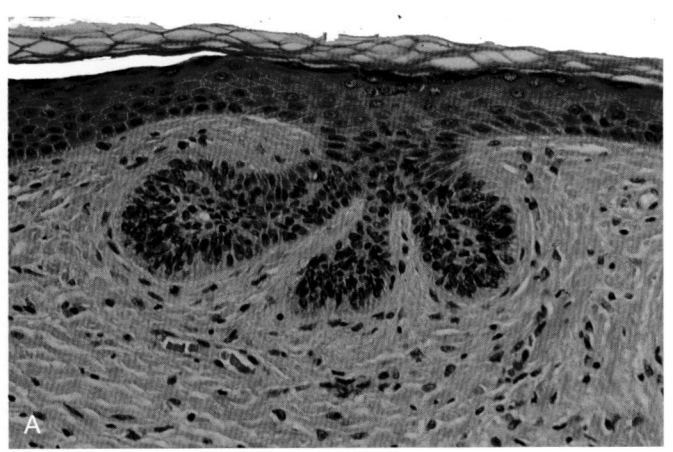

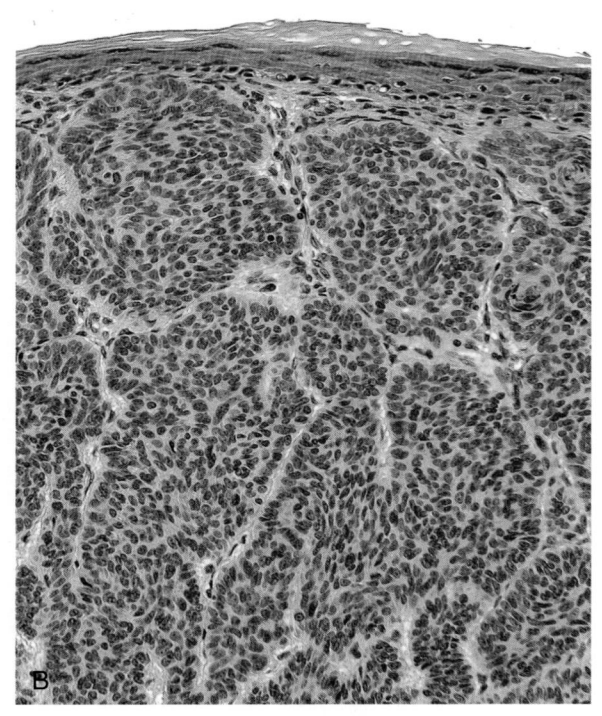

图 2-53 A，**基底细胞癌，表浅型**。组织学切片显示小巢状基底样细胞，周围呈栅栏样排列。B，**基底细胞癌，结节型**。切片显示基底样细胞结节状增生，伴周围栅栏样排列。

鉴别诊断

■ 毛发上皮瘤和毛母细胞瘤
- 基底样细胞巢通常无核分裂活性，无单个细胞坏死或人工收缩假象
- 大量纤维化间质
- 富于细胞的间质内可见人工收缩假象，而非围绕上皮细胞巢分布
- 常见毛囊分化表现，乳头状最为常见，还可呈胚

芽状、球状
- 间质 CD10 呈阳性

提要

- 基底细胞痣综合征：皮肤表面可见大量基底细胞样错构瘤，伴手掌角化病性小凹、颌骨囊肿和非日光照射部位发生的基底细胞癌
- 基底细胞癌极少转移；当出现转移时，原发病变通常处于进展期

精选文献

Ackerman AB, Reddy VB, Soyer HP: Neoplasms with Follicular Differentiation. New York, Ardor Scribendi, 2001.
Rippey JJ: Why classify basal cell carcinomas? Histopathology 32:393-398, 1998.
Strutton GM: Pathological variants of basal cell carcinoma. Aust J Dermatol 38(Suppl 1):S31-35, 1997.
Goldberg DP: Assessment and surgical treatment of basal cell skin cancer. Clin Plast Surg 24:673-686, 1997.
Goldberg LH: Basal cell carcinoma. Lancet 347:663-667, 1996.
Maloney ME: Histology of basal cell carcinoma. Clin Dermatol 13:545-549, 1995.
Mehregan AH: Aggressive basal cell epithelioma on sunlight-protected skin. Am J Dermatopathol 5:221, 1983.
Mason JK, Helwig EB, Graham JH: Pathology of the nevoid basal cell carcinoma syndrome. Arch Pathol 79:401, 1965.

外分泌和顶浆分泌肿瘤
Eccrine and Apocrine Neoplasms

汗腺腺瘤　Syringoma

临床特征

- 通常累及女性，常发生于青春期初始
- 好发于面部、眼睑、颈部和前胸上部，但也可发生于包括阴茎、外阴等在内的其他部位
- 多发性的、较小的（1～3mm）、浅黄色质硬丘疹

组织病理学

- 均一性、界限清晰的病变，伴嗜酸性纤维化间质
- 限于真皮上半部
- 显著纤维化的间质中可见不同形态的上皮细胞和小管的拉长聚集
- 束状和巢状的上皮细胞通常与小管相延续（类似于逗号或蝌蚪形）
- 上皮细胞可仅有少量胞质或含大量浅染胞质

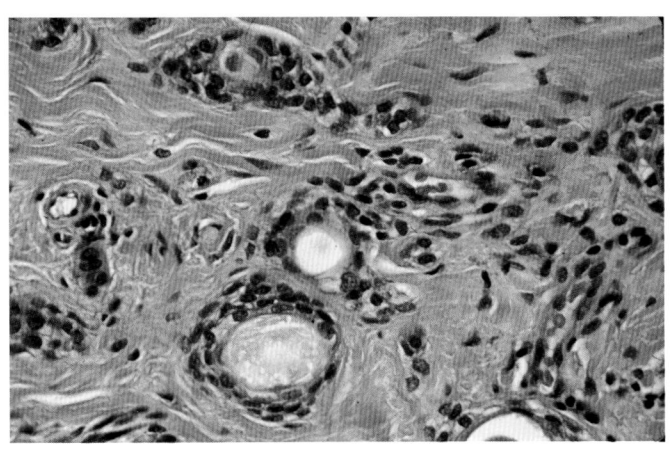

图 2-54 **汗腺腺瘤。**组织学切片显示形态一致的上皮细胞呈巢状、束状和管状排列。管状结构衬覆两层细胞，且部分可见拉长（蝌蚪样）。

- 管腔内可含嗜酸性且 PAS 阳性的物质
▍透明细胞汗腺腺瘤
- 以透明细胞巢为主，偶尔伴有小管
▍软骨样汗腺腺瘤（混合瘤）
- 由汗腺腺瘤样导管结构环绕蓝灰色黏液样基质构成，局部伴有软骨形成，类似于涎腺混合瘤

特殊染色和免疫组织化学

- PAS：管腔内可含有嗜酸性的 PAS 阳性物质

其他诊断技术

- 没有帮助

鉴别诊断

▍基底细胞癌（硬化型和角化型）
- 好发于日光照射部位皮肤，特别是面部和手部
- 周边呈栅栏状结构的多个基底样细胞巢浸润于硬化性间质中
▍毛发上皮瘤
- 细胞巢通常无管腔，但含有一些漏斗囊样结构，其内充满角蛋白
▍微囊性附属器癌（硬化性汗腺导管癌）
- 临床上多表现为孤立性病变，通常较大（1～3cm）
- 组织学结构可见深部浸润
- 神经周围浸润

提要

- 出现小汗腺汗管表皮内成分分化，支持汗腺腺瘤的诊断

精选文献

Goyal S, Martins CR: Multiple syringomas on the abdomen, thighs, and groin. Cutis 66:259-262, 2000.
Karam P, Benedetto AV: Syringomas: New approach to an old technique. Int J Dermatol 35:219-220, 1996.
Feibelman CE, Maize JC: Clear-cell syringoma: A study by conventional and electron microscopy. Am J Dermatopathol 6:139-150, 1984.

汗孔瘤　Poroma

临床特征

- 与小汗腺汗管相关的良性附属器肿瘤
- 好发于手掌和足底（60%）、躯干、头部和颈部
- 病变易结痂和形成溃疡
- 表现为较小的、质硬至质韧的无痛性结节

组织病理学

- 片状向下生长的、形态一致的、深染（汗孔）细胞，以及内衬浅染（表皮）细胞的小管
- 可见胞质内空泡和大片坏死
- 可见囊腔和角化灶
- 表皮浅层可见早期侵蚀和溃疡形成
- 血管丰富的间质，其间血管扩张、扭曲
- 亚型：表皮内汗孔瘤（单纯性汗腺棘皮瘤）、真皮导管肿瘤和汗孔样汗腺腺瘤

特殊染色和免疫组织化学

- 没有帮助

其他诊断技术

- 没有帮助

鉴别诊断

▍透明细胞棘皮瘤
- 被覆角化不全的角质层，常含有中性粒细胞
- 浅染的鳞状细胞突发棘层增生
- 上皮脚延长，伴真皮乳头明显血管化
- 受累表皮细胞间隙内可见中性粒细胞
▍脂溢性角化病
- 特征性的角化和假性角质囊肿

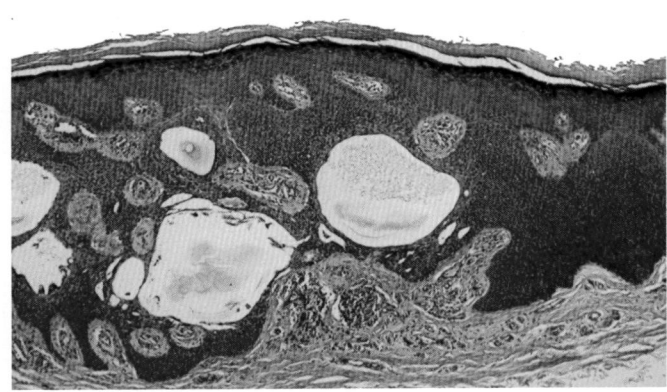

图 2-55　汗孔瘤。组织学切片显示表皮内形态一致的立方细胞增生，伴有散在分布的管腔，边界清晰。间质血管丰富。

- 间质内无血管
- ▎汗孔癌
  - 条带状和叶状多角形细胞非均一性增生，界限不清，细胞核异型性显著，常见核分裂象和坏死

提要

- 汗孔瘤可见向小汗腺导管的分化
- 小汗腺汗孔瘤病：累及手掌和足底的多发性病变

精选文献

Lee NH, Lee SH, Ahn SK: Apocrine poroma with sebaceous differentiation. Am J Dermatopathol 22:261-263, 2000.

Verplancke P, Driessen L, Wynants P, Naeyaert JM: The Schopf-Schulz-Passarge syndrome. Dermatology 196:463-466, 1998.

Hamanaka S, Otsuka F: Multiple malignant eccrine poroma and a linear epidermal nevus. J Dermatol 23:469-471, 1996.

Mousawi A, Kibbi AG: Pigmented eccrine poroma: A simulant of nodular melanoma. Int J Dermatol 34:857-858, 1995.

Pena J, Suster S: Squamous differentiation in malignant eccrine poroma. Am J Dermatopathol 15:492-496, 1993.

螺旋腺瘤　Spiradenoma

临床特征

- 小汗腺导管和分泌结构的良性增生
- 病变通常发生于儿童和中青年
- 好发于躯干和四肢
- 病变通常单发，伴疼痛，但少数情况下也可为多发病变
- 较小的（1～2cm）、圆顶的肤色结节

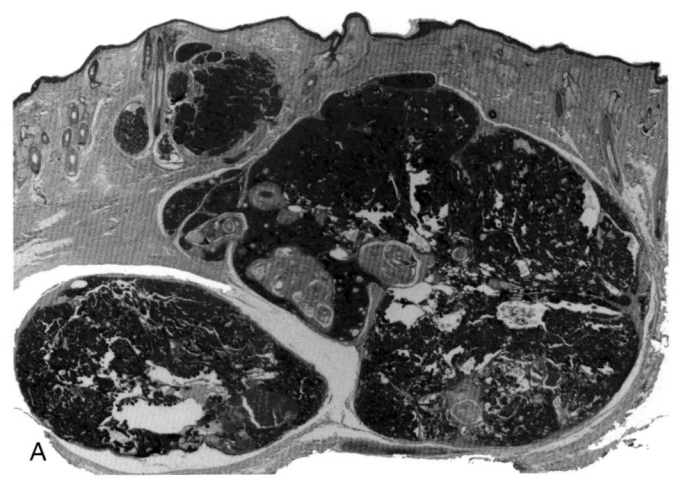

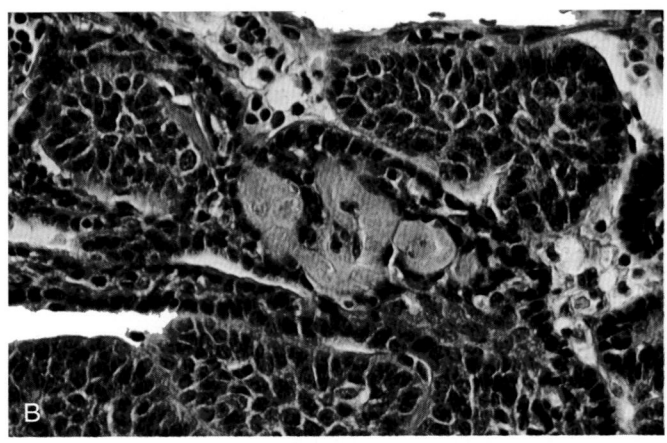

图 2-56　螺旋腺瘤。A，低倍镜显示界限清晰的真皮结节，偶见管腔。B，高倍镜显示片状胞质浅染的大细胞和仅含少量胞质的小细胞。细胞巢内可见球状透明基底膜样物质。

组织病理学

- 肿瘤界限相对清晰，含有实性和管状成分
- 实性成分内含有三种类型的细胞
  - 大细胞内可见卵圆形细胞核，胞质浅染，分布于肿瘤结节的中心
  - 小而深染的细胞内染色质增粗，胞质少，分布于结节周边
  - 成熟的淋巴细胞散在分布于大、小肿瘤性上皮细胞之间
- 小管类似于扩张的导管，衬覆较大、浅染的上皮细胞
- 间质内血管丰富
- 上皮细胞结节内均匀分布着嗜酸性基底膜样物质

形成的小体

特殊染色和免疫组织化学

* 没有帮助

其他诊断技术

* 没有帮助

鉴别诊断

▌ 圆柱瘤
* 低倍镜下可见多发的基底样细胞巢，类似于组合好的拼图
▌ 良性血管瘤
* 缺乏结节状聚集的上皮细胞

提要

* 此类病变所致疼痛与间质内大量无髓鞘轴突相关
* 虽然恶性转化非常罕见，但也曾有报道

精选文献

Bedlow AJ, Cook MG, Kurwa A: Extensive naevoid eccrine spiradenoma. Br J Dermatol 140:154-157, 1999.

Argenyi ZB, Nguyen AV, Balogh K, et al: Malignant eccrine spiradenoma: A clinicopathologic study. Am J Dermatopathol 14:381-390, 1992.

Cooper PH, Frierson HF Jr, Morrison AG: Malignant transformation of eccrine spiradenoma. Arch Dermatol 121:1445-1448, 1985.

Mambo NC: Eccrine spiradenoma: Clinical and pathologic study of 49 tumors. J Cutan Pathol 10:312-320, 1983.

圆柱瘤 Cylindroma

临床特征

* 伴大汗腺分化的良性附属器肿瘤
* 可为单发性或多发性病变
* 多发性为显性遗传，见于年轻女性，表现为头皮的多发性圆顶型结节；其他受累部位包括面部，极少数见于躯干和四肢
* 结节大小不一，从几毫米至数厘米不等
* 随着时间的推移，头皮结节相互融合，形成较大的结节，可类似于头巾（帽状生长）

组织病理学

* 界限清晰的真皮结节，由上皮细胞岛构成，类似

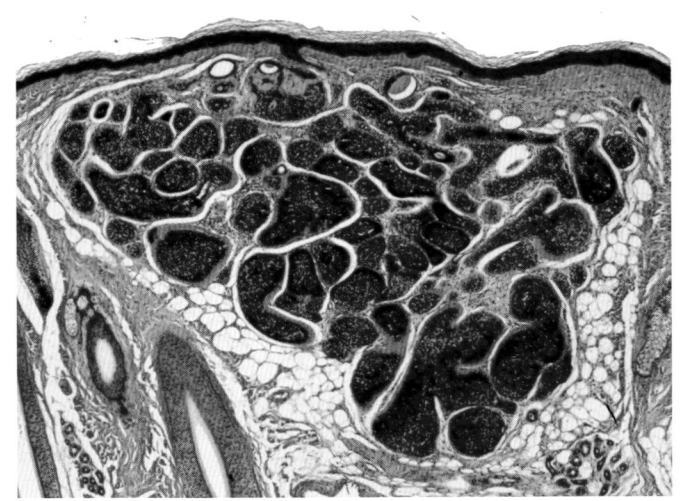

图 2-57 圆柱瘤。组织学切片显示界限清晰的真皮结节，由致密的透明鞘分隔上皮岛构成，类似于拼图。

于组合好的拼图，仅被致密的透明鞘彼此分隔
* 上皮岛内可见两种类型的细胞
  * 细胞内含有小而深染的细胞核，位于上皮岛周围
  * 细胞内含有大而浅染的细胞核，位于上皮岛中心
* 管腔衬覆导管细胞，常见充满无定形物质
* 上皮岛内可见滴状嗜酸性玻璃样物质

特殊染色和免疫组织化学

* 透明鞘 PAS 呈阳性且抗淀粉酶
* 人乳脂球蛋白呈阳性

其他诊断技术

* 家族性圆柱瘤病（头巾样瘤综合征）与染色体 16q 遗传性缺失相关

鉴别诊断

▌ 恶性圆柱瘤
* 极少数情况下可出现恶性变，特征表现为：细胞和细胞核多形性，非典型性核分裂象，无透明鞘，以及浸润性生长方式
▌ 螺旋腺瘤可与圆柱瘤共存

提要

* 多发性圆柱瘤可伴发多发性毛发上皮瘤，而且可能为同种遗传性疾病的不同表现

- 透明鞘由肿瘤细胞合成，被认为是一种基底膜样物质

精选文献

Meybehm M, Fischer HP: Spiradenoma and dermal cylindroma: Comparative immunohistochemical analysis and histogenetic considerations. Am J Dermatopathol 19:154-161, 1997.

Lee MW, Kelly JW: Dermal cylindroma and eccrine spiradenoma. Aust J Dermatol 37:48-49, 1996.

Biggs PJ, Wooster R, Ford D, et al: Familial cylindromatosis (turban tumour syndrome) gene localized to chromosome 16q12-q13: Evidence for its role as a tumour suppressor gene. Nat Genet 11:441-443, 1995.

Van der Putte SC: The pathogenesis of familial multiple cylindromas, trichoepitheliomas, milia, and spiradenomas. Am J Dermatopathol 17:271-280, 1995.

透明细胞汗腺腺瘤（结节性汗腺腺瘤）Clear Cell Hidradenoma (Nodular Hidradenoma)

临床特征

- 通常表现为孤立性真皮结节，直径介于 0.5 ~ 2cm
- 可见囊性成分
- 同义词包括结节性汗腺腺瘤、囊实性汗腺腺瘤和小汗腺末端汗管瘤

组织病理学

- 界限清晰的分叶状真皮结节，可扩展至皮下脂肪组织
- 小叶内含有大量胞质透明的细胞；部分细胞呈多边形，其他呈纺锤形，伴有细长的细胞核
- 偶尔可见腔内衬覆立方形细胞或柱状细胞，伴顶浆分泌
- 囊腔充满嗜酸性均质性物质，可能为肿瘤细胞变性所致
- 结节间的基质呈特征性嗜酸性变和透明变

特殊染色和免疫组织化学

- PAS 染色可显示透明细胞内糖原
- 免疫组化检测显示细胞角蛋白、上皮膜抗原、癌胚抗原、S-100 蛋白和波形蛋白呈阳性

其他诊断技术

- 没有帮助

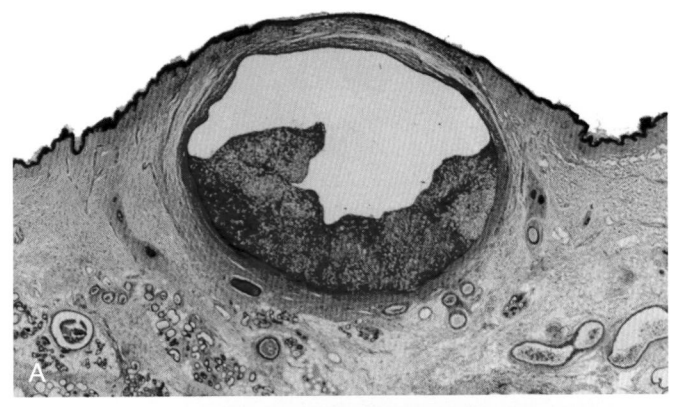
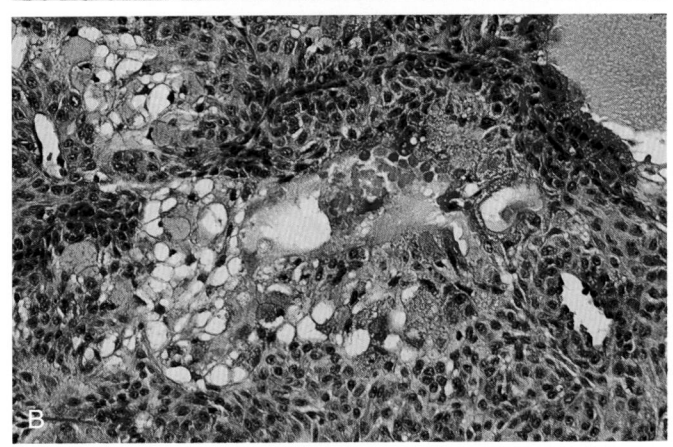

图 2-58 透明细胞（结节性）汗腺腺瘤。A，低倍镜显示界限清晰的分叶状、部分呈囊性的真皮结节。B，高倍镜显示呈叶状分布的含透明胞质的细胞，管腔内衬顶浆分泌细胞，囊腔内充满嗜酸性物质。

鉴别诊断

- **毛根鞘瘤**
  - 也含有透明细胞；但没有透明细胞汗腺腺瘤的特征性的囊腔和管腔
- **恶性结节性汗腺腺瘤**
  - 细胞学多形性和较高的核分裂象提示其侵袭性行为
  - 当非均一性的结节状肿瘤除浸润和局灶界限不清外，还可见带状或弥漫性坏死时，提示恶性结节性汗腺腺瘤的诊断
  - 通常为原发病变，与先前存在的良性病变无关

提要

- 结节性汗腺腺瘤偶尔可复发；复发肿瘤可出现较多核分裂象或细胞核多形性，应彻底切除

精选文献

Waxtein L, Vega E, Cortes R, et al: Malignant nodular hidradenoma. Int J Dermatol 37:225-228, 1998.

Touma D, Laporte M, Goossens A, Ledoux M: Malignant clear cell hidradenoma. Dermatology 186:284-286, 1993.

Winkelmann RK, Wolff K: Solid-cystic hidradenoma of the skin: Clinical and histopathologic study. Arch Dermatol 97:651-661, 1968.

Hashimoto K, DiBella RJ, Lever WF: Clear cell hidradenoma: Histological, histochemical, and electron microscopic studies. Arch Dermatol 96:18-38, 1967.

乳头状汗管囊腺瘤
Syringocystadenoma Papilliferum

临床特征

- 最常见于头皮或面部，见于出生时或幼童时期，表现为单发或多发丘疹，或为孤立性斑块
- 1/3 的病例发生于青春期，在头皮原有的皮脂腺痣基础上

组织病理学

- 表皮可见乳头状瘤样增生

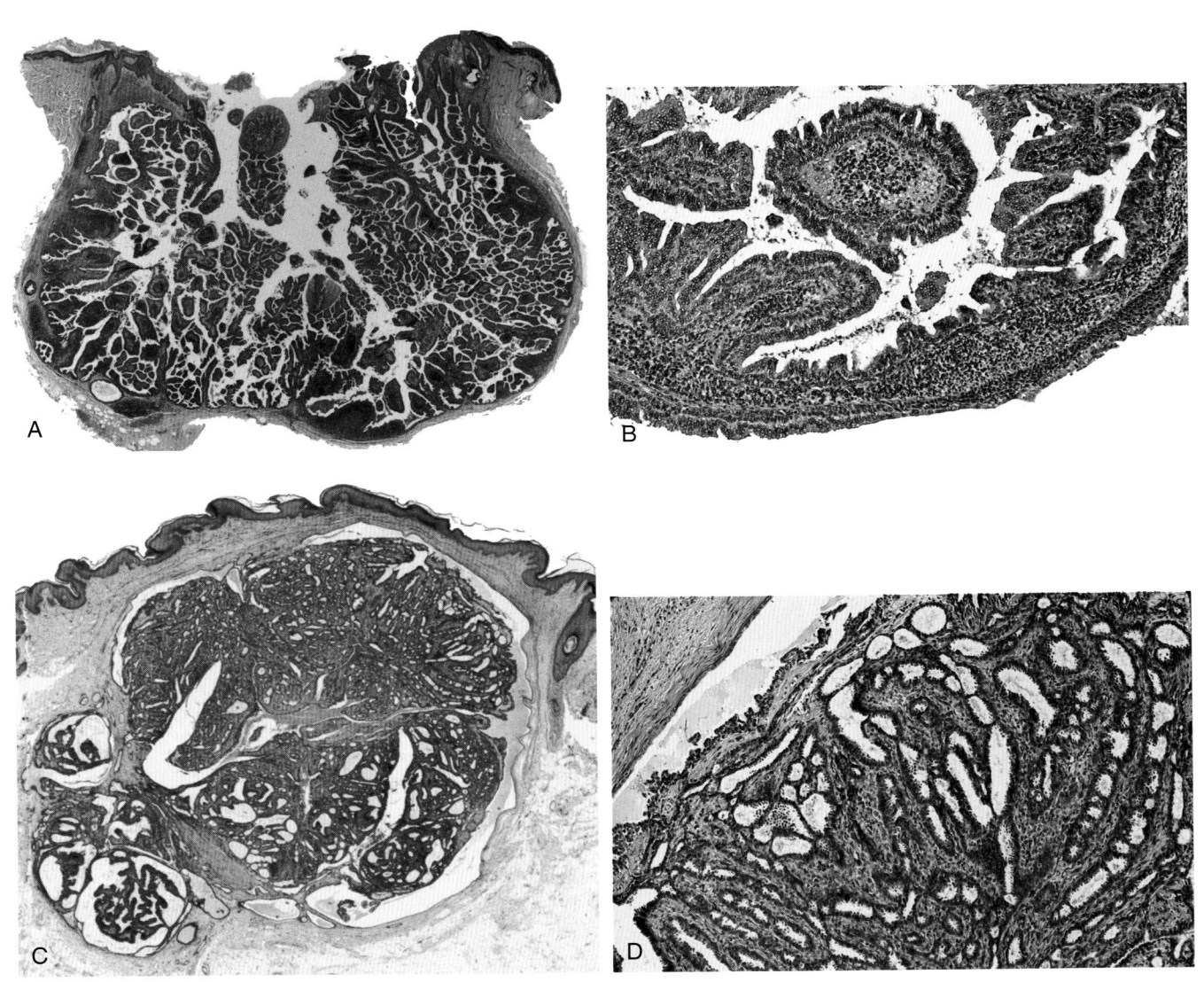

图 2-59　A，乳头状汗管囊腺瘤。 组织学切片显示囊状表皮内陷，其中可见乳头状结构。**B，乳头状汗管囊腺瘤。** 高倍镜显示乳头衬覆两层细胞：腔面由顶浆分泌的柱状细胞构成。间质内可见浆细胞。**C，乳头状汗腺腺瘤。** 与乳头状汗管囊腺瘤不同，该肿瘤主要表现为囊性真皮结节。**D，乳头状汗腺腺瘤。** 高倍镜显示复杂的乳头状分支，衬覆顶浆分泌的柱状细胞。

- 自表皮向下延伸形成一个或多个陷窝
- 陷窝上部内衬表皮，下部衬覆乳头状突起，突入腔内
- 乳头状突起被覆两层上皮细胞；腔面为含卵圆形细胞核的柱状细胞，偶尔可见顶浆分泌；外层为小立方细胞，胞质稀少，细胞核较小，呈圆形
- 间质内可见密集的浆细胞浸润
- 病变底部常可见大汗腺

特殊染色和免疫组织化学

- 部分病例中可检测到巨囊肿病液体蛋白（GCDFP），支持大汗腺分化

其他诊断技术

- 没有帮助

鉴别诊断

▌乳头状汗腺腺瘤

- 发生于女性大阴唇、会阴和肛周区
- 表现为数毫米大小的真皮结节
- 组织学上，结节界限清晰，囊腔与表面不相通
- 乳头状分支衬覆单层柱状细胞，向腔内顶浆分泌
- 管腔衬覆分泌细胞，周围可见肌上皮细胞环绕

▌管状大汗腺腺瘤

- 通常含有大量形状不规则的管状结构，衬覆两层细胞
- 部分含有乳头状突起，类似于乳头状汗管囊腺瘤；但此病变与被覆表皮不相通

提要

- 部分乳头状汗管囊腺瘤病例同时具有小汗腺和大汗腺分化特征

精选文献

de Bliek JP, Starink TM: Multiple linear syringocystadenoma papilliferum [letter]. J Eur Acad Dermatol Venereol 12:74-76, 1999.

Mazoujian G, Margolis R: Immunohistochemistry of gross cystic disease fluid protein (GCDFP-15) in 65 benign sweat gland tumors of the skin. Am J Dermatopathol 10:28-35, 1988.

Toribio J, Zulaica A, Peteiro C: Tubular apocrine adenoma. J Cutan Pathol 14:114-117, 1987.

Numata M, Hosoe S, Itoh N, et al: Syringadenocarcinoma papilliferum. J Cutan Pathol 12:3-7, 1985.

Helwig EB, Hackney VC: Syringocystadenoma papilliferum. Arch Dermatol 71:361, 1955.

微囊性附属器癌（硬化性汗腺导管癌）Microcystic Adnexal Carcinoma (Sclerosing Sweat Duct Carcinoma)

临床特征

- 局部侵袭性肿瘤，可深部浸润但通常不发生转移
- 特征性的累及部位为上唇；其他受累部位还包括下颚、鼻唇沟和颊部

组织病理学

- 病变浸润真皮，界限不清，可向深部浸润到达皮下组织和骨骼肌
- 通常不与表皮相延续

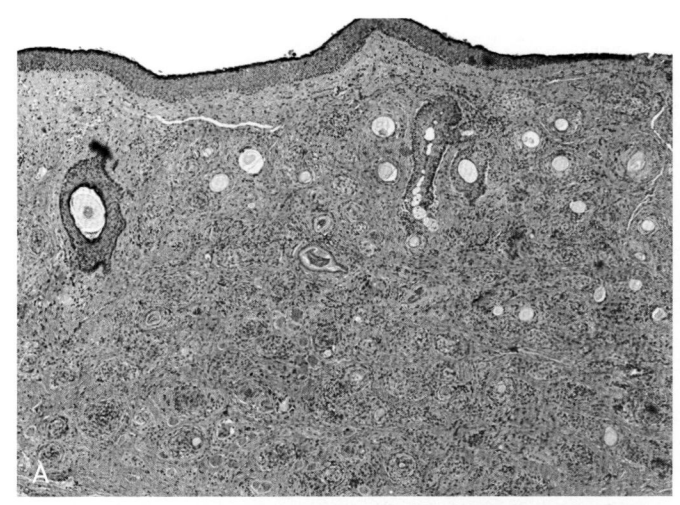

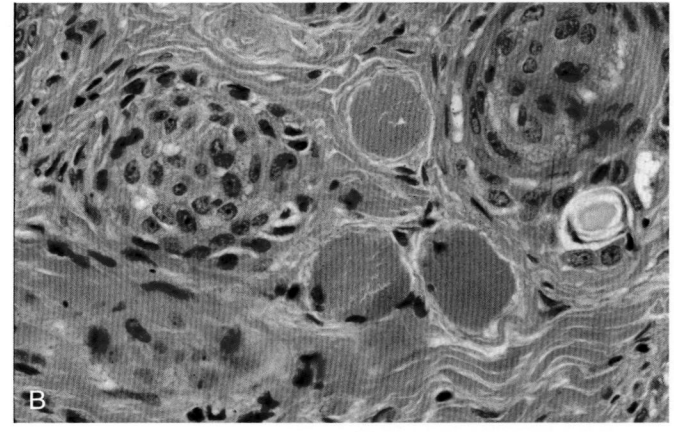

图 2-60　微囊性附属器癌。A，低倍镜显示肿瘤深部浸润，由导管结构和含有角蛋白的囊腔构成。B，高倍镜显示骨骼肌纤维之间形态一致的上皮岛浸润。

- 特征表现为：促结缔组织增生性间质内有上皮细胞岛伴内含角蛋白的囊肿形成；其他区域可见衬覆两层细胞的导管样结构
- 并非所有肿瘤中均可见到囊腔；可完全由管状结构构成
- 浸润至深部组织内的导管通常较小
- 可仅有轻度细胞异型性，通常不易找到核分裂象
- 常见神经周浸润

特殊染色和免疫组织化学

- 没有帮助

其他诊断技术

- 没有帮助

鉴别诊断

▌ 汗腺腺瘤
- 可能难以鉴别，尤其是当活检取材表浅、无法显示微囊性附属器癌的深部浸润特征时
- 缺乏浸润性表现和神经周围浸润

▌ 结缔组织增生性毛发上皮瘤
- 通常局限于真皮上半部
- 可含有囊肿，但缺乏管状结构

▌ 硬化性基底细胞癌
- 基底细胞呈条带状和巢状浸润，伴间质硬化
- 无囊肿或管样结构

提要

- 当考虑毛发上皮瘤和汗管瘤样肿瘤诊断、见到肿瘤扩展至标本基底部时，应考虑微囊性附属器癌的可能性

精选文献

Friedman PM, Friedman RH, Jiang SB, et al: Microcystic adnexal carcinoma: Collaborative series review and update. J Am Acad Dermatol 41:225-231, 1999.

Cook TF, Fosko SW: Unusual cutaneous malignancies. Semin Cutan Med Surg 17:114-132, 1998.

Nelson BR, Lowe L, Baker S, et al: Microcystic adnexal carcinoma of the skin: A reappraisal of the differentiation and differential diagnosis of an underrecognized neoplasm. J Am Acad Dermatol 29:840-845, 1993.

Sebastien TS, Nelson BR, Lowe L, et al: Microcystic adnexal carcinoma. J Am Acad Dermatol 29:840-845, 1993.

Goldstein DJ, Barr RJ, Santa Cruz DJ: Microcystic adnexal carcinoma: A distinct clinicopathologic entity. Cancer 50:566-572, 1982.

皮脂腺增生和肿瘤　Sebaceous Proliferations and Neoplasms

皮脂腺痣　Nevus Sebaceus

临床特征

- 出生时即出现，位于头皮或面部，为单发、黄色、稍隆起的无毛发斑块
- 在儿童期，病变可呈线样结构；在青春期，病变可呈疣状和结节状
- 部分患者可出现大范围的皮脂腺痣，为神经皮肤综合征的一部分

组织病理学

- 在皮脂腺痣中，皮脂腺腺体与正常皮脂腺腺体发育形态相同
- 出生时
  - 皮脂腺小叶明显（母体激素作用的结果）
- 婴儿期后
  - 皮脂腺小叶较小且数量减少
- 青春期时
  - 可见大量成熟的皮脂腺腺体
  - 伴表皮改变，包括乳头状瘤样增生
  - 可见畸形的毛囊胚芽，类似于基底细胞癌
  - 在大多数病例中可见大汗腺位于真皮深部
- 成人期

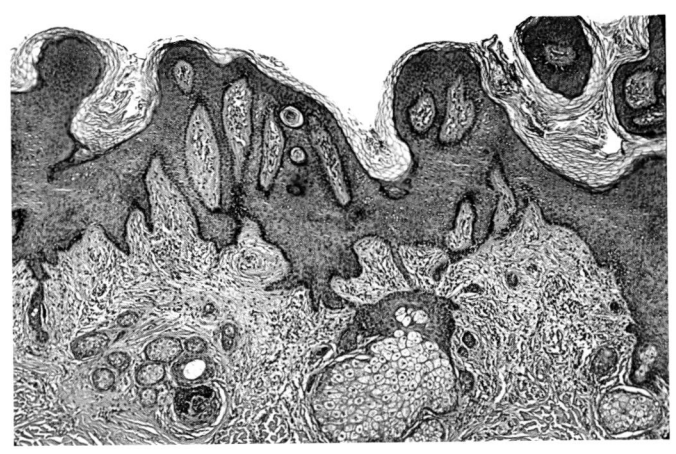

图 2-61　**皮脂腺痣。**组织学切片显示乳头状表皮增生，伴突出的皮脂腺小叶和结构不清的毛囊单位。

— 多种附属器肿瘤，最常见者为毛母质瘤和乳头状汗管囊腺瘤，可发生于皮脂腺痣中

特殊染色和免疫组织化学

- 没有帮助

其他诊断技术

- 没有帮助

鉴别诊断

- 若活检标本取自皮脂腺小叶较小且较少的阶段，可导致皮脂腺痣的漏诊

■ 表皮痣

- 缺乏皮脂腺小叶

■ 皮脂腺增生

- 皮脂腺腺体的单纯性增大，开口于扩张的导管

提要

- 基底细胞癌、少数鳞状细胞癌以及附属器癌可发生于皮脂腺痣内
- 皮脂腺痣小活检可能仅显示明显的皮脂腺小叶，会被误认为是皮脂腺增生

精选文献

Miller CJ, Ioffreda MD, Billingsley EM: Sebaceous carcinoma, basal cell carcinoma, trichoadenoma, trichoblastoma, and syringocystadenoma papilliferum arising within a nevus sebaceus. Dermatol Surg 30:1546-1549, 2004.

Cribier B, Scrivener Y, Grosshans E: Tumors arising in nevus sebaceus: A study of 596 cases. J Am Acad Dermatol 42: 263-268, 2000.

Jaqueti G, Requena L, Sanchez Yus E: Trichoblastoma is the most common neoplasm developed in nevus sebaceus of Jadassohn: A clinicopathologic study of a series of 155 cases. Am J Dermatopathol 22:108-118, 2000.

Steffen C, Ackerman AB (eds): Nevus Sebaceus. In Steffen C, Ackerman AB (eds): Neoplasms with Sebaceous Differentiation. Philadelphia, Lea & Febiger, 1996, p 89.

Morioka S: The natural history of nevus sebaceus. J Cutan Pathol 12:200, 1985.

皮脂腺上皮瘤（皮脂腺瘤）
Sebaceous Epithelioma (Sebaceoma)

临床特征

- 多发生于中年和老年个体

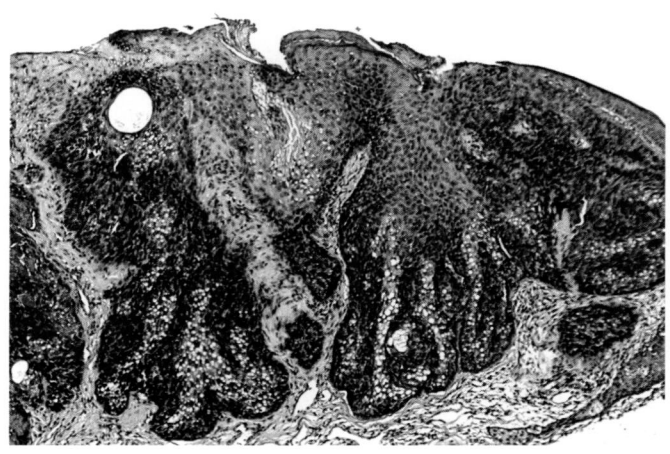

图 2-62　皮脂腺上皮瘤（皮脂腺瘤）。界限清晰，基底样细胞和含大量空泡状胞质的具有皮脂腺分化特征的细胞混合性增生。

- 好发于面部皮肤和头皮
- 偶尔出血或形成溃疡
- 较小的（＜1cm）、孤立性、黄褐色、界限清晰的结节，或为界限不清的斑块

组织病理学

- 病变界限清晰
- 嗜酸性间质内可见大量脂质（腺瘤）或基底样（上皮瘤）细胞
- 基底样细胞多位于病变周边
- 无细胞核异型性；但可见核分裂象
- 波纹型皮脂腺瘤：可见排列一致的、小的、单型性、雪茄形基底样细胞呈线样排列，彼此平行，类似于 Verocay 小体；细胞的此种排列形成波纹样结构；可见伴皮脂腺分化的散在细胞和导管

特殊染色和免疫组织化学

- 油红 O（新鲜组织）突出显示皮脂腺细胞内的脂质

其他诊断技术

- 没有帮助

鉴别诊断

■ 皮脂腺增生

- 皮脂腺腺体单纯性增大
- 小叶大部分由成熟的皮脂腺细胞构成，开口于单

个扩张导管
- 皮脂腺腺瘤
  - 边界清晰的小叶由未分化的基底样细胞和成熟的皮脂腺细胞构成
  - 较皮脂腺瘤小且更表浅
  - 可代表皮脂腺瘤中最成熟的病变

提要

- 皮脂腺肿瘤可伴发 Muir-Torre 综合征

精选文献

Kiyohara T, Kumakiri M, Kuwahara H, et al: Rippled-pattern sebaceoma: A report of a lesion on the back with a review of the literature. Am J Dermatopathol 28:446-448, 2006.

Dinneen AM, Mehregan DR: Sebaceous epithelioma: A review of twenty-one cases. J Am Acad Dermatol 34:47-50, 1996.

Donati P: Solitary sebaceoma in Muir-Torre syndrome. Int J Dermatol 35:601-602, 1996.

Misago N, Narisawa Y: Sebaceous neoplasms in Muir-Torre syndrome. Am J Dermatopathol 22:155-161, 2000.

Ueda M, Wang Y, Sugimura H, et al: A case of multiple sebaceous epithelioma: Analysis of microsatellite instability. J Dermatol 26:178-182, 1999.

Steffen C, Ackerman AB: Sebaceoma. In Steffen C, Ackerman AB (eds): Neoplasms with Sebaceous Differentiation. Philadelphia, Lea & Febiger, 1994, p 385.

皮脂腺癌　Sebaceous Carcinoma

临床特征

- 为罕见的恶性皮脂腺腺体肿瘤
- 女性发病比男性多见
- 好发于眼睑，累及睑板腺和 Zeis 腺

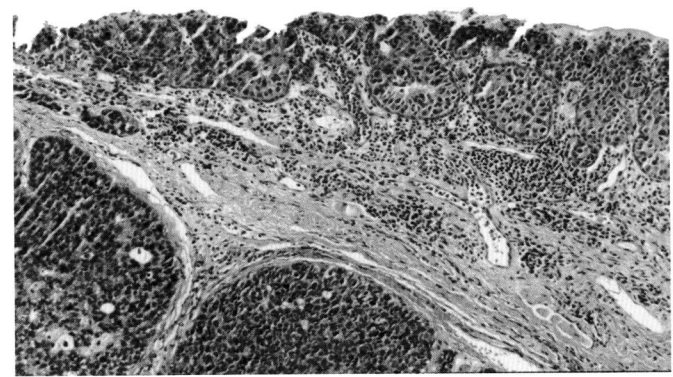

图 2-63　**皮脂腺癌**。组织学切片可见多形性的基底样细胞形成不规则的小叶结构，伴散在的成熟性皮脂腺细胞。可见核分裂象和个别坏死细胞。

- 与辐射和其他肿瘤有关，包括
  - 基底细胞癌
  - 鳞状细胞癌
  - 角化棘皮瘤
  - 内脏癌（Muir-Torre 综合征）
- 表现为无症状性、质硬、边界不清的结节，直径通常 < 1cm；可形成溃疡

组织病理学

- 大小不一的、不规则形小叶，大多由未分化的基底样细胞构成，伴有部分皮脂腺样分化的细胞，通常位于小叶中间
- 部分小叶可出现鳞状分化区域，类似鳞状细胞癌
- 眼睑的皮脂腺癌通常可见 Paget 样改变，扩展至被覆的结膜上皮或表皮内

特殊染色和免疫组织化学

- 没有帮助

其他诊断技术

- 没有帮助

鉴别诊断

- 皮脂腺上皮瘤（皮脂腺瘤）
  - 通常界限清晰，呈均一性
  - 无坏死或表面溃疡

提要

- 皮脂腺癌直接播散，首先累及局部淋巴结（耳廓周、颌下和颈链），随后出现内脏播散
- Muir-Torre 综合征中发生的皮脂腺癌极少出现转移

精选文献

Nelson BR, Hamlet KR, Gillard M, et al: Sebaceous carcinoma. J Am Acad Dermatol 33:1-15, 1995.

Wick MR, Goellner JR, Wolfe JT 3rd, et al: Adnexal carcinomas of the skin. II. Extraocular sebaceous carcinomas. Cancer 56:1163-1172, 1985.

Rao NA, Hidayat AA, McLean IW, et al: Sebaceous carcinomas of the ocular adnexa: A clinicopathologic study of 104 cases, with five-year follow-up data. Hum Pathol 13:113-122, 1982.

Russell WG, Page DL, Hough AJ, et al: Sebaceous carcinoma of meibomian gland origin: The diagnostic importance of pagetoid spread of neoplastic cells. Am J Clin Pathol 73:504-511, 1980.

黑色素细胞增生和肿瘤
Melanocytic Proliferations and Neoplasms

先天性黑色素细胞痣
Congenital Melanocytic Nevus

临床特征

- 出生时或出生后不久即出现的大小不一的色素沉着性病变
- 病变大小从 1.5cm 至 20cm 以上（先天性巨痣）
- 泳衣样先天性痣的特征表现为：凸凹不平的疣状表面，不同程度的棕色和蓝色，病变区毛发生长增多
- 较大的先天性痣可见颜色和表皮增生有轻度变化
- 较小的先天性痣为单一的、浅褐色至棕色的、均匀的色素沉着性斑片
- 先天性痣随年龄增长有一定变化，可出现局部加深、结节和粗发
- 头颈部发生的先天性巨痣可伴发软脑膜黑色素细胞增生症和神经系统病变

组织病理学

- 与后天性痣相同，先天性痣可以是交界性、混合性或皮内痣
- 病变较大，特征性表现为：形态一致的黑色素细胞呈巢状分布于真皮表皮交界处和真皮内

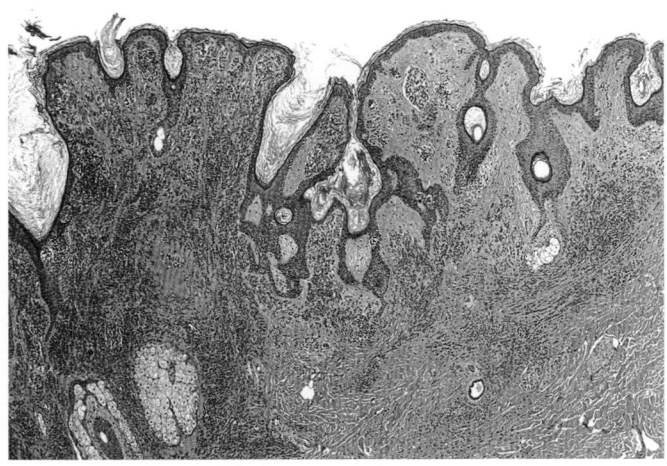

图 2-64　先天性黑色素细胞痣。低倍镜显示形态一致的黑色素细胞弥漫性增生，呈巢状排列，向真皮深层扩展，围绕附属器结构。

- 真皮内细胞巢除了在胶原束之间浸润外，还可见明显地以附属器和血管为中心分布
- 先天性巨痣中可见深部浸润至网状真皮内，并沿皮下脂肪间隔扩展
- 部分先天性痣的真皮部分可见细胞增生结节，偶尔可见核分裂象

特殊染色和免疫组织化学

- 没有帮助

其他诊断技术

- 没有帮助

鉴别诊断

- 依据临床和组织病理学所见进行诊断，通常没有疑问
- 对较小的先天性痣进行刮取活检时可见到与 Clark 发育不良痣相似的特征

提要

- 先天性巨痣伴有软脑膜黑色素沉着症时可并发恶性黑色素瘤和其他原发性恶性肿瘤，如横纹肌肉瘤，其预期风险为 4% ～ 12%。
- 据报道，先天性巨痣患者发生黑色素瘤的风险比正常人群高 1000 倍

精选文献

Marghoob AA, Schoenbach SP, Kopf AW, et al: Large congenital melanocytic nevi and the risk for the development of malignant melanoma: A prospective study. Arch Dermatol 132:170-175, 1996.

Sasai S, Kato T, Yoshimura T, et al: Congenital plantar melanocytic nevus with satellite lesions. Dermatology 192:146-148, 1996.

Swerdlow AJ, English JS, Qiao Z: The risk of melanoma in patients with congenital nevi: A cohort study. J Am Acad Dermatol 32:595-599, 1995.

Swerdlow AJ, Green A: Melanocytic naevi and melanoma: An epidemiological perspective. Br J Dermatol 117:137-146, 1987.

Walton RG, Jacobs AH, Cox AJ: Pigmented lesions in newborn infants. Br J Dermatol 95:389-396, 1976.

Mark GJ, Mihm MC Jr, Liteplo MG, et al: Congenital melanocytic nevi of the small and garment type: Clinical, histologic, and ultrastructural studies. Hum Pathol 4:395-418, 1973.

后天性黑色素细胞痣
Acquired Melanocytic Nevi

临床特征

- 大多数后天性黑色素痣出现于 20 岁前
- 痣起初为较小的棕褐色斑点，可逐渐进展为丘疹
- 后天性黑色素细胞痣的特征为：体积较小，颜色一致且界限清晰。

组织病理学

- 增生的单型性黑色素细胞分布均匀，界限清晰，在真皮表皮交界处或真皮内呈明显的巢状排列
- 交界处细胞巢分布均匀
- 真皮内黑色素细胞巢成熟，向下推进
- 黑色素细胞痣的特殊类型
  - Spitz 痣
    - 表现为孤立性的、较小的（< 1cm）粉色丘疹，发生于 14 岁以下儿童；也可见于年长患者，且可为先天性痣
    - 组织学上，Spitz 痣的特征性表现为：较大的梭形和上皮样黑色素细胞均匀性增生，边界清晰，在各方向上一致，发育成熟并伴向下推进
    - 可见 Paget 样扩散
    - 嗜酸性透明小体（Kamino 小体）位于真皮表皮交界处
    - 可见核分裂象，但通常无非典型性，且不出现于病变基底部
    - Spitz 痣的特征性表现为：表皮增生伴角化过度和角化不全，片状血管周围淋巴细胞炎症浸润，以及真皮乳头血管扩张
    - 部分 Spitz 痣病例与黑色素瘤难以鉴别，尤其是发生于老年患者时
  - Clark 发育不良性痣
    - 最初由 Clark 等于 1978 年在一组具有黑色素瘤和临床多发性非典型痣（B-K 痣综合征）家族史的患者中描述
    - 组织学上，这种痣较大，伴真皮表皮交界处细胞巢扩展，远远超出真皮部分（双肩）
    - 交界处的细胞巢与相邻的上皮脚呈桥状连接，周围环绕同心圆状和片状纤维组织形成

- 位于交界处的部分黑色素细胞增大，细胞核增大，胞质内充满黑色素颗粒；无 Paget 样扩散
- 真皮乳头内可见轻度血管周围淋巴细胞浸润和血管增生
  - 晕痣
    - 临床特征表现为：痣周围出现带状的色素缺失
    - 多发生于儿童和年轻人背部
    - 可完全消退，仅残留色素脱失斑
    - 组织学上，晕痣为一种复合痣，伴密集的淋巴细胞炎症浸润，可导致黑色素细胞的破坏
    - 在早期阶段，黑色素细胞可较大，伴非典型性；晚期阶段的特征性表现为：黑色素细胞完全消失
  - 蓝痣
    - 临床上表现为蓝灰色丘疹
    - 组织学上，含有黑色素的树突状黑色素细胞可呈巢状和束状分布于真皮内
    - 在细胞性蓝痣中，大的、呈卵圆形的黑色素细胞的胞质浅染，呈岛状排列，向真皮深层浸润
    - 部分蓝痣为先天性的

特殊染色和免疫组织化学

- 没有帮助

其他诊断技术

- 没有帮助

鉴别诊断

▍恶性黑色素瘤
- 后天性黑色素细胞痣应与恶性黑色素瘤鉴别
- 通常情况下，痣的结构和细胞学特征与黑色素瘤不同，包括体积较小、对称分布、边界清晰和相邻细胞巢间隔均一
- 真皮内细胞巢成熟是对诊断痣有帮助的组织学特征

提要

- 头皮、耳廓周围区、肢端皮肤、外生殖器、乳腺

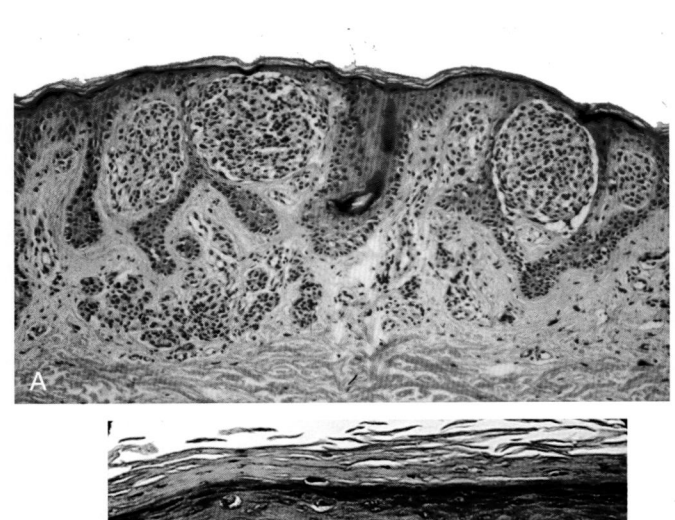

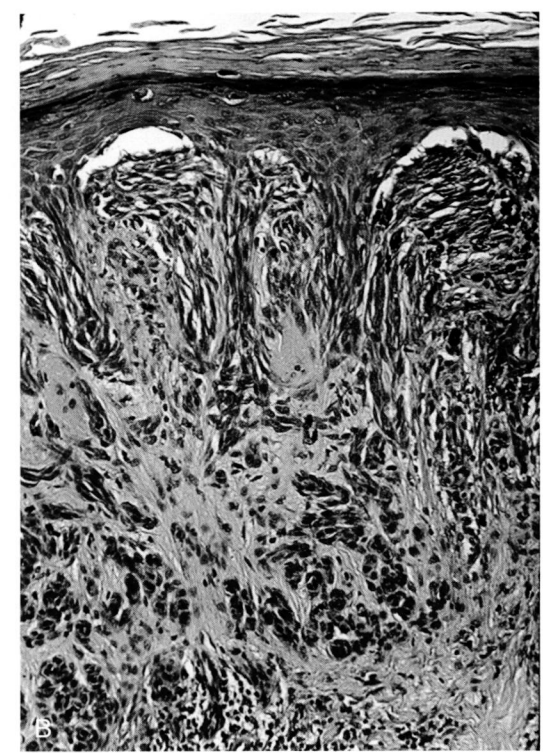

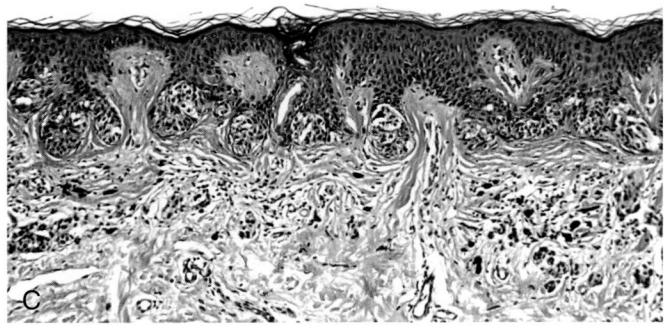

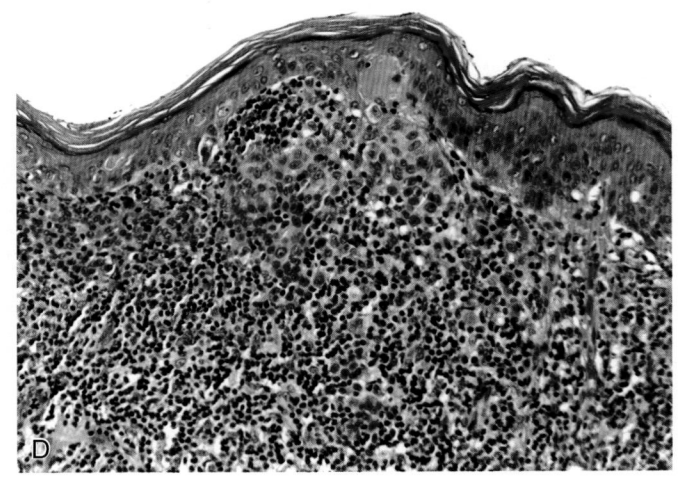

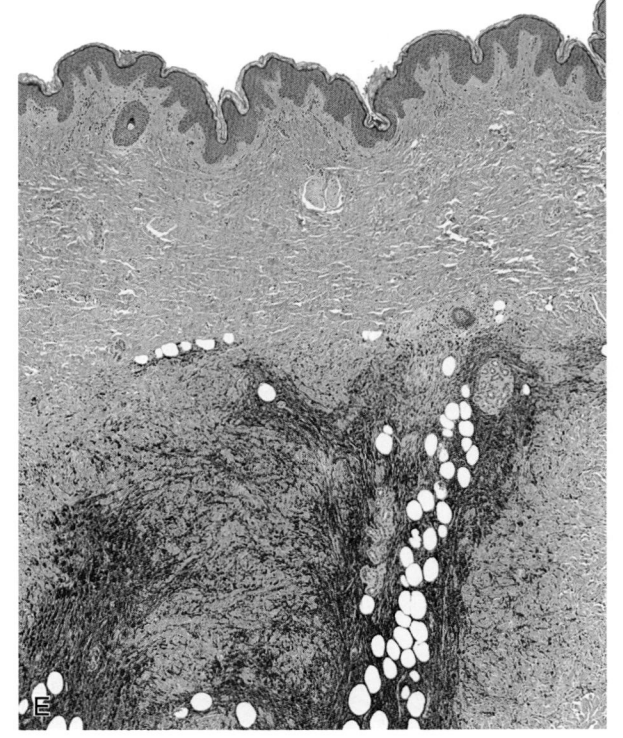

图 2-65 A，后天性（混合性）黑色素细胞痣。切片显示真皮表皮交界处和真皮内形态一致的黑色素细胞巢，细胞成熟，向下推进。B，Spitz 痣。真皮表皮交界处和真皮内可见角化过度和角化不全，表皮增生，以及梭形和上皮样黑色素细胞增生。细胞巢和嗜酸性小体周围可见裂隙，为其特征性表现。C，混合痣，Clark 发育不良型。切片显示相邻上皮脚之间黑色素细胞巢形成桥状连接，伴同心圆状和层状的纤维组织形成。黑色素细胞轻微增大，胞质内充满黑色素。真皮内细胞巢周围可见炎细胞浸润和噬黑色素细胞。D，晕痣。切片显示真皮表皮交界处和真皮内的黑色素细胞巢，周围可见密集的淋巴细胞浸润。E，蓝痣。切片显示真皮深部梭形黑色素细胞增生，内含大量黑色素。

和脐周部位（"特殊部位的痣"）发生的黑色素细胞痣均可与恶性黑色素瘤类似
- 复发性黑色素细胞痣的很多组织学特征可与恶性黑色素瘤类似
- Spitz 样黑色素瘤是一种类似于 Spitz 痣的黑色素瘤，对其进行准确的组织病理学诊断非常具有挑战性
- 青春期前儿童发生的黑色素瘤类似于 Spitz 痣，其结构和细胞病理学特征与发生于成人者不同，确诊时一定要考虑到

精选文献

Xu X, Murphy G, Elenitsas R, Elder D: Benign pigmented lesions and malignant melanoma. In Elder DE, Elenitsas R, Johnson BL Jr, et al (eds): Lever's Histopathology of Skin, 10th ed. Philadelphia, Lippincott Williams & Wilkins, 2008, p 699.

Fabrizi G, Pagliarello C, Parente P, et al: Atypical nevi of the scalp in adolescents. J Cutan Pathol 34:365-369, 2007.

Elder DE: Precursors to melanoma and their mimics: nevi of special sites. Mod Pathol 19(Suppl 2):S4-20, 2006.

Mooi WJ, Krausz T: Spitz nevus versus spitzoid melanoma: Diagnostic difficulties, conceptual controversies. Adv Anat Pathol 13:147-156, 2006.

Mones JM, Ackerman AB: Melanomas in prepubescent children: Review comprehensively, critique historically, criteria diagnostically, and course biologically. Am J Dermatopathol 25:223-238, 2003.

Rapini RP: Spitz nevus or melanoma? Semin Cutan Med Surg 18:56-63, 1999.

Spatz A, Calonje E, Handfield-Jones S, Barnhill RL: Spitz tumors in children: A grading system for risk stratification [see comments]. Arch Dermatol 135:282-285, 1999.

Knoell KA, Nelson KC, Patterson JW: Familial multiple blue nevi. J Am Acad Dermatol 39:322-325, 1998.

Clark WH Jr, Reimer RR, Greene M, et al: Origin of familial malignant melanoma from heritable melanocytic lesions. Arch Dermatol 14:732, 1978.

Spitz S: Melanomas of childhood. Am J Pathol 24:591, 1948.

恶性黑色素瘤　Malignant Melanoma

临床特征

- 大多数黑色素瘤是原发性的，表现为非均一性的、不规则的色素沉着性病变，边界不清
- 直径通常＞4mm
- 临床上，黑色素瘤发生于面部日光照射部位，表现为较大的不规则色素沉着性斑块，即雀斑样恶性黑色素瘤
- 发生于肢端皮肤者称为肢端黑色素瘤
- 表浅播散型黑色素瘤是以 Paget 样播散为主的组织学类型
- 结节型黑色素瘤是指较厚的、更加进展的黑色素瘤
- 20% 的黑色素瘤的发生与痣相关，包括先天性痣和 Clark 发育不良性痣

组织病理学

- 大的异型黑色素细胞不规则增生，呈弥漫性，边界不清，表现为真皮表皮交界处的单个细胞或细胞巢
- 单个黑色素细胞以 Paget 样方式侵入被覆表皮内
- 真皮表皮交界处的黑色素细胞巢分布不均
- 若出现真皮内细胞巢，则不显示下行性成熟现象
- 可见核分裂象，包括不典型核分裂象和坏死
- Clark 分级
  - 1 级：原位黑色素瘤
  - 2 级：侵至真皮乳头
  - 3 级：肿瘤细胞充满真皮乳头，并累及网状真皮
  - 4 级：侵入网状真皮
  - 5 级：侵入皮下脂肪组织

特殊染色和免疫组织化学

- 当恶性肿瘤分化较差时，黑色素细胞标记物，如 S-100 蛋白和 HMB-45，可能有助于黑色素瘤的确诊

其他诊断技术

- 在多发性发育不良性痣背景下发生的黑色素瘤被认为与基因相关（10% 的病例）
  - 1p36 染色体上的 *CMM1* 基因
  - 肿瘤抑制基因 *p16*（9p 染色体）
  - 位于 12q 染色体上的细胞周期素蛋白依赖激酶（*CDK4*）
- 正在发展的比较基因组杂交技术和其他分子学诊断技术有助于鉴别痣与黑色素瘤
- 与黑色素瘤相比，*BRAF* 高频突变多见于痣

鉴别诊断

- 可通过免疫组化技术将恶性黑色素瘤与非黑色

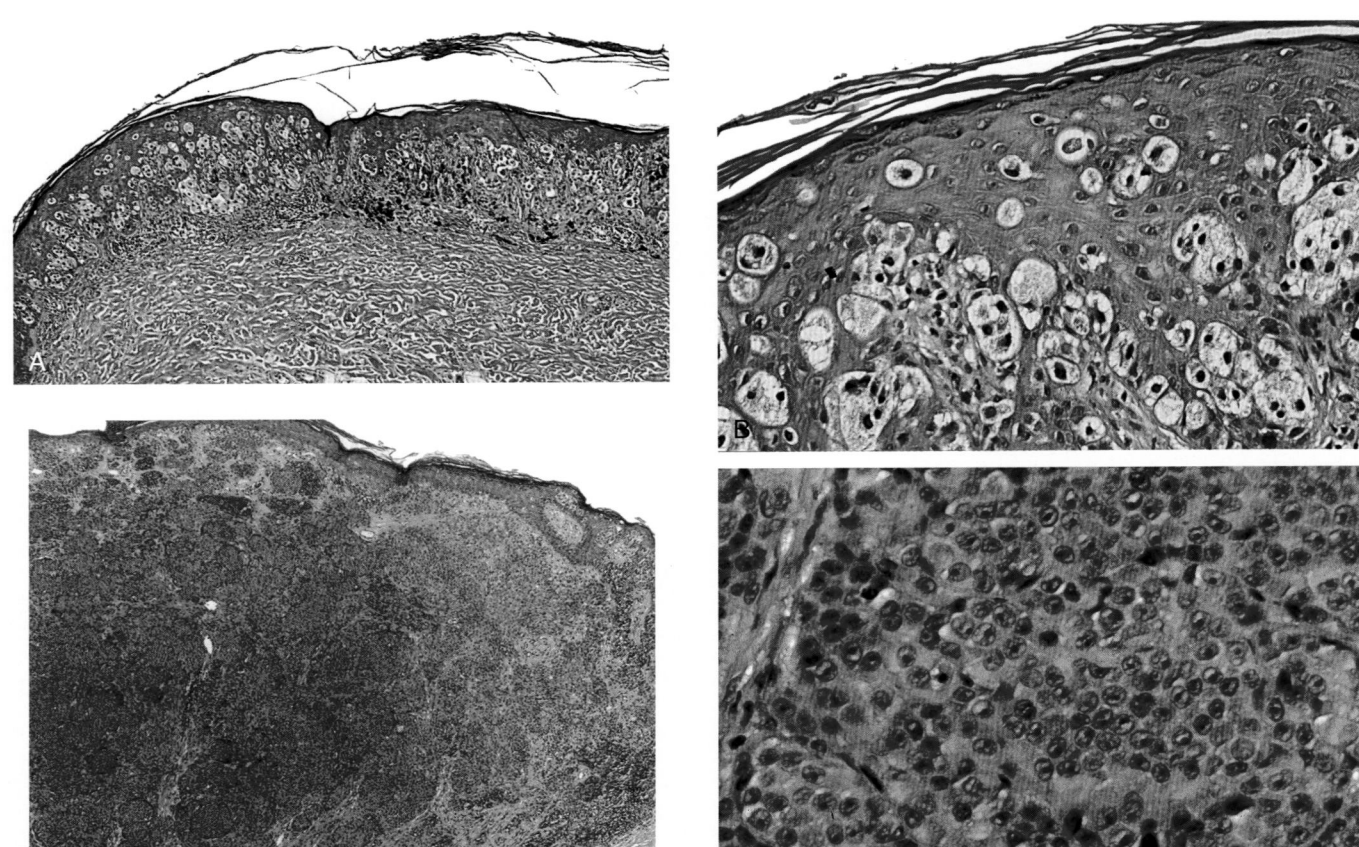

图 2-66　A，**恶性黑色素瘤，表浅播散型**。低倍镜显示较大的异型黑色素细胞弥漫性增生，在真皮表皮交界处和真皮内呈不规则的巢状排列。B，**恶性黑色素瘤，表浅播散型**。高倍镜显示 Paget 样黑色素细胞呈 Paget 病样累及表皮全层。C，**恶性黑色素瘤，结节型**。低倍镜下可见异型黑色素细胞呈结节状增生，融合成巢状和片状。D，**恶性黑色素瘤，结节型**。高倍镜下可见黑色素细胞异型性显著，伴多形性细胞核和突出的核仁。可见核分裂象。

素细胞性肿瘤鉴别开来，如 Paget 病和 Paget 样 Bowen 病

- 与黑色素细胞痣的鉴别最好通过基于结构和细胞学特征的组织学标准，同时结合临床特征；分子学方法在某种程度上说是未来的希望

- Spitz 痣与 Spitz 样黑色素瘤鉴别非常困难，有些时候甚至是不可能的；所有 Spitz 和 Spitz 样病变都需要完整切除

提要

- 促纤维组织增生性和嗜神经性恶性黑色素瘤是一种亚型，特征表现为：出现梭形黑色素细胞，可被误诊为成纤维细胞增生

- 厚度（从表皮颗粒层算起的黑色素瘤厚度）、有无溃疡形成对评估预后有帮助

- 原位黑色素瘤如及时诊断和治疗，治愈率可达 100%

- 约 10% 的黑色素瘤患者具有家族史，与多发性非典型痣相关

精选文献

Xu X, Murphy G, Elenitsas R, Elder D: Benign pigmented lesions and malignant melanoma. In Elder DE, Elenitsas R, Johnson BL Jr, et al (eds): Lever's Histopathology of Skin, 10th ed. Philadelphia, Lippincott Williams & Wilkins, 2008, p 699.

Bauer J, Bastian BC: Distinguishing melanocytic nevi from melanoma by DNA copy number changes: Comparative genomic hybridization as a research and diagnostic tool. Dermatol Ther 19:40-49, 2006.

Harvell JD, Kohler S, Zhu S, et al: High-resolution array-based comparative genomic hybridization for distinguishing paraffin-embedded Spitz nevi and melanomas. Diagn Mol Pathol 13:22-

25, 2003.

Pollock PM, Harper UL, Hansen KS, et al: High frequency of BRAF mutations in nevi. Nat Genet 33:19-20, 2003.

Sharpless E, Chin L: The INK4a/ARF locus and melanoma. Oncogene 22:3092-3098, 2003.

Kanzler MH, Mraz-Gernhard S: Primary cutaneous malignant melanoma and its precursor lesions: Diagnostic and therapeutic overview. J Am Acad Dermatol 45:260-276, 2001.

Edwards SL, Blessing K: Problematic pigmented lesions: approach to diagnosis. J Clin Pathol 53:409-418, 2000.

Perniciaro C: Dermatopathologic variants of malignant melanoma. Mayo Clin Proc 72:273-279, 1997.

Greene MH, Clark WH Jr, Tucker MA, et al: The high risk of melanoma in melanoma prone families with dysplastic nevi. Ann Intern Med 102:458, 1985.

Clark WH Jr, Elder DE, Guerry DIV, et al: A study of tumor progression: the precursor lesions of superficial spreading and nodular melanoma. Hum Pathol 15:1147-1165, 1984.

血管增生和肿瘤 Vascular Proliferations and Neoplasms

血管瘤（毛细血管瘤、海绵状血管瘤、血管角皮瘤）Hemangiomas (Capillary Hemangioma and Cavernous Hemangioma, Angiokeratoma)

临床特征

- 后天性或先天性病变，由扩张的真皮血管构成
▌ 毛细血管瘤
- 通常发生于 10 岁以下儿童，可自行消退
- 较小的（＜1cm）、草莓红色病变
▌ 海绵状血管瘤
- 通常为后天性病变，发生于中年或老年个体，位于面部、颈部和躯干
- 较小的（＜1cm）、鲜红色、均匀性的圆顶丘疹

组织病理学

▌ 毛细血管瘤
- 界限清晰的小血管增生，内衬扁平的内皮细胞
- 先天性病变：通常呈分叶状，并含大量血管
- 后天性病变：通常随年龄增长出现血管扩张
▌ 海绵状血管瘤
- 大量扩张的血管聚集，界限不清
- 血管壁较厚，偶尔可见管腔内血栓
▌ 血管角皮瘤

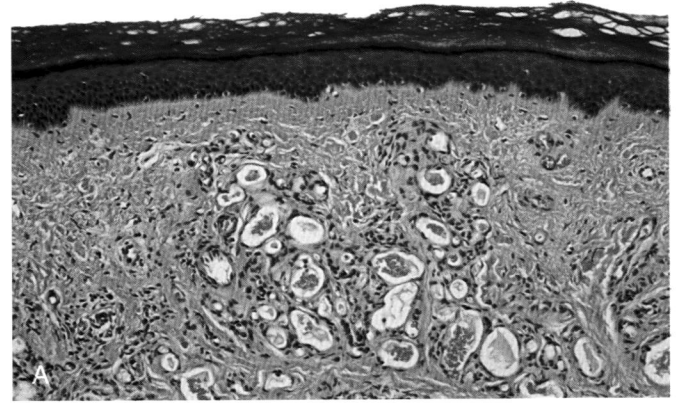
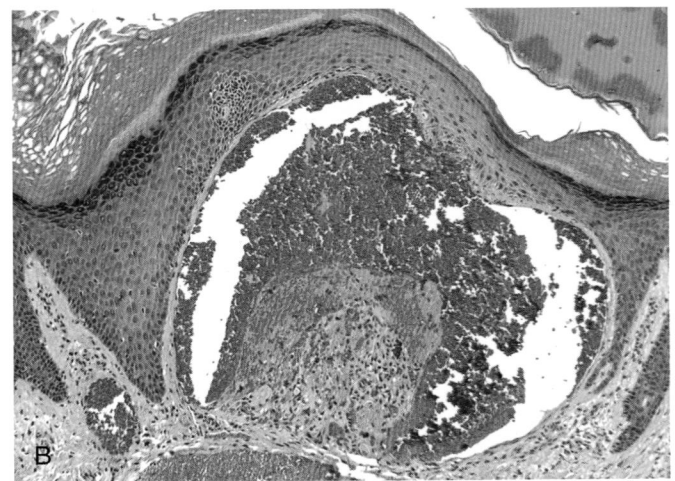
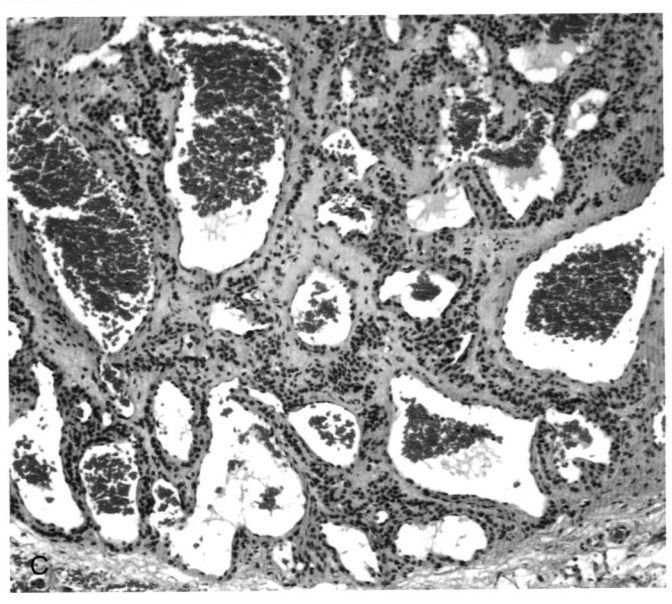

图 2-67 A，血管瘤。组织学切片显示真皮内结构清晰的血管腔，其中充满红细胞。B，血管角质瘤。切片显示表皮增生、过度角化和累及表皮的显著扩张的血管腔。C，血管球瘤。切片显示扩张的血管，周围环绕形态一致的圆形或卵圆形细胞。

- 真皮乳头内大量扩张的薄壁毛细血管，伴表皮增生和过度角化
- 可见于 Fabry 病
- 血管球和血管球瘤
  - 孤立性或多发性痛性结节，组织学特征为球细胞（均一圆形的嗜酸性细胞，细胞核位于中央）围绕血管

特殊染色和免疫组织化学

- 没有帮助

其他诊断技术

- 没有帮助

鉴别诊断

- 化脓性肉芽肿
  - 病变通常可见表浅溃疡和显著的间质水肿，伴单核细胞和中性粒细胞浸润
- Kaposi 肉瘤
  - 由裂隙样血管腔隙构成，周围间质内可见淋巴细胞和浆细胞浸润
  - 红细胞外渗

提要

- Maffucci 综合征：海绵状血管瘤伴多发性内生性软骨瘤
- Kasabach-Merritt 综合征：海绵状血管瘤伴继发于内伤性血栓形成的消耗性凝血障碍
- 蓝色橡皮疱样痣综合征：海绵状血管瘤伴胃肠道血管增生

精选文献

Mulliken JB, Fishman SJ, Burrows PE: Vascular anomalies. Curr Probl Surg 37:517-584, 2000.

Frieden IJ: Which hemangiomas to treat—and how? Arch Dermatol 133:1593-1595, 1997.

Schiller PI, Itin PH: Angiokeratomas: an update. Dermatology 193:275, 1996.

Esterly NB: Cutaneous hemangiomas, vascular stains and malformations, and associated syndromes. Curr Probl Dermatol 7:6, 1995.

Fishman SJ, Mulliken JB: Hemangiomas and vascular malformations of infancy and childhood. Pediatr Clin N Am 40:1177-1200, 1993.

化脓性肉芽肿（分叶状毛细血管瘤）Pyogenic Granuloma (Lobular Capillary Hemangioma)

临床特征

- 反应性、增生性毛细血管瘤，通常为局部创伤后的反应
- 通常累及儿童
- 好发于微创伤部位，包括面部和四肢远端
- 病变常迅速增大，轻微创伤即容易出血
- 易破、较小的（＜1cm）、红斑性丘疹；通常有蒂
- 病变最初为分叶状、红莓色，随着时间的推移，逐渐变为黄色、棕色或黑色

组织病理学

- 早期病变常见表浅溃疡
- 毛细血管样的血管增生，周围可见环形表皮
- 血管通常被覆肿胀的内皮细胞
- 显著的间质水肿，随着时间的推移逐渐纤维化
- 含中性粒细胞和单核细胞的炎细胞浸润

特殊染色和免疫组织化学

- 没有帮助

其他诊断技术

- 没有帮助

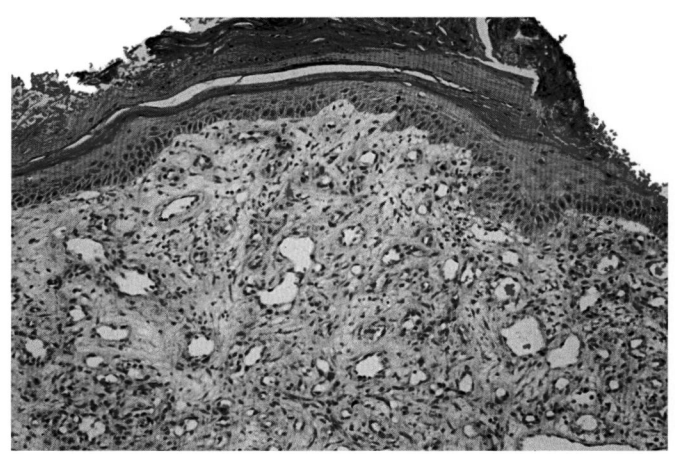

图 2-68 化脓性肉芽肿。组织学切片显示局灶上皮溃疡，被覆中性粒细胞性鳞屑，血管腔呈叶状增生，伴间质水肿和含中性粒细胞的炎细胞浸润。

鉴别诊断

▌ 毛细血管瘤或海绵状血管瘤

- 病变通常含有扩张的血管腔，不伴有显著的间质水肿或炎细胞浸润

▌ 杆菌性血管瘤病

- 感染性血管瘤病通常见于 HIV 感染患者，由罗克利巴体菌或五日热罗克利马体菌引起，为巴尔通体属的革兰阴性杆菌
- Warthin-Starry 或 Giemsa 染色时，颗粒状嗜碱性物质团块中出现杆菌为其特征性表现，常伴有中性粒细胞浸润

提要

- 孕妇牙龈发生的化脓性肉芽肿称为龈瘤

精选文献

Fortna RR, Junkins-Hopkins JM: A case of lobular capillary hemangioma (pyogenic granuloma), localized to the subcutaneous tissue and a review of the literature. Am J Dermatopathol 29:408, 2007.

Chian CA, Arrese JE, Pierard GE: Skin manifestations of Bartonella infections. Int J Dermatol 41:461, 2002.

Plettenberg A, Lorenzen T, Burtsche BT, et al: Bacillary angiomatosis in HIV-infected patients: An epidemiological and clinical study. Dermatology 201:326, 2000.

Requena L, Sangueza OP: Cutaneous vascular proliferation. Part II. Hyperplasias and benign neoplasms. J Am Acad Dermatol 37:887-919, 1997.

Park YH, Houh D, Houh W: Subcutaneous and superficial granuloma pyogenicum. Int J Dermatol 35:205-206, 1996.

Patrice SJ, Wiss K, Mulliken JB: Pyogenic granuloma (lobular capillary hemangioma): A clinicopathologic study of 178 cases. Pediatr Dermatol 8:267, 1994.

Kaposi 肉瘤　Kaposi Sarcoma

临床特征

- 进展缓慢的多灶性血管增生性病变，临床低度恶性
- 已知四种类型
  — 经典型 Kaposi 肉瘤
    ◆ 主要累及东欧和地中海血统的男性
    ◆ 表现为生长缓慢的结节和斑块，主要累及下肢
  — 地方性 Kaposi 肉瘤
    ◆ 发生于中非本土黑人

- 累及年轻人和儿童
— 流行性 Kaposi 肉瘤
  ◆ 发生于 HIV 感染相关的免疫缺陷状态
  ◆ 通常累及躯干和黏膜表面
— 医源性免疫抑制相关的 Kaposi 肉瘤

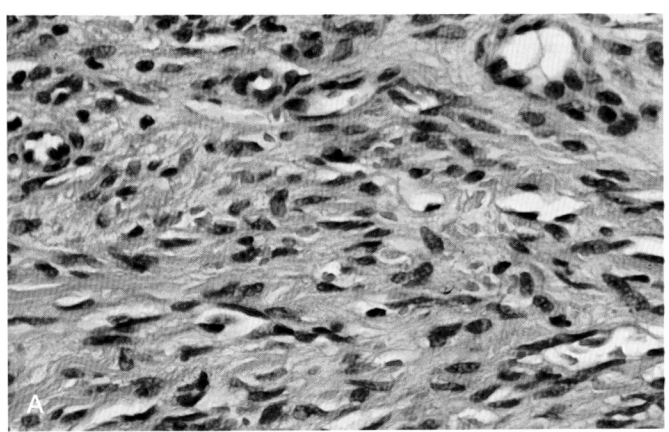

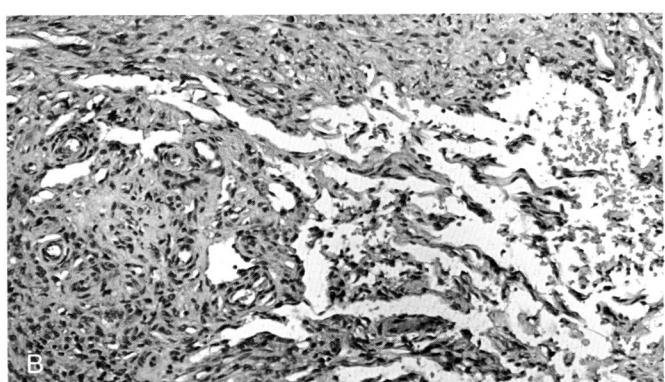

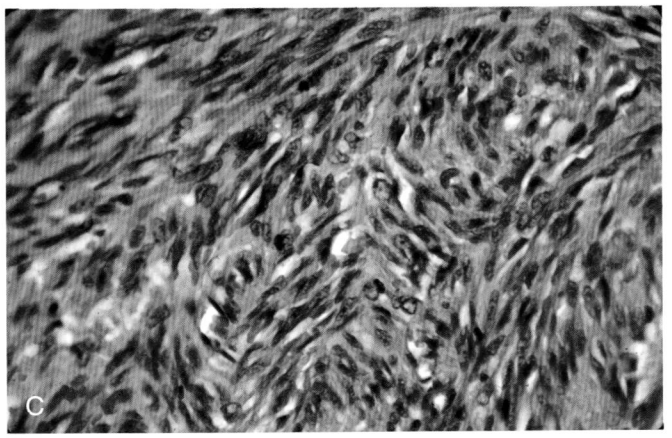

图 2-69　A，Kaposi 肉瘤，斑片期。组织学切片显示胶原束间裂隙样腔隙和红细胞外渗。B，Kaposi 肉瘤，斑块期。组织学切片显示梭形细胞增生和不规则的血管腔隙。C，Kaposi 肉瘤，结节期。组织学切片显示梭形细胞实性增生，伴红细胞外渗。可见细胞核非典型性和核分裂象。

◆ 免疫抑制状态，与移植排斥治疗相关，显著增加 Kaposi 肉瘤发生风险

组织病理学

● 所有类型的 Kaposi 肉瘤的组织病理学表现均相似
● 早期斑片期
— 特征表现为胶原束之间的裂隙样腔隙，通常沿附属器结构和原有血管分布，似突入新生血管内（隆起征）
— 可见红细胞和浆细胞外渗
● 斑块期
— 特征性表现为梭形细胞增生，呈短束状，血管弥漫性增生
— 可见胞质内透明小体
● 结节期
— 由血管腔和梭形细胞形成的界限清晰的结节取代真皮成分
— 附近可见明显的充满含铁血黄素的巨噬细胞
— 易见细胞内和细胞外透明小体
● 晚期侵袭性 Kaposi 肉瘤具有侵袭性肉瘤的特征，细胞高度异型性，核分裂象多见

特殊染色和免疫组织化学

● 透明小体 PAS 呈阳性，抗淀粉酶
● Kaposi 肉瘤的血管性质可通过 CD31 和 CD34 免疫染色来证实

其他诊断技术

● 应用原位杂交方法和近来的免疫组化方法在所有临床亚型中证实 Kaposi 肉瘤中人疱疹病毒 -8 的存在，有助于 Kaposi 肉瘤与其他血管增生性病变的鉴别

鉴别诊断

● 早期病变需要与良性血管增生鉴别，如靶样含铁血黄素性血管瘤和纤维组织细胞瘤
● 晚期侵袭性病变需要与其他侵袭性肉瘤鉴别，需要进行免疫组化染色
■ 血管肉瘤
● 胶原束间可见成角的、不规则性血管的非均一性团块浸润
● 血管腔衬覆内皮细胞，可见深染的不规则细胞

核，核仁明显

提要

● Kaposi 肉瘤的自然病程依其临床情况不同而有较大差异
— 经典型发现时通常限于体表，病程进展相对缓慢（生存期较长）
— 地方性和流行性亚型发现时通常累及范围较广，临床病程更具侵袭性

精选文献

Patel RM, Goldblum JR, His ED: Immunohistochemical detection of human herpes virus-8 latent nuclear antigen-1 is useful in the diagnosis of Kaposi sarcoma. Mod Pathol 17:456, 2004.

Cheuk W, Wong KO, Wong CS, et al: Immunostaining for human herpesvirus 8 latent nuclear antigen-1 helps distinguish Kaposi's sarcoma from its mimics. Am J Clin Pathol 121:335, 2004.

Antman K, Chang Y: Kaposi sarcoma. N Engl J Med 342:1027-1038, 2000.

Iscovich J, Boffetta P, Franceschi S, et al: Classic Kaposi sarcoma: Epidemiology and risk factors. Cancer 88:500-517, 2000.

Friedman-Kien AE, Saltzman BR: Clinical manifestations of classical, endemic African, and epidemic AIDS-associated Kaposi's sarcoma. J Am Acad Dermatol 22:1237, 1990.

血管肉瘤　Angiosarcoma

临床特征

● 内皮细胞恶性增生
● 通常累及老年（61 ~ 70 岁）男性
● 也可发生于淋巴水肿（乳腺切除术后）和放疗后

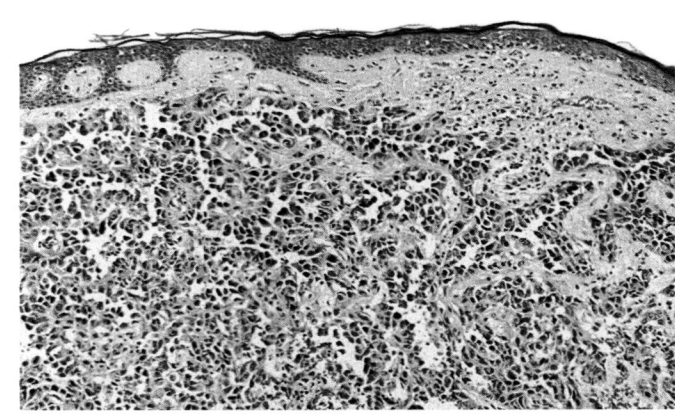

图 2-70　血管肉瘤。 组织学切片显示不规则形管腔，被覆高度异型的内皮细胞，伴显著的细胞核多形性。

- 好发于面部、头皮和颈部
- 病变通常进展迅速，导致溃疡和出血
- 表现为暗红色的不规则斑块，常有溃疡

组织病理学

- 胶原束间可见成角的、不规则性血管的非均一性团块浸润
- 血管腔衬覆内皮细胞，可见深染的不规则细胞核，核仁明显；核分裂象多见
- 在上皮样血管肉瘤中，肿瘤细胞较大并具多形性，伴有大量嗜酸性胞质，可见大细胞核伴明显的核仁
- 邻近的淋巴管腔常有扩张
- 淋巴细胞浸润

特殊染色和免疫组织化学

- 上皮细胞高表达Ⅷ R-ag 因子、CD31 和 CD34
- 在淋巴管来源的肿瘤中，D2-40 染色呈阳性

其他诊断技术

- 电镜：Weibel-Palade 小体（杆状溶酶体样结构）

鉴别诊断

■ 上皮样血管瘤
- 病变通常呈均一性，内含丰满的内皮细胞，无细胞核非典型性
■ Kaposi 肉瘤
- 毛细血管腔通常呈裂隙样
- 伴炎细胞浸润，包括浆细胞和淋巴细胞
■ 血管内乳头状内皮细胞增生
- 病变通常含有毛细血管分叶结构，内皮细胞无异型性；更像是机化的血栓
■ 上皮性和黑色素细胞性肿瘤
- 上皮样血管肉瘤可能缺乏明确的血管腔，类似于上皮性或黑色素细胞性肿瘤
- 免疫组化检测对明确诊断是必需的

提要

- Stewart-Treves 综合征：发生于上肢的血管肉瘤，可见于接受乳腺根治性切除术加腋窝淋巴结清扫的患者
- 血管肉瘤的一种罕见亚型被称为恶性血管内乳头

状血管内皮瘤或 Dabska 肿瘤

精选文献

Mendenhall WM, Mendenhall CM, Werning JW, et al: Cutaneous angiosarcoma. Am J Clin Oncol 29:524, 2006.

Billings SD, McKenney JK, Folpe AL, et al: Cutaneous angiosarcoma following breast-conserving surgery and radiation: An analysis of 27 cases. Am J Surg Pathol 28:781, 2004.

Schwartz RA, Dabski C, Dabska M: The Dabska tumor: A thirty-year retrospect. Dermatology 201:1-5, 2000.

Requena L, Sangueza OP: Cutaneous vascular proliferations. Part III. Malignant neoplasms, other cutaneous neoplasms with significant vascular component, and disorders erroneously considered as vascular neoplasms. J Am Acad Dermatol 38:143-175, 1998.

平滑肌肿瘤 Smooth Muscle Neoplasms

平滑肌瘤（立毛肌型、血管平滑肌瘤、肉膜平滑肌瘤） Leiomyomas (Arrector Pili Muscle Type, Angioleiomyoma, Dartoic Leiomyoma)

临床特征

- 由平滑肌构成的良性真皮和皮下肿瘤
- 立毛肌错构瘤为痛性病变，通常累及 21 ~ 30 岁的年轻人
- 好发于面部、躯干前方和四肢伸侧
- 通常表现为较小的（通常 < 1cm）、光滑的、质硬的皮肤结节
- 结节常为粉色至黄色或棕色，呈半透明或蜡样外观
- 血管平滑肌瘤通常表现为痛性孤立性皮下病变，累及四肢，尤其是下肢
- 肉膜平滑肌瘤表现为孤立性、无痛性、肉色病变，累及外生殖器，包括阴囊、大阴唇和乳晕

组织病理学

■ 立毛肌型
- 真皮浅层和深层内的均匀性平滑肌增生
- 平滑肌细胞交织成束，含嗜酸性胞质和雪茄形细胞核
■ 血管平滑肌瘤
- 平滑肌交织成束，形成边界清晰的结节
- 混合小分枝状血管，通常为小静脉

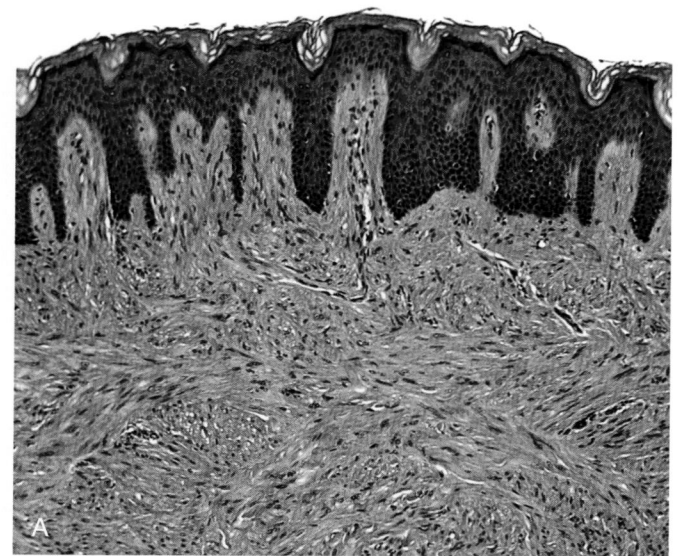

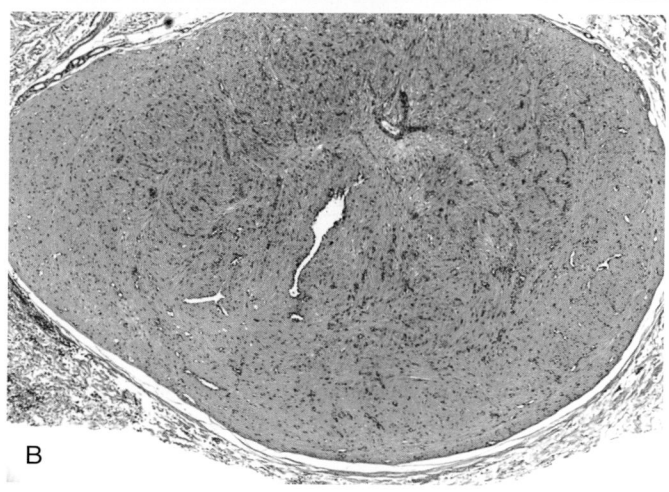

图 2-71　A，平滑肌瘤，立毛肌型。真皮上部可见平滑肌束。B，平滑肌瘤，血管型。深在的、真皮内、界限清晰的结节，由平滑肌细胞构成，环绕血管壁并使其闭合。

■ 肉膜平滑肌瘤
  ● 与立毛肌错构瘤表现相似

特殊染色和免疫组织化学

  ● 平滑肌肌动蛋白呈阳性

其他诊断技术

  ● 没有帮助

鉴别诊断

■ 平滑肌肉瘤

  ● 由浸润性平滑肌细胞束构成的非均一性肿瘤，伴有粗糙的细胞核和大量核分裂象
■ 神经纤维瘤
  ● 界限清晰、无包膜的真皮肿瘤，由神经鞘细胞和成纤维细胞构成
  ● 表皮萎缩伴上皮脚结构不清
  ● 梭形细胞呈波形纤维状，伴温和的细胞核
  ● 特征性表现为：背景中出现肥大细胞
■ 皮肤纤维瘤
  ● 边界清晰但无包膜的成纤维细胞增生，可见胶原束陷入
  ● 特征性的被覆表皮增生，伴有基底细胞色素沉着
  ● 病变边缘可见粗大的胶原束

提要

  ● 多发性毛发型平滑肌瘤为最常见类型

精选文献

Kawagishi N, Kashiwagi T, Ibe M, et al: Pleomorphic angioleiomyoma. Am J Dermatopathol 22:268-271, 2000.
Sajben FP, Barnette DJ, Barrett TL: Intravascular angioleiomyoma. J Cutan Pathol 26:165-167, 1999.
Heffernan MP, Smoller BR, Kohler S: Cutaneous epithelioid angioleiomyoma. Am J Dermatopathol 20:213-217, 1998.
Spencer JM, Amonette RA: Tumors with smooth muscle differentiation. Dermatol Surg 22:761-768, 1996.
Calonje E, Fletcher CD: New entities in cutaneous soft tissue tumours. Pathologica 85:1-15, 1993.

皮肤平滑肌肉瘤
Cutaneous Leiomyosarcoma

临床特征

  ● 恶性平滑肌细胞增生，常可见立毛肌特征
  ● 病变常累及 11 ~ 30 岁的人
  ● 通常广泛分布，无特定好发部位
  ● 常见病变出血、溃疡
  ● 质硬的真皮结节的直径通常＜2cm，伴被覆皮肤脱色素或凹陷

组织病理学

  ● 平滑肌束不均匀性浸润
  ● 富于细胞区与分化较好区域混合存在
  ● 细胞核深染，可见粗颗粒状染色质

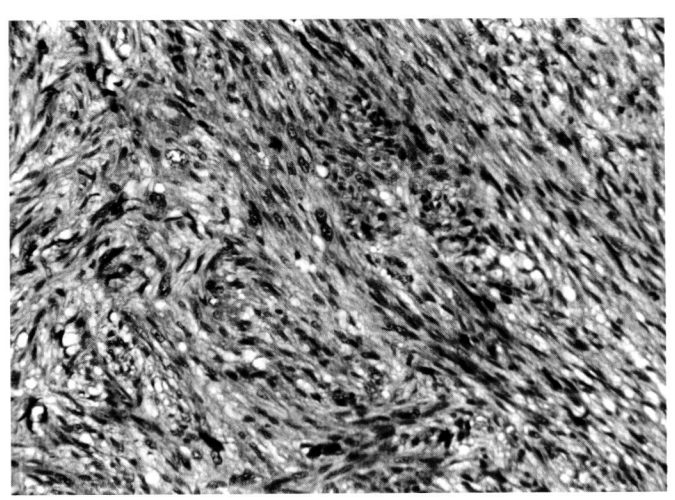

图 2-72 平滑肌肉瘤。组织学切片显示梭形细胞的细胞核增大深染。可见核分裂象。

- 核分裂象多见

特殊染色和免疫组织化学

- 可能有助于鉴别平滑肌肉瘤与其他梭形细胞肿瘤
- 平滑肌肉瘤细胞通常结蛋白和平滑肌肌动蛋白呈阳性

其他诊断技术

- 没有帮助

鉴别诊断

▌平滑肌瘤
- 平滑肌细胞增生，常呈束状排列，边界清晰
- 细胞一致，无核异型性
▌隆突性皮肤纤维肉瘤
- 特征表现为席纹样，浸润至皮下脂肪组织
- CD34 呈阳性

提要

- 平滑肌肉瘤浸润真皮后通常经血行转移

精选文献

Diaz-Cascajo C, Borghi S, Weyers W: Desmoplastic leiomyosarcoma of the skin. Am J Dermatopathol 22:251-255, 2000.
Lin JY, Tsai RY: Subcutaneous leiomyosarcoma on the face. Dermatol Surg 25:489-491, 1999.

Sidbury R, Heintz PW. Beckstead JH, White CR Jr: Cutaneous malignant epithelioid neoplasms. Adv Dermatol 14:285-306, 1999.
Cook TF, Fosko SW: Unusual cutaneous malignancies. Semin Cutan Med Surg 17:114-132, 1998.
Kaddu S, Beham A, Cerroni L, et al: Cutaneous leiomyosarcoma. Am J Surg Pathol 21:979-987, 1997.
Fish FS: Soft tissue sarcomas in dermatology. Dermatol Surg 22:268-273, 1996.
Spencer JM, Amonette RA: Tumors with smooth muscle differentiation. Dermatol Surg 22:761-768, 1996.

成纤维细胞增生和肿瘤 Fibroblastic Proliferations and Neoplasms

瘢痕疙瘩 Keloid

临床特征

- 瘢痕生长超出其原有边界
- 通常表现为皮肤边界清晰的圆形至线样隆起
- 女性比男性更多见
- 深肤色个体更易受累
- 常见部位包括穿耳孔后的耳垂
- 通常与创伤或手术相关

组织病理学

- 特征为增厚的透明变性胶原纤维聚集，排列不规则
- 黏液样基质显著
- 早期病变血管丰富，晚期病变以纤维化为主

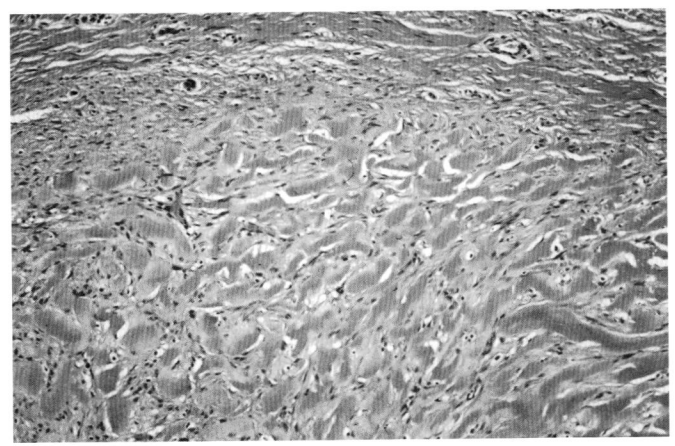

图 2-73 瘢痕疙瘩。组织学切片显示成纤维细胞结节状增生伴不规则增厚的胶原束。

特殊染色和免疫组织化学

- 没有帮助

其他诊断技术

- 没有帮助

鉴别诊断

▌ 肥厚性瘢痕
- 瘢痕局限于损伤部位
- 虽然也可见到胶原纤维增厚，但黏液样基质较少

提要

- 可采用多种治疗方式，如局部类固醇注射或手术切除
- 病因不明；可能是家族性的

精选文献

English RS, Shenefelt PD: Keloids and hypertrophic scars. Dermatol Surg 25:631-638, 1999.

Niessen FB, Spauwen PH, Schalkwijk J, Kon M: On the nature of hypertrophic scars and keloids: a review. Plast Reconstruct Surg 104:1435-1458, 1999.

Sahl WJ Jr, Clever H: Cutaneous scars: Part I. Int J Dermatol 33:681-691, 1994.

Sahl WJ Jr, Clever H: Cutaneous scars: Part II. Int J Dermatol 33:763-769, 1994.

皮肤纤维瘤　　Dermatofibroma

临床特征

- 成纤维细胞、组织细胞和血管成分反应性增生
- 通常病变多累及年轻人或中年人，女性发病率稍高
- 好发于手臂、腿和其他易受创伤的部位
- 生长缓慢、无痛性，通常为单发病变，均匀性扩展
- 通常较小（＜1cm），活动性好，呈褐色至棕色

组织病理学

- 成纤维细胞增生，界限清晰但无包膜，可见胶原束陷入
- 被覆表皮特征性增生，伴基底细胞色素增加
- 病变周围可见粗大的胶原束

- 偶尔可见黄色瘤特征，组织细胞、泡沫细胞和多核巨细胞混合存在
- 偶尔可见血管增生，伴含铁血黄素沉着

特殊染色和免疫组织化学

- CD34 呈阴性
- ⅩⅢa因子呈阳性

其他诊断技术

- 没有帮助

鉴别诊断

▌ 隆突性皮肤纤维肉瘤
- 病变可见特征性的席纹状结构
- 通常呈花边样浸润皮下脂肪组织

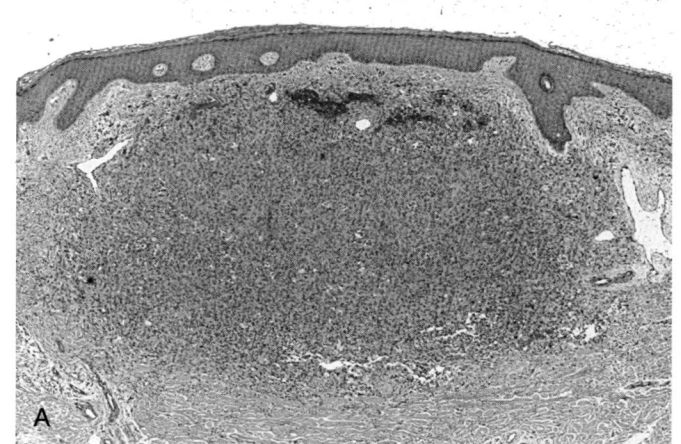

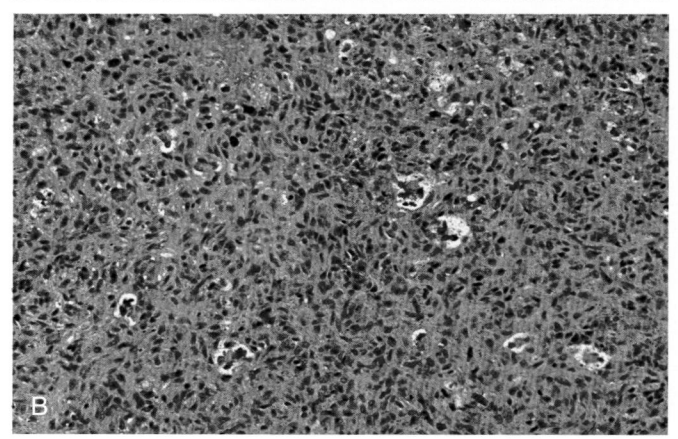

图 2-74　皮肤纤维瘤。A，组织学切片显示由成纤维细胞和组织细胞构成的、界限清晰的真皮结节。B，高倍镜显示成纤维细胞以及含泡沫样胞质和含铁血黄素的多核组织细胞。

- 局灶细胞丰富，常见核分裂象
▌神经纤维瘤
- 神经鞘细胞和纤维构成的界限清晰的、无包膜的真皮肿物
- 表皮萎缩伴上皮脚结构不清
- 梭形细胞呈波形纤维状，细胞核形态温和
- 特征性表现为：背景中出现肥大细胞
▌基底细胞癌
- 皮肤纤维瘤包裹毛囊，可类似于基底细胞癌
- 好发于日光照射皮肤，通常为面部和手部
- 多发基底样细胞巢，周围呈栅栏样，可见有人工收缩假象的黏液样基质
- 基底样细胞通常较一致，常见核分裂象和大量凋亡细胞

提要

- 皮肤纤维瘤极少出现感觉过敏和轻微疼痛
- Fitzpatrick 征：由于肿物位于真皮深层，使其出现向心性压迫，从而导致皮肤纤维瘤中心凹陷

精选文献

De Unamuno P, Carames Y, Fernandez-Lopez E, et al: Congenital multiple clustered dermatofibroma. Br J Dermatol 142:1040-1043, 2000.

Pariser RJ: Benign neoplasms of the skin. Med Clin N Am 82:1285-1307, v-vi, 1998.

Cohen PR, Rapin RP, Farhood AI: Dermatofibroma and dermatofibrosarcoma protuberans: Differential expression of CD34 and factor XIIIa. Am J Dermatopathol 16:573-574, 1994.

隆突性皮肤纤维肉瘤
Dermatofibrosarcoma Protuberans

临床特征

- 具有局部侵袭性的成纤维细胞性肿瘤
- 病变少见，常见于 21 ~ 40 岁的男性
- 好发于躯干，偶尔见于四肢近端
- 早期为生长缓慢的单发性病变，经过一段静止期后生长加速
- 早期表现为质硬的、活动性的、褐色至棕色皮肤结节
- 随着时间的推移，病变增大，形成暗红色的多叶状结节

组织病理学

- 非均一性、弥漫性、真皮深层至皮下组织病变
- 温和的梭形细胞增生，呈典型的车幅状或席纹状结构
- 肿瘤性细胞呈花边状浸润至皮下脂肪组织

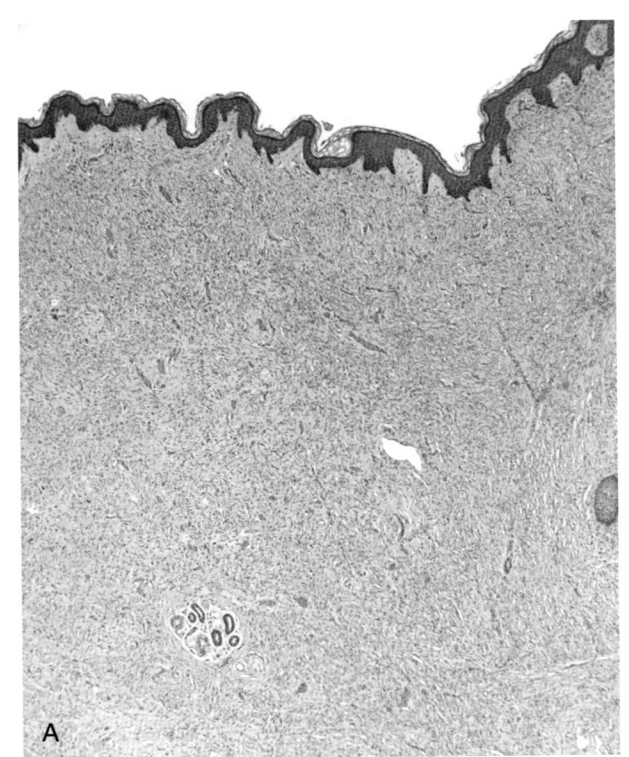

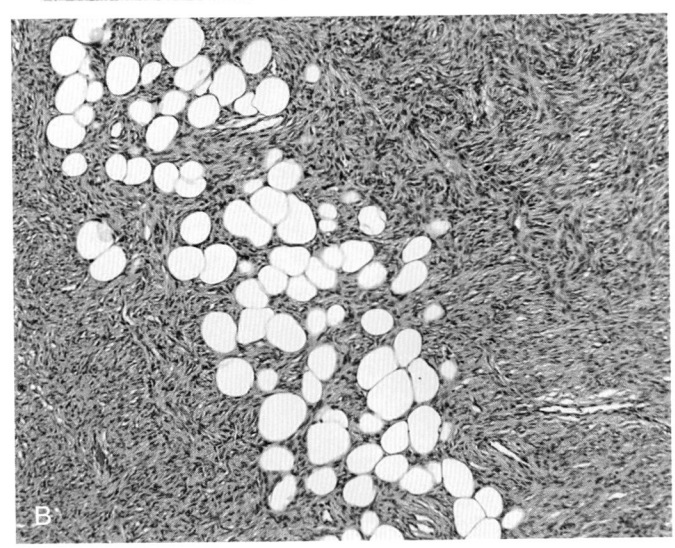

图 2-75　隆突性皮肤纤维肉瘤。A，低倍镜显示增生的梭形细胞深部浸润。B，高倍镜显示细长的梭形细胞浸润并替代皮下脂肪组织。

- 可见个别核分裂象；非典型核分裂象、坏死和多核巨细胞罕见
- 被覆表皮通常较薄

特殊染色和免疫组织化学

- CD34 呈阳性

其他诊断技术

- 没有帮助

鉴别诊断

▌ 皮肤纤维瘤

- 成纤维细胞增生，界限清晰但无包膜，可见胶原束陷入
- 被覆表皮特征性增生，伴基底细胞色素增加
- 病变周围可见粗大的胶原束
- 一般无核分裂象和坏死

▌ 神经纤维瘤

- 由神经鞘细胞和神经纤维形成的界限清晰的、无包膜的真皮肿物
- 表皮萎缩，上皮脚结构不清
- 梭形细胞呈波形纤维状，细胞核形态温和
- 特征性表现可见背景中出现肥大细胞

提要

- 由于肿瘤具有浸润性，隆突性皮肤纤维肉瘤手术切除后常有复发
- Bednar 亚型为含黑色素的梭形细胞

精选文献

Cohen PR, Rapin RP, Farhood AI: Dermatofibroma and dermatofibrosarcoma protuberans: Differential expression of CD34 and factor XIIIa. Am J Dermatopathol 16:573-574, 1994.

Zelger B, Sidoroff A, Stanzl U, et al: Deep penetrating dermatofibroma versus dermatofibrosarcoma protuberans: A clinicopathologic comparison. Am J Surg Pathol 18:677-686, 1994.

Fletcher CD, Evans BJ, MacArtney, et al: Dermatofibrosarcoma protuberans: A clinicopathologic and immunohistochemical study with a review of the literature. Histopathology 9:921-938, 1985.

神经性肿瘤　　Neural Neoplasms

神经纤维瘤　　Neurofibroma

临床特征

- 神经周支持细胞的良性肿瘤
- 病变多为单发性的，除伴有 von Recklinghausen 神经纤维瘤病外，无特定的好发年龄和性别
- 可累及任何部位，但病变一般不发生于手掌和足底
- 表现为较小的（< 1cm）、质软的、褐色丘疹或结节，偶尔较大或带蒂

组织病理学

- 由神经鞘细胞和成纤维细胞构成的边界清晰的、无包膜的真皮肿物

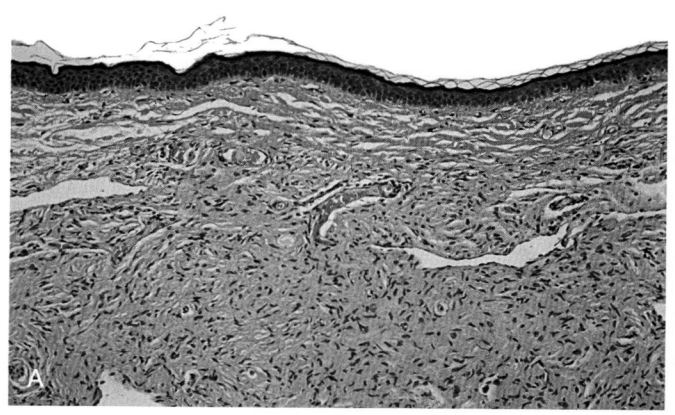

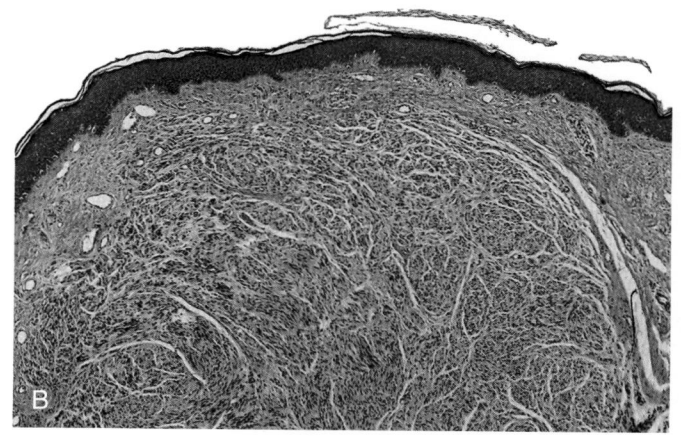

图 2-76　A，**神经纤维瘤**。组织学切片显示真皮内有波浪形核的梭形细胞增生，伴疏松的黏液样间质。背景中可见肥大细胞。B，**栅栏样和包裹性神经瘤**。组织学切片显示由含有细长核的梭形细胞呈栅栏状排列，形成界限清晰的结节。

- 表皮萎缩，上皮脚结构不清
- 梭形细胞呈波形纤维状，细胞核形态温和
- 特征性表现为背景中出现肥大细胞

特殊染色和免疫组织化学

- S-100 蛋白呈阳性

其他诊断技术

- 没有帮助

鉴别诊断

▌栅栏状和包裹性神经瘤
- 界限清晰的表浅性真皮结节，类似于神经鞘瘤
- 含细长核的梭形细胞，呈栅栏样排列

▌皮肤纤维瘤
- 成纤维细胞和数量不等的组织细胞增生，边界清晰但无包膜
- 可见特征性的被覆表皮增生伴基底细胞色素增多
- 病变边缘可见粗大的胶原束

▌神经鞘瘤
- 通常由包裹性的梭形细胞增生构成，分区明显
  - Antoni A 区（细胞丰富，主要由梭形细胞构成）
  - Antoni B 区（细胞稀疏区，由梭形细胞和大量黏液样背景构成）
  - Verocay 小体（细胞核平行排列）

提要

- Von Recklinghausen 神经纤维瘤病是一种系统性遗传性疾病，特征表现为牛奶咖啡斑以及由细胞和粗大神经干组成的多发性神经纤维瘤，常发生于出生后至青春期前
- 神经纤维瘤的梭形细胞成分主要由 Schwann 细胞组成

精选文献

Argenyi ZB, Santa-Cruz D, Bromley C: Comparative light-microscopic and immunohistochemical study of traumatic and palisaded and encapsulated neuromas of the skin. Am J Dermatopathol 14:504, 1992.

Murphy GF, Elder DE: Atlas of Tumor Pathology: Non-Melanocytic Tumor of the Skin. Third Series, Fascicle 1. Washington, DC, Armed Forces Institute of Pathology, 1990.

Riccardi VM: Von Recklinghausen neurofibromatosis. N Engl J Med 305:1617, 1981.

Merkel 细胞癌（皮肤小细胞未分化癌）Merkel Cell Carcinoma (Cutaneous Small Cell Undifferentiated Carcinoma)

临床特征

- 少见肿瘤，伴神经内分泌分化
- 最常见累及部位为头部和四肢
- 最常见表现为孤立性结节，极少数为多发性结节
- 病变呈粉色，质硬，结节状，大小通常介于 0.8 ~ 4cm 之间。
- 皮肤溃疡少见

组织病理学

- 由较小的、圆形的蓝色细胞构成的真皮结节，胞质稀少，细胞核不规则，染色质均匀分布
- 肿瘤细胞呈片状或小梁状，可形成假菊形团样
- 核仁不明显，可见细胞核挤压
- 核分裂象多见，常见单个肿瘤细胞坏死
- 肿瘤细胞巢之间的间质较少
- 肿瘤细胞可呈 Paget 样侵至被覆表皮
- 被覆表皮可见不同程度的非典型性，偶尔可见鳞状细胞癌

特殊染色和免疫组织化学

- 神经元特异性烯醇化酶（NSE）和神经微丝呈阳性
- 嗜铬素呈阳性
- CK20 呈阳性

其他诊断技术

- 电镜显示膜包致密核心颗粒和核周束状或漩涡状的中间丝

鉴别诊断

▌转移性小细胞癌
- CK20 免疫组化染色通常呈阴性

▌恶性淋巴瘤
- 白细胞共同抗原（LCA）和 T 细胞、B 细胞标记物免疫组化染色有助于诊断

▌还要与其他原始神经外胚层肿瘤鉴别，如 Ewing 肉瘤和神经母细胞瘤

提要

● 皮肤神经内分泌癌可出现多种分化，包括鳞状、附属器样和黑色素细胞样区域

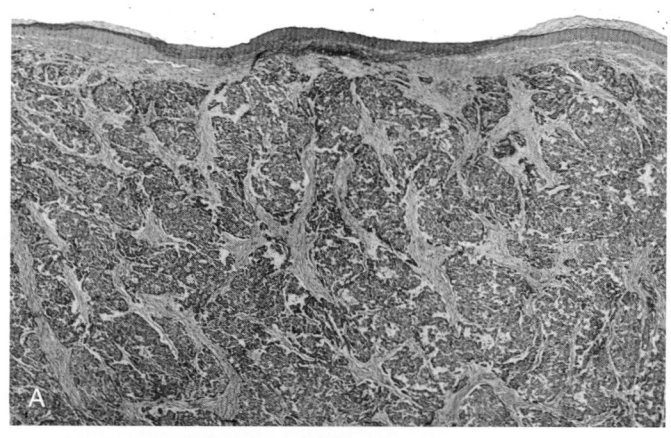

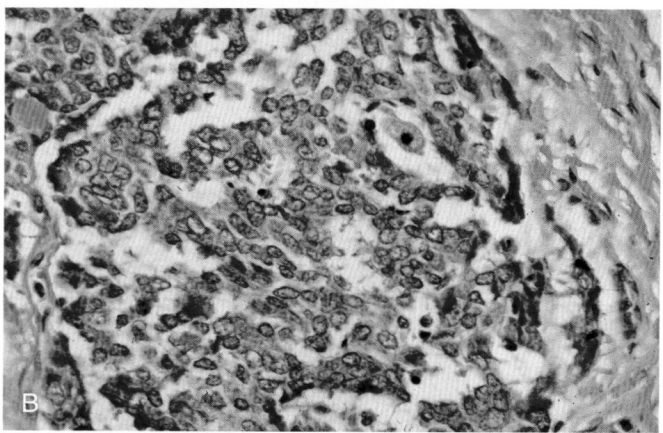

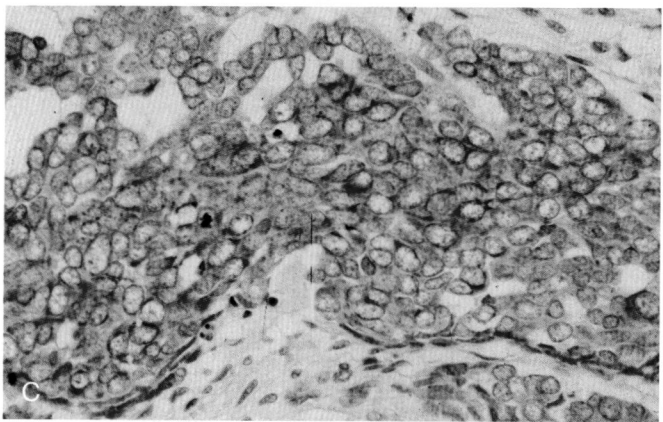

图 2-77 Merkel 细胞癌。A，低倍镜下显示小蓝细胞呈片状和梁状排列，形成真皮结节。**B**，高倍镜下显示细胞胞质稀少，细胞核不规则。核仁不明显。可见核分裂象和个别坏死细胞。**C**，细胞角蛋白染色显示肿瘤细胞核周呈点状阳性。

精选文献

Ratner D, Nelson BR, Brown MD, Johnson TM: Merkel cell carcinoma. J Am Acad Dermatol 29:143, 1993.

Smith KJ, Skelton HG 3rd, Holland TT, et al: Neuroendocrine (Merkel cell) carcinoma with an intraepidermal component. Am J Dermatopathol 15:528, 1993.

Isimbaldi G, Sironi M, Taccagni GL, et al: Tripartite differentiation (squamous, glandular, and melanocytic) of a primary cutaneous neurocrine carcinoma: An immunocytochemical and ultrastructural study. Am J Dermatopathol 15:260, 1993.

Haneke E: Electron microscopy of Merkel cell carcinoma from formalin-fixed tissue. J Am Acad Dermatol 12:487, 1985.

Wick MR, Goellner JR, Scheithauer BW, et al: Primary neuroendocrine carcinomas of the skin (Merkel cell tumors): A clinical, histologic, and ultrastructural study of thirteen cases. Am J Clin Pathol 79:6, 1983.

造血系统增生和肿瘤 Hematopoietic Proliferations and Neoplasms

色素性荨麻疹 Urticaria Pigmentosa

临床特征

● 可表现为四种类型
  — 发生于新生儿和儿童，不伴系统性病变
  — 发生于青少年或成人，不伴系统性病变
  — 系统性肥大细胞病
  — 肥大细胞白血病
● 皮肤病变可表现为多种类型
  — 斑丘疹：可发生于新生儿型和成人型
  — 结节性和斑块样：可发生于新生儿型和成人型
  — 孤立性结节：见于新生儿
  — 弥漫性红皮病：均开始于新生儿
  — 持久性斑疹性毛细血管扩张：发生于成人

组织病理学

● 小结节和斑块
  — 特征性密集的肥大细胞弥漫性真皮浸润
  — 浸润可至皮下组织
  — 肥大细胞胞质内含有异染颗粒
● 斑丘疹型和持久性斑疹性毛细血管扩张
  — 肥大细胞在真皮浅层血管周围分布

- 红皮病性色素性荨麻疹
  - 真皮浅层肥大细胞呈致密带状排列
- 可见数量不等的嗜酸性粒细胞；特别是在荨麻疹后进行活检时
- 部分病例可见表皮下大疱（大疱性肥大细胞增生症）
- 表皮基底细胞层色素增加，真皮内的噬黑色素细胞为临床上病变色素沉着的原因

特殊染色和免疫组织化学

- Giemsa、甲苯胺蓝和 Leder 染色显示肥大细胞异染颗粒效果最佳
- 肥大细胞类胰蛋白酶和 CD117 免疫组化染色呈阳性

其他诊断技术

- 没有帮助

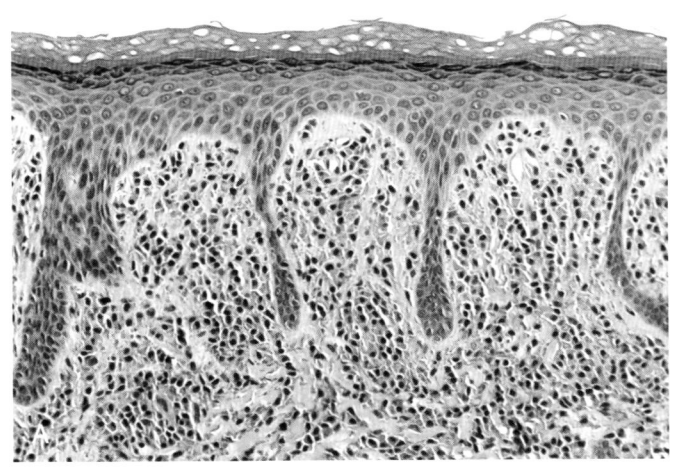

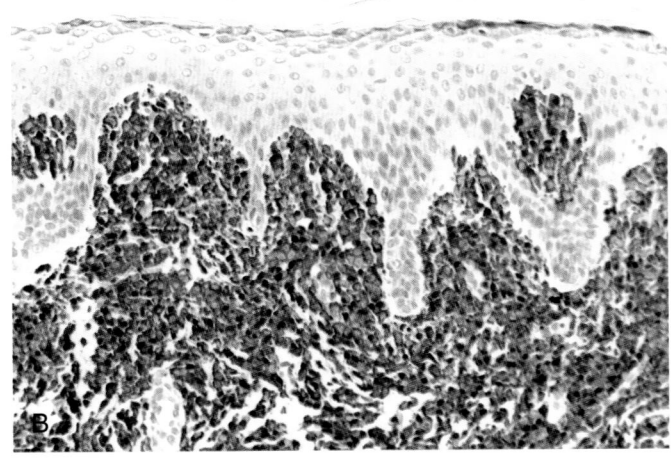

图 2-78　色素性荨麻疹。A，HE 染色切片显示真皮内密集的肥大细胞弥漫性浸润。B，肥大细胞类胰蛋白酶免疫组化染色突出显示肥大细胞。

鉴别诊断

- Langerhans 细胞组织细胞增生症
  - 可通过表皮内出现组织细胞聚集且 CD1a 和 S-100 蛋白呈阳性来鉴别
- 炎症性皮肤病
  - 在细胞稀疏的色素性荨麻疹中，有必要用特殊染色方法来明确肥大细胞，从而与其他皮炎鉴别
  - 肥大细胞形态特殊，在大多数病例中易与真皮内浸润的其他细胞区分

提要

- 肥大细胞刺激表皮的黑色素细胞产生更多的黑色素
- 系统性肥大细胞病主要发生于成人，大片骨组织受侵可导致椎骨塌陷和大块骨骨折
- 系统性肥大细胞病可累及淋巴结、肝、脾、胃肠道和中枢神经系统

精选文献

Khanna N, D'Souza P: Urticaria pigmentosa (mastocytosis). Indian Pediatr 35:253-254, 1998.

Topar G, Staudacher C, Geisen F, et al: Urticaria pigmentosa: A clinical, hematopathologic, and serologic study of 30 adults. Am J Clin Pathol 109:279-285, 1998.

Allison MA, Schmidt CP: Urticaria pigmentosa. Int J Dermatol 36:321-325, 1997.

Schneider I, Schwartz RA: Mast cell disease. Cutis 59:63-66, 1997.

Leaf FA, Jaecks EP, Rodriguez DR: Bullous urticaria pigmentosa. Cutis 58:358-360, 1996.

Mihm MC, Clark WH, Reed RJ, et al: Mast cell infiltrates of the skin and the mastocytosis syndrome. Hum Pathol 4:231, 1973.

Langerhans 细胞组织细胞增生症和组织细胞增生症 X（Letterer-Siwe 病、Hand-Schüller-Christian 病、嗜酸性肉芽肿） Langerhans Cell Histiocytosis and Histiocytosis X (Letterer-Siwe Disease, Hand-Schüller-Christian Disease, Eosinophilic Granuloma)

临床特征

- 病因不明的组织细胞增生性疾病，由三种独立的临床疾病组成
- Letterer-Siwe 病（急性播散型）

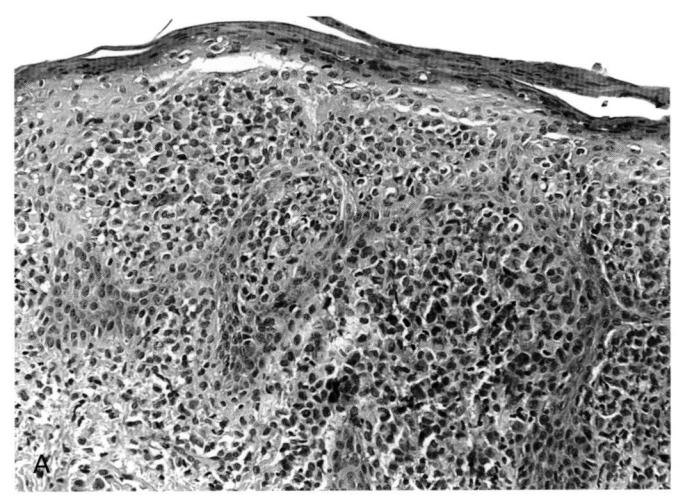

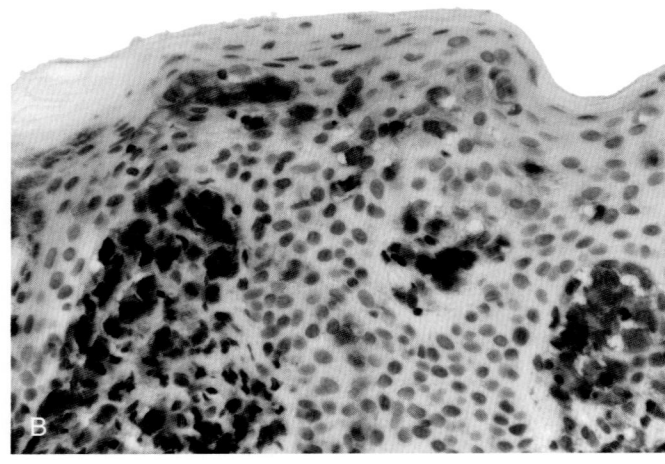

图 2-79 Langerhans 细胞组织细胞增生症。A，组织学切片显示组织细胞真皮内浸润，细胞胞质丰富，可见不规则的分叶状核。B，组织细胞 CD1a 免疫组化染色呈强阳性。

- 少见疾病，常见于 3 个月至 3 岁男童
- 患者常表现有体质性体征、骨外病变、肝脾大、淋巴结病和皮肤病变
- 皮肤病变好发于头皮、面部、口、颈部、躯干和臀部
- 鳞屑性、黄棕色、紫癜样丘疹性皮疹
■ Hand-Schüller-Christian 病（慢性多灶型）
  - 少见疾病，常见于 2 ~ 6 岁儿童
  - 患者常表现为慢性中耳炎和经典型三联征（包括颅骨缺损、突眼和尿崩症）的部分表现，以及皮肤病变
  - 皮肤病变好发于胸部、腋窝和腹股沟
  - 类似于 Letterer-Siwe 病，偶尔可见红棕色丘疹脓

疱性或丘疹结节性病变
■ 嗜酸性肉芽肿（慢性局灶型）
  - 少见疾病，常见于 2 ~ 5 岁儿童
  - 患者常出现溶骨性病变、肺部病变、皮肤病变和偶尔可见的颅骨病变
  - 皮肤病变好发于头皮、面部、口腔和腹股沟
  - 多发溃疡性结痂性丘疹或多发性皮下结节

组织病理学

- 所有临床类型的组织学表现非常相似，视野合适时可见到特征性的 Langerhans 细胞
- 特征性 Langerhans 细胞较大、呈圆形，细胞膜不清楚，可见明显分叶状或皱褶的细胞核
- 真皮内 Langerhans 细胞分布不均，且表皮内亦常见到
- 背景中可见明显的嗜酸性粒细胞浸润

特殊染色和免疫组织化学

- S-100 蛋白：Langerhans 细胞、黑色素细胞和活化组织细胞呈阳性

其他诊断技术

- 电镜：Langerhans 细胞内可见网球拍样 Birbeck 颗粒

鉴别诊断

■ 黄色肉芽肿
  - 病变还有多核细胞伴胞质周边空泡形成
■ 网状组织细胞瘤
  - 病变含多核细胞，胞质紫红色颗粒状（毛玻璃样巨细胞）
■ 先天性自愈性网状组织细胞增生症
  - 出生时或出生后不久出现的散在的丘疹和结节
  - 组织学可见毛玻璃样巨细胞
  - 病变于 2 ~ 3 个月后开始退化，1 年内完全消退
■ 皮肤 T 细胞淋巴瘤
  - 由非典型性淋巴细胞构成
  - 白细胞共同抗原（LCA）和 T 细胞标志物呈阳性

提要

- 细胞有时可空泡变，多核，呈黄瘤样表现
- 预后和临床病程与患者年龄和器官受累程度相关

精选文献

Kapur P, Erickson C, Rakheja D, et al: Congenital self-healing reticulohistiocytosis (Hashimoto-Pritzker disease): Ten-year experience at Dallas Children's Medical Center. J Am Acad Dermatol 56:290, 2007.

Minkov M, Prosch H, Steiner M, et al: Langerhans cell histiocytosis in neonates. Pediatr Blood Cancer 45:802, 2005.

Howarth DM, Gilchrist GS, Mullan BP, et al: Langerhans cell histiocytosis: Diagnosis, natural history, management, and outcome. Cancer 85:2278, 1999.

Herzog KM, Tubbs RR: Langerhans cell histiocytosis. Adv Anat Pathol 5:347-358, 1998.

Ladisch S: Langerhans cell histiocytosis. Curr Opin Hematol 5:54-58, 1998.

Munn S, Chu AC: Langerhans cell histiocytosis of the skin. Hematol Oncol Clin N Am 12:269-286, 1998.

Favara BE, Jaffe R: The histopathology of Langerhans cell histiocytosis. Br J Cancer 23(Suppl):S17-23, 1994.

Willman CL, Busque L, Griffith BB, et al: Langerhans'-cell histiocytosis (histiocytosis X): A clonal proliferative disease. N Engl J Med 331:154, 1994.

皮肤 T 细胞淋巴瘤（蕈样真菌病）
Cutaneous T-Cell Lymphoma (Mycosis Fungoides)

临床特征

- 蕈样真菌病为原发性皮肤淋巴瘤的最常见类型
- 可表现为斑片状、斑块样、结节状或肿瘤样
- 蕈样真菌病斑片可呈红斑样，带鳞屑，累及躯干和四肢近端
- 病变通常大小不一，从 1 厘米至数厘米不等
- 斑块通常边界清晰，偶尔呈环状
- 结节状和肿瘤样为晚期病变，与其他侵袭性皮肤淋巴瘤无法区分；病变呈红褐色，质硬，常有溃疡
- 同一患者可同时出现所有类型的病变

组织病理学

- 斑片期
  - 显著增厚的真皮乳头内可见淋巴细胞斑片状苔藓样浸润，轻度海绵状水肿的表皮内可见小团聚集
  - 表皮可见银屑病样增生
- 斑块期
  - 与斑片期特征相似，但浸润更深，带状浸润

更明显
  - 淋巴细胞可见细胞学非典型性
- 肿瘤期
  - 非典型淋巴细胞弥漫性真皮浸润，伴扭曲的细胞核
  - 中等或大淋巴细胞数量增加

特殊染色和免疫组织化学

- 大多数淋巴细胞 CD3、CD4 和 CD5 呈阳性，CD8 呈阴性

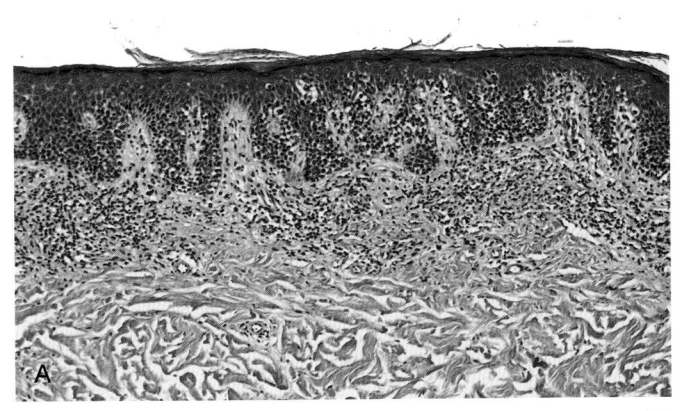
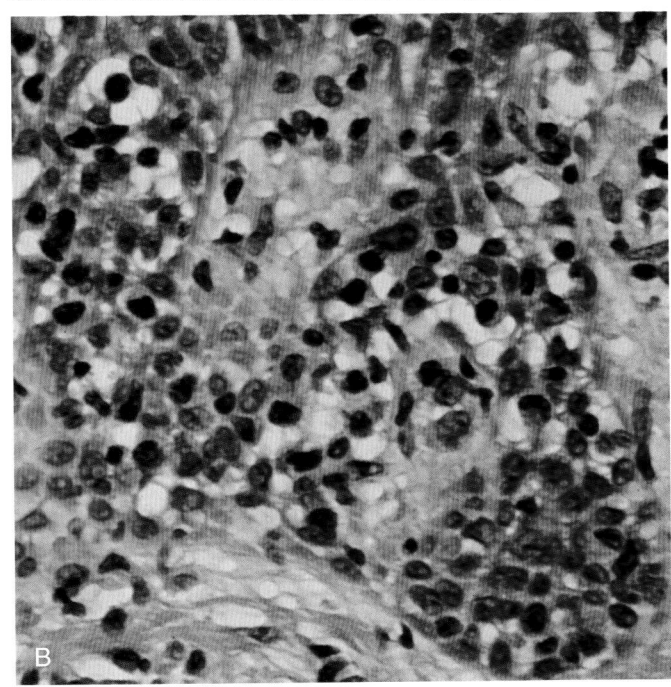

图 2-80　**蕈样真菌病**。A，银屑病样表皮增生，真皮乳头增粗伴带状淋巴细胞浸润。B，表皮内非典型性淋巴细胞聚集（嗜表皮性，Pautrier 微脓肿）。

其他诊断技术

- T 细胞受体基因重排检测

鉴别诊断

- **海绵水肿性皮炎**
  - 蕈样真菌病的早期病变可能难以与海绵水肿性皮炎鉴别
  - 真皮乳头胶原变性，淋巴细胞表皮内聚集，而海绵水肿轻微者支持蕈样真菌病诊断
- **蕈样真菌病结节需要与其他皮肤淋巴瘤鉴别**
  - 免疫组化检测证实，T 细胞表型有助于与 B 细胞性淋巴瘤和淋巴组织增生鉴别
  - CD30 免疫染色有助于将蕈样真菌病与皮肤间变大细胞性淋巴瘤鉴别

提要

- Sézary 综合征为红皮病型蕈样真菌病，外周血中可见肿瘤细胞
- 毛囊性黏蛋白病可为一些蕈样真菌病病例的特征表型

精选文献

Reddy K, Bhawan J: Histologic mimickers of mycosis fungoides: A review. J Cutan Pathol 34:519-525, 2007.

Willemze R, Jaffe E, Burg G, et al: WHO-EORTC classification for cutaneous lymphomas. Blood 105:3768-3785, 2005.

Siegel RS, Pandolfino T, Guitart J, et al: Primary cutaneous T-cell lymphoma: Review and current concepts. J Clin Oncol 18:2908-2925, 2000.

Dalton JA, Yag-Howard C, Messina JL, Glass LF: Cutaneous T-cell lymphoma. Int J Dermatol 36:801-809, 1997.

Burg G, Dummer R, Dommann S, et al: Pathology of cutaneous T-cell lymphoma. Hematol Oncol Clin North Am 9:961-995, 1995.

原发皮肤 CD30 阳性 T 细胞淋巴瘤（间变大细胞性淋巴瘤）
Primary Cutaneous CD30-Positive T-Cell Lymphoma (Anaplastic Large Cell Lymphoma)

临床特征

- 在一系列包括淋巴瘤样丘疹病在内的相关疾病中其恶性程度最高

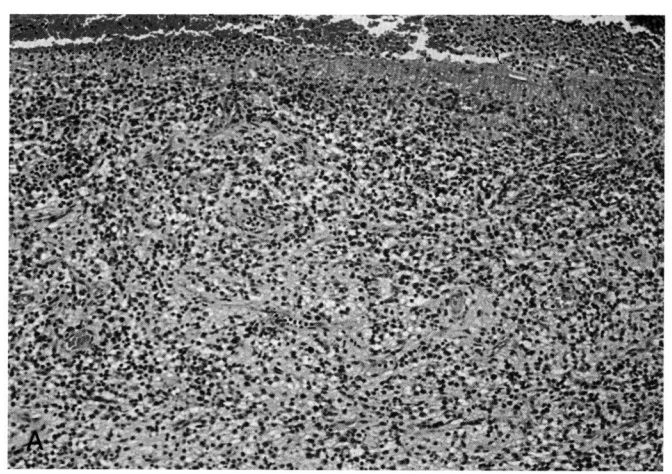

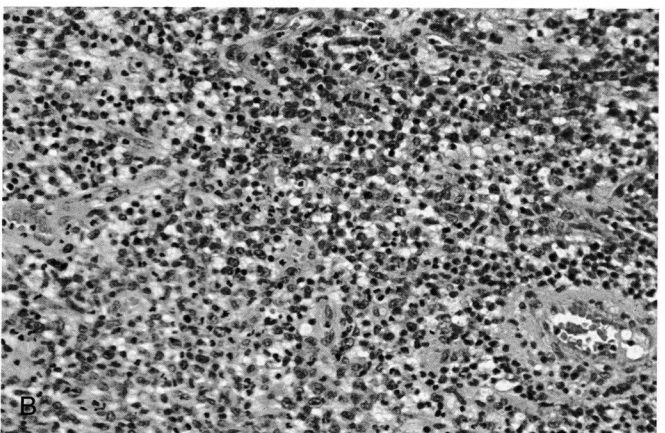

图 2-81　原发性皮肤大细胞性淋巴瘤。A，组织学切片显示表皮溃疡，真皮内密集淋巴细胞浸润。B，高倍镜显示淋巴细胞具有高度非典型性，伴不规则泡状核，染色质较粗。细胞通常为 CD30 呈阳性。

- 特征为表达 CD30 抗原的非典型淋巴细胞
- 表现为单一性或多发性大结节
- 常见溃疡
- 患者可为任何年龄：全身受累多见于儿童

组织病理学

- 真皮内可见密集的大且具有非典型性的淋巴细胞浸润，伴大量胞质和不规则泡状核，核染色质较粗
- 常见多核细胞
- 可见核分裂象
- 可浸润至皮下组织

特殊染色和免疫组织化学

- 间变性淋巴细胞 CD30（Ki-1）呈阳性

- 大多数肿瘤细胞 CD4 呈阳性

其他诊断技术

- 基因重排检测显示 T 细胞受体基因克隆性重排
- 部分病例肿瘤细胞中可出现 Epstein-Barr 病毒基因组

鉴别诊断

▌ 淋巴瘤样丘疹病
- 临床表现为多发性小灶性病变
- 组织学上呈混合性浸润，可见个别非典型性淋巴细胞

▌ Hodgkin 病
- 皮肤受累继发于源自受累淋巴结的扩散
- 特征性表现为 Reed-Sternberg 或陷窝细胞（CD15 和 CD30 呈阳性）

提要

- CD30 阳性细胞也可见于蕈样真菌病晚期以及多形性 T 细胞淋巴瘤
- CD30 表达也可见于癌组织，如胚胎性癌
- 原发性皮肤间变大细胞性淋巴瘤应与原发性系统性淋巴瘤和其他高级别淋巴瘤的继发性皮肤受累鉴别，因为后两者预后极差

精选文献

Murphy GF, Hsu M: Cutaneous lymphomas and leukemias. In Elder DE, Elenitsas R, Johnson BL Jr, et al (eds): Lever's Histopathology of Skin, 10th ed. Philadelphia, Lippincott Williams & Wilkins, 2008, p 911.

Bekkenk MW, Geelen FA, van Voorst Vader PC, et al: Primary and secondary cutaneous CD30(+) lymphoproliferative disorders: A report from the Dutch Cutaneous Lymphoma Group on the long-term follow-up data of 219 patients and guidelines for diagnosis and treatment. Blood 95:3653-3661, 2000.

Kummer JA, Vermeer MH, Dukers D, et al: Most primary cutaneous CD30-positive lymphoproliferative disorders have a CD4-positive cytotoxic T-cell phenotype. J Invest Dermatol 109:636-640, 1997.

Leboit PE: Lymphomatoid papulosis and cutaneous CD30+ lymphoma. Am J Dermatopathol 18:221, 1996.

Paulli M, Berti E, Rosso R, et al: CD30/Ki-1-positive lymphoproliferative disorders of the skin: Clinicopathologic correlation and statistical analysis of 86 cases. A multicentric study from the European Organization for Research and Treatment of Cancer. Cutaneous Lymphoma Project Group. J Clin Oncol 13:1343, 1995.

Pallesen G: The diagnostic significance of the CD30 (Ki-1) antigen. Histopathology 16:409, 1990.

Michelle D. Williama 和 Adel K. El-Naggar 著
回允中 译

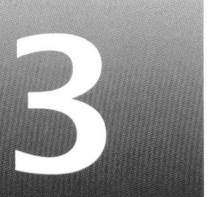

头 颈 部
Head and Neck

甲状腺　Thyroid Gland

肉芽肿性甲状腺炎（de Quervain 甲状腺炎）　Granulomatous Thyroiditis (de Quervain Thyroiditis)

临床特征

- 也称为亚急性甲状腺炎
- 临床上表现为明显的甲状腺触痛、发热、咽喉痛和不适，多半与全身性病毒性疾病有关
- 最常累及中年妇女
- 大多数病例可以完全缓解；初期常常表现为甲状腺功能亢进 [甲状腺素（T_4）和三碘甲状腺素（T_3）水平升高]；可以导致甲状腺功能低下，缓解时甲状腺功能通常正常
- 很少进行手术；治疗应用阿司匹林、类固醇

大体病理学

- 甲状腺不对称性肿大，质硬
- 结节状病变，累及整个甲状腺

组织病理学

- 结节性病变，有不同程度的纤维化
- 混合性炎症细胞浸润：淋巴浆细胞、巨细胞、中性粒细胞伴有微脓肿（早期）和泡沫样组织细胞
- 巨细胞含有吞噬的外渗胶样物质
- 以滤泡为中心，这种结构在晚期消失

特殊染色和免疫组织化学

- 可能需要抗酸杆菌（AFB）染色和 Gomori 六胺银（GMS）染色，以评估感染性病因学

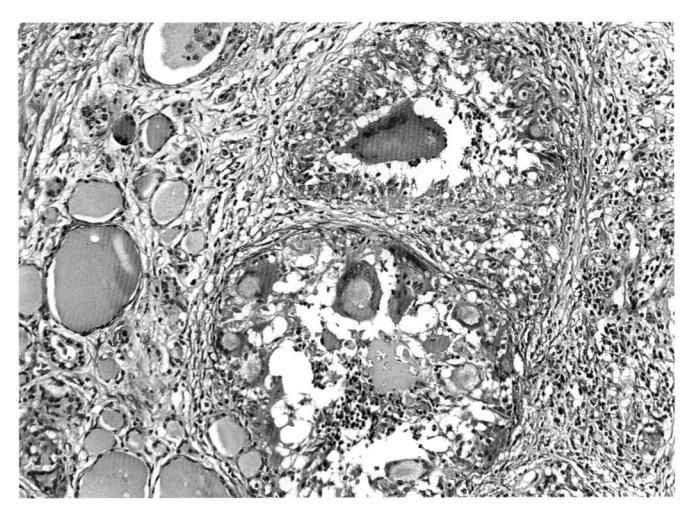

图 3-1　亚急性甲状腺炎（de Quervain 甲状腺炎）。切片显示异物巨细胞肉芽肿。巨细胞含有吞噬的胶样物质。

其他诊断技术

- 没有帮助

鉴别诊断

- **急性甲状腺炎**
  - 甲状腺实质内有中性粒细胞浸润
  - 常见微脓肿和坏死，可能有血管炎
  - 没有肉芽肿形成
  - 是由细菌、真菌或病毒感染引起的
- **肉芽肿性疾病**
  - 结节病：在间质部位有肉芽肿（非干酪性）
  - 结核病：干酪性肉芽肿（AFB 染色）
  - 真菌：通常为急性和坏死性炎，很少为肉芽肿性（GMB 染色）
- **Riedel 甲状腺炎**
  - 累及甲状腺的弥漫性纤维性病变，破坏了甲状腺结构
  - 纤维化蔓延到甲状腺外软组织
  - 缺乏巨细胞
- **Hashimoto 甲状腺炎**
  - 淋巴细胞性甲状腺炎，伴有生发中心形成和滤泡上皮嗜酸性改变
  - 可能有广泛的纤维化，伴有滤泡丧失和结构破坏
- **触诊性甲状腺炎**
  - 甲状腺组织轻度受损所致

- 通常为偶然发现
- 甲状腺滤泡内有散在的小灶状组织细胞，淋巴细胞很少，巨细胞罕见（没有中性粒细胞）

提要

- 与全身性病毒感染有关，通常为自限性的，病愈时甲状腺功能正常
- 中性粒细胞炎症仅见于开始或疾病的早期阶段

精选文献

Benbassat CA, Olchovsky D, Tsvetov G, Shimon I: Subacute thyroiditis: Clinical characteristics and treatment outcome in fifty-six consecutive patients diagnosed between 1999 and 2005. J Endocrinol Invest 30:631-635, 2007.

Duininck TM, van Heerden JA, Fatourechi V, et al: De Quervain's thyroiditis: Surgical experience. Endocrine Pract 8:255-258, 2002.

Kojima M, Nakamura S, Oyama T, et al: Cellular composition of subacute thyroiditis: An immunohistochemical study of six cases. Pathol Res Pract 198:833-837, 2002.

Thompson LD, Heffess CS: Subacute (de Quervain's) thyroiditis.

Ear Nose Throat J 81:623, 2002.

慢性淋巴细胞性甲状腺炎（Hashimoto 甲状腺炎）　Chronic Lymphocytic Thyroiditis (Hashimoto Thyroiditis)

临床特征

- 免疫介导的炎症性疾病
- 血清中检测到自身抗体：抗甲状腺球蛋白、抗甲状腺过氧化物酶、抗甲状腺微粒体抗体
- 主要发生在女性（5∶1）；发病高峰在中年妇女
- 在高碘地区（美国 / 日本）发病率较高
- 临床上甲状腺功能减退，甲状腺弥漫性增大，质硬
- 家族性病例，伴有 HLA-DR3 和 HLA-DR5
- 在 Turner 和 Down 综合征和家族性 Alzheimer 病有较高的发生率
- 可能与其他自身免疫性疾病（Sjögren 综合征、糖尿病和其他）共存
- 发生原发性甲状腺淋巴瘤的危险性增加

大体病理学

- 甲状腺弥漫性增大，质硬

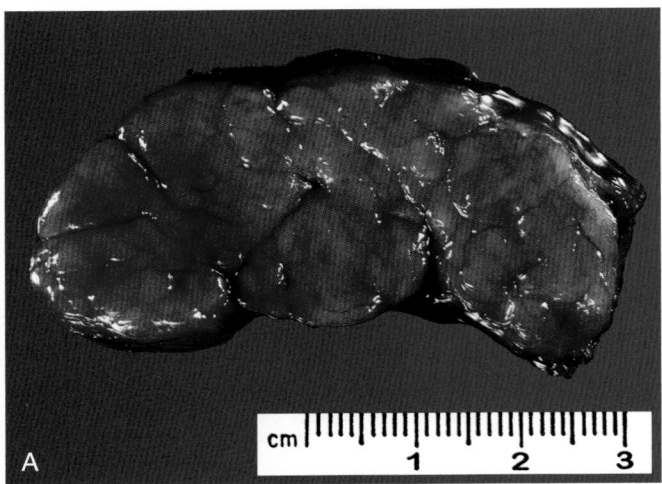

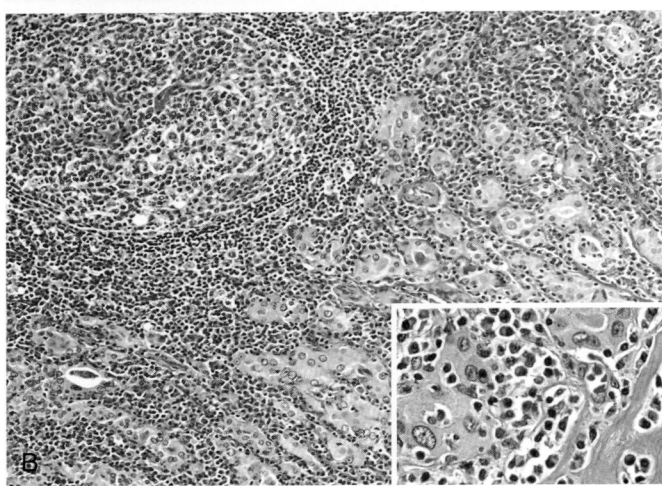

图 3-2 Hashimoto 甲状腺炎。A，大体照片显示甲状腺肿大，切面色淡，呈分叶状。B，显著的淋巴细胞浸润，伴有生发中心形成；插图显示滤泡萎缩，有明显的浆细胞浸润和纤维化。

- 切面淡褐黄色，呈结节状

组织病理学

- 明显的淋巴浆细胞浸润，伴有生发中心形成
- 滤泡小，类胶质稀少
- 嗜酸细胞化生（Hürthel 细胞改变），滤泡细胞核增大、深染，可能显示有增生（显著的结节）
- 常见鳞状化生
- 不同程度的纤维化；在纤维性亚型明显
- 结节状滤泡和炎症可能蔓延到邻近的软组织（不要误认为是淋巴结转移）
- 常常出现透明的和增大的滤泡细胞核

特殊染色和免疫组织化学

- 很少需要，炎症为混合性 B 细胞（CD20）和 T 细胞（CD3、CD4、CD8）、多克隆浆细胞（κ 和 λ 细胞）

其他诊断技术

- 临床评估抗体

鉴别诊断

- 结外边缘带 B 细胞淋巴瘤 [黏膜相关淋巴组织（MALT）淋巴瘤] 迅速增大，伴有片块状淋巴细胞浸润
- 在 Hashimoto 甲状腺炎，其危险性增加
- 伴随的乳头状甲状腺癌
  - 寻找结构变形、纤维化、浸润性细胞巢
  - 细胞增生伴有严格的乳头状癌的核的标准
  - 细胞核透明、增大，可能伴有淋巴细胞性甲状腺炎
- 滤泡性肿瘤
  - 伴有包膜的境界清楚的病变
  - 根据包膜破坏和淋巴血管浸润诊断
- 非特异性淋巴细胞性甲状腺炎
  - 散在的、片块状慢性炎症，偶尔有生发中心
  - 缺乏嗜酸细胞改变
  - 轻微的纤维化

提要

- 可以与其他甲状腺肿瘤（特别是甲状腺乳头状癌）共存；滤泡细胞核的改变可以重叠
- 少数恶变为淋巴瘤（MALT 淋巴瘤、弥漫性大 B 细胞淋巴瘤）
- 在与腺体分开的软组织中，良性滤泡和淋巴细胞可能形成结节（寄生性结节）

精选文献

MacDonald L, Yazdi HM: Fine needle aspiration biopsy of Hashimoto's thyroiditis: Sources of diagnostic error. Acta Cytol 43:400-406, 1999.

Nguyen GK, Ginsberg J, Crockford PM, Villanueva RR: Hashimoto's thyroiditis: Cytodiagnostic accuracy and pitfalls. Diagn Cytopathol 16:531-536, 1997.

Mizukami Y, Michigishi T, Kawato M, et al: Chronic thyroiditis: A new clinically relevant classification. Pathol Ann 29:135-158, 1994.

Riedel 甲状腺炎 Riedel Thyroiditis

临床特征

- 也称为 Riedel 甲状腺肿、纤维性甲状腺炎
- 非常罕见；女性好发（5 ： 1）高峰发病年龄为 41 ~ 50 岁
- 临床上表现为一个界限不清的、质地非常硬的无痛性甲状腺肿
- 由于气管受压，可能表现为呼吸困难
- 1/3 的患者在其他部位会发生一种病变：纵隔或腹膜后纤维化，硬化性胆管炎（据认为是特发性炎症性纤维硬化症的一种表现）

大体病理学

- 甲状腺弥漫性增大，质硬，岩石样，与软组织粘连
- 切面呈白色，纤维化和"木样"

组织病理学

- 突出的表现是蔓延到软组织和肌肉的纤维化（比炎症明显）
- 散在的混合性慢性炎症细胞浸润（淋巴细胞、浆细胞、中性粒细胞、单核细胞、嗜酸性粒细胞）
- "闭塞性静脉炎"伴有静脉壁淋巴细胞和浆细胞浸润；血管壁增厚，具有黏液样改变
- 不出现巨细胞或生发中心

特殊染色和免疫组织化学

- 没有帮助

其他诊断技术

- 没有帮助

鉴别诊断

▌ Hashimoto 甲状腺炎（纤维性亚型）
- 以分叶状、滤泡上皮为特征，伴有嗜酸细胞改变和巨细胞，淋巴细胞伴有生发中心形成和浆细胞
- 见不到嗜酸性粒细胞

▌ 未分化甲状腺癌
- 在纤维化的组织内有散在的恶性细胞（梭形细胞、上皮样细胞或多形性细胞）
- 细胞角蛋白免疫染色可能有助于辨认纤维化组织内的和甲状腺外组织内的肿瘤细胞

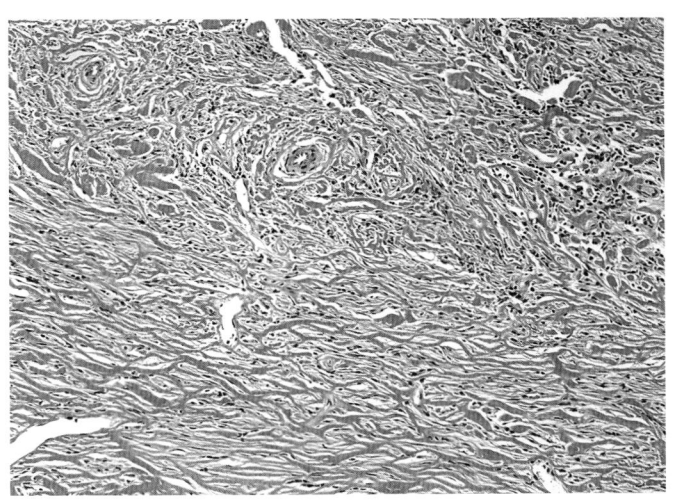

图 3-3 Riedel 甲状腺炎。表现为弥漫性纤维化，伴有散在的炎症细胞。

▌ 肉芽肿性（亚急性）甲状腺炎
- 甲状腺不对称性肿大
- 伴有巨细胞的肉芽肿累及滤泡，在早期可见中性粒细胞

提要

- 临床上可能误诊为恶性肿瘤
- 治疗应用皮质类固醇或他莫西芬疗法；手术用于缓解压迫症状
- 良性自限性疾病（几乎半数发生甲状腺功能减退）

精选文献

Harigopal M, Sahoo S, Recant WM, DeMay RM: Fine-needle aspiration of Riedel's disease: Report of a case and review of the literature. Diagn Cytopathol 30:193-197, 2004.

Yasmeen T, Khan S, Patel SG, et al: Clinical case seminar. Riedel's thyroiditis: Report of a case complicated by spontaneous hypoparathyroidism, recurrent laryngeal nerve injury, and Horner's syndrome. J Clin Endocrinol Metab 87:3543-3547, 2002.

Schwaegerle SW, Bauer TW, Esselstyn CB: Riedel's thyroiditis. Am J Clin Pathol 90:715-722, 1988.

Graves 病（弥漫性毒性甲状腺肿）Graves Disease (Diffuse Toxic Goiter)

临床特征

- 自身免疫性甲状腺疾病；促甲状腺免疫球蛋白

（TSI）
- 高峰发病年龄在 21 ~ 40 岁；主要发生在女性，至少为 5 ∶ 1
- 与 HLA-DR3 和 HLA-B8 强相关
- 临床上表现为甲状腺毒症：肌无力、体重减轻、突眼、心动过速和甲状腺肿
- 促甲状腺素（TSH）抑制，T_4 和 T_3 增加

大体病理学

- 甲状腺弥漫性肿大，通常为对称性的
- 切面呈弥漫性牛肉红色

组织病理学

- 增生性甲状腺滤泡，伴有乳头状内折
- 滤泡细胞核仍为圆形，位于基底，胞质可能是透明的
- 类胶质一般减少；当出现类胶质时，周围呈明显的扇贝状结构
- 治疗之后类胶质增加
- 间质有不同量的片块状淋巴细胞浸润
- 放射性碘治疗之后可见核非典型性和间质纤维化

特殊染色和免疫组织化学

- 没有帮助

其他诊断技术

- 临床评估抗体和甲状腺激素水平

鉴别诊断

▮ 腺瘤样结节，结节性增生
- 滤泡大小不同，偶尔伴有 Sanderson 小膨出（滤泡一极有一群小的活跃的滤泡）
- 没有包膜

▮ 乳头状甲状腺癌
- Graves 病缺乏乳头状癌的完整的核的特征（重叠，核沟）
- 出现浸润性结构时有助于诊断

提要

- 采取药物或放射性碘治疗；如果不能控制，则进行手术
- 形态学表现不能预示患者当前的功能状态

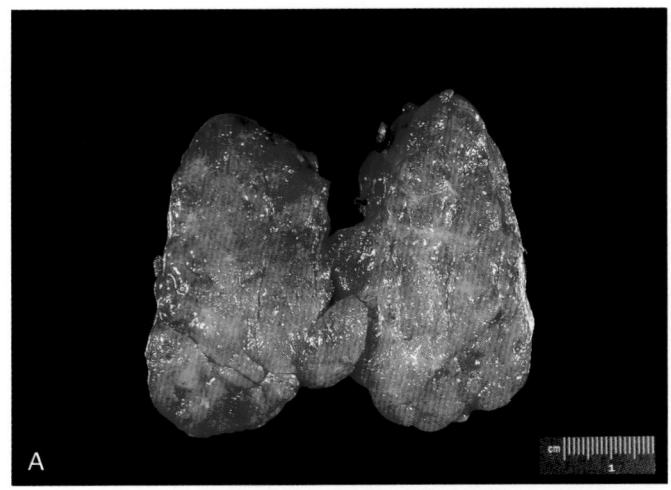

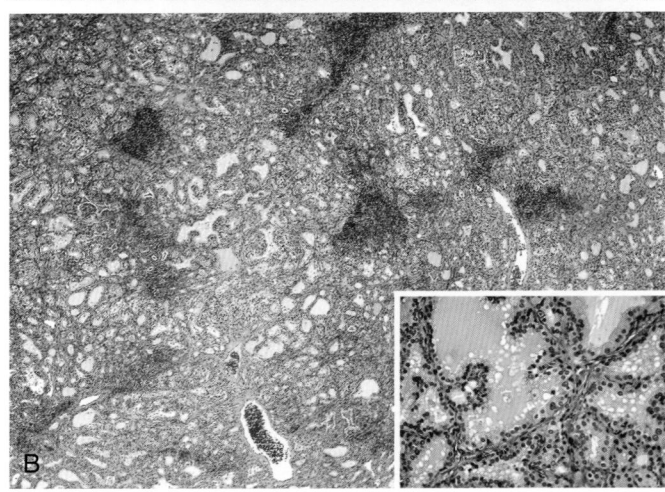

图 3-4　Graves 病。A，弥漫性肿大的甲状腺的大体照片。B，低倍镜下显示增生的滤泡内有少量类胶质，伴有乳头状结构和炎症浸润；插图显示良性的细胞核，乳头状生长方式和扇贝样类胶质。

- 放射性碘能引起滤泡细胞核非典型性，没有意义

精选文献

Lloyd RV, Douglas BR, Young WF: Endocrine diseases. In King DW (ed): Atlas of Nontumor Pathology. Washington, ARP Press, 2002, pp 125-133.

LiVolsi VA: The pathology of autoimmune thyroid disease: A review. Thyroid 4:333-339, 1994.

Takamatso J, Takeda K, Katayama S, et al: Epithelial hyperplasia and decreased colloid content of the thyroid gland in tri-iodothyronine predominant Graves disease. J Endocrinol Metab 75:1145-1150, 1992.

多结节性甲状腺肿
Multinodular Goiter

临床特征

- 也称为腺瘤样甲状腺肿，腺瘤性增生
- 普通人群的发生率是 3% ~ 5%；在碘缺乏地区为地方病
- 可能是由于激素生成损害引起的
- 成年妇女比成年男性常见（8：1）
- 临床上常常没有症状；可以引起不适和压迫症状
- 在颈部和纵隔内可以长得很大
- 结节的数目和大小不同；结节明显时容易确诊

大体病理学

- 甲状腺肿大，呈结节状，可能是不对称的
- 切面显示大小不同的结节，常常伴有类胶质
- 表现多种多样，从出血到囊性退变和钙化

组织病理学

- 不均匀、没有包膜、中等大小至大的扩张的滤泡
- 可能有散在的、实性、微滤泡结节；乳头状增生；或嗜酸细胞改变
- 周围的甲状腺滤泡通常不受结节压迫
- 背景出血、纤维化、钙化
- 常见寄生性结节（结节与主腺体分开）

特殊染色和免疫组织化学

- 没有帮助

其他诊断技术

- 没有帮助

鉴别诊断

◾ 滤泡腺瘤
- 典型者为孤立性的
- 由均匀一致的小滤泡或巨滤泡组成
- 结节性增生的甲状腺组织周围有明显的纤维性包膜
- 压迫邻近的甲状腺组织

◾ Graves 病
- 大体检查：弥漫性、牛肉红色，与多结节性甲状腺肿相比，结节少

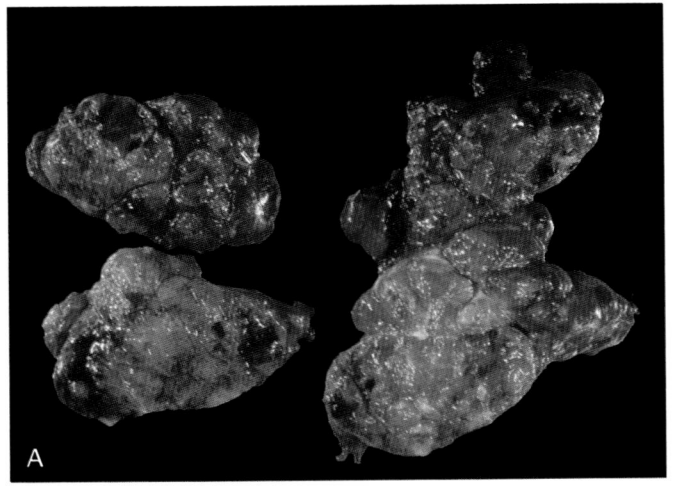

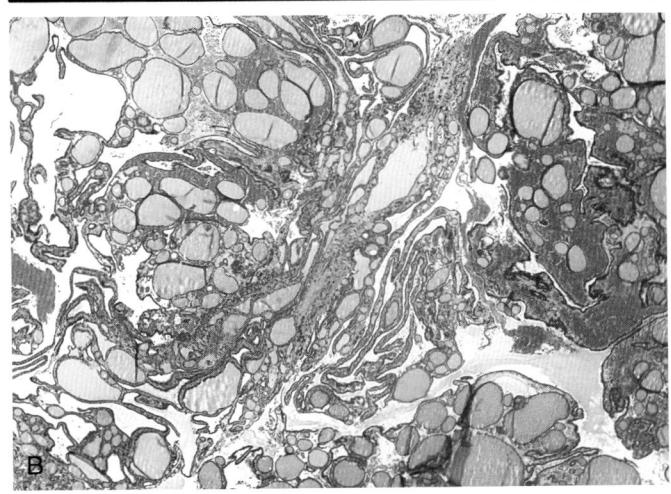

图 3-5 甲状腺肿。A，肿大的甲状腺的大体照片，表现为结节状、纤维化和出血。**B**，甲状腺滤泡大小不同，常常扩张，伴有类胶质积聚。

- 增生性甲状腺滤泡伴有乳头状内折
- 滤泡细胞胞质呈空泡状，类胶质有扇贝样边缘
- 实验室检查提示甲状腺功能亢进

◾ 淀粉样甲状腺肿
- 甲状腺弥漫性肿大；蜡样，切面色淡
- 淀粉样物沉积在血管周围和滤泡的细胞之间
- 继发性滤泡萎缩和鳞状上皮化生
- 刚果红染色偏振光检查可见双折光性苹果绿淀粉样物
- 临床病史，评估原因（如骨髓瘤、风湿病）

提要

- 富于细胞的增生性结节，通过细针抽吸活检

（FNA）可能难以与滤泡性肿瘤鉴别

- 增生性结节突然增大的最常见的原因是出血和囊性退变
- 广泛的结节和肿大可能蔓延到纵隔并引起结节分离（寄生性甲状腺结节）

精选文献

Kotwal A, Priya R, Qadeer I: Goiter and other iodine deficiency disorders: A systematic review of epidemiological studies to deconstruct the complex web [erratum in: Arch Med Res 38:366, 2007]. Arch Med Res 38:1-14, 2007.

Krohn K, Führer D, Bayer Y, et al. Molecular pathogenesis of euthyroid and toxic multinodular goiter. Endocr Rev 26:504-524, 2005.

Ríos A, Rodríguez JM, Canteras M, et al: Risk factors for malignancy in multinodular goitres. Eur J Surg Oncol 30:58-62, 2004.

激素合成障碍性甲状腺肿
Dyshormonogenetic Goiter

临床特征

- 甲状腺激素合成通路缺陷引起的罕见的遗传性疾病，最常见的是不能结合碘
- 患者通常有甲状腺功能减退，常常伴有甲状腺肿大
- 可能表现为先天性甲状腺功能减退；平均年龄16岁

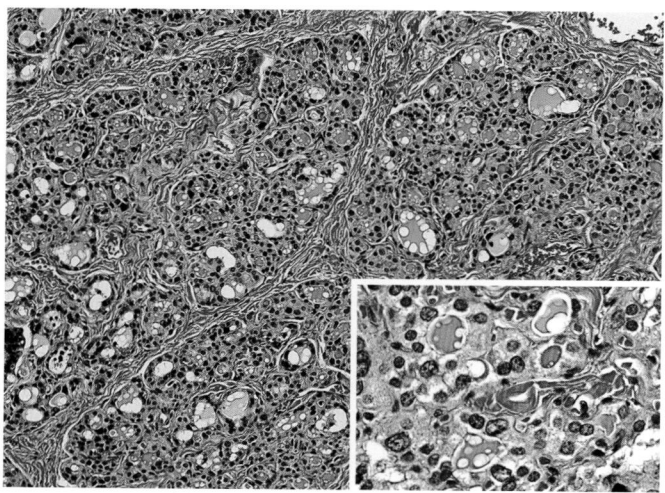

图 3-6　激素合成障碍性甲状腺肿。伴有少量类胶质的甲状腺小滤泡由具有非典型性核（插图）的滤泡细胞组成，并被致密的纤维组织包绕。

- 女性发病略占优势
- 少数病例伴有癌；以滤泡癌为主
- 在儿童或年轻人，由于结节突出或有压迫症状，可行手术治疗

大体病理学

- 甲状腺肿大，常常呈结节状，缺乏类胶质

组织病理学

- 类胶质稀少的小滤泡呈结节状排列并被纤维性小梁分开；可能出现乳头状区域
- 常常富于细胞，伴有显著的细胞多形性（不能根据多形性诊断为甲状腺癌）
- 滤泡可能蔓延到邻近的软组织；这种表现不是恶性征象

特殊染色和免疫组织化学

- 没有帮助

其他诊断技术

- 临床评估潜在的遗传学缺陷

鉴别诊断

■ 结节性增生
- 良性滤泡细胞形成没有包膜的结节
- 常见含有类胶质的增大的滤泡

■ 滤泡腺瘤、滤泡癌
- 均匀一致的小滤泡（与激素合成障碍性甲状腺肿背景滤泡的非典型性细胞学改变不同）
- 结节被纤维性包膜包绕
- 诊断滤泡癌必须出现血管浸润或包膜浸润

■ Graves 病
- 增生性甲状腺滤泡伴有乳头状内折
- 滤泡细胞伴有颗粒状胞质
- 类胶质稀少；当出现类胶质时，顶端形成空泡导致类胶质呈扇贝样表现
- 实验室检查提示甲状腺功能亢进

■ 放射性碘治疗后
- 细胞学非典型性
- 不同程度的纤维化
- 从前治疗的临床病史
- 常常发生在老年患者

提要

- 组织学表现具有诊断意义，虽然也应注意临床病史；患者常常年轻
- 在这种情况下诊断癌应小心，需要出现诊断乳头状癌的特征性细胞核改变（出现乳头状结构不足以诊断为癌）；诊断滤泡癌需要有包膜或血管浸润
- 滤泡性肿瘤的细胞核的背景与激素合成障碍性甲状腺肿的背景相比常常要均匀一致

精选文献

Deshpande AH, Bobhate SK: Cytological features of dyshormonogenetic goiter: Case report and review of the literature. Diagn Cytopathol 33:252-254, 2005.

Ghossein RA, Rosai J, Heffess C: Dyshormonogenetic goiter: A clinicopathologic study of 56 cases. Endocr Pathol 8:283-292, 1997.

Kennedy JS. The pathology of dyshormonogenetic goitre. J Pathol 1969;99:251-264.

甲状腺舌管囊肿
Thyroglossal Duct Cyst

临床特征

- 甲状腺发育道的先天性持续存在
- 位于中线，从舌盲孔到舌骨，到锥体叶或峡部
- 可能形成皮肤瘘管

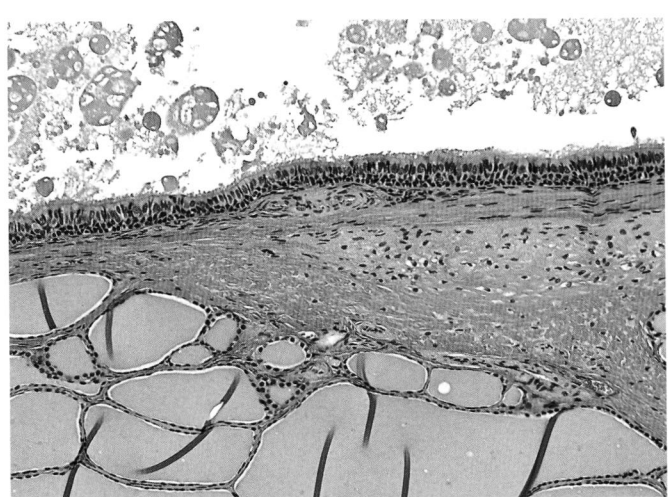

图 3-7　甲状舌管囊肿。位于中线的、内衬呼吸道上皮的囊肿，囊壁常常伴有甲状腺滤泡。

- 随着吞咽活动
- 最常在儿童期或年轻时发现
- 伴随的甲状腺组织可能发生高分化甲状腺癌

大体病理学

- 软组织中的囊性病变，位于舌骨的中 1/3，皮肤出现瘘管

组织病理学

- 囊肿内衬呼吸道或鳞状上皮
- 如果感染，可见继发炎症和肉芽组织；内衬上皮可能丧失
- 其下间质含有黏液腺和甲状腺滤泡（50% 的病例）

特殊染色和免疫组织化学

- 甲状腺上皮甲状腺转录因子 -1（TTF-1）和甲状腺球蛋白染色呈阳性

其他诊断技术

- 没有帮助

鉴别诊断

- 鳃裂囊肿
  - 位于颈外侧部
  - 囊肿内衬鳞状、柱状或纤毛上皮，或如果形成溃疡，则内衬肉芽组织
  - 囊壁有显著的淋巴细胞浸润
  - 囊肿可能含有无核的鳞状上皮细胞、组织细胞或胆固醇裂隙
  - 上皮甲状腺球蛋白染色呈阴性（不同于转移性乳头状癌）
- 腺瘤样、胶样结节
  - 可以发生在峡部或锥体叶，形成中线肿块
  - 可以发生鳞状化生，但鳞状碎屑罕见；类胶质一般丰富
  - 缺乏纤毛细胞

提要

- 甲状腺组织可能发生恶变（主要是乳头状癌）；见不到髓样癌（胚胎发生路径不同）
- 细针抽吸活检靠近气管的甲状腺结节时，如果细针进入气管，偶尔可见来自"气管吸取"的纤毛

细胞（当这种情况发生时，患者通常咳嗽）

精选文献

Mondin V, Ferlito A, Muzzi E, et al: Thyroglossal duct cyst: Personal experience and literature review. Auris Nasus Larynx 35:11-25, 2008.

Shahin A, Burroughs FH, Kirby JP, Ali SZ: Thyroglossal duct cyst: A cytopathologic study of 26 cases. Diagn Cytopathol 33:365-369, 2005.

Allard RH: The thyroglossal cyst. Head Neck Surg 5:134-146, 1982.

鳃裂囊肿　　Branchial Cleft Cyst

临床特征

- 颈部前外侧的肿块，受累的鳃囊不同，部位亦不同
- 来源于第一、第二、第三或第四鳃囊
- 先天性的，常在儿童期和年轻时发现（在年龄较大的成人诊断要小心）

大体病理学

- 大多数为单侧性囊肿，由于有很多淋巴滤泡，内面略呈颗粒状
- 可能伴有瘘管形成

组织病理学

- 囊肿和瘘管内衬鳞状、柱状或纤毛上皮
- 上皮下间质含有丰富的淋巴组织
- 内衬含有黏液腺和浆液腺甚或皮脂腺，特别是位于下颈部的囊肿
- 囊肿可能含有无核的鳞屑、组织细胞和胆固醇裂隙

特殊染色和免疫组织化学

- 没有帮助

其他诊断技术

- 没有帮助

鉴别诊断

▌ 伴有继发性囊性变的淋巴结转移性鳞状细胞癌
- 在所有伴有颈部肿块的成人病例中均须考虑这一

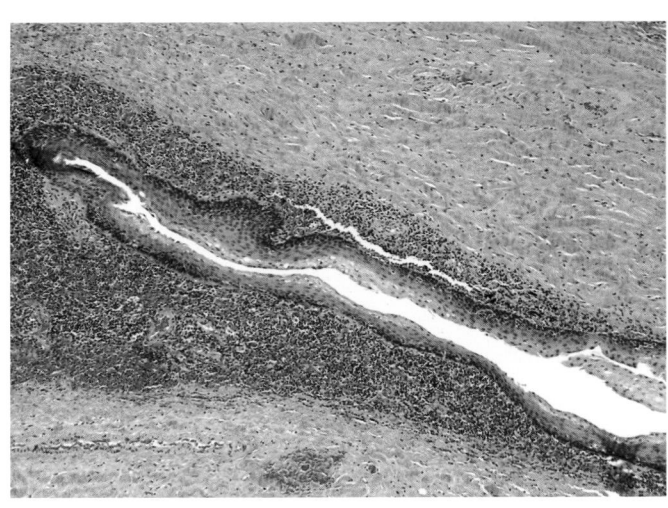

图 3-8　　鳃裂囊肿。内衬囊性间隙的上皮伴有淋巴细胞间质；这种囊肿常常内衬呼吸道上皮，但可以是鳞状上皮，同本例一样。

诊断
- 淋巴结内恶性鳞状细胞积聚形成囊肿
- 有时细胞学表现可能为良性
- 可能见到鳞状角珠形成
- 原发性肿瘤常常出现在 Waldeyer 环（扁桃体、舌底），而且在就诊时可能并不明显（原发性肿瘤进行影像学检查和活组织检查）

▌ 淋巴结转移性甲状腺囊性乳头状癌
- 囊肿可能内衬扁平上皮，没有明显的核的改变
- 通过足够的切片通常可以发现乳头状结构和核的特征
- 细针抽吸活检液中甲状腺球蛋白水平有助于诊断
- 甲状腺组织位于颈外侧部相当于转移
- TTF-1 和甲状腺球蛋白可能呈阳性

提要

- 在评估颈部病变时，细针抽吸活检是一种有价值的工具
- 对于伴有颈部肿块的所有年龄的患者，均不要忘记甲状腺囊性乳头状癌
- 在成人患者诊断鳃裂囊肿应当加以小心，因为转移性囊性鳞状细胞癌是颈部肿块的最常见的原因

精选文献

Al-Khateeb TH, Al Zoubi F: Congenital neck masses: A descriptive retrospective study of 252 cases. J Oral Maxillofac

Surg 65:2242-2247, 2007.

Firat P, Ersoz C, Uguz A, Onder S: Cystic lesions of the head and neck: Cytohistological correlation in 63 cases. Cytopathology 18:184-190, 2007.

Burgess KL, Hartwick RWJ, Bedard YC: Metastatic squamous cell carcinoma presenting as a neck cyst: Differential diagnosis from inflamed branchial cleft cyst in fine-needle aspirates. Acta Cytol 37:494-498, 1993.

畸胎瘤　Teratoma

临床特征

- 非常罕见的、具有三个胚层分化的原发性甲状腺肿瘤
- 报告的病例年龄从新生儿到 50 多岁；男女发病相当
- 畸胎瘤分为良性（成熟性）、未成熟性和恶性
- 婴儿畸胎瘤：＞ 90% 为良性，常常含有未成熟成分
- 青春期和成人畸胎瘤：50% 为恶性

大体病理学

- 表现不同，伴有多房性囊肿、质软的神经胶质组织、砂样骨和软骨

组织病理学

- 成熟或未成熟组织（外胚层、内胚层和中胚层）混合存在

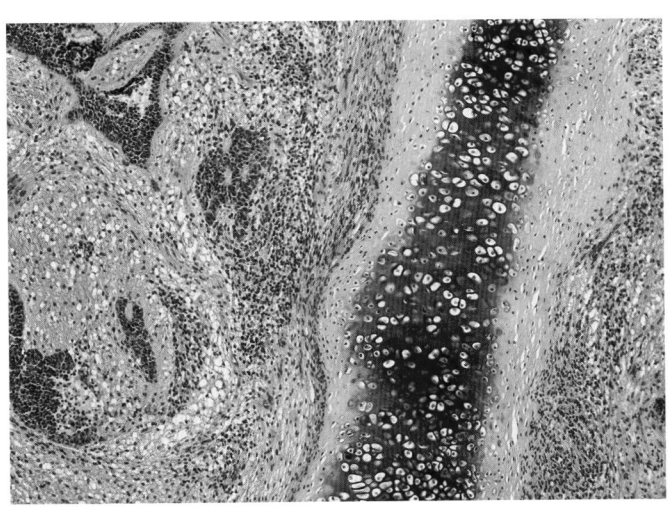

图 3-9　甲状腺畸胎瘤。 出现三个胚层细胞成分：成熟软骨，神经胶质组织和恶性上皮成分。

- 应能辨认出甲状腺组织
- 神经组织的成熟程度决定分级
- 可能出现明显的恶性成分（即胚胎癌）

特殊染色和免疫组织化学

- 不同的染色用于显示不同胚层的组织

其他诊断技术

- 没有帮助

鉴别诊断

▎ 甲状舌管囊肿
- 囊肿内衬呼吸道或鳞状上皮
- 可能伴有慢性炎症
- 临床表现与解剖部位（颈前、中线）相关

▎ 淋巴瘤
- 单一的非典型性小细胞群
- 没有其他类型的组织
- 免疫组织化学染色能够确定细胞类型

▎ 横纹肌肉瘤
- 单一的肿瘤细胞群，没有其他胚层的组织
- 在畸胎瘤中可以见到横纹肌母细胞

提要

- 根据未成熟成分的比例进行分级
- 预后取决于年龄、肿瘤大小和未成熟性成分的比例

精选文献

Nishihara E, Miyauchi A, Hirokawa M, et al: Benign thyroid teratomas manifest painful cystic and solid composite nodules: Three case reports and a review of the literature. Endocrine 30:231-236, 2006.

Thompson LD, Rosai J, Heffess CS: Primary thyroid teratomas: A clinicopathologic study of 30 cases. Cancer 88:1149-1158, 2000.

玻璃样变小梁状肿瘤
Hyalinizing Trabecular Tumor

临床特征

- 分类有争议的滤泡性肿瘤
- 女性发病多于男性发病；患者通常为 50 多岁和 60 多岁

大体病理学

- 孤立性的、界限清楚的结节

组织病理学

- 呈小梁状和岛屿状生长方式
- 细胞大而细长，核呈卵圆形
- 有核沟和核内胞质包涵体
- 常见胞质内小体和核周空晕

特殊染色和免疫组织化学

- TTF-1 和甲状腺球蛋白呈阳性

其他诊断技术

- 有些病例有 *RET/PTC* 基因重排，提示与甲状腺乳头状癌相关

鉴别诊断

▌甲状腺乳头状癌
- 有重叠的细胞核特征，包括透明核和核沟
- 浸润性生长方式有助于诊断
- 常见淋巴管血管浸润

▌滤泡腺瘤
- 核一般为良性的，呈圆形，缺乏透明核和核沟
- 缺乏胞质内小体

▌副神经节瘤
- 罕见的甲状腺肿瘤；细胞成巢
- 核的特征为良性的，呈圆形，缺乏透明核和核沟
- 嗜铬素、突触素呈阳性
- TTF-1 和甲状腺球蛋白呈阴性

▌甲状腺髓样癌
- 细胞核特征重叠，有核沟和核细长
- 生长方式重叠（小梁状）
- 出现淀粉样物时有助于诊断
- 甲状腺球蛋白呈阴性
- 两者均表达 TTF-1

提要

- 生物学上是否能够转移尚不清楚
- 提示与甲状腺乳头状癌相关
- 提倡保守治疗

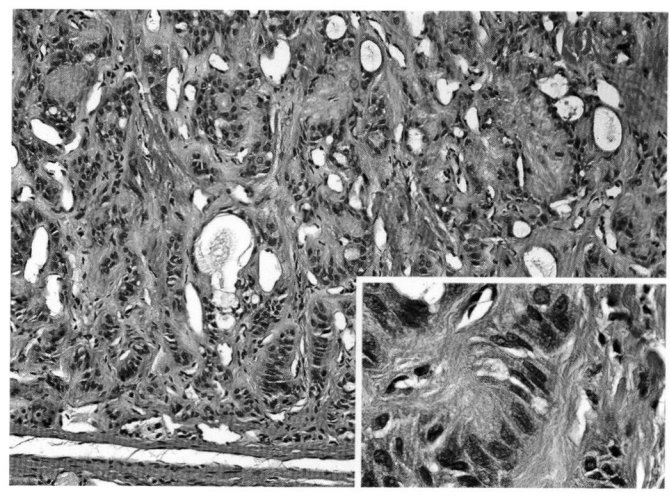

图 3-10   玻璃样变小梁状肿瘤。细长的细胞成小梁状和巢状排列，细胞具有明显的核仁和假核包涵体（插图）。

精选文献

Galgano MT, Mills SE, Stelow EB: Hyalinizing trabecular adenoma of the thyroid revisited: A histologic and immunohistochemical study of thyroid lesions with prominent trabecular architecture and sclerosis. Am J Surg Pathol 30:1269-1273, 2006.

Baloch ZW, LiVolsi VA: Cytologic and architectural mimics of papillary thyroid carcinoma: Diagnostic challenges in fine-needle aspiration and surgical pathology specimens. Am J Clin Pathol 125:S135-144, 2006.

Casey MB, Sebo TJ, Carney JA: Hyalinizing trabecular adenoma of the thyroid gland: Cytologic features in 29 cases. Am J Surg Pathol 28:859-867, 2004.

LiVolsi VA: Hyalinizing trabecular tumor of the thyroid: Adenoma, carcinoma, or neoplasm of uncertain malignant potential? Am J Surg Pathol 24:1683-1684, 2000.

滤泡腺瘤   Follicular Adenoma

临床特征

- 良性肿瘤，比滤泡癌常见（大约 5：1）
- 通常为孤立性病变；主要累及甲状腺的两叶，峡部罕见
- 主要发生在中年妇女；临床上甲状腺功能正常
- 伴有碘缺乏和 Cowden 病（错构瘤，*PTEN* 基因）

大体病理学

- 孤立性的、界限清楚的、圆形到卵圆形的结节，

包膜薄

组织病理学

- 有包膜的滤泡增生；类胶质的量不同
- 薄的纤维性包膜可能伴有小血管；包膜比滤泡癌的薄
- 形态结构不同：小梁状或实性，微滤泡性和巨滤泡性，这些结构没有临床意义
- 中心区域的细胞可能稀少，伴有疏松的和水肿性间质
- 均匀一致的、多角形滤泡细胞，伴有圆形或卵圆形细胞核
- 几乎没有核分裂活性
- 偶尔出现奇异性细胞核，并不代表是恶性
- 乳头状或假乳头状结构，没有核的改变
- 滤泡腺瘤亚型
  - 伴有嗜酸瘤（Hürthle）细胞的腺瘤
    - 滤泡细胞伴有丰富的嗜酸性胞质，细胞核呈圆形，核仁明显
    - 易发生梗死，特别是在细针抽吸活检后
    - 没有临床意义
  - 非典型性腺瘤或不能确定恶性潜能的滤泡性病变
    - 可能显示坏死、梗死、核分裂象
    - 包膜增厚，伴有不规则和部分浸润
    - 缺乏淋巴管血管浸润
    - 具有令人担心的特征，但不符合癌的诊断标准
  - 毒性腺瘤（罕见）
    - 也称为 Plummer 腺瘤
    - 孤立性的、高功能结节，引起甲状腺功能亢进
    - 结节内的细胞学特征与 Graves 病的相似

特殊染色和免疫组织化学

- 甲状腺球蛋白和 TTF-1 呈阳性
- 细胞角蛋白呈阳性
- 嗜铬素和降钙素呈阴性

其他诊断技术

- 1/4 的病例为非整倍体；但这与恶性临床行为或复发无关

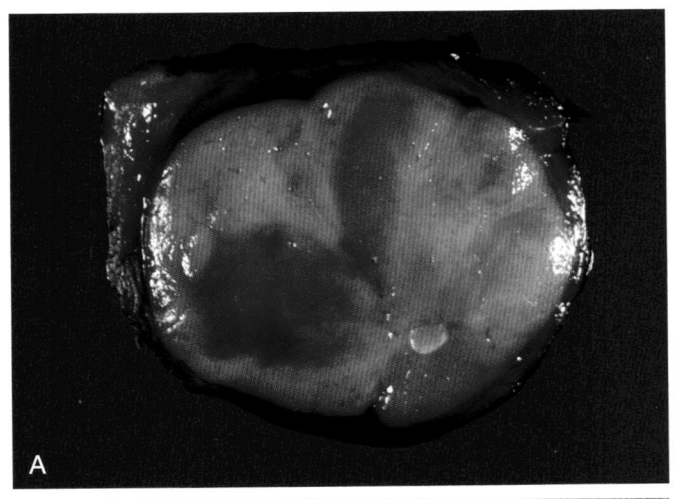

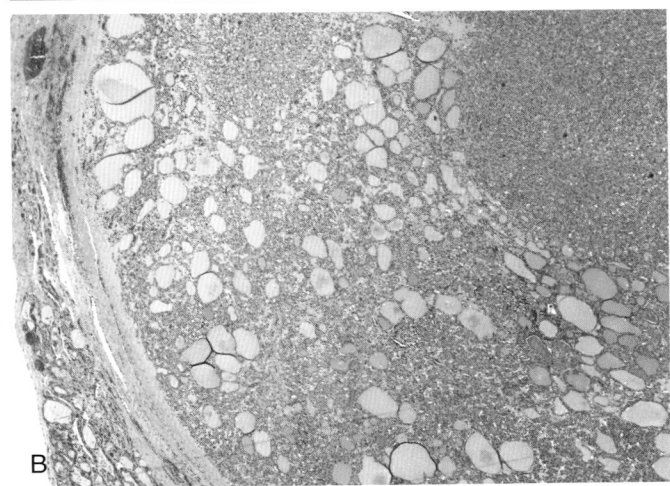

图 3-11　滤泡腺瘤。 A，结节境界清楚的一个甲状腺叶的大体照片，没有明显的包膜。B，细胞增生界限清楚，有薄的包膜。

- 有些报道称有 *Ras* 突变和 *PAX/PPARgamma* 重排

鉴别诊断

- ▌增生性结节
  - 一般是多发性的；微滤泡和巨滤泡混合存在，有明显的类胶质
  - 有不完全的纤维性包膜；不挤压周围的甲状腺组织
- ▌滤泡癌
  - 滤泡增生伴有包膜增厚及血管浸润或肿瘤性滤泡浸润包膜全层的证据
- ▌有包膜的滤泡性乳头状癌亚型
  - 以伴有典型的乳头状癌细胞学特征的滤泡性结构

为特征，包括增大的、透明的细胞核和核内胞质假包涵体
- 可能有微滤泡或巨滤泡

■ 甲状腺髓样癌、结节性 C 细胞增生
- 没有包膜
- 单色的胞质不同于滤泡细胞的嗜酸性胞质
- 降钙素呈阳性；TTF-1 也常常呈阳性

■ 甲状腺内甲状旁腺（正常）或甲状旁腺腺瘤
- 界限清楚，细胞间可有也可无脂肪
- 细胞成巢，其内细胞核小而深染，可能有透明胞质
- 甲状旁腺激素呈阳性
- 降钙素和 TTF-1 呈阴性

提要
- 细针抽吸活检显示为滤泡性病变或滤泡性肿瘤
- 治疗采取甲状腺叶切除或甲状腺次全切除
- 冰冻切片几乎没有价值，不主张做
- 需要充分检查滤泡的包膜

精选文献

Baloch ZW, LiVolsi VA: Our approach to follicular-patterned lesions of the thyroid. J Clin Pathol 60:244-250, 2007.

Suster S: Thyroid tumors with a follicular growth pattern: Problems in differential diagnosis. Arch Pathol Lab Med 130:984-988, 2006.

Baloch ZW, Fleisher S, LiVolsi VA, Gupta PK: Diagnosis of "follicular neoplasm": A gray zone in thyroid fine-needle aspiration cytology. Diagn Cytopathol 26:41-44, 2002.

Baloch ZW, Livolsi VA: Follicular-patterned lesions of the thyroid: The bane of the pathologist. Am J Clin Pathol 117:143-150, 2002.

Oertel YC, Oertel JE: Diagnosis of benign thyroid lesions: Fine needle aspiration and histopathologic correlation. Ann Diagn Pathol 2:250-263, 1998.

滤泡癌　Follicular Carcinoma

临床特征
- 伴有滤泡细胞分化的恶性上皮性肿瘤，没有其他特殊类型的甲状腺恶性肿瘤的特征
- 大约占甲状腺癌的 5%
- 在缺碘地区占甲状腺癌的 25% ~ 40%
- 与从前的放疗无关
- 好发于女性

- 患者表现为孤立性结节，同位素扫描一般为"冷"结节
- 患者甲状腺功能一般正常

大体病理学
- 伴有纤维性包膜的孤立性圆形肿瘤，其包膜比腺瘤的包膜厚且不规则，通常 > 1cm
- 切面呈淡褐色，实性；可见继发性改变，如囊性退变、出血和纤维化
- 红褐色结节具有 Hürthle 细胞形态学改变

组织病理学
- 常常分为：（1）微小浸润性；（2）广泛浸润性，虽然应用的定义各不相同
- 细胞与滤泡腺瘤的细胞类似；细胞核呈圆形或卵圆形
- 不同的形态结构：实性、小梁状、微滤泡性、巨滤泡性（没有临床意义）
- 诊断取决于发现包膜全层或血管浸润
- 包膜浸润
  - 需要穿透包膜全层（仅仅在包膜内出现滤泡细胞簇不能认为是包膜浸润）
  - 注意细针抽吸可以引起包膜缺陷而有出血和反应性改变
- 血管浸润（也称为血管浸润性滤泡癌）
  - 血管应位于包膜内或包膜外；常常具有较大的管径
  - 肿瘤细胞应位于血管腔内，必须与血管壁至少有局灶性附着（并不推挤其下的血管）
  - 有人认为，部分肿瘤表面需要有内皮细胞覆盖或有纤维素沉着

特殊染色和免疫组织化学
- 甲状腺球蛋白呈阳性
- 现今尚无能够区分腺瘤和腺癌的标记物

其他诊断技术
- 大约 35% 的滤泡癌可见 *PAX8/PPARgamma* t(2;3) 易位
- 可见 *Ras* 突变（*K-ras*、*N-ras* 或 *H-ras* 突变发生在 40% ~ 50% 的病例）（*Ras* 突变也见于腺瘤和乳头状癌的滤泡亚型）

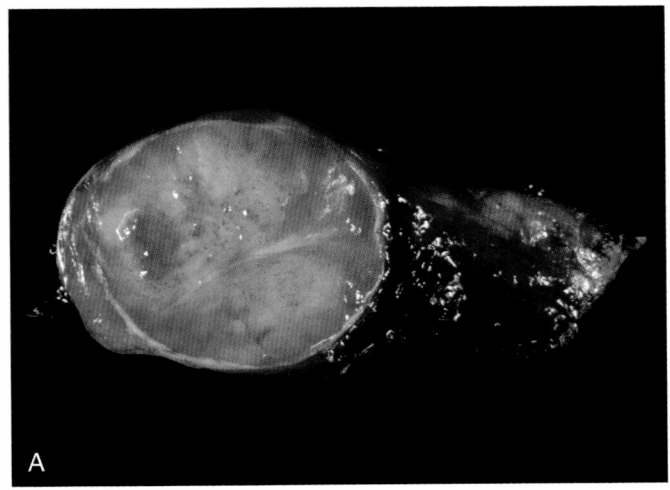

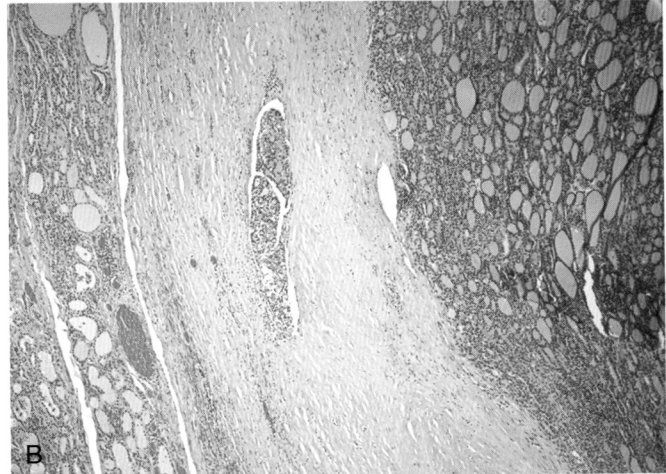

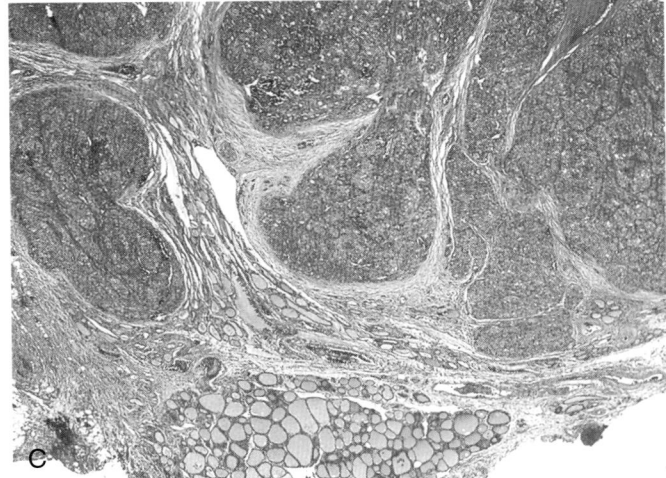

图3-12 滤泡癌。A，局限性甲状腺肿块的大体照片，伴有增厚的包膜，照片左上部可见包膜浸润。**B**，在明显增厚的包膜内可见淋巴血管浸润。**C**，广泛浸润性滤泡癌，伴有癌结节蔓延到邻近的甲状腺组织。

鉴别诊断

▌ 滤泡腺瘤
  - 有薄纤维性包膜，没有血管浸润的证据
▌ 非典型性腺瘤或不能确定恶性潜能的滤泡性病变
  - 细胞丰富的滤泡性病变，伴有增厚的包膜
  - 细胞可能浸润部分包膜
  - 没有淋巴管血管浸润
▌ 结节性增生的突出结节
  - 背景为多发性、不同大小的结节
  - 没有纤维性包膜
▌ 乳头状癌的滤泡亚型
  - 出现乳头状癌的核的特征：核重叠和透明化、假包涵体和核沟，发生在大多数的病变（不只是局灶性）
▌ 髓样癌的滤泡亚型
  - 降钙素呈阳性，甲状腺球蛋白呈阴性
  - 多角形细胞，伴有丰富的嗜酸性到透明的胞质，核染色质呈粗块状，核仁不明显；可能有浆细胞样表现

提要

  - 与包膜浸润相比，血管浸润是比较可靠的恶性征象
  - 细针抽吸不能区分滤泡性病变（即腺瘤与癌），需要手术切除诊断
  - 细针抽吸可能产生 WHAFFT（"甲状腺细针抽吸活检后令人担忧的组织学改变"）（包括人为的包膜浸润）
  - 一般血行转移，最常转移到肺和骨

精选文献

Rosai J, Kuhn E, Carcangiu ML: Pitfalls in thyroid tumour pathology. Histopathology 49:107-120, 2006.

Kroll TG: Molecular events in follicular thyroid tumors. Cancer Treat Res 122:85-105, 2004.

D'Avanzo A, Treseler P, Ituarte PH, et al: Follicular thyroid carcinoma: Histology and prognosis. Cancer 100:1123-1129, 2004.

LiVolsi VA, Baloch ZW: Follicular neoplasms of the thyroid: View, biases, and experiences. Adv Anat Pathol 11:279-287, 2004.

Thompson LD, Wieneke JA, Paal E, et al: A clinicopathologic study of minimally invasive follicular carcinoma of the thyroid gland with a review of the English literature. Cancer 91:505-524, 2001.

Leteurtre E, Leroy X, Pattou F, et al: Why do frozen sections have limited value in encapsulated or minimally invasive follicular carcinoma of the thyroid? Am J Clin Pathol 115:370-374, 2001.

甲状腺乳头状癌
Papillary Thyroid Carcinoma

临床特征

- 是美国最常见的甲状腺癌（80%）类型
- 较常见于女性（4∶1）
- 与接触放射线密切相关（在切尔诺贝利核事故和广岛核爆炸之后）
- 与滤泡癌相比，在碘摄取高的地区发病率相对较高
- 预后特征包括年龄和性别（年龄＞45岁和男性预后不好）
- 局部淋巴结转移常见（就诊时见于50%的病例）；对长期预后并无不良影响

大体病理学

- 各异，从界限清楚到弥漫性浸润甲状腺叶或多灶性
- 切面呈灰白色，质硬，颗粒状；可能有小的乳头状结构
- 可见钙化

组织病理学

- 为复杂分支的真正的乳头状结构（含有纤维血管轴心）
- 乳头被覆肿瘤性上皮细胞，伴有特征性的增大的、透明的、排空的"毛玻璃状"细胞核（仅见于福尔马林固定的标本），可见核沟（通常与核的长轴平行），胞质假包涵体，以及细胞核重叠
- 沙粒体见于多达50%的病例
- 囊性生长方式常常出现在淋巴结内，伴有扁平的细胞核
- 实性区域和鳞状化生并不少见
- 类胶质浓稠，深嗜酸性，伴有泡泡糖样表现
- 间质常常丰富，并有纤维化
- 常见淋巴管浸润
- 与滤泡性肿瘤不同，乳头状癌常为多中心发生
- 组织学亚型

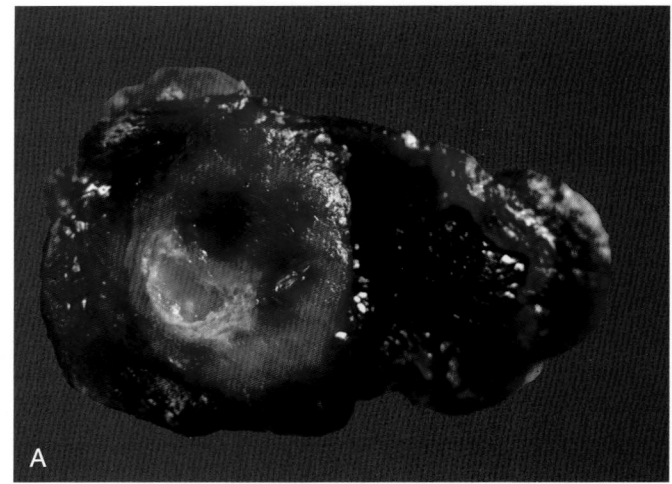

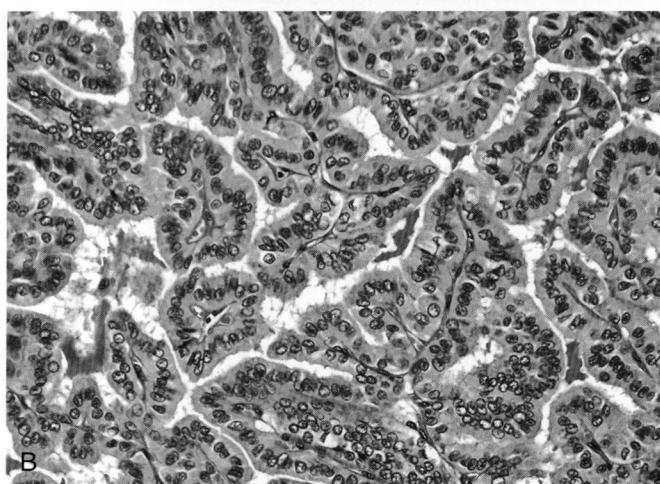

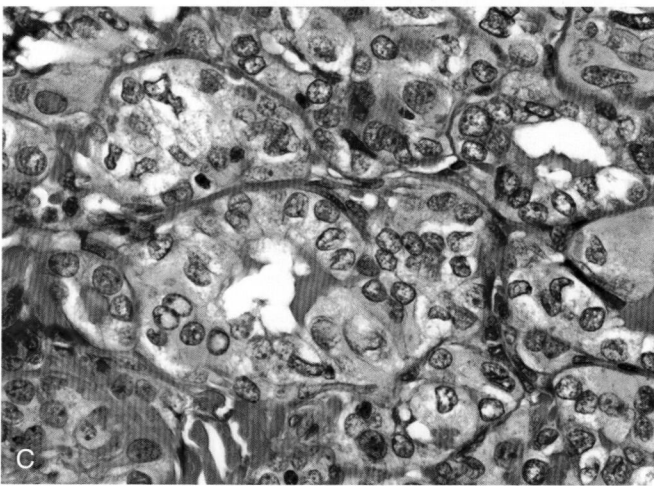

图 3-13　**甲状腺乳头状癌。A**，伴有部分钙化性肿瘤的甲状腺的大体照片。**B**，乳头状结构伴有纤维血管轴心。**C**，甲状腺乳头状癌呈现微滤泡性生长方式，符合滤泡亚型的乳头状癌。

- 微小癌
  - 显微镜下可见的肿瘤，直径 < 1cm
  - 常常位于包膜下，呈瘢痕生长方式
  - 常见于尸检
  - 大多数无需其他治疗
- 乳头状癌的滤泡亚型
  - 微滤泡或巨滤泡结构
  - 可能类似于腺瘤或腺瘤性结节
  - 整个病变的大部分必须显示核的特征，即核增大、透明和有核沟
  - 如果多做切片可能发现局灶性乳头状结构
  - 预后与典型的乳头状癌类似
- 弥漫硬化性亚型
  - 常常弥漫性累及甲状腺两叶
  - 广泛的纤维化、鳞状化生、淋巴细胞浸润和沙粒体
  - 实性或乳头状生长，伴有广泛的淋巴管血管播散
  - 颈淋巴结和肺转移发生率较高
- 嗜酸瘤细胞亚型
  - 独特的 Hürthle 细胞特征（丰富的嗜酸性胞质），具有典型的甲状腺乳头状癌的特征，常常伴有乳头状结构
  - 由于胞质丰富，核常常并不重叠
  - 在慢性淋巴细胞性甲状腺炎，可能伴有淋巴细胞间质
  - 细针抽吸之后常常出现变性改变
- 高细胞或柱状细胞亚型
  - 较常见于老年患者
  - 常常 > 5cm，较常出现甲状腺外播散和血管浸润
  - 高细胞核位于基底，细胞高度是宽度的 3 倍，伴有丰富的嗜酸性胞质
  - 柱状细胞核是假复层的，可达腔面，伴有基底部胞质空泡和鳞状化生
  - 分期对应比较，类似于普通的甲状腺乳头状癌

特殊染色和免疫组织化学

- 没有帮助，虽然注意到高分子量细胞角蛋白（CK19）、半乳凝素 -3 和 HBME-1 在甲状腺乳头状癌有表达，但由于缺乏敏感性和特异性，限制了它们的应用

其他诊断技术

- 癌基因改变
  - *BRAF*、15 号外显子点突变（多达 60%）
  - *RET* 原癌基因易位，伴有多个不同基因改变（*RET/PTC* 基因重排，30%，虽然在儿童比例较高）
  - *N-ras* 突变，特别是在滤泡亚型（10%）
  - *TRK* 基因重排，伴有多个基因改变（10%）
  - 新的酪氨酸激酶抑制剂影响 *BRAF* 和 *RET* 通路，这可以为患有侵袭性疾病或远处转移的患者提供靶向治疗疗法

鉴别诊断

- Graves 病和腺瘤性甲状腺肿的乳头状增生
  - 缺乏乳头状癌的典型的核的特征
- 滤泡腺瘤和滤泡癌
  - 常为微滤泡结构，伴有纤维性包膜
  - 滤泡癌常见大血管浸润
  - 缺乏特征性的细胞核特征，如增大而重叠的轮廓清楚的细胞核
- 髓样癌
  - 梭形和浆细胞样特征；可能呈滤泡性或乳头状生长方式
  - 间质常常出现淀粉样物（刚果红染色呈阳性）
  - 降钙素呈阳性，甲状腺球蛋白呈阴性

提要

- 不管其结构如何，乳头状癌的所有亚型都必须具有特征性的核特征（染色浅而细长的细胞核伴有核沟和核内假包涵体）
- 预后与临床因素（年龄、性别、分期）有关
- 透明的"毛玻璃状"细胞核是福尔马林固定造成的人工假象，在冰冻切片和细胞学涂片中见不到毛玻璃状细胞核
- 沙粒体不具有诊断意义

精选文献

Michels JJ, Jacques M, Henry-Amar M, Bardet S: Prevalence and prognostic significance of tall cell variant of papillary thyroid carcinoma. Hum Pathol 38:212-219, 2007.
Sanders EM Jr, LiVolsi VA, Brierley J, et al: An evidence-based

review of poorly differentiated thyroid cancer. World J Surg 31:934-945, 2007.

Trovisco V, Soares P, Sobrinho-Simoes M: B-RAF mutations in the etiopathogenesis, diagnosis, and prognosis of thyroid carcinomas. Hum Pathol 37:781-786, 2006.

Al-Brahim N, Asa SL: Papillary thyroid carcinoma: An overview. Arch Pathol Lab Med 130:1057-1062, 2006.

DeLellis RA: Pathology and genetics of thyroid carcinoma. J Surg Oncol 94:662-669, 2006.

Akslen LA, LiVolsi VA: Prognostic significance of histologic grading compared with subclassification of papillary thyroid carcinoma. Cancer 88:1902-1908, 2000.

甲状腺髓样癌
Medullary Thyroid Carcinoma

临床特征

- 由神经嵴衍化而来的 C 细胞组成的恶性肿瘤
- 占甲状腺恶性肿瘤的 5% ~ 10%
- 可以为散发性的（80%），也可以为遗传性的（20%）；较常见于女性
- 就诊时常见淋巴结转移（50%）
- 血清降钙素升高，可以用于监测术后残留的、复发性或转移性疾病；癌胚抗原（carcinoma embryonic antigen, CEA）升高通常是进展性疾病的晚期所见
- 遗传性类型包括家族性甲状腺髓样癌和多发性神经内分泌肿瘤（multiple endocrine neoplasia, MEN）ⅡA 和 ⅡB，是由 *RET* 原癌基因不同种系突变引起的
  - 散发型
    - 发生在中年成人，一些肿瘤显示 *RET* 突变
    - 孤立性肿瘤
  - 家族性甲状腺髓样癌
    - 没有其他内分泌异常的髓样癌，成人发病
  - MEN ⅡA
    - 髓样癌、嗜铬细胞瘤、甲状旁腺腺瘤或增生
    - MEN ⅡA 患者诊断时的平均年龄为 21 ~ 30 岁
    - 常常为多中心性的，累及甲状腺两叶
  - MEN ⅡB
    - 所有患者均发生甲状腺髓样癌，在童年期或年轻时发病
    - 同 MEN ⅡA 一样可能是内分泌病，加胃

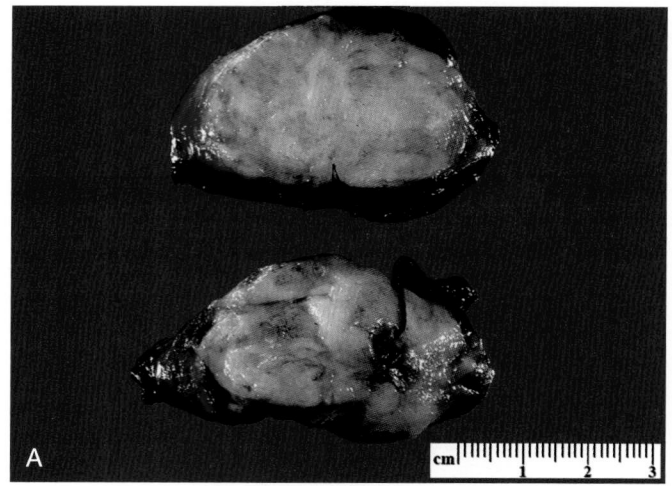
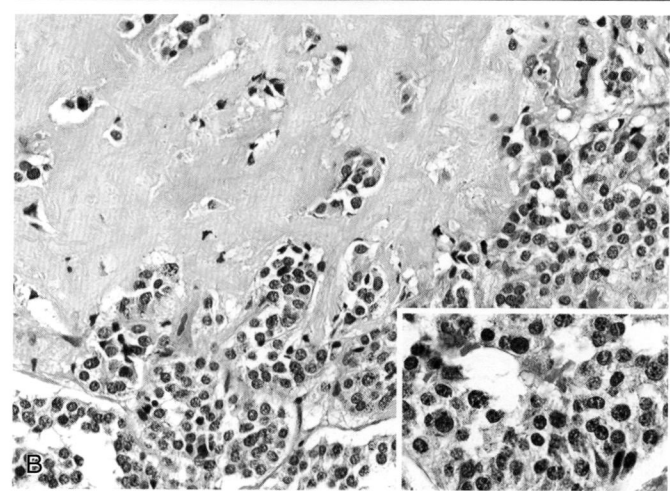
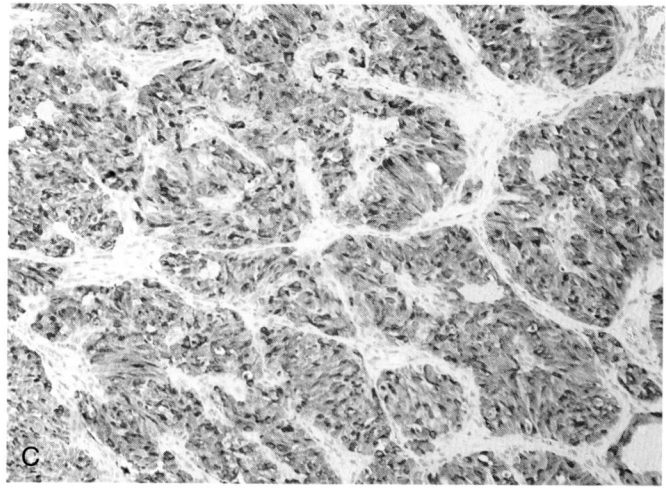

图 3-14　**甲状腺髓样癌。A**，一个取代甲状腺实质的淡褐色肿瘤的大体照片。**B**，神经内分泌细胞巢伴有致密的无定形间质（淀粉样物）。高倍放大（插图）显示肿瘤细胞具有两染性胞质和圆形细胞核，伴有胡椒盐染色质。**C**，在伴有梭形细胞形态学改变的甲状腺髓样癌，降钙素免疫组织化学染色呈阳性。

肠道和眼的神经节瘤和骨骼异常

大体病理学

- 常常为局限性的
- 切面呈黄褐色，质地由软到质硬不一
- 肿瘤发生在甲状腺的上 1/3 和中 1/3，相当于 C 细胞为主的区域
- 在遗传型病例可能有多发性结节

组织病理学

- 组织学结构多样，包括实性、小叶状、小梁状、岛屿状和片块样结构
- 肿瘤细胞呈圆形、多角形或梭形；不同类型的细胞常常混合存在
- 多角形细胞具有两染性到透明的胞质，核常常呈浆细胞样表现
- 可以见到胞质假包涵体和核沟
- 核染色质呈粗块状（即胡椒盐样），核仁不明显
- 常见双核细胞
- 坏死、出血和核分裂象是罕见的特征
- 可能出现奇异核非典型性
- 亚型（没有临床意义）
  - 滤泡性或小梁状、乳头状、副神经节瘤样、双重分泌性（amphicrine）、小细胞、巨细胞、透明细胞、有包膜的、嗜酸瘤细胞性、黑色素性（出现黑色素）和鳞状均有描述
- 多达 80% 的病例出现间质淀粉样物；淀粉样物可能引起异物巨细胞反应
- 间质可能出现钙化，或偶尔出现沙粒体
- 术前通过细针抽吸可以诊断，但应通过免疫组织化学检查予以支持；应小心，因为可能出现核的变化，包括核沟和假核包涵体

特殊染色和免疫组织化学

- 降钙素呈阳性
- 嗜铬素和突触素呈阳性
- 肿瘤细胞和血清 CEA 呈阳性；可能具有预后价值
- 淀粉样物刚果红染色呈阳性（偏振光显微镜：双折光性苹果绿色）
- TTF-1 通常呈阳性
- 甲状腺球蛋白呈阴性

其他诊断技术

- RET 原癌基因种系突变出现在所有遗传型病例
- 在一些散发性病例中，有 *RET* 突变（20% ~ 80%）
- 所有诊断为甲状腺髓样癌的患者均应进行种系突变的基因检测，不管诊断时的年龄如何

鉴别诊断

- C 细胞增生，反应性
  - 缺乏纤维化
  - C 细胞增生可能在滤泡的周围，与浸润相似
  - 细胞散在，常常只有通过免疫染色才能发现
- C 细胞增生，结节性（肿瘤发生前病变）
  - 每一个细胞簇的细胞多于 50 个
  - HE 染色可以辨认，免疫染色可以证实
  - 缺乏纤维化、浸润
  - 结节性增生被认为是肿瘤发生前病变
  - 与显微镜下甲状腺髓样癌难以区分或定义
- 滤泡癌
  - 间质不含有淀粉样物
  - 甲状腺球蛋白呈阳性，降钙素呈阴性
- 乳头状癌
  - 甲状腺乳头状癌的特征性的核改变
  - 甲状腺球蛋白呈阳性，降钙素呈阴性
  - 乳头状癌和髓样癌均可见假包涵体和核沟
- 甲状腺低分化癌
  - 肿瘤细胞岛一般呈实性生长，但可以形成小的滤泡
  - 间质不含有淀粉样物（刚果红染色呈阴性）
  - 甲状腺球蛋白呈阳性，降钙素呈阴性
- 浆细胞瘤（髓外）
  - 髓样癌类浆细胞型可能与浆细胞瘤类似
  - κ 和 λ 染色可以证实免疫球蛋白轻链局限性
- 副神经节瘤
  - 分叶状、成巢的生长方式（细胞球）
  - 核呈圆形，伴有细颗粒状染色质
  - 在这个部位罕见
  - 降钙素和 TTF-1 呈阴性
- 玻璃样变小梁状肿瘤
  - 界限非常清楚
  - 缺乏淀粉样物
  - 甲状腺球蛋白呈阳性，降钙素呈阴性

■ 伴有胸腺样分化的梭形细胞肿瘤
- 发生在年轻患者（10 多岁到 20 多岁）
- 界限非常清楚
- 梭形细胞和上皮细胞构成的双相性肿瘤，排列成腺体，小管和片块状
- TTF-1、甲状腺球蛋白和降钙素呈阴性

提要

- 髓样癌可能类似于各种良性和恶性甲状腺肿瘤
- 大多数甲状腺髓样癌 TTF-1 呈阳性
- 出现 C 细胞增生提示遗传性或种系突变，表现为双侧性并伴有内分泌异常（即甲状旁腺异常）
- 偶尔发现的 C 细胞增生（> 50 个 C 细胞积聚在一起，常常为双侧性的）应予以报告
- 生存率与分期有关；在遗传性病例中，家族性非 MEN 相关性病例的预后最好
- 放射性碘没有治疗作用

精选文献

Leboulleux S, Baudin E, Travagli JP, Schlumberger M: Medullary thyroid carcinoma. Clin Endocrinol (Oxf) 61:299-310, 2004.

Massoll N, Mazzaferri EL: Diagnosis and management of medullary thyroid carcinoma. Clin Lab Med 24:49-83, 2004.

Guyetant S, Josselin N, Savagner F, et al: C-cell hyperplasia and medullary thyroid carcinoma: Clinicopathological and genetic correlations in 66 consecutive patients. Mod Pathol 16:756-763, 2003.

Simpson NE, Kidd KK, Goodfellow PJ, et al: Assignment of multiple endocrine neoplasia type IIA to chromosome 10 by linkage. Nature 328:528-529, 1987.

甲状腺低分化癌 Poorly Differentiated Thyroid Carcinoma

临床特征

- 低分化癌发生于滤泡细胞（岛屿状或小梁状结构）
- 可能由滤泡癌或乳头状癌发展而来
- 在美国罕见（占甲状腺癌的 2% ~ 3%）
- 诊断时的平均年龄为 41 ~ 60 岁
- 女性略为常见
- WHO 分类将其视为滤泡癌的形态学亚型
- 行为介于高分化癌和间变性癌之间

大体病理学

- 一般 > 5cm
- 切面呈灰白色，实性，伴有坏死区域
- 通常向甲状腺外蔓延，伴有大体可见的邻近软组织浸润

组织病理学

- 肿瘤细胞具有圆形到卵圆形深染的细胞核和少量胞质，形成巢状结构（岛屿状）
- 可以定义为出现脑回状细胞核；核分裂象每 10 个高倍视野 ≥ 3 个；或有肿瘤坏死
- 浸润性生长方式，伴有周围组织浸润

特殊染色和免疫组织化学

- 甲状腺球蛋白和 TTF-1 常常呈局灶阳性或弱阳性
- 细胞角蛋白呈阳性
- 降钙素呈阴性（如果呈阳性，归入髓样癌）

其他诊断技术

- 见"甲状腺乳头状癌"和"滤泡癌"的其他诊断技术

鉴别诊断

■ 髓样癌
- 圆形到卵圆形、梭形或浆细胞样

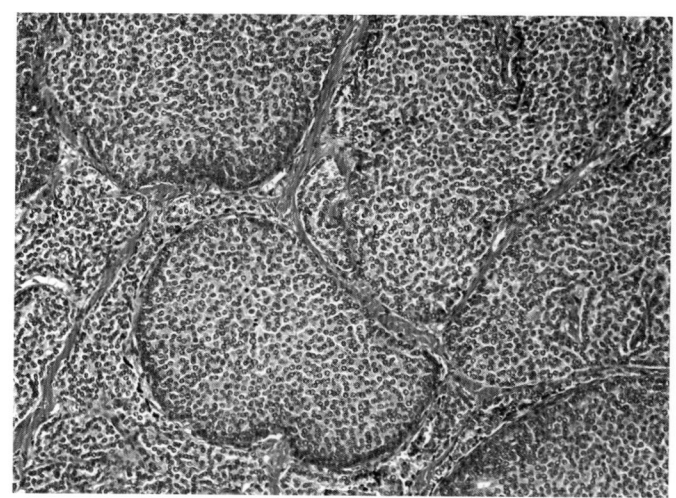

图 3-15 甲状腺低分化癌。 实性滤泡细胞巢，胞质稀少，缺乏甲状腺乳头状癌的核特征。

- 间质内淀粉样物（刚果红染色呈阳性）
- 降钙素呈阳性，甲状腺球蛋白呈阴性

■ 未分化（间变性）癌
- 多形性细胞学特征，可能还显示巨细胞、梭形细胞或鳞状细胞
- 缺乏有结构的生长方式（岛屿状）

■ 显示胸腺样分化的癌（CASTLE）
- 发生在成人，41 ~ 50 岁
- 1/3 发生转移性疾病
- 片块状和巢状浸润性生长，伴有致密的纤维化；中等程度的细胞多形性
- TTF-1，甲状腺球蛋白和降钙素呈阴性
- 肿瘤细胞 CD5 呈阳性

提要

- 可能来源于乳头状癌或滤泡癌，临床上具有侵袭性
- 不被认为是独特的肿瘤，被认为属于从高分化癌到间变性癌或未分化甲状腺癌谱系的肿瘤
- 如果降钙素呈阳性，则归入甲状腺髓样癌

精选文献

Volante M, Collini P, Nikiforov YE, et al: Poorly differentiated thyroid carcinoma: The Turin proposal for the use of uniform diagnostic criteria and an algorithmic diagnostic approach. Am J Surg Pathol 31:1256-1264, 2007.

Sanders EM Jr, LiVolsi VA, Brierley J, et al: An evidence-based review of poorly differentiated thyroid cancer. World J Surg 31:934-945, 2007.

Hiltzik D, Carlson DL, Tuttle RM, et al: Poorly differentiated thyroid carcinomas defined on the basis of mitosis and necrosis: A clinicopathologic study of 58 patients. Cancer 106:1286-1295, 2006.

Volante M, Landolfi S, Chiusa L, et al: Poorly differentiated carcinomas of the thyroid with trabecular, insular, and solid patterns: A clinicopathologic study of 183 patients. Cancer 100:950-957, 2004.

甲状腺未分化（间变性）癌
Undifferentiated (Anaplastic) Carcinoma

临床特征

- 占甲状腺肿瘤的 5% 以下，也称为多形性癌（pleomorphic carcinoma）
- 高度恶性的肿瘤，显微镜下检查完全或部分为未分化癌
- 诊断时的平均年龄在 51 ~ 70 岁；女性略为常见
- 表现为甲状腺部位颈部肿块迅速增大，常常伴有压迫症状，包括呼吸困难\咽下困难和声音嘶哑
- 就诊时非常可能已出现颈淋巴结转移
- 不管如何治疗，大多数病例在 6 个月内死亡
- 大多数间变性癌发生在先前存在的肿瘤，通常是乳头状癌

大体病理学

- 广泛浸润的肿瘤，常常扩散到甲状腺外
- 各种各样的表现，伴有坏死和出血区域

组织病理学

- 可见三种结构：鳞状、梭形细胞和巨细胞（一个肿瘤内常常有一种以上的结构）
  - 鳞状结构（WHO 分类为鳞状细胞癌）
    - 类似于非角化性鳞状细胞癌；偶尔出现鳞状角珠
    - 需要除外从呼吸消化道原发性肿瘤直接蔓延而来的鳞状细胞癌
    - 甲状腺乳头状癌的鳞状化生缺乏非典型性
  - 梭形细胞结构
    - 类似于肉瘤（纤维肉瘤、恶性纤维组织细胞瘤或血管肉瘤）
    - 可能有界限分明的坏死灶、黏液样变或明显的血管结构
  - 巨细胞结构
    - 明显的多形性细胞学特征，包括许多伴有奇异核的瘤巨细胞，通常为实性生长方式
- 所有三种结构一般均可见散在的炎症细胞、高核分裂活性、坏死和浸润性生长方式
- 少数情况下可见异原性成分，如肿瘤性软骨和骨（最常见于梭形细胞型）
- 转移类似于原发性肿瘤的形态学
- 背景可见高分化成分（最常见的是乳头状癌），证实间变性癌来源于甲状腺

特殊染色和免疫组织化学

- 细胞角蛋白（特别是低分子量）和上皮膜抗原（epithelial membrane antigen, EMA）呈片块阳性

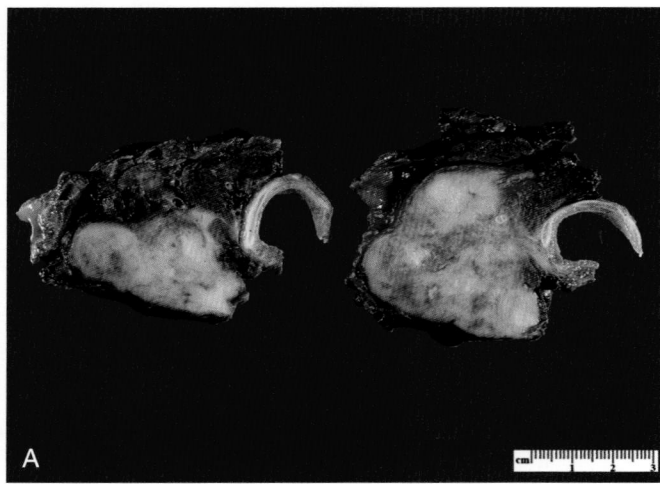

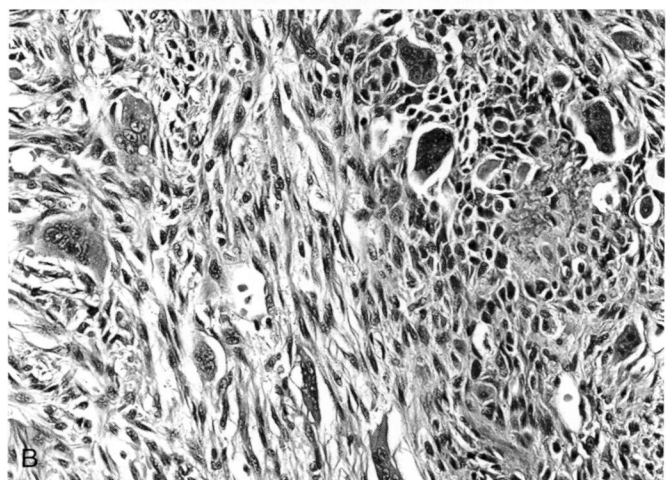

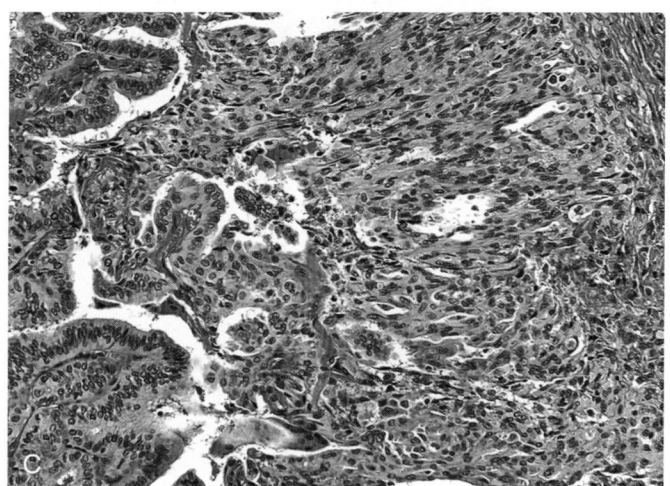

图 3-16　未分化（间变性）癌。A，这种肿瘤的大体照片，浸润气管和软组织。**B**，可见间变性梭形细胞和巨细胞。**C**，甲状腺乳头状癌（左侧）和伴有梭形细胞形态学的甲状腺间变性癌混合存在。

- 波形蛋白呈阳性
- 甲状腺球蛋白和 TTF-1 常常呈阴性；可见局灶性弱表达，可以证实肿瘤的来源
- 如果降钙素呈阳性，多半是髓样癌的间变性亚型

其他诊断技术

- 大多数肿瘤具有复杂的染色体改变
- 与 *TP53* 突变强相关

鉴别诊断

▌ 低分化癌
- 单一的、小圆形肿瘤细胞巢
- 侵袭性的，但预后比间变性癌好

▌ 髓样癌
- 圆形到卵圆形、梭形或浆细胞样特征
- 间质可见淀粉样物（刚果红染色呈阳性）
- 降钙素呈阳性，甲状腺球蛋白呈阴性

▌ 乳头状癌，实性亚型
- 特征性的核改变，如透明的细胞核、核的假包涵体、核沟和重叠的细胞核
- 甲状腺球蛋白呈阳性（与间变性癌相比较强且均一）

▌ 真正的甲状腺肉瘤
- 罕见
- 没有可以辨认的上皮分化灶或不同的结构
- 波形蛋白呈阳性，细胞角蛋白呈阴性

▌ 甲状腺转移癌
- 界限清楚，通常为多发性结节或位于淋巴管内
- 没有明显的细胞学多形性
- 临床病史对于除外转移非常重要

▌ 恶性淋巴瘤
- 容易误诊
- 白细胞共同抗原（leukocyte common antigen, LCA）呈阳性；细胞角蛋白呈阴性

提要

- 高侵袭性肿瘤，诊断时常常伴有甲状腺外扩散
- 手术切除很少能控制肿瘤进展，即使进行了手术切除，是迅速致死性的
- 可与甲状腺乳头状癌共存，当出现乳头状癌时，有助于确定甲状腺来源

精选文献

Kebebew E, Greenspan FS, Clark OH, et al: Anaplastic thyroid carcinoma: Treatment outcome and prognostic factors. Cancer 103:1330-1335, 2005.

Wiseman SM, Loree TR, Rigual NR, et al: Anaplastic transformation of thyroid cancer: Review of clinical, pathologic, and molecular evidence provides new insights into disease biology and future therapy. Head Neck 25:662-670, 2003.

Venkatesh YS, Ordonez NG, Schultz PN, et al: Anaplastic carcinoma of the thyroid: A clinicopathologic study of 121 cases. Cancer 66:321-330, 1990.

淋巴瘤　Lymphoma

临床特征

- 多达 5% 的甲状腺肿瘤为淋巴瘤；为由淋巴细胞组成的恶性肿瘤
- 较常见于女性；高峰发病年龄在 61 ~ 70 岁
- 甲状腺迅速增大，实性、质硬；常见压迫症状
- 当显著或完全累及甲状腺时，被认为是原发性肿瘤
- 5% 的系统性淋巴瘤或白血病累及甲状腺
- 原发性甲状腺淋巴瘤罕见（大约占所有甲状腺恶性肿瘤的 2%）
- 甲状腺原发性淋巴瘤常常与自身免疫性甲状腺炎（Hashimoto 或淋巴细胞性甲状腺炎）有关；这种因果关系已被广泛接受

大体病理学

- 实性、均匀一致的褐色肿块，鱼肉样外观
- 肿瘤没有包膜，肿瘤与甲状腺界限不清
- 没有坏死或出血

组织病理学

- 非 Hodgkin 淋巴瘤
  - 最常见
  - 甲状腺被认为是一种黏膜相关淋巴组织部位，可以发生低级别和高级别淋巴瘤
  - 大多数是 B 细胞来源，大细胞型
  - 弥漫性生长方式，伴有陷入的甲状腺滤泡
  - 蔓延到骨骼肌和脂肪
  - 淋巴瘤细胞可以积聚在滤泡腔内
- T 细胞淋巴瘤

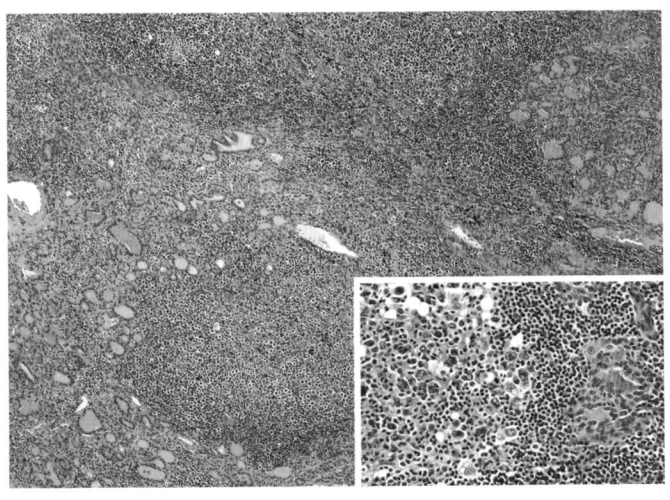

图 3-17　**滤泡性淋巴瘤，3 级。**周围有非典型性淋巴细胞浸润并取代了甲状腺滤泡。高倍镜下（插图）可见细胞核非典型性和淋巴瘤细胞松散的本质。

  - 累及结外的蕈样真菌病可能累及甲状腺
- Hodgkin 病
  - 很少累及甲状腺
  - 通常为结节硬化性 Hodgkin 病

特殊染色和免疫组织化学

- LCA 呈阳性
- 细胞角蛋白和甲状腺球蛋白染色可以显示陷入的甲状腺结构
- 分型可参见第 14 章

其他诊断技术

- 为了分型，可以参见第 14 章

鉴别诊断

- Hashimoto 甲状腺炎、慢性淋巴细胞性甲状腺炎
  - 成熟的小淋巴细胞浸润，没有非典型性
  - 常见伴有生发中心的淋巴滤泡
  - 见不到生发中心膨胀和消失

提要

- 虽然慢性淋巴细胞性甲状腺炎患者发生淋巴瘤的危险性增加，但甲状腺原发性淋巴瘤仍然罕见
- 滤泡腔内可见淋巴细胞积聚（这是一种甲状腺炎和 Graves 病通常见不到的组织学特征）
- 预后取决于肿瘤分类和分期

- 甲状腺浆细胞瘤被认为是伴有浆细胞分化的 MALT 淋巴瘤的亚型

精选文献

Wood K, Vini L, Harmer C: Metastases to the thyroid gland: The Royal Marsden experience. Eur J Surg Oncol 30:583-588, 2004.

Heffess CS, Wenig BM, Thompson LD: Metastatic renal cell carcinoma to the thyroid gland: A clinicopathologic study of 36 cases. Cancer 95:1869-1878, 2002.

Chen H, Nicol TL, Udelsman R: Clinically significant, isolated metastatic disease to the thyroid gland. World J Surg 23:177-180, 1999.

甲状腺转移性肿瘤 Tumors Metas-tasizing to the Thyroid Gland

临床特征

- 是从头颈部（咽、喉、气管、食管）的癌直接蔓延而来的；最常见的是鳞状细胞癌
- 血行转移到甲状腺的肿瘤发生在伴有广泛性转移的患者
- 转移到甲状腺的常见肿瘤是恶性黑色素瘤以及肺、胃肠道、乳腺、肾和头颈部的癌
- 临床上表现为甲状腺增大

大体病理学

- 常常为多发性结节
- 表现随着原发性病变而不同；在肾细胞癌的病

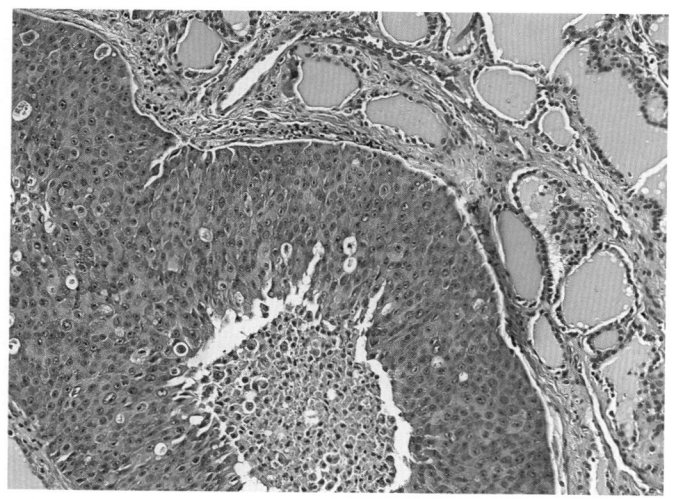

图 3-18 甲状腺转移性肿瘤。 高级别腺癌，伴有粉刺样坏死。肿瘤细胞巢出现在淋巴管内。

例，血管可能非常丰富

组织病理学

- 随着原发性肿瘤的组织学不同而不同
- 转移性肾细胞癌有显著的血管，伴有透明的胞质
- 核非典型性可能支持为转移，因为甲状腺癌（高分化）具有良性细胞核的特征

特殊染色和免疫组织化学

- 所有转移性肿瘤甲状腺球蛋白染色均为阴性
- 见"鉴别诊断"

其他诊断技术

- 没有帮助

鉴别诊断

▌ 恶性黑色素瘤

- 细胞学不同，常常为大的多角形细胞，伴有明显的核仁
- S-100 蛋白和 MHB-45、melan-A、酪氨酸酶（tyrosinase）呈阳性

▌ 肾细胞癌

- 细胞伴有丰富的透明胞质，周围有纤细的血管结构
- 细胞角蛋白和波形蛋白呈阳性（也见于甲状腺乳头状癌）

▌ 类癌

- 典型者具有巢状结构
- 细胞均匀一致，细胞核圆形，伴有神经内分泌型染色质
- 嗜铬素、突触素和细胞角蛋白呈阳性；偶尔表达降钙素
- 与原发性髓样癌的鉴别需要临床病史

▌ 乳腺癌

- 腺体或实性生长方式，一般伴有明显的细胞学非典型性和纤维组织增生性间质
- 黏液染色可能呈阳性（黏液可见于甲状腺乳头状癌）

提要

- 总是需要获得充分的临床病史，以便能够显示从前发生的任何恶性肿瘤

- 如果一些表现不符合甲状腺原发性肿瘤，可以选择性地应用一些免疫组织化学染色并了解与临床的相互关系

精选文献

Wood K, Vini L, Harmer C: Metastases to the thyroid gland: The Royal Marsden experience. Eur J Surg Oncol 30:583-588, 2004.

Heffess CS, Wenig BM, Thompson LD: Metastatic renal cell carcinoma to the thyroid gland: A clinicopathologic study of 36 cases. Cancer 95:1869-1878, 2002.

Chen H, Nicol TL, Udelsman R: Clinically significant, isolated metastatic disease to the thyroid gland. World J Surg 23:177-180, 1999.

甲状旁腺　Parathyroid Glands

甲状旁腺囊肿　Parathyroid Cyst

临床特征

- 罕见的病变，颈部比纵隔常见
- 临床上常常误诊为囊性甲状腺结节，可以触及
- 可能是由腺瘤性或增生性甲状旁腺退变引起的
- 通常为非功能性的；少数有功能，伴有甲状旁腺功能亢进
- 女性比男性常见
- 高峰发病年龄为 31 ～ 60 岁

大体病理学

- 可能达到 10cm
- 薄壁单房性囊肿
- 囊肿液稀薄，水样，偶尔为出血性的
- 可从甲状腺表面膨出，但仍疏松地附着于甲状腺上

组织病理学

- 囊肿内衬扁平到立方上皮，核小，位于基底部，胞质透明
- 囊壁由纤维性结缔组织组成
- 在由腺瘤或增生退变而来的病例，囊壁内可见陷入的甲状旁腺主细胞

特殊染色和免疫组织化学

- 甲状旁腺激素（PTH）和细胞角蛋白呈阳性
- 甲状腺球蛋白和 TTF-1 呈阴性

- 可以进行囊肿液的细针抽吸活检以检测 PTH 和甲状腺球蛋白水平，以证实诊断

其他诊断技术

- 没有帮助

鉴别诊断

▌ 甲状腺囊肿
- 细针抽吸活检的囊肿液甲状腺球蛋白呈阳性，而 PTH 呈阴性
- 内衬细胞 TTF-1 和甲状腺球蛋白呈阳性

▌ 退变的甲状旁腺腺瘤或增生
- 腺瘤或增生均可发生囊性退变
- 背景细胞为腺瘤性或增生性甲状旁腺组织
- 在由腺瘤或增生退变而来的病例，囊壁内可见陷入的甲状旁腺主细胞

▌ 囊性甲状旁腺腺瘤
- 可能与甲状旁腺功能亢进 - 颌骨肿瘤（hyperparathroidism-jaw tumor, HPT-JT）综合征有关
- 发生甲状旁腺癌的风险较高

▌ 第三咽囊囊肿
- 纵隔囊肿，含有甲状旁腺和胸腺两种组织

▌ 鳃裂囊肿
- 位于颈外侧部
- 囊肿内衬鳞状、柱状或纤毛上皮
- 囊壁有丰富的淋巴细胞间质

提要

- 颈部结节细针抽吸评估是最好的"首选"试验
- 当颈部结节细针抽吸获得透明液体时，在鉴别诊断中应考虑甲状旁腺囊肿，而且应进行液体的 PTH 分析，因为显微镜下检查是非特异性的（为组织细胞和少数上皮细胞，可能误诊为甲状腺滤泡性肿瘤）

精选文献

Ujiki MB, Nayar R, Sturgeon C, Angelos P: Parathyroid cyst: Often mistaken for a thyroid cyst. World J Surg 31:60-64, 2007.

Ippolito G, Palazzo FF, Sebag F, et al: A single-institution 25-year review of true parathyroid cysts. Langenbecks Arch Surg 391:13-18, 2006.

Layfield LJ: Fine needle aspiration cytology of cystic parathyroid lesions: A cytomorphologic overlap with cystic lesion of the thyroid. Acta Cytol 35:447-450, 1991.

甲状旁腺增生
Parathyroid Hyperplasia

临床特征

- 甲状旁腺组织增生累及一个以上的腺体，通常累及所有四个腺体
- 原发性甲状旁腺功能亢进（在大约 15% 的病例是甲状旁腺增生的结果）
  - 患者有 PTH 增高、高钙血症和低磷酸盐血症
- 继发性甲状旁腺功能亢进
  - 一般继发于慢性肾衰竭，引起低钙血症和高磷血症，导致 PTH 水平升高
- 主细胞增生可能伴有多发性内分泌腺肿瘤（MEN）综合征（Ⅰ、ⅡA 和 ⅡB）

大体病理学

- 典型者所有的腺体均增大，但它们的增大可能不均匀（正常腺体可重达 40mg）
- 切面均匀一致，但可以呈结节状或有囊性改变

组织病理学

- 主细胞、嗜酸瘤细胞、移行细胞或透明细胞增生，常常为混合性的
- 腺体内细胞呈结节状生长
- 细胞生长方式可为实性、滤泡状（腺样）或条索状
- 偶尔可见核分裂象
- 受累的腺体胞质内脂肪成分减少，细胞间脂肪减少

特殊染色和免疫组织化学

- 冰冻切片油红 O 染色显示胞质内脂肪减少（也见于腺瘤）

其他诊断技术

- 11 号染色体长臂上的 MEN Ⅰ *menin* 基因
- 10 号染色体长臂上的 MEN Ⅱ *Ret* 原癌基因

鉴别诊断

■ 甲状旁腺腺瘤
- 一般仅有一个腺瘤；两个腺瘤罕见
- 有一圈受压的甲状旁腺组织，但常常可见其他方面正常的甲状旁腺组织

提要

- 增生和腺瘤实质内的脂肪组织均减少
- 治疗采取甲状旁腺次全切除（即切除 3½ 的腺体）

精选文献

Elliott DD, Monroe DP, Perrier ND: Parathyroid histopathology: Is it of any value today? J Am Coll Surg 203:758-765, 2006.
Johnson SJ, Sheffield EA, McNicol AM: Best practice no. 183: Examination of parathyroid gland specimens. J Clin Pathol 58:338-342, 2005.

甲状旁腺腺瘤　　Parathyroid Adenoma

临床特征

- 由主细胞构成的良性肿瘤
- 最常发生在 41 ~ 60 岁的患者，以女性发病为主（3 : 1）
- 大多数为累及一个腺体的单发性腺瘤
- 可以发生在不同的部位，如甲状腺内、纵隔或食管后区域
- 原发性甲状旁腺功能亢进的唯一最常见的原因（大约 80% 的病例）
- 患者可能有高钙血症的征象（"结石、泛想、抱怨"），或在常规血液检查时偶然发现血清钙升高
- 可以进行超声检查、甲氧异腈扫描或 CT 评估
- 可能伴有 MEN Ⅰ 和 MEN Ⅱ 或 HPT-JT 综合征（还可伴有甲状旁腺癌）

大体病理学

- 单个增大的腺体；两个腺瘤罕见
- 圆形到卵圆形，伴有薄的包膜
- 切面呈红棕色，通常均匀一致，偶尔可能出现囊性变和出血
- 典型者重量超过 300mg，而且可达几克重

组织病理学

- 界限非常清楚；主细胞增生，可能具有透明或嗜酸瘤细胞改变
- 大约一半的病例周围可见一圈受压的正常甲状旁腺组织，但诊断不需要出现这一所见

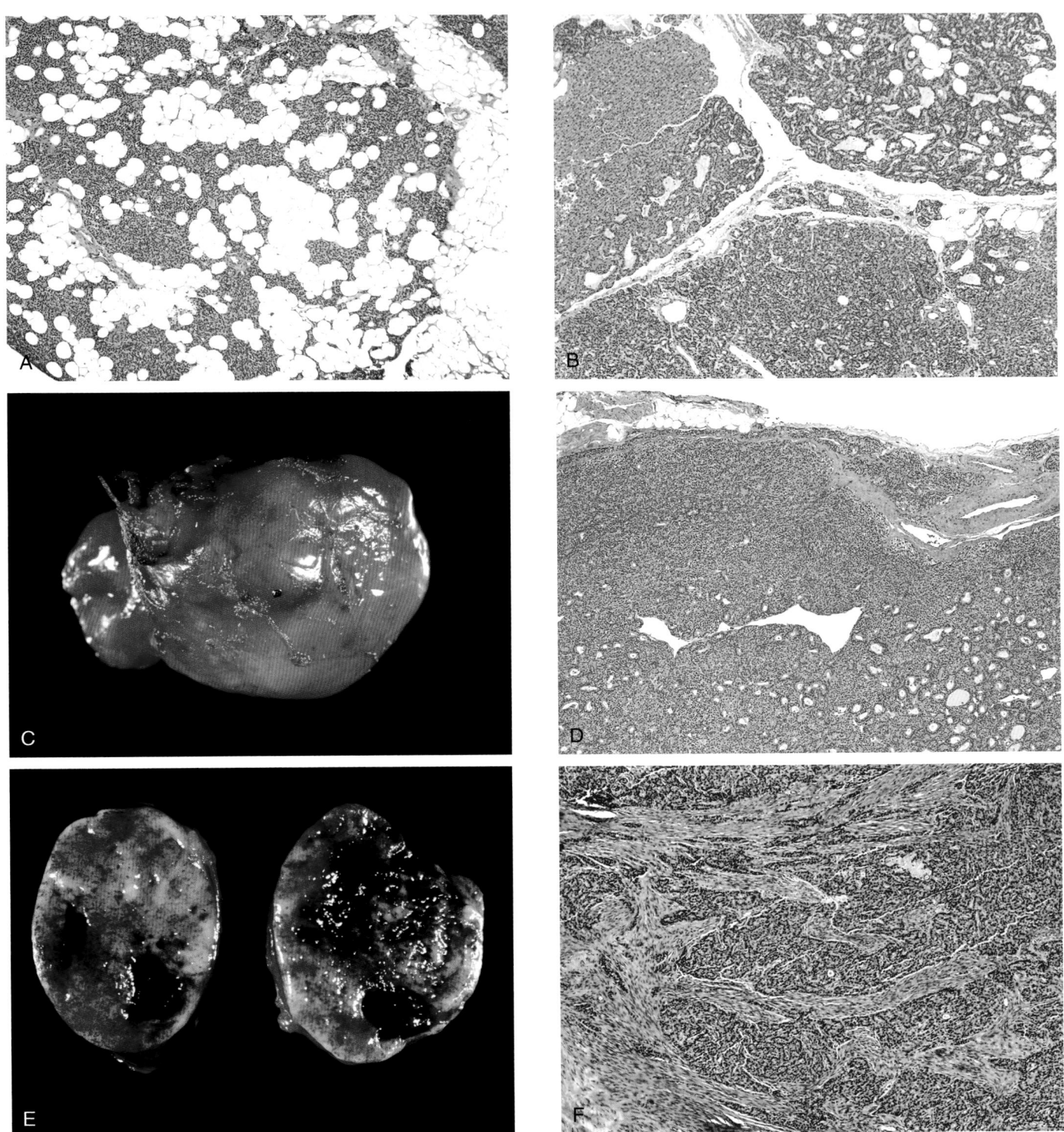

图 3-19　A，正常甲状旁腺。注意腺体的细胞构成，显示主细胞巢伴有细胞间脂肪组织。B，甲状旁腺增生。多发性分叶状甲状旁腺细胞巢，显示细胞间脂肪组织丢失。C，甲状旁腺腺瘤的大体照片，显示一个光滑的、界限清楚的、增大的腺体。D，甲状旁腺腺瘤。低倍镜下显示膨胀的结节（腺瘤）；注意结节上端有一圈受压的正常甲状旁腺组织。E，甲状旁腺癌。甲状旁腺癌的大体照片，伴有坏死。F，甲状旁腺癌。低倍镜下显示在致密的反应性间质中有均匀一致的浸润性肿瘤细胞。

- 腺瘤间质的脂肪成分虽然为减少到缺乏，但据此鉴别腺瘤与增生并不可靠
- 可见伴有奇异核的细胞（内分泌非典型性），不是恶性征象
- 通常缺乏核分裂象；核分裂象高应怀疑是否为恶性
- 生长方式为实性、巢状、滤泡状或假乳头状；滤泡的囊性结构可能含有类胶质样 PAS 染色阳性物质
- 亚型
  - 非典型性腺瘤
    - 缺乏明确的恶性证据
    - 可能显示包膜增厚，致密的纤维条带，没有淋巴血管或邻近器官（即甲状腺、食管、喉）浸润
  - HPT-JT
    - 家族性常染色体显性遗传，涉及编码 parafibromin 的 *HRPT2* 基因
    - 常见囊性变
    - 10% ~ 15% 的病例伴有甲状旁腺癌

特殊染色和免疫组织化学

- 细胞角蛋白、嗜铬素和 PTH 呈阳性
- 甲状腺球蛋白和 TTF-1 呈阴性
- 滤泡或囊肿内容物 PAS 染色呈阳性，甲状腺球蛋白呈阴性

其他诊断技术

- 11 号染色体长臂（MEN I 的位点）常常丢失，癌见不到这种改变
- 细胞周期蛋白 D1/*PRAD1* 癌基因被克隆性重排激活（40%）
- 术前甲氧异腈扫描可以定位大多数甲状旁腺腺瘤，而术中快速 PTH 检查可以进行最小化有创甲状旁腺切除（minimally invasive parathroidectomy, MIP），即应用小切口仅仅切除受累的腺体，从而避免颈部探查和所有四个腺体探查

鉴别诊断

▎甲状旁腺增生
- 可为原发性的或继发性的，常常是肾衰的结果
- 如果为原发性的，可能伴有 MEN I 和 MEN II

- 所有腺体均增大，常常不对称
▎甲状旁腺癌
- 界限不清的浸润性肿块，蔓延到邻近结构
▎甲状腺结节
- 滤泡性结节：甲状腺球蛋白和 TTF-1 呈阳性，而 PTH 呈阴性
- 甲状腺髓样癌：降钙素和 CEA 呈阳性；PTH 呈阴性
▎老年患者甲状旁腺的嗜酸瘤细胞结节
- 甲状旁腺内的嗜酸瘤细胞随着年龄增加而增加，而且可以形成小的结节

提要

- 大多数甲状旁腺腺瘤具有功能活性
- 治疗采取手术切除腺瘤，术前定位和术中检测 PTH 有助于限制手术探查范围，即仅对受累的腺体进行探查，使并发症降低
- 甲状腺病变可能共存

精选文献

Absher KJ, Truong LD, Khurana KK, Ramzy I: Parathyroid cytology: Avoiding diagnostic pitfalls. Head Neck 24:157-164, 2002.

Carling T: Molecular pathology of parathyroid tumors. Trends Endocrinol Metab 12:53-58, 2001.

Grimelius L, Johansson H: Pathology of parathyroid tumors. Semin Surg Oncol 13:142-154, 1997.

甲状旁腺癌　Parathyroid Carcinoma

临床特征

- 由甲状旁腺主细胞衍化而来的恶性肿瘤
- 甲状旁腺功能亢进的罕见原因（所占病例不到 1%）
- 局部复发和晚期转移到淋巴结和远隔部位的可能性较大
- 年龄分布为 45 ~ 55 岁；比腺瘤患者年轻 10 岁；没有性别差异
- 就诊时通常有明显的高钙血症（比腺瘤患者的高），导致肾和骨疾病发病增加
- 可能伴有 HPT-JT 综合征

大体病理学

- 境界不清的浸润性肿瘤，可蔓延到肌肉、甲状

腺、食管或气管

- 切面质硬，呈灰白色
- 平均大小为 3cm；平均重量为 6g
- 手术时淋巴结通常没有受累
- 手术医师报告有粘连，肿块难以切除

组织病理学

- 组织学改变常常为主细胞轻至中度变异，类似于腺瘤；极少的病例有明显的多形性和巨大核仁
- 不同的形态结构，包括实性（最常见）、腺体和小梁状
- 常见粗大的无细胞纤维性条带和厚的纤维性包膜（60% 的病例）
- 对于癌的诊断，浸润应蔓延到邻近的结构（食管、喉、肌肉）
- 出现坏死时可能为癌
- 血管浸润（10% ~ 15% 的病例）的定义是附着于肿瘤外的血管壁（诊断为癌）
- 癌的包膜一般比腺瘤的厚
- 核分裂象大约见于 50% 的病例，但也可以见于腺瘤或增生

特殊染色和免疫组织化学

- 细胞角蛋白和嗜铬素呈阳性
- TTF-1 和甲状腺球蛋白呈阴性

其他诊断技术

- 13 号染色体长臂（视网膜母细胞瘤和 *BRCA2* 肿瘤抑制基因所在区域）丢失
- HPT-JT 综合征涉及编码 parafibromin 的 *HRPT2* 基因（1q25）

鉴别诊断

▪ 甲状旁腺增生
- 局限性的生长方式，不蔓延到邻近的结构
- 多个甲状旁腺增大
▪ 甲状旁腺腺瘤
- 局限性的肿块，伴有明显的薄的纤维性包膜；缺乏浸润性生长方式
- 缺乏包膜和血管浸润
▪ 非典型性腺瘤
- 可能具有甲状旁腺癌的某些特征，如与软组织粘连、宽大的纤维性条带和包膜浸润
- 如果出现上述某些特征，但肿瘤缺乏明确的恶性证据，包括血管浸润或浸润到肌肉或邻近结构，则应用非典型性腺瘤（atypical adenoma）这一术语
▪ 甲状腺原发性肿瘤
- 临床上缺乏甲状旁腺功能亢进（高钙血症）
- 乳头状和滤泡性肿瘤的甲状腺球蛋白呈阳性，而嗜铬素呈阴性；髓样癌降钙素呈阳性，而且 TTF-1 常常呈阳性

提要

- 治疗采取手术整块切除；如果局部复发，通常发生在术后头 3 年
- 最常见的转移部位是颈淋巴结、肺和肝；转移一般发生较晚
- 从增生进展到腺瘤再进展到癌尚无科学依据

精选文献

DeLellis RA: Parathyroid carcinoma: An overview. Adv Anat Pathol 12:53-61, 2005.

Clayman GL, Gonzalez HE, El-Naggar A, Vassilopoulou-Sellin R: Parathyroid carcinoma: Evaluation and interdisciplinary management. Cancer 100:900-905, 2004.

Evans HL: Criteria for the diagnosis of parathyroid carcinoma: A critical study. Surg Pathol 4:244-265, 1991.

甲状旁腺转移性肿瘤
Tumors Metastasizing to the Parathyroid Glands

临床特征

- 甲状旁腺转移性肿瘤相对罕见
- 最常见的来源部位是乳腺、皮肤、肺、软组织，和被白血病累及
- 偶尔转移性肿瘤破坏甲状旁腺组织，可导致甲状旁腺功能低下的临床表现

大体病理学和组织病理学

- 取决于恶性肿瘤的原发部位

特殊染色和免疫组织化学

- PTH 和其他上皮标记物染色可能有帮助

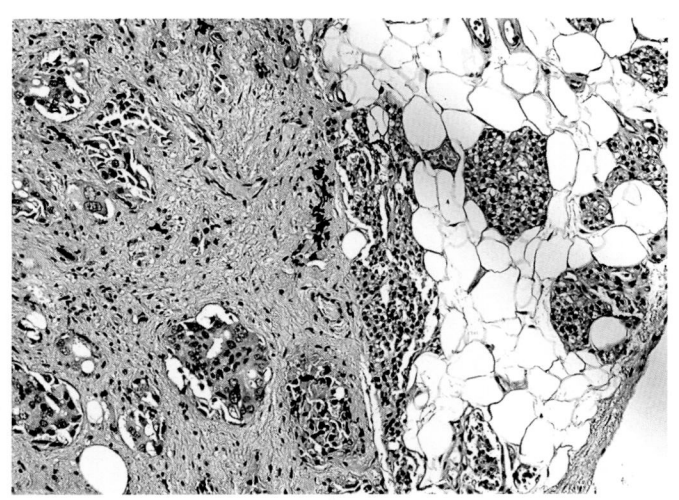

图 3-20　甲状旁腺转移性肿瘤。 冰冻切片可见甲状旁腺滤泡之间的纤维组织中有浸润的前列腺腺癌，细胞核大。

其他诊断技术

- 取决于原发性肿瘤

鉴别诊断

- 取决于细胞类型和结构
- 临床病史非常重要

提要

- 甲状旁腺可能被直接从邻近结构（甲状腺、喉）蔓延而来的肿瘤累及，或有从远隔部位转移而来（转移性播散）的肿瘤

精选文献

Venkatraman L, Kalangutkar A, Russell CF: Primary hyperparathyroidism and metastatic carcinoma within parathyroid gland. J Clin Pathol 60:1058-1060, 2007.

De la Monte SM, Hutchins GM, Moore GW: Endocrine organ metastases from breast carcinoma. Am J Pathol 114:131-136, 1984.

涎腺　Salivary Glands

涎腺炎　Sialadenitis

临床特征

- 可能表现为急性、慢性和肉芽肿性炎
- 致病因素包括病毒（副黏液病毒、EB 病毒、柯萨奇病毒、流感病毒 A 和副流感病毒）和细菌（金黄色葡萄球菌、链球菌属和革兰阴性杆菌）
- 慢性涎腺炎可能与类风湿性关节炎有关
- 易感疾病包括脱水、营养不良、免疫抑制和涎石病
- 肉芽肿性涎腺炎的病因包括结核病、真菌病、结节病和导管阻塞
- 男性发病多见；平均年龄为 40 岁

大体病理学

- 可见涎石（涎腺外分泌导管比腺体内多见）
- 硬度不同，腺体质地取决于纤维化程度

组织病理学

- 组织学改变不同，取决于致病因素（病毒或细菌）、基本病变（涎石、梗阻）和病期（急性或慢性）
- 不同程度的萎缩性改变、纤维化以及急性和慢性炎症
- 小叶间炎症和纤维性变化程度各异
- 颌下腺慢性硬化性涎腺炎为单侧性的，以导管周围淋巴细胞和浆细胞浸润为特征

特殊染色和免疫组织化学

- 没有帮助

其他诊断技术

- 没有帮助

鉴别诊断

- **良性淋巴上皮病变**
  - 淋巴细胞间质内可见上皮 - 肌上皮细胞岛
  - 实质萎缩
- **良性淋巴上皮囊肿**
  - 几乎总是发生在腮腺
  - 常常为双侧性的
  - 腔面不规则，囊壁有淋巴细胞浸润
  - 常常伴有 HIV 感染
- **坏死性涎腺化生**
  - 反应性炎症性病变，伴有小叶腺泡凝固性坏死
  - 表面黏膜上皮鳞状化生和假上皮瘤性增生
  - 如果为单侧性病变，可能类似于肿瘤

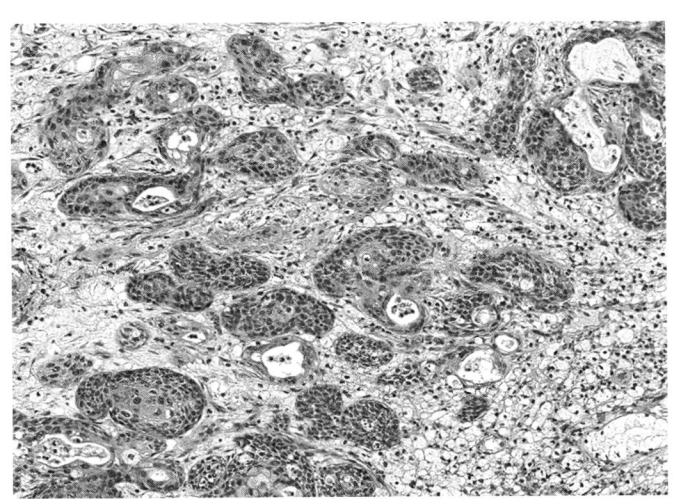

图 3-21 慢性涎腺炎，涎腺化生。 小叶结构保留，伴有纤维化和导管显著的鳞状化生。

- 可以累及任何部位（腭部常见），可能与缺血有关
- 细针抽吸得到的主要是导管成分和一些慢性炎症细胞

提要

- 临床上，涎腺炎可能与恶性肿瘤混淆

精选文献

Richardson MS: Non-neoplastic lesions of the salivary glands. In Thompson LDR, Goldblum JR (eds): Head and Neck Pathology. Philadelphia, Elsevier, 2006, pp 283-286.

O'Brien CJ, Murrant BJ: Surgical management of chronic parotitis. Head Neck 15:445-449, 1993.

Brook I: Diagnosis and management of parotitis. Arch Otolaryngol Head Neck Surg 118:469-471, 1992.

Van der Walt JD, Leake J: Granulomatous sialadenitis of the major salivary glands: A clinicopathological study of 57 cases. Histopathology 11:131-144, 1987.

良性淋巴上皮病变（Mikulicz 病）Benign Lymphoepithelial Lesion (Mikulicz Disease)

临床特征

- 双侧涎腺和泪腺弥漫性肿大的最常见原因
- 临床上，双侧涎腺发生缓慢的、进行性的和对称性肿胀
- Sjögren 综合征的一种表现

- 系统性自身免疫性疾病；出现小范围的克隆性扩大，可以发展为淋巴瘤

大体病理学

- 多发性的小的褐色结节，可能弥漫取代腺体

组织病理学

- 上皮-肌上皮细胞岛为实性细胞巢，主要为基底上皮细胞和肌上皮细胞；典型者伴有黏膜相关淋巴组织（MALT）的单核细胞样 B 细胞浸润；这种表现也可以见于低级别的 MALT 淋巴瘤
- 淋巴细胞浸润可能含有明显的生发中心；多克隆性，主要由 T 细胞组成
- 细胞间有类似于基底膜的玻璃样物质沉积

特殊染色和免疫组织化学

- 在石蜡或冰冻切片上进行 B 细胞和 T 细胞标记物染色以及 κ 和 λ 染色

其他诊断技术

- 流式细胞术检查评估克隆性
- 如有指征，可以进行基因重排研究以除外淋巴瘤

鉴别诊断

- 恶性淋巴上皮癌
  - 伴有淋巴细胞间质的未分化癌
  - 大多数发生在涎腺，EB 病毒相关性

提要

- 恶性淋巴瘤发生在涎腺和涎腺外部位的危险性增加
- 淋巴瘤主要为 B 细胞表型；为大细胞淋巴瘤或 MALT 型淋巴瘤
- 提示发生淋巴瘤的特征包括：显著的单形性中等大小的淋巴细胞积聚，胞质丰富，淡染，核均匀一致（单核细胞样 B 细胞）；邻近的脂肪和结缔组织受累，免疫组织化学检查显示为单克隆性

精选文献

Peel RL: Diseases of the salivary glands. In Barnes L (ed): Surgical Pathology of the Head and Neck. New York, Marcel Dekker, 2001, pp 635-642.

MacLean H, Ironside JW, Cullen JF, Butt Z: Mikulicz syndrome

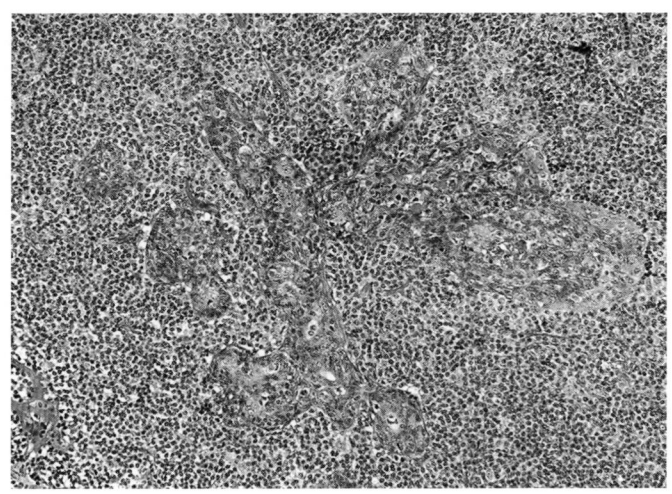

图 3-22 **良性淋巴上皮病变。**高倍镜下显示界限模糊的上皮 - 肌上皮细胞岛，被小淋巴细胞包绕。

and disease: 2 case reports highlighting the difference. Acta Ophthalmol 71:136-141, 1993.

McCurley TL, Collins RD, Ball E, Collins RD: Nodal and extranodal lymphoproliferative disorders in Sjögren syndrome: A clinical and immunopathologic study. Hum Pathol 482-492, 1990.

Batsakis JG: Pathology consultation: Carcinoma ex lymphoepithelial lesion. Ann Otol Rhinol Laryngol 92:657-658, 1983.

淋巴上皮囊肿　Lymphoepithelial Cyst

临床特征

- 出现在腮腺和上颈部淋巴结
- 类似于涎腺导管囊肿
- 病因学
  - 来源于残留的鳃器，类似于鳃裂囊肿
  - 腮腺或腮腺周围淋巴结内涎腺上皮细胞巢的囊肿形成
- 某些病例伴有 HIV 感染，常常为双侧性的

大体病理学

- 切面呈多房性囊肿
- 囊肿壁可见实性褐色同质性区域，是为淋巴组织

组织病理学

- 多房性囊肿内衬腺上皮或鳞状上皮，周围围绕增生的淋巴滤泡，伴有生发中心形成

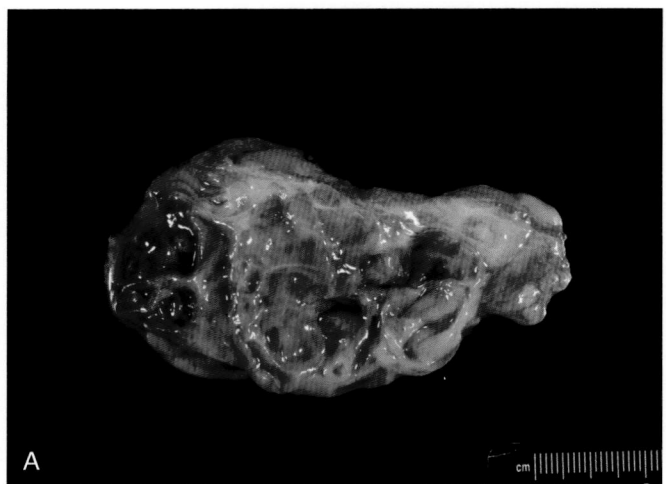

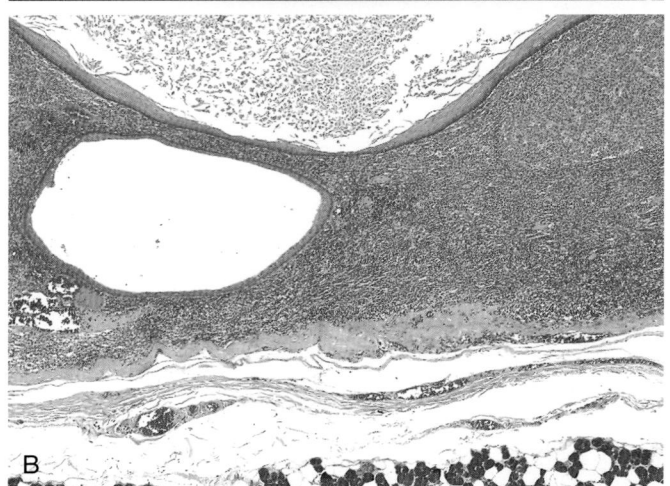

图 3-23 **淋巴上皮囊肿。**A，腮腺内多发性淋巴上皮囊肿的大体照片。B，低倍镜下显示囊肿内衬上皮，囊壁有显著的淋巴细胞浸润。

- HIV 相关性病例
  - 多灶性
  - 早期发生，伴有明显的淋巴组织增生

特殊染色和免疫组织化学

- 没有帮助

其他诊断技术

- 没有帮助

鉴别诊断

▌ 囊性 Warthin 瘤
- 淋巴滤泡形成，内衬上皮为嗜酸瘤细胞

▌ 鳃裂囊肿

- 位于颈外侧，接近胸锁乳突肌
- 囊肿内衬鳞状、柱状或纤毛上皮
- 囊壁有明显的淋巴细胞间质
- 囊肿可能含有无核角化上皮、组织细胞或胆固醇裂隙

提要

- HIV 感染显示明显的树突状网状细胞且滤泡内 CD8 阳性的淋巴细胞增加
- 细针抽吸可能具有诊断和治疗作用；可能是患者应进行 HIV 检测的第一个指征

精选文献

Richardson MS: Non-neoplastic lesions of the salivary glands. In Thompson LDR, Goldblum JR (eds): Head and Neck Pathology. Philadelphia, Elsevier, 2006, pp 288-290.

Mandel L, Reich R: HIV parotid gland lymphoepithelial cysts: Review and case reports. Oral Surg Oral Med Oral Pathol 74:273-278, 1992.

Terry JH, Loree TR, Thomas MD, Marti JR: Major salivary gland lymphoepithelial lesions and the acquired immunodeficiency syndrome. Am J Surg 162:324-329, 1991.

Cleary KR, Batsakis JG: Lymphoepithelial cysts of the parotid region: A new face on an old lesion. Ann Otol Rhinol Laryngol 99:162-164, 1990.

涎腺导管囊肿　Salivary Duct Cyst

临床特征

- 由导管梗阻引起的涎腺导管囊性扩张

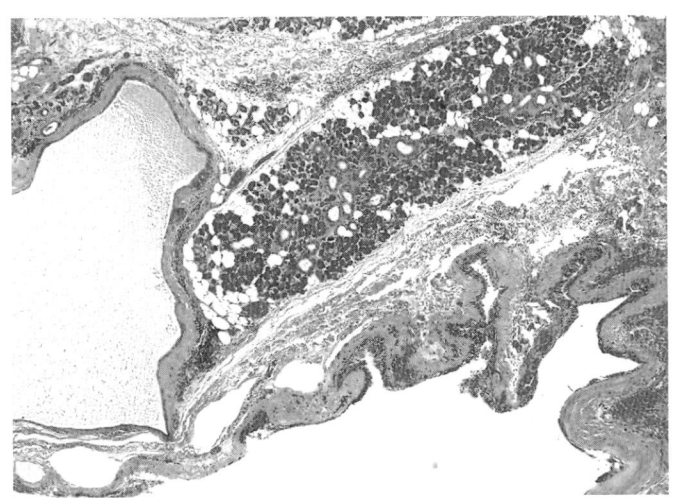

图 3-24　**涎腺导管囊肿。** 低倍镜下显示囊肿内衬单层上皮。注意邻近的涎腺组织和囊壁的明显的纤维化。

- 大多数发生在腮腺

大体病理学

- 境界清楚的单房性囊肿，内衬光滑
- 囊肿含有稀薄水样到黏稠的液体

组织病理学

- 囊壁由致密的纤维结缔组织组成，伴有轻的至中度的慢性炎症细胞浸润，内衬复层鳞状上皮
- 上皮内可能出现杯状型黏液细胞或嗜酸瘤细胞
- 周围的腮腺实质由于受压而萎缩
- 可见轻度涎腺炎和导管扩张

特殊染色和免疫组织化学

- 没有帮助

其他诊断技术

- 没有帮助

鉴别诊断

- 黏液潴留囊肿（舌下囊肿）
  - 较常见于小涎腺、下唇
  - 缺乏囊壁
  - 纤维组织中有黏液池
- 囊性 Warthin 瘤
  - 囊壁内衬嗜酸瘤细胞性立方或柱状上皮，其下为致密的淋巴细胞间质

提要

- 手术切除可以治愈

精选文献

Richardson MS: Non-neoplastic lesions of the salivary glands. In Thompson LDR, Goldblum JR (eds): Head and Neck Pathology. Philadelphia, Elsevier, 2006, pp 288-290.

Mandel L, Reich R: HIV parotid gland lymphoepithelial cysts: Review and case reports. Oral Surg Oral Med Oral Pathol 74:273-278, 1992.

Terry JH, Loree TR, Thomas MD, Marti JR: Major salivary gland lymphoepithelial lesions and the acquired immunodeficiency syndrome. Am J Surg 162:324-329, 1991.

Cleary KR, Batsakis JG: Lymphoepithelial cysts of the parotid region: A new face on an old lesion. Ann Otol Rhinol Laryngol 99:162-164, 1990.

黏液囊肿（舌下囊肿）
Mucocele (Ranula)

临床特征

- 涎腺的最常见的非肿瘤性病变（4% ~ 9%）
- 两种类型的黏液囊肿：外渗型和潴留型
  - 外渗型黏液囊肿
    - 由涎腺分泌液外渗进入周围组织而形成；高峰发病年龄为 21 ~ 30 岁
    - 唇是最常见的部位
  - 潴留型黏液囊肿（阻塞性舌下囊肿，plunging ranula）
    - 黏液池位于内衬上皮的囊肿内（外分泌导管部分阻塞伴有囊性扩张，或由导管壁先天性或获得性薄弱所致）
    - 发生在所有年龄；高峰发病年龄为 61 ~ 70 岁
    - 临床上囊肿大小可变化；可在数小时到数天内发生

大体病理学

- 黏膜的小的圆顶形肿胀，大小为 0.2 ~ 1cm
- 质地软且有变化

组织病理学

- 外渗型
  - 黏液池常常伴有散在的炎症，周围为肉芽组织
- 潴留型
  - 黏液池内衬立方到复层鳞状上皮并有纤维性囊壁围绕

特殊染色和免疫组织化学

- 没有帮助

其他诊断技术

- 没有帮助

鉴别诊断

■ 涎腺导管囊肿
- 真正的内衬上皮的囊肿，囊壁伴有慢性炎症
- 周围实质受压，呈萎缩性改变

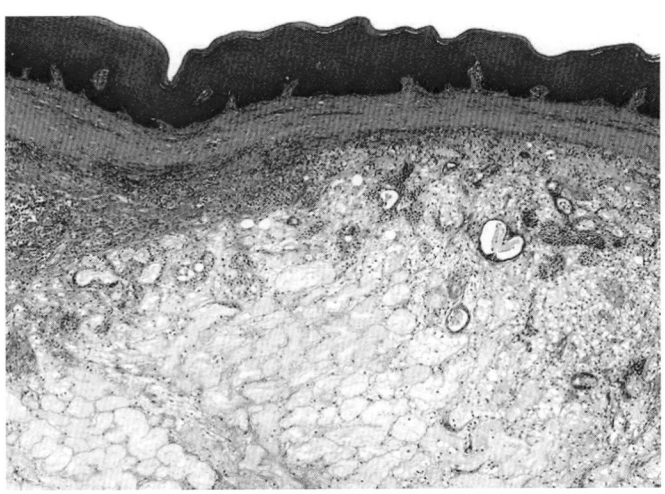

图 3-25　黏液囊肿（外渗型）。低倍镜下显示黏液池被炎症和小涎腺包绕。

■ 淋巴上皮囊肿
- 多房性囊肿，囊壁可见明显的淋巴组织

提要

- 舌下黏液囊肿（口底），被称为阻塞性舌下囊肿；可能变得较大（几个厘米），并穿插于颈部肌肉和结缔组织之间
- 治疗采取局部切除

精选文献

Richardson MS: Non-neoplastic lesions of the salivary glands. In Thompson LDR, Goldblum JR (eds): Head and Neck Pathology. Philadelphia, Elsevier, 2006, pp 279-283.

Das S, Das AK: A review of pediatric oral biopsies from a surgical service in a dental school. Pediatr Dent 15:208-211, 1993.

混合瘤（多形性腺瘤）　Mixed Tumor (Pleomorphic Adenoma)

临床特征

- 良性肿瘤，出现上皮和间叶两种成分
- 是涎腺来源的最常见的肿瘤；大约占所有腮腺肿瘤的 30% 及所有来自涎腺部位的良性肿瘤的 60%
- 儿童和青春期最常见的涎腺肿瘤；女性发病较多
- 最常发生的口腔内部位是腭部，其次为上唇和颊黏膜
- 通常为孤立性的，最常见的伴随肿瘤是 Wart-

hin 瘤

- 发病高峰年龄是 31 ~ 40 岁
- 典型者表现为缓慢生长的、无症状的、散在的、可以活动的、常常为多结节状的质硬肿块；如果不治疗，肿块可能变大
- 常常发生在浅叶的下极；可能发生面神经麻痹，这只是面神经受压的结果，不是浸润

大体病理学

- 圆形到卵圆形的肿块，表面光滑
- 大多数肿瘤有包膜包裹（不完全的纤维性包膜）；来源于小涎腺的肿瘤常常没有包膜
- 切面为同质性或多彩状，褐色到白色，伴有有光泽的半透明黏液软骨样或软骨区域；常常呈分叶

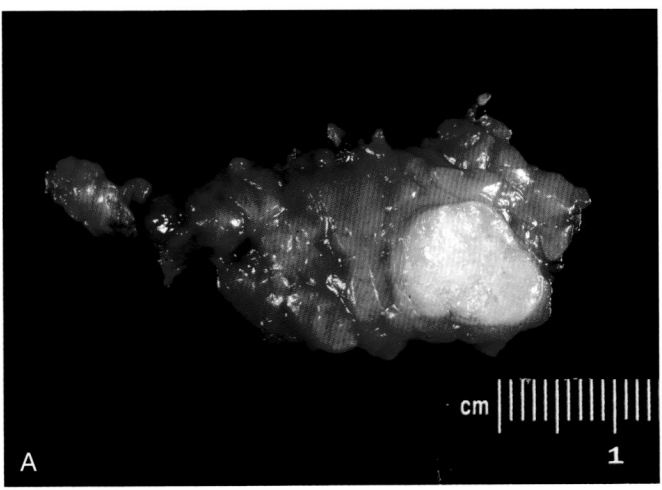

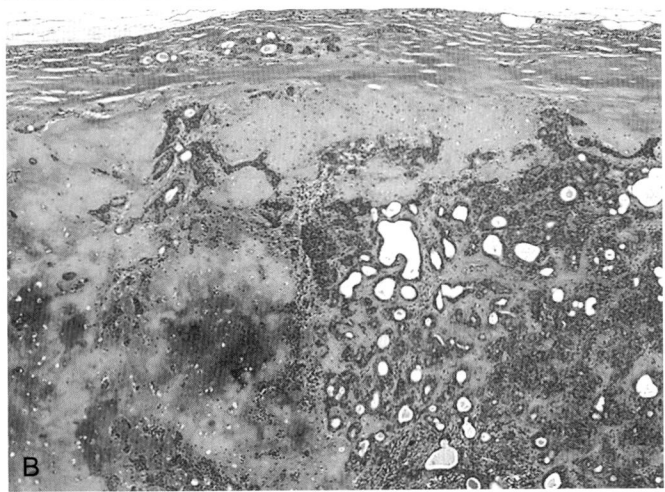

图 3-26　良性混合瘤（多形性腺瘤）。A，大体照片显示界限清楚的灰白色结节。B，由导管和肌上皮细胞（右）组成的富于细胞的肿瘤邻近细胞稀少的软骨区（左）。

状，特别是当肿瘤 > 1cm 时

- 偶尔，手术或细针抽吸活检可能引起继发性出血和梗死

组织病理学

- 显示上皮和间叶两种分化；所占比例不同，可见各种各样的细胞成分
  - 上皮成分
    - 导管结构完好，由内层上皮和外层肌上皮细胞组成，具有梭形、鳞状、基底细胞样，立方、嗜酸瘤细胞样，黏液性、皮脂腺性、圆形、浆细胞样，以及多角形或透明细胞特征
    - 可见鳞状分化伴有角珠形成
    - 上皮细胞的细胞学特征为良性的；如果出现核分裂象，也非常罕见
  - 间叶成分
    - 黏液样、玻璃样、软骨或骨的分化
- 几种亚型
  - 富于细胞型：以上皮成分为主；在仅为 12% ~ 15% 的病例占到肿瘤的 80% 以上
  - 黏液型：以黏液软骨瘤性间叶成分为主（大多数肿瘤具有黏液样成分，大约占肿瘤的 30%）
- 纤维性包膜的厚度不同；在以黏液为主的肿瘤和发生于小涎腺的肿瘤，常常缺乏包膜

特殊染色和免疫组织化学

- 没有帮助

其他诊断技术

- 细胞遗传学研究常常显示克隆性染色体重排，为 8q12 和 12q13-15
- 伴有 8q12 异常的患者一般比较年轻
- 细胞遗传学所见与预后之间没有相关性

鉴别诊断

■ 多形性低级别腺癌（特别是在小涎腺）

- 常常显示神经周围生长并浸润到腺体周围组织
- 形成小的管状结构，或在周围形成单排细胞条索

■ 发生于多形性腺瘤的癌

- 恶性肿瘤发生在混合瘤的背景中

精选文献

Das DK, Anim JT: Pleomorphic adenoma of salivary gland: To what extent does fine needle aspiration cytology reflect histopathological features? Cytopathology 16:65-70, 2005.

Brachtel EF, Pilch BZ, Khettry U, et al: Fine-needle aspiration biopsy of a cystic pleomorphic adenoma with extensive adnexa-like differentiation: Differential diagnostic pitfall with mucoepidermoid carcinoma. Diagn Cytopathol 28:100-103, 2003.

Glas AS, Hollema H, Nap RE, Plukker JT: Expression of estrogen receptor, progesterone receptor, and insulin-like growth factor receptor-1 and of MIB-1 in patients with recurrent pleomorphic adenoma of the parotid gland. Cancer 94:2211-2216, 2002.

Lee PS, Sabbath-Solitare M, Redondo TC, Ongcapin EH: Molecular evidence that the stromal and epithelial cells in pleomorphic adenomas of salivary gland arise from the same origin: Clonal analysis using human androgen receptor gene (HUMARA) assay. Hum Pathol 31:498-503, 2000.

Bullerdiek J, Wobst G, Meyer-Bolte K, et al: Cytogenetic subtyping of 220 salivary gland pleomorphic adenomas: Correlation to occurrence, histological subtype, and in vitro cellular behavior. Cancer Genet Cytogenet 65:27-31, 1993.

肌上皮瘤　Myoepithelioma

临床特征

- 完全由肌上皮细胞组成的良性肿瘤
- 可能是多形性腺瘤谱系中的一个极端现象
- 占良性涎腺肿瘤的 2% ~ 5%
- 部位：腮腺（50%）和小涎腺（40%）
- 男性和女性发病相同
- 高峰发病年龄为 21 ~ 30 岁
- 典型的表现为无症状的肿块

大体病理学

- 界限清楚，可能有包膜
- 切面呈实性、褐色或黄褐色，有光泽

组织病理学

- 有三种特征性的组织学生长方式
  - 梭形细胞亚型
    - 由单一的梭形细胞束交错排列而成，核长，胞质嗜酸性
    - 可以表现为多角形或圆形上皮或透明细胞簇
    - 形成少量黏液样间质
  - 浆细胞样细胞亚型
    - 肿瘤细胞显示浆细胞样特征，是最常见的亚型
  - 上皮样细胞亚型
    - 肿瘤由上皮样细胞组成，具有圆形到卵圆形空泡状的细胞核，核仁不明显，胞质嗜酸性
    - 可能出现少数梭形细胞和浆细胞样细胞
- 偶尔可见微囊性结构，伴有黏液样间质
- 如果出现间质，显示玻璃样变或黏液样特征

特殊染色和免疫组织化学

- 细胞角蛋白、肌肉特异性肌动蛋白（muscle-specific actin, MSA）、神经胶质原纤维酸性蛋白（glial fibrillary acidic protein, GFAP）、钙调理蛋白（calponin）和 S-100 蛋白有不同程度的反应

其他诊断技术

- 没有帮助

鉴别诊断

- 富于肌上皮的混合瘤（多形性腺瘤）
  - 有普通良性混合瘤的区域
- 肌上皮癌
  - 主要由梭形细胞组成，但可为任何细胞亚型，伴有浸润性边缘，具有或不具有恶性细胞学特征
  - 年龄稍大；平均年龄为 50 岁；男女发病相等
  - 最常发生在腮腺
  - 没有包膜，多结节状
  - 形态学上细胞有差异（梭形、星形、上皮样、浆细胞样）
  - 细胞学上，常常为良性表现的腺瘤，但可有局部浸润
  - 当见到神经周围或淋巴血管浸润时，也可诊断为癌
- 梭形细胞肿瘤（大涎腺和小涎腺的梭形细胞肿瘤罕见）
  - 神经鞘瘤
    - 细胞角蛋白呈阴性，S-100 蛋白呈阳性
  - 纤维组织细胞瘤：细胞角蛋白呈阴性
  - 结节性筋膜炎：细胞角蛋白呈阴性
  - 单形性梭形细胞滑膜肉瘤

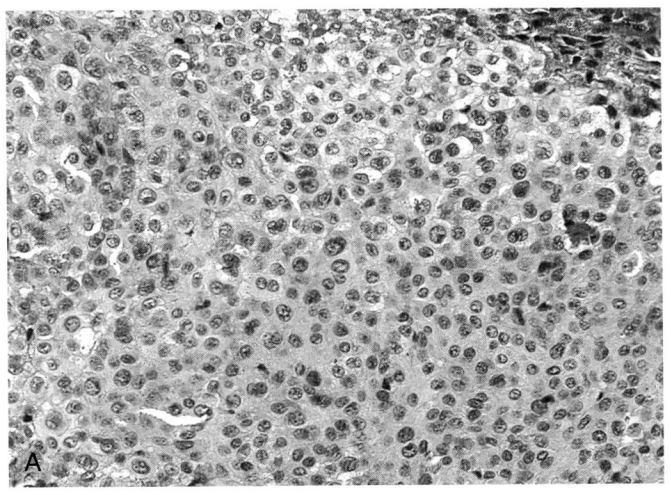

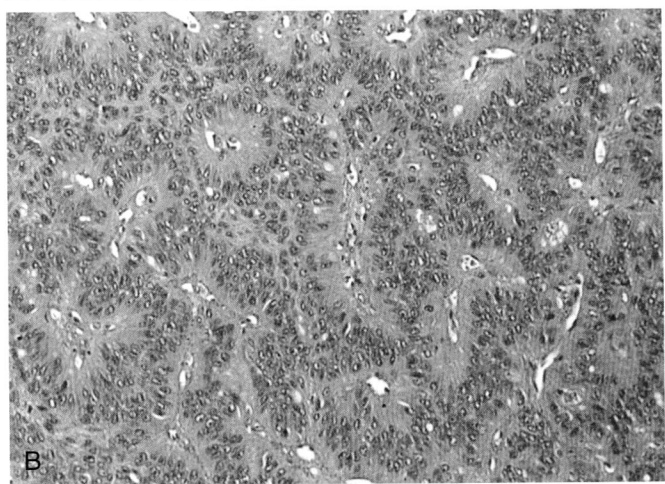

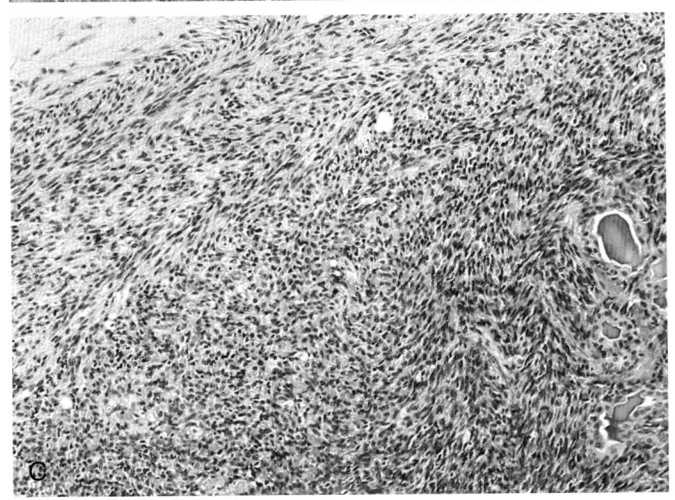

图 3-27 肌上皮瘤。A，圆形肌上皮细胞呈片块状排列。B，肌上皮细胞形成小梁，伴有菊形团样结构。C，肌上皮细胞呈明显的梭形改变。

— 常常有高级别的组织学表现

— 细胞角蛋白可能呈阳性，上皮性或混合性

▌转移性肾细胞癌（与透明细胞肌上皮瘤鉴别）

● 病史非常重要

● 肿瘤细胞周围有独特的纤细的血管结构

提要

● 通过局限与浸润可以鉴别腺瘤和癌

● 组织学上，肌上皮细胞的表现差异悬殊

精选文献

Hungermann D, Roeser K, Buerger H, et al: Relative paucity of gross genetic alterations in myoepitheliomas and myoepithelial carcinomas of salivary glands. J Pathol 198:487-494, 2002.

Savera AT, Sloman A, Huvos AG, Klimstra DS: Myoepithelial carcinoma of the salivary glands: A clinicopathologic study of 25 patients. Am J Surg Pathol 24:761-774, 2000.

Nagao T, Sugano I, Ishida Y, et al: Salivary gland malignant myoepithelioma: A clinicopathologic and immunohistochemical study of ten cases. Cancer 83:1292-1299, 1998.

Simpson RH, Jones H, Beasley P: Benign myoepithelioma of the salivary glands: A true entity? Histopathology 27:1-9, 1995.

Warthin 瘤（乳头状淋巴瘤性囊腺瘤）Warthin Tumor (Papillary Cyst-adenoma Lymphomatosum)

临床特征

● 第二最常见的良性涎腺肿瘤

● 大多数发生在腮腺

● 黑人发病率非常低

● 较常见于男性

● 表现为无痛性的、有时有波动的肿块（直径通常为 2 ~ 4cm）

● 可能表现为多灶性或双侧性病变

大体病理学

● 界限清楚、有波动的肿块

● 切面显示囊性间隙内有棕色黏液和混浊物质，并可见小颗粒状组织赘生物；实性区域为褐色结节状病灶，可见出血

组织病理学

● 包膜薄，与周围实质的界限通常非常分明

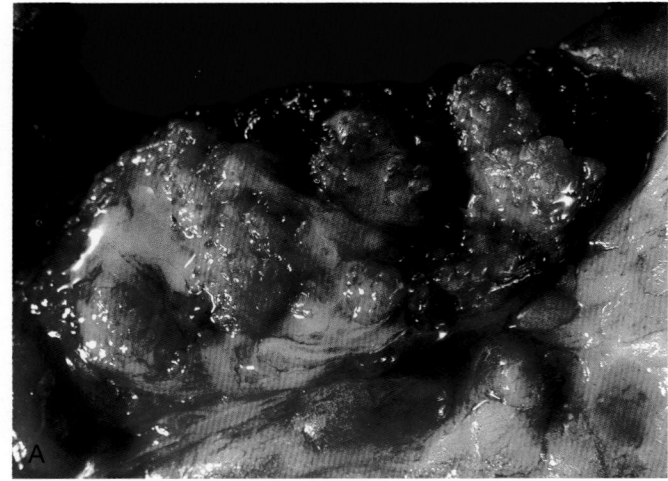

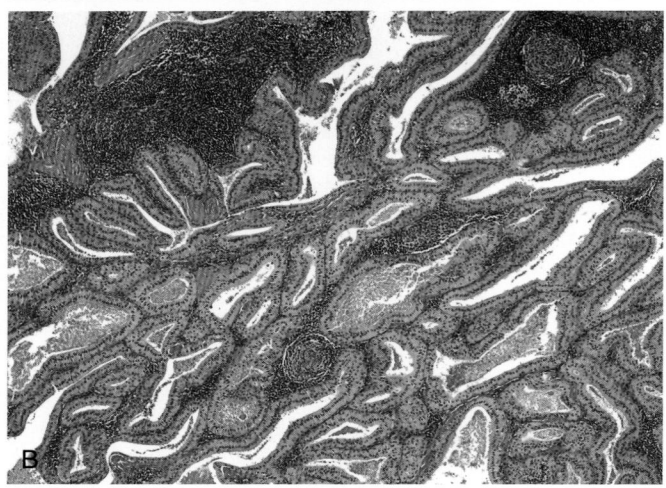

图 3-28 Warthin 瘤。A，腮腺肿块的大体照片显示伴有细结节的乳头状囊性肿块，表面呈乳头状。B，切片显示囊性肿瘤，由均一的良性嗜酸瘤细胞性上皮组织组成，周围为淋巴细胞。

- 上皮成分由高柱状和基底细胞样嗜酸瘤细胞组成，内衬囊肿并形成明显的乳头
- 囊性间隙内衬乳头状增生的嗜酸瘤细胞上皮，伴有淋巴细胞间质；可能出现淋巴滤泡
- 囊内容物包括细胞碎屑和类似于淀粉样小体的层状小体，并有钙化
- 可见鳞状化生

特殊染色和免疫组织化学

- 没有帮助

其他诊断技术

- 没有帮助

鉴别诊断

- 嗜酸细胞瘤
  - 典型者为嗜酸瘤细胞实性增生；偶尔可能为囊性
  - 缺乏淋巴组织成分
- 乳头状嗜酸瘤细胞性囊腺瘤
  - 缺乏淋巴组织成分
- 发生在 HIV 患者的淋巴上皮囊肿
  - 常常为双侧性
  - 缺乏嗜酸瘤细胞
- 淋巴腺瘤
  - 缺乏嗜酸瘤细胞成分
- 腮腺导管囊肿
  - 缺乏致密的淋巴细胞间质

提要

- 发病机制不清；可能有两种类型：反应性（非肿瘤性）以多灶性和双侧性为特征，而肿瘤性以单一部位为特征，偶尔伴有黏液表皮样癌和嗜酸细胞癌
- 可以发生在腮腺内淋巴结
- 细针抽吸所见（无定形的背景、淋巴细胞、嗜酸瘤细胞和坏死）可与鳃裂囊肿、嗜酸细胞瘤、囊性鳞状细胞癌鉴别

精选文献

Webb AJ, Eveson JW: Parotid Warthin's tumour Bristol Royal Infirmary (1985-1995): A study of histopathology in 33 cases. Oral Oncol 38:163-171, 2002.

Maiorano E, Lo Muzio L, Favia G, Piattelli A: Warthin's tumour: A study of 78 cases with emphasis on bilaterality, multifocality and association with other malignancies. Oral Oncol 38:35-40, 2002.

Schwerer MJ, Kraft K, Baczako K, Maier H: Cytokeratin expression and epithelial differentiation in Warthin's tumour and its metaplastic (infarcted) variant. Histopathology 39:347-352, 2001.

Lewis PD, Baxter P, Paul Griffiths A, et al: Detection of damage to the mitochondrial genome in the oncocytic cells of Warthin's tumour. J Pathol 191:274-281, 2000.

嗜酸细胞瘤　Oncocytoma

临床特征

- 由嗜酸瘤细胞（富于线粒体）组成的罕见的良性

上皮性肿瘤

- 主要发生在腮腺
- 典型者发生在老年人群
- 表现为肿胀和肿块，少数可有疼痛
- 复发率为 0% ～ 30%

大体病理学

- 单个的、界限清楚、有包膜的褐色到棕红色肿块
- 通常为实性，但偶尔可为囊性

组织病理学

- 相对大的嗜酸瘤细胞（强嗜酸性细胞伴有丰富的

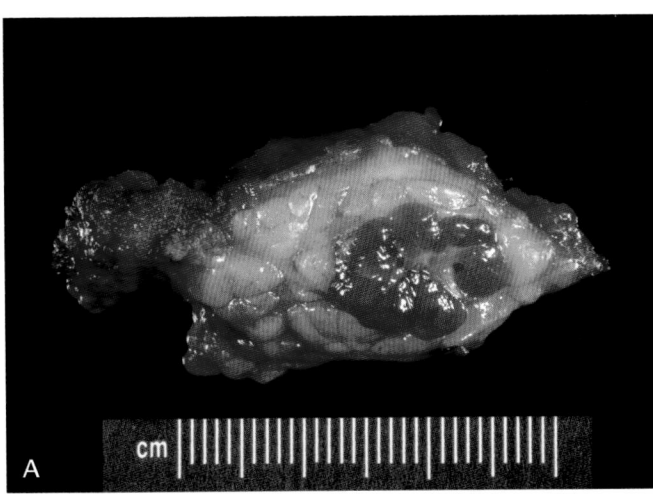

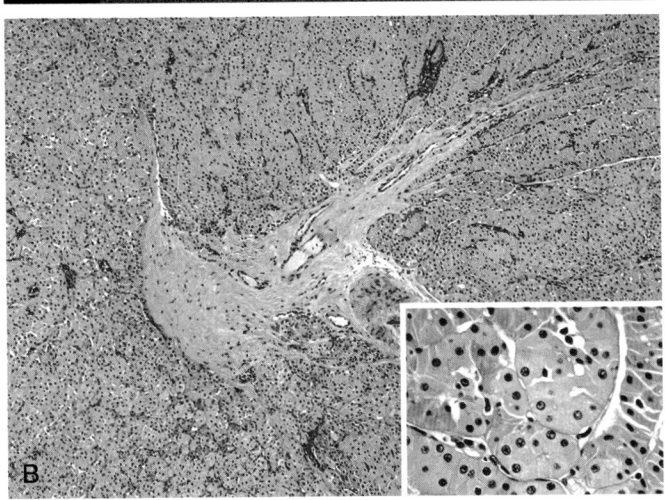

图 3-29 嗜酸细胞瘤。A，大体照片显示腮腺内分叶状桃红色结节，伴有中心瘢痕。**B**，低倍镜下显示为由均匀一致的、伴有丰富颗粒状嗜酸性胞质的细胞组成的实性肿瘤，中心为瘢痕。高倍镜下（插图）显示细胞核呈圆形，均匀一致，常常伴有明显的核仁和颗粒状胞质。

细颗粒状胞质）片块，细胞界限清楚，核位于中心，染色质细，具有单个明显的核仁
- 常常排列成器官样结构或细胞簇，周围伴有纤维性条带和毛细血管
- 可见不同大小的囊性间隙，偶尔伴有淋巴细胞浸润
- 可能出现透明细胞特征

特殊染色和免疫组织化学

- 没有帮助

其他诊断技术

- 没有帮助

鉴别诊断

- 涎腺嗜酸瘤细胞化生
  - 正常涎腺伴有局灶性嗜酸瘤细胞过度生长
  - 可为多灶性；偶尔为弥漫性
  - 嗜酸瘤细胞数目随着患者年龄的增加而增加（很可能是由于细胞内部紊乱或对线粒体的呼吸通路周期的需求）
- Warthin 瘤
  - 乳头状囊性结构和淋巴细胞间质
  - 鳞状化生常见，但很少见于嗜酸细胞瘤
- 多形性腺瘤伴有嗜酸瘤细胞化生
  - 结构特征不同，软骨黏液样背景，有上皮或肌上皮细胞型
- 黏液表皮样癌
  - 可以来源于或发生在 Warthin 瘤内，显示嗜酸瘤细胞特征
  - 浸润性、多结节性生长方式
- 转移性肾细胞癌，颗粒细胞和透明细胞型
  - 高级别的细胞和细胞核特征
  - 肾细胞癌病史
- 透明细胞癌，非特异性
  - 没有包膜且呈浸润性
  - 核偏心，常常伴有小的核仁
- 透明细胞腺泡细胞癌
  - 浸润性、多结节性生长方式
  - 本病的透明细胞 PAS 染色呈阴性
  - 嗜酸瘤细胞核不是其特征

提要

- 核非典型性和肿瘤浸润均与生物学行为无关
- 如果肿瘤为多灶性或切除不完全，则复发率高
- 切除是主要的治疗方法，因为放疗与恶变有关

精选文献

Ito K, Tsukuda M, Kawabe R, et al: Benign and malignant oncocytoma of the salivary glands with an immunohistochemical evaluation of Ki-67. ORL J Otorhinolaryngol Relat Spec 62:338-341, 2000.

Paulino AF, Huvos AG: Oncocytic and oncocytoid tumors of the salivary glands. Semin Diagn Pathol 16:98-104, 1999.

Coli A, Bigotti G, Bartolazzi A: Malignant oncocytoma of major salivary glands: Report of a post-irradiation case. J Exp Clin Cancer Res 17:65-70, 1998.

Brandwein MS, Huvos AG: Oncocytic tumors of major salivary glands: A study of 68 cases with follow-up of 44 patients. Am J Surg Pathol 15:514-528, 1991.

囊腺瘤　Cystadenoma

临床特征

- 罕见的良性囊性上皮性肿瘤
- 主要发生在腮腺和小涎腺（唇和颊黏膜）

大体病理学

- 有包膜的、界限清楚的肿块
- 涎腺内多发性小的囊性间隙

组织病理学

- 单个的囊肿或不同大小的多个囊肿，内衬立方或柱状上皮，伴有不同程度的腔内乳头状增生
- 囊腔含有嗜酸性液体，伴有上皮和炎症细胞；偶尔可见钙化和结晶
- 偶尔可见腺体形成
- 可能显示嗜酸瘤细胞和鳞状化生特征

特殊染色和免疫组织化学

- 没有帮助

其他诊断技术

- 没有帮助

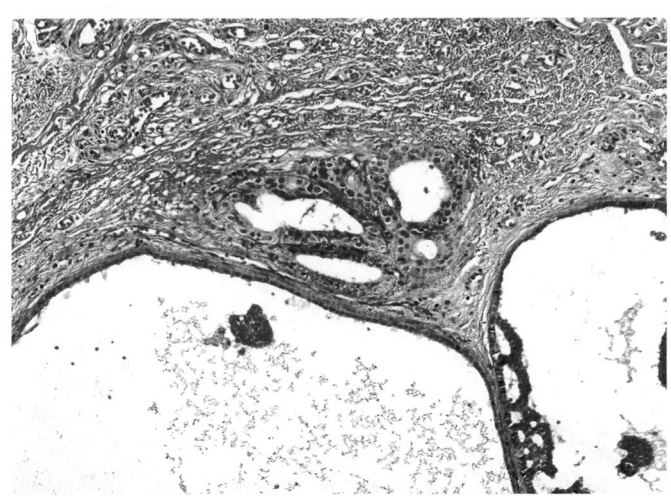

图 3-30　囊腺瘤。 内衬良性上皮的囊性病变。

鉴别诊断

- ▌ Warthin 瘤
  - 较常见于腮腺
  - 由双层嗜酸瘤细胞和周围间质中明显增生的淋巴组织组成
- ▌ 先天性多囊性疾病
  - 导管系统的发育畸形
  - 多囊性肿块，腔内含有球结石，内衬大汗腺样上皮
  - 主要发生在婴儿和小儿
- ▌ 继发于梗阻的导管扩张伴有局灶性上皮增生
  - 伴随的改变包括腺泡萎缩、慢性炎症和纤维化
  - 没有上皮细胞增生
- ▌ 导管内乳头状瘤
  - 总是单囊性、发生在扩张的涎腺导管
  - 腔内有许多复杂的乳头状结构
- ▌ 低级别乳头状囊腺癌
  - 必须有浸润性生长方式，伴有邻近组织的浸润
  - 细胞学非典型性可能轻微
  - 除外低级别黏液表皮样癌

提要

- 除了完全切除以外，可以采取保守治疗
- 鉴别诊断包括良性和恶性两种病变

精选文献

Nakagawa T, Hattori K, Iwata N, Tsujimura T: Papillary

cystadenocarcinoma arising from minor salivary glands in the anterior portion of the tongue: A case report. Auris Nasus Larynx 29:87-90, 2002.

Danford M, Eveson JW, Flood TR: Papillary cystadenocarcinoma of the sublingual gland presenting as a ranula. Br J Oral Maxillofac Surg 30:270-272, 1992.

血管瘤　Hemangioma

临床特征

- 可以为毛细血管瘤或海绵状血管瘤
- 发生在成人和青春期
- 女性病例大约占 80%
- 幼年性血管瘤发生在 1 岁以下的患者；大多数发生在腮腺（从前称为婴儿良性血管内皮瘤）
- 常常为先天性的，被覆皮肤呈现淡蓝色改变
- 可能蔓延到咽喉部和颅内
- 迅速增大提示为恶性

大体病理学

- 没有明显的肿块
- 深红紫色实质

组织病理学

- 幼年型血管瘤
  - 涎腺实质内密集排列的细胞片块
  - 周围为小的毛细血管和较大的薄壁血管
  - 核分裂象多少不一

- 成人型血管瘤
  - 较大的薄壁血管，内衬肥胖的内皮细胞
  - 核分裂象多少不一
  - 恶性细胞学特征不明显

特殊染色和免疫组织化学

- 内皮细胞 CD31 染色呈阳性

其他诊断技术

- 没有帮助

鉴别诊断

▌ 淋巴管瘤
- 扩张的淋巴管内衬单一的、扁平内皮细胞
- 腔内缺乏红细胞

▌ 血管肉瘤
- 高级别肿瘤伴有不规则的血管腔隙，内衬多形性非典型性细胞
- 典型者可见多量核分裂象

提要

- 常常发生进行性间质纤维化和肿瘤梗死
- 治疗可包括手术切除、栓塞疗法、酒精注射、类固醇疗法、激光疗法和放疗；普萘洛尔（propranolol）治疗也可能有效
- 到 7 岁时，70% ~ 90% 的血管瘤将会自行消退
- 出现细胞成分增多和核分裂活跃的病变并不能做出恶性诊断；在儿童做出恶性诊断之前需要非常小心

精选文献

Peel RL: Diseases of the salivary glands. In Barnes L (ed): Surgical Pathology of the Head and Neck. New York, Marcel Dekker, 2001, pp 684-688.

Mantravadi J, Roth LM, Kafrawy AH: Vascular neoplasms of the parotid gland: Parotid vascular tumors. Oral Surg Oral Med Oral Pathol 75:70-75, 1993.

Livesey JR, Soames JV: Cystic lymphangioma in the adult period. J Laryngol Otol 106:566-568, 1992.

Caldwell RA: A case of congenital capillary hemangioma of the parotid gland. Br J Surg 39:261-263, 1951.

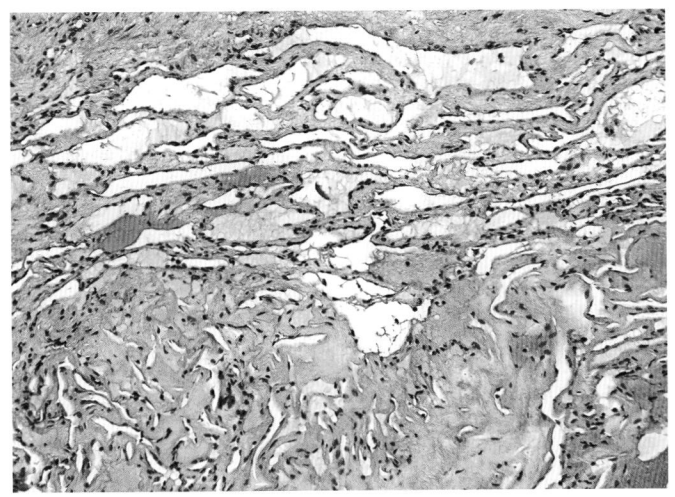

图 3-31　血管瘤（海绵状）。薄壁扩张的血管内衬良性内皮细胞。

基底细胞腺瘤　Basal Cell Adenoma

临床特征

- 由基底细胞组成的单形性腺瘤
- 最常累及腮腺（70%），通常表浅
- 高峰发病年龄为 51 ~ 70 岁；在儿童非常罕见；女性发病较多见
- 临床上表现为单个、界限清楚、可以活动的结节；膜性亚型倾向于多灶性

大体病理学

- 界限分明或多结节状肿块
- 大小不同
- 切面均匀一致，为灰色到褐色的肿块；通常为实性，偶尔为囊性

组织病理学

- 单一的细胞生长，缺乏混合瘤的黏液软骨样间质
- 特征为均匀一致的小细胞，核深染，圆形到卵圆形，胞质淡嗜酸性到双染性，细胞边缘不清楚（基底细胞样细胞）
- 可见鳞状和鳞片样特征
- 四种公认的亚型：小梁状、实性、腺管状和膜性（常常为混合性结构）
  - — 小梁状亚型
    - ◆ 基底细胞样细胞交错排列成狭窄的条带
    - ◆ 可能有不同比例的导管腔
    - ◆ 小梁周围有疏松的纤维性间质
  - — 实性亚型
    - ◆ 不同大小的上皮样肿瘤细胞积聚，周围有少量致密的胶原间质
    - ◆ 在上皮细胞岛边缘和间质的交界面，细胞核呈栅栏状排列
    - ◆ 可见灶状鳞状漩涡形成
  - — 腺管状亚型
    - ◆ 以导管分化为主
    - ◆ 腔缘为立方形导管细胞，可能呈现栅栏状排列；类似于小管状腺瘤
  - — 膜性亚型
    - ◆ 显著的玻璃样物质或基底膜形成宽带，包绕基底细胞岛

特殊染色和免疫组织化学

- 没有帮助

其他诊断技术

- 没有帮助

鉴别诊断

- 混合瘤（多形性腺瘤）
  - 特征性的软骨黏液样间质是最有帮助的鉴别特征
  - 上皮细胞与间叶（间质）成分"混合"存在（缺乏明显的界限）
  - GFAP 常常呈阳性
- 腺样囊性癌
  - 筛状结构
  - 肿瘤细胞核不规则，深染，成角
  - 浸润性生长方式
  - 常常有神经周围浸润
- 管状腺瘤
  - 主要发生在上唇
  - 由分枝状和相互吻合的两层细胞厚度的条索组成，细胞条索常常被分开并形成小的囊性间隙（串珠样表现）
  - 细胞条索周围为疏松的间质
- 基底细胞腺癌（基底细胞腺瘤的恶性对应病变）
  - 浸润性生长方式
  - 肿瘤细胞具有良性的细胞学特征
  - 可能有神经周围或血管浸润

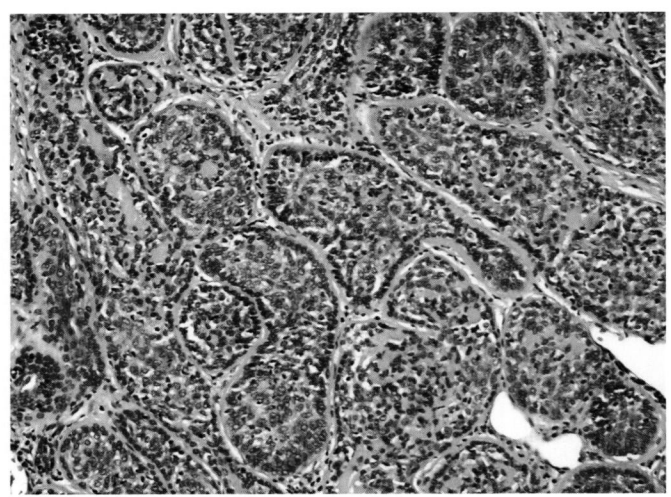

图 3-32　基底细胞腺瘤。 这种肿瘤由均一的\小的基底细胞样细胞巢和细胞巢之间的致密的基底膜组成。

■ 皮肤来源的基底细胞癌
- 局部浸润性皮肤原发性肿瘤的临床病史
- 可能是由面部和头皮皮肤转移而来
- 浸润性生长方式
- 可能出现核分裂象和较不规则的深染细胞核

提要

- 手术切除后总的预后极好，复发率低，但膜性亚型是个例外，因为其常常为多灶性的且无包膜，因而多达 25% 的病例可能复发
- 膜性基底细胞腺瘤组织学上类似于皮肤圆柱瘤
- 罕见恶变病例报告；膜性亚型的发生率较高

精选文献

Choi HR, Batsakis JG, Callender DL, et al: Molecular analysis of chromosome 16q regions in dermal analogue tumors of salivary glands: A genetic link to dermal cylindroma? Am J Surg Pathol 26:778-783, 2002.

Ferreiro JA: Immunohistochemistry of basal cell adenoma of the major salivary glands. Histopathology 24:539-542, 1994.

Batsakis JG, Luna MA, el-Naggar AK: Basaloid monomorphic adenomas. Ann Otol Rhinol Laryngol 100:687-690, 1991.

Daley TD, Gardner DG, Smout MS: Canalicular adenoma: Not a basal cell adenoma. Oral Surg Oral Med Oral Pathol Oral Radiol Endodontol 57:181-188, 1984.

皮脂腺淋巴腺瘤
Sebaceous Lymphadenoma

临床特征

- 罕见的良性肿瘤（占所有大涎腺腺瘤的 1% 不到）
- 平均年龄，51 ~ 60 岁
- 男性略为常见
- 几乎完全见于腮腺
- 表现为缓慢生长的、质硬的肿块

大体病理学

- 界限非常清楚，有包膜
- 通常为实性，偶尔为囊性
- 切面呈灰白色到黄灰色
- 直径通常为 1 ~ 3cm

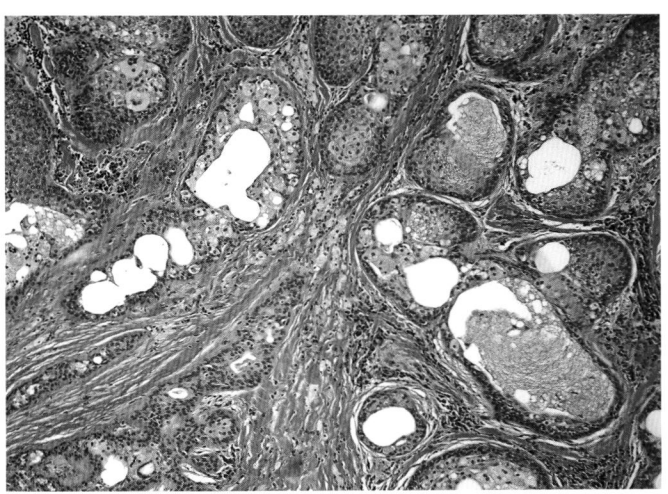

图 3-33 皮脂腺癌。 由具有胞质不同程度空泡化的细胞组成的细胞巢，提示有皮脂腺分化。

组织病理学

- 由不同大小的实性细胞巢和囊性区域组成，周围为纤维性、常常是玻璃样变的间质和淋巴细胞间质
- 局灶性皮脂腺和鳞状分化；几乎没有细胞学非典型性
- 可以出现异物巨细胞反应和组织细胞

特殊染色和免疫组织化学

- 没有帮助

其他诊断技术

- 没有帮助

鉴别诊断

■ 皮脂腺癌
- 浸润性生长方式并有高级别的细胞特征

■ 转移性鳞状细胞癌伴有透明细胞特征
- 可能有坏死区域
- 常常浸润周围组织

提要

- 良性行为；没有复发和恶性变
- 治疗一般采取局部切除

精选文献

Peel RL: Diseases of the salivary glands. In Barnes L (ed): Surgical Pathology of the Head and Neck. New York, Marcel Dekker, 2001, pp 728-731.

Merwin WH Jr, Barnes L, Myers EN: Unilocular cystic sebaceous lymphadenoma of the parotid gland. Arch Otolaryngol Head Neck Surg 111:273-275, 1985.

Gnepp DR, Brannon R: Sebaceous neoplasms of salivary gland origin: Report of 21 cases. Cancer 53:2155-2170, 1984.

Cramer SF, Gnepp DR, Kiehn CL, Levitan J: Sebaceous differentiation in adenoid cystic carcinoma of the parotid gland. Cancer 46:1405-1410, 1980.

腺样囊性癌
Adenoid Cystic Carcinoma

临床特征

- 大约占所有涎腺肿瘤的 10%
- 最常见的颌下腺恶性肿瘤
- 可能发生在涎腺组织的任何部位
- 所有年龄均可发病，高峰年龄在 31 ~ 60 岁；稍常见于女性
- 表现为缓慢生长、有时有疼痛的肿块；患者常常有长期的临床经过
- 可能表现为面神经麻痹

大体病理学

- 看似非常局限，但实际上是浸润性肿瘤；肿瘤扩散远远超出大体可见和可触及的范围
- 实性、灰白色肿块，具有明显的沿着神经生长的倾向

组织病理学

- 三种主要生长方式：筛状（经典性）、腺管状和实性；大多数肿瘤具有混合性细胞形态结构
  - 筛状结构（经典性）
    - 大约占所有病例的 50%
    - 肿瘤细胞围成小的圆柱状结构（即筛样表现伴假囊性间隙）
    - 圆柱状结构含有嗜酸性物质（基底膜）或嗜碱性物质（葡糖氨基聚糖类）
    - 肿瘤细胞小，淡染到透明，圆形到卵圆形，伴有成角深染的细胞核和小核仁，核

浆比例 1：1
  - 腺管状结构
    - 见于 20% ~ 30% 的病例
    - 腺管内衬立方形上皮细胞
  - 实性或基底细胞样结构
    - 最不常见，见于 10% ~ 15% 的病例
    - 单形性基底细胞样细胞构成的实性结构
    - 可能出现坏死和高级别的恶性细胞学特征
    - 可见局灶性筛状或腺管状结构
- 间质嗜酸性、玻璃样变或为胶原性
- 50% 以上的病例可见神经周围浸润倾向

特殊染色和免疫组织化学

- 没有帮助

其他诊断技术

- 细胞遗传学：6 号染色体长臂可能有结构或平衡易位
- 少数腺样囊性癌有 *c-kit* 表达

鉴别诊断

▌ 多形性低级别腺癌
- 主要发生在小涎腺
- 形态结构多种多样，但筛状结构一般并不明显
- 常见神经周围浸润

▌ 基底细胞样鳞状细胞癌（实性亚型）
- 好发于下咽部、舌底和喉
- 小而深染的细胞排列成分叶状和条索状
- 黏膜上皮可见鳞状成分（异型增生或癌）

▌ 上皮 - 肌上皮癌
- 没有筛状结构
- 两种肿瘤均可形成基底膜并都有玻璃样变间质
- 由两层细胞的导管增生构成
- 外层细胞主要为具有透明胞质的细胞；内层细胞为导管细胞

提要

- 以漫长的临床经过、伴有多次复发和晚期转移为特征
- 伴有腺管状或筛状生长方式的腺样囊性癌的预后比实性结构的好
- 与最常见的涎腺癌不同，腺样囊性癌远隔转移远

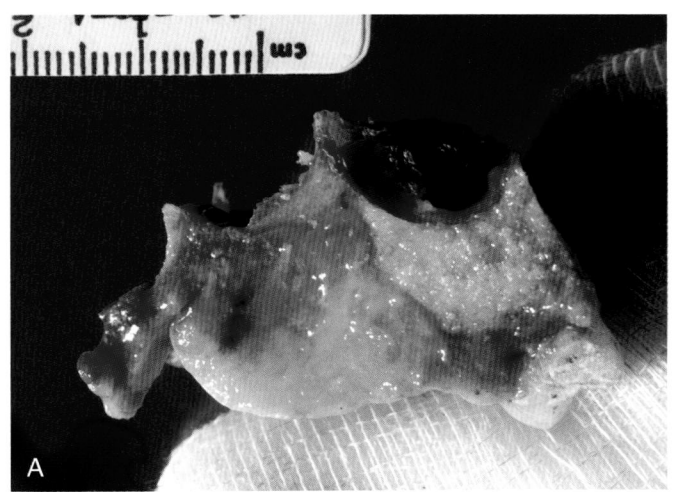
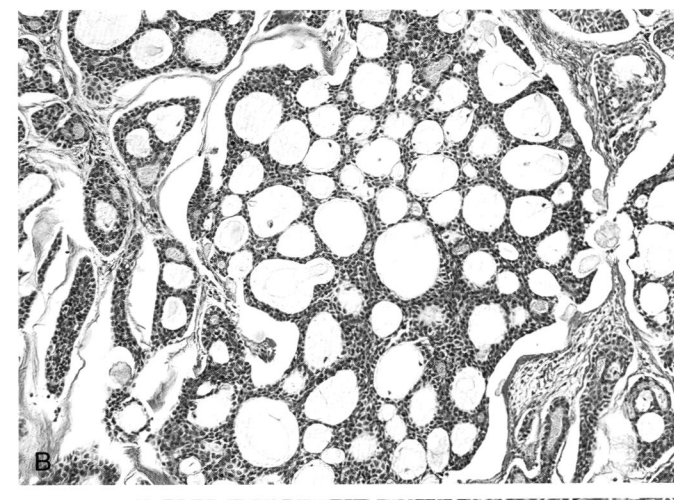
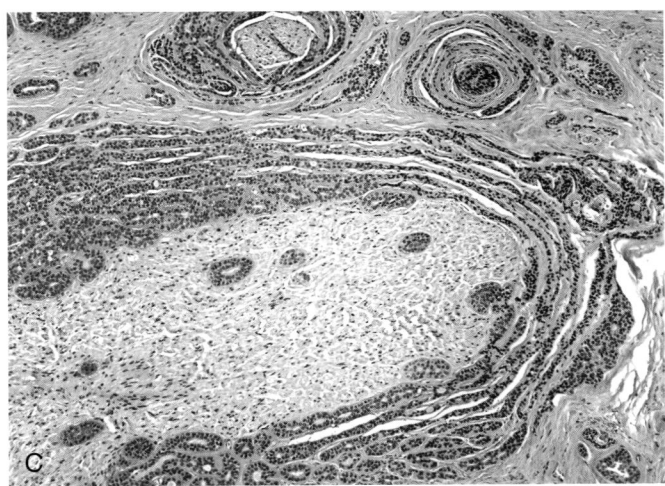
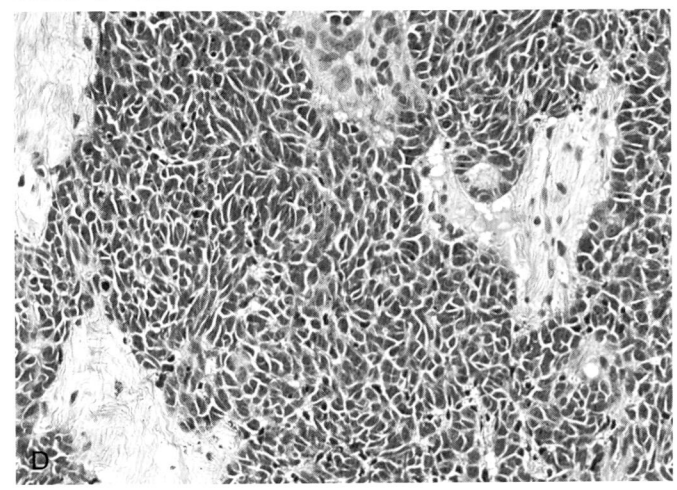

图3-34 腺样囊性癌。A，上颌骨切除标本，腭部的白褐色肿瘤取代了骨骼。**B**，肿瘤细胞增生伴筛状生长方式。**C**，排列成腺管状结构的肿瘤细胞具有明显的神经周围和神经内浸润。**D**，高倍镜下显示实性腺样囊性癌多形性明显，核分裂象增加。

比局部淋巴结转移常见（一般通过血行转移）

- 肺是最常见的转移部位；可能保持稳定数年
- 总的 5 年生存率是 35% ~ 60%
- 一般采取手术治疗，加或不加放射治疗；如果临床呈阳性，可行颈部淋巴结清扫

精选文献

Edwards PC, Bhuiya T, Kelsch RD: C-kit expression in the salivary gland neoplasms adenoid cystic carcinoma, polymorphous low-grade adenocarcinoma, and monomorphic adenoma. Oral Surg Oral Med Oral Pathol Oral Radiol Endodontol 95:586-593, 2003.

Stallmach I, Zenklusen P, Komminoth P, et al: Loss of heterozygosity at chromosome 6q23-25 correlates with clinical and histologic parameters in salivary gland adenoid cystic carcinoma. Virchows Arch 440:77-84, 2002.

Martins C, Fonseca I, Roque L, et al: Cytogenetic similarities between two types of salivary gland carcinomas: Adenoid cystic carcinoma and polymorphous low-grade adenocarcinoma. Cancer Genet Cytogenet 128:130-136, 2001.

Chau Y, Hongyo T, Aozasa K, Chan JK: Dedifferentiation of adenoid cystic carcinoma: Report of a case implicating p53 gene mutation. Hum Pathol 32:1403-1407, 2001.

Cheuk W, Chan JK, Ngan RK: Dedifferentiation in adenoid cystic carcinoma of salivary gland: An uncommon complication associated with an accelerated clinical course. Am J Surg Pathol 23:465-472, 1999.

腺泡细胞癌 Acinic Cell Carcinoma

临床特征

- 大 约 占 所 有 涎 腺 肿 瘤 的 2% 和 恶 性 肿 瘤 的

10% ~ 15%

- 多达 90% 发生在腮腺；其余见于颌下腺和小涎腺
- 高峰发病年龄在 31 ~ 50 岁；较常见于女性
- 表现为缓慢生长的、孤立性、可以活动的肿块；偶尔可能疼痛或固定于邻近的肌肉或皮肤

大体病理学

- 通常为单发性、界限清楚的结节；偶尔为多发性或双侧性
- 典型者的 1 ~ 3cm
- 切面呈灰色到栗色，伴有分叶状和囊实性特征

组织病理学

- 肿瘤细胞具有腺泡状分化的恶性肿瘤
- 四种生长方式：实性、微囊性、乳头状 - 囊性和滤泡性；常常为混合性结构；实性和微囊性结构最常见，常常为混合性
- 细胞可能显示腺泡细胞、闰管细胞、空泡状和透明细胞的特征
- 典型的腺泡细胞癌显示大的多角形细胞片块，细胞核均一，呈圆形，偏心，胞质为粗颗粒状到空泡状
- 在所有细胞类型和结构类型的肿瘤中，细胞学非典型性通常均轻微；核分裂象多少不等
- 大多数肿瘤具有浸润性边缘（可能仅在显微镜下检查才能发现）
- 间质稀少，可能含有明显的淋巴细胞反应，伴有生发中心

特殊染色和免疫组织化学

- PAS 染色可显示胞质颗粒（抗淀粉酶）

其他诊断技术

- 没有帮助

鉴别诊断

▌ 涎腺乳头状囊腺癌
- 不常见的肿瘤
- 出现黏液细胞（黏液卡红染色呈阳性）支持囊腺癌的诊断
- 通常没有微囊性结构，并缺乏浆液性腺泡分化
▌ 黏液表皮样癌

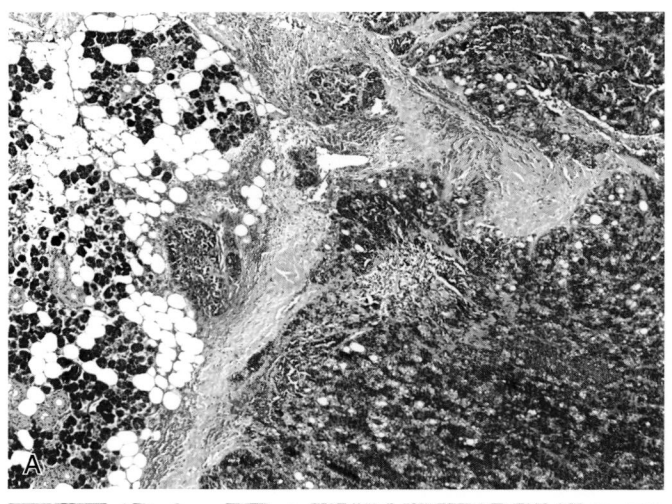
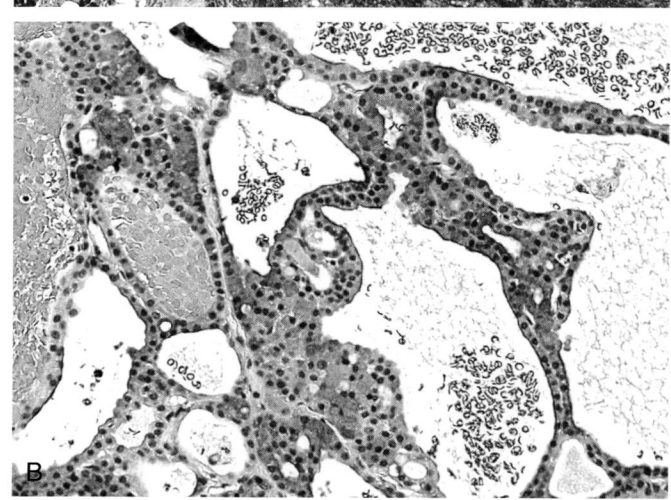

图 3-35　腺泡细胞癌。A，低倍镜下显示腮腺的一个嗜碱性、颗粒状肿瘤，伴有实性生长方式。B，可见由颗粒状嗜碱性肿瘤细胞组成的巨囊和微囊的明显的囊性生长方式。

- 缺乏浆液性腺泡细胞分化
- 透明细胞和嗜酸细胞类型
▌ 转移性肾颗粒细胞癌
- 缺乏浆液性腺泡细胞分化
- 肾细胞癌病史

提要

- 仅仅根据组织学难以预测生物学行为
- 侵袭性行为与实性结构、坏死、肿瘤大、间质玻璃样变、浸润性边缘、高核分裂率和细胞学非典型性有关；支持诊断所见包括有包膜和缺乏肿瘤内血管浸润
- 大约 20% 的肿瘤局部复发；可以转移到局部淋

巴结
- 起源于小涎腺的肿瘤和富于淋巴细胞间质的肿瘤与临床预后较好有关
- 乳头状 - 囊性结构与侵袭性经过有关
- 细针抽吸活检可与正常涎腺腺泡鉴别，正常腺泡含有脂肪和导管上皮

精选文献

Hoffman HT, Karnell LH, Robinson RA, et al: National Cancer Data Base report on cancer of the head and neck: Acinic cell carcinoma. Head Neck 21:297-309, 1999.

El-Naggar AK, Abdul-Karim FW, Hurr K, et al: Genetic alterations in acinic cell carcinoma of the parotid gland determined by microsatellite analysis. Cancer Genet Cytogenet 102:19-24, 1998.

Jin C, Jin Y, Hoglund M, et al: Cytogenetic and molecular genetic demonstration of polyclonality in an acinic cell carcinoma. Br J Cancer 78:292-295, 1998.

Laskawi R, Rodel R, Zirk A, Arglebe C: Retrospective analysis of 35 patients with acinic cell carcinoma of the parotid gland. J Oral Maxillofac Surg 56:440-443, 1998.

Ellis GL, Corio RL: Acinic cell adenocarcinoma: A clinicopathologic analysis of 294 cases. Cancer 52:542-549, 1983.

多形性低级别腺癌 Polymorphous Low-Grade Adenocarcinoma

临床特征

- 也称为末端导管癌（terminal duct carcinoma）（组织发生来源）
- 主要发生在口腔内的小涎腺，特别是在硬腭和软腭交界处
- 可以发生在腮腺
- 年龄分布广泛；发病高峰年龄为 41 ~ 60 岁
- 女性常见（2：1）
- 常常表现为质硬的、非触痛性肿块；可能侵蚀其下骨质

大体病理学

- 息肉样肿瘤，通常被覆完整的黏膜；偶尔可见溃疡
- 局限、没有包膜、质硬的肿块，切面呈褐色，均匀一致
- 大小一般为 1 ~ 5cm

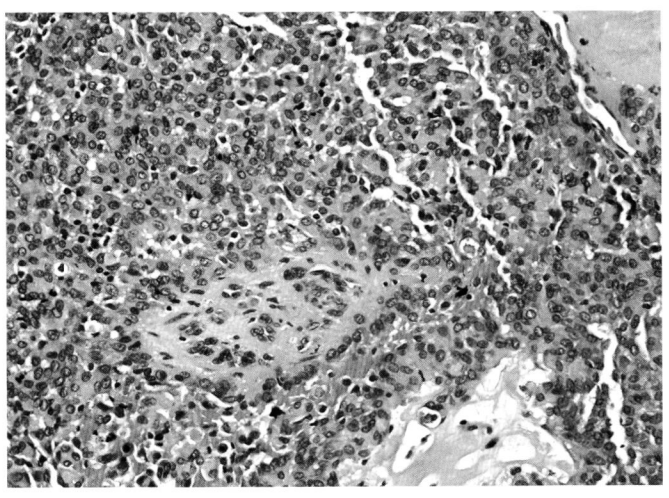

图 3-36 多形性低级别腺癌。组织学切片显示肿瘤由单形性肿瘤细胞组成，细胞排列成片块状和巢状。

组织病理学

- 界限非常清楚，但缺乏包膜，并显示有周围组织浸润（常常呈单排细胞浸润）
- 结构包括实性、腺管状、小梁状和小管状（局部可见筛状、囊性和乳头状 - 囊性结构）；混合性结构是多形性表现的原因
- 可能显示单排细胞排列、狭窄的导管样结构；周围可能出现特征性的同心圆漩涡结构
- 由均一的、形态学良性的立方到柱状到梭形细胞组成，核呈圆形到卵圆形，核仁不明显到明显；胞质稀少，嗜酸性到透明，细胞边界不清
- 透明的细胞核可能类似于甲状腺乳头状癌
- 胶原性或玻璃样变性间质各不相同；少数病例可见酪氨酸结晶
- 核分裂象和坏死罕见
- 浸润性生长方式；可能浸润邻近的骨质
- 常常出现神经周围浸润，血管浸润少见
- 治疗选择广泛手术切除；如果出现骨质浸润，则需要切除邻近的骨组织

特殊染色和免疫组织化学

- S-100 蛋白常常呈阳性

其他诊断技术

- 没有帮助

鉴别诊断

■ 腺样囊性癌

- 主要发生在腮腺；而多形性低级别腺癌主要发生在小涎腺
- 特征性的筛状结构，核深染并成角

■ 单形性腺瘤

- 界限清楚，没有周围组织浸润
- 单形性形态结构
- 没有神经周围浸润

提要

- 大多数发生在小涎腺
- 结合结构特征和良性细胞学表现有助于辨认本病
- 混合性生长方式导致多形性表现
- 虽然命名为低级别，但常见神经周围浸润并可导致局部复发

精选文献

Simpson RH, Pereira EM, Ribeiro AC, et al: Polymorphous low-grade adenocarcinoma of the salivary glands with transformation to high-grade carcinoma. Histopathology 41:250-259, 2002.

Perez-Ordonez B, Linkov I, Huvos AG: Polymorphous low-grade adenocarcinoma of minor salivary glands: A study of 17 cases with emphasis on cell differentiation. Histopathology 32:521-529, 1998.

Kemp BL, Batsakis JG, El-Naggar AK, et al: Terminal duct adenocarcinomas of the parotid gland. J Laryngol Otol 109:466-468, 1995.

Anderson C, Krutchkoff D, Pederson C, et al: Polymorphous low grade carcinoma of minor salivary gland: A clinicopathologic and comparative immunohistochemical study. Mod Pathol 3:76-82, 1990.

Evans HL, Batsakis JG: Polymorphous low-grade adenocarcinoma of minor salivary glands: A study of 14 cases of a distinctive neoplasm. Cancer 53:935-942, 1984.

黏液表皮样癌
Mucoepidermoid Carcinoma

临床特征

- 大约占所有涎腺肿瘤的 5%；为涎腺最常见的恶性肿瘤
- 大多数发生在腮腺（大约 60% 的病例）；其余的发生在小涎腺
- 略常见于女性；高峰发病年龄在 41 ~ 50 岁
- 年龄分布广泛，是儿童最常见的恶性涎腺肿瘤
- 典型表现为孤立性、无痛性肿块；面神经有不同程度的浸润，取决于肿瘤的分级
- 接触放射线后发病危险性增加
- 可能伴有 Warthin 瘤

大体病理学

- 部分有包膜，有时为局限性肿瘤，切面呈分叶状，质硬，灰褐色
- 肿瘤切面呈不同程度的实性和囊性，囊内含有黏稠的黏液样物质
- 平均大小为 2 ~ 5cm

组织病理学

- 由不同比例的黏液性、表皮样和中间性细胞组成
  - 黏液细胞
    - 肿瘤细胞呈柱状，具有泡沫样胞质；可能类似于杯状细胞或透明细胞
    - 成簇或散在分布于表皮样细胞或中间性细胞的周围
    - 典型者内衬囊性间隙
    - 通常为肿瘤的次要成分
    - 可能需要黏液染色以辨认这种成分
  - 表皮样细胞
    - 成簇分布；可以形成囊性间隙的部分内衬
  - 中间性细胞
    - 最常见的细胞类型
    - 细胞大小不同，从基底细胞样细胞到具有丰富胞质的较大的细胞
    - 常常形成细胞岛或排列成细胞片块
- 也可以有透明细胞，通常为次要成分；胞质透明主要是由于糖原，少数存在黏液
- 为囊性或乳头状囊性结构，腔内充满黏液；周围组织中常常有外渗的黏液池
- 分级
  - 1 级（低级别）：主要为囊性，伴有局灶性细胞增生
  - 2 级（中等级别）：局灶性囊性区域，伴有细胞增生和浸润性特征
  - 3 级（高级别）：实性细胞增生，伴有高级别细胞学特征
- 一般来说，高级别肿瘤几无囊性间隙，有明显的

实性区域，而低级别肿瘤则以囊性为主

特殊染色和免疫组织化学

- 黏液卡红染色：黏液细胞呈阳性
- 免疫组织化学染色没有帮助
- 染色体易位（11;19）和总的融合基因转录，*CTRC1/MAML2*

其他诊断技术

- 没有帮助

鉴别诊断

▌ 涎腺化生（与低级别黏液表皮样癌鉴别）

- 反应性病变，常常继发于非特异性炎症
- 鳞状细胞增生，伴有少数黏液细胞；鳞状化生常常见于细针抽吸后
- 鳞状细胞巢与导管上皮混合
- 没有中间性细胞或囊性区域
- 鳞状细胞癌伴有透明细胞或角化不良的特征

▌ 囊腺癌

- 囊性或乳头状 - 囊性结构
- 缺乏浸润性生长方式
- 囊肿内衬柱状或立方单形性细胞（细胞类型缺少差异）

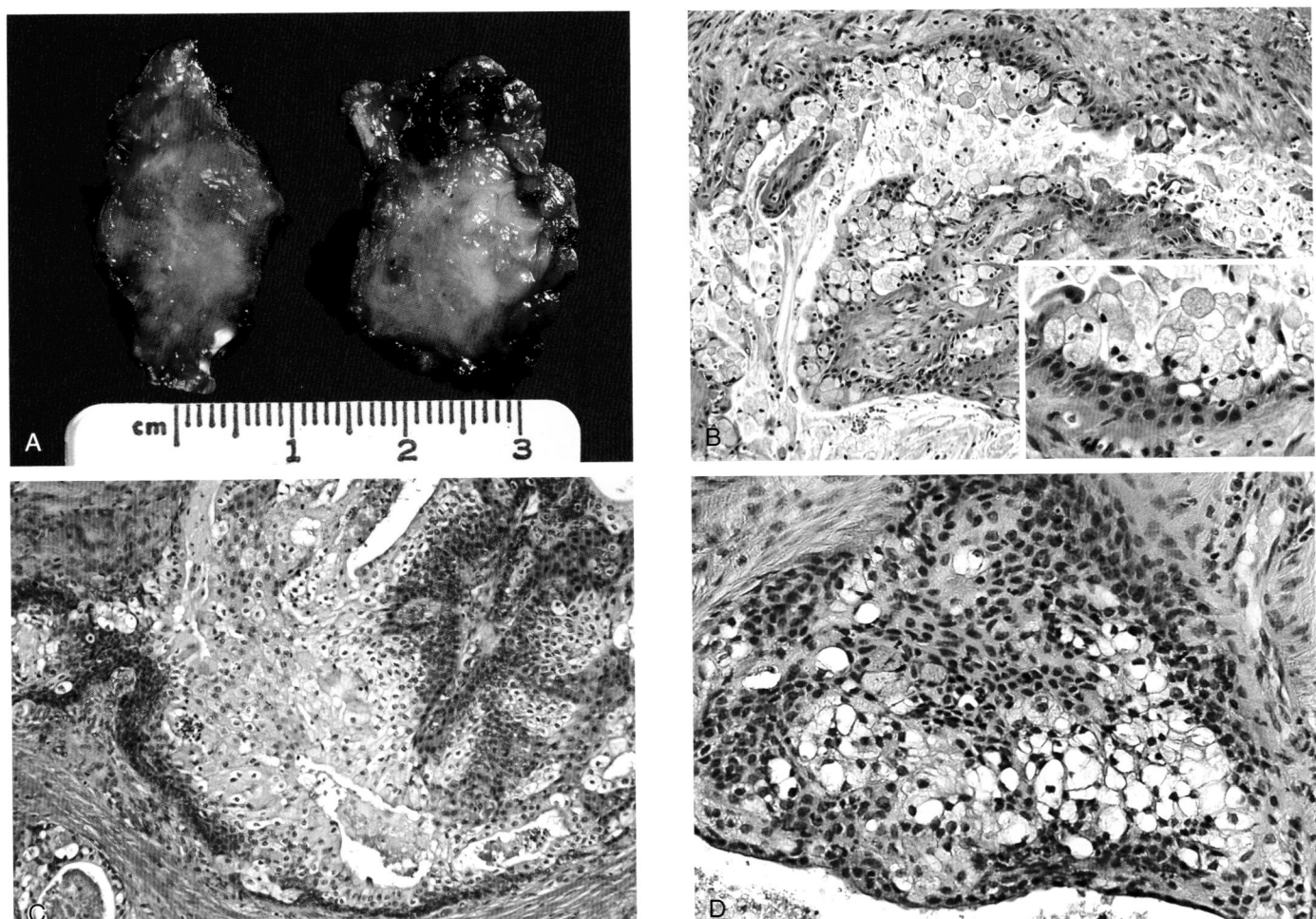

图 3-37　黏液表皮样癌。 A，一个实性、界限不清的肿瘤的大体照片，相当于中等级别的肿瘤。B，低级别黏液表皮样癌，由明显的黏液细胞围绕囊性间隙组成。高倍镜下（插图）显示黏液细胞和其下的中间性细胞。C，特征性的改变包括较小的基底细胞样中间性细胞，较大的嗜酸性上皮样细胞（细胞巢的中心），散在的黏液细胞和囊性间隙。D，高倍镜下显示中间性、上皮样和透明细胞改变。

提要

- 预后取决于临床分期和肿瘤分级
- 偶尔可能伴有其他良性涎腺肿瘤（Warthin 瘤）
- 如果没有完全切除，常常局部复发
- 低级别肿瘤很少转移，而高级别肿瘤可能转移到肺、骨和脑
- 治疗一般采取广泛切除，边缘应为阴性

精选文献

Guzzo M, Andreola S, Sirizzotti G, Cantu G: Mucoepidermoid carcinoma of the salivary glands: Clinicopathologic review of 108 patients treated at the National Cancer Institute of Milan. Ann Surg Oncol 9:688-695, 2002.

Brandwein MS, Ivanov K, Wallace DI, et al: Mucoepidermoid carcinoma: A clinicopathologic study of 80 patients with special reference to histological grading. Am J Surg Pathol 25:835-845, 2001.

Gibbons MD, Manne U, Carroll WR, et al: Molecular differences in mucoepidermoid carcinoma and adenoid cystic carcinoma of the major salivary glands. Laryngoscope 111:1373-1378, 2001.

Auclair PL, Goode RK, Ellis GL: Mucoepidermoid carcinoma of the salivary glands: Evaluation and application of grading criteria in 143 cases. Cancer 69:2021-2030, 1992.

上皮 - 肌上皮癌
Epithelial-Myoepithelial Carcinoma

临床特征

- 罕见的低级别恶性肿瘤
- 占涎腺肿瘤的比例不到 1%
- 最常见于大涎腺，特别是腮腺
- 高峰发病年龄为 51 ~ 60 岁；女性稍微常见
- 患者一般表现为局限性、疼痛性肿块

大体病理学

- 典型者界限清楚，多呈分叶状
- 切面质硬，实性，灰白色
- 偶尔可见出血和坏死
- 一般为 2 ~ 3cm
- 复发性肿瘤常常有不规则的边缘

组织病理学

- 由肌上皮细胞和少数导管细胞组成的双相性肿瘤
  - 肌上皮细胞

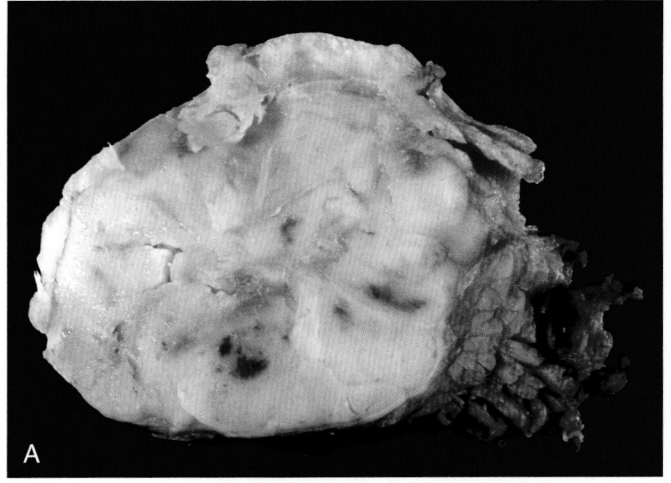

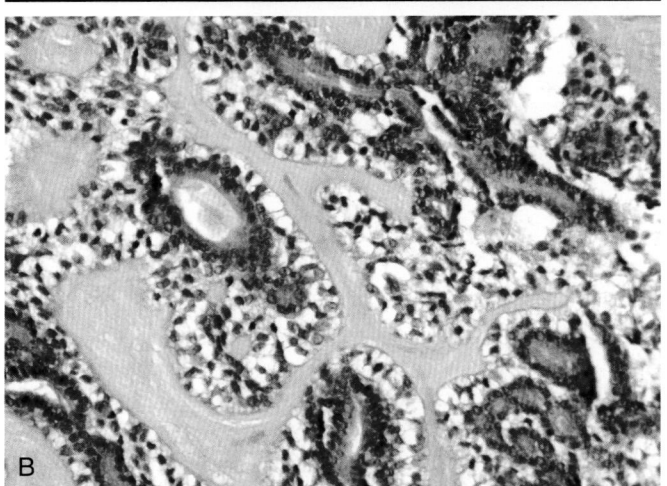

图 3-38　上皮 - 肌上皮癌。A，大体照片显示一个大的、白褐色肿瘤取代的腮腺，伴有局灶性出血。**B**，组织学切片显示巢状导管样结构（位于中心，嗜碱性），周围围绕伴有淡染到透明胞质的肌上皮细胞。

- 相对较大的、多角形到梭形的细胞，伴有透明胞质和偏心位置的细胞核
- 位于周围并包绕导管细胞
  - 导管细胞
- 较小，均匀一致的立方形细胞，伴有嗜酸性胞质和圆形细胞核
- 形成小导管的内衬，含有嗜酸性蛋白性物质
- 细胞学非典型性通常轻微；导管细胞均匀一致；肌上皮细胞可见不同程度的非典型性
- 可能有透明肌上皮细胞，排列成器官样结构、细胞片块或细胞巢；在这类病例，导管细胞可能不明显

- 间质不同，从疏松到黏液样到胶原性到玻璃样变；偶尔肿瘤细胞巢周围可见透明的基底膜样物质
- 肿瘤小叶周围的间质内常常有明显的纤维性条带
- 常常出现不同大小的囊性间隙
- 偶尔有浸润性生长方式或神经周围浸润

特殊染色和免疫组织化学

- 对于诊断并无必要
- 细胞角蛋白：导管细胞呈阳性；肌上皮细胞可能呈阳性
- S-100 蛋白和平滑肌肌动蛋白（SMA）：肌上皮细胞呈阳性；导管细胞呈阴性
- 钙调理蛋白（calponin）和 p63：肌上皮细胞呈阳性

其他诊断技术

- 没有帮助

鉴别诊断

▪ 良性混合瘤（多形性腺瘤）
  - 间叶性成分（不只是黏液性区域）
  - 界限非常清楚，非浸润性
▪ 肌上皮癌
  - 大多数发生在腮腺
  - 没有包膜，多结节性，浸润性
  - 细胞学上常常为良性，细胞形态有差异（梭形、星形、上皮样、浆细胞样）
  - 导管结构不是这种肿瘤的成分
▪ 腺样囊性癌
  - 特征性的导管和小筛状结构
  - 导管细胞常常不明显且较小，细胞核深染，成角
  - 常见浸润性生长方式和神经周围浸润
▪ 多形性低级别腺癌（PLGA）
  - 主要发生在小涎腺
  - 由均匀一致的、良性表现的细胞群组成
  - 浸润性生长，常常为单排细胞浸润
  - 肌上皮细胞成分通常并不明显

提要

- 低级别恶性肿瘤，复发率大约为 30%；复发可以发生在最初诊断许多年之后

- 可以转移到局部淋巴结，偶尔转移到远隔部位；偶尔导致死亡
- 没有发现组织学改变与预后有关

精选文献

Seethala RR, Barnes EL, Hunt JL: Epithelial-myoepithelial carcinoma: A review of the clinicopathologic spectrum and immunophenotypic characteristics in 61 tumors of the salivary glands and upper aerodigestive tract. Am J Surg Pathol 31:44-57, 2007.

Miliauskas JR, Orell SR: Fine-needle aspiration cytological findings in five cases of epithelial-myoepithelial carcinoma of salivary glands. Diagn Cytopathol 28:163-167, 2003.

Lee HM, Kim AR, Lee SH: Epithelial-myoepithelial carcinoma of the nasal cavity. Eur Arch Otorhinolaryngol 257:376-378, 2000.

Batsakis JG, el-Naggar AK, Luna MA: Epithelial-myoepithelial carcinoma of salivary glands. Ann Otol Rhinol Laryngol 101:540-542, 1992.

Simpson RH, Clarke T, Sarsfield PT, Gluckman PG: Epithelial-myoepithelial carcinoma of salivary glands. J Clin Pathol 44:419-423, 1991.

涎腺导管癌　Salivary Duct Carcinoma

临床特征

- 高级别导管癌，形态学上类似于乳腺腺癌
- 大约占恶性涎腺肿瘤的 9%；90% 以上的病例发生在大涎腺
- 年龄分布广泛（22 ~ 91 岁），高峰在 51 ~ 70 岁
- 主要发生在男性
- 表现为迅速增大的肿块；可能有溃疡，并引起面

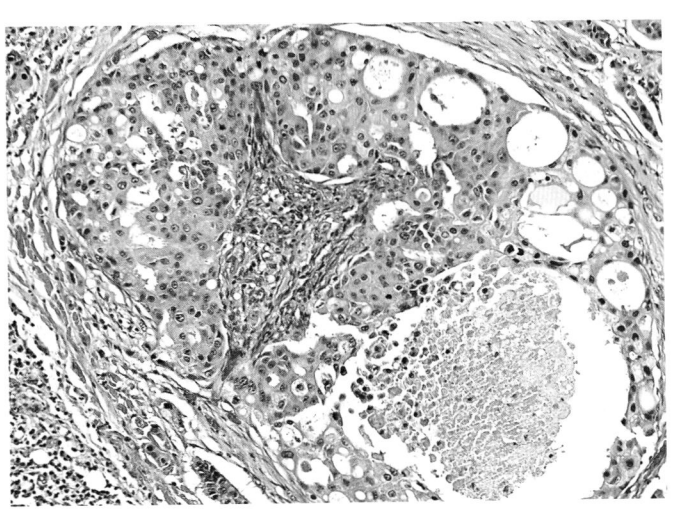

图 3-39　涎腺导管癌。伴有明显核仁的高级别嗜酸性细胞，形成腺体和细胞巢，可见粉刺样坏死。

神经功能障碍

- 可能起源于长期稳定的病变，伴有迅速生长（发生于多形性腺瘤的癌）

大体病理学

- 实性，灰白色，伴有坏死；常见出血

组织病理学

- 特征性的所见是腺体或导管结构，伴有浸润性生长方式；还有各种其他结构，包括实性区域，条索、巢状或小囊性间隙
- 大的导管伴有"罗马桥"结构和粉刺样坏死
- 胞质常呈嗜酸性
- 常见神经周围和血管周围浸润
- 淋巴结转移也很常见

特殊染色和免疫组织化学

- 大多数表达雄激素受体
- 半数病例表达 EGFR
- 少数病例 HER-2 过表达

其他诊断技术

- 没有帮助

鉴别诊断

▌鳞状细胞癌
- 来自皮肤或转移的低分化癌
- 如果出现角化有助于诊断
- 皮肤棘层松解可能类似于导管结构

▌腺癌，非特异性
- 是一种除外诊断；在做出这种诊断之前，肿瘤必须缺乏比较特异的涎腺癌的形态学标准
- 低级别肿瘤，具有轻微的多形性，核分裂象少见

▌转移性腺癌
- 病史和临床评估可以提供重要信息

提要

- 涎腺导管癌是高级别癌，预后不好
- 局部复发，局部和远隔转移常见
- 少数病例可能表达乳腺和前列腺免疫组织化学标记物；临床病史对于与转移癌的鉴别诊断非常重要

精选文献

Williams MD, Roberts D, Blumenschein GR Jr, et al: Differential expression of hormonal and growth factor receptors in salivary duct carcinomas: Biologic significance and potential role in therapeutic stratification of patients. Am J Surg Pathol 31:1645-1652, 2007.

Jaehne M, Roeser K, Jaekel T, et al: Clinical and immunohistologic typing of salivary duct carcinoma: A report of 50 cases. Cancer 103:2526-2533, 2005.

Valeri RM, Hadjileontis C, Skordalaki A, et al: Salivary duct carcinoma of the parotid gland: Report of a rare case with a comparative study of aspiration cytology and histomorphology. Acta Cytolog 49:61-64, 2005.

Dagrada GP, Negri T, Tamborini E, et al: Expression of HER-2/neu gene and protein in salivary duct carcinomas of parotid gland as revealed by fluorescence in-situ hybridization and immunohistochemistry. Histopathology 44:301-302, 2004.

Nasser SM, Faquin WC, Dayal Y: Expression of androgen, estrogen, and progesterone receptors in salivary gland tumors: Frequent expression of androgen receptor in a subset of malignant salivary gland tumors. Am J Clin Pathol 119:801-806, 2003.

Skalova A, Starek, Kucerova V, et al: Salivary duct carcinoma—a highly aggressive salivary gland tumor with HER-2/neu oncoprotein over-expression. Pathol Res Pract 197:621-626, 2001.

发生于混合瘤的癌（发生于多形性腺瘤的癌） Carcinoma Ex Mixed Tumor (Carcinoma Ex Pleomorphic Adenoma)

临床特征

- 10% 以下的良性混合瘤发生恶性变
- 最常见于腮腺（＞75% 的病例）
- 偶尔患者小于 30 岁；较常见于女性
- 许多患者有长期或复发性腮腺肿块，伴有近期迅速生长的病史；一般为无痛性

大体病理学

- 界限不清，常常伴有浸润性边缘
- 切面呈褐灰色，伴有出血、坏死和囊性退变
- 大小各不相同

组织病理学

- 除了恶性癌成分外，诊断需要出现良性混合瘤区域（或为伴随出现，或为从前切除的混合瘤

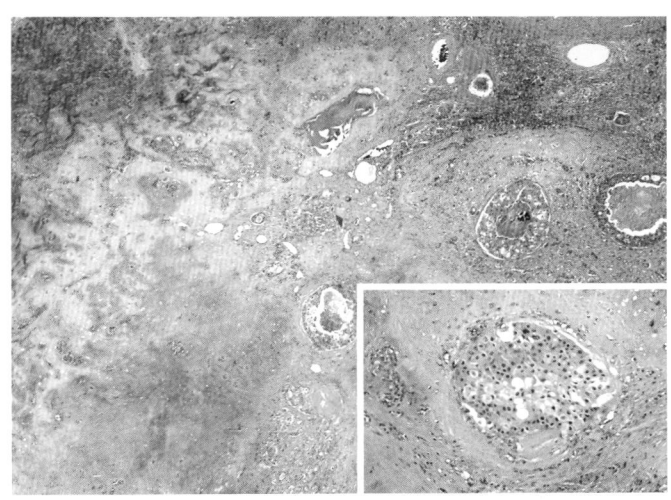

图 3-40　**发生于混合瘤的癌。** 低倍镜下显示一个双相性混合性肿瘤，左侧肿瘤伴有软骨样基质，右侧为癌。高级别导管癌，伴有嗜酸性胞质和腺体间隙（插图）。

复发）

- 上皮成分为恶性；最常见的是非特异性腺癌和涎腺导管癌（如未分化癌、多形性低级别腺癌、上皮肌上皮癌）
- 恶性成分常常浸润包膜并扩散到邻近软组织；肿瘤可能为局灶性的，没有包膜受累（诊断为包膜内癌、原位癌或发生于混合瘤的非浸润性癌）
- 高级别的细胞学特征；常见神经周围和血管浸润
- 坏死和出血常见，较常见于高级别的肿瘤

特殊染色和免疫组织化学

- 取决于出现的涎腺癌的类型；见具体疾病项下

其他诊断技术

- 没有帮助

鉴别诊断

▌ 涎腺导管癌

- 病史和肿瘤充分取材可以确定良性混合瘤成分

▌ 癌肉瘤

- 上皮和异源性间叶两种恶性成分

提要

- 局部复发代表预后不良，常见于远隔转移（肺、骨、脑、肝）之前
- 在包膜内癌、原位癌或发生于混合瘤的非浸润性

癌病例，肿瘤完全切除后的预后与良性混合瘤的预后相同

精选文献

Felix A, Rosa-Santos J, Mendonca ME, et al: Intracapsular carcinoma ex pleomorphic adenoma: Report of a case with unusual metastatic behaviour. Oral Oncol 38:107-110, 2002.

Lewis JE, Olsen KD, Sebo TJ: Carcinoma ex pleomorphic adenoma: Pathologic analysis of 73 cases. Hum Pathol 32:596-604, 2001.

El-Naggar AK, Callender D, Coombes MM, et al: Molecular genetic alterations in carcinoma ex-pleomorphic adenoma: A putative progression model? Genes Chromosomes Cancer 27:162-168, 2000.

Duck SW, McConnel FM: Malignant degeneration of pleomorphic adenoma—clinical implications. Am J Otolaryngol 14:175-178, 1993.

LiVolsi VA, Perzin KH: Malignant mixed tumors arising in salivary glands. I. Carcinomas in benign mixed tumors. A clinicopathologic study. Cancer 39:2209-2230, 1977.

癌肉瘤　Carcinosarcoma

临床特征

- 罕见
- 真正的恶性混合瘤，具有癌和肉瘤两种成分
- 最常发生在腮腺
- 大多数患者年龄超过 50 岁
- 患者通常表现为腮腺肿块相对快速的生长，伴有疼痛，面神经麻痹和皮肤溃疡形成

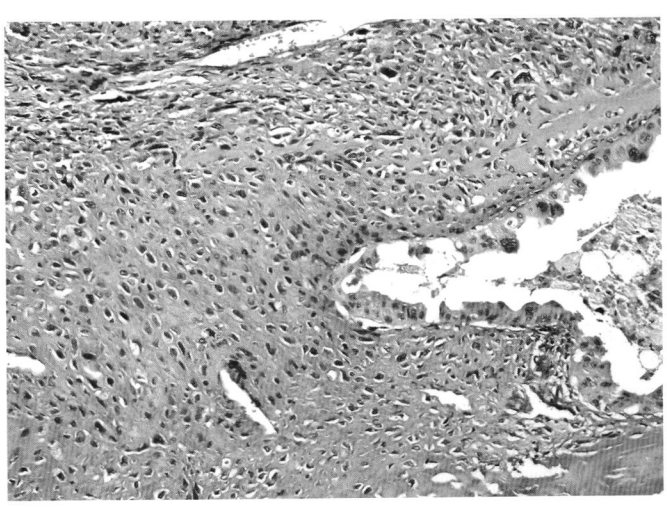

图 3-41　**癌肉瘤。** 高倍镜下显示肿瘤是由多形性上皮细胞和恶性间叶成分（骨样分化）组成的。

大体病理学

- 肿瘤常常较大；通常 > 3cm
- 没有包膜，切面呈实性、灰褐色
- 常常有坏死、出血和钙化的区域

组织病理学

- 由癌和肉瘤成分组成；通常以肉瘤成分为主，主要为软骨肉瘤，骨肉瘤、纤维肉瘤、恶性纤维组织细胞瘤和脂肪肉瘤也有报道
- 最常见的癌成分是高级别导管腺癌，但鳞状细胞癌、未分化癌和其他涎腺癌也有报道
- 肉瘤和癌的成分通常混合存在，但可能是截然分开的

特殊染色和免疫组织化学

- 癌的成分细胞角蛋白、EMA 染色常呈阳性，S-100 蛋白染色也常常呈阳性

其他诊断技术

- 没有帮助

鉴别诊断

- 肉瘤样癌（梭形细胞癌）
  - 两种成分均出现细胞角蛋白阳性支持这种诊断
  - 梭形和上皮成分均为癌（来自上皮）
- 涎腺肉瘤
  - 软骨肉瘤多半是癌肉瘤的一种成分而不是单纯的软骨肉瘤
  - 缺乏独特的癌的成分
  - 细胞角蛋白染色一般呈阴性
- 滑膜肉瘤
  - 罕见的涎腺肿瘤
  - 由成束的、均一的梭形细胞和上皮样细胞混合组成的双相性肿瘤，常常出现局灶性腺体结构
  - 细胞学非典型性不明显
  - 免疫染色一般没有帮助，因为这两种肿瘤均显示不同程度的细胞角蛋白和波形蛋白阳性

提要

- 转移和复发可能是由癌和肉瘤两种成分或仅由肉瘤成分组成

- 高级别的侵袭性肿瘤倾向于血行播散而不是淋巴管播散
- 最常见的转移部位是肺

精选文献

Kwon MY, Gu M: True malignant mixed tumor (carcinosarcoma) of parotid gland with unusual mesenchymal component: A case report and review of the literature. Arch Pathol Lab Med 125:812-815, 2001.

Bleiweiss IJ, Huvos AG, Lara J, Strong EW: Carcinosarcoma of the submandibular gland. Immunohistochemical findings. Cancer 69:2031-2035, 1992.

Toynton SC, Wilkins MJ, Cook HT, Stafford ND: True malignant mixed tumor of a minor salivary gland. J Laryngol Otol 108:76-79, 1994.

未分化神经内分泌（小细胞）癌 Undifferentiated Neuroendocrine (Small Cell) Carcinoma

临床特征

- 罕见的肿瘤（占所有涎腺肿瘤的比例不到 1%）
- 可累及头颈部，包括涎腺、鼻腔、下咽、喉和气管
- 涎腺内的肿瘤最常见于腮腺
- 高峰发病年龄在 41 ~ 70 岁；男性更多见
- 表现为迅速生长的疼痛性肿块；就诊时患者常常有颈淋巴结肿大

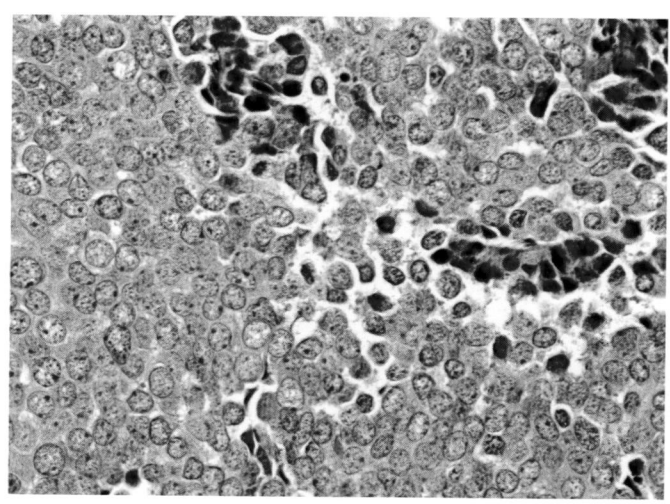

图 3-42　未分化神经内分泌癌。 未分化肿瘤细胞的高倍观，胞质稀少，核染色质不同。

大体病理学

- 境界不清，伴有浸润性边缘
- 常常为多分叶状，切面呈实性、灰褐色

组织病理学

- 浸润性生长方式，蔓延到邻近的涎腺和软组织
- 小而均一的、深染的细胞构成实性片块、细胞巢或条索状结构，核仁小到不明显，染色质呈细颗粒状；典型者核变形，并有明显的挤压人工假象
- 核分裂象多见，常有肿瘤坏死
- 玻璃样变的纤维性间质围绕肿瘤细胞巢或细胞片块
- 有些肿瘤有局灶性导管分化或部分形成腺体间隙
- 常常出现血管浸润

特殊染色和免疫组织化学

- 细胞角蛋白呈阳性（特征性的核周染色表现）
- 突触素、嗜铬素和神经元特异性烯醇化酶（NSE）染色呈阳性
- 波形蛋白偶尔呈阳性
- S-100 蛋白和 HMB-45 呈阴性

其他诊断技术

- 没有帮助

鉴别诊断

- 腺样囊性癌（实性亚型）
  - 小细胞构成的实性细胞巢或细胞片块，核深染，核分裂象常见
  - 缺乏变形的细胞核
  - 突触素、嗜铬素和 NSE 呈阴性
- 非 Hodgkin 淋巴瘤
  - 实性生长方式；不形成细胞巢或条索
  - 常常围绕正常涎腺导管和腺泡浸润
  - LCA 呈阳性
  - 细胞角蛋白呈阴性
- 转移性神经内分泌癌
  - 病史很重要
  - 肺小细胞癌 TTF-1 通常呈阳性（非特异性）
  - Merkel 细胞癌可以转移到腮腺周围淋巴结；CK20 呈点状阳性，TTF-1 呈阴性

提要

- 高级别的恶性肿瘤
- 总的说来，预后比肺小细胞癌好
- 5 年生存率 < 50%
- 主要采取手术切除治疗，随后放疗或化疗；常常进行颈部清扫，特别是对临床上淋巴结阳性的病例

精选文献

Nagao T: Small cell carcinoma. In Barnes L, Eveson JW, Reichart P, Sidransky D (eds): World Health Organization Classification of Tumours: Pathology and Genetics: Head and Neck Tumours. Lyon, IARC Press, 2005, pp 247-248.

Cameron WR, Johansson L, Tennvall J: Small cell carcinoma of the parotid: Fine needle aspiration and immunohistochemical findings in a case. Acta Cytol 34:837-841, 1990.

Gnepp DR, Wick MR: Small cell carcinoma of the major salivary glands: An immunohistochemical study. Cancer 66:185-192, 1990.

淋巴上皮癌
Lymphoepithelial Carcinoma

临床特征

- 也称为恶性淋巴上皮病变（malignant lymphoepithelial lesion）或伴有淋巴细胞间质的未分化癌（undifferentiated carcinoma with lymphoid stroma）
- 罕见的肿瘤，占涎腺肿瘤的比例不到 1%
- 明显好发于爱斯基摩人和北极圈的居民
- 年龄分布广泛，女性略多发
- 大多数发生在腮腺（> 75% 的病例）
- 可以伴随或发生于良性淋巴上皮病变之后
- 同鼻咽部淋巴上皮癌一样，也与 EB 病毒有关
- 通常表现为疼痛性肿块；患者可能有面神经麻痹
- 就诊时常常有颈淋巴结转移

大体病理学

- 浸润性边缘，累及邻近的涎腺和软组织
- 分叶状，质硬，切面呈实性、褐色

组织病理学

- 伴有明显淋巴细胞间质的未分化癌，常有生发中心

- 上皮成分
  - 不规则的恶性上皮细胞巢，细胞为圆形到多角形到略呈梭形，具有大的非典型性空泡状细胞核，有一个到多个明显的核仁，胞质嗜酸性，细胞边界不清
  - 上皮成分可为小巢状、合体细胞积聚、条索状或小梁状，或表现为孤立的细胞
  - 核分裂象通常较多，但不一定
- 淋巴成分
  - 周围的淋巴间质常常致密并由均匀一致的小淋巴细胞混合浆细胞和组织细胞组成
  - 一般有完整的生发中心
- 偶尔为伴有淋巴细胞间质的良性上皮 - 肌上皮细胞岛与恶性成分混合存在
- 组织学上涎腺与鼻咽部淋巴上皮癌非常相似

特殊染色和免疫组织化学

- 细胞角蛋白：上皮细胞呈阳性
- LCA：突显淋巴成分

其他诊断技术

- 在恶性上皮细胞中通过原位杂交可以发现 EB 病毒基因组；血清抗 EB 病毒质粒抗原的 IgA 或抗 EB 病毒核抗原的 IgG 水平升高

鉴别诊断

- 恶性无黑色素性黑色素瘤

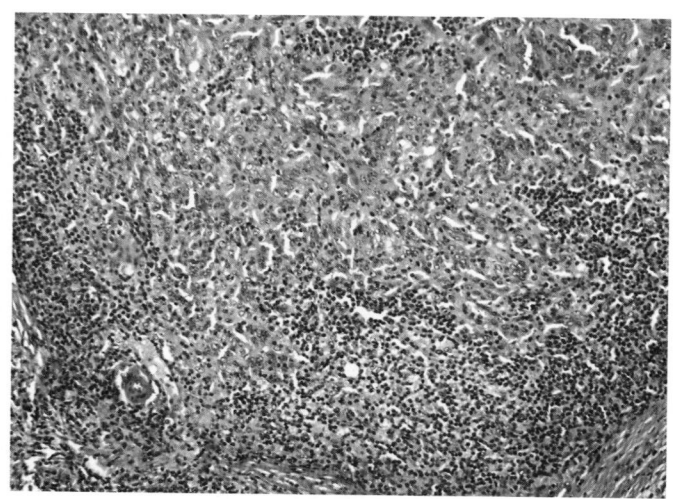

图 3-43　淋巴上皮癌。 高倍镜下显示的低分化癌（大细胞，上半部分），周围是均匀一致的小淋巴细胞。

- 一般缺乏致密的淋巴细胞间质和生发中心
- S-100 蛋白和 HMB-45 呈阳性
- 细胞角蛋白呈阴性
- 大细胞淋巴瘤
  - 淋巴细胞标记物呈阳性
- 良性淋巴上皮病变
  - 界限清楚的肿块，邻近组织没有浸润
  - 上皮成分是由良性细胞组成的，核分裂象少见
  - 淋巴成分表现相似
- 大细胞未分化癌
  - 淋巴上皮癌恶性成分的细胞学特征类似于大细胞未分化癌
  - 缺乏淋巴细胞间质
- 转移性鼻咽淋巴上皮癌
  - 根据组织学，免疫组织化学和电子显微镜检查不能可靠地将两者区分开来
  - 重要的是要有详细的临床病史并进行仔细的检查
  - 腮腺是鼻咽淋巴上皮癌少见的转移部位

提要

- 认为是未分化癌，但总的预后比大细胞未分化癌好
- 提示预后不好的因素是核分裂象多、间变和坏死
- 最重要的预后因素是临床分期
- 治疗一般采取手术切除结合放射治疗

精选文献

Bialas M, Sinczak A, Choinska-Stefanska A, Zygulska A: EBV-positive lymphoepithelial carcinoma of salivary gland in a woman of a non-endemic area: A case report. Pol J Pathol 53:235-238, 2002.

Leung SY, Chung LP, Yuen ST, et al: Lymphoepithelial carcinoma of the salivary gland: In situ detection of Epstein-Barr virus. J Clin Pathol 48:1022-1027, 1995.

Albeck H, Nielson NH, Hansen HE: Epidemiology of nasopharyngeal and salivary gland carcinoma in Greenland. Arctic Med Res 51:189-195, 1992.

Hamilton-Dutoit SJ, Therkildsen MH, Nielsen NH, et al: Undifferentiated carcinoma of the salivary gland in Greenlandic Eskimos: Demonstration of Epstein-Barr virus DNA by in situ nucleic acid hybridization. Hum Pathol 22:811-815, 1991.

Nagao K, Matsuzaki O, Saiga H: A histopathologic study of benign and malignant lymphoepithelial lesions of the parotid gland. Cancer 52:1044-1052, 1983.

淋巴瘤　Lymphoma

临床特征

- 可以为原发性的，也可以为继发性的；如果患者有多个部位受累的不连续的病变，则认为是继发性的
- 可以为淋巴结或结外病变，因为腮腺实质内含有淋巴结
- 常见的涎腺肿瘤；许多研究显示，淋巴瘤是累及这个部位的第四或第五最常见的肿瘤；典型者累及腮腺
- 大多数淋巴瘤为非 Hodgkin 淋巴瘤；Hodgkin 病很少累及涎腺
- 自身免疫性疾病患者发生淋巴瘤的危险性增加，特别是 Sjögren 综合征患者
- 大多数大涎腺淋巴瘤为原发性淋巴瘤
- 较常见于女性，特别是伴有自身免疫性疾病的患者
- 在伴有涎腺淋巴瘤的年轻男性，应除外 HIV 感染

大体病理学

- 质硬的实性肿块，切面呈褐色，均匀一致
- 可能显示浸润性边缘，伴有周围组织浸润

组织病理学

- 大多数淋巴瘤为 B 细胞型非 Hodgkin 淋巴瘤
- 致密的淋巴细胞浸润并围绕正常涎腺导管和腺泡生长，导致正常涎腺结构破坏
- 最常见的淋巴瘤包括滤泡性小核裂细胞淋巴瘤、滤泡性混合性淋巴瘤和弥漫性大细胞淋巴瘤
- 肿瘤常常浸润周围软组织
- 可见常见于慢性淋巴细胞性淋巴瘤的浆细胞样淋巴细胞，可能出现 Dutcher 小体（由免疫球蛋白组成的核内包涵体）
- 常见挤压造成的显著的人工假象
- MALT 淋巴瘤显示特征性的上皮 - 肌上皮岛，混合有小到中等大小的淋巴细胞和单核细胞样 B 细胞
- Hodgkin 淋巴瘤通常局限于涎腺实质的淋巴组织内；最常见的组织学类型是结节硬化性和淋巴细胞为主型
- 涎腺非 MALT、非 Hodgkin 淋巴瘤的预后与淋巴结对应病变的预后相似

特殊染色和免疫组织化学

- LCA（CD45）呈阳性
- 大多数涎腺淋巴瘤为 B 细胞型淋巴瘤，因此广谱 B 细胞标记物呈阳性
- 细胞角蛋白：MALT 淋巴瘤的上皮 - 肌上皮岛呈阳性
- 特殊类型的淋巴瘤的免疫组织化学染色见第 14 章

其他诊断技术

- 参见第 14 章特殊诊断技术

鉴别诊断

❚ 涎腺炎
- 由淋巴细胞和浆细胞组成的混合性炎症性浸润，偶见中性粒细胞
- 有时可见生发中心形成
- 免疫组织化学染色显示混合性 T 细胞和 B 细胞群；常常以 T 细胞为主

❚ HIV 相关性淋巴结肿大
- 常常为非典型性淋巴细胞浸润，可能有显著的滤泡增生；生发中心一般可见含有可染小体的巨噬细胞
- 在增生的淋巴组织内常常可见内衬鳞状上皮的囊

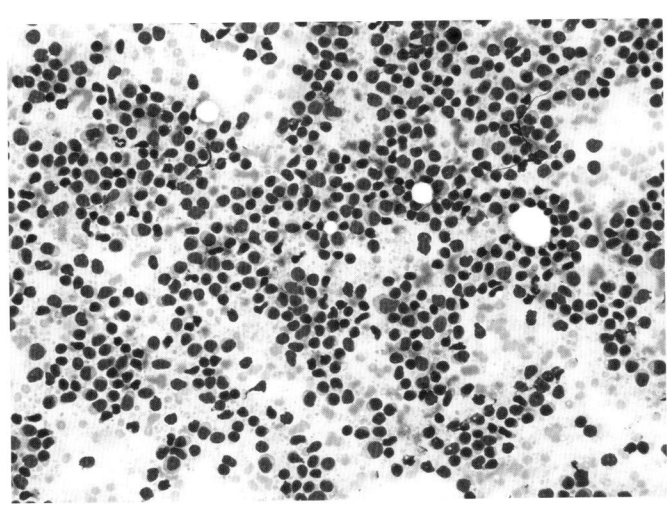

图 3-44　腮腺结外边缘带 B 细胞淋巴瘤。细针抽吸活检显示松散的淋巴细胞，具有 MALT 淋巴瘤的免疫表型。

肿和小的上皮细胞巢

- 常常为双侧性
- MALT 型涎腺淋巴瘤为低级别的、惰性淋巴瘤；它们可能会转化为侵袭性更高的大细胞淋巴瘤
- 涎腺 Hodgkin 病罕见，但较常发生于腮腺；男性更多发，伴有双峰的年龄分布

提要

- 细针抽吸活检结合形态学和流式细胞分析可以用于诊断
- 涎腺淋巴瘤可能累及腮腺内淋巴结或腮腺实质
- 自身免疫性疾病（Sjögren 综合征）患者发生淋巴瘤的危险性较高

精选文献

Chan ACL, Chan JKC, Abbondanzo SL: Haematolymphoid tumours. In Barnes EL, Eveson JW, Reichart P, Sidransky D (eds): World Health Organization Classification of Tumours: Pathology and Genetics: Head and Neck Tumours. Lyon, IARC Press, 2005, pp 277-280.

Masaki Y, Sugai S: Lymphoproliferative disorders in Sjögren's syndrome. Autoimmun Rev 3:175-182, 2004.

Royer B, Cazals-Hatem D, Sibilia J, et al: Lymphomas in patients with Sjögren's syndrome are marginal zone B-cell neoplasms, arise in diverse extranodal sites, and are not associated with viruses. Blood 90:766-767, 1997.

Ioachim HL, Ryan JR, Blaugrund SM: Salivary gland lymph nodes. The site of lymphadenopathies and lymphomas associated with human immunodeficiency virus infection. Arch Pathol Lab Med 112:1224-1228, 1988.

涎腺转移性肿瘤　Tumors Metastasizing to the Salivary Glands

临床特征

- 涎腺转移性肿瘤大多数见于腮腺内或颌下淋巴结内
- 可能类似于涎腺原发性肿瘤
- 最常见的转移性肿瘤是头颈部或皮肤的鳞状细胞癌、恶性黑色素瘤或来自肺、肾和乳腺的癌；少数来自前列腺和胃肠道

大体病理学

- 取决于原发性肿瘤
- 转移性恶性黑色素瘤可有色素沉着

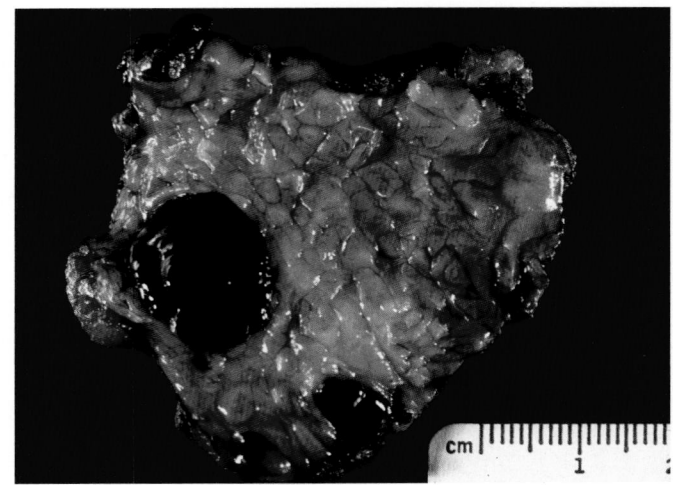

图 3-45　腮腺转移性肿瘤（黑色素瘤）。 大体检查发现，腮腺内淋巴结有色素沉着性结节，相当于转移性黑色素瘤。

组织病理学

- 组织病理学特征类似于原发性肿瘤

特殊染色和免疫组织化学

- 一系列上皮性、黑色素细胞性和神经内分泌标记物

其他诊断技术

- 没有帮助

鉴别诊断

- 取决于细胞类型和生长方式

提要

- 病史很重要
- 具有原发性肿瘤的特有特征，有助于考虑为转移性肿瘤
- 这个部位的鳞状细胞癌大多数是由皮肤转移而来

精选文献

Hrebinko R, Taylor SR, Bahnson RR: Carcinoma of prostate metastatic to parotid gland. Urology 41:272-273, 1993.

Seifert G, Hennings K, Caselitz J: Metastatic tumors to the parotid and submandibular glands: Analysis and differential diagnosis of 108 cases. Pathol Res Pract 181:684-692, 1986.

副鼻窦和鼻咽部 Paranasal Sinuses and Nasopharynx

- 见表 3-1 和表 3-2

急性和慢性鼻窦炎 Acute and Chronic Sinusitis

临床特征

- 常见，发生于 20% 的人群
- 化脓性和非化脓性
- 最常累及上颌窦
- 急性鼻窦炎可能是由病毒感染引起的
- 慢性鼻窦炎为继发于真菌或细菌感染

大体病理学

- 水肿性、红色到灰色的软组织

组织病理学

- 呼吸道黏膜伴有混合性炎症浸润、水肿、腺体增生、基底膜增厚和鳞状化生
- 可能出现嗜酸性粒细胞
- 其下的骨质可能显示变形和增厚

特殊染色和免疫组织化学

- 应进行 GMS 和 PAS 染色以除外真菌感染

其他诊断技术

- 没有帮助

鉴别诊断

- 过敏性真菌性鼻窦炎（非浸润性）
  - 最常见于 21 ~ 70 岁的患者；男女发病相等
  - 浓稠的、油灰样分泌物
  - 嗜酸性黏液池伴有大量的嗜酸性粒细胞（层状分泌物）
  - 常常出现 Charcot-Leyden 结晶
  - 培养发现真菌菌丝，不伴有组织（曲霉菌属、弯孢霉属和其他种类）物种形成
- 浸润性真菌性鼻窦炎
  - 通常与糖尿病或免疫损害有关
  - 迅速播散；治疗采取手术清创
  - 真菌浸润血管并引起血栓形成和坏死
  - 粗大而扭曲的带样无隔菌丝（接合菌病，zygomycosis）
- 肌小球体病（myospherulosis）
  - 医源性疾病，由于应用油质软膏敷料填充鼻孔所致
  - 其特征为大的腔隙（假囊肿），含有棕色小球，是变性的红细胞被薄膜包绕而成
- 鼻硬结病（rhinoscleroma）
  - 伴有大的空泡状巨噬细胞（Mikulicz 细胞）的淋

表 3-1　用于未分化的鼻窦和颅底肿瘤的鉴别诊断的免疫组织化学标记物

标记物	嗅神经母细胞瘤	Ewing 肉瘤 /PNET	横纹肌肉瘤	淋巴瘤	神经内分泌癌	黑色素瘤
角蛋白	一，局灶阳性	一	一，罕见阳性	一	+	罕见阳性
突触素、嗜铬素	+++	+	一		+++	罕见阳性
HMB-45	一	一	一		++	+++
CD99	一	+++	+ / 一		一	一
结蛋白	一	一	+++		一	一
肌红蛋白 /MyoD1	一	一	+++		一	一
S-100	局灶阳性	一	一	一	局灶阳性	++
CD45	一	一	一	+++	一	一

PNET，外周神经外胚层瘤。

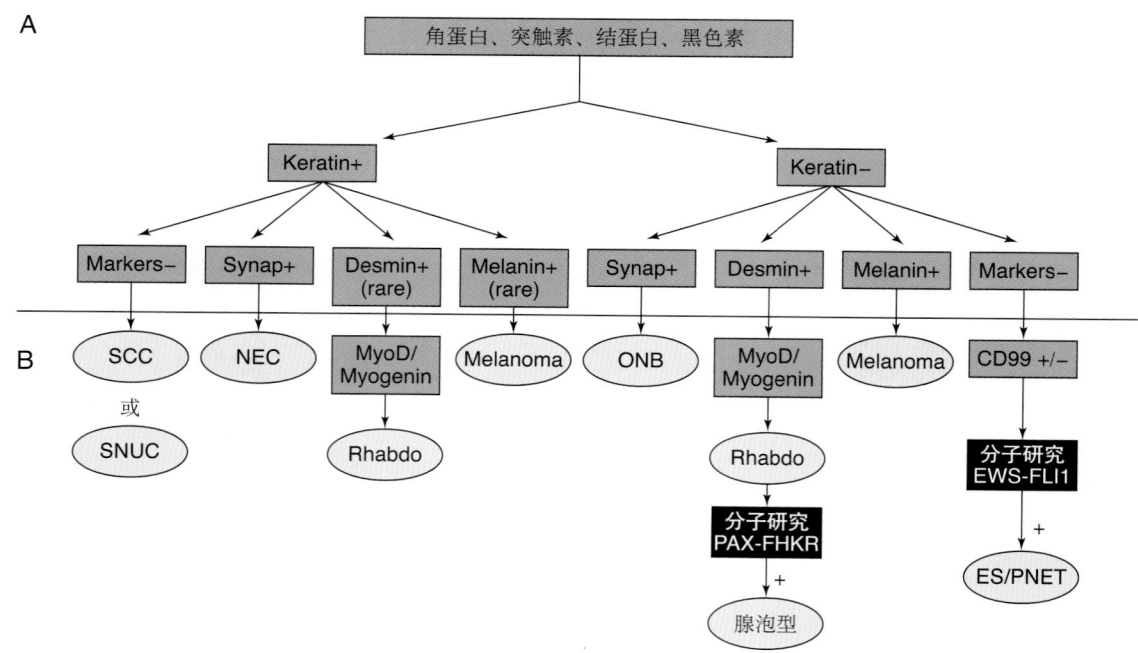

图 3-46 未分化的颅底肿瘤的免疫组织化学评估的诊断方法。 首选的一组抗体（A）角蛋白（Keratin）、突触素（Synap）、结蛋白 (Desmin) 和黑色素标记物（Markers）可以用于大多数肿瘤的分类。另外一组（B）包括证实诊断的辅助性标记物和各种分子研究，myoD 或肌形成蛋白用于横纹肌肉瘤（Rhabdo），PAX-FKHR 用于腺泡状横纹肌肉瘤，CD99、EWS/FLI1 用于 Ewing 肉瘤 /PNET（ES/PNET）。NEC，神经内分泌癌；ONB，嗅神经母细胞瘤；SCC，鳞状细胞癌；SNUC，鼻窦未分化癌；Myogenin，肌形成蛋白；Melanoma，黑色素瘤。

表 3-2 鼻窦和鼻咽梭形细胞病变的临床病理学比较

	鼻咽血管纤维瘤	血管周细胞瘤	分叶状毛细血管瘤	孤立性纤维瘤	Kaposi 肉瘤
年龄	15 ~ 25 岁	最常见于 50 ~ 60 岁	任何年龄；男 10 多岁；女 30 多岁	分布广泛，30 ~ 60 岁	HIV 阴性老年人，HIV 阳性 31 ~ 40 岁
性别	男	男女均可	男女均可	男女均可	男性远远多于女性
部位	鼻咽	鼻窦、鼻腔	鼻中隔多于其他部位	任何部位	皮肤、黏膜
症状	鼻出血	充血、鼻出血	充血、鼻出血	充血、鼻出血	无症状
组织学	星形细胞间质	梭形、上皮样细胞增生	分叶状结构	细胞多少不一，梭形细胞，条索状胶原	梭形细胞，外渗的红细胞
血管结构	杂乱排列的血管	薄、裂隙样、不规则的分枝状血管	毛细血管增生	不规则的分枝状血管	不规则的成角的血管
免疫组织化学	血管 CD34 呈阳性，血管周围 SMA 部分呈阳性	SMA 呈阳性	血管 CD34 呈阳性	间质细胞 CD34 呈阳性	CD31 呈阳性、HHV-8 呈阳性

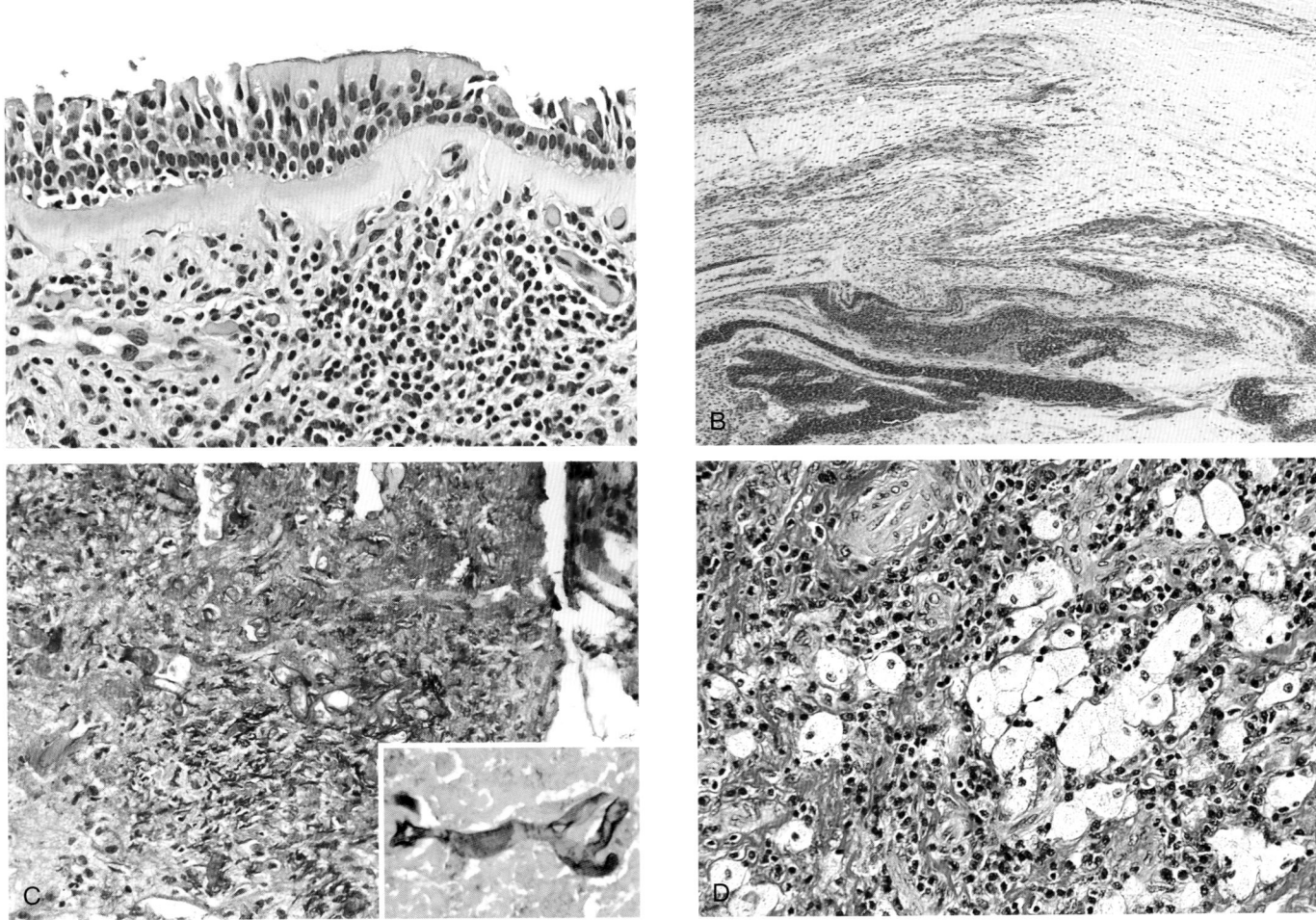

图 3-47　A，**慢性鼻窦炎**。呼吸道上皮下方基底膜增厚，黏膜下充满慢性炎症细胞。B，**过敏性真菌性鼻窦炎**。浓稠的分泌物显示黏液分层和炎症细胞，为一种特征性的"潮波性"所见。C，**浸润性真菌性鼻窦炎**。可见明显的组织坏死和炎症，伴有菌丝。Gomori 六胺银染色显示真菌壁（插图）。D，**鼻硬结病**。充满微生物的大的空泡状组织细胞（Mikulicz 细胞）。

巴浆细胞性炎症，可能呈息肉状

- 由克雷白杆菌属引起；Warthin-Starry 染色可以发现
- 为中美洲、印度和其他一些国家的地方性流行病

提要

- 累及上颌窦的慢性鼻窦炎的并发症是黏液囊肿（假囊肿），有可能引起骨质破坏，临床上可能误诊为恶性病变
- 如果怀疑微生物致病，需要培养确定类型

精选文献

Polzehl D, Moeller P, Riechelmann H, Perner S: Distinct features of chronic rhinosinusitis with and without nasal polyps. Allergy 61:1275-1279, 2006.

Taxy JB: Paranasal fungal sinusitis: Contributions of histopathology to diagnosis. A report of 60 cases and literature review. Am J Surg Pathol 30:713-720, 2006.

Granville L, Chirala M, Cernoch P, et al: Fungal sinusitis: Histologic spectrum and correlation with culture. Hum Pathol 35:474-481, 2004.

Batsakis JG, El-Naggar AK: Rhinoscleroma and rhinosporidiosis. Ann Otol Rhinol Laryngol 101:879-882, 1992.

鼻息肉　Nasal Polyp

临床特征

- 间质和上皮增生，发病机制不明
- 通常为双侧性和多发性

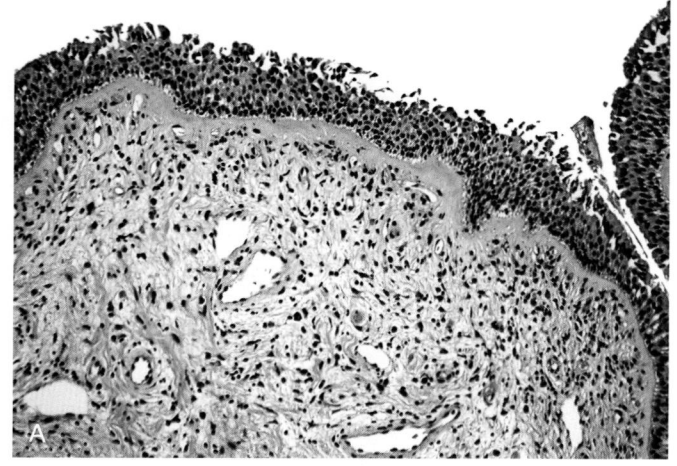

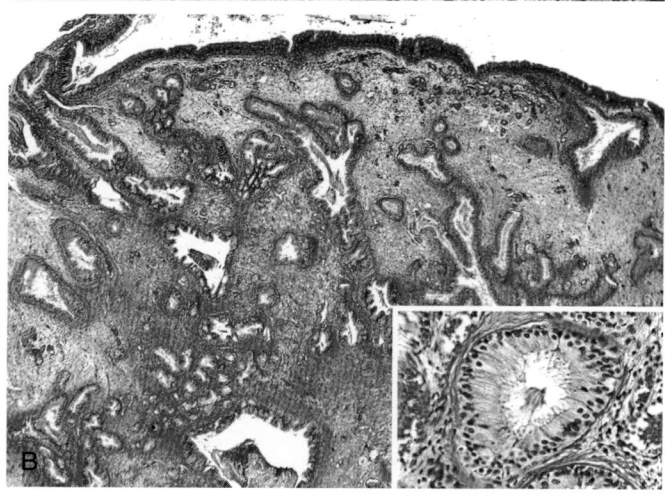

图 3-48　A，鼻息肉，炎症性。间质水肿，混合有炎症细胞，血管结构增加。**B，呼吸道上皮腺瘤样错构瘤。**低倍镜下显示息肉样肿块，间质内有明显的腺体。高倍镜下（插图）腺体为两层结构，内衬纤毛上皮，周围为明显的基底膜。

- 20 岁以下少见；发生在 10% ~ 20% 的伴有囊性纤维化的儿童
- 病因学因素为炎症、过敏和黏液黏稠病（mucoviscidosis）（囊性纤维化）
- 也可以发展为黏多糖贮积症（mucopolysaccharidosis）（Hurler 综合征）的一部分
- 发生于副鼻窦的鼻后孔息肉在形态学上类似
- 局部复发常见

大体病理学

- 大小不同，质软，鱼肉样、灰粉色的息肉样肿块
- 切面常常呈半透明状和水肿状

- 可能充满整个鼻腔并蔓延到鼻窦

组织病理学

- 疏松的黏液样间质和内衬呼吸道上皮的浆液黏液腺，偶尔伴有灶状鳞状化生
- 基底膜增厚，黏膜下玻璃样变性
- 混合性急性和慢性炎症细胞浸润，包括嗜酸性粒细胞；如果嗜酸性粒细胞明显，称为过敏性息肉（allergic polyp）
- 扩张的血管成分可能显示假血管瘤性表现
- 可能出现纤维化

特殊染色和免疫组织化学

- 没有帮助

其他诊断技术

- 没有帮助

鉴别诊断

▌ 呼吸道上皮腺瘤样错构瘤（respiratory epithelial adenomatoid hamartoma, REAH）
- REAH 常常为息肉样肿块
- 由良性假复层纤毛上皮组成的腺体增加，腺体周围基底膜增厚，并被间质分开
- 腺体和导管常常与表面相通
- 罕见；男性多于女性，发生在 51 ~ 60 岁的患者
- 与乳头状瘤和腺癌不同

▌ 鼻孢子虫病（rhinosporidiosis）
- 鼻孢子虫病为鼻腔的增生性息肉样病变
- 有许多直径可达 300μm 的球形孢囊，内含许多西伯鼻孢子虫的内生孢子（2 ~ 9μm），银染色、PAS 染色和黏液卡红染色可以显示
- 明显的淋巴浆细胞浸润

▌ 神经胶质异位（glial heterotopia）
- 神经胶质异位是先天性畸形，与中枢神经系统没有关系
- 鼻内（30%）或鼻外（60%）表现
- 有成熟神经胶质成分和纤维化
- 星形细胞可能出现原浆性星形细胞改变
- 脑膨出与中枢神经系统有关系，并且可能显露出脑膜

▌ 横纹肌肉瘤

- 细胞通常比较丰富，伴有小的原始细胞
- 葡萄状肉瘤可能呈息肉状
- 非典型性梭形细胞；结蛋白、肌形成蛋白和 MyoD1 免疫染色呈阳性

▌血管纤维瘤
- 几乎完全见于 10 ~ 25 岁的男性
- 发生在鼻咽部
- 不同大小的小的薄壁血管杂乱排列
- 间质常常为胶原性，伴有星形成纤维细胞

提要
- 临床上的"息肉"表现可能代表其他病理学诊断
- 嗜酸性粒细胞的出现并不局限于过敏性息肉

精选文献
Mortuaire G, Pasquesoone X, Leroy X, Chevalier D: Respiratory epithelial adenomatoid hamartomas of the sinonasal tract. Eur Arch Otorhinolaryngol 264:451-453, 2007.

Garavello W, Gaini RM: Histopathology of routine nasal polypectomy specimens: A review of 2,147 cases. Laryngoscope 115:1866-1868, 2005.

Barnes L: Schneiderian papillomas and nonsalivary glandular neoplasms of the head and neck. Mod Pathol 15:279-297, 2002.

Graeme-Cook F, Pilch BZ: Hamartomas of the nose and nasopharynx. Head Neck 14:321-327, 1992.

鼻咽血管纤维瘤
Nasopharyngeal Angiofibroma

临床特征
- 几乎完全发生在 6 ~ 29 岁之间的男性（高峰在 15 岁）
- 发生于鼻咽或后鼻腔的后外侧壁或顶部的纤维血管性间质
- 患者一般表现为鼻塞和鼻出血
- 局部侵袭性病变，可能蔓延到鼻窦或颅底

大体病理学
- 界限清楚、没有包膜的息肉样肿块
- 切面呈灰褐色，纤维性，可能显示来自血管的海绵状成分

组织病理学
- 常常为薄壁的、内衬内皮细胞的、不同大小的血

管杂乱排列
- 血管大小不同，常呈裂隙样；较大的血管可能有不完整的肌壁
- 间质各异，从疏松水肿样到致密的无细胞和胶原性间质
- 可能有星形、梭形或成角的间质细胞
- 常见肥大细胞，核分裂象罕见
- 栓塞治疗后出现炎症、异物巨细胞和异物

特殊染色和免疫组织化学
- 内衬血管间隙的内皮细胞 CD31 和 CD34 呈阳性
- 75% 的病例内皮细胞雄激素受体呈阳性
- 间质细胞波形蛋白呈阳性；平滑肌标记物和 CD34 呈阴性

其他诊断技术
- 没有帮助

鉴别诊断
▌分叶状毛细血管瘤（化脓性肉芽肿）
- 在呼吸道，几乎总是累及鼻腔，常常位于中隔（60%）
- 伴有分叶状结构的血管肿瘤
- 密集排列的毛细血管围绕大的中心血管
▌血管周细胞瘤（球血管周细胞瘤）
- 罕见；在所有的年龄组均有描述；女性略为多见

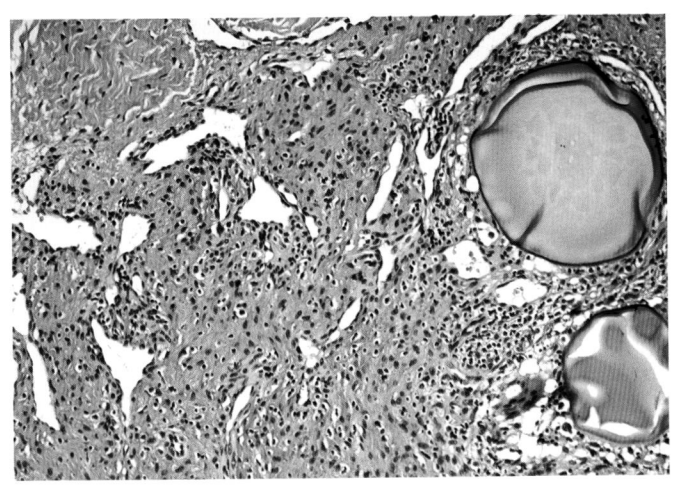

图 3-49　鼻咽血管纤维瘤。在纤维性背景中可见明显的血管，血管周围为小而长的间质细胞。右侧可见被炎症细胞包绕的栓塞性物质。

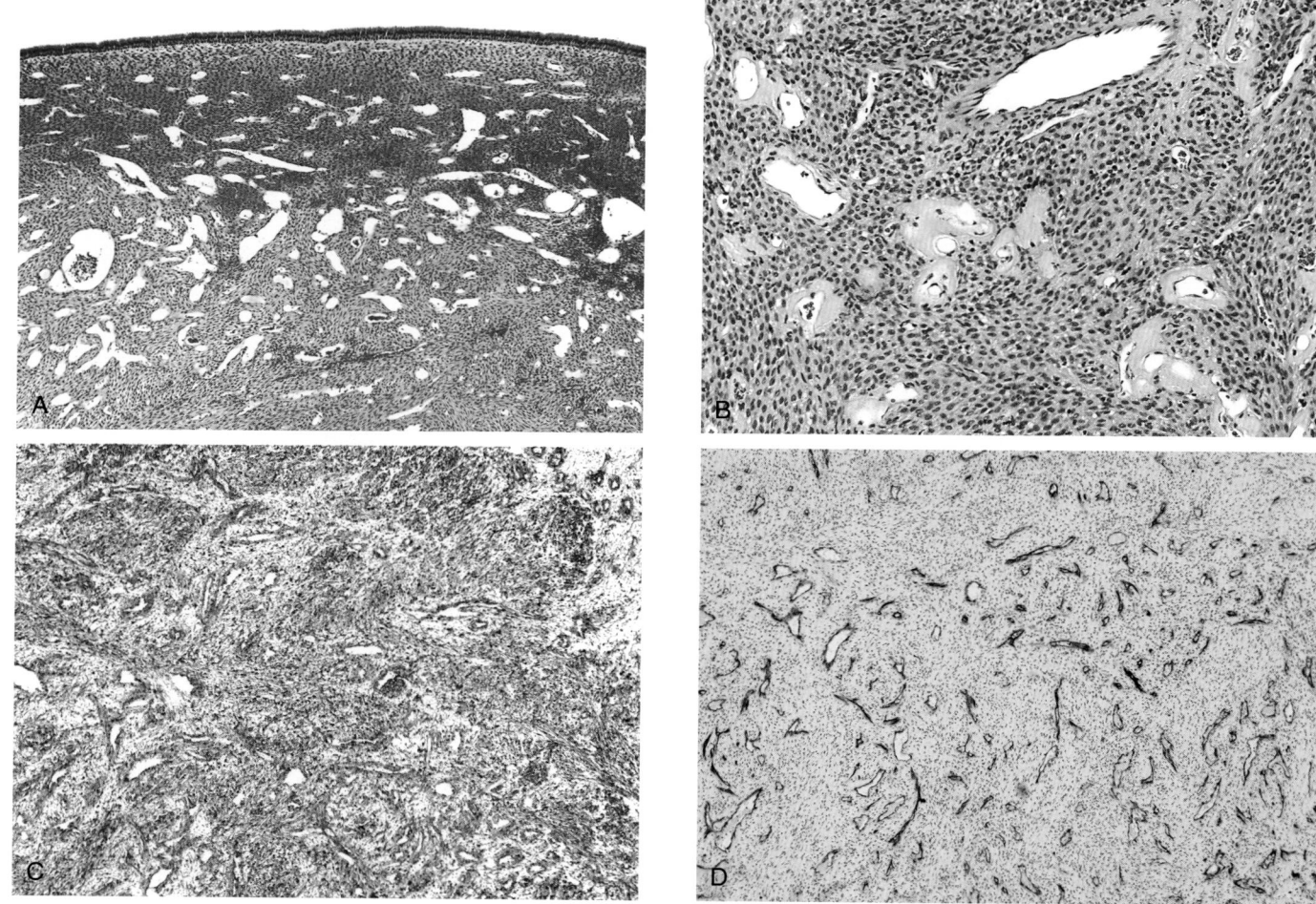

图 3-50　血管周细胞瘤。 A，低倍镜下显示黏膜下明显的血管和梭形细胞增生。B，高倍镜下显示良性的卵圆形到梭形的细胞和散在的血管。C，梭形细胞平滑肌肌动蛋白免疫染色呈弥漫阳性。D，CD34 免疫染色仅显示背景中的血管。

- 富于细胞的肿瘤，以不规则的鹿角形血管间隙为特征，可能有玻璃样变
- 梭形、圆形细胞，核分裂象罕见
- 梭形细胞 SMA 呈阳性，CD34 呈阴性
- 常常表现为惰性行为，如果完整切除，没有复发
- 核分裂象增加和高度细胞学非典型性与侵袭性行为有关

▌ 孤立性纤维瘤
- 玻璃样变间质、条索状胶原、梭形细胞和血管混合存在
- 间质细胞 CD34 呈阳性

▌ Kaposi 肉瘤
- 典型者发生于免疫受损的患者，最常见于 HIV 感染患者

- 裂隙样血管间隙伴有外渗的红细胞和透明小球
- 人疱疹病毒 -8（HHV-8）呈阳性

▌ 血管肉瘤
- 在鼻咽部罕见
- 其特征为相互吻合的、形状不规则的血管间隙，内衬非典型性内皮细胞
- 核分裂象常见
- 肿瘤细胞血管标记物（CD31、CD34 和Ⅷ因子相关抗原）呈阳性

提要

- 有关患者年龄和性别等临床资料有助于诊断
- 作为一种血管性肿瘤，术前常用栓塞治疗，在切除标本中常见栓塞物质

- 恶性变（罕见）可能与放射治疗有关

精选文献

Glad H, Vainer B, Buchwald C, et al: Juvenile nasopharyngeal angiofibromas in Denmark 1981-2003: Diagnosis, incidence, and treatment. Acta Otolaryngol 127:292-299, 2007.

Puxeddu R, Berlucchi M, Ledda GP, et al: Lobular capillary hemangioma of the nasal cavity: A retrospective study on 40 patients. Am J Rhinol 20:480-484, 2006.

Thompson LD, Miettinen M, Wenig BM: Sinonasal-type hemangiopericytoma: A clinicopathologic and immunophenotypic analysis of 104 cases showing perivascular myoid differentiation. Am J Surg Pathol 27:737-749, 2003.

Wyatt ME, Finlayson CJ, Moore-Gillon V: Kaposi's sarcoma masquerading as pyogenic granuloma of the nasal mucosa. J Laryngol Otol 112:280-282, 1998.

Kapadia SB, Heffner DK: Pitfalls in the histopathologic diagnosis of pyogenic granuloma. Eur Arch Otorhinolaryngol 249:195-200, 1992.

鼻窦乳头状瘤（Schneider 乳头状瘤）Sinonasal Papilloma (Schneiderian Papilloma)

临床特征

- 呼吸道黏膜良性肿瘤的亚型：内翻性、蕈状和圆柱状细胞乳头状瘤
- 一般见于鼻腔和副鼻窦；鼻咽部罕见
- 最常见于成年男性（男女比例为 2 ∶ 1），偶尔见于儿童
- 一般累及 30 ~ 50 岁的患者
- 临床表现为鼻塞和鼻出血
- 大多数病例为单侧性
- 有研究显示，一些乳头状瘤（外生性和内翻性）有 HPV DNA
- 内翻性乳头状瘤（inverted papilloma）
  — 最常见的亚型
  — 发生在鼻侧壁和副鼻窦
  — 如果切除不完全，容易复发
  — 大约 10% ~ 15% 的病例发生恶变
- 外生性乳头状瘤（exophylic papilloma）
  — 也称为蕈状乳头状瘤（fungiform papilloma）
  — 发生在鼻中隔
- 圆柱状细胞乳头状瘤（cylindrical cell papilloma）（最少见）
  — 也称为嗜酸瘤细胞性乳头状瘤（oncocytic papilloma）
  — 发生于鼻侧壁，不常发生于副鼻窦
  — 可能伴有鳞状细胞癌或其他癌

大体病理学

- 质软的、褐色到白色的组织，伴有小的乳头或内陷

组织病理学

- 除鼻前庭内衬复层鳞状上皮外，鼻腔大部内衬纤毛柱状上皮（Schneider 上皮）
- 可以出现混合性的形态学结构

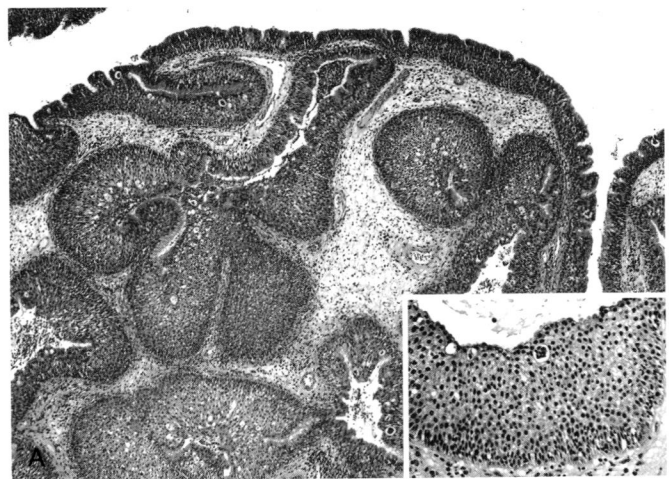
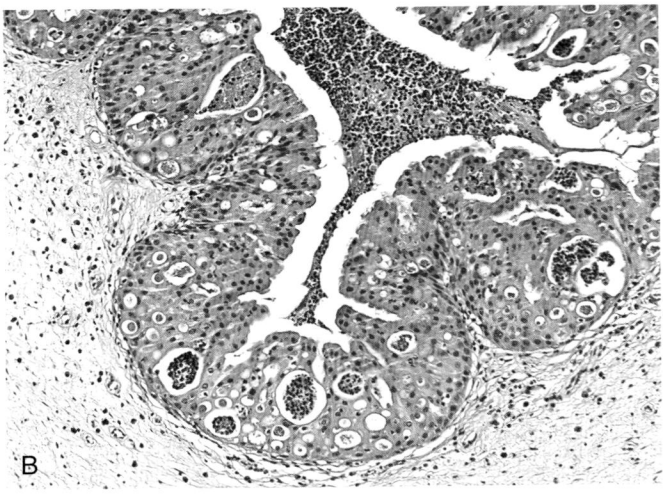

图 3-51 Schneider 乳头状瘤。A，内翻型。界限清楚的移行上皮巢推向间质。高倍镜下（插图）可见完整的基底膜，上皮成熟，伴有炎症和上皮内囊肿形成。B，圆柱状细胞型。表面上皮被具有明显嗜酸性胞质的细胞（嗜酸瘤细胞）取代，伴有充满中性粒细胞的微囊形成。

- 内翻性乳头状瘤
  - 伴有完整光滑的基底膜的良性鳞状上皮巢向深处内陷（5 ~ 30 个细胞厚度），没有纤维组织增生性间质
  - 表面通常为鳞状或移行上皮，但也可以为纤毛、柱状或黏液性上皮
  - 可见中性粒细胞和混合性炎症细胞浸润
  - 可能出现异型增生，应报告并进行分级（低级别或高级别）
  - 可能与明显的浸润癌共存，最常见的是鳞状细胞癌
- 外生性乳头状瘤
  - 外生性结构，伴有界限清楚的、具有纤维血管轴心的乳头
  - 表面通常为鳞状、移行上皮
  - 除刺激区域外，表面缺乏角化
- 圆柱状细胞乳头状瘤
  - 细胞学上良性的多层高柱状细胞，可能为嗜酸瘤细胞
  - 表面常常是纤毛上皮，典型者为 2 ~ 8 层细胞厚度
  - 常常含有黏液细胞、浓缩的黏液和黏液池
  - 上皮内可见伴有中性粒细胞的微脓肿
  - 间质内常见炎症细胞浸润
  - 可以出现外生性或内生性生长方式

特殊染色和免疫组织化学

- 细胞角蛋白呈阳性
- 黏液卡红显示杯状细胞

其他诊断技术

- 许多病例（一些蕈状和内翻性乳头状瘤）通过原位杂交或 PCR 可以检测到 HPV 6 和 11

鉴别诊断

- **鳞状细胞乳头状瘤**
  - 发生在鼻前庭附近的鳞状上皮
  - 息肉样肿块，被覆伴有角化的成熟鳞状上皮
  - 缺乏微脓肿、黏液细胞
- **鳞状细胞癌，非角化性**
  - 浸润性生长方式，伴有间质浸润和纤维组织增生性反应

- 多形性细胞，核大而深染，有明显的核仁；核分裂率高，常常伴有非典型性核分裂象
  - 可能与内翻性乳头状瘤共存或发生于内翻性乳头状瘤
- **炎症性息肉**
  - 多发性，通常为双侧性的；累及鼻腔和副鼻窦
  - 伴有慢性鼻炎和哮喘
  - 黏液性腺体位于成纤维细胞间质内，伴有混合性急性和慢性炎症
  - 上皮缺乏上述组织学特征
- **呼吸道上皮腺瘤样错构瘤**
  - 腺体增加，由多层具有纤毛的柱状细胞组成，腺体周围有厚而显著的基底膜
  - 腺体被间质分开，并且常常与表面相通
  - 罕见；男性发病多于女性，发生在 51 ~ 60 岁的患者
  - 缺乏微脓肿
- **鼻窦腺癌（非肠道型）**
  - 细胞学上呈低级别、背靠背的腺体增生，充满间质
  - 应与圆柱状细胞乳头状瘤鉴别
- **鼻孢子虫病**
  - 鼻腔增生性息肉样病变
  - 许多直径达 300μm 的球形孢囊，内含许多西伯鼻孢子虫的内生孢子（2 ~ 9μm），银染色、PAS 染色和黏液卡红染色可以显示
  - 孢囊也可见于间质内（圆柱状细胞乳头状瘤的"囊肿"仅见于上皮内）
- **乳头状鳞状细胞癌**
  - 外生性增生，伴有纤维血管轴心
  - 上皮细胞显示全层异型增生
  - 可能难以辨认浸润

提要

- 内翻性 Schneider 乳头状瘤最常见
- 癌可能伴随内翻性乳头状瘤和圆柱状细胞乳头状瘤发生
- 现今尚无用于预测哪种乳头状瘤会发生癌的标准
- 切除不完全常常复发

精选文献

Syrjänen KJ: HPV infections in benign and malignant sinonasal lesions. J Clin Pathol 56:174-181, 2003.

Barnes L: Schneiderian papillomas and nonsalivary glandular neoplasms of the head and neck. Mod Pathol 15:279-297, 2002.

Kaufman MR, Brandwein MS, Lawson W: Sinonasal papillomas: Clinicopathologic review of 40 patients with inverted and oncocytic schneiderian papillomas. Laryngoscope 112:1372-1377, 2002.

Batsakis JG, Suarez P: Schneiderian papillomas and carcinomas: A review. Adv Anat Pathol 8:53-64, 2001.

鼻窦部位的鳞状细胞癌
Squamous Cell Carcinoma of the Sinonasal Region

临床特征

- 鼻窦区域鳞状细胞癌罕见（大约占所有头颈部肿瘤的 3%）
- 鼻旁鳞状细胞癌半数以上发生在上颌窦，大约 30% 在鼻腔，10% 在筛窦
- 危险性增加与吸烟和接触镍有关；也与接触铬、异丙醇和镭有关
- 男性多见（2 : 1）；一般发生在 51 ~ 70 岁
- 症状包括鼻塞、鼻出血、疼痛和声音改变

大体病理学

- 切面呈褐色到白色，伴有坏死和出血区域
- 浸润性生长方式

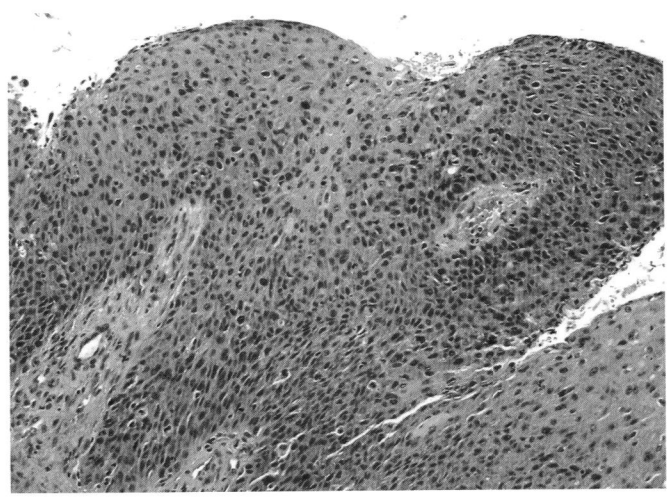

图 3-52　发生在上颌窦的鳞状细胞癌。 形态学上类似于头颈其他部位的鳞状细胞癌。可见全层细胞多形性，伴有深染的细胞核。

组织病理学

- 大多数为容易辨认的、伴有明显鳞状分化的、中级别到高级别的肿瘤，常有局灶性角化；可以发生非角化性癌
- 较少见的组织学亚型包括疣状癌、基底细胞样癌和梭形细胞（肉瘤样）癌
- 出现纤维组织增生性间质
- 早期病变的边缘可见异型增生性鳞状上皮
- 15% 的病例淋巴结受累；随着肿瘤向鼻腔外蔓延，淋巴结受累数目有所增加

特殊染色和免疫组织化学

- 细胞角蛋白呈阳性
- 突触素和嗜铬素呈阴性

其他诊断技术

- 没有帮助

鉴别诊断

▎鼻窦未分化癌

- 低分化细胞呈巢状，小梁状或片块状分布，伴有高核分裂率和坏死；缺乏鳞状分化；缺乏角化
- 细胞中等大小，常常伴有明显的核仁

▎Schneider 乳头状瘤

- 内翻性生长方式，具有完整的基底膜，没有纤维组织增生
- 上皮均匀一致；可能出现异型增生
- 可能伴有或引起鼻窦鳞状细胞癌

提要

- 复发常见，不管采用何种治疗方法
- 死亡一般是由于局部播散所致（5 年生存率为 60%）
- 口腔、喉和其他部位（肺和食管）的第二个原发性鳞状细胞癌的发生率高

精选文献

Thompson LDR: Malignant neoplasms of the nasal cavity, paranasal sinuses and nasopharynx. In Thompson LDR, Goldblum JR (eds): Head and Neck Pathology. Philadelphia, Churchill Livingstone, 2006, pp 155-160.

Pilch BZ, Bouqout J, Thompson LDR: Squamous cell carcinoma.

In Barnes EL, Evenson JW, Reichart P, Sidransky D (eds): World Health Organization Classification of Tumours:Pathology and Genetics: Head and Neck Tumours. Lyon, IARC Press, 2005, pp 15-17.

Dulguerov P, Jacobsen MS, Allal AS, et al: Nasal and paranasal sinus carcinoma: Are we making progress? A series of 220 patients and a systematic review. Cancer 92:3012-3029, 2001.

Wieneke JA, Thompson LD, Wenig BM: Basaloid squamous cell carcinoma of the sinonasal tract. Cancer 85:841-854, 1999.

鼻窦未分化癌　Sinonasal Undifferentiated Carcinoma

临床特征

- 不明病因的、罕见的、高级别未分化癌
- 较常见于男性（3：1）；平均年龄 51 ~ 60 岁
- 患者表现为鼻塞、面部疼痛、眼球突出和鼻出血
- 1/3 的病例发生颈淋巴结转移
- 预后差；平均生存期为 18 个月

大体病理学

- 大而不规则的肿块，伴有骨浸润

组织病理学

- 肿瘤呈片块状、小梁状或巢状生长
- 中等大小的深染细胞，细胞边界不清，核浆比例高
- 显著的单个核仁
- 核分裂象常见
- 肿瘤坏死明显
- 见不到角化
- 见不到淋巴细胞浸润（与鼻咽癌鉴别）

特殊染色和免疫组织化学

- 广谱细胞角蛋白呈阳性，CK7 常常呈阳性
- 细胞角蛋白 5/6 呈阴性
- 偶尔突触素和嗜铬素呈局灶阳性

其他诊断技术

- 没有帮助

鉴别诊断

▌鼻咽癌（未分化型）
- 肿瘤部位有助于鉴别

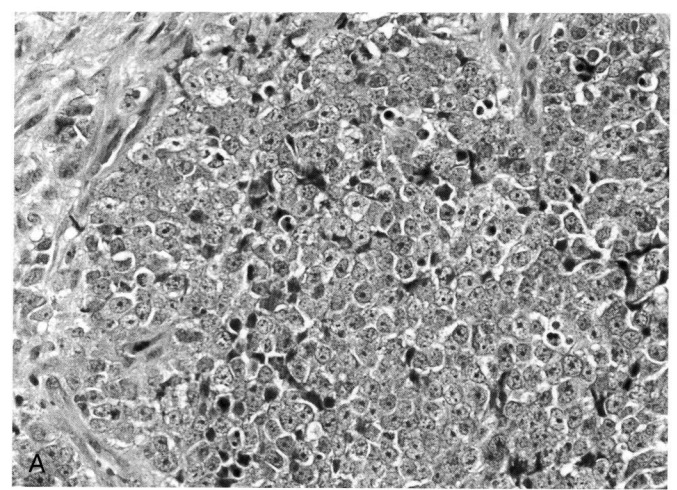

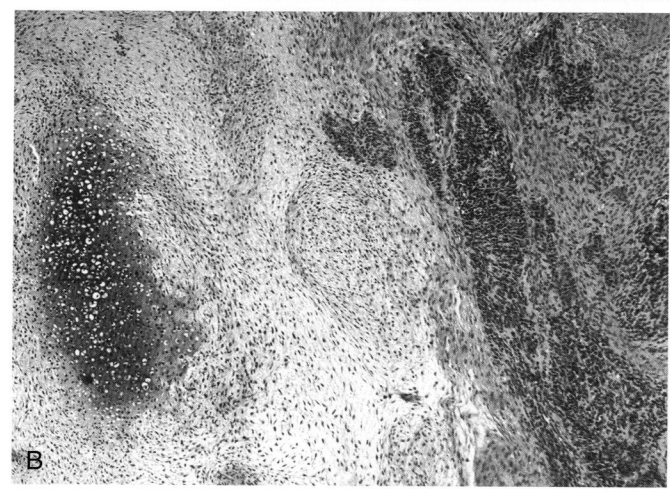

图 3-53　A，**鼻窦未分化癌**。未分化细胞巢，可见明显的核仁和凋亡表现。B，**畸胎癌**。来自原始神经母细胞瘤（右）的肿瘤内可见混合性细胞系和软骨（左）。

- 伴有淋巴细胞浸润（鼻窦未分化癌缺乏淋巴细胞浸润）
- EB 病毒常常呈阳性（鼻窦未分化癌 EB 鼻窦呈阴性）

▌鳞状细胞癌
- 通常可见角化（鼻窦未分化癌缺乏角化）
- 根据分化程度和角化进行分级
- 基底细胞样鳞状细胞癌可显示局部突然出现角化

▌腺癌
- 深染的大细胞排列成腺体和细胞巢
- 肠型显示细胞内有黏液

▌鼻窦部位所有的小圆蓝细胞肿瘤
- 神经母细胞瘤、横纹肌肉瘤、Ewing 肉瘤、淋巴瘤、黑色素瘤

- 一系列的免疫组织化学标记物有助于分类
  - 广谱细胞角蛋白、CD45、结蛋白、突触素、嗜铬素、S-100、广谱黑色素标记物

提要

- 高度侵袭性的肿瘤；平均生存期 < 2 年
- 鼻窦未分化癌见不到神经内分泌标记物弥漫强阳性染色
- 在累及两个部位的大肿瘤，难以与鼻咽癌鉴别

精选文献

Ejaz A, Wenig BM: Sinonasal undifferentiated carcinoma: Clinical and pathologic features and a discussion on classification, cellular differentiation, and differential diagnosis. Adv Anat Pathol 12:134-143, 2005.

Jeng YM, Sung MT, Fang CL, et al: Sinonasal undifferentiated carcinoma and nasopharyngeal-type undifferentiated carcinoma: Two clinically, biologically, and histopathologically distinct entities. Am J Surg Pathol 26:371-376, 2002.

Franchi A, Moroni M, Massi D, et al: Sinonasal undifferentiated carcinoma, nasopharyngeal-type undifferentiated carcinoma, and keratinizing and nonkeratinizing squamous cell carcinoma express different cytokeratin patterns. Am J Surg Pathol 26:1597-1604, 2002.

Cerilli LA, Holst VA, Brandwein MS, et al: Sinonasal undifferentiated carcinoma: Immunohistochemical profile and lack of EBV association. Am J Surg Pathol 25:156-163, 2001.

Frierson HF Jr, Mills SE, Fechner RE, et al: Sinonasal undifferentiated carcinoma: An aggressive neoplasm derived from Schneiderian epithelium and distinct from olfactory neuroblastoma. Am J Surg Pathol 10:771-779, 1986.

鼻咽癌　Nasopharyngeal Carcinoma

临床特征

- 发生在鼻咽部的鳞状细胞癌，其流行病学特征不同于发生在口腔和口咽部的鳞状细胞癌
- 预后不良因素包括：年龄较大、分期高、男性、颅底骨浸润和颅神经麻痹
- 分为角化性和非角化性（包括未分化癌）
- 角化性鼻咽癌
  - 鳞状细胞癌根据分化程度分级（高、中和低分化）
  - 可见角化
  - 不常伴有 EB 病毒
  - 发生在老年患者
  - 对于放射线不敏感，预后差
- 非角化性鼻咽癌
  - 新近的 WHO 肿瘤分类将非角化性鳞状细胞癌和未分化癌分在一组，因为两者均与 EB 病毒密切相关
  - 在东南亚和北非流行，而在美国和欧洲罕见
  - 高峰发病年龄为 40 ~ 60 岁；较常见于男性（3：1）
  - 最常见的表现是单侧颈部淋巴结肿大；患者还常常有鼻和中耳症状
  - 环境因素：食用亚硝酸盐含量高的鱼、吸烟、甲醛和 EB 病毒感染
  - 病因学因素包括遗传倾向（家族性发病），与特异性 HLA 位点有关，在中国的患者中 HLA 位点具有预后意义

大体病理学

- 临床上可能难以发现肿瘤；通常为"盲目"活检
- 冰冻切片可以用于确定诊断的活检数目

组织病理学

- 未分化鼻咽癌（淋巴上皮癌）
  - 两种生长方式
    - Regaud 型：界限清楚的肿瘤细胞巢，被伴有炎症细胞的纤维性间质分开
    - Schmincke 型：有炎症细胞浸润的肿瘤细胞片块或合胞体（掩盖了肿瘤细胞）；可能类似于恶性淋巴瘤
  - 空泡状核是其特征，伴有光滑的轮廓和大的嗜酸性核仁
  - 可以出现梭形细胞
  - 核分裂象容易找到；可有广泛坏死
  - 大多数病例可见原位癌成分
  - 偶尔嗜酸性粒细胞可能是主要的炎症成分
  - 纤维组织增生性间质不常见
  - 偶尔可见间质淀粉样物沉积
- 非角化性鳞状细胞癌
  - 浸润性生长方式，伴有间质浸润和纤维组织增生
  - 多形性细胞伴有大而深染的细胞核和明显的核仁；核分裂率高，常常伴有非典型性核分裂象

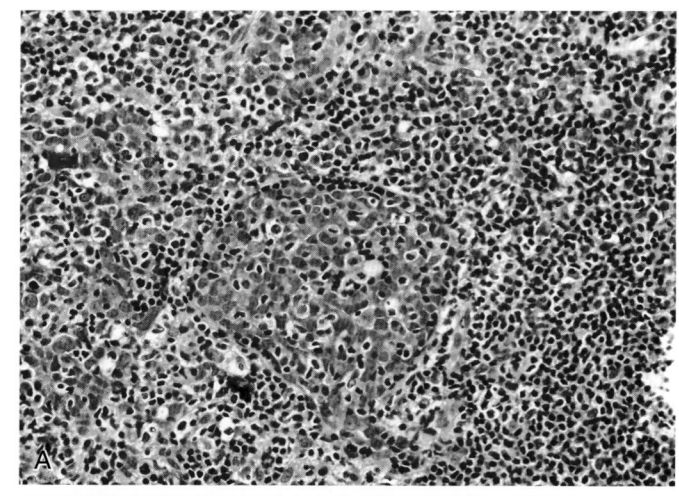

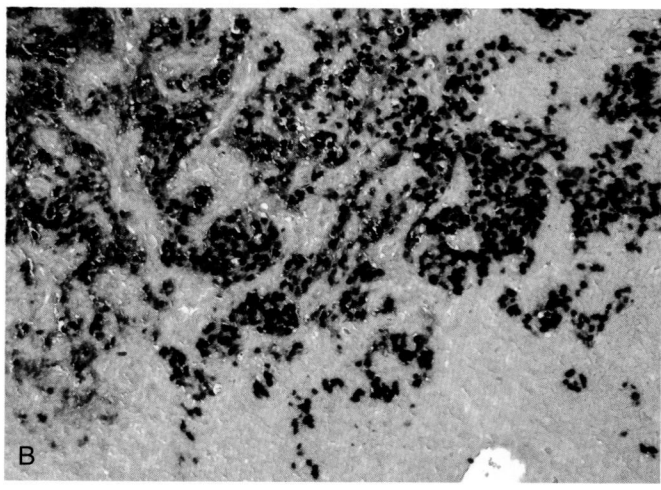

图 3-54　鼻咽癌。A，未分化型。肿瘤细胞大，与淋巴细胞间质混合存在。B，EB 病毒。原位杂交显示肿瘤细胞核 EBER 呈阳性。

- 角化性鼻咽癌
  — 伴有纤维组织增生和角化株的鳞状细胞癌

特殊染色和免疫组织化学

- 细胞角蛋白呈阳性，突显淋巴组织间质内的恶性细胞
- 高分子量细胞角蛋白（CD5/6、34βE12）呈阳性
- 免疫组织化学检测 EB 病毒隐性膜蛋白 -1（LMP-1），仅有 1/3 的病例呈弱阳性到阳性（EBER 比较敏感）

其他诊断技术

- 原位杂交显示肿瘤细胞核内有 EB 病毒特异性病毒 mRNA[EB 病毒编码的 RNA（EB virus-encoded RNA, EBER）]
- 在美国，血清中 IgG 抗体（直接抗早期 EB 病毒抗原）和 IgA 抗体（抗质粒病毒抗原）检测用于推测鼻咽癌的诊断

鉴别诊断

▌ 非 Hodgkin（大细胞）淋巴瘤
- 有变异的大细胞，在形态学上可能有重叠
- 淋巴组织和上皮标记物免疫染色

▌ 窦组织细胞增生
- 组织细胞，核小，核浆比例低
- 几乎没有核分裂活性
- CD68 呈阳性；细胞角蛋白呈阴性

▌ 鼻窦未分化癌（SNUC）
- 肿瘤的大部分应位于鼻窦，但可以蔓延并累及鼻咽部
- EB 病毒呈阴性
- 没有角化或淋巴细胞浸润

提要

- 淋巴组织为非肿瘤性的；淋巴上皮性这一术语是个误称
- 颈淋巴结肿大是最常见的表现形式
- 一般选择放射治疗，因为 EB 病毒阳性肿瘤对放疗敏感；常常附加化疗
- 角化性鳞状细胞癌预后不好，可能是由于缺乏 EB 病毒相关性且抵抗放疗

精选文献

Viguer JM, Jimenez-Heffernan JA, Lopez-Ferrer P, et al: Fine-needle aspiration cytology of metastatic nasopharyngeal carcinoma. Diagn Cytopathol 32:233-237, 2005.

Wei WI, Sham JS: Nasopharyngeal carcinoma. Lancet 365:2041-2054, 2005.

Lo KW, To KF, Huang DP: Focus on nasopharyngeal carcinoma. Cancer Cell 5:423-428, 2004.

Shi W, Pataki I, MacMillan C, et al: Molecular pathology parameters in human nasopharyngeal carcinoma. Cancer 94:1997-2006, 2002.

Wenig BM: Nasopharyngeal carcinoma. Ann Diagn Pathol 3:374-385, 1999.

扁桃体或口咽鳞状细胞癌
Squamous Cell Carcinoma of the Tonsil or Oropharynx

临床特征

- 扁桃体是口咽鳞状细胞癌的最常见部位
- 较常见于 41 ~ 60 岁的吸烟男性
- 也可见于非吸烟男性和女性，通常 31 ~ 50 岁发病，与高度危险的 HPV 感染有关
- 临床上，30% 的病例的最初表现为颈部肿块（转移）
- 其他临床征象是咽下困难、咽喉痛和耳痛

大体病理学

- 内生性、褐色到粉色的肿瘤；扁桃体可能肿大
- 肿瘤可能较小，位于隐窝内，不易见到（对送检的成人扁桃体应进行全面检查）
- 切面呈白色，质硬

组织病理学

- 大多数容易辨认，为伴有明显鳞状分化的中分化到高分化肿瘤，至少具有局灶性角化
- 非角化性 / 角化不明显的鳞状细胞癌常常伴有 HPV 感染
- 少见的组织学亚型包括疣状癌、基底细胞样癌和梭形细胞癌

特殊染色和免疫组织化学

- 细胞角蛋白呈阳性

其他诊断技术

- 高危险型 HPV 检测（原位杂交）
- HPV 阳性见于 30% ~ 70% 的口咽鳞状细胞癌，预后较好
- 免疫组织化学染色显示，HPV 阳性的肿瘤 p16 过度表达

鉴别诊断

- 鼻咽癌，未分化癌
  - 由成团的未分化的大细胞组成，核呈空泡状，伴有明显的淋巴浆细胞反应
  - EB 病毒常常呈阳性（通过原位杂交检测 EBER）

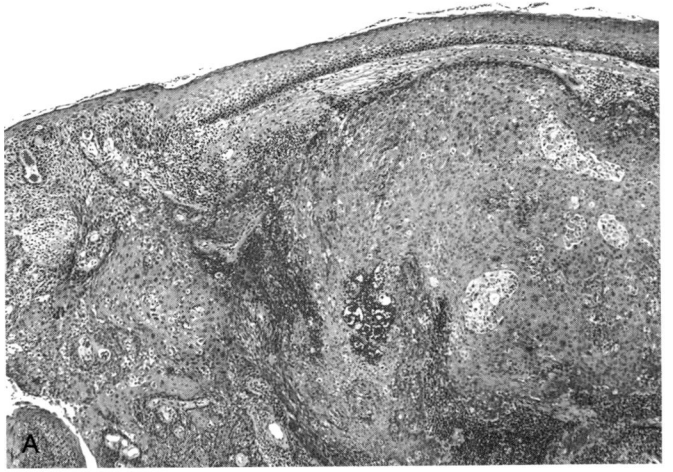
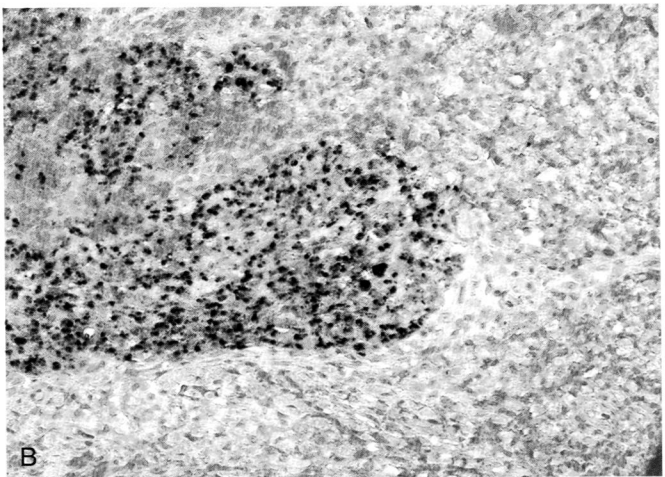
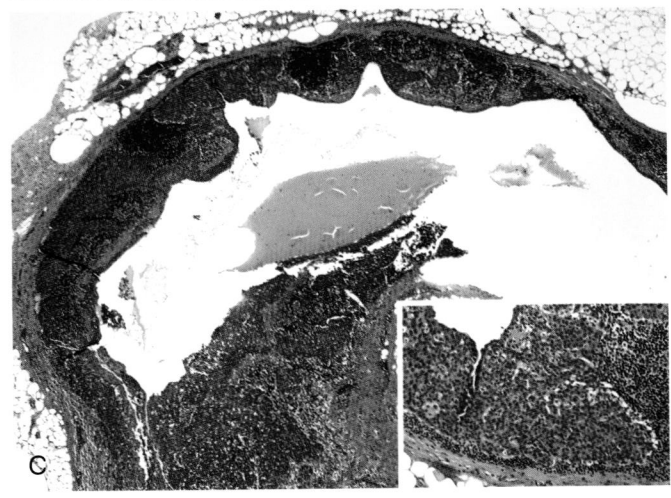

图 3-55 A，扁桃体鳞状细胞癌。可见非典型性鳞状上皮浸润黏膜下，形成不规则的细胞巢，伴有不同程度的角化。B，扁桃体鳞状细胞癌，HPV 呈阳性。肿瘤细胞核 HPV-16 原位杂交呈阳性。C，转移性囊性鳞状细胞癌。颈淋巴结内可见明显的囊性间隙，周围内衬肿瘤性上皮。高倍镜下（插图）显示上皮深染，杂乱排列（肿瘤性）。

提要

- 患者常常表现为颈部囊性转移（不是鳃裂囊肿）
- 常常采取原发部位和颈部放射治疗（扁桃体切除或活检用于诊断）
- 发生于头颈以外其他部位的第二个原发性恶性肿瘤的危险性增加
- 非吸烟者 HPV 常常呈阳性，伴有较好的预后（放射治疗比较敏感）

精选文献

El-Mofty SK, Patil S: Human papillomavirus (HPV)-related oropharyngeal nonkeratinizing squamous cell carcinoma: Characterization of a distinct phenotype. Oral Surg Oral Med Oral Pathol Oral Radiol Endodont 101:339-345, 2006.

Goldenberg D, Sciubba J, Koch WM: Cystic metastasis from head and neck squamous cell cancer: A distinct disease variant? Head Neck 28:633-638, 2006.

Syrjänen S: HPV infections and tonsillar carcinoma. J Clin Pathol 57:449-455, 2004.

Li W, Thompson CH, O'Brien CJ, et al: Human papillomavirus positivity predicts favourable outcome for squamous carcinoma of the tonsil. Int J Cancer 106:553-558, 2003.

Thompson LD, Heffner DK: The clinical importance of cystic squamous cell carcinomas in the neck: A study of 136 cases. Cancer 82:944-956, 1998.

鼻窦腺癌　Sinonasal Adenocarcinoma

临床特征

- 起源于呼吸道上皮或浆液黏液腺
- 肿瘤可能发生在鼻腔或鼻窦
- 临床症状包括鼻塞和鼻出血
- 有三种独特类型的腺癌：肠型、非肠型和涎腺型
  - 肠型
    - 与接触硬木（木工），皮革和某些化学制品有关
    - 起于 Schneider 表面黏膜，依次累及筛窦、鼻窦和上颌窦
    - 主要发生在男性（9：1），常常为 51～60 岁的患者
  - 非肠型
    - 分类为低级别或高级别非肠性浆液黏液性腺癌

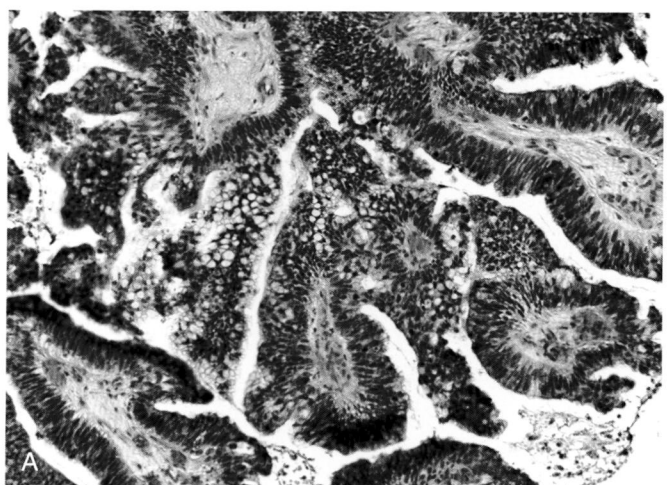
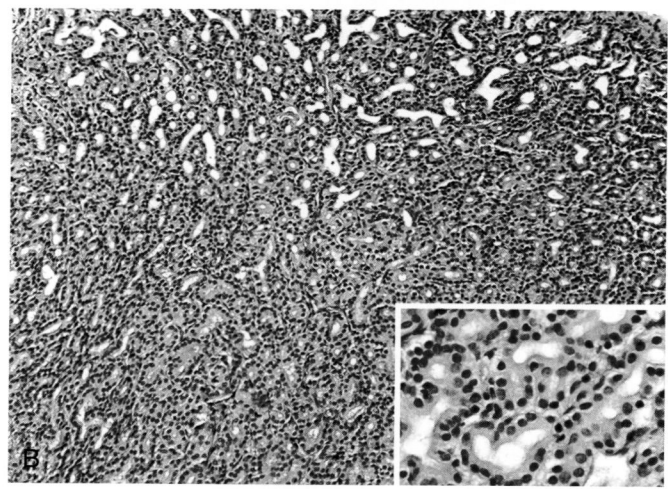
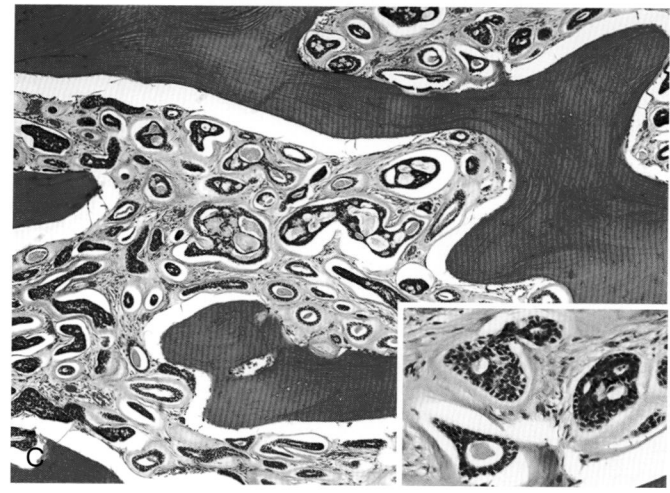

图 3-56　**鼻窦腺癌**。A，**肠型**。细胞核细长深染，形成腺体结构，类似于结肠腺癌。B，**非肠型**。腺体背靠背，均匀一致，由细胞学良性的细胞组成，间质稀少（插图）。C，**涎腺型**。腺样囊性癌的腺管和筛状结构，浸润骨质。插图为肿瘤细胞的高倍观。

◆ 起源于浆液黏液腺
◆ 患者年龄分布广泛；低级别平均年龄为 50
岁，高级别平均为 60 岁
◆ 没有已知的环境因素
— 涎腺型
◆ 形态学上与涎腺部位的腺癌相同
◆ 腺样囊性癌是最常见的类型
◆ 基本上可以见到任何组织学类型的涎腺
腺癌

大体病理学

● 肠型
— 蕈样肿块，可能有溃疡形成和出血
— 脆而易碎的灰色肿块，伴有黏液样物质
● 非肠型
— 根据分级而不同
● 涎腺型
— 黏膜下肿块，伴有浸润

组织病理学

● 肠型
— 深染的非典型性柱状上皮
— 浸润伴有纤维组织增生
— 出现黏液，常常伴有杯状细胞
— Schneider 黏膜可能出现肠化生，没有非典
型性
— 中等级别到高级别的肿瘤
● 非肠型
— 低级别
◆ 浆液黏液性腺体增生，细胞学相对良性
◆ 小腺体背靠背，或呈乳头状生长
◆ 可能难以与增生性腺体区分，而且难以辨
认浸润
◆ 一般缺乏非典型性核分裂象和坏死
— 高级别
◆ 常为实性生长方式
◆ 中度到明显的多形性
◆ 核分裂象多，坏死明显
● 涎腺型
— 形态学表现类似于涎腺部位的腺癌（特征参
见"涎腺"的）
◆ 多形性腺瘤

◆ 腺样囊性癌
◆ 腺泡细胞癌
◆ 多形性低级别癌
◆ 其他形态学改变

特殊染色和免疫组织化学

● 肠型
— 细胞角蛋白呈阳性，CK7 和 CK20 可能呈阳性
— CDX2 常常呈阳性（核）
— 同形态学上与肠样黏膜相似一样，免疫标记
物表达与结肠者相似
— 免疫标记物不能用于区分原发性和转移性肿
瘤（需要结合临床）
● 非肠型
— CK7 呈阳性
— 可能表达 S-100 蛋白
● 涎腺型
— CK7 呈阳性
— 可能表达 S-100 蛋白

其他诊断技术

● 肠型
— *Ras* 突变（15%）
— *TP53* 突变（18% ~ 44%）

鉴别诊断

● 临床接触史可能有帮助
▌ 鼻窦未分化癌
● 高级别肿瘤，伴有明显的坏死
● 肿瘤细胞没有分化，伴有明显的核仁
● 见不到黏液细胞和细胞内黏液
▌ Schneider 乳头状瘤，圆柱状细胞型
● 内翻性生长方式，具有完整的基底膜，没有纤维
组织增生
● 上皮均匀一致，可见纤毛
● 上皮内可见微脓肿
▌ 鼻咽乳头状腺癌
● 发生于儿童和成人；男女发病相同
● 位于鼻咽部，呈乳头状生长且出现均匀一致的肿
瘤细胞巢
● 核类似于甲状腺乳头状癌：增大，呈卵圆形，透
明，并有皱褶

- TTF-1 呈阳性；甲状腺球蛋白呈阴性
- 低级别的恶性肿瘤，切除可以治愈

■ 畸胎癌肉瘤
- 几种肿瘤成分混合存在，包括高级别癌、神经母细胞瘤、肉瘤和偶见生殖细胞肿瘤
- 大而易碎的肿块伴有广泛的坏死
- 较常见于男性
- 预后不好

提要

- 为低级别到高级别的肿瘤，具有各种各样的组织学表现
- 免疫组织化学不能区分为原发性还是转移性肠型腺癌，需要结合临床

精选文献

Pineda-Daboin K, Neto A, Ochoa-Perez V, Luna MA: Nasopharyngeal adenocarcinomas: A clinicopathologic study of 44 cases including immunohistochemical features of 18 papillary phenotypes. Ann Diagn Pathol 10:215-221, 2006.

Cathro HP, Mills SE: Immunophenotypic differences between intestinal-type and low-grade papillary sinonasal adenocarcinomas: An immunohistochemical study of 22 cases utilizing CDX2 and MUC2. Am J Surg Pathol 28:1026-1032, 2004.

Neto AG, Pineda-Daboin K, Luna MA: Sinonasal tract seromucous adenocarcinomas: A report of 12 cases. Ann Diagn Pathol 7:154-159, 2003.

Barnes L: Schneiderian papillomas and nonsalivary glandular neoplasms of the head and neck. Mod Pathol 15:279-297, 2002.

Franchi A, Gallo O, Santucci M: Clinical relevance of the histological classification of sinonasal intestinal-type adenocarcinomas. Hum Pathol 30:1140-1145, 1999.

嗅神经母细胞瘤（感觉神经母细胞瘤）
Olfactory Neuroblastoma (Esthesioneuroblastoma)

临床特征

- 恶性神经内分泌肿瘤，占鼻窦肿瘤的 5%
- 年龄分布广泛，有两个年龄高峰，分别在 15 岁和 55 岁左右；没有性别差异
- 最常见于鼻腔顶部
- 症状包括鼻塞和出血

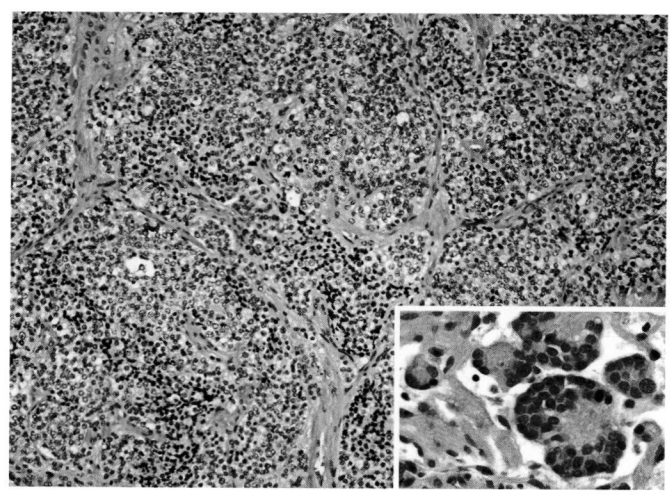

图 3-57　嗅神经母细胞瘤。单个细胞和成巢的肿瘤性小蓝细胞浸润黏膜下。存在神经原纤维间质，偶尔可见菊形团（插图）。

大体病理学

- 灰红色富于血管的息肉样肿块，质地较软

组织病理学

- 由均匀一致的、相当小的单形性细胞组成的分叶状细胞巢，核呈圆形，染色质粗细不等，胞质稀少，细胞膜不清楚
- 细胞巢被纤维血管和支持细胞围绕
- 超微结构检查见原纤维性间质类似于神经元的突起
- 神经节细胞罕见，但如果出现，则具有诊断价值
- Homer-Wright 假菊形团见于 30% 的病例（中心为胞质原纤维积聚，周围的细胞呈环状排列），或 Flexner 型菊形团（腺腔）见于 5% 的病例
- 较高级别的肿瘤不均一，伴有较多的核分裂象和明显的多形性

特殊染色和免疫组织化学

- 突触素、嗜铬素、NSE、神经细丝呈阳性
- 肿瘤细胞巢周围的支持细胞 S-100 蛋白呈阳性
- 细胞角蛋白偶尔呈局灶性阳性
- CEA 和 EMA 呈阴性

其他诊断技术

- 电子显微镜检查：有许多胞质致密轴心神经内分

泌颗粒

鉴别诊断

▮ 横纹肌肉瘤
  - 圆形到梭形细胞，可能为横纹肌母细胞
  - 缺乏菊形团结构和原纤维背景
  - 肌肉分化标记物呈阳性；如结蛋白（胞质）和 MyoD1 和肌形成蛋白（核）

▮ 鼻窦未分化癌
  - 多角形细胞呈巢状、条带或小梁状分布，细胞核呈圆形，深染，具有大而明显的核仁，中等量的嗜酸性胞质
  - 核分裂象常见，有明显的单个细胞或中心坏死
  - 常见血管或淋巴管浸润
  - 没有菊形团或原纤维背景
  - 细胞角蛋白呈阳性，突触素或嗜铬素可能呈局灶阳性
  - 预后不良

▮ 鼻窦黑色素瘤
  - 没有菊形团或原纤维背景
  - 细胞角蛋白呈阳性，突触素或嗜铬素染色可能显示局灶性阳性
  - 预后不好

▮ 外周神经外胚层肿瘤（PNET）、Ewing 肉瘤
  - 可能类似于鼻窦未分化癌、神经母细胞瘤或横纹肌肉瘤
  - 神经内分泌标记物没有帮助
  - CD99 呈阳性（非特异性）
  - 90% 的肿瘤有特征性的染色体易位 t(11;22)；石蜡切片可通过荧光原位杂交（FISH）分析证实诊断

▮ 垂体腺瘤
  - 异位来源或直接蔓延到副鼻窦（蝶窦）
  - 细胞角蛋白和嗜铬素呈阳性；垂体激素不同程度呈阳性

▮ 恶性淋巴瘤
  - 细胞松散，核大，染色质成块状，弥漫性浸润
  - 缺乏菊形团或原纤维背景
  - LCA 呈阳性

▮ 小细胞神经内分泌癌
  - 与肺小细胞癌的组织学特征相同
  - 伴有深染细胞核的小细胞，核变形，胞质稀少

- 坏死和高核分裂率
- 神经内分泌标记物和细胞角蛋白呈阳性

提要

- 鉴别诊断范围广泛，必须考虑这个部位的其他许多肿瘤
- 局部复发常常继发浸润（鼻窦、眼眶、颅底）
- 最常见的转移部位是颈淋巴结和肺
- 术后放疗可以控制局部复发

精选文献

Mahooti S, Wakely PE Jr: Cytopathologic features of olfactory neuroblastoma. Cancer 108:86-92, 2006.

Diaz EM Jr, Johnigan RH 3rd, Pero C, et al: Olfactory neuroblastoma: The 22-year experience at one comprehensive cancer center. Head Neck 27:138-149, 2005.

Windfuhr JP: Primitive neuroectodermal tumor of the head and neck: Incidence, diagnosis, and management. Ann Otol Rhinol Laryngol 113:533-543, 2004.

Ingeholm P, Theilgaard SA, Buchwald C, et al: Esthesioneuroblastoma: A Danish clinicopathological study of 40 consecutive cases. Acta Pathol Microbiol Immunol Scand 110:639-645, 2002.

Hirose T, Scheithauer BW, Lopes MB, et al: Olfactory neuroblastoma: An immunohistochemical, ultrastructural, and flow cytometric study. Cancer 76:4-19, 1995.

横纹肌肉瘤　Rhabdomyosarcoma

临床特征

- 发生在头颈部的最常见的肉瘤；占头颈部肉瘤的 45%
- 胚胎性横纹肌肉瘤最常见于儿童，腺泡状横纹肌肉瘤最常见于成人；多形性横纹肌肉瘤罕见
- 患者表现为软组织肿块，鼻窦症状，或两者兼有
- 在鼻咽部比在鼻窦常见

大体病理学

- 界限不清，鱼肉样、息肉样（酷似息肉）
- 切面呈灰红色，质地软

组织病理学

- 胚胎性横纹肌肉瘤
  - 占头颈部横纹肌肉瘤的 80%
  - 深染的圆形到梭形细胞；横纹肌母细胞较

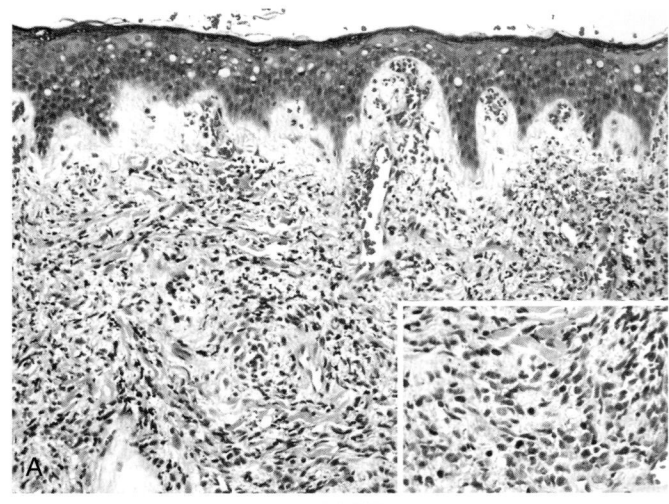

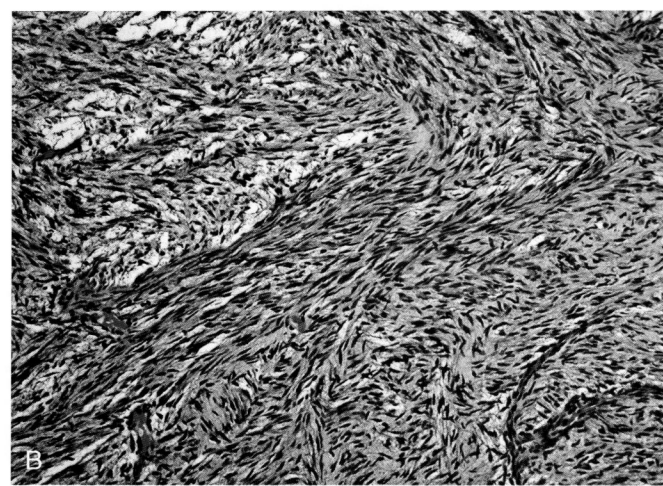

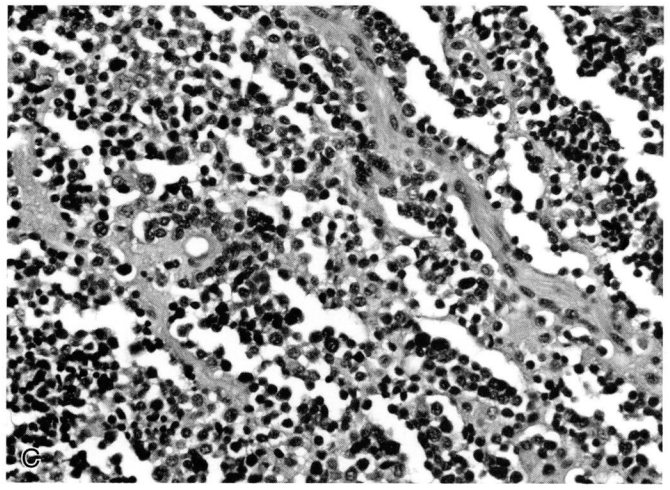

图 3-58　横纹肌肉瘤。A，胚胎型。小而深染的肿瘤细胞浸润间质。肿瘤细胞结蛋白免疫染色胞质呈阳性。B，梭形细胞型。为胚胎型横纹肌肉瘤的亚型，肿瘤细胞形成长的细胞束。肌形成蛋白免疫染色肿瘤细胞核呈阳性。C，腺泡型。深染的肿瘤细胞松散排列，形成"腺泡样"间隙。

大，伴有嗜酸性胞质
— 横纹罕见
— 间质可能为黏液样
— 胚胎性横纹肌肉瘤的亚型包括葡萄状肉瘤和梭形细胞性肉瘤
　◆ 葡萄状肉瘤
　　◇ 小蓝细胞位于丰富的黏液样间质中
　　◇ 表面上皮下的新生层由较致密的细胞组成
　◆ 梭形细胞性肉瘤
　　◇ 相当均匀一致的梭形细胞，横纹肌样细胞罕见，偶见横纹
● 腺泡状横纹肌肉瘤
— 小而松散的、圆形到卵圆形、深染的肿瘤细胞巢，被纤维组织分开
— 核分裂象常见
— 可能出现多核巨细胞
— 实性生长和透明细胞形态学改变已有描述
● 多形性横纹肌肉瘤
— 大的多形性细胞，很少出现横纹
— 需要有骨骼肌分化的免疫组织化学证据或胞质出现横纹

特殊染色和免疫组织化学

● 结蛋白、肌红蛋白、肌球蛋白和 MSA 呈阳性（非特异性）
● MyoD1 呈阳性（核表达；骨骼肌分化调节蛋白）：印证标记物
● 肌形成蛋白（核表达；骨骼肌分化调节蛋白）：印证标记物
● 偶尔可能表达细胞角蛋白

其他诊断技术

● 胚胎性横纹肌肉瘤具有特征性的 11 号染色体短臂杂合性缺失（11pLOH）
● 腺泡状横纹肌肉瘤具有特征性的染色体易位 t(2;13)；偶见 t(1;13) *PAX2* 或 *PAX3-FKHR*，可能有预后意义
● 在石蜡切片上可以应用 FISH 检测这些易位

鉴别诊断

● 同嗅神经母细胞瘤（同前面列出的）

提要

- 鉴别诊断包括所有小圆蓝细胞肿瘤，应结合形态学和免疫组织化学进行评估
- 鉴别头颈部小圆蓝细胞肿瘤首选一组抗体，包括细胞角蛋白、LCA、S-100、突触素、结蛋白和黑色素瘤标记物

精选文献

Nascimento AF, Fletcher CD: Spindle cell rhabdomyosarcoma in adults. Am J Surg Pathol 29:1106-1113, 2005.

Xia SJ, Pressey JG, Barr FG: Molecular pathogenesis of rhabdomyosarcoma. Cancer Biol Therapy 1:97-104, 2002.

Folpe AL: MyoD1 and myogenin expression in human neoplasia: A review and update. Adv Anat Pathol 9:198-203, 2002.

Sorensen PH, Lynch JC, Qualman SJ, et al: PAX3-FKHR and PAX7-FKHR gene fusions are prognostic indicators in alveolar rhabdomyosarcoma: A report from the children's oncology group. J Clin Oncol 20:2672-2679, 2002.

Parham DM: Pathologic classification of rhabdomyosarcomas and correlations with molecular studies. Mod Pathol 14:506-514, 2001.

鼻窦黑色素瘤 Sinonasal Melanoma

临床特征

- 不常见的鼻窦肿瘤（＜5%）
- 占所有黑色素瘤的比例不到 1%
- 男女发病相同，发生于 41 ～ 80 岁的患者
- 日本人发生率较高
- 患者表现为鼻窦症状、鼻塞或鼻出血
- 预后一般不好，5 年生存率＜ 50%

大体病理学

- 从灰色到褐色不等，可能有棕色色素或黑色色素沉着
- 常常呈息肉状，脆而易碎

组织病理学

- 小到中等大小的上皮样、带样、梭形或多形性细胞构成细胞片块或细胞巢；可能显示核仁
- 细胞松散，导致血管周围的肿瘤细胞呈假乳头状结构
- 出现核分裂象
- 胞质内可见黑色素
- 在表面呼吸上皮的交界处可见黑色素细胞，或可见到 Paget 样播散

特殊染色和免疫组织化学

- S-100 和黑色素细胞标记物（melan-A、HMB-45、酪氨酸酶）呈阳性
- 没有标记物能够鉴别原发性和转移性肿瘤（需要结合临床）

其他诊断技术

- 电子显微镜检查能够显示前黑色素小体和黑色素小体，但很少进行检查

鉴别诊断

▌嗅神经母细胞瘤
- 生长方式可能类似
- 菊形团结构和原纤维背景
- 细胞均有团块状深染的染色质
- 突触素、嗜铬素呈阳性（黑色素瘤偶尔呈阳性）

▌横纹肌肉瘤
- 深染的圆形到梭形细胞；可见横纹肌母细胞
- 出现横纹有助于诊断
- 肌肉分化标记物（结蛋白、MyoD1 和肌形成蛋白）呈阳性

▌鼻窦未分化癌（SNUC）
- 伴有圆形、深染细胞核的多角形细胞成巢状、带状或小梁状排列；核仁大而突出；有中等量嗜酸

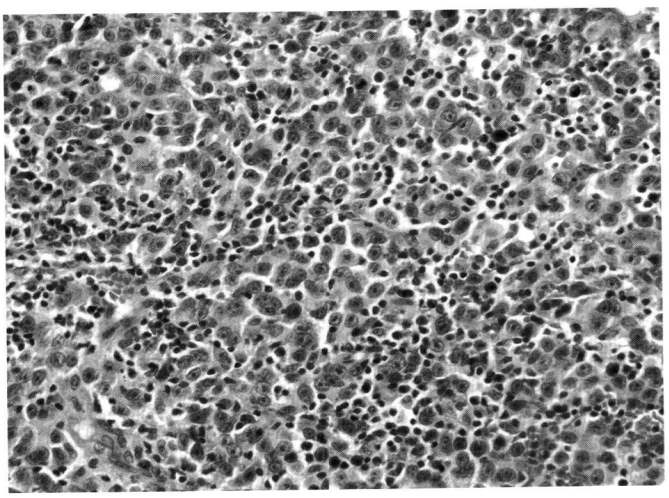

图 3-59 **鼻窦黑色素瘤。**肿瘤细胞相对均一，伴有明显的核仁，没有可以辨认的色素。

性胞质
- 核分裂率高，可见明显的单个细胞或中心坏死
- 可见血管或淋巴管浸润
- 细胞角蛋白呈阳性

▌PNET、Ewing 肉瘤
- 核浆比例高
- 染色质细腻，核仁小
- CD99 呈阳性（非特异性）
- 90% 的肿瘤具有特征性的 t(11;22)；在石蜡切片上通过 FISH 分析可以确定诊断

▌恶性淋巴瘤
- 松散的淋巴细胞弥漫性浸润，核大，染色质呈粗块状
- LCA 呈阳性
- EB 病毒可能呈阳性，取决于类型

提要

- 形态学上，鼻窦黑色素瘤类似于这个部位的其他原发性小圆蓝细胞肿瘤
- 头颈部小圆蓝细胞肿瘤的鉴别诊断首选一组免疫组织化学染色，包括细胞角蛋白、LCA、S-100、突触素、结蛋白和黑色素瘤标记物（melan-A）
- 除外鼻窦部位的转移性肿瘤（1% 的病例）需要结合临床；其他转移性肿瘤通常具有转移表现

精选文献

Thompson LD, Wieneke JA, Miettinen M: Sinonasal tract and nasopharyngeal melanomas: A clinicopathologic study of 115 cases with a proposed staging system. Am J Surg Pathol 27:594-611, 2003.

Prasad ML, Jungbluth AA, Iversen K, et al: Expression of melanocytic differentiation markers in malignant melanomas of the oral and sinonasal mucosa. Am J Surg Pathol 25:782-787, 2001.

O'Sullivan MJ, Perlman EJ, Furman J, et al: Visceral primitive peripheral neuroectodermal tumors: A clinicopathologic and molecular study. Hum Pathol 32:1109-1115, 2001.

Batsakis JG, Suarez P, El-Naggar AK: Mucosal melanomas of the head and neck. Ann Otol Rhinol Laryngol 107:626-630, 1998.

淋巴瘤　Lymphoma

临床特征

- 结外自然杀伤（NK）细胞和 T 细胞淋巴瘤（血管中心性）

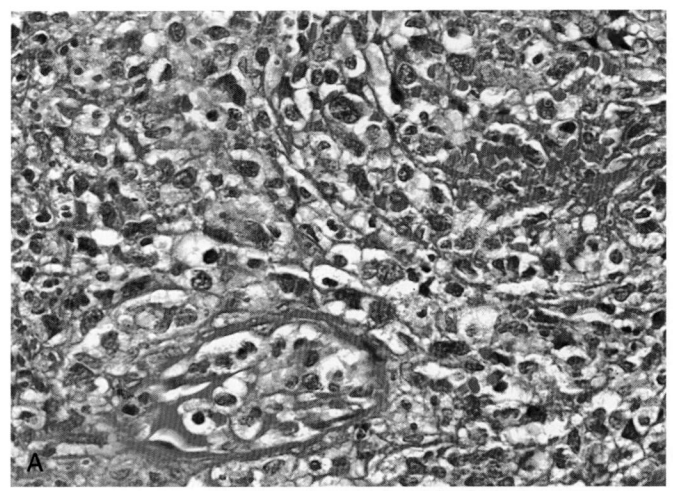

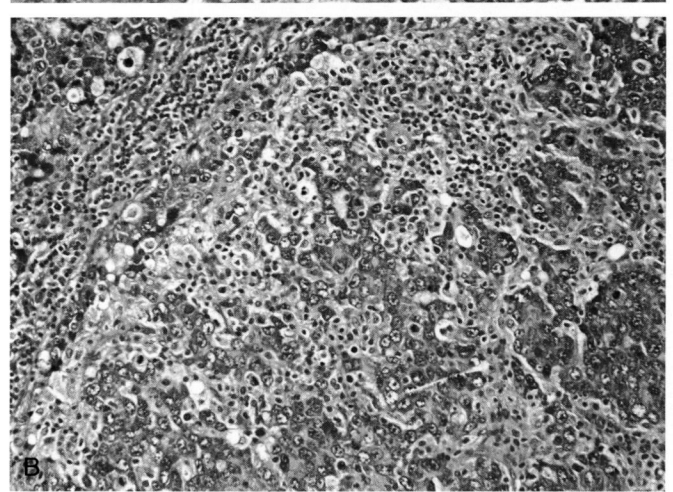

图 3-60　A，结外 NK/T 细胞淋巴瘤。非典型性淋巴细胞浸润，肿瘤细胞大，呈多形性。B，弥漫性大 B 细胞淋巴瘤。核染色质淡的、大的非典型性细胞浸润组织，背景为散在的小淋巴细胞。

　　— 在一些亚洲地区（日本、台湾地区）和部分拉丁美洲国家流行；西方国家少见
　　— 高峰发病年龄在 51 ～ 60 岁，较常见于男性（3：1）
　　— 临床表现为鼻塞、鼻出血和鼻中隔穿孔
　　— 最常累及鼻腔
　　— EB 病毒呈阳性
- 其他淋巴瘤
　　— 所有类型的非 Hodgkin 淋巴瘤在这个部位均有描述
　　— 最常见的是累及鼻窦的弥漫性大细胞淋巴瘤
　　— B 细胞淋巴瘤虽然罕见，但可以累及鼻咽部，口咽部和鼻窦

— 从表型上看，西半球的大多数病例是 B 细胞型（亚洲和南美病例是 T 细胞型）

— 临床特征不具特征性，与梗阻或出血有关

大体病理学

- 结外 NK/T 细胞淋巴瘤（血管中心性）
  — 溃疡性病变，常常较大
- 其他淋巴瘤
  — 一般表现为息肉样肿块

组织病理学

- 结外 NK/T 细胞淋巴瘤（血管中心性）
  — 通常有明显的炎症
  — 主要是小到中等大小的淋巴细胞，具有不同程度的细胞学非典型性；核仁不明显
  — 显著的坏死和核碎裂
  — 不是所有的病例均可见到血管浸润和血管中心性改变（存活的细胞围绕残留的血管）
- 其他淋巴瘤
  — 随着亚型不同而不同；参见第 14 章

特殊染色和免疫组织化学

- 结外 NK/T 细胞淋巴瘤（血管中心性）
  — 淋巴细胞 CD2、CD43 呈阳性，而 NK 细胞抗原 CD56 呈阳性；CD3、CD57 和 CD11 呈阴性
- 其他淋巴瘤
  — LCA 呈阳性
  — 细胞角蛋白呈阴性
  — 应进行 B 细胞（L26/CD20）和 T 细胞（CD3）标记物染色，以确定表型
  — 间变性大细胞淋巴瘤和真正的组织细胞淋巴瘤 EMA 和 CD30 可能呈阳性

其他诊断技术

- 结外 NK/T 细胞淋巴瘤（血管中心性）
  — 通常缺乏 T 细胞受体重排，而且难以证实克隆性
  — 原位杂交显示 EB 病毒呈阳性
- 其他淋巴瘤
  — 随着亚型不同而不同；参见第 14 章

鉴别诊断

▌ 鼻咽癌
  - 核的特征是呈空泡状，轮廓光滑，具有单个、大的嗜酸性核仁
  - 位于鼻咽部
  - 为细胞角蛋白呈阳性肿瘤，致密的淋巴细胞浸润
  - EB 病毒常常呈阳性（没有帮助，因为鼻淋巴瘤 EB 病毒也常常呈阳性）
▌ 嗅神经母细胞瘤
  - 可见菊形团结构和原纤维背景
  - 细胞具有团块状深染的染色质
  - 突触素、嗜铬素呈阳性
▌ Wegener 肉芽肿病
  - 累及小动脉和静脉的不同阶段的血管炎，可能难以发现
  - 中性粒细胞浸润和纤维素样坏死
  - 散在的巨细胞
  - 通常有明显的地图样坏死区域
  - 临床检查显示抗中性粒细胞胞质抗体（c-ANCA）抗蛋白酶 -3（proteinase-3，PR3）
▌ 可卡因滥用
  - 上皮和间质出现坏死和非特异性炎症细胞浸润
  - 没有血管炎

提要

- 致死性中线肉芽肿（lethal midline granuloma）这一术语已经过时，不应再用作病理诊断术语
- 结外 NK/T 细胞淋巴瘤 EB 病毒呈阳性，T 细胞受体单克隆重排阴性
- 在西方国家，B 细胞淋巴瘤较为常见；T 细胞淋巴瘤较常见于亚洲和拉丁美洲

精选文献

Li CC, Tien HF, Tang JL, et al: Treatment outcome and pattern of failure in 77 patients with sinonasal natural killer/T-cell or T-cell lymphoma. Cancer 100:366-375, 2004.

Heffner DK: Wegener's granulomatosis is not a granulomatous disease. Ann Diagn Pathol 6:329-333, 2002.

Seyer BA, Grist W, Muller S: Aggressive destructive midfacial lesion from cocaine abuse. Oral Surg Oral Med Oral Pathol Oral Radiol Endodont 94:465-470, 2002.

Rodriguez J, Romaguera JE, Manning J, et al: Nasal-type T/NK lymphomas: A clinicopathologic study of 13 cases. Leuk Lymphoma 39:139-144, 2000.

Cuadra-Garcia I, Proulx GM, Wu CL, et al: Sinonasal lymphoma: A clinicopathologic analysis of 58 cases from the Massachusetts General Hospital. Am J Surg Pathol 23:1356-1369, 1999.

Jaffe ES, Chan JK, Su IJ, et al: Report of the workshop on nasal and related extranodal angiocentric T/Natural killer cell lymphomas: Definitions, differential diagnosis, and epidemiology. Am J Surg Pathol 20:103-111, 1996.

副鼻窦和鼻咽转移性肿瘤
Tumors Metastasizing to the Paranasal Sinuses and Nasopharynx

临床特征

- 副鼻窦和鼻咽部转移性肿瘤罕见
- 最常见的是肾细胞癌、黑色素瘤和乳腺癌

大体病理学

- 取决于部位和肿瘤类型

组织病理学

- 肾细胞癌
  - 透明细胞型肾细胞癌被误诊为腺泡状横纹肌肉瘤的透明细胞亚型
  - 肿瘤细胞周围有特征性的分枝状血管结构
- 恶性黑色素瘤
  - 估计转移到这个部位的危险性为 1%
  - 遇到的黑色素瘤大多数原发于鼻窦；然而，临床上必须除外转移
- 乳腺癌
  - 浸润性导管癌具有多形性细胞，核分裂象多见
  - 小叶癌的细胞可能具有良性表现

特殊染色和免疫组织化学

- 肾细胞癌
  - 细胞角蛋白和波形蛋白呈阳性
  - 透明细胞含有糖原
- 恶性黑色素瘤
  - 没有标记物能够区分原发性与转移性肿瘤
- 乳腺癌
  - ER 和 PR 不同程度呈阳性
  - *HER-2* 可能呈阳性（与原发性肿瘤表达有关）

其他诊断技术

- 没有帮助

鉴别诊断

- 临床病史非常重要

提要

- 当组织学不能确定为原发性肿瘤时，总是需要获得临床病史

精选文献

Lee HM, Kang HJ, Lee SH: Metastatic renal cell carcinoma presenting as epistaxis. Eur Arch Otorhinolaryngol 262:69-71, 2005.

Marchioni D, Monzani D, Rossi G, et al: Breast carcinoma metastases in paranasal sinuses, a rare occurrence mimicking a primary nasal malignancy. Acta Otorhinolaryngol Ital 24:87-91, 2004.

Simo R, Sykes AJ, Hargreaves SP, et al: Metastatic renal cell carcinoma to the nose and paranasal sinuses. Head Neck 22:722-727, 2000.

Wanamaker JR, Kraus DH, Eliacher I, Lavertu P: Manifestations of metastatic breast carcinoma to the head and neck. Head Neck 15:257-262, 1993.

Mickel RA, Zimmerman MC: The sphenoid sinus—a site for metastasis. Otolaryngol Head Neck Surg 102:709-716, 1990.

口腔　Oral Cavity
黏膜白斑　Leukoplakia

临床特征

- 这是一种描述白色斑片或斑块的临床术语，病变或为局限性，或呈地图样分布
- 主要发生在老年人，男性略为常见
- 少数被认为是癌前病变（4% ~ 20% 可能发生恶性变）
- 最常见于颊黏膜
- 白斑的异型增生最常见于口底、舌腹外侧和唇
- 毛状白斑（hairy leukoplakia）
  - 主要发生在 HIV 感染患者
  - 常见部位是舌的侧缘

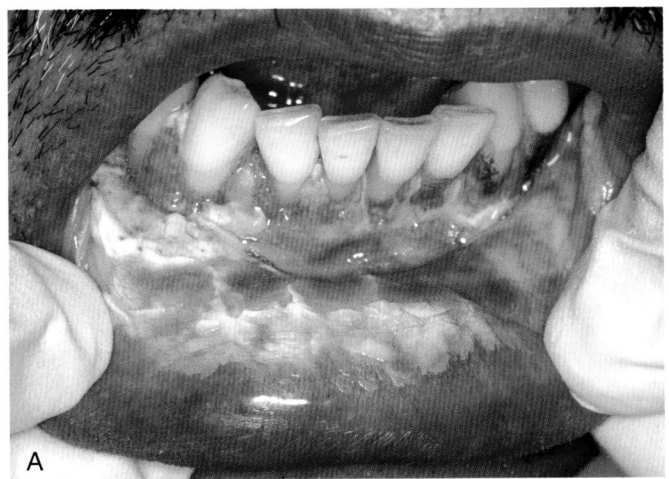

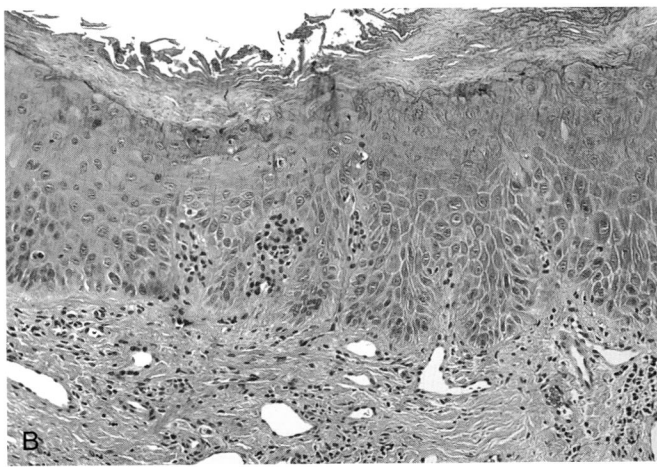

图 3-61 白斑。A，临床照片显示下唇和牙龈有广泛的白色斑片或斑块。B，组织学上，鳞状黏膜显示明显的角化过度和角化不全，其下有异型增生。

大体病理学

- 表面上皮的白色到灰黄色斑块，伴有皱纹和粗糙表面

组织病理学

- 角化过度、角化不全或两者均有
- 鳞状上皮棘层增厚和增生
- 黏膜下可见轻度或中度（苔藓样）慢性炎症
- 可出现异型增生性改变（增大而深染的细胞核；成熟丧失）；可能延伸到小涎腺导管；分为轻度、中度或重度异型增生
- 常常伴有念珠菌感染

特殊染色和免疫组织化学

- 没有帮助

其他诊断技术

- 没有帮助

鉴别诊断

▌ 鳞状上皮异型增生（轻度到重度）
- 大体上可能表现为白色或红色颗粒状（增殖性）
- 原位鳞状细胞癌：全层细胞学非典型性、上皮紊乱、基底膜完整（Ⅳ型胶原和层粘连蛋白染色显示基底膜变薄）

▌ 扁平苔藓
- 比白斑少见
- 上皮下带样淋巴细胞浸润；伴有基底细胞海绵样改变
- 上皮脚呈锯齿状

▌ 日光性唇炎
- 与皮肤日光性角化症的形态学和发病机制相同
- 必须进行活检，因为缺乏可靠的预示恶性的临床征象；红斑性、颗粒状斑块值得忧虑

提要

- 白斑是一个临床术语，病理学所见各异
- 白斑可能仅仅显示角化过度，或是伴有鳞状上皮异型增生的癌前病变

精选文献

Devaney KO, Rinaldo A, Zeitels SM, et al: Laryngeal dysplasia and other epithelial changes on endoscopic biopsy: What does it all mean to the individual patient? J Otorhinolaryngol Relat Spec 66:1-4, 2004.

Muller S, Waldron CA: Premalignant lesions of the oral cavity. In Barnes L (ed): Surgical Pathology of the Head and Neck. New York, Marcel Dekker, 2001, pp 343-360.

Southam JC, Felix DH, Wray D, Cubie HA: Hairy leukoplakia: A histological study. Histopathology 19:63-67, 1991.

Fernandez JF, Benito MAC, Lizaldez EB, Monatañés MA: Oral hairy leukoplakia: A histopathologic study of 32 cases. Am J Dermatopathol 12:571-578, 1990.

鳞状细胞乳头状瘤
Squamous Papilloma

临床特征

- 最常见的口腔肿瘤
- 累及所有年龄的患者，通常见于成人
- 致病因素为病毒（HPV 2、4、6、11、13、32）和机械刺激
- 好发部位是腭、舌、牙龈和唇
- 可能作为 Cowden 综合征的一种成分而发生
- 通常为单发性，但也可以为多发性的

大体病理学

- 无痛性、外生性白色到粉色肿块，表面呈疣状或乳头状
- 通常 < 1cm

组织病理学

- 由增生的复层鳞状上皮组成的宽大的乳头状突起，围绕少量纤维血管轴心
- 可能有不同量的角化不全、角化过度、溃疡形成、炎症或浅表念珠菌感染

特殊染色和免疫组织化学

- 没有帮助

其他诊断技术

- 原位杂交检查 HPV

鉴别诊断

▌ 伴有乳头状结构的鳞状细胞癌
- 明显的全层细胞学非典型性
- 浸润性生长方式

▌ 寻常疣
- 不常累及口腔
- 上皮细胞内有大的嗜碱性包涵体

▌ 尖锐湿疣
- 鳞状上皮异型增生，伴有 HPV 效应（挖空细胞非典型性）
- 成簇的融合性外生性肿块
- 其分支比乳头状瘤宽，钝

提要

- 可能出现鳞状上皮非典型性和基底细胞增生；异型增生罕见
- 复发少见，但如果切除不完全，则可能复发

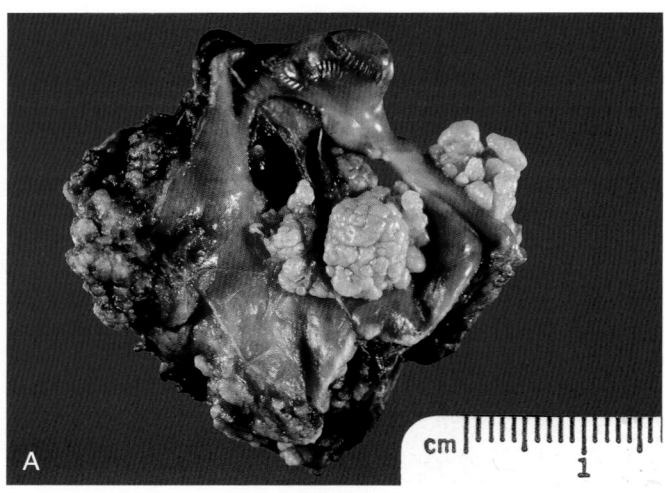
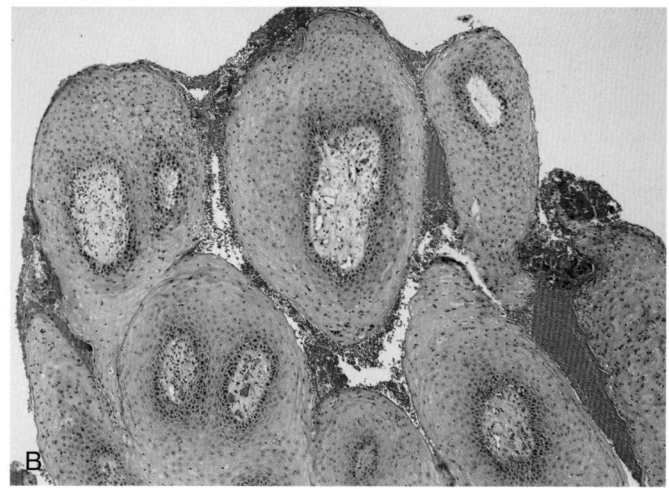

图 3-62　鳞状细胞乳头状瘤。A，大体照片显示口腔黏膜外生性褐色到白色的结节状肿块。B，低倍镜下显示被覆复层鳞状上皮的乳头状结构，伴有明显的角化。

精选文献

Westra W: Benign neoplasms of the oral cavity and oropharynx. In Thompson LDR, Goldblum JR (eds): Head and Neck Pathology. Philadelphia, Churchill Livingstone, 2006, pp 243-246.

Jenson AB, Lancaster WD, Hartmann DP, Shaffer EL Jr: Frequency and distribution of papillomavirus structural antigens in verrucae, multiple papillomas, and condylomata of the oral cavity. Am J Pathol 107:212-218, 1982.

Abby LJ, Page DG, Sawyer DR: The clinical and histopathologic features of a series of 464 oral squamous cell papillomas. Oral Surg Oral Med Oral Pathol 49:419-428, 1980.

化脓性肉芽肿（分叶状毛细血管瘤）
Pyogenic Granuloma (Lobular Capillary Hemangioma)

临床特征

- 也称为分叶状毛细血管瘤
- 病因学：感染、创伤、激素刺激（妊娠）
- 可以发生在任何年龄；较常见于女性
- 牙龈最常见的肿块

大体病理学

- 界限非常清楚地、隆起的、暗红色、质软的结节

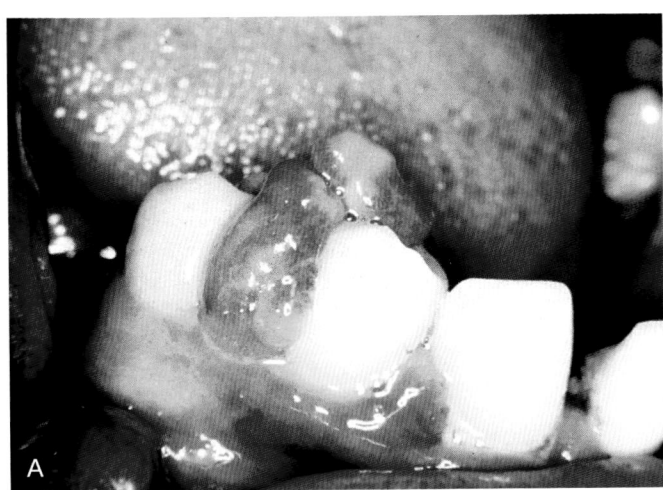

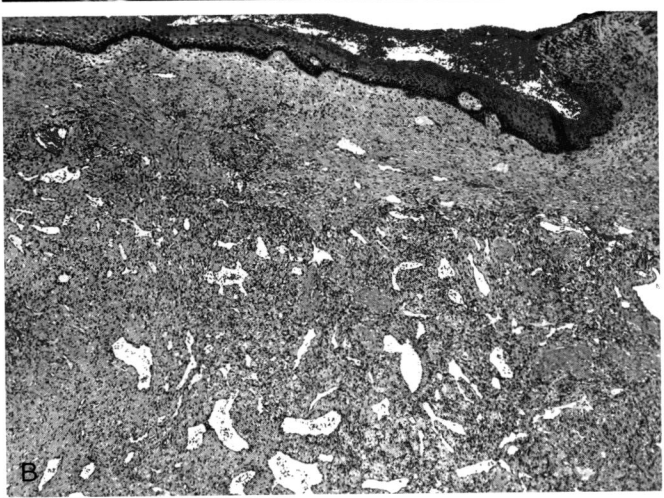

图3-63 化脓性肉芽肿（分叶状毛细血管瘤）。A，临床照片显示的一个牙龈息肉样肿块，表面有溃烂的红斑或形成溃疡表面。**B**，低倍镜下显示被覆复层鳞状上皮的息肉样病变，部分区域有溃疡形成。注意血管增生呈分叶状结构。

- 常常形成溃疡
- 无蒂或有蒂，通常脆而易碎，且有出血

组织病理学

- 小血管增生，呈分叶状生长方式（肉芽组织肿块）
- 纤维黏液样或水肿性间质，伴有急性和慢性炎症
- 其上鳞状上皮可能萎缩或有溃疡形成

特殊染色和免疫组织化学

- 没有帮助

其他诊断技术

- 没有帮助

鉴别诊断

▌ 血管瘤或淋巴管瘤
- 主要发生在舌
- 由较大的血管或淋巴管组成

▌ 口腔 Kaposi 肉瘤
- 最常见的部位是腭
- 其特征是裂隙样的血管腔，伴有红细胞外渗
- 典型者与 HIV 感染有关
- 细胞 HHV-8 呈阳性

▌ 外周巨细胞肉芽肿
- 肉芽组织形成的、没有包膜的肿块，伴有许多破骨细胞样巨细胞
- 不同程度的出血、含铁血黄素沉着以及急性和慢性炎症；可见化生性骨

提要

- 可能完全消退；可能纤维化，类似于纤维上皮性息肉
- 手术治疗后的复发率是 16%
- 治疗采取局部切除

精选文献

Verbin RS, Guggenheimer J, Appel BN: Benign neoplastic and nonneoplastic lesions of the oral cavity and oropharynx. In Barnes L (ed): Surgical Pathology of the Head and Neck. New York, Marcel Dekker, 2001, pp 263-266.

Kapadia SB, Heffner DK: Pitfalls in the histopathologic diagnosis of pyogenic granuloma. Eur Arch Otorhinolaryngol 249:195-200, 1992.

Bodner L, Dayan D: Intravascular papillary endothelial hyperplasia of the mandibular mucosa. Int J Oral Maxillofac Surg 20:263-274, 1991.

Kerr DA: Granuloma pyogenicum. Oral Surg Oral Med Oral Pathol 4:158-176, 1951.

颗粒细胞瘤　　Granular Cell Tumor

临床特征

- 可以发生在口腔的任何部位；最常见于舌
- 典型的表现为无痛性黏膜下结节
- 发生在成人，没有年龄差异；儿童罕见；较常见于女性
- 病因尚未确定

大体病理学

- 质硬的黏膜下结节
- 典型者较小，但可达 5cm

组织病理学

- 其上的鳞状上皮显示假上皮瘤性增生
- 特征性的改变是：大的多角形细胞呈片块状、巢状或条索状分布，伴有颗粒状、嗜酸性胞质和小而深染的细胞核

特殊染色和免疫组织化学

- 颗粒细胞 S-100 蛋白、Leu-7 和髓磷脂碱性蛋白（myelin basic protein）染色呈阳性
- 颗粒 PAS 染色呈阳性，并含有溶酶体

其他诊断技术

- 没有帮助

鉴别诊断

▌ 转移性肾颗粒细胞癌
- 临床病史有助于诊断
- 细胞学非典型性较为明显
- 细胞角蛋白和波形蛋白呈阳性

提要

- 假上皮瘤性增生可能被误诊为鳞状细胞癌
- 大约 10% 的患者具有多发性肿瘤
- 组织发生被认为是神经或神经鞘细胞来源
- 大多数为良性；具有恶性行为的病例罕见
- 恶性特征：高核分裂活性、坏死、核的多形性和细胞丰富；恶性的确切标准是转移
- 可以发生在神经（支持神经鞘细胞来源的理论）

精选文献

Kapadia SB: Tumors of the nervous system. In Barnes L (ed): Surgical Pathology of the Head and Neck. New York, Marcel Dekker, 2001, pp 813-817.

Muzur MT, Shultz JJ, Myers JL: Granular cell tumor: Immunohistochemical analysis of 21 benign tumors and one malignant tumor. Arch Pathol Lab Med 114:692, 1990.

牙根囊肿　　Radicular Cyst

临床特征

- 也称为根尖周围囊肿（periapical cyst）
- 占口腔黏膜所有炎症性囊肿的 10%
- 囊肿形成是由龋齿牙髓感染或创伤引起的
- 最常累及上颌切牙和下颌磨牙根部；典型者无牙齿损坏或牙齿移位
- 很少与乳牙有关
- 可能引起疼痛，或为 X 线片上的偶然发现
- X 线片显示圆形或烧瓶形放射线透明区，伴有明显的不透射线的边缘

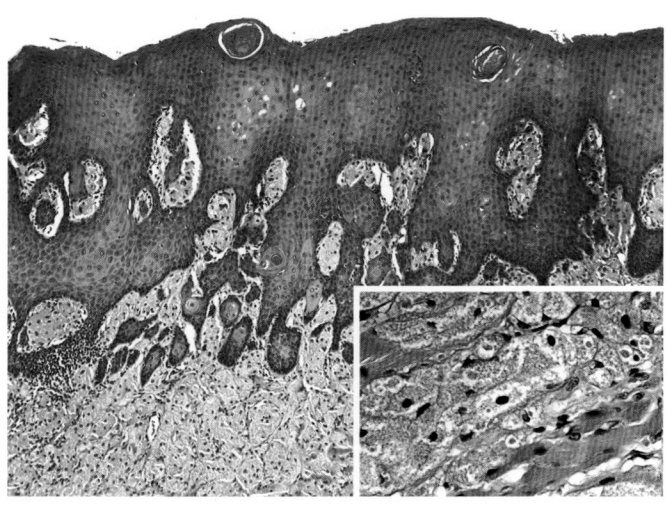

图 3-64　颗粒细胞瘤。切片显示增生的假上皮瘤性鳞状上皮，基底膜处可见显著的不规则的上皮脚。黏膜下被嗜酸性颗粒细胞取代，伴有小而深染的细胞核（插图）。

大体病理学

- 破碎的有光泽的颗粒状软组织；偶尔是伴有完整囊肿的拔出的牙齿；囊肿内衬可能或不能正确评估

组织病理学

- 囊肿内衬增生性复层鳞状上皮，伴有局灶性角化；常见杯状细胞
- 透明小体（Rushton 小体）是牙源性囊肿的特有表现，见于大约 10% 的病变；有助于牙源性囊肿与裂隙囊肿（fissural cyst）的鉴别
- 囊肿壁具有慢性炎症、胆固醇裂隙和泡沫样组织细胞

特殊染色和免疫组织化学

- 没有帮助

其他诊断技术

- 没有帮助

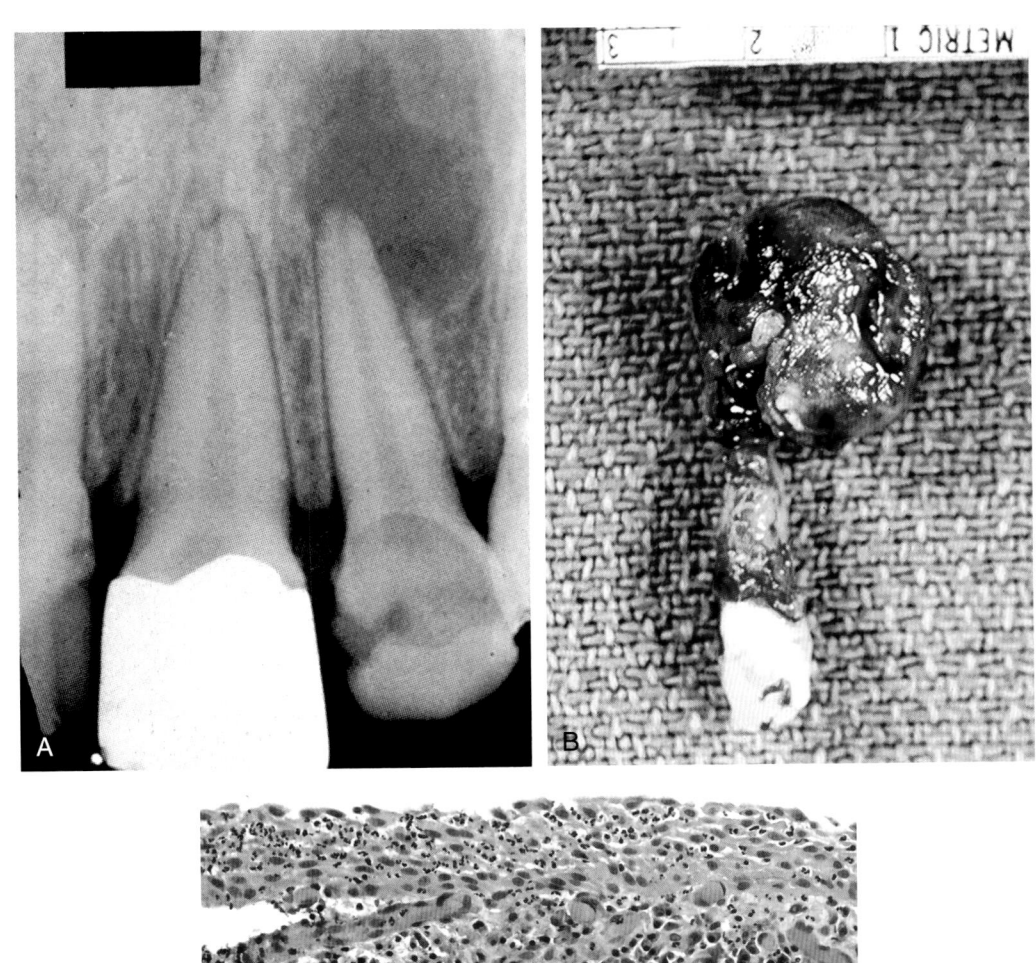

图 3-65　牙根囊肿。 A，X 线片显示为含有牙根的放射透明区。B，相应的切除标本可见伴有牙根的肿块。C，肿块是由伴有鳞状上皮内衬和明显炎症的囊肿组成的。可见伴随的透明（Rushton）小体（插图）。

鉴别诊断

- 牙源性角化囊肿
  - 在 X 线片上，上颌或下颌后部可见一个单房性或多房性放射线透明区
  - 纤维化、非炎症性囊肿的壁内衬角化鳞状上皮
  - 没有 Rushton 小体
- 含牙囊肿
  - 未萌出恒牙的非典型性囊肿
  - 内衬复层鳞状上皮，囊壁没有炎症

提要

- 牙根囊肿不会像牙源性角化囊肿和含牙囊肿那样沿着牙源性肿瘤细胞系分化
- 偶尔可能发生肿瘤性转化，出现鳞状细胞癌、成釉细胞瘤或黏液表皮样癌

精选文献

Verbin RS, Barnes L: Cysts and cyst-like lesions of the oral cavity, jaws and neck. In Barnes L (ed): Surgical Pathology of the Head and Neck. New York, Marcel Dekker, 2001, pp 1464-1468.

High AS, Hirschman PN: Age changes in residual radicular cysts. J Oral Pathol 15:524-528, 1986.

Rushton MA: Hyaline bodies in the epithelium of dental cysts. Proc R Soc Med 48:407-409, 1955.

含牙囊肿　Dentigerous Cyst

临床特征

- 包绕未萌出的恒牙冠
- 临床上可能表现为一个缺失牙
- 最常累及第三磨牙
- 可能没有症状，也可能引起骨质膨胀和牙齿移位
- X 线片上显示单房性放射透明区

大体病理学

- 软组织增大、肿胀，伴有囊肿形成

组织病理学

- 囊肿内衬复层鳞状上皮，直接与覆盖未萌出牙牙冠的牙釉质上皮连续
- 没有炎症，除非有重复感染

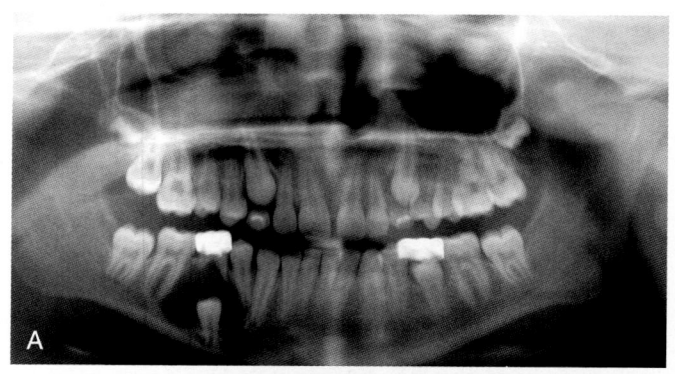

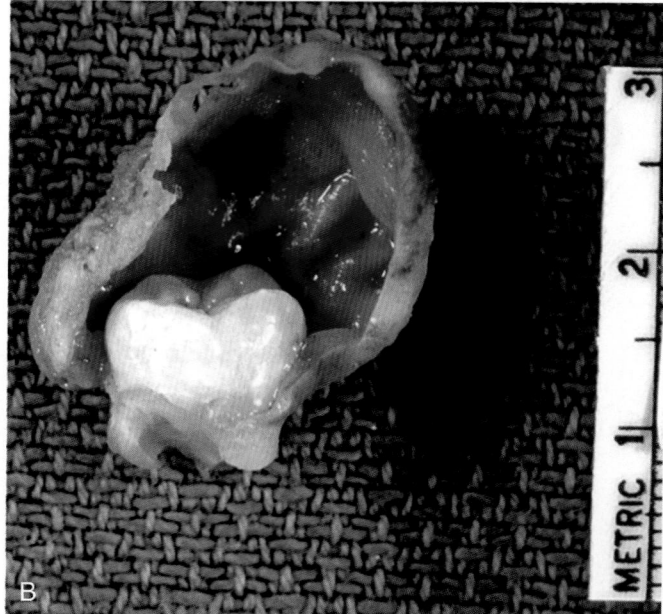

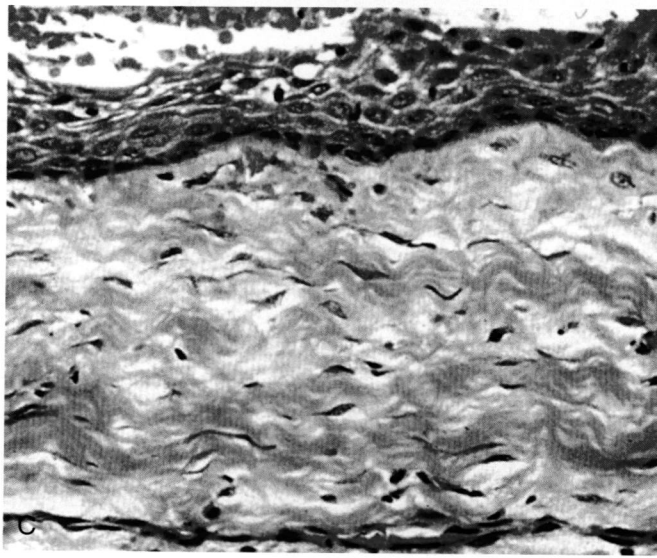

图 3-66　**含牙囊肿**。A，X 线片。B，一个未萌出牙的牙冠周围的囊肿的大体照片。C，囊肿内衬良性复层鳞状上皮，囊壁没有炎症。

特殊染色和免疫组织化学

- 没有帮助

其他诊断技术

- 没有帮助

鉴别诊断

▌ 牙根囊肿
- 伴有牙根
- 囊肿壁含有慢性炎症细胞
- 透明（Rushton）小体具有特征性，但仅见于大约 10% 的病例

▌ 牙源性囊肿
- X 线片上显示下颌或上颌后部有单房性或多房性放射透明区
- 内衬角化鳞状上皮，伴有纤维化，没有炎症细胞

提要

- 病理学所见与放射学影像（即曲面梯层 X 线成像）相关
- 确定部位和与未萌出牙有关

精选文献

Eversole LR, Sabes WR, Rovin S: Aggressive growth and neoplastic potential of odontogenic cysts: With special reference to central epidermoid and mucoepidermoid carcinomas. Cancer 35:270-282, 1975.

牙源性角化囊肿
Odontogenic Keratocyst

临床特征

- X 线片显示单房性或多房性放射透明区
- 大多数发生在下颌或上颌后部

大体病理学

- 单房性或较常见的多房性囊肿，含有角蛋白碎屑，表现为乳膏样液体

组织病理学

- 薄的角化性复层鳞状上皮伴有纤维性囊壁，缺乏

炎症

特殊染色和免疫组织化学

- 没有帮助

其他诊断技术

- 没有帮助

鉴别诊断

▌ 牙根囊肿
- 伴有牙根
- 囊肿壁含有慢性炎症细胞
- 透明（Rushton）小体具有特征性，但仅见于大约 10% 的病例

▌ 含牙囊肿
- 未萌出恒牙的非典型性囊肿
- 内衬复层鳞状上皮，囊壁没有炎症

提要

- 可能呈破坏性生长并容易复发
- 可能伴有痣样基底细胞癌综合征（常染色体显性遗传性疾病，其特征为颌骨角化囊肿、皮肤多发性基底细胞癌、骨骼异常、掌跖角化不良症、异位软组织钙化和卵巢纤维瘤）

精选文献

Verbin RS, Barnes L: Cysts and cyst-like lesions of the oral cavity, jaws and neck. In Barnes L (ed): Surgical Pathology of the Head and Neck. New York, Marcel Dekker, 2001, pp 1452-1460.

Blanas N, Freund B, Schwartz M, Furst IM: Systematic review of the treatment and prognosis of the odontogenic keratocyst. Oral Surg Oral Med Oral Pathol Oral Radiol Endodontol 90:553-558, 2000.

Areen RG, McClatchey KD, Baker HL: Squamous cell carcinoma developing in an odontogenic keratocyst: Report of a case. Arch Otolaryngol Head Neck Surg 107: 568-569, 1981.

造釉细胞瘤　Ameloblastoma

临床特征

- 最常见的牙源性肿瘤
- 男性和女性发病相同
- 较常发生在白人，其次为黑人和亚洲人（特别是

中国人）
- 平均发病年龄为 33 岁；单囊性病变要早 10 年发生
- 部位：下颌比上颌更易受累（4：1），一般见于下颌后方
- 其发生大多数与第三磨牙阻生有关；有些发生在含牙囊肿的上皮内衬
- 一般生长缓慢，直到肿物较大才有症状；可导致牙齿再吸收或浸润骨和软组织
- 可能转移（罕见）
- 放射学检查可见多房性、"肥皂泡"样射线透明区
- 鼻窦部位的造釉细胞瘤多发生在老年男性（80%以上为浸润性、实性或多囊性）

- 临床病理学类型：多囊性、单囊性和周围性
  - 单囊性和多囊性
    - 发生在较年轻的患者
    - 非浸润性；保守治疗后复发率低（10% ~ 15%）
    - 可能复发，表现为浸润性多囊性
  - 周围性
    - 最少见；较常见于老年人
    - 位于骨外

大体病理学

- 切面显示实性和囊性区域
- 实性区域呈白色到灰色，几乎没有出血和坏死
- 不同大小的囊肿，含有透明到黄色的液体

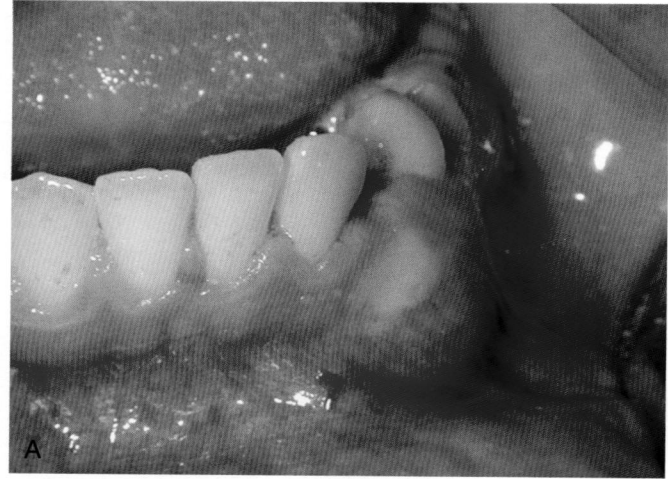
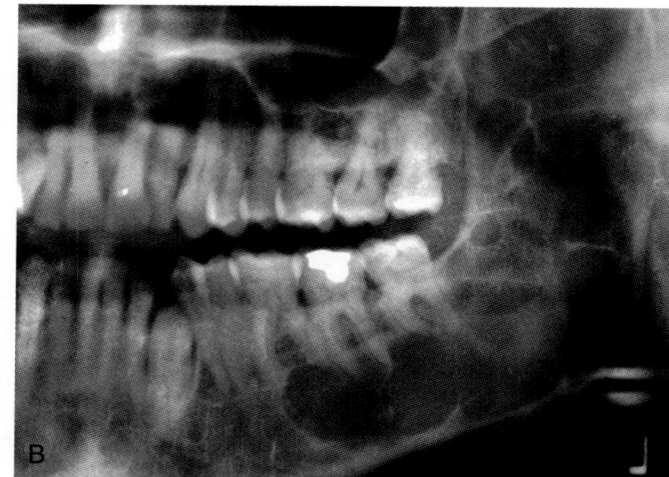
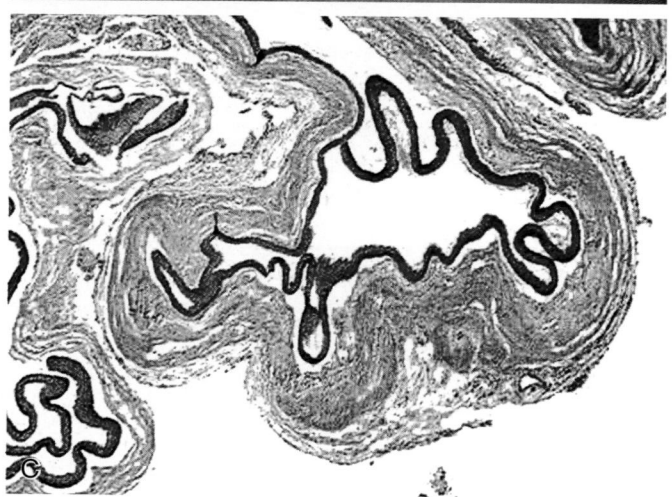
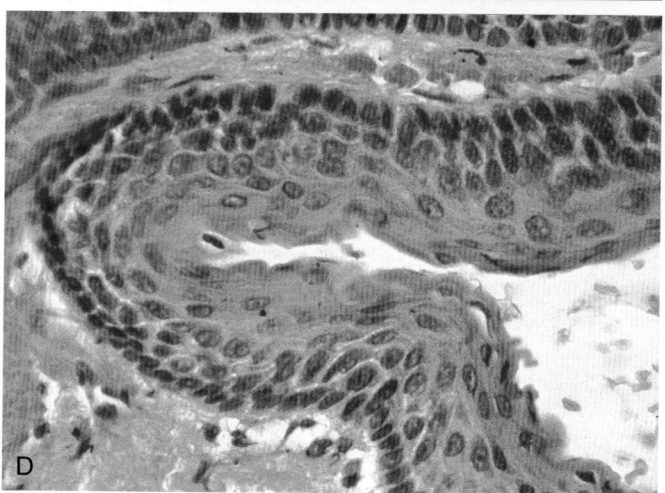

图 3-67　牙源性角化囊肿。A，下颌肿块的临床照片，表面黏膜完整。B，相应的 X 线片显示半透明的囊性肿块，向上蔓延到下颌支。C，低倍镜下显示内衬上皮的、伴有纤维性囊壁的囊肿，一般没有炎症。D，高倍镜下显示上皮性囊肿壁是由良性复层鳞状上皮组成的，表面常有皱褶。

组织病理学

- 富于细胞的滤泡状和<u>丛</u>状结构；其他结构是棘皮瘤性、颗粒细胞性、基底细胞样、纤维组织增生性和角化造釉细胞瘤样（非常罕见）
  - 滤泡状结构（类似于牙滤泡）
    - 不同大小的牙源性上皮岛，其周围是呈栅栏状排列的高柱状上皮，显示细胞核极性颠倒和核下空泡
    - 纤维结缔组织间质围绕上皮岛
    - 核均匀一致，没有核分裂活性
    - 上皮岛中心可见疏松排列的星形上皮细胞，常常伴有微囊形成
  - 丛状结构
    - 宽的细胞片块相互吻合，中心为星形上皮细胞；周围细胞呈高柱状，伴有核的极性颠倒和核下空泡
    - 间质疏松，可以有囊肿形成
  - 棘皮瘤性结构
    - 滤泡岛出现鳞状分化或细胞角蛋白形成
- 除了纤维组织增生性亚型以外，所有造釉细胞瘤均有成熟的纤维性间质；在纤维组织增生性亚型，间质可见骨样组织形成
- 最重要的预后因素是有无浸润
- 组织学亚型不影响治疗和预后

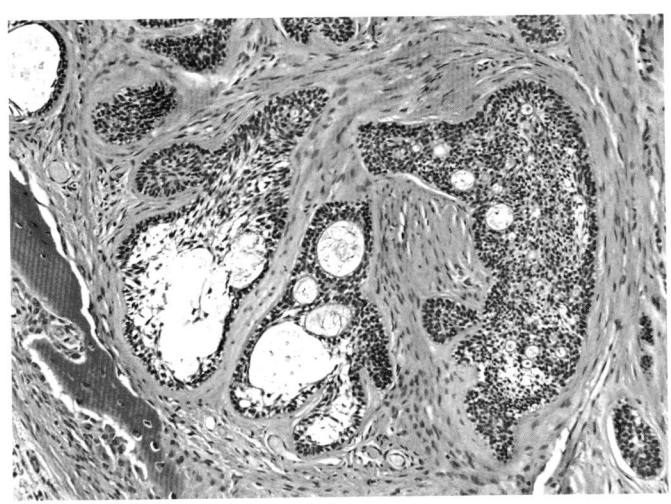

图3-68 造釉细胞瘤。 低倍镜下显示上皮巢周围呈栅栏状排列，中心为疏松的星形细胞，并有微囊形成，间质致密，邻近变薄的骨质。

特殊染色和免疫组织化学

- 没有帮助

其他诊断技术

- 没有帮助

鉴别诊断

▮ 造釉细胞纤维瘤
- 良性混合性上皮 - 间叶性牙源性肿瘤
- 结缔组织类似于牙乳头
- 有立方到柱状上皮细胞巢，伴有星形网状纤维
- 基底膜清楚
- 大多数发生在下颌后部

▮ 鳞状细胞癌
- 有显著非典型性的鳞状细胞，伴有浸润性生长方式
- 核分裂象常见

▮ 基底细胞癌
- 纤维组织增生性间质
- 常有皮肤癌既往史
- 可见核分裂象

▮ 涎腺型腺癌
- 罕见的原发性骨内肿瘤
- 通常见不到上皮极性颠倒

提要

- 浸润性造釉细胞瘤刮除手术治疗后复发率高（可达90%）；重要的是，要切除足够的骨的边缘
- 生长缓慢；经过数年可能复发，放射学改变显著；治疗多年之后可能复发

精选文献

Chen Y, Wang JM, Li TJ: Ameloblastic fibroma: A review of published studies with special reference to its nature and biological behavior. Oral Oncol 43:960-969, 2007.

Melrose RJ: Benign epithelial odontogenic tumors. Semin Diagn Pathol 16:271-287, 1999.

Feinberg SE, Steinberg B: Surgical management of ameloblastoma: Current status of the literature. Oral Surg Oral Med Oral Pathol 81:383-388, 1996.

Reichart PA, Philopsen HP, Sommer S: Ameloblastoma: Biologic profile of 3677 cases. Eur J Cancer 31B:86-99, 1995.

牙源性钙化上皮瘤（Pindborg 瘤）Calcifying Epithelial Odontogenic Tumor (Pindborg Tumor)

临床特征

- 表现为生长缓慢的肿块，几乎没有症状；可见颌骨肿胀或牙齿吸收
- 发病年龄通常在 30 ~ 50 岁之间
- 没有性别差异
- 大多数发生在下颌后部，25% 在上颌
- 少数可以发生在骨外
- 大约 50% 的病例伴有阻生牙
- 放射学检查显示界限不清的、多房性射线透明性区域

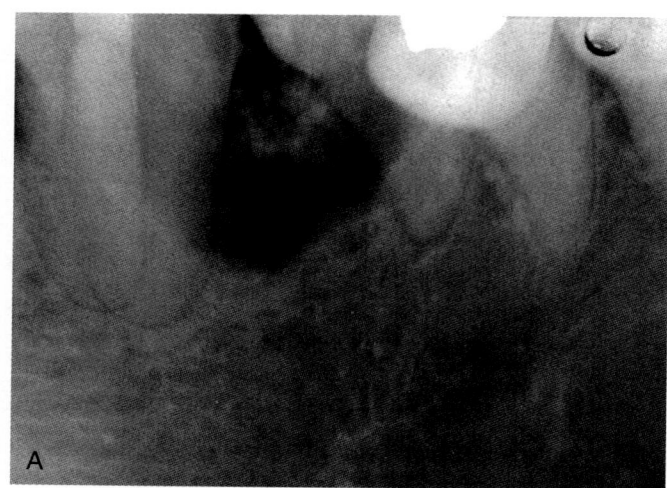

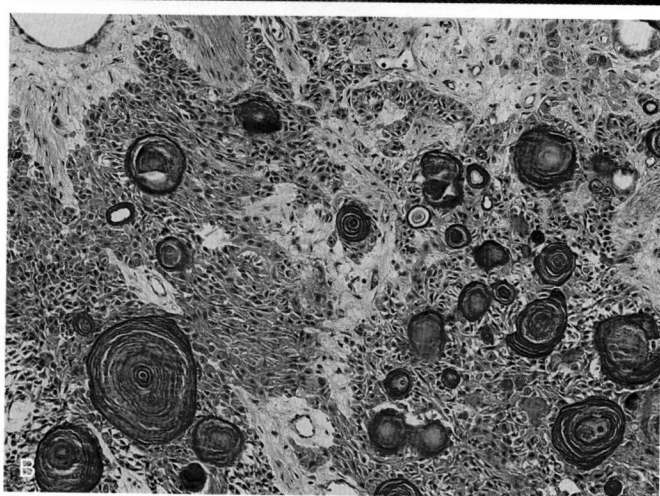

图 3-69　**牙源性钙化上皮瘤。** A，X 线片显示两颗牙齿之间有射线透明性肿块，伴有细颗粒状不透光区。B，组织学切片显示上皮细胞片块和钙化。

大体病理学

- 一般为实性肿块，伴有不同量的钙化
- 骨皮质变薄，但很少浸润到骨膜外

组织病理学

- 大的多角形上皮细胞片块，常见细胞间桥
- 细胞具有丰富的嗜酸性胞质，多形性细胞核伴有明显的核仁，核内可见假包涵体；可见双核细胞
- 没有核分裂象、坏死或炎症
- 特征性的同心圆性钙化（Liesegang 环）
- 偶尔出现粉色、无定形的淀粉样物质，典型者间质轻度纤维化

特殊染色和免疫组织化学

- 刚果红染色呈阳性（在偏振光显微镜下，淀粉样物具有苹果绿色双折射）

其他诊断技术

- 没有帮助

鉴别诊断

▌ 鳞状细胞癌
- 浸润性生长方式
- 细胞显示恶性肿瘤的细胞学特征；邻近的鳞状上皮常常伴有异型增生

提要

- 即使小的肿瘤也为浸润性的
- 手术切除应切除足够骨组织，至少 1cm
- 复发率为 14%；复发肿瘤生长缓慢，建议长期随访

精选文献

Veness MJ, Morgan G, Collins AP, Walker DM: Calcifying epithelial odontogenic (Pindborg) tumor with malignant transformation and metastatic spread. Head Neck 23:692-696, 2001.

Philipsen HP, Reichart PA: Calcifying epithelial odontogenic tumour: Biological profile based on 181 cases from the literature. Oral Oncol 36:17-26, 2000.

Franlin CD, Pindborg JJ: The calcifying epithelial odontogenic tumor: A review and analysis of 113 cases. Oral Surg Oral Med Oral Pathol 42:753-765, 1976.

腺瘤样牙源性肿瘤
Adenomatoid Odontogenic Tumor

临床特征

- 不常见的良性病变
- 一般见于 11 ~ 20 岁
- 男女发病比例为 1 ： 2
- 上颌发生率为下颌的 2 倍
- 好发于两侧颌骨的前半部分；大约 60% 的病例病变位于尖牙
- 大多数病例伴有阻生牙；很少发生于骨外
- 放射学检查发现为界限清楚的射线透明区，伴有或不伴有阻生牙

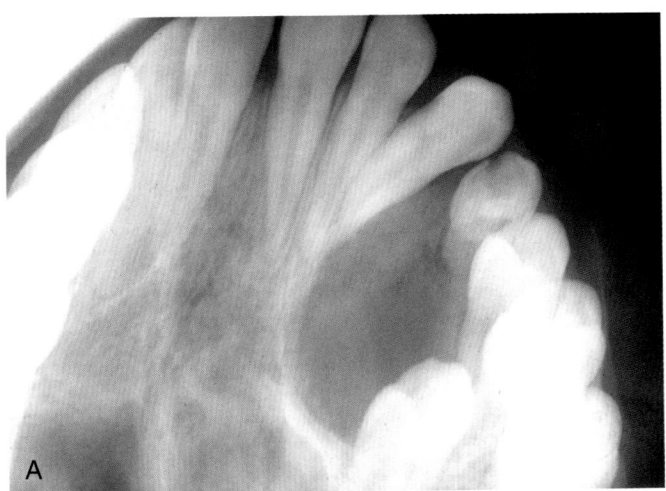

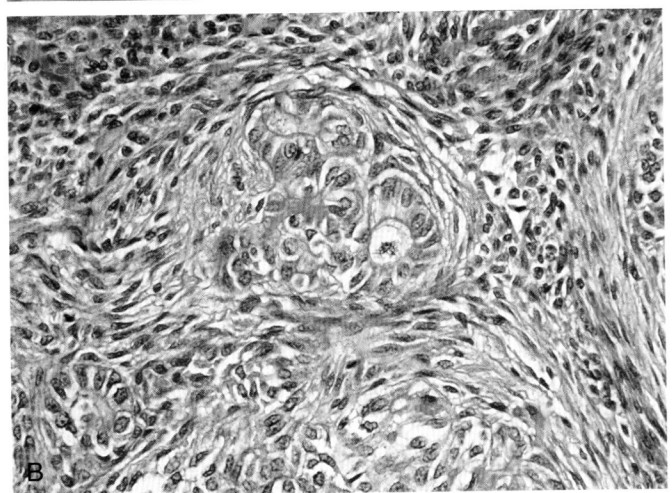

大体病理学

- 厚的纤维性包膜，中心伴有丰富的灰色到白色组织
- 小的钙化导致切面有沙粒感
- 可能表现为伴有少量液体的厚壁囊肿，包膜质软，粗糙

组织病理学

- 厚的纤维性包膜围绕大小不同的立方或柱状上皮细胞结节，实际上没有结缔组织间质
- 上皮细胞结节常常伴有营养不良性钙化
- 上皮细胞结节内的导管样间隙含有无定形的嗜酸性物质，淀粉样物染色呈阴性，可能是发育不良的牙釉质样产物

特殊染色和免疫组织化学

- 没有帮助

其他诊断技术

- 没有帮助

鉴别诊断

造釉细胞瘤
- 较常见于下颌后部（80%）
- 不同的放射学表现
- 一般具有滤泡状结构，其特征是在纤维结缔组织间质中出现牙源性上皮岛

提要

- 预后非常好
- 保守手术切除（摘除）可以治愈；复发非常罕见

精选文献

Rick GM: Adenomatoid odontogenic tumor. Oral Maxillofac Surg Clin N Am 16:333-354, 2004.

Philipsen HP, Reichart PA: Adenomatoid odontogenic tumor: Facts and figures. Oral Oncol 35:125-131, 1998.

图 3-70　腺瘤样牙源性肿瘤。A，X 线片显示上颌界限清楚的半透明区，伴有阻生牙。B，显微镜下显示肿瘤由上皮巢内的导管样间隙和周围的实性成釉细胞样成纤维细胞区域组成。

良性成牙骨质细胞瘤
Benign Cementoblastoma

临床特征

- 罕见的良性间叶性牙源性肿瘤
- 生长缓慢，可以长得很大
- 与牙根密切相关
- 发病主要为年轻成人，但可以发生在任何年龄

- 最常见于下颌第一磨牙和前磨牙
- 典型表现为疼痛（类似于骨母细胞瘤）
- 放射学检查可见界限清楚的不透射线的肿块，看不到受累牙的牙根，周围有薄的放射透明带

大体病理学

- 钙化性肿块，与受累的牙根粘连

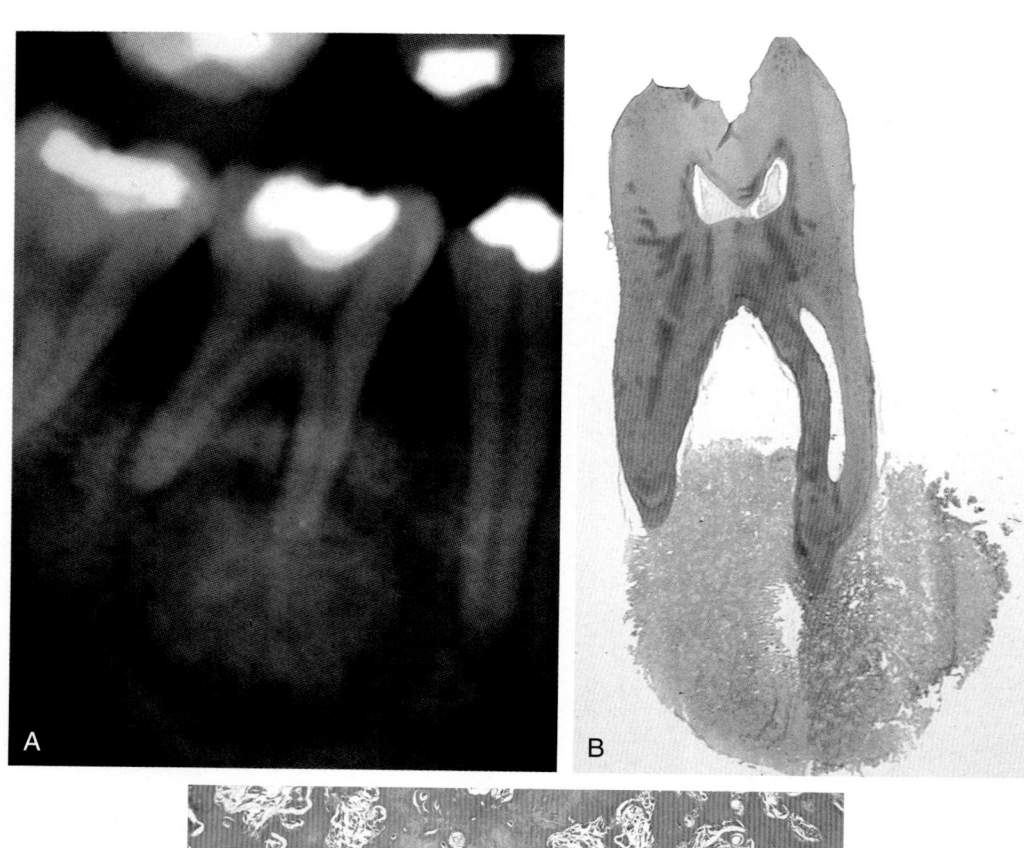

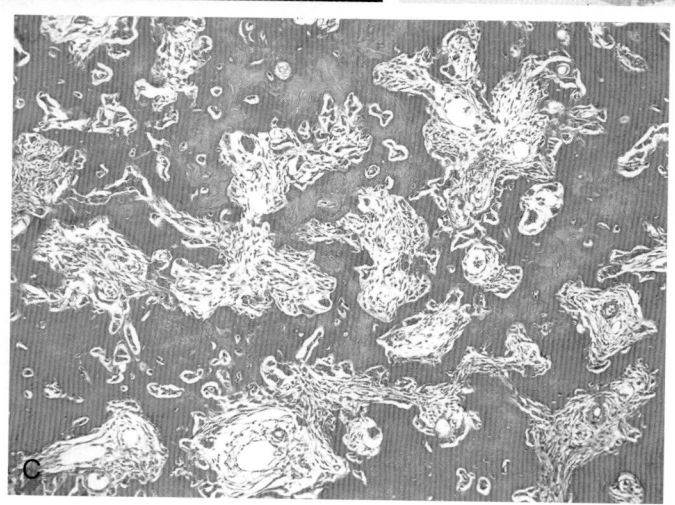

图 3-71 良性成牙骨质细胞瘤。A，X 线片显示界限清楚的肿块，周围为放射透明带并伴有牙根。B，相应切除标本的整体切片显示的牙齿和牙根部的肿块。C，组织学切片显示致密骨小梁，其间可见增生的纤维血管组织。

组织病理学

- 牙根有钙化的牙骨质组织沉积
- 粗大的小梁状强嗜碱性牙骨质伴有许多不规则的骨反转线，类似于骨 Paget 病；小梁被活跃的牙骨质母细胞包绕
- 周围可见放射状牙骨质样柱状结构，伴有散在的纤维血管组织
- 偶尔可见扩张的血管间隙和破骨细胞样巨细胞

特殊染色和免疫组织化学

- 没有帮助

其他诊断技术

- 没有帮助

鉴别诊断

■ 颌骨骨母细胞瘤
  - 可以包裹牙根，但不是来源于牙根表面的牙骨质

提要

- 治疗采取手术切除并拔除受累的牙齿

精选文献

El-Mofty SK: Cemento-ossifying fibroma and benign cementoblastoma. Semin Diagn Pathol 16:302-307, 1999.

Melrose RJ: Benign epithelial odontogenic tumors. Semin Diagn Pathol 16:271-287, 1999.

Ulmansky M, Hansen EH, Praetorius F: Benign cementoblastoma: A review and five new cases. Oral Surg Oral Med Oral Pathol 77:48-55, 1994.

软骨肉瘤　Chondrosarcoma

临床特征

- 最常见的发病部位是骨盆，也可发生在股骨和肱骨的近端
- 少数发生在颌骨，但好发于上颌骨和颅底
- 软骨肉瘤可为原发性也可为继发性的（来源于内生软骨瘤或骨软骨瘤）
- 根据位置和放射学特征分为中心性\周围性或皮质旁软骨肉瘤
- 男性发病比女性发病常见（2：1）；发病高峰年龄为 21 ~ 60 岁，继发性软骨肉瘤的发生要早 20 年

大体病理学

- 中心性软骨肉瘤在髓内生长，可以蔓延到骨皮质
- 周围性软骨肉瘤从骨皮质向软组织生长；可以长入骨髓腔
- 切面呈白色到蓝灰色，取决于软骨的量
- 可能呈囊性，并有黏液样或胶样区域；可见出血、坏死和钙化

组织病理学

- 包括普通性\间叶性和去分化性亚型
- 组织学表现各异，取决于软骨样基质的含量
  - 普通性软骨肉瘤
    - 不规则的软骨小叶被纤维性条带分开并浸润骨；小叶周围细胞非常丰富
    - 软骨细胞成簇排列；非典型性程度不同，从轻微的核增大到大的奇异性细胞核
    - 可见多核软骨细胞
    - 较高级别的肿瘤细胞学非典型性增加；3 级所见是周围为梭形细胞，或核分裂象每 10 个高倍视野 > 2 个
    - 1 级肿瘤没有核分裂活性
  - 间叶性软骨肉瘤

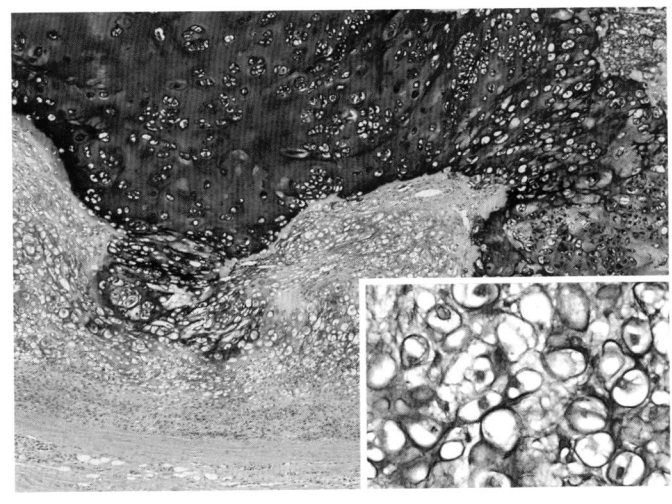

图 3-72　软骨肉瘤。 切片显示由不同密度的肿瘤性软骨细胞组成的分叶状肿块。高倍镜下（插图）可见软骨细胞具有大而空的细胞核。

◆ 梭形细胞或小蓝细胞与透明软骨混合存在
◆ 罕见的亚型，见于 21 ～ 30 岁的患者
◆ 好发于颌骨
— 去分化性软骨肉瘤
◆ 两种独特的肿瘤成分：软骨肉瘤成分（常常为 1 级）和去分化恶性梭形细胞区域，类似于纤维肉瘤或骨肉瘤

特殊染色和免疫组织化学

● 没有帮助

其他诊断技术

● 没有帮助

鉴别诊断

▮ 软骨母细胞性骨肉瘤
● 可有软骨区域，但也有非典型性骨母细胞和异常的骨样组织形成（不规则，带样）
● 可能会与软骨肉瘤内的骨化生或反应性骨样组织混淆
● 纯粹的透明软骨（没有黏液样软骨）常见于软骨肉瘤，而在骨肉瘤少见
▮ 软骨瘤
● 应与 1 级软骨肉瘤鉴别
● 软骨内没有骨或纤维小梁或骨岛
▮ 脊索瘤
● 好发于中轴骨，特别是蝶 - 枕部位
● 发病高峰年龄为 21 ～ 50 岁
● 放射学检查表现为膨胀性、破坏性肿块，常常蔓延到骨以外的部位
● 显微镜下，大的肿瘤细胞成分叶状和条索状排列，核浆比例低，具有特征性的空泡状胞质（含空泡的细胞），基质黏液样
● 软骨样脊索瘤可以根据细胞角蛋白、EMA、Brachyury（脊索）来源的标记物和 S-100 蛋白呈阳性的免疫组织化学特性予以鉴别

提要

● 转移部位是肺，皮肤和软组织
● 应进行充分的手术切除；预后取决于分期和组织学分级；1 级软骨肉瘤很少转移，而 3 级软骨肉瘤大约 70% 转移；复发性肿瘤常常具有较高的组织学分级
● 与放射学的相互关系非常重要

精选文献

Pellitteri PK, Ferlito A, Fagan JJ, et al: Mesenchymal chondrosarcoma of the head and neck. Oral Oncol 43:970-975, 2007.
Thompson LD, Gannon FH: Chondrosarcoma of the larynx: A clinicopathologic study of 111 cases with a review of the literature. Am J Surg Pathol 26:836-851, 2002.
Jeffrey PB, Biava CG, Davis RL: Chondroid chordoma: A hyalinized chordoma without cartilaginous differentiation. Am J Clin Pathol 103:271-279, 1995.
Saito K, Unni KK, Wollan PC, Lund BA: Chondrosarcoma of the jaw and facial bones. Cancer 76:1550-1558, 1995.

骨肉瘤　Osteosarcoma

临床特征

● 是颌骨部位罕见的肿瘤，大约占所有骨肉瘤的 5%
● 可能好发于下颌，或下颌与上颌发病相同
● 上颌可以发生肿瘤，特别是牙槽嵴
● 大多数病例为原位发生；可以与放射线、Paget 病和骨纤维性结构不良有关（继发性骨肉瘤）
● 大多数肿瘤发生于髓腔，或偶尔发生于颌骨的骨膜（皮质旁骨肉瘤）
● 颌骨骨肉瘤发生于年龄较大的患者（21 ～ 40 岁），典型者伴有肿胀，疼痛和感觉异常
● 放射学表现从射线通透到不透射线各异，伴有典型的晒斑（sunburst）结构
● 颌骨骨肉瘤一般比肢体骨肉瘤分化要好（2 ～ 3 级）
● 患有家族性双侧视网膜母细胞瘤的儿童具有发生骨肉瘤的遗传倾向

大体病理学

● 切面质硬，呈黄褐色，伴有骨的破坏，常常浸润周围的软组织
● 可见半透明的区域（软骨样基质）、出血和坏死

组织病理学

● 大多数颌的骨肉瘤为软骨母细胞性骨肉瘤
● 所有亚型的颌骨骨肉瘤的组织学特征均类似于肢

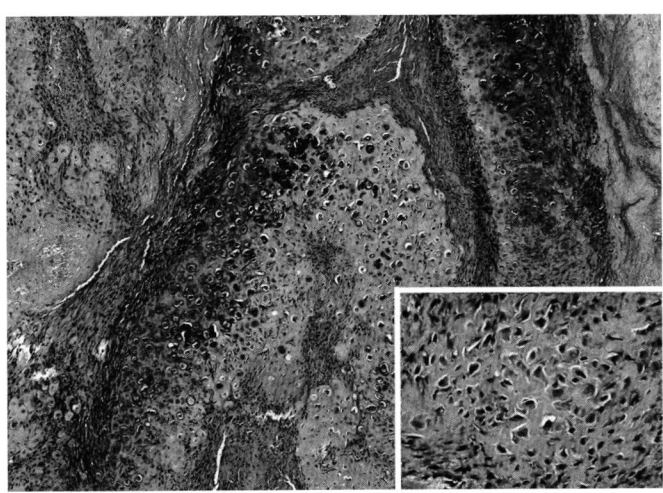

图 3-73　骨肉瘤。伴有恶性软骨小叶的软骨母细胞性骨肉瘤。肿瘤内可见骨样组织。

体骨骼的骨肉瘤

— 软骨母细胞性骨肉瘤（50% ~ 60% 的病例）

 ◆ 以恶性表现的软骨样区域为主，伴有局灶性骨样组织沉积

 ◆ 软骨样分化的细胞和分叶结构不同，可以为黏液样

— 成纤维细胞性骨肉瘤（接近 25% 的病例）

 ◆ 恶性梭形细胞，细胞结构不同；基质可能稀少

 ◆ 可能类似于纤维肉瘤

— 骨母细胞性骨肉瘤（接近 20% 的病例）

 ◆ 以恶性骨样组织为主，骨样组织不规则，伴有带样丝状结构

 ◆ 骨样组织有不同程度的矿化

— 毛细血管扩张性骨肉瘤（罕见）

 ◆ 扩张的充满血液的腔隙被含有恶性细胞的富于血管的间隔分开，核分裂象多见

 ◆ 杂乱分布的骨样组织沉积

特殊染色和免疫组织化学

● 没有帮助

其他诊断技术

● 没有帮助

鉴别诊断

▌ 软骨肉瘤

● 可能难以与软骨母细胞性骨肉瘤鉴别

● 在下颌骨少见

● 缺乏形成肿瘤的骨样组织

▌ 黏液样肿瘤和涎腺肿瘤

● 应考虑与骨的关系；结合 X 线片

● 在鉴别诊断中应记住软骨母细胞性骨肉瘤

● 需要寻找骨样组织

▌ 骨化性纤维瘤

● 细胞常常非常丰富，均匀一致，缺乏核多形性

● 具有典型的 X 线表现，可以将这些疾病区分开来

▌ 骨母细胞瘤

● 界限清楚的肿块，其特征为不规则的小梁状骨样组织和编织骨，伴有富于血管的间质

● 缺乏核多形性

● 软骨区域罕见

提要

● 最常见的颌骨骨肉瘤是软骨母细胞性骨肉瘤

● 可能类似于黏液样或涎腺肿瘤

● 颌骨骨肉瘤采取手术治疗；化疗的作用尚不清楚

● 在软骨和骨病变的诊断中，结合放射学所见是非常重要的

精选文献

Sturgis EM, Potter BO: Sarcomas of the head and neck region. Curr Opin Oncol 15:239-252, 2003.

Kassir RR, Rassekh CH, Kinsella JB, et al: Osteosarcoma of the head and neck: Meta-analysis of nonrandomized studies. Laryngoscope 107:56-61, 1997.

Garrington GE, Scofield HH, Cornyn J, Hooker SP: Osteosarcoma of the jaws: Analysis of 56 cases. Cancer 20:377-391, 1996.

Hadjipavlou A, Lander P, Srolovitz H, Enker IP. Malignant transformation of Paget disease of the bone. Cancer 70:2802-2803, 1992.

Mark RJ, Sercarz JA, Tran L, et al: Osteogenic sarcoma of the head and neck: The UCLA experience. Arch Otolaryngol Head Neck Surg 117:761-766, 1991.

鳞状细胞癌
Squamous Cell Carcinoma

临床特征

● 易发因素是吸烟、嚼烟、免疫抑制（器官移植受体）、机械性刺激和阳光照射

● 主要累及 50 岁以上的男性，但年轻患者和女性

的发生率正在增加

- 其他高危发病区域是口底和舌腹外侧
- 患者在这个部位发生第二个原发性肿瘤的危险性增加 100 倍
- 可为多发性的；如果为多发性的，舌是最常受累的部位
- HIV 感染：口咽部和扁桃体癌

大体病理学

- 黏膜表面不规则，伴有红色颗粒状区域
- 切面呈褐色到白色，偶尔伴有坏死或出血区

组织病理学

- 侵袭性特征：指样浸润
- 类似于其他部位的鳞状细胞癌；通常为中低分化
- 邻近浸润性肿瘤的上皮显示原位癌或不同程度的鳞状上皮异型增生（区域性癌变）
- 神经周围浸润

特殊染色和免疫组织化学

- 细胞角蛋白呈阳性：表达 CK5/6、CK8 和 CK19，但 CK20 呈阴性
- 30% ~ 50% 的病例有 *TP53* 癌基因过表达

其他诊断技术

- 临床上，非二倍体肿瘤一般比二倍体肿瘤进展要快
- 在多发性肿瘤，*TP53* 表达类似，核型和 FISH 分析显示为克隆性
- PCR 检测发现，70% 的肿瘤 *TP53* 杂合性缺失

鉴别诊断

▌ 疣状癌

- 低级别的鳞状细胞癌亚型
- 最常见于口腔（颊黏膜和下牙牙龈）
- 老年男性较常受累
- 与咀嚼烟草有关
- 大体表现为大而质软的乳头状肿瘤
- 局部浸润性，但不转移
- 良性细胞学表现是其特征
- 采取手术治疗，因为放疗可能会使肿瘤变成高度恶性的低分化和转移性鳞状细胞癌

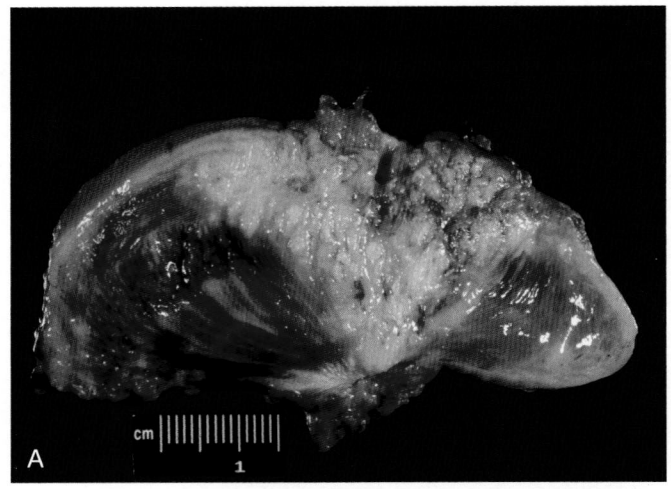

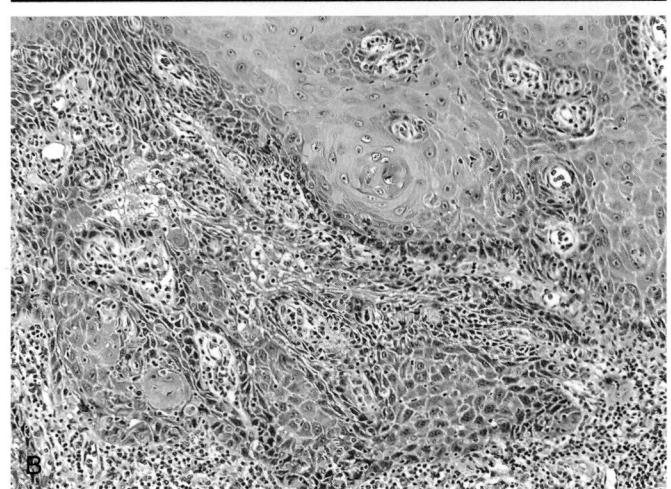

图 3-74　鳞状细胞癌。A，半侧舌切除的大体标本，显示舌黏膜的大的溃疡性肿瘤，并向深部浸润到骨骼肌。B，浸润性肿瘤由片块状角化上皮细胞组成，细胞核深染。

▌ 鼻咽癌

- 在美国罕见；发生在鼻咽部的鳞状细胞癌伴有 EB 病毒感染
- 其特征为肿瘤性上皮细胞伴致密的淋巴细胞浸润

提要

- 主要的预后因素是分期、部位、浸润深度和与切缘的距离（< 5mm）
- 偶尔颈淋巴结转移发生囊性退变，或对角蛋白产生异物巨细胞反应（可能被误诊为鳃裂囊肿伴恶性变）
- 伴有结外蔓延的淋巴结转移可使复发和转移的危险性增加

精选文献

Cardesa A, Gale N, Nadal A, et al: Squamous cell carcinoma: Verrucous carcinoma. Basaloid squamous cell carcinoma. In Barnes EL, Eveson JW, Reichart P, Sidransky D (eds): World Health Organization Classification of Tumours: Pathology and Genetics: Head and Neck Tumours. Lyon, IARC Press, 2005, pp 118-125.

Wu M, Putti TC, Bhuiya TA: Comparative study in the expression of p53, EGFR, TGF-alpha, and cyclin D1 in verrucous carcinoma, verrucous hyperplasia, and squamous cell carcinoma of head and neck region. Appl Immunohistochem Mol Morphol 10:351-356, 2002.

Koch BB, Trask DK, Hoffman HT, et al: National survey of head and neck verrucous carcinoma: Patterns of presentation, care, and outcome. Cancer 92:110-120, 2001.

Suarez PA, Adler-Storthz K, Luna MA, et al: Papillary squamous cell carcinomas of the upper aerodigestive tract: A clinicopathologic and molecular study. Head Neck 22:360-368, 2000.

Shah JP, Candela FC, Poddar AK: The patterns of cervical lymph node metastases from squamous carcinoma of the oral cavity. Cancer 66:109-113, 1990.

口腔转移性肿瘤
Tumors Metastasizing to the Oral Cavity

临床特征

- 可表现为原发性口腔内病变，最常累及牙龈
- 最常见的原发性肿瘤部位是肺
- 其他常见原发部位包括肾、乳腺、皮肤、前列腺、子宫内膜和结肠

大体病理学

- 牙龈结节
- 切面各不相同，取决于原发性肿瘤；肾细胞癌转移可有明显的出血；结肠转移性肿瘤可能有中心坏死区

组织病理学

- 取决于原发性肿瘤的细胞类型和分级

特殊染色和免疫组织化学

- 癌：细胞角蛋白呈阳性
- 肾细胞癌：细胞角蛋白和波形蛋白呈阳性，细胞内含有脂肪，但没有糖原（PAS 和 D-PAS 呈

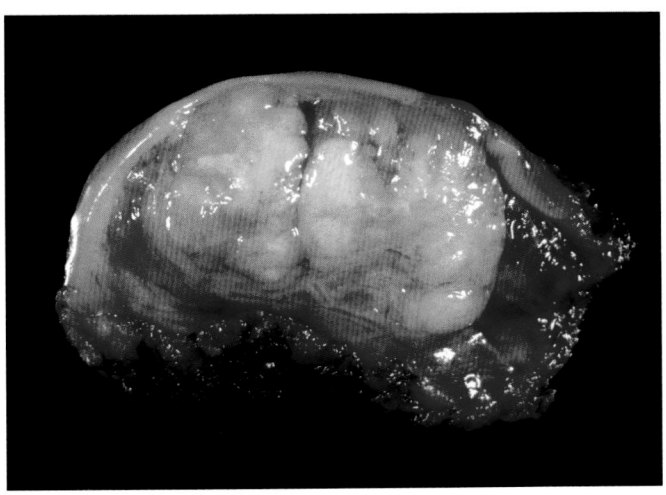

图 3-75 舌的转移性肾细胞癌。 大体照片显示的黏膜下的分叶状肿块，伴有灰色半透明到实性区域。

阴性）
- 前列腺：前列腺特异性抗原（PSA）呈阳性（随着治疗可能消失）
- 乳腺：*HER-2-neu*、ER 和 PR 可能呈阳性

其他诊断技术

- 没有帮助

鉴别诊断

▌ 转移性肺、肾细胞、结肠、子宫内膜、乳腺、前列腺癌
▌ 转移性黑色素瘤
- 较大的多角形细胞，伴有不同程度的多形性细胞核和明显的核仁
- S-100 蛋白和 HMB-45 呈阳性

提要

- 出现少见的细胞类型或生长方式提示有转移的可能性

精选文献

Hirshberg A, Shnaiderman-Shapiro A, Kaplan I, Berger R: Metastatic tumours to the oral cavity: Pathogenesis and analysis of 673 cases. Oral Oncol 44:743-752, 2008.

Baden E, Duvillard P, Micheau C: Metastatic papillary endometrial carcinoma of the tongue: Case report and review of the literature. Arch Pathol Lab Med 116:965-968, 1992.

喉　Larynx

喉（声带）结节或息肉　Laryngeal (Vocal Cord) Nodule or Polyp

临床特征

- 也称为歌手结节（singer's nodule）
- 典型者发生在长期滥用或过度使用声带之后
- 最常发生在成年男性以及歌手和吸烟者
- 最常见于声带的前 1/3
- 患者表现为声音嘶哑

大体病理学

- 声带上的圆形、息肉样、常常为有蒂的微白色的结节

组织病理学

- 息肉分为毛细血管扩张性和胶状两种类型
  - 毛细血管扩张性息肉
    - 在疏松的胶原性间质中有许多薄壁血管
    - 间质中有渗出的慢性炎症细胞
  - 胶状息肉
    - 由散在的成纤维细胞、纤维素和疏松水肿性间质组成的结节，薄壁血管不明显
- 这两种息肉样结节均被覆完整的复层鳞状上皮
- 慢性病变常见含铁血黄素沉积

特殊染色和免疫组织化学

- 没有帮助

其他诊断技术

- 没有帮助

鉴别诊断

- 幼年性喉乳头状瘤
  - 乳头状鳞状上皮乳头状瘤，伴有或不伴有挖空细胞形成
  - 免疫组织化学或分子学试验检测 HPV
  - 容易复发
- 接触性溃疡、肉芽肿性溃疡
  - 一般累及声带后联合
  - 丰富的肉芽组织和表面鳞状上皮溃疡形成

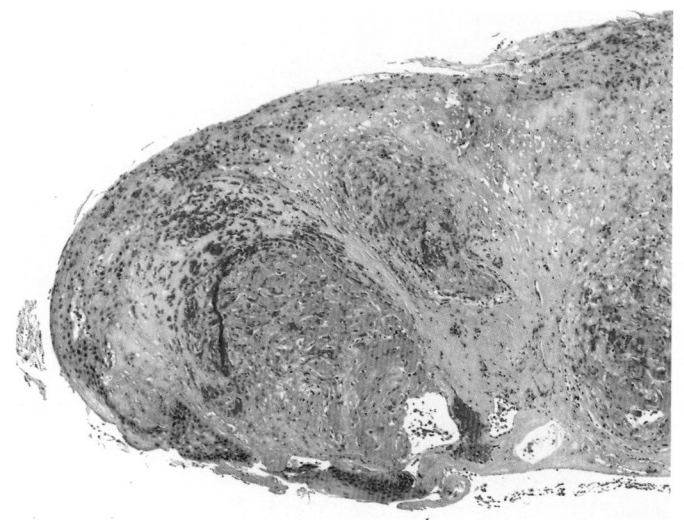

图 3-76　**声带结节**。鳞状黏膜，其下间质玻璃样变，富于血管。

提要

- 显著的乳头状内皮细胞增生可能会被误诊为血管肉瘤
- 嗜酸性蛋白质性物质可能类似于淀粉样物，但刚果红染色呈阴性
- 经过休息，声带的小的病变可以自行消退；较大的病变常常需要手术切除
- 与随后的癌的发生并不相关

精选文献

Barnes L: Diseases of the larynx, hypopharynx, and esophagus. In Barnes L (ed): Surgical Pathology of the Head and Neck. New York, Marcel Dekker, 2001, pp 128-132.

McFerran DJ, Abdullah V, Gallimore AP, et al: Vocal process granulomata. J Laryngol Otol 108:216-220, 1994.

Wenig BM, Heffner DK: Contact ulcers of the larynx: A re-acquaintance with the pathology of an often under-diagnosed entity. Arch Pathol Lab Med 114:825-828, 1990.

Kleinsasser O: Pathogenesis of vocal cord polyps. Ann Otol Rhinol Laryngol 91:378-381, 1982.

喉乳头状瘤　Laryngeal Papilloma

临床特征

- 真声带的、鳞状上皮乳头状外生性增生；也可以发生在喉、口咽部和气管
- 两种类型：幼年型和成人型

— 幼年型
  ◆ 发生在儿童或青少年
  ◆ 典型者为多发性，发生在真声带
  ◆ 倾向于播散到会厌和声门下区域；少数播散到气管和支气管

— 成人型
  ◆ 以男性发病为主
  ◆ 典型者为孤立性

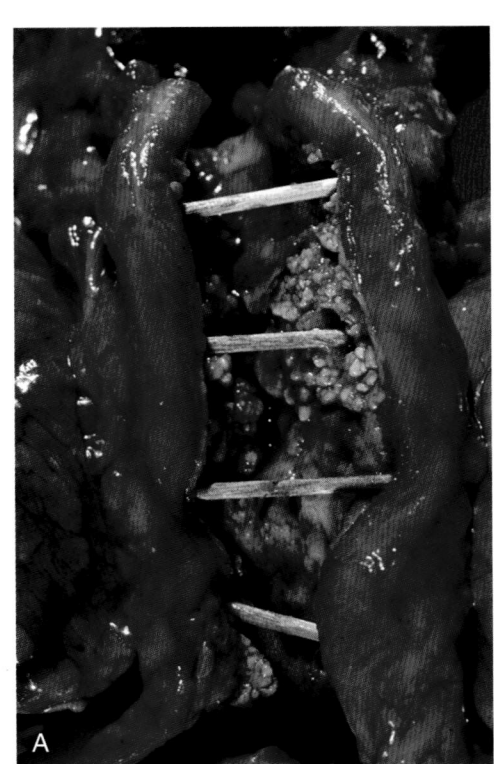

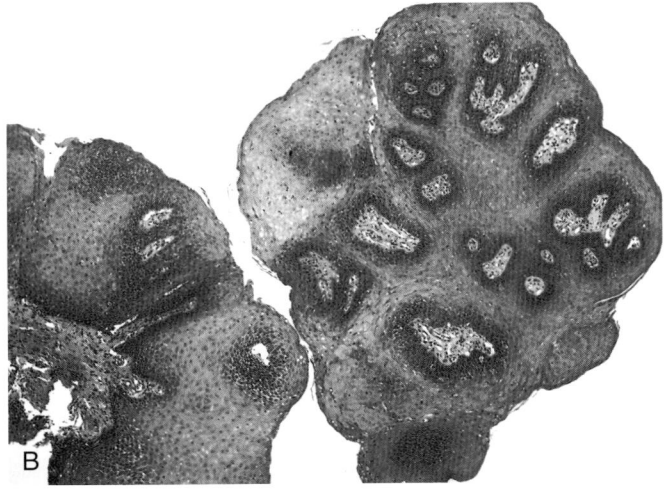

图 3-77　呼吸道乳头状瘤病。A，广泛的外生性肿物（乳头状瘤）标本照片，病变覆盖喉和气管表面。B，组织学切片显示大片增生的鳞状上皮伴有纤维血管轴心。

  ◆ 很少复发
● 病因学：HPV，特别是 HPV 6 和 11 型

大体病理学

● 息肉样质软的病变，不同大小

组织病理学

● 鳞状上皮乳头状增生，伴有纤维血管轴心、棘层增厚和挖空细胞形成（HPV 作用）
● 黏膜下轻度慢性炎症和充血
● 可见上皮非典型性；不同级别的异型增生

特殊染色和免疫组织化学

● 没有帮助

其他诊断技术

● 原位杂交和 PCR 技术检测 HPV

鉴别诊断

▌鳞状细胞癌
● 浸润性生长方式，纤维组织增生性间质
● 细胞学非典型性，异型增生

提要

● 伴有异型增生的乳头状瘤或孤立性病变应密切随访或手术切除，以除外浸润癌
● 呼吸道乳头状瘤（幼年型和成年型）为多发性的，有复发倾向，病变虽小，但有发生鳞状细胞癌的危险
● 发生鳞状细胞癌的危险与先前的放射治疗密切相关

精选文献

Lele SM, Pou AM, Ventura K, et al: Molecular events in the progression of recurrent respiratory papillomatosis to carcinoma. Arch Pathol Lab Med 126:1184-1188, 2002.

Penaloza-Plascencia M, Montoya-Fuentes H, Flores-Martinez SE, et al: Molecular identification of 7 human papillomavirus types in recurrent respiratory papillomatosis. Arch Otolaryngol Head Neck Surg 126:1119-1123, 2000.

Rimell F, Maisel R, Dayton V: In situ hybridization and laryngeal papillomas. Ann Otol Rhinol Laryngol 101:119-126, 1992.

Lindeberg H, Elbrond O: Laryngeal papillomas: Clinical aspects in a series of 231 patients. Clin Otolaryngol 14:333-342, 1989.

喉淀粉样变性
Amyloidosis of the Larynx

临床特征

- 少见；不到良性喉结节的 1%
- 最常见于假声带；可以为双侧性的，也可以累及真声带
- 通常为局限性疾病；可以为家族性、继发性或为系统性疾病的一部分
- 大多数病例的喉的淀粉样物是由免疫球蛋白轻链组成的，被归类为原纤维型，类似于原发性淀粉样物
- 声音嘶哑是常见的临床症状

大体病理学

- 切面质硬，半透明，均一的褐色到棕红色的结节

组织病理学

- 黏膜下无定形的、无细胞的嗜酸性物质沉积；常常位于血管周围和腺体周围
- 慢性炎症细胞浸润，包括浆细胞、组织细胞和少数巨细胞

特殊染色和免疫组织化学

- 刚果红染色：偏振光显微镜下显示淀粉样物呈苹果绿双折光

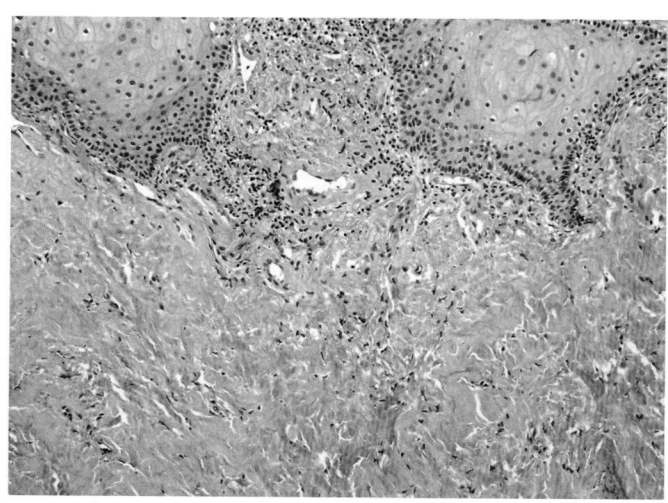

图 3-78　喉淀粉样变性。 切片显示鳞状黏膜，黏膜下有无定形嗜酸性物质（淀粉样物）沉积。

其他诊断技术

- 没有帮助

鉴别诊断

▌ 声带结节
- 淀粉样物染色呈阴性

精选文献

Thompson LDR, Derringer GA, Wenig BM: Amyloidosis of the larynx: A clinicopathologic study of 11 cases. Mod Pathol 13:528-535, 2000.

Ferrara G, Boscaino A: Nodular amyloidosis of the larynx. Pathologica 87:94-96, 1995.

Cohen SR: Ligneous conjunctivitis: An ophthalmic disease with potentially fatal tracheobronchial obstruction. Laryngeal and tracheobronchial features. Ann Otol Rhinol Laryngol 90:509-518, 1990.

Richards SH, Bull PD: Lipoid proteinosis of the larynx. J Laryngol Otol 87:187-190, 1973.

喉鳞状细胞癌　Squamous Cell Carcinoma of the Larynx

临床特征

- 分别占女性和男性癌的 0.4% 和 1.3%
- 危险因素：吸烟和酗酒
- 非常少数的病例可能与 HPV 有关（＜5%）
- 部位：声门上、声门和声门下（不同的淋巴引流导致）
- 声门癌（2/3 的病例），大多数发生在声带活动部分的前面；声门下癌最少见
- 临床表现为声音嘶哑，肿块引起疼痛、咽下困难和咯血

大体病理学

- 不同大小的外生性蕈样病变，常有溃疡和坏死

组织病理学

- 肿瘤边缘可见癌前上皮病变
- 分级：根据细胞学非典型性程度、核分裂活性和是否有角珠形成进行，分为高、中和低分化鳞状细胞癌
- 大多数为中分化鳞状细胞癌

- 亚型包括
  - 非角化性鳞状细胞癌
    - 常见于声门上部位
    - 边缘常为推挤性而非浸润性的
  - 疣状鳞状细胞癌
    - 明显角化的高分化肿瘤，低倍镜下呈疣状
    - 细胞学特征呈良性，但肿瘤为局灶破坏

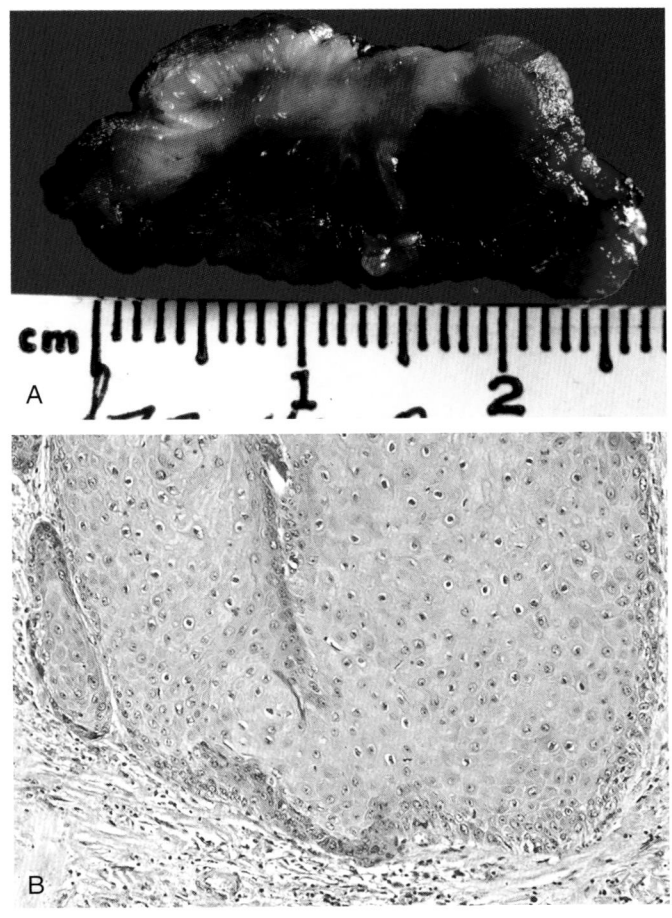

图 3-80　**疣状鳞状细胞癌。A，宽大的外生性上皮增生的大体照片。B，成熟而宽大的鳞状上皮基底呈推挤状。**

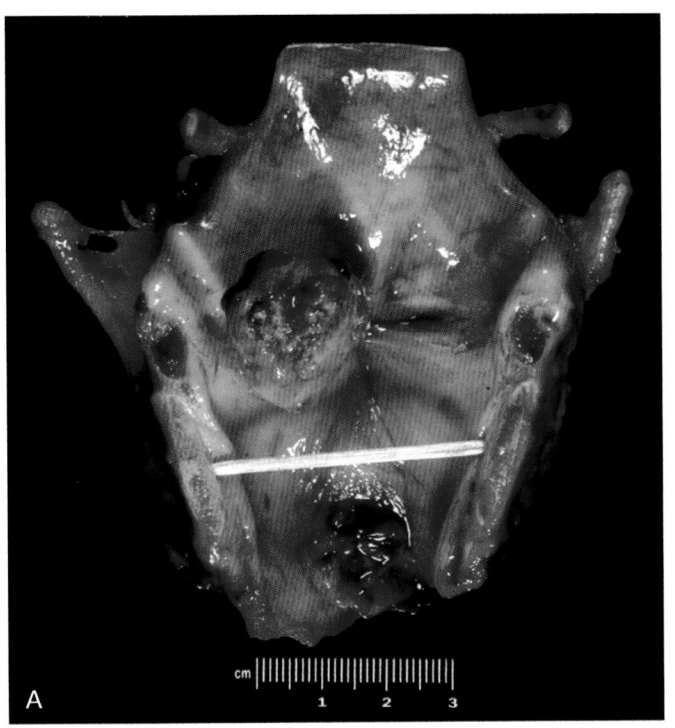

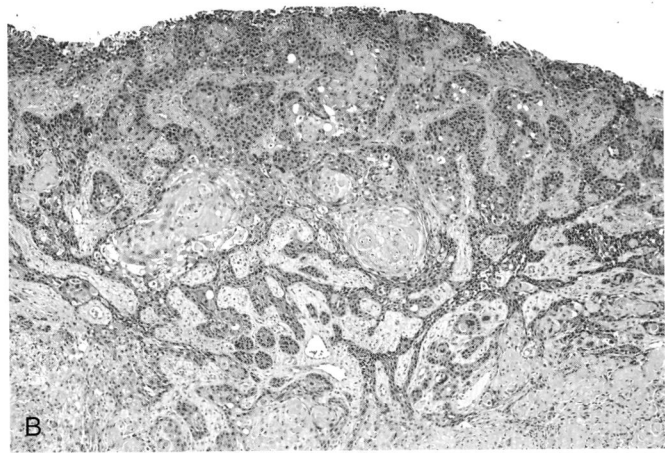

图 3-79　**喉鳞状细胞癌。A，外生性溃疡性声门肿瘤的大体照片。B，组织学切片显示为浸润性肿瘤，由浸润性非典型性鳞状细胞巢和相互吻合的细胞条索组成，伴有局灶性角珠形成。**

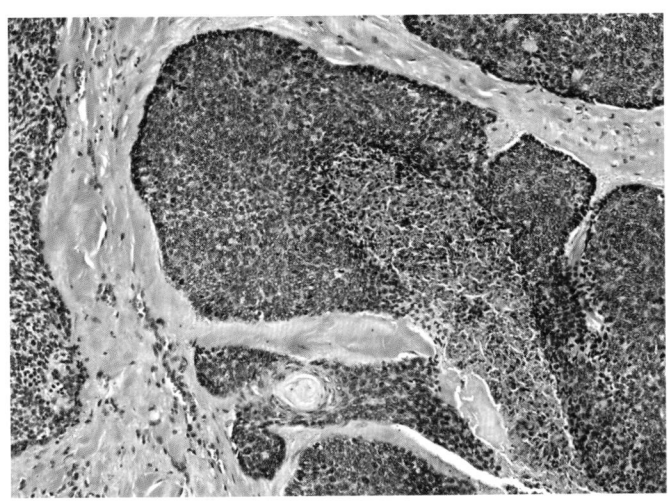

图 3-81　**基底细胞样鳞状细胞癌。基底细胞样上皮细胞巢常常伴有中心坏死，偶尔有破碎的角质形成。**

性的

◆ 角化不全显著；正常角化的鳞状细胞
◆ 基底宽，界限分明，鳞状上皮呈良性表现
◆ 转移的可能性有限
— 基底细胞样鳞状细胞癌
◆ 基底细胞样细胞呈巢状和条索状排列
◆ 玻璃样基底膜
◆ 常常伴有中心坏死
◆ 轻微而局限的破碎的角化
— 梭形细胞鳞状细胞癌（肉瘤样癌）
◆ 罕见的亚型
◆ 显著的梭形细胞，肉瘤样，伴有少量普通鳞状细胞癌的成分
◆ 可以出现化生性特征和异原性成分

特殊染色和免疫组织化学

● 肉瘤样亚型细胞角蛋白呈阳性（基底细胞样亚型可能呈弱阳性或局灶呈阳性）

其他诊断技术

● 没有帮助

鉴别诊断

▌疣状增生
● 外生性、非浸润性
● 网嵴宽大
● 间质可能有慢性炎症细胞
● 鳞状上皮的细胞学特征为良性和高分化性
▌鳞状上皮乳头状瘤
● 成熟鳞状细胞的非浸润性乳头状增生，伴有或不伴有棘层增厚和挖空细胞形成（HPV 作用），可见纤细的纤维血管轴心
● 纤维血管轴心被覆有序排列的复层鳞状上皮

提要

● 预后各异
— 部位：声门肿瘤比声门上肿瘤预后好，声门下肿瘤预后差
— 大小：如果＞ 2cm，有 40% 转移的可能性
— 分级：高级别肿瘤预后不良
— 肿瘤边缘：肿瘤距离手术切缘越远，生存率越高

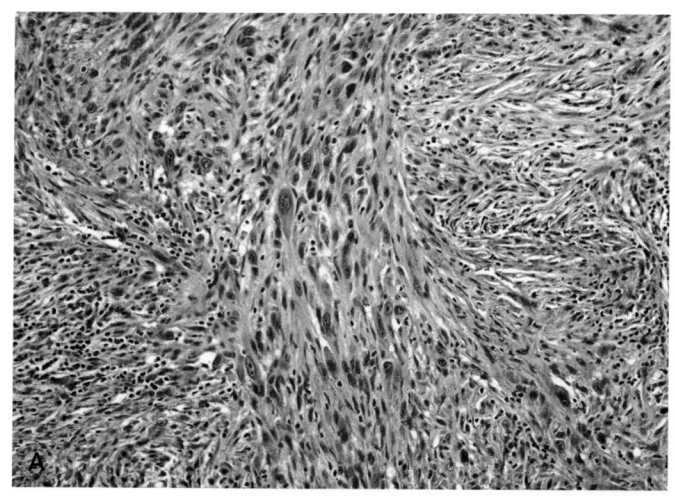

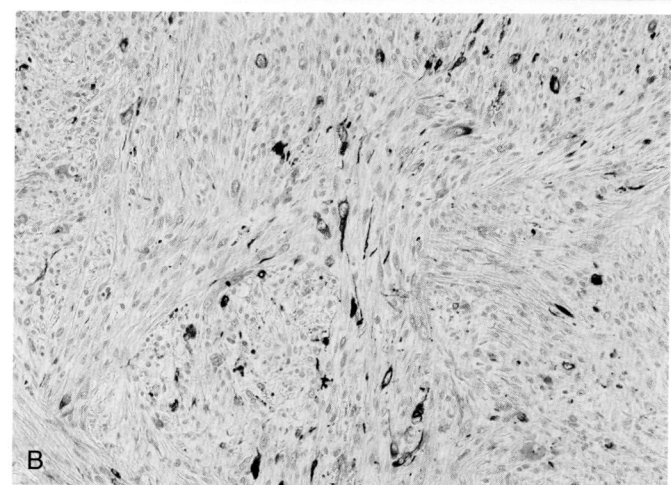

图 3-82　梭形细胞鳞状细胞癌（肉瘤样癌）。A，组织学切片显示富于梭形细胞的肿瘤，伴有细胞非典型性和细胞核深染。**B**，细胞角蛋白免疫组织化学染色显示某些肿瘤细胞为上皮来源。

● 发生第二个恶性肿瘤的危险性增加（常常在头颈的其他部位或呼吸道）
● 非角化性鳞状细胞癌常常发生在声门上，并沿着黏膜表面扩散
● 基底细胞样鳞状细胞癌的预后一般不好；发现时常常处于晚期

精选文献

Thompson LD, Wieneke JA, Miettinen M, Heffner DK: Spindle cell (sarcomatoid) carcinomas of the larynx: A clinicopathologic study of 187 cases. Am J Surg Pathol 26:153-170, 2002.

Thompson LD, Wenig BM, Heffner DK, Gnepp DR: Exophytic and papillary squamous cell carcinomas of the larynx: A clinicopathologic series of 104 cases. Otolaryngol Head Neck

Surg 120:718-724, 1999.

Jovanovic A, van der Tol IG, Schulten EA, et al: Risk of multiple primary tumors following oral squamous cell carcinoma. Int J Cancer 56:320-323, 1994.

Wiernik G, Millard PR, Haybittle JL: The predictive value of histological classification into degrees of differentiation of squamous cell carcinoma of the larynx and hypopharynx compared with survival of patients. Histopathology 619:411-417, 1991.

喉神经内分泌癌　Neuroendocrine Carcinoma of the Larynx

临床特征

- 分为类癌、非典型性类癌和神经内分泌癌
- 罕见（在所有喉恶性肿瘤中的比例不到 1%）
- 一般见于 51 ~ 70 岁的男性
- 较常发生在吸烟者
- 患者一般表现为声音嘶哑

大体病理学

- 黏膜下息肉样肿块，通常为 2 ~ 4cm
- 如果较大，常有溃疡形成

组织病理学

- 类癌
  - 肿瘤细胞排列成巢和条索，被纤细的纤维血管间质围绕

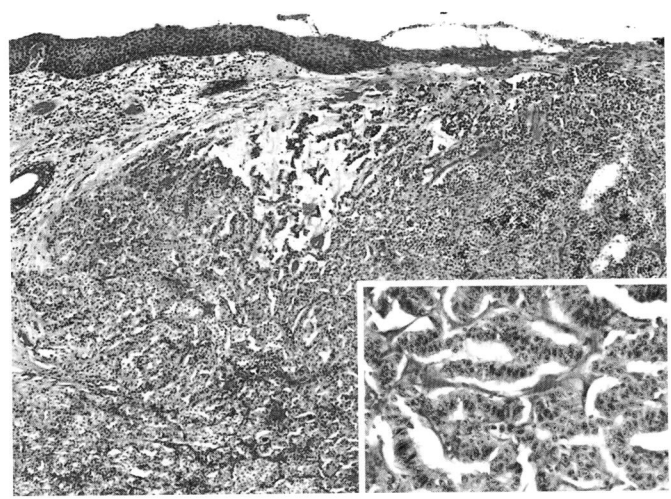

图 3-83　喉非典型性类癌（神经内分泌癌）。 浸润性、富于细胞的肿块呈小梁状结构。高倍镜下（插图）显示核具有小斑点状染色质。

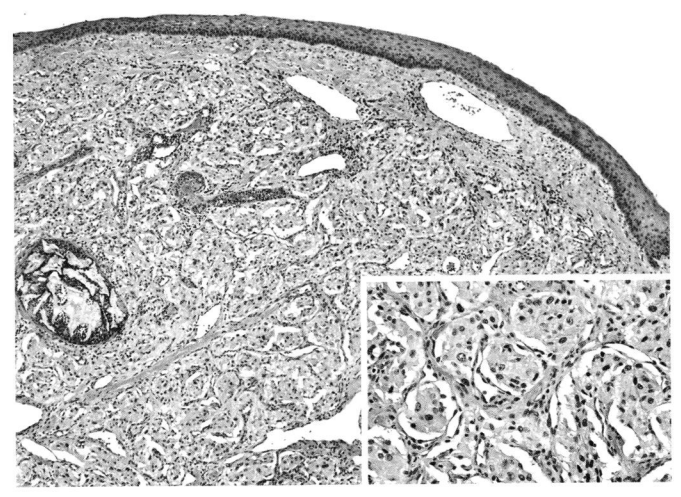

图 3-84　喉副神经节瘤。 在这个部位罕见，副神经节瘤显示神经内分泌细胞（插图）呈典型的巢状（细胞球）生长方式，周围为纤细的纤维血管间隔。可见局灶性栓塞物质（左）。

  - 细胞均匀一致，伴有中等量的嗜酸性细颗粒状胞质，核具有细颗粒状染色质
  - 核分裂象少，没有坏死
- 非典型性类癌
  - 喉的非典型性类癌比典型类癌常见
  - 结构类似于类癌，但具有较高的核分裂率（核分裂象每 10 个高倍视野为 2 ~ 10 个）和小的坏死灶
- 神经内分泌癌
  - 弥漫性生长方式，由小到中等大小的细胞组成，细胞核深染，核仁不明显，胞质稀少，胞质界限不清；核明显变形
  - 核分裂率高（核分裂象每 10 个高倍视野超过 10 个）

特殊染色和免疫组织化学

- 神经内分泌标记物（突触素、嗜铬素）呈阳性
- 细胞角蛋白呈阳性

其他诊断技术

- 没有帮助

鉴别诊断

- 恶性黑色素瘤
- 应应用其他黑色素瘤标记物（melan-A、

HMB-45），因为神经内分泌癌 S-100 蛋白可能呈
阳性
▌ 转移性或局部浸润性髓样癌
  ● 原发性髓样癌病史
  ● 血清降钙素升高
  ● 髓样癌通常表达 TTF-1（甲状腺来源）
▌ 副神经节瘤
  ● 支持细胞 S-100 蛋白呈阳性
  ● 角蛋白呈阴性
  ● 神经内分泌标记物呈阳性

提要

● 小细胞神经内分泌癌的生物学行为类似于肺小细
  胞癌
● 预后不良的特征包括淋巴结转移、血管浸润和切
  缘呈阳性
● 类癌采取手术治疗
● 神经内分泌癌采取多种治疗方法

精选文献

Gillenwater A, Lewin J, Roberts D, El-Naggar AK: Moderately
  differentiated neuroendocrine carcinoma (atypical carcinoid) of
  the larynx: A clinically aggressive tumor. Laryngoscope
  115:1191-1195, 2005.
Hirsch MS, Faquin WC, Krane JF: Thyroid transcription factor-1,
  but no p53, is helpful in distinguishing moderately differentiated
  neuroendocrine carcinoma of the larynx from medullary
  carcinoma of the thyroid. Mod Pathol 17:631-636, 2004.
Soga J, Osaka M, Yakuwa Y: Laryngeal endocrinomas (carcinoids
  and relevant neoplasms): Analysis of 278 reported cases. J Exp
  Clin Cancer Res 21:5-13, 2002.
Ferlito A, Barnes L, Rinaldo A, et al: A review of neuroendocrine
  neoplasms of the larynx: Update on diagnosis and treatment.
  J Laryngol Otol 112:827-834, 1998.
Batsakis JG, El-Naggar AK, Luna MA: Neuroendocrine tumors of
  larynx. Ann Otol Rhinol Laryngol 101:710-714, 1992.
Mills SE, Cooper PH, Garland TA, Johns ME: Small cell
  undifferentiated carcinoma of the larynx: Report of two patients
  and review of 13 additional cases. Cancer 51:116-120, 1983.

气管　Trachea

气管恶性肿瘤分类　Classification of Tracheal Malignancies

● 鳞状细胞癌最常见于气管下 1/3；预后不好
● 涎腺型癌（腺样囊性癌）发生于气管上 1/3，是

第二常见的肿瘤
  ● 小细胞癌、类癌和腺癌罕见

鳞状细胞癌
Squamous Cell Carcinoma

大体病理学

● 大小不同，外生性、溃疡性病变

组织病理学

● 类似于其他部位的鳞状细胞癌

特殊染色和免疫组织化学

● 没有帮助

其他诊断技术

● 没有帮助

鉴别诊断

▌ 气管乳头状瘤和乳头状瘤病
  ● 显微镜下特征类似于喉的病变
  ● 一般与喉的乳头状瘤病相关的病例常常始于童
    年，且其恶变的发生率比仅累及支气管和气管的
    病例要低
▌ 非鳞状细胞病变
  ● 小涎腺肿瘤

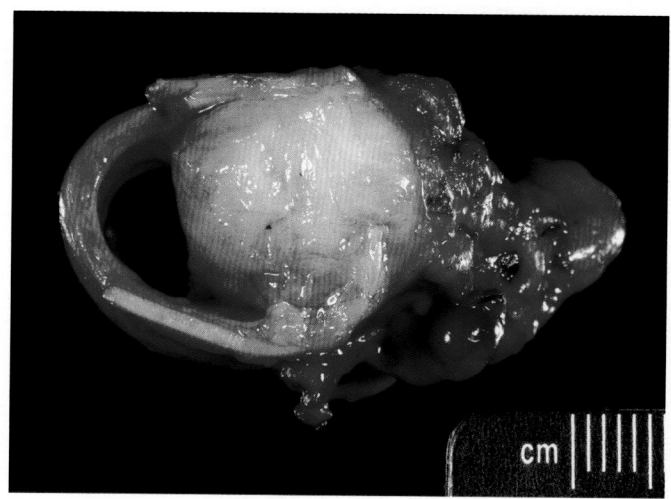

图 3-85　气管鳞状细胞癌。鳞状细胞癌的大体照片，肿瘤充满气管腔。

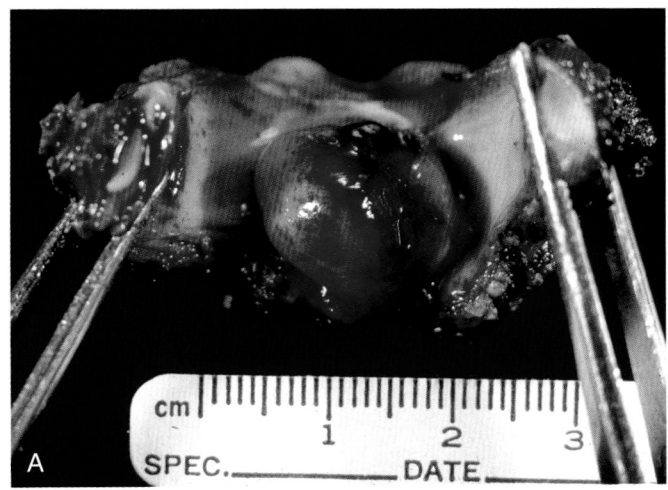

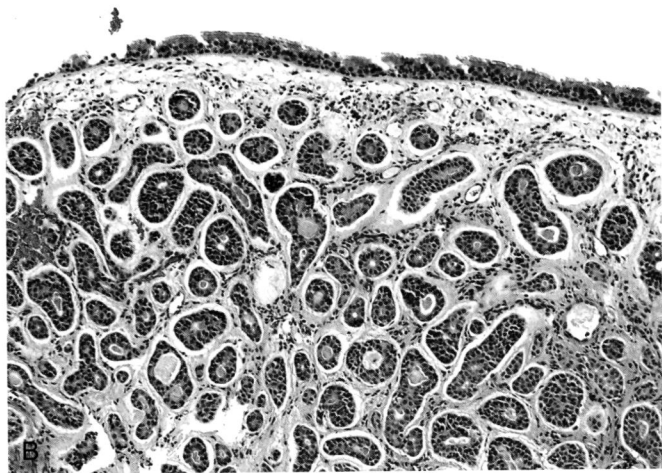

图 3-86 **气管腺样囊性癌**。A，气管息肉样黏膜下肿块的大体照片。B，肿瘤细胞在呼吸道黏膜下呈小管状生长。

- 转移性肿瘤

提要

- 累及喉的肿瘤也可以是气管原发性肿瘤
- 以鳞状细胞癌为主，其次为涎腺肿瘤；其他疾病罕见

精选文献

Heffner DK: Diseases of the trachea. In Barnes L (ed): Surgical Pathology of the Head and Neck. New York, Marcel Dekker, 2001, pp 601-625.

Allen M: Malignant tracheal tumors. Mayo Clin Proc 68:680-684, 1993.

Horinouchi H, Ishihara T, Kawamura M, et al: Epithelial myoepithelial tumour of the tracheal gland. J Clin Pathol 46:185-187, 1993.

Fechner RE, Fitz-Hugh GS: Invasive tracheal papillomatosis. Am J Surg Pathol 4:79-86, 1980.

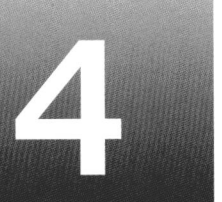

Alexander Craig Mackinnon, Jr. 和 Aliya N. Husain 著
孙昆昆　回允中　译

4

肺和胸膜
Lung and Pleura

非肿瘤性疾病
Non-neoplastic Conditions

儿科和先天性疾病
Pediatric and Congenital Diseases

先天性呼吸道畸形
Congenital Pulmonary Airway Malformation (CPAM)

临床特征

- 主要见于婴儿的不常见的发育异常，具有呼吸道及末梢肺实质发育不全和畸形两种特征，以前称为先天性囊性腺瘤样畸形（congenital cystic adenomatoid malformation, CCAM）
- 常常在妊娠中期产前超声检查时发现
- 报告的发生率为 1/25 000 ～ 1/35 000 次妊娠
- 大约60%的病变在妊娠期有不同程度的自发性消退
- CPAM 的产后诊断
  - 大约66% 出现在新生儿期，或表现为新生儿呼吸窘迫（发绀、打呼噜、呼吸急促），或表现为伴有全身性水肿的死产

  - 其余患者出现在儿童期的后期，伴有反复发生的肺炎、咳嗽、呼吸困难或发绀

大体病理学

- 团块状发育不良的肺组织，由末梢细支气管和气

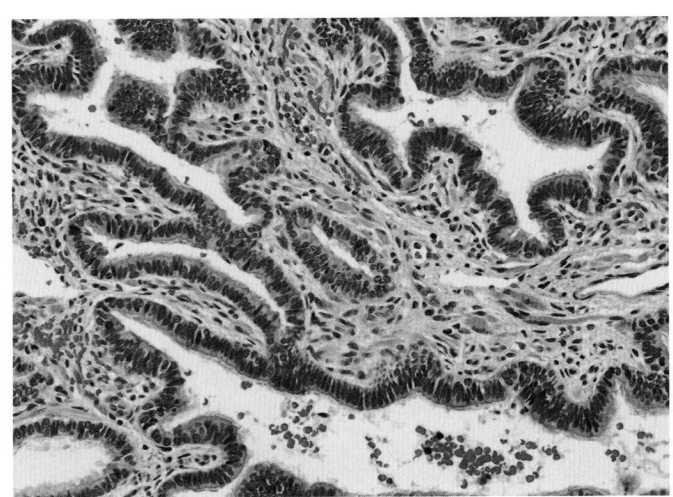

图 4-1　先天性呼吸道畸形。 HE 染色切片、中倍镜显微照片显示了内衬单层纤毛柱状上皮细胞的囊肿。间质含有伴有骨骼肌分化的细胞（先天性呼吸道畸形，2 型）。

腔呈囊性或腺瘤性过度生长组成
- CPAM 是通过异常连接的支气管与气管支气管树直接交通

组织病理学

■ 0 型 CPAM
- 肺小，表面呈细结节状，常常发生在预期体重不足孕龄 50% 的婴儿；病变大体上呈实性
- 近端气道结构破坏，形成大块的病变；远端气道很少出现正常的气管支气管树
- 间叶细胞和胶原以及厚壁动脉、大血管、嗜碱性碎屑积聚和髓外造血灶形成明显的间插组织

■ 1 型 CPAM
- 中等大小的和大的相互交通的囊肿（1 ~ 10cm），通常局限于肺的一叶
- 囊壁由支气管上皮组成，常常伴有成簇的黏液细胞和平滑肌束，伴有血管结缔组织

■ 2 型 CPAM
- 背靠背的扩张的支气管样囊肿（0.5 ~ 2cm），与正常肺实质混合存在
- 囊肿被肺泡管样结构以及小动脉和小静脉分开，有时可见骨骼肌
- 50% 的病例伴有其他严重畸形（并腿畸形、肾发育不全或性腺生成障碍、膈疝和心血管畸形）

■ 3 型 CPAM
- CPAM 的原型，于 1949 年描述，几乎完全发生在男性，80% 的病例与母亲羊水过多有关
- 病变形成实性肿块，累及肺叶甚或整个肺，导致纵隔移位和受压以及随后邻近肺的发育不全
- 由杂乱排列的腺样结构组成，类似于内衬矮立方上皮的细支气管肺泡管

■ 4 型 CPAM
- 囊肿分布于周围，可为多发性，累及一个以上的肺叶
- 较大的囊肿的壁可能增厚（0.1 ~ 0.3cm），伴有肌性动脉
- 可见少数灶状立方上皮
- 毛细血管床位于上皮内衬下方

特殊染色和免疫组织化学

- 甲状腺转录因子 -1（thyroid transcription factor-1, TTF-1）以及表面活性蛋白 A 和 B 可标记 4 型

CPAM 病变的内衬上皮

其他诊断技术

- 没有帮助

鉴别诊断

■ 肺隔离症
- 肺隔离症具有系统性而非肺动脉血液供应，而且与气管支气管树并无交通
- 2 型 CPAM 见于多达 50% 的肺叶外肺隔离症

■ 胸膜肺母细胞瘤（pleuropulmonary blastoma, PPB）
- 1 型 CPAM 没有上皮下或间隔内的间叶性梭形细胞成分（伴有或不伴有软骨）
- 4 型 CPAM 内衬 2 型肺泡细胞而不是见于 PPB 的立方形或柱状细胞

■ 考虑先天性膈疝、支气管源性囊肿、先天性肺叶性肺气肿

提要

- 在出现慢性炎症的情况下不能做出 CPAM 的诊断
- 据报道，在青少年或成年患者，CPAM 很少发生细支气管肺泡癌和横纹肌肉瘤
- 应评估是否出现黏液性上皮以及切除是否完全，以决定是否要随访

精选文献

Stocker JT, Husain AN: Cystic lesions of the lung in children: Classification and controversies. Eur Respir Monogr 12:1-20, 2007.

Shimohira M, Hara M, Kitase M, et al: Congenital pulmonary airway malformation: CT-pathologic correlation. J Thorac Imag 22:149-153, 2007.

Ioachimescu OC, Mehta AC: From cystic pulmonary airway malformation, to bronchioloalveolar carcinoma and adenocarcinoma of the lung. Eur Respir J 26:1181-1187, 2005.

支气管肺隔离症
Bronchopulmonary Sequestration

临床特征

- 罕见的先天性畸形，累及一段肺组织，与正常气管支气管树无交通，伴有异常的系统性血液供应
- 两种类型：肺叶内隔离症（intralobar sequestration, ILS）和肺叶外隔离症（extralobar

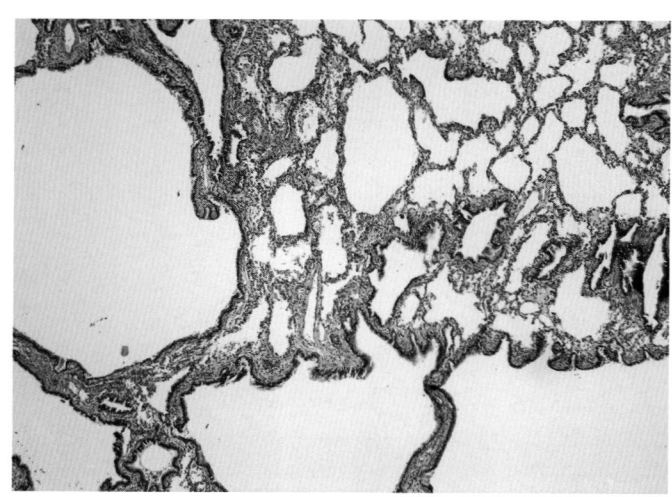

图 4-2　支气管肺隔离症。这个肺叶外的肺隔离症切片内有许多扩张的细支气管（先天性呼吸道畸形）和表现正常的肺。病变内未见软骨。

sequestration, ELS ）

大体病理学

- 肺叶内隔离症（ILS）
  - 病变缺乏胸膜覆盖，与邻近的肺实质界限分明
  - 或可见含有血管结构的蒂或门
  - 在实性纤维性肿块中有许多不同大小的囊肿
- 肺叶外隔离症（ELS）
  - 呈卵圆形或锥体形，为局限性的粉色到灰白色的肿块（0.5 ~ 15cm）
  - 被覆脏层胸膜，与正常肺分开

组织病理学

- 肺叶内隔离症（ILS）
  - 明显的慢性炎症，伴有黏液积聚和微小囊肿形成
  - 在致密的纤维性间质中有残留的支气管和细支气管，伴有许多淋巴细胞
- 肺叶外隔离症（ELS）
  - 不规则增大的（2 ~ 5倍）支气管、细支气管和肺泡
  - 如果出现支气管结构，表现为正常到管腔不规则，内衬假复层柱状上皮
  - 没有明显的炎症和纤维性成分出现
  - 胸膜下或可见明显扩张的淋巴管
  - 多达半数的病例出现 2 型 CPAM 的区域

特殊染色和免疫组织化学

- 没有帮助

其他诊断技术

- 没有帮助

鉴别诊断

▎ CPAM：与气管支气管树交通，有正常的肺动脉血液供应
▎ 需要考虑支气管源性囊肿、先天性肺叶性肺气肿、原发性肺脓肿

提要

- ELS 常常伴有 2 型 CPAM
- ELS 伴有其他先天性异常，这些异常决定预后
- 超声检查发现的病变在分娩之前可能部分或完全消除

精选文献

Stern R, Berger S, Casaulta C, et al: Bilateral intralobar pulmonary sequestration in a newborn, case report and review of the literature on bilateral pulmonary sequestrations. J Pediatr Surg 42:E19-23, 2007.
Conran RM, Stocker JT: Extralobar sequestration with frequently associated congenital cystic adenomatoid malformation, type 2: Report of 50 cases. Pediatr Dev Pathol 2:454-463, 1999.
Stocker JT, Drake RM, Madewell JE: Cystic and congenital lung disease in the newborn. Perspect Pediatr Pathol 4:93-154, 1978.

支气管源性囊肿　　Bronchogenic Cyst

临床特征

- 囊性病变发生于发育期间原始前肠异常出芽的气管支气管原基
- 大多位于纵隔，或在少数情况下位于沿着气管支气管树的任何一点，但是并不与之交通
- 偶尔见于肺实质的周围，或在颈部、胸膜内或胸骨上皮肤部位，或偶尔出现在膈下或心包下

大体病理学

- 圆形到卵圆形的肿块，放射学检查发现围绕着邻近的器官
- 囊壁光滑的、单房性或多房性囊性病变，含有黏稠的液体，可能形成气液平面

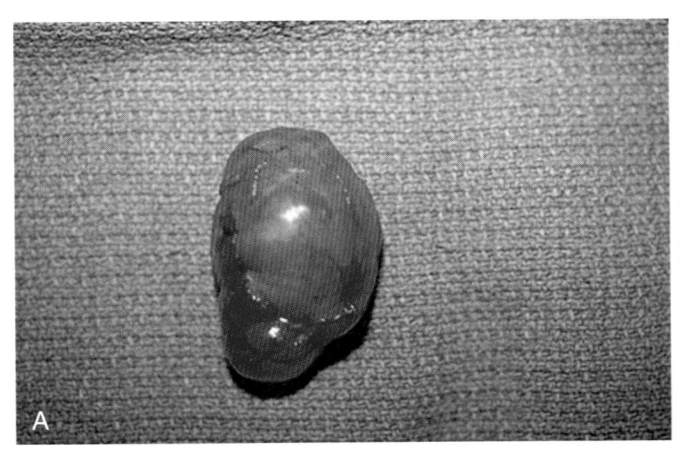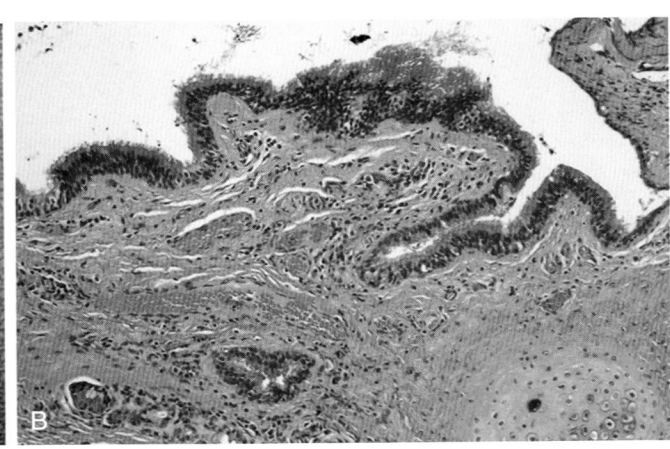

图 4-3 支气管源性囊肿。A，支气管源性囊肿的大体照片，囊壁光滑，单房性。**B**，6cm 大的纵隔囊性肿块的组织学照片，显示内衬呼吸道上皮，可见浆液黏液性腺体和软骨。

- 囊肿大小为 1 ~ 10 cm

组织病理学

- 薄壁囊肿，内衬假复层纤毛柱状上皮
- 囊壁由平滑肌束混合软骨岛和浆液黏液性腺体组成，类似于正常支气管，没有肺泡
- 常常出现鳞状化生或慢性炎症

特殊染色和免疫组织化学

- 没有帮助

现代诊断技术

- 没有帮助

鉴别诊断

▌ **CPAM：**可以出现肺泡组织

▌ **纵隔囊肿：**食管囊肿（缺乏软骨，双层肌壁）、肠囊肿（内衬胃黏膜）、胸腺囊肿、囊性畸胎瘤、心包囊肿

▌ 需要考虑肺隔离症、脓肿、囊性支气管扩张、心肌梗死后囊肿、间质性肺气肿、胸膜肺母细胞瘤

提要

- 炎症性囊肿可能难以明确诊断
- 囊性病变，很少发生恶变

精选文献

Chang YC, Chang YL, Chen SY, et al: Intrapulmonary bronchogenic cysts: Computed tomography, clinical and histopathologic correlations. J Formos Med Assoc 106:8-15, 2007.
Freedom RM, Yoo SJ, Goo HW, et al: The bronchopulmonary foregut malformation complex. Cardiol Young 16:229-251, 2006.

先天性肺叶性肺气肿
Congenital Lobar Emphysema (CLE)

临床特征

- 肺的一叶或多叶充气过度，CT 检查常常可以作出诊断
- 罕见，估计其发生率为 1/20 000 ~ 1/30 000
- 男性发病比女性发病常见（3 : 1）
- 大多数患者出现在生后头 6 个月，伴有呼吸急促、发绀、喘息和呼吸困难
- 可能发生复发性肺炎，可能不能成长

大体病理学

- 肺叶充气过度导致邻近正常肺受压和纵隔移位
- 实际上所有的病例均累及上叶，左上叶受累比较常见
- 增大的肺叶保持适当的形状

组织病理学

- 肺叶过度膨胀，伴有肺泡扩张，没有纤维化

特殊染色和免疫组织化学

- 没有帮助

其他诊断技术

- 没有帮助

鉴别诊断

- 气胸：放射学检查缺乏 CLE 的支气管血管和肺泡的线样斑纹；针对气胸的治疗实际上可能会使 CLE 患者的病情变得更坏
- 应考虑局限性间质性肺气肿、CPAM、肺隔离症、支气管源性囊肿、先天性膈疝

提要

- 大多数病例为特发性
- 25% 的 CLE 患者可见正在发育中的肺叶的支气管有固有或外在原因引起的梗阻，导致受累肺叶内空气滞留
- 固有的梗阻常常继发于支气管壁缺陷（如支气管软骨减少），而外在原因引起的梗阻则常常是由血管畸形或胸腔内肿块（肿瘤、囊肿）引起的
- 14% 的 CLE 患者出现心血管畸形

精选文献

Berrocal T, Madrid C, Novo S, et al: Congenital anomalies of the tracheobronchial tree, lung, and mediastinum: Embryology, radiology, and pathology. Radiographics 24: e17, 2004.

Tander B, Yalçin M, Yilmaz B, et al: Congenital lobar emphysema: A clinicopathologic evaluation of 14 cases. Eur J Pediatr Surg 13:108-111, 2003.

Thakral CL, Maji DC, Sajwani MJ: Congenital lobar emphysema: Experience with 21 cases. Pediatr Surg Int 17:88-91, 2001.

梗阻性肺疾病
Obstructive Lung Diseases

大气道疾病　Large Airway Diseases

慢性支气管炎　Chronic Bronchitis

临床特征

- 慢性支气管炎的临床定义为不明原因的咳痰，至少连续 2 年，每年发生 3 个月或 3 个月以上
- 临床上慢性支气管炎和肺气肿有广泛的重叠的表现，常常被称为慢性梗阻性肺疾病（chronic obstructive pulmonary disease, COPD）

- 最常见于吸烟者和接触粉尘或刺激性烟雾者
- 在美国，5% 的人受累

大体病理学

- 由于黏液分泌过多，气道内的黏液增加
- 由于黏液腺体增大，支气管壁增厚

组织病理学

- 由于黏膜下腺体增大和杯状细胞增生，黏液分泌过多
- 腺体导管增大和扩张
- Reid 指数是腺体厚度与支气管壁厚度的比；Reid 指数 > 0.5 符合慢性支气管炎的诊断
- 慢性炎症轻微，与黏液腺增大无关
- 呼吸性细支气管炎（respiratory bronchiolitis）一般出现在吸烟者

特殊染色和免疫组织化学

- 没有帮助

其他诊断技术

- 没有帮助

鉴别诊断

- 哮喘：伴有嗜酸性粒细胞增多和基底膜下纤维化

提要

- 慢性支气管炎的诊断需要除外其他原因引起的慢性咳嗽，包括肺癌、支气管扩张、囊性纤维化、充血性心力衰竭和结核

精选文献

Travis WD: Non-neoplastic disorders of the lower respiratory tract. In Atlas of Non-tumor Pathology. First Series, Fascicle 2. Washington, DC, American Registry of Pathology: Armed Forces Institute of Pathology; Universities Associated for Research and Education in Pathology, 2002.

哮喘　Asthma

临床特征

- 气道的慢性炎症性疾病，其中肥大细胞、嗜酸性

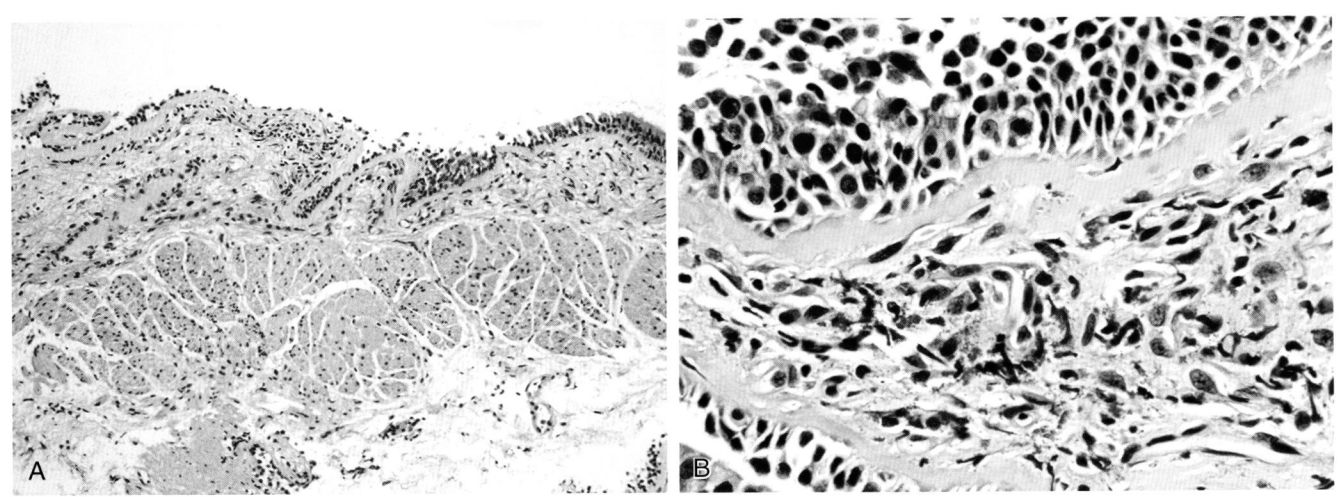

图 4-4　哮喘。A，经过治疗的哮喘患者的支气管黏膜活检显示，基底膜下纤维化和明显的平滑肌束。B，高倍镜下显示黏膜下嗜酸性粒细胞和慢性炎症。

粒细胞、T 淋巴细胞、中性粒细胞和上皮细胞具有病理生理学作用
- 临床诊断：有气道梗阻症状，这些症状至少部分是可逆的，诊断排除性诊断
- 哮喘持续状态（status asthmaticus）是由顽固性支气管痉挛引起的急性呼吸衰竭，伴有气道炎症、黏液栓和水肿

大体病理学

- 细支气管栓以及中等的和小的支气管内伴有黏稠的黏液
- 肺膨胀和继发性囊状支气管扩张

组织病理学

- 支气管和细支气管的黏液栓混有嗜酸性粒细胞、上皮细胞和 Charcot-Leyden 结晶
- 痰细胞学检查可见 Curschmann 螺旋（黏液栓）和 Creola 小体（漩涡状排列的脱落上皮细胞）
- 基底膜下纤维化，伴有上皮片块状脱落
- 杯状细胞增生，偶尔可见鳞状化生
- 由于水肿、平滑肌增生和黏膜下腺体增生，气道壁增厚
- 中等大小的和小的支气管有嗜酸性粒细胞浸润

特殊染色和免疫组织化学染色

- 没有帮助

其他诊断技术

- 没有帮助

鉴别诊断

- 慢性支气管炎：组织学上类似，但几乎没有嗜酸性粒细胞

提要

- 特应性是发生哮喘的最重要的好发因素
- 吸入链格孢菌或接触链格孢菌污染的内毒素可能是哮喘患者突然窒息死亡的促发因素
- 可能伴发过敏性支气管曲霉菌病

精选文献

Travis WD: Non-neoplastic disorders of the lower respiratory tract. In Atlas of Non-tumor Pathology. First Series, Fascicle 2. Washington, DC, American Registry of Pathology: Armed Forces Institute of Pathology; Universities Associated for Research and Education in Pathology, 2002.

支气管扩张　Bronchiectasis

临床特征

- 从病史上看，大多数支气管扩张病例是继发于感染；抗生素治疗已使异常的不可逆性支气管扩张

的发生率明显减少
- 患者表现为持续性咳嗽并有大量恶臭的痰
- 选择高分辨率 CT 作为非侵袭性诊断方法
- 本病根据放射学检查分为圆柱状、曲张性和囊性支气管扩张

大体病理学

- 近 50% 的病例为双侧性
- 当支气管的直径超过伴随的支气管动脉的直径时（符合印戒征），会出现轻度至重度的支气管扩张
- 扩张的支气管充满黄绿色黏液脓性分泌物
- 大体检查，扩张的支气管可能延伸到胸膜表面

组织病理学

- 扩张的支气管充满黏液脓性渗出物或坏死碎屑
- 黏膜显示不同程度的坏死或脱落，炎症以及修复性或化生性改变
- 支气管壁可见慢性炎症，伴有纤维化
- 滤泡性支气管扩张（follicular bronchiectasis）描述的是伴有淋巴组织增生的病例
- 常常伴有继发性肺炎和闭塞性细支气管炎

特殊染色和免疫组织化学

- 没有帮助

其他诊断技术

- 寻找已知的支气管扩张的原因，如囊性纤维化、纤毛制动综合征

鉴别诊断

▌感染后支气管损伤
- 常常与微生物有关：铜绿色假单胞菌、鸟型胞内分枝杆菌、革兰阴性杆菌、流感嗜血杆菌、肺炎链球菌、金黄色葡萄球菌、β- 溶血性链球菌

▌囊性纤维化
- 囊性纤维化是儿童支气管扩张的最常见原因，总是出现在 6 个月以上的支气管扩张患者
- 广泛的支气管扩张，伴有大气道和小气道黏液栓、胸膜粘连或纤维化、脓肿和囊性变

▌原发性纤毛运动障碍
- 纤毛制动综合征、Young 综合征、继发性纤毛运动障碍
- 大约 1.5% 的支气管扩张患者有原发性纤毛运动障碍
- 几乎所有的纤毛均有超微结构异常，其特征为：动力蛋白臂丧失、缺乏放射状轮辐、微管转位、缺乏微管、复合纤毛或纤毛定向障碍

▌先天性
- α_1- 蛋白酶抑制剂缺乏、单侧透明肺（Swyer-James 综合征）、气管支气管肥大、先天性软骨缺陷和肺隔离症

▌肺中叶综合征
- 右肺中叶或舌叶反复发生或持续存在肺不张，伴有慢性炎症

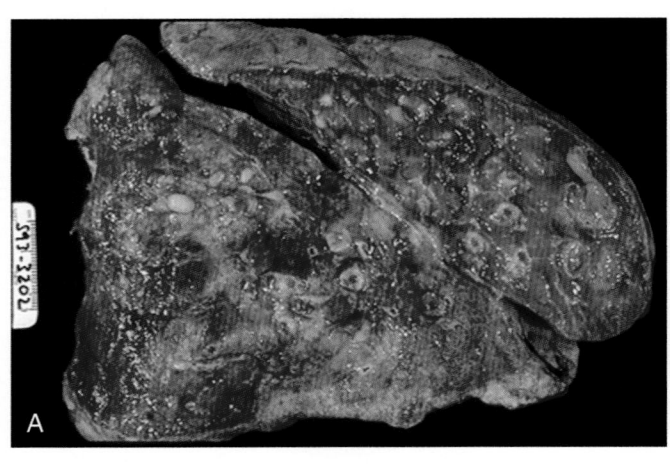
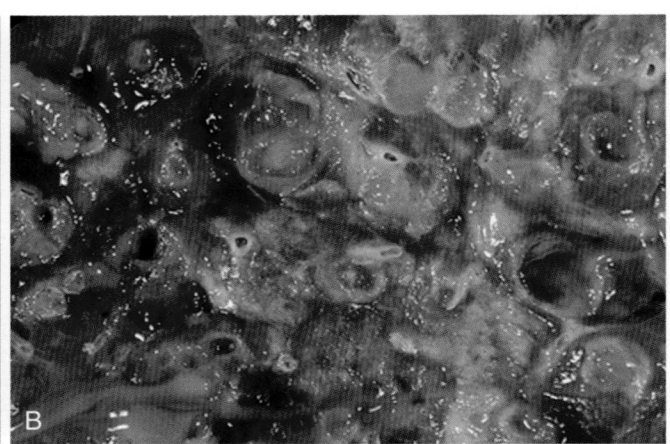

图 4-5　囊性纤维化。A，移植肺切面的大体照片显示的广泛分布的支气管扩张。B，扩张的支气管壁厚，充满黄绿色黏液性物质。

- 与淋巴结肿大和恶性肿瘤强相关

提要

- 支气管扩张的好发因素包括：支气管肺感染、支气管肺阻塞、先天性解剖学缺陷、免疫缺陷状态、遗传性异常和其他罕见的因素
- 应用抗生素治疗和预防儿童感染已使支气管扩张的病例数大大减少，在发达国家，现在许多病例是由潜在的疾病引起的
- 可能合并过敏性支气管肺曲霉菌病

精选文献

Ryu JH: Classification and approach to bronchiolar diseases. Curr Opin Pulm Med 12:145-151, 2006.

Rosen MJ: Chronic cough due to bronchiectasis: ACCP evidence-based clinical practice guidelines. Chest 129:122S-131S, 2006.

Takahashi M, Murata K, Takazakura R, et al: Bronchiolar disease: Spectrum and radiological findings. Eur J Radiol 35:15-29, 2000.

小气道疾病和肺气肿　Small Airway Diseases and Emphysema

小气道疾病　Small Airway Diseases

- 见表 4-1

肺气肿　Emphysema

临床特征

- 中度或重度 COPD 患者常常出现肺气肿，常常伴有慢性支气管炎；有些哮喘患者伴有这些疾病
- 典型者在中年发作，在有长期吸烟史的患者出现缓慢发生的进行性气短

大体病理学

- 近端肺泡或小叶中心性肺气肿最常见于吸烟者

表 4-1　小气道疾病的临床和病理学特征

	狭窄性支气管炎	急性支气管炎	弥漫性支气管炎	呼吸性支气管炎	矿物粉尘性支气管炎	滤泡性支气管炎
一般特征	主要累及末梢气道 伴有梗阻性气道疾病	儿童和婴儿伴有喘息，与病毒感染有关	累及亚洲成人的罕见的类型，特别是日本人	常见于吸烟者	肺实质纤维化（尘肺）引起的限制性肺疾病	由细支气管外部受压引起的梗阻性病变
组织病理学	支气管周围和黏膜下纤维化 管腔不完全性或完全性阻塞 慢性炎症 上皮化生 平滑肌化生	小的细支气管的致密的急性和慢性炎症 伴有上皮坏死和脱落 水肿 细支气管腔内有炎症性渗出	淋巴细胞、浆细胞和泡沫样巨噬细胞浸润 腔内有大量中性粒细胞 渗出物机化，伴有息肉样栓子	呼吸性细支气管间质和邻近肺泡的炎症浸润 平滑肌增生 轻度纤维化 肺泡内有大量色素性巨噬细胞	吸入性粉尘主要沉积在呼吸性细支气管的周围 纤维化增加 管腔狭窄	支气管周围有 1～2mm 的结节 淋巴组织增生，伴有反应性生发中心 支气管相关性淋巴组织（BALT）增生
伴随病变	CVD 感染（病毒） 吸入损伤 CHP 药物 器官移植 IBD 神经内分泌细胞增生 多发性小的类癌	病毒感染 细菌感染	与人白血病抗原 Bw54 有关，冷凝集素和 ESR 增加，白细胞增多	吸入石棉、三氧化二铁、氧化铝、滑石粉、云母、二氧化硅、硅酸盐、煤	没有	CVD（类风湿性关节炎、Sjögren 综合征） 免疫缺陷（AIDS） 感染（支原体、肺结核） 过敏反应 囊性纤维化 支气管扩张 慢性吸入

CHP，慢性过敏性肺炎；CVD，胶原性血管疾病；ESR，红细胞沉降率；IBD，炎症性肠病。

- 全肺泡性或全小叶性肺气肿见于 α₁- 抗胰蛋白缺陷的患者
- 远端肺泡或隔旁肺气肿特征性地见于上叶和下叶后方的胸膜下区域，可能与大泡性疾病或特发性自发性气胸有关
- 不规则的或瘢痕性肺气肿见于瘢痕周围，邻近愈合的肉芽或与间质性肺疾病有关

组织病理学

- 肺气肿是一种用于描述末梢细支气管远端气道间隙的异常的、持续性增大的病理学术语，是由气道壁破坏引起的，没有纤维化
- 所有类型的肺气肿的组织学结构类似，具有大而扩张的肺泡，气道间隙内有许多突入的棒状间隔
- 除了吸烟者的一些支气管周围可见伴有色素性巨噬细胞的纤维化外，一般没有间质纤维化
- 常常出现继发性高血压的改变

特殊染色和免疫组织化学

- 没有帮助

其他诊断技术

- 没有帮助

鉴别诊断

■ 间质性肺气肿
- 间质性肺气肿（interstitial emphysema）是指肺泡

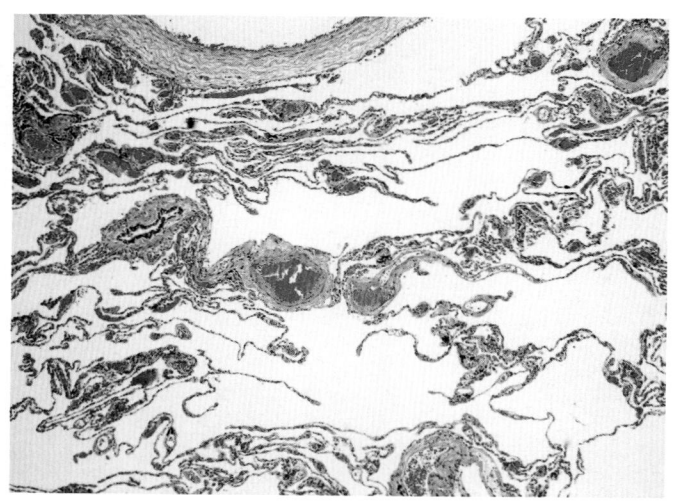

图 4-6　肺气肿。 肺泡间隙明显增大，没有间质纤维化。注意棒状肺泡壁突入肺泡间隙。

间隙的空气进入肺叶间隔的疏松结缔组织、胸膜下和支气管血管束的周围，形成透明囊性间隙

提要

- 肺实质内空气含量过多，即使是在肺不张的区域
- 在获取组织学切片之前，建议注入福尔马林使气肿性肺膨胀起来

精选文献

Travis WD: Non-neoplastic disorders of the lower respiratory tract. In Atlas of Non-tumor Pathology. First Series, Fascicle 2. Washington, DC, American Registry of Pathology: Armed Forces Institute of Pathology; Universities Associated for Research and Education in Pathology, 2002.

限制性和间质性肺疾病　Restrictive and Interstitial Lung Diseases

间质性肺炎　Interstitial Pneumonias

弥漫性肺泡损伤、急性呼吸窘迫综合征和急性间质性肺炎　Diffuse Alveolar Damage (DAD), Acute Respiratory Distress Syndrome (ARDS), and Acute Interstitial Pneumonia (AIP)

临床特征

- 急性呼吸窘迫综合征：重度暴发性肺损伤，由脓毒症、休克、缺氧以及吸入物的直接损害引起，常常伴有多器官受累
- 急性肺损伤（acute lung infury, ALI）：不甚严重的肺损伤，原因同 ARDS，不累及其他器官
- 急性间质性肺炎：肺损伤，原因不明
- 弥漫性肺泡损伤：病理学与 ARDS、ALI 和 AIP 有关（表 4-2）

大体病理学

- 在渗出期，肺僵硬、沉重、出血
- 在增生期，肺质硬、实变、淡灰色
- 在纤维化期，肺呈海绵状、呈囊性、淡灰色

组织病理学

- DAD 是双侧性片块状病变（弥漫是指整个肺泡，

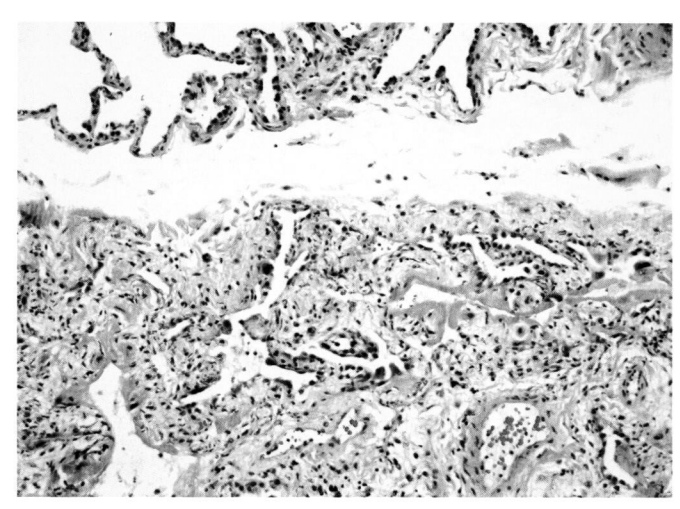

图 4-7 急性间质性肺炎。渗出期的显微照片显示下半部分的间质片块状增宽，这是由该肺叶中透明膜、水肿和少量炎症细胞浸润引起的，而上半部分没有受累。

而不是指整个肺），分为早期或渗出期，随后为增生期或机化期（但有可能见到复合性病变），晚期为纤维化期（发生在少数患者）

- 渗出期（肺泡损伤后第 1 周）
- 1 型肺泡壁细胞坏死、炎症性渗出、透明膜、部分肺泡塌陷，伴有间质水肿
- 内皮细胞损伤，伴有充血、中性粒细胞积聚和少量微血栓
- 增生期（肺泡损伤后第 2 周）
- 间质内有显著的成纤维细胞和肌成纤维细胞增生，肺泡间隙可见 2 型肺泡壁细胞增生
- 肺泡间隙内或间质内偶尔可见残留的透明膜
- 偶见鳞状化生，伴有非典型性
- 肺的小动脉内膜增生，中层肥厚，并有血栓形成
- 纤维化期（晚期）

表 4-2　特发性间质性肺炎的临床、放射学和病理学特征

临床诊断	组织学形态	疾病持续时间	分布和典型的 CT 所见	预后
IPF	UIP	慢性（＞ 12 个月）	以胸膜下为主 蜂窝状 网状不透明区 牵拉性支气管扩张 毛玻璃样混浊	5 年生存率 20%（平均 2 ~ 3 年）
NSIP	NSIP	亚急性到慢性（数月到数年）	胸膜下、基底部的对称性支气管血管周围毛玻璃样混浊 网状不透明区 下叶体积缩小 蜂窝状结构罕见	富于细胞性 NSIP：10 年生存率 ＞ 90% 纤维性 NSIP：5 年生存率 90%，10 年生存率 35%
COP	OP	亚急性（＜ 3 个月）	胸膜下、支气管周围片块状实变，结节状	5 年生存率 ＞ 95%
ARDS、ALI、AIP	DAD	急性（1 ~ 2 周）	低带周围实变 毛玻璃样混浊，不累及肺叶	6 个月内的死亡率为 40% ~ 60%
DIP	DIP	亚急性（数周到数月）	以胸膜下为主 毛玻璃样混浊 薄壁囊肿 网状不透明区 蜂窝状结构罕见	5 年生存率 ＞ 95%
RB-ILD	RB	亚急性（数周到数月）	弥漫性支气管壁增厚 小叶中心结节 片块状毛玻璃样混浊	没有死亡报告

AIP，急性间质性肺炎；ALI，急性肺损伤；ARDS，急性呼吸窘迫综合征；COP，隐源性机化性肺炎；DAD，弥漫性肺泡损伤；DIP，脱屑性间质性肺炎；IPF，特发性肺纤维化；NSIP，非特异性间质性肺炎；OP，机化性肺炎；RB，呼吸性细支气管炎；RB-ILD，呼吸性细支气管炎相关的间质性肺疾病；UIP，普通性间质性肺炎

- 间质纤维性增厚，微囊形成

特殊染色和免疫组织化学

- 没有帮助

其他诊断技术

- 没有帮助

鉴别诊断

▎ 感染
- 肉芽肿、病毒包涵体（如巨细胞病毒）、坏死灶、中性粒细胞积聚或微脓肿形成

▎ 普通性间质性肺炎（usual interstitial pneumonia, UIP）或急进型 UIP
- UIP 的纤维化区域不均一，而在 DAD，不同视野的组织病理学改变相对均匀一致
- 再 DAD，纤维化包含较多的成纤维细胞和肌成纤维细胞，水肿比较明显，胶原纤维沉积少见

▎ 胶原血管病患者的 DAD
- 皮肌炎、多发性肌炎、硬皮病和类风湿性关节炎可能出现 DAD 结构
- 急性狼疮性肺炎、大动脉炎（Takayasu arteritis）、结节性多动脉炎、Behçet 综合征和显微镜下多动脉炎可能出现 AIP 样临床表现

提要

- 透明膜是 DAD 的组织学标志，见于 ARDS/ALI/AIP，但不出现在 UIP、非特异性间质性肺炎（nonspecifi c interstitial pneumonia, NSIP）或隐源性机化性肺炎（cryptogenic organizing pneumonia, COP）
- 对于表现为重度社区获得性肺炎、对适当的抗生素治疗没有反应且没有发现其他病因的患者，考虑诊断为 AIP
- AIP 的临床经过是迅速进展的，78% 以上的患者（60% ~ 100%）由于呼吸衰竭和右心衰竭在 6 个月内死亡
- ALI/ARDS 恢复后的大多数患者的肺功能接近正常

精选文献

Thannickal VJ: Idiopathic interstitial pneumonia: A clinico-pathological perspective. Semin Respir Crit Care Med 27:569-573, 2006.

Swigris JJ, Brown KK: Acute interstitial pneumonia and acute exacerbations of idiopathic pulmonary fibrosis. Semin Respir Crit Care Med 27:659-667, 2006.

Visscher DW, Myers J: Histologic spectrum of idiopathic interstitial pneumonias. Proc Am Thorac Soc 3:322-329, 2006.

隐源性机化性肺炎 Cryptogenic Organizing Pneumonia (COP)

临床特征

- 平均发病年龄为 55 岁
- 没有已知的病因；吸烟不是好发因素
- 呈亚急性临床经过（平均 3 个月），患者表现为咳嗽、呼吸困难，常常伴有体重减轻、多汗、寒战、发热和肌痛
- 大多数患者经类固醇治疗之后可以恢复；然而，在终止治疗 1 ~ 3 个月之后有相当数量的患者复发

大体病理学

- 见表 4-2

组织病理学

- 肺泡腔内栓子（Masson 小体）由包埋在疏松结缔组织中的成纤维细胞和肌成纤维细胞组成，几乎总是造成肺泡和肺泡管闭塞，细支气管闭塞少见（细支气管成分可能很少或缺乏）
- Masson 小体呈片块状分布于细支气管中心，并通过肺泡内 Kohn 孔蔓延到邻近的肺泡，形成蝴蝶样结构
- 腔内的栓子为小簇状的淋巴细胞、浆细胞、组织细胞和增生的内皮细胞，类似于肉芽组织
- 轻度慢性间质性炎症，伴有灶状泡沫样巨噬细胞
- 相关的阴性所见：蜂窝状结构、致密的间质纤维化、肉芽肿、中性粒细胞或脓肿形成、坏死、透明膜或肺泡间隙纤维素、显著的嗜酸性粒细胞浸润和血管炎

特殊染色和免疫组织化学

- 应用 Movat 染色疏松的结缔组织呈绿色，而致密的纤维化的特征是呈黄色

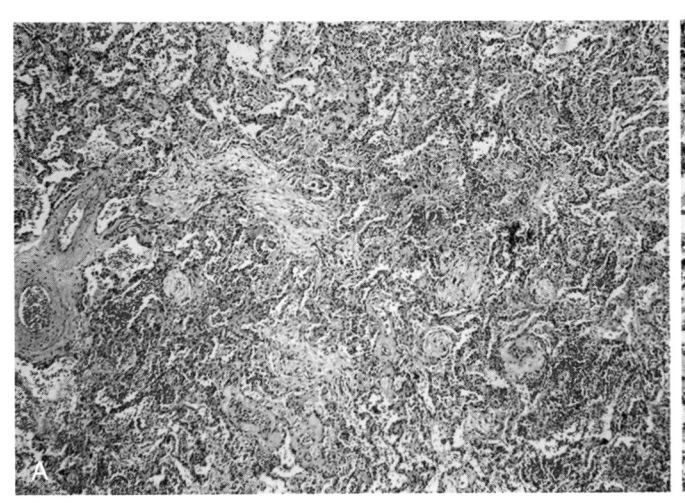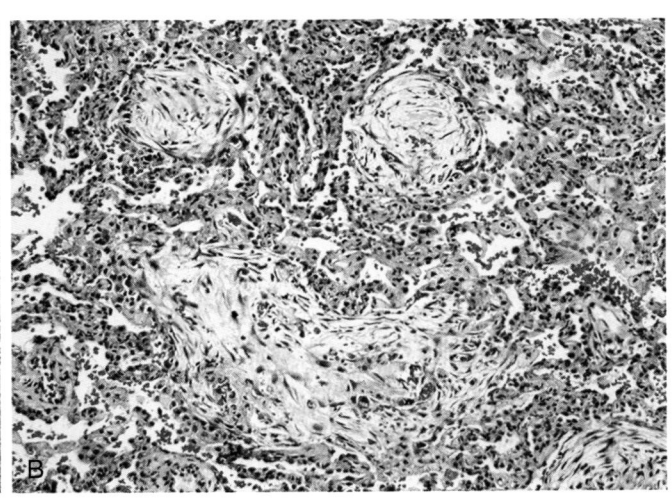

图 4-8 　隐源性机化性肺炎。A，低倍镜下显示黏液样疏松纤维组织结节充满肺泡间隙，并从一个肺泡间隙进入另外一个肺泡间隙。B，可见幼稚的纤维组织结节（Masson 小体）使一些肺泡间隙扩张。间质相对正常。

其他诊断技术

- 没有帮助

鉴别诊断

▌ UIP
- 慢性临床经过
- 广泛的、不均一的纤维化结构，伴有致密的瘢痕、蜂窝状结构和结构破坏
- UIP 的成纤维细胞灶接近致密纤维化的区域，而 COP 的息肉样结缔组织位于腔内

▌ NSIP
- 轻度到中度慢性间质炎症或纤维化，没有 Masson 小体

▌ 脱屑性间质性肺炎（desquamative interstitial pneumonia, DIP）
- 肺泡内有吸烟者的色素性巨噬细胞，没有 Masson 小体

▌ DAD
- 患者急性发病
- 间质水肿、透明膜、2 型肺泡细胞增生以及肺泡壁机化纤维化，偶尔肺泡间隙纤维化，取决于活检的时间

提要

- COP 是一种除外性的临床病理学诊断，当所有其他导致机化性肺炎的原因均被排除时，应用这一诊断

精选文献

Cordier JF: Cryptogenic organizing pneumonia. Eur Respir J 28:422-446, 2006.
Schlesinger C, Koss MN: The organizing pneumonias: An update and review. Curr Opin Pulm Med 11:422-430, 2005.

普通性间质性肺炎
Usual Interstitial Pneumonia (UIP)

临床特征

- UIP 是肺疾病的一种组织学结构，发生在各种临床情况下；当没有发现潜在性疾病时，才做出特发性肺纤维化（idiopathic pulmonary fibrosis, IPF）这种临床诊断
- 患者表现为进行性，慢性活动后呼吸困难，伴有干咳
- 发病率为 7.4 例 /10 万 ～ 10.7 例 /10 万，患病率为 13 人 /10 万 ～ 20 人 /10 万，因而 UIP 成为特发性间质性肺炎中最常见的类型（47% ～ 62%）
- 平均发病年龄为 67 岁，平均生存率为 3 年
- 较常见于男性和吸烟者
- 伴随的临床疾病包括 IPF、胶原血管病、药物毒性、慢性过敏性肺炎、石棉肺、家族性 IPF、

Hermansky-Pudlak 综合征

大体病理学

- 见表 4-2

组织病理学

- 片块状纤维化，分布于胸膜下和间隔旁
- 纤维化区域邻近正常表现的肺实质，低倍镜下显示形成一种多彩状表现（密度不同）
- 致密的粉色纤维组织为慢性瘢痕，邻近淡蓝色、黏液性成纤维细胞灶，后者代表急性或活动性创伤修复（异质性）
- 成纤维细胞灶由平行排列的成纤维细胞和结缔组织组成，位于增生的 2 型肺泡细胞或细支气管上皮之下
- 远离纤维化区域的间质几乎没有炎症
- 常常出现蜂窝状改变，这是一种重要的诊断特征
- 纤维化区域内的囊性扩张的细支气管内衬纤毛柱状呼吸上皮，取代了正常的肺泡
- 还可发生继发性牵拉性支气管扩张和细支气管周围纤维化，伴有相关的上皮增生（细支气管化生）
- 下叶受累最为严重

特殊染色和免疫组织化学

- 没有帮助

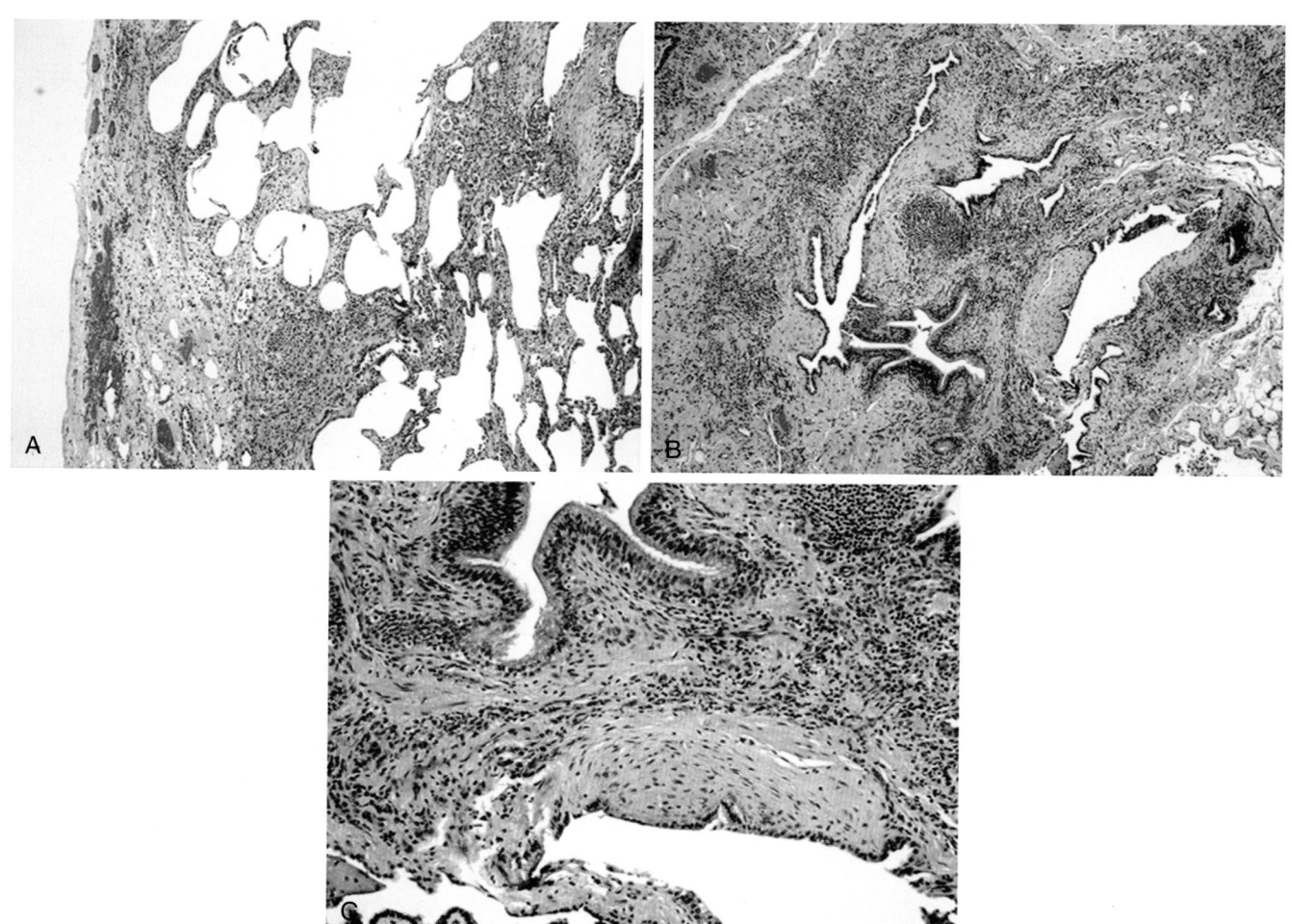

图 4-9　普通性间质性肺炎。 A，胸膜下片块状纤维化，蔓延到较深的肺实质，此处一些肺泡壁没有受累（密度不同）。B，常常可见成纤维细胞灶，即使是在蜂窝状区域（纤维化引起肺泡结构破坏，其余的气道间隙内衬细支气管上皮）。C，成纤维细胞灶位于上皮下幼稚的纤维组织中，细胞间有丰富的黏液样基质，成纤维细胞与气道间隙平行排列。病灶下方有陈旧的（粉色）胶原（病期不同）。

其他诊断技术

- 结合相应的临床表现，高分辨率 CT 扫描常常具有诊断意义

鉴别诊断

- 伴有纤维化的慢性过敏性肺炎
  - 主要以支气管为中心，大多数累及上叶
  - 肉芽肿结构不明显，或有散在的巨细胞
  - 细胞比较丰富，胸膜下纤维化和蜂窝状改变不明显
- Langerhans 细胞组织细胞增生症
  - 星状结构和以细支气管为中心的结节状分布
  - 慢性病例有显著的肺气肿性改变
  - 成纤维细胞灶罕见
- 机化性肺炎
  - 远离腔内纤维化的部位缺乏纤维化或间质性肺炎
  - 几乎没有结构破坏

提要

- 取材不充分会造成 UIP 诊断混淆，显微镜下所见类似于其他病变（如 DIP 样区域），事实上，UIP 样纤维化可以发生在其他疾病
- 美国胸腔学会/欧洲呼吸学会（ATS/ERS）指南给 IPF 下的定义是，不明原因的特殊类型的、局限于肺的慢性纤维性间质性肺炎，手术标本显示 UIP 的组织学结构
- 除了 UIP 以外，如果出现了其他间质性肺疾病的组织学结构（如 NSIP），最后的诊断是根据见到的最坏的区域，因此依然是 UIP
- 临床医师应该辨认与潜在性胶原血管病有关的 UIP 病例，因为具有明显较好的临床经过
- 吸烟者发生 UIP 的风险增加 1.6 ~ 2.3 倍
- 成纤维细胞灶并不是 UIP 特异的，但总出现在 UIP，是其诊断的一个主要特征
- UIP 和 DAD 的复合性所见、毛细血管炎、感染或伴有广泛成纤维细胞增生的机化性肺炎与 IPF 迅速进展或急性期有关，常常是疾病的终末表现

精选文献

Dempsey OJ, Kerr KM, Gomersall L, et al: Idiopathic pulmonary fibrosis: An update. Q J Med 99:643-654, 2006.

Kim D, Collard HR, King TE Jr: Classification and natural history of the idiopathic interstitial pneumonias. Proc Am Thorac Soc 3:285-292, 2006.

Khalil N, O'Connor R: Idiopathic pulmonary fibrosis: Current understanding of the pathogenesis and the status of treatment. CMAJ 171:153-160, 2004.

Flaherty KR, Colby TV, Travis WD, et al: Fibroblastic foci in usual interstitial pneumonia: Idiopathic versus collagen vascular disease. Am J Respir Crit Care Med 167:1410-1415, 2003.

非特异性间质性肺炎　Nonspecific Interstitial Pneumonia (NSIP)

临床特征

- 特征为不同程度的纤维化和炎症（富于细胞性和纤维性亚型），不符合其他类型的
- 特发性间质性肺炎的诊断标准
- 为特发性间质性肺炎的第二个最常见的亚型，占所有特发性间质性肺炎的 14% ~ 36%
- 常可见到胶原血管病、过敏性肺炎、药物中毒和免疫缺陷患者表现
- 疾病呈亚急性经过，伴有呼吸困难、咳嗽或发热，而且一般有吸烟史
- 富于细胞性 NSIP：诊断时平均年龄为 39 岁；5 年和 10 年生存率接近 100%
- 纤维性 NSIP：诊断时平均年龄为 51 岁；5 年和 10 年生存率分别为 90% 和 35%

大体病理学

- 见表 4-2

组织病理学

- 富于细胞性 NSIP
  - 弥漫性间质淋巴浆细胞浸润，没有明显的纤维化，保留肺的结构
  - 2 型肺泡细胞增生
  - 少见的特征：局灶性机化性肺炎、淋巴细胞积聚、肺泡内巨噬细胞
  - 相关的阴性所见：致密的纤维化、蜂窝状结构、成纤维细胞灶、肉芽肿、嗜酸性粒细胞，中性粒细胞、微生物、坏死
- 纤维性 NSIP
  - 疏松到致密的间质纤维化，引起肺泡壁均一增

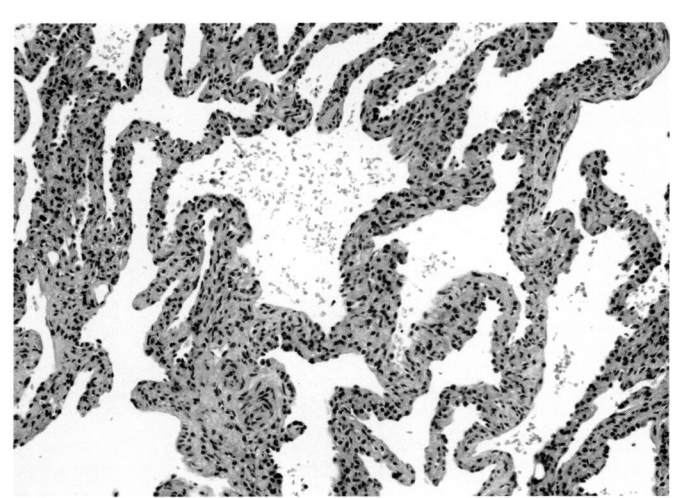

图 4-10 非特异性间质性肺炎。肺泡壁由于小淋巴细胞浸润和轻度纤维化而均一增厚。

厚，肺的结构保留

- 纤维化，缺乏 UIP 的异质性（成纤维细胞灶不明显或数目少），没有蜂窝状结构
- 轻度到中度的慢性炎症
- 少见的特征：机化性肺炎、淋巴细胞积聚、肺泡内巨噬细胞、支气管化生、钙化或骨形成
- 相关的阴性所见：肉芽肿不明显到罕见，没有嗜酸性粒细胞或微生物

特殊染色和免疫组织化学

- 没有帮助

其他诊断技术

- 没有帮助

鉴别诊断

- **UIP 与 NSIP**
  - NSIP 保留了肺的基本结构
  - 纤维化在 UIP 为异质性，而在 NSIP（纤维性）为同质性
  - 成纤维细胞灶和蜂窝状纤维化在 NSIP 罕见或不明显
  - 炎症在 NSIP（富于细胞性）相对明显
- **过敏性肺炎**
  - 过敏性肺炎有散在的、形成不良的肉芽肿和肺泡腔内纤维化

  - NSIP 有略多弥漫结构
- **淋巴细胞性间质性肺炎**
  - 淋巴细胞性间质性肺炎有广泛的肺泡间隔慢性炎症，伴有结构破坏，而 NSIP（富于细胞性）为轻度的片块状炎症
- **机化性肺炎**
  - 远端气道和肺泡腔内纤维组织栓子

提要

- NSIP 是一种除外诊断；它缺乏 UIP、DIP、COP 和 DAD 的特征
- NSIP 是见于胶原血管病患者肺损伤的最常见的组织学结构
- 间质内广泛的淋巴滤泡或浆细胞浸润提示伴有胶原血管病
- 当在活检中遇到 NSIP 结构时，应该尽力寻找病因（如感染、胶原血管病），因为具有预后意义
- S-100 呈阳性，HLA-DR 呈阳性，CD1a 阴性的树突状细胞积聚出现在 NSIP，而不出现在特发性 UIP，可能是潜在的免疫介导的病因或 NSIP 独特的病变

精选文献

Churg A, Muller NL, Flint J, Wright JL: Chronic hypersensitivity pneumonitis. Am J Surg Pathol 30:201-208, 2006.
Collard HR, King TE Jr: Demystifying idiopathic interstitial pneumonia. Arch Intern Med 163:17-29, 2003.
Katzenstein AL, Fiorelli RF: Nonspecific interstitial pneumonia/fibrosis: Histologic features and clinical significance. Am J Surg Pathol 18:136-147, 1994.

脱屑性间质性肺炎 Desquamative Interstitial Pneumonia (DIP)

临床特征

- 远端气道间隙内有成簇的色素性巨噬细胞，最初描述时被认为是脱落的肺泡细胞
- 少见的疾病，与呼吸性细支气管炎相关性间质性肺疾病（respiratory bronchiolitis-associated interstitial lung disease, RB-ILD）一起占所有间质性肺炎的 10% ~ 17%
- 大约 90% 的患者有新近或既往吸烟史
- RB-ILD 有许多共同的组织学和流行病学特征

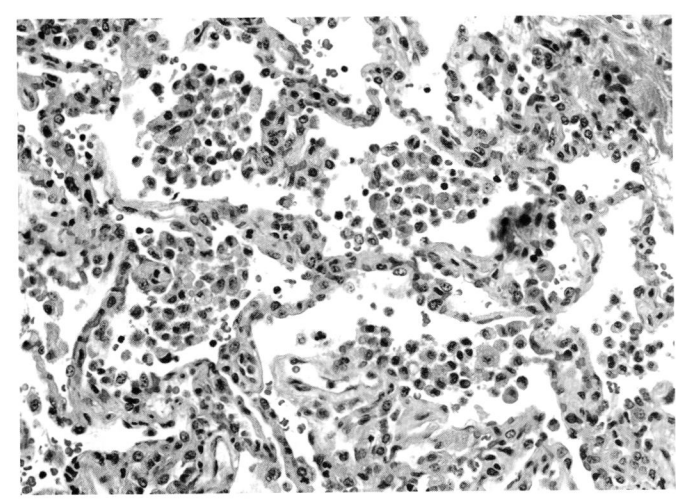

图 4-11　脱屑性间质性肺炎。肺泡间隙含有成簇的巨噬细胞。间质仅有轻微的纤维化，淋巴细胞罕见。

- DIP 和 RB-ILD 可能是一种单一吸烟相关性间质性肺疾病的不同谱系
- 平均发病年龄为 46 岁，男女发病比例为 2：1
- 亚急性疾病，持续数周到数月，伴有呼吸困难、咳嗽或胸痛

大体病理学

- 见表 4-2

组织病理学

- 远端气道间隙充满均匀一致的、黏着性的、成簇的色素性肺泡巨噬细胞，巨噬细胞胞质丰富，含有细颗粒状棕色色素
- 不易觉察的到轻微的、均匀一致的间质纤维化，伴有 2 型肺泡细胞增生
- 散在的淋巴细胞积聚，常常伴有生发中心
- 有时出现蓝色小体（肺泡内层状嗜碱性凝集物）
- 血管的中层和内膜增厚
- 细支气管轻度纤维化，伴有轻微的炎症
- 有时出现胸膜炎症和纤维化，伴有胸膜淋巴管扩张
- 相关的阴性所见：结构重塑、致密的纤维化、蜂窝状结构、成纤维细胞灶

特殊染色和免疫组织化学

- 普鲁士蓝铁染色显示巨噬细胞内的细颗粒状色素，不同于肺出血时粗大的棕色含铁血黄素颗粒

其他诊断技术

- 没有帮助

鉴别诊断

▌ RB-ILD
- RB-ILD 的巨噬细胞积聚以细支气管为中心，不累及远端气道间隙，而 DIP 具有较广泛和较弥漫的改变
- RB-ILD 伴有比较良性的临床经过

▌ UIP
- DIP 缺乏见于 UIP 的结构破坏和蜂窝状结构
- DIP 的纤维性成分（如果存在）不甚明显，没有成纤维细胞灶

▌ NSIP
- 富于细胞性 NSIP：间质炎症明显，肺泡内少有巨噬细胞
- 纤维性 NSIP：纤维化明显，肺泡内少有巨噬细胞

▌ 局灶性非特异性 DIP 样反应
- 很可能是 RB-ILD，常常见于瘢痕，肿瘤或梗死的周围

提要

- 特发性间质性肺炎分类 ATS/ERS 专门小组推荐，DIP 这一术语可以用于组织学和临床两种诊断
- 在婴儿，描述的 DIP 样病变伴有编码表面蛋白 C 的 SP-C 基因突变
- 在戒烟以后，DIP 和 RB-ILD 病变可能长期持续存在
- 据报道，DIP 与西罗莫司治疗有关

精选文献

Flores-Franco RA, Luevano-Flores E, Gaston-Ramirez C: Sirolimus-associated desquamative interstitial pneumonia. Respiration 74:237-238, 2007.

Ryu JH, Myers JL, Capizzi SA, et al: Desquamative interstitial pneumonia and respiratory bronchiolitis-associated interstitial lung disease. Chest 127:178-184, 2005.

Nogee LM, Dunbar AE 3rd, Wert SE, et al: A mutation in the surfactant protein C gene associated with familial interstitial lung disease. N Engl J Med 344:573-579, 2001.

Liebow AA, Steer A, Billingsley JG: Desquamative interstitial pneumonia. Am J Med 39:369-404, 1965.

淋巴细胞性间质性肺炎
Lymphoid Interstitial Pneumonia (LIP)

临床特征

- 真正的特发性 LIP 非常罕见
- 从前诊断为 LIP 的大多数病例实际上是低级别 B 细胞淋巴瘤，典型者为黏膜相关淋巴组织（the mucos-aassociated lymphoid tissue, MALT）型边缘带 B 细胞淋巴瘤（见下文讨论）
- 在儿童，LIP 是 HIV 感染的一种常见表现，可确立 AIDS 的诊断
- 在成人，LIP 可能与 HIV、AIDS 或其他免疫受损状态有关
- 儿童的临床表现包括：反复发作的细菌和病毒感染，不能健康成长，腮腺炎，偶尔发生呼吸衰竭
- 胸部 X 线片
  - 在儿童，双肺粟粒状网状结节状浸润
  - 在成人，肺泡片块状实性区域以及粟粒状浸润

大体病理学

- 散在的结节状实性区域

组织病理学

- 早期：气道和血管周围淋巴细胞和浆细胞积聚，在进展的病变向肺泡间隔蔓延
- 晚期：形成融合性实性结节，类似于实质内淋巴结

特殊染色和免疫组织化学

- 没有单克隆性，真菌和细菌染色呈阴性

其他诊断技术

- 大多数病例通过原位杂交可以发现 EB 病毒

鉴别诊断

- 病毒性肺炎：可能需要血清学试验予以确定

提要

- LIP 的发病机制不明，推测是由 HIV 对肺组织的直接作用引起的
- EB 病毒在启动淋巴组织增生性反应方面具有协同作用；然而，EB 病毒不能从本病的所有患者中分离出来
- 在儿童或成人，LIP 并不进展为肺间质的纤维化

精选文献

Kaan PM, Hegele RG, Hayashi S, Hogg JC: Expression of bcl-2 and Epstein-Barr virus LMP1 in lymphocytic interstitial pneumonia. Thorax 52:12-16, 1997.

Angritt P, Mones JM: Pulmonary pathology in acquired immunodeficiency syndrome. In Saldana MJ (ed): Pathology of Pulmonary Disease. Philadelphia, JB Lippincott, 1994, pp 503-520.

Chayt KJ, Harper ME, Marselle LM, et al: Detection of HTLV-III RNA in lungs of patients with AIDS and pulmonary involvement. JAMA 256:2356-2359, 1986.

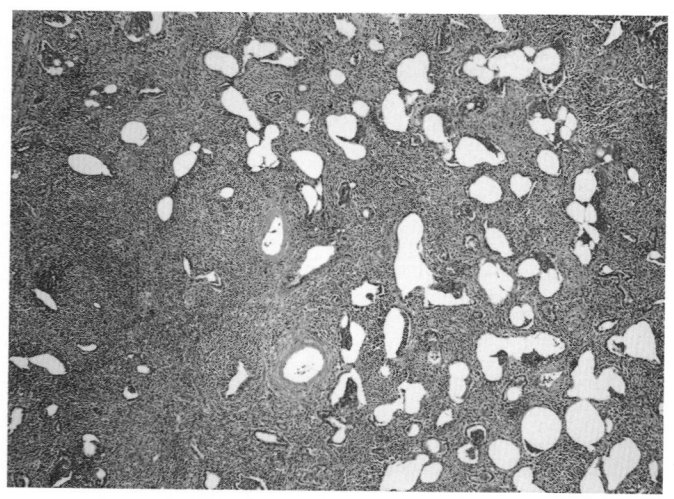

图 4-12　淋巴细胞性间质性肺炎。肺泡间隔以及血管和部分消失的肺结构的气道周围有明显的单核细胞浸润。

过敏性肺炎
Hypersensitivity Pneumonitis (HP)

临床特征

- 双侧性、间质性肉芽肿性肺疾病，是对吸入的有机抗原或化学物质的一种免疫介导性反应，主要累及肺的上叶
- 有 200 多种不同的有机抗原与 HP 有关，大多数病例是由嗜热放线菌和鸟蛋白质类引起的
- 在接触不明刺激抗原的人群中，流行率为 5% ~ 15% 不等
- 急性 HP：在接触大量抗原后 4 ~ 8 小时内发病，24 ~ 48 小时内恢复
- 亚急性 HP：连续或间断接触少量抗原；经过类

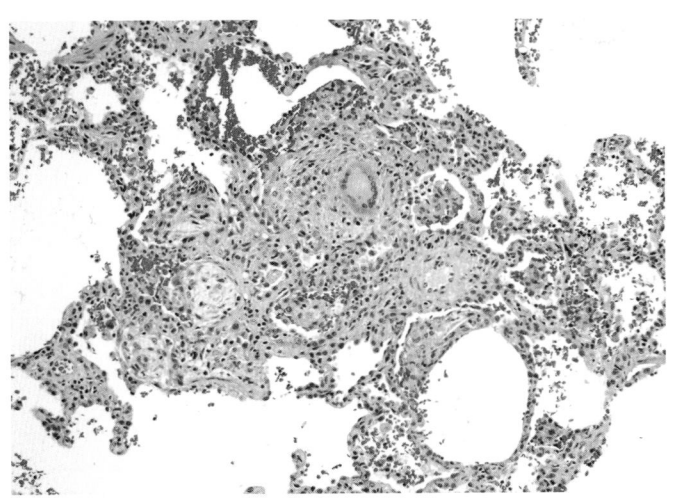

图 4-13　过敏性肺炎。可见伴有多核巨细胞的不成熟的肉芽肿，还可见组织细胞、嗜酸性粒细胞和局灶性机化性肺炎（肉芽肿的左侧）。

固醇治疗和去除致病抗原后症状可以消失

- 慢性 HP：类似于亚急性 HP，但有纤维化，且长期预后不良

大体病理学

- CT 检查可见片块状到弥漫性毛玻璃状不透明区
- 小叶中心界限不清的结节，相当于富于细胞性细支气管炎、机化性肺炎或细支气管周围间质性肺炎

组织病理学

- 急性期：很少进行活检
- 亚急性期
  - 呼吸道或末端细支气管附近可见偶尔伴有多核巨细胞的小而不成熟的非干酪性肉芽肿，以及由淋巴细胞和浆细胞组成的单核细胞浸润
  - 肺泡和间质出现具有泡沫样胞质的大的组织细胞
- 慢性期：HP 具有三种独特的组织学结构
  - UIP 样结构：胸膜下片块状细胞稀少的纤维化和结构破坏；成纤维细胞灶；局部可见亚急性 HP 结构
  - 纤维性 NSIP 样结构：同质性，线样纤维化，肺的结构保留
  - 不规则的细支气管周围结构：细支气管周围纤维化；另外有 UIP 样胸膜下纤维化结构

特殊染色和免疫组织化学

- 真菌和抗酸杆菌（AFB）染色呈阴性

其他诊断技术

- 没有帮助

鉴别诊断

▌ NSIP
- 肉芽肿和巨细胞不是 NSIP 的特征
- NSIP 可能是 HP 的唯一的组织学改变，在这样的病例，仔细询问病史可能是鉴别 NSIP 和 HP 最好的方法

▌ UIP
- 巨细胞和肉芽肿不是 UIP 的特征
- 细支气管周围纤维化和以上叶为主支持 HP
- UIP 在下叶最严重，分布于胸膜下

▌ LIP
- 较显著的间质淋巴细胞浸润，伴有广泛的肺泡间隔受累
- LIP 不常见肉芽肿和腔内纤维化（LIP 为 5%，而 HP 为 67%）

▌ 结节病
- 肉芽肿成熟，密集排列，界限清楚，伴有一圈玻璃样物质，沿着支气管血管束和胸膜分布
- 结节病缺乏腔内纤维化以及 UIP 样或 NSIP 样成分

提要

- 最好通过楔形活检诊断
- 慢性 HP 是最后提交给病理医师的一种类型
- 慢性过敏性肺炎具有纤维化成分，可能类似于 UIP
- 肺活检出现纤维化是重要的预后因素
- 如果已知有接触史，但活检仅仅显示 NSIP 样或 UIP 样纤维化，应该考虑慢性 HP 的可能性
- 大约 95% 的 HP 病例发生在非吸烟者

精选文献

Silva CI, Churg A, Muller NL: Hypersensitivity pneumonitis: Spectrum of high-resolution CT and pathologic findings. AJR Am J Roentgenol 188:334-344, 2007.

Churg A, Muller NL, Flint J, Wright JL, et al: Chronic hypersensitivity pneumonitis. Am J Surg Pathol 30:201-208,

2006.

Mohr LC: Hypersensitivity pneumonitis. Curr Opin Pulm Med 10:401-411, 2004.

Vourlekis JS, Schwarz MI, Cool CD, et al: Nonspecific interstitial pneumonitis as the sole histologic expression of hypersensitivity pneumonitis. Am J Med 112:490-493, 2002.

嗜酸细胞性肺疾病
Eosinophilic Lung Diseases

临床特征

- 嗜酸细胞性肺疾病分为三种主要类型
  — 不明原因的嗜酸细胞性肺疾病
    ◆ 单纯性肺嗜酸性细胞增多症 /Löffler 综合征（simple pulmonary eosinophilia, SEP）
    ◆ 急性嗜酸细胞性肺炎（acute eosinophilic pneumonia, AEP）
    ◆ 慢性嗜酸细胞性肺炎（chronic eosinophilic pneumonia, CEP）
    ◆ 特发性嗜酸细胞增多综合征（idiopathic hypereosinophilic syndrome, HIS）
  — 原因明确的嗜酸细胞性肺疾病
    ◆ 过敏性支气管肺曲霉菌病（allergic bronchopulmonary aspergillosis, ABPA）
    ◆ 支气管中心性肉芽肿病（bronchocentric granulomatosis, BG）
    ◆ 寄生虫感染
    ◆ 药物反应
  — 嗜酸细胞性血管炎
    ◆ 过敏性血管炎
    ◆ Churg-Strauss 综合征

■ 急性嗜酸细胞性肺炎
- 诊断标准包括支气管肺泡灌洗液（bronchoalveolar lavage, BAL）中嗜酸性粒细胞百分比高（＞25%），但外周血嗜酸性粒细胞百分比通常正常
- 与吸烟和接触药物有关
- CT 检查显示双侧片块状毛玻璃状不透明区域，伴有间质增厚
- 组织学表现类似于急性期弥漫性肺泡损伤，但伴有肺泡和间质嗜酸性粒细胞浸润
- 2 型肺泡细胞肥大，脱落，伴有基底膜破坏
- 临床上对皮质类固醇治疗具有迅速而完全反应

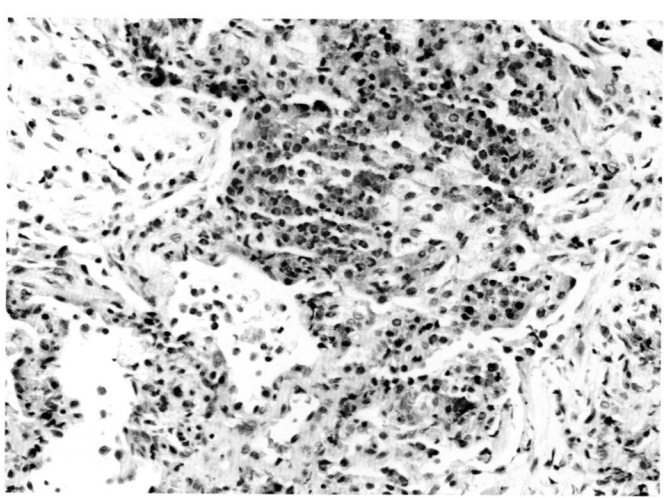

图 4-14 嗜酸细胞性肺炎。 间质和肺泡间隙内可见明显的嗜酸性粒细胞浸润，伴有机化性肺炎。

■ 慢性嗜酸细胞性肺炎
- 外周嗜酸性粒细胞轻度到重度增加
- 7% 的患者 IgE 升高
- 外周实变，最常累及中带和下带（CT 检查显示反向的肺水肿结构）
- 肺泡间隙和间质内有嗜酸性粒细胞、淋巴细胞和深嗜酸性巨噬细胞（形成假肉芽肿）；嗜酸性粒细胞微脓肿
- 50% 的患者基底膜损伤，随后出现间质和肺泡内纤维化

特殊染色和免疫组织化学

- 没有帮助

其他诊断技术

- 没有帮助

鉴别诊断

■ 哮喘、药物反应、Churg-Strauss 综合征
■ 一些真菌感染（如球孢子菌病）
■ 寄生虫感染
- 过敏反应：内阿米巴属、弓蛔虫属；华支睾吸虫
- 直接侵犯：人蛔虫感染（与 SEP 密切相关）、血吸虫病、肺吸虫、十二指肠钩虫感染
- 其他：恶丝虫病、肠类圆线虫、班氏吴策线虫和马来丝虫感染

提要

- 出现下列任何情况均可以做出嗜酸细胞性肺疾病的诊断：肺不透明伴有外周血嗜酸性粒细胞增多，活检证实组织内嗜酸性粒细胞增多，或支气管肺泡灌洗液内嗜酸性粒细胞增多
- 根据基底膜破坏范围较大和腔内有大量的纤维化可从组织学上将 CEP 和 AEP 鉴别开来
- 白细胞分类计数是重要的评估方法，因为的多数嗜酸性细胞肺疾病表现为外周血嗜酸性粒细胞增多
- Charcot-Leyden 结晶是双棱结晶，可能出现在痰或组织内，是嗜酸性粒细胞相关性疾病的标志

精选文献

Jeong YJ, Kim KI, Seo IJ, et al: Eosinophilic lung diseases: A clinical, radiologic, and pathologic overview. Radiographics 27:617-637; discussion, 637-639, 2007.

Leslie KO, Gruden JF, Parish JM, Scholand MB: Transbronchial biopsy interpretation in the patient with diffuse parenchymal lung disease. Arch Pathol Lab Med 131:407-423, 2007.

Cottin V, Cordier JF: Eosinophilic pneumonias. Allergy 60:841-857, 2005.

Mochimaru H, Kawamoto M, Fukuda Y, Kudoh S: Clinico-pathological differences between acute and chronic eosinophilic pneumonia. Respirology 10:76-85, 2005.

Alberts WM: Eosinophilic interstitial lung disease. Curr Opin Pulm Med 10:419-424, 2004.

结节病　Sarcoidosis

临床特征

- 不明原因的慢性、多系统性肉芽肿性疾病
- 最常发生在年轻成人（20 ~ 40 岁），女性发病略微常见
- 在美国，非裔美国人发病率较高；也常见于北欧人和爱尔兰人
- 90% ~ 95% 的患者肺受累
- 患者或表现为突然发病的急性疾病，预后较好，或表现为慢性发病的隐匿性疾病，呈现持续性、进行性的疾病经过
- 在急性期，血清血管紧张素转化酶（angiotensin-converting enzyme, ACE）水平可能升高

大体病理学

- 不规则的、非常局限的结节（2 ~ 5mm），分布于淋巴管周围，且沿着支气管和肺血管为数众多
- 晚期结节病显示间质纤维化和空洞性病变
- 大约的 5% 病例有单房性或多发性大结节（结节性结节病，nodular sarcoidosis）

组织病理学

- 间质非干酪性肉芽肿沿着淋巴通路分布：胸膜、小叶间间隔和支气管血管束
- 肉芽肿由上皮样组织细胞组成，伴有或不伴有多核巨细胞
- 肉芽肿密集成簇，结构完好，常常被同心圆的纤维组织包绕，随后发生玻璃样变，伴有分层表现
- 通常缺乏坏死；然而，少数病例有小的点状坏死灶
- 肉芽肿直接累及血管（67% 的病例）和胸膜（10% 的病例）
- 各种包涵体，其中一些有可能与微生物混淆
  - 星样小体（2% ~ 9%）
  - Schaumann 小体、甲介形小体（70%）
  - Hamazaki-Wesenberg 小体（GMS 染色呈阳性，Ziehl-Neelsen 抗酸，误认为真菌）
  - 微小钙化，双折光性草酸钙和碳酸钙（误认为真菌或卡氏肺囊虫）
- 少数患者进展为末期纤维化，出现蜂房状结构，伴有出现空洞、曲霉菌感染和随后咯血的危险性

特殊染色和免疫组织化学

- GMS、高碘酸 - 雪夫（periodic acid-Schiff, PAS）、抗酸杆菌（acid-fast bacilli, AFB）染色呈阴性

其他诊断技术

- 没有帮助

鉴别诊断

▌感染
- 特殊染色除外真菌（如组织胞浆菌病）和分枝杆菌感染
- 鸟胞内分枝杆菌：肉芽肿围绕气道分布（支气管中心性），且可能充满细支气管腔，伴有肉芽肿性血管炎成分

▌过敏性肺炎
- 肉芽肿不如描写的那么完好或清楚
- 比较显著的间质慢性炎症

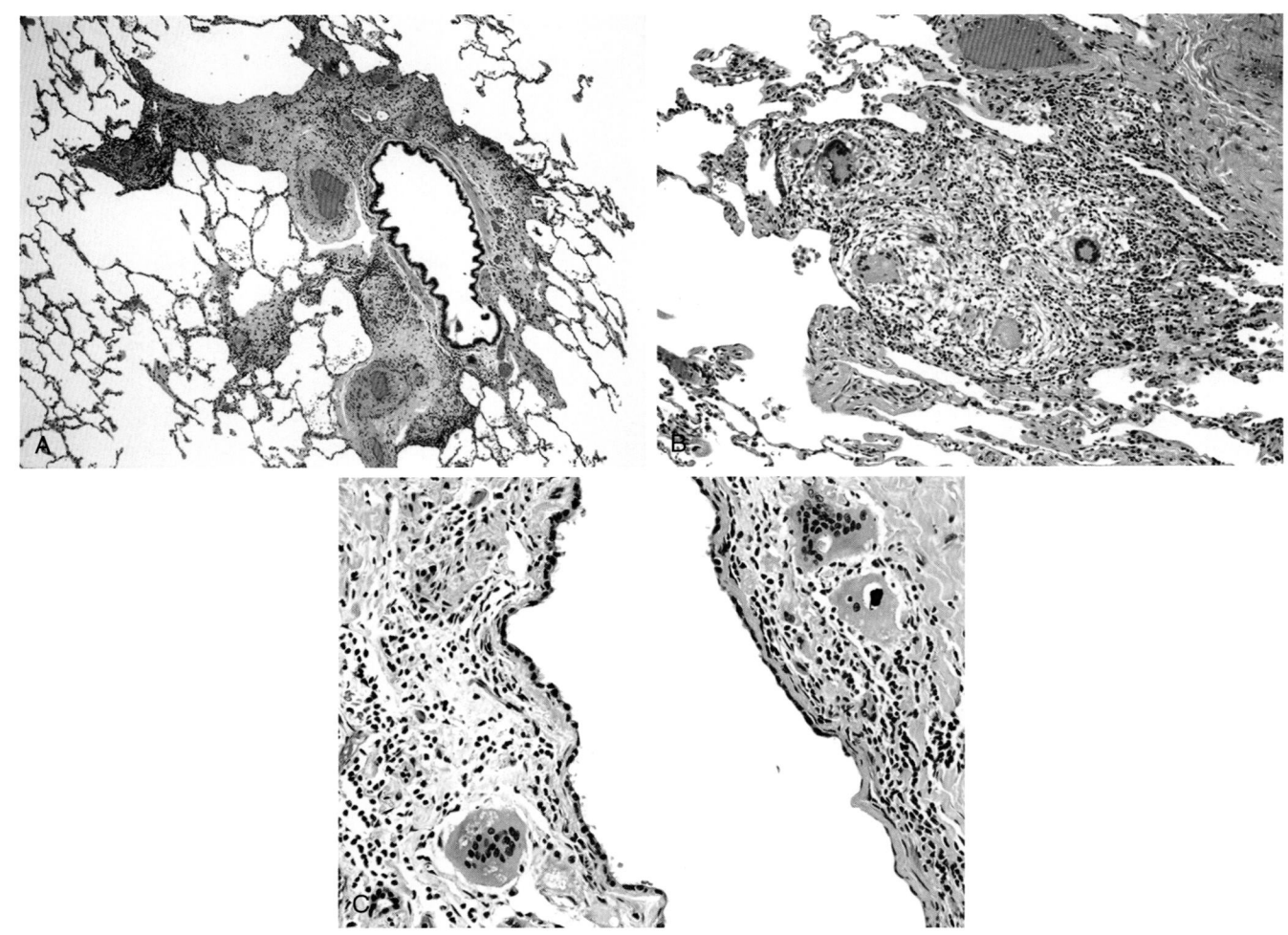

图 4-15　结节病。A，低倍镜下显示支气管血管束中有非坏死性肉芽肿。**B**，结节病的肉芽肿界限清楚，是由组织细胞和淋巴细胞组成的，可见 Langerhans 型巨细胞，其周围有呈马蹄状排列的细胞核。**C**，巨细胞胞质内可见各种包涵体（左下部可见星样小体，右上部可见 Schumann 小体），这些包涵体是结节病的特征性表现，但不能据此作出诊断。

▊ 对吸入物质（如滑石粉、铝、铍）的反应
　　● 考虑接触史和铍淋巴细胞刺激试验
▊ 与结节病样疾病有关的病变
　　● 恶性肿瘤（淋巴瘤、肺癌、类癌、睾丸生殖细胞肿瘤）
　　● 胶原血管病 [系统性红斑狼疮、Sjögren 综合征、原发性胆汁性肝硬化]

提要

● 结节病是一种临床诊断，病理学诊断为病因不明的非坏死性（或非干酪性）肉芽肿性炎是恰当的，并应加上一个有关微生物特殊染色呈阴性结果的评注
● 咯血提示存在足分枝菌病

精选文献

El-Zammar OA, Katzenstein AL: Pathological diagnosis of granulomatous lung disease: A review. Histopathology 50:289-310, 2007.

Leslie KO, Gruden JF, Parish JM, Scholand MB: Transbronchial biopsy interpretation in the patient with diffuse parenchymal lung disease. Arch Pathol Lab Med 131:407-423, 2007.

出血性疾病　Hemorrhagic Diseases

特发性肺含铁血黄素沉着症
Idiopathic Pulmonary Hemosiderosis

临床特征

● 反复发生的弥漫性肺泡出血，病因不明

- 几乎完全发生在儿童和青少年，男女发病相等
- 患者表现为隐匿发作的咳痰、咯血、缺铁性贫血和体重减轻
- 常见自发性缓解和加重
- 与几种其他疾病共存：IgA 肾病、乳糜泻和疱疹性皮炎
- 放射学检查显示双侧小泡状和网状结节状浸润

大体病理学

- 肺的重量明显增加，伴有红棕色实变区

组织病理学

- 充满含铁血黄素的巨噬细胞致密积聚，伴有轻度间隔纤维化和肺泡腔内重度出血
- 肺泡上皮细胞变性、脱落和增生

特殊染色和免疫组织化学

- 没有帮助

其他诊断技术

- 没有帮助

鉴别诊断

- 其他肺出血综合征
  - Goodpasture 综合征：循环血中有抗基底膜抗体
  - 血管炎相关性血管炎、Wegener 肉芽肿病和系统

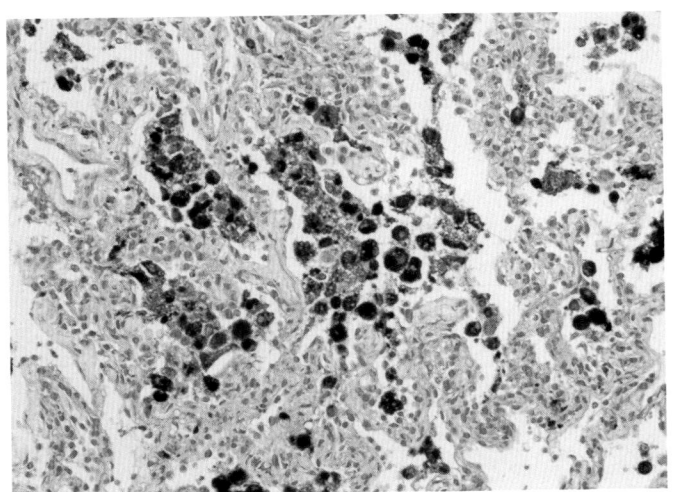

图 4-16　特发性肺含铁血黄素沉着症。 普鲁士蓝染色显示肺泡内含铁血黄素的巨噬细胞内的铁呈阳性反应。

性红斑狼疮

提要

- 活检标本应用免疫荧光或免疫组化检查分析免疫复合物或免疫球蛋白沉积物，因为这些所见符合特发性肺含铁血黄素沉着症
- 活检应没有任何特异性病理学所见，如肉芽肿、血管炎或毛细血管炎、肺梗死或感染
- 在给予免疫抑制疗法之后，预后明显改善，推测这是一种免疫介导的疾病

精选文献

Nuesslein TG, Teig N, Rieger CH: Pulmonary haemosiderosis in infants and children. Paediatr Respir Rev 7:45-48, 2006.
Collard HR, Schwarz MI: Diffuse alveolar hemorrhage. Clin Chest Med 25:583-592, vii, 2004
Ioachimescu OC, Sieber S, Kotch A: Idiopathic pulmonary haemosiderosis revisited. Eur Respir J 24:162-170, 2004.

Goodpasture 综合征和抗基底膜抗体病
Goodpasture Syndrome and Anti-Basement Membrane Antibody Disease (ABMABD)

临床特征

- 为与肾小球和肺基底膜反应的抗体引起的自身免疫性疾病
- 罕见的疾病，每年发病为 0.9 例 / 百万人
- 典型者累及伴有肾疾病的年轻白人男性或老年女性
- 较年轻的患者常常在出现肾症状之前出现肺的症状（如咯血），而老年患者在肺症状出现之前发生肾小球肾炎和肾衰竭
- 咯血程度不一，从轻微到危及生命

大体病理学

- 弥漫性实变的肺伴有红棕色实变区域

组织病理学

- 肺活检在伴有肾轻度受累的病例通常是有益的
- 广泛的肺泡内出血和众多充满含铁血黄素的巨噬细胞
- 肺泡间隔纤维性增厚，伴有肺泡细胞增生

特殊染色和免疫组织化学

- 免疫荧光染色：IgG、IgM 或 IgA 和补体沿着肺泡间隔的基底膜呈线性染色
- 血清学检查可以发现循环血中有自身抗体

其他诊断技术

- 电子显微镜检查：内皮细胞和毛细血管基底膜片段之间有增宽的裂隙

鉴别诊断

▎ 特发性肺含铁血黄素沉着症
- 没有肾受累
- 检测不出抗基底膜抗体

▎ Wegener 肉芽肿病
- 血清中有 PR3-ANCA（c-ANCA）
- 坏死性毛细血管炎和肉芽肿是突出的特征

▎ SLE
- 抗核抗体（ANA）呈阳性
- 坏死性毛细血管炎是突出的特征

提要

- 除了 ABMABD 以外，1/3 的患者血清 c-ANCA 或 p-ANCA 呈阳性
- ABMABD 抗体抗 IV 型胶原 α₃ 链的非胶原区，抗体滴度与疾病的严重程度有关

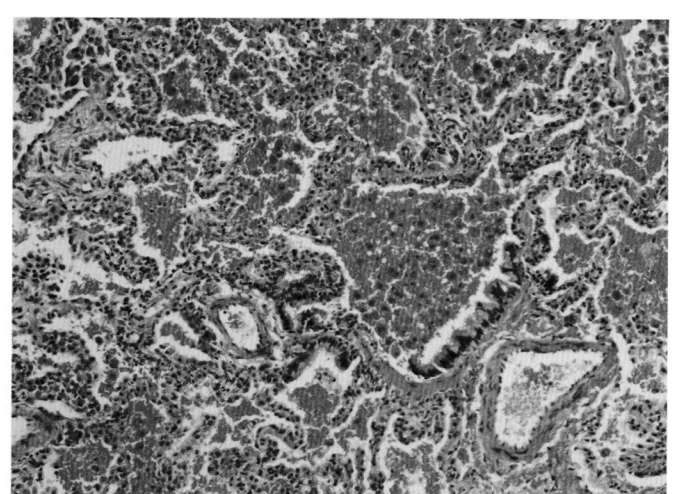

图 4-17　Goodpasture 综合征。 HE 染色切片显示新鲜出血和代表陈旧出血的肺泡内充满含铁血黄素的巨噬细胞，间质有轻度的慢性炎症。

- 大约 90% 的患者有 HLA-DR2
- 常常通过肾活检标本作出诊断

精选文献

Frankel SK, Cosgrove GO, Fischer A, et al: Update in the diagnosis and management of pulmonary vasculitis. Chest 129:452-465, 2006.

Collard HR, Schwarz MI: Diffuse alveolar hemorrhage. Clin Chest Med 25:583-592, vii, 2004.

肺尘埃沉着病　Pneumoconioses
矽肺　Silicosis

临床特征

- 通过肺实质结节和间质纤维化确定的慢性肺疾病，是由吸入含有二氧化矽结晶的粉尘导致的
- 在美国，每年大约诊断 1500 例
- 急性矽肺：患者在接触粉尘 3 年之内出现症状
- 典型性或慢性矽肺：接触粉尘至少 20 年发病
- 急进性矽肺：类似于急性矽肺，但症状发生较晚，典型者在接触粉尘 3 ~ 10 年内发病
- 单纯性矽肺：结节为 10mm 或 < 10mm
- 进行性重度纤维化：结节 > 1cm

大体病理学

- 质硬的、球形、石板灰色到棕色的、玻璃样变结节
- 结节可能融合形成不规则的肿块，主要位于肺的上叶

组织病理学

▎ 急性矽肺
- 肺水肿和间质炎症
- 肺泡充满颗粒状、嗜酸性、PAS 阳性的脂蛋白性物质，伴有突出的胆固醇裂隙（肺泡蛋白沉积症，pulmonary alveolar proteinosis）

▎ 典型性矽肺
- 质硬的、圆形、界限清楚的结节，直径从几毫米到几厘米，主要位于上叶和胸膜下
- 结节的中心为无定形物质，周围围绕着旋涡状成熟而致密的层状胶原纤维，有不同程度的钙化和纤维化
- 周围区域有充满颗粒的巨噬细胞、淋巴细胞和成

纤维细胞包绕结节
- 应用偏振光显微镜可见微弱双折光性矽结晶

■ 矽肺结核（silicotuberculosis）
- 结核是矽肺的一种常见合并症，发生在 25% 的急性或典型性矽肺患者
- 矽结节有中心坏死和上皮样肉芽肿反应

特殊染色和免疫组织化学反应

- 弹性纤维染色有助于辨别病变中闭塞的血管

其他诊断技术

- 没有帮助

鉴别诊断

■ 肺泡蛋白沉积症（pulmonary alveolar proteinosis, PAP）
- 类似于急性矽肺
- 肺泡间隙、肺泡管和细支气管内出现嗜酸性物质
- 肺泡内物质应用表面载体蛋白抗体染色
- 没有明显的炎症或纤维化
- 可发生继发性诺尔卡菌、真菌、病毒、分枝杆菌感染或杰氏肺囊虫肺炎
- PAP 可能与血液系统恶性肿瘤、接触无机粉尘或免疫缺陷有关

提要

- 矽肺、煤炭工人肺尘埃沉着病、石棉肺是最常见

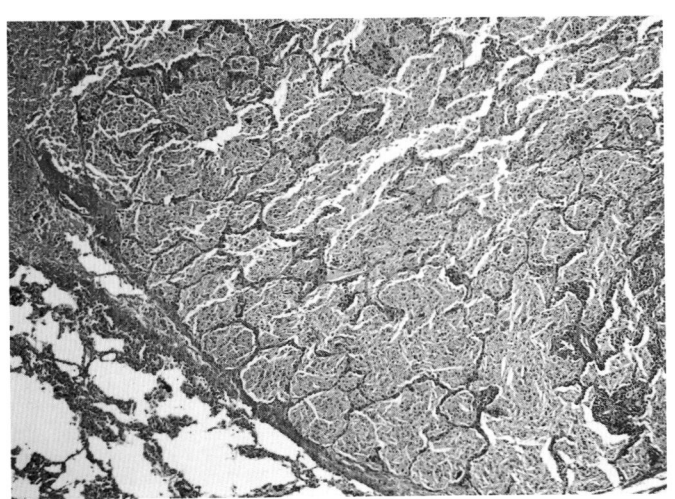

图 4-18　肺泡蛋白沉积症。 粉红色颗粒状蛋白质性质的物质充满肺泡间隙，仅有轻微的炎症。

的肺尘埃沉着病
- 肺尘埃沉着病在临床和病理学上可以分为
  - 纤维性：局灶结节性或弥漫性纤维化
    - 矽肺、煤炭工人肺尘埃沉着病、石棉肺、铍尘肺和滑石肺
  - 非纤维性：充满颗粒的巨噬细胞，几乎没有纤维化
    - 鉄尘肺（氧化铁）、锡尘肺（氧化锡）、钡尘肺（硫酸钡）
- 文献报道，少数矽肺和肺癌明确相关

精选文献

Pelucchi C, Pira E, Piolatto G, et al: Occupational silica exposure and lung cancer risk: A review of epidemiological studies 1996-2005. Ann Oncol 17:1039-1050, 2006.

Chong S, Lee KS, Chung MJ, et al: Pneumoconiosis: Comparison of imaging and pathologic findings. Radiographics 26:59-77, 2006.

Castranova V, Vallyathan V: Silicosis and coal workers' pneumoconiosis. Environ Health Perspect 108(Suppl 4): 675-684, 2000.

石棉肺　Asbestosis

临床特征

- 在发达国家，石棉肺主要与四种状况有关
  - 年老的工人多年之前接触过石棉
  - 管理尘埃来源地的工作者（建筑物或设施管理者）
  - 消除石棉的操作
  - 改造或爆破含有石棉的建造物
- 石棉肺一般发生在接触石棉后 15 ~ 20 年
- 吸入的石棉纤维沉积在肺的深部并通过淋巴管到达或直接穿入胸膜
- 患者表现为呼吸困难、杵状指（趾）和限制性肺疾病

大体病理学

- 纤维化主要分布在下叶
- 常见胸膜纤维化、钙化和蜂窝状改变

组织病理学

- 石棉纤维或石棉小体伴间质纤维化

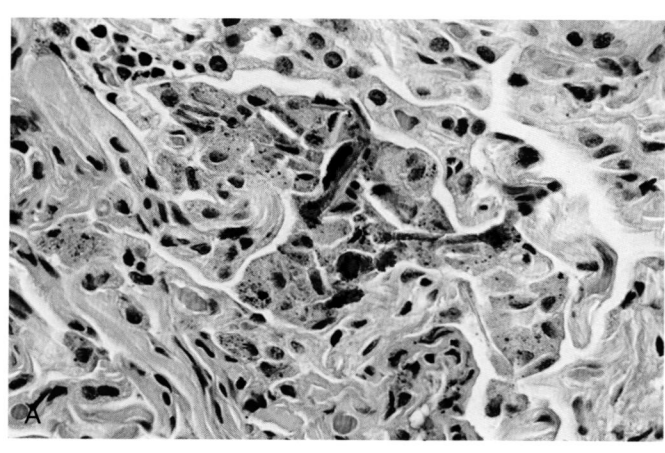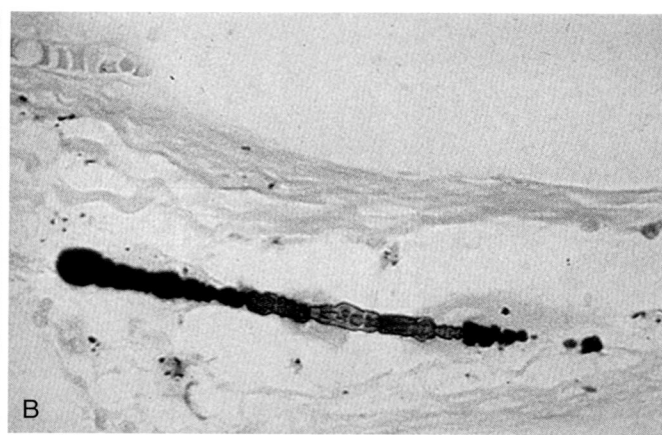

图 4-19 石棉肺。A，在 HE 切片上，石棉小体是棕色的，因为它们被含有铁血黄素的蛋白质覆盖。**B**，普鲁士蓝染色，高倍镜下显示的石棉小体，伴有球状末端和沿其长径的串珠状结构。另外一个球端没有显示，推测是由于切面的关系。

- 弥漫性间质纤维化，伴有慢性炎症和 2 型肺泡细胞增生
- 肺泡上皮细胞常常含有嗜酸性物质，类似于 Mallory 透明小体
- 石棉小体是直的或有弯曲的 10 ~ 100μm 的纤维，伴有透明轴心和弥漫的串珠结构，周围是金黄色的包被，伴有末端小球或小结
- 铁锈色小体：类似于石棉小体，但缺乏透明的轴心

特殊染色和免疫组织化学

- 电子显微镜检查：辨认特征性的石棉纤维

其他诊断技术

- 应用质谱仪可以进行石棉定量

鉴别诊断

▮ NSIP
- 缺乏石棉小体

▮ UIP
- 不均匀的片块状纤维化，下叶较明显
- 缺乏石棉小体

提要

- 经支气管活检的标本通常太小，不利于分析石棉小体；支气管肺泡灌洗液可以用于辨认石棉小体
- 石棉是一组异原性的水合硅酸镁，当这种物质受到挤压时一般进入纤维内

- 大量接触石棉的重要意义在于发生恶性肿瘤（如肺癌或间皮瘤）的危险性增加
- 在美国，接触石棉是发生职业性癌的最大的单一的原因；也是死于非恶性疾病最重要的原因
- 然而，大多数石棉肺（肺纤维化）的患者并不发生癌

精选文献

Smith DD: Diagnosis and initial management of nonmalignant diseases related to asbestos. Am J Respir Crit Care Med 170:691-715, 2004.

医源性疾病　Iatrogenic Diseases
放射性肺炎　Radiation Pneumonitis

临床特征

- 有急性放射性肺炎的临床症状（劳累时呼吸困难和干咳），通常发生于治疗结束后 6 周至 6 个月
- 患者出现放疗不良反应的可能性取决于：（1）个体易感性；（2）放射量；（3）剂量率；（4）放疗持续时间；以及（5）肺受照射的体积
- 增加放射毒性作用的几个因素包括：（1）同时进行化疗；（2）有从前受照射的病史；以及（3）感染

大体病理学

- 没有帮助

组织病理学

- 急性肺炎：类似于伴有透明膜的急性或机化性 DAD，2 型肺泡细胞增生以及间质成纤维细胞增生
- 纤维期：可发生于临床上明显的急性放射性肺炎之后，也可隐匿发病，从前没有急性疾病，类似于非特异性纤维化，伴有 2 型细胞增生和细胞学非典型性
- 不管病程如何，相对独特的放射性损伤是出现泡沫细胞和非典型性间质细胞（放射性成纤维细胞）
- 泡沫细胞是富于脂质的、已改变的巨噬细胞和平滑肌细胞，类似于积聚在脂肪条痕和粥样斑块内的细胞，可以见于任何受照射器官的小动脉的内膜
- 非典型性间质细胞具有丰富的通常是嗜碱性的胞质和增大而深染的细胞核，伴有或不伴有明显的核仁；核分裂象罕见

特殊染色和免疫组织化学

- CT 扫描对于发现肺炎的放射学证据敏感

其他诊断技术

- 没有帮助

鉴别诊断

- 考虑 DAD 是其他原因

提要

- 泡沫细胞和非典型性间质细胞是放射性损害的独特特征
- 这种损伤主要局限于放射野；然而，也有发生在对侧未受照射的肺的报道
- 急性放射性肺炎应用皮质类固醇治疗通常有效
- 放射诱发的癌通常有 10 年以上的诱导期

精选文献

Prakash UB: Radiation-induced injury in the "nonirradiated" lung. Eur Respir J 13:715-717, 1999.

Dail DH, Hammar SP: Iatrogenic injury: Radiation and drug effects. In Dail DH, Hammar SP (eds): Pulmonary Pathology, 2nd ed. New York, Springer-Verlag, 1994, pp 779-805.

Fajardo LF, Berthrong M: Radiation injury in surgical pathology: Part 1. Am J Surg Pathol 2:159-199, 1978.

博来霉素中毒　Bleomycin Toxicity

临床特征

- 博来霉素是一种从轮丝链霉菌中分离出来的抗肿瘤性抗生素
- 博来霉素中毒的发生率低于 5%
- 肺对博来霉素敏感被认为是由水解酶引起的，水解酶能使肺灭活；博来霉素集中在肺，肺内酶相对不足

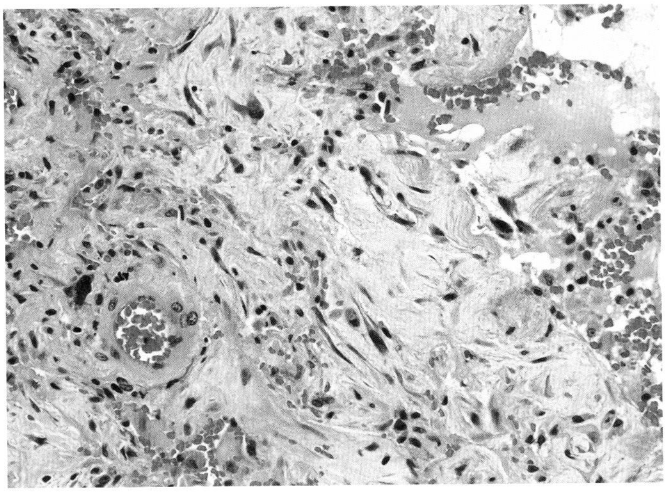

图 4-20　**放射性肺炎**。高倍显微照片显示伴有细胞核增大的反应性非典型性成纤维细胞，背景为幼稚的纤维化。

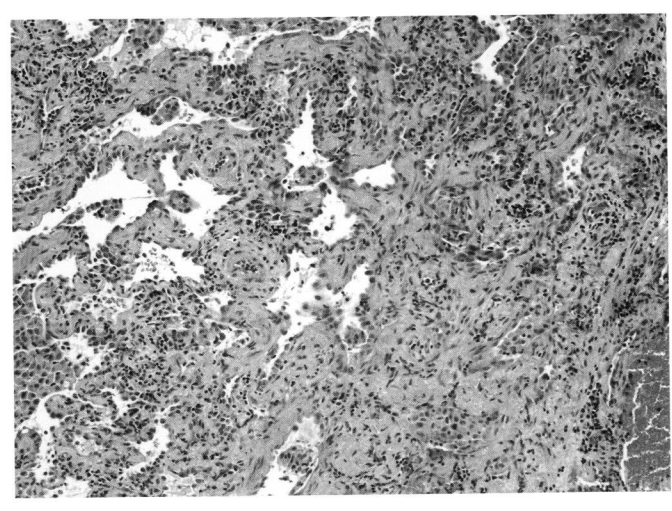

图 4-21　**博来霉素中毒**。间质纤维化伴有轻度慢性炎症。肺泡细胞增生，伴有反应性非典型性。

- 患者表现为隐匿发作的干咳、呼吸困难和发热

大体病理学

- 没有帮助

组织病理学

- DAD 存在，通常在急性期或机化期，伴有 2 型肺泡细胞增生
- 肺泡细胞非典型性是其特征，但并不特异
- 有些病例可进展到纤维期，伴有间质瘢痕形成；纤维化倾向于非均一性、局灶性或结节性

特殊染色和免疫组织化学

- 没有帮助

其他诊断技术

- 没有帮助

鉴别诊断

▌ DAD、急性间质性肺炎

▌ 胺碘酮中毒
- 在大约 1/3 的患者，胺碘酮可以通过直接毒性作用引起 DAD
- 除了间质炎症和 2 型肺泡细胞增生以外，肺泡间隙内有泡沫样组织细胞积聚
- 电子显微镜检查显示肺泡巨噬细胞内有层状包涵体

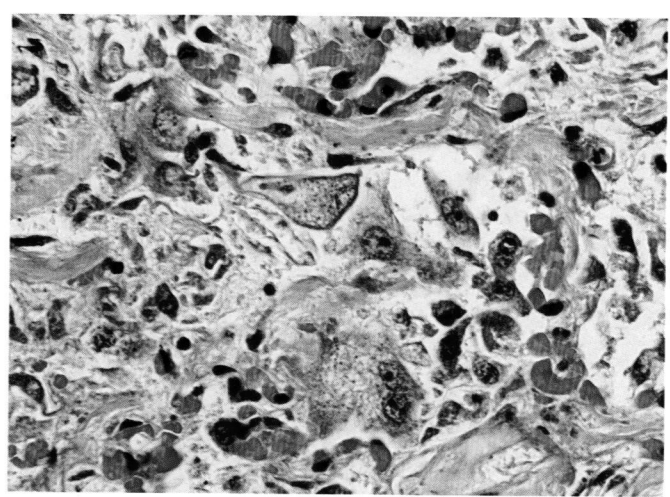

图 4-22　胺碘酮中毒。肺泡巨噬细胞和反应性肺泡细胞胞质呈细颗粒状。

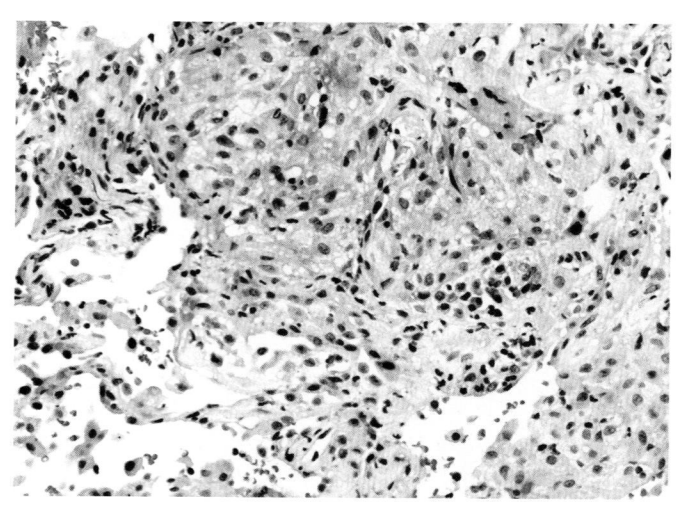

图 4-23　甲氨蝶呤肺炎。可见结构不完整的肉芽肿，并且有包括嗜酸性粒细胞在内的混合性炎症细胞浸润。

▌ 甲氨蝶呤中毒

提要

- 博来霉素中毒与剂量有关；同时应用氧、药物（如环磷酰胺）和放疗往往会增加毒性
- 博来霉素是引起放射回忆现象的药物之一，这种现象是指从前的照射可引起可能显现出来的潜在损害后来（如通过应用博来霉素）

精选文献

Cohen MB, Austin JHM, Smith-Vaniz A, et al: Nodular bleomycin toxicity. Am J Clin Pathol 92:101-104, 1989.

Kennedy J, Myers J, Plum V, Fulmer J: Amiodarone pulmonary toxicity: Clinical, radiologic and pathologic correlations. Arch Intern Med 147:50-55, 1987.

Cooper JA Jr, White DA, Matthay RA: Drug induced pulmonary disease: Part 1: Cytoxic drugs. Am Rev Respir Dis 133:321-340, 1986.

Einhorn L, Krause M, Hornback N, Furnas B: Enhanced pulmonary toxicity with bleomycin and radiotherapy in oat cell lung cancer. Cancer 37:2414-2426, 1976.

血管疾病　Vascular Conditions

血管炎　Vasculitides

- 见表 4-3

精选文献

Chernick V: Pulmonary vasculitides in children. Paediatr Respir

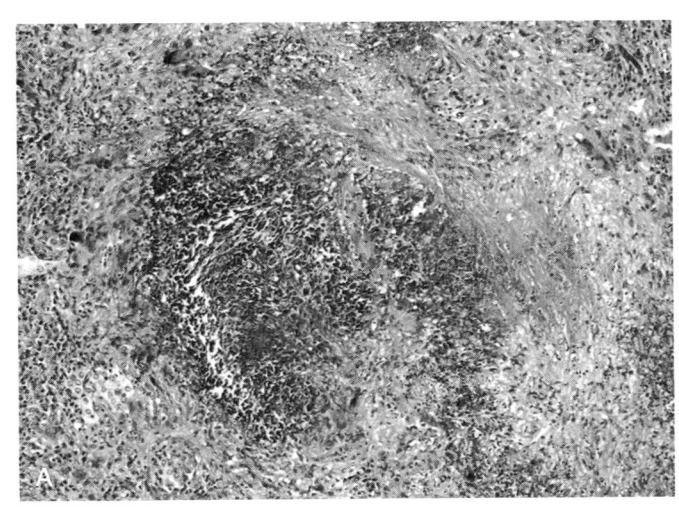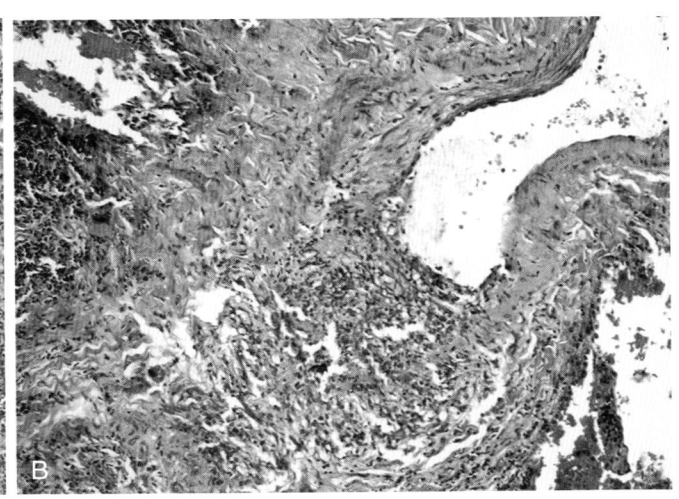

图 4-24 Wegener 肉芽肿病。A，低倍显微照片显示了一个肉芽肿，伴有地图样嗜碱性坏死，这是 Wegener 肉芽肿病的特征。**B**，高倍镜下显示的肉芽肿性血管炎。

Rev 7(Suppl 1):S243-244, 2006.
Frankel SK, Cosgrave GP, Fischer A, et al: Update in the diagnosis and management of pulmonary vasculitis. Chest 129:452-465, 2006.
Collins CE, Quismorio FP Jr: Pulmonary involvement in microscopic polyangiitis. Curr Opin Pulm Med 11:447-451, 2005.

肺动脉高压 Pulmonary Hypertension

临床特征

- 见表 4-4 肺动脉高压修订临床分类（威尼斯，2003）
- 特发性肺动脉高压（idiopathic pulmonary arterial hypertension, IPAH）是一种罕见的疾病，发病率为每年 2 ~ 3 例 / 百万人，流行率为 15 例 / 百万人
- IPAH 男女比例为 1：3
- 其他类型的 PAH 常见得多
  - 在所有患者中，8% ~ 60% 伴有硬皮病
  - 多达 20% 的患者伴有类风湿性关节炎，5% ~ 15% 的患者伴有 SLE
  - 大约 20% ~ 40% 的患者伴有镰刀细胞病
- 肺动脉高压患者多数表现为呼吸困难、疲劳、胸痛、晕厥、干咳、外周性水肿和偶尔咯血
- 肺动脉高压最常见的原因是左心衰竭
- 由于肺血管床横切面减小，肺收缩压 > 40mmHg

大体病理学

- 动脉粥样硬化斑，通常较小，发生在大的肺动脉

组织病理学

- 见表 4-5
- 分级方案仅用于 IPAH 和继发于先天性心脏病和一些药物（如苯妥英）引起的疾病相关性肺动脉高压（associated with pulmonary arterial hypertension, APAH）
- 只有 Ⅰ、Ⅱ 和 Ⅲ 级见于继发性肺动脉高压
- 丛状病变（出现在严重的疾病）
- 扩张的区域是由于动脉壁变薄
- 在扩张的血管内，裂隙样血管腔呈肾小球样丛状排列

特殊染色和免疫组织化学

- 三色染色和弹性 von Gieson 染色显示血管病变

其他诊断技术

- 没有帮助

鉴别诊断

- 肺静脉闭塞性疾病
  - 肺静脉闭塞性疾病（pulmonary veno-occlusive disease, PVOD）是肺动脉高压罕见的原因，估计发病率为每年 0.1 例 / 百万人，较常发生在儿童和年轻人
  - 肺叶间隔的肺静脉和小静脉由于内膜纤维化而出

表 4-3　Wegener 肉芽肿病和 Churg-Strauss 综合征的临床和病理学特征

	Wegener 肉芽肿病	Churg-Strauss 综合征
一般状况	上呼吸道受累（如鼻窦炎）、下呼吸道受累和肾小球肾炎三联征	多系统疾病，伴有哮喘、鼻炎、外周血嗜酸性粒细胞增多和系统性血管炎
靶器官	头颈部、肺、肾	肺、皮肤、心脏、中枢神经系统、关节、胃肠系统、肾
ANCA	c-ANCA（> 90%） 通常有 PR3-ANCA	p-ANCA（40% ~ 60%） 通常有 MPO-ANCA 偶尔有 PR3-ANCA
大体所见	多结节状（0.5 ~ 10 cm） 50% 有空洞形成 以下叶为主	多灶状肺实质实变 嗜酸细胞性胸膜渗出（30%） 周围肺小动脉呈放射状 空洞罕见
组织学所见	肺实质坏死（微小坏死或地图样坏死） 小血管血管炎（小动脉炎、小静脉炎、毛细血管炎） 弹性板破坏 肉芽肿性炎 微脓肿 栅栏状排列的组织细胞 散在的巨细胞 不完整的肉芽肿	哮喘性支气管炎 嗜酸细胞性肺炎 偶见胸膜和间隔炎症 血管外肉芽肿，中心坏死（"过敏性肉芽肿"）周围有栅栏状排列的组织细胞和 MNGC 血管炎伴有慢性炎症细胞、嗜酸性粒细胞、上皮样细胞、MNGC 或中性粒细胞 弥漫性出血
鉴别诊断	淋巴瘤 Churg-Strauss 综合征 结节病 坏死性结节病样肉芽肿病 肉芽肿性感染 类风湿结节 DPHS	Wegener 肉芽肿病 EP（没有系统性血管炎） ABPFD（没有系统性血管炎） 寄生虫（粪类圆线虫、猫弓蛔虫） 真菌感染 Hodgkin 病 药物引起的血管炎（卡马西平）
提要	组织和外周血嗜酸性粒细胞增多，< 10% 哮喘罕见 心脏病罕见 严重的肾疾病 严重的破坏性鼻窦疾病	典型者组织和外周血嗜酸性粒细胞增多 典型者哮喘 心脏病常见 轻度的肾疾病 轻度的鼻窦受累，典型者为过敏性鼻炎 伴有难治性哮喘的患者发生明显的心脏、胃肠或神经疾病应该考虑本病

ABPFD，过敏性支气管肺真菌病；ANCA，抗中性粒细胞胞质抗体；DPHS，弥漫性肺出血综合征；EP，嗜酸细胞性肺炎；MNGC，多核巨细胞。

现广泛性弥漫纤维化；累及较大静脉的罕见
- 静脉中膜可能动脉化，伴有弹性纤维增加
- 在大约半数的病例，肺小动脉中膜显示中度到重度肥厚
- 肺泡毛细血管可能扩张和扭曲，以致 PVOD 可能与肺毛细血管性血管瘤病混淆

- 含铁血黄素可能明显，且可能与特发性肺含铁血黄素沉积症混淆
- 通常缺乏动脉炎和丛状病变
■ 由慢性血栓性或栓塞性疾病引起的肺动脉高压
- 肺动脉和小动脉几乎没有中膜肥厚
- 可能有新近机化或机化性血栓

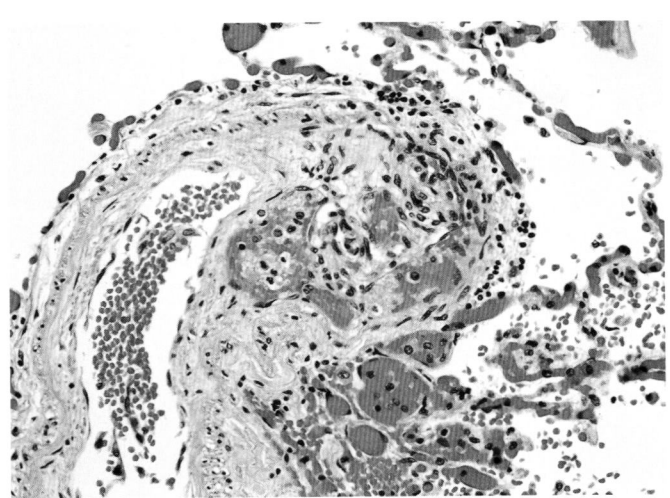

图4-25 肺动脉高压。HE染色切片显示肺动脉分支内的丛状病变。

- 偏心性内膜纤维化，使管腔局灶性闭塞
- 常见血栓再通
■ 肺毛细血管性血管瘤病
- 肺毛细血管性血管瘤病（pulmonary capillary hemangiomatosis, PCH）是非常罕见的疾病，伴有肺泡间隔内毛细血管致密增生，引起肺泡壁增厚

提要

- 原发性和继发性肺动脉高压这些术语在临床医学文献中已经不再应用
- 家族性肺动脉高压（familial pulmonary arterial hypertension, FPAH）与染色体2q33-q34上的BMPR2基因突变有关

精选文献

Frazier AA, Franks TJ, Mohammed TL, et al: From the Archives of the AFIP: Pulmonary veno-occlusive disease and pulmonary capillary hemangiomatosis. Radiographics 27:867-882, 2007.

Galambos C, deMello DE: Molecular mechanisms of pulmonary vascular development. Pediatr Dev Pathol 10(1):1-17, 2007.

Taichman DB, Mandel J: Epidemiology of pulmonary arterial hypertension. Clin Chest Med 28:1-22, vii, 2007.

Tuder RM, Marecki JC, Richter A, et al: Pathology of pulmonary hypertension. Clin Chest Med 28:23-42, vii, 2007.

Simonneau G, Galiè N, Rubin LJ, et al: Clinical classification of pulmonary hypertension. J Am Coll Cardiol 43(12 Suppl S):5S-12S, 2004.

表4-4 肺动脉高压的修订临床分类（威尼斯，2003）

肺动脉高压（PAH）

- 特发性（IPAH）
- 家族性（FPAH）
- 疾病相关性（APAH）
  胶原血管病
  先天性体循环-肺循环分流
  门静脉高压
  HIV感染
  药物和毒物
  其他（甲状腺疾病、糖原贮积病、Gaucher病、遗传性出血性毛细血管扩张症、血红蛋白病、骨髓增生性疾病、脾切除）
- 伴有明显的静脉或毛细血管受累
- 肺静脉闭塞性疾病（PVOD）
- 肺毛细血管性血管瘤病

肺动脉高压伴有左心疾病

- 左心房或左心室心脏病
- 左侧瓣膜性心脏病

肺动脉高压伴有肺疾病和低氧血症

- 慢性阻塞性肺疾病
- 间质性肺疾病
- 睡眠障碍性呼吸和肺泡通气不足
- 长期生活在高原
- 发育异常

由于慢性血栓形成或栓塞性疾病引起的肺动脉高压

- 近端肺动脉血栓性闭塞
- 远端肺动脉血栓性闭塞
- 肺血栓性肺栓塞（肿瘤、寄生虫、异物）

其他

- 结节病、组织细胞增生症X、淋巴管瘤病、肺血管受压（淋巴结肿大、肿瘤、纤维性纵隔炎）

From Simonneau G, Galie N, Rubin LJ, et al: Clinical classification of pulmonary hypertension. J Am Coll Cardiol 43(Suppl S):5S-12S, 2004.

感染性疾病 Infectious Diseases

病毒 Viral

巨细胞病毒肺炎 Cytomegalovirus (CMV) Pneumonia

临床特征

- 巨细胞病毒肺炎感染健康的个体，CMV在这些个体中的白细胞中休眠；在免疫受损的宿主，

表 4-5 特发性肺动脉高压和疾病相关性肺动脉高压的分级方案

分级	可逆性	组织学特征
Ⅰ	可逆	肺动脉中层肥厚 肌肉广泛进入肺小动脉壁
Ⅱ	可逆	小动脉和小的肌性动脉肌肉肥厚加上内膜细胞增生
Ⅲ	可逆	肌肉肥厚加上内皮下纤维化 纤维组织的同心圆性肿块和内弹性板重复，伴有小动脉和微动脉闭塞 大的弹性动脉显示动脉粥样硬化
Ⅳ	不可逆	肌肉肥厚不明显 小动脉进行性扩张，特别是伴有内膜纤维性闭塞的血管 出现丛状病变
Ⅴ	不可逆	丛状和血管瘤样病变 肺泡内充满含铁血黄素的巨噬细胞
Ⅵ	不可逆	坏死性动脉炎伴有血栓形成 动脉壁纤维素样坏死，伴有透壁性中性粒细胞和嗜酸性粒细胞浸润

CMV 会再次活化
- 除了肺炎以外，CMV 还可引起肝炎、食管炎、结肠炎、脑膜脑炎、脉络膜视网膜炎以及先天性和新生儿感染

大体病理学
- 在移植受体，高分辨率 CT 检查可显示肺内微小结节，实变，毛玻璃状混浊和不规则的网状混浊
- 在 AIDS 患者，有 1 ~ 3cm 的结节性肿块

组织病理学
- 根据其在肺组织标本中的特征性细胞病理学改变（表 4-6），CMV 是病理医师最常发现的引起肺炎的病毒
- CMV 感染内皮细胞、呼吸道上皮细胞、成纤维细胞和巨噬细胞
- 伴有 CMV 包涵体的受感染的细胞数目不同，从少数几个到很多

特殊染色和免疫组织化学
- 免疫组织化学检查通常比 HE 切片更易发现病毒包涵体

其他诊断技术
- 没有帮助

鉴别诊断
- 见表 4-6

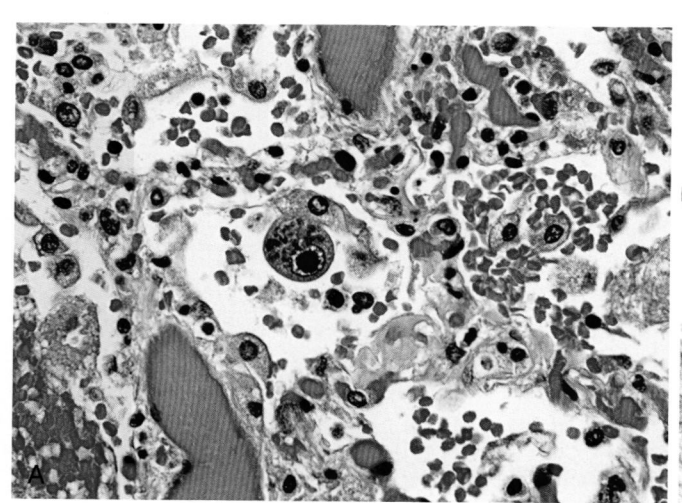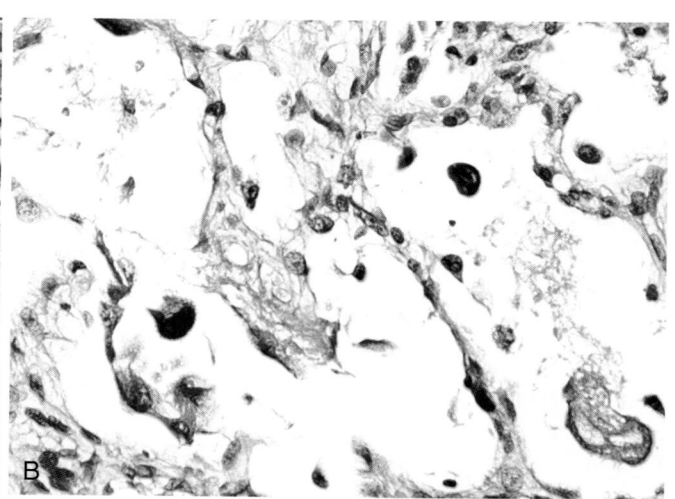

图 4-26 巨细胞病毒肺炎。A，照片中心有一个增大的细胞，伴有单个大的核内包涵体，核周空晕或透明，并有多个小的胞质内，为 CMV 诊断性包涵体。B，应用混合性抗即时早期和早期核抗原抗体的免疫过氧化物酶染色显示，感染的正常大小的核，即没有 CMV 的细胞病变效应和典型的增大的细胞核。此时活检标本中尚未出现诊断性包涵体，可以诊断为早期 CMV。

表 4-6 病毒性肺炎的诊断特征

病毒	包涵体 核	包涵体 胞质	细胞学特征	组织病理学特征
巨细胞病毒（CMV）	有	有	核的特征：单个、20μm、伴有空晕的包涵体，核膜增厚，染色质团块状，围绕着空晕 胞质特征：多个包涵体，1～3μm	粟粒状结构、炎症和坏死 弥漫性间质性肺炎 出血性肺炎 CMV 包涵体，伴有轻微的炎症
单纯疱疹病毒	有	无	鳞状细胞伴有被透明空晕包绕的致密的嗜酸性包涵体，周围为念珠样染色质；在存活和坏死的肺的交界处最容易发现 伴有核包涵体的多核细胞罕见	坏死性气管支气管炎伴有溃疡形成 坏死性细支气管中心性肺炎 间质性肺炎，类似于弥漫性肺泡损伤
麻疹	有	有	非常大的（直径 100μm）多核巨细胞，伴有核和大的嗜酸性胞质包涵体	坏死性细支气管炎 巨细胞肺炎
腺病毒	有	无	细胞污秽，核膜模糊，伴有嗜碱性包涵体，常常充满整个细胞核 或有致密的嗜酸性细胞核包涵体	坏死性支气管炎，细支气管炎 间质性肺炎，伴有坏死、出血和弥漫性肺泡损伤样特征
流感	无	无	N/A	鳞状化生
呼吸道合胞体病毒	无	有	气道壁有多核合胞体细胞 嗜酸性胞质包涵体	细支气管炎伴有局灶性上皮溃疡 间质性肺炎
副流感病毒	无	有	多核巨细胞，伴有小的胞质包涵体	巨细胞肺炎，伴有基因型 2 和 3
汉滩病毒	无	无	通过免疫组化或 PCR 发现病毒	明显的肺泡水肿 肺泡毛细血管内有不成熟的白细胞

Data from Travis WD: Non-neoplastic Disorders of the Lower Respiratory Tract. Atlas of Non-tumor Pathology. First Series, Fascicle 2. Washington, DC, American Registry of Pathology: Armed Forces Institute of Pathology; Universities Associated for Research and Education in Pathology, 2002.

提要

- 在非免疫受损宿主，几乎没有组织病理学反应，少数 CMV 包涵体可以是偶然的发现
- 更昔洛韦（ganciclovir）治疗可以引起核内包涵体形态学改变，使之变成球状和嗜酸性
- CMV 免疫组化或原位杂交有助于发现罕见的隐匿的包涵体，并在细胞病理学改变发生之前发现早期感染
- 其他感染因子也可能出现在免疫受损患者，特别是发生于 AIDS 患者的杰氏肺囊虫（pneumocystis jiroveci）
- 如果临床、组织学和放射学所见不符合肺炎，对于支气管肺泡灌洗液培养和血清 PCR 检测的 CMV 阳性，解释应保守

细菌 Bacterial
军团菌肺炎 Legionella Pneumonia

临床特征

- 在住院患者中，革兰阴性军团菌被认为是 1% 的所有肺部感染和 15% 的肺炎的原因
- 军团菌引起两种疾病：军团菌肺炎和轻度的 Pontiac 热

大体病理学

- 受累肺呈局灶性结节状改变
- 偶尔可见圆形病变

组织病理学

- 中性粒细胞浸润、单核细胞和巨噬细胞浸润，或出

现混合性中性粒细胞、单核细胞和巨噬细胞浸润
- 肺泡内常见纤维素和出血
- 显著的核碎屑造成尘埃样或污秽表现
- 偶尔出现血管炎成分

特殊染色和免疫组织化学

- 组织进行银染色（Warthin-Starry、Steiner 和 Dieterle 染色）检测细菌
- 组织切片可行免疫荧光染色

其他诊断技术

- 电子显微镜检查检测巨噬细胞和中性粒细胞内细菌

鉴别诊断

▍其他细菌感染引起的支气管肺炎和小叶性肺炎

提要

- 军团菌是社区获得性和医院获得性肺炎的相对常见的原因
- 尿抗原试验的主要缺点是它仅对嗜肺性军团菌血清型 1 特异

诺卡菌病　Nocardiosis

临床特征

- 是由革兰阳性的诺卡菌类引起的罕见的肺部感染（80% 以上的病例为星形诺卡菌），美国每年的发病例数为 500 ～ 1000 例
- 吸入腐烂的有机物和土壤中的腐生的微生物是感染的主要途径
- 慢性免疫抑制继发于 AIDS、Cushing 病、皮质类固醇治疗、淋巴瘤和慢性肉芽肿性疾病
- 诊断时，50% 的肺诺卡菌病已经播散到其他器官（如皮肤、骨、肾和脑）

大体病理学

- 众多脓肿，常常是融合性的，可能含有浓稠的绿色脓液

组织病理学

- 诺卡菌是细长的串珠状菌丝，厚 1μm，成直角分枝（中文文字结构）
- 中性粒细胞形成微脓肿，导致急性诺卡菌病出现坏死性肺炎
- 在坏死或化脓区域最容易找到微生物
- 偶尔诺卡菌在空腔内形成球样肿块
- 在免疫受损患者，有小的不完整的肉芽肿，很少伴有中性粒细胞

特殊染色和免疫组织化学

- 诺卡菌难以辨认，高度怀疑并了解形态学可增加检出机会
- GMS、Brown 和 Brenn 以及 Brown 和 Hopps 染色显示细菌
- Coates-Fite、Kinyoun 和 Fite-Faraco 染色显示弱抗酸细菌

其他诊断技术

- PCR 方法可以用于检测肺泡灌洗液或活检组织标本中的诺卡菌

鉴别诊断

▍放线菌病
- 是由厌氧的丝状放线菌引起的不常见的肺部感染
- 为革兰阳性的串珠状、直角分枝的丝状细菌
- 伴有 Splendore-Hoeppli 现象的硫磺颗粒结构是放线菌的特征，诺卡菌没有这种特征

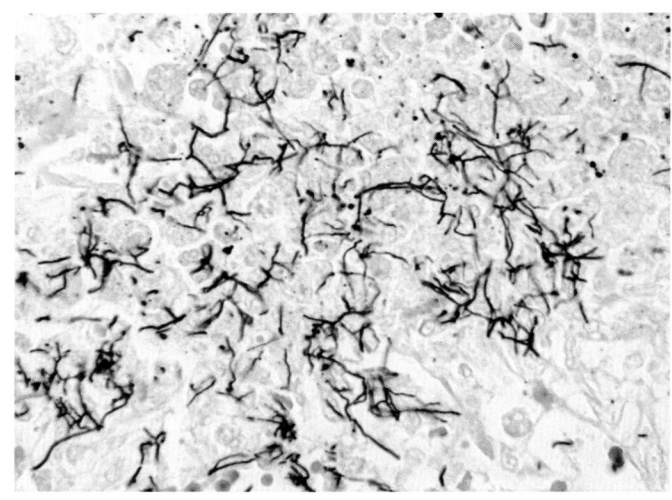

图 4-27　诺卡菌病。GMS 染色最容易观察分枝细丝状的细菌。

提要

● 微生物难以辨认；银染色最有帮助，但确立诊断可能需要进行分子或免疫组化检查

结核分枝杆菌
Mycobacterium tuberculosis

临床特征

● 肺结核是由结核分枝杆菌引起的慢性感染
● 在美国，肺结核最常发生于无家可归的、被监禁的、贫穷的老年人和免疫抑制个体
● 原发性肺结核是通过吸入含有结核菌的 1～5μm 的空气飞沫传播的

● 继发性肺结核是由于原发性感染再次活动引起的，不大可能是再次感染
● 粟粒型肺结核反映了结核菌的血行播散，引起系统性结核病

大体病理学

● Ghon 病变：圆形、1～2cm 的灰白色肺实质结节，伴有中心坏死，通常位于上叶下部或下叶上部接近胸膜处
● Ghon 综合征：Ghon 病变伴有肺门淋巴结受累增大
● Ranke 综合征：在 95% 的病例，细胞介导的免疫抑制感染，Ghon 综合征发生进行性纤维化和钙化

组织病理学

● 含有分枝杆菌（4μm 的细长串珠样杆菌）的坏死

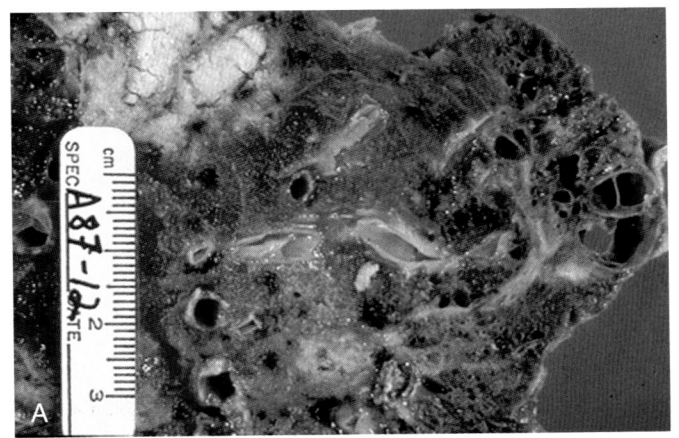

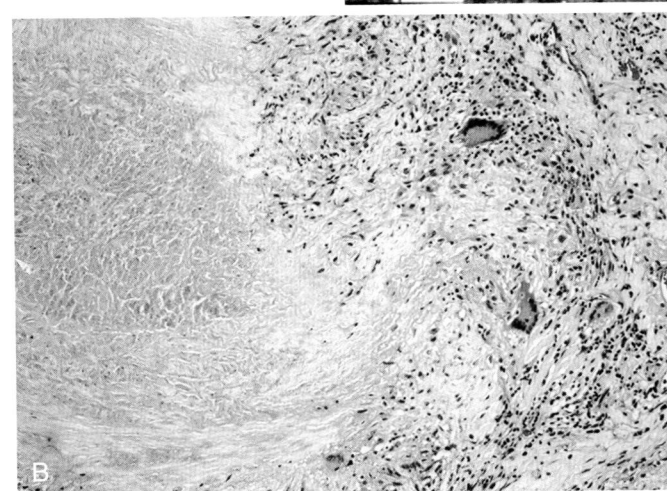
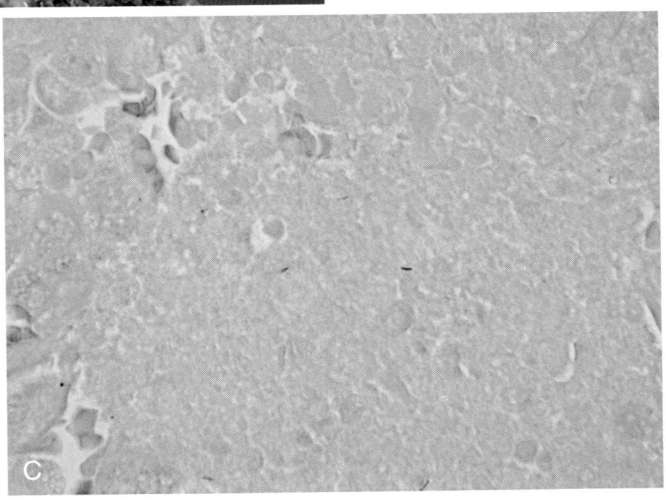

图 4-28　肺结核。A，肺切面的大体照片显示干酪样肉芽肿（干酪样白色外观）。B，HE 染色切片显示肉芽肿伴有中心坏死（左侧）和 Langerhans 型巨细胞（细胞核排列在周围）。C，抗酸杆菌染色显示少量抗酸杆菌（粉色杆菌）。这个患者没有免疫受损。

性肉芽肿出现在肺实质和纵隔淋巴结内
- 肉芽肿的边缘为栅栏状排列的组织细胞并含有上皮样细胞，常常融合形成 Langerhans 型多核巨细胞
- 严重的肺并发症包括
  — 坏死性肉芽肿增大形成空洞性病变
  — 坏死性肉芽肿破裂进入胸腔、血管或支气管，随后分别出现脓胸、血栓形成和支气管肺炎

特殊染色和免疫组织化学

- Ziehl-Neelsen 抗酸杆菌染色是辨认结核菌最佳的染色方法
- 其他染色方法是金胺 - 罗丹明荧光、Fite 和 Kinyoun 染色

其他诊断技术

- PCR 检测比培养快，用于得不到标本进行培养的病例

鉴别诊断

- 非结核性分枝杆菌性肺炎、真菌性肺炎、Wegener 肉芽肿病、结节病、诺卡菌感染

提要

- Ziehl-Neelsen 抗酸染色阳性大约需要 $10^4 \sim 10^6$ /ml 结核菌
- 大多数结核性分枝杆菌性肺炎病例是根据临床表现、病史、体征和症状以及痰培养诊断的
- 毒力与细胞膜的特殊成分（肽多糖、阿拉伯半乳聚糖和分枝菌酸）、脂多糖、脂阿拉伯甘露聚糖（LAM）以及由 mce1A 编码的分枝杆菌细胞入口蛋白（Mcep）有关

非典型性分枝杆菌性肺炎
Atypical Mycobacterial Pneumonia

临床特征

- 在 AIDS 和其他免疫抑制患者，在伴有或不伴有潜在性肺疾病的老年个体和肺纤维化患者，非典型性分枝杆菌感染非常重要
- 人感染的最常见的非典型性分枝杆菌是复合鸟型

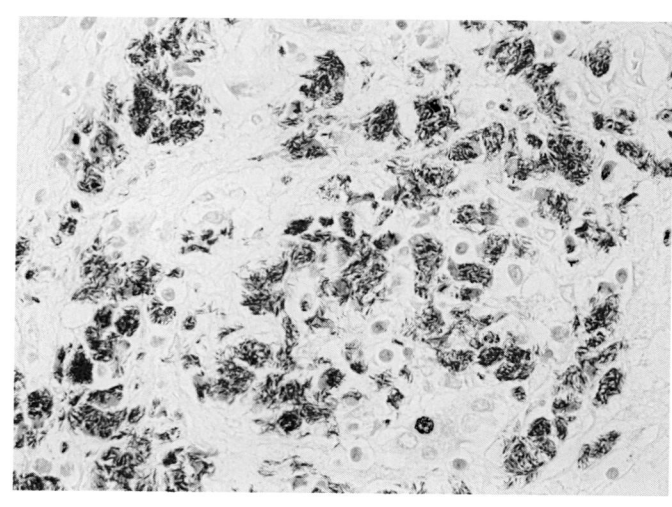

图 4-29 非典型性分枝杆菌性肺炎。 抗酸染色显示众多鲜粉色的细胞内微生物，这个活检标本来自一位 AIDS 患者，容易发现这种微生物。

分枝杆菌（Mycobacterium avium complex, MAC）
- MAC 感染倾向于发生在 AIDS 病程的后期
- 侵入的门户很可能是胃肠道
- MAC 可以从肺、淋巴结、脾、肝、骨髓和胃肠道培养出来

大体病理学

- 在大约 90% 的伴有堪萨斯分枝杆菌感染的 HIV 患者和大约 50% 的伴有 MAC 感染的 HIV 患者，肺上叶可见空洞性病变，类似于肺结核
- 大约 50% 的伴有 MAC 肺疾病的患者具有与支气管扩张有关的结节，最常发生于右肺中叶和舌叶

组织病理学

- 类似于普通的结核病，坏死性肉芽肿性炎是最常见的特征
- 还常常出现非坏死性肉芽肿
- 在 AIDS 和其他免疫受损患者，可能有由组织细胞浸润、急性和慢性炎症、纤维化以及机化性肺炎组成的非特异性炎症反应

特殊染色和免疫组织化学

- 抗酸染色显示结核菌为细长的串珠状红色杆菌
- 应用抗结核分枝杆菌抗体的免疫组化染色敏感而又特异

其他诊断技术

- 金胺 - 罗丹明荧光染色可以显示痰和组织中的结核菌

鉴别诊断

- 其他肉芽肿性感染、结节病

提要

- 美国胸科学会（American Thoracic Society, ATS）有关非结核性分枝杆菌感染的诊断标准包括两个方面：影像学研究符合肺疾病，以及在有症状患者的痰或支气管冲洗液中反复分离出分枝杆菌
- 引起肺疾病的其他分枝杆菌包括：脓肿分枝杆菌、偶发分枝杆菌、非洲爪蟾分枝杆菌、非光照产色分枝杆菌、斯赛格分枝杆菌、猿分枝杆菌和亚洲分枝杆菌
- 由迅速生长的分枝杆菌（rapidly growing mycobacteria, RGM）引起的肺疾病主要是由脓肿分枝杆菌（80% 的病例）和偶发分枝杆菌（15% 的病例）引起的

精选文献（细菌性肺炎）

Sutcliffe IC, Harrington DJ: Lipoproteins of *Mycobacterium tuberculosis*: An abundant and functionally diverse class of cell envelope components. FEMS Microbiol Rev 28:645-659, 2004.
Collins DM: Virulence factors of *Mycobacterium bovis*.

Tuberculosis (Edinb) 81(1-2):97-102, 2001.

真菌　Fungal
曲霉菌病　Aspergillosis

- 见表 4-7

临床特征

- 肺曲霉菌病通常是由烟曲霉、黑曲霉或黄曲霉引起的
- 常常出现咯血，可能非常严重，以致危及生命
- 肺曲霉菌病的表现方式
  — 移生在先前存在的肺空洞内（曲霉球）
  — 过敏性反应：过敏性支气管肺曲霉菌病、嗜酸细胞性肺炎、支气管中心性肉芽肿病和过敏性肺炎
  — 侵袭性：急性侵袭性曲霉菌病、坏死性伪膜性气管支气管炎、慢性坏死性曲霉菌病、支气管胸膜瘘

大体病理学

- 有出血和坏死区域，伴有实变或空洞形成
- 曲霉球是脆而易碎的棕色到红色的病变，大小为 1 ~ 7cm，疏松地附着在空洞壁上
- 靶病变（target lesion）：结节性肺梗死，中心为苍

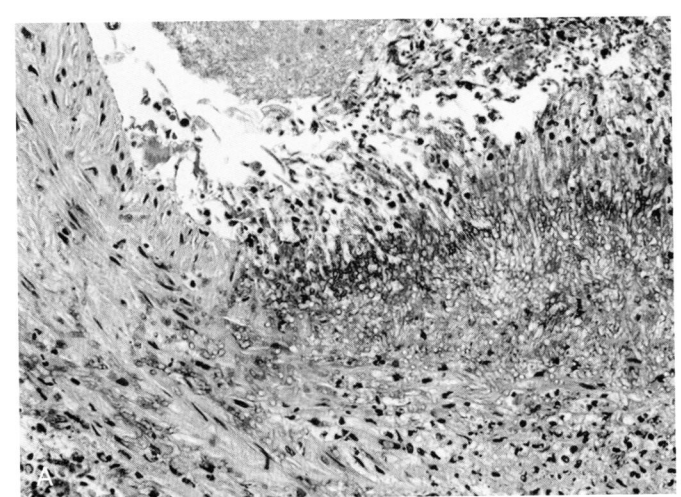
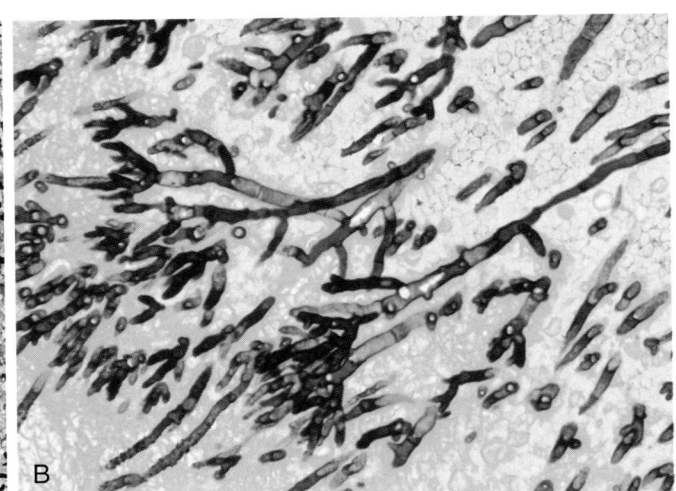

图 4-30　曲霉菌病。A，侵犯动脉壁的真菌菌丝呈放射状排列，在 HE 染色切片上可能容易见到。**B**，GMS 染色显示菌丝具有特征性的间隔，壁平行，分枝呈锐角。

表 4-7 真菌菌丝的鉴别诊断

	曲霉菌	接合菌	镰刀菌	波伊德假霉样菌
宽	3～6μm	5～25μm	3～8μm	2～5μm
轮廓	平行	不规则	平行	平行
分枝形态	二叉*，锐角	杂乱，＞90度角	直角，偶尔为45度角	杂乱
分隔	常见	不明显	常见	常见

*二叉分枝表示子分枝与亲本分枝宽度相同。

白的坏死带，周围有一圈出血或梗死

组织病理学

- 通常为菌丝；偶尔微生物暴露于空气中形成分生孢子头
- Splendore-Hoeppli 现象：曲霉肿块边缘放射状嗜酸性物质
- 典型的组织反应表现为出血性梗死，伴有稀疏的炎症浸润，进而发展为坏死性肺炎
- 可见真菌菌丝侵犯血管壁并穿透肺泡间隔
- 真菌栓子可能完全堵塞血管，引起所谓的靶病变

特殊染色和免疫组织化学

- GMS 和 PAS 染色显示真菌结构

其他诊断技术

- 在委托的实验室内可用 PCR 方法检测曲霉

鉴别诊断

- 其他真菌感染：接合菌病和念珠菌、镰刀菌、青霉菌感染
- 过敏性支气管肺曲霉菌病
  - 过敏反应主要发生在有曲霉菌移生引起的囊性纤维化或哮喘患者
  - 支气管黏液嵌塞和嗜酸细胞性肺炎
- 支气管中心性肉芽肿病
  - 支气管中心性肉芽肿病（bronchocentric granulomatosis, BCG）是一种继发于感染性或非感染性病因（如过敏）损害的组织病理学改变
  - 坏死性肉芽肿性炎破坏小支气管和细支气管的管壁
  - 栅栏状组织细胞反应取代了气道壁

提要

- 确定诊断需要培养、分子学或免疫组织化学检查
- 感染的表现方式取决于患者的免疫状态和潜在的肺疾病

接合菌病　Zygomycosis

临床特征

- 不常见的机会性真菌感染，主要是由于吸入根霉菌引起的
- 患者表现为发热、咳嗽、胸痛、呼吸困难和咯血，可能为大量咯血
- 感染始于鼻甲，然后扩散到眶、脑或肺
- 由感染或咯血引起的死亡率通常超过 50%
- 几乎所有接合菌病病例均发生在有某些基础疾病

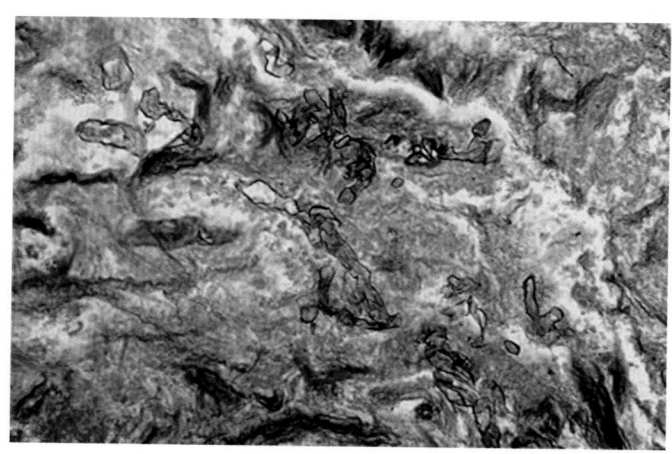

图 4-31　接合菌病。GMS 染色显示宽的波纹状带样菌丝，一些菌丝伴有 90 度角的分枝。

的情况下：糖尿病、血液恶性肿瘤（中性白细胞减少）、器官移植（免疫抑制疗法）、广谱抗生素治疗、重度营养不良以及继发于烧伤、创伤或手术切开的皮肤或黏膜病变

大体病理学

- 弥漫性肺炎，伴有梗死和坏死
- 直接蔓延到纵隔、心包和心脏

组织病理学

- 菌丝的横切面为圆形或卵圆形，中心透明
- 当微生物暴露于空气时形成少数厚膜孢子
- 接合菌是血管侵袭性的，梗死是感染的标志
- 偶尔出现肉芽肿性血管炎

特殊染色和免疫组织化学

- 应用 GMS 和 PAS 染色可以辨认微生物

其他诊断技术

- 在委托的实验室内可用 PCR 方法检测接合菌

鉴别诊断

- 见表 4-7

提要

- 接合菌病（zygomycosis）这一术语比常常应用的术语毛霉病（mucormycosis）准确
- 酮还原酶是由微生物产生的，且可以使微生物处于高葡萄糖、酸性条件下（如糖尿病酮症酸中毒）生存
- 铁存在对于接合菌的生长非常重要，矛盾的是，去铁胺可增强对接合菌病的易感性，或许是作为真菌的一种铁载体
- 鼻脑接合菌病和肺接合菌病是通过吸入孢子感染的

组织胞浆菌病　Histoplasmosis

- 见表 4-8

临床特征

- 双相型真菌存在土壤中

- 大多数受感染的患者几乎均无症状
- 急性肺组织胞浆菌病
    - 幼儿首次接触真菌的自限性疾病
    - 大量接触荚膜组织胞浆菌后发生急性重度肺部感染，其临床表现类似于急性呼吸窘迫综合征（acute respirating distress, ARDS）
- 播散性肺组织胞浆菌病
    - 常常发生在有潜在性免疫功能障碍的患者（婴儿、AIDS、血液恶性肿瘤、免疫抑制疗法、先天性 T 细胞不足）
- 慢性肺组织胞浆菌病
    - 大多数患者为成人，其中一些有潜在性肺疾病（如肺气肿）
    - 患者可能发生慢性空洞性肺病变

大体病理学

- 大体病理学改变不同，从伴有肺门淋巴结肿大的慢性纤维空洞性病变到，伴有同心圆层状钙化的局限性孤立性纤维干酪样结节（树皮样表现），到粟粒样结节（大粒散弹表现）

组织病理学

- 基底狭窄的出芽酵母，一端钝，一端尖（即梨形），常常成簇
- 出芽相对难以发现，菌丝非常罕见
- 坏死性肉芽肿性炎发生在慢性感染情况下

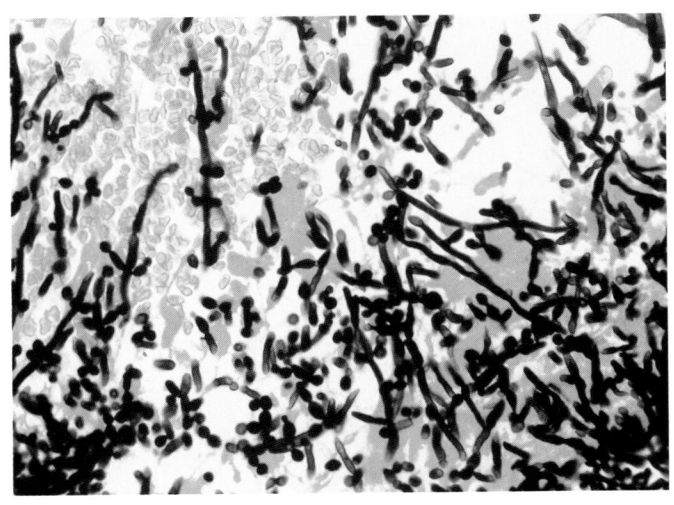

图 4-32　念珠菌病。GMS 染色显示出芽的酵母和假菌丝。注意由管壁收缩引起的香肠链环表现。

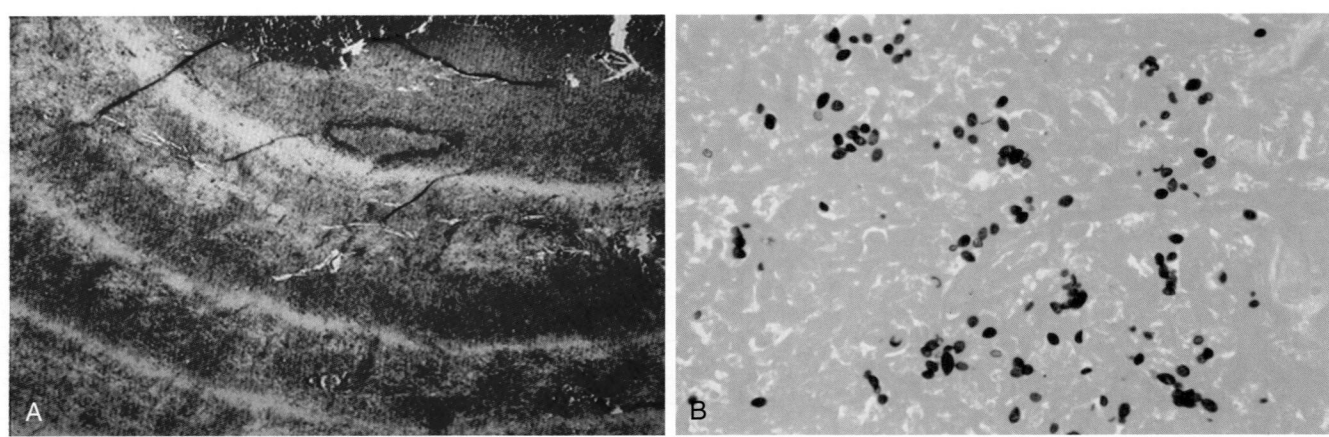

图 4-33　组织胞浆菌病。A，HE 染色切片，低倍镜下显示了肉芽肿中钙呈环状沉积（树皮现象）。**B**，GMS 染色显示小的梨形酵母，其一端尖，另一端圆。偶尔还可见到出芽的酵母。

- 肉芽肿界限清楚，伴有厚的纤维性包膜，常见钙化，伴有中心坏死，坏死区域是发现微生物最好的部位
- 在免疫受损患者，泡沫样巨噬细胞内可见成簇的微生物

特殊染色和免疫组织化学

- GMS 染色是辨认组织胞浆菌的最好的染色方法

其他诊断技术

- 组织学切片进行直接免疫荧光检测可能有助于诊断

鉴别诊断

- 见表 4-8

提要

- 在美国，组织胞浆菌病最常见于中西部的俄亥俄

表 4-8　酵母样真菌的鉴别诊断

	粗球孢子菌	荚膜组织胞浆菌	新型隐球菌	皮炎芽生菌	念珠菌	光滑球拟酵母菌
大小	小球：30～100μm 内生孢子：2～5μm	2～4μm	2～20μm	8～15μm	2～6μm	2～5μm
形状	圆形到卵圆形	圆形到卵圆形，梨形	圆形到卵圆形	圆形到卵圆形	圆形到卵圆形	圆形到卵圆形
出芽	内生孢子形成	单个，基底狭窄	单个到多个，基底狭窄	单个，基底宽广	单个，链状，基底狭窄	单个，基底狭窄
细胞壁	薄	薄	厚的黏液性包膜	厚，折光	薄	薄
菌丝，假菌丝	罕见	罕见	罕见	罕见	假菌丝，偶尔有真菌丝	无
核	单个	单个	单个	多个	单个	单个
黏液卡红染色	呈阴性	呈阴性	呈阳性	呈阴性	呈阴性	呈阴性

和密西西比河谷，那里 80% 以上的年轻人曾经有过感染

- 组织胞浆菌病好发于老年患者，可能是由于组织胞浆菌病与肺气肿有关
- 肉芽肿性纵隔炎是肺部感染的并发症，伴有多个淋巴结明显肿大，常常丛生并发生干酪样坏死
- 纵隔纤维化是肺组织胞浆菌病的一种罕见的，常常是致死性的并发症，累及 20 ~ 40 岁的比较年轻的患者
- 心包炎、胸膜疾病和支气管结石症是另外一些罕见的并发症

球孢子菌病　Coccidioidomycosis

临床特征

- 双相型真菌是美国西南部和中美洲的地方病，在人类可引起肉芽肿性疾病
- 原发性肺球孢子菌病通常是无症状的、亚临床的自限性疾病
- 出现明显临床症状的肺疾病患者显示一系列病理学改变：急性肺炎、嗜酸细胞性肺炎、孤立性肺结节、慢性进行性感染伴有纤维空洞性病变、支气管胸膜瘘或脓胸
- 播散性疾病显示粟粒性病变或肺外播散

大体病理学

■ 急性球孢子菌病
- 片块状、单侧肺实质实变，常常位于肺门周围或在下叶
- 多灶性，外周胸膜下结节或肿块

■ 持续性肺球孢子菌病
- 肺结节一般发生在从前实变的区域
  — 单个，周围，球形，境界清楚

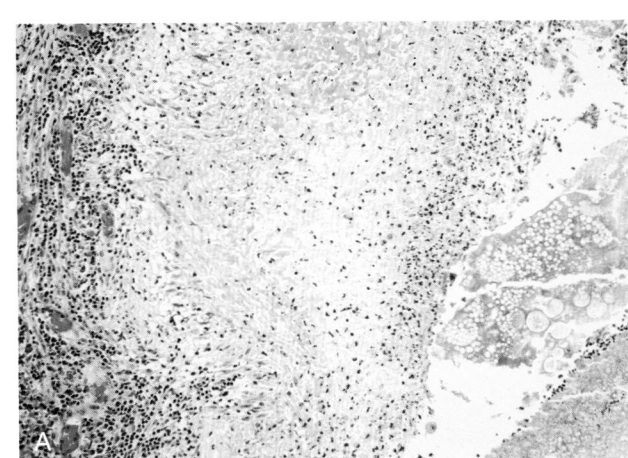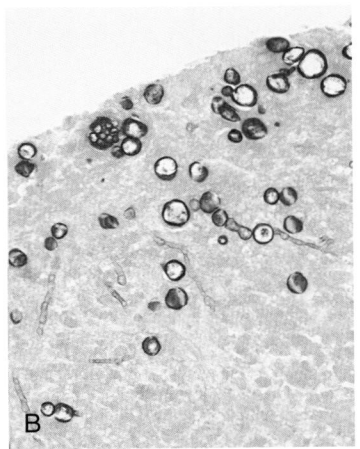
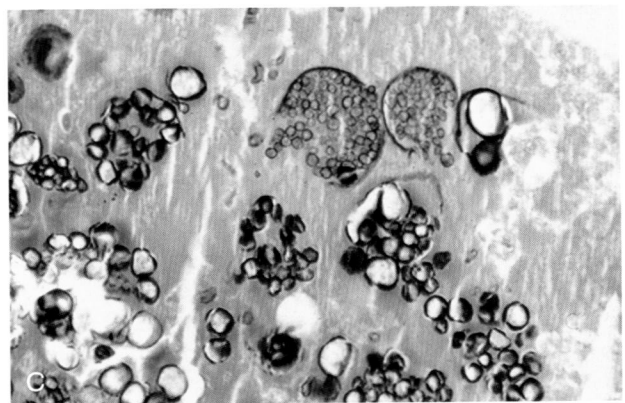

图 4-34　球孢子菌病。A，这个 HE 染色切片的中倍显微照片可见伴有多数微生物（右侧）的坏死性肉芽肿。B，PAS 染色显示染成粉色的大的内孢囊和菌丝。C，GMS 染色显示染成黑色的内孢囊和众多内生菌丝。

- 单个、薄壁空洞性病变，发生在少部分患者
  - 以上叶为主
  - 可能破入胸腔，导致支气管胸膜瘘或气胸
- 慢性进行性球孢子菌病
  - 单侧性或双侧性肺尖端实变，偶尔伴有空洞

组织病理学

- 大体明显的肺结节一般相当于坏死性肉芽肿
- 微生物多半见于中性粒细胞浸润或坏死区域
- 不成熟的内孢囊、成熟的内孢囊以及内生孢子出现在活检组织中
- 不成熟的内孢囊缺乏内生孢子，PAS 染色呈阳性
- 成熟的内孢囊有厚的折光性囊壁，囊壁内衬或充满内生孢子（诊断性特征）
- 内生孢子是单核的，伴有点状、PAS 阳性的胞质包涵体
- 在含气的空洞性病变或支气管胸膜瘘内可见菌丝体

特殊染色和免疫组织化学

- PAS 和 GMS 染色有助于辨认微生物

其他诊断技术

- 没有帮助

鉴别诊断

- 见表 4-8

提要

- 肺球孢子菌病的皮肤表现包括结节性红斑和多形性红斑，发生于大约 20% 的患者，典型者为年轻白人妇女

芽生菌病　Blastomycosis

临床特征

- 芽生菌病主要发生在密西西比、密苏里和俄亥俄河谷，以及大湖区域和美国东南部
- 患者没有先前感染病史，或芽生菌病可能发生在急性肺部芽生菌病后数月至数年
- 患者表现为咳嗽、高热、关节痛和肌痛
- 可能发生肺外播散至骨和皮肤
- 在免疫抑制患者更加常见

大体病理学

- 胸膜受累常见，常常伴有胸腔积液
- 两侧肺实质片块状实变，好发于后下叶

组织病理学

- 开始的反应是致密的中性粒细胞浸润，伴有脓肿形成
- 随后发生坏死性肉芽肿性炎
- 在坏死区域、炎症之间以及多核巨细胞内可见微

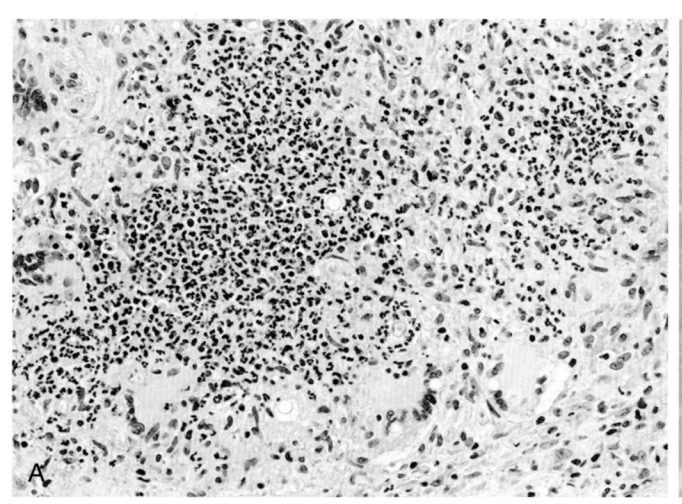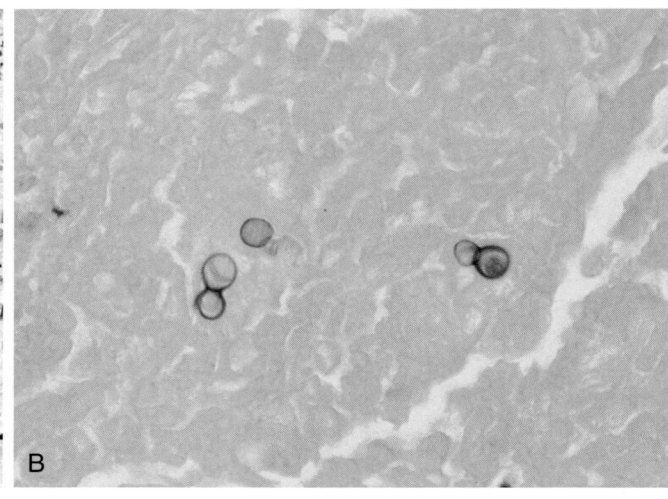

图 4-35　芽生菌病。 A，HE 切片显示，在混合性炎症细胞浸润（肉芽肿性和中性粒细胞性）中可见大的出芽的酵母。B，GMS 染色显示基底宽广的出芽酵母。

生物
- 在播散性感染病例，微生物积聚，形成所谓的酵母湖，伴有轻微的炎症

特殊染色和免疫组织化学
- GMS 和 PAS 染色能够充分显示微生物

其他诊断技术
- 没有帮助

鉴别诊断
- 见表 4-8

提要
- 肺芽生菌病的表现实际上可能与细菌性肺炎、结核病、组织胞浆菌病、急性呼吸窘迫综合征（ARDS）或肺癌相同
- 芽生菌病可能形成结节或肿块，放射学检查可能无法与肺的原发性恶性肿瘤区别，特别是当出现肺门或纵隔淋巴结肿大时
- 皮炎芽生菌病可能需要培养 4 ~ 5 周，所以及时的组织学诊断对治疗患者可能有很大影响

隐球菌病　Cryptococcosis

临床特征
- 隐球菌病的肺病变在临床上和放射学上通常是静止的
- 严重的疾病仅仅发生在免疫抑制患者
- 诊断是通过组织或支气管肺泡灌洗液培养或组织学检查来确立

大体病理学
- 肺实质局部实变，切面呈胶状

组织病理学
- 缺乏包膜的隐球菌病一般见于免疫受损患者
- 组织学反应可能轻微，伴有微生物充满肺泡间隙
- 纤维组织细胞性反应，伴有众多致密排列的微生物，类似于脂质性肺炎
- 伴有纤维化的肉芽肿性炎发生在有免疫力的患者，巨细胞和巨噬细胞内可见微生物

特殊染色和免疫组织化学
- GMS 染色辨认所有类型的这类微生物
- 黏液卡红、阿辛蓝和 DPAS 染色显示黏液性包膜

其他诊断技术
- 在委托的实验室内可用 PCR 方法检测隐球菌

鉴别诊断
- 见表 4-8

提要
- 虽然肺很可能是最初进入和感染的门户，但是播

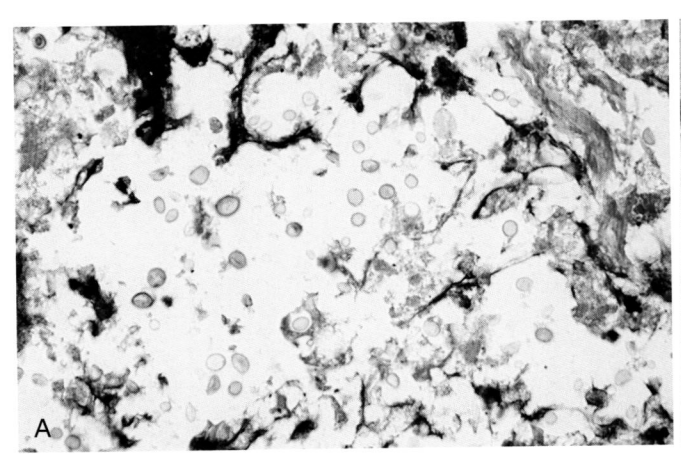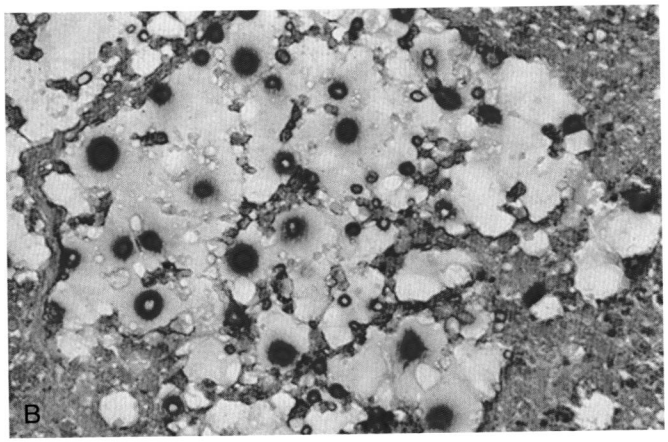

图 4-36　隐球菌病。A，支气管镜活检 HE 染色显示众多酵母，缺乏炎症性反应。B，黏液卡红染色显示厚的染成鲜红色的黏液性包膜。

散性病灶可能伴有正常的胸部 X 线所见

杰氏肺囊虫肺炎
Pneumocystis jiroveci Pneumonia (PCP)

临床特征

- 肺囊虫是免疫受损患者机会性真菌性肺炎主要的原因之一
- 四种临床类型：无症状的感染、婴儿期肺炎、免疫受损宿主的肺炎和肺外感染
- 婴儿期肺炎一般是营养不良或早产儿的流行病
- 从肺播散到其他器官引起肺外感染，如淋巴结、脾、骨髓、肝、肾、心、脑、胰和皮肤

大体病理学

- CT 检查发现，双侧肺泡和间质从肺门向外呈放射状浸润

组织病理学

- 肺泡充满泡沫样无细胞的嗜酸性蛋白物质
- 这种物质是由孢囊和滋养体、脱落的肺泡细胞、肺泡巨噬细胞以及少数炎症细胞团块组成的
- 杰氏肺囊虫有多种形式
  - 滋养体呈多形性，大小为 2 ~ 4μm，能够变成二倍体并发展成为孢囊
  - 含有子孢子的孢囊呈球形；空的孢囊呈锯齿状或杯形
  - 孢囊内有多达 8 个子孢子，大小为 1 ~ 2μm，随后可释放出来形成滋养体
- 对肺囊虫少见的反应包括：肉芽肿、梗死、巨细胞、间质纤维化和间质浆细胞浸润

特殊染色和免疫组织化学

- GMS 染色最有助于发现孢囊，孢囊染成黑色或棕色；孢囊常常含有黑色小体或斑点，相当于囊壁局部增厚，不要与子孢子混淆
- 甲苯胺蓝染色，孢囊壁呈蓝色，真菌成分也可以着染
- Giemsa、Wright 和 Wright-Giemsa（Diff-Quik）染料可将滋养体和孢囊内的子孢子染成淡蓝色，核呈点状红色；对这些染料孢囊不着色

其他诊断技术

- 单克隆免疫荧光抗体可辨认孢囊囊壁，这种方法比其他染色方法特异性强
- PCR 的靶点包括线粒体 23S rRNA（mtLSUrRNA）和内转录间隔区（internal transcribed spacers, ITS），这种方法比针对胞质 5S rRNA 和二氢叶酸还原酶（DHFR）位点的方法敏感性高

鉴别诊断

- ▌弥漫性肺泡损害（DAD、组织胞浆菌病

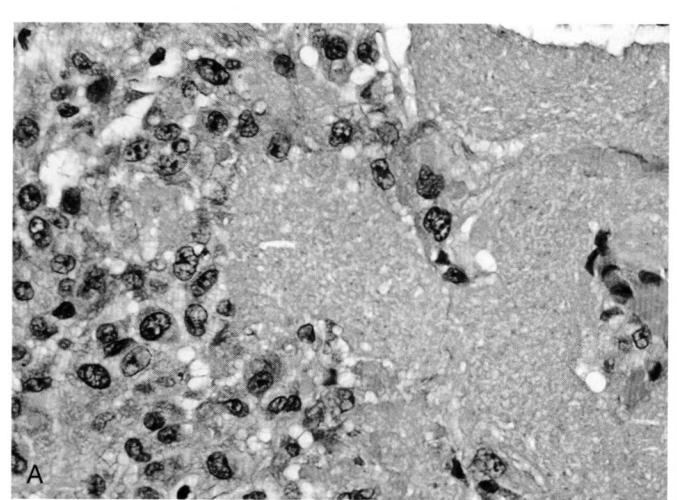 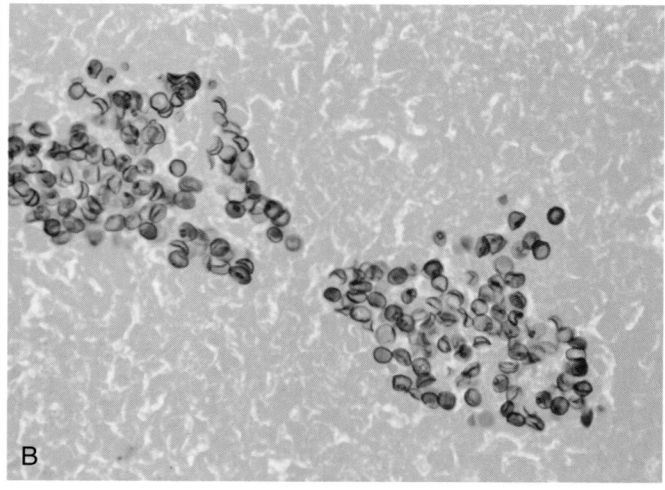

图 4-37　杰氏肺囊虫肺炎。A，HE 染色切片显示，肺泡内有嗜酸性泡沫样无细胞的渗出物，这是肺囊虫肺炎的特征。B，GMS 染色肺囊虫呈黑色。一些肺囊虫为圆形到卵圆形，伴有点样结构，而另一些肺囊虫为头盔形。

提要

- 可与其他微生物（如 CMV）同时感染，特别是在免疫抑制患者
- 根据 rRNA 和线粒体序列的同源性，可将肺囊虫归类为真菌
- 杰氏肺囊虫是感染人类的微生物，可引起 PCP，而卡氏肺囊虫见于鼠
- PCP 是 HIV 患者气胸的最常见的原因
- 在 HIV 感染儿童，PCP 的最高发生率是在 1 岁之内，发病高峰是在 3 ~ 6 个月，常常伴有明显的间质淋巴浆细胞浸润

精选文献（真菌性肺炎）

Jeong YJ, Kim KI, Seo IJ, et al: Eosinophilic lung diseases: A clinical, radiologic, and pathologic overview. Radiographics 27:617-637; discussion, 637-639, 2007.

Almyroudis NG, Sutton DA, Linden P, et al: Zygomycosis in solid organ transplant recipients in a tertiary transplant center and review of the literature. Am J Transplant 6:2365-2374, 2006.

Kauffman CA: Endemic mycoses: Blastomycosis, histoplasmosis, and sporotrichosis. Infect Dis Clin North Am 20:645-662, vii, 2006.

Chong S, Lee KS, Yi CA, et al: Pulmonary fungal infection: Imaging findings in immunocompetent and immuno-compromised patients. Eur J Radiol 59:371-383, 2006.

Subramanian S, Mathai D: Clinical manifestations and management of cryptococcal infection. J Postgrad Med 51(Suppl 1):S21-26, 2005.

Galgiani JN, Ampel NM, Blair JE, et al: Coccidioidomycosis. Clin Infect Dis 41:1217-1223, 2005.

Roden MM, Zaoutis TE, Buchanan WL, et al: Epidemiology and outcome of zygomycosis: A review of 929 reported cases. Clin Infect Dis 41:634-653, 2005.

Robinson C, Singh N, Addis B: Eosinophilic pneumonia and *Aspergillus* colonization of rheumatoid nodules. Histopathology 46:709-710, 2005.

Wazir JF, Ansari NA: *Pneumocystis carinii* infection: Update and review. Arch Pathol Lab Med 128:1023-1027, 2004.

Franquet T, Müller NL, Giménez A, et al: Spectrum of pulmonary aspergillosis: Histologic, clinical, and radiologic findings. Radiographics 21:825-837, 2001.

手术并发症　Surgical Complications

肺移植　Lung Transplantation

临床特征

- 早期并发症包括急性排斥、细菌感染、肺水肿、急性呼吸窘迫综合征（ARDS）、弥漫性肺泡出血
- 应用经支气管镜活检和支气管肺泡灌洗液评估患者的并发症
- 急性细胞性排斥一般发生在头 3 ~ 6 个月；然而，排斥最早的表现可能发生在第 1 周内
- 80% 以上的肺移植受体经历过急性细胞排斥
- 由于临床所见重叠，急性细胞性排斥可能难以与感染鉴别；1 秒用力呼吸量（FEV₁）降低是排斥最敏感的临床所见

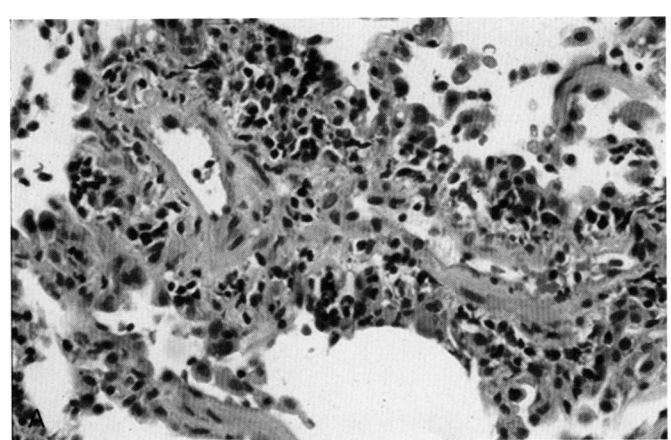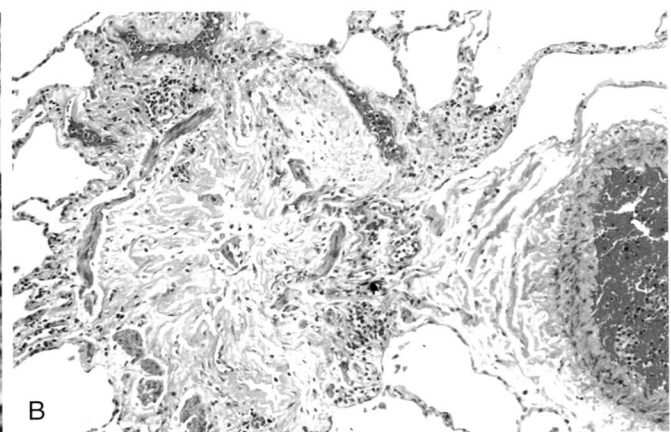

图 4-38　A，肺移植的急性排斥。肺小动脉周围有超过 3 层厚度的完整的炎症细胞套（以淋巴细胞为主）（A2 级）。B，肺移植的慢性排斥。由于黏膜下纤维化，细支气管几乎完全闭塞。注意残留的不连续的细支气管平滑肌，不同于邻近的动脉。

大体病理学

- 放射学所见是非特异性的，从正常到间质性肺水肿各不相同

组织病理学

- 见表 4-9
- 经支气管活检至少应得到 3 ~ 5 个组织碎片，理想的是，应出现 100 个以上的肺泡和 1 个以上的细支气管
- 急性排斥
  - 急性排斥常常伴有气道淋巴细胞浸润，表现为淋巴细胞性支气管炎和细支气管炎
  - 然而，淋巴细胞性支气管炎或细支气管炎可以出现在缺乏肺实质急性排斥的情况下
- 气道炎症
- 闭塞性细支气管炎（慢性排斥）：纤维组织带沉积在黏膜下，呈同心或偏心排列，随后气道腔隙变得狭窄
- 通常发生在第 1 年末或晚些；到 5 年时，50% 的患者显示闭塞性细支气管炎的证据

特殊染色和免疫组织化学

- CMV 染色最有帮助；当组织学提示感染时，应进行 GMS 和 AFB 染色
- 弹性染色或三色染色可能有助于慢性排斥的检查

其他诊断技术

- 没有帮助

鉴别诊断

▌感染
- 血管周围淋巴细胞浸润也发生于 CMV 和肺囊虫感染的情况下

表 4-9　移植排斥的分级方法

排斥分级	组织学所见
A0	没有单核白细胞浸润、出血或坏死的证据
A1	血管周围或小静脉周围淋巴细胞套 低倍镜下难以发现 淋巴细胞密度应至少两层细胞厚
A2	血管周围浸润扩张，低倍镜下较易发现（超过 3 层细胞） 可见少数嗜酸性粒细胞，但是没有中性粒细胞
A3	单核细胞浸润蔓延到血管周围和细支气管周围肺泡间质 可见明显的中性粒细胞 偶尔出现内皮炎，即内皮下浸润伴反应性或增生性内皮改变
A4	弥漫性浸润，从血管周围区域蔓延到肺间质 弥漫性肺泡损伤，伴有透明膜、实质坏死和出血 可见少数中性粒细胞
B0	没有气道炎症
B1	轻微的气道炎症
B2	支气管或细支气管黏膜下可见环周带状单核细胞浸润，偶尔可见嗜酸性粒细胞
B3	浸润扩大形成致密的带样病变，由单核白细胞、活化的淋巴细胞和嗜酸性粒细胞组成 淋巴细胞呈卫星分布，上皮细胞坏死
B4	严重的气道炎症，由致密的单核白细胞带组成，伴有气道上皮溃疡 纤维脓性渗出，含有中性粒细胞和坏死碎屑

■ 移植后淋巴组织增生性疾病

提要

- 最低限度的急性排斥只有当患者有症状时才需要治疗，而轻度的排斥不管有无症状均需要治疗
- 闭塞性细支气管炎是慢性排斥的标志；然而，诊断闭塞性支气管炎综合征并不需要活检，它是根据肺功能试验不可逆性恶化诊断的

精选文献

Leslie KO, Wick MR: Practical pulmonary pathology: A diagnostic approach. Philadelphia, Churchill Livingstone, 2005.

肿瘤性病变
Neoplastic Conditions

良性上皮性肿瘤
Benign Epithelial Tumors

- 见表 4-10

浸润前上皮性病变
Preinvasive Epithelial Lesions

鳞状细胞异型增生和原位癌
Squamous Dysplasia (SD) and Carcinoma In Situ (CIS)

临床特征

- 相对常见，位于中心的病变，发生在患者的大气

表 4-10　良性上皮性肿瘤的诊断特征

	幼年性喉气管乳头状瘤病和鳞状细胞乳头状瘤	肺泡腺瘤	乳头状腺瘤	黏液腺腺瘤	黏液性囊腺瘤
临床特征	罕见的原发性肺肿瘤（<0.5%）与HPV 6和11有关阻塞性症状	罕见 大多数病例无症状	罕见 大多数病例无症状	非常罕见 患者的主诉为阻塞性症状	非常罕见
大体所见	发生于主支气管 外生性、菜花样 乳头状突起进入腔内，0.7～9cm（平均1.5cm）	大多数肿瘤位于周围或胸膜下，0.7～6cm 界限清楚，光滑，分叶状，多囊性黄褐色病变	界限清楚，质软，海绵状到质硬，灰白色到棕色病变，1～4cm	粉白色到褐色，光滑，切面呈胶状、黏液样，实性或囊性，0.7～7.5cm	单房性，充满黏液的囊肿，1～5cm 囊壁薄（0.1cm）
组织学	疏松的纤维血管轴心被覆复层鳞状上皮 20%显示挖空细胞样细胞学非典型性	无包膜的多囊性病变 内衬良性的扁平、立方和鞋钉样细胞 中心的囊性间隙较大，充满嗜酸性液体和PAS染色阳性的颗粒状碎屑 鳞状化生	非常局限的乳头状病变，伴有纤维血管轴心，内衬立方或柱状细胞 可见纤毛或嗜酸细胞 几乎没有细胞内黏液、非典型性和核分裂象	局限性的外生性结节 充满黏液的囊性间隙、微小腺泡、腺体、小管和乳头 囊肿内衬良性扁平、立方或柱状产生黏液的细胞	黏液性囊性病变，内衬不连续的立方或柱状黏液性细胞 核深染，位于基底 多核巨细胞伴有黏液外渗
鉴别诊断	鳞状细胞癌显示浸润，细胞学为恶性 幼年性喉气管乳头状瘤病很少累及下呼吸道	淋巴管瘤 硬化性血管瘤 腺癌 细支气管肺泡癌 原发性或转移性梭形细胞肿瘤	硬化性血管瘤 肺泡腺瘤 乳头状腺瘤 原发性肺肿瘤 转移性甲状腺肿瘤	低级别黏液表皮样癌 黏液性囊腺瘤 腺癌	黏液性囊腺癌、腺癌、胶样细支气管肺泡癌、黏液性先天性肺气道畸形 支气管源性囊肿

道，有吸烟史

- 鳞状细胞异型增生和原位癌几乎总是没有症状
- 大多数患者从前有高级别浸润前病变、肺或头颈部癌病史，或同时有肺癌

大体病理学

- 大体或支气管镜检查难以发现
- 自身荧光支气管镜检查（autofluorescence bronchoscopy，AFB）容易发现
- 大约75%的病变是扁平或浅表的；25%为结节状或息肉样
- CIS通常发生在肺段支气管的分叉处

组织病理学

- 常常为多灶性病变，从1～3mm（SD）到4～12mm（CIS）不等
- 组织学分为四级：轻度、中度和重度异型增生以及原位癌
- 重度异型增生显示细胞学非典型性（细胞大小增加和多形性）以及核分裂象蔓延到上皮的上1/3
- CIS显示没有成熟表现的高度非典型性，蔓延到上皮表面并取代上皮全层

特殊染色和免疫组织化学

- 没有帮助

其他诊断技术

- 没有帮助

鉴别诊断

▮ 基底细胞增生
- 基底细胞增生（basal cell hyperplasia, BCH）表现为在其他方面正常的假复层柱状呼吸型上皮基底细胞超过3层

▮ 鳞状化生
- 鳞状化生可能发生于基底细胞增生
- 见于慢性炎症性疾病

▮ 炎症、感染和放化疗引起的反应性非典型性
- 反应性病变显示细胞增多，但是缺乏细胞异型增生

▮ 经支气管活检标本的浸润癌
- 游离的单独的原位癌碎片难以与浸润癌鉴别，支持原位癌的有用的线索包括碎片的边缘直到弯曲、上皮表面平坦以及基底膜平直到波纹状
- 支气管内乳头状鳞状细胞癌可能难以诊断

提要

- 是从基底细胞增生进展到鳞状化生，到鳞状细胞异型增生，再到原位癌，最后进展到浸润性鳞状细胞癌
- 随访研究发现，重度鳞状细胞异型增生/原位癌

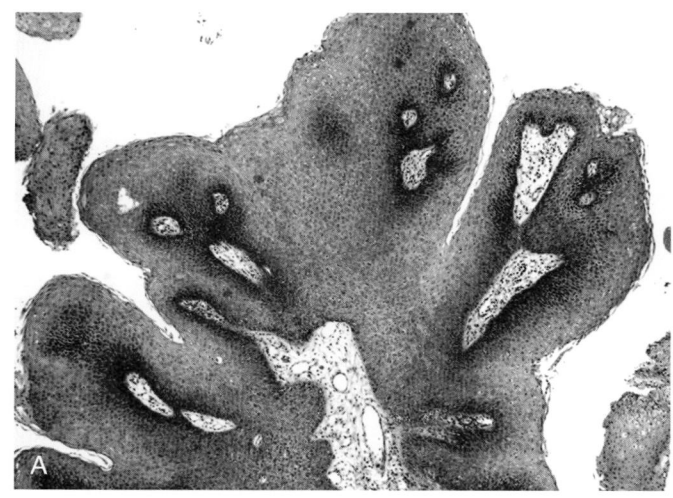
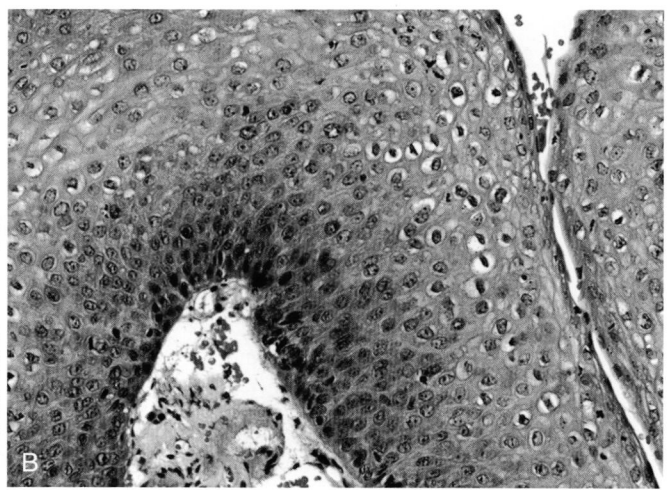

图4-39 鳞状细胞乳头状瘤。 A，低倍镜下显示乳头状病变，由棘细胞层增厚的鳞状上皮和纤维血管轴心组成。B，高倍镜下，鳞状上皮的上层可见人乳头状瘤病毒相关性改变（挖空细胞）（右侧）。

病变的行为各不相同：一些作者发现它们必定进展为浸润癌，而另外一些作者发现仅有少数高级别鳞状细胞异型增生 / 原位癌进展为癌

- 新近描述了另外两种支气管上皮异型增生的型：柱状细胞异型增生（columnar cell dysplasia, CCD）和支气管上皮异型增生伴移行细胞分化 [TD 亚型（bronchial epithelial dysplasia with transitional differentiation, TD type）]

精选文献

Wistuba II, Gazdar AF: Lung cancer preneoplasia. Annu Rev Pathol 1:331-348, 2006.

非典型腺瘤性增生　Atypical Adenomatous Hyperplasia (AAH)

临床特征

- 见于接近呼吸性细支气管的中央腺泡部位的外周性病变，来源于细支气管肺泡上皮
- 几乎总是肺组织学检查的偶然发现，伴有细支气管肺泡癌（bronchioloalveolar Carcinoma, BAC）或原发性癌
- 大约 50% 的病例处于两种和六种病变之间

大体病理学

- AAH 表现为散在的灰黄色结节，大小为 1 ~ 5mm，多数 < 3mm

组织病理学

- 在低倍镜下病变突出
- 肺泡壁由于纤维化而增厚，内衬异质性细胞，包括立方细胞、钉细胞和扁平的 1 型肺泡细胞
- 细胞之间可能有空隙，形成一种中断的现象
- 偶尔出现大细胞或多核细胞
- 多达 25% 的细胞出现核内包涵体，表面活性剂脱辅基蛋白 A（surfactant apoprotein A, PE10）染色呈阳性
- 没有纤毛细胞和黏液细胞，核分裂象罕见
- 细胞构成和细胞非典型性不定

特殊染色和免疫组织化学

- 没有帮助

其他诊断技术

- 没有帮助

鉴别诊断

- 局限性非黏液性细支气管肺泡癌
  - AAH 和细支气管肺泡癌（BAC）均保留肺泡结构
  - 细支气管肺泡癌直径通常 > 10mm，细胞更均匀一致；大的细支气管肺泡癌中心萎陷，伴有纤维化或瘢痕形成（寻找浸润证据的重要区域）
  - 细支气管肺泡癌具有下述三种或三种以上特征：显著的复层细胞，细胞密度高伴细胞核重叠，核染色质粗伴明显的核仁，真正的乳头，以及细胞高度增加；非典型腺瘤性增生很少显示上述一种以上特征
- 弥漫性间质性肺疾病
  - 非典型腺瘤性增生发生在缺乏潜在的间质性炎症或纤维化的病例
- 细支气管周围化生
  - 肺泡中心性病变，由细支气管型纤毛细胞组成，伴有纤维化
- 乳头状腺瘤
  - 大约 1 ~ 4cm 的伴有乳头状结构的界限清楚的肿瘤
  - 真正的乳头不是非典型腺瘤性增生的特征
- 肺泡腺瘤
  - 肺泡腺瘤（alveolar adenoma）是位于外周的界限清楚的肿瘤，< 6cm
  - 由大小不同的间隙组成，内衬立方细胞，间质富于梭形细胞，伴有局灶性黏液样改变
- 微结节性肺泡细胞增生
  - 微结节性肺泡细胞增生（micronodular pneumocyte hyperplasia）是非常罕见的病变，伴有结节性硬化或淋巴管平滑肌瘤病
  - 界限清楚的病变，直径为几个毫米，由均匀一致的立方细胞组成，其实性结构比非典型腺瘤性增生明显

提要

- 非典型腺瘤性增生（AAH）被认为是非黏液性细支气管肺泡癌（BAC）和浸润性腺癌的前体病变；它也见于鳞状细胞癌患者（场效应）
- 与浸润性腺癌相似，非典型腺瘤性增生具有 Kras

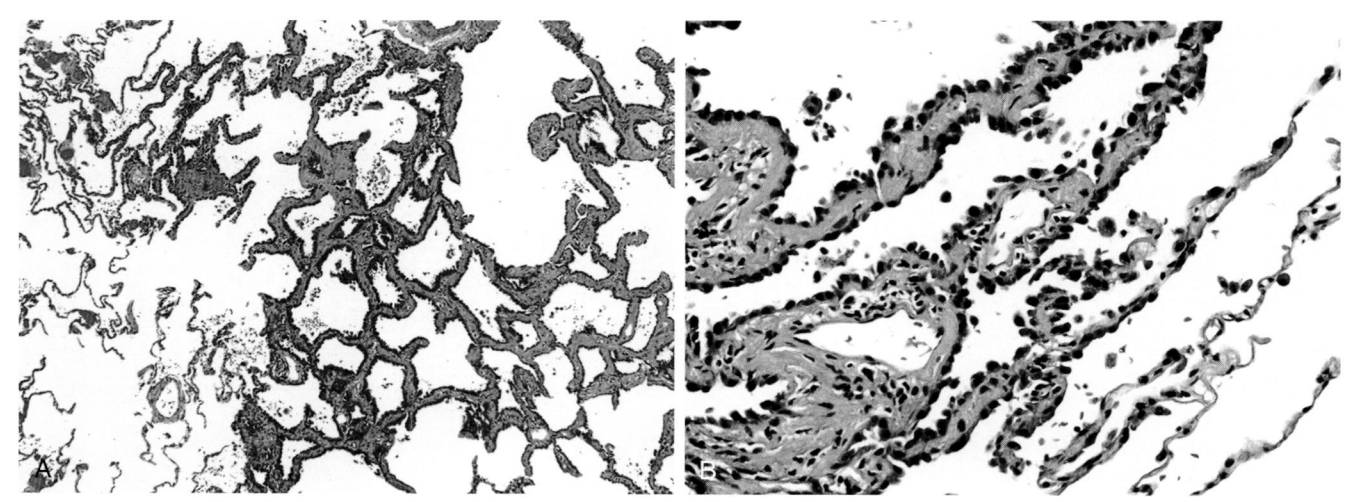

图 4-40　非典型腺瘤性增生。 A，低倍镜下显示显著的小的病变，肺泡间隔轻度纤维化，内衬非典型性肺泡细胞。B，高倍镜下显示非典型性肺泡细胞，伴有鞋钉样表现。

和 *EGFR* 基因突变，但 *Kras* 突变的浸润潜能尚未得到证实

精选文献

Wistuba II, Gazdar AF: Lung cancer preneoplasia. Annu Rev Pathol 1:331-348, 2006.

弥漫性特发性肺神经内分泌细胞增生 Diffuse Idiopathic Pulmonary Neuroendocrine Cell Hyperplasia (DIPNECH)

临床特征

- 非常罕见的病变，能够引起低级别周围性类癌

大体病理学

- 当病变进展为类癌小瘤（carcinoid tumorlets）或类癌时，表现为小的、界限清楚的灰白色结节，类似于粟粒状小体

组织病理学

- 肺神经内分泌细胞广泛增生表现为：支气管或细支气管上皮内单个细胞、小团细胞或结节状集聚或细胞巢数目增加
- 神经内分泌细胞结节可以突入气道腔，偶尔引起

气道阻塞

- 当病变进展时，肺的神经内分泌细胞穿过基底膜，形成 2 ~ 5mm 的类癌小瘤
- 类癌小瘤和类癌（如病变 > 5mm，则归入类癌）伴有明显的纤维化

特殊染色和免疫组织化学

- 嗜铬素、突触素和细胞角蛋白 8/18 呈阳性

其他诊断技术

- 没有帮助

鉴别诊断

- 在纤维性炎症性疾病（如支气管扩张症）的肺神经内分泌细胞增生，偶然发现的肺神经内分泌细胞增生，微小脑膜上皮结节

提要

- DIPNECH 可能是少数类癌的前体病变，这些类癌均为低级别和位于外周的类癌；位于中心的高级别类癌的前体病变尚未确定

精选文献

Kerr KM, Popper HH: The differential diagnosis of pulmonary pre-invasive lesions. Eur Respir Monogr 12:37-62, 2007.
Kerr KM: Pulmonary preinvasive neoplasia. J Clin Pathol 54:257-271, 2001.

恶性上皮性肿瘤
Malignant Epithelial Tumors

腺癌 Adenocarcinoma

临床特征

- 最常见的肺癌类型，在美国大约占所有浸润性肺癌病例的40%；在过去的10年中其发病率有所上升
- 大约75%的肺腺癌为周围性
- 为女性和非吸烟者最常见的肺癌亚型；它与吸烟的关系不如其他类型肺癌那么密切

大体病理学

- 典型的腺癌为单个的肿块或不同大小的多结节性肿瘤；也可发生在肺门中心或肺门周围支气管
- 肿瘤呈灰褐色，质硬，伴有不同程度的坏死
- 肿瘤具有六种生长方式中的一种
  - 外周性肿瘤，伴有其上胸膜纤维组织增生性反应，形成一种起皱的现象，伴有或不伴有瘢痕形成
  - 支气管内腺癌
  - 肺炎样实变，伴有细支气管肺泡或乳头状生长方式
  - 基于胸膜脏层的假间皮瘤性癌
  - 发生在纤维化背景下的腺癌

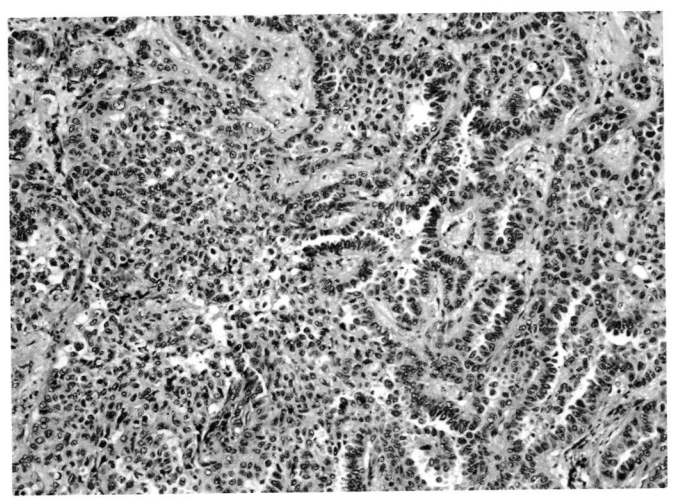

图 4-41 腺癌。这张显微照片显示了中分化到低分化腺癌的混合性结构，伴有实性区域和腺体结构。

- 弥漫性双侧性肺疾病
- 穿透胸膜导致胸腔内播散、胸腔积液和偶尔浸润胸壁

组织病理学

- 肿瘤以形成腺体和产生黏液为特征
- 胞质内黏液或腺腔内黏液使其主要特征
- 腺体通常被纤维组织增生性间质围绕
- 可见一系列的形态学改变，伴有不同程度的分化和非典型性
- 主要组织学亚型
  - 腺泡结构
    - 由立方或柱状细胞组成的腺泡和小管类似于伴有黏液形成的支气管腺体
  - 乳头状结构
    - 通常为一个孤立性肿瘤，由内衬大的非典型性细胞的乳头构成，非典型性细胞的核大，深染，核仁突出，核分裂象常见（不同于细支气管肺泡癌）
    - 乳头常常显示二级和三级分枝结构
    - 可能出现沙粒体
    - 常常出现普通的腺癌或细支气管肺泡癌灶
    - 单纯的乳头状生长方式必须与转移性肿瘤鉴别
  - 细支气管肺泡结构
    - 由成熟的高分化肿瘤细胞组成，沿着先前存在的肺泡壁生长，没有间质、血管或胸膜浸润
    - 常常见于浸润性腺癌的周围，应归入伴有明显的细支气管肺泡结构的混合性腺癌
  - 实性结构
    - 缺乏乳头、小管和腺泡，由片块状多角形细胞组成，每2个高倍视野中至少有5个黏液阳性的细胞
  - 高分化胎儿性腺癌
    - 高分化胎儿性腺癌（well-differentiated fetal adenocarcinoma, WDFA）呈子宫内膜样表现，由复杂的、背靠背的腺体组成，偶尔有纤维组织增生性间质反应，类似于分泌期子宫内膜的间质
    - 腺体内衬非纤毛柱状细胞，胞质透明，核位于基底

◆ 多形性和非典型性不明显
◆ 类似于单相性肺母细胞瘤和胎儿性腺癌
◆ 在大约 70% 的病例，肿瘤细胞显示微弱的多灶性嗜铬素或突触素染色

— 黏液性或胶样腺癌
◆ 分散的黏液池，伴有肿瘤细胞岛

— 黏液性囊腺癌
◆ 腺癌的低级别亚型

— 印戒细胞腺癌：除外来自胃原发性肿瘤的转移癌
◆ 腺泡状或弥漫性组织学结构由肿瘤细胞组成，肿瘤细胞具有大的胞质黏液空泡，核移位到周围

— 透明细胞腺癌：除外转移性肾细胞癌

特殊染色和免疫组织化学

● 应用黏液卡红、PAS 或阿辛蓝染色可以证实黏液产物
● 肿瘤细胞上皮标记物呈阳性：CAM5.2、广谱细胞角蛋白 AE1/AE3、上皮膜抗原（EMA）、癌胚抗原（carcinoembryonic antigen, CEA）、Leu-M1、Ber-Ep4 和 B72.3/BRST-3/TAG-72
● 腺癌 CK7 表达通常比 CK20 表达常见
● 75% ～ 95% 的肺腺癌表达 TTF-1（核表达）

其他诊断技术

● EGFR 突变见于不足 10% 的患者，可以用于靶向治疗

鉴别诊断

▌转移性腺癌
● 多发性肺肿块支持转移的诊断
● 转移性结肠腺癌一般 CK7 呈阴性，CK20 呈阳性
● 黏液性细支气管肺泡癌和胃肠病变 CDX2 呈阳性
● 乳腺癌雌激素和孕激素受体以及大囊肿病液体蛋白 -15（gross cystic disease fluid protein-15, GCEFP-15）常常呈阳性
● 转移性前列腺癌前列腺特异性蛋白和前列腺酸性磷酸酶呈阳性
● 原发性肺癌和转移性甲状腺癌 TTF-1 呈阳性；后者甲状腺球蛋白呈阳性，而前者黏液染色呈阳性
▌间皮瘤

● 免疫组化染色应该包括 TTF-1、两种上皮标记物（CEA、BG8 或 MOC 31）和两种间皮标记物（钙视网膜蛋白、CK5/6、WT-1 或 D2-40）
▌细支气管化生
● 细支气管化生常常发生在纤维性病变，如普通性间质性肺炎（usual interstitial pneumonia, UIP）
● 乳头状或浸润性生长方法或胞质内黏液产物支持腺癌的诊断

提要

● 病理学诊断应该包括组织学亚型，如"腺癌，伴有腺泡状、乳头状和细支气管肺泡结构"
● 附壁生长区域伴有轻微浸润（5mm 或 < 5mm）的小的外周性腺癌，同细支气管肺泡癌一样具有同样良好的临床预后
● 微乳头状结构预后不良
● 高分化胎儿腺癌（WDFA）可能发生在家族性腺瘤性息肉病（familial adenomatous polyposis, FAP），并与 β- 连环蛋白信号异常升高有关
● 肺内最常见的转移癌是腺癌
● 腺癌的分子学分析提示具有涉及 K-ras 基因或 EGFR 基因的两条不同的分子通路
● 密码子 12、13 或 61 的 K-ras 突变出现在 30% 的腺癌，在吸烟者特别常见，偶尔出现在鳞状细胞癌中
● EGFR 活化突变集中发生在外显子 18 ～ 21，与女性性别、从不吸烟、腺癌组织学和亚洲人种有关
● 现在对于 EGFR 定向疗法的最佳患者的选择已有规定，最高的反应率似乎是发生在伴有 EGFR 活化突变或伴有明显非黏液性细支气管肺泡癌成分的肿瘤
● p16Ink4 失活常常发生在腺癌，并与吸烟有关
● p27 过表达与肿瘤分化高和预后较好有关

精选文献

Weydert JA, Cohen MB: Small peripheral pulmonary adeno-carcinoma: Morphologic and molecular update. Adv Anat Pathol 14:120-128, 2007.

Travis WD, Garg K, Franklin WA, et al: Bronchioloalveolar carcinoma and lung adenocarcinoma: The clinical importance and research relevance of the 2004 World Health Organization pathologic criteria. J Thorac Oncol 1(9 Suppl):S13-139, 2006.

Moran CA: Pulmonary adenocarcinoma: The expanding spectrum of histologic variants. Arch Pathol Lab Med 130:958-962, 2006.

Dennis JL, Hvidsten TR, Wit EC, et al: Markers of adenocarcinoma characteristic of the site of origin: development of a diagnostic algorithm. Clin Cancer Res 11:3766-3772, 2005.

Meyerson M, Franklin WA, Kelley MJ: Molecular classification and molecular genetics of human lung cancers. Semin Oncol 31(1 Suppl 1):4-19, 2004.

细支气管肺泡癌
Bronchioloalveolar Carcinoma (BAC)

大体特征

- 发病年龄分布广泛，从 20 岁到老年患者，男女发病相等，与吸烟无关

大体病理学

- 主要发生在肺的周围部分，表现为单个的或多发性胸膜下结节
- 孤立性结节通常伴有非黏液性细支气管肺泡癌
- 肿瘤质软，界限不清，可能是黏液性

组织病理学

- 肿瘤细胞沿着先前存在的肺泡间隔生长，没有间质、血管或胸膜浸润证据
  — 细支气管肺泡癌的非黏液性亚型
    ◆ 大约占细支气管肺泡癌的 75%，可能是由非典型腺瘤性增生（AAH）发生而来
    ◆ 肿瘤细胞或显示 Clara 细胞分化或显示 2 型肺泡细胞分化
      ◇ Clara 细胞分化：柱状细胞，伴有淡染的嗜酸性胞质和胞质突起
      ◇ 2 型肺泡细胞分化：立方细胞，伴有细小的胞质空泡或为透明到泡沫样胞质；可能出现嗜酸性核内包涵体
  — 细支气管肺泡癌的黏液性亚型
    ◆ 大约占细支气管肺泡癌的 25%，常常伴有明显的支气管黏液溢出
    ◆ 肿瘤细胞呈高柱状，核位于基底，胞质两染性，具有不同量的黏液产物；轻微的细胞学非典型性
    ◆ 从肿瘤细胞转化为未受累的肺泡常常突然
    ◆ 周围的肺泡间隔内可能出现黏液积聚

特殊染色和免疫组织化学

- 非黏液性细支气管肺泡癌的免疫表型类似于腺癌，即 CK7 呈阳性，TTF-1 呈阳性，CK20 呈阴性
- 黏液性细支气管肺泡癌 CK7 和 CK20 常常呈阳性，但 TTF-1 呈阴性，这对于避免将黏液性细支气管肺泡癌误诊为来自胃肠道的转移癌非常重要
- 具有 Clara 细胞分化的非黏液性细支气管肺泡癌可见 PAS 阳性颗粒

其他诊断技术

- 黏液性细支气管肺泡癌常常有 K-ras 基因 12 号密码子突变
- 在所有细支气管肺泡癌亚型，脆性组氨酸三联体

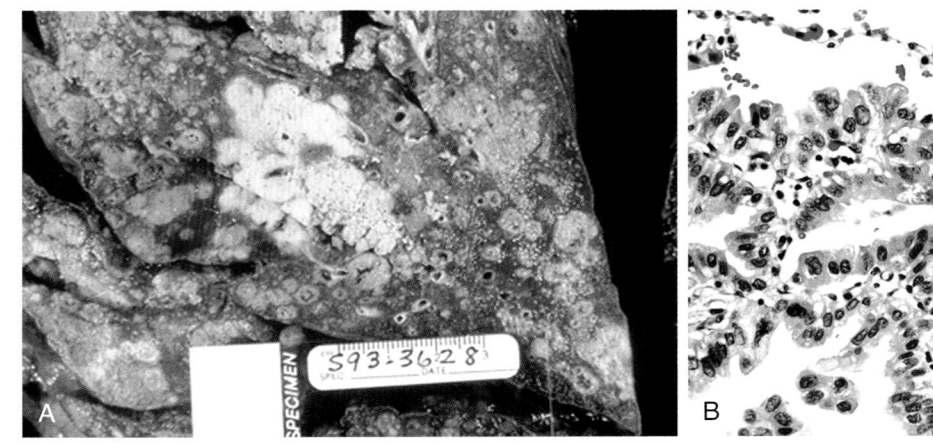

图 4-42　细支气管肺泡癌。A，移植肺的大体照片，显示一个大的不规则的褐白色肿物和无数较小的肺实变区域，这是由肿瘤肺内播散造成的。B，柱状肿瘤细胞沿着先前存在的肺泡间隔生长，没有纤维组织增生性间质。

基因（the fragile histidine triad gene, *FHIT*）杂合性缺失均常常见到

- 非黏液性细支气管肺泡癌常常有 *p53* 突变，并与肿瘤侵袭性较强有关

鉴别诊断

▌ 浸润性腺癌

- 浸润性腺癌具有显著的非典型性、成纤维细胞间质反应和腺体分化

▌ 2 型肺泡细胞增生

- 发生在患有纤维化的情况下（如普通性间质性肺炎）
- 其他细胞类型在细支气管肺泡癌少见，包括矮立方、扁平上皮和非黏液性柱状支气管细胞

▌ 黏液性细支气管肺泡癌与转移性胃肠道腺癌

- 胃肠道腺癌还表达 COX2，而在黏液性细支气管肺泡癌通常呈阴性

提要

- 黏液性细支气管肺泡癌和非黏液性细支气管肺泡癌可能是两种完全独立的临床疾病，其中黏液性细支气管肺泡癌患者表现为较高的分期或肿瘤细胞有较广泛的多灶性肺播散
- 支持真正的浸润而不是间质塌陷的特征是：腺体成角、细胞增加、间质纤维组织增生性反应、复杂的腺泡或筛状结构、单个细胞浸润、坏死以及弹性组织或正常肺实质破坏（基底膜染色可能有所帮助）
- < 2cm 的伴有细支气管肺泡结构的肿瘤需要全面取材切片寻找浸润灶
- 细支气管肺泡癌的诊断要求没有胸膜、血管或间质浸润，小的活检或细胞学标本不应用作细支气管肺泡癌的诊断
- 有些病理医师将 < 0.5cm 的细支气管肺泡癌看成是非典型腺瘤性增生；然而，这不是公认的 WHO 标准或分类
- 许多普通的腺癌显示附壁生长成分，特别是在其周围，不应将其诊断为细支气管肺泡癌
  - WHO 分类建议将这样的肿瘤命名为具有明显细支气管肺泡结构的腺癌（adenocarcinoma with prominent bronchioloalveolar pattern）或混合亚型腺癌

（mixed subtype adenocarcinoma）

- 气道播散常见，以致在肿瘤主体附近形成许多卫星病变，或表现为广泛的实变
- 组织蛋白酶 K（cathepsin K）是一种涉及细胞外基质重新塑造的蛋白酶，有报道称，浸润性生长的部位有表达，但附壁生长或肺泡塌陷部位没有表达

精选文献

Yousem SA, Beasley MB: Bronchioloalveolar carcinoma: A review of current concepts and evolving issues. Arch Pathol Lab Med 131:1027-1032, 2007.

Weydert JA, Cohen MB: Small peripheral pulmonary adenocarcinoma: Morphologic and molecular update. Adv Anat Pathol 14:120-128, 2007.

Travis WD, Garg K, Franklin WA, et al: Bronchioloalveolar carcinoma and lung adenocarcinoma: The clinical importance and research relevance of the 2004 World Health Organization pathologic criteria. J Thorac Oncol 1(9 Suppl):S13-19, 2006.

鳞状细胞癌
Squamous Cell Carcinoma (SCC)

临床特征

- 大约占所有浸润性肺癌的 20%
- 与吸烟密切相关
- 极少数患者表现为梗阻的征象（如反复的感染、

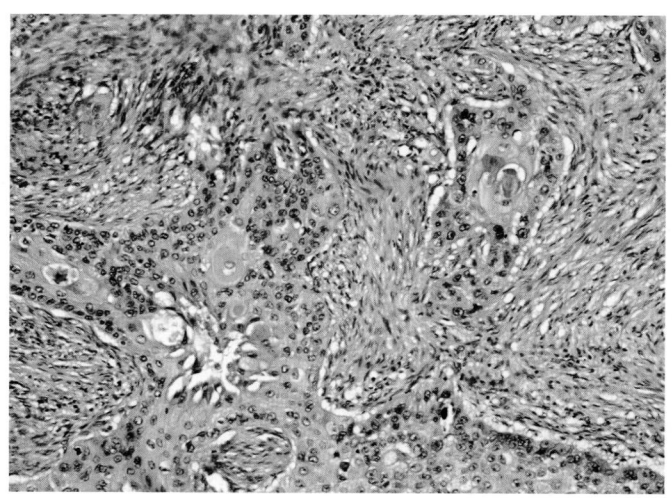

图 4-43　鳞状细胞癌。这个中高分化的鳞状细胞癌显示局灶性角化，伴有角珠形成。可见明显的纤维组织增生性间质反应。

咯血、咳嗽）

大体病理学

- 大约 75% 的病例位于中心，发生于近端支气管
- 肿瘤形成质硬的灰白色肿块，伴有纤维组织增生性间质反应
- 可能出现坏死区域和形成空洞
- 支气管内生长，可能阻塞气道腔，导致支气管扩张、感染或支气管肺炎

组织病理学

- 肿瘤细胞显示鳞状分化，表现为角化、角珠形成和细胞间桥
- 乳头状亚型
  - 外生性、乳头状和支气管内生长方式
  - 大多数患者表现为低级别疾病，预后相对较好，5 年生存率＞ 60%
- 透明细胞亚型
  - 这种亚型罕见（在所有肺癌中所占比例＜ 0.3%）
  - 此型肿瘤几乎完全由大的伴有透明胞质的多角形细胞组成；注意，透明细胞改变常见，多达 1/3 的所有原发性肺癌有局灶性透明细胞改变，占这种肿瘤的 10% ~ 20%
  - 类似于转移性肾细胞癌、转移性甲状腺癌、伴有透明细胞改变的腺癌和大细胞癌
- 小细胞亚型
  - 伴有小细胞的低分化癌，核深染，不规则，核仁明显，胞质中等量，细胞与细胞之间界限清楚
  - 局灶性鳞状分化
  - 缺乏见于小细胞肺癌的均匀一致的胡椒盐样染色质结构和细胞核变形，而且嗜铬素和突触素染色呈阴性
- 基底细胞样亚型
  - 低分化肿瘤细胞巢，周围的细胞核呈明显的栅栏状排列
  - 这种亚型的鳞状细胞癌的鉴别诊断包括发生在较年轻患者的腺样囊性癌，后者预后较好
- 非角化性亚型
  - 类似于尿道上皮癌

特殊染色和免疫组织化学

- 鳞状细胞癌表达高分子量细胞角蛋白 34βE12、

CK5/6、CEA、p63 和 低 分 子 量 角 蛋 白（35βH11）
- 偶尔鳞状细胞癌表达 CK7 或 TTF-1

其他诊断技术

- 染色体位点 3q26 通过扩增或多体性而增加是鳞状细胞癌最常见的基因组异常
- 异型增生的鳞状上皮 *p53* 表达逐渐增加

鉴别诊断

- 鳞状细胞癌（SCC）与小细胞肺癌（SCLC）
  - 小细胞肺癌 p63 呈阴性，TTF-1 呈阳性；而鳞状细胞癌一般 p63 呈阳性而 TTF-1 呈阴性

提要

- 鳞状细胞癌的 5 年生存率一般好于腺癌
- 除了 3q26 扩增以外，鳞状细胞癌的特征还包括染色体 3p、9p 和 8p 丧失以及 p53 突变
- p16INK4A 丧失与非小细胞肺癌的预后不好密切相关，特别是鳞状细胞癌

精选文献

Meyerson M, Franklin WA, Kelley MJ:. Molecular classification and molecular genetics of human lung cancers. Semin Oncol 31(Suppl 1):4-19, 2004.

Massion PP, Taflan P, Jamshedur Rahman SM, et al: Significance of p63 amplification and overexpression in lung cancer development and prognosis. Cancer Res 63:7113-7121, 2003.

小细胞肺癌
Small Cell Lung Carcinoma (SCLC)

临床特征

- 小细胞肺癌（SCLC）几乎完全发生在吸烟者
- 在美国，它大约占肺癌病例的 13%
- 女性 SCLC 病例有所增加，大约占所有病例的一半
- 一般来说，SCLC 最初对化疗有反应，因此需要与非小细胞肺癌（NSCLC）鉴别开来
- 混合性小细胞癌亚型显示典型的小细胞肺癌的特征，伴随的其他成分是由任何组织学亚型的 NSCLC 组成
- SCLC 是高级别肿瘤，就诊时已有广泛播散，因

而将其分级为局限性疾病和广泛性疾病而不用
TNM 系统进行分级，虽然有资料支持应用 TNM
系统

- 局限性疾病（30% ~ 40% 的患者）：疾病局限于

同侧胸腔，在单一放疗野内（相当于 TNM Ⅰ 期
到Ⅲ B 期）

- 广泛性疾病（60% ~ 70% 的患者）：有明显的同
侧胸腔外转移性疾病

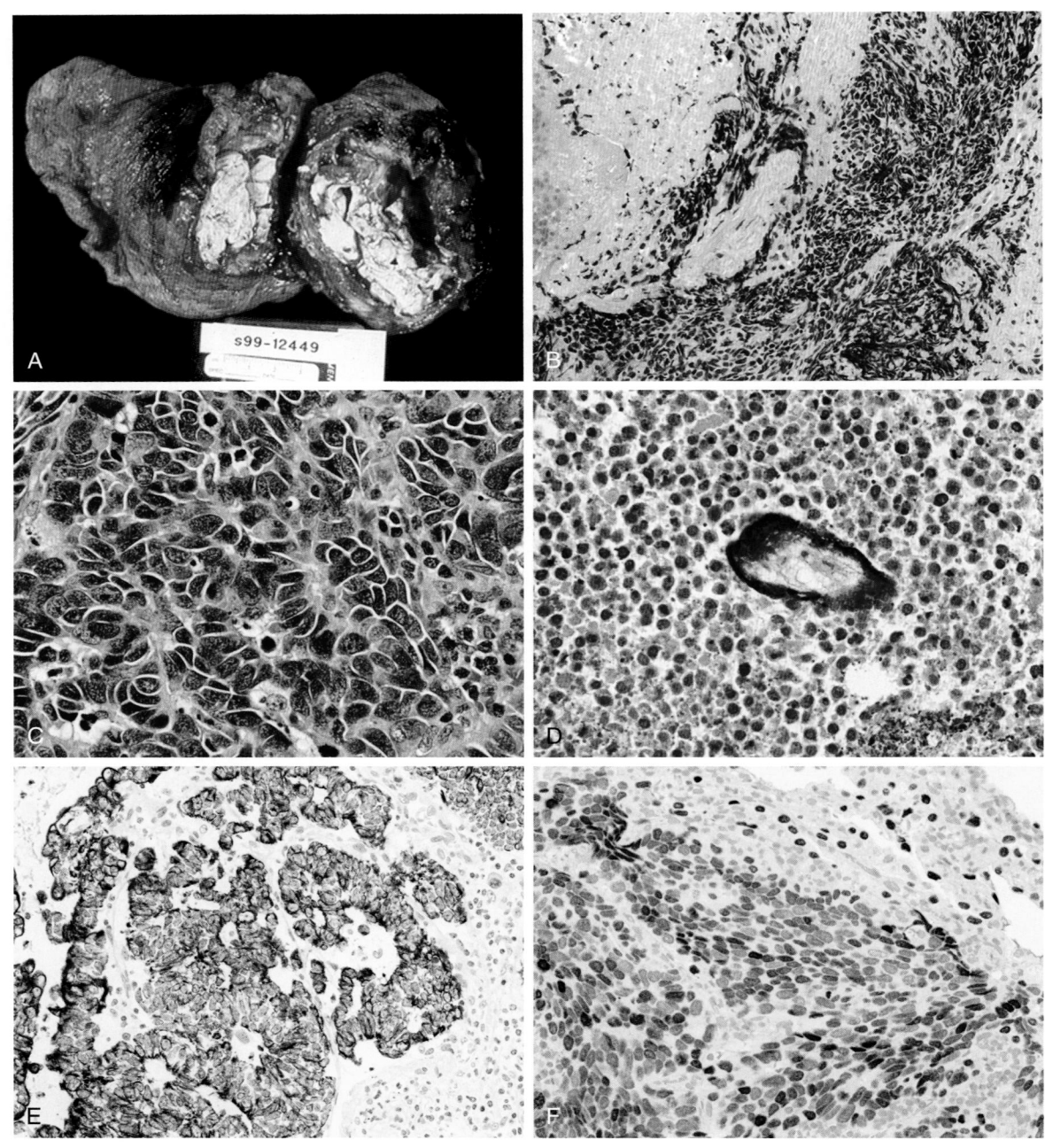

图 4-44　小细胞癌。A，大体上所有的肺癌都倾向于有类似的表现。这个肺切除标本可见大而不规则的褐色到白色肿瘤。**B**，低倍镜下显示的了成簇的细胞巢和大的坏死区，这是支气管活检的特征性表现。**C**，这幅切除肿瘤的显微照片显示了保存完好的中等大小的肿瘤细胞，形成假菊形团结构，伴有坏死、胡椒盐样染色质和少数不明显的核仁。**D**，这个大的坏死性肿瘤可见 Azzopardi 效应，伴有血管周围 DNA 挤压。**E**，角蛋白 CAM5.2 免疫过氧化物酶染色可能有助于癌和淋巴细胞的鉴别诊断。**F**，甲状腺转录因子 -1 （TTF-1）染色显示肿瘤以及邻近的正常肺泡细胞中核呈阳性反应。

大体病理学

- 白褐色、质软易碎的肺门周围肿块，伴有广泛的坏死，并常常有淋巴结转移
- 肿瘤沿着支气管黏膜下和环周扩散，通常伴有淋巴管浸润
- 大约5%的病例表现为外周硬币形病变

组织病理学

- 肿瘤细胞一般小于3个休止期淋巴细胞的大小
- 肿瘤细胞有圆形、卵圆形或梭形细胞核和少量胞质
- 细胞边界不清楚，变形是一种常见的特征
- 一个重要的诊断特征是缺乏核仁；然而，较大的肿瘤细胞偶尔可能出现少数不明显的核仁
- 核分裂率高，平均 > 60 个核分裂象 /10hpf，而且常常有广泛的坏死
- 生长方式包括巢状、小梁状、周围栅栏状排列以及菊形团形成——类似于其他神经内分泌肿瘤；没有神经内分泌结构的片块样结构也很常见
- 复合性 SCLC 占 SCLC 病例的比例 < 3%，是 2004 WHO 分类公认的唯一的 SCLC 亚型
  - 非小细胞成分通常是鳞状细胞、腺癌或大细胞癌；梭形细胞或巨细胞癌少见
  - 在诊断中需要列举非小细胞成分

特殊染色和免疫组织化学

- 实际上所有 SCLC 细胞角蛋白（包括 CK7）和 EMA 染色均呈阳性反应
- 大约90%的 SCLC 细胞表达 TTF-1
- 大约90%的 SCLC 细胞一种或多种神经内分泌标记物染色呈阳性；少于 10% 的 SCLC 病例所有神经内分泌标记物染色均为呈阴性

其他诊断技术

- 染色体 3p 缺失是 SCLC 的一个一致所见，这个部位可能包括位于 3p14.2 的脆性组氨酸三联体基因（FHIT）
- 大约20%的 SCLC 显示 Rb 基因突变
- 大约70% ~ 95%的 SCLC 显示 Bcl-2 表达
- 在所有肺癌中，SCLC 具有最高的 p53 突变率，因此，> 10% ~ 20% 的细胞 p53 染色核强呈阳性表达，高度提示 p53 突变

鉴别诊断

▌ 淋巴细胞浸润
- 在小的活检样本中，挤压的淋巴细胞可能难以与未进行免疫组化分析（LCA、角蛋白 AE1/AE3 和 CAM5.2）的 SCLC 区分

▌ 非典型性类癌
- SCLC 比非典型性类癌具有相对明显的坏死、核碎裂和核分裂象
- 类癌一般显示较广泛而又明显的嗜铬素染色

提要

- SCLC 是根据光学显微镜诊断的，神经内分泌标记物染色呈阴性不能除外 SCLC 的诊断
- 在钳取和支气管活检时 SCLC 容易被挤压
- 坏死肿瘤细胞的 DNA 可能沉积在血管壁和结缔组织中（Azzopardi 现象）
- 少数情况下，患者可产生与 SCLC 细胞和中枢神经系统或神经肌肉接点的非肿瘤性细胞结合的自身抗体，导致小脑变性综合征或 Lambert-Eaton 肌无力综合征
- SCLC 还可能产生许多多肽激素，包括 ACTH 和加压素，导致各种副肿瘤和异位激素综合征
- 据报道，Rb 基因缺失见于 90% 以上的 SCLC 和 15% 的 NSCLC

精选文献

Chong S, Lee KS, Chung MJ, et al: Neuroendocrine tumors of the lung: Clinical, pathologic, and imaging findings. Radiographics 26:41-57; discussion, 57-58, 2006.
Meyerson M, Franklin WA, Kelley MJ: Molecular classification and molecular genetics of human lung cancers. Semin Oncol 31(Suppl 1):4-19, 2004.

大细胞癌和大细胞神经内分泌癌 Large Cell Carcinoma and Large Cell Neuroendocrine Carcinoma (LCNEC)

临床特征

- 未分化的肿瘤，光学显微镜检查缺乏鳞状细胞癌、腺癌或小细胞癌的诊断特征
- 占所有肺癌的 9%

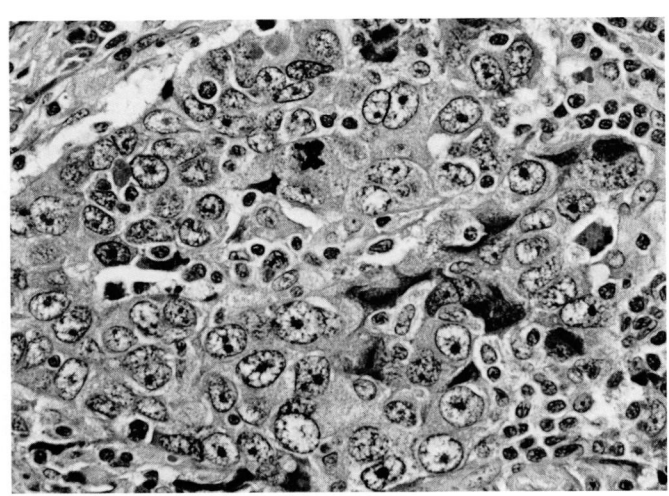

图 4-45　大细胞癌。 在纤维组织中可见成簇的高度非典型性大细胞（与正常淋巴细胞的大小进行比较）。核仁突出。

大体病理学

- 通常为一个大的中心性或外周性肿瘤，切面呈鱼肉样、粉褐色
- 常见肿瘤坏死灶
- 常常经胸膜浸润到胸壁或邻近结构

组织病理学

- 排除腺癌、鳞状细胞癌和小细胞癌之后的一种除外性诊断
- 肿瘤细胞具有大的空泡状细胞核，伴有明显的核仁，胞质中等量，细胞与细胞之间界限清楚
- 肿瘤细胞排列成片状或巢状
- 亚型
  - 大细胞神经内分泌癌（LCNEC）亚型
    - LCNEC 占肺癌的 3%
    - 具有器官样巢状、小梁状生长、菊形团结构和小叶周围栅栏状排列的生长方式
    - 肿瘤细胞大，伴有丰富的胞质
    - 核仁突出，有助于与小细胞癌鉴别
    - 核分裂活跃（> 10 个核分裂象 /10hpf；平均 66 个核分裂象 /10hpf），而且常见大片坏死
  - 混合性大细胞神经内分泌癌亚型
    - 出现腺癌、鳞状细胞癌、巨细胞癌或梭形细胞癌成分

- 基底细胞样癌
  - 肿瘤细胞巢的周围呈明显的栅栏状排列
- 淋巴上皮瘤样癌
  - 肿瘤细胞大，混有淋巴细胞浸润
- 透明细胞癌
- 伴有横纹肌样表型的大细胞癌
  - 横纹肌样细胞必须占肿瘤细胞的 10% 以上，伴有由中间丝组成的嗜酸性胞质包涵体

特殊染色和免疫组织化学

- 大细胞神经内分泌癌（LCNEC）
  - 神经内分泌标记物染色常常呈片块状分布且相对较弱，类似于小细胞肺癌，与类癌的弥漫性强阳性染色形成鲜明对比
  - CK 和 CEA 呈弥漫阳性；50% 的 LCNEC 肿瘤表达 TTF-1
- 基底细胞样癌
  - 神经内分泌标记物和 TTF-1 通常呈阴性
  - 高分子量细胞角蛋白（34βE12）呈阳性

其他诊断技术

- 淋巴上皮瘤样癌
  - 肿瘤细胞核有 EB 病毒编码的小 RNA（EBER RNA）表达，但周围浸润的淋巴细胞没有表达

鉴别诊断

- 低分化鳞状细胞癌
  - 鳞状细胞癌可见细胞间桥和角蛋白形成
- 基底细胞样癌与鳞状细胞癌的基底细胞样亚型
  - 出现鳞状分化支持鳞状细胞癌的基底细胞样亚型的诊断，即使是局灶性的
- 实性型腺癌
  - 至少有 5 个黏液小滴 /2hpf
- 非典型性类癌
  - 2 ~ 10 个核分裂象 /10hpf，并有点状坏死

提要

- 不应以小的支气管活检标本作出大细胞癌诊断，因为腺癌、鳞状细胞癌和其他类型的癌均可伴有灶状大细胞癌的特征
- LCNEC 是一种罕见的侵袭性肿瘤，预后不良。本病难以诊断，因为首先必须通过光镜辨认出神

经内分泌成分（器官样结构），而且必须通过免疫组化染色证实至少有一种特异性神经内分泌标记物

精选文献

Chong S, Lee KS, Chung MJ, et al: Neuroendocrine tumors of the lung: Clinical, pathologic, and imaging findings. Radiographics 26:41-57; discussion, 57-58, 2006.

Hage R, Seldenrijk K, de Bruin P, et al: Pulmonary large-cell neuroendocrine carcinoma (LCNEC). Eur J Cardiothorac Surg 23:457-460, 2003.

类癌 Carcinoid Tumor

临床特征

- 类癌是低级别恶性肿瘤，占所有原发性肺癌的 1% ~ 2%
- 诊断典型类癌和非典型性类癌的平均年龄分别为 45 ~ 55 岁
- 非典型性类癌与吸烟有关
- 年轻成人、青少年和儿童均可罹患类癌
- 类癌可发生于人体许多部位，肺是继胃肠道后的第二个最常见部位
- 支气管类癌由于肿块作用可出现阻塞症状：咳嗽、喘息、呼吸困难、胸痛、咯血和反复发生的肺炎；周围性类癌通常没有症状

大体病理学

- 大多数肿瘤（70%）位于中心，发生在主支气管和大支气管，而且常常位于支气管内；30% 位于周围，发生于肺段支气管或以外部位
- 肿瘤为质硬，界限清楚，黄褐色的结节状肿块，切面光泽，通常 < 2cm
- 其上黏膜可能完整或有溃疡形成

组织病理学

- 类癌是肺神经内分泌肿瘤序列中的一部分，肺神经内分泌肿瘤包括：大细胞神经内分泌癌、小细胞癌以及典型性和非典型性类癌
- 类癌是由均匀一致的多角形细胞组成的，胞质呈细颗粒状，核仁不明显，胞质稀少
- 核的非典型性和多形性可能明显，但是这些特征并不能区分典型性类癌和非典型性类癌
- 提示神经内分泌分化的生长方式包括：器官样、小梁状、梭形细胞、乳头状、假腺体、菊形团和滤泡状结构
- 真正的腺体结构罕见，肿瘤细胞梭形化可能明显，特别是在位于周围的类癌
- 间质一般富于血管，或少数出现玻璃样变，伴有软骨或骨形成
- 典型性类癌（占肺类癌的 80% ~ 90%）：直径 >

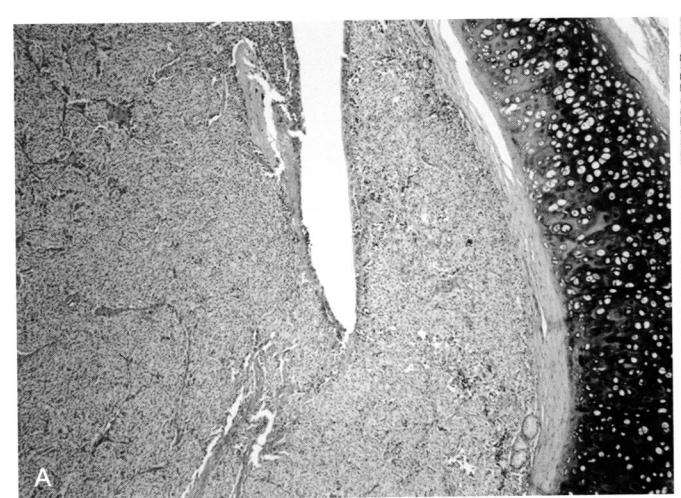
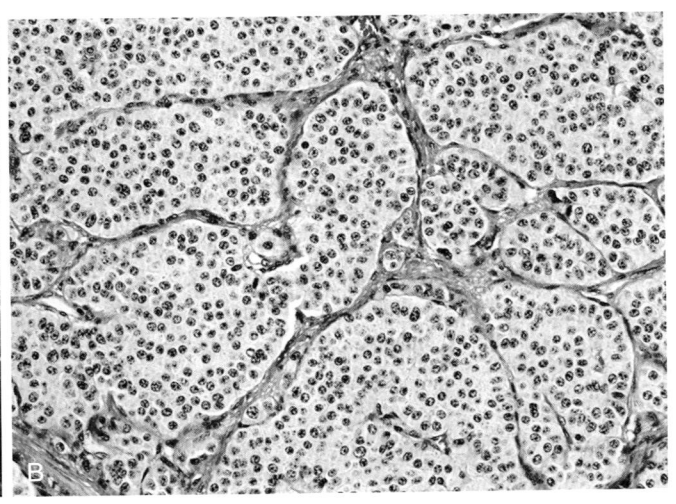

图 4-46 类癌。A，一个表现均匀一致的息肉样病变突入支气管腔内。B，高倍镜下可见器官样结构。肿瘤细胞均匀一致，伴有丰富的胞质，圆形到卵圆形的细胞核和胡椒盐样染色质。

0.5cm，1 个核分裂象 /10hpf，而且没有坏死证据
- 非典型性类癌（占肺类癌的 10% ~ 20%）：局灶坏死，或 2 ~ 10 个核分裂象 /10hpf

特殊染色和免疫组织化学

- 大约 80% 的类癌细胞角蛋白染色呈阳性
- 典型性类癌神经内分泌标记物染色呈强阳性
- 非典型性类癌神经内分泌标记物染色强度减弱；然而，这种差异不足以将非典型性类癌和典型性类癌区分开来
- 支持细胞表达 S-100
- 大多数类癌表达 CD99

其他诊断技术

- 没有帮助

鉴别诊断

▎ 其他神经内分泌肿瘤
- 小细胞肺癌（SCLC）和大细胞神经内分泌癌（LCNEC）：神经内分泌标记物染色呈阳性的细胞少，染色强度亦弱
- 类癌和大细胞神经内分泌肿瘤在所有肺癌中所占比例在 3% 以下，而小细胞肺癌比较常见，在所有肺癌中所占比例为 13%
- 类癌小瘤（carcinoid tumorlets）类似于典型性类癌，直径 < 5mm

▎ 大细胞神经内分泌癌（LCNEC）
- > 10 个核分裂象 /10hpf（平均为 70 个核分裂象 /10hpf）
- 坏死相对明显
- 细胞大，伴有空泡状、粗糙或细染色质，可见核仁，核浆比例比非典型性类癌低

▎ 小细胞肺癌（SCLC）
- 核分裂率高（平均为 80 个核分裂象 /10hpf）
- 常有广泛坏死
- 细颗粒状染色质，缺乏核仁或核仁不清，胞质稀少，核变形

▎ 肺类癌与肠或胰腺类癌鉴别
- 大约 80% ~ 95% 的肺类癌 TTF-1 呈阳性，而肠和胰腺类癌不表达 TTF-1

▎ 腺癌和其他癌
- 假腺体生长方式可能类似于腺癌、黏液表皮样癌或腺泡细胞癌
- 与类癌相比，腺癌显示较明显的非典型性、较多的黏液产物，而神经内分泌标记物表达较少

提要

- 典型性类癌很少转移，预后好（完全切除后 5 年生存率为 90%）
- 非典型性类癌容易转移，5 年生存率大约为 50%
- 典型性类癌和非典型性类癌可以发生于 I 型多发性内分泌肿瘤综合征（MEN I）患者
- LCNEC 和 SCLC 的 p53、Rb 和 cyclin D1 基因突变比类癌常见
- 类癌综合征、Cushing 综合征以及异位生长激素合成相关性激素于肺的类癌罕见

精选文献

Kloppel G: Tumour biology and histopathology of neuroendocrine tumours. Best Pract Res Clin Endocrinol Metab 21:15-31, 2007.

Chong S, Lee KS, Chung MJ, et al: Neuroendocrine tumors of the lung: Clinical, pathologic, and imaging findings. Radiographics 26:41-57; discussion, 57-58, 2006.

Hage R, Seldenrijk K, de Bruin P, et al: Pulmonary large-cell neuroendocrine carcinoma (LCNEC). Eur J Cardiothorac Surg 23:457-460, 2003.

Flieder DB: Neuroendocrine tumors of the lung: Recent developments in histopathology. Curr Opin Pulm Med 8: 275-280, 2002.

间叶性肿瘤　Mesenchymal Tumors

肺错构瘤　Pulmonary Hamartoma

临床特征

- 在所有孤立性肺结节中大约占 5% ~ 8%，占所有良性肺肿瘤的 75%
- 大多数错构瘤是在 50 ~ 60 岁发现的，男性发病是女性发病的 2 ~ 3 倍
- 大多数患者有吸烟史
- 大多数周围性病变没有临床症状，而支气管内病变可能引起梗阻性症状

大体病理学

- 大约 90% 的肿瘤位于肺的周围，10% 位于中心
- 呈灰白色，界限清楚，质硬，分叶结节状，大小为 1 ~ 9cm，平均直径为 1.5cm

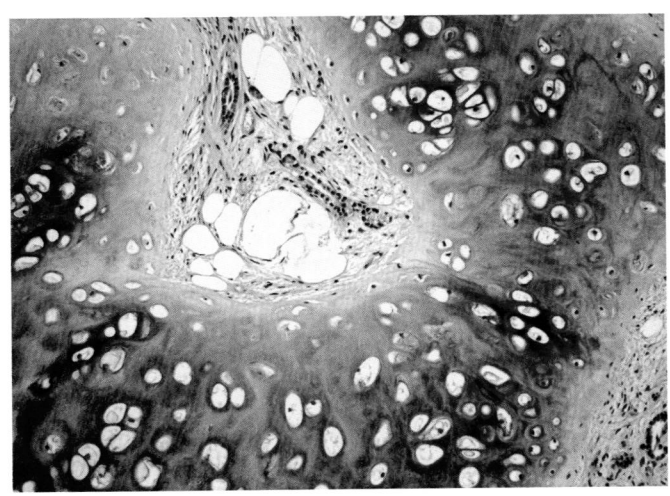

图 4-47 错构瘤。在这幅低倍显微照片中可见良性软骨、脂肪和支气管上皮。

组织病理学

- 含有混合性上皮和间叶组织的良性肿瘤
- 肿瘤是由杂乱排列的软骨、纤维黏液样组织、脂肪、平滑肌或骨组成的
- 结节被内衬非肿瘤性纤毛或非纤毛呼吸道上皮的裂隙分开
- 所有成分都是高分化的，在半数以上的所有标本中出现脂肪

特殊染色和免疫组织化学

- 没有帮助

其他诊断技术

- 没有帮助

鉴别诊断

- **Carney 三征**
  - 罕见的疾病，主要累及女性，常常发生在青少年，伴有上皮样胃肠间质瘤（epithelioid gastrointestinal stromal tumors, GIST）和肾上腺外副神经节瘤
  - 肺软骨瘤常常是多发性的，缺乏裂隙样间隙，内衬呼吸道上皮
- **平滑肌瘤**
  - 平滑肌瘤不含脂肪和软骨
- **脂肪瘤**

- 典型者见于中心支气管，常发生于左侧，可能出现梗阻性症状（喘息、反复发生的肺炎或支气管扩张）
- 光滑的息肉样病变，突入支气管腔内
- 成熟脂肪组织，偶尔伴有巨细胞
- 缺乏其他间叶性成分

提要

- 软骨是肺错构瘤中最常见的组织类型
- 许多良性肿瘤常常累及染色体 12q15 和 6p21，相当于高活动性蛋白（high mobility group, HMG）位点，包括肺错构瘤和脂肪瘤
- 高分辨率 CT 检查发现脂肪和钙化是错构瘤的特异性表现，特别是直径 < 2.5cm 的肿瘤
- 恶性变非常罕见

精选文献

Trahan S, Erickson-Johnsons MR, Rodriguez F, et al: Formation of the 12q14-q15 amplicon precedes the development of a well-differentiated liposarcoma arising from a nonchondroid pulmonary hamartoma. Am J Surg Pathol 30:1326-1329, 2006.

Kayser K, Dünnewald D, Kazmierczak B, et al: Chromosomal aberrations, profiles of expression of growth-related markers including galectins and environmental hazards in relation to the incidence of chondroid pulmonary hamartomas. Pathol Res Pract 199:589-598, 2003.

Lemke I, Rogalla P, Grundmann F, et al: Expression of the HMGA2-LPP fusion transcript in only 1 of 61 karyotypically normal pulmonary chondroid hamartomas. Cancer Genet Cytogenet 138:160-164, 2002.

Tallini G, Vanni R, Manfioletti G, et al: HMGI-C and HMGI(Y) immunoreactivity correlates with cytogenetic abnormalities in lipomas, pulmonary chondroid hamartomas, endometrial polyps, and uterine leiomyomas and is compatible with rearrangement of the HMGI-C and HMGI(Y) genes. Lab Invest 80:359-369, 2000.

淋巴管平滑肌瘤病 Lymphangioleiomyomatosis (LAM)

临床特征

- 平滑肌样梭形细胞（LAM 细胞）弥漫广泛增生，常常伴有囊性改变，几乎完全发生在生育年龄的女性
- 罕见的疾病；估计每年 1 例 /10 万人发病
- LAM 是一种多系统疾病，累及肺，腋下、胸腔和腹膜后淋巴结（表现为充满液体的囊性结构，

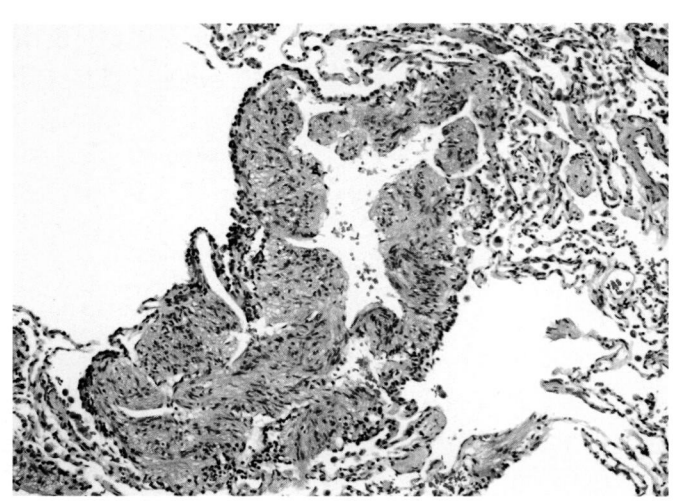

图 4-48　淋巴管平滑肌瘤病。伴有嗜酸性胞质的良性均一的梭形细胞（平滑肌细胞）异常增生。

称为淋巴管平滑肌瘤），肾血管肌脂肪瘤，错构瘤，以及子宫平滑肌瘤

- 患者一般表现为进行性呼吸困难、咳嗽、乳糜性胸腔积液、反复发生的气胸和咯血
- 10 年生存率超过 90%

大体病理学

- 高分辨率 CT 检查显示双肺有众多 2 ~ 5mm 的薄壁囊肿，临床上有气胸或乳糜胸、阻塞性肺功能试验和弥散能力受损，对 LAM 具有诊断意义
- 高度充气的肺伴有广泛弥漫存在的、直径为 0.5 ~ 2cm 囊肿，病变累及双侧肺，造成胸膜表面不平

组织病理学

- LAM 的两种主要病变
  - 整个肺的支气管周围、血管周围和淋巴管周围有异常增生的良性表现的平滑肌细胞
  - 充满气体的、大小不同的囊肿，内衬斑块样或结节状集聚的平滑肌束
- LAM 的两种类型的细胞
  - 小的梭形细胞，与增生细胞核抗原（proliferating cell nuclear antigen, PCNA）有反应（见下文），可能是增生较为明显的状况
  - 较大的上皮样细胞，与 HMB-45 有反应，可

能是较为分化的状况
- LAM 细胞没有明显的非典型性或核分裂活性；然而，随着时间的推移，这些细胞增生并破坏肺实质
- 可能出现继发性出血、充满含铁血黄素的巨噬细胞或异物肉芽肿反应
- LAM 组织学计分（LAM histology score, LHS）与预后相关，并且可能可以确定囊性病变和 LAM 细胞结节取代正常肺组织的范围
  - LHS-1：< 25%
  - LHS-2：25% ~ 50%
  - LHS-3：> 50%

特殊染色和免疫组织化学

- 结蛋白、SMA 和波形蛋白染色呈阳性，符合平滑肌分化
- 平滑肌结节 HMB-45、雌激素受体（estrogen receptor, ER）和 bcl-2 染色呈阳性

其他诊断技术

- 分子学研究证实，TSC2（16p13）基因杂合性缺失和体细胞突变，TSC2（16p13）基因是编码马铃薯球蛋白（tuberin）的肿瘤抑制基因

鉴别诊断

- **良性转移性平滑肌瘤**
  - 缺乏见于 LAM 的纤细的薄壁囊肿
  - 患者有子宫平滑肌瘤病史
  - 平滑肌束一般呈结节状排列
  - HMB-45 呈阴性
- **平滑肌肉瘤**
  - 没有弥漫性囊性改变
  - 细胞非典型性、核分裂象和坏死
  - HMB-45 呈阴性
- **蜂窝状纤维性病变中的支气管周围平滑肌增生**
  - 肺纤维化常见反应性平滑肌增生和囊性改变；然而，LAM 缺乏广泛而弥漫的纤维化和伴有某些炎症的重塑的肺结构
  - HMB-45 呈阴性

提要

- LAM 患者有一系列的 TSC2 基因突变

- 有些研究提示，LAM 细胞是从血管肌脂肪瘤或淋巴结迁移或转移到肺
- 患有 LAM 的女性好像易患脑膜瘤
- LAM 的平滑肌细胞对 HMB-45 和 PCNA 的免疫反应呈负相关，提示 LAM 细胞是处于不同分化状况的平滑肌细胞

精选文献

Taveira-DaSilva AM, Steagall WK, Moss J: Lymphangioleiomyomatosis. Cancer Control 13:276-285, 2006.

Ryu JH, Moss J, Beck GJ, et al: The NHLBI lymphangioleiomyomatosis registry: Characteristics of 230 patients at enrollment. Am J Respir Crit Care Med 173:105-111, 2006.

Zhe X, Schuger L: Combined smooth muscle and melanocytic differentiation in lymphangioleiomyomatosis. J Histochem Cytochem 52:1537-1542, 2004.

Finlay G: The LAM cell: What is it, where does it come from, and why does it grow? Am J Physiol Lung Cell Mol Physiol 286: L690-693, 2004.

炎症性肌成纤维细胞瘤　Inflammatory Myofibroblastic Tumor (IMT)

临床特征

- IMT 最常见于肺，但也可以见于大多数大的器官、腹膜后、肠系膜、纵隔、硬脑膜和腹腔
- IMT 可以发生于任何年龄（0 ~ 87 岁），但大多数患者为儿童和年轻成人（平均为 30 岁），男女发病率相同
- IMT 占儿童肺肿瘤的 50% 以上
- 有些病例与人疱疹病毒 -8（HHV-8）有关；EB 病毒与脾和淋巴结病变有关，而与肺 IMT 无关
- 报道的复发率为 25% ~ 40%，较常伴有肺外 IMT

大体病理学

- 一般是孤立性的、无包膜的、圆形、质硬韧肿物，与周围肺实质界限分明
- 切面从灰黄色到褐色到白色不一
- 大小为 1 ~ 6cm（平均 3cm）；可以大至 36cm
- 常常穿透胸膜，偶尔呈息肉样突入支气管内

组织病理学

- 由具有成纤维细胞和肌成纤维细胞分化的梭形细胞组成，排列成束或呈席纹状结构，混有炎症细胞，间质黏液样、纤维性或玻璃样变
- 病变常常掩盖了肺的结构
- 细胞成分比例不同，从以肌成纤维细胞为主到以浆细胞为主
- 梭形细胞具有卵圆形细胞核，染色质细腻，核仁不明显，胞质丰富，呈嗜酸性
- 几乎没有核非典型性，但少数梭形细胞具有大的空泡状细胞核，伴有明显的核仁，类似于神经节细胞或 Reed-Sternberg 细胞
    - 这些罕见的非典型性细胞常常显示胞质颗粒状 ALK 蛋白过表达
- 核分裂象一般稀少（0 ~ 2/10hpf），但可多达 15/10hpf
- 有明显的炎症成分，由浆细胞、淋巴细胞、巨噬细胞、泡沫样组织细胞组成，偶见 Touton 型巨细胞以及少数嗜酸性粒细胞或中性粒细胞，而且炎症细胞可能非常明显以致掩盖了梭形细胞
- 偶尔发生小血管、胸壁或肺门软组织浸润

特殊染色和免疫组织化学

- 梭形细胞表达波形蛋白（＞95%）、平滑肌肌动蛋白（SMA）（86%）和肌肉特异性肌动蛋白（MSA）（82%），局灶性表达结蛋白（41%）
- 大约 45% 的病例表达 ALK-1 和 p80
- 细胞角蛋白免疫反应好像发生在陷入的上皮成分

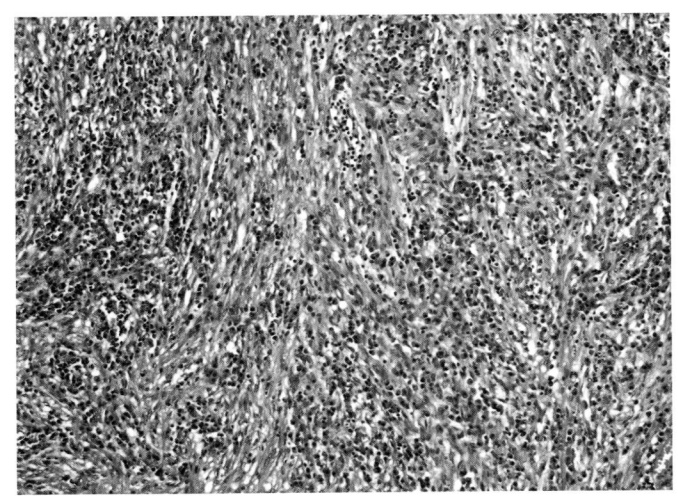

图 4-49　炎症性肌成纤维细胞瘤。 这幅显微照片显示了富于细胞的病变，是由良性梭形细胞和炎症细胞（浆细胞和淋巴细胞）组成的。

● 梭形细胞 CD117/c-KIT、S-100、肌细胞生成素（肌形成蛋白）和肌红蛋白（肌红蛋白）染色呈阴性

其他诊断技术

● 没有帮助

鉴别诊断

■ 软组织纤维组织细胞瘤
● 与 IMT 具有类似的席纹状组织学结构
■ 浆细胞瘤
● 很少累及肺
● 由非典型性单克隆性浆细胞组成，伴有许多核分裂象，几乎没有纤维化
■ 肺淀粉样变性
● 蜡样、质硬的不规则结节
● 刚果红染色可用于鉴别淀粉样瘤（amyloid tumor）和 IMT
■ 肺玻璃样肉芽肿
● 肺玻璃样肉芽肿（pulmonary hyalinizing granuloma）为多发性病变，伴有广泛的玻璃样变和少量淋巴细胞浸润
● 层状胶原排列成席纹状或旋涡状结构
■ 炎症性纤维肉瘤
● 低级别肉瘤，由成束的或旋涡状的成纤维细胞或肌成纤维细胞组成，混有浆细胞和胶原
● 梭形细胞显示突出的核非典型性，可侵犯大血管或胸膜

提要

● 目前的共识是，大多数 IMT 病例的梭形细胞是肿瘤性成分
● 新近的研究提示，梭形细胞来自成纤维细胞性网状细胞（fibroblastic reticulum cells, FBRC），它是辅助性免疫细胞的亚型，在免疫反应中与淋巴细胞及其子代相互作用
● 出现染色体异常符合克隆性来源，可能有助于部分地解释这些病变的一系列侵袭性行为
● 少数 10 岁以前发生在肺或腹部的 IMT 涉及 2p23 的 ALK 位点的染色体重排；这些肿瘤可能具有较为侵袭性的生物学行为，而且复发率增高
● 为了降低复发率，如果可能，建议完全切除肿瘤

精选文献

Kovach SJ, Fischer AC, Katzman PJ, et al: Inflammatory myofibroblastic tumors. J Surg Oncol 94:385-391, 2006.
Nonaka D, Birbe R, Rosai J: So-called inflammatory myofibroblastic tumour: A proliferative lesion of fibroblastic reticulum cells? Histopathology 46:604-613, 2005.
Dehner LP: Inflammatory myofibroblastic tumor: The continued definition of one type of so-called inflammatory pseudotumor. Am J Surg Pathol 28:1652-1654, 2004.
Janik JS, Janik JP, Lovell MA, et al: Recurrent inflammatory pseudotumors in children. J Pediatr Surg 38:1491-1495, 2003.

胸膜肺母细胞瘤 Pleuropulmonary Blastoma (PPB)

临床特征

● 罕见的儿童肿瘤，发生在贴近胸膜的肺实质或纵隔
● 患者的平均年龄为 2.5 岁，但偶尔有较大的儿童和青少年受累
● 三种形态学亚型代表了组织学和生物学进展的连续性
　— Ⅰ 型最少见，占 PPB 病例的 15% 以下，累及最年轻的患者（平均 10 个月）
　— Ⅱ 型占所有 PPB 的 40% ~ 50%，累及比 Ⅰ 型稍微大一些的儿童（平均 34 个月）
　— Ⅲ 型占 PPB 病例的 40%，发生在较大的患者（平均 44 个月）

大体病理学

● 肿瘤表现为囊性、实性或混合性，取决于亚型
　— Ⅰ 型：纯粹为囊性
　— Ⅱ 型：混合性囊性和实性结构
　— Ⅲ 型：界限清楚，实性、黏液样，呈褐白色，部分脆而易碎，或为坏死性肿块，附着于胸膜，累及肺的一叶或整个肺

组织病理学

● 恶性细胞为双相性混合性
　— 原始的、小的椭圆形未分化母细胞，胞质稀少，孤立的细胞核呈球形深染，偶尔可见明显的核仁

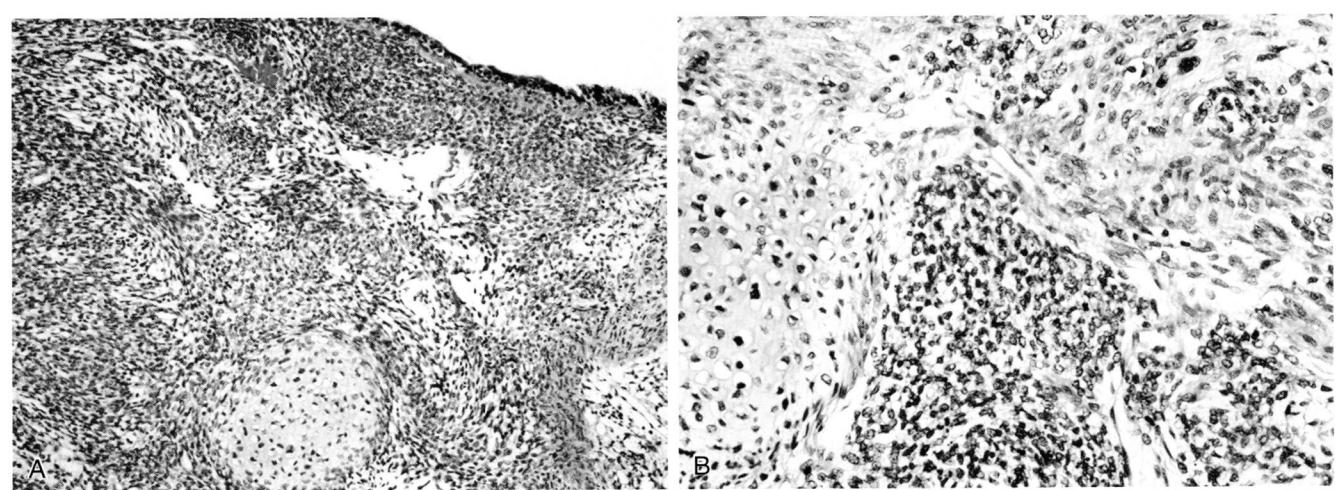

图 4-50 胸膜肺母细胞瘤。A，右上角可见上皮内衬。肿瘤的实性部分是由实性的和疏松的肉瘤组织以及恶性软骨结节组成的。B，高倍镜下显示的高级别未分化母细胞瘤性成分和软骨肉瘤性成分。

— 较大的梭形细胞，常常为横纹肌母细胞性细胞
- 上皮细胞不是肿瘤成分，当出现时为陷入的间皮或上皮成分
- 大多数病例可见局灶性横纹肌肉瘤分化，伴有横纹的带状细胞，或单个出现或成团集聚

特殊染色和免疫组织化学
- 母细胞和增生的梭形细胞波形蛋白呈阳性；细胞角蛋白和上皮膜抗原呈阴性
- 显示分化的肿瘤细胞结蛋白、平滑肌肌动蛋白（SMA）和肌肉特异性肌动蛋白（MSA）常常呈阳性
- 软骨结节表达 S-100

其他诊断技术
- 8 号染色体三体是 PPB 常见的细胞遗传学异常

鉴别诊断
■ 先天性呼吸道畸形（CPAM）
- CPAM 与 Ⅰ 型 PPB 均累及婴儿和幼儿
- Ⅰ 型 PPB 显示上皮下或间隔有致密的梭形细胞，伴有或不伴有灶状不成熟的软骨
■ 转移性 Wilms 瘤
- PPB 细胞角蛋白染色呈阴性，而 Wilms 瘤的上皮成分呈阳性
- Wilms 瘤 WT-1 染色呈阳性（核）

■ 儿童的原发性肺肉瘤
- 横纹肌肉瘤和平滑肌肉瘤显示单相性肌原性分化
■ 成人肺母细胞瘤（adult pulmonary blastoma, APB）
- 尽管 APB 的命名与其相似，但 APB 完全是一种单独的疾病，被认为是肉瘤样癌
- 与其他罕见的肺肿瘤相比，APB 相对常见，通常表现为界限清楚的周围性肺肿块，发生在成人，以女性为主
- APB 是双相性肿瘤，由恶性胎儿型小管上皮结构和不成熟的间叶性间质组成，而 PPB 的上皮结构是陷入的非恶性上皮成分
- APB 的小管和间质类似于妊娠 10 ~ 16 周之间的胎儿肺组织（肺发育过程中的假腺体阶段）
- APB 的小管含有非纤毛性假复层柱状细胞，具有子宫内膜样表现以及 PAS 阳性的核下和核上空泡
- APB 的间质具有母细胞样形态学表现，由小圆形到梭形细胞组成，基质黏液样，偶尔伴有灶状分化性肉瘤成分（即横纹肌肉瘤、软骨肉瘤和骨肉瘤）
- 间质倾向于集中在 APB 恶性腺体的周围
- 在接近半数的 APB 病例，腺体基底可见桑葚样小体

提要
- 大约 25% 的 PPB 病例伴有家族性癌症综合征：甲状腺肿瘤、囊性肾瘤、卵巢畸胎瘤、多发性肠

息肉和其他肿瘤
- PPB 据认为是从 I 型进展到 III 型的，在从 I 型进展到 II 型或 III 型之前决定手术对于成功治疗 PPB 是非常关键的

精选文献

Hill DA: USCAP Specialty Conference: Case 1-type I pleuropulmonary blastoma. Pediatr Dev Pathol 8:77-84, 2005.
Wright JR Jr: Pleuropulmonary blastoma: A case report documenting transition from type I (cystic) to type III (solid). Cancer 88:2853-2858, 2000.
Nicol KK, Geisinger KR: The cytomorphology of pleuropulmonary blastoma. Arch Pathol Lab Med 124:416-418, 2000.
Baraniya J, Desai S, Kane S, et al: Pleuropulmonary blastoma. Med Pediatr Oncol 32:52-56, 1999.
Priest JR, McDermott MB, Bhatia S, et al: Pleuropulmonary blastoma: A clinicopathologic study of 50 cases. Cancer 80:147-161, 1997.

淋巴组织增生性疾病 Lymphoproliferative Disorders

黏膜相关淋巴组织型边缘带 B 细胞淋巴瘤 Marginal Zone B-Cell Lymphoma of the Mucosa-Associated Lymphoid Tissue (MALT) Type

临床特征
- 原发性肺淋巴瘤罕见，占原发性肺恶性肿瘤的 0.5% ~ 1%
- 肺黏膜相关淋巴组织淋巴瘤占原发性肺淋巴瘤的 70% ~ 90%，使其成为"常见的罕见肿瘤"
- 50 岁以下的患者罕见，除非存在某些潜在的免疫抑制（即自身免疫性疾病、HIV）
- 30% 的病例伴有单克隆丙种球蛋白病
- 几乎没有胸腔积液

大体病理学
- 实变的黄褐色肿块

组织病理学
- 淋巴细胞浸润，由形态单一的恶性细胞组成，伴有中心细胞样形态学表现，细胞核略不规则，胞质稀少，肿瘤细胞围绕反应性滤泡

- 广泛的淋巴瘤浸润可能掩盖滤泡（侵犯滤泡或套区）
- 有沿着小叶间隔和支气管血管束淋巴路的生长方式，形成结节状间质浸润
- 结节扩大形成实性肿块，掩盖了肺的基本结构
- 淋巴上皮性病变常见，表现为淋巴瘤细胞浸润支气管上皮
- 可见浆细胞样淋巴细胞，伴有核内 Dutcher 小体的浆细胞和大的转化细胞
- 中心坏死和巨大层状小体是少见的特征

特殊染色和免疫组织化学
- 肿瘤细胞表达 CD20、CD43、bcl-2、PAX5 和 CD79
- 肿瘤细胞 CD5、CD10、CD21、CD23、bcl-6 和细胞周期蛋白 D1 染色呈阴性
- CD21、CD23 和 CD35 染色可以辨认滤泡树突细胞

其他诊断技术
- 大约 60% ~ 70% 的肿瘤显示免疫球蛋白重链的 JH 区克隆性重排
- 大约 2/3 的 MALT 淋巴瘤显示 3 号染色体三体
- 大约 20% ~ 50% MALT 淋巴瘤显示染色体易位 t（11;18）（q21;q21）
- 染色体易位 t（14;18）（q32;q21）和 t（1;14）（p22;q32）也出现在某些 MALT 淋巴瘤，可能具有上调 NF-κB 信号的作用

鉴别诊断
■ 滤泡性支气管炎或细支气管炎
- 淋巴上皮性病变可以发生在反应性病变和淋巴瘤
- MALT 淋巴瘤显示滤泡外有膨胀性的 B 细胞浸润
- 反应性淋巴细胞浸润形成小的 B 细胞集聚
- 通过 MALT 淋巴瘤细胞轻链限制性可以证实其克隆性
■ 淋巴细胞性间质性肺炎（LIP）
- 见于免疫受损的患者，特别是小儿 AIDS 患者
- 非单克隆性
■ 慢性淋巴细胞性淋巴瘤（CLL）
- CLL 浸润局限于支气管血管束，并不浸润和破坏肺的结构

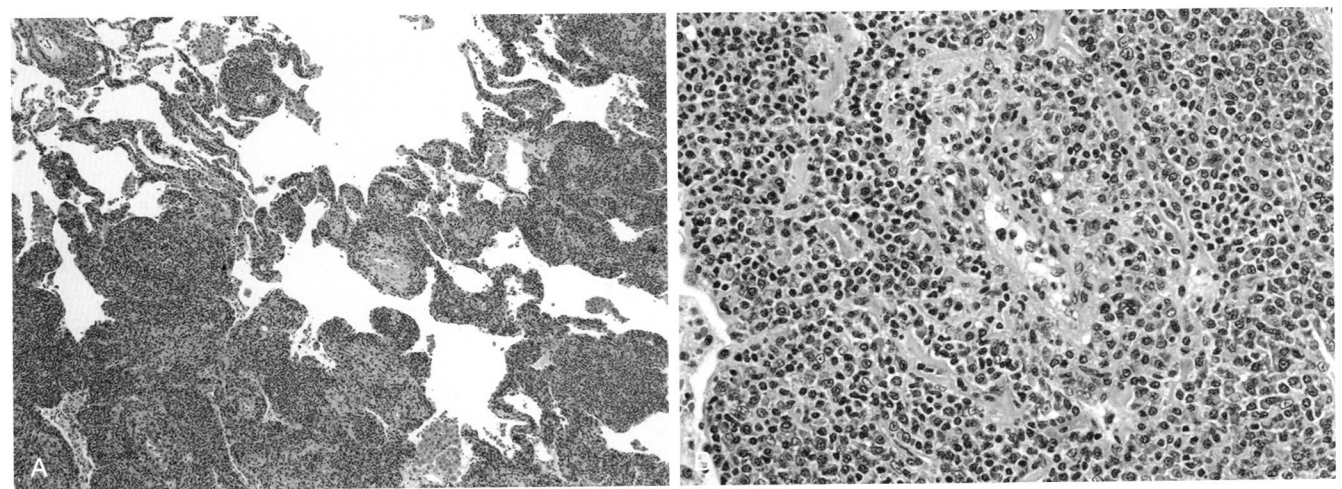

图 4-51　黏膜相关淋巴组织（MALT）淋巴瘤。A，恶性细胞形成结节并浸润肺泡间隔。B，高倍镜下显示了恶性淋巴细胞浸润血管壁。

- CLL CD20、PAX5、CD79a、CD5、CD43 和 bcl-2 染色呈阳性；而 CD10、CD23 和 bcl-6 染色呈阴性

提要

- 在生理状况下肺缺乏 MALT，而在慢性抗原刺激时 MALT 变得明显
- 没有发现抗原，但是某些自身免疫性疾病（如系统性红斑狼疮、多发性硬化症、桥本甲状腺炎和 Sjögren 综合征）在 MALT 淋巴瘤的发病中可能具有一定的作用

精选文献

Bacon CM, Du MQ, Dogan A: Mucosa-associated lymphoid tissue (MALT) lymphoma: A practical guide for pathologists. J Clin Pathol 60:361-372, 2007.

Do KH, Lee JS, Seo JB, et al: Pulmonary parenchymal involvement of low-grade lymphoproliferative disorders. J Comput Assist Tomogr 29:825-830, 2005.

Chilosi M, Zinzani PL, Poletti V: Lymphoproliferative lung disorders. Semin Respir Crit Care Med 26:490-501, 2005.

肺 Langerhans 细胞组织细胞增生症 Pulmonary Langerhans Cell Histio-cytosis (PLCH)

临床特征

- 发生在年轻成人，最常见于 30 ～ 50 岁之间

- 与吸烟密切相关
- 不常见于非裔美国人和亚洲人
- 患者表现为呼吸困难、咳嗽，偶尔出现气胸（10% ～ 15%）
- 可以累及肺外部位，特别是骨、垂体、皮肤和淋巴结（10% ～ 15%）

大体病理学

- 早期：多发性小结节（1 ～ 5mm）分布于小叶中心，以肺的中带和上带为主
- 晚期：较大的、不规则的褐灰色结节，由于空洞形成或细支气管扩张，中心透明
- 疾病进行性囊肿形成，伴有不规则的奇异形状

组织病理学

- 特征性的低倍镜下结构为多发性结节性浸润，伴有星形边缘，并以小气道为中心
- 结节可能具有水母头外观，由于细胞浸润蔓延到周围的肺泡间质，形成卷须样改变
- 当邻近的结节相互连接时，出现特殊类型的瘢痕性改变
- 浸润细胞是由均匀一致的片块状 Langerhans 细胞组成的，伴有不同量的嗜酸性粒细胞、淋巴细胞和浆细胞
- Langerhans 细胞具有中等量的嗜酸性胞质，细胞核淡染，伴有突出的核沟

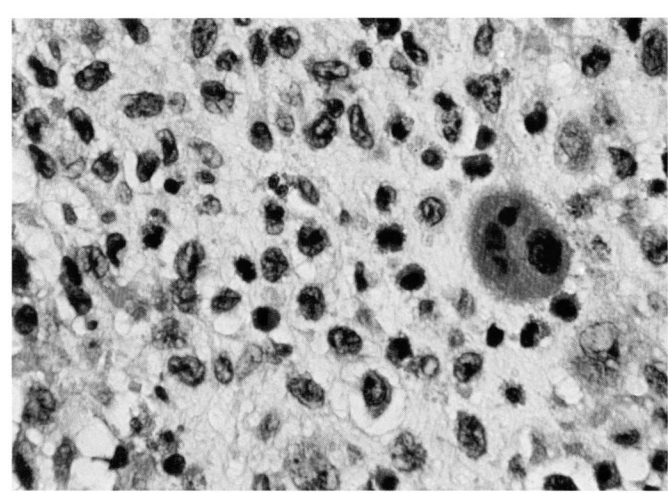

图 4-52　肺 Langerhans 细胞组织细胞增生症。 高倍镜下显示组织细胞具有特征性的核沟。同样的细胞核也出现在多核巨细胞。还可见到嗜酸性粒细胞，虽然诊断本病并不需要嗜酸性粒细胞。

- 肺 Langerhans 细胞组织细胞增生症（PLCH）病变从富于细胞的结节进展到中等富于细胞的纤维性结节到纤维性瘢痕，活检标本经常出现上述一系列变化
- 末期结节细胞稀少，纤维化，缺乏 Langerhans 细胞，但仍保持星形结构，有利于 PLCH 的诊断
- 结节性病变可能侵犯血管结构，引起血管病和肺血流动力学异常
- 邻近的肺组织总是出现吸烟相关性呼吸性细支气管炎

特殊染色和免疫组织化学

- Langerhans 细胞 S-100 和 CD1a 染色呈阳性，而 CD68 染色呈阴性
- 检查克隆性的不同的研究支持：Langerhans 细胞是反应性、多克隆性增生，继发于由吸烟引起的慢性抗原刺激

其他诊断技术

- 电子显微镜检查：Langerhans 细胞内有 Birbeck 颗粒

鉴别诊断

▎呼吸性细支气管炎
- 呼吸性细支气管附近有淡棕色色素性肺泡巨噬细胞
- 缺乏富于细胞性和结节性间质病变

▎慢性嗜酸细胞性肺炎（CEP）
- CEP 的肺泡内有嗜酸性粒细胞，没有 Langerhans 细胞

▎普通性间质性肺炎（UIP）
- PLCH 的纤维性瘢痕保留星形结构，伴有细支气管中心性分布，并缺乏 UIP 样不同阶段的异质性

▎反应性嗜酸细胞性胸膜炎
- 非特异性的胸膜反应，发生在有气胸的情况下
- 局限于胸膜
- 明显的嗜酸性粒细胞，混有增生的间皮细胞和慢性炎症细胞

提要

- 儿童 PLCH 的组织学表现基本上与成人的一样
- 高分辨率 CT 检查证实，PLCH 病变以如下的顺序进展：结节，空洞性结节，囊肿，最后形成融合性囊肿
- PLCH 据认为是 Langerhans 细胞的反应性增生性疾病，不同于肺外的 Langerhans 细胞组织细胞增生症，后者是肿瘤性疾病
- 肺病变转化生长因子 -β_1 和颗粒细胞 - 巨噬细胞克隆刺激因子高度表达

精选文献

Leslie KO, Gruden JF, Parish JM, Scholand MB: Transbronchial biopsy interpretation in the patient with diffuse parenchymal lung disease. Arch Pathol Lab Med 131:407-423, 2007.

Vassallo R Ryu JR: Pulmonary Langerhans' cell histiocytosis. Clin Chest Med 25:561-571, 2004.

移植后淋巴组织增生性疾病　Post-transplantation Lymphoprolifera-tive Disorder (PTLD)

临床特征

- 一组形态学上异质性的 EB 病毒引起的淋巴组织增生
- 更常发生于实体器官移植（3% ~ 5% 的心肺移植）
- 局限性或多灶性淋巴组织增生性疾病，移植肺常

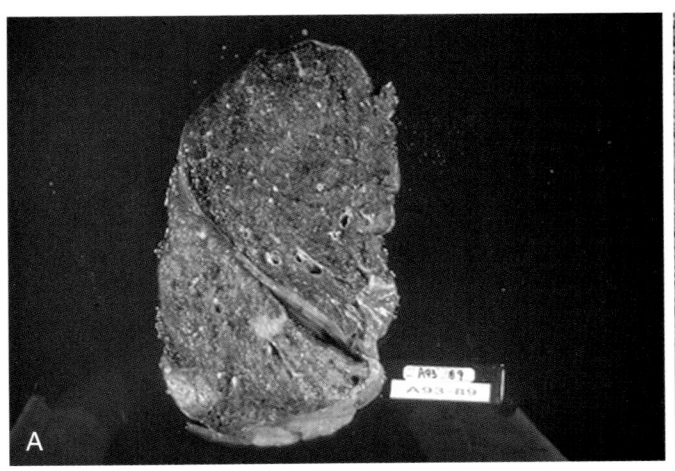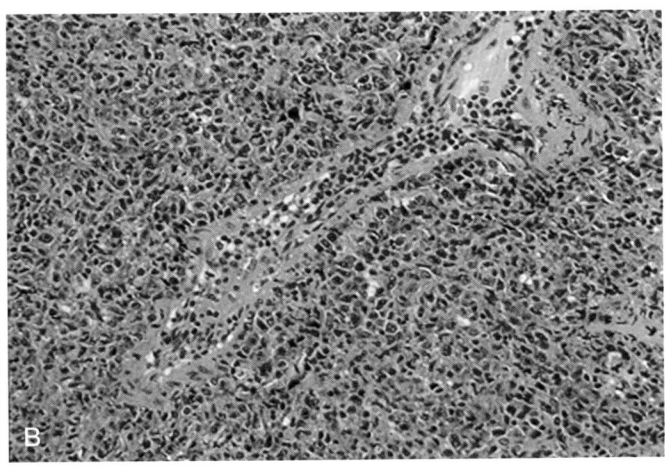

图 4-53　移植后淋巴组织增生性疾病。A，肺移植受体尸检的肺切面大体照片，显示褐白色结节。B，高度非典型性淋巴细胞浸润肺实质和血管壁。

常受累
- 增生由多克隆到单克隆细胞群组成

大体病理学

- 肺实质的单个或多灶性、界限清楚的实性结节，或呈弥漫性实变

组织病理学

- 异常淋巴细胞增生，发生在器官移植后慢性免疫抑制情况下，与EB病毒感染有关
- 淋巴细胞群是由多克隆B细胞和其他类型淋巴细胞组成的混合性淋巴细胞增生，到单一形态的单克隆性淋巴浆细胞样、免疫母细胞或大B细胞淋巴瘤
- 因此，PTLD包括了一系列病变，从组织学上良性的淋巴组织增生到明显的恶性淋巴瘤，表现如下
  - 浆细胞增生
    - 肺的基本结构得以保留
    - 小的、多克隆性T淋巴细胞和B淋巴细胞、浆细胞以及偶尔可见免疫母细胞
    - 大多数病例可检测到EB病毒
    - 发生在儿童和年轻人的最常见的类型
  - 多形性淋巴组织增生性疾病
    - 淋巴组织浸润造成肺结构变形
    - 混合性淋巴细胞、浆细胞以及偶尔可见的

Reed-Sternberg细胞，可能类似于免疫母细胞
    - 淋巴细胞一般为克隆性并含有EB病毒
  - 恶性淋巴瘤或多发性骨髓瘤
    - 单一的淋巴细胞或浆细胞群，类似于淋巴瘤或多发性骨髓瘤
    - 大多数肿瘤为弥漫性大B细胞淋巴瘤，并含有EB病毒

特殊染色和免疫组织化学

- EB病毒、CD45、B细胞标记物和T细胞标记物有助于进一步分类
- 流式细胞术检查有助于增生淋巴细胞的表型分析

其他诊断技术

- 基因重排技术可用于确定克隆性

鉴别诊断

- 淋巴细胞性间质性肺炎（LIP）

提要

- 在骨髓移植，PTLD通常是供体来源，而在实体器官移植，通常为受体来源
- 移植和发生PTLD的时间间隔为1个月到4年
- 发生在移植后头一年的PTLD经过减少免疫抑制治疗之后常常消退或消除

其他肿瘤性病变
Other Neoplastic Conditions

恶性间皮瘤 Malignant Mesothelioma

临床特征

- 罕见的肿瘤，以男性发病为主，与接触石棉有关
- 大多数患者年龄在 50 ~ 70 岁之间
- 预后不良，平均生存期 < 1 年
- 吸烟不增加恶性间皮瘤的风险；然而，吸烟加上接触石棉却能明显增加肺癌的风险

大体病理学

- 恶性间皮瘤包裹肺，并蔓延弥漫累及整个胸腔

组织病理学

- 间皮细胞的恶性肿瘤具有弥漫性生长方式，累及脏层和壁层胸膜，腹膜受累少见
- 三种组织学类型：上皮样、肉瘤样和双相性
  - 上皮样亚型
    - 占恶性间皮瘤的 65% ~ 70%
    - 生长方式为小管乳头状、腺体或腺泡状、片块状或混合性
    - 肿瘤性细胞在细胞学上通常为良性、同质性，核呈圆形，染色质空泡状，核仁突出，胞质嗜酸性、中等量
  - 肉瘤样亚型
    - 多形性梭形细胞呈短束状生长，典型者伴

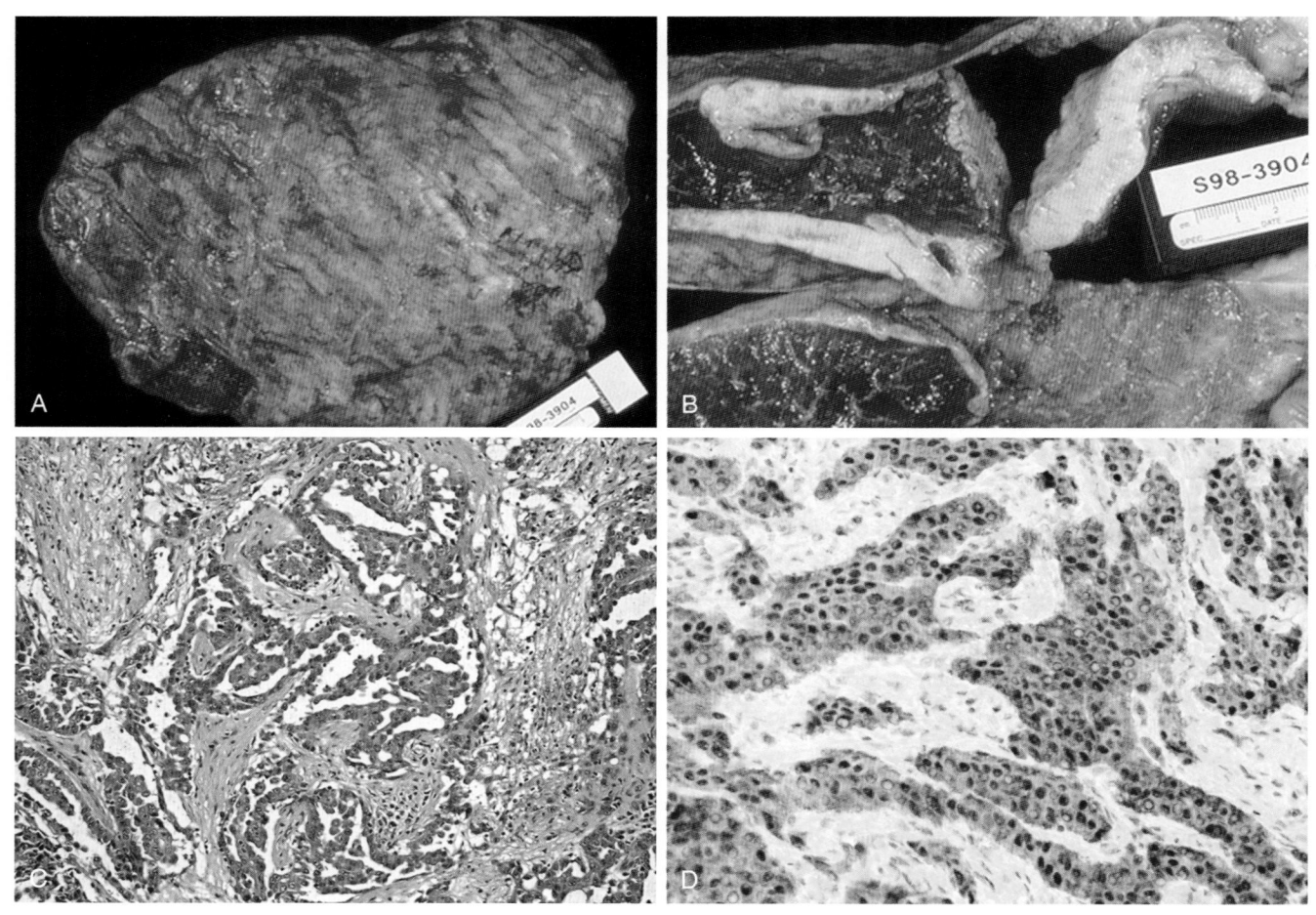

图 4-54　恶性间皮瘤。 A，肺切除标本的大体照片，显示肿瘤包裹肺。B，切面大体照片显示，恶性间皮瘤沿着胸膜生长并包裹暗红色的肺组织。C，HE 染色切片显示的上皮样恶性间皮瘤的腺体和乳头状结构。D，钙视网膜蛋白染色显示多数上皮样肿瘤细胞核和胞质呈阳性。

有席纹状结构，位于纤维性间质内

- ◆ 纤维组织增生性间皮瘤是肉瘤样间皮瘤的一种亚型，大约占所有间皮瘤病例的 10%，具有致密的胶原性间质，将肿瘤细胞分开
- — 双相性亚型
  - ◆ 肿瘤含有上皮样和肉瘤性两种成分，其中最少的成分超过肿瘤的 10%

特殊染色和免疫组织化学

- 角蛋白 AE1/AE3、CAM5.2 和 CK7 呈阳性；特殊标记物包括钙视网膜蛋白、CK5/6、WT-1、D2-40

其他诊断技术

- 常见 9p21 的 *CDKN2A/ARF* 位点失活，其编码肿瘤抑制基因 *p16INK4a* 和 *p14ARF*

鉴别诊断

▌腺癌

- 一系列免疫组织化学染色至少包括两个间皮标记物和两个腺癌标记物
- 腺癌标记物包括 MOC-31、BG8、CEA、Leu-M1（CD15）、Ber-Ep4、B72.3、TTF-1 以及用于乳腺和妇科癌的 ER 和 PR
- 钙视网膜蛋白是最有用的间皮标记物；良性和恶性间皮细胞的胞质和核均呈弥漫强阳性；诊断恶性间皮瘤必须出现核染色
- 间皮和鳞状细胞的胞质表达 CK5/6；腺癌很少表达 CK5/6
- 间皮瘤以及卵巢浆液性癌 WT-1 染色呈核表达

▌反应性间皮增生

- 间皮瘤细胞侵犯壁层胸膜的脂肪组织是恶性的证据

- 胞质结蛋白呈阳性染色较符合反应性间皮增生，而弥漫性线样膜 EMA 呈阳性染色，p53 呈强阳性和 GLUT1 染色呈阳性支持恶性上皮样间皮瘤

▌纤维组织增生性间皮瘤与慢性纤维性胸膜炎的鉴别

- 间皮标记物没有帮助，纤维组织增生性间皮瘤与反应性间皮细胞均表达细胞角蛋白和波形蛋白
- 混合性细胞角蛋白抗体有助于辨认邻近脂肪组织的浸润
- 混合性细胞角蛋白抗体还能证实纤维组织增生性间皮瘤紊乱的生长方式
- 相反，慢性纤维性胸膜炎的反应性间皮细胞排列比较有序，平行于胸膜表面

▌孤立性纤维瘤

- 最常累及胸膜，表现为缓慢生长的局限性肿块
- 大体检查质硬，切面呈白色；可见局灶坏死、囊性退变
- 均匀一致的梭形细胞增生，背景为胶原性
- 血管外皮细胞瘤样血管结构，伴有细胞稀少和细胞丰富区域交替出现
- 大多数病例 CD34、CD99 和 bcl-2 呈阳性，细胞角蛋白呈阴性

提要

- 胞质和核钙视网膜蛋白染色，核染色较强是辨认间皮细胞有用特征
- 浸润是诊断恶性间皮瘤最好的指证
- 单纯性上皮样间皮瘤患者生存期最长，而伴有肉瘤样组织学表现的间皮瘤生存期最短，尽管两者之间的不同只不过是几个月而已

精选文献

Travis WD, Brambilla E, Muller-Hermelink H, Harris CC (eds): World Health Organization Classification of Tumours: Pathology and genetics: Tumours of the Lung, Pleura, Thymus, and Heart. Lyon, IARC Press, 2004.

Jose A. Plaza、Cesar A. Moran 和 Saul Suster 著
刘巨英　回允中　译

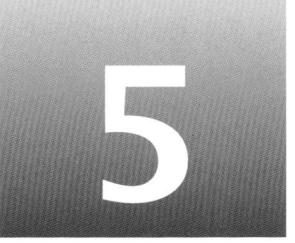

5

胸腺和纵隔
Thymus and Mediastinum

胸腺囊肿　Thymic Cyst

临床特征

- 少见，占纵隔囊肿的比例不到 10%
- 可以是先天性的，也可以是获得性的
- 见于前纵隔，但可发生在异位的部位，如颈部、胸膜和后纵隔
- 总是良性的
- 年龄范围：20 ~ 50 岁，常无症状；较大的囊肿可表现为咳嗽、呼吸困难和胸痛
- 获得性胸腺囊肿与炎症性病变有关，而且已经发现与纵隔 Hodgkin 淋巴瘤或其治疗有关，偶尔与非 Hodgkin 淋巴瘤、生殖细胞瘤、卵黄囊瘤、胸腺瘤、胸腺癌、Langerhans 细胞组织细胞增生症、先天性梅毒或以前由于其他疾病而进行的胸廓切开术有关
- 放射学所见：位于前纵隔的边界清楚的肿物，直径可达 18cm

大体病理学

- 典型的表现为一个大的有包膜的肿物，直接附着或通过一个蒂附着在残留的胸腺上
- 囊壁可有钙化
- 两种类型

— 单房性（先天性）：薄壁囊肿，充满浆液性液体

— 多房性（获得性）：厚壁囊肿，充满黏稠的混浊性血性液体

组织病理学

- 单房性囊肿，通常内衬扁平或立方上皮；囊壁上残余的胸腺通常不能引起注意
- 多房性囊肿，通常内衬扁平上皮，但也可以是复层鳞状上皮、立方上皮、柱状上皮或纤毛上皮
- 囊肿的内衬上皮常常与囊壁上残余的胸腺相连续，并可以找到增大的胸腺小体
- 囊壁可见炎症性浸润，常常伴有具有突出生发中心的滤泡增生
- 胆固醇裂隙肉芽肿
- 无软骨、平滑肌或其他分化的间叶性组织

特殊染色和免疫组织化学

- 细胞角蛋白可以显示上皮本质并证实囊壁的胸腺组织

其他诊断技术

- 没有帮助

鉴别诊断

■ 甲状旁腺囊肿
  - 典型者见于前上纵隔

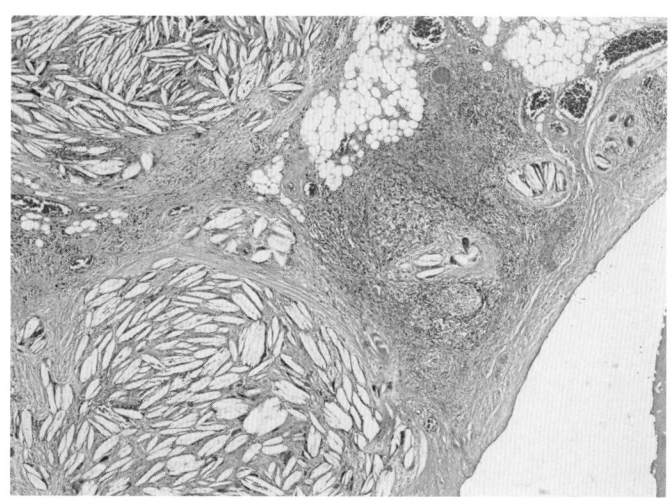

图 5-1 胸腺囊肿。囊壁内衬单一的立方上皮。囊壁含有淋巴细胞浸润和胆固醇裂隙肉芽肿。

- 薄壁囊肿，内衬扁平的甲状旁腺分泌细胞并充满清亮液体

■ 囊性水瘤（淋巴管瘤）
  - 最常见于儿童
  - 由无包膜的复杂的海绵状间隙组成，内衬扁平内皮细胞，充满清亮液体并偶尔可见小淋巴细胞
  - 位于胶原性成纤维细胞组织内，伴有少量淋巴细胞浸润
  - 无上皮成分存在

■ 食管囊肿
  - 通常位于中纵隔，与食管相延续
  - 囊壁显示平滑肌层
  - 囊壁内无胸腺组织，通常几乎没有淋巴细胞

■ 支气管囊肿
  - 附着于支气管或主气管
  - 内衬纤毛柱状（呼吸道）上皮，但偶尔可能出现化生性改变
  - 囊壁可见平滑肌和软骨
  - 囊壁没有胸腺组织

■ 囊性畸胎瘤
  - 囊肿内衬任何类型的上皮，可以含有皮脂腺和毛囊
  - 其他常见成分包括神经组织、胃肠道成分、软骨和呼吸道结构
  - 单胚层性畸胎瘤可显示只有上皮成分并有显著的肉芽肿性异物性反应

■ 囊性胸腺瘤
  - 多房性囊肿，囊壁可能出现散在的增厚区或结节状改变
  - 膨胀的结节显示小 T 淋巴细胞和胸腺上皮细胞双相性细胞群，缺乏正常的胸腺结构

■ Hodgkin 淋巴瘤囊性变性
  - 表现为肿瘤内或肿瘤附近胸腺组织的囊性变性
  - 实性病灶显示淋巴细胞与非典型性淋巴细胞混合存在
  - 应用适当的标记物（如 Ber-H2、CD30）进行免疫组织化学染色证实有 Reed- Sternberg 细胞

精选文献

Suster S, Rosai J: Multilocular thymic cyst: An acquired reactive process. Study of 18 cases. Am J Surg Pathol 15:388-398, 1991.

Suster S, Barbuto D, Carlson G, Rosai J: Multilocular thymic cysts with pseudoepitheliomatous hyperplasia. Hum Pathol 22:455-460, 1991.

纵隔前肠囊肿：支气管（支气管源性）囊肿、食管囊肿、肠重复囊肿 *
Foregut Cysts of the Mediastinum: Bronchial (Bronchogenic) Cyst, Esophageal Cyst, Enteric Duplication Cyst

临床特征

- 这些纵隔前肠囊肿被认为是先天性发育异常
- 支气管和食管囊肿可以无症状，也可以由于压迫而表现为咳嗽、呼吸困难、疼痛或吞咽困难

▌ 支气管囊肿
- 一般见于成人
- 随着呼吸而移动

▌ 食管囊肿
- 出现在儿童期或青春期
- 以男性发病为主

▌ 肠重复囊肿
- 也称前肠重复囊肿（foregut duplication cyst）或肠源性囊肿（enterogenous cyst）
- 通常发生在婴儿或儿童期
- 主要发生在男性
- 患者可以有咳嗽、疼痛、吞咽困难、呼吸困难，不能健康成长；偶尔表现为大量咳血
- 可以伴有其他先天性异常，包括脊椎异常、肠闭锁或肠扭转不良以及先天性心脏畸形

---

* 囊性肿瘤在相应的肿瘤类型处讨论。

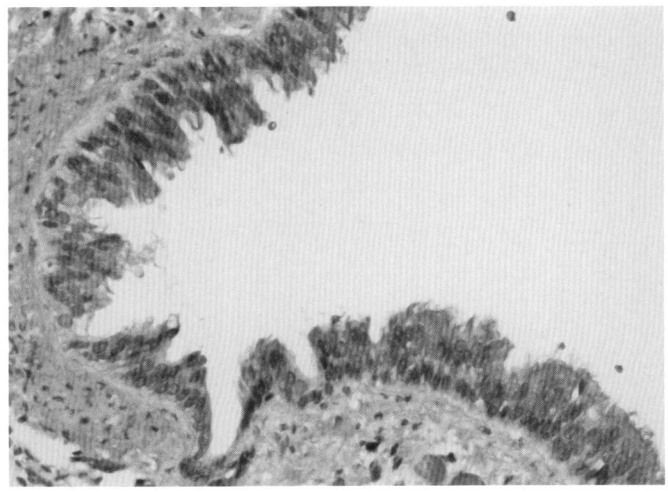

图5-2　前肠囊肿。 囊壁内衬假复层高柱状纤毛上皮细胞。

大体病理学

- 圆形，一般为单房性
- 大小不同，从几毫米至15cm

▌ 支气管囊肿
- 附着于气管或主支气管
- 黏液性内容物

▌ 食管囊肿
- 典型者位于食管中部水平；可以附着于食管或位于食管壁内
- 黏液性内容物

▌ 肠囊肿
- 大多数局限于后纵隔
- 好发于儿童或青少年
- 通常附着于脊椎
- 薄壁
- 如果压迫食管，可以造成吞咽困难

组织病理学

▌ 支气管囊肿
- 典型者为呼吸道柱状上皮，但可有鳞状化生
- 囊壁有软骨和平滑肌

▌ 食管囊肿
- 典型者为鳞状上皮，但可以是柱状上皮
- 至少部分囊壁可见两层分离的平滑肌层
- 无软骨

▌ 肠囊肿
- 可以是胃型上皮（包括壁细胞）、小肠、结肠或鳞状上皮
- 囊肿内衬黏膜固有层、肌层和固有肌层
- 囊壁可能含有神经节细胞
- 特别是在有胃黏膜上皮时，由于酸性产物的作用，可出现溃疡和出血

特殊染色和免疫组织化学

- 没有帮助

其他诊断技术

- 没有帮助

鉴别诊断

▌ 胸腺囊肿

- 内衬上皮通常为鳞状上皮
- 囊壁有淋巴细胞和真性胸腺组织
- 无清晰可辨的平滑肌层
- 无软骨

■ 间皮囊肿
- 独特的间皮细胞内衬
- 充满清亮稀薄液体
- 缺乏发育良好的肌束和固有层

■ 囊性畸胎瘤
- 通常位于前纵隔
- 典型者有局灶的实性区
- 常见不同于起源部位的其他类型的组织，常由神经成分、软骨和胰岛组成
- 不附着于支气管、食管或脊椎

■ 前肠囊肿
- 在这种组织切片中，有些囊肿有与各种类型囊肿重叠的特征；这些囊肿是前肠结构的部分重复，不能归类于这里描述的三种类型囊肿的一种，一般命名为前肠囊肿

提要

- CT 和 MRI 可以确定解剖关系和病变的囊性性质
- 手术切除可以治愈

精选文献

Wick MR: Cystic lesions of the mediastinum. Semin Diagn Pathol 22:241-253, 2005.
Strollo DC, Rosado-de-Christenson ML, Jett JR: Primary mediastinal tumors: Part II. Tumors of the middle and posterior mediastinum. Chest 112:1344-1357, 1997.

间皮囊肿　Mesothelial Cyst

临床特征

- 典型发生于肋膈角；也可以发生在纵隔
- 可累及所有年龄段的男性和女性；成人发病比儿童发病常见
- 当附着在心包时，命名为心包囊肿（pericardial cyst）

大体病理学

- 薄壁囊肿，充满清亮浆液

- 典型的囊肿为单房性囊肿
- 心包囊肿可有黏液内容物

组织病理学

- 典型者为纤维性囊壁内衬扁平间皮细胞
- 缺乏平滑肌、特有的上皮细胞或胆固醇肉芽肿

特殊染色和免疫组织化学

- 没有帮助

其他诊断技术

- 没有帮助

鉴别诊断

■ 胸腺囊肿
- 位于前纵隔；比心包囊肿和间皮囊肿位置更高
- 仔细检查可见囊壁内有残余的胸腺组织
- 上皮细胞有时增生

■ 淋巴管瘤
- 典型者发生于前纵隔
- 较常见于儿童
- 通常为多房性，纤维性囊壁内衬扁平细胞
- 囊肿内衬细胞细胞角蛋白呈阴性，但可表达一种或多种内皮细胞抗体（CD31 或 CD34）

提要

- 间皮囊肿多数无症状，为放射学检查的偶然发现
- 间皮囊肿与心包囊肿的鉴别是基于解剖部位
    - 附着于心包的囊肿为心包囊肿
    - 纵隔其他部位内衬间皮的囊肿为间皮囊肿
    - 可能需要仔细的大体和组织学检查以除外胸腺组织或前肠囊肿成分
    - 总是良性的
    - 在 X 线引导下引流可以替代手术切除

精选文献

Wick MR: Cystic lesions of the mediastinum. Semin Diagn Pathol 22:241-253, 2005.
Strollo DC, Rosado-de-Christenson ML, Jett JR: Primary mediastinal tumors: Part II. Tumors of the middle and posterior mediastinum. Chest 112:1344-1357, 1997.

真性胸腺增生　True Thymic Hyperplasia

临床特征

- 见于儿童，偶尔见于因为恶性肿瘤化疗后的成人
- 可以伴有甲状腺功能亢进、重症肌无力或其他自身免疫性疾病

大体病理学

- 胸腺体积增大而腺体重量正常

组织病理学

- 正常小叶结构，淋巴细胞和上皮细胞分布正常
- 保留皮质和髓质的分化

特殊染色和免疫组织化学

- 没有帮助

其他诊断技术

- 没有帮助

鉴别诊断

- 胸腺瘤
  - 通常缺乏皮质和髓质的分化
  - 如果出现类似于皮质和髓质的区域，其排列也不正常，而且没有正常的分叶状结构
- 胸腺滤泡性增生
  - 结构良好的具有生发中心的淋巴滤泡
  - 生发中心内出现 CD20 阳性的 B 淋巴细胞

提要

- 正常胸腺重量统计来源于尸解资料，大多数标本来源于患者；有关从前健康个体的正常胸腺重量的资料相对缺乏，特别是婴儿和儿童的
- 化疗后的胸腺增生，特别是因 Hodgkin 病化疗后，放射学检查可能类似于肿瘤复发

精选文献

Suster S, Rosai J: The thymus. In Mill SE (ed): Histology for Pathologists, 3rd ed. Philadelphia, Lippincott Williams & Wilkins, Philadelphia, 2006, pp 505-526.

Steinmann GG: Changes in the human thymus during aging. In Müller-Hermelink HK (ed): The Human Thymus: Histophysiology and Pathology. Berlin, Springer-Verlag, 1986, pp 43-88.

Carmosino L, Di Benedetto A, Feffer S: Thymic hyperplasia following successful chemotherapy: A report of two cases and review of the literature. Cancer 56:1526-1528, 1985.

胸腺滤泡性增生
Thymic Follicular Hyperplasia

临床特征

- 与重症肌无力、类风湿性关节炎、系统性红斑狼疮和其他自身免疫性疾病有关

大体病理学

- 大多数病例胸腺大小和重量正常

组织病理学

- 胸腺增生的特征为出现许多伴有生发中心的滤泡

特殊染色和免疫组织化学

- 滤泡由正常 B 细胞组成，并显示与 CD20 具有反应性

其他诊断技术

- 流式细胞术或分子诊断技术，亦即基因重排；如果要与淋巴瘤进行鉴别诊断，基因重排可以除外克隆性

鉴别诊断

- 滤泡性淋巴瘤
  - 患者通常有广泛的全身性疾病
  - 年轻人少见
  - 比较均一的淋巴细胞
  - 几乎没有含可染小体的巨噬细胞
  - 流式细胞术和分子诊断技术证实为单克隆性 B 细胞群
  - 滤泡内的 B 细胞 bcl-2 蛋白呈强阳性
- 正常胸腺伴有明显的皮髓质分化
  - 正常胸腺小叶成锐角，滤泡为圆形
  - Hassall 小体见于胸腺髓质，而不在生发中心
  - 胸腺髓质含有细胞角蛋白阳性的上皮细胞，生发中心没有上皮细胞

提要

- 胸腺大小和重量通常正常
- 滤泡性淋巴组织增生一般见于重症肌无力患者的非肿瘤性胸腺组织
- 大约 10% 的重症肌无力患者有胸腺瘤
- 大约 25% ~ 50% 的胸腺瘤患者有重症肌无力
- 大约 25% 的重症肌无力患者胸腺组织学所见正常

精选文献

Moran C, Suster S, Gil J, Jagirdaar J: Morphometric analysis of germinal centers in the thymuses of nonthymomatous patients with myasthenia gravis. Arch Pathol Lab Med 114:689-691, 1990.

Kornstein MJ, Brooks JJ, Anderson AO, et al: The immuno-histology of the thymus in myasthenia gravis. Am J Pathol 117:184-194, 1984.

Loning T, Caselitz, Otto HF: The epithelial framework of the thymus in normal and pathological conditions. Virchows Archiv 329:7-20, 1981.

Okabe H: Thymic lymph follicles: A histopathological study of 1,356 autopsy cases. Acta Pathol Japonica 16:109-130, 1966.

胸腺脂肪瘤　　Thymolipoma

临床特征

- 罕见的肿瘤
- 发病高峰在年轻人
- 常常巨大，由于压迫邻近器官而致患者出现症状（呼吸困难、咳嗽）

大体病理学

- 胸腺腺体增大而柔软，保留分叶状结构
- 切面呈黄色，伴有白色纤维性条索

组织病理学

- 成熟的脂肪组织散布于不明显的胸腺组织条索之间
- 胸腺成分可能位于淋巴组织之中

特殊染色和免疫组织化学

- 没有帮助

其他诊断技术

- 没有帮助

鉴别诊断

▌ 胸腺退化
- 退化的胸腺大小正常或小于正常

▌ 胸腺瘤
- 几乎不含有脂肪

▌ 脂肪瘤
- 主要发生于中年到老年人
- 发生在纵隔的任何部位，但很少发生于胸腺
- 不含胸腺组织

提要

- CT 的表现可以提示为囊肿
- 可能为错构瘤
- 少见的伴随状况有 Graves 病、Hodgkin 淋巴瘤和重症肌无力

精选文献

Moran CA, Rosado-de-Christenson ML, Suster S: Thymolipoma: Clinicopathologic review of 33 cases. Mod Pathol 8:741-744, 1995.

Rosado-de-Christenson ML, Pugatch RD, Moran CA, Galobardes J: Thymolipoma: Analysis of 27 cases. Radiology 193:121-126, 1994.

胸腺瘤　　Thymoma

临床特征

- 最常见于成人，发病高峰年龄在 41 ~ 50 岁
- 纵隔最常见的实性原发性肿瘤
- 典型者在前 - 上纵隔，也可以发生在残余的胸腺组织以及胸膜、肺门、心包和甲状腺
- X 线显示分叶状肿物，偶尔可钙化
- 临床相关病变
  - 重症肌无力（胸腺滤泡性增生和胸腺瘤）
  - 获得性低丙种球蛋白血症
  - 单纯红细胞再生障碍
  - 低丙种球蛋白血症
- 其他相关病变
  - 系统性红斑狼疮
  - 类风湿性关节炎
  - 硬皮病
  - 多发性肌炎

— 预后和分期：胸腺瘤表现为一系列的生物学行为，从非浸润性有包膜的肿瘤到侵袭性的浸润性肿瘤

— 大多数非浸润性肿瘤手术切除可以治愈

— 预示临床经过最重要的因素是：肿瘤是否侵犯纵隔其他结构及其范围

- 用于胸腺瘤的分期方法反映了这一系列的行为（Masaoka et al, 1981）

— Ⅰ期：包膜完整

— Ⅱa期：显微镜下包膜浸润，完全切除

— Ⅱb期：大体检查可见侵犯邻近的脂肪组织或胸膜

— Ⅲ期：侵犯心包、大血管或肺

— Ⅳ期：多灶性心包或胸膜侵犯，或远处转移

— 仔细检查切除胸腺瘤的边缘是评估切除术的完整性和指导辅助治疗的关键

大体病理学

- 大多数肿瘤为分叶状，有包膜，切面实性灰白色
- 较大的肿瘤可以显示广泛的囊性变

组织病理学

- 胸腺瘤具有一系列的组织学特征

- 一般有明显的纤维性包膜包裹
- 由肿瘤性增生的胸腺上皮细胞混有不同数量的非肿瘤性 T 淋巴细胞组成的二重细胞群

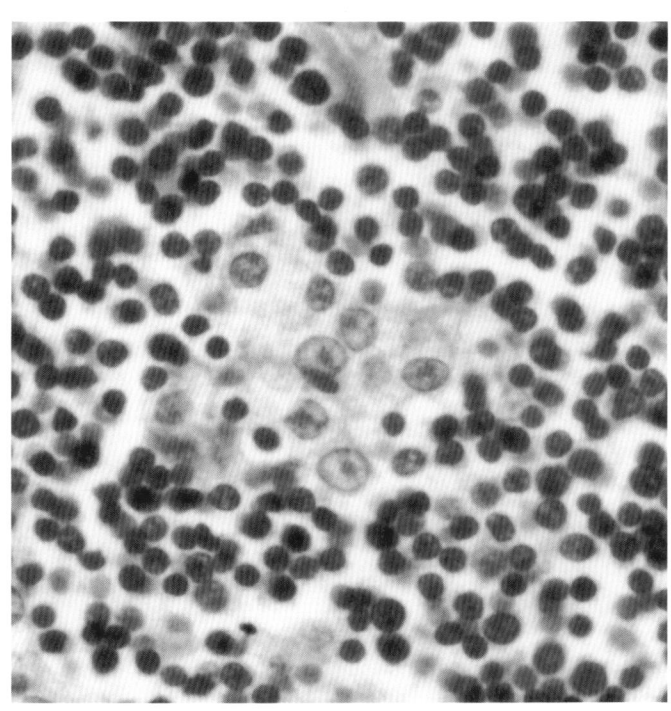

图 5-4　B 型胸腺瘤。肿瘤主要由淋巴细胞组成，背景含有圆形上皮细胞，具有空泡状细胞核和大量的胞质。

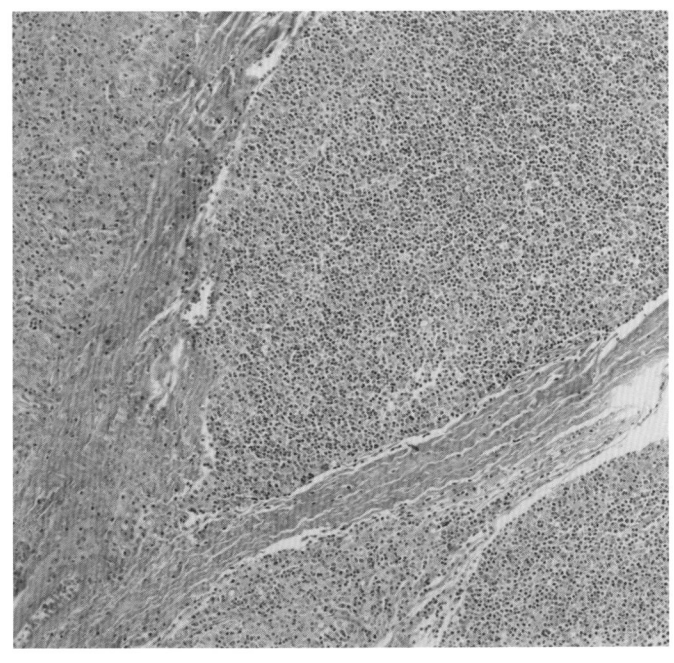

图 5-5　B1 型胸腺瘤。低倍镜下显示的显著的小淋巴细胞，伴有少量上皮细胞，由宽带状纤维结缔组织分隔。

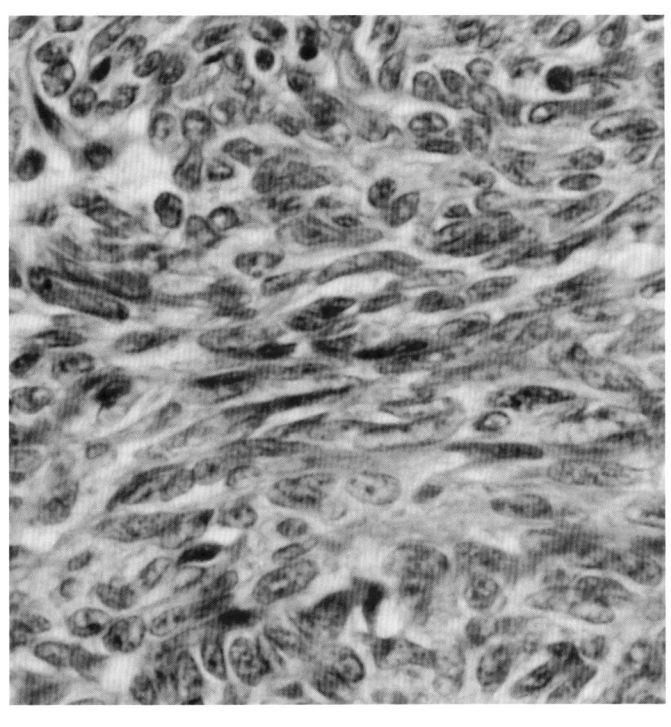

图 5-3　A 型胸腺瘤。肿瘤细胞为长梭形，胞质稀少。

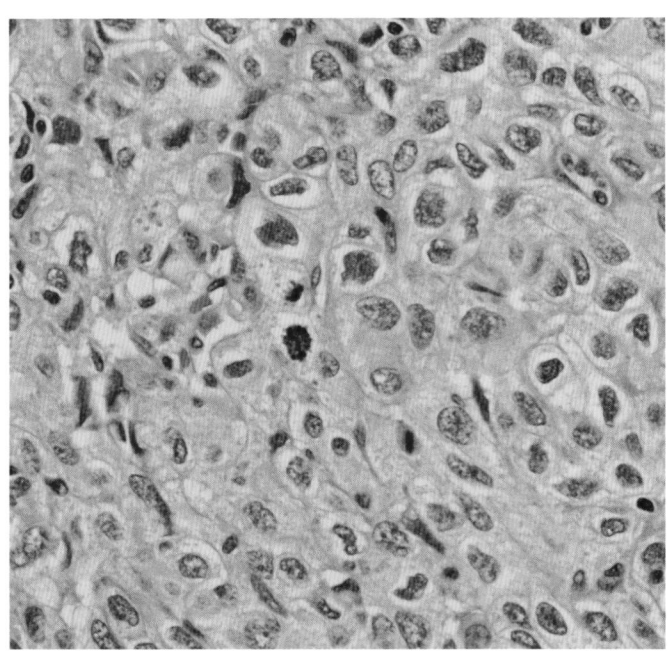

图 5-6 B3 型胸腺瘤。 肿瘤主要由大的上皮细胞组成，细胞核增大，深染，细胞边界清晰。可见少数核分裂象（中心）。

- T 淋巴细胞可以是皮质（未成熟）、髓质或外周（成熟）T 细胞
- 大多数胸腺瘤显示器官型的形态学表现，意思是肿瘤将显示正常胸腺独有的特征，包括
  - 纤维条索构成成角的肿瘤小叶
  - 不同数量的不成熟 T 淋巴细胞
  - 增生的良性表现的胸腺上皮细胞
  - 血管周围间隙
  - 所谓的髓质分化灶（淋巴细胞密度较低的圆形区）
  - 无显著的细胞非典型性或多形性
- 肿瘤性上皮细胞可能有两种类型
  - 卵圆形或梭形细胞，细胞核良性，染色质散布，偶尔可见小的核仁
  - 圆形或多角形（上皮样）细胞，具有大量嗜酸性或两染性胞质和明显的圆形嗜酸性核仁
- 组织学分类仍有争论；最常被接受的是由世界卫生组织（WHO）提出的分类（Travis，2004）
  - **WHO A 型胸腺瘤：** 主要由良性表现的梭形细胞组成
  - **WHO AB 型胸腺瘤（混合型）：** 由梭形细胞（A 型）和圆形上皮样细胞（B 型）共同组成

- **WHO B 型胸腺瘤：** 由圆形或多角形上皮细胞伴有不同量的不成熟和成熟 T 淋巴细胞组成；这一组根据淋巴细胞与上皮细胞的比例逐渐减少以及肿瘤性上皮细胞细胞学非典型性逐渐增加再细分为三型（B1 型到 B3 型）
    - B1 型：大量的 T 淋巴细胞，含有很少的孤立散在的圆形或多角形胸腺上皮细胞，具有最低限度的细胞学非典型性
    - B2 型：T 淋巴细胞与胸腺上皮细胞数量大致相等，显示轻微至最低限度的细胞学非典型性
    - B3 型：大量多角形上皮细胞，混有少量淋巴细胞；上皮细胞显示细胞核增大，染色质增多，偶尔有明显的核仁，核分裂象罕见，富含嗜酸性胞质，细胞边界清晰
  - WHO 特殊型胸腺瘤，包括微结节性胸腺瘤、化生性胸腺瘤、微小胸腺瘤、伴有间变的胸腺瘤和胸腺癌
- 上述分类的局限性包括：观察者之间的可重复性差；由于肿瘤具有异质性，各种类型的细胞学特征重叠；不同类型临床生存的研究结果矛盾。这种分类缺乏生物学基础，而且存在许多形态学亚型，不符合标准分类
- 少见的形态学亚型包括胸腺瘤伴有透明细胞、腺样结构、筛状区域、巨囊和微囊结构、乳头状结构、横纹肌瘤样细胞、间质大量浆细胞浸润、广泛的梗死和坏死区域、星空状结构、席纹状结构（在梭形细胞胸腺瘤中）、血管外皮细胞瘤结构（在梭形细胞胸腺瘤中）、菊形团样结构（在梭形细胞胸腺瘤中）、纤维组织增生性假肉瘤性间质、显著的间质硬化症以及其他
- 胸腺瘤的分类
  - 近年来关于这些组织学特征中哪一种（如果存在的话）能够预测临床行为或反映肿瘤细胞的分化，存在相当大的争议
  - 表 5-1 显示胸腺瘤的诸多分类方法
- 用于分类的特征
  - 上皮细胞的类型（梭形或圆形或多角形）
  - 器官型结构
  - 上皮细胞和淋巴细胞的相对比例
  - 上皮细胞非典型性程度
- 预示浸润或转移潜能的特征似乎包括

— 以多角形上皮细胞为主

— 上皮细胞多形性和非典型性

— 失去器官型特征

- 具有明显的恶性上皮的胸腺肿瘤称为胸腺癌（见"胸腺癌"项下）

特殊染色和免疫组织化学

- 在诊断中作用有限
- 细胞角蛋白：显示上皮细胞，特别是在富含淋巴细胞的肿瘤
- CD3：显示 T 细胞群
- CDIa/CD99：显示不成熟的 T 淋巴细胞
- CD20：某些胸腺瘤的上皮细胞可能呈阳性

其他诊断技术

- 电子显微镜：作用非常有限；可以显示张力丝、细胞间紧密连接、桥粒、细长的胞质突起和上皮细胞的基底膜；非常容易出现取样错误
- 流式细胞术：在富于淋巴细胞性胸腺瘤，通过显示不成熟末端脱氧核苷酸转移酶（TdT）阳性的淋巴母细胞群，可能导致淋巴母细胞性淋巴瘤的错误诊断
- Ras p21 蛋白：据报道在侵袭性胸腺瘤表达增加
- 基因重排研究：在胸腺瘤的淋巴细胞中未发现克隆性
- 其他分子学研究：尚未发现具有作用

鉴别诊断

▌ 胸腺增生与富于淋巴细胞性胸腺瘤

- 增生的胸腺组织保留正常的胸腺结构；在胸腺瘤中结构和皮质或髓质的比例破坏
- 伴有淋巴滤泡增生的病例，滤泡含有活跃的生发中心

▌ 淋巴瘤与富于淋巴细胞性胸腺瘤

- 最容易混淆为胸腺瘤的淋巴组织肿瘤为淋巴母细胞性、Burkitt 淋巴瘤和 Hodgkin 淋巴瘤

▌ 淋巴母细胞性淋巴瘤

- 最常见于儿童和青少年
- 患者常常有白血病，外周血中有未成熟细胞
- 中等大小的淋巴细胞，有细的未成熟细胞的染色质；典型者核分裂象多见
- 最常见的是 T 细胞系淋巴瘤；表达 TdT 和其他早期的 T 细胞抗原
- 可以呈现见于正常和成熟皮质或髓质胸腺细胞的抗原表达模式，因此必须谨慎解释流式细胞术检查结果
- 为了排除克隆性 T 细胞病变，可能需要进行分子诊断，亦即基因重排研究
- 对于诊断，最重要的染色是细胞角蛋白；富于淋巴细胞性胸腺瘤显示散在的角蛋白阳性的胸腺上皮细胞混合有不成熟的淋巴细胞群

▌ Burkitt 淋巴瘤

- 克隆性 B 细胞病变，可经流式细胞术检查证实
- 可能会与富于淋巴细胞性胸腺瘤混淆，因为具有星空结构
- 细胞角蛋白证实无上皮细胞成分
- Ki-67 显示几乎 100% 的淋巴细胞呈阳性

▌ 结节硬化性 Hodgkin 淋巴瘤

表 5-1　胸腺瘤分类的比较

WHO（Travis, 2004）	传统（Bernatz et al, 1961）	组织发生（Marino 和 Müller-Hermelink, 1969）	Suster 和 Moran（1999）
A 型	梭形细胞胸腺瘤	髓样胸腺瘤	高分化胸腺瘤
AB 型	—	混合性胸腺瘤	高分化胸腺瘤
B1 型	富于淋巴细胞性胸腺瘤	皮质胸腺瘤	高分化胸腺瘤
B2 型	淋巴上皮性胸腺瘤	皮质为主胸腺瘤	高分化胸腺瘤
B3 型	富于上皮性胸腺瘤	高分化胸腺癌	非典型性胸腺瘤（中分化）
胸腺癌（从前叫 C 型胸腺瘤）	胸腺癌	胸腺癌	胸腺癌（低分化胸腺上皮性肿瘤）

- 免疫组化染色可以证实 Reed-Sternberg 细胞和陷窝细胞（CD15 和 CD30 呈阳性，CD3、CD45 和 CD20 呈阴性），而胸腺瘤的非典型性上皮细胞细胞角蛋白呈阳性
- Hodgkin 淋巴瘤常常伴有胸腺的囊性改变

■ Castleman 病
- 特征性的滤泡结构，伴有透明血管和硬化性的生发中心，套区由同心圆排列的淋巴细胞层围绕（洋葱皮结构）

■ 梭形细胞肉瘤与梭形细胞胸腺瘤
- 两者均可显示席纹状结构
- 在梭形细胞肉瘤中，梭形细胞波形蛋白呈阳性，而细胞角蛋白呈阴性
- 梭形细胞胸腺瘤类似于孤立性纤维瘤，由于具有显著的血管外皮的生长方式；胸腺瘤的肿瘤细胞细胞角蛋白呈阳性

提要

- 胸腺瘤是胸腺上皮成分的肿瘤；背景中伴随的淋巴细胞为良性细胞
- 胸腺瘤与重症肌无力密切相关
- 治疗主要采取手术切除
- 分类仍有争议
- 侵犯邻近的纵隔结构仍然是被广泛接受的预示侵袭性行为的指征

精选文献

Suster S, Moran CA: Thymoma classification: Current status and future trends. Am J Clin Pathol 125:542-554, 2006.

Suster S, Moran CA: Problem areas and inconsistencies in the WHO classification of thymoma. Semin Diagn Pathol 22:188-197, 2005.

Travis WD, Brambilla E, Muller-Hermelink HK, Harris CC: Pathology and genetics of tumors of the lung, pleura, thymus and heart. In World Health Organization Classification of Tumours, Lyon, IARC Press, 2004.

Suster S, Moran CA: Thymoma, atypical thymoma and thymic carcinoma: A novel conceptual approach to the classification of thymic epithelial neoplasms. Am J Surg Pathol 111:826-833, 1999.

Suster S, Moran CA: Primary thymic epithelial neoplasms: Spectrum of differentiation and histological features. Semin Diagn Pathol 16:2-17, 1999.

Pan CC, Wu HP, Yang CF, et al: The clinicopathological correlation of epithelial subtyping in thymoma: a study of 112 consecutive cases. Hum Pathol 25:893-899, 1994.

Koga K, Matsuno Y, Noguchi M, et al: A review of 79 thymomas: Modification of staging system and reappraisal of conventional division into invasive and non-invasive thymoma. Pathol Int

44:359-367, 1994.

Kornstein MJ, Curran WJ Jr, Turrisi AT III, Brooks JJ: Cortical versus medullary thymomas: A useful morphologic distinction? Hum Pathol 19:1335-1339, 1988.

Marino M, Müller-Hermelink HK: Thymoma and thymic carcinoma: Relation of thymoma epithelial cells to the cortical and medullary differentiation of the thymus. Virch Arch 407:119-149, 1985.

Masaoka A, Monden Y, Nakahara K, et al: Follow-up study of thymomas with special reference to their clinical stages. Cancer 48:2485-2492, 1981.

Bernatz PE, Harrison EG, Claggett OT: Thymoma. A clinicopathologic study. J Thorac Cardiovasc Surg 42:424-444, 1961.

胸腺癌　　Thymic Carcinoma

临床特征

- 胸腺上皮性肿瘤，具有细胞学非典型性和侵袭性临床经过
- 与诸如重症肌无力或单纯红细胞再生障碍等胸腺瘤的副肿瘤综合征无关
- 可由长期存在的胸腺瘤恶变而来
- 主要见于中老年人
- 患者可以表现为胸痛、呼吸困难或上腔静脉综合征
- 原发性胸腺癌罕见；较常见的是原发性肺癌或纵隔淋巴结转移性肿瘤继发性侵犯胸腺
- 胸腺癌是一种除外诊断；在确立这个诊断前必须进行大量的临床和放射线检查以除外潜在的或其他器官晚期转移的可能性

大体病理学

- 通常无包膜
- 灰白色肿瘤，切面质硬，沙粒感，经常有出血和坏死
- 间质可以有纤维组织增生，但这些肿瘤没有胸腺瘤中出现的宽的纤维性间隔
- 有些亚型可以有显著的囊性改变

组织病理学

- 与胸腺瘤不同，有明显的恶性肿瘤的组织学特征，而且胸腺分化的器官型特征完全丧失
- 淋巴细胞是 B 细胞型，而不是不成熟的 T 淋巴细胞
- 有许多组织学亚型；基本上类似于其他器官的各种各样的癌
- 组织学上可分为低级别和高级别肿瘤（表 5-2）

表 5-2　低级别胸腺癌与高级别胸腺癌的比较

低级别	高级别
高分化鳞状细胞癌	中至低分化（淋巴上皮瘤样）
高分化黏液表皮样癌	非角化性鳞状细胞癌
基底细胞样癌	中至低分化黏液表皮样癌
乳头状癌	梭形细胞癌和胸腺癌肉瘤
高分化黏液腺癌	透明细胞癌
	间变癌

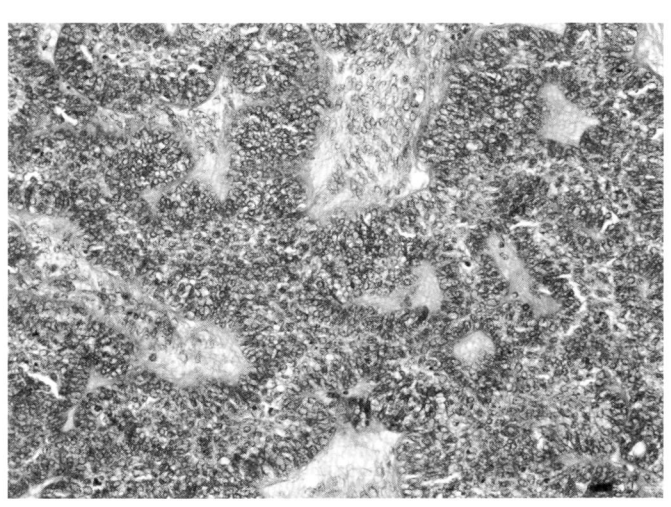

图 5-9　胸腺癌，基底细胞样型。肿瘤由增生的形态单一的深染的细胞组成，周围呈显著的栅栏状结构。

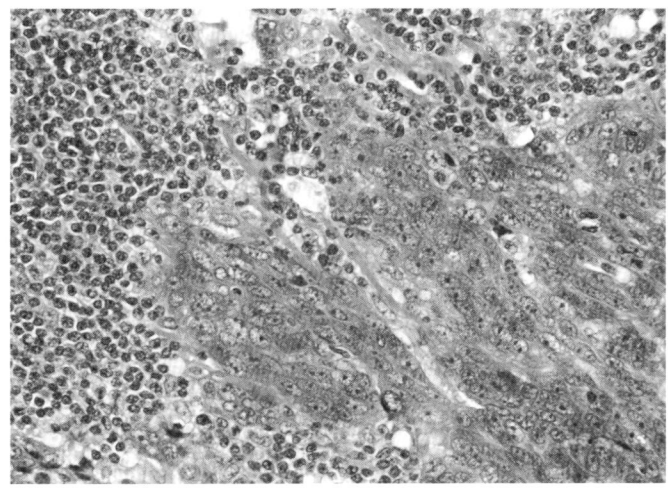

图 5-7　胸腺癌，低分化非角化性鳞状细胞癌（淋巴上皮瘤样癌）。肿瘤由成片的具有空泡状核和显著的嗜酸性核仁的大细胞组成，伴有少量和不清楚的一圈胞质。注意邻近为致密的淋巴细胞基质。

- ▌ 胸腺角化性鳞状细胞癌
  - 类似于其他部位的浸润性鳞状细胞癌；必须通过支气管镜检查除外隐匿的支气管原发性肿瘤早期向纵隔的大量播散
- ▌ 低分化（淋巴上皮瘤样）非角化性鳞状细胞癌
  - 组织学特征类似于鼻咽部的淋巴上皮瘤样癌
  - 粉刺样中心区域坏死是独特的和恒定的特征
  - 间质中可以有也可以没有淋巴细胞
  - 偶尔与 Epstein-Barr 病毒（EBV）有关，如同鼻咽癌
- ▌ 黏液表皮样癌
  - 类似于涎腺的黏液表皮样癌；可以是低级别（高分化）的，也可以是高级别的（中分化和低分化）
  - 可以伴有显著的囊性改变
  - 黏液卡红染色有助于显示肿瘤细胞胞质内的黏液
- ▌ 透明细胞癌
  - 由含有大量糖原的透明细胞组成，有纤细的间质围绕
  - 可能类似于肾的透明细胞癌，或可能来自高分化鳞状细胞癌的透明细胞改变
- ▌ 基底细胞样癌
  - 由基底细胞样细胞巢构成，周围可以呈栅栏状排列
  - 可以合并显著的囊性改变
- ▌ 梭形细胞（肉瘤样）癌
  - 极其少见
  - 梭形和多形性细胞具有深染的核、明显的核仁和

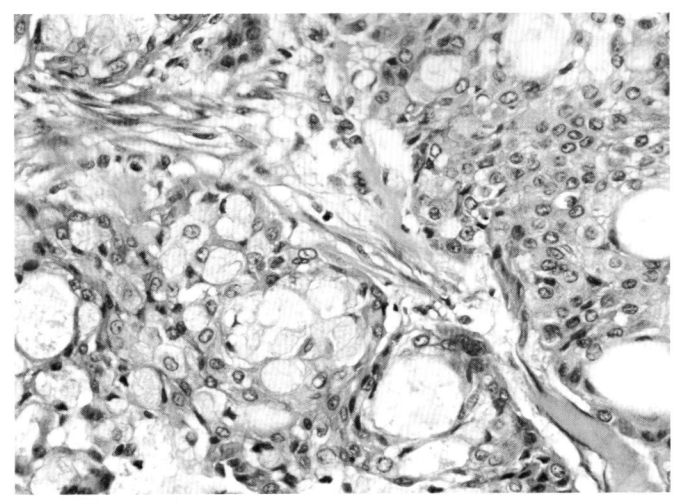

图 5-8　胸腺癌，黏液表皮样型。肿瘤由片状的鳞状中间细胞组成，混合有黏液细胞和充满黏液的囊性间隙。

嗜酸性胞质

- 梭形细胞细胞角蛋白呈阳性
- 先前常常合并有梭形细胞胸腺瘤
- 当合并有明确的肉瘤成分时，即可认定为胸腺癌肉瘤

特殊染色与免疫组织化学

- PAS 和黏液卡红染色可用于透明细胞癌和黏液表皮样癌，分别有助于辨认胞质内糖原和黏液
- 一致表达细胞角蛋白中间丝，并可与其他上皮标记物反应，如 CEA、EMA 和 MOC31
- 可以表达 CD5

其他诊断技术

- 没有帮助

鉴别诊断

▌ 转移癌

- 临床病史非常重要；必须首先除外从其他隐性原发部位转移的可能性

▌ 上皮样血管内皮细胞瘤

- 可能非常类似于癌
- 细胞含有丰富的胞质，具有显著的胞质空泡
- 上皮样血管内皮细胞瘤 FVIII-RA 和 CD31 染色呈阳性
- 注意：有些上皮样血管内皮细胞瘤病例角蛋白染色可能呈阳性；总是需要增加血管标记物以便与癌鉴别

▌ 生殖细胞肿瘤

- 胎盘碱性磷酸酶（placental alkaline phosphatase, PLAP）、人绒毛膜促性腺激素（humam chorionic gonadotropin, HCG）或甲胎蛋白（α-fetoprotein, AFP）呈阳性
- 血清 AFP 或 HCG 水平经常升高

▌ 淋巴瘤

- 白细胞共同抗原（leukocyte common antigen, LCA）和其他淋巴细胞标记物（如 CD3、CD20、CD30）呈阳性，细胞角蛋白呈阴性
- 流式细胞术和基因重排研究有助于确定单克隆性

提要

- 诊断原发性胸腺癌需要认真评估病史和临床以及

放射线所见

- 包括高分化鳞状细胞癌、黏液表皮样癌和基底细胞样癌在内的各种变型均可通过手术切除治愈；其他各种变型预后差，是致死性的

精选文献

Suster S: Thymic carcinoma: Update of current diagnostic criteria and histologic types. Semin Diagn Pathol 22:188-197, 2005.

Suster S, Moran CA: Spindle cell carcinoma of the thymus: Clinicopathologic and immunohistochemical study of 15 cases of a novel form of thymic carcinoma. Am J Surg Pathol 23:691-700, 1999.

Suster S, Moran CA: Thymic carcinoma: Spectrum of differentiation and histologic types. Pathology 30:111-122, 1998.

Suster S, Moran CA: Primary thymic epithelial neoplasms showing combined features of thymoma and thymic carcinoma: Clinic pathologic study of 22 cases. Am J Surg Pathol 20:1469-1480, 1996.

Moran CA, Suster S: Mucoepidermoid carcinoma of the thymus: Clinicopathologic study of six cases. Am J Surg Pathol 19:826-834, 1995.

Suster S, Rosai J: Thymic carcinoma: Clinicopathologic study of 60 cases. Cancer 67:1025-1032, 1991.

Wick MR, Scheithauer BW, Weiland LH, Bernatz PE: Primary thymic carcinomas. Am J Surg Pathol 6:613-630, 1982.

胸腺神经内分泌肿瘤 Neuroendocrine Neoplasms of the Thymus

临床特征

- 最常见于中年人
- 明显以男性为主
- 组织学范围从高分化肿瘤（类癌）到组织学上类似于肺燕麦细胞癌的低分化癌；组织学特征和临床行为相关
- 发生在纵隔的类癌大多数起源于胸腺
- 胸腺类癌
  - 典型者比支气管类癌侵袭性强；生物学上为低级别的神经内分泌癌
  - 可以局灶浸润或可能转移
  - 经过一个长期的无病间期后可复发
  - 副肿瘤性综合征见于 1/3 的患者，包括 Cushing 综合征、不恰当的使用抗利尿激素综合征（syndrome of inappropriate antidiuretic hormone, SIADH）和 Eaton-Lambert 综合征
  - 没有全部类癌综合征的表达

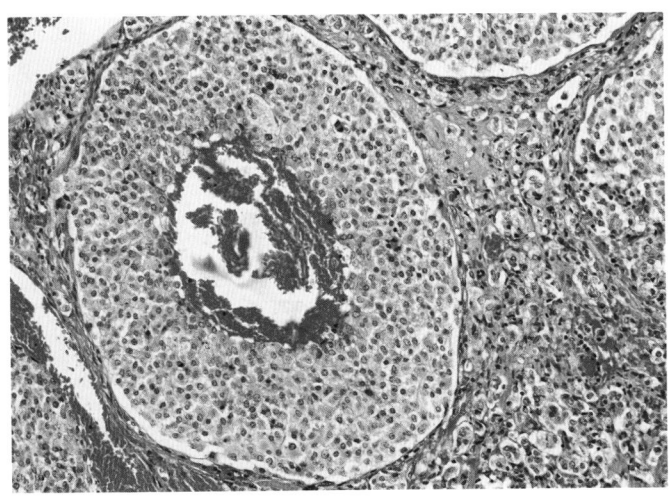

图 5-10　高分化胸腺神经内分泌癌（胸腺类癌）。肿瘤显示形态单一的肿瘤细胞，具有小的细胞核和分散的染色质结构（椒盐样）。有些肿瘤细胞形成球形，伴有中心粉刺样坏死区域，并可见从周围间质退缩的人工假象。

- 高达 1/3 的低级别肿瘤的发生与多发性内分泌肿瘤（multiple endocrine neoplasia, MEN）Ⅰ 型或 Ⅱ型有关，并倾向于有一个更为侵袭性的过程
  - MEN Ⅰ 型：垂体腺瘤、甲状旁腺腺瘤、胰腺胰岛细胞瘤
  - MEN Ⅱ 型：甲状腺髓样癌、嗜铬细胞瘤、甲状旁腺增生、黏膜皮肤神经节瘤

大体病理学

- 无包膜，质硬的肿块，灰粉色，由于有微小钙化而呈沙粒状
- 常见局灶出血和坏死
- 无纤维性间隔或分叶状结构（不同于胸腺瘤）

组织病理学

- 根据组织学分级分类
  - 高分化
    - 每 10 个高倍视野（high-power field, hpf）核分裂象＜ 3 个
    - 非典型性轻微
    - 典型的器官样结构
    - 只有小灶性坏死
  - 中分化
    - 其特征介于高分化肿瘤和低分化肿瘤之间
    - 通常无器官样结构

- 中度细胞非典型性，伴有明显的核仁
- 中度核分裂活性（3 ~ 10 个核分裂象 /10hpf）
  - 低分化（高级别）神经内分泌癌
    - 核分裂象＞ 10 个 /10 hpf
    - 显著的非典型性或有小细胞癌区域
    - 广泛的坏死
    - 完全失去器官样结构
    - 有些肿瘤可能混合有不同的组织学分级
- 组织学特征
  - 低级别肿瘤
    - 均匀一致的多角形细胞，核呈卵圆形，染色质点彩状，胞质颗粒性
    - 细胞排列成巢状、小梁状、缎带状和索条状；可有假菊形团结构
    - 肿瘤细胞巢可以显示局灶中心粉刺样坏死区域和钙化
    - 肿瘤细胞巢和周围的间质之间可能有人为的裂隙
  - 变异的形态学所见
    - 淀粉样间质，偶尔伴有降钙素形成
    - 梭形细胞形态学
    - 嗜酸瘤细胞的胞质特征
    - 色素沉着：黑色素、脂褐素
  - 中级别至高级别肿瘤
    - 弥漫的淋巴瘤样结构
    - 组织学类似于肺的小细胞（燕麦细胞）神经内分泌癌
    - 肺的神经内分泌癌可以从一个小的原发性病灶发生广泛转移；需要进行充分的临床和放射学评估，以证实胸腺内这样的肿瘤是原发性胸腺癌
    - 小细胞具有变形的细胞核和少量的胞质
    - 细的"椒盐样"点彩状染色质
    - 低分化神经内分泌癌的大细胞亚型也有描述
    - 明显的挤压假象
    - 已经发现在低级别（高分化）和高级别（低分化）神经内分泌癌之间显示转化的病例

特殊染色和免疫组织化学

- 肿瘤细胞细胞角蛋白、嗜铬素、突触素和 CD57

染色呈阳性

- 可 表 达 神 经 肽： 促肾上腺皮质激素（adrenocorticotropic hormone, ACTH）、 血 清 素、生长激素抑制素、促胃泌素和其他

其他诊断技术

- 电子显微镜检查：胞质内含有致密轴心神经分泌颗粒

鉴别诊断

- 大细胞性淋巴瘤
  - 弥漫性生长方式；无缎带状、花彩状或小梁状结构
  - 肿瘤细胞有空泡状细胞核
  - 大量核分裂象和细胞凋亡图像
  - LCA 和 CD20 呈阳性
- 转移性恶性黑色素瘤
  - 细胞通常有较明显的多形性，胞质丰富，有显著的巨大核仁
  - S-100 蛋白和 HMB-45 呈阳性
  - 细胞角蛋白呈阴性
- 甲状腺髓样癌
  - 胸腺神经内分泌癌也可以有散在的降钙素呈阳性细胞
  - 肿 瘤 性 C 细 胞 癌 胚 抗 原（carcinoembryonic antigen, CEA）和降钙素呈阳性
- 副神经节瘤
  - 显著的非典型性（巨大细胞核，nucleomegaly），缺乏核分裂活性
  - 细胞角蛋白呈阴性
- 转移性类癌或神经内分泌癌
  - 仔细的临床和放射学检查是鉴别原发性和继发性胸腺受累的唯一方法

提要

- 最好将胸腺的神经内分泌肿瘤看成是从低级别肿瘤（类癌）到类似于肺小细胞癌的高级别癌的一个系列表现
- 起源于肺的小细胞癌转移或播散到胸腺比胸腺原发性小细胞癌多见
- 低级别肿瘤（类癌）
  - 任何胸腺类癌均有可能转移
  - 当伴有 MEN 综合征或伴有 ACTH 产生时预后较差
  - 治疗采取手术切除；肿瘤对化疗和放疗效果不好
  - 经过一个长期（如 10 年）间隔后可能复发
- 高级别神经内分泌癌
  - 治疗方法一般与具有相似组织学表现的肺肿瘤相同

精选文献

Moran CA: Primary neuroendocrine carcinomas of the mediastinum: Review of current criteria for histopathologic diagnosis and classification. Semin Diagn Pathol 22:223-229, 2005.

Suster S, Moran CA: Neuroendocrine neoplasms of the mediastinum. Am J Clin Pathol 115(S1):17-27, 2001.

Moran CA, Suster S: Neuroendocrine carcinomas (carcinoid tumor) of the thymus: A clinicopathologic analysis of 80 cases. Am J Clin Pathol 114:100-110, 2000.

Moran CA, Suster S: Thymic neuroendocrine carcinomas with combined features ranging from well-differentiated (carcinoid) to small cell carcinoma: A clinicopathologic and immunohistochemical study of 11 cases. Am J Clin Pathol 113:345-350, 2000.

Klemm KM, Moran CA: Primary neuroendocrine carcinomas of the thymus. Semin Diagn Pathol 16:32-41, 1999.

Wick MR, Scheithauer BW: Thymic carcinoid: A histologic, immunohistochemical, and ultrastructural study of 12 cases. Cancer 53:475-484, 1984.

Wick MR, Danney JA, Bernatz PE, Brown LR: Primary mediastinal carcinoid tumors. Am J Surg Pathol 6:195-205, 1982.

Rosai J, Higa E: Mediastinal endocrine neoplasm, of probable thymic origin, related to carcinoid tumor. Clinicopathologic study of 8 cases. Cancer 29:1061-1074, 1972.

慢性纵隔炎　　Chronic Mediastinitis

临床特征

- 一般累及前 - 上纵隔；经常在隆凸的正前方
- 可发生在任何年龄；最常见于年轻成人
- 女性发病为主
- 大约一半的病例与真菌感染有关（常常为组织胞浆菌病）；也有曲霉菌、诺卡尔菌和分枝杆菌；还有的发生于美西麦角（methysergide）治疗后
- 大约一半的病例是特发性的
- 在感染性病例，推测其机制为延迟的细胞介导超敏反应
- 放射学检查表现为纵隔不对称性增宽

- 是上腔静脉综合征得最常见的非肿瘤性原因
- 可以引起肺静脉压迫和血栓形成

大体病理学

- 质硬、白色、致密的纤维组织
- 通常是压迫而不是浸润纵隔结构

组织病理学

- 致密的细胞和血管稀少的纤维玻璃样变组织
- 淋巴细胞陷入
- 肉芽肿（干酪性或非干酪性）
- 可见感染性微生物

特殊染色和免疫组织化学

- PAS 和 Grocott 乌洛托品银（Grocott methenamine silver, GMS）染色：有助于鉴定真菌微生物
- 抗酸染色寻找分枝杆菌

其他诊断技术

- 微生物学：革兰染色、培养和血清学检查
- 聚合酶链反应（polymerase chain reaction, PCR）可以用于快速检测分枝杆菌或真菌

鉴别诊断

- 孤立性纤维瘤
  - 边界清楚的肿瘤，由杂乱排列的良性梭形细胞构成，在胶原性、致密的、血管丰富的间质中
  - CD34 和 bcl-2 呈阳性
- Hodgkin 淋巴瘤，结节硬化型
  - 含有混合性浸润细胞的高度富于细胞的结节，被相对无细胞的纤维条索分隔开
  - 以散在的非典型性细胞为特征，包括 Hodgkin 细胞、Reed-Sternberg 细胞或陷窝细胞
  - 炎症性浸润包括淋巴细胞、浆细胞和嗜酸性粒细胞
  - 可以出现肉芽肿
- 伴有硬化的大细胞性淋巴瘤
  - 在纤维组织背景中有大量的非典型性大淋巴细胞
  - 高度增生性肿瘤，伴有核分裂象和凋亡小体
  - 大细胞 CD20 染色呈阳性

提要

- 应进行特殊染色以排除微生物

- 一些作者将硬化性纵隔炎和慢性纵隔炎视为独立的疾病；而另外一些作者认为这种病变是一种反应性病变，可以发生于对感染或药物的反应，或为自身免疫性反应
- 有报道认为，硬化性纵隔炎比慢性纵隔炎细胞丰富，由成纤维细胞、淋巴细胞，浆细胞和嗜酸性粒细胞组成
- 在疾病晚期，病变细胞减少，血管减少，伴有致密的胶原性纤维化
- 治疗采取手术切除和皮质类固醇

精选文献

Flieder DB, Moran C, Suster S: Idiopathic fibroinflammatory (fibrosing/sclerosing) lesions of the mediastinum: A study of 30 cases with emphasis on morphologic heterogeneity. Mod Pathol 12:257-264, 1999.

Hodgkin 淋巴瘤　Hodgkin Lymphoma

临床特征

- 最常见的纵隔恶性肿瘤
- 主要发生在前纵隔
- 淋巴结和胸腺可以受累
- 二三十岁的年轻女性最常受累
- 常常表现为 B 系症状，包括发热、盗汗、体重减轻和疲劳

大体病理学

- 伴有硬化带的鱼肉样肿物
- 伴有胸腺受累，常见囊性变性

组织病理学

- 结节硬化型是最常见的类型
- 最好根据淋巴结活检确定分型，因为在结外部位诊断特征可能不具代表性
- 当发生于诸如胸腺等结外部位时，Hodgkin 病一般形成孤立的瘤块
  - 存在胶原性纤维化和典型的背景细胞（小淋巴细胞、浆细胞和嗜酸性粒细胞）
  - 在结外部位确立一个新的 Hodgkin 淋巴瘤诊断，需要在符合 Hodgkin 淋巴瘤的背景中找到经典的 Reed-Sternberg 细胞

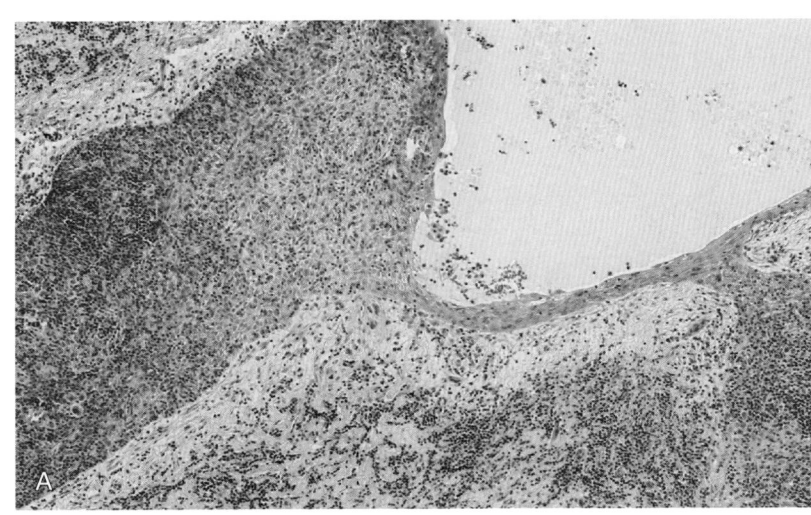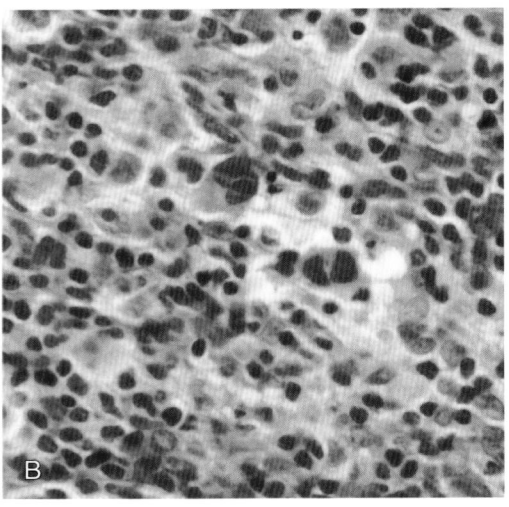

图 5-11 Hodgkin 淋巴瘤伴有囊性变。A，低倍镜下显示囊性扩张的胸腺上皮有致密的淋巴细胞群浸润。**B**，高倍镜下显示大的双核的和单核的 Hodgkin 细胞。

— 对于已经确立 Hodgkin 淋巴瘤诊断的患者，在胶原和 Hodgkin 淋巴瘤的典型细胞背景中出现具有 Reed-Sternberg 细胞（Hodgkin 细胞）的其他特征的单核细胞时，足以诊断结外部位受累

特殊染色和免疫组织化学

- 即使组织学改变具有特征性，也常常需要进行免疫组织化学染色加以证实
- Reed-Sternberg 细胞及其陷窝变型 CD15 和 CD30 抗体呈阳性
- Hodgkin 细胞和 Reed-Sternberg 细胞 CD45 染色一般呈阴性
- Reed-Sternberg 细胞及其变型 CD20（L26）或 T 细胞标记物 CD45RO（UCHL 1）抗体染色偶尔呈阳性

其他诊断技术

- T 细胞或 B 细胞基因重排呈阴性

鉴别诊断

▌ 胸腺瘤
- 低倍镜下可能类似于 Hodgkin 病，因为硬化可以形成边界清楚的由大细胞和小细胞构成的结节
- 无非典型性淋巴细胞（Hodgkin 细胞）
- 嗜酸性粒细胞和浆细胞少见

- 胸腺瘤细胞上皮标记物（细胞角蛋白）呈阳性
▌ 胸腺囊肿
- 囊肿内衬上皮细胞
- 无非典型性淋巴细胞可见
- 胸腺囊肿需要充分而广泛的取材，以除外 Hodgkin 病
▌ 硬化性大细胞非 Hodgkin 淋巴瘤
- 由单一形态的非典型大淋巴细胞组成，不具有独特的 Hodgkin 淋巴瘤背景（即小淋巴细胞、浆细胞和嗜酸性粒细胞）
- 肿瘤细胞几乎总是 B 细胞系，表达 CD19、CD20 和 CD22
- CD15 呈阴性，但很多病例 CD30 可能呈阳性

提要

- 结节硬化型是纵隔 Hodgkin 淋巴瘤最常见的类型
- 年轻女性最常受累
- 常为囊性，为了找到诊断区域，必须充分取材

精选文献

Kim HC, Nosher J, Haas A, et al: Cystic degeneration of thymic Hodgkin's disease following radiation therapy. Cancer 55:354-356, 1985.

Katz A, Lattes R: Granulomatous thymoma or Hodgkin's disease of thymus? A clinical and histologic study and a re-evaluation. Cancer 23:1-15, 1969.

Fechner RE: Hodgkin's disease of the thymus. Cancer 23:16-23, 1969.

Burke WA, Burford TH, Dorfman RF: Hodgkin's disease in the mediastinum. J Thorac Cardiovasc Surg 3:287-296, 1967.

弥漫性大细胞性淋巴瘤，B 细胞型
Diffuse Large Cell Lymphoma, B-Cell Type

临床特征

- 是继 Hodgkin 淋巴瘤后的第二常见的纵隔恶性淋巴组织肿瘤
- 主要累及女性；发病高峰年龄在 20 ~ 40 岁
- 典型者见于前纵隔
- 几乎总是 B 细胞系
- 一般累及胸腺，伴有或不伴有淋巴结受累
- 体征和症状可以包括上腔静脉综合征和胸腔积液

大体病理学

- 伴有坏死灶的质硬的肿物
- 典型者显示广泛浸润周围组织

组织病理学

- 弥漫性生长方式，由非典型大淋巴细胞构成，核呈肾形或多叶状，染色质空泡状，核仁明显
- 大量淡染或透明的胞质
- 常常显示间质硬化，其特征是将肿瘤划分为不连续的巢状和岛屿状结构，酷似上皮性恶性肿瘤
- 常见陷入的胸腺和胸腺外脂肪

特殊染色和免疫组织化学

- CD19、CD20、CD22 和 CD45 呈阳性
- CD10、CD5、CD43、CD21 和免疫球蛋白呈阴性（类似于正常胸腺 B 细胞的表型）
- CD15 呈阴性
- 这些病例中相当多数 CD30 染色可呈阳性

其他诊断技术

- 流式细胞术或基因重排研究用来确定 B 淋巴细胞系或 T 淋巴细胞系

鉴别诊断

■ 生殖细胞瘤
- 几乎所有的病例均发生在男性

- 由弥漫性大细胞群构成，胞质丰富，核大，核仁不规则（有棘突）
- 小淋巴细胞是沿着纤细的纤维血管间隔集中，而不是散在地分布于整个肿瘤
- 在透明的胞质中存在糖原，支持生殖细胞瘤的诊断
- 免疫组织化学显示胎盘碱性磷酸酶（PLAP）呈阳性
- CD20 和 CD45 呈阴性
- 可显示显著的点状核旁细胞，角蛋白和 C-kit（CD117）染色呈阳性

■ Hodgkin 淋巴瘤，合体细胞亚型
- 硬化表现为宽带状而不是弥漫性的
- 以大的多核肿瘤细胞（Reed-Sternberg 细胞）为特征
- 大细胞 CD15 和 CD30 呈阳性
- 大细胞 CD20 和 CD45 通常呈阴性

■ 淋巴母细胞性淋巴瘤
- 男性发病为主
- 患者可以有明显的白血病，后者在纵隔大细胞性淋巴瘤是个例外
- 细胞胞质非常稀少，染色质为未成熟细胞性
- 细胞表达 CD1、CD3、CD43、TdT
- CD20 呈阴性

■ 转移癌
- 黏附性肿瘤细胞成片或成巢分布

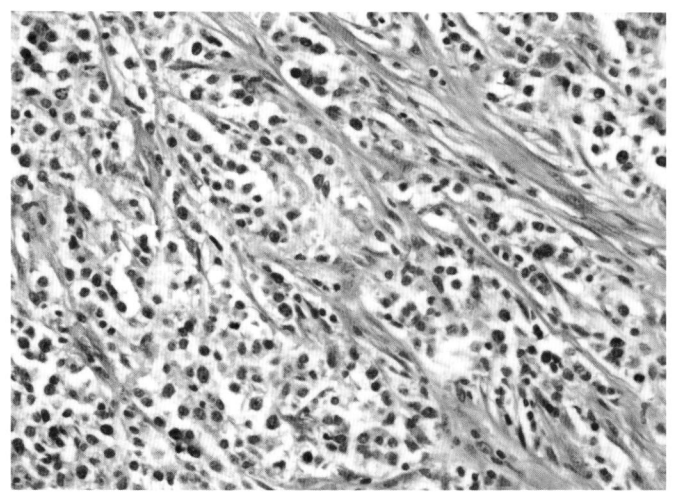

图 5-12　**伴有硬化的弥漫性大细胞性淋巴瘤**。肿瘤由非典型性大淋巴细胞组成，由于细条带状硬化组织将肿瘤细胞分隔为小岛屿状，呈现分隔的表现。

- 可形成腺体或显示明显的角化
- 肿瘤细胞表达细胞角蛋白；CD20 和 CD45 呈阴性

提要

- 一般累及年轻女性（10 ~ 40 岁）
- 可以累及胸腺
- 硬化和坏死常见
- 几乎总是 B 细胞系
- 对多种药化疗联合固化放疗反应好

精选文献

Suster S: Primary large-cell lymphomas of the mediastinum. Semin Diagn Pathol 16:51-64, 1999.

Davis RE, Dorfman RF, Warnke RA: Primary large cell lymphoma of the thymus: A diffuse B-cell neoplasm presenting as primary mediastinal lymphoma. Hum Pathol 21:1262-1268, 1990.

Jacobson JO, Aisenberg AC, Lamarre L, et al: Mediastinal large cell lymphoma: An uncommon subset of adult lymphoma curable with combined modality therapy. Cancer 62:1893-1898, 1988.

Menestrina F, Chelosi M, Bonetti F, et al: Mediastinal large cell lymphoma of B-cell type with sclerosis: Histopathological and immunohistochemical study of 8 cases. Histopathology 10:589-600, 1986.

Perrone T, Frizzera G, Rosai J: Mediastinal diffuse large cell lymphoma with sclerosis: A clinicopathological study of 60 cases. Am J Surg Pathol 10:176-191, 1986.

淋巴母细胞性淋巴瘤
Lymphoblastic Lymphoma

临床特征

- 主要见于大龄儿童和青少年，但也可发生于年龄较大的成年患者
- 男性发病为主，男女发病比例为 2 : 1
- 患者可以有一个伴随的白血病期
- 就诊时几乎所有伴有纵隔肿块的病例均为 T 细胞系（见第 14 章有关 B 细胞系淋巴母细胞性淋巴瘤的讨论）
- 纵隔是最常见的部位，胸腺常常受累；当胸腺受累时，可见残留的胸腺小叶和 Hassall 小体浸润
- 由于肿瘤具有迅速生长的特性，患者常常出现急性发作的呼吸窘迫
- 就诊时患者可以有中枢神经系统和性腺受累

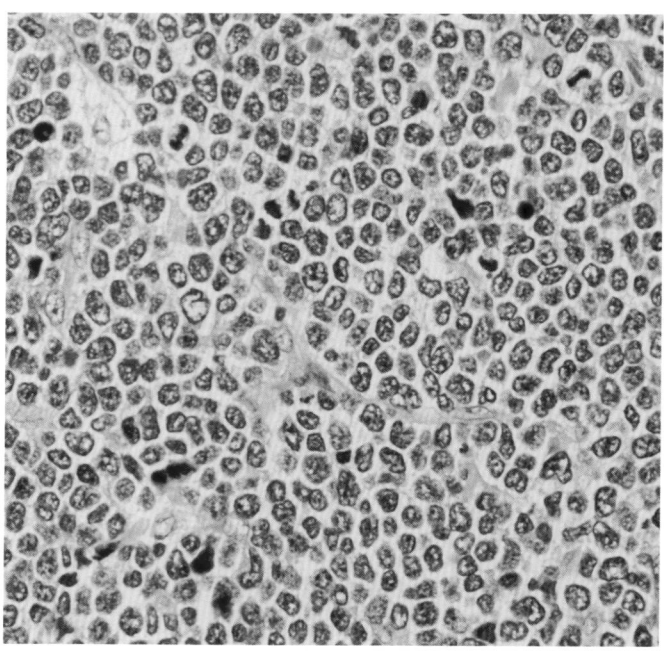

图 5-13 淋巴母细胞性淋巴瘤。非典型淋巴细胞伴有细的染色质，核仁不明显，常常可见到核膜内折。

大体病理学

- 一般为实性、浸润性，缺乏包膜

组织病理学

- 弥漫性生长方式，由具有细腻（未成熟性细胞性）染色质结构的非典型淋巴细胞组成
- 细胞中等大小，核 / 浆比例高
- 细胞核可以呈脑回状，染色质细而分散，核仁不明显（在高倍镜下，核的外形类似于 CT 检查所见的脑的外形），也可以是非脑回状
- 有大量核分裂象
- 可以有广泛坏死
- 侵犯血管和蔓延到胸腺周围的纤维脂肪组织可以是显著特征
- 肿瘤细胞可以浸润胸腺
- 可有散在可染小体的巨噬细胞，产生"星空"现象

特殊染色和免疫组织化学

- 几乎所有病例 TdT 呈阳性
- 80% 的病例 LCA 呈阳性
- 大多数病例 CD99 呈阳性
- 肿瘤细胞通常表达 CD1、CD43 和 CD3

- 肿瘤细胞 CD4 和 CD8 可以呈阳性，也可以呈阴性
- 50% 的病例表达 CD45RO；CD20 呈阴性

其他诊断技术

- 流式细胞术
  - 由于富于淋巴细胞性胸腺瘤显示相似的免疫表型（即不成熟的母细胞性 T 细胞），有可能产生误导
  - 不是总能区分克隆性未成熟 T 细胞和可能见于胸腺瘤的良性的前胸腺细胞
- 分子研究：用于检测淋巴母细胞的基因重排，以确定克隆性
  - 细胞遗传学：有助于诊断并与预后有关；特别是对于 B 细胞系淋巴母细胞性淋巴瘤

鉴别诊断

▌ 胸腺瘤
- 儿童罕见；然而，成人可以发生两种疾病中的任何一种
- 淋巴细胞成分在表型上可能无法与淋巴母细胞性淋巴瘤区别
- 凋亡的淋巴细胞可能类似于"星空"现象
- 细胞角蛋白染色可显示整个肿瘤中的上皮细胞网
- 淋巴细胞为非克隆性

▌ 大 B 细胞性淋巴瘤
- 肿瘤细胞较大，胞质透明，核呈空泡状，核仁通常显著；脑回状核少见
- 具有 B 细胞系肿瘤的表型
- CD20 呈阳性；TdT、CD99、CD1a 呈阴性

▌ 其他儿童小圆性蓝色细胞肿瘤

▌ 粒细胞肉瘤
- 极其少见
- 仔细寻找具有颗粒状胞质的细胞
- 肿瘤细胞髓过氧化物酶呈阳性；TdT 呈阴性
- CD43 和 CD45 可能呈阳性，在这项鉴别诊断中没有帮助

▌ 神经母细胞瘤
- 典型者见于后纵隔
- 较常见于年幼儿童
- 由较小的圆细胞组成，胞质稀少，形成特征性的菊形团结构；在背景中寻找神经纤维网
- 神经元特异性烯醇化酶（neuron-specific enolase,

NSE）呈阳性，淋巴细胞标记物呈阴性

▌ 胚胎性横纹肌肉瘤
- 由不规则排列的横纹肌母细胞和未分化的原始细胞混合组成
- MyoD1、肌细胞生成素（肌形成蛋白）和其他肌肉分化的标记物（结蛋白、肌动蛋白和肌球蛋白）呈阳性
- TdT 和淋巴细胞标记物呈阴性

▌ 原始神经外胚层肿瘤（primitive neuroectodermal tumor, PNET）
- 这个部位少见
- 可以有有限性的神经分化（突触素和嗜铬素通常呈阳性）
- CD99 呈阳性
- 胞质内糖原（PAS 呈阳性）
- TdT 和淋巴细胞标记物呈阴性
- 特征性的 t（11;22）染色体易位

▌ 小细胞癌（神经内分泌癌、燕麦细胞癌）
- 最常见于老年人
- 可以是原发性的，也可以是转移性的
- 小细胞伴有细胞核变形，胞质稀少
- 细胞核具有细的椒盐样点彩状染色质或模糊的染色质结构
- 显著的挤压人工假象和广泛坏死
- 肿瘤细胞表达细胞角蛋白、嗜铬素和突触素
- TdT、CD45 和 CD3 呈阴性

提要

- 这种快速生长的肿瘤主要见于儿童和青少年；男性发病为主
- 常见白血病和骨髓受累
- 几乎所有表现为纵隔肿物的病例均为 T 细胞系
- 总是应该进行细胞角蛋白染色，以保证不漏掉富于淋巴细胞性胸腺瘤的诊断

精选文献

Devoe K, Weidner N: Immunohistochemistry of small round cell tumors. Semin Diagn Pathol 17:216-225, 2000.

Ha K, Minded M, Hozumi N, Gelfano EW: Phenotypic heterogeneity at the DNA level in childhood leukemia with a mediastinal mass. Cancer 56:509-513, 1985.

Benerjee D, Silva E: Mediastinal mass with acute leukemia: Myeloblastoma masquerading as lymphoblastic lymphoma. Arch Pathol 105:126-129, 1981.

Nathwani BN, Kim H, Rappaport H: Malignant lymphoma, lymphoblastic. Cancer 38:966-983, 1976.

Castleman 病　Castleman Disease

临床特征

- 反应性疾病，也称为血管滤泡性淋巴结增生（angiofollicular lymph node hyperplasia）
- 主要见于淋巴结；偶尔可累及胸腺
- 两性都可发病
- 年龄分布广泛
- 三种类型：透明血管型、浆细胞型和混合型
  - 透明血管型（大约 80% 的病例）
    - 除了肿瘤压迫外，一般没有症状
  - 浆细胞型
    - 患者可有贫血、高丙种球蛋白血症和发热
    - 典型者为孤立性，但确实存在多中心性变型
  - 多中心性变型：多个部位多个淋巴结受累
- 肝脾大
- 血液学和免疫学异常（全血细胞减少、血沉加快、蛋白尿）
- 1/3 的患者发生其他恶性肿瘤（非 Hodgkin 淋巴瘤，癌或 Kaposi 肉瘤）
- 较常见于人免疫缺陷病毒（human immunodeficiency virus, HIV）感染患者
- 与 Kaposi 肉瘤相关性疱疹病毒 [Kaposi sarcoma-associated herpesvirus（KSHV）、人疱疹病毒 -8（HHV-8）] 感染有关，特别是在 HIV 阳性的患者

大体病理学

- 透明血管型
  - 大的单发性肿块
  - 边界清晰的圆形结节，通常位于前上纵隔
- 浆细胞型
  - 形成肿块，较常累及多个淋巴结

组织病理学

- 透明血管型（大约 80% 的病例）
  - 多发性滤泡，伴有小的生发中心
  - 透明血管穿入生发中心（棒棒糖征）
  - 生发中心可以显示同心圆形透明灶，类似于 Hassall 小体
  - 外套区的小细胞可以显示独特的同心圆性层状排列（洋葱皮结构）
  - 异常滤泡可以含有多个小的生发中心
  - 滤泡间区有丰富的毛细血管网
  - 滤泡间血管周围可以见到纤维化
  - 滤泡间区主要由淋巴细胞组成，但也含有浆细胞、免疫母细胞和嗜酸性粒细胞
- 浆细胞型（10% ~ 20%）
  - 滤泡间区含有成片的浆细胞（诊断特征）
  - 生发中心大，呈反应性
- 混合型（罕见）
  - 具有透明血管型和浆细胞型的混合性特征
  - 除非肿瘤引起压迫，一般没有症状

特殊染色与免疫组织化学

- 异常滤泡的周围可见 CD5 阳性的淋巴细胞（提示 Castleman 病是一种由特殊淋巴因子刺激产生的 CD5 阳性的淋巴细胞增生）
- 多克隆性 B- 淋巴细胞和浆细胞群

其他诊断技术

- 流式细胞术和基因重排研究：多克隆性

鉴别诊断

- 滤泡性淋巴瘤
  - 非典型性淋巴细胞组成的形态单一的滤泡

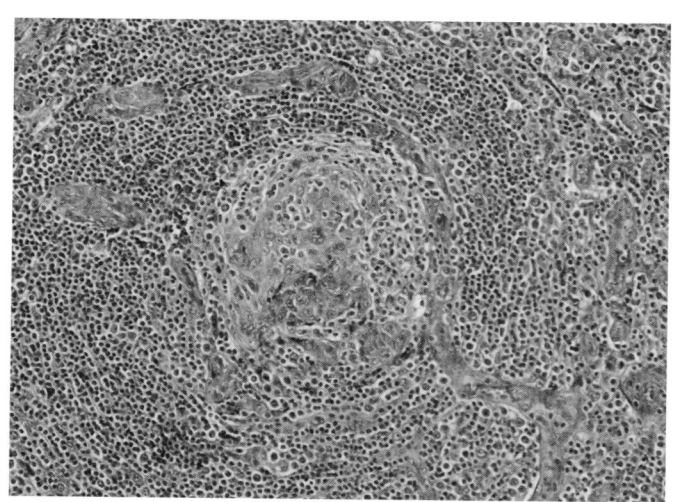

图 5-14　Castleman 病。组织学切片显示生发中心伴有透明血管，可见独特的同心圆形层状排列。

- 细胞学异常细胞，其中大多数有核裂（中心细胞）
- 单克隆性 B 细胞
- CD20 和 bcl-2 呈阳性
- 浆细胞瘤
  - 由单克隆性浆细胞组成的单纯的浆细胞群
  - 一般缺乏透明性生发中心和外套区的洋葱皮样结构
  - 由于几个报告证实 Castleman 病的滤泡间区有单克隆性浆细胞成分，必须仔细评估细胞的克隆性

提要

- 纵隔是最常见的发病部位，最常累及淋巴结
- 多中心型较常见于 HIV 阳性患者
- HIV 阳性患者的多中心型 Castleman 病与 HHV-8 感染有关

精选文献

O'Reilly PE Jr, Joshi V, Holbrook CT, Weisenburger DD: Multicentric Castleman's disease in a child with prominent thymic involvement: A case report and brief review of the literature. Mod Pathol 6:776-780, 1993.
Frizzera G: Atypical lymphoproliferative disorders. In Knowles DM (ed): Neoplastic Hematopathology. Baltimore, Williams & Wilkins, 1992, pp 459-495.
Keller AR, Hochholzer L, Castleman B: Hyaline-vascular and plasma-cell types of giant lymph node hyperplasia of mediastinum and other locations. Cancer 29:670-683, 1972.

免疫缺陷疾病的胸腺组织学 Thymic Histology in Immune Deficiencies

临床特征

- 在多种先天性和获得性免疫缺陷疾病中，胸腺可以出现组织学异常，特别是在 T- 淋巴细胞缺陷疾病中
- 通常为临床诊断，患者具有特征性的临床表现和免疫缺陷的特征

大体病理学

- DiGeorge 综合征：胸腺发育不全或先天萎缩，伴有正常胸腺组织减少至缺如
- 其他先天性免疫缺陷：胸腺组织萎缩

组织病理学

- DiGeorge 综合征

- 不管出现什么样的胸腺组织，组织学检查正常或显示不同程度的应激性退化
- B- 细胞免疫缺陷
  - 过度应激性退化的特征
  - 皮髓质分化减少
  - 淋巴细胞数量减少
  - 不同数量的 Hassall 小体
- 重度复合性免疫缺陷（severe combined immune deficiency, SCID）
  - SCID 的结构被称为胸腺发育异常（thymic dysplasia）
  - 梭形到多角形上皮细胞构成小圆形到卵圆形小叶状结构
  - 几乎没有淋巴细胞，并且缺乏 Hassall 小体
  - 缺陷不很严重的患者可以有少量淋巴细胞和 Hassall 小体
- 重度获得性免疫损害 [AIDS 和移植物抗宿主病（graftversus-host disease, GVHD）]
  - 严重的淋巴细胞消减型
  - Hassall 小体可能消失
  - 可见凋亡小体
  - 已有 GVHD 患者中胸腺上皮细胞凋亡的报道

特殊染色和免疫组织化学

- 没有帮助

其他诊断技术

- 通常进行外周血淋巴细胞免疫学研究和淋巴细胞功能试验，已进行缺陷分类

鉴别诊断

- 应激性退化
  - 应激性退化（stress involution）在婴儿具有临床重要性
  - 应激性退化和免疫缺陷在胸腺可产生一系列的重叠的组织学和功能性改变（差异在于程度不同）
  - Hassall 小体比严重的胸腺发育不良常见
  - 胸腺小叶倾向于呈三角形而不是呈圆形
  - 凋亡细胞常常为淋巴细胞

提要

- 在 GVHD，胸腺可以是攻击的靶器官

- 应激性退化和先天性免疫缺陷的轻度胸腺发育不良之间可以有重叠的组织学特征

精选文献

Nezelof C: Pathology of the thymus in immunodeficiency states. In Müller-Hermelink HK (ed): The Human Thymus: Histophysiology and Pathology. Berlin, Springer-Verlag, 1986, pp 151-177.

畸胎瘤　Teratoma

临床特征

- 一般见于早期成人期
- 男女均可受累
- 最常见的类型是纵隔生殖细胞肿瘤

大体病理学

- 大的单房性或多房性囊性肿物，囊壁常有钙化
- 囊内含有脂样或脂肪物质、毛发和退变的碎片
- 可以侵蚀邻近的结构，包括气管

组织病理学

- 显微镜下所见类似于卵巢的囊性畸胎瘤
- 囊肿内衬各种类型的上皮，可能含有皮脂腺和毛囊
- 其他常见的成分包括神经组织、胃肠道成分、软骨和呼吸道结构

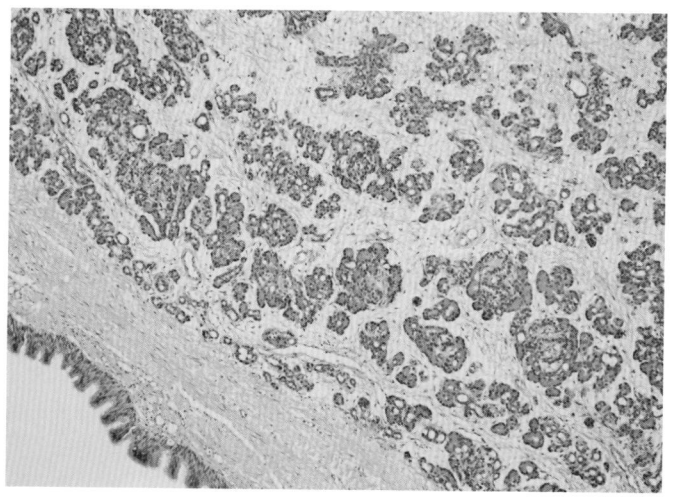

图 5-15　**成熟性畸胎瘤**。显示肿瘤囊肿壁上有成熟的胰腺组织。

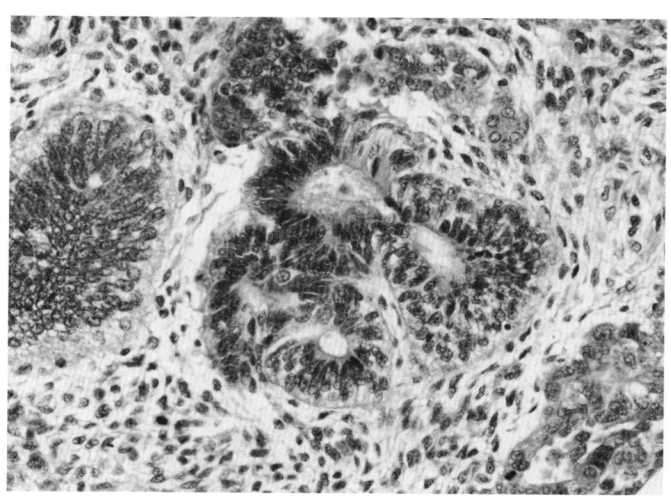

图 5-16　**未成熟性畸胎瘤**。组织学切片显示的未成熟的神经管，周围是未成熟的间叶组织。

- 胰腺腺泡是纵隔部位畸胎瘤的一种常见发现
- 未成熟性畸胎瘤
    - 除了成熟畸胎瘤成分之外，出现未成熟胎儿型上皮、神经或间叶性成分
    - 详见第 12 章

特殊染色和免疫组织化学

- 没有帮助

现代诊断技术

- 没有帮助

鉴别诊断

▎ 具有其他恶性成分的畸胎瘤
- 由癌和畸胎瘤组成的恶性混合性生殖细胞肿瘤，畸胎瘤加上另外一种类型的恶性生殖细胞肿瘤（如胚胎癌）和畸胎瘤伴肉瘤
▎ 支气管囊肿
- 与支气管或气管相连
- 囊肿内衬上皮、平滑肌和软骨
- 缺乏神经和其他异位成分
▎ 前肠囊肿
- 与食管或胃相连
- 囊壁有平滑肌
- 无异位成分

提要

- 良性肿瘤
- 建议在实性区域大量取材以除外未成熟成分和恶性成分
- 恶性生殖细胞肿瘤治疗后切除的残留纵隔肿物中可能只含有成熟性或未成熟性畸胎瘤；需要充分取材以除外残留的恶性成分

精选文献

Suster S, Moran CA, Dominguez-Malagon H, Quevedo-Blanco P: Germ cell tumors of the mediastinum and testis: A comparative immunohistochemical study of 120 cases. Hum Pathol 29:737-742, 1998.

Moran CA, Suster S: Primary germ cell tumors of the mediastinum. I. Analysis of 322 cases with special emphasis on teratomatous lesions and a proposal for histopathologic classification and clinical staging. Cancer 80:681-690, 1997.

Carter D, Bibro MC, Touloukian RJ: Benign clinical behavior of immature mediastinal teratoma in infancy and childhood: Report of two cases and review of the literature. Cancer 49:398-402, 1982.

Gonzalez-Crussi F: Extragonadal teratoma. Atlas of Tumor Pathology, 2nd series, Fascicle 18. Washington, DC, Armed Forces Institute of Pathology, 1982.

畸胎瘤伴有其他恶性成分 Teratoma with Additional Malignant Components

临床特征

- 通常表现为大的、巨大的和浸润性的前纵隔肿物
- HCG 或 AFP 水平可以增高

大体特征

- 大的鱼肉样肿物，伴有广泛出血和坏死区域

组织学特征

- I 型：畸胎瘤伴有恶性上皮成分（如腺癌、鳞状细胞癌）
- II 型：畸胎瘤伴有其他非畸胎瘤性生殖细胞肿瘤成分（如精原细胞瘤、绒毛膜癌、卵黄囊瘤、胚胎癌）
- III 型：畸胎瘤伴有肉瘤成分（如脂肪肉瘤、平滑肌肉瘤、横纹肌肉瘤）
- IV 型：畸胎瘤混合伴有上述成分

特殊染色与免疫组织化学

- 上皮标记物（如角蛋白、EMA、CEA）：有助于识别恶性上皮成分
- 间叶性肿瘤的特异标记物 [如平滑肌肌动蛋白（smooth muscle actin, SMA）、结蛋白、S-100 蛋白、肌细胞生成素]；有助于识别肉瘤成分中分化的特异性谱系

其他诊断技术

- 没有帮助

精选文献

Dominguez-Malagon H, Cano-Valdez AM, Moran CA, Suster S: Germ cell tumors with sarcomatous components: A clinicopathologic and immunohistochemical study of 46 cases. Am J Surg Pathol 31:1356-1362, 2007.

Moran CA, Suster S: Germ cell tumors of the mediastinum. Adv Anat Pathol 5:1-15, 1998.

Moran CA, Suster S: Primary germ cell tumors of the mediastinum. I. Analysis of 322 cases with special emphasis on teratomatous lesions and a new proposal for histopathologic classification and clinical staging. Cancer 80:681-690, 1997.

生殖细胞瘤（纵隔精原细胞瘤）Germinoma (Mediastinal Seminoma)

临床特征

- 纵隔是发生性腺外生殖细胞肿瘤的最常见部位
- 一般发生在胸腺
- 主要发生于男性，女性罕见
- 最常见于 11 ~ 40 岁
- 患者可以表现为上腔静脉综合征和颈部淋巴结肿大

大体病理学

- 分叶状、大的、质软的实性黄色肿瘤
- 10% 的病例可以为囊性

组织病理学

- 纤维性间隔将肿瘤分隔成小叶状，内含肿瘤性细胞巢
- 肿瘤细胞胞质丰富淡染，细胞核位于中心，呈圆形，具有不规则的有棘突的核仁，细胞边缘清晰
- 淋巴细胞主要位于纤维间隔内

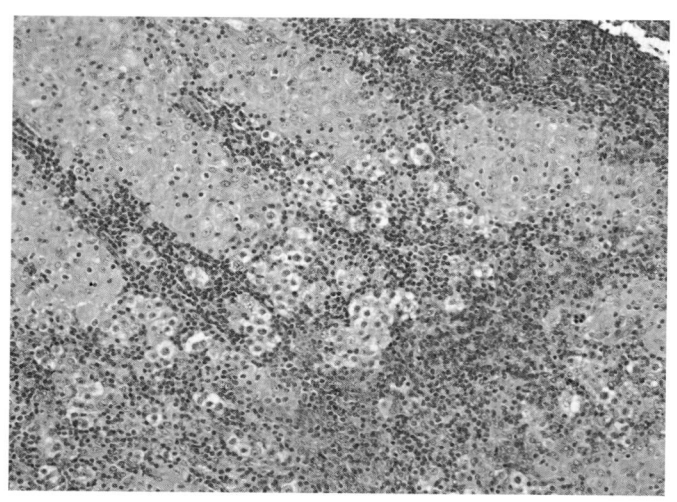

图 5-17 纵隔精原细胞瘤。肿瘤由具有大量透明胞质、圆形细胞核和显著核仁的细胞组成，混合有上皮性肉芽肿。

- 肿瘤细胞可以被广泛的肉芽肿性反应、显著的淋巴滤泡增生或广泛的硬化和间质玻璃样变掩盖
- 精原细胞瘤的精母细胞性和间变性亚型不发生于纵隔

特殊染色和免疫组织化学

- 生殖细胞
  - 胎盘碱性磷酸酶（PLAP）呈阳性
  - C-kit（CD117）呈阳性
  - 80% 的病例细胞角蛋白呈阳性，呈独特的点状、核旁染色
  - PAS：由于胞质内含有糖原，呈阳性反应
  - 波形蛋白偶尔呈阳性
  - 4% 的病例 CD30 可以呈阳性
  - 白细胞共同抗原（LCA）呈阴性

其他诊断技术

- 没有帮助

鉴别诊断

- 伴有硬化的弥漫性大细胞性淋巴瘤样
  - 由于硬化条索纤细，弥漫性大细胞群具有单调的分隔
  - LCA、CD20 呈阳性
  - PLAP、CD117 呈阴性
- 结节硬化性 Hodgkin 淋巴瘤，合体细胞变型

- 细胞相对稀少的纤维性条索将含有混合型细胞浸润的富于细胞的结节分开
- 其特征为含有散在的非典型性细胞，包括 Hodgkin 细胞、Reed-Sternberg 细胞或陷窝细胞
- 炎症性浸润包括淋巴细胞、浆细胞和嗜酸性粒细胞
- Hodgkin 细胞 CD15 和 CD30 呈阳性
- PLAP 呈阴性

提要

- 据报道，纵隔精原细胞瘤细胞角蛋白和波形蛋白呈阳性比睾丸精原细胞瘤更常见
- 生殖细胞瘤对放疗非常敏感
- 主要为男性的疾病
- 临床有必要仔细检查性腺有无原发性肿瘤
- 需要充分取材和检查以确认有无其他生殖细胞成分

精选文献

Suster S, Moran CA, Dominguez-Malagon H, Quevedo-Blanco P: Germ cell tumors of the mediastinum and testis: A comparative immunohistochemical study of 120 cases. Hum Pathol 29:737-742, 1998.

Moran CA, Suster S, Przygodzki RM, Koss MN: Primary germ cell tumors of the mediastinum: II. Mediastinal seminomas—a clinicopathologic and immunohistochemical study of 120 cases. Cancer 80:691-698, 1997.

Moran CA, Suster S: Mediastinal seminomas with prominent cystic changes: A clinicopathological study of 10 cases. Am J Surg Pathol 19:1047-1053, 1995.

Burns BF, McCaughey WTE: Unusual thymic seminomas. Arch Pathol Lab Med 110:539-541, 1986.

Hunt RD, Bruckman JE, Farrow GM, et al: Primary anterior mediastinal seminoma. Cancer 49:1658-1663, 1982.

Schantz A, Sewall W, Castleman B: Mediastinal germinoma. A study of 21 cases with an excellent prognosis. Cancer 30:1189-1194, 1972.

非精原细胞瘤性生殖细胞肿瘤：胚胎癌、卵黄囊瘤（内胚窦瘤）、绒毛膜癌、混合性生殖细胞肿瘤 Nonseminomatous Germ Cell Tumors (NSGCT): Embryonal Carcinoma, Yolk Sac Tumor (Endodermal Sinus Tumor), Choriocarcinoma, Mixed Germ Cell Tumor

临床特征

- 这些肿瘤几乎全部发生在男性
- 肿瘤可以发生在任何年龄，发病高峰年龄为

20 ～ 40 岁

- 患者可以表现为咳嗽、呼吸困难、胸痛或疲劳
- 就诊时表现为男子女性型乳房一般提示有绒毛膜癌成分
- 纵隔是性腺外生殖细胞肿瘤的最常见部位
- 大约 75% 或 75% 以上的纵隔生殖细胞肿瘤是畸胎瘤或精原细胞瘤；其他类型特别少见
- 在 Klinefelter 综合征患者，发病率高 30 ～ 40 倍
- 诊断时肿瘤一般较大，侵犯周围器官或结构
- 生殖细胞肿瘤患者血清甲胎蛋白（AFP）升高，对于非精原细胞瘤性成分具有诊断意义，一般为卵黄囊瘤
- 各 种 类 型 均 可 有 血 清 人 绒 毛 膜 促 性 腺 激 素（HCG）升 高，HCG 超 过 500IU 提示有绒毛膜癌成分
- 治疗反应和总的生存率比睾丸生殖细胞肿瘤差

大体病理学

- 大的浸润性肿瘤，常常伴有出血和坏死
- 通常为实性，但由于坏死可以出现囊性区域

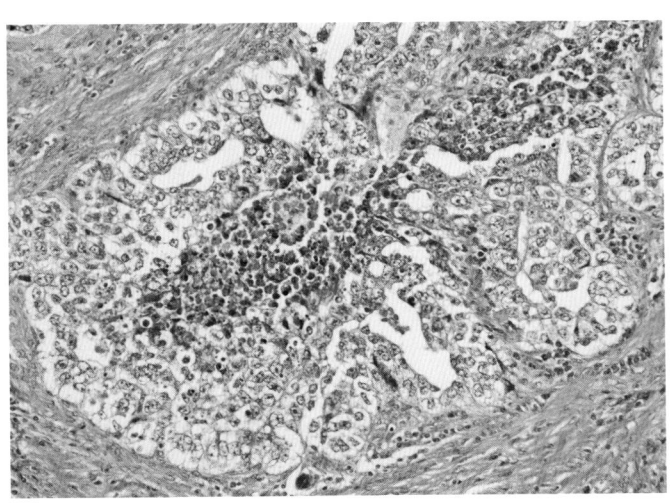

图 5-18　胚胎癌。肿瘤显示原始表现的大细胞实性增生，具有卵圆形至圆形核、明显的核仁以及大量淡染的胞质。

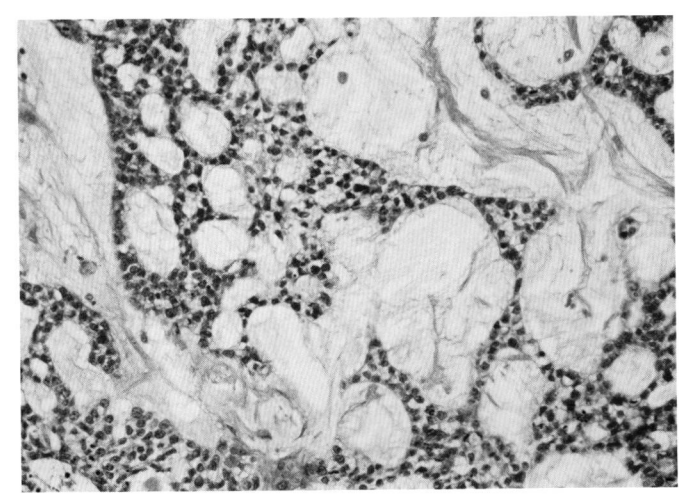

图 5-20　卵黄囊瘤伴有黏液样背景。肿瘤的特征是深染的细胞条索位于显著的黏液样背景中。

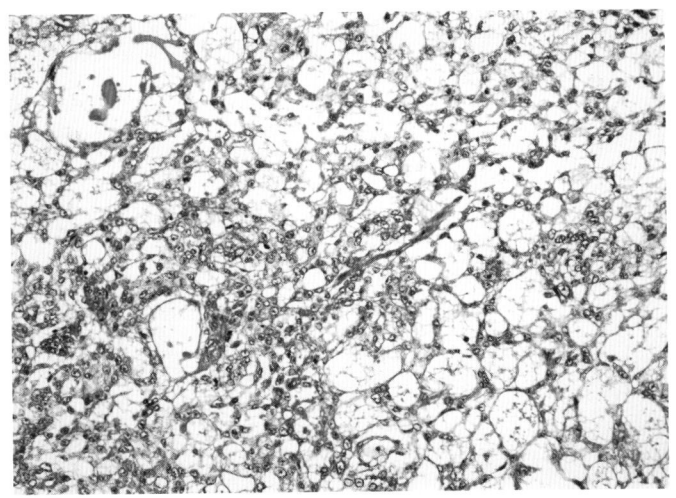

图 5-19　卵黄囊瘤（内胚窦瘤），网状结构。低倍镜下显示网状结构，伴有不同大小的腔隙。

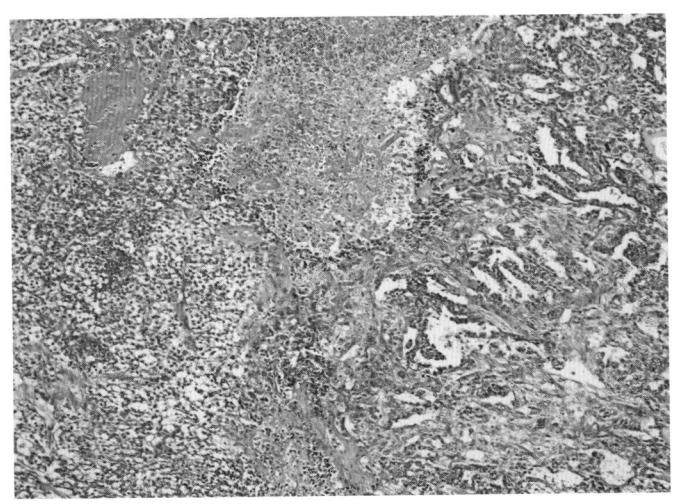

图 5-21　混合性非畸胎瘤性生殖细胞肿瘤。肿瘤显示在同一病变中混合有精原细胞瘤（左侧）和卵黄囊瘤（右侧）成分。

- 广泛出血是绒毛膜癌的特征
- 经典的取材方法是按照肿瘤的最大径每个厘米取一块组织

组织病理学

- 胚胎癌
  - 黏附成簇的原始间变性细胞排列成实性或不完整的腺体结构
  - 大的多角形细胞具有多形性、圆形到卵圆形的细胞核，明显的核仁，以及丰富淡染的胞质
  - 核分裂速度高
  - 坏死和出血常见
- 卵黄囊瘤
  - 肿瘤细胞形态学多变，从小圆形到非典型性不明显的多角形单一的肿瘤细胞，到大的多形性肿瘤细胞不等
  - 网状或微囊性结构以内衬扁平细胞的不同大小的囊性间隙为特征（最常见的结构）
  - 可形成管状或乳头状结构
  - 多囊泡性卵黄囊结构，以黏液样或纤维性间质背景中出现囊样结构为特征
  - 偶尔可见肝样结构，类似于厚的肝细胞板
  - Schiller-Duval 小体（具有中央血管轴心、被覆肿瘤性上皮的乳头状结构）是特征性的，但并不总是出现
  - 细胞内或细胞外常见嗜酸性玻璃样小体，不管以哪种结构为主
  - 可见肉瘤样病灶
- 绒毛膜癌
  - 肿瘤由细胞滋养细胞混合巨大合体滋养细胞构成
  - 常见广泛坏死和出血
- 混合性非畸胎瘤性生殖细胞肿瘤
  - 病灶具有不同类型生殖细胞肿瘤的特征，常常包括精原细胞瘤
  - 具有绒毛膜癌和卵黄囊成分的肿瘤通常显示血清 β-HCG 和 AFP 两者水平升高

特殊染色和免疫组织化学

- 免疫组织化学有助于鉴别纵隔生殖细胞肿瘤和其他恶性肿瘤，但对非精原细胞瘤性生殖细胞肿瘤分类没有帮助
- 所有 NSGCT 细胞角蛋白均呈阳性

- 大约 50% 的 NSGCT 病例 PLAP 呈阳性
- 大约 30% 的胚胎癌病例和大多数卵黄囊瘤病例 AFP 呈阳性
- 任何生殖细胞肿瘤中的巨细胞和细胞滋养细胞 HCG 均呈阳性
- 胚胎癌
  - CD30（Ki-1）常常呈阳性
  - CD57 常常呈阳性
- 卵黄囊瘤
  - AFP 呈阳性
  - 玻璃样小体 α_1- 抗胰蛋白酶呈阳性
- 绒毛膜癌
  - β-HCG 染色合体滋养细胞呈阳性，细胞滋养细胞局灶呈阳性
  - 大约 50% 的病例上皮膜抗原（epithelial membrane antigen, EMA）呈阳性

其他诊断技术

- 细胞遗传学：等臂染色体 12p 是特征性的

鉴别诊断

- 亚型分类取决于充分取材和仔细的显微镜下检查
- 转移性腺癌
- 需要有详细的病史和临床 / 放射学评估
- AFP 一般呈阴性（血清和免疫组化检查）
- HCG 呈阴性
- 胸腺癌
- 通常发生于 40 岁以上的患者
- 可以有鳞状或神经内分泌分化
- HCG、AFP 和 PLAP 呈阴性
- 转移性黑色素瘤
- 详细的病史非常重要
- S-100 蛋白、波形蛋白和 HMB-45 通常呈阳性
- PLAP、HCG 或 AFP 呈阴性

提要

- 几乎所有的病例均发生在男性
- AFP 呈阳性实际上可以排除转移性腺癌
- 生殖细胞肿瘤化疗后残留的纵隔肿块可以是成熟性畸胎瘤或瘢痕组织；需要充分取材以排除残留的恶性肿瘤
- 就诊时大多数患者有其他器官的浸润或远处转

移，并且大多数这类患者死于本病

- 肉瘤性转化
- 可以有灶状软骨基质（软骨肉瘤）或骨骼肌（横纹肌肉瘤）
- 预后极差
- 伴有血液系统恶性肿瘤
- 见于卵黄囊瘤
- 据认为是由于肿瘤分化为造血细胞，后者迁移到肝、脾和骨髓所致
- 大多数为急性髓单核细胞性白血病或急性巨核细胞性白血病

精选文献

Moran CA, Suster S: Hepatoid yolk sac tumors of the mediastinum: A clinicopathological and immunohistochemical study of four cases. Am J Surg Pathol 21:1210-1214, 1997.

Moran CA, Suster S: Yolk sac tumors of the mediastinum with prominent spindle cell features: A clinicopathologic study of three cases. Am J Surg Pathol 21:1173-1177, 1997.

Moran CA, Suster S: Primary mediastinal choriocarcinomas. A clinicopathologic and immunohistochemical study of 8 cases. Am J Surg Pathol 21:1007-1012, 1997.

Moran CA, Suster S, Koss MN: Primary germ cell tumors of the mediastinum. III. Yolk sac tumor, embryonal carcinoma, choriocarcinoma, and combined nonteratomatous germ cell tumors of the mediastinum—a clinicopathologic and immunohistochemical study of 64 cases. Cancer 80:699-707, 1997.

Moran CA, Suster S: Mediastinal yolk sac tumors associated with prominent multilocular cystic changes of thymic epithelium: A clinicopathologic and immunohistochemical study of five cases. Mod Pathol 10:800-803, 1997.

Truong LD, Harris L, Mattioli C, et al: Endodermal sinus tumor of the mediastinum: A report of 7 cases and review of the literature. Cancer 58:730-739, 1986.

Grego FA, Oldham RK, Fez MF: The extragonadal germ cell cancer syndrome. Semin Oncol 9:448-455, 1982.

McNeil MM, Leong AS, Sage RE: Primary mediastinal embryonal carcinoma in association with Klinefelter's syndrome. Cancer 47:343-345, 1981.

Sickels EA, Belliveau RE, Wiernik PH: Primary mediastinal choriocarcinoma in the male. Cancer 33:1196-1203, 1974.

神经源性肿瘤：神经母细胞瘤、神经节母细胞瘤、神经节瘤
Neurogenic Tumors: Neuroblastoma, Ganglioneuroblastoma, Ganglioneuroma

临床特征

- 这类肿瘤与交感神经链有关，可以见于颈部、纵隔、腹膜后和肾上腺髓质
- 这类肿瘤根据神经元和相伴的神经鞘细胞的成熟程度划分为神经母细胞瘤（neuroblastoma, NB）、神经节母细胞瘤（ganglioneuroblastoma, GNB）和神经节瘤（ganglioneuroma, GN）
- 在纵隔的肿瘤多半比在腹膜后或肾上腺髓质的肿瘤成熟
- 神经母细胞瘤是幼儿最常见的实性肿瘤
- 神经节瘤最常见于纵隔
- 表现为肿块引起的症状，包括压迫神经根和侵蚀脊椎骨

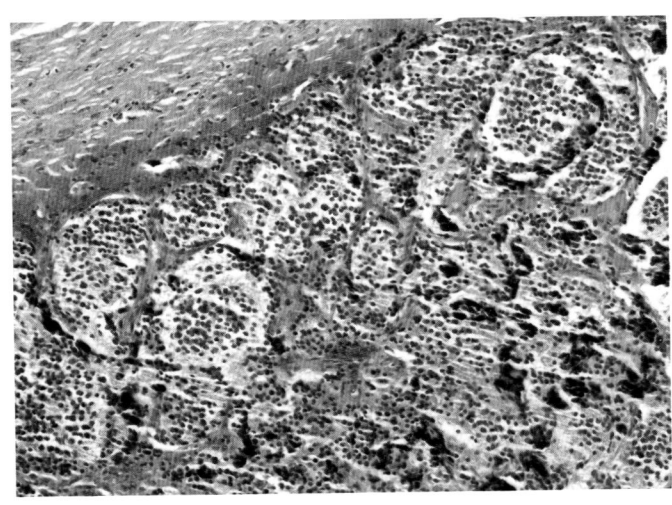

图 5-22　神经母细胞瘤。肿瘤由细胞质稀少的小圆蓝细胞组成。注意原纤维性背景。

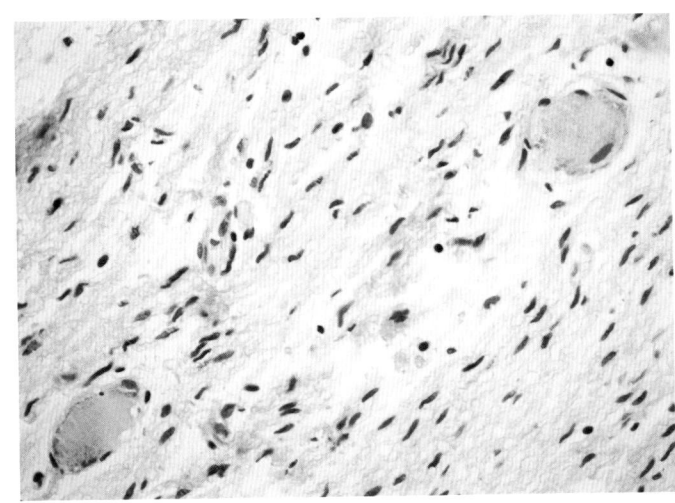

图 5-23　神经节瘤。组织学切片显示肿瘤由具有波状细胞核的梭形细胞和散在的成熟神经节细胞组成。

- 血清或尿显示儿茶酚胺代谢产物高香草酸（homovanillic acid, HMV）和香草扁桃酸（vanillylmandelic acid, VMA）水平增高

大体病理学

■ 神经母细胞瘤
- 大而边界清晰的肿块，切面质软呈灰色；经常有出血、坏死和钙化

■ 神经节母细胞瘤
- 大而边界清晰的质硬肿块，伴有褐色到白色的区域和出血区域；常见灶状钙化

■ 神经节瘤
- 大而有包膜的肿块，切面质硬、灰白色、均质性

组织病理学

- 详见第 9 章组织学特征
- 见表 5-3

■ 神经母细胞瘤
- 富于细胞的肿瘤，由结节性积聚的小圆蓝色细胞（神经母细胞）构成，其间有纤细的纤维血管间隔
- 以 Homer-Wright 假菊形团（圆形间隙，周围绕以栅栏状排列的细胞核，其内充满淡嗜酸性原纤维性基质）为特征

■ 神经节母细胞瘤
- 除了可见神经节细胞分化以外，组织学所见与神经母细胞瘤相似（神经节细胞和未分化细胞混合存在）
- 发育中或成熟的神经节细胞占细胞构成的一半以上
- 小的未分化细胞是肿瘤的次要成分

■ 神经节瘤
- 梭形细胞肿瘤，类似于神经纤维瘤，但有大量的神经节细胞
- 正在成熟的肿瘤，由分化中神经母细胞、神经节细胞和神经纤维网构成
- 成熟的肿瘤由成片的神经鞘细胞和成簇的成熟神经节细胞混合而成，背景为疏松黏液样

特殊染色和免疫组织化学

- 神经母细胞瘤和神经节细胞与下列抗体有反应
  - 神经丝
  - 突触素
  - 嗜铬素

- 神经元特异性烯醇化酶（neuron-specific enolase, NSE）（注意：NSE 与其他类型的细胞具有广泛的交叉反应）
- 间质细胞（神经鞘细胞）与下列抗体有反应
  - S-100 蛋白
  - 胶质原纤维酸性蛋白（glial fibrillary acidic protein, GFAP）
  - 髓鞘碱性蛋白

其他诊断技术

- 电子显微镜检查：神经母细胞瘤由未分化小细胞组成，核呈圆形，胞质稀少；可见神经丝、神经分泌颗粒或两者均存在
- 细胞遗传学（神经母细胞瘤）：可能与染色体 1p 缺失有关

鉴别诊断

■ 神经母细胞瘤
- Ewing 肉瘤、PNET
  - 一般见于长骨或偶尔见于软组织；很少发生于纵隔
  - 肿瘤细胞胞质可能透明，含有糖原（PAS 染色呈阳性）
  - CD99 呈阳性
  - 特征性的染色体易位 t（11；22）
- 胚胎性横纹肌肉瘤
  - 原始小蓝细胞和散在的具有丰富嗜酸性胞质的大细胞（横纹肌母细胞）混合存在
  - 肌肉标记物呈阳性，如结蛋白、肌细胞生成素（肌形成蛋白）、MyoD1 和肌肉特异性肌动蛋白（muscle-specific actin, MSA）
  - 神经标记物呈阴性
- 淋巴母细胞性淋巴瘤
  - TdT、CD3 和 CD45 呈阳性
  - 一般为克隆性 T 细胞群；克隆性 B 细胞群少见
  - 注意：CD99 也呈阳性
- 小细胞癌
  - 典型者见于老年人
  - 肺原发远远多于纵隔原发
  - 低分子量细胞角蛋白呈阳性；NSE 呈阴性
■ 神经节母细胞瘤和神经节瘤

表 5-3　神经源性肿瘤的特征的比较

	神经母细胞瘤	神经节母细胞瘤	神经节瘤
年龄	幼儿；90% < 5 岁	较大儿童	较大儿童到成人
成熟	轻微成熟到不成熟	混合性	混合性到完全成熟
部位	肾上腺，偶尔见于后纵隔	后纵隔或腹膜后	后纵隔或腹膜后
行为	差到很好，取决于分期；3 年平均存活率为 30%	总的预后比神经母细胞瘤好	正在成熟：较好 成熟：良性

- 恶性黑色素瘤
  - HMB-45、melan-A 和 S-100 蛋白呈阳性
- 副神经节瘤
  - 细胞球（zellballen）结构，周围有支持细胞
  - 支持细胞 S-100 蛋白呈阳性
  - 嗜铬素和突触素呈阳性
- 神经鞘瘤和恶性神经鞘瘤
  - 典型者显示 Antoni A 和 Antoni B 区以及 Verocay 小体
  - 缺乏神经节细胞
- 神经纤维瘤（neurofibroma）
  - 梭形细胞肿瘤，不伴有神经节细胞

提要

- 神经母细胞瘤：预后与疾病分期有关，分期是综合考虑诊断时年龄、细胞遗传学和组织学所见得出的
- Ⅰ 和 Ⅱ 期（预后好）伴有特异性的细胞遗传学所见（Ⅰ 号染色体缺失）、无 N-myc 基因扩增，3 年生存率 > 95%
- Ⅲ 期和 Ⅳ 期（预后差）的生存率 < 5% 至大约 50%（表 5-4）

表 5-4　神经源性肿瘤的预后因素

预后好	预后差
接近三倍体或超二倍体（非整倍体） 存在 1p36 肿瘤抑制基因 无 N-myc 扩增 无 TRKA 因子受体表达	四倍体或接近二倍体 杂合性丧失 N-myc 扩增（> 10 拷贝）

精选文献

Devoe K, Weidner N: Immunohistochemistry of small round cell tumors. Semin Diagn Pathol 17:216-224, 2000.

Joshi VV: Peripheral neuroblastic tumors: Pathologic classification based on recommendations of international neuroblastoma pathology committee (modification of Shimada classification). Pediatr Dev Pathol 3:184-199, 2000.

Ambros PF, Ambros IM, Strehl S, et al: Regression and progression in neuroblastoma. Does genetics predict tumor behavior? Eur J Cancer 31A:510-515, 1995.

Brodeur GM: Molecular basis for heterogeneity in human neuroblastomas. Eur J Cancer 31A:505-510, 1995.

Young DG: Thoracic neuroblastoma/ganglioneuroma. J Pediatr Surg 18:37-41, 1983.

Adam A, Hochholzer L: Ganglioneuroblastoma of the posterior mediastinum: A clinicopathologic review of 80 cases. Cancer 47:373-381, 1981.

神经鞘瘤　Schwannoma

临床特征

- 后纵隔最常见的肿瘤
- 一般为单个肿物；多发性神经鞘瘤可能伴有 von Recklinghausen 病（神经纤维瘤病 Ⅰ 型）
- 可以无症状，也可以表现为疼痛，咳嗽或与神经受累或受压有关的症状
- 无性别差异
- 发病高峰年龄在 21 ~ 40 岁

大体病理学

- 圆形到卵圆形有包膜的肿块
- 通常附着于神经干
- 大约 10% 有脊柱内肿瘤，并且呈哑铃形
- 质硬的实性肿瘤，切面呈褐色到黄色
- 可见囊性改变和黏液样区域

组织病理学

- 完整的纤维性包膜
- 梭形细胞肿瘤，由 Antoni A 和 B 区组成（分别为细胞丰富和细胞稀少区域）
- Verocay 小体是特征性的，由栅栏状排列的细胞核伴中心少细胞区域组成
- 血管玻璃样变，壁厚
- 泡沫样组织细胞局灶积聚
- 可见骨和软骨化生
- 可见囊性变
- 陈旧的神经鞘瘤
  - 非典型性细胞核
  - 间质硬化
  - 几乎没有核分裂活性
- 富于细胞性神经鞘瘤
  - 有包膜，但可侵蚀邻近结构
  - 高度富于细胞的梭形细胞增生，伴有突出的 Antoni A 区，无 Antoni B 区
  - 不同程度的细胞核非典型性
  - 低核分裂活性
  - S-100 蛋白强呈阳性

特殊染色和免疫组织化学

- S-100 蛋白呈阳性（较常见于良性肿瘤）
- CD57 呈阳性
- GFAP：某些神经鞘瘤可以呈阳性

其他诊断技术

- 电子显微镜检查：梭形细胞具有大量长间隙（130-nm 周期）的胶原原纤维，称为 Luse 小体，而且基底层重复；如果存在色素，则为神经黑色素，而不是黑色素小体；细长的细胞质突起是特征性的

鉴别诊断

■ 神经纤维瘤
- 与神经纤维瘤病强相关
- 缺乏厚的纤维性包膜
- 在神经内生长且可使神经增大
- 细胞稀少的黏液样区域，没有富于细胞的区域
- 缺乏 Antoni A 和 B 区以及 Verocay 小体

- 银染色可以显示肿瘤内的神经纤维
■ 平滑肌瘤
- 在这个部位不常见
- S-100 蛋白呈阴性
- SMA 呈阳性

提要

- 多发性神经鞘瘤可能与 von Recklinghausen 病有关
- 完整的纤维性包膜伴有典型的组织学特征，包括 Verocay 小体以及 Antoni A 和 Antoni B 区域
- 预后很好；孤立性肿瘤手术切除可以治愈

精选文献

Marchevsky AM: Mediastinal tumors of peripheral nervous system origin. Semin Diagn Pathol 16:65-78, 1999.

Dickersin GR: The electron microscopic spectrum of nerve sheath tumors. Ultrastruct Pathol 11:103-146, 1987.

Weiss SW, Langloss JM, Enzinger FM: Value of S-100 protein in the diagnosis of soft tissue tumors with particular reference to benign and malignant Schwann cell tumors. Lab Invest 49:299-308, 1983.

Ackerman LV, Taylor FH: Neurogenous tumors within the thorax: A clinical pathologic evaluation of 48 cases. Cancer 4:669-691, 1951.

转移性肿瘤　Metastatic Tumors

临床特征

- 小细胞和非小细胞性肺癌两者都可以早期转移至纵隔
- 可见大的纵隔肿物和小的肺原发性肿瘤
- 发生在邻近结构的其他肿瘤，包括食管、气管、胸壁、胸膜和脊柱的肿瘤，好像也可以起源于纵隔
- 转移至纵隔淋巴结的肿瘤可以膨大，大体和显微镜检查好似胸腺原发性肿瘤（特别是来自乳腺、甲状腺、肾、前列腺、睾丸和恶性黑色素瘤的转移性肿瘤）
- 临床病史和放射学所见非常重要

大体病理学

- 没有帮助

组织病理学

- 组织学特征同原发性恶性肿瘤中所见

特殊染色和免疫组织化学

- 常常没有帮助，因为许多转移癌细胞角蛋白呈阳性，但是没有其他特异性染色特征
- S-100 蛋白和 HMB-45 用于诊断恶性黑色素瘤
- 前列腺特异性抗原（prostatic-specific antigen, PSA）和前列腺酸性磷酸酶（prostatic acid phosphatase, PSAP）可以用于诊断前列腺原发性肿瘤的转移
- 乳腺癌 BRST2 或 GCDFP15 呈阳性
- 肺和甲状腺肿瘤甲状腺转录因子 -1（TTF-1）呈阳性
- 肺或其他原发部位的小细胞癌突触素和嗜铬素呈阳性
- 淋巴瘤 LCA 呈阳性

其他诊断技术

- 与怀疑的原发性肿瘤相同

鉴别诊断

- 当评估恶性纵隔肿瘤时临床病史非常重要

▌胸腺癌
- 排除性诊断

▌生殖细胞瘤
- PLAP 呈阳性

▌卵黄囊瘤
- AFP 呈阳性；PLAP 可能呈阳性

▌胚胎癌
- PLAP 和 CD30（Ki-1）呈阳性；AFP 可能呈阳性

▌淋巴瘤
- CD45 呈阳性
- 间变性淋巴瘤 CD30（Ki-1）呈阳性
- 流式细胞术或基因重排可用来证实克隆性淋巴细胞群

提要

- 转移性肿瘤占纵隔上皮性恶性肿瘤的大多数
- 最常见的原发部位包括气管、支气管、肺实质和食管
- 当评估这个部位的转移性肿瘤时，免疫组织化学染色非常重要

精选文献

McLoud TC, Meyer JE: Mediastinal metastasis. Radiol Clin North Am 20:453-468, 1982.
McLoud TC, Kalisher L, Stark P, Green R: Intrathoracic lymph node metastases from extrathoracic neoplasms. Am J Radiol 131:403-407, 1978.
Middleton G: Involvement of the thymus by metastatic neoplasms. Br J Cancer 20:41-46, 1966.

Jean E. Blair 和 Robert E. Petras 著
回允中 译

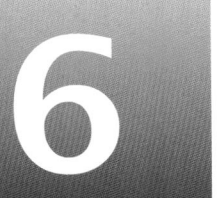

6 胃肠系统
Gastrointestinal System

食管　Esophagus

先天性和获得性食管畸形　Congenital and Acquired Esophageal Abnormalities

临床特征

- 食管异位组织（esophageal ectopias）
  - 胃异位
    — 累及多达 20% 的人群
    — 见于颈部食管；称为嵌入斑（inlet patch）
    — 在老年患者可以引起消化症状
    — 据报道少数嵌入斑合并异型增生或癌
  - 皮脂腺异位：所谓的 Fordyce 颗粒
  - 胰腺异位
    — 食管胰腺异位罕见

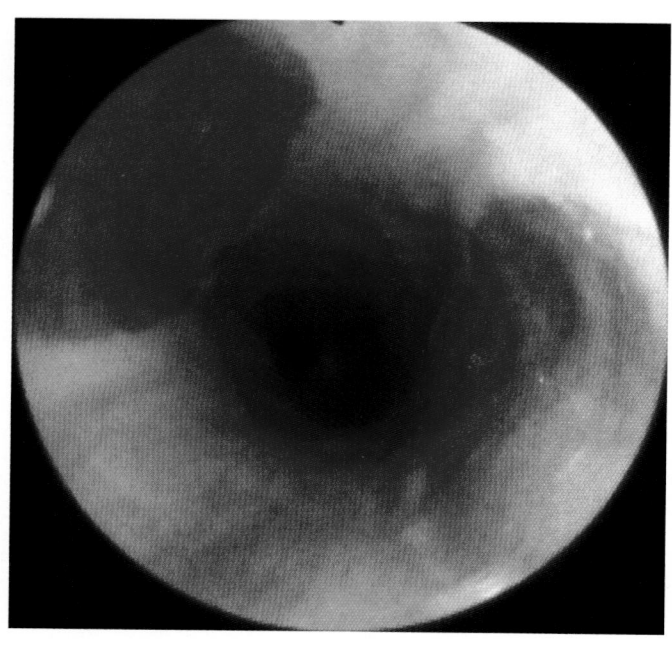

图 6-1　颈部食管嵌入斑的内镜照片。红斑性胃型黏膜区域被灰白色光泽的鳞状黏膜围绕。

- — 可能伴有 18 三体或 13 三体
- — 反流性疾病的胰腺化生比较常见
- 食管闭锁（esophageal atresia）
  - 每 3000 例存活新生儿中大约有 1 例食管完全性闭锁
  - 每 1000 例存活新生儿中大约有 1 例伴有气管食管瘘
  - 危险因素包括：男性、出生时体重低、早产和双胎妊娠（单卵性双胎）
  - 典型表现包括：新生儿哽噎、流涎过多；受累的患者有吸入或发生呼吸窘迫的倾向
  - 食管闭锁与 Down 综合征（10% 的闭锁）、单脐动脉以及累及心脏、泌尿生殖道和骨骼的其他综合征有关
  - 可能伴有 VATER 综合征 [脊柱畸形（vertebral anomalies）、肛门闭锁（anal atresia）、气管食管瘘（tracheoesophageal fistula）、肾缺陷（renal defects）]
- 先天性食管重复（congenital esophageal duplication）
  - 表现为囊肿、憩室或管状畸形
  - 最常见的类型：囊肿
  - 囊肿的发生是由于在早期（＜8周）部分发育停止引起，此时食管内衬柱状上皮；如果病变持续到成人，则内衬胃的上皮
  - 症状包括咽下困难、厌食、呼吸困难、疼痛
- 食管憩室（esophageal diverticula）
  - 食管的囊状突起
  - Zenker 憩室最常见（70%）：位于食管上括约肌的正上方（伴有环咽肌运动功能障碍）
  - 发生在食管中部或非常接近食管下括约肌（膈上）的憩室（所谓的牵引性憩室）少见
  - 典型者出现在老年患者
  - 引起已吞咽食物贮藏，并发咽下困难和口臭

- 食管蹼和食管环（esophageal webs and rings）
  - 食管蹼
    - 为膈膜样黏膜套筒引起的先天性和获得性狭窄（与食管长轴垂直）
    - 常常有症状，典型的引起咽下困难
    - 伴有缺铁性贫血、舌炎和唇损害的上部食管蹼称为 Plummer-Vinson 综合征，在大多数患者还包括自身免疫性疾病（甲状腺疾病、Sjögren 综合征和炎症性肠病）；易患上部食管鳞状细胞癌
    - 与 Plummer-Vinson 综合征有关的食管蹼位于近端，出现在前方；厚度可达 0.2 cm；偶尔可能环周生长
  - 食管环
    - 继发于慢性疾病状态的发育性狭窄，可引起反流或硬皮病
    - 可以是黏膜或肌肉；肌肉环几乎总是伴有裂孔疝
    - 如果位于或恰好在胃食管交界的正上方，则称为 Schatzki 环
    - 食管环和起皱（所谓的猫食管，feline esophagus）可能是嗜酸细胞性食管炎的一种表现（见"嗜酸细胞性食管炎"）
- 食管疝（膈疝）[esophageal hernia（diaphragmatic hernia）]
  - 一般为获得性病变
  - 远端食管从正常的（膈下）腹腔内部位移入胸腔
  - 可能从尾侧移向头侧（滑动）或嵌闭在前纵隔内（食管旁）

大体和内镜病理学

- 食管异位组织
  - 胃异位
    - 散在分布于颈部食管的粉色到红色区域，周围围绕灰白色鳞状黏膜
    - 大小不同（几毫米到大至环绕食管）
  - 皮脂腺异位
    - 小的淡黄色斑块
  - 胰腺异位
    - 光滑的、界限清楚的黏膜下肿块，类似于平滑肌瘤或脂肪瘤，有时伴有中心浅凹
- 食管闭锁（气管食管瘘）

- Ⅰ型：近端食管为盲端，没有瘘管
- Ⅱ型：近端瘘管，伴有远端食管完全中断
- Ⅲ型：近端食管为盲端，伴有远端食管气管瘘，发生在气管分叉部位（最常见）
- Ⅳ型：食管近端和远端与气管均有交通
- 食管重复
  - 常常可见后部囊肿
  - 可以在食管壁内或食管壁外
- 食管憩室
  - Zenker 憩室
    - 食管上括约肌正上方的囊性突起
    - 可以为几厘米
- 食管蹼和食管环
  - 食管蹼
    - 常常引起狭窄
  - 食管环
    - 环绕食管，一般发生在胃食管交界处（Schatzki 环）
    - 肌肉环发生在膈食管膜附着处
- 食管疝（膈疝）
  - 胸腔内突起，倾向于扩张和发生缺血性改变
  - 可能导致缺血性坏死（罕见）

组织病理学

- 食管异位组织
  - 胃异位
    - 胃小凹黏膜伴有特异性腺体，具有壁细胞、主细胞和内分泌细胞
    - 可能类似于 Barrett 食管的特异性柱状上皮，伴有产生黏液的杯状细胞
    - 可能含有幽门螺杆菌（罕见）
  - 皮脂腺异位
    - 黏膜和黏膜下皮脂腺
  - 胰腺异位
    - 典型的胰腺腺泡组织；也可能含有胰岛细胞
- 食管重复
  - 食管壁内或壁外囊肿，内衬呼吸道、胃、肠或鳞状黏膜
  - 可能含有透明软骨或重复的外环肌
- 食管憩室
  - Zenker 憩室
    - 内衬鳞状上皮的囊袋，显示不同程度的棘层

增厚、慢性炎症和溃疡
— 可能有薄的肌层
■ 食管蹼和食管环
● 食管蹼
— 纤维血管结缔组织构成的套筒，两侧被覆鳞状黏膜
— 远侧面可能被覆胃黏膜
— 常常出现炎症
— 缺乏肌层
● 食管环
— 除了含有少量黏膜肌层纤维以外，黏膜环与食管蹼相似（鳞状上皮被覆薄的结缔组织套筒），且远侧常常被覆胃黏膜
— 肌肉环具有明显的肌肉成分
— 伴有嗜酸细胞性食管炎的病例显示鳞状基底细胞层增厚，伴有乳头状瘤病和上皮内嗜酸性粒细胞增加（每个高倍视野＞20）（见"嗜酸细胞性食管炎"）
■ 食管疝（膈疝）
● 不同程度的慢性炎症、固有膜内纤维肌肉增生以及再生性上皮增生

特殊染色和免疫组织化学

● 没有帮助

其他诊断技术

● 没有帮助

鉴别诊断

■ 食管异位组织
● 一般必须与良性和恶性食管肿瘤鉴别；需要活检
● 已有报道，少数近端食管腺癌发生于异位的胃组织
■ 食管闭锁
● 临床诊断相对容易
● 临床表现可能与呼吸道病变重叠，特别是伴有气管食管瘘时
■ 支气管原性囊肿和食管重复
● 可能难以区分
● 典型的支气管原性囊肿位于前面，含有软骨，且内衬呼吸道黏膜

提要

● 具有两层肌肉、没有软骨且附着于食管后面的囊肿很可能是食管重复，但必须与支气管原性囊肿鉴别
● 异位组织、闭锁和重复是先天性病变；憩室、食管蹼、食管环和膈疝是获得性病变

精选文献

Tang P, McKinley MJ, Sporrer M, Kahn E: Inlet patch: Prevalence, histologic type and association with esophagitis, Barrett esophagus and antritis. Arch Pathol Lab Med 128:444-447, 2004.

Dantas RO, Villanova MG: Esophageal motility impairment in Plummer-Vinson syndrome: Correction by iron treatment. Dig Dis Sci 38:968-971, 1993.

Borhan-Manesh F, Farnum JB: Incidence of heterotopic gastric mucosa in the upper oesophagus. Gut 32:968-972, 1991.

Hocking M, Young DG: Duplication of the alimentary tract. Br J Surg 68:92-96, 1981.

Quan L, Smith DW: The VATER association: Vertebral defects, anal atresia, tracheoesophageal fistulas with esophageal atresia, radial and renal dysplasia. A spectrum of associated defects. J Pediatr 82:104-107, 1973.

感染性食管炎　Infectious Esophagitis

临床特征

● 主要由机会性病毒和真菌感染引起，发生在免疫受损患者，包括
— 获得性免疫缺陷综合征（AIDS）患者
— 服用类固醇或免疫调节剂的患者（移植后）
— 糖尿病患者
— 虚弱或老年患者

大体和内镜病理学

● 疱疹病毒感染：深凿性溃疡
● 巨细胞病毒（cytomegalovirus, CMV）：非特异性溃疡
● 念珠菌类：伪膜性、灰白色斑片
● 致病菌：浅表坏死

组织病理学

■ 单纯疱疹病毒（herpes simplex virus, HSV）
● 取自溃疡边缘的活检，显示棘层松解，可见多核

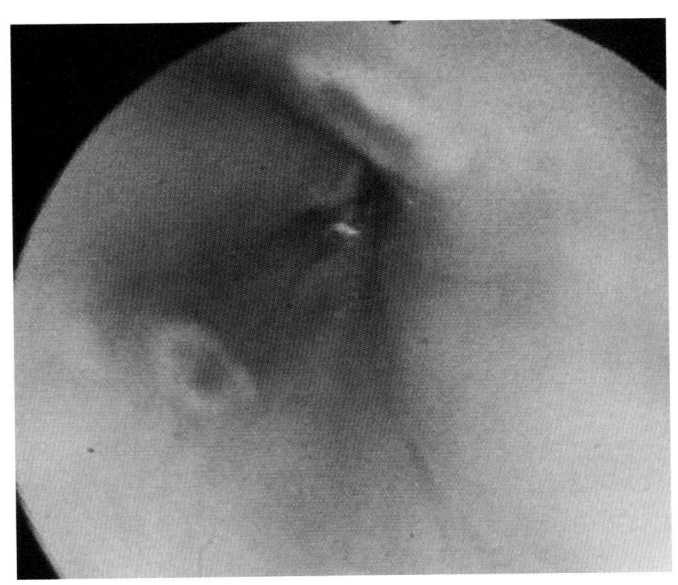

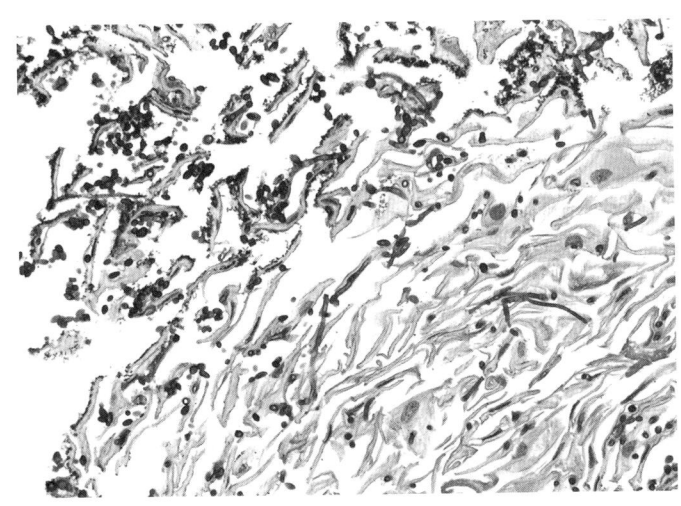

图 6-4　念珠菌性食管炎（阿辛蓝和 PAS 染色）。在棘层松解的鳞状细胞中可见芽酵母和假菌丝。

图 6-2　疱疹性食管炎的内镜照片显示境界清楚的溃疡。

鳞状细胞，伴有钢青色细胞核或 Cowdry A 型包涵体

■ CMV
- 取自溃疡基底的深部活检显示典型的 Cowdry A 型包涵体
- 细胞增大，伴有颗粒状嗜碱性胞质内包涵体和核内包涵体，核内包涵体有时呈嗜酸性，大并呈靶样
- 容易累及内皮细胞、成纤维细胞或腺上皮（很少

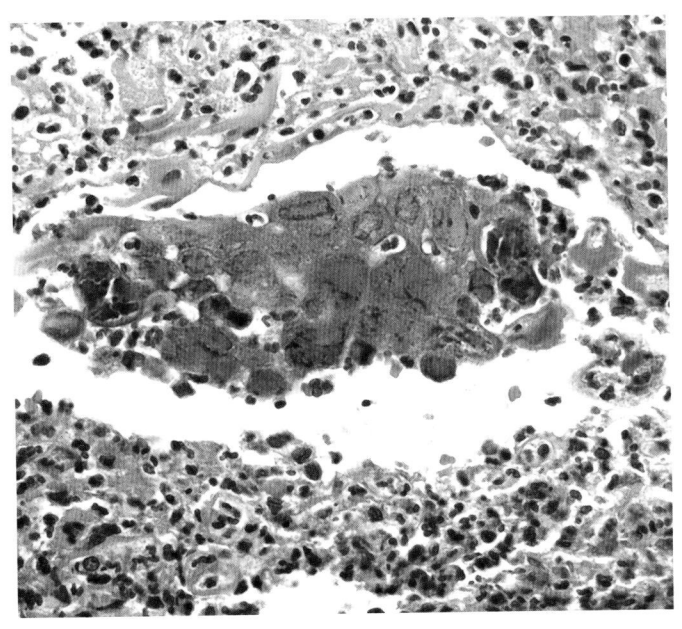

图 6-3　疱疹性食管炎。邻近溃疡的鳞状黏膜出现多核巨细胞，可见核内包涵体，伴有纤维素脓性渗出物。

感染鳞状细胞）
■ 真菌
- 非特异性混合性炎症、溃疡形成以及肉芽组织，混合有真菌结构
- 念珠菌：芽生孢子和假菌丝
- 组织胞浆菌属：小，1～2μm 的微生物，在组织细胞胞质内（罕见）
- 曲霉菌：真菌丝，显示成 45° 角的二叉分枝（在活检或手术标本中非常罕见）
- 毛霉菌：无隔膜的折叠带样菌丝，常常出现在梗死背景中（在活检或手术标本中非常罕见）
■ 细菌
- 在食管活检中出现的细菌一般是非致病菌
- 真正的细菌感染的特征是：细菌出现在组织较深部位，伴有中性粒细胞渗出和坏死

特殊染色和免疫组织化学

- 真菌结构 Grocott 环六亚甲基四胺银（GMS）和 PAS 染色呈阳性
- 对于食管组织，建议应用阿辛蓝和 PAS 染色，苏木精复染，因为它们也可以用于筛查印戒细胞腺癌和 Barrett 食管

其他诊断技术

- 免疫组化染色检测 HSV 和 CMV
- PCR 检测 HSV 和 CMV（少用）

鉴别诊断

- 腐蚀性食管炎
  - 急性病变，类似于感染，通过临床病史和缺乏病原微生物最容易鉴别
- 反流性食管炎
  - 反流性食管炎的鳞状上皮内可能有巨细胞改变区域，但通过其缺乏特征性的病毒包涵体可与疱疹性食管炎鉴别
  - 典型的反流性食管炎可引起鳞状黏膜的特征性组织学三征
    - 增生：固有膜内乳头变长（超过上皮厚度的 2/3）
    - 基底层增厚（超过上皮厚度的 15%）
    - 上皮内淋巴细胞增加（其特征是淋巴细胞受压、核的外形不规则且有嗜酸性粒细胞）；也可出现中性粒细胞，虽然对反流性食管炎相当特异，但只出现在某些区域，因此并不敏感
  - 符合临床病史
  - 没有发现微生物

提要

- 在溃疡基底的间质细胞中寻找 CMV 的细胞病理学改变
- 在溃疡边缘的鳞状细胞内寻找 HSV 包涵体

精选文献

McBane RD, Gross JB Jr: Herpes esophagitis: Clinical symptoms, endoscopic appearance and diagnosis in 23 patients. Gastrointest Endosc 37:600-603, 1991.

Haulk AA, Sugar AM: Candida esophagitis. Adv Intern Med 36:307-318, 1991.

Myerson D, Hackman RC, Nelson JA, et al: Widespread presence of histologically occult cytomegalovirus. Hum Pathol 15:430-439, 1984.

Knoke M, Bernhardt H: Endoscopic aspects of mycosis in the upper digestive tract. Endoscopy 12:295-298, 1980.

损伤性食管炎　Injurious Esophagitis

临床特征

- 化学性食管炎
  - 最严重的损伤，发生于成人企图自杀以及儿童偶尔吞食酸碱后
- 药物性食管炎
  - "药丸"食管炎：患者诉说感觉咽喉内有一块东西；可以发生在不用足够的水吞咽口服药后
  - 某些口服药物特别具有腐蚀作用（如阿屈膦酸盐、含铁制剂）
  - 化疗药物一般具有直接的毒性作用（而不是通过过敏机制）
- 放射性食管炎
  - 引起咽下困难和吞咽痛
  - 部位取决于接触放射线的区域
  - 接触照射剂量超过 6000 厘戈瑞（centigray, cGy）即可发生大的浅表性溃疡
  - 可能同时有化学性（化疗）损伤

大体和内镜病理学

- 化学性食管炎
  - 累及食管最狭窄的部位（近端和远端，以及受主动脉和气管主干压迫的食管中部）
  - 急性腐蚀性化学性损伤，从轻度红斑到黏膜脱落、溃疡形成或明显的坏死伴穿孔
  - 慢性损伤由于纤维化可能引起狭窄
- 药物性食管炎
  - 药物的直接腐蚀性作用引起局部病变
  - 化疗制剂可能引起弥漫性病变
- 放射性食管炎
  - 部位取决于接触放射线的区域
  - 典型者引起大的浅表性溃疡

组织病理学

- 化学性食管炎
  - 组织学特征不同，从轻度充血到重度急性炎症、糜烂、溃疡形成以及肉芽组织反应
  - 病变随着黏膜下纤维化而愈合
- 药物性食管炎
  - 药丸食管炎引起散在的非特异性浅表性溃疡
    - 可有明显的血管内皮细胞增生
  - 过敏性药物反应引起嗜酸性粒细胞增多
  - 化疗药物影响细胞复制，引起基底细胞增生和细胞学非典型性
- 放射性食管炎
  - 放射性损伤引起棘层增厚、角化不全、坏死和间

质细胞非典型性，包括增大的星形成纤维细胞和玻璃样变的血管，血管内皮细胞核增大
- 所有的病变均可随固有膜和黏膜下纤维化愈合而导致狭窄

特殊染色和免疫组织化学

- 没有帮助

其他诊断技术

- 没有帮助

鉴别诊断

▌ 反流性食管炎
- 部位、组织学特征和临床病史通常具有诊断性

▌ 感染性食管炎
- 通过发现微生物可以诊断，有时可应用特殊染色和免疫组化反应，并可辨认病毒引起的细胞病变的改变

▌ 急性食管坏死（所谓的黑食管）
- 活检标本含有坏死组织
- 内镜下呈现黑色；患者表现为上消化道出血
- 通常与共存的疾病有关，如伴有血流动力学紊乱的严重心血管疾病
- 死亡率高（大约30%）

提要

- 重要的是要了解患者的完整临床病史
- 当遇到奇异性上皮和间质细胞时，要考虑放射线的作用

精选文献

Gurvits GE, Shapsis A, Lau N, et al: Acute esophageal necrosis: a rare syndrome. J Gastroenterol 42:29-38, 2007.

Misra SP, Dwivedi M: Pill-induced esophagitis. Gastrointest Endosc 55:81, 2002.

Kikendall JW: Pill esophagitis. J Clin Gastroenterol 28:298-305, 1999.

Abraham SC, Yardley JH, Wu TT: Erosive injury in the upper gastrointestinal tract in patients receiving iron medication: An underrecognized entity. Am J Surg Pathol 23:1241-1247, 1999.

DeGroen PC, Lubbe DF, Hirsch LJ, et al: Esophagitis associated with the use of alendronate. N Engl J Med 335:1016-1021, 1996.

Oren R, Fich A: Oral contraceptive-induced esophageal ulcer: Two cases and literature review. Dig Dis Sci 36:1489-1490, 1991.

炎症性食管炎 Inflammatory Esophagitis

临床特征

▌ 皮肤科疾病
- 寻常天疱疮（pemphigus vulgaris）
  - 抗体介导的发疱性皮肤病，可以累及皮肤或鳞状黏膜
  - 可以由药物引起
  - 可能致死
  - 发病高峰年龄：40 ~ 60 岁
- 大疱性类天疱疮（bullous pemphigoid）
  - 大疱性皮肤病，主要累及老年患者（41 ~ 90 岁）
  - 很少累及食管
  - 男性发病率在增加
- 多形性红斑（erythema multiforme）
  - 皮肤和黏膜表面急性出疹
  - 黏膜受累称为 Stevens-Johnson 综合征
- 扁平苔藓（lichen planus）
  - 常见的炎症性疾病，通常累及皮肤和黏膜表面，但偶尔可累及食管

▌ 移植物抗宿主病（graft-versus-host disease, GVHD）
- 骨髓移植后发生的黏膜、皮肤或腺上皮的坏死性炎症
- 移植的 T 细胞攻击宿主

大体和内镜病理学

▌ 皮肤科疾病
- 寻常天疱疮
  - 出血和食管狭窄
- 大疱性类天疱疮
  - 食管水疱
- 多形性红斑（Stevens-Johnson 综合征）
  - 类似于反流性或消化性食管炎
  - 可以形成伪膜
- 扁平苔藓
  - 食管丘疹、斑块或狭窄

▌ GVHD
- 典型的累及食管的上 1/3
- 可为局灶性或弥漫性
- 剥脱性病变可能形成食管蹼结构

组织病理学

- 皮肤科疾病
  - 所有病变的组织学改变均与皮肤病变相同
  - 寻常天疱疮
    - 棘层松解
    - 基底层上方水疱形成
    - 明显的嗜酸性粒细胞浸润
  - 大疱性类天疱疮
    - 上皮下水疱形成
    - 明显的嗜酸性粒细胞浸润
  - 多形性红斑（Stevens-Johnson 综合征）
    - 局灶性到弥漫性角化细胞坏死（形成圆形嗜酸性小体）
    - 混合性急性和慢性炎症
  - 扁平苔藓
    - 黏膜下带状淋巴细胞浸润
    - Civatte 小体
- GVHD
  - 上皮细胞核碎裂和凋亡
  - 不同程度的 T 细胞浸润
  - 上皮萎缩
  - 固有膜纤维化

特殊染色和免疫组织化学

- 皮肤科疾病
  - 寻常天疱疮
    - 抗体（免疫球蛋白 G，IgG）免疫荧光染色局限于松解细胞的细胞间部位（需要新鲜的冷冻组织）
  - 大疱性类天疱疮
    - IgG 或 IgA 免疫荧光染色局限于基底膜（需要新鲜冷冻组织）
- GVHD
  - 免疫染色可以用于证实上皮内的 T 淋巴细胞，但很少应用

现代诊断技术

- 没有帮助

鉴别诊断

- 感染性食管炎

- HSV 或 CMV 感染
  - 典型者见于免疫受损宿主
  - 以典型的细胞学改变为特征（病毒包涵体）
  - 可与 GVHD 共存
- 念珠菌病
  - "干酪样"渗出物，见于免疫抑制、糖尿病或长期应用抗生素治疗的患者
  - 可见特征性的真菌结构
  - 可与 GVHD 共存
- 反流性食管炎
  - 非常常见
  - 其特征是累及食管下部，接近胃食管交界处
  - 缺乏共存的皮肤疾病或骨髓移植病史

提要

- 原发性皮肤疾病可以累及食管，因为两者均由鳞状上皮组成；因此，皮肤和食管的组织学表现相似

精选文献

McKee P, Calonje J, Granter S (eds): Pathology of the Skin with Clinical Correlations. St Louis, Mosby, 2005.

Goldman H, Antonioli DA: Mucosal biopsy of the esophagus, stomach, and proximal duodenum. Hum Pathol 13:423-448, 1982.

McDonald GB, Sullivan KM, Schuffler MD, et al: Esophageal abnormalities in chronic graft-versus-host disease in humans. Gastroenterology 80:914-921, 1981.

嗜酸细胞性食管炎
Eosinophilic Esophagitis

临床特征

- 可以孤立性地发生于食管，也可以是累及胃肠道不同部位（嗜酸细胞性胃肠炎）的多灶性或弥漫性病变的一部分
- 可以发生在特应性的儿童和年轻男性（男女发病比为 3∶1）
- 儿科病例较常同时发生嗜酸细胞性胃炎或肠炎
- 患者还可以有外周血嗜酸性细胞增多、食物过敏、哮喘或过敏症
- 患者常常表现为咽下困难

大体和内镜病理学

- 患者可能发生食管狭窄或食管蹼，通常发生在食管中部和上部
- 可见线性食管黏膜溃疡
- 白色脓疱或渗出物也很常见

组织病理学

- 明显的嗜酸性粒细胞浸润（每个高倍视野＞20个）；也见于鳞状黏膜内；还可能发生上皮内嗜酸细胞性脓肿
- 嗜酸性粒细胞不常见于黏膜肌层、黏膜下层和固有肌层
- 典型者鳞状上皮钉突延长，基底细胞明显增生

特殊染色和免疫组织化学

- 没有帮助

其他诊断技术

- 血清试验检测嗜酸细胞活化趋化因子 -3

鉴别诊断

- 反流性食管炎

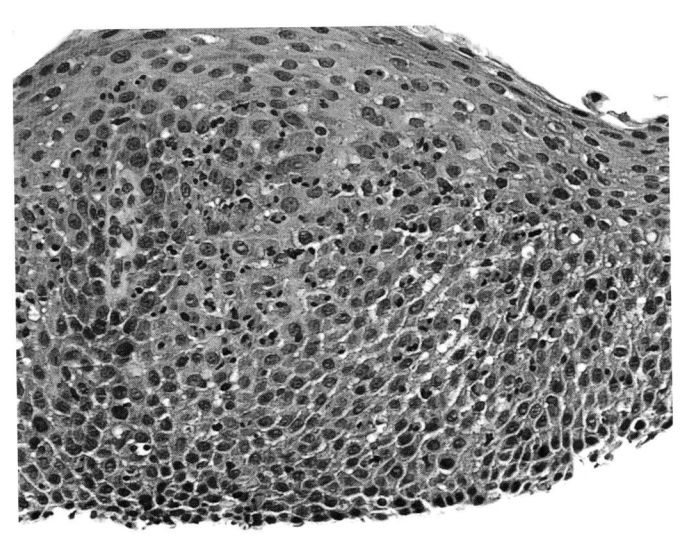

图 6-6　**过敏性（嗜酸细胞性）食管炎。**组织学切片显示全层鳞状基底细胞伴有众多上皮内嗜酸性粒细胞（每个高倍视野＞20个）。

- 有些病例非常类似于嗜酸细胞性胃肠炎；然而，反流一般发生在食管远端，并引起胃灼热和反酸
- 反流性食管炎嗜酸性粒细胞每个高倍视野一般＜5个

提要

- 伴有食管蹼或起皱的食管并有许多嗜酸细胞性粒细胞（每个高倍视野＞20个）浸润时，通常代表有嗜酸细胞性食管炎
- 哮喘疗法对嗜酸细胞性食管炎通常有效（类固醇治疗、氟替卡松），应用或不应用肥大细胞稳定剂，对质子泵抑制剂多半无效

精选文献

Vanderheyden AD, Petras RE, DeYoung BR, Mitros FA: Emerging eosinophilic (allergic) esophagitis: Increased incidence or increased recognition? Arch Pathol Lab Med 131:777-779, 2007.

Teitelbaum JE, Fox VL, Twarog FJ, et al: Eosinophilic esophagitis in children: Immunopathological analysis and response to fluticasone propionate. Gastroenterology 122:1216-1225, 2002.

Walsh SV, Antonioli DA, Goldman H, et al: Allergic esophagitis in children: A clinicopathologic entity. Am J Surg Pathol 23:390-396, 1999.

Mahajau L, Wyllie R, Petras R, et al: Idiopathic eosinophilic esophagitis with stricture formation in a patient with longstanding eosinophilic gastroenteritis. Gastrointest Endosc 46:557-560, 1997.

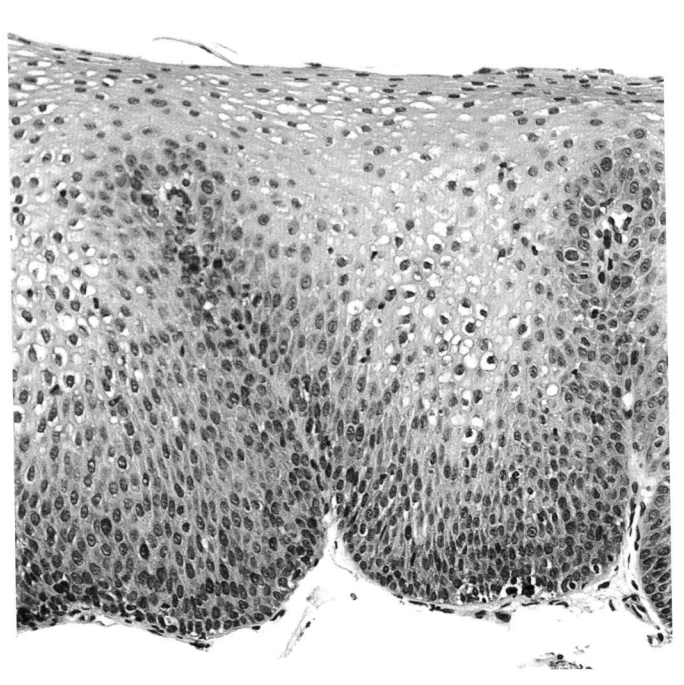

图 6-5　**反流性食管炎的鳞状黏膜改变**包括固有膜乳头延长、基底细胞层次增加以及散在的上皮内嗜酸性粒细胞。

反流性食管炎和胃食管反流性疾病
Reflux Esophagitis and Gastroesophageal Reflux Disease

临床特征

- 发生在所有年龄，包括儿童；最常见于 40 岁以上的成年男性
- 典型患者表现为咽下困难、胃灼热和反酸
- 偶尔这些症状可能被误诊为心绞痛或心肌梗死
- 并发症包括狭窄、出血和 Barrett 食管（见"Barrett 食管"）

大体和内镜病理学

- 内镜检查发现，1/3 的患者黏膜正常或有轻微的红斑
- 部分患者有腺体化生、糜烂或溃疡
- 大约 30% 伴有组织学异常的患者其内镜检查没有病变

组织病理学

- 累及鳞状黏膜的特征性组织学三征
  - 鳞状上皮增生，伴有固有膜乳头变长（超过上皮厚度的 2/3）
  - 基底层增厚（超过上皮厚度的 15%）
  - 上皮内淋巴细胞和嗜酸性粒细胞增多；也可出现中性粒细胞，但只发生在严重的反流
- 糜烂和溃疡性病变显示基底为肉芽组织，其上方为中性粒细胞和嗜酸性粒细胞渗出
- 可能出现 Barrett 食管伴肠化生（杯状细胞化生）
- 还可能出现胃贲门型黏膜的炎症，伴有或不伴有肠化生

特殊染色和免疫组织化学

- 阿辛蓝和 PAS 联合染色有四个目的
  - 确定食管基底层相对没有糖原，PAS 染色呈阴性
  - 当出现肠化生时，检测杯状细胞中深蓝色的肠黏液
  - 辨认真菌，如果存在的话
  - 对印戒细胞腺癌是一种好的筛查染色
- 幽门螺杆菌染色（Warthin-Starry、Diff-Quik、Giemsa）：在与慢性胃炎鉴别时可能有帮助，而且，对于来自食管远端和胃食管交界处的标本，可能需要常规进行幽门螺杆菌染色

其他诊断技术

- 没有帮助

鉴别诊断

- **感染性食管炎**
  - 内镜检查可能类似于反流性食管炎，但是通常比较局限
  - 通过出现特征性的微生物或细胞病理学改变来鉴别
  - 最常见的微生物是
    - HSV
    - CMV
    - 念珠菌类
- **伴有或不伴有肠化生的贲门幽门螺杆菌胃炎（贲门炎）**
  - 组织学上与胃贲门型黏膜反流相关性炎症无法区分；幽门螺杆菌感染一般引起较慢性的和活动性的炎症；HE 染色和特殊染色均可见幽门螺杆菌
  - 大多数胃食管交界部位的胃贲门型黏膜或食管下部的慢性炎症病例是反流性食管炎
- **过敏性和嗜酸细胞性食管炎**
  - 典型者发生在儿童或年轻男性，伴有过敏病史
  - 以上皮内众多嗜酸性粒细胞（每个高倍视野通常 > 20 个）为特征
  - 在没有临床病史和对治疗的反应时，许多病例不能可靠地与反流性食管炎鉴别开来
- **药丸食管炎**
  - 典型者伴有吞咽疼痛，感觉咽喉有东西，并有口服药物水用量不足病史
  - 与反流引起的改变相比，发生在较近端的食管
  - 伴有溃疡的非特异性组织学改变
- **鳞状上皮异型增生和鳞状细胞癌**
  - 不大可能是由反流相关性再生性改变引起的，因为在美国食管鳞状细胞癌的发病率在减少
  - 异型增生和癌显示
    - 重叠、多形性细胞核，核浆比例高
    - 非典型性核分裂象
    - 单个细胞坏死
    - 成熟反常
    - 鳞状角珠形成

提要

- 胃食管反流性疾病：典型的组织学三征
  - 基底层增厚
  - 乳头变长
  - 上皮内炎症细胞，包括嗜酸性粒细胞
- 当出现腺体黏膜时，总是要评估有无肠化生；提倡常规应用阿辛蓝和 PAS 联合染色，苏木精复染

精选文献

Haggitt RC: Histopathology of reflux-induced esophageal and supra esophageal injuries. Am J Med 108:109S-111S, 2000.

Black DD, Haggitt RC, Orenstein SR, Whitington PF: Esophagitis in infants: Morphometric histological diagnosis and correlation with measures of gastroesophageal reflux. Gastroenterology 98:1408-1414, 1990.

Wienbeck M, Barnert J: Epidemiology of reflux disease and reflux esophagitis. Scand J Gastroenterol Suppl 156:7-13, 1989.

Barrett 食管　Barrett Esophagus

临床特征

- 美国胃肠学会（American College of Gastroenterology）给 Barrett 食管下的定义是：内镜检查食管异常（红色、柔软的黏膜），活检证实含有肠化生
- 发生于多达 45% 的慢性胃食管反流患者
- 倾向于累及伴有反流性症状的白人男性；常常有裂孔疝
- 本病的发生有两个年龄高峰：< 15 岁和 > 40 岁
- 发生腺癌的风险增加

大体和内镜病理学

- 内镜检查可见舌状或岛屿状扁平红色天鹅绒样黏膜或环状红色区域，天鹅绒样黏膜与淡灰白色食管鳞状黏膜背景形成对比

组织病理学

- 食管鳞状上皮被特化的柱状上皮取代；柱状上皮含有杯状细胞，通常散在分布于类似于胃小凹上皮的细胞之间
- 在 HE 切片上，杯状细胞必须有独特的球状透明胞质；要求并推荐通过阿辛蓝染色（pH2.5）呈阳性来证实杯状细胞

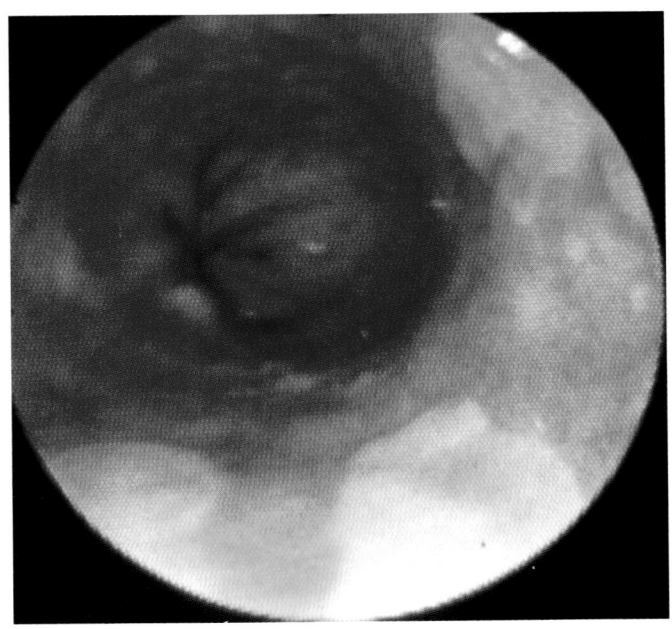

图 6-7　Barrett 食管的内镜下照片。注意类似于胃黏膜的红斑性黏膜，不同于灰白色有闪光的食管鳞状黏膜（最显著的部位）。

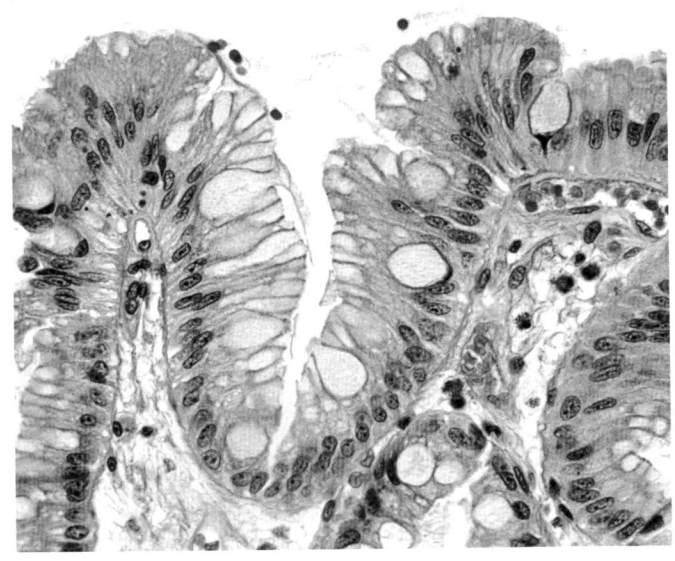

图 6-8　Barrett 食管特化的柱状上皮（肠化生），杯状细胞散在分布于类似于胃小凹上皮的细胞之间。

- 胞质空泡阿辛蓝染色呈阴性的胃小凹细胞和弥漫性"泛红"的呈阳性再生区胃小凹细胞都不是肠化生
- 必须仔细寻找异型增生的腺上皮
- 异型增生是腺上皮细胞含有增大深染、复层的细胞核，细胞核到达腔面

- 异型增生分为低级别、高级别或不确定异型增生（见"Barrett 食管"项下异型增生一节）

特殊染色和免疫这种化学

- 联合阿辛蓝和 PAS 染色：有四个目的
  — 确定食管 PAS 呈阴性，没有糖原的基底层
  — 当出现肠化生时，检测深蓝色、球样杯状细胞
  — 突出真菌结构
  — 是筛查印戒细胞癌有用的染色
- 细胞角蛋白 7 和 20 染色谱可能有助于鉴别胃贲门肠化生和食管（Barrett）肠化生，但在临床上很少能够分辨出来
  — "Barrett 形态"显示细胞角蛋白 7 呈弥漫性（浅表和深部）阳性以及细胞角蛋白 20 呈带样浅表阳性；其他形态通常与胃型肠化生有关

其他诊断技术

- 应用 p53 和 Ki-67 染色可以增加观察者之间对异型增生诊断的一致性
- DNA 倍体研究和应用其他癌危险性标记物已有报道，但尚未用于临床

鉴别诊断

▎ 慢性胃炎累及伴有肠化生的贲门型黏膜
- 与 Barrett 食管不能区别，除非内镜医师在食管见到病变
- 有些患者可能是由幽门螺杆菌感染引起的而不是反流

▎ 异位胃黏膜
- 小灶状胃黏膜，通常出现在颈部食管（所谓的嵌入斑），与胃食管反流无关

▎ 腺癌
- 据估计在诊断 Barrett 食管时腺癌的发生率高达 10%
- 估计 Barrett 食管患者发生腺癌的风险差异很大（30 ~ 125 倍）
- 黏膜内腺癌与高级别异型增生可能难于鉴别

提要

- 高级别异型增生一般出现在 Barrett 食管的背景中；应尽快手术或进行内镜治疗

精选文献

Sampliner RE: Updated guidelines for the diagnosis, surveillance and therapy of Barrett's esophagus. Am J Gastroenterol 97:1888-1895, 2002.

Ormsby AH, Goldblum JR, Rice TW, et al: Cytokeratin subsets can reliably distinguish Barrett's esophagus from intestinal metaplasia of the stomach. Hum Pathol 30:288-294, 1999.

Antonioli DA, Wang HH: Morphology of Barrett's esophagus and Barrett's-associated dysplasia and adenocarcinoma. Gastroenterol Clin North Am 26:495-506, 1997.

Barrett 食管相关性异型增生性病变 Dysplastic Lesions Associated with Barrett Esophagus

临床特征

- 异型增生的定义是指细胞有异常的肿瘤性增生，但仍然局限于原来的基底膜内
- Barrett 食管患者定期内镜监测的生存率比没有监测的患者高（62% 对 20%）
- 研究指出，异型增生可以进展为癌，但估计的精确时间间隔范围很宽（从不到 2 年到长达 10 年）
- 有低级别异型增生的患者通常应用抗反流疗法治疗，且应密切随访
- 身体健壮的有高级别异型增生的患者至少可以活 10 年，一旦证实有异型增生，通常劝告患者进行食管切除术；其他疗法（如内镜下黏膜切除、光敏疗法、冷冻切除、激光切除）通常为姑息疗法

大体和内镜病理学

- 大体或内镜检查通常不能区分异型增生与周围的 Barrett 食管

组织病理学

▎ 异型增生
- 组织学上表现为一系列的结构和细胞学异常
- 分为低级别异型增生、高级别异型增生和不确定异型增生
- 病变很少类似于腺瘤
- 低级别异型增生
  — 腺体复杂性轻度增加，由轮廓不规则的分枝状腺体组成
  — 细胞学非典型性包括细胞核增大、多形性、

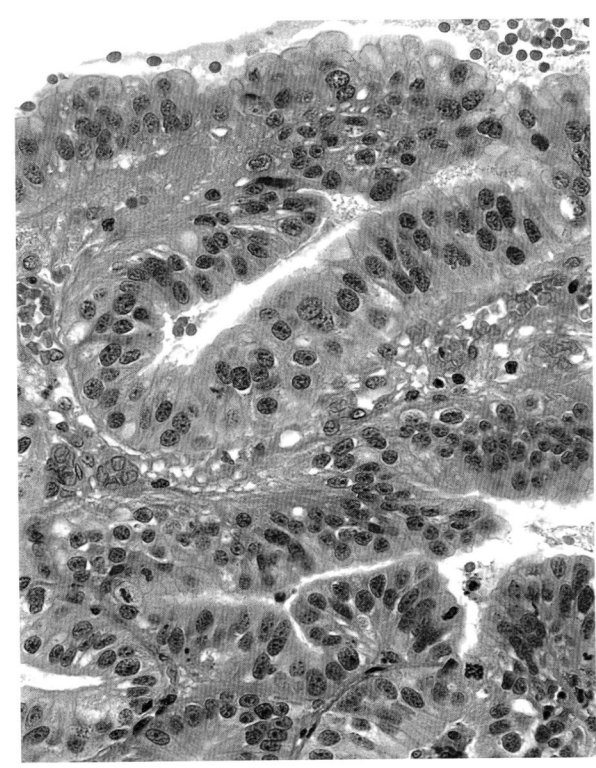

图6-9　发生于 Barrett 食管的高级别腺体异型增生。黏膜结构改变。细胞的核浆比例增高，核不规则，密集，呈复层结构。

复层、累及表面；异常的细胞核一般局限于每个细胞的下半部分

- 高级别异型增生
  - 腺体复杂性进一步增加，其特征是侧向分支，腺体常常有背靠背现象
  - 细胞学非典型性进行性加重
    - 细胞核增大和多形性明显
    - 复层的细胞核累及腔面，杂乱散在分布，许多细胞的细胞核位于细胞的顶端部分
    - 非典型性细胞常常伴有明显的核仁，核浆比例高，核分裂率高，可见非典型性核分裂象，杯状细胞进行性丧失
    - 类似于腺癌的细胞学改变
  - 这些改变累及表面黏膜和隐窝
  - 复杂性和非典型性可能非常明显，以致不能排除黏膜内癌（癌细胞浸润超出基底膜，仅仅进入黏膜肌层或固有膜，而没进入黏膜下）
- 不确定异型增生
  - 是指具有异型增生和再生性黏膜两种特征的

病变，一般发生在炎症性背景中，准确区分两种病变是不可能的

特殊染色和免疫组织化学

- 在疑难病例，应用 p53 和 Ki-67 免疫染色可能有所帮助（如是不确定异型增生还是低级别异型增生）
- 几个"标记物"（DCC、C-myc 及其他）已有研究，但没有一个具有临床价值

其他诊断技术

- 流式细胞术
  - DNA 非整倍体和 S 相部分升高可能与癌的发生有关；仅为试验性的

鉴别诊断

▌ 再生性非典型性

- 一般累及糜烂和溃疡附近的区域，伴有急性炎症
- 腺体表面可呈绒毛状，但表面有正常的成熟
- 细胞的特征是胞质和细胞核同样增大
- 胞质一般呈嗜酸性而不呈嗜碱性
- 与异型增生可能难以鉴别

▌ 腺癌

- 其特征为单个细胞浸润或纤维组织增生性反应
- 黏膜内癌与高级别异型增生的鉴别可能非常困难

提要

- 异型增生单个细胞的差异较大（再生性非典型性是由比较均一的腺体和细胞核组成）
- 再生性腺体一般显示黏膜表面细胞成熟（核位于基底部并有丰富的黏液）
- 不能确定的病例可以诊断为不确定异型增生，随后应用抗反流疗法并重新活检
- 再生性腺体和异型增生均可见绒毛状结构

精选文献

Flejou JF, Svrcek M: Barrett's oesophagus: A pathologist's view. Histopathology 50:3-14, 2007.

Lorinc E, Jakobsson B, Landberg G, Veress B: Ki67 and p53 immunohistochemistry reduces interobserver variation in assessment of Barrett's oesophagus. Histopathology 46:642-648, 2005.

Skacel M, Petras RE, Rybicki LA, et al: P53 expression in low-grade dysplasia in Barrett's esophagus: Correlation with interobserver agreement and disease progression. Am J Gastroenterol 97:2508-2513, 2002.

Ormsby AH, Petras RE, Henricks WH, et al: Observer variation in the diagnosis of superficial oesophageal adenocarcinoma. Gut 51:671-676, 2002

Barrett 食管相关性腺癌
Adenocarcinoma Associated with Barrett Esophagus

临床特征

- 食管腺癌大多数与 Barrett 食管有关
- Barrett 食管引起的癌的危险性增加的准确数字尚不清楚；估计危险性增加 30 ~ 125 倍
- 每 100 000 例 Barrett 食管每年发生 800 例腺癌
- Barrett 食管在最初诊断时，10% 的患者出现腺癌
- 男性白人的发病率较高
- 危险因素包括裂孔疝、狭窄和慢性反流
- 最常见的症状是咽下困难，但是可以没有症状

大体和内镜病理学

- 倾向于发生在胃食管交界的附近
- 可以形成外生性肿块，或可能是扁平肿块，伴有浸润性结构
- 仅有 50% 在内镜检查时可见

组织病理学

- 类似于胃的腺癌，具有肠型和弥漫型（印戒细胞）两种类型
- 邻近的黏膜出现伴有不同程度异型增生的 Barrett 食管

特殊染色和免疫组织化学

- 印戒细胞黏液染色呈阳性；可能有助于辨认浸润性癌细胞

其他诊断技术

- 没有帮助

鉴别诊断

■ Barrett 食管相关性异型增生
- 其特征为腺体和细胞学非典型性，没有浸润性结构

■ 胃贲门腺癌

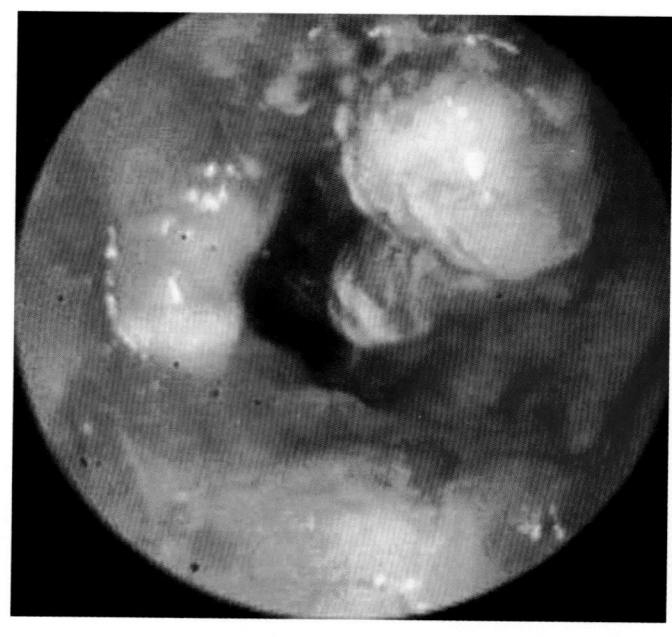

图 6-10　Barrett 食管合并癌的内镜下照片，显示复杂的腔内肿块，伴有浅表渗出。

- 可能与 Barrett 食管相关性腺癌相同
- CK7 和 CK20 染色可能有助于区分 Barrett 食管相关性腺癌（CK7 呈阳性、CK20 呈阴性）和胃腺癌

提要

- 在任何胃食管交界处腺癌附近的腺上皮内寻找杯状细胞，有助于辨认先前存在的 Barrett 食管
- 在手术切除的 Barrett 食管相关性腺癌中，需要记录近端鳞状黏膜切缘
- 浸润性腺癌总的预后不好（5 年生存率为 75%）；小的高分化腺癌、阳性淋巴结数 < 4 个预后较好

精选文献

Ormsby AH, Goldblum JR, Rice TW, et al: The utility of cytokeratin subsets in distinguishing Barrett's-related oesophageal adenocarcinoma from gastric adenocarcinoma. Histopathology 38:307-311, 2001.

Bollschweiler E, Wolfgarten E, Gutschow C, et al: Demographic variations and the rising incidence of esophageal adenocarcinoma in white males. Cancer 92:549-555, 2001.

Drewitz DJ, Sampliner RE, Garewell HS: The incidence of adenocarcinoma in Barrett's esophagus: A prospective study of 170 patients followed 4.8 years. Am J Gastroenterol 92:212-215, 1997.

Cameron AJ, Lomboy CT, Pera M, Carpenter HA: Adenocarcinoma of the esophagogastric junction and Barrett's esophagus. Gastroenterology 109:1541-1546, 1995.

良性食管病变
Benign Esophageal Lesions

临床特征

- 糖原棘皮症（glycogen acanthosis）
  - 没有症状
- 炎症性纤维性息肉（inflammatory fibroid polyp）
  - 通常发生在胃和小肠，但也可以发生在食管
  - 可以产生轻度的梗阻性症状
- 纤维血管性息肉（fibrovascular polyp）
  - 罕见，缓慢生长的息肉
  - 可以发生轻度梗阻性症状
  - 偶尔可能脱入口腔

大体和内镜病理学

- 糖原棘皮症
  - 隆起的白色斑块
  - 直径通常 < 0.3cm
- 炎症性纤维性息肉
  - 隆起的、带蒂的息肉样肿块，常常伴有表面溃疡
- 纤维血管性息肉

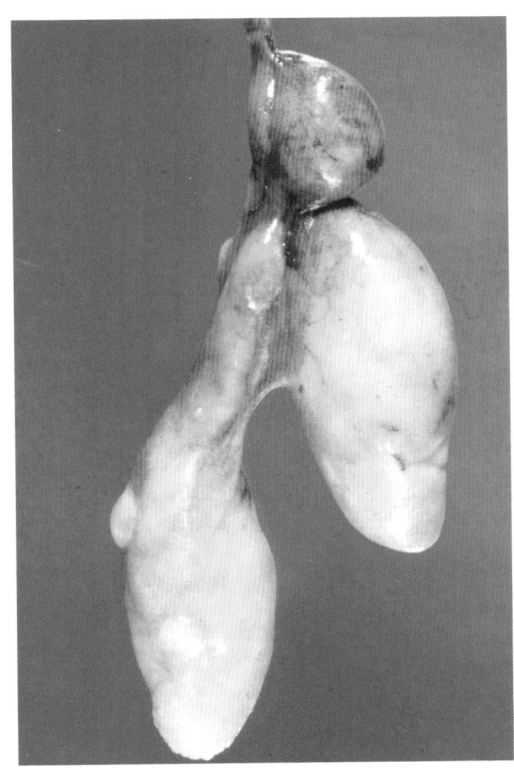

图 6-11　食管巨大纤维血管性息肉的切除标本。分叶状的腔内肿块被覆完整的鳞状黏膜。

- 通常附着于食管上部
- 息肉样肿块；可以非常大（如 25cm）
- 表面光滑，可能有溃疡形成

组织学特征

- 糖原棘皮症
  - 散在的增生性鳞状上皮灶，含有丰富的糖原（鳞状细胞伴有明显的透明胞质）
- 炎症性纤维性息肉
  - 被覆良性鳞状黏膜的息肉样肿块，可有局灶溃疡形成
  - 间质成分有不同的细胞构成、水肿和炎症，常常富于嗜酸性粒细胞和浆细胞
  - 间质成分一般有突出的血管，血管周围呈洋葱皮改变，由成纤维细胞、肌成纤维细胞和巨噬细胞组成
  - 偶尔间质有假肉瘤性表现
- 纤维血管性息肉
  - 致密的或黏液样纤维血管轴心，有时伴有脂肪组织，被覆良性鳞状上皮

特殊染色和免疫组织化学

- 炎症性纤维性息肉和纤维血管性息肉
  - 间质细胞波形蛋白呈阳性，细胞角蛋白呈阴性
  - CD34 免疫染色突显血管成分，且间质细胞可能呈阳性；CD117 呈阴性
- 糖原棘皮症

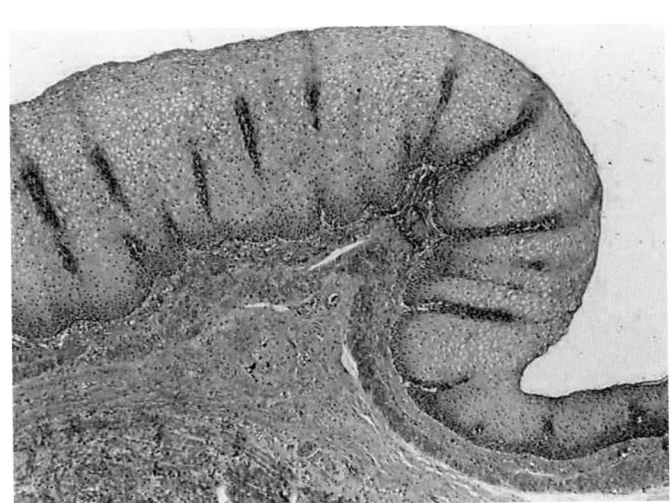

图 6-12　糖原棘皮症。注意鳞状黏膜明显增厚，由细胞内糖原增加的鳞状细胞组成。

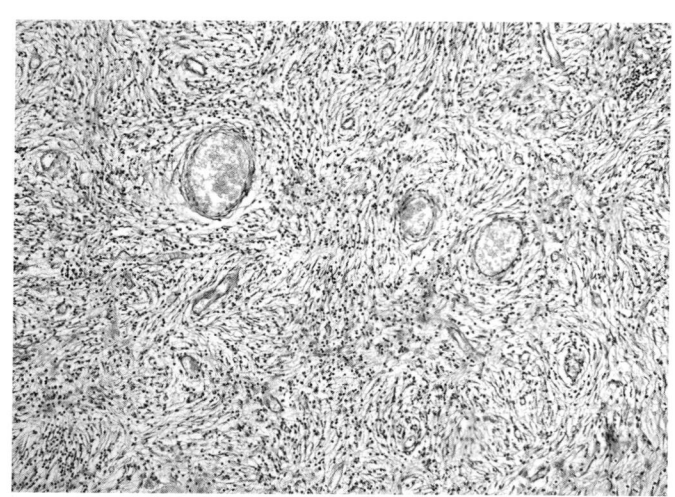

图 6-13　食管炎症性纤维性息肉。 可见水肿以及包括浆细胞和嗜酸性粒细胞在内的炎症细胞，散在分布于细长的梭形细胞和扩张的血管之间。

- 上皮 PAS 染色呈阳性

其他诊断技术

- 没有帮助

鉴别诊断

- 炎症性纤维性息肉应与肉瘤样癌、肉瘤和间质肿瘤鉴别
▊ 肉瘤样癌
  - 双相性组织学表现，伴有癌和梭形细胞成分
  - 典型者细胞成分较多，核的多形性明显
  - 细胞角蛋白通常呈阳性，但是染色可为局灶性
▊ 肉瘤
  - 典型者为高度富于细胞的恶性梭形细胞肿瘤，类似于平滑肌肉瘤、脂肪肉瘤或恶性纤维组织细胞瘤
▊ 胃肠间质瘤
  - 在食管罕见
  - 梭形细胞或上皮样细胞肿瘤；CD117 呈阳性
  - 糖原棘皮症应与鳞状乳头状瘤、湿疣和真菌性食管炎鉴别
▊ 鳞状乳头状瘤
  - 以较为明显的鳞状上皮增生为特征，伴有纤维血管轴心的乳头状结构和明显的胞质糖原化
▊ 湿疣
  - 以病毒细胞病变效应（挖空细胞形成）、鳞状细胞非典型性和角化过度为特征
▊ 真菌性食管炎
  - 通过检测真菌辨认；可能需要进行特殊染色

提要

- 为了避免误诊为肉瘤和肉瘤样癌，关注细胞学特征和炎症性成分及背景非常重要

精选文献

Avezzano EA, Fleischer DE, Merida MA, et al: Giant fibrovascular polyps of the esophagus. Am J Gastroenterol 85:299-302, 1990.

Nash S: Benign lesions of the gastrointestinal tract that may be misdiagnosed as malignant tumors. Semin Diagn Pathol 7:102-114, 1990.

颗粒细胞瘤　Granular Cell Tumor

临床特征

- 通常为食管下部的孤立性结节；可以为多发性（10% 的病例）
- 典型者生长缓慢，一般不产生症状（偶然发现）

大体和内镜病理学

- 可以见于整个胃肠道；食管是最常见的部位，其次是大肠
- 一般较小，为黄白色的上皮下肿块
- 通常 < 2cm；> 4cm 的肿瘤可能代表有恶性

组织病理学

- 类似于其他部位的颗粒细胞瘤
- 圆形和类似于平滑肌的梭形细胞集聚，核小，圆形到卵圆形，胞质嗜酸性颗粒状
- 似乎来源于神经或肌肉
- 其上鳞状上皮常见假上皮瘤性增生，可能被误诊为鳞状细胞癌
  — 恶性颗粒细胞瘤
    ◆ 出现细胞成分增加、核非典型性以及核分裂象增加，可能被怀疑为恶性；然而，唯一明确的标准是转移

特殊染色和免疫组织化学

- 胞质 PAS 染色呈阳性，S-100 蛋白免疫染色呈阳性

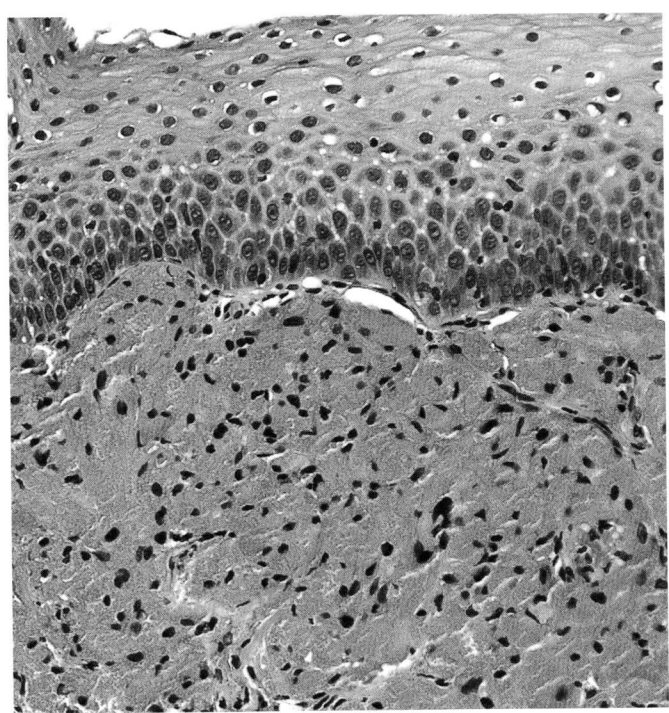

图 6-14　食管颗粒细胞瘤。鳞状黏膜覆盖均一的细胞群，细胞核小，形状不同，具有丰富的嗜酸性颗粒状胞质，细胞边界不清。

其他诊断技术

● 没有帮助

鉴别诊断

▍ 鳞状细胞癌

● 颗粒细胞瘤曾多次被误诊为鳞状细胞癌，因为伴随肿瘤有假上皮瘤性增生，特别是在小的活检组织中

提要

● 典型的病例生长缓慢，局部手术切除可以治愈；伴有转移的恶性颗粒细胞瘤已有报道

精选文献

Goldblum JR, Rice TW, Zuccaro G, et al: Granular cell tumor of the esophagus: A clinical and pathologic study of 13 cases. Ann Thorac Surg 62:860-865, 1996.

Brady PG, Nord HJ, Connar RG: Granular cell tumor of the esophagus: Natural history, diagnosis and therapy. Dig Dis Sci 33:1329-1333, 1988.

鳞状细胞乳头状瘤和癌
Squamous Papilloma and Carcinoma

临床特征

● 大多数有症状的食管肿瘤是恶性肿瘤

▍ 鳞状细胞乳头状瘤

● 较常见于男性（男女发病比为 2.5 ∶ 1）

● 可发生在所有年龄

● 鳞状细胞乳头状瘤有两种类型

　— HPV 相关性

　　◆ 大约占食管乳头状瘤的 30%

　　◆ 可能与喉乳头状瘤病共存；与 HPV-6 和 HPV-11 感染有关

　— 非 HPV 相关性

　　◆ 可能与反流性食管炎或外伤有关

● 患者一般表现为咽下困难和胃烧灼

▍ 鳞状细胞癌

● 在美国，大约占所有癌的 1%

● 危险因素包括

　— 男性（男女发病比为 5 ∶ 1）

　— 黑人

　— 吸烟和饮酒

　— 社会经济状况低下

　— 饮食微量元素、矿物质和维生素含量低，而

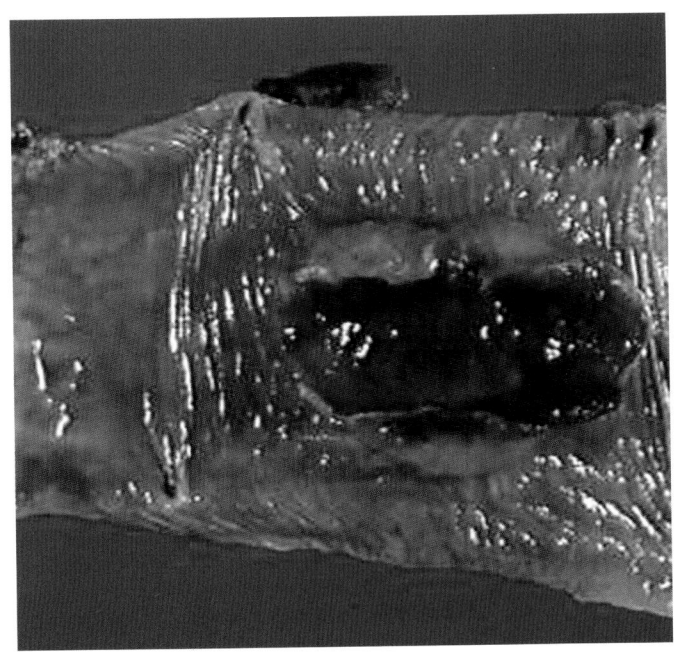

图 6-15　食管鳞状细胞癌切除标本可见溃疡性肿块性病变。

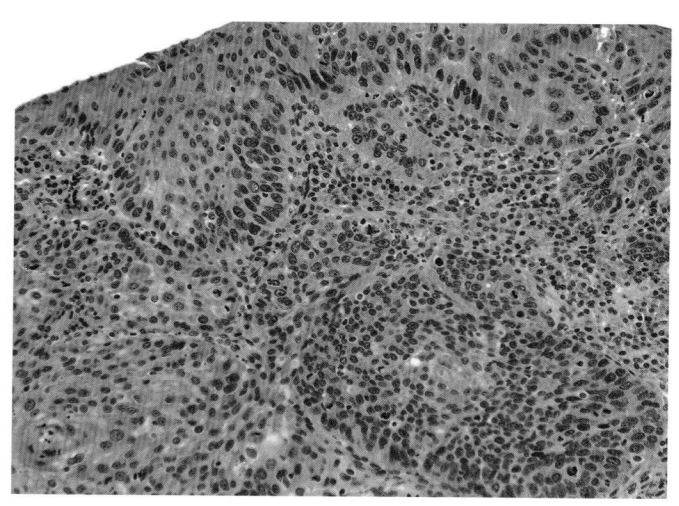

图 6-16　食管鳞状细胞癌，特征为浸润性生长方式和明显的细胞学非典型性。

　　热饮料饮用多
- 癌前病变包括慢性食管炎和鳞状上皮异型增生或原位癌，典型者没有症状
- 咽下困难是最常见的症状，与浸润癌有关；在诊断时癌常常处于晚期
- 浸润性鳞状细胞癌的并发症包括
  - 浸润到邻近器官（大血管、气管、喉神经），引起出血、吸入和呃逆
  - 半数以上的患者在诊断时有淋巴结转移；许多肿瘤不能切除
- 最常见的转移部位是肝和肺
- 鳞状细胞癌的亚型包括
  - 未分化癌
  - 疣状癌
  - 梭形细胞（肉瘤样）癌
- 其他罕见的食管癌
  - 腺鳞癌（黏液表皮样癌）
    - ◆ 可能发生于黏膜下腺体
  - 腺样囊性癌（有时称为基底细胞样癌）
    - ◆ 可能发生于黏膜下腺体

大体和内镜病理学

■ 鳞状细胞乳头状瘤
- 外生性，部分有蒂，质软，粉色到褐色的肿块
- 大约 95% 发生在食管的中部或下部
- 典型者 < 1cm
■ 鳞状细胞异型增生和鳞状细胞癌

- 异型增生
  - 常常为多灶性
  - 异型增生性病变的大小差异很大，可以是广泛性病变
  - 大多数病变至少有局灶性糜烂
  - 大多累及中下部食管
- 浸润癌
  - 大多（90%）发生在食管中下部
  - 大多数肿瘤较大，为不连续的肿块，突向食管腔，伴有不同程度的食管壁内蔓延
  - 溃疡性肿瘤少见，典型者为糜烂，伴有食管壁浸润和扩展
  - 最少见的是浸润性肿瘤，伴有类似的壁内浸润，但几乎没有溃疡形成
  - 预后一般较差
  - 息肉样肿瘤生存率比溃疡性和浸润性肿瘤生存率高
  - 早期病变（T1）可以是多灶性的，在广泛的区域内伴有不同程度的异型增生和原位癌

组织病理学

■ 鳞状细胞乳头状瘤
- 良性鳞状上皮的外生性和内生性增生
- 乳头状增生，伴有纤维血管轴心；可以出现挖空细胞形成、角化过度和颗粒层增生
- 上述形态常常混合存在
■ 鳞状细胞异型增生和鳞状细胞癌
- 异型增生和原位癌
  - 不同程度的核间变（核深染、多形性）和成熟障碍
  - 同在宫颈一样，异型增生性病变的定义是：显示某种程度成熟的病变，分为 3 级或 2 级：轻度、中度和重度；或低级别和高级别
  - 没有浅表成熟的全层非典型性称为原位癌
  - 异型增生的细胞可以蔓延到化生的黏膜下腺体
- 浸润性鳞状细胞癌
  - 低级别癌的特征是：良性鳞状上皮的明显再现，是由合体细胞巢构成的，伴有丰富的粉色胞质、细胞间桥和角化珠
  - 高级别癌可能仅仅显示实性细胞巢，伴有多形性细胞核和模糊的粉色胞质

- — 坏死常常见于高级别癌
- — 浸润的标志常常是浸润细胞的反常成熟，伴有鳞状角化珠形成和间质纤维组织增生
- — 术前放疗效应包括
  - ◆ 间质和内皮细胞明显的非典型性，伴有非典型性的黏膜下腺体细胞鳞状化生
  - ◆ 放疗后改变包括：钙化性角化细胞灶和异物巨细胞反应

特殊染色和免疫组织化学

- 鳞状细胞乳头状瘤
  - 没有帮助
- 鳞状细胞癌
  - 所有的鳞状细胞癌细胞角蛋白染色实际上均呈阳性；少数高级别癌例外；另外，肉瘤样癌呈阳性病例不到50%（肉瘤样区域细胞角蛋白染色可能呈局灶阳性，而一般与波形蛋白抗体有反应；抗结蛋白和 MSA 抗体可以呈阳性）

其他诊断技术

- 鳞状细胞乳头状瘤
  - 原位杂交和 PCR 检测 HPV 并进行分类
- 鳞状细胞癌
  - 增生指数（Mib-1 和 Ki-67）和倍体状况可能与预后有关；通常不做常规检查

鉴别诊断

- 溃疡性食管炎
  - 内镜检查可以辨认，通常涵盖远端食管的广泛区域
  - 活检显示再生性鳞状上皮，特征为基底细胞增生和浅表上皮有序成熟，没有明显的核的多形性
  - 通常没有角化
- 感染性食管炎
  - 类似于溃疡性食管炎的组织学表现，并能检测到病原微生物
- Barrett 食管
  - 可以显示炎症，伴有肠化生（杯状细胞）的诊断性柱状腺体的附近有再生性鳞状上皮

提要

- 内镜检查发现的广泛性、弥漫性、溃疡性扁平病变多半是良性食管炎，伴有再生性非典型性

- 大多数鳞状细胞癌形成外生性肿块，伴有溃疡形成
- 角化或角化珠高度提示浸润性鳞状细胞癌，特别是含有深染的和非典型性细胞的角化或角化珠
- 5 年生存率主要取决于浸润深度和淋巴结状况
  - — T1 病变（黏膜和黏膜下受累）和淋巴结呈阴性：90%
  - — T2 病变（浸润到固有肌层）和淋巴结呈阴性：47%
  - — 淋巴结呈阳性患者总的生存率：34%
- 胼胝形成（tylosis）是常染色体显性遗传性疾病，由掌跖角化过度和口腔白斑组成并伴有食管鳞状细胞癌

精选文献

Blot W: Esophageal cancer trends and risk factors. Semin Oncol 21:403-410, 1994.

Gabbert HE, Nakamura Y, Shimoda T, et al: Squamous cell carcinoma of the oesophagus. In Hamilton SR, Aaltonen LA (eds): World Health Organization Classification of Tumours. Pathology and Genetics: Tumours of the Digestive System. Lyon, IARC Press, 2000, pp 11-19.

Iezzoni JC, Mills SE: Sarcomatoid carcinomas (carcinosarcomas) of the gastrointestinal tract: A review. Semin Diagn Pathol 10:176-187, 1993.

Lewin KJ, Appelman HD: Tumors of the esophagus and stomach. In Atlas of Tumor Pathology, 3rd series, vol 18. Washington, DC, Armed Forces Institute of Pathology, 1996.

Odze R, Antonioli D, Shocket D, et al: Esophageal squamous papillomas: A clinicopathologic study of 38 lesions and analysis for human papillomavirus by the polymerase chain reaction. Am J Surg Pathol 17:803-812, 1993.

Torres CM, Wang HH, Turner JR, et al: Pathologic prognostic factors in esophageal squamous cell carcinoma: A follow-up study of 74 patients with or without preoperative chemoradiation therapy. Mod Pathol 12:961-968, 1999.

鳞状细胞癌亚型
Squamous Cell Carcinoma Variants

临床特征

- 未分化癌
  - 大约占食管恶性肿瘤的 20%
  - 高度侵袭性
- 疣状癌
  - 据认为是鳞状细胞的高分化亚型

- 缓慢生长，但常常复发；转移危险性低
- 报道的一些病例发生在摄入酸之后，或伴有贲门迟缓不能
- 肉瘤样癌
  - 是一种伴有间叶性分化的癌
  - 罕见（不到食管恶性肿瘤的 2%）
  - 主要累及老年男性（平均年龄 62 岁）
  - 男女发病比例为 9：1
  - 患者常常表现为咽下困难和体重下降
  - 偶尔发生在 Barrett 食管的背景下

大体和内镜病理学

- 未分化癌
  - 典型者为大的肿瘤，没有独特的大体特征
- 疣状癌
  - 独特的疣状外生性肿块
- 肉瘤样癌
  - 大的分叶状肿块（1.5 ~ 15cm）
  - 可以为息肉样或有蒂，通常与其下的黏膜有宽的附着
  - 少数为扁平病变，伴有表面溃疡形成
  - 切面呈灰色鱼肉样

组织病理学

- 未分化癌
  - 如其名称所示，这种肿瘤是由大的间变细胞组成的，排列成非器官样结构
  - 肿瘤细胞核多形性、空泡状，核仁突出，常常有明显的嗜酸性胞质（可能呈现鳞样表现）
- 疣状癌
  - 由高分化鳞状细胞组成的乳头状结构，几乎没有细胞学非典型性
  - 角化不全和角化过度
  - "推挤性的"深部肿瘤边缘（而不是不规则的浸润）具有特征性
- 肉瘤样癌
  - 虽然通常可见浸润性或原位鳞状细胞癌，但大部分肿瘤是由肉瘤组织组成的，显示不同程度的细胞构成
  - 双相的组织学表现，具有癌和梭形细胞成分
  - 梭形细胞成分一般细胞丰富，由恶性表现的肉瘤细胞组成；可能类似于恶性纤维组织细胞瘤或纤

维肉瘤
  - 可能出现软骨、骨和横纹肌母细胞分化
  - 上皮成分的界限可能分明，或与梭形细胞成分混合存在，而且可见鳞状、腺体或未分化形态结构
  - 转移可能含有任何一种或所有成分

特殊染色和免疫组织化学

- 未分化癌
  - 典型者细胞角蛋白呈阳性
  - 波形蛋白呈阴性
- 疣状癌
  - 没有帮助
- 肉瘤样癌
  - 癌的成分细胞角蛋白一般呈阳性，波形蛋白可能呈阳性
  - 肉瘤成分波形蛋白呈强阳性，细胞角蛋白可能显示片块状阳性

其他诊断技术

- 没有帮助

鉴别诊断

- 未分化癌与淋巴瘤、黑色素瘤和肉瘤
  - 诊断困难，需要进行充分的免疫组化染色以证实上皮分化，并排除间变性淋巴瘤、黑色素瘤和肉瘤
- 疣状癌与乳头状瘤和湿疣
  - 一般具有类似的组织学特征；然而，最好通过临床鉴别，并获取足够大的活检标本，以证实疣状癌的特征性的宽的推挤性深部边缘
- 肉瘤样癌与肉瘤、黑色素瘤和炎症性肌成纤维细胞瘤
  - 平滑肌肌动蛋白（smooth muscle actin, SMA）呈弥漫强阳性支持平滑肌肉瘤的诊断（虽然有些平滑肌肉瘤细胞角蛋白呈阳性，而有些肉瘤样癌 SMA 呈阳性）
  - 细胞角蛋白染色呈阳性，S-100 蛋白、HMB-45 和 melan-A 免疫染色呈阴性，基本上可以排除黑色素瘤
  - 核分裂率低、没有异常核分裂象且没有明显细胞间变的由间质细胞组成的肿瘤，一般为良性肿瘤，如果加上炎症，应该考虑炎症性肌成纤维细胞瘤的诊断

提要

- 未分化癌是高度侵袭性的肿瘤，预后不好
- 疣状癌是低级别的肿瘤，常常局部复发，很少转移

精选文献

Gabbert HE, Nakamura Y, Shimoda T, et al: Squamous cell carcinoma of the oesophagus. In Hamilton SR, Aaltonen LA (ed): World Health Organization Classification of Tumours. Pathology and Genetics: Tumours of the Digestive System. Lyon, IARC Press, 2000, pp 11-19.

Lewin KJ, Appelman HD: Tumors of the esophagus and stomach. In Atlas of Tumor Pathology, 3rd series, vol 18. Washington, DC, Armed Forces Institute of Pathology, 1996.

Iezzoni JC, Mills SE: Sarcomatoid carcinomas (carcinosarcomas) of the gastrointestinal tract: A review. Semin Diagn Pathol 10:176-187, 1993.

罕见的食管肿瘤
Rare Esophageal Neoplasms

临床特征

- 大多数食管恶性肿瘤是鳞状细胞癌（及其亚型）和腺癌；不常见的原发性食管恶性肿瘤包括小细胞癌和黑色素瘤
- 小细胞癌
  - 罕见的食管肿瘤
  - 已经研究过少数病例；发病率不同，取决于报道病例的国家（从 < 1% 到高达 7%）
  - 症状包括咽下困难、体重下降和胸痛
  - 典型者发生于老年患者（65 岁）
  - 报道的肿瘤分泌肾上腺皮质激素（adrenocorticotropic hormone, ACTH）、降钙素、血管活性肠多肽（vasoactive intestinal polyprotein, VIP）、胃泌素和抗利尿激素（antidiuretic hormone, ADH）
  - 伴随的病变包括 Cushing 综合征、高钙血症、水泻、低钾血症和胃酸缺乏
- 恶性黑色素瘤
  - 在食管罕见（不到食管恶性肿瘤的 1%）
  - 原发性黑色素瘤比来自皮肤的转移性黑色素瘤少见
  - 男性发病略微常见
  - 发病年龄分布广泛，为 7 ~ 80 岁（平均 60 岁）
  - 症状包括咽下困难和体重下降

大体和内镜病理学

- 小细胞癌
  - 可以为外生性、扁平或溃疡性
  - 可以发生在食管的任何部位
  - 可以侵犯气管支气管，以致难以确定原发部位
- 恶性黑色素瘤
  - 常常呈息肉样，切面呈黑色或灰色
  - 可以发生在食管的任何部位
  - 大小平均为 7cm

组织病理学

- 小细胞癌
  - 类似于其他部位的小细胞癌
    - 由小到中等大小的圆形到卵圆形细胞组成，排列成片块状、巢状、菊形团或带状结构
    - 肿瘤细胞核致密深染，胞质稀少
    - 挤压假象具有特征性（染色质污秽）
    - 核分裂率高
    - 肿瘤细胞坏死是典型表现
    - 偶尔可能与鳞状细胞原位癌、浸润性鳞状细胞癌、腺癌或类癌共存
- 恶性黑色素瘤
  - 类似于其他部位的黑色素瘤
    - 可以有上皮样、梭形或间变细胞的形态学表现
    - 少见亚型包括小细胞、印戒细胞和气球样细胞
    - 附近的鳞状黏膜可能有原位着色斑性黑色素瘤生长方式、黑变病（色素沉着增加）、黑色素细胞增生（良性黑色素细胞增生）或交界性活性

特殊染色和免疫组织化学

- 小细胞癌
  - 嗜铬素和突触素抗体免疫染色呈不同程度阳性
  - 甲状腺转录因子（TTF-1）免疫染色可能有助于辨认原发部位
- 恶性黑色素瘤
  - S-100 蛋白、HMB-45 和 melan-A 免疫反应支持诊断

其他诊断技术

- 没有帮助

鉴别诊断

▮ 小细胞癌与恶性黑色素瘤（转移性与原发性）
- 两种肿瘤均较常见于食管外部位；因此，必须考虑转移到食管的可能性
- 除了仔细了解病史以外，可能无法与转移性小细胞癌鉴别；然而，这在临床上可能是无关紧要的，因为任何部位的小细胞癌通常都表现为广泛的播散性疾病
- TTF-1 免疫染色可能有助于辨认肺原发性小细胞癌
- 原发性食管黑色素瘤的诊断标准
  - 附近鳞状黏膜黑色素细胞增多（良性黑色素细胞增生）
  - 邻近上皮出现恶性前黑色素细胞病变和原位黑色素瘤一般可以证实为原发性肿瘤

▮ 淋巴瘤
- 应用白细胞共同抗原（LCA）免疫染色并辨认淋巴细胞的松散特征可与小细胞癌鉴别

提要

- 当诊断不常见的食管肿瘤时，总是要考虑转移的可能性
- 如果黑色素瘤生长超出恶性前改变，无法确定是原发性肿瘤还是转移性肿瘤
- 这两种肿瘤的预后都非常差
  - 小细胞癌：中位生存平均为 3 个月
  - 黑色素瘤：比皮肤黑色素瘤预后差

精选文献

Li B, Lei W, Shao K, et al: Characteristics and prognosis of primary malignant melanoma of the esophagus. Melanoma Res 17:239-242, 2007.
Law S, Fok M, Lam K, et al: Small cell carcinoma of the esophagus. Cancer 73:2894-2899, 1994.
Caldwell CB, Bains MS, Burt M: Unusual malignant neoplasms of the esophagus: Oat cell carcinoma, melanoma, and sarcoma. J Thorac Cardiovasc Surg 101:100-107, 1991.

胃　Stomach

先天性和获得性胃畸形　Congenital and Acquired Gastric Abnormalities

临床特征

▮ 胃重复
- 较常见于女性
- 临床上，症状出现在 1 岁之内；很少见于成人
- 1/3 的患者有其他异常
- 典型者表现为胸腔内或腹腔内肿块
- 并发症包括溃疡形成、出血、破裂、瘘管以及偶尔发生恶变
- 钡餐检查一般不能发现

▮ 先天性幽门狭窄
- 发病率为 3 ～ 4 例 /100 例活产新生儿
- 一般为男性新生儿，且较常见于头胎出生的小儿（比女性发病多 3 ～ 4 倍）
- 表现
  - 新生儿期
  - 喷射性呕吐（非胆汁性，餐后）
  - 腹痛
- 腹部检查一般显示 "幽门橄榄"（pyloric olive）

▮ 异位
- 胰腺
  - 正常胰腺组织在形态发生过程中陷入胃壁
  - 代表副胰腺芽

大体和内镜病理学

▮ 胃重复
- 典型者为大小不同的囊性肿块（＜1cm 到＞10cm）
- 一般位于胃壁的胃大弯
- 通常与胃腔没有交通；如有交通，可以称为先天性憩室

▮ 先天性幽门狭窄
- 幽门括约肌进行性增生和肥厚
- 幽门括约肌增厚，可以超过1cm（为正常的 2 倍），导致幽门管狭窄

▮ 异位
- 胰腺
  - 表现为小的（＜4cm）圆顶形、有脐凹的黏

膜下肿块
— 中心有乳头样导管
— 切面含有典型的分叶状胰腺实质

组织病理学

■ 胃重复
- 可以含有正常胃黏膜；偶尔可见小肠、呼吸道或胰腺组织
- 有序的肌壁
■ 异位
- 胰腺
    — 大多数病例含有正常的分叶状胰腺组织，伴有导管、腺泡、胰岛细胞和不同量的炎症细胞；其他改变包括
        ◆ 囊性导管扩张
        ◆ 胰腺炎
        ◆ 导管异型增生
        ◆ 肿瘤（胰岛细胞瘤、腺癌）
        ◆ 没有胰腺腺泡成分或胰岛细胞的病例归入腺肌瘤

特殊染色和免疫组织化学

- 没有帮助

现代诊断技术

- 幽门狭窄可能伴有染色体 9q 复制

鉴别诊断

■ 胰腺异位与腺癌
- 异位胰腺和腺肌瘤偶尔可能形成含有剥落细胞簇的良性扩张的导管，类似于癌；然而，这种病变呈有序的分叶状排列，缺乏上皮间变，而且缺乏纤维组织增生，是一种良性病变

提要

- 胰腺异位：仔细观察导管、平滑肌和分叶状腺泡的正常关系，以免将异位误诊为癌

精选文献

Mills SE: The stomach. In Sternberg S (ed): Diagnostic Surgical Pathology. Philadelphia, Lippincott Williams & Wilkins, 2004, pp 1435-1474.

Batcup G, Spitz L: A histopathological study of gastric mucosal biopsies in infantile hypertrophic pyloric stenosis. J Clin Pathol 32:625-628, 1979.

黄斑瘤　Xanthelasma

临床特征

- 与高脂血症无关
- 与十二指肠反流、胃炎或从前的胃部手术密切相关

大体和内镜病理学

- 胃黏膜上有单个或多发性扁平的、散在分布的褐黄色斑块
- 通常为 0.1 ~ 0.2cm（几乎总是 < 0.5cm）

组织病理学

- 以浅表固有膜内泡沫样组织细胞（充满脂质）积聚为特征
- 细胞有小的、位于中心的良性的核，胞质呈细空泡状

特殊染色和免疫组织化学

- KP1 和 CD68 呈阳性
- PAS 和黏液染色呈阴性
- 细胞角蛋白呈阴性

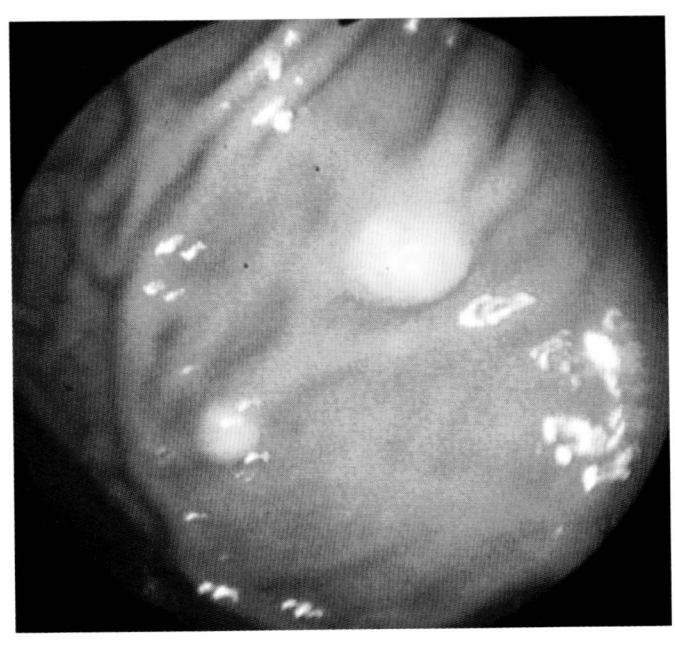

图 6-17　胃黄斑瘤的内镜下所见，表现为两个奶油色到黄色的丘疹。

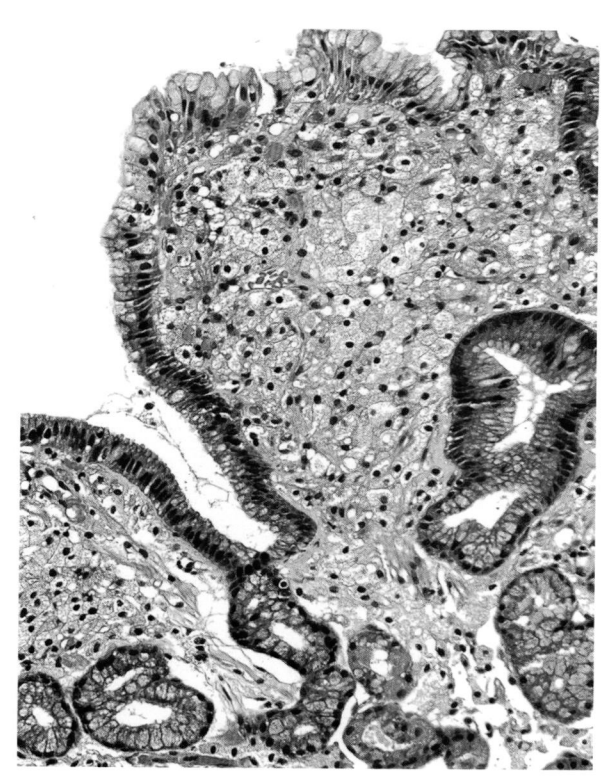

图 6-18 **胃黄斑瘤**显示固有膜内有泡沫样组织细胞积聚。

其他诊断技术

- 没有帮助

鉴别诊断

■ 印戒细胞癌与黄斑瘤

- 印戒细胞癌可能含有表面上看来良性的胞质透明的细胞，但还有含非典型性细胞核的细胞
- 印戒细胞腺癌黏液染色和细胞角蛋白免疫染色呈阳性

提要

- 常常为尸检和内镜活检标本的偶然发现

精选文献

Gencosmanoglu R, Sen-Oran E, Kurtkaya-Yapicier O, Tozun N: Xanthelasmas of the upper gastrointestinal tract. J Gastroenterol 39:215-219, 2004.

Kaiserling E, Heinle H, Itabe H, et al: Lipid islands in human gastric mucosa: Morphological and immunohistochemical findings. Gastroenterology 110:369-374, 1996.

急性糜烂性胃炎 Acute Erosive Gastritis

临床特征

- 症状不同：可以无症状，也可以引起上腹痛、恶心、呕吐、轻度胃肠出血或严重呕血
- 偶尔可以引起致死性呕血，特别是在酗酒的患者
- 发生在相当数量的服用抗炎药物的患者，常常与服用非类固醇抗炎药物（nonsteroidal antiinflammatory drugs, NSAID）有关，特别是阿司匹林（典型者每天服用 8 片以上的阿司匹林）
- 还与饮酒、大量吸烟、化疗、应激（外伤、烧伤）和鼻胃插管有关

大体和内镜病理学

- 从轻度黏膜充血到黏膜糜烂、溃疡和出血（急性糜烂性胃炎）

组织病理学

- 轻度：黏膜水肿，浅表上皮细胞和基底膜上的腺体内有散在的中性粒细胞（"急性"胃炎）
- 中度：黏膜糜烂，以黏膜丢失和浅表渗出为特征，含有出血、纤维素和中性粒细胞
- 重度：糜烂融合，有时伴有类似于溃疡的形态学

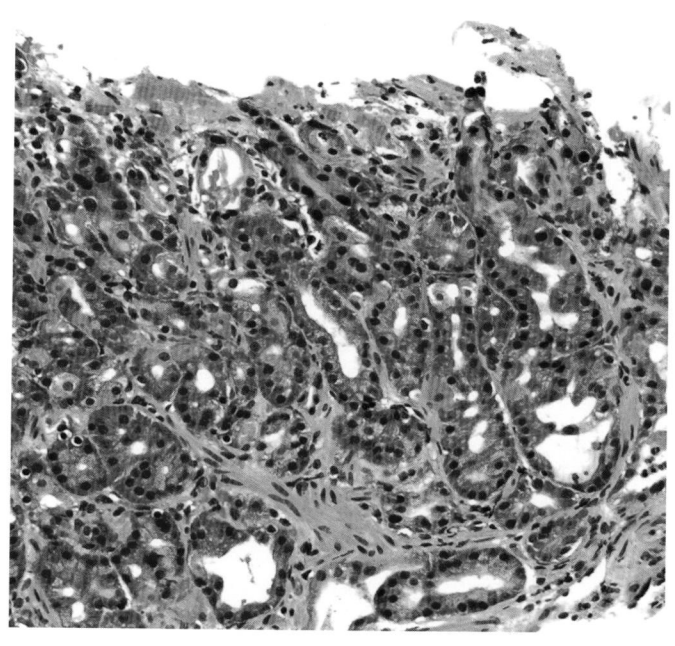

图 6-19 **急性糜烂性胃炎**。注意缺乏胃小凹上皮，表面呈嗜酸性改变，伴有纤维素、碎屑和毛细血管扩张。

改变
- 所有级别的病变通常均伴有反应性胃病的改变（见"反应性胃病"）

特殊染色和免疫组织化学

- 没有帮助（大多数为非感染性）

其他诊断技术

- 没有帮助

鉴别诊断

▎慢性胃炎
- 以致密的慢性炎症细胞浸润为特征，包括淋巴细胞和浆细胞
- 通常缺乏黏膜糜烂、出血和溃疡形成

提要

- 在碎片的活检标本中，从浅表上皮内寻找少量混合存在的纤维素、出血和中性粒细胞
- 应进行幽门螺杆菌染色（Giemsa、Diff-Quik、免疫组织化学或银染色）

精选文献

Parfitt JR, Driman DK: Pathological effects of drugs on the gastrointestinal tract: A review. Hum Pathol 38:527-536, 2007.

Haber MM, Lopez I: Gastric histologic findings in patients with nonsteroidal anti-inflammatory drug-associated gastric ulcer. Mod Pathol 12:592-596, 1999.

Dixon MF, Genta RM, Yardley JH, et al: Classification and grading of gastritis. The updated Sydney system. Am J Surg Pathol 20:1161-1181, 1996.

反应性胃病 Reactive Gastropathy

临床特征

- 长期接触许多与糜烂性急性胃炎相关的因素可以引起适应性反应，对此尚未完全了解
- 常见的因素有：长期饮酒、服用 NSAID、类固醇、其他药物、应激和十二指肠内容物反流

大体和内镜病理学

- 胃窦部通常可见弥漫性红斑，伴有线性糜烂
- 可见局部黏膜糜烂和溃疡

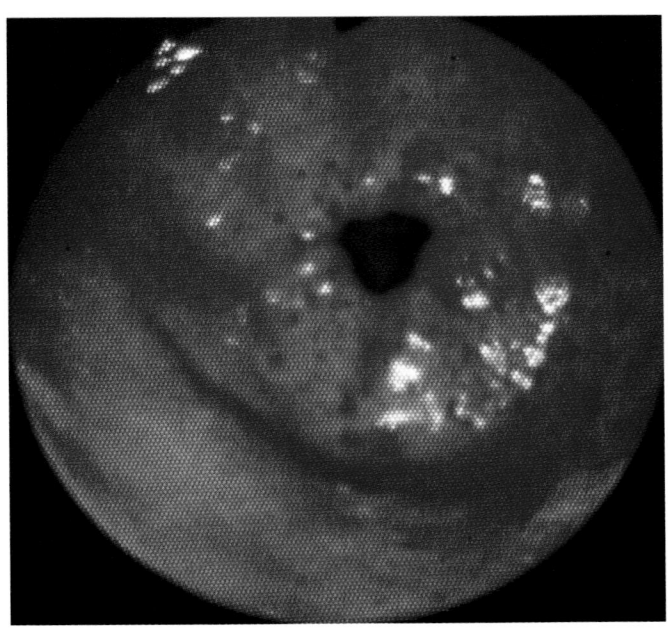

图 6-20　反应性胃病的内镜下照片，胃窦呈弥漫性红斑状。

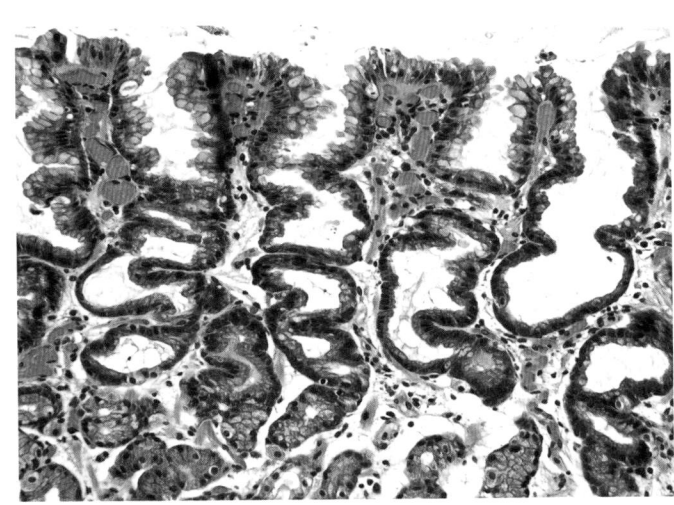

图 6-21　反应性胃病伴有固有膜水肿、浅表黏膜纤维肌肉增生、毛细血管扩张以及扭曲的、明显增生的胃小凹。胃小凹上皮显示细胞内黏液减少。

组织病理学

- 再生性上皮改变，包括胃小凹增生（胃小凹延长，有时扭曲，腔缘呈锯齿状）、细胞学非典型性（核变长，轻度深染，核仁突出）以及小凹黏液减少
- 固有膜充血，并有细的结缔组织和平滑肌束
- 典型者炎症细胞稀疏，但散在的慢性炎症细胞并

不少见

- 可能伴有黏膜毛细血管扩张

特殊染色和免疫组织化学

- 没有帮助

其他诊断技术

- 没有帮助

鉴别诊断

■ 慢性胃炎和幽门螺杆菌胃炎

- 胃小凹之间弥漫性淋巴浆细胞浸润，有时含有中性粒细胞，这是幽门螺杆菌感染的特异性表现
- 常见淋巴细胞集聚，伴有生发中心
- 如果幽门螺杆菌数量多，在常规染色切片中即可见到；应用特殊染色（Giemsa、Diff-Quik、免疫组化或银染色）能够更好地显示幽门螺杆菌

■ 胃窦血管扩张（"西瓜胃"）

- 内镜下可见胃窦部几乎是平行的红斑性条纹，类似于西瓜的条纹
- 反应性胃病主要见于萎缩性胃炎患者
- 可见含有纤维素性血栓的扩张的黏膜毛细血管

提要

- 从概念性上讲，反应性胃病属于黏膜对损伤的反应
- 有时称为化学性胃炎或化学性胃病

精选文献

Parfitt JR, Driman DK: Pathological effects of drugs on the gastrointestinal tract: A review. Hum Pathol 38:527-536, 2007.
Laine L: Nonsteroidal anti-inflammatory drug gastropathy. [Review] Gastroenterol Endosc Clin North Am 6:489-504, 1996.
Suit P, Petras R, Bauer T, Petrini J: Gastric antral vascular ectasia: A histologic and morphometric study of "the watermelon stomach." Am J Surg Pathol 11:750-757, 1987.

幽门螺杆菌相关性胃炎（慢性胃炎）
Helicobacter pylori-Associated Gastritis (Chronic Gastritis)

临床特征

- 一般没有症状；可能有与消化性溃疡有关的症状
- 与非溃疡性消化不良的相互关系尚有争论

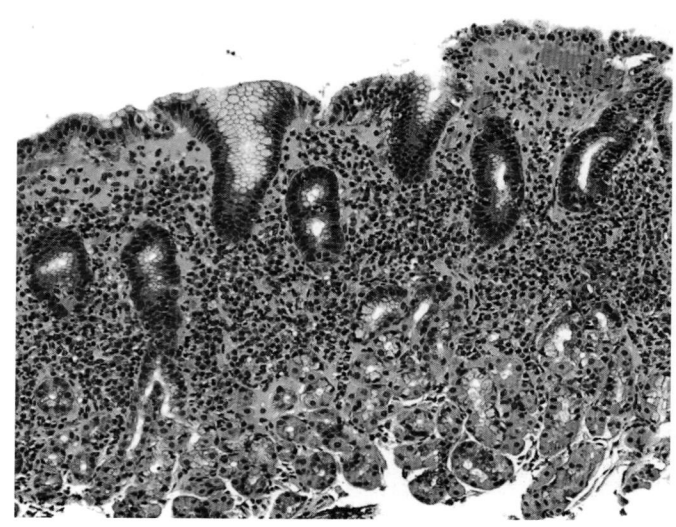

图 6-22　慢性浅表性胃炎伴有幽门螺杆菌感染。

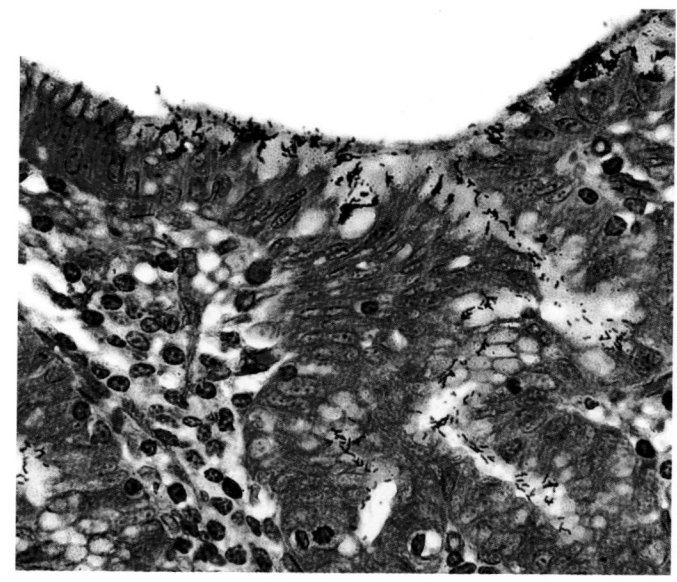

图 6-23　幽门螺杆菌 Warthin-Starry 染色。

- 可累及全球所有人群；在发展中国家几乎 100% 的人受累
- 弥漫性胃窦炎，在美国常常累及白人
- 多灶性萎缩性胃炎较常见于黑人、亚洲人、西班牙人和斯堪的纳维亚人
- 在美国，累及 10% 的儿童和多达半数的成人
- 在所有地区，社会经济状况低下的人容易受累，收容所发病率高
- 幽门螺杆菌是弥漫性胃窦炎的原因，且与十二指

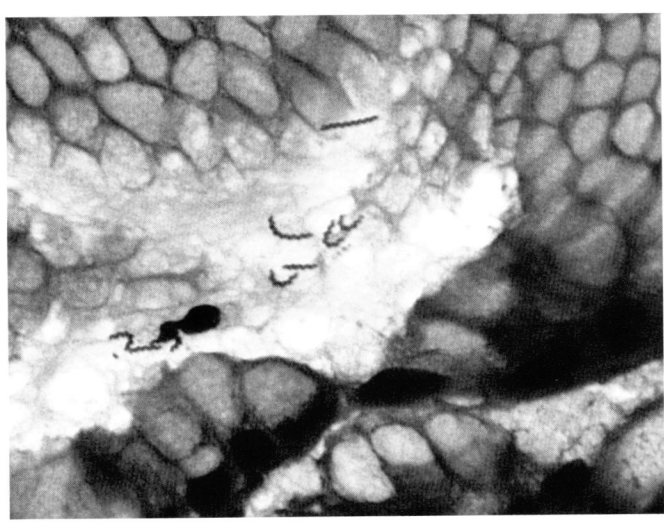

图6-24 海尔曼螺杆菌 Giemsa 染色。这些微生物比幽门螺杆菌大，致密螺旋状。

肠溃疡和胃溃疡密切相关；一些患者易患黏膜相关淋巴组织（MALT）淋巴瘤或胃腺癌
- 大多数幽门螺杆菌感染患者有慢性胃炎，但一般没有症状

大体和内镜病理学

- 典型的幽门螺杆菌相关性慢性胃炎主要累及胃窦，并引起弥漫性胃窦炎（diffuse antral gastritis, DAG）
- 多灶性萎缩性胃炎（multifocal atrophic gastritis, MAG）一般累及胃窦-胃体交界部位
- 急性病变黏膜可能发红、湿软，伴有黏膜皱襞增厚，可能类似于浸润性疾病；慢性病变黏膜可能变薄、扁平
- 几项研究报道，没有发现特征性的内镜或大体所见；大多数患者内镜检查没有异常表现
- 胃炎内镜下的印象和组织学所见没有明确的关系

组织病理学

DAG
- DAG 的特征是弥漫性淋巴浆细胞浸润，表现为胃小凹间和腺体间区域增宽，常常伴有中性粒细胞成分浸润上皮；在 90% 以上的病例，这种慢性活动性胃炎（chronic active gastritis）与幽门螺杆菌有关
- 淋巴细胞集聚，幽门螺杆菌感染常见生发中心

- 可能伴有肠化生
- 与十二指肠溃疡和胃溃疡密切相关
- 大多数病例的 HE 染色切片上可见幽门螺杆菌；应用特殊染色更有利于辨认幽门螺杆菌
- 胃体可能显示慢性浅表性胃炎（chronic superficial gastritis）

MAG
- 据认为其发生是幽门螺杆菌感染的结果
- 轻度的局灶性慢性浅表性和深部胃炎，伴有岛屿状假幽门腺和肠化生
- 急性炎症（中性粒细胞）轻微
- 伴有生发中心的淋巴滤泡可能持续存在
- 这种病变幽门螺杆菌感染率较低
- 与胃溃疡和腺癌关系密切（危险与肠化生的程度平行）
  - 肠化生可能是
    - 完全性（Ⅰ型）：形似伴有杯状细胞的真正的小肠，被肠细胞型吸收细胞分开
    - 不完全性（Ⅱ型）：含有杯状细胞的"混合性"黏膜，被胃小凹细胞分开
  - 其他改变包括腺体萎缩、假幽门腺化生、再生性上皮改变和腺体异型增生

特殊染色和免疫组织化学

- Giemsa、Diff-Quik、免疫染色和银染色（如 Warthin-Starry）：都能辨认沿着胃小凹上皮腔面的幽门螺杆菌；有时在胃腺体内可以发现幽门螺杆菌
- 联合应用阿辛蓝和 PAS 染色能够最好的区分肠化生（阿辛蓝呈阳性）和伴有突出空泡的胃小凹细胞（PAS 呈阳性）

其他诊断技术

- 在大便中可能发现抗原
- 呼吸试验和弯曲杆菌样微生物（campylobacter-like organism, CLO）试验能够发现幽门螺杆菌产生的脲酶，可以用于诊断或随访患者
鉴别诊断

自身免疫性胃炎（弥漫性胃体萎缩性胃炎）
- 累及含有壁细胞的胃体和胃底腺，引起萎缩和幽门腺化生以及出现肠化生区域
- 具有抗壁细胞的自身抗体或内因子

- 肠嗜铬样细胞增生和异型增生，可以发生类癌，是高胃泌素血症的后果

■ 急性糜烂性胃炎和反应性胃病

- 以浅表糜烂、出血和中性粒细胞浸润为主，超过了幽门螺杆菌胃炎的慢性炎症
- 临床病史常常可以发现刺激因子（酒精、药物、放射）

■ 海尔曼（Heilmanii）螺杆菌胃炎

- 海尔曼螺杆菌可以引起胃炎；与癌和 MALT 型淋巴瘤有关
- 这种微生物比幽门螺杆菌大（7μm），呈致密螺旋状

提要

- 一般来说，腺体之间有弥漫性淋巴浆细胞浸润并含有中性粒细胞，对幽门螺杆菌感染高度特异
- 幽门螺杆菌是一种革兰染色阴性的螺旋杆菌，大小约为 3.5μm，有鞭毛
- 诊断可以根据呼吸试验和 CLO 试验；然而，金标准是组织学检查发现微生物，或仅通过 HE 染色切片辨认，或应用特殊染色
- 幽门螺杆菌样炎症没有可以辨认的微生物，在应用质子泵抑制剂的情况下，有时可以根据从前应用抗生素或幽门螺杆菌迁移来解释；应记住在深部腺体内寻找微生物

精选文献

Fallone CA, Chiba N, Buchan A, et al: Two decades of *Helicobacter pylori*: A review of the fourth western *Helicobacter* congress. Can J Gastroenterol 16:559-563, 2002.

Dixon MF, Genta RM, Yardley J, et al: Classification and grading of gastritis: The updated Sydney system. Am J Surg Pathol 20:1161-1181, 1996.

Goldman H, Pronjansky R: Allergic proctitis and gastroenteritis in children: Clinical and mucosal biopsy features of 53 cases. Am J Surg Pathol 10:75-86, 1986.

特殊类型的胃炎
Special Types of Gastritis

■ 淋巴细胞性胃炎（lymphocytic gastritis）

- 在浅表性和深部慢性胃炎的背景下，表面上皮淋巴细胞增多（每 100 个胃小凹细胞中淋巴细胞 > 25 个）

- 相关的疾病包括过去或现在有幽门螺杆菌感染、乳糜泻、淋巴细胞性结肠炎、Ménétrier 病样蛋白丢失性胃病和痘疹状胃炎

■ 胶原性胃炎（collagenous gastritis）

- 上皮下胶原带厚度增加（ > 15μm），有时伴有淋巴细胞性胃炎
- 在儿童和年轻成人，可能表现为贫血和胃的结节
- 在成人，胶原性胃炎可能伴有胶原性结肠炎和胶原性腹泻

■ 肉芽肿性胃炎（granulomatous gastritis）

- 可能见于感染（如结核病）、Crohn 病和结节病以及异物巨细胞反应（如所谓的谷物肉芽肿、黏液性肉芽肿）
- 有些患者的肉芽肿性胃炎被认为是特发性病变

■ 嗜酸细胞性胃炎

- 通常见于儿童和青少年
- 表现为腹痛、恶心、呕吐、腹泻、贫血和蛋白丢失
- 偶尔与食物过敏有关

精选文献

Haot J, Jouret A, Willette M, et al: Lymphocytic gastritis: perspective study of its interrelationship to varioliform gastritis. Gut 31:283-285, 1990.

Lagorce-Pages C, Fabiani B, Bouvier R: Collagenous gastritis: A report of six cases. Am J Surg Pathol 25:1174-1179, 2001.

Shapiro JL, Goldblum JR, Petras RE: A clinicopathologic study of 42 patients with granulomatous gastritis: Is there really "idiopathic" granulomatous gastritis? Am J Surg Pathol 20:462-470, 1996.

Singhal AV, Sepulveda AR: *Helicobacter heilmannii* gastritis: A case study with review of literature. Am J Surg Pathol 29:1537-1539, 2005.

Suerbaum S, Michetti P: *Helicobacter pylori* infection. N Eng J Med 347:1175-1186, 2002.

消化性溃疡病　Peptic Ulcer Disease

临床特征

- 在美国累及 4 百万人；每年新增病例为 35 000 人
- 终生危险：10% 的男性和 4% 的女性
- 典型者发生在中年或老年人
- 胃幽门螺杆菌出现在 100% 的十二指肠溃疡患者和 80% 的胃溃疡患者
- 幽门螺杆菌感染患者仅有 10% 发生消化性溃疡
- 症状

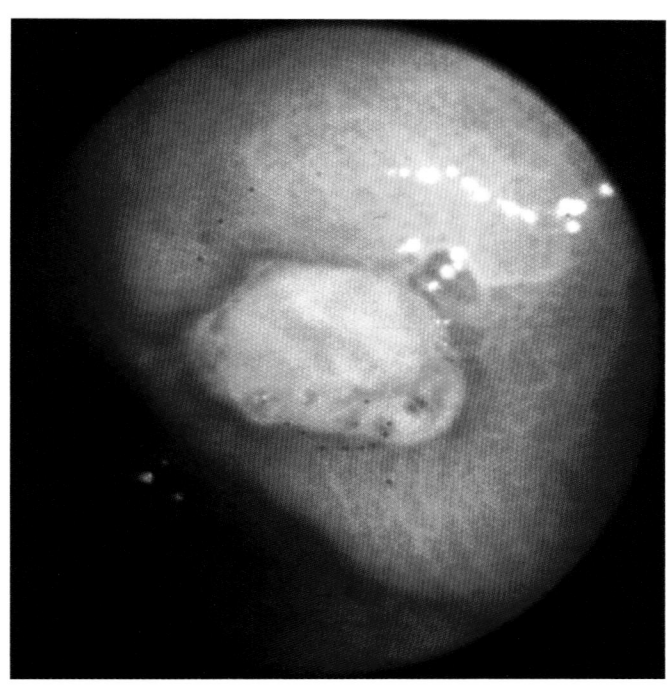

图 6-25　**胃消化性溃疡**的内镜下所见，显示溃疡边缘清楚，基底清洁。

— 大多数患者有上腹痛

— 少数患者发生出血、贫血和穿孔

— 夜间或餐后几个小时疼痛加重；进食或服用抗酸药物一般可以缓解

— 不经治疗，溃疡常常需要几年才能愈合

— 恶性变罕见

— 并发症包括出血和穿孔；可为大量出血

大体和内镜病理学

● 大多数发生在幽门环附近（与十二指肠之比为 4 ：1）

● 一般 < 2cm；10% > 4cm

● 典型者为散在的单个溃疡，边缘扁平，基底清洁

● 没有可靠的大体或内镜下特征能够区分良性和恶性溃疡

组织病理学

● 形成充分的溃疡常常可见四层结构

— 上层为中性粒细胞和碎屑

— 一层纤维素和坏死物质

— 浅表活动性肉芽组织带

— 纤维性瘢痕，根据定义可能造成黏膜肌层中断

● 大多数患者出现慢性胃炎（与应激性溃疡或急性糜烂性溃疡和反应性胃病不同）

特殊染色和免疫组织化学

● 没有帮助

其他诊断技术

● 没有帮助

鉴别诊断

■ 伴有溃疡的胃癌

● 典型者具有隆起的不规则性边缘，基底坏死，但在许多病例仅仅根据大体和内镜表现不能鉴别

● 组织学特征可以证实诊断

■ 急性糜烂性胃炎和反应性胃病

● 组织学特征类似于溃疡；然而，周围的胃组织并不显示慢性胃炎，而通常显示反应性胃病

提要

● 当评估临床诊断为消化性溃疡的活检标本或切除标本时，总应考虑癌的可能性，并仔细检查溃疡边缘和基底，寻找恶性细胞；阿辛蓝和 PAS 染色通过显示恶性细胞的异常黏液形态或突出印戒细胞可能有助于诊断

精选文献

Makola D, Peura DA, Crowe SE: Helicobacter pylori infection and related gastrointestinal diseases. J Clin Gastroenterol 41:548-558, 2007.

Dekigai H, Murakami M, Kita T: Mechanism of H. pylori-associated gastric mucosal injury. Dig Dis Sci 40:1332-1339, 1995.

Hersey SJ, Sachs G: Gastric acid secretion. Physiol Rev 75:155-189, 1995.

Soll AH: Pathogenesis of peptic ulcer and implications for therapy. N Engl J Med 322:909-916, 1990.

肥厚性胃病　Hypertrophic Gastropathy

临床特征

● 胃黏膜膨胀导致皱襞粗大

● 不是累及浅表胃上皮，就是累及深部胃上皮

— 浅表区域：黏膜的上半部分，含有表面胃小凹细胞和"凹部"（伴有黏液颈区域的腺管

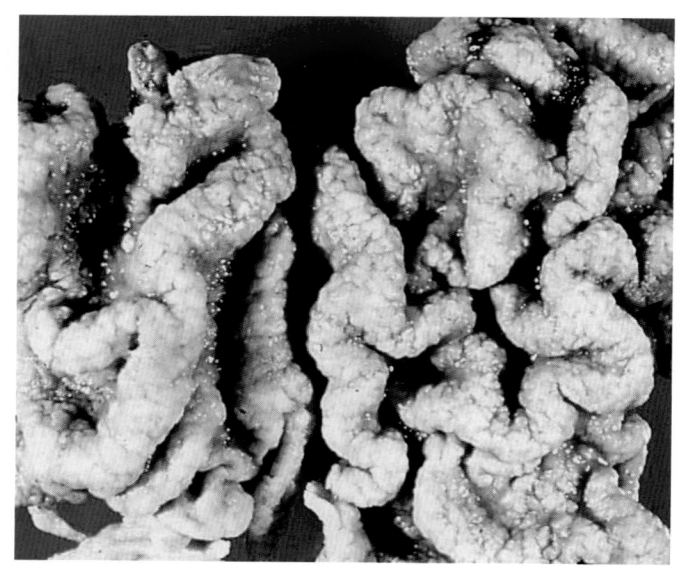

图 6-26 Ménétrier 病的切除标本，伴有大的脑回状胃皱襞。

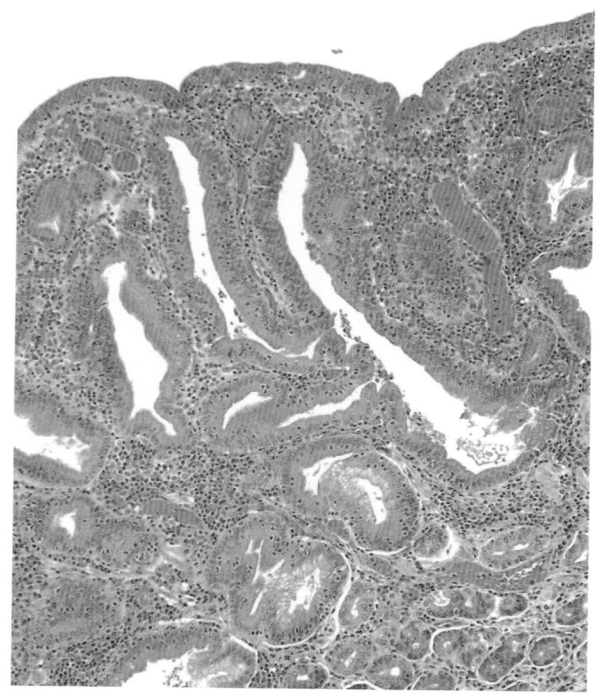

图 6-27 淋巴细胞性胃炎，伴有 Ménétrier 病样胃病。注意胃小凹增生，上皮内有众多淋巴细胞（每 100 个胃小凹细胞超过 25 个淋巴细胞）。

上皮的上半部分）

— 深部区域：黏膜的下半部分，含有由分化性功能细胞（壁细胞、产酶细胞和内分泌细胞）组成的腺体

- 黏膜厚度＞ 1 ～ 1.5mm 是为肥厚，通常是由上皮增生引起的
- 特异性综合征是由临床特征（胃泌素水平和出现溃疡或蛋白丢失）和胃的结构（哪种成分增生）决定的
- 许多胃病已有描述，其中两种具有特征性：Ménétrier 病和 Zollinger-Ellison 综合征
  — 在放射学或内镜检查时，两种疾病均可类似于浸润癌
  — 由于胃泌素分泌过多和 Zollinger-Ellison 综合征中胃酸生成增加，发生十二指肠溃疡和空肠溃疡的危险性高

▌ Ménétrier 病
- 特发性疾病
- 典型者累及男性，发病年龄为 30 ～ 50 岁
- 患者常常有腹痛、腹泻、体重减轻和外周水肿
- 胃上皮分泌过多导致低蛋白血症和水肿（蛋白丢失性肠病）；深部腺体萎缩伴有胃酸过少
- 伴随的病变包括嗜酸性粒细胞增多、肺部感染和血栓形成
- 儿科病例和见于免疫抑制患者的一些病例可能发生并伴有巨细胞病毒感染；在这种情况下，肥厚性胃病常常呈自限性

▌ Zollinger-Ellison 综合征
- 由胃泌素瘤引起的壁细胞增生导致黏膜肥厚
- 罕见的疾病，每 1 百万人中少于 1 例
- 可累及任何年龄，从儿童到老年人
- 发病高峰年龄在 20 ～ 50 岁之间
- 男性和女性发病均等
- 常见的症状包括腹痛和腹泻

▌ 幽门螺杆菌相关性胃病
- 水肿和炎症造成黏膜厚度增加；黏膜并不增生

大体病理学

▌ Ménétrier 病
- 胃壁增厚，伴有长的脑回状皱襞
- 倾向于不累及胃窦（在成人）

▌ Zollinger-Ellison 综合征
- 类似于 Ménétrier 病，巨大皱襞
- 不累及胃窦

组织病理学

▪ Ménétrier 病
- 浅表胃小凹上皮增生
- 胃底腺萎缩
- 浅表小凹变长并扭曲，但内衬细胞细胞学没有异常
- 增生的胃小凹细胞分泌过多的黏液
- 涉及的病变包括
  - 胃小凹扩张形成囊肿，可能蔓延到黏膜肌层
  - 胃小凹膨胀引起腺体萎缩和胃酸过少
  - 混合性炎症细胞浸润
  - 黏膜肌层增生，并向上蔓延进入腺体之间

▪ Zollinger-Ellison 综合征
- 特化的腺体增生
- 壁细胞占据腺体深部的大部分，并向上蔓延到黏液颈部
- 表面胃小凹细胞萎缩
- 通过辨认异常的胃小凹与腺体的比例（正常为1：5）大多数容易识别

特殊染色和免疫组织化学

- 肠嗜铬样细胞增生，内分泌细胞异型增生，类癌可能发生于 Zollinger-Ellison 综合征，应用嗜铬素和突触素免疫染色最容易辨认

其他诊断技术

- 没有帮助

鉴别诊断

▪ 伴有淋巴细胞性胃炎的 Ménétrier 病样肥厚性胃病
- 伴有巨大胃皱襞、低蛋白血症和胃酸过少
- 背景胃炎的特征是：大量上皮内淋巴细胞浸润（每 100 个胃小凹细胞中淋巴细胞＞25 个）

▪ Ménétrier 病
- 在小的活检标本中，组织学检查不能与胃增生性息肉、幼年性息肉、Cronkhite-Canada 息肉或反应性胃病鉴别
- 注意了解确切的临床状况和邻近的黏膜变化对正确诊断很重要

▪ 深在性囊性胃炎（gastritis glandularis et cystica profunda）
- 同义词包括弥漫性囊性腺体畸形和弥漫性囊肿性畸形
- 内衬黏液细胞的黏膜和黏膜下囊肿，幽门或十二指肠型腺体，或少数为胃体型腺体，周围有平滑肌包绕
- 罕见，但可能与胃癌危险性增加有关

▪ Zollinger-Ellison 综合征与消化性溃疡病
- 消化性溃疡病可以有表面胃小凹增生，但没有壁细胞增生

提要

- 肥厚性胃炎的特征是胃皱襞呈巨大脑回状
- Ménétrier 病和 Zollinger-Ellison 综合征是最常见的原因；幽门螺杆菌感染不常见大的黏膜皱襞
- 最常见的并发症是消化性溃疡，溃疡引起胃肠出血；在少数情况下，增生的黏膜可以化生，随后会发生恶性变

精选文献

Qualman SJ, Hamoudi AB: Pediatric hypertrophic gastropathy (Ménétrier's disease). Pediatr Pathol 12:263-268, 1992.

Haot J, Bogomoletz WV, Jouret A, Manquet P: Ménétrier's disease with lymphocytic gastritis: An unusual association with possible pathogenic implications. Human Pathol 22:379-386, 1991.

Komorowski RA, Caya JG: Hyperplastic gastropathy: Clinicopathologic correlation. Am J Surg Pathol 15:577-585, 1991.

Honore LH, Lewis AS, O'Hara KE: Gastric glandularis et cystica profunda: A report of 3 cases with discussion of etiology and pathogenesis. Dig Dis Sci 24:48-52, 1979.

非肿瘤性胃息肉
Non-neoplastic Gastric Polyps

临床特征

▪ 增生性息肉
- 胃常见的肿瘤（在一些系列研究中占胃息肉的85% ~ 95%）；比例取决于研究的病例中家族性腺瘤性息肉病综合征患者的多少和应用蛋白泵抑制剂的情况
- 最常见于老年成人
- 一般发生在胃体和胃窦
- 主要与慢性胃炎有关，但也可发生在反应性胃病溃疡附近、手术吻合术或胃造口术的部位
- 具有低度恶性潜能，且增生性息肉可与腺瘤和腺

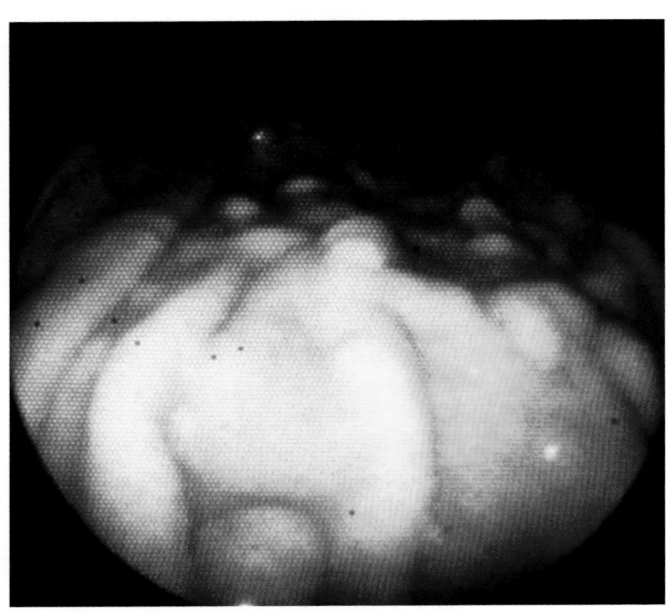

图 6-28　胃底腺息肉的内镜下照片，患者患有家族性腺瘤性息肉病。注意皱襞顶点的小的半球形息肉。

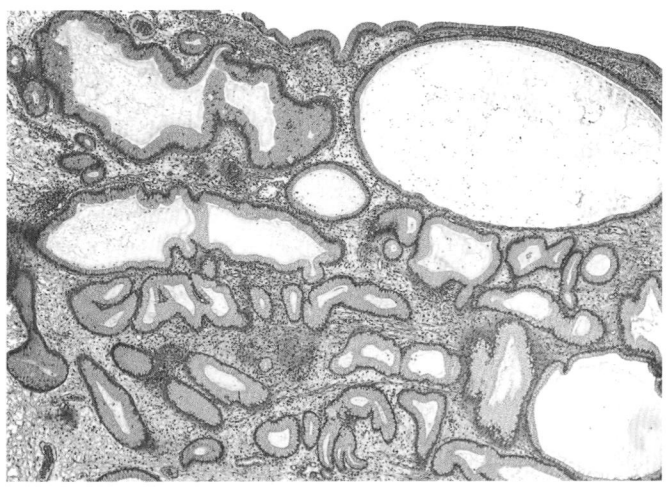

图 6-29　胃增生性息肉显示固有膜水肿性和炎症性膨胀，伴有黏膜微囊肿形成。

癌共存

▌ 胃底腺息肉
- 可能为散发性病变，可以作为家族性腺瘤性息肉病（familial adenomatous polyposis，FAP）综合征[FAP，轻型 FAP（attenuated FAP），以及 MYH（mutY 的功能类似物，mut Y homologue）- 相关性息肉病综合征]的一部分，并是应用质子泵抑制剂患者常见的息肉
- 结肠腺瘤性息肉病（adenomatous polyposis coli，

APC）相关性胃底腺息肉累及 1/3 ~ 1/2 的所有 FAP 患者，典型者发生在较年轻的患者（10 ~ 30 岁）
- 散发性胃底腺息肉一般见于老年妇女
- 类似的息肉见于应用质子泵抑制剂的患者

▌ 炎症性纤维性息肉
- 发生在整个胃肠道
- 与在食管描述的相同
- 典型者发生在 50 ~ 60 岁的患者
- 常常无症状（偶然发现）；大的息肉可能引起腹痛或梗阻症状

大体和内镜病理学

▌ 增生性息肉
- 典型者小而无蒂，表面光滑，有圆凸形成
- 一般 < 2cm
- 大约 1/3 的受累患者有多发性息肉
- 大多数发生在慢性胃炎或反应性胃病患者

▌ 胃底腺息肉
- 小的（0.1 ~ 0.5cm）、无蒂的黏膜结节
- 大多数累及胃底黏膜
- 散发性息肉
  — 可为多发性，但一般少于 20 个
- 伴有 FAP 综合征的胃底腺息肉病
  — 特征为胃黏膜表面有成百个息肉；息肉常常比非 FAP 相关性胃底腺息肉病多；集中分布在胃大弯，通常不累及胃窦

▌ 炎症性纤维性息肉
- 大多数发生在胃窦
- 大多数小（< 2cm），通常无蒂
- 可为单发也可为多发
- 境界清楚的灰色质硬结节
- 其上黏膜常常有糜烂或有溃疡形成
- 有时称为 Vanek 息肉

组织病理学

▌ 增生性息肉
- 在固有膜水肿和炎症的背景下，胃小凹增长、扭曲和分支
- 常见表面溃疡形成、肉芽组织区域和邻近的再生性腺体
- 腺体内衬细胞显示肠化生；在这种情况下可能发

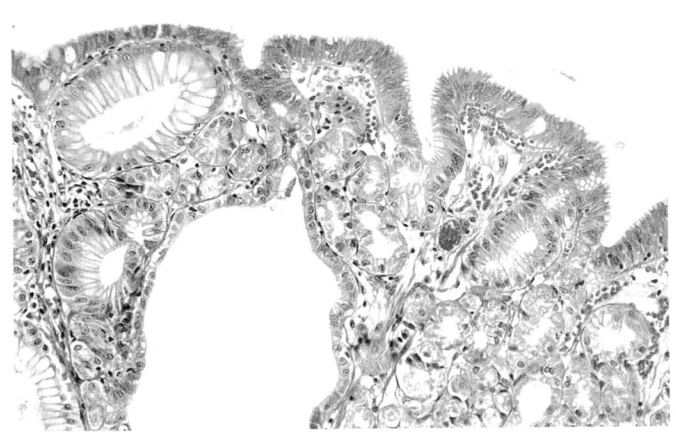

图 6-30　家族性腺瘤性息肉病相关性胃底腺息肉。 除了扩张的胃腺以外，表面上皮有非典型性，这是家族性腺瘤性息肉病症状相关性胃底腺息肉的表型标志。

生上皮异型增生
- 胃底腺息肉
  - 小而扩张（囊性）的腺体，内衬细胞学良性的壁细胞和主细胞
  - 息肉表面偶尔显示非典型性；较常见于 FAP 综合征相关性息肉；基本上没有恶性潜能
- 炎症性纤维性息肉
  - 似乎发生于黏膜下，表现为肉芽组织样反应性现象
  - 成纤维细胞、肌成纤维细胞、薄壁扩张血管和散在的混合性炎症（淋巴细胞、嗜酸性粒细胞、浆细胞）混合存在，有时伴有巨细胞
  - 典型者间质细胞减少，但有些息肉细胞可能增多
  - 预测进展
    - 结节期："组织培养"样成纤维细胞和黏液样间质
    - 纤维血管期：血管位于成同心圆排列的间质梭形细胞中，并有嗜酸性粒细胞
    - 硬化期：最后表现为胶原化

特殊染色和免疫组织化学

- 炎症性纤维性息肉
  - 波形蛋白和 CD34 呈阳性
  - 细胞角蛋白和 CD117 呈阴性

其他诊断技术

- 炎症性纤维性息肉具有血小板衍化的生长因子受体 α（platelet-derived growth factor receptor alpha, *PDGFRA*）基因突变

鉴别诊断

- 腺瘤性息肉与增生性息肉
  - 腺瘤性息肉的特征是上皮异型增生，典型者间质炎症或腺体扩张较轻
- 胃肠间质瘤（gastrointestinal stromal tumor, GIST）和肉瘤与炎症性纤维性息肉
  - GIST
    - 由梭形细胞和上皮样细胞组成，梭形细胞排列成束或呈旋涡状，细胞核长，雪茄形
    - 根据 CD117 免疫染色通常可以鉴别
  - 肉瘤
    - 细胞丰富的肿瘤，由梭形或圆形细胞组成，核具有多形性，核分裂率高

提要

- 胃底腺息肉的发病机制与 APC 或 β- 连环蛋白基因突变有关
- 胃底腺息肉基本上发生在三种情况下（散发性息肉、非 FAP 相关性胃底腺息肉和 FAP 相关性息肉病）；最好通过临床诊断
- 在小的活检标本中，出现非肿瘤性不规则扩张的腺体和炎症性间质是诊断增生性息肉的线索

精选文献

Abraham SC, Park SJ, Mugartegui L, et al: Sporadic fundic gland polyps with epithelial dysplasia: Evidence for preferential targeting for mutations in the adenomatous polyposis coli gene. Am J Pathol 161:1735-1742, 2002.

Abraham SC, Nobukawa B, Giardiello FM, et al: Fundic gland polyps in familial adenomatous polyposis: Neoplasms with frequent somatic adenomatous polyposis coli gene alterations. Am J Pathol 157:747-754, 2002.

Oberhuber G, Stolte M: Gastric polyps: An update on their pathology and biological significance. Virchows Arch 437:581-590, 2000.

Sarre R, Frost A, Jagelman D, et al: Gastric and duodenal polyps in familial adenomatous polyposis: A prospective study of the nature and prevalence of upper gastrointestinal polyps. Gut 28:306-314, 1987.

胃癌和癌前病变 Gastric Carcinoma and Precursor Lesions

临床特征

- 胃腺癌有两种独特的临床病理学表现
  - 肠型肿瘤：外生性肿瘤，类似于结直肠癌
  - 弥漫性肿瘤：浸润性病变，引起胃壁增厚
  - 每一种类型均有独立的流行病学和好发因素
  - 在美国，胃癌的总发病率在减少（特别是肠型胃癌）；然而，近端胃癌在增加
  - 在一些国家，如中国和拉丁美洲，胃癌的发病率很高，通常为肠型胃癌
- 男女发病比大约为 2 : 1，特别是在老年患者
- 危险因素包括
  - 饮食
    - 复合性糖类和亚硝酸盐摄入量高
    - 有叶蔬菜、色拉和新鲜水果摄入量低
    - 硝酸盐摄入（或接触环境中化学肥料的亚硝酸盐）是有害的，因为它们在胃内会被分解为亚硝酸盐，后者是强诱变剂
    - 盐（用于食物烹调）通过引起细胞周期增加可能会增强亚硝酸盐的致癌作用
  - 幽门螺杆菌
    - 在儿童时期，幽门螺杆菌感染可导致慢性胃炎、对 DNA 的氧化作用以及细胞增生
- 癌前病变
  - 迁延性慢性胃炎

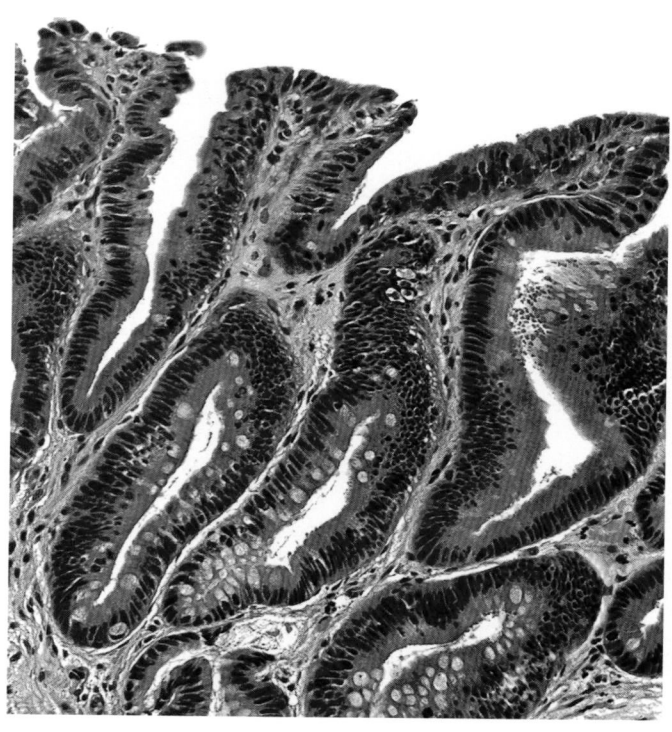

图 6-32 **胃腺瘤**。组织学所见类似于肠的管状腺瘤，发生于肠化生。

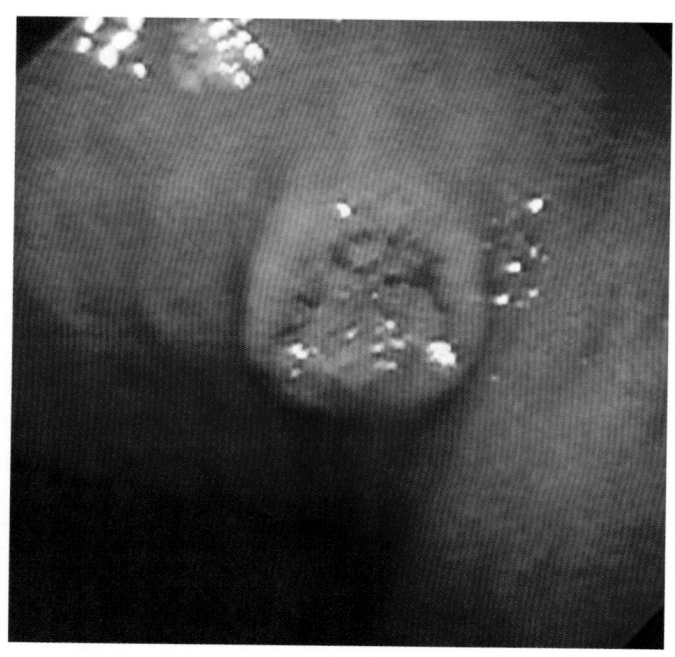

图 6-31 **胃腺癌的内镜照片**，显示不规则形的溃疡，伴有潜行性浸润性边缘。

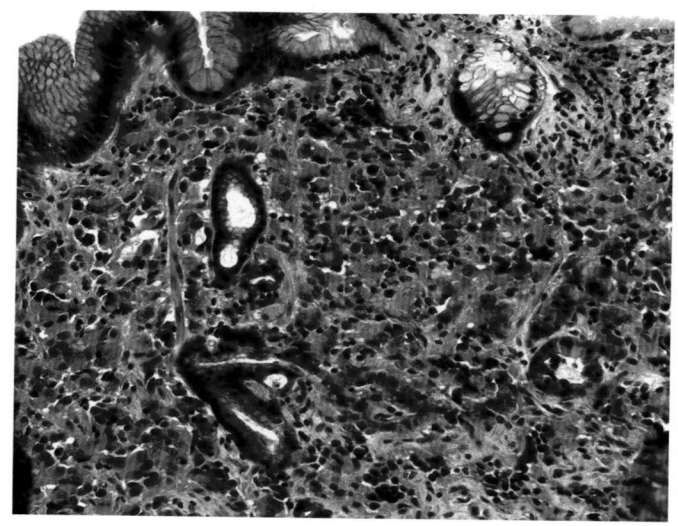

图 6-33 **浸润性胃腺癌**，混合性 Lauren 肠型和弥漫型，显示了由癌细胞组成的浸润性结构，核浆比高，可见一些腺体。

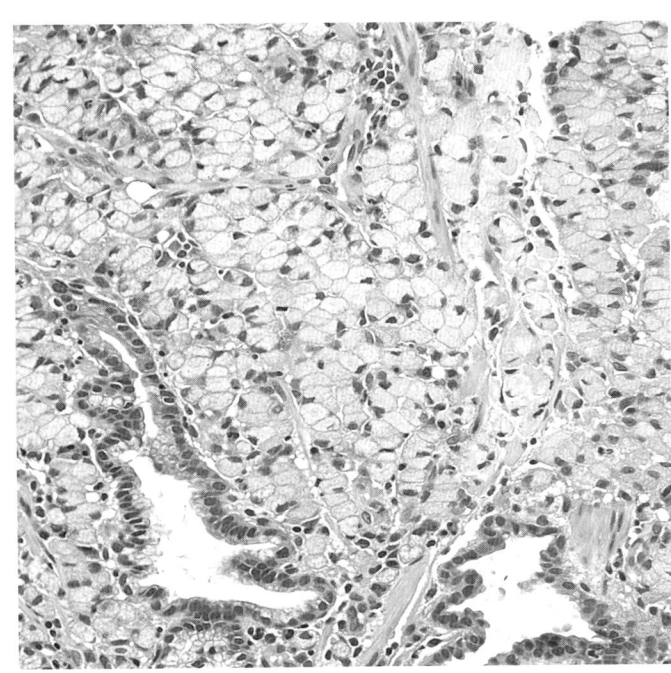

图 6-34　浸润性低分化腺癌，Lauren 弥漫型，伴有印戒细胞分化。

    — 引起肠化生，流行病学调查显示，肠化生与肠型胃癌有关

- 异型增生：同在 Barrett 食管和溃疡性结肠炎一样，胃的异型增生包括扁平异型增生和腺瘤
  - 扁平异型增生：分为低级别和高级别
    - 低级别异型增生
      - 腺体复杂性和细胞非典型性轻微增加，包括黏液细胞丢失以及深染轻微复层的细胞核
    - 高级别异型增生
      - 腺体复杂性明显，细胞间变突出，包括不规则的细胞核呈复层排列，核深染和多形性，伴有异常核分裂象和黏液细胞丧失
      - 有时腺体复杂，达到与癌不能鉴别的程度
      - 异型增生据认为进展缓慢，病情可能稳定保持多年
  - 腺瘤
    - 息肉样增生：据认为是局灶区域的异型增生
    - 比增生性息肉少见
    - 发生在肠化生区域

- 流行病学与肠型胃腺癌类似
- 估计 8% ~ 59% 的患者与胃癌共存，估计癌发生于腺瘤（11% ~ 69%）
- 胃癌常常合并较大的腺瘤（＞2 cm）
- 许多亚型
  - 腺管状、绒毛状、腺管绒毛状
  - 胃窦 - 小凹型

- 溃疡
  - 虽然在所有胃癌中，1/4 含有散在性溃疡，但发生在先前存在的记载完好的良性溃疡的胃癌不到 1%
  - 在大多数病例难以证实癌是发生于溃疡，还是癌有溃疡形成
  - 大约 5% 的临床和内镜检查推测的良性溃疡最后证实是癌

▌胃癌

- 常见的症状包括早期饱胀感、食欲减退和体重减轻
- 同胃癌来源的上皮一样，它是一种异原性肿瘤
- 两种类型胃癌的特征的根本区别
  - 肠型
    - 较常见于老年男性
    - 见于胃癌危险性高的国家
    - 与饮食和环境有关
    - 与幽门螺杆菌感染和肠化生有关
    - 发生在异型增生的癌前病变
    - 向胃腔和胃壁呈膨胀性生长
    - 比弥漫性胃癌预后好
  - 弥漫型
    - 患者较年轻，且较常见于女性
    - 没有明显的营养危险因素
    - 也可能与幽门螺杆菌感染有关
    - 据认为发生于未分化的黏液颈细胞
    - 轻微的癌前病变见于伴有 E- 钙黏着糖蛋白种系突变的家族性病例
    - 在胃壁内浸润并膨胀
    - 预后不好

▌早期胃癌

- 浅表性恶性肿瘤，侵犯黏膜肌层和黏膜下，但尚未侵犯固有肌层
- 在胃癌发病率高的国家（日本），大规模的胃癌筛查常常可以诊断早期胃癌
- 与其他疾病的区别，如

— 高级别异型增生
  ◆ 一种初期的恶性病变，局限在其原有腺体的基底膜内

大体和内镜病理学

■ 癌前病变
  ● 扁平异型增生
    — 常常伴有慢性胃炎，内镜检查为弥漫性
    — 黏膜可能充血或糜烂
    — 内镜检查不能辨别异型增生
  ● 腺瘤
    — 无蒂或有蒂的息肉；内镜下不能与增生性息肉鉴别
  ● 溃疡
    — 良性溃疡的特征是：散在、光滑、边缘扁平、基底清洁
■ 胃癌
  ● 可以隆起、扁平或有溃疡形成
  ● 有些肿瘤微小（＜0.5cm）
  ● 最早期（Borrman, 1926）将肿瘤分为两种外生性病变和两种内生性病变
    — 息肉样（Borrman Ⅰ 型）：突起的圆顶形肿瘤，被覆完整黏膜
    — 蕈样（Borrman Ⅱ 型）：一般较大，肿瘤突出，伴有表面黏膜溃疡形成
    — 溃疡性（Borrman Ⅲ 型）：典型的恶性溃疡，特征是不规则、隆起、边缘悬垂、基底坏死
    — 浸润性（Borrman Ⅳ 型）：扁平斑块，伴有浅而不规则的溃疡和糜烂，黏膜扁平并固定于其下的组织；弥漫性浸润引起胃壁增厚（皮革状胃或"革袋胃"）
  ● 除了相关的胃癌类型（如 Borrman Ⅳ 型和弥漫型胃癌），大体或内镜下分类几乎没有临床价值

组织病理学

■ 癌前病变
  ● 异型增生（低级别和高级别）
    — 一系列的变化，包括结构复杂性和细胞学非典型性增加（核增大、深染、多形性和核变复层）
    — 低级别病变类似于见于结肠和小肠的腺瘤
    — 高级别病变显示腺体复杂性和细胞学非典型

性增加
  ● 腺瘤
    — 与结直肠腺瘤基本相同
    — 其特征为黏液细胞不同程度的丢失，细胞核增大、多形性、复层
    — 可以分为腺管状、绒毛状和腺管绒毛状
■ 胃癌
  ● 具有各种组织学表型
  ● 已提出许多组织学分类，但没有一个被普遍应用或接受
  ● 许多癌类似于结直肠癌，而有些癌保留了类似于胃小凹细胞的黏液性特征
  ● WHO 分类包括四种类型
    — 乳头状：外生性分叶样突起，被覆立方到柱状细胞，伴有不同量的黏液性产物
    — 腺管状：肿瘤伴有明显的腺体结构和不同程度的分化；可以为实性，通常有明显的纤维组织增生性间质
    — 黏液性：腺体结构伴有过多的黏液产物，形成黏液囊肿和黏液池，其中可能含有漂浮的恶性上皮碎片
    — 印戒细胞性：恶性印戒细胞群伴有偏心的细胞核和单个大的胞质黏液空泡
    — 大多数病理医师喜欢应用 Lauren 弥漫型和肠型的分类
  ● 其他罕见胃癌
    — 小细胞癌、壁细胞癌、肝样腺癌、内胚窦瘤和胚胎癌、绒毛膜癌、腺鳞癌、癌肉瘤以及梭形细胞癌均有描述
    — 淋巴上皮样癌
      ◆ 不常见的未分化癌，伴有致密的淋巴细胞浸润
      ◆ 常常可以发现 Epatein-Barr 病毒感染的证据

特殊染色和免疫组织化学

● 细胞角蛋白：用于染色证实低分化或印戒细胞癌，其癌细胞可能出现在溃疡基底或边缘，或在良性腺体之间浸润；需要靠经验去正确解释
● 黏液染色（PAS、阿辛蓝、黏液卡红）：与细胞角蛋白具有同样的作用，但并不是所有的癌均呈强阳性；组织细胞可以吞噬黏液（噬黏液细胞）而与印戒细胞癌混淆

- 联合应用阿辛蓝和 PAS 染色，苏木精复染：检测肠化生（深蓝色的、球状印戒细胞不同于品红色的胃小凹细胞）；阿辛蓝和 PAS 染色有助于检测固有膜内伴有异常黏液形态的癌细胞

其他诊断技术

- 没有帮助

鉴别诊断

■ 化疗或放疗效应

- 类似于癌和异型增生的明显的非典型性，可见于局部化疗（肝动脉注入化疗）和放疗（如 SIR-Spheres，一种能携带纯 β- 射线的钇 90 放射性同位素的微小树脂球）
- 放疗和化疗效应通常为：保留黏膜结构，细胞明显增大，奇异性非典型性，核浆比例低，以及嗜酸性胞质伴有空泡形成

■ 伴有糜烂和腺体再生的慢性胃炎

- 其特征为：结构保留，腺体增生，含有正常核分裂象，核增大但均匀一致（不同于癌和异型增生）
- 浅表腺体成熟，腺体细胞核没有多形性或复层结构

■ 溃疡

- 溃疡边缘为再生性腺上皮
- 可能出现泡沫样组织细胞，但缺乏浸润性单个肿瘤细胞、恶性腺体和纤维组织增生
- 间质可能含有非典型性反应性成纤维细胞，特别是在放疗后

■ 伴有异型增生的肠化生

- 其特征是：以杯状细胞和非典型性腺体为背景，细胞复层、多形性和核深染
- 与癌鉴别可能困难，但通过缺乏浸润性结构、明显的恶性细胞学特征和纤维组织增生可以鉴别

提要

- 胃切除后胃癌总的 5 年生存率为 10% ～ 20%
  — 大多数癌为Ⅳ期（53%）
  — 肿瘤类型、大小和分级均有预后价值
  — 单个最好的生存预测指标是浸润深度；局限于黏膜下的肿瘤其生存率为 95%，而累及固有肌层到浆膜下的肿瘤（T3）其生存率下降到 50%；T2 病变的生存率居中

- 在胃活检中
  — 如果出现肠化生，总应寻找异型增生和癌
  — 如果腺体进一步偏离正常，应确定单独的疾病；它可能是
    ◆ 印戒细胞癌、淋巴瘤、良性淋巴浆细胞浸润、泡沫样组织细胞、感染性组织细胞（真菌或分枝杆菌）或萎缩
- 手术切除标本的报告应包括足够信息以确定肿瘤、淋巴结、转移（TNM）分期、肿瘤部位、组织学类型、分化程度以及切缘有无肿瘤

精选文献

Abraham SC, Montgomery EA, Singh VK, et al: Gastric adenomas: Intestinal-type and gastric-type adenomas differ in the risk of adenocarcinoma and presence of background mucosal pathology. Am J Surg Pathol 26:1276-1285, 2002.

Fenoglio-Preiser C, Carneiro F, Correa P, et al: Gastric carcinoma. In Hamilton SR, Aaltonen LA (eds): World Health Organization Classification of Tumours. Pathology and Genetics of Tumours of the Digestive System. Lyon, France, ARC Press, 2000, pp 38-52.

Petras R, Hart W, Bukowski R: Gastric epithelial atypia associated with hepatic arterial infusion chemotherapy: Its distinction from early gastric carcinoma. Cancer 56:745-750, 1985.

Lauren T: The two histologic main types of gastric carcinoma. Acta Pathol Microbiol Scand 64:34, 1965.

胃类癌　Gastric Carcinoid Tumor

临床特征

- 两种类型
  — 散发性肿瘤
    ◆ 典型者为孤立性
    ◆ 可能分泌胃泌素，5 羟色胺，生长抑素，组织胺或缓激肽
    ◆ 可能具有侵袭性行为，特别是那些 > 2cm 的肿瘤；可能伴有胃壁浸润，并转移到局部淋巴结和肝脏
    ◆ 不伴有邻近黏膜内分泌细胞增生
    ◆ 对于胃窦切除或诱导低胃泌素血症没有反应
  — 发生在高胃泌素血症（通常由伴有恶性贫血的慢性萎缩性胃炎引起）背景下的肿瘤
    ◆ 较常见的类型
    ◆ 伴有胃酸缺乏和高胃泌素血症
    ◆ 其发生是从肠嗜铬样细胞单纯性增生进展

到结节状增生到异型增生到肿瘤

◆ 多发性小的黏膜或黏膜下结节，一般 < 1cm

◆ 惰性的肿瘤，很少转移

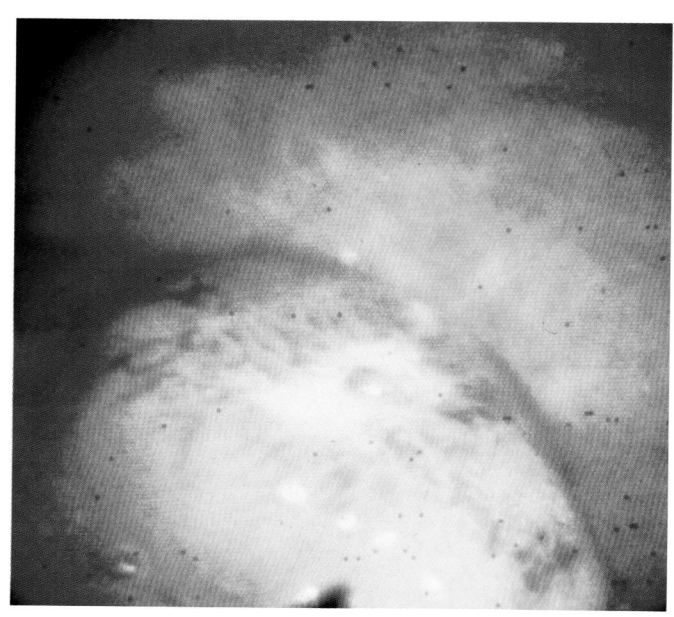

图 6-35　伴有溃疡的散发性胃类癌的内镜照片。

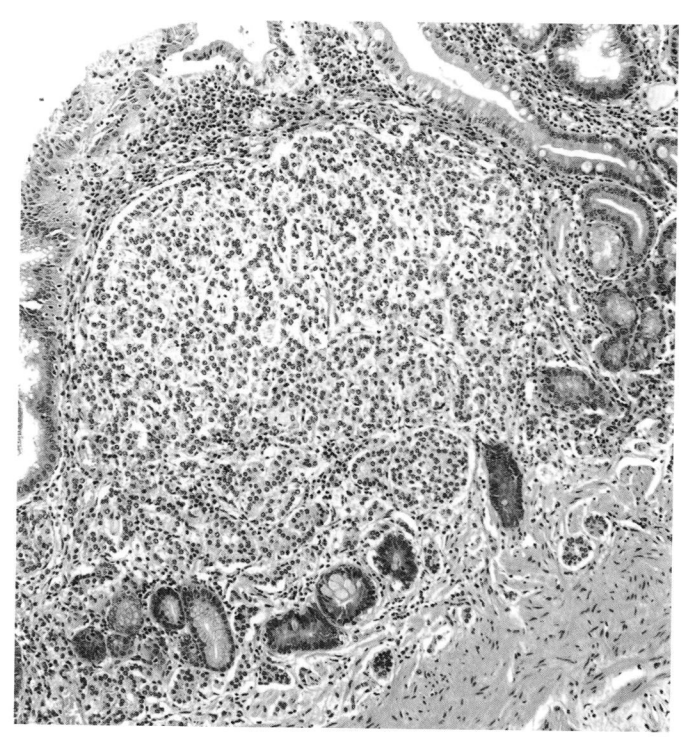

图 6-36　**胃黏膜内类癌**，伴有萎缩性胃炎和肠化生。

◆ 胃窦切除（减少胃泌素分泌）后可能消退

◆ 可能见于 Zollinger-Ellison 综合征的患者，作为Ⅰ型多发性内分泌肿瘤（MEN）综合征的一部分，或在少数情况下发生在原发性质子泵缺陷的患者

大体和内镜病理学

● 小的肿瘤（几个毫米到2cm）；散发性肿瘤通常较大（平均2cm）

● 较大的病变中心常常有脐凹

● 典型的高胃泌素血症相关性肿瘤为多发性，小（0.1 ~ 0.3cm）

组织病理学

● 形态单一的细胞巢，小梁状、花彩状或腺样结构

● 肿瘤细胞细胞核均一、呈圆形、位于中心，核染色质粗，核膜清楚，核分裂率低

● 典型者发生在黏膜深部，被覆完整浅表上皮；可能侵犯胃壁，引起纤维组织增生性反应

● 高胃泌素血症相关性和散发性类癌在组织学上可能无法区别

● 高核分裂率，核间变和坏死是中间性或高级别神经内分泌癌的成分，并预示具有侵袭性行为

特殊染色和免疫组织化学

● 应用抗嗜铬素和突触素抗体的免疫反应有助于证实神经内分泌分化，并有助于将肿瘤分为散发性（没有肠嗜铬样细胞增生或异型增生）或高胃泌素血症相关性

● 高胃泌素血症相关性类癌附近的黏膜可能显示线性增生（5个或5个以上内分泌细胞成行排列），结节状增生（5个或5个以上内分泌细胞成簇排列，< 150μm），内分泌细胞异型增生（内分泌细胞集聚 > 150μm，但 < 0.5μm），或类癌（> 0.5mm）

其他诊断技术

● 没有帮助

鉴别诊断

▎胃腺癌

● 典型的类型可见腺体增生，伴有破坏性和浸润性

生长方式

■ 淋巴瘤

- 小的单形性淋巴细胞可能类似于类癌细胞，特别是在小的活检标本中
- 浸润的淋巴细胞 LCA 和其他淋巴细胞标记物呈阳性

提要

- 慢性萎缩性（自身免疫性）胃炎相关性肿瘤淋巴结转移非常罕见，一般仅仅发生在 > 1cm 的肿瘤
- 散发性类癌的行为一般比较具有侵袭性，可以进行积极的手术（完全或部分胃切除手术，加上淋巴结切除）

精选文献

Williams GT: Endocrine tumours of the gastrointestinal tract: Selected topics. Histopathology 50:30-41, 2007.

Modlin IM, Kidd M, Latich I, et al: Current status of gastrointestinal carcinoids. Gastroenterology 128:1717-1751, 2005.

Solcia E, Fiocca R, Villani L: Hyperplastic, dysplastic, and neoplastic enterochromaffin-like-cell proliferations of the gastric mucosa: Classification and histogenesis. Am J Surg Pathol 19:S1-7, 1995.

Thomas RM, Baybick JH, Elsayed AM, Sobin LH: Gastric carcinoids: An immunohistochemical and clinicopathologic study of 104 patients. Cancer 73:2053-2058, 1994.

胃淋巴瘤　Gastric Lymphoma

临床特征

- 胃淋巴瘤占所有胃肠道淋巴瘤的 60% ~ 65%
- 弥漫性大 B 细胞淋巴瘤最常见
- 许多胃的淋巴瘤是由 MALT 衍化而来的
- 一般累及 40 ~ 60 岁的患者
- 可以无症状，也可以表现为腹部肿块、腹痛（与胃炎或溃疡有关）、体重减轻或偶尔引起出血
- MALT 型胃边缘带 B 细胞淋巴瘤与幽门螺杆菌感染明确相关（92% ~ 100% 的病例）；在 77% 的早期病变，治疗幽门螺杆菌可以引起病变消退
- 惰性行为，胃 MALT 型边缘带 B 细胞淋巴瘤的预后一般非常好

大体和内镜病理学

- 大多数发生在胃窦

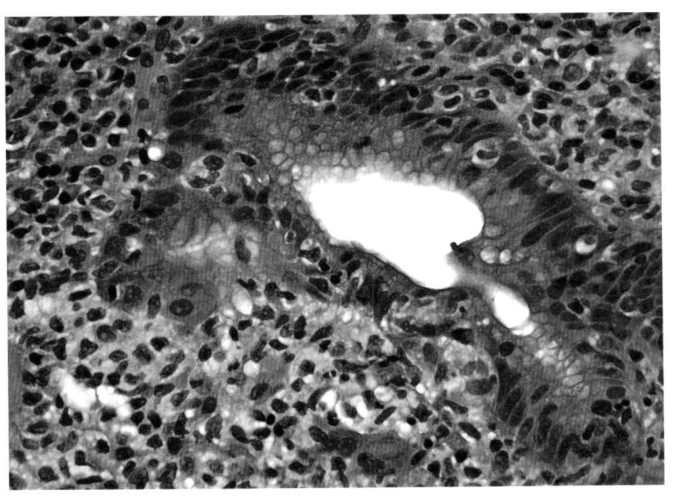

图 6-37　累及胃的黏膜相关淋巴组织**结外边缘带 B 细胞淋巴瘤**。固有膜内可见破坏性淋巴上皮病变，伴有边缘带淋巴瘤细胞增生。

- 早期病变一般形成斑块或小的黏膜糜烂
- 晚期病变引起溃疡、黏膜皱襞弥漫性增厚或明显的肿块

组织病理学

- MALT 型边缘带 B 细胞淋巴瘤
  - 边缘带淋巴细胞膨胀性增生，大小至少为 150μm，肿瘤性淋巴细胞胞质可为多样性，从具有圆形深染的细胞核的小淋巴细胞，到具有不规则形核和淡染胞质的小淋巴细胞（小核裂滤泡中心细胞），到具有锯齿状核和丰富透明胞质的中等大小的淋巴细胞（类似于单核细胞样 B 细胞），到具有 Dutcher 小体的浆细胞，以及偶尔出现的大的母细胞（大无裂滤泡中心细胞）
  - 另外三种特征
    - 典型的特征是淋巴上皮病变（由腺体或囊肿被肿瘤性淋巴细胞集聚浸润和破坏引起）
    - 淋巴滤泡常常伴有生发中心
    - 肿瘤性浆细胞
- 弥漫性大 B 细胞淋巴瘤
  - 20% 以上的肿瘤是由具有母细胞表现的细胞（大无裂淋巴细胞或奇异性多核淋巴细胞）组成的
  - 其中一些可能是由 MALT 型边缘带 B 细胞淋巴瘤转化而来的；表现为在同一个肿瘤中

低级别和高级别组织学表现混合存在，并且出现同样的免疫表型和基因型

特殊染色和免疫组织化学

- 大细胞淋巴瘤：应用 CD20 免疫染色证实 B 细胞系
  - 应用 CD10、BCL-6 和 MUM-1 免疫染色鉴别生发中心性（预后较好）和非生发中心性淋巴瘤
- 胃 MALT 型边缘带 B 细胞淋巴瘤
  - 检查包括全 B 细胞标记物的免疫染色，如 CD19、CD20 和 CD79a，以及 CD3、CD5、CD10、CD23 和细胞周期蛋白 D1 染色呈阴性

其他诊断技术

- PCR 检测 B 细胞克隆性（加上适当的组织学改变）支持诊断，但在某些胃炎病例可能呈阳性
- 细胞遗传学：可见 t（11；18）、t（14；18）、三体和 18q21 重排
- t（11；18）易位预示幽门螺杆菌疗法无效
- 流式细胞术检查显示，CD19、CD20、CD21 和 bcl-2 呈阳性；CD5、CD10 和 CD23 呈阴性

鉴别诊断

▌ 淋巴细胞性胃炎与 MALT 淋巴瘤
  - 胃炎缺乏淋巴上皮病变（胃腺体内有成簇的 3 个或 3 个以上的 B 淋巴细胞），淋巴上皮病变是 MALT 淋巴瘤的特征
  - 上皮内淋巴细胞是 T 细胞而不是 B 细胞
  - 缺乏 MALT 淋巴瘤的特征性的免疫表型

提要

- MALT 淋巴瘤具有非常好的预后，多年之后一般仍然局限于胃；经治疗幽门螺杆菌，早期病变常常可以得到改善
- 活检碎片显示弥漫性淋巴浆细胞片块伴淋巴上皮病变，提示为 MALT 淋巴瘤，特别是在老年患者

精选文献

Banks PM: Gastrointestinal lymphoproliferative disorders. Histopathology 50:42-54, 2007.

Isaacson PG: Gastric lymphoma and *Helicobacter pylori*. N Engl J Med 330:1310-1311, 1994.

Chan JK, Ng CS, Isaacson PG: Relationship between high-grade lymphoma and low-grade B-cell mucosa-associated lymphoid tissue (MALToma) of the stomach. Am J Pathol 126:1153-1165, 1990.

Isaacson PG: Lymphomas of mucosa-associated lymphoid tissue (MALT). Histopathology 16:617-619, 1990.

下胃肠道（小肠和大肠）
Lower Gastrointestinal Tract (Small and Large Intestine)

先天性畸形　Congenital Anomalies

临床特征

▌ 旋转不良
  - 是由于正常肠围绕肠系膜上动脉逆时针旋转障碍引起的
  - 每 6000 例活产新生儿发生 1 例
  - 出现的症状是梗阻、胆汁性呕吐、腹胀、脂肪痢和不能健康成长

▌ 脐突出
  - 大约每 6000 ～ 10 000 例新生儿发生 1 例
  - 是由于在胚胎发育第 10 周期间肠未能旋转进入腹腔造成的（基本上是完全性或部分性小肠疝）
  - 可能是由于在胚胎发育第 4 周期间腹壁未完全闭合、腹前壁形成大的缺损导致的（结果大部分腹

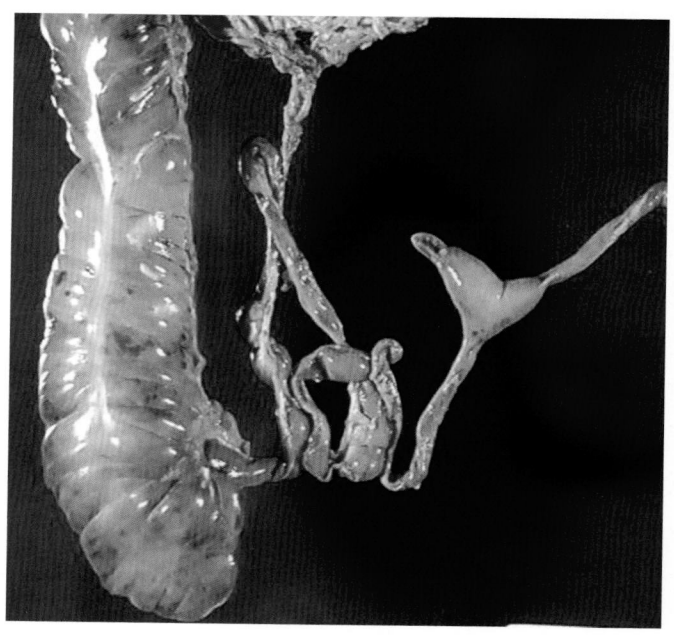

图 6-38　Meckel 憩室（尸检照片）。

腔脏器停留在胚胎外）

- 在上述两种情况下，疝出的肠管均包裹在薄的膜囊内（由腹膜内衬和羊膜组成）
- 高达 50% 的受累新生儿有另外的畸形，包括旋转不良、Meckel 憩室、肛门闭锁和心血管缺陷

■ 腹裂畸形
- 字面上意指裂开或敞开的胃（此为误称，因为它是腹壁裂开而不是胃裂开）
- 不常见，但较常见于男性
- 估计每 100 000 例新生儿发生 1 ~ 2 例
- 推测是由于在胚胎发育早期（12 周前）血管意外损伤引起的
- 由于前腹壁缺损造成腹部脏器突出
- 突出的脏器没有膜囊包绕

■ 闭锁和狭窄
- 罕见的病变；每 2000 ~ 6000 例活产新生儿可见 1 例
- 十二指肠闭锁最常见，在 35% 的病例还伴有其他畸形
- 双胎妊娠和应用可卡因的母亲产下的婴儿发生率高
- 结肠闭锁实际上从不发生
- 闭锁在新生儿早期发现，伴有胆汁性呕吐

■ Meckel 憩室
- 卵黄管（连接肠腔和卵黄囊）未能退化形成 Meckel 憩室
- 一般见于距成人回盲瓣 85 ~ 100cm 的位置
- 发生率大约为 1% ~ 4%
- 没有性别差异
- 并发症包括出血、消化性溃疡、肠套迭和憩室炎

■ 肠套迭
- 一段肠管套入另外一段肠管
- 每 1000 例活产新生儿大约发生 2 ~ 4 例
- 男性发病是女性发病的 2 倍
- 症状包括腹痛、血性腹泻和梗阻
- 并发症包括肠梗死和腹膜炎
- 儿童通常没有隐匿的解剖学异常；成人肠套迭常常伴有肠腔内肿块

■ 肠扭转
- 一段肠管围绕肠系膜扭转
- 据认为大约占所有肠梗阻的 10%
- 其发生可以伴有或不伴有好发因素，包括
  — 先天性肠系膜过长

  — Meckel 憩室
  — 先天性条带
- 最常发生于乙状结肠袢过长；小肠少见，而胃或横结肠罕见
- 患者一般表现为腹痛和梗阻
- 急性发生，并可能引起肠梗死和腹膜炎

大体和内镜病理学

■ 旋转不良
- 肠占据腹部位置
- 小肠一般表现为盘绕的肿块，推向腹腔的一侧
- 盲肠可能位于腹腔的左侧
- 固定的条带可能引起肠扭转和梗死

■ 脐突出
- 内脏位于腹腔外，由腹膜和羊膜组成的膜囊包裹
- 疝出的内脏一般包括肠；可能累及胃和肝
- 脐带位于膜囊的中心

■ 腹裂畸形
- 腹部内脏通过腹壁缺陷疝出
- 疝出的内脏没有一薄层膜囊包绕
- 脐带没有受累

■ 闭锁和狭窄
- 有多种类型的闭锁，可以共存
  — 无孔的间隔跨过肠腔
  — 肠段被纤维性条索代替
  — 肠段和相关的肠系膜完全缺如
  — 不同长度的肠管闭锁
- 肠狭窄类似于闭锁；一段肠管肠腔直径有不同程度的减小，或含有伴有中心交通的间隔

■ Meckel 憩室
- 最常见的部位是回肠系膜的对侧
- 在婴儿距离回盲瓣 30cm，在成人距离回盲瓣 85 ~ 100cm
- 长度通常为 2 ~ 15cm

■ 肠套迭
- 近端小肠或大肠（肠套迭套入部）内陷或套入邻近的远端肠管，远端肠管包绕近端肠管

■ 肠扭转
- 肠段围绕肠系膜盘绕
- 受累肠段缺血或有明显的梗死（35% ~ 40% 的病例）
- 可能发现伴随的纤维性条带或粘连

组织病理学

- 旋转不良、脐突出和腹裂畸形
  - 肠管组织学正常,除非合并缺血或腹膜炎
- 闭锁和狭窄
  - 闭锁或狭窄区域近端的肠管可能显示缺血性或坏疽性改变(由于肠管扩张)
  - 可见绒毛变钝、溃疡形成和肉芽组织;随着时间的推移,可能出现明显的黏膜下纤维化和固有肌层肥厚
  - 盲端含有胎粪、胎毛和黏液
- Meckel 憩室
  - 通常内衬正常小肠黏膜
  - 可能含有异位胰腺或胃组织
- 肠套迭
  - 常见缺血性改变
  - 在复发性病例,固有膜和深部肠组织发生血管增生,可能类似于 血管肿瘤
- 肠扭转
  - 不同程度的缺血

特殊染色和免疫组织化学

- 没有帮助

其他诊断技术

- 没有帮助

鉴别诊断

- 在伴有肠梗阻综合征患者的鉴别诊断中,都应考虑旋转不良、闭锁、Meckel 憩室、肠套迭和肠扭转
- 结合临床、放射线和手术所见通常容易

提要

- Meckel 憩室可能含有异位的胃或胰腺组织(80%的病例);并发症包括消化性溃疡、出血和憩室炎
- 脐突出的特征是腹腔内容向中心部突出,就在脐带的下方(或与脐带附着);突出的腹内脏器被膜覆盖
- 脐突出一般是由于肠壁未能形成,而不是同腹裂畸形一样是局灶性腹壁缺陷

精选文献

Dillon PW, Cilley RE: Newborn surgical emergencies: Gastrointestinal anomalies, abdominal wall defects. Pediatr Surg 40:1289-1314, 1993.

Dimmick JE, Kalousek DK: Developmental Pathology of the Embryonal Fetus. Philadelphia, JB Lippincott, 1992, p 526.

Rescorla FJ, Shedd FK, Grosfeld JL, et al: Anomalies of intestinal rotation in childhood: Analysis of 447 cases. Surgery 108:710-715, 1990.

免疫受损宿主的肠道感染 Enteric Infections in Immunocompetent Hosts

临床特征

- 受累人群一般来自不发达国家和到这些地区的没有免疫力的旅行者
- 与工业化国家卫生状况不好有关
- 在摄入大量细菌之后还可发生食物和水引起的疾病,这是由于食物管理不善或不恰当的制作或没按制度调整冷冻条件而污染
- 大肠杆菌感染
  - 病理学亚型不能常规地与非致病性疾病鉴别
  - 可能引起长期腹泻;一些大肠杆菌移居在肠上皮

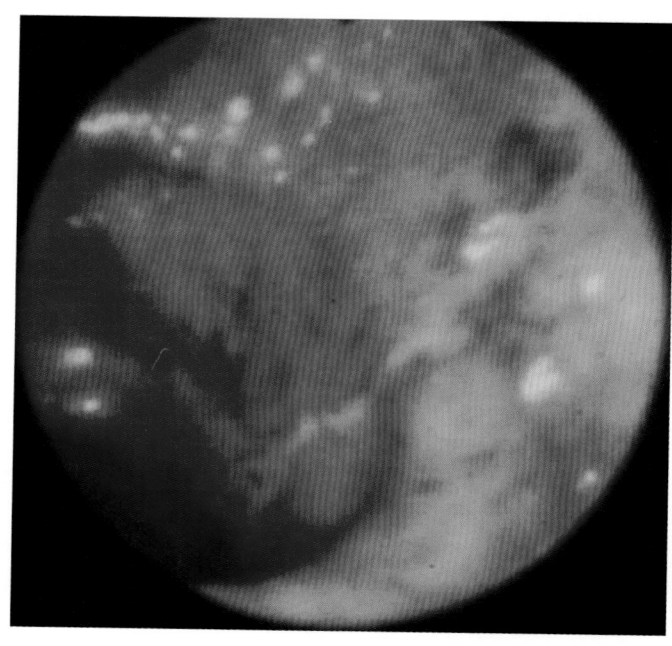

图 6-39 肠出血性大肠杆菌感染患者的横结肠的内镜照片。线性浅溃疡被片块状红斑性黏膜围绕。

之后可产生肠毒素，导致水泻和脱水
- 肠出血性大肠杆菌（如大肠杆菌 O157:H7）产生志贺毒素。在美国，这种感染的发病率在增加（大便常规培养为 8%）；一般发生在夏季；严重

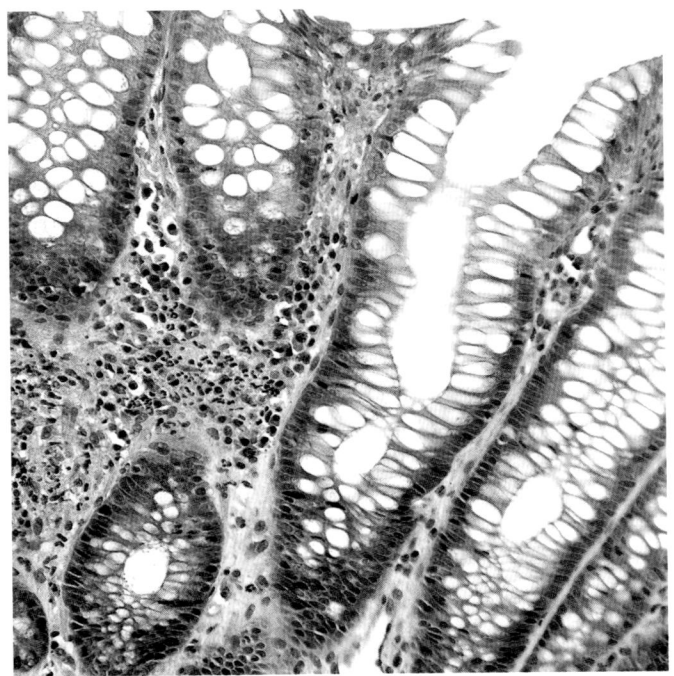

图 6-40　**肠出血性大肠杆菌感染**显示感染损伤的形态，伴有固有膜内中性粒细胞丢失。

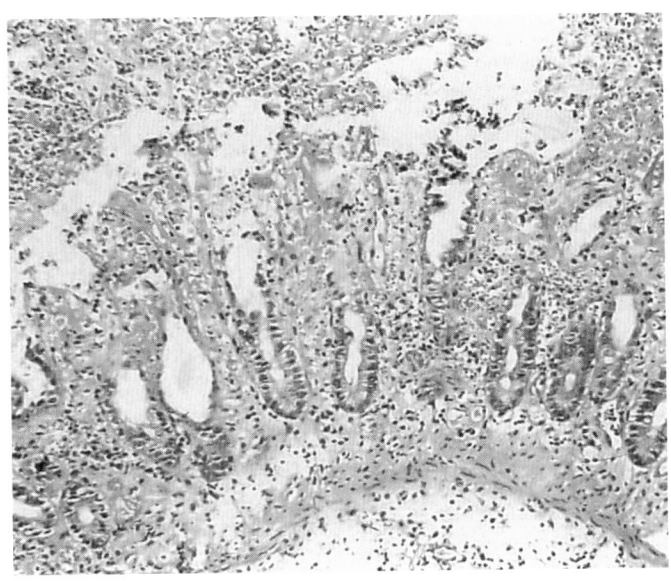

图 6-41　**急性缺血性结肠炎损伤的形态**，患者伴有肠出血性大肠杆菌感染。结肠黏膜有浅表凝固性坏死和出血，伴有炎症性伪膜形成。深部结肠小凹保留。

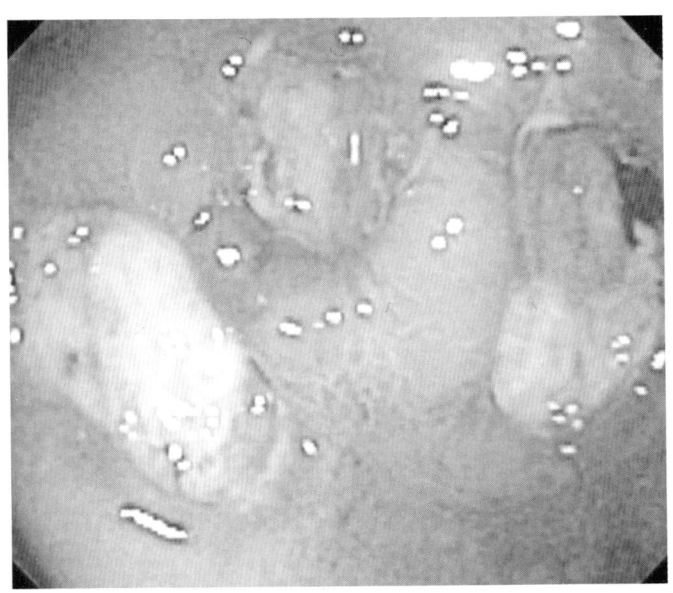

图 6-42　**巨细胞病毒相关性结肠炎的内镜照片**显示三个境界清楚的"深凿性"溃疡。

感染发生在食用污染食物的非常年轻的或非常老的患者
- 大多数感染是轻度和自限性的，但可能发生溶血性尿毒症综合征和血小板减少性紫癜
- 至少有五种其他类型的大肠杆菌
  — 肠侵入性大肠杆菌，有痢疾样的临床表现
  — 产肠毒素大肠杆菌、肠致病性大肠杆菌、肠聚合大肠杆菌和弥漫性黏附性大肠杆菌，可能引起旅行者腹泻和儿童腹泻
- 志贺菌病
  - 志贺菌类实际上是侵入性革兰阴性杆菌，可引起血性腹泻
  - 志贺痢疾最常见，但宋氏志贺菌和弗氏志贺菌感染已有报道
  - 与供水受粪污染有关
  - 最严重的感染见于婴儿和儿童、同性恋的男性以及营养不良和虚弱的个体
- 沙门菌病
  - 引起几种独特的疾病；主要累及胃肠道的两种疾病是伤寒病和沙门菌胃肠炎
  - 沙门菌在肠上皮细胞和巨噬细胞的细胞空泡内复制并向全身播散
  - 伤寒病
    — 是由摄食污染的食物和水引起的

- — 粪 - 口传播
- — 在美国，每 50 0000 人出现 1 例
- — 经过 1 周的潜伏期后，出现全身性发热和腹泻性疾病
- — 并发症包括大量出血、腹膜炎和穿孔
- — 未经治疗的患者死亡率为 15%
  - 沙门菌胃肠炎
    - — 食用被几种类型的沙门菌中一种（除了伤寒沙门菌）污染的食物后几个小时内出现发热性腹泻性疾病
    - — 可能类似于阑尾炎
    - — 占食物中毒的 80%
    - — 是农业实践（用添加抗生素的谷物喂养）的结果，出现对抗多种抗生素的菌种
- 弯曲菌病
  - 引起肠炎和结肠炎两种疾病
  - 在婴儿、青少年和年轻成人，粪便常常是其病原
  - 是郊游旅行者腹泻和发病的常见原因，患者饮用未经处理的山水；比落基山脉的贾第鞭毛虫病多 3 倍
  - 胎儿弯曲菌是严重的系统性疾病的原因
  - 感染后长达 1 周引起血性腹泻
  - 并发症包括脑脊膜炎、伪膜性结肠炎、关节病和 Guillain-Bareé 综合征
- 霍乱
  - 由于内毒素对小肠绒毛的抗吸收作用而引起的重度水泻
  - 潜伏期从几个小时到 2 天
  - 1 周才能恢复
  - 未经治疗死亡率为 50% ~ 75%
  - 据报道，每天丢失 15 ~ 20 升的液体（此时需要提供液体予以补充）
- 耶尔森病
  - 临床上可能类似于 Crohn 病
  - 污染的食物或血液制品中有需氧细菌
  - 小肠结肠炎是最常见的临床表现，通常累及小儿
  - 常常伴有肠系膜淋巴结炎
  - 致死性感染发生在免疫抑制患者和铁过载的患者

大体和内镜病理学

- 大肠杆菌 O157:H7（肠出血性大肠杆菌）
  - 出血性、渗液性黏膜

- 可以出现伪膜，但罕见
- 一般累及右半结肠
- 致病性大肠杆菌常常引起结肠水肿或片块状红斑
- 志贺菌病
  - 典型者累及大肠
  - 可见黏膜出血、溃疡，偶尔出现伪膜
  - 典型的病例显示结肠黏膜片块状红斑
- 沙门菌病
  - 伤寒病或沙门菌肠炎
    - — 纵行的卵圆形溃疡，边缘隆起
    - — 溃疡一般位于末端回肠淋巴集结的顶端
  - 非伤寒菌菌种可能引起结肠水肿或片块状红斑
- 弯曲菌病
  - 弥漫性、出血性或局灶溃疡性小肠结肠炎
  - 常常接近回盲瓣，伴有淋巴集结受累
- 霍乱
  - 小肠黏膜水肿
- 耶尔森病
  - 回肠和结肠弥漫性和局灶性溃疡和水肿
  - 肠系膜淋巴结肿大，伴有灶状坏死
  - 上皮淋巴滤泡增生，常常伴有溃疡

组织病理学

- 大肠杆菌感染，包括大肠杆菌 O157:H7（肠出血性大肠杆菌）
  - 肠出血性大肠杆菌引起缺血性和感染性结肠炎（毒素影响蛋白合成，引起上皮和内皮细胞损伤）
  - 可以出现黏膜出血、梗死和伪膜
  - 局灶性中性粒细胞浸润，可以出现隐窝炎和隐窝脓肿
  - 在一些黏附性大肠杆菌感染患者可见黏附细菌
- 志贺菌病
  - 感染性结肠炎（局灶性急性结肠炎）的形态特征是
    - — 局灶区域炎症细胞增加；有时伴有局灶性结构改变
    - — 活检标本的某些区域维持基本正常表现
    - — 一般为急性炎症，伴有片块状隐窝炎，固有膜内有中性粒细胞，但浆细胞并不增多
- 沙门菌病
  - 伤寒病和沙门菌肠炎
    - — 淋巴滤泡增生，伴有邻近黏膜出血，中性粒细胞浸润，以及萎缩和再生

- — 进行性出血和炎症可能引起穿孔
- — 可能引起局灶性急性结肠炎的损伤形态
- 弯曲霉菌病
  - 局灶性急性结肠炎，伴有中性粒细胞浸润、隐窝炎、出血和坏死
- 霍乱
  - 黏膜完整伴有轻微的改变
- 耶尔森病
  - 增生性淋巴滤泡伴有大的生发中心
  - 增生性淋巴滤泡的上方有点状溃疡，伴有中性粒细胞浸润（类似于 Crohn 病）
  - 肠壁和局部淋巴结有化脓性上皮样肉芽肿
  - 结肠发生急性隐窝炎

特殊染色和免疫这种化学

- 应用组织学染色检测微生物不可靠

其他诊断技术

- 致病性大肠杆菌
  - — 诊断需要应用复杂的技术，如血清分型、PCR 或 DNA 杂交，尽管应用特殊培养基可从粪便培养中检测到大肠杆菌 O157:H7
- 大多数致病性细菌可以通过微生物技术、血清学抗体分析或偶尔在活检中应用 PCR 技术检测出来

鉴别诊断

- 肠出血性大肠杆菌、弯曲菌类和沙门菌类感染与炎症性肠病、缺血性结肠炎和伪膜性结肠炎
  - 炎症性肠病
    - — 以类似的中性粒细胞浸润为特征，但不同的是，炎症性肠病弥漫性受累，黏膜出血不明显，基底部浆细胞增多，腺体改变明显（黏液减少，腺体扭曲）
    - — 任何感染均可出现巨细胞，但见于 Crohn 病的并不是形成完好的非干酪性肉芽肿
    - — 弯曲菌类感染可见化脓性肉芽肿
  - 缺血性结肠炎
    - — 以浅表坏死及急性炎症不如感染性小肠结肠炎明显为特征
    - — 临床病史和症状常常可以提示缺血
  - 伪膜性结肠炎（难辨梭菌相关性结肠炎）
    - — 在组织学上可能无法与其他原因引起的感染

性结肠炎鉴别
- — 伪膜是由脱落的上皮细胞、炎症细胞和纤维素组成的
- — 诊断需要临床病史（即从前应用抗生素）和诊断性试验
- — 根据检测毒素（毒素 A 和毒素 B）诊断；培养没有帮助

- 耶尔森菌类感染与 Crohn 病
  - 临床上，相似之处是累及回肠末端并伴有溃疡
  - 典型的 Crohn 病不产生见于耶尔森类感染的广泛的化脓性肉芽肿

提要

- 弯曲菌类感染可能合并脑脊膜炎、Guillin-Barré 综合征和伪膜性结肠炎
- 耶尔森菌类感染一般伴有肠系膜淋巴结炎

精选文献

Lamps LW: Infective disorders of the gastrointestinal tract. Histopathology 50:55-63, 2007.
Nataro JP, Kaper JB: Diarrheogenic *Escherichia coli*. Clin Microbiol Rev 11:142-210, 1998.
Griffin P, Olmstead L, Petras R: *Escherichia coli* O157:H7-associated colitis: A clinical and histologic study of 11 cases. Gastroenterology 99:142-149, 1990.
Norstrant TT, Kumar NB, Appelman HD: Histopathology differentiates acute self-limited colitis from ulcerative colitis. Gastroenterology 92:318-328, 1987.

免疫受损患者的感染 Infections in Immunocompromised Patients

临床特征

- 免疫受损患者常见肠道感染，特别是 AIDS 患者；其他原因包括
  - — 移植（实体器官和骨髓）
  - — 癌症化疗
  - — 自身免疫性疾病（类固醇治疗）
  - — 老年
  - — 糖尿病
  - — 长期应用抗生素
  - — 血液透析
  - — 术后并发症
  - — 留置血管装置

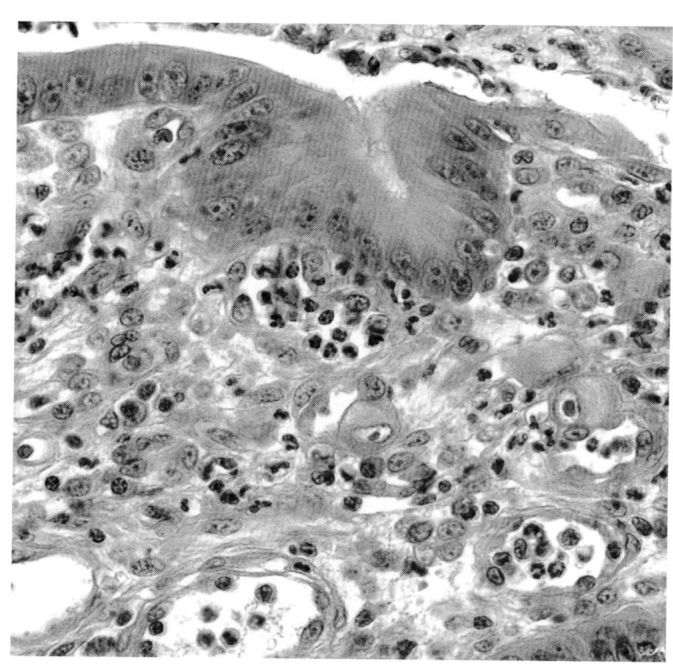

图 6-43　巨细胞病毒相关性结肠炎，显示被感染的间质细胞为巨细胞，有胞质包涵体和明显的核内包涵体，包涵体周围有空晕。

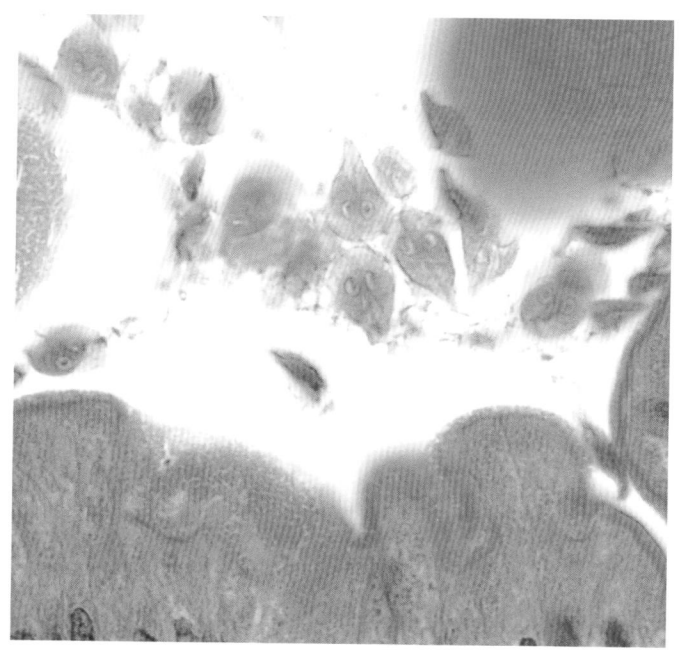

图 6-44　贾第鞭毛虫病。兰伯贾第虫呈梨形，伴有一对细胞核。

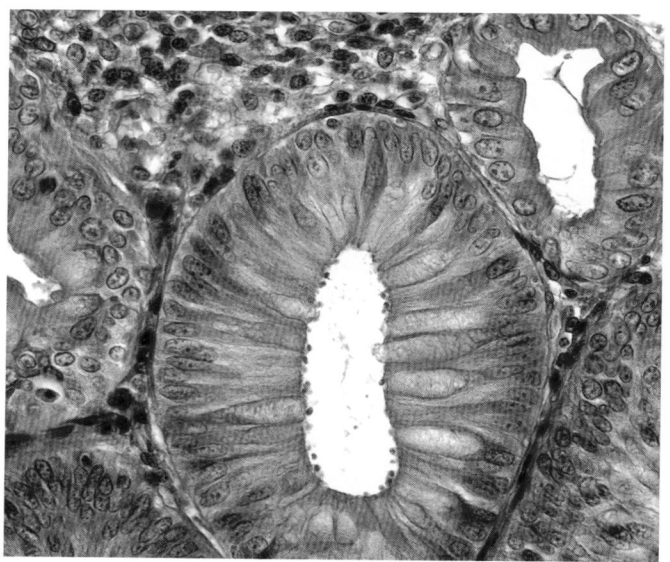

图 6-45　隐孢子虫病，显示发育形的微生物黏附于细胞表面。

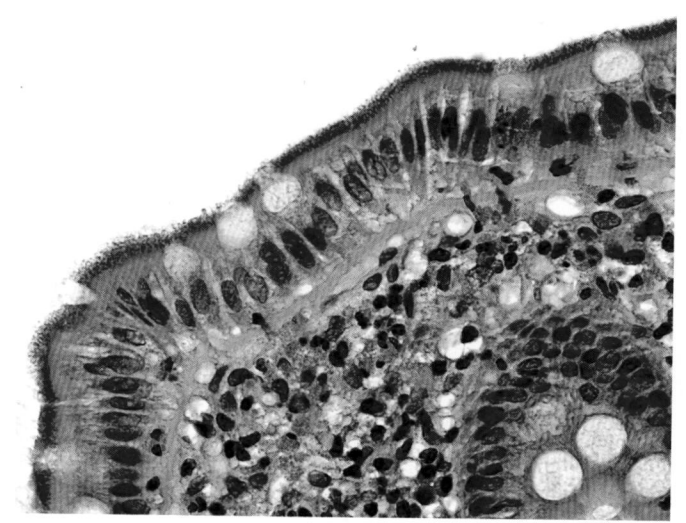

图 6-46　肠孢子虫病，显示许多微生物黏附到刷状缘。

- 感染可以发生在胃肠道的任何部位，症状取决于感染部位
  - 食管感染：咽下困难，吞咽痛，胸痛
  - 胃感染：恶心，呕吐，腹痛
  - 肠感染：腹泻
- 并发症包括出血、梗阻和穿孔
- 在 AIDS 患者，大约半数的腹泻是由感染引起的；其余的是由 AIDS 肠病（以慢性腹泻、营养不良和消瘦为特征的综合征，没有胃肠道感染的证据）引起的
  - 在未经治疗的 AIDS 和免疫受损患者，真菌、寄生虫、细菌和病毒感染均很常见

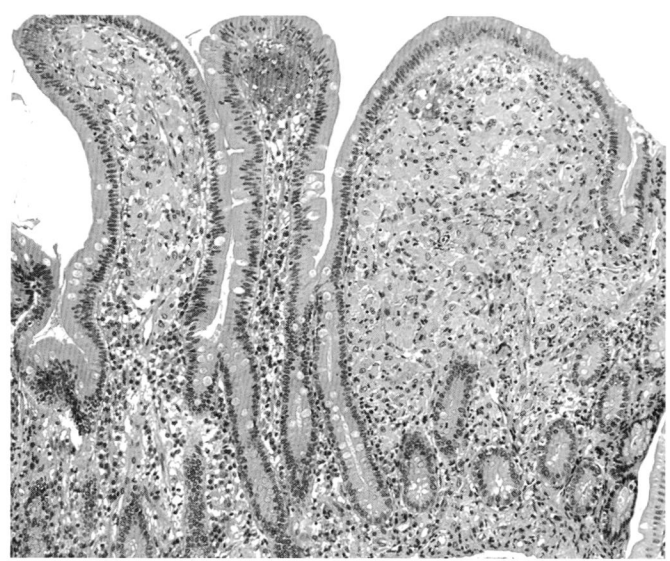

图 6-47　**鸟胞内分枝杆菌感染**累及近端小肠。固有膜内泡沫状巨噬细胞造成不同程度的膨胀。

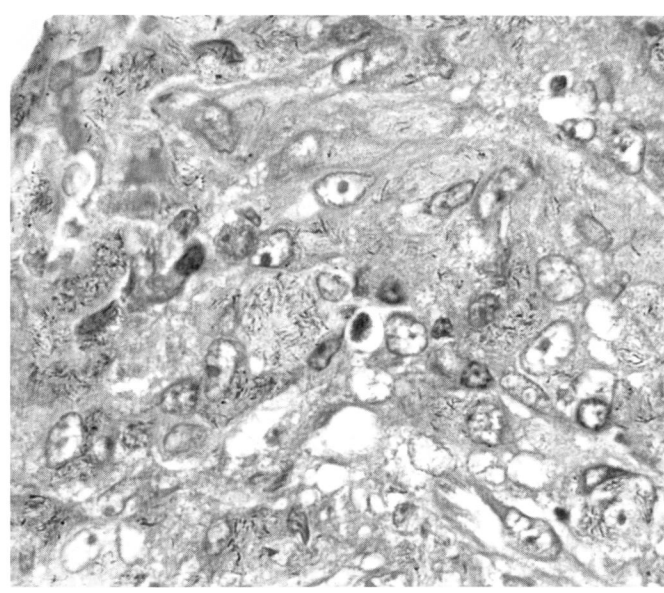

图 6-48　**鸟胞内分枝杆菌感染**（抗酸染色）。

大体和内镜病理学

■ 病毒感染
- CMV：表现各异，常常有散在的溃疡，累及食管、胃和肠
- HSV：疼痛性溃疡或小泡，常常在食管、直肠下端和肛门以及肛门周围皮肤
- 腺病毒：非特异性表现

■ 寄生虫感染

- 贾第鞭毛虫病（肠贾第鞭毛虫）：非特异性改变
- 球菌病（微小隐孢子虫、贝氏等孢子球虫和圆孢子纲类）
  — 隐孢子虫和等孢子球虫最常见于 AIDS 患者
  — 圆孢子虫病较常见于旅行者腹泻，或与食物污染有关
  — 都显示轻微的非特异性改变
- 微孢子虫病（肠孢子虫属和脑炎微孢子虫属）：小肠轻度非特异性改变

■ 真菌感染

- 念珠菌病
  — AIDS 患者食管炎最常见的原因
  — 食管是最常见的部位（在播散性疾病累及小肠）
  — 形成黏附性、白色到棕色的斑块，伴有黏膜充血和溃疡形成
  — 食管可能完全裸露
- 曲霉菌病
  — 典型者累及食管，虽然在胃肠道罕见
  — 常常引起坏死性溃疡（由于侵犯血管而导致缺血）
- 毛霉菌病
  — 常常引起广泛的坏死（由于侵犯血管而导致缺血）；很少发生在胃肠道
- 组织胞浆菌病
  — 可以从肺播散到食管和其他部位
  — 偶尔引起食管穿孔和食管支气管瘘

■ 细菌感染

- 常见于免疫受损宿主的致病细菌包括：沙门菌、志贺菌和弯曲菌类（在 AIDS 患者可能难以消除）
- 典型者肠螺旋体病弥漫性累及结肠，内镜检查通常没有异常；较常见于有免疫能力的个体，据认为可能是共生
- 结核病引起浅溃疡，伴有融合性肉芽肿；最常累及回盲部（90%）
- 鸟胞内分枝杆菌可引起难以描述的、常常是斑块样的病变，可发生于胃肠道的任何部位

■ 非感染性 AIDS 相关性肠病
- 常常有轻微病变

组织病理学

■ 病毒感染

- CMV
  - 表现不同，但通常是轻度的混合性炎症，伴有溃疡和特征性的核或胞质包涵体，典型者见于内皮细胞和间叶细胞
  - 偶尔引起严重的疾病，伴有血管炎和肠穿孔
- HSV
  - 在食管和肛周病变、急性炎症和坏死明显；可见鳞状上皮有典型的多核细胞，棘层松解，以及核内包涵体
- 腺病毒
  - 结肠轻度非特异性慢性炎症，伴有杯状细胞营养不良，含有无定形的细胞核，偶尔含有诊断性包涵体

■ 寄生虫感染
- 贾第鞭毛虫病
  - 梨形微生物，其大小类似于肠上皮细胞的细胞核
  - 滋养体有两个对称的细胞核（"猴面"）
  - 微生物一般见于腔缘，引起不同程度的黏膜炎症浸润
- 球虫感染
  - 微小隐孢子虫
    - 嗜碱性点状微生物（1 ~ 3μm）黏附到小肠或结肠上皮细胞的腔缘（刷状缘）
    - 通常伴有轻度慢性炎症和不同程度的绒毛异常；可见轻度绒毛变短
  - 贝氏等孢子球虫
    - 这种球虫为细小的卵圆形结构，位于肠绒毛的上皮细胞内（可能难以发现）；裂殖子呈香蕉形
  - 圆孢子虫
    - 细小卵圆形结构，位于肠上皮细胞内（类似于等孢子虫）
- 微孢子虫病
  - 两种类型
    - 成熟孢子表现为成簇的点状结构（1.5μm），见于小肠或结肠上皮细胞胞质的顶端（常常难以发现）
    - 较大的有核孢子体（3 ~ 5μm）为嗜碱性结构，位于接近绒毛顶端的上皮细胞内；可能出现核的压迹

■ 真菌感染

- 念珠菌病
  - 棘层松解，伴有浅表鳞状上皮中性粒细胞浸润；可能伴有局部鳞状上皮淋巴细胞增多
  - 在严重的病例，出现黏膜溃疡，伴有中性粒细胞浸润
  - 在坏死碎屑中可见酵母菌和假菌丝
  - 有黏膜下浸润证实是有意义的疾病
  - 浸润性疾病的特征是混合性的二形性结构，包括 3 ~ 5μm 的芽生孢子（出芽的卵圆形酵母菌）和假菌丝（长的芽生孢子在假分隔处有切迹，是几个分开的酵母微生物）
  - 可能形成真菌丝（细长的微生物，壁平行，在真正的分割处没有切迹）；缺乏分枝
- 曲霉菌病
  - 由于真菌侵犯血管引起缺血，所以常常可见混合性坏死和梗死性碎屑
  - 呈 45 度角的二叉分枝；菌丝 2 ~ 4μm 宽，壁平行，有真正的分隔
  - 偶尔见于手术或活检标本
- 毛霉菌病
  - 宽的无分隔的菌丝（10 ~ 20μm），呈不规则的分枝，常常形成折叠的带样结构
  - 偶尔见于手术或活检标本
- 组织胞浆菌病
  - 可引起肉芽肿或固有膜内弥漫性组织细胞集聚
  - 细胞内的微生物 2 ~ 3μm
  - 肉芽肿性炎症可能类似于 Crohn 病

■ 细菌感染
- 螺旋体病
  - 微生物在腔面形成嗜碱性模糊结构
  - 可以应用银染色（如 Warthin-Starry 染色）或密螺旋体免疫染色加以证实
- 结核病
  - 溃疡形成和坏死性肉芽肿，伴有 Langhans 巨细胞
- 鸟胞内分枝杆菌
  - 固有膜含有泡沫样组织细胞，其内充满抗酸杆菌（acid-fast bacilli, AFB；改良 AFB）

■ AIDS 相关性肠病
- 由于肠上皮细胞和其他细胞 HIV 感染，造成非特异性凋亡、慢性炎症和绒毛萎缩

- 再生的不成熟性细胞没有微绒毛
- 非感染性食管溃疡
- 组织学特征包括局灶水肿、凋亡细胞以及致密的中性粒细胞炎症浸润，伴有糜烂
- 糜烂可能形成大的溃疡，以致危及生命
- 电子显微镜检查显示单核细胞内有病毒颗粒，推测是 HIV
- 自从积极的抗反转录病毒疗法应用以来，已很少见到 AIDS 相关性肠病

特殊染色和免疫组织化学

- PAS 和 GMS：可突出真菌结构（最好用于检测食管和胃活检标本的溃疡和坏死组织中的真菌）
- Giemsa：显示隐孢子虫、等孢子虫和微小孢子虫类
- 三色染色：有助于鉴别贾第鞭毛虫和黏液
- 改良 AFB：检测鸟胞内分枝杆菌感染
- Warthin-Starry 或 Dieterle：显示螺旋体
- 免疫染色用于检测 CMV（有用）、HSV、隐孢子虫和微小孢子虫（免疫荧光）、腺病毒和圆孢子类

其他诊断技术

- PCR 用于检测许多微生物，包括 CMV 和微孢子虫类；用于蜡块可能有效
- 通过检测粪便标本中的囊合子和孢囊，容易诊断寄生虫感染；AFB 染色可以检测粪便标本中隐孢子虫的囊合子（而不是在组织学切片上）
- 电子显微镜检查可能有助于辨认某些微生物（如微小孢子虫类）

鉴别诊断

- 在免疫受损宿主，最主要的是考虑胃肠道感染

▌Kaposi 肉瘤
- 在 AIDA 患者常见；相对常见于胃肠道
- 其特征为具有斑点的红色病变，由固有膜内的增生性梭形细胞组成，在裂隙样间隙内含有外渗的红细胞

▌Whipple 病
- 具有 PAS 染色阳性的泡沫样组织细胞，非常类似于鸟胞内分枝杆菌
- 鸟胞内分枝杆菌感染缺乏脂肪空泡和特征性的

AFB 阳性染色

提要

- 即使患者免疫受损，通常也有一些炎症
- 当你遇到炎症而又不能解释时，要考虑机会性感染（即使不知道患者免疫受损）
- 在肠上皮细胞的表面出现一排小蓝点，要考虑隐孢子虫病
- 在肠上皮细胞内出现小蓝点要考虑微小孢子虫病
- 结肠细胞表面出现蓝色模糊现象，要考虑螺旋体病
- 当间叶细胞看上去太大或有轻微的糜烂或炎症时，要仔细检查间叶细胞，特别是内皮细胞，看有无 CMV 包涵体
- 不要将腔内黏液性小球与隐孢子虫类（HE 染色微小隐孢子虫呈深蓝色，一般沿着腔面有许多同样大小的微生物）或贾第鞭毛虫（三色染色可能有所帮助）混淆
- 贾第鞭毛虫病还可伴有选择性 IgA 免疫缺陷和普通可变性免疫缺陷性疾病
- 每一例小肠活检标本均要排除感染
- 在免疫受损患者的胃肠道活检中，均应考虑 CMV 免疫染色、AFB 和 PAS 染色或 GMS 染色

精选文献

Calderaro A, Bommezzadri S, Gorrini C, et al: Infective colitis associated with human intestinal spirochetosis. J Gastroenterol Hepatol 22:1772-1779, 2007.

Varma M, Hester JD, Schaefer FW 3rd, et al: Detection of *Cyclospora cayetanensis* using a quantitative real-time PCR assay. J Microbiol Methods 53:27-36, 2003.

Greenberg PD, Koch J, Cello JP: Diagnosis of *Cryptosporidium parvum* in patients with severe diarrhea and AIDS. Dig Dis Sci 41:2286-2290, 1996.

Greenson JK, Belitos PC, Yardley JH, Bartlett JG: AIDS enteropathy: Occult enteric infections and duodenal mucosal alterations in chronic diarrhea. Ann Intern Med 114:366-372, 1991.

Gutierrez Y: Diagnostic Pathology of Parasitic Infections with Clinical Correlations. Philadelphia, Lea & Febiger, 1990.

Orenstein JM, Chlang J, Steinberg W, et al: Intestinal microsporidiosis as a cause of diarrhea in human immunodeficiency virus-infected patients. Hum Pathol 21:475-481, 1990.

Strom RL, Gruninger RP: AIDS with *Mycobacterium avium-intracellulare* lesions resembling those of Whipple's disease. N Engl J Med 309:1324, 1983.

Whipple 病　Whipple Disease

临床特征

- 罕见的慢性系统性疾病，伴有明显的胃肠道症状
- 常常累及 30 ~ 50 岁之间的白人男性；以男性发病为主
- 较常见于北美和欧洲世系的患者
- 可累及人体的任何器官，最常见于胃肠道、关节和中枢神经系统
- 常常伴有
  - 吸收不良和腹泻
  - 腹痛
  - 体重下降
  - 多关节痛
  - 外周淋巴结肿大
  - 心脏功能障碍
  - 中枢神经系统疾病（10%）
- 抗生素治疗有反应是其特征，不治疗常常致死

大体和内镜病理学

- 泡沫样组织细胞构成的混合性炎症广泛浸润器官，引起
  - 小肠黄色的黏膜斑块
  - 偶尔可见浅溃疡和出血
  - 肠壁增厚

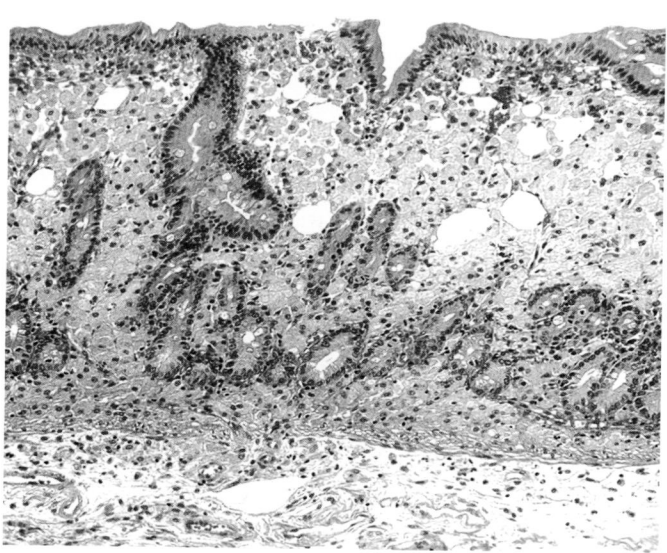

图 6-49　**Whipple 病，十二指肠活检标本。**组织学切片显示绒毛扁平，固有膜膨胀，内有含有脂肪空泡的泡沫样巨噬细胞。

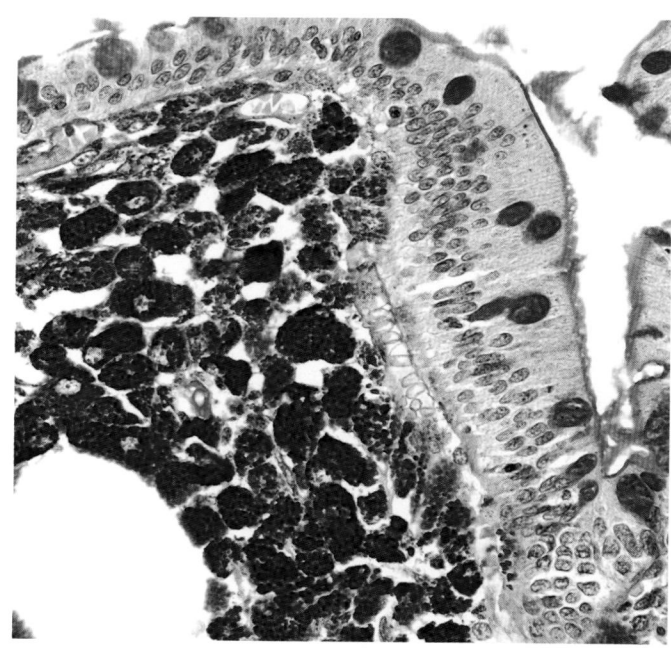

图 6-50　**Whipple 病。**PAS 染色显示鲜明染色的粗颗粒状胞质内包涵体。

- 肠系膜和腹膜后淋巴结肿大
- 肝脾肿大
- 肠系膜脂肪和腹膜斑块

组织病理学

- 固有膜、黏膜肌层和浅表黏膜下层有抗淀粉酶消化的 PAS 阳性的泡沫样组织细胞浸润，组织细胞内含有 Whipple 杆菌
- 由于组织细胞浸润，肠绒毛变钝
- 典型者几乎不伴有炎症细胞浸润
- 黏膜和黏膜下有特征性的大的开放性圆形间隙（所谓的脂肪空泡），其中有些是扩张的淋巴管
- 区域淋巴结可能含有泡沫样组织细胞
- 异物性上皮样肉芽肿和脂肪肉芽肿有时见于胃肠道黏膜、淋巴结、脾、肌肉、肺、肾和脑

特殊染色和免疫组织化学

- 抗淀粉酶 PAS 染色：组织细胞内的 Whipple 杆菌呈强阳性；染色呈粗颗粒状，不能见到细菌结构
- AFB 染色呈阴性

其他诊断技术

- PCR：用于序列分析细菌的 *16s* 核糖体基因

- 电子显微镜检查：证实巨噬细胞胞质内的杆菌

鉴别诊断

- 鸟胞内分枝杆菌感染
  - 类似于组织细胞的表现，固有膜内可见泡沫样组织细胞样细胞
  - 不同之处在于：明显缺乏脂肪空泡和扩张的淋巴管
  - PAS 染色呈弱阳性，仍可见到杆菌
  - 较常见于免疫受损患者
- 组织胞浆菌病
  - 其特征为出现形成完好的肉芽肿和胞质泡沫不明显的组织细胞浸润
  - PAS 或银染色可见细胞内 2 ~ 3μm 的微生物

提要

- Whipple 病是由不能培养的革兰阳性杆菌（称为吸收障碍菌属 Whippelii）引起的

精选文献

Baisden BL, Lepidi H, Raoult D, et al: Diagnosis of Whipple disease by immunohistochemical analysis. Am J Clin Pathol 118:742-748, 2002.
Dobbins WO III: Whipple's Disease. Springfield, IL, Charles C. Thomas, 1987.
Relman DA, Schmidt TM, MacDermott RP, Falkow S: Identification of the uncultured bacillus of Whipple's disease. N Engl J Med 327:293-301, 1992.

乳糜泻　Celiac Sprue

临床特征

- 也称为谷蛋白敏感性肠病或乳糜泻（celiac disease）
- 是与谷物毒性成分以及小麦、黑麦和大麦中麦醇溶蛋白相关的蛋白免疫反应有关的吸收不良性疾病
- 一般好发于爱尔兰人和北欧人；最常见于白人；在美国，发病率可能为 1%
- 典型的表现包括腹泻、脂肪痢、胃肠胀气、体重减轻和乏力；婴儿发育可能受到影响
- 还可能表现为铁或叶酸盐不足、厌食、骨质疏松引起的骨痛以及不孕
- 血清学试验包括 IgG 抗肌内膜和抗组织转谷氨酶抗体试验；两者均为特异性和敏感性试验
- 与 HLA-DQ2（超过 98% 的病例）和 HLA-DQ8 密切相关

大体和内镜病理学

- 黏膜变扁，典型者在近端小肠最突出；可能出现扇贝形瓣聚合

组织病理学

- 特征性的改变包括：绒毛缩短，散布有杯状细胞，偶尔可见上皮内淋巴细胞的高柱状肠吸收细胞转化为非吸收性矮立方上皮，伴有复层细胞核，几无杯状细胞，上皮内有许多淋巴细胞（每 100 个肠上皮细胞内淋巴细胞超过 40 个）
- 表面上皮刷状缘丧失，典型者隐窝核分裂活性增加
- 继发性特征包括隐窝延长和增生
- 固有膜含有混合性炎症细胞浸润（T 和 B 淋巴细胞、浆细胞和中性粒细胞）

特殊染色和免疫组织化学

- LCA 或 CD3 免疫染色可以用于评估上皮内成分，且可能有助于辨认上皮内淋巴细胞增多；不推荐免疫染色

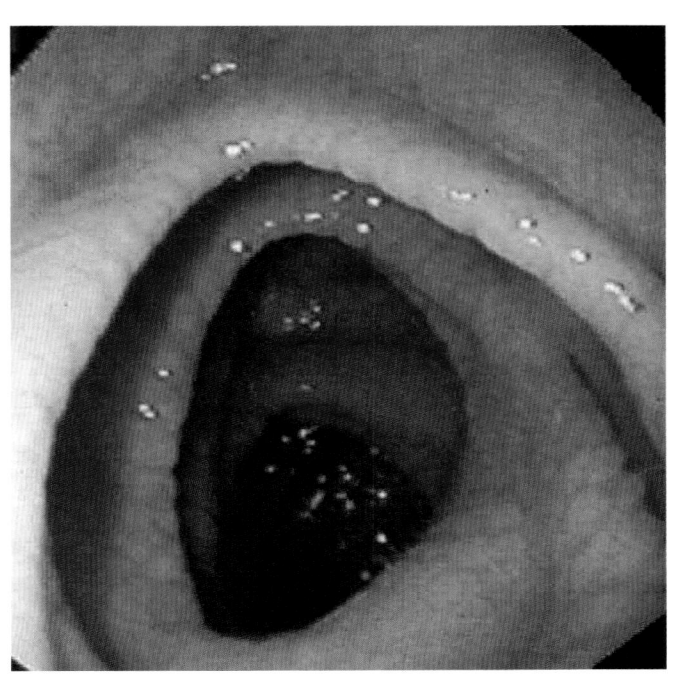

图 6-51　十二指肠内镜照片显示乳糜泻的扇贝形瓣聚合。

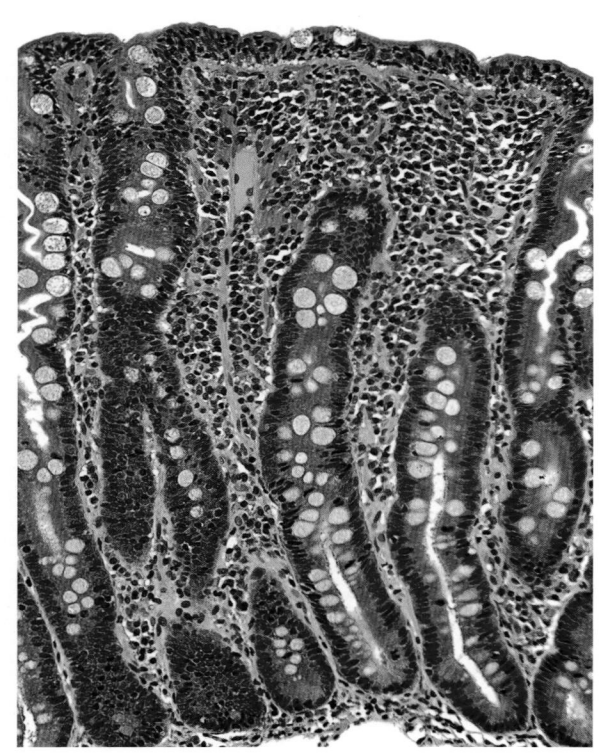

图 6-52　乳糜泻。 组织学切片显示弥漫性绒毛重度异常，伴有隐窝增生和上皮内淋巴细胞增多。固有膜内大量慢性炎症细胞浸润，包括浆细胞。

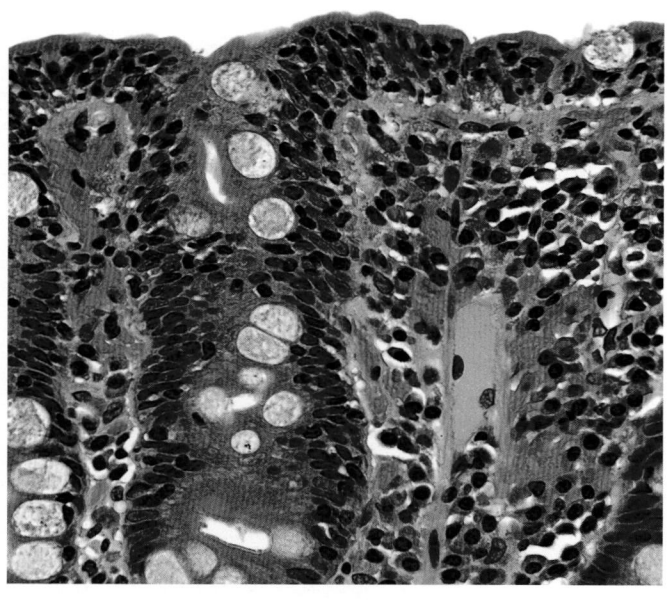

图 6-53　乳糜泻。 高倍镜下显示上皮内淋巴细胞增多。

- PAS 染色显示刷状缘丧失

其他诊断技术

- 在伴有难治性腹泻的患者或发生小肠溃疡的乳糜泻患者，应该考虑分子学检查

鉴别诊断

- **正常黏膜**
  - 吸收障碍可以见于小肠组织学正常的患者（如二糖酶缺乏）
  - 绒毛与隐窝比例正常：3 ∶ 1 ~ 5 ∶ 1
  - 正常上皮内淋巴细胞可以多达 20 个
- **淋巴细胞性小肠结肠炎**
  - 淋巴细胞性结肠炎与近端小肠乳糜泻样病变可以共存，但对撤去谷蛋白治疗没有反应
- **难治性或不能分类的腹泻**
  - 对撤去谷蛋白没有反应
    - 难治性腹泻 I 型
      - 没有非典型性淋巴细胞
      - 表面上皮内 CD3 和 CD8 淋巴细胞正常
      - 多克隆性 T 细胞受体
      - 硫唑嘌呤和泼尼松治疗有效
      - 进展为肠病相关性 T 细胞淋巴瘤的几率低
    - 难治性腹泻 II 型
      - 可能有散在的非典型性淋巴细胞
      - 表面 CD3 或 CD8 淋巴细胞丧失
      - 单克隆 T 细胞受体基因重排（隐窝 T 细胞淋巴瘤）
      - 硫唑嘌呤和泼尼松或白细胞介素（IL-10）治疗无效
      - 死亡率大约为 50%，大多数病例发生肠病相关性 T 细胞淋巴瘤
  - 对谷蛋白以外的蛋白的过敏反应
- **与伴有上皮内淋巴细胞增多（每 100 个肠上皮细胞内淋巴细胞超过 30 个）的可变性绒毛异常有关的疾病**
  - 潜伏的或不完全治疗的乳糜泻（大约 10% 的患者）
  - 热带性口炎性腹泻（2% 的患者）
    - 发生在到特定热带地区（如印度、非洲、东南亚、中美，西印度群岛）的旅行者
    - 应用广谱抗生素（据认为是感染性病因）和维生素治疗的患者

- 疱疹性皮炎
- 感染性胃肠炎和淤滞
- 消化性溃疡
- 自身免疫性疾病（如类风湿性关节炎、Graves 病、Crohn 病）
- NSAID 相关性病变
- 自身免疫性肠炎

■ 与重度绒毛异常和隐窝增生低下有关的疾病
- 加西卡蛋白缺乏病，消瘦
- 巨幼红细胞性贫血
- 放疗和化疗效应
- 微绒毛包涵体病

■ 与含有特异性诊断改变的可变性绒毛异常有关的疾病
- 胶原性腹泻
  - 上皮下胶原带增加
- 普通可变性免疫缺陷和选择性 IgA 免疫缺陷
  - 固有膜内结节状淋巴细胞增生，伴有浆细胞数目减少
  - 凋亡小体增加
  - 可能与贾第鞭毛虫病共存
- 嗜酸细胞性胃肠炎
- 寄生虫感染
- Waldenström 巨球蛋白血症
  - 淋巴管扩张症，淋巴管内可见无定形嗜酸性物质
  - 固有膜内泡沫样巨噬细胞
- 淋巴管扩张症
- 无 β- 脂蛋白血症
  - 肠上皮细胞伴有胞质内空泡

提要

- 最好结合临床病史、血清学和组织学特征作出诊断（记录吸收不良、组织学特征以及从饮食中除去谷蛋白后症状的改善和组织学异常的消退）
- 从饮食中除去谷蛋白一般可以治愈
- 撤去谷蛋白可引起从远端到近端的逐步恢复正常（亦即十二指肠最后恢复）；当评估恢复时必须考虑活检取自什么部位
- 基本的病理学改变是由表面肠上皮细胞受到免疫攻击引起的（转化成非吸收性矮立方细胞，核呈复层，有许多散在的淋巴细胞）
- 对于患有难治性腹泻的患者或发生小肠溃疡的乳

糜泻患者，总应考虑有无 T 细胞淋巴瘤（进行免疫组织化学检查或 PCR）

精选文献

Hadithi M, vonBlomberg BM, Crusius JB, et al: Accuracy of serologic tests and HLA-DQ typing for diagnosing celiac disease. Ann Intern Med 147:294-302, 2007.

Cellier C, Cerf-Bensussan N: Treatment of clonal refractory celiac disease or cryptic intraepithelial lymphoma: A long road from bench to bedside. Clin Gastroenterol Hepatol 4:1320-1321, 2006.

Gramlich T, Petras R: The small intestine. In Sternberg SS (ed): Histology for Pathologists, 3rd ed. Philadelphia, Lippincott Williams & Wilkins, 2006, pp 603-626.

Kagnoff MF: AGA Institute Medical Position Statement on the Diagnosis and Management of Celiac Disease. Gastroenterology 131:1977-1980, 2006.

Rostom A, Murray JA, Kagnoff MF: American Gastroenterological Association (AGA) Institute Technical Review on the Diagnosis and Management of Celiac Disease. Gastroenterology 131:1981-2002, 2006.

Petras R: Non-Neoplastic Intestinal Diseases. In Mills SE (ed): Sternberg's Diagnostic Surgical Pathology, 4th ed. New York, Lippincott Williams & Wilkins, 2004, pp 1475-1541.

Kakar S, Nehra V, Murray JA, et al: Significance of intraepithelial lymphocytosis in small bowel biopsy samples with normal mucosal architecture. Am J Gastroenterol 98:2027-2033, 2003.

小肠腺瘤和腺癌　Small Intestinal Adenoma and Adenocarcinoma

临床特征

- 发生在小肠的原发性腺瘤和腺癌常常伴有基础病变，如 FAP 综合征（FAP、轻型 FAP 和 MYH 相关性息肉病综合征）和 Lynch 综合征
- 较为常见的小肠恶性肿瘤是转移性肿瘤、淋巴瘤和类癌

■ 腺瘤
- 小肠腺瘤非常罕见（不到所有肠腺瘤的 0.05%）
- 常常混合有腺癌（65% 的所有小肠腺瘤合并腺癌）
- 大多数发生在十二指肠大乳头周围，表现为胆绞痛、胆管炎、黄疸和胰腺炎
- 与非息肉病患者相比，伴有家族性腺瘤性息肉病综合征的患者发生癌的危险高 300 倍

■ 腺癌
- 比结肠腺癌少见得多
- 危险因素包括 Lynch 综合征、Peutz-Jeghers 综合征和 Crohn 病

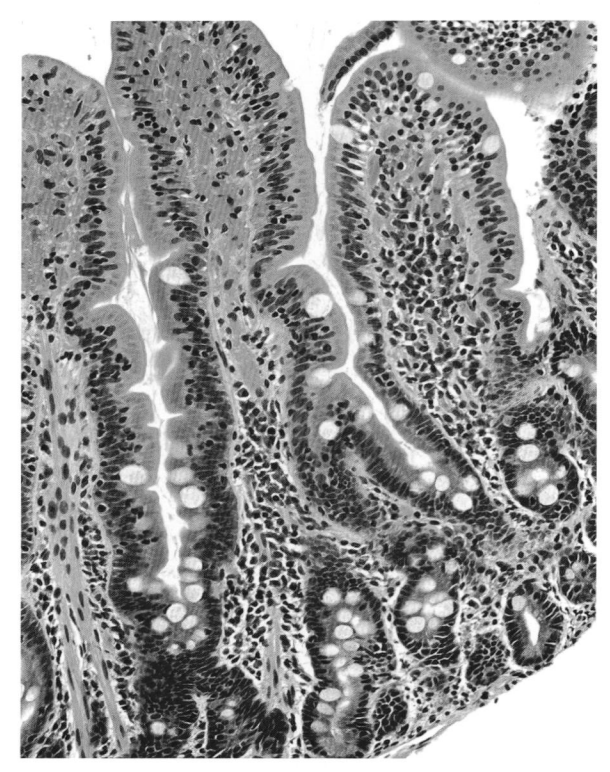

图 6-54 十二指肠上皮内淋巴细胞增多。这种可变性绒毛异常显示绒毛长度接近正常，伴有上皮内淋巴细胞增多（每 100 个肠上皮细胞内多于 30 个）。

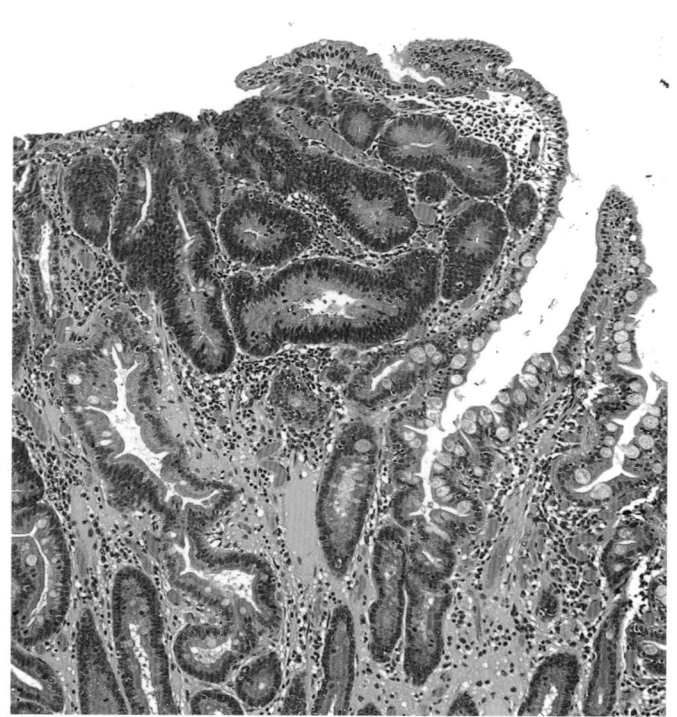

图 6-55 家族性腺瘤性息肉病的小肠腺瘤。这种腺瘤类似于结肠管状腺瘤。

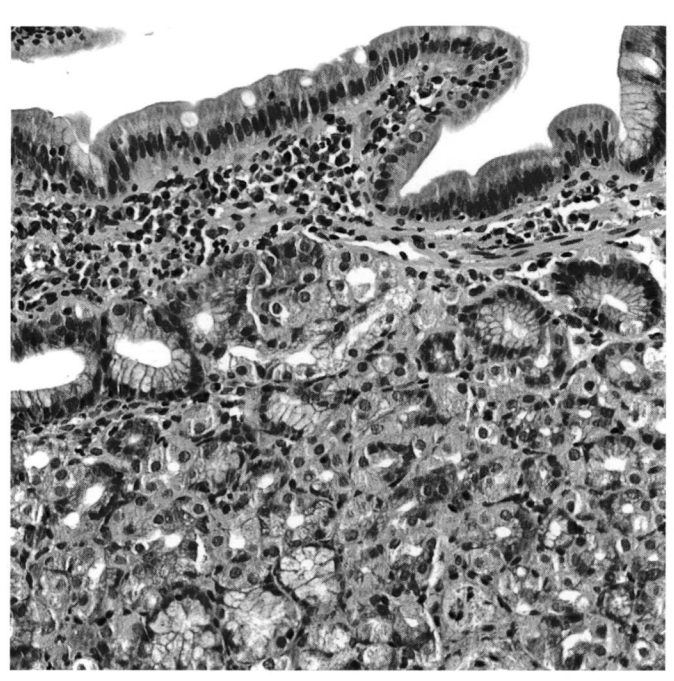

图 6-56 胃异位。这张组织学切片显示十二指肠表面下特化的胃腺体。

- 较常见于黑人男性；诊断时的平均年龄是 55 岁
- 大多数病例发生在十二指肠大乳头的附近；Crohn 病相关性腺癌倾向于累及回肠
- 症状包括梗阻或出血以及黄疸和胰腺炎

大体和内镜病理学

▌腺瘤
- 典型者为多分叶状，质软
- 可以有蒂，也可以无蒂
- 管状腺瘤倾向于较小（< 3cm）
- 绒毛状腺瘤较常见且较大（平均 5cm）
- 伴有 FAP 的患者，腺瘤常常为多发性

▌腺癌
- 大约 25% 的病变为息肉样
- 大约 75% 为溃疡性
- 大小从 < 2cm 到大至 15cm
- 伴有 Crohn 病的腺癌常常有狭窄

组织病理学

▌腺瘤
- 类似于结肠腺瘤的组织学，伴有管状、管状绒毛状和绒毛状形态学

- 管状腺瘤
  - 管状腺体，内衬上皮细胞，含有深染的复层细胞核，隐窝各个水平均可见到核分裂象，几乎没有杯状细胞
  - 大约20%的管状腺瘤含有癌
- 绒毛状腺瘤
  - 乳头状结构，中心含有固有膜轴心，被覆类似于管状腺瘤的上皮
  - 30%～60%的绒毛状腺瘤含有浸润癌
- 腺体复杂，伴有极性完全丧失，代表高级别异型增生和原位癌；腺体融合或浸润性结构代表至少是黏膜内癌；非典型性腺体伴有浸润性结构和纤维组织增生说明至少是黏膜下浸润

▌ 腺癌

- 典型者其发生与腺瘤有关；发生在Crohn病的腺癌常常有腺体异型增生
- 恶性组织学改变包括：黏液分化，筛状腺体，融合的腺体，明显的复层结构，细胞间变，以及最重要的是纤维组织增生；邻近大血管、脂肪或神经节细胞的非典型性腺体常常伴有黏膜下浸润
- 少见的组织学改变包括乳头状腺鳞癌、印戒细胞癌和小细胞癌

特殊染色和免疫组织化学

- 没有帮助

其他诊断技术

- 没有帮助

鉴别诊断

▌ 十二指肠腺结节

- 大多数十二指肠腺增大病例可能是增生，因为它们保持正常的分叶状结构，几乎没有核分裂活性，在组织学上是成熟的
- 十二指肠腺结节可能形成肿块性病变，但通常没有腺瘤的组织学改变，容易与腺瘤和腺癌区别
- 真正的十二指肠腺瘤和腺癌罕见，但典型者可以证实从正常十二指肠腺转化为腺瘤或腺癌组织

▌ 异位胃黏膜

- 一般为小的息肉样黏膜病变，由可以辨认的胃黏膜组成，伴有特化的腺体（异位）或胃小凹上皮（化生）
- 特化的腺体或胃小凹上皮可以发生胃型增生性息肉；可能是近端小肠最常见的息肉

提要

- 许多腺瘤合并浸润性恶性肿瘤；需要仔细检查标本
- 当在腺瘤内发现高级别异型增生或黏膜内癌时，应考虑进行内镜黏膜切除或手术切除，因为具有与浸润癌共存的高度危险性
- 远离十二指肠大乳头的小肠癌多半是转移癌而不是原发癌；需要了解患者的整个临床病史
- 回肠腺癌可能见于Crohn病患者

精选文献

Riddell RH, Petras RE, Williams GT, Sobin LH: Tumors of the intestines. Atlas of Tumor Pathology Third Series, Fascicle #32. Washington, DC, Armed Forces Institute of Pathology, 2003.

Bjork J, Akerbant H, Iselius L, et al: Periampullary adenomas and adenocarcinomas in familial adenomatous polyposis: cumulative risks and APC gene mutations. Gastroenterology 121:1127-1135, 2001.

Sigel JE, Petras RE, Lashner BA, et al: Intestinal adenocarcinoma in Crohn's disease: A report of 30 cases with a focus on coexisting dysplasia. Am J Surg Pathol 23:651-655, 1999.

Lein GS, Mori M, Enjoji M: Primary carcinoma of the small intestine: A clinicopathologic and immunohistochemical study. Cancer 61:316-323, 1988.

Petras R, Mir-Madjlessi S, Farmer R: Crohn's disease and intestinal carcinoma: A report of 11 cases with emphasis on epithelial dysplasia. Gastroenterology 93:1307-1314, 1987.

Sarre R, Frost A, Jagelman D, et al: Gastric and duodenal polyps in familial adenomatous polyposis: A prospective study of the nature and prevalence of upper gastrointestinal polyps. Gut 28:306-314, 1987.

Zollinger RM Jr: Primary neoplasms of the small intestine. Am J Surg 151:654-658, 1986.

Reddy RR, Schuman BM, Priest RJ: Duodenal polyps: diagnosis and management. J Clin Gastroenterol 3:139-147, 1981.

小肠和大肠类癌 Carcinoid Tumor of the Small and Large Intestine

临床特征

- 类癌可以见于具有神经内分泌细胞的任何器官
- 大约85%的类癌发生在胃肠道（构成大约50%的小肠恶性肿瘤和不到2%的结直肠恶性肿瘤）
- 大多数胃肠道类癌发生在阑尾，其次为小肠（典型者在回肠）、直肠、胃和结肠
- 大多数患者年龄在50～70岁

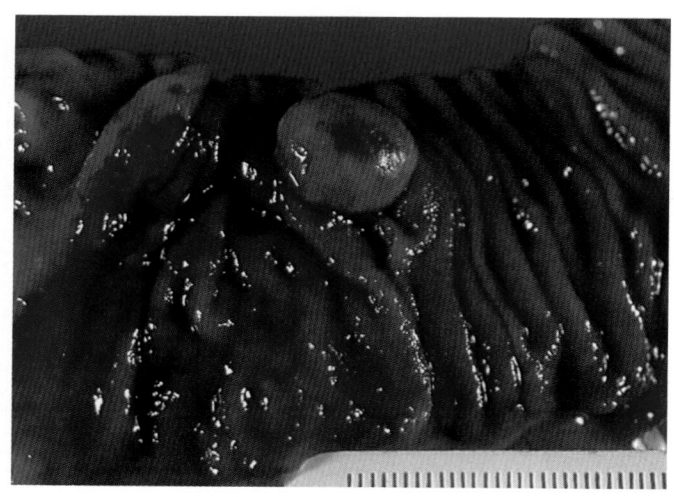

图 6-57　回肠类癌切除标本，表现为息肉样腔内病变。

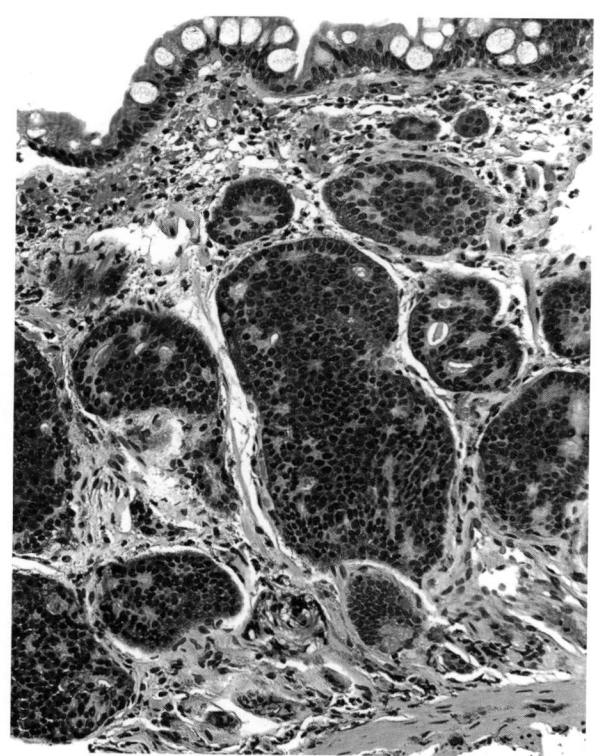

图 6-58　末端回肠类癌浸润固有膜。注意类癌细胞呈岛屿状排列，显示假腺体结构。

- 可能为偶然发现，或患者表现为体重下降、梗阻或类癌综合征
- 可能分泌的产物包括 5- 羟色胺、胃泌素、生长抑素、血管活性肠多肽（VIP）、ACTH 和胰岛素
    — 类癌综合征

- ◆ 发生在 10% 的患者；较常见于回肠类癌的患者
- ◆ 通常表明有肝转移（排除血管活性胺类引起的肝变性）
- ◆ 症状包括面部发红、出汗、心脏症状和腹泻
- ◆ 大约 50% 的患者有右心内膜病变
- ◆ 产生症状是由于 5- 羟色胺和 5-HIAA 水平增加

大体和内镜病理学

- 小肠和大肠类癌的位置如下：十二指肠 1%，空肠 7%，回肠 80%，直肠 10%
- 典型的类癌小，质硬，褐色到黄色，为位于黏膜或肠壁的结节，被覆完整的黏膜；有时表现为肠壁增厚和狭窄
- 很少 > 3cm（常常 < 1cm，临床上难以定位）

组织病理学

- 由均匀一致的细胞组成，核呈圆形，位于中心，单形性，染色质呈细点彩状，胞质稀少；常常可见淡红色胞质颗粒
- 核分裂率低
- 典型的结构形态包括
    — 细胞呈实性或岛屿状排列
    — 带状（花环状）或小梁状
    — 小管或腺体（菊形团样）
- 有些肿瘤可能显示腺体分化
- 典型者界限清楚，但在周围可以有浸润性生长方式
- 细胞学特征和血管、淋巴管或神经周围浸润的证据不能提示生物学行为
- 非典型性类癌（中级别神经内分泌癌）
    — 偶尔肿瘤显示神经内分泌细胞形态学，但由多形性细胞组成，核大，深染，不规则，核仁突出
    — 核分裂活性增加，常见坏死
- 小细胞癌类似于肺原发性肿瘤

特殊染色和免疫组织化学

- 嗜铬素、突触素呈阳性
- 几乎所有的类癌均含有不同数量的可以用激素抗体辨认的细胞，包括
    — 5- 羟色胺

- 生长抑素
- 胃泌素
- VIP
- ACTH
- 胰岛素
- 65% ~ 70% 的病例细胞角蛋白呈阳性

其他诊断技术

- 据报道，增生指数和 DNA 成分与生存有关（不作为常规应用）

鉴别诊断

■ 混合性类癌 - 腺癌
- 倾向于较大的浸润性肿瘤
- 混合性组织学改变，包括典型的类癌区域混有癌的区域；癌一般占肿瘤的 50% 以上
- 必须与典型类癌内的良性上皮分化鉴别
- 较为侵袭性的行为；同腺癌一样对待

■ 腺癌
- 浸润性生长方式，伴有腺体分化
- 细胞学非典型性增加
- 一般缺乏神经内分泌分化（仅有散在的细胞）
- 缺乏类癌单形性的核的特征

提要

- 转移危险随着肿瘤大小而增加
  - < 1cm：2%
  - 1 ~ 2cm：50%（回肠）；15%（直肠）
  - > 2cm：80%
- 所有类癌均为潜在恶性
- 转移的临床证据是确定恶性潜能的最好方法；组织学特征并不可靠
- 肿瘤局部穿透肠壁深度与生存率降低有关，这与出现肝和淋巴结转移一样
- 小肠类癌总的（5 年）生存率是 90%
- 胃泌素瘤
  - 常为多发性，但一般较小
  - 伴有 Zollinger-Ellison 综合征和 MEN Ⅰ 综合征
  - 通常为恶性行为
- 胰岛素瘤
  - 也可能伴有 MEN Ⅰ 综合征和低血糖症
  - 通常为良性行为

精选文献

Williams GT: Endocrine tumours of the gastrointestinal tract: Selected topics. Histopathology 50:30-41, 2007.
Nikou GC, Lygidakis NJ, Toubanakis C, et al: Current diagnosis and treatment of gastrointestinal carcinoids in a series of 101 patients: The significance of serum chromogranin-A, somatostatin receptor scintigraphy and somatostatin analogues. Hepatogastroenterology 52:731-741, 2005.
Riddell RH, Petras RE, Williams GT, Sobin LH: Tumors of the intestines. Atlas of Tumor Pathology Third Series, Fascicle #32. Washington, DC, Armed Forces Institute of Pathology, 2003.
Capella C, Heitz PU, Hofler H, et al: Revised classification of neuroendocrine tumors of the lung, pancreas and gut. Virchows Arch 425:547-560, 1995.
Dayal Y, O'Brian DS, Wolfe HJ, et al: Carcinoid tumors: a comparison of their immunocytochemical hormonal profile with morphologic and histochemical characteristics. Lab Invest 42:1111, 1980.

先天性巨结肠　Hirschsprung Disease

临床特征

- 少见的疾病，每 5000 ~ 30 000 例活产儿可遇到 1 例
- 大约 80% 的患者为男性
- 少数患者有其他先天性异常
- 出现的症状包括便秘、肠梗阻、胎粪栓塞
- Down 综合征患者具有发生 HD 的危险

大体和内镜病理学

- 典型的结肠切除标本是由扩张的（神经分布正常）近端阶段结肠、到变窄的（神经节过少区域）结肠、到缩窄的（无神经节）远段结肠组成
- 可能引起中毒性巨结肠
- 存在多种类型
  - 短节段 HD：仅仅 3cm 的远段直肠受累（最常见的类型）
  - 长节段 HD：蔓延到乙状结肠外，可能累及整个结肠以及不同长度的小肠（大约 10% 的患者）

组织病理学

- 黏膜下和肠肌神经丛缺乏神经节
- 肠壁神经肥大

- 长节段 HD 可能有正常大小的神经，乙酰胆碱酯酶染色呈假阴性（见下文）

特殊染色和免疫组织化学

- 乙酰胆碱酯酶反应（冰冻组织）：显示 HD 患者有粗大而不规则的神经纤维，从黏膜肌层向上蔓延到固有膜（正常组织仅含有细小的神经纤维，仅仅位于黏膜肌层）
- 神经元特异性烯醇化酶（neuron-specific enolase, NSE）染色神经节细胞呈阳性；其他免疫染色（如组织蛋白酶 D、PGP9.5、bcl-2）也可以发现神经节细胞
- S-100 蛋白：神经鞘细胞核周呈阳性

其他诊断技术

- 50% 的患者发生基因突变，包括 *RET* 癌基因失活突变、内皮素受体 B（endothelin receptor B）突变；至少还牵涉到九种其他基因突变

鉴别诊断

■ 肠肌丛神经节细胞缺乏症
- 可能引起伴有巨结肠的 HD 样综合征
- 没有公认的定义，但与正常（每 1cm 肠 40 ~ 80 个肠肌神经元）相比神经节数目明显减少的患者应该诊断本病；可能呈带状分布
- 某些肠肌丛神经节细胞缺乏症病例可能类似于特发性便秘

■ 肠神经元发育不良
- 临床上类似于 HD，典型的患者表现为便秘
- 通过出现增生性神经丛和含有 7 个以上神经元的巨大神经节来鉴别
- 诊断标准甚至连是否存在肠神经元发育不良都有争论
- 诊断应该用于显著的病例

■ 特发性便秘
- 较常发生于女性，形成假性肠梗阻
- 神经节细胞存在；据描述肠肌神经丛有独特的异常（如嗜银性神经元丧失）
- 据报道，有些病例 Cajal 间质细胞数量减少

提要

- HD 病例的活检标本通常含有肥大的神经，但出现肥大神经并不是诊断性的
- 在肠神经元发育不良和神经纤维瘤病中描述的组织学特征可能有重叠

精选文献

Kapur RP: Can we stop looking? Immunohistochemistry and the diagnosis of Hirschsprung's disease. Am J Clin Pathol 126:9-12, 2006.

Toman J, Turina M, Ray M, et al: Slow transit colon constipation is not related to the number of interstitial cells of Cajal. Int J Colorectal Dis 21:527-532, 2006.

Meier-Ruge WA, Ammann K, Bruder E, et al: Updated results on intestinal neuronal dysplasia. Eur J Pediatr Surg 14:384-391, 2004.

Streutker CJ, Huizinga JD, Campbell F, et al: Loss of CD117 (c-kit) and CD34-positive ICC and associated CD34-positive fibroblasts defines a subpopulation of chronic intestinal pseudo-obstruction. Am J Surg Pathol 27:228-235, 2003.

Maia DM: The reliability of frozen-section diagnosis in the pathologic evaluation of Hirschsprung's disease. Am J Surg Pathol 24:1675-1677, 2000.

Robertson K, Mason I, Hall S: Hirschsprung's disease: Genetic mutation in mice and men. Gut 41:436-441, 1997.

Lake BD: Intestinal neuronal dysplasia: Why does it only occur in parts of Europe? Virchows Arch 426:537-539, 1995.

Yunis EJ, Dobbins EW, Sherman FE: Rectal suction biopsy in the diagnosis of Hirschsprung's disease in infants. Arch Pathol Lab Med 100:329-333, 1976.

憩室病　Diverticular Disease

临床特征

- 最常见于摄食西方型饮食的人群（高脂肪、低纤维）
- 在美国，50% 的 40 岁以上的成人受累
- 仅有 20% 的患者有症状；特别是肥胖患者
- 憩室的形成与结肠壁变弱和腔内压力增加有关
- 症状可能与憩室炎有关，包括下腹痛、反跳痛和发热；没有炎症也可能出现症状
- 由于慢性出血或下消化道急性大量出血，患者可能出现与贫血有关的症状
- 并发症包括梗阻、穿孔、腹膜炎、出血、脓肿形成和瘘管
- 憩室病患者常见黏膜脱垂

大体和内镜病理学

- 沿着大肠的小卵圆形或球形外突
- 大约 90% 累及乙状结肠
- 典型者可形成邻近穿过肠壁的动脉，位于结肠袋

的旁边
- 邻近的固有肌层可能增厚

组织病理学

- 典型的病变是黏膜和黏膜下突入固有肌层
- 憩室黏膜可能扁平或萎缩，黏膜下受压
- 邻近的组织肥大、纤维化，并有慢性炎症，包括固有肌层
- 急性炎症代表有急性憩室炎，可能形成憩室周围脓肿

特殊染色和免疫组织化学

- 没有帮助

其他诊断技术

- 没有帮助

鉴别诊断

▌ 炎症性肠病（特别是 Crohn 病）

- 两种病变均可引起局灶性黏膜炎症和肠壁增厚，伴有狭窄和瘘管；两种病变可能共存
- Crohn 病的鉴别特征是有裂隙样溃疡，溃疡和黏膜炎症超出憩室炎的区域，有透壁性炎症，浆膜淋巴细胞集聚，并有浅表溃疡和肉芽肿

提要

- 在结肠切除标本中，需要结合大体检查发现憩室的不明显的腔内开口
- 憩室炎的临床、放射学甚至在某种程度上其大体特征均可类似于癌；但缺乏黏膜肿块
- 憩室可能并发结肠膀胱瘘和结肠阴道瘘；出现其他瘘管必须高度怀疑有 Crohn 病共存

精选文献

Goldstein NS, Leon-Armin C, Mani A: Crohn's colitis-like changes in sigmoid diverticulitis specimens is usually an idiosyncratic inflammatory response to the diverticulosis rather than Crohn's colitis. Am J Surg Pathol 24:668-675, 2000.

Imperiali G, Meucci G, Alvisi C, et al: Segmental colitis associated with diverticula: A prospective study. Gruppo di Studio per le Malattie Infiammatorie Intestinali (GSMII). Am J Gastroenterol 95:1014-1016, 2000.

Makapugay LM, Dean PJ: Diverticular disease-associated chronic colitis. Am J Surg Pathol 20:94-102, 1996.

Shepherd NA: Diverticular disease and chronic idiopathic inflammatory bowel disease: Associations and masquerades. Gut 38:801-802, 1996.

嗜酸细胞性胃肠炎
Eosinophilic Gastroenteritis

临床特征

- 以胃肠道症状伴胃肠道嗜酸性粒细胞浸润为特征，缺乏特异性过敏原或寄生虫感染，通常见于儿童和年轻人
- 大多数患者有外周血嗜酸性粒细胞增多（70% 的病例）
- 大多数患者有过敏病史
- 患者症状不同，从轻度的恶心和呕吐到急腹症
- 其他症状包括腹泻、吸收不良、梗阻或腹水（常常取决于受累肠管的水平）
- 血清 IL-5 水平常常升高

大体和内镜病理学

- 可累及胃肠道任何部位；胃和小肠是最常见部位；结肠受累少见
- 放射学检查常常发现宽大的黏膜皱襞和肠壁增厚
- 可能发生弥漫性受累，引起肠僵硬和水肿

组织病理学

- 嗜酸性胃肠炎有三种类型
  — 黏膜受累，一般引起腹泻和吸收不良
  — 黏膜下受累，伴有肠梗阻
  — 肠壁和浆膜受累，导致腹水和嗜酸细胞性腹膜炎
- 弥漫性片块状嗜酸性细胞浸润一般累及固有膜、隐窝或绒毛
- 常常伴有黏膜水肿、隐窝增生或绒毛萎缩
- 可能出现肠壁纤维化或肌层肥厚
- 浆膜受累可能导致浆膜下纤维化

特殊染色和免疫组织化学

- 没有帮助

其他诊断技术

- 没有帮助

鉴别诊断

- 许多疾病表现为嗜酸性粒细胞浸润；必须除外过敏、淋巴瘤、异物、系统性血管炎、药物反应和寄生虫感染

▌ 牛奶过敏

- 典型者累及对牛奶蛋白敏感的新生儿或小婴儿；一般迅速转变成对大豆和水解配方饮食有反应
- 婴儿表现为重度腹泻、脱水和不能生长发育
- 特征为绒毛萎缩、中性粒细胞浸润和嗜酸性粒细胞浸润
- 总的预后良好

▌ 其他食物过敏

- 累及 45% 的人群，几乎 10% 发生在儿童
- 组织学检查类似于嗜酸细胞性胃肠炎
- 需要将症状与接触的特殊食物联系起来

提要

- 嗜酸性粒细胞是胃肠道的正常成分，不要一见到嗜酸性粒细胞就怀疑嗜酸细胞性胃肠炎
  - 嗜酸性粒细胞集聚而不伴有其他炎症细胞，嗜酸性粒细胞伴有黏膜结构改变或损伤（如隐窝脓肿），以及浸润黏膜肌层和较深的肠壁组织，均应视为异常并结合临床情况诊断嗜酸细胞性胃肠炎
- 每当见到嗜酸性粒细胞积聚时，均应考虑有无寄生虫

精选文献

Orenstein SR, Shalaby TM, DiLorenzo C, et al: The spectrum of pediatric eosinophilic esophagitis beyond infancy: A clinical series of 30 children. Am J Gastroenterol 95:1422-1430, 2000.

Walsh SV, Antonioli DA, Goldman H, et al: Allergic esophagitis in children: A clinicopathologic entity. Am J Surg Pathol 23:390-396, 1999.

Lee M, Hodges WG, Huggins TL: Eosinophilic gastroenteritis. South Med J 89:189-194, 1996.

Steffen RM, Wyllie R, Petras RE, et al: The spectrum of eosinophilic gastroenteritis: Report of six pediatric cases and review of the literature. Clin Pediatr 30:404-411, 1991.

McNabb PC, Fleming CR, Higgins JA, Davis GL: Transmural eosinophilic gastroenteritis with ascites. Mayo Clin Proc 54:119-122, 1979.

移植物抗宿主病
Graft-versus-Host Disease (GVHD)

临床特征

- 其特征为（移入）供体 T 淋巴细胞与受体（宿主）上皮细胞之间的免疫反应
- 皮肤、胆道和胃肠道上皮可能受累
- 最常发生在骨髓移植之后
- 临床表现的严重性部分由组织相容性错配程度所决定；然而，也可能发生在大部分组织相容性精确相配的患者，这是由小部分组织相容性错配导致的结果
- 急性 GVHD
  - 通常发在移植的最初 100 天
  - 典型的胃肠症状包括腹泻和腹痛
- 顽固的病例可能进展为慢性 GVHD
- 大多数病例最初皮肤受累
- 70% 的病例胃肠道受累

大体和内镜病理学

- 表现不同
- 内镜下可见黏膜红斑和溃疡
- 大体和内镜下特征与临床严重程度并不完全对应

组织病理学

- 隐窝基底单个上皮细胞坏死，形成陷窝，内含细胞核碎屑（称为凋亡）

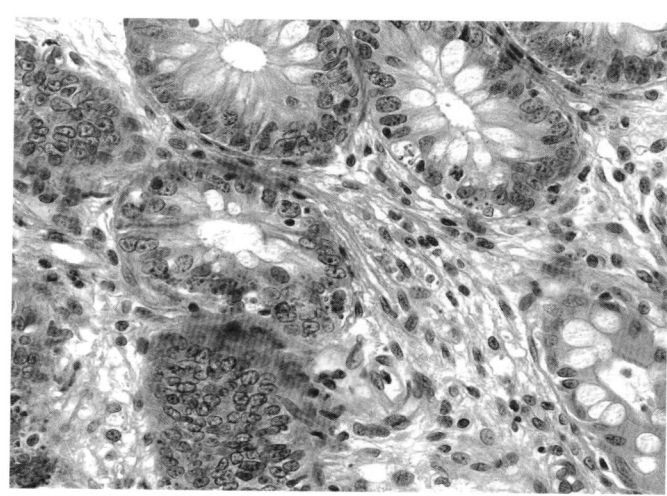

图 6-59 **移植物抗宿主病**，显示许多凋亡小体。

- 可能进行性加重，累及大多数隐窝和整个上皮；可能形成隐窝脓肿和大的溃疡区域并继发真菌感染
- 慢性或持续性的病变可能含有萎缩性、纤维性或再生性上皮和黏膜

特殊染色和免疫组织化学

- 在诊断时一般不需要特殊染色和免疫组织化学检查，但检测真菌、寄生虫和病毒（特别是 CMV）可能需要

其他诊断技术

- 没有帮助

鉴别诊断

▌ 化疗和放疗效应
- 引起凋亡；这些改变持续长达 100 天
▌ 机会性感染
- 对于移植后的患者，在考虑 GVHD 的同时必须总是考虑机会性感染
- 为了诊断，必须辨认特征性的微生物或细胞病变效应

提要

- 在 GVHD，凋亡细胞出现在皮肤、胆管上皮和胃肠道
- 细胞毒性 T 细胞是病因
- 应用类固醇治疗 GVHD 可能易患 CMV 感染

精选文献

Asplund S, Gramlich TL: Chronic mucosal changes of the colon in graft-versus-host disease. Mod Pathol 11:513-515, 1998.

Cox G, Matsui S, Lo R, et al: Etiology and outcome of diarrhea after marrow transplantation: A prospective study. Gastroenterology 107:1398-1407, 1994.

McGregor GI, Shepherd JD, Phillips G: Acute graft-versus-host disease of the intestine: A surgical perspective. Am J Surg 155:680-682, 1988.

McDonal GB, Shulman HM, Sullivan KM, Spencer GD: Intestinal and hepatic complications of human bone marrow transplantation. Parts I and II. Gastroenterology 90:460–477, 770-784, 1986.

Sale GE, Shulman HM: The pathology of bone marrow transplantation. New York, Masson, 1984.

Sale GE, Shulman HM, McDonald GB, Thomas ED: Gastrointestinal graft-versus-host disease in man: A clinical pathologic study of the rectal biopsy. Am J Surg Pathol 3:291-299, 1979.

炎症性肠病
Inflammatory Bowel Disease (IBD)

临床特征

- 不明原因的胃肠道慢性复发性炎症性疾病
- 家族性遗传因素
- 发病高峰在年轻人
- 白人比其他人种较常受累
- 女性略多于男性
▌ Crohn 病
- 在美国发病率为每 100 000 人发生 3 例
- 小肠 Crohn 病与 *IBD-1* 基因（*NOD2/CARD15*）有关
- 开始通常为间断性轻度腹泻、发热和腹痛，持续数周到数月
- 大约 20% 的患者表现为严重的急性腹痛发作
- 肠道并发症包括狭窄、瘘管和吸收不良
- 肠外并发症包括多关节炎、强直性脊柱炎、原发性硬化性胆管炎（不常见）和葡萄膜炎
- 发生小肠和结肠腺癌的危险性增加
▌ 溃疡性结肠炎
- 在美国发病率为每 100 000 人发生 4 ~ 12 例
- 患者表现为下腹痛发作和血性腹泻，长达数月、数年甚至数十年

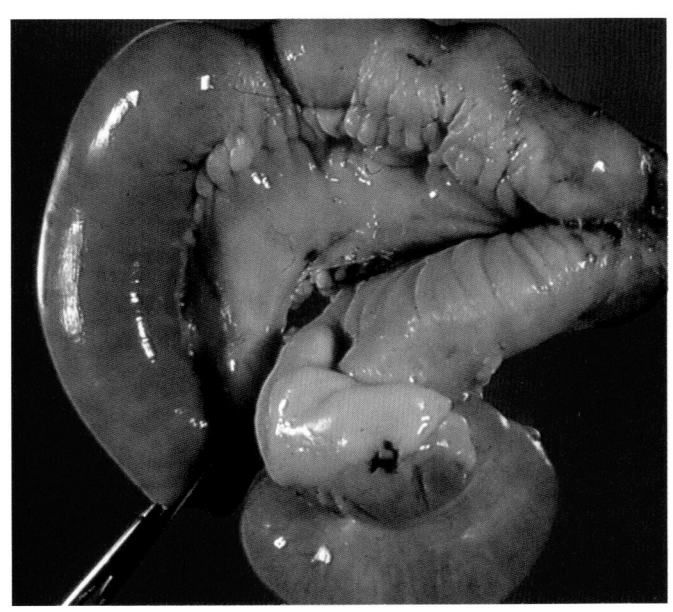

图 6-60　**小肠 Crohn 病切除标本**，可见狭窄区域和脂肪包裹。

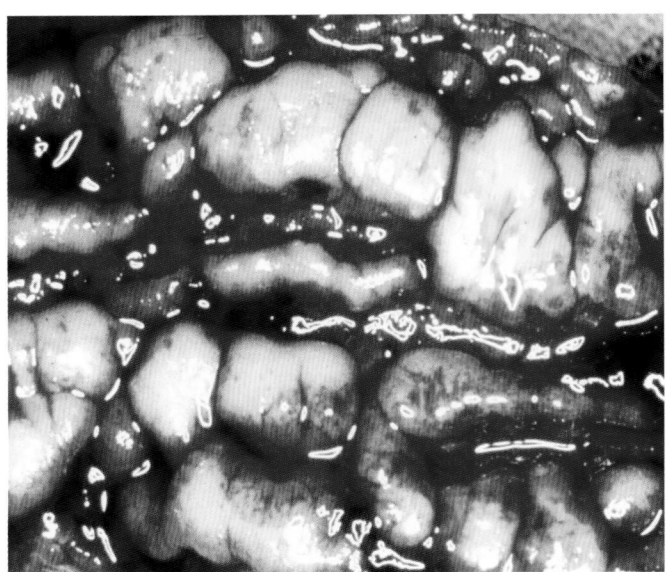

图 6-61 **结肠 Crohn 病切除标本**，显示鹅卵石样外观。鹅卵石样外观是由两种溃疡形态造成的，纵行线性溃疡和小的横行裂隙将相对完整的结肠黏膜分隔成岛屿状。

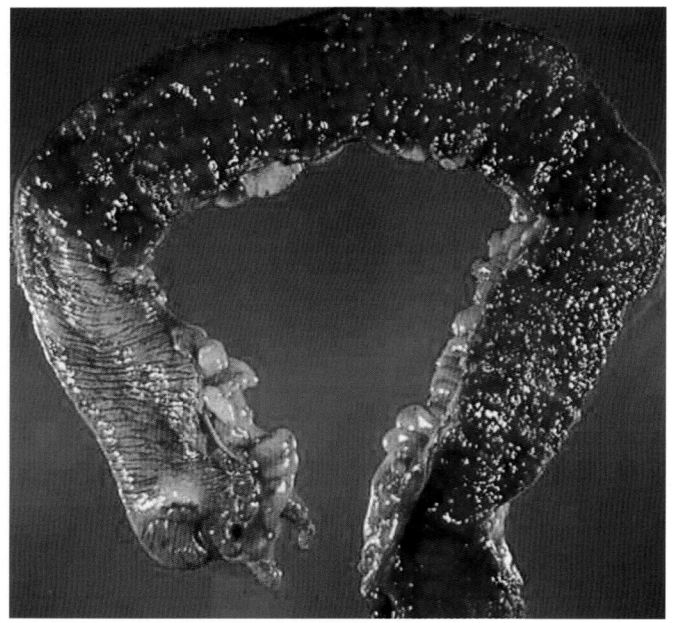

图 6-62 **溃疡性结肠炎切除标本**。炎症性病变累及远侧切缘并与受累的直肠连续。

- 大约 30% 的病例在 3 年之内需要切除结肠
- 肠的并发症包括中毒性巨结肠和穿孔；两者均可发生于病情严重期间
- 肠外并发症包括多动脉炎、骶髂关节炎、强直性脊柱炎、葡萄膜炎和原发性硬化性胆管炎

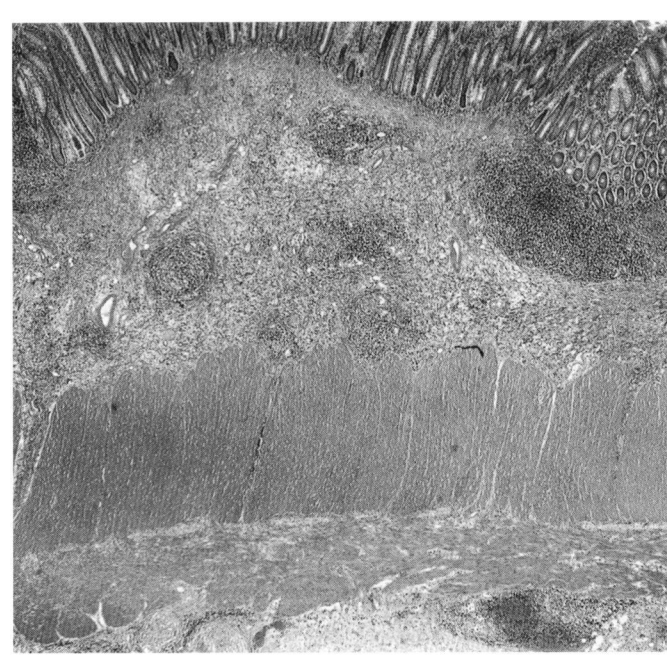

图 6-63 **结肠 Crohn 病**，显示非深部溃疡区域有透壁性淋巴细胞积聚。

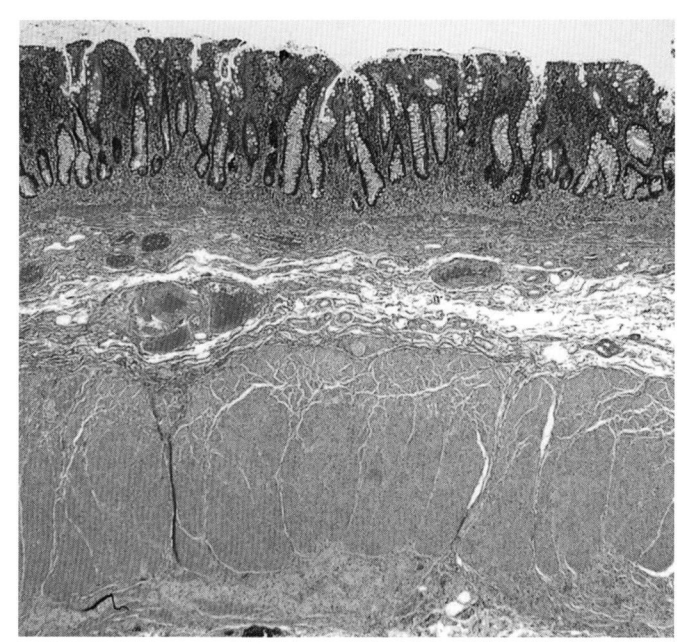

图 6-64 切除标本上的**溃疡性结肠炎**，显示局限于黏膜的结构和炎症性改变。

- 发生癌的危险：从前的报道估计发作之后 35 年 30% 的病例发生癌；然而，新近估计进展为癌的实际上较少

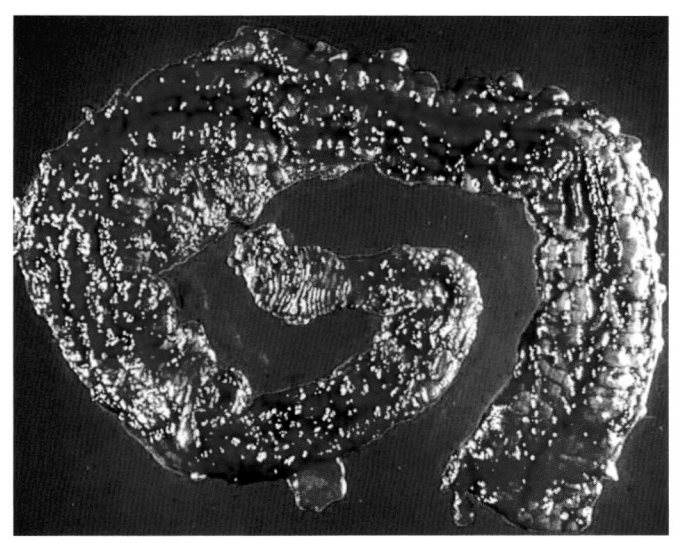

图 6-65　不确定类型的暴发性原发性炎症性肠病的大体照片，可能是 Crohn 病，显示深部溃疡区域和末端回肠受累。

大体和内镜病理学

▌ Crohn 病

- 可累及胃肠道任何部位，从口腔到肛门；典型者累及小肠
- 受累肠段的肠系膜脂肪包绕肠的表面 ["蔓生脂肪" (creeping fat) 或 "脂肪覆盖" (fat wrapping)]
- 肠壁增厚、僵硬（烟筒），伴有正常表现的间断肠段（跳跃性病变）
- 疾病早期的特征是：浅表性溃疡进展为散在的溃疡，匐行性溃疡，线性溃疡，或鹅卵石状外观
- 鹅卵石状外观是由两种不同的溃疡结构造成的：线性溃疡和小的横行裂隙；其他方面正常的水肿黏膜与周围的溃疡界限分明，形成鹅卵石状外观
- 溃疡深入裂隙，最后可能形成瘘管
- 肠腔狭窄，X 线检查时常常出现特征性的线样征

▌ 溃疡性结肠炎

- 典型者累及直肠和不同长度的大肠（没有跳跃性病变）
- 常常累及整个结肠（全结肠炎），偶尔累及回肠（所谓的倒流性回肠炎）；在某些分类系统中，回肠受累是诊断不能确定类型的炎症性肠病的一个标准

- 不规则的溃疡区域可以广泛，周围可能是保留的岛屿状黏膜（假息肉和炎症性息肉）
- 蔓延到外肌层的深溃疡通常与暴发性临床疾病有关，在某些分类系统中是诊断不能确定类型炎症性肠病的一个病理学标准
- 浆膜正常，除非合并暴发性疾病

组织病理学

▌ Crohn 病

- 典型的特征包括片块状透壁性慢性炎症，伴有间插的正常区域（跳跃性病变）
- 急性炎症性裂隙穿入外肌层
- 伴有整个肠壁淋巴细胞浸润，但常常沿着浆膜分布（串珠样结构）
- 多达 50% 的病例出现肉芽肿，急性受累和未受累的组织均可出现
- 在慢性病例，出现 Paneth 细胞和幽门腺化生
- 可能出现中性粒细胞浸润和隐窝脓肿
- 黏膜肌层肥厚，黏膜下神经增生，肠壁纤维化，可能发展为狭窄

▌ 溃疡性结肠炎

- 以致密的淋巴浆细胞和中性粒细胞浸润为特征，一般局限于黏膜和浅表黏膜下层
- 在间隙较宽的再生性、结构扭曲的腺体之间有炎症细胞浸润，包括上皮内和腔内中性粒细胞（隐窝炎和隐窝囊肿）
- 在暴发性病例，炎症可以蔓延到溃疡下方的固有肌层；在某些分类系统中，这种特征被认为是不能确定类型的暴发性原发性炎症性肠病
- 在慢性病例，再生性腺体扭曲，且可能有分支或缩短（在黏膜肌层上方）；杯状细胞数目可能减少
- 在扁平和隆起性病变，某些患者发生上皮异型增生（见 "炎症性肠病的异型增生"）

特殊染色和免疫组织化学

- 没有帮助

其他诊断技术

- 血清学试验，如 pANCA（用于溃疡性结肠炎）和 ASCK（用于 Crohn 病），可能有所帮助，但仅有 50% 的患者呈阳性
- *NOD2/CARD15* 突变的遗传学试验与小肠 Crohn

病有关，已有商品试剂

鉴别诊断

■ 急性自限性结肠炎
- 一种自限性短程的（＜6个月）疾病，推测是由致病微生物引起的
- 临床特征是腹泻和腹痛突然发作
- 病损呈现局灶性结肠炎的形态，急性炎症超出慢性炎症
- 腺体没有改变
- 急性炎症，几乎没有黏液减少
- 固有膜内有中性粒细胞

■ 淋巴细胞性结肠炎
- 特征为固有膜内有中度混合性炎症浸润，但缺乏结构扭曲和隐窝囊肿
- 根据定义，淋巴细胞性结肠炎的上皮内淋巴细胞数量增加（每100个表面上皮细胞淋巴细胞多于15个）
- 与IBD不同，其临床表现包括大量的水样腹泻，结肠镜检查正常

■ 胶原性结肠炎
- 组织学类似于淋巴细胞性结肠炎，鉴别之处在于表面基底膜下胶原层增厚（＞15μm）
- 腺体之间的胶原呈羽毛纤维样蔓延，炎症细胞下移
- 胶原性结肠炎有Paneth细胞化生，与较严重的腹泻有关，可能导致与IBD混淆
- 典型的IBD炎症明显，缺乏上皮下胶原层，包括较多的中性粒细胞、隐窝脓肿、结构扭曲（腺体分叉、间隔增宽）、上皮内淋巴细胞数量少（每100个结肠上皮细胞淋巴细胞少于6个），且内镜检查异常

■ 转向性结肠炎
- 发生在一段没有粪便进入的结肠，最常见于近端结肠切除术时构建的Hartmann袋
- 大约1/3的患者有症状，伴有黏液性或血性排便
- 组织学特征包括突出的淋巴细胞集聚和淋巴滤泡，以及固有膜内致密的淋巴细胞浸润
- 可见散在的中性粒细胞浸润，伴有灶状隐窝炎，隐窝脓肿罕见
- 隐窝结构通常正常
- 在原发性炎症性肠病患者，结肠切除后直肠常常伴有溃疡性结肠炎或Crohn病的改变

- 恢复粪便通过可以治愈；可以应用短链脂肪酸灌肠剂治疗

■ 不能确定类型的结肠炎
- 当临床、内镜和活检所见具有Crohn病和溃疡性结肠炎两者的特征，或当切除的标本显示深在性溃疡、假息肉和腺体改变并伴有模糊的大体和组织学特征时，诊断为不能确定类型的结肠炎

提要

- IBD的特征是固有膜混合性炎症细胞增加，基底浆细胞增加达到黏膜肌层，腺体改变（黏液减少、分支、缩短和萎缩）伴散在的隐窝炎，形成隐窝脓肿
- 当以急性炎症为主而没有腺体结构改变时，考虑急性自限性结肠炎
- 在怀疑IBD的病例，活检难以证实Crohn病的诊断；当出现肉芽肿时，特别是当同一次结肠镜检查所取活检有正常和炎症性黏膜两种所见时，可能提示Crohn病的诊断
- 异型增生一般类似于腺瘤的改变

精选文献

Martland GT, Shepherd NA: Indeterminate colitis: Definition, diagnostic implication and a plea for nosological sanity. Histopathology 50:83-96, 2007.

Wehkamp J, Harder J, Weichenthal M, et al: NOD2 (CARD15) mutations in Crohn's disease are associated with diminished alpha-defensin expression. Gut 53:1658-1664, 2004.

Bonner GF, Petras RE, Cheong DMO, et al: Short- and long-term follow-up of treatment for lymphocytic and collagenous colitis. Inflamm Bowel Dis 6:85-91, 2000.

Farmer M, Petras RE, Hunt LE, et al: The importance of diagnostic accuracy in colonic inflammatory bowel disease. Am J Gastroenterol 95:3184-3188, 2000.

Wang N, Dumot JA, Achkar E, et al: Colonic epithelial lymphocytosis without a thickened subepithelial collagen table: A clinicopathologic study of forty cases supporting a heterogeneous entity. Am J Surg Pathol 23:1068-1074, 1999.

Kleer CG, Appleman HD: Ulcerative colitis: Patterns of involvement in colorectal biopsies and changes with time. Am J Surg Pathol 22:983–989, 1998.

Jenkins D, Balsitis M, Gallivan S, et al: Guidelines for the initial biopsy diagnosis of suspected chronic idiopathic inflammatory bowel disease. British Society of Gastroenterology Initiative. J Clin Pathol 50:93-105, 1997.

Bernstein CN, Shanahan F, Anton PA, Weinstein WM: Patchiness of mucosal inflammation in treated ulcerative colitis: A prospective study. Gastrointest Endosc 42:232-237, 1995.

LeBerre N, Heresbach D, Kerbaol M, et al: Histologic discrimination of idiopathic inflammatory bowel disease from

other types of colitis. J Clin Pathol 48:749-753, 1995.
Lazenby AJ, Yardley JH, Giardiello FM, et al: Lymphocytic ("microscopic") colitis: A comparative histopathologic study with particular reference to collagenous colitis. Hum Pathol 20:18-28, 1989.
Norstrant TT, Kumar NB, Appelman HD: Histopathology differentiates acute self-limited colitis from ulcerative colitis. Gastroenterology 92:318-328, 1987.

回肠和回肠袋活检
Biopsy of Ileum and Pouches

- 见于回肠固有膜内的淋巴细胞集聚、色素和纤维肌肉增生是正常现象，不要误认为是病理性的
  — 色素来源于环境或饮食，沉积在巨噬细胞内；没有临床意义
  — 回肠的病理学改变包括炎症、寄生虫感染和上皮淋巴细胞增多
  — 轻微的局灶性急性肠炎可能与肠准备、外伤和脱垂有关
  — 炎症细胞量增加伴结构改变和幽门腺化生通常是由 Crohn 病引起的，或可能与 NSAID 有关
  — 末端回肠活检标本可见贾第鞭毛虫
  — 上皮淋巴细胞增多可能是乳糜泻或淋巴细胞性小肠结肠炎的表现

▌ 回肠袋
- 回肠袋这一术语是口头语，用于结肠切除术后的节制性修补手术（自制性回肠造口术，回肠袋 - 肛门吻合），这些手术是溃疡性结肠炎和 FAP 外科治疗的选择
- 这些手术的相似之处在于：通过连接末端回肠袢形成回肠袋或回肠贮器
- Crohn 病患者通常不做回肠袋手术
- 构建回肠袋的一个共同的晚期并发症是发生炎症，称为回肠袋炎
  — 患者表现为排出液增加，可能为血性、恶臭；患者常常有发热和不适
  — 为了证实炎症和排除 Crohn 病，一般要做回肠袋活检
    ◆ 典型的回肠袋炎显示溃疡、肉芽组织、结构改变以及正常淋巴滤泡减少或缺乏
    ◆ 输入肠袢溃疡和非坏死性肉芽肿提示为 Crohn 病

- 典型的回肠袋炎通常没有幽门腺化生，出现幽门腺化生提示为 Crohn 病、NSAID 相关性病变或原发性难治性回肠袋炎，回肠袋内的这种病变可能与结肠改变有关

精选文献

McHugh JB, Appelman HD, McKenna BJ: The diagnostic value of terminal ileum biopsies. Am J Gastroenterol 102:1090-1092, 2007.
Goldstein NS: Isolated ileal erosion in patients with mildly altered bowel habits: A follow-up study of 28 patients. Am J Clin Pathol 125:838-846, 2006.
Wolf JM, Achkar JP, Lashner BA, et al: Afferent limb ulcers predict Crohn's disease in patients with ileal pouch-anal anastomosis. Gastroenterology 126:1686-1691, 2004.
Lengeling RW, Mitros FA, Brennan JA, Schulze KS: Ulcerative ileitis encountered at ileo-colonoscopy: Likely role of nonsteroidal agents. Clin Gastroenterol Hepatol 1:160-169, 2003.
Petras R: Role of the pathologist in evaluating chronic pouches. In Hanauer SB, Bayless TM (eds): Advanced Therapy of Inflammatory Bowel Disease, 2nd ed. Hamilton, Ontario, BC Decker, 2001, pp 229-232.
Shen B, Achkar J, Lashner BA, et al: Endoscopic and histologic evaluation together with symptom assessment are required to diagnose pouchitis. Gastroenterology 121:216-267, 2001.
Sarigol S, Wyllie R, Gramlich T, et al: Incidence of dysplasia in pelvic pouches in pediatric patients after ileal pouch-anal anastomosis for ulcerative colitis. J Pediatr Gastroenterol Nutr 28:429-434, 1999.
Sandborn WJ: Pouchitis following ileal pouch anal anastomosis: Definition, pathogenesis, and treatment. Gastroenterology 107:1856-1860, 1994.
Madden MV, Farthing MJ, Nicholls RJ: Inflammation in ileal reservoirs: "Pouchitis." Gut 31:247-249, 1990.

炎症性肠病的异型增生　Dysplasia in Inflammatory Bowel Disease

临床特征

- 长期的溃疡性结肠炎和 Crohn 病均可发生异型增生和癌
- 据估计，在 30 岁时溃疡性结肠炎发生癌的危险高达 20%
- 据估计，Crohn 病在 20 岁时发生癌的危险为 3%
- 当发现异型增生时，特别是高级别异型增生时，考虑做直肠和结肠切除术
- 异型增生呈片块状分布，需要多点活检才能发现

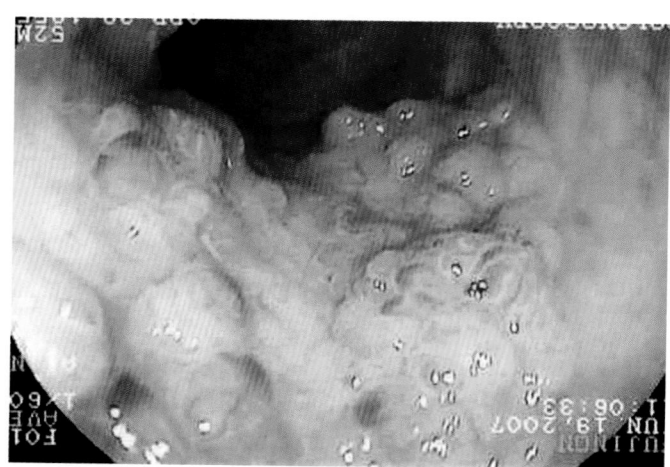

图 6-66　异型增生相关性病变或肿块的内镜照片。

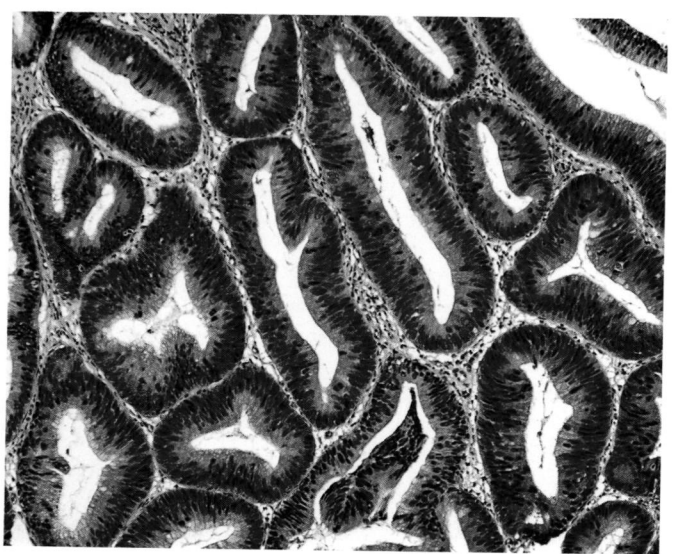

图 6-67　溃疡性结肠炎的高级别腺体异型增生。来自图 6-66 病变的活检标本，显示腺瘤样异型增生。

大体和内镜病理学

- 某些异型增生的区域在大体上无法与邻近的非异型增生性黏膜或炎症性黏膜鉴别（所谓的扁平异型增生）
- 许多病例伴有黏膜息肉或斑块（所谓的异型增生相关性病变或肿块，dysplasia-associated lesion or mass, DALM）
  - DALM 是用于描述伴有隆起或肿块性病变的长期溃疡性结肠炎的异型增生区域的术语（系指任何大体辨认得出的病变，包括肿块、斑块样病变、息肉或多个息肉）
  - 无论出现高级别异型增生，还是出现低级别异型增生，癌的危险性均增加
  - 常常无法与散发性腺瘤区分

组织病理学

- IBD 的组织学标本分为没有异型增生、异型增生不明确、低级别异型增生和高级别异型增生
  - 没有异型增生
    - 受累的黏膜虽然有时有炎症性再生，但腺上皮正常成熟
    - 再生上皮的核分裂象和组织学特征一般局限于腺体的下半部分
  - 异型增生不明确
    - 当上皮具有提示异型增生的特征但其改变又不足以明确诊断为异型增生时，应用这一术语
    - 常常发生在再生性或炎症性黏膜
    - 也还用于描述具有细胞学非典型性的黏膜，它不同于通常见于异型增生的改变（如无蒂的锯齿状息肉样改变、微泡状黏液性化生）
  - 低级别异型增生
    - 其特征为病变类似于出现在腺瘤性息肉的改变，包括细胞核深染、增大，但极性保留
    - 黏液分化减少
    - 杯状细胞营养不良（胞质空泡与腺腔没有交通）
    - 非典型性部分可以达到表面
  - 高级别异型增生
    - 突出的核的多形性，伴有核深染，常常呈圆形，整个细胞呈复层排列
    - 非典型性蔓延到表面
    - 细胞学特征类似于癌，但基底膜完整

特殊染色和免疫组织化学

- 没有帮助

其他诊断技术

- p53、β- 连环蛋白和 *bcl-2* 免疫染色已有研究
- 分子技术（如杂合性丢失）也有描述

鉴别诊断

▋ 炎症性非典型性
- 其特征为细胞核具有明显的核仁,但没有与异型增生有关的明显的多形性
- 核为圆形到卵圆形,外形光滑,比较均一,向着腔面成熟
- 常常出现隐窝炎和隐窝脓肿

▋ 低级别与高级别异型增生
- 通过细胞学变化的程度可以区分
- 典型的高级别异型增生具有明显的核的多形性,核的极性丧失,呈复层结构,达到腺腔表面,在低倍镜下容易区分;核分裂象常见,可以有非典型性核分裂象
- 高级别异型增生的腺体广泛出芽,表面可能有绒毛状结构
- 对于有低级别或高级别异型增生的患者,许多外科医师采取全直肠结肠切除加回肠袋 - 肛门吻合术

▋ 异型增生相关性病变或肿块(DALM)与散发性腺瘤
- 这两种病变在病理学上不能区分
- 支持 DALM 的特征包括
  - 患者 < 40 岁,有长期溃疡性结肠炎的病史(> 10 年)
  - 病变大(> 1cm),出现在内镜或组织学证实的有结肠炎的区域,邻近的扁平黏膜异型增生
  - p53 呈阳性(其敏感性或特异性尚不足以用于临床)
  - *bcl-2* 呈阴性(其敏感性或特异性尚不足以用于临床)
  - 3 号染色体短臂杂合性丧失(一般并不采用)
- 支持散发性腺瘤的特征包括
  - 患者 > 40 岁,伴有短期结肠炎的症状
  - 病变小(< 1cm)
  - 有蒂的息肉,位于内镜证实为结肠炎的区域外,邻近的黏膜没有异型增生
  - p53 呈阴性(其敏感性或特异性尚不足以用于临床)
  - *bcl-2* 呈阳性(其敏感性或特异性尚不足以用于临床)
  - 无 3 号染色体短臂杂合性丧失(一般并不采用)
  - 因为从病理学上无法区分散发性腺瘤和

DALM,所以最好制订一个方案,以便适当地处治患者。如果内镜检查发现腺瘤样病变发生在没有结肠炎的区域,应将其视为散发性腺瘤,并单单通过息肉切除术予以治疗。如果内镜检查发现腺瘤样病变发生在有结肠炎的区域,最好将其视为异型增生相关性病变或肿块。即有越来越多的证据表明,在 IBD 患者,许多这样的息肉样异型增生性病变单单通过内镜切除息肉已经足够,假定已为选择患者提供了如下标准:患者为 40 岁以上,内镜检查确定病变散在,似乎内镜医师就能切除病变,未见结肠有其他扁平异型增生(有多发性腺瘤样异型增生病变的患者可以保守治疗),以及病变结肠相对容易手术(即患者没有炎症性息肉病)。尽管如此,这些患者应该接受仔细的短期内镜监测,对于不符合这些标准的患者,进行结肠切除术似乎是恰当的。

精选文献

Odze RD, Farraye FA, Hecht JL, Hornick, JL: Long-term follow-up after polypectomy for adenoma-like dysplastic lesions in ulcerative colitis. Clin Gastroenterol Hepatol 2:534-541, 2004.

Petras RE: The significance of adenomas in ulcerative colitis: Deciding when a colectomy should be performed. Inflamm Bowel Dis 5:306-308, 1999.

Rubin PH, Friedman S, Harpaz N, et al: Colonoscopic polypectomy in chronic colitis: Conservative management after endoscopic resection of dysplastic polyps. Gastroenterology 117:1295-1300, 1999.

Sigel JE, Petras RE, Lashner BA, et al: Intestinal adenocarcinoma in Crohn's disease: A report of 30 cases with a focus on coexisting dysplasia. Am J Surg Pathol 23:651-655, 1999.

Petras R, Mir-Madjlessi S, Farmer R: Crohn's disease and intestinal carcinoma: A report of 11 cases with emphasis on epithelial dysplasia. Gastroenterology 93:1307-1314, 1987.

Blackstone MO, Riddell RH, Rogers BHG, Levin B: Dysplasia-associated lesion or mass (DALM) detected by colonoscopy in long-standing ulcerative colitis: An indication for colectomy. Gastroenterology 80:366-374, 1981.

其他类型的结肠炎　Other Forms of Colitis

临床特征

▋ 感染性结肠炎(急性自限性结肠炎)
- 急性发作,病程短
- 症状包括发热

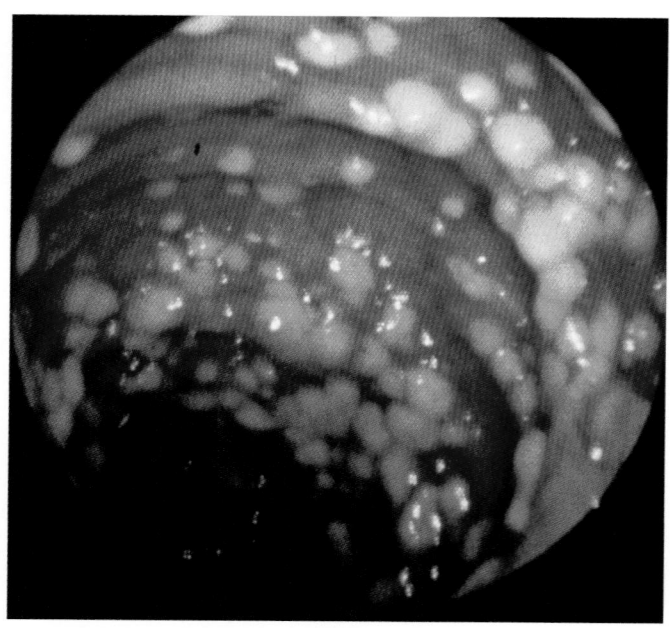

图 6-68　难辨梭菌相关性伪膜性结肠炎，显示片块状奶油样斑块，其间为红斑性结肠黏膜。

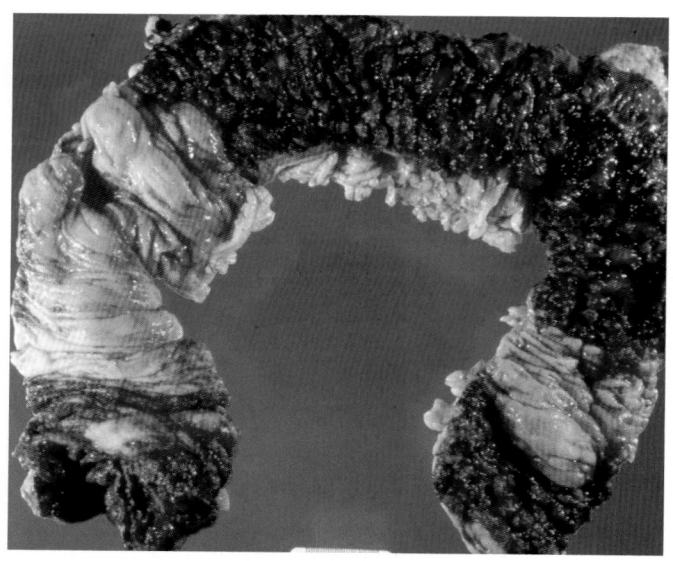

图 6-69　急性缺血性结肠炎的切除标本，显示片块状溃疡和出血区域，类似于 Crohn 病。

- 有旅行或家族成员伴有发热表现的病史
- 血性或水性腹泻
■ 难辨梭菌相关性伪膜性结肠炎
- 新近应用抗生素的病史
- 症状包括腹泻和腹痛
- 根据在粪便中发现难辨梭菌毒素可以诊断
- 内镜检查可见典型的伪膜

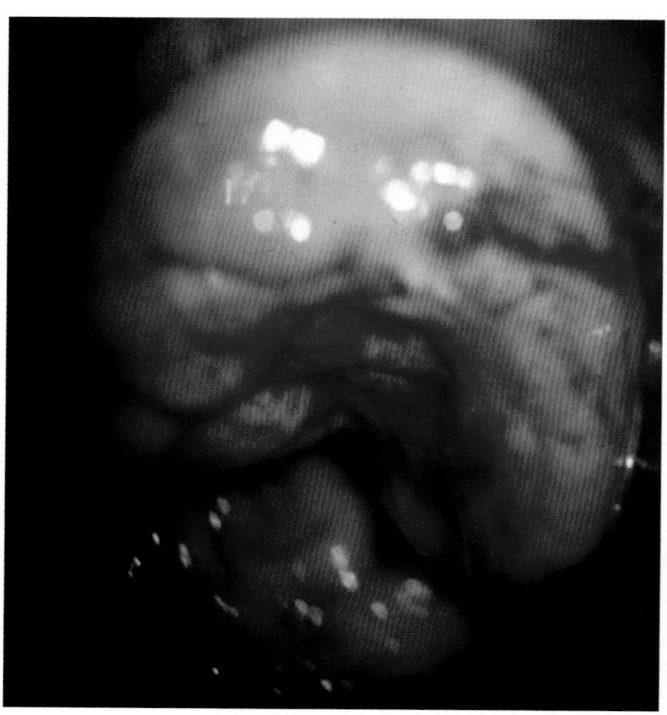

图 6-70　孤立性直肠溃疡综合征的硬质直肠镜所见。溃疡外形不规则，周围为堆积状质硬的黏膜。

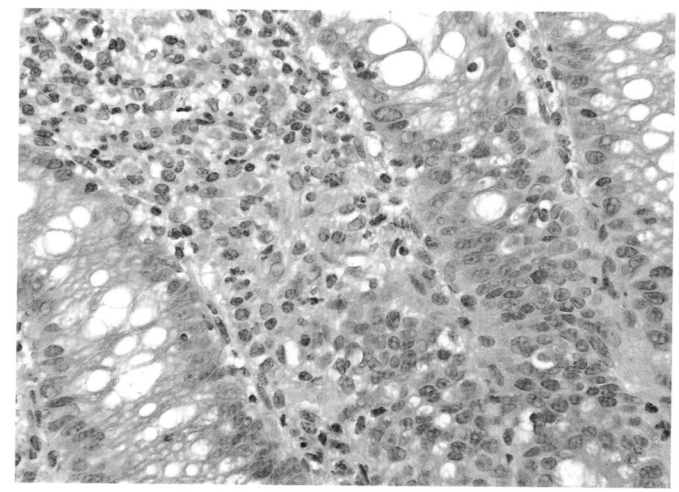

图 6-71　中毒性难辨梭菌感染引起的局灶性急性结肠炎。注意固有膜内疏松排列的中性粒细胞，慢性炎症细胞没有增加。

- 新近发现的 NAP-1 菌株能够引起较严重的疾病，且可能传播给其他健康的个体
■ 放射性结肠炎
- 通常与照射剂量超过 45 000 厘戈瑞（cGy）有关
- 可由于出现糖尿病、心血管疾病以及同时化疗而

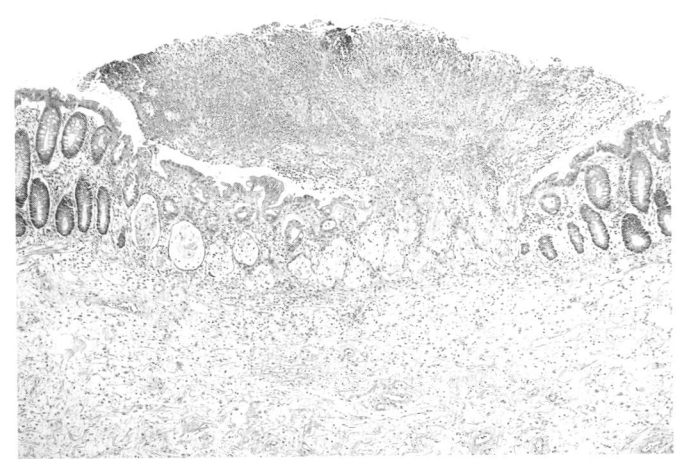

图 6-72 **难辨梭菌相关性伪膜性结肠炎**，显示破裂的隐窝病变。核和核碎裂碎屑在炎症性伪膜内成线性排列。

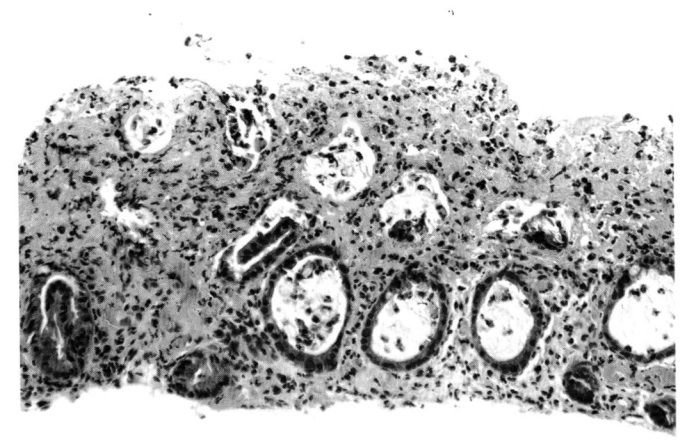

图 6-74 **急性缺血性结肠炎**，显示表面凝固性坏死、轻度急性炎症和核碎裂碎屑，而深部隐窝相对完好。

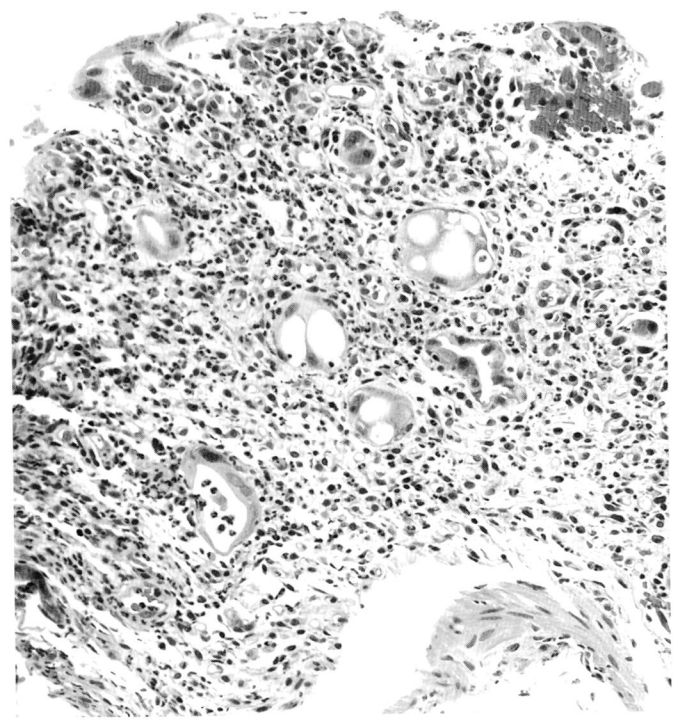

图 6-73 **放射诱导的结肠上皮非典型性**，显示细胞巨大，核浆比例相对低，胞质嗜酸性伴有空泡形成。

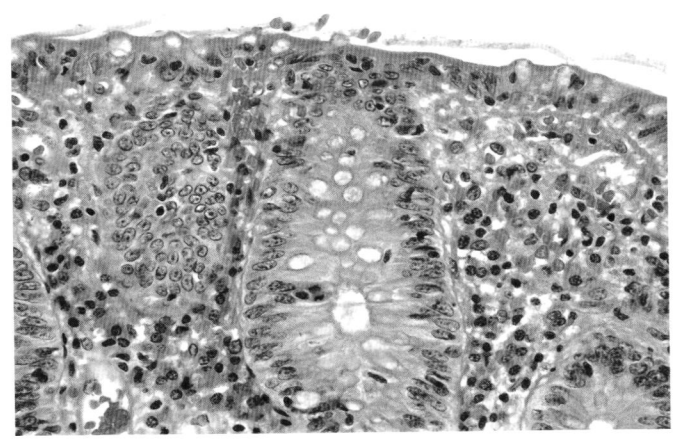

图 6-75 **淋巴细胞性结肠炎**，显示固有膜内慢性炎症细胞增加和上皮内淋巴细胞增加。

- 一般为急性发作
- 患者可能有腹痛、恶心、呕吐、腹泻或下消化道出血
- 病因包括血管闭塞性疾病、机械性梗阻、非闭塞性肠系膜缺血、可能引起缺血性损伤的药物（如 NSAID、口服避孕药）和可能引起缺血性改变的感染（如肠出血性大肠杆菌、难辨梭菌）
- ■ 淋巴细胞性结肠炎和胶原性结肠炎
  - 许多病例发病机制不明；某些病例与药物（如噻氯匹定）或感染（如 Brainer 腹泻）有关
  - 患者一般表现为腹泻

　　加重
- 急性和慢性形式
- 症状包括腹泻和腹痛；在慢性病例可能发生肠梗阻
- ■ 缺血性结肠炎
  - 倾向于发生在伴有心血管病或动脉粥样硬化性疾病的老年患者

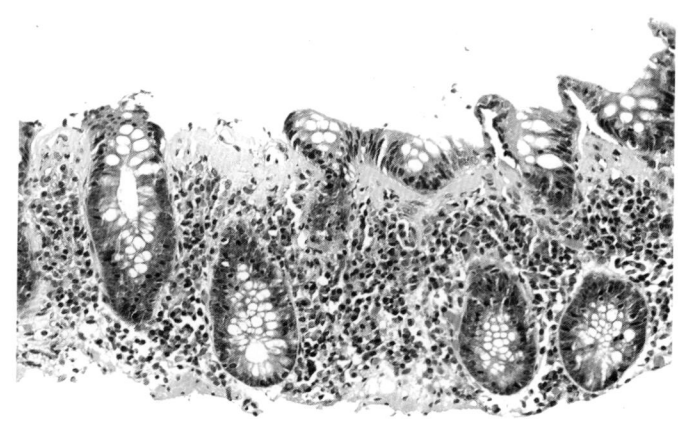

图 6-76　胶原性结肠炎，伴有上皮下胶原成分增加、上皮下空泡和表面上皮脱落。

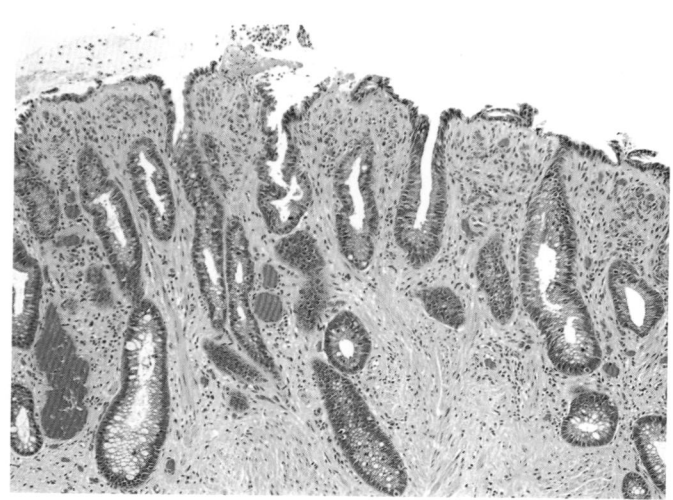

图 6-77　孤立性直肠溃疡综合征。结构改变伴有固有膜纤维肌肉充填和毛细血管扩张。

- 患者常常 > 50 岁
- 胶原性结肠炎常见于女性，女性发病是男性发病的 10 倍
- 可能伴有免疫性疾病、骨关节炎或乳糜泻
- 内镜检查的特征是表现正常（因此诊断只有依靠显微镜下所见；临床上常常将淋巴细胞性结肠炎称为显微镜下结肠炎）

■ 黏膜脱垂综合征
- 综合征包括孤立性直肠溃疡综合征、局限性深在囊性结肠炎、憩室病帽状息肉病的脱垂黏膜皱襞以及炎症性泄殖腔源性息肉

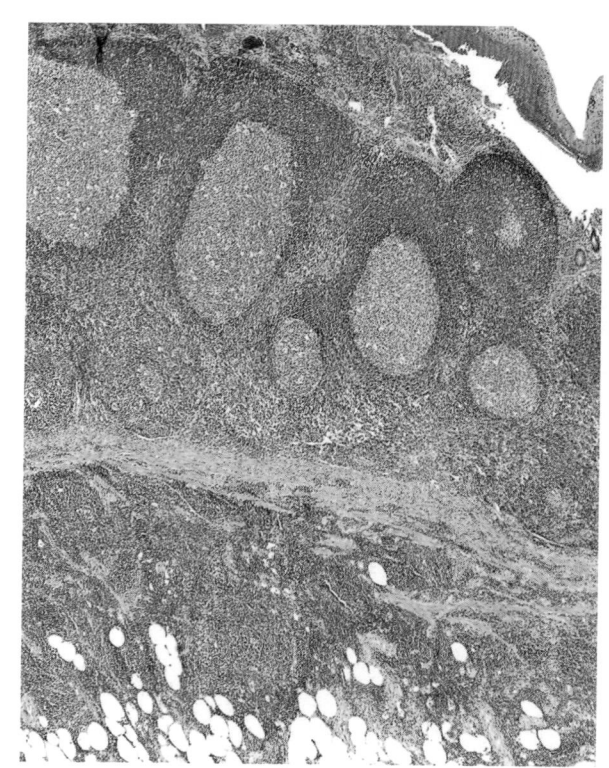

图 6-78　功能消失的直肠，显示明显的黏膜内淋巴组织增生，伴有表面上皮萎缩。

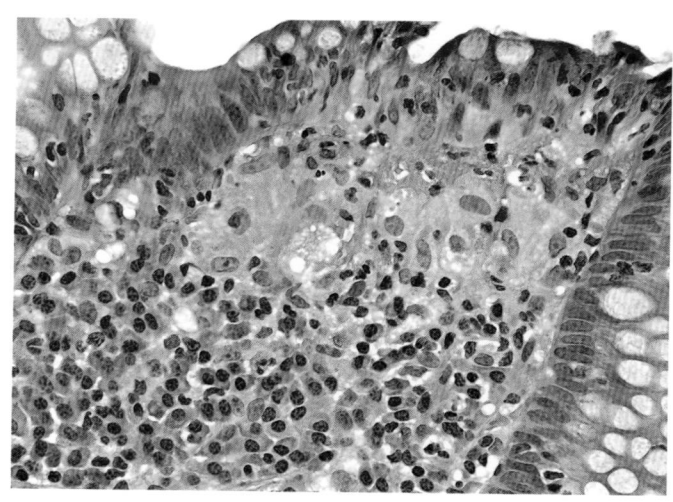

图 6-79　淋巴细胞性结肠炎，伴有上皮性巨细胞。

- 许多患者出现肛门和盆底肌肉功能异常
- 通常累及中年患者，表现为便秘，并有排便困难、经直肠排出黏液或血液病史

大体和内镜病理学

■ 感染性结肠炎（急性自限性结肠炎）

- 从轻度黏膜水肿和红斑到非特异性溃疡性病变，类似于 IBD
- 难辨梭菌相关性伪膜性结肠炎（抗生素相关性结肠炎）
  - 典型者为节段性受累，伴有伪膜形成
  - 浅表糜烂
  - 片块状红斑
- 放射性结肠炎
  - 内镜所见包括黏膜微暗、水肿、浅表血管结构丧失
- 缺血性结肠炎
  - 取决于缺血的严重程度，从血管结构轻度增加、黏膜苍白水肿，到黏膜出血的暗区，到明显灰绿色的坏死区；溃疡
- 显微镜下结肠炎（淋巴细胞性结肠炎和胶原性结肠炎）
  - 根据定义，内镜下几乎没有改变；片块状红斑
- 黏膜脱垂综合征
  - 黏膜红斑、溃疡或息肉样病变（孤立性或多发性、帽状息肉病）

组织病理学

- 感染性结肠炎（急性自限性结肠炎）
  - 典型者显示局灶性急性结肠炎的炎症形态
  - 固有膜出血和充血
  - 表面上皮脱落和坏死
  - 隐窝浅表部分枯萎
  - 腺体轻微变形或结构非典型性
  - 隐窝炎和隐窝脓肿
  - 固有膜内中性粒细胞稀疏，浆细胞没有增加
- 难辨梭菌相关性伪膜性结肠炎
  - 完整的炎症性黏膜的表面可见典型的出疹性急性炎症性渗出
  - 可以出现浅表糜烂
  - 可能出现感染性结肠炎的形态
- 放射性结肠炎
  - 急性改变包括水肿、血管扩张、急性隐窝炎和浅表溃疡形成；通常呈片块状
  - 非典型性上皮细胞，没有炎症浸润，伴有巨大的细胞，丰富的嗜酸性胞质伴有空泡，且可能有伸入运动（淋巴细胞伸入另一个细胞内并运动）
  - 慢性改变类似于慢性缺血，包括含有非典型性成纤维细胞的间质纤维化和上皮下胶原增厚，腺体

  萎缩和变形，以及血管的改变（纤维化、内膜增厚以及内皮细胞增大，伴有空泡状核）；结构变形可能类似于慢性原发性炎症性肠病
- 缺血性结肠炎
  - 轻度缺血的特征为浅表出血、片块状黏膜坏死、血管扩张以及隐窝再生，形成"断头的"腺体
  - 严重的缺血性改变包括隐窝失控、急性炎症、急性隐窝炎和凝固性坏死
  - 在晚期病变，黏膜溃疡并被肉芽组织及最后被纤维组织（瘢痕）取代
- 显微镜下结肠炎（淋巴细胞性结肠炎和胶原性结肠炎）
  - 淋巴细胞性结肠炎
    — 其特征为固有膜内慢性炎症成分绝对增加以及上皮内淋巴细胞增加（每 100 个肠上皮细胞内淋巴细胞多于 15 个；正常只有 5 ~ 6 个）
  - 胶原性结肠炎
    — 上皮下胶原层增厚（≥ 15μm）和固有膜内混合性炎症细胞浸润增加，由于胶原增厚，固有膜倾向于向下移位
    — 上皮内常常出现淋巴细胞，在某些区域上皮可能剥脱，仅仅留下破碎的"裸露"的固有膜
- 黏膜脱垂综合征
  - 见于息肉样区域或邻近溃疡的黏膜的组织学特征包括
    — 固有膜纤维肌肉增生
    — 黏膜结构改变
    — 黏膜毛细血管扩张
    — 可能有糜烂，伴有炎症性伪膜
    — 黏膜肌层或黏膜下有错位的腺体（所谓的局限性深在性囊性结肠炎）

特殊染色和免疫组织化学

- 三色染色突出显示胶原性结肠炎增厚的上皮下胶原带；通常并不需要
- 腱糖蛋白（tenascin）免疫染色在胶原性结肠炎已有描述；没有用于临床

其他诊断技术

- 没有帮助

鉴别诊断

- ▌ 炎症性肠病
  - 临床上，患者在数月内（通常超过 6 个月）有反复发作的腹痛及发热，并常常有血性腹泻
  - 以达到隐窝基底的淋巴浆细胞浸润和腺体改变（隐窝分支、黏液减少以及幽门腺和 Paneth 细胞化生）为特征
  - Crohn 病有时出现肉芽肿
- ▌ 转向性结肠炎和回肠袋炎
  - 发生在一段没有粪便进入的结肠或直肠；最常见于在切除近段结肠时构建的 Hartmann 袋
  - 某些患者有黏液性排便或腹泻
  - 组织学特征包括突出的淋巴细胞集聚和淋巴滤泡，以及固有膜内致密的淋巴细胞浸润
  - 散在的中性粒细胞浸润，伴有灶状隐窝炎，偶尔可见隐窝脓肿
  - 在早期，隐窝结构通常相对正常；转向性结肠炎在某个时期可引起腺体萎缩
  - 在原来进行过手术的原发性炎症性肠病患者，转向性直肠炎的改变可以附加在溃疡性结肠炎或 Crohn 病的改变上
  - 通过恢复粪便可以治愈；可以应用短链脂肪酸灌肠治疗
- ▌ 黏液性腺癌
  - 在局限性深在性囊性结肠炎，黏膜肌层和黏膜下可见错位的腺体和黏液，可能非常类似于浸润性黏液腺癌
  - 支持黏膜脱垂综合征的特征包括
    - 错位的腺体和黏液呈圆形，外形呈推挤状
    - 黏液湖内没有上皮，或周围有单层不连续的上皮
    - 错位上皮没有非典型性
    - 缺乏肿瘤纤维组织增生
    - 在邻近的结缔组织内出现出血和含铁血黄素沉着
- ▌ 显微镜下结肠炎异常的组织学特征
  - 其他方面典型的淋巴细胞性结肠炎或胶原性结肠炎有时可见结构改变、上皮下巨细胞、隐窝炎、Paneth 细胞化生、溃疡或炎症性伪膜
  - 组织学改变一般与症状、治疗结果或临床经过无关，但有如下的例外
    - 隐窝炎有时与应用抗生素有关
    - 在胶原性结肠炎，Paneth 细胞化生与腹泻的严重程度有关
    - 溃疡可见于同时应用 NSAID 时，在胶原性结肠炎，溃疡还代表"有裂痕的"结肠
    - 炎症性伪膜可能代表有难辨梭菌感染，但通常不是这样

提要

- 许多病变可能类似于 IBD；当评估结肠活检时临床印象很有帮助
- 结肠活检伴有明显的急性炎症而没有腺体改变者，一般代表自限性结肠炎而不是 IBD
- 非典型性间质成纤维细胞和伴随的腺体萎缩、黏膜毛细血管扩张，是诊断放射学结肠炎的线索
- 上皮下胶原异常，当厚度超过 15μm 时诊断为胶原性结肠炎
- 当在肠上皮细胞核下方可见胞质时，切片为正切；不要误认为是增厚的上皮下胶原（这是粗心大意的一个常见的陷阱）
- 诊断直肠浸润性高分化黏液细胞癌时应当小心；总是必须考虑除外局限性深在性囊性结肠炎

精选文献

Petras RE: Non-neoplastic intestinal disease. In Mills SE (ed): Sternberg's Diagnostic Surgical Pathology. 4th ed. Philadelphia, Lippincott Williams & Wilkins, 2004, pp 1475-1485.

Shaz BH, Reddy SI, Ayata G, et al: Sequential clinical and histopathological changes in collagenous and lymphocytic colitis over time. Mod Pathol 17:395-401, 2004.

Sherman A, Ackert JJ, Rajapaksa R, et al: Fractured colon: An endoscopically distinctive lesion associated with colonic perforation following colonoscopy in patients with collagenous colitis. J Clin Gastroenterol 38:341-345, 2004.

Yuan S, Reyes V, Bronner MP: Pseudomembranous collagenous colitis. Am J Surg Pathol 27:1375-1379, 2003.

Ayata G, Ithamukkala S, Sapp H, et al: Prevalence and significance of inflammatory bowel disease-like morphologic features in collagenous and lymphocytic colitis. Am J Surg Pathol 26:1414-1423, 2002.

Libbrecht L, Croes R, Ectors N, et al: Microscopic colitis with giant cells. Histopathology 40:335-338, 2002.

Wang N, Dumot JA, Achkar E, et al: Colonic epithelial lymphocytosis without a thickened subepithelial collagen table: A clinicopathologic study of forty cases supporting a heterogenous entity. Am J Surg Pathol 23:1068-1074, 1999.

Dignan CR, Greenson JK: Can ischemic colitis be differentiated from C. difficile colitis in biopsy specimens? Am J Surg Pathol

22:773-774, 1998.

Bryant DA, Mintz ED, Puhr ND, et al: Colonic epithelial lymphocytosis associated with an epidemic of chronic diarrhea. Am J Surg Pathol 20:1102-1109, 1996.

Kelly JK: Polypoid prolapsing mucosal folds in diverticular disease. Am J Surg Pathol 15:871-878, 1991.

Griffin P, Olmstead L, Petras R: Escherichia coli O157:H7-associated colitis: A clinical and histologic study of 11 cases. Gastroenterology 99:142-149, 1990.

Levine DS: "Solitary" rectal ulcer syndrome: Are "solitary" rectal ulcer syndrome and "localized" colitis cystica profunda analogous syndromes caused by rectal prolapse? Gastroenterology 92:243-253, 1987.

Norstrant TT, Kumar NB, Appelman HD: Histopathology differentiates acute self-limited colitis from ulcerative colitis. Gastroenterology 92:318-328, 1987.

阿米巴病　Amebiasis

临床特征

- 世界范围分布
- 在美国不常见，虽然发病率随着 AIDS 患者和男性同性恋者的增加而增加
- 最常由溶组织内阿米巴引起
  — 浸润性运动性滋养体
  — 特征性的孢囊形式（抗胃酸，加氯消毒，室温贮存）
- 症状各异，包括
  — 痢疾伴有腹泻和直肠出血，类似于 IBD
  — 肝脓肿
  — 结肠肉芽肿性肿块，可能类似于癌
- 并发症包括结肠穿孔和瘘管或肝脓肿

大体和内镜病理学

- 早期病变形成小的卵圆形溃疡，边缘充血突起，基底有黄色渗出物
- 片块状红斑区、糜烂和溃疡特别常见于盲肠、阑尾和直肠乙状结肠（类似于 Crohn 病）

组织病理学

- 切除的标本含有潜凿于邻近完整黏膜之下的溃疡，即特征性的烧瓶形溃疡
- 隐窝脓肿和杯状细胞减少
- 活检标本仅仅含有非特异性炎症；可见局灶性急性结肠炎的形态改变；可以发生糜烂和溃疡，伴有纤维素性渗出，其中含有诊断性的微生物（滋养体）
  — 典型的滋养体是大的（达 40μm）卵圆形结构，核小，伴有大的染色质核仁和丰富的粉色空泡状胞质
  — 胞质常常含有吞噬的红细胞（溶组织内阿米巴）

特殊染色和免疫组织化学

- 铁苏木精结合 PAS 染色能显示吞噬的是红细胞

其他诊断技术

- 可以采用血清学试验

鉴别诊断

■ 炎症性肠病
- 溃疡性结肠炎的特征是显示较为弥漫性的结肠受累，伴有黏膜结构变形和固有膜基底浆细胞增多
- Crohn 病（同阿米巴病）可呈片块状，但其特征是线性溃疡而不是烧瓶形潜凿性溃疡。Crohn 病的溃疡的长轴倾向于与肠的长轴平行。阿米巴病溃疡的长轴倾向于与肠的长轴垂直
- 典型的 IBD 缺乏含有诊断性微生物的纤维素性

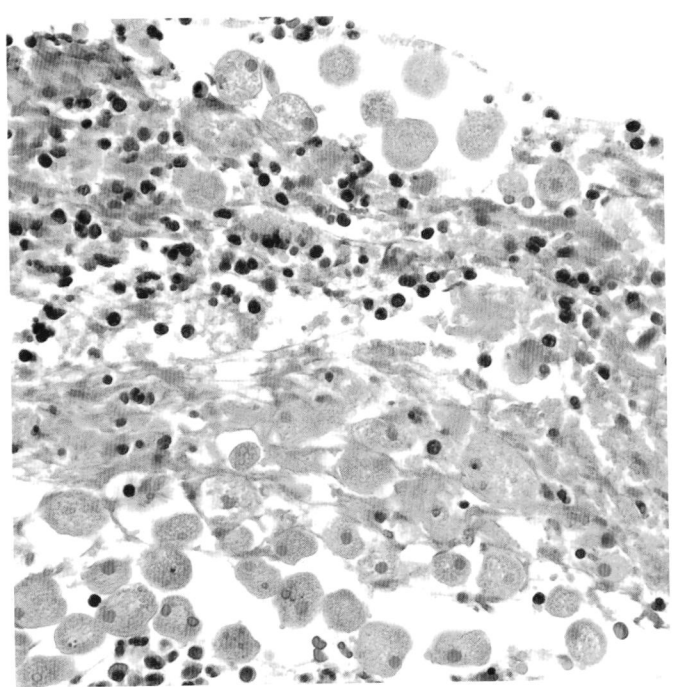

图 6-80　阿米巴病。溶组织内阿米巴滋养体比组织细胞大，具有一个偏心位置的圆形细胞核。有些滋养体有吞噬的红细胞。

渗出

- Crohn 病活检标本显示局灶性急性结肠炎的形态改变，通常伴有一些结构变形和固有膜基底部浆细胞增加

提要

- 当出现散在的溃疡和纤维素性渗出时，总要检查活检标本看有无滋养体
- 滋养体必须与组织细胞区别，组织细胞较小，但有较大的核，且 PAS 染色较弱

精选文献

Calderaro A, Villanacci V, Bommezzadri S, et al: Colonic amoebiasis and spirochetosis: Morphological, ultrastructural and microbiological evaluation. J Gastroenterol Hepatol 22:64-67, 2007.

Allason-Jones E, Mindel A, Sargeunt P, Williams P: Entamoeba histolytica as a commensal intestinal parasite in homosexual men. N Engl J Med 315:353-356, 1986.

Merritt RJ, Coughlin E, Thomas DW, et al: Spectrum of amebiasis in children. Am J Dis Child 136:785-789, 1982.

Connor DH, Neafle RC, Meyers WM: Amebiasis. In Binford CH, Connor DH (eds): Pathology of Tropical and Extraordinary Diseases, vol 1. Washington, DC, Armed Forces Institute of Pathology, 1976.

肠道其他寄生虫感染
Other Intestinal Parasitic Infestations

临床特征

■ 粪类圆线虫

- 腹泻，吸收障碍；在免疫受损患者，自身感染可能致死
- 通过检测粪便中的幼虫通常可以诊断
- 在土壤中可见感染性幼虫，可以穿透完整的皮肤

■ 毛细线虫

- 蛋白丢失性肠病；见于亚洲、中东和非洲
- 通过检测粪便中的虫卵、幼虫或成虫通常可以诊断

■ 鞭虫

- 常常没有症状，但可以伴有腹痛和腹泻；可引起直肠脱垂

■ 蛲虫

- 受孕的雌虫迁移到肛周皮肤产卵，可引起夜发性肛周瘙痒

■ 绦虫

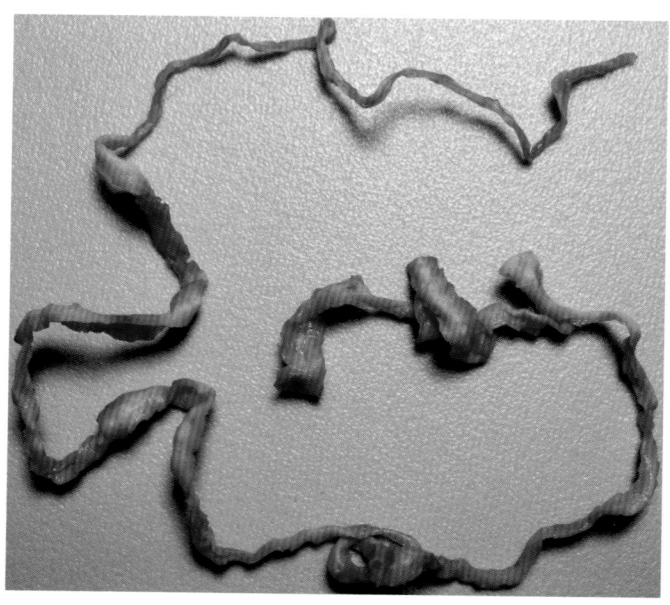

图 6-81　裂头绦虫的大体照片。这个蠕虫是在内镜检查时取出的。

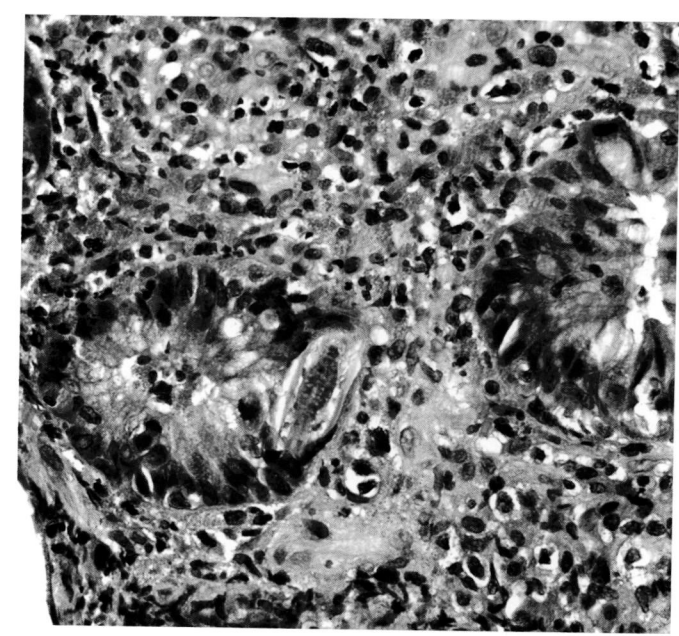

图 6-82　类圆线虫病伴有自身感染。隐窝显示有感染性的粪类圆线虫丝状蚴浸润。固有膜有明显的嗜酸性粒细胞浸润。

- 感染由生鱼或烹调不足的鱼而来
- 通常没有症状，但可以引起肠梗阻、维生素 B_{12} 缺乏和恶性贫血

■ 钩虫

- 在进入的皮肤部位可能有瘙痒；当幼虫向肺迁移

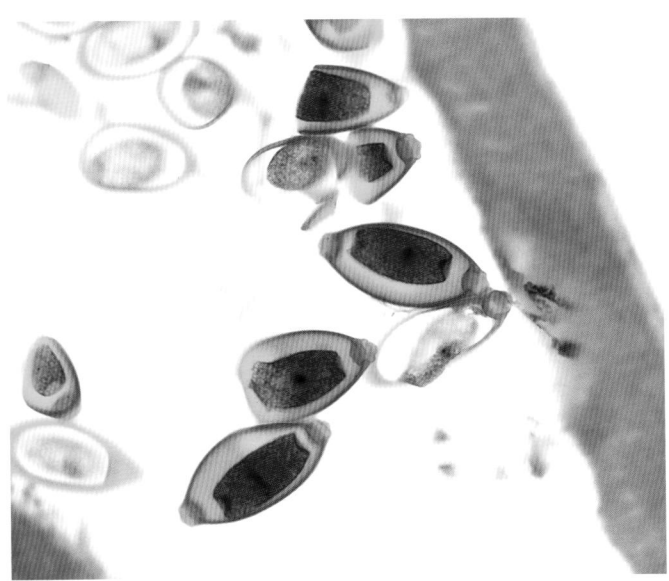

图 6-83　鞭虫。注意特征性的虫卵形态，这个成虫是在内镜检查时取出的。

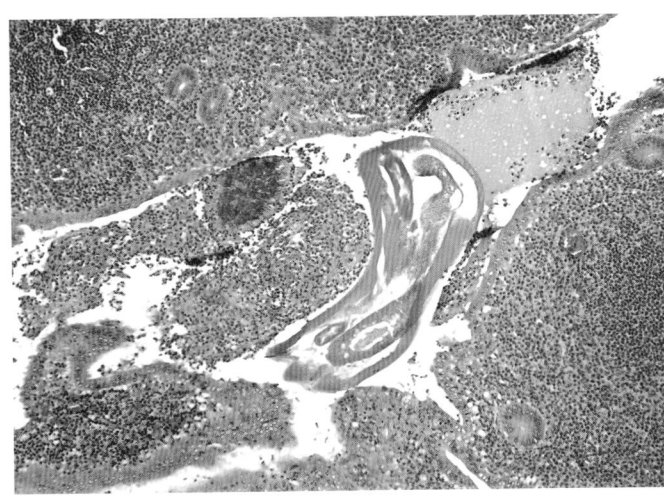

图 6-84　蛲虫。这个阑尾切除标本显示急性化脓性阑尾炎，腔内有一个蠕虫，具有特征性的侧翼。腔内细菌提示还存在放线菌。

　　时可引起喘鸣和支气管炎
- 贫血的症状和体征（如苍白、心动过速）

▌ 血吸虫病
- 可能引起结肠炎或肠梗阻

大体和内镜病理学

▌ 粪类圆线虫
- 蠕虫隐藏在十二指肠和空肠

▌ 毛细线虫
- 蠕虫感染空肠和上部回肠

▌ 鞭虫
- 成虫大约长 4cm，居住在盲肠和升结肠

▌ 蛲虫
- 成虫生活在盲肠；受孕的雌虫在夜间迁移到肛门排卵
- 常常可见于阑尾切除标本

▌ 绦虫
- 成虫长度可能达到 10m
- 见于小肠

▌ 钩虫
- 大约 10mm；生活在小肠

▌ 血吸虫病
- 局灶性溃疡、狭窄、炎症性息肉

组织病理学

▌ 粪类圆线虫
- 可见嗜酸细胞性肉芽肿反应
- 在小肠活检标本中可见雌性成虫或虫卵
- 在自身感染性病例，小肠内可见丝状蚴

▌ 毛细线虫
- 在活检标本中仅有少数病例描述
- 形态学类似于鞭虫病

▌ 鞭虫
- 常常在内镜检查时取出；在 HE 染色切片上可见"鞭形"结构
- 虫卵具有极帽

▌ 蛲虫
- 在内镜检查时可以见到并取出
- 在蠕虫的横切面上可见侧翼；虫卵具有特征性的形态学表现

▌ 绦虫
- 整体观察显示典型的形态学表现；虫卵有盖

▌ 钩虫
- 可能引起嗜酸细胞性肠炎；通过检查粪便通常可以作出诊断

▌ 血吸虫病
- 对虫卵具有明显的炎症反应

特殊染色和免疫组织化学

- 没有帮助

其他诊断技术

- 没有帮助

精选文献

Meyers WM, Neafie RC, Marty AM, Wear DJ (eds): Pathology of Infectious Diseases, vol 1. Helminthiases. Washington, DC, Armed Forces Institute of Pathology, American Registry of Pathology, 2000.

Gutierrez Y, Bhatia P, Garbadawala ST, et al: Strongyloides stercoralis eosinophilic granulomatous enterocolitis. Am J Surg Pathol 20:603-612, 1996.

Gutierrez Y: Diagnostic pathology of parasitic infections with clinical correlations. Philadelphia, Lea & Febiger, 1990.

Milder JE, Walzer PD, Kilgore G, et al: Clinical features of Strongyloides stercoralis infection in an endemic area of the United States. Gastroenterology 80:1481-1488, 1981.

淋巴管扩张症　Lymphangiectasia

临床特征

- 存在原发性或继发性两种类型
  - 典型的原发性淋巴管扩张症见于儿童，是由淋巴管先天性梗阻引起的
  - 继发性淋巴管扩张症与许多疾病有关，包括腹膜后纤维化、心包炎、胰腺炎、胃肠道恶性肿瘤和结节病
- 症状包括蛋白丢失性肠病和梗阻
- 治疗一般集中在基础疾病上

大体和内镜病理学

- 常常形成小的黏膜隆起，使黏膜皱襞膨胀
- 小囊肿，可能流出乳样乳糜样液体
- 小的病变，一般为偶然发现

组织病理学

- 原发性和继发性具有相同的组织学特征
- 小的多房囊肿，内衬扁平内皮，周围有不同量的界限不清的支持性间质
- 开放的腔隙内没有红细胞

特殊染色和免疫组织化学

- Ⅷ因子或CD34：内衬细胞呈阴性

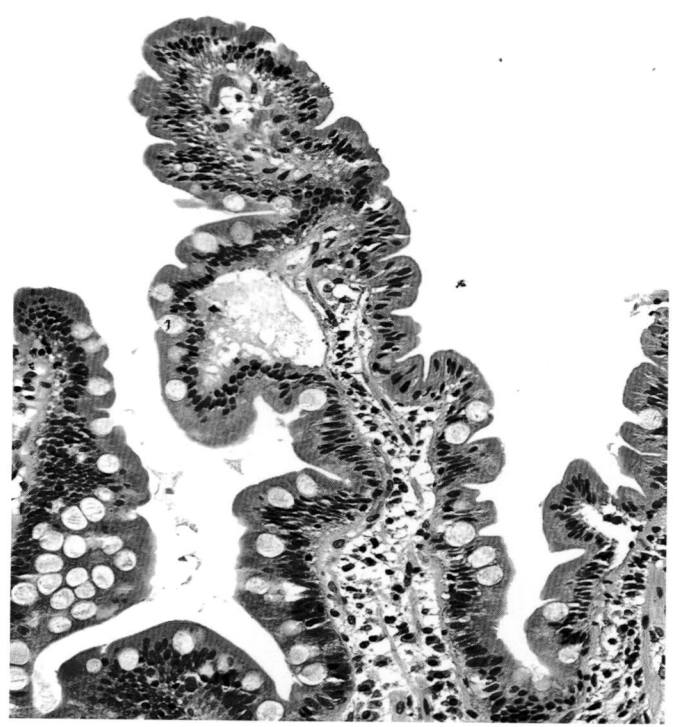

图6-85 酷似淋巴管扩张症的人工假象。表面上皮从基底膜推开，形成人为的间隙，类似于扩张的淋巴管。

其他诊断技术

- 没有帮助

鉴别诊断

- 必须与由于固定造成的基底膜与表面上皮分离鉴别，后者可以形成人为的间隙；黏膜偶见扩张的乳糜管，没有临床意义
- ▌肠囊样积气症
- 多发性充气囊肿，其中大多数没有内皮细胞内衬
- 周围组织对炎症反应的差异很大（与基础疾病有关）；常常含有白细胞、嗜酸性粒细胞、浆细胞、巨噬细胞和异物巨细胞
- ▌血管瘤
- 一般形成散在的肿块
- 通过在开放的腔隙内出现红细胞可与淋巴管扩张症鉴别
- ▌淋巴管瘤
- 散在的肿块性病变，由内衬扁平内皮细胞的显微镜下可见的小囊肿组成
- 囊肿周围为疏松的、黏液样结缔组织间质

提要

- 原发性淋巴管扩张症是一种罕见的疾病，蛋白丢失是其主要的临床表现

精选文献

Kuroda Y, Katoh H, Ohsato K: Cystic lymphangioma of the colon. Report of a case and review of the literature. Dis Colon Rectum 27:679-682, 1984.

Vardy PA, Lebenthal E, Shwachman H: Intestinal lymphangiectasia: A reappraisal. Pediatrics 55:842-851, 1975.

Waldmann TA: Protein-losing enteropathy. Gastroenterology 50:422-443, 1966.

肠囊样积气症　Pneumatosis Intestinalis

临床特征

- 肠壁内充满气体的囊肿，或与基础性肺疾病（慢性）有关，或与肠道产气微生物感染（急性）有关
- 慢性肠囊样积气症较常见于成人；急性肠囊样积气症较常见于婴儿
- 可以见于肠道任何部位
- 症状通常与基础疾病有关
  - 婴儿：通常与坏死性小肠结肠炎共存，产生严重的胃肠道并发症
  - 成人：腹泻、肠胃胀气和过多的黏液性排便
- 并发症包括肠梗阻、肠扭转、出血，偶尔发生气腹

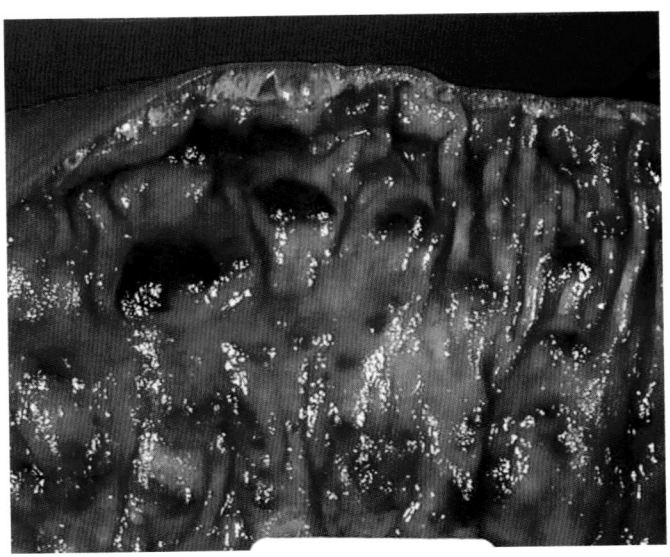

图 6-86　肠囊样积气症累及乙状结肠。显示黏膜表面散在的缺血性改变。切面显示肠壁膨胀的含气囊肿。

- 典型的放射学征象是小肠或大肠壁出现气环

大体和内镜病理学

- 一般为弥漫性病变，但可以为局限性
- 小肠或大肠的黏膜、黏膜下或浆膜形成囊肿
- 囊肿通常接近肠系膜缘
- 囊肿从 1 mm 到几个厘米，常常表现为浆膜气泡
- 黏膜下囊肿从表面可能觉察不出，一般引起肠的捻发音
- 切面显示许多细小的囊肿，导致蜂窝状现象

组织病理学

- 多发性含气囊肿，其中大多数没有内皮细胞内衬
- 周围组织对炎症反应的差异很大（与基础病有关）；常常含有白细胞、嗜酸性粒细胞、浆细胞、巨噬细胞和异物巨细胞
- 黏膜通常正常

特殊染色和免疫组织化学

- 在急性病例，革兰染色很少能检测到囊肿周围的细菌

其他诊断技术

- 没有帮助

鉴别诊断

▎ 淋巴管扩张症
- 显微镜下可见的小肠或大肠囊肿，内衬内皮细胞
- 囊肿周围缺乏散在的炎症成分（特别是嗜酸性粒细胞和异物巨细胞）

提要

- 囊肿据认为是由于外伤破裂气体进入肠壁（如由咳嗽引起）引起的继发性改变，或是由产气微生物（如产气荚膜梭菌、产气肠杆菌和大肠杆菌）繁殖引起的

精选文献

Heng Y, Schuffler MD, Haggit RC, Rohrmann CA: Pneumatosis intestinalis: A review. Am J Gastroenterol 90:1747-1758, 1995.

Galandiuk S, Fazio VW: Pneumatosis cystoides intestinalis. Dis Colon Rectum 29:358, 1986.

Galandiuk S, Fazio VW, Petras R: Pneumatosis cystoides

intestinalis in Crohn's disease: A report of two cases. Dis Colon Rectum 28:951-956, 1985.

结肠黑变病　Melanosis Coli

临床特征

- 与长期服用缓泻药（蒽醌、美鼠李皮、芦荟、番泻叶、泻鼠李皮、大黄）有关，这些缓泻药能够引起凋亡
- 患者一般有便秘病史

大体和内镜病理学

- 暗褐色到黑色的黏膜色素沉着
- 主要累及右半结肠
- 严重的病例可能累及整个结肠、阑尾和末端回肠

组织病理学

- 脂褐素沉积在固有膜的组织细胞内
- 色素呈颗粒状、黄褐色，折光，在完整的腺体之间成簇分布
- 引流的淋巴结可能有类似的色素

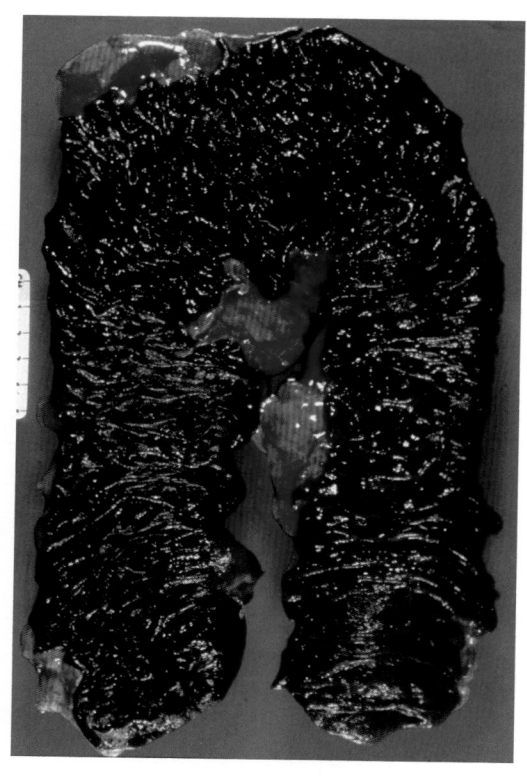

图 6-87　严重的结肠黑变病（切除标本）。

- 偶尔可见非特异性炎症或微小肉芽肿（含有色素）；后者可能与 Crohn 病混淆

特殊染色和免疫组织化学

- 结肠黑变病的色素 PAS、AFB 和 Fontana-Masson 染色呈阳性
- Perl 反应呈阴性
- 普鲁士蓝（铁）染色呈阴性

其他诊断技术

- 没有帮助

鉴别诊断

▌褐肠综合征（蜡样质病）

- 脂褐素沉着在黏膜肌层、固有肌层和血管壁的平滑肌细胞内而不是固有膜的组织细胞内
- 患者常常有维生素 E 不足（常常见于乳糜泻或囊性纤维化），典型者有症状（腹痛和腹泻）

提要

- 固有膜内出现普鲁士蓝（铁）染色阴性、Fontana-Masson 染色阳性的粗大褐色色素，代表结肠黑变病
- 沉积在固有膜内的含铁血黄素普鲁士蓝（铁）染色呈阳性
- 平滑肌内褐色颗粒（脂褐素）沉积代表褐肠综合征

精选文献

Walker NI, Bennett RE, Axelsen RA: Melanosis coli: A consequence of anthraquinone-induced apoptosis of colonic epithelial cells. Am J Pathol 131:465-476, 1988.
Gallager RL: Intestinal ceroid deposition—"brown bowel syndrome." A light and electron microscopic study. Virchows Arch A Pathol Anat Histol 389:143-151, 1980.
Smith B: Pathologic changes in the colon produced by anthraquinone purgatives. Dis Colon Rectum 16:455-458, 1973.

胃肠息肉　Gastrointestinal Polyps

临床特征

- 一般发生在结肠
- 最常见的是增生性息肉、炎症性息肉和腺瘤

▌增生性息肉

- 较常见于男性
- 最常见的结肠息肉
- 在结肠，增生性息肉是腺瘤的 3 ～ 10 倍
- 几乎均无症状

▌炎症性息肉（假息肉）
- 发生在长期溃疡性结肠炎的背景下，如溃疡性结

肠炎、Crohn 病、损伤和脱垂以及感染性结肠炎；也可能发生在黏膜损伤的附近（如手术吻合）

▌腺瘤
- 据认为发生在许多癌之前
- 当出现多发性（＞ 10）腺瘤时，可能为遗传性综合征（如 FAP、轻型 AFP、MYH 相关性息肉病

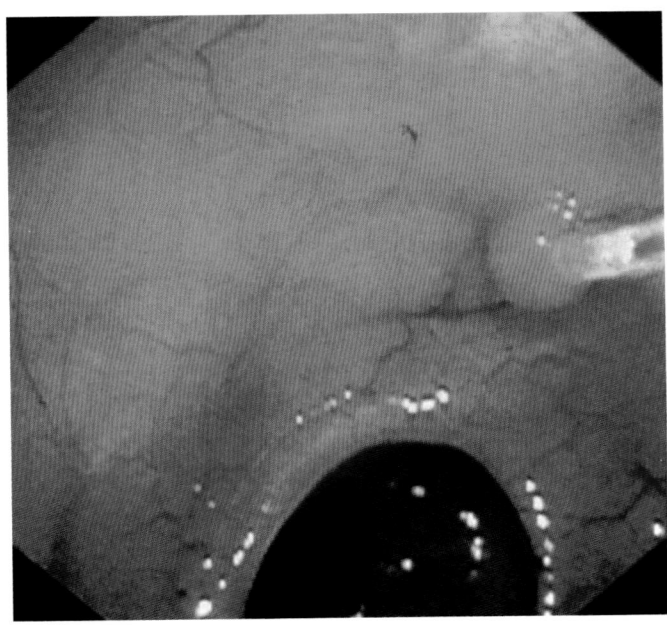

图 6-88　**增生性息肉的内镜下所见。**增生性息肉一般较小（＜ 5mm），与周围结肠黏膜的颜色大致相同。

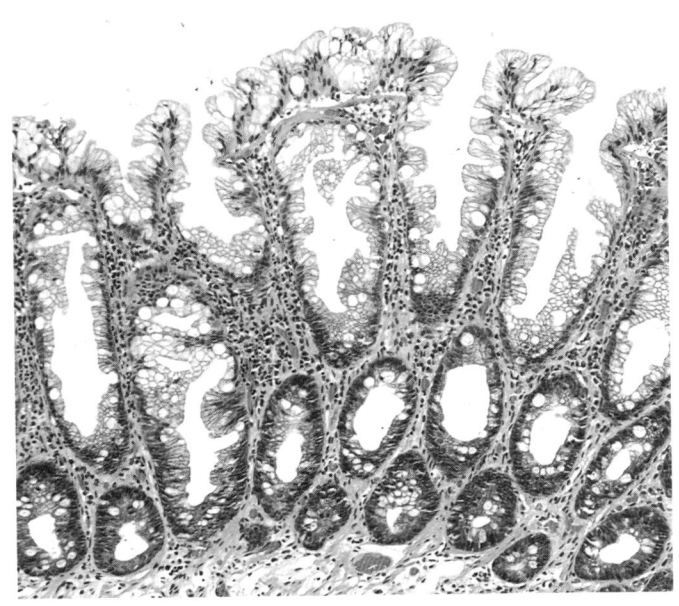

图 6-90　**增生性息肉。**组织学切片显示隐窝延长，被覆均匀分布的杯状细胞和吸收细胞。隐窝和表面上皮具有锯齿状表现。表面上皮的基底膜显示局灶性玻璃样变性。隐窝基底可见核分裂象。

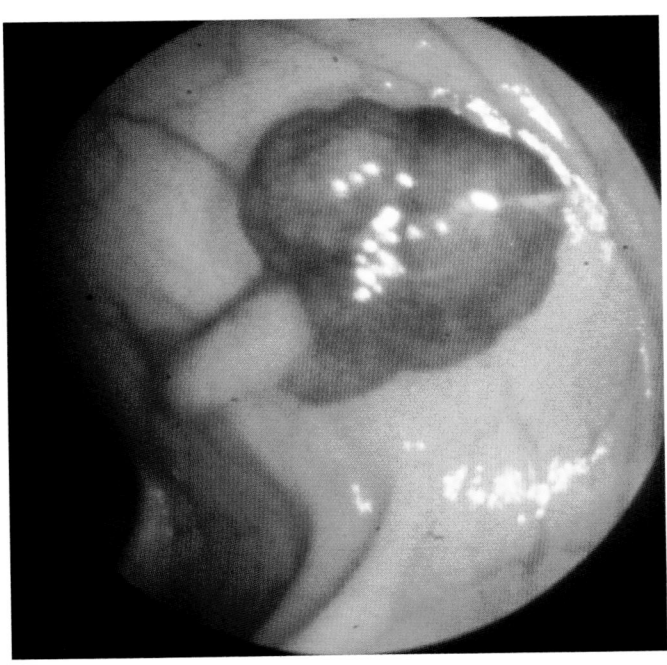

图 6-89　**有蒂腺管绒毛状腺瘤的内镜下所见。**

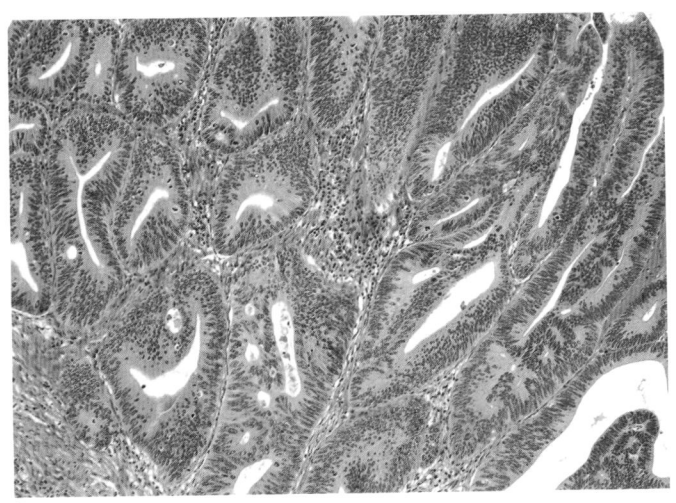

图 6-91　**结肠腺瘤伴有高级别异型增生，**上皮全层为复层，并有局灶性筛状结构。

综合征）

- 一般表现为缓慢生长，10 年增大 1 倍
- 在西方国家其发生率大约在 35%
- 40 岁以后发病率明显增加（发病高峰年龄在 60 ~ 70 岁）
- 如发现一个腺瘤，则存在另一个腺瘤的危险性是 40% ~ 55%
- 多发性腺瘤出现绒毛状结构和高级别异型增生的危险性增加
- 在最初息肉切除术后 3 ~ 10 年内发生新的腺瘤的危险是 20% ~ 60%

- 症状包括
  - 出血；然而，直径 < 1cm 的腺瘤通常没有症状，除非位于直肠乙状结肠的腺瘤，后者可能有出血
  - 较大的和绒毛状病变可能引起黏液性腹泻或便秘
  - 不祥的征象是梗阻和腹痛
- 发现小的乙状结肠息肉或直肠息肉是进行全结肠镜检查的指证

大体和内镜病理学

▌ 增生性息肉
- 一般 < 0.5cm，但偶尔 > 1cm（较大的息肉必须与无蒂锯齿状腺瘤鉴别；见"鉴别诊断"）
- 常常位于黏膜皱襞嵴上
- 常常为多发性

▌ 炎症性息肉（假息肉）
- 小而无蒂的结节，表面光滑；有些具有不同的形状
- 常常为多发性

▌ 腺瘤
- 大多数为外生性的黏膜突起
- 内镜下有三种类型：有蒂、无蒂、扁平和凹陷

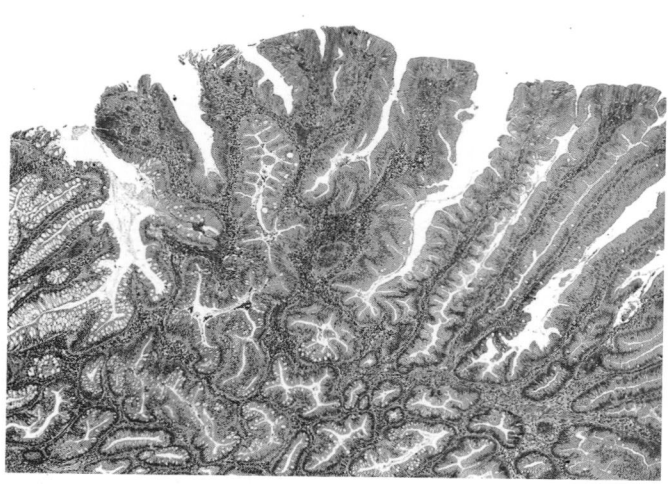

图 6-92　传统定义的锯齿状腺瘤。这些息肉一般有蒂，左侧上皮有异型增生。锯齿状结构与增生性息肉相似。锯齿状腺瘤一般显示胃小凹改变和胞质嗜酸性改变。

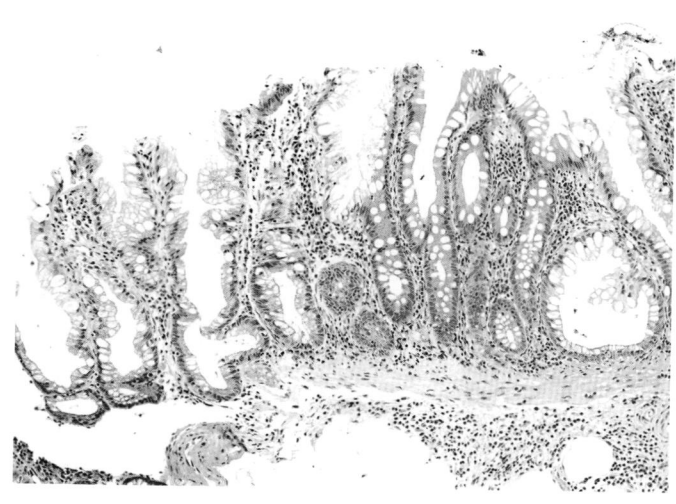

图 6-93　无蒂锯齿状息肉，有明显的隐窝，深部小凹扩张，小凹水平排列，且杯状细胞分布不均匀。

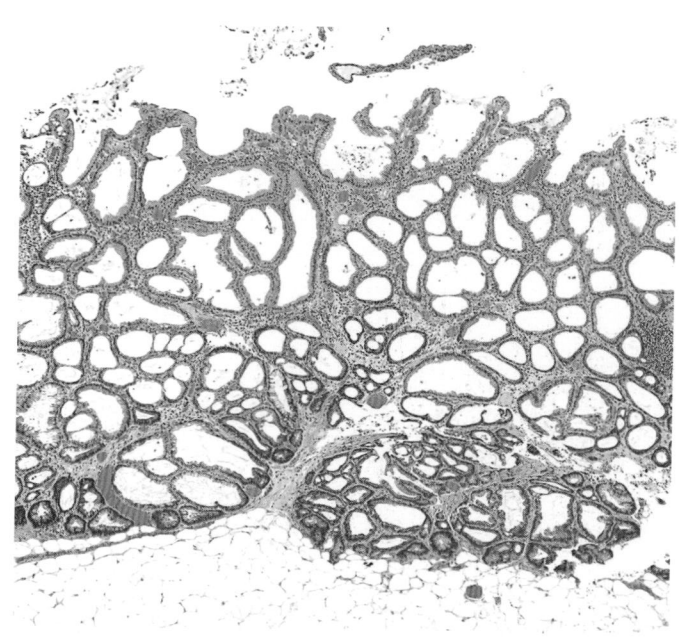

图 6-94　无蒂的锯齿状息肉伴有内翻性组织学改变。无蒂锯齿状息肉的再生带被黏膜肌层的平滑肌纤维包绕；息肉的一些部分疝入黏膜下层。

- 大体结构与组织学类型有关
  - 管状腺瘤通常较小，呈圆形，有蒂
  - 管状绒毛状腺瘤较大
  - 绒毛状腺瘤多半无蒂，扁平或位于一个短而宽的蒂上
- 较大的腺瘤多半有出血
- 扁平腺瘤在内镜检查时难以发现，为较小的斑块样黏膜颜色改变
- 估计 < 1cm 的腺瘤 1% 有癌，而 > 2cm 的腺瘤 45% 有癌

组织病理学

▌ 增生性息肉
- 以锯齿状、脑回状（锯齿状结构）腔缘（由于每单位面积成熟结肠细胞数目增加）为特征
- 核分裂活跃的基底细胞带轻微扩张，局限于小凹的下 1/2（所谓的颠倒非典型性，bottom-up atypia）
- 没有异型增生
- 吸收细胞和杯状细胞混合存在

▌ 炎症性息肉（假息肉）
- 炎症性间质组织和增生性上皮以不同比例混合存在
- 有时表面形成溃疡，并有含有混合性炎症的显著的肉芽组织反应
- 处于不同变性和再生阶段的扩张的上皮性囊肿，有时酷似腺瘤性改变
- 伴有奇异性间质细胞的炎症性息肉
  - 这一命名用于含有大的奇异性梭形细胞或多角形间质细胞的少数炎症性息肉；通常是一种表面现象

▌ 腺瘤
- 三种类型：腺管状、腺管绒毛状、绒毛状
- 小而带蒂的腺瘤通常为腺管状或腺管绒毛状
- 较大的无蒂腺瘤通常具有绒毛状成分
- 存在许多例外情况；因此，可见大的带蒂的腺管状腺瘤和小的无蒂的绒毛状腺瘤
- 根据定义，所有的腺瘤都是由异型增生的上皮组成，其特征为细胞具有增大深染的复层细胞核和黏液减少；核分裂象增加，蔓延到腺体的上部区域
- 大多数腺瘤可见被称为寡黏液细胞（oligomucous cell）的分泌黏液的细胞分化；这些细胞具有不同量的黏液，因此通常可见一些杯状细胞

- 异型增生的程度由成熟状况来确定
  - 低级别异型增生：梭形或卵圆形细胞核略呈复层改变，顶端可见胞质（大约占整个细胞高度的一半），并有杯状细胞形成的证据
  - 高级别异型增生：复层的圆形细胞核占据全层，几乎没有胞质（大多数细胞核达到腺腔），伴有明显的核的多形性，几乎没有杯状细胞分化
  - 高级别异型增生这一术语有时扩大到包括较复杂的筛状结构（原位腺癌）或癌细胞仅仅浸润到固有膜或黏膜肌层（所谓的黏膜内腺癌）而缺乏黏膜下浸润的病例
  - 随着异型增生程度的增加，出现异型增生的杯状细胞；伴有复层核的上皮发生这种情况可导致基底层上方出现杯状细胞，类似于印戒细胞
- 异型增生性上皮首先出现在浅表的表面部分，最后取代较深的上皮 [所谓的自上而下非典型性（top-down atypia）]
- 黏膜下的腺瘤性上皮酷似浸润癌（所谓的假浸润），发生在 2% ~ 10% 的有蒂的息肉，特别是在伴有长蒂（> 1cm）的乙状结肠息肉；被认为是发生在扭转导致出血以及炎症和纤维化之后，或是由于压力增加而引起腺瘤性上皮通过黏膜肌层缺陷疝入的结果
- 通过下述几点可以识别假浸润
  - 腺瘤性腺体周围出现固有膜，或发现腺瘤性上皮与黏膜直接相连
  - 含铁血黄素沉积和纤维化，而不是纤维组织增生
  - 缺乏恶性细胞学特征
  - 错位腺体的轮廓为圆形，没有浸润
- 腺管状腺瘤
  - 最常见（70% 以上）
  - 由管状腺体组成（类似于正常结肠腺体），但内衬异型增生的上皮
  - 腺管状结构占腺瘤的 80% 以上
- 绒毛状腺瘤
  - 由细长的指样上皮叶组成，且深部隐窝从黏膜肌层向外蔓延
  - 指样上皮叶含有血管轴心，被覆腺瘤性上皮
  - 绒毛状结构占腺瘤的 80% 以上

- 腺管绒毛状腺瘤
  - 腺管状和绒毛状结构混合存在
  - 绒毛状结构大约占腺瘤的 20% ~ 80%
- 混合性增生性和腺瘤性息肉
  - 相对罕见
  - 不连续的增生性息肉和腺瘤性息肉区域，组织学检查两者界限分明
  - 大多数病例可能是无蒂的锯齿状息肉出现异型增生
- 传统上定义的锯齿状腺瘤
  - 以锯齿状结构为特征的真正的腺瘤（伴有上皮异型增生）
  - 内衬细胞不如增生性息肉成熟，常常出现嗜酸性胞质或胃小凹化生，并有浅表核分裂象，核的极向消失，核浆比例增高，以及核的多形性；然而，细胞具有丰富的黏液
  - 可能与增生性息肉、无蒂锯齿状息肉以及典型的腺瘤性息肉混合存在
  - 通常发生在左半结肠并有蒂

特殊染色和免疫组织化学

- 增生性息肉
  - 三色染色或胶原Ⅳ免疫染色证实上皮下胶原带增厚
  - 癌胚抗原（CEA）在增生性息肉有过表达
- 炎症性息肉
  - 间质细胞（包括奇异性间质细胞）CEA、细胞角蛋白和黏液染色呈阴性；波形蛋白和肌肉特异性肌动蛋白（MSA）染色呈阳性

其他诊断技术

- 没有帮助

鉴别诊断

- 无蒂锯齿状息肉
  - 有许多同义词，包括巨大或大的增生性息肉，伴有上皮锯齿状增生的息肉，以及无蒂锯齿状腺瘤
  - 典型者发生在右半结肠，大（> 1cm），无蒂，界限常常不清
  - 可能类似于增大的黏膜皱襞
  - 含有四项或四项以上如下特征的息肉应该归入无蒂锯齿状息肉，并应与增生性息肉加以鉴别

  - 隐窝基底扩张
  - 隐窝分支
  - 隐窝水平排列
  - 内翻性组织学改变（腺体错位到黏膜肌层或黏膜下）
  - 明显的锯齿状改变
  - 上皮与间质比例超过 50%
  - 表面基底膜并不增厚
  - 隐窝上 1/3 细胞核增大，有非典型性和核仁
  - 隐窝上 1/3 可见核分裂象
  - 营养不良的杯状细胞呈异常的片块状分布
- 可能是散发性微卫星高度不稳定性（microsatellite instability–high, MSI-H）的结直肠癌的特异性前体病变
- 见于增生性（锯齿状）息肉病综合征的息肉类型
- 有资料提示，有这种类型息肉的患者如果没有完全切除或伴有类似的没有取样的息肉，可从较短的监测（如间隔 1 ~ 2 年）中获益，因为锯齿状息肉通路转化为癌的速度可能比腺瘤癌序列要快
- 错构瘤性息肉
- 再生性改变
  - 可能伴有黏膜创伤和脱垂，或见于炎症性息肉
  - 再生性上皮通常显示细胞核增大、胞质嗜碱性和局限于隐窝基底部的核分裂象增加，表面可见比较成熟的杯状细胞和吸收细胞

提要

- 炎症性息肉
  - 为避免误诊为肿瘤，应仔细评估间质细胞（特别是在小的活检标本和当上皮萎缩或再生时），寻找常常见于炎症性息肉的纤维肌肉增生和扩张的毛细血管
- 腺瘤
  - 生物学上，腺瘤性生长被认为是进行性病变，具有一个连续的过程：低级别异型增生、高级别异型增生、原位癌、黏膜内癌和浸润性癌
  - 临床上，重要的鉴别特征是病变大小、绒毛状成分、有无高级别异型增生或癌
    - 癌细胞仅仅浸润到黏膜肌层或固有膜（黏膜内腺癌），实际上并不具有转移的危险性；许多作者将这些病变归入高级别异型增生

- 异型增生的程度与发生癌的危险有关；高级别异型增生进展为癌的危险比低级别异型增生高出几倍
- 只有当癌细胞穿过黏膜肌层进入黏膜下层或超出黏膜下层时才考虑为浸润癌（具有临床意义）
- 黏膜下浸润是指肿瘤性腺体浸润到黏膜下，并且伴有肿瘤性纤维组织增生
- 伴随浸润的纤维组织增生至少位于黏膜下，但在活检标本中不能用作确定浸润的实际深度
- 病理报告应该包括
  - 出现在活检标本中的最高程度的异型增生和出现的绒毛状成分
  - 分化程度和与切缘的距离，是否存在浸润癌以及有无血管和淋巴管浸润

精选文献

Goldstein NS: Small colonic microsatellite unstable adenocarcinomas and high-grade epithelial dysplasias in sessile serrated adenoma polypectomy specimens: A study of eight cases. Am J Clin Pathol 125:132-145, 2006.

Sheridan TB, Fenton H, Lewin MR, et al: Sessile serrated adenomas with low- and high-grade dysplasia and early carcinomas: An immunohistochemical study of serrated lesions "caught in the act." Am J Clin Pathol 126:564-571, 2006.

Winawer SJ, Zauber AG, Fletcher RH, et al: Guidelines for colonoscopy surveillance after polypectomy: A consensus update by the US Multi-Society Task Force on Colorectal Cancer and the American Cancer Society. Gastroenterology 130:1872-1885, 2006.

Snover DC, Jass JR, Fenoglio-Preiser C, Batts KP: Serrated polyps of the large intestine: A morphologic and molecular review of an evolving concept. Am J Clin Pathol 124:380-391, 2005.

Jass JR: Hyperplastic polyps and colorectal cancer: is there a link? Clin Gastroenterol Hepatol 2:1-8, 2004.

Goldstein NS, Bhanot P, Odish E, Hunter S: Hyperplastic-like colon polyps that preceded microsatellite-unstable adenocarcinomas. Am J Clin Pathol 119:778-796, 2003.

Riddell RH, Petras RE, Williams GT, Sobin LH: Tumors of the intestines. Atlas of Tumor Pathology Third Series, Fascicle #32. Washington, DC, Armed Forces Institute of Pathology, 2003.

Hawkins NJ, Ward RL: Sporadic colorectal cancers with microsatellite instability and their possible origin in hyperplastic polyps and serrated adenomas. J Natl Cancer Inst 93:1307-1313, 2001.

Volk EE, Goldblum JR, Petras RE, et al: Management and outcome of patients with invasive carcinoma arising in colorectal polyps. Gastroenterology 109:1801-1807, 1995.

大肠散发性腺瘤和腺癌
Sporadic Adenomas and Adenocarcinoma of the Large Intestine

分类

- 结直肠癌具有许多不同的分子通路
  - 大约85%来源于染色体不稳定性（chromosomal instability）通路
    - 流式细胞检查常常显示癌为DNA非整倍体
    - 研究证实5号、17号和18号染色体异常
    - FAP相关性结直肠癌是通过这种途径发生的
  - 大约15%来源于突变表型（mutator phenotype）通路
    - 癌的DNA为二倍体
    - 癌具有被称为微卫星不稳定性（microsatellite instability, MSI）的附带现象
    - 合并Lynch综合征的结直肠癌是通过这种途径发生的
- Lynch综合征
  - 伴有DNA错配修复基因（如 *hMLH1*、*hMSH2*、*hPMS2*、*hMSH6*、*hPMS1*）种系突变的个体
  - 与普通人群相比，发生结直肠癌的危险性大约增加15倍
    - 癌发生的平均年龄比普通人群发生结直肠癌的年龄年轻20岁
  - 发生其他癌的危险性增加，包括子宫内膜、卵巢、胃、泌尿道、胆道、中枢神经系统和小肠
  - 根据阿姆斯特丹标准，临床上可能怀疑为本病
    - 三位或三位以上的亲属患有Lynch综合征相关性肿瘤
    - 两代人患有结直肠癌
    - 一种或一种以上Lynch综合征相关性肿瘤发生在50岁以下的患者
    - 达到了阿姆斯特丹的家族标准，但没有已知的错配修复基因突变，称为X型家族性结直肠癌综合征

临床特征

- 在美国，2007年大约有153 000新发病例，死亡52 000例，占美国癌症引起死亡的10%

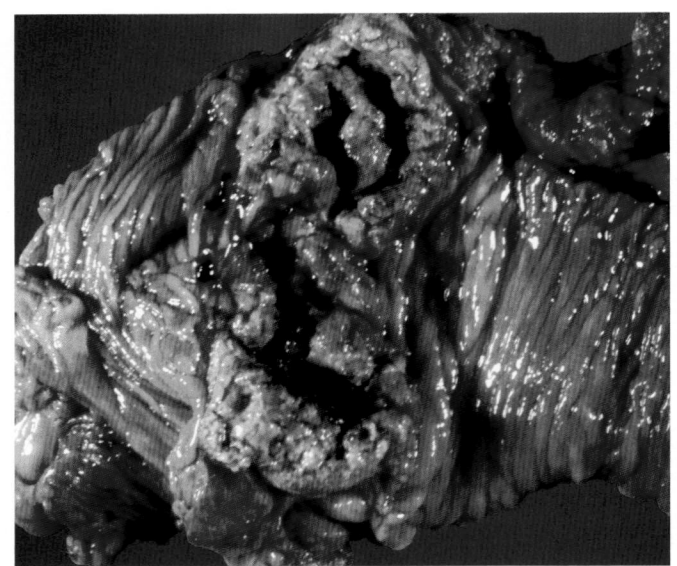

图 6-95 微卫星高度不稳定性结直肠癌。这种癌较大，一般位于右半结肠。

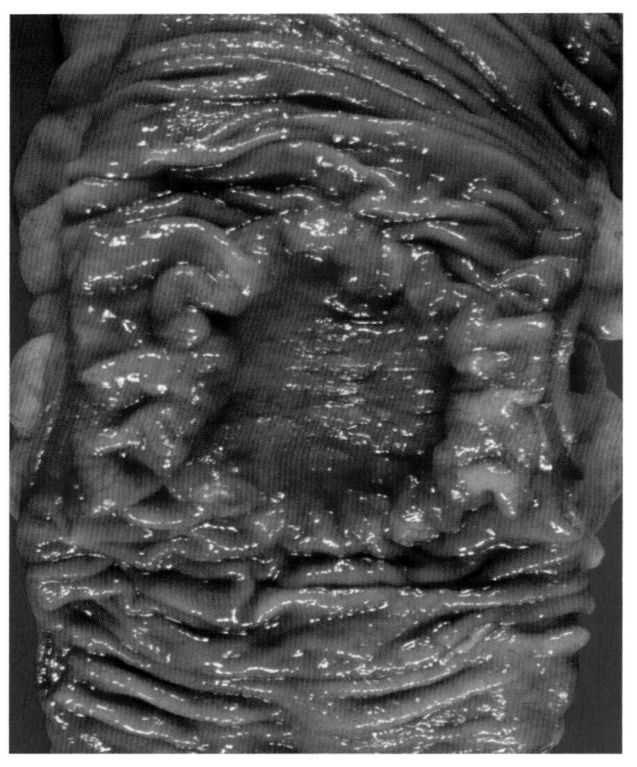

图 6-96 乙状结肠溃疡性癌的大体切除标本。

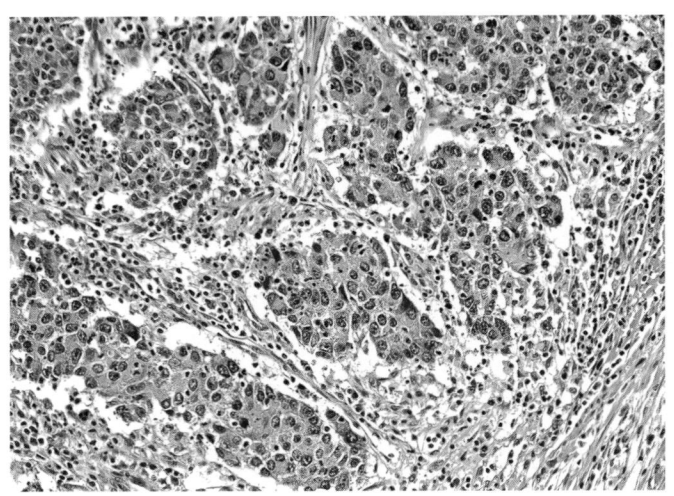

图 6-97 髓样腺癌。这种结肠癌的组织学结构特征是高度间变的上皮细胞合体成群，没有管腔结构。肿瘤周围有明显的淋巴细胞反应。

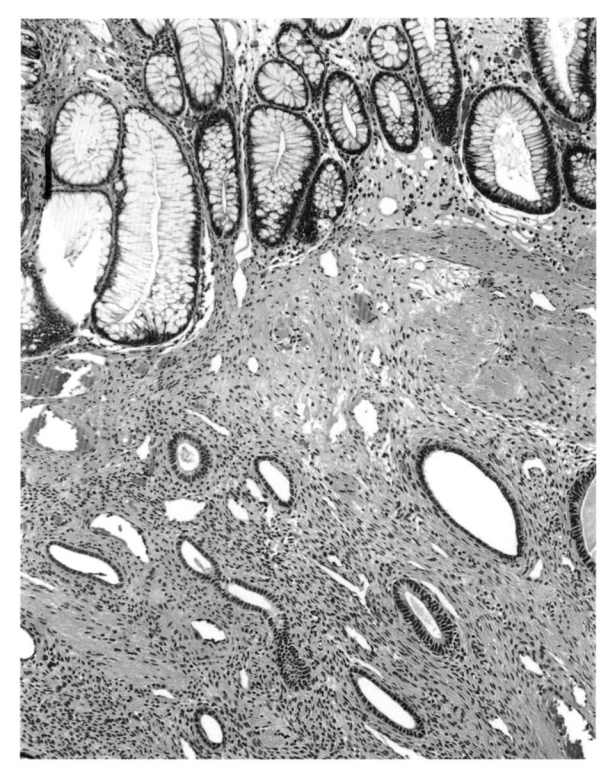

图 6-98 累及乙状结肠的子宫内膜异位症。注意黏膜下层的子宫内膜腺体和间质。

- 高峰发病年龄在 60 ~ 79 岁；不到 20% 发生在 50 岁以下的患者
- 饮食富于动物脂肪和惯于久坐的人发病率高
- 伴有慢性炎症性肠病的患者危险性增加

- 症状包括
  — 贫血：当出现在老年男性时，应怀疑结肠癌，直到证实为正常时
  — 取决于部位

◆ 右半结肠肿瘤：增大而没有直接症状，但容易出血，因此可引起间接症状，包括贫血和疲乏
◆ 左半结肠肿瘤（左半结肠肠腔较小）：产生黑粪、便秘和腹泻（排便习惯改变）

大体和内镜病理学

■ 腺癌

- 右半结肠平展，容易形成较大的外生性肿瘤，一般并不引起梗阻
- 管腔较小的远端结肠肿瘤进展为环形"餐巾环"肿瘤
- 可以为蕈状、溃疡性或坏死性肿块
- Lynch 综合征和散发性 MSI-H 结直肠癌多半位于右半结肠（75%），可以为多发性，肿瘤倾向于大和巨大

组织病理学

■ 腺癌

- 不管部位如何，组织学表现可能相似
- 不同分化的内衬间变性上皮细胞的浸润性腺体
- 内衬细胞完全为复层，具有大而深染的细胞核和明显的核仁
- 核分裂活性明显，常常伴有非典型性核分裂象
- 浸润引起特征性的纤维组织增生性组织反应，造成大体质地坚硬
  — Ⅰ 级
    ◆ 主要由分化性腺体组成，纤维组织增生性间质
  — Ⅱ 级
    ◆ 腺体不大分化，伴有局灶性筛状结构
  — Ⅲ 级
    ◆ 肿瘤呈实性片块状生长，没有独特的腺体结构

■ 黏液性腺癌

- 大约占结直肠恶性肿瘤的 10%
- 产生过多的黏液，伴有恶性上皮性腺体和自由漂浮的恶性细胞
- 预后不良的肿瘤，一般认为黏液必须占到肿瘤的 75%～80%
- 预后不良，推测是由于黏液具有明显穿透作用导致的

■ Lynch 综合征和散发性 MSI-H 结直肠癌

- 可能有明显的淋巴组织成分，包括肿瘤周围淋巴细胞浸润（所谓的 Crohn 样反应）和肿瘤内淋巴细胞增加
- 倾向于低分化（如未分化癌或髓样癌）
- 黏液性和印戒细胞组织学改变明显

■ 结直肠癌不常见的类型包括神经内分泌癌（包括小细胞癌）、腺鳞癌、鳞状细胞癌、多形性巨细胞癌和癌肉瘤

特殊染色和免疫组织化学

- 已有商用的错配修复基因蛋白 hMLH1、hMSH2 和 hMSH6 进行免疫组化抗体检测

其他诊断技术

- 对于符合修订的 Beshesda 标准的癌，应进行 PCR 试验检测 MSI，或进行免疫组化检测误配修复基因，包括
  — 患者年龄 < 50 岁
  — 不管年龄如何，同时或异时发生 Lynch 综合征相关性癌
  — 患者年龄 < 60 岁，发生伴有 MSI-H 组织学改变的结直肠癌
  — 第一代亲属患有 Lynch 综合征相关性肿瘤（年龄 < 50 岁）或第一代亲属患有结直肠腺瘤（年龄 < 40 岁）的结直肠癌患者
  — 两位或两位以上亲属患有 Lynch 综合征相关性肿瘤的结直肠癌患者，不管年龄如何
- 所有结直肠癌患者可能均需进行错配修复基因蛋白的检测或免疫组化检查，因为
  — 与 MSI 低和 MSI 稳定相比，MSI-H 结直肠癌分期具有生存优势
  — MSI-H 预示有异时癌
  — 对于以氟尿嘧啶为基础的化疗方案，MSI-H 预示反应不好；对于以依立替康（irinotecan）为基础的化疗方案；MSI-H 的反应可能较好
  — MSI-H 试验有助于发现 Lynch 综合征，因为 40% 以上的患者年龄超过 50 岁，而且几乎 25% 的 Lynch 综合征患者并不符合阿姆斯特丹或 Bethesda 指标
- 在某些 PCR 检测发现 MSI-H 以及免疫组化检查

发现异常的患者，错配修复基因序列分析可能是其指证

鉴别诊断

▌ 子宫内膜异位症

- 常常累及结肠和直肠（15% ～ 20% 的子宫内膜异位症病例）；偶尔累及小肠
- 一般为偶然发现；通常没有症状，但偶尔引起息肉或肠梗阻，可能类似于癌
- 子宫内膜瘤（endometriomas）通常为界限不清的肿块，< 4cm 或 5cm；典型者累及浆膜和浆膜下，但可以蔓延到黏膜并突入肠腔
- 组织学上以出现子宫内膜腺体和间质为特征
- 黏膜活检常常呈阴性，除非黏膜糜烂

▌ 转移癌

- 没有表面成分
- 黏膜下有大量肿瘤细胞
- CK7 和 CK20 免疫组化染色有时可以用于鉴别原发性结直肠腺癌和转移癌

提要

- 预后：虽然肿瘤较小时就有症状，但左半结肠肿瘤在诊断时分期常常较高，因此预后较差（Ⅰ期、Ⅱ期、Ⅲ期和Ⅳ期的 5 年生存率分别为 100%、80%、60% 和 10%）

精选文献

Jass JR: Classification of colorectal cancer based on correlation of clinical, morphological and molecular features. Histopathology 50:113-130, 2007.

Lindor NM, Petersen GM, Hadley DW, et al: Recommendations for the care of individuals with an inherited predisposition to Lynch syndrome: A systematic review. JAMA 296:1507-1517, 2006.

Hampel H, Frankel WL, Martin E, et al: Screening for the Lynch syndrome (hereditary nonpolyposis colorectal cancer). N Engl J Med 352:1851-1860, 2005.

Carethers JM, Smith EJ, Behling CA, et al: Use of 5-fluorouracil and survival in patients with microsatellite-unstable colorectal cancer. Gastroenterology 126:394-401, 2004.

Umar A, Boland CR, Terdiman JP, et al: Revised Bethesda Guidelines for hereditary nonpolyposis colorectal cancer (Lynch syndrome) and microsatellite instability. J Natl Cancer Inst 96:261-268, 2004.

Riddell RH, Petras RE, Williams GT, Sobin LH: Tumors of the intestines. Atlas of Tumor Pathology Third Series, Fascicle #32, Washington, DC, Armed Forces Institute of Pathology, 2003.

American Gastroenterological Association: Medical position statement: Hereditary colorectal cancer and genetic testing. Gastroenterology 121:195-197, 2001.

息肉病综合征　　Polyposis Syndromes

临床特征

- 包括的综合征与肿瘤性和错构瘤性（非肿瘤性）息肉两者的发生有关
  - 家族性腺瘤性息肉病（familial adenomatous polyposis, FAP）及其亚型
  - Peutz-Jeghers 综合征
  - 幼年性息肉病
  - 磷酸酶和张力蛋白（tensin）同系物（phosphatase and tensin homologue, PTEN）息肉病综合征（如 Ruvalcaba-Myhre-Smith 综合征、Cowden 综合征）
  - Cronkhite-Canada 综合征

▌ FAP

- 常染色体显性遗传，伴有几乎完全的外显率
- 每 7000 ～ 30 000 例活产儿有 1 例受累
- 1 岁以前即可发生腺瘤，但通常在青春期前后开始出现腺瘤
- 不进行结肠切除则不可避免地发生浸润性结肠癌或直肠癌，并死于结直肠癌
- 在 5 号染色体上（5q21）已经发现了 FAP 相关性基因，称为 *APC*（adenomatous polyposis coli）基因

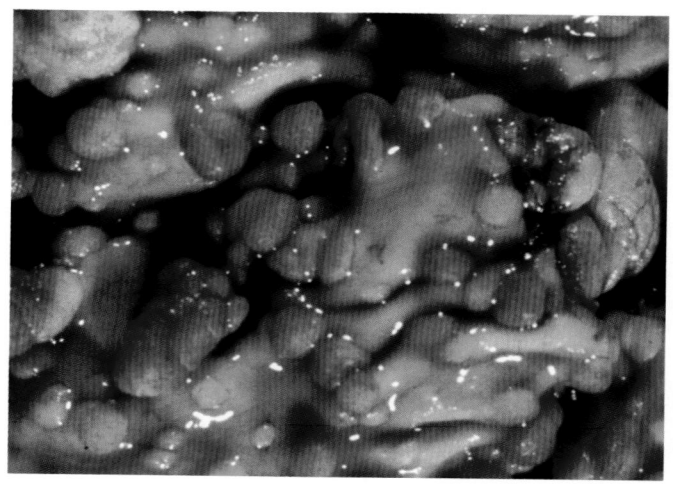

图 6-99　家族性腺瘤性息肉病患者的结肠切除标本。这个特写镜头显示了许多腺瘤。

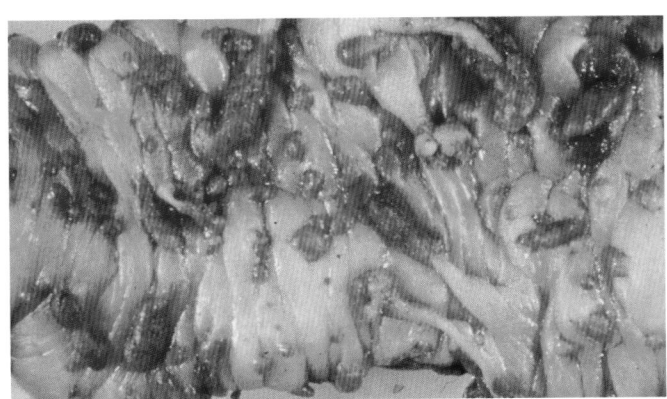

图 6-100 幼年性息肉病综合征患者的结肠切除标本。
一些息肉具有典型的幼年性息肉的形态学特征（有蒂，表面光滑，呈红色）。一些息肉为少见类型，呈指样多分叶状。

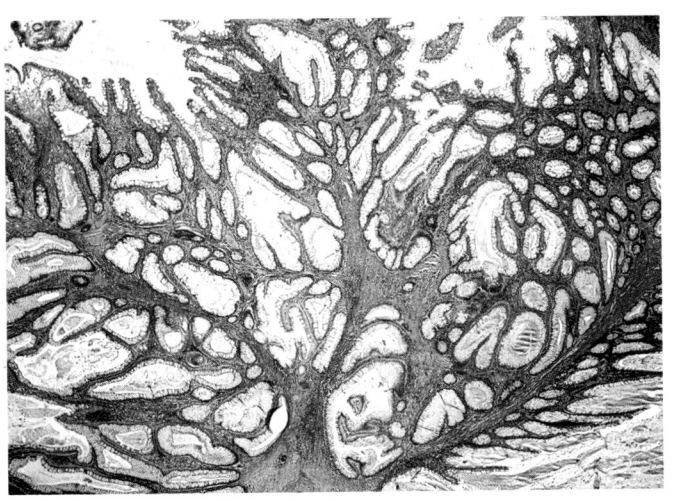

图 6-103 结肠 Peutz-Jeghers 息肉，显示黏膜肌层呈分枝状错构瘤性生长。

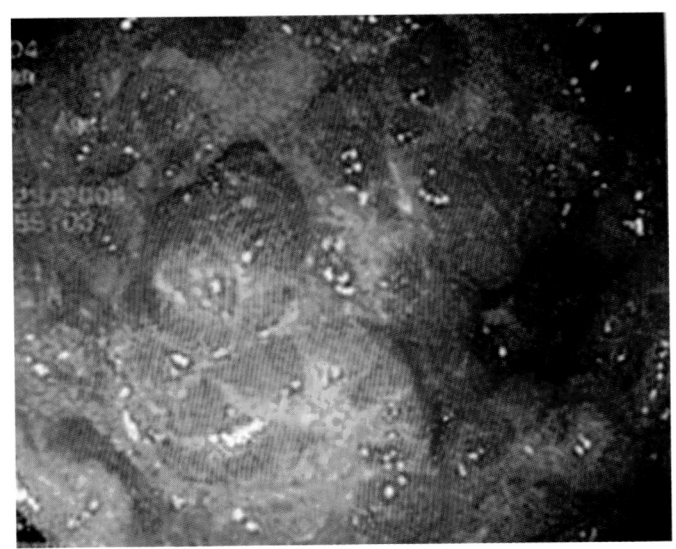

图 6-101 Cronkhite-Canada 综合征结肠的内镜照片，显示结肠黏膜弥漫性水肿和局灶息肉形成，伴有附着的渗出物。

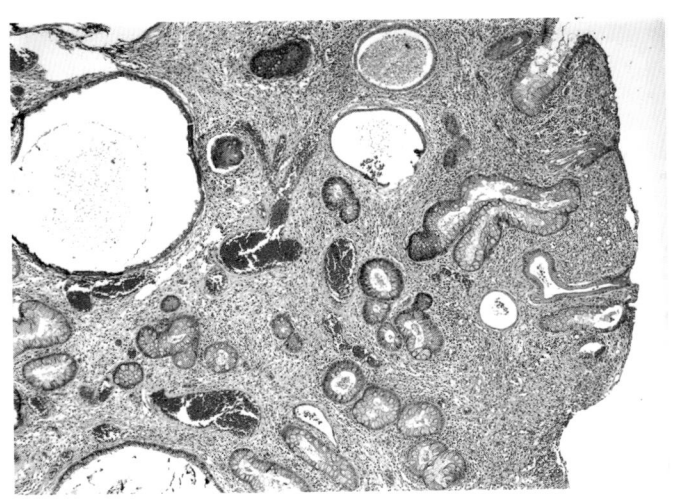

图 6-104 结肠幼年性息肉，显示固有膜水肿和炎症性膨胀，伴有黏膜微囊肿形成。

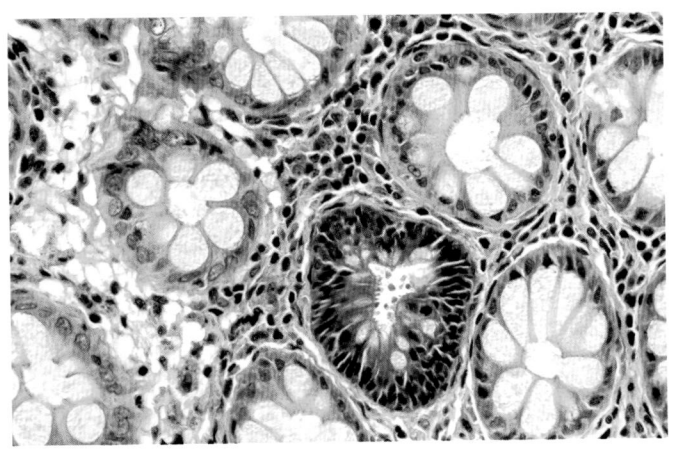

图 6-102 家族性腺瘤性息肉病的一个腺体腺瘤。

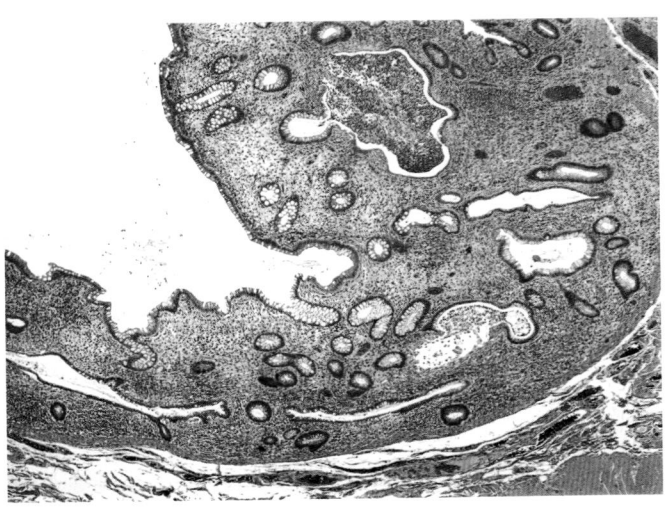

图 6-105 Cronkhite-Canada 综合征。息肉（右中）是弥漫性黏膜异常的局灶性表现，其特征为水肿、慢性炎症和微囊肿形成。

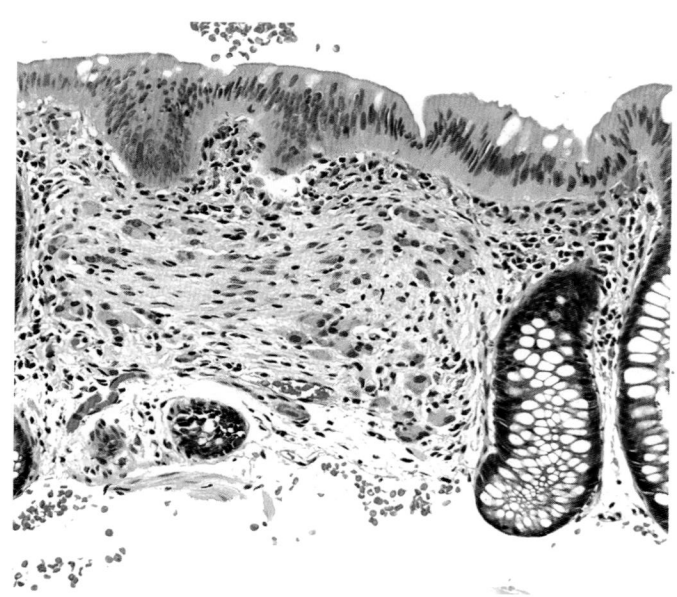

图 6-106 **黏膜神经节瘤**，由梭形细胞和散在的神经节细胞组成。

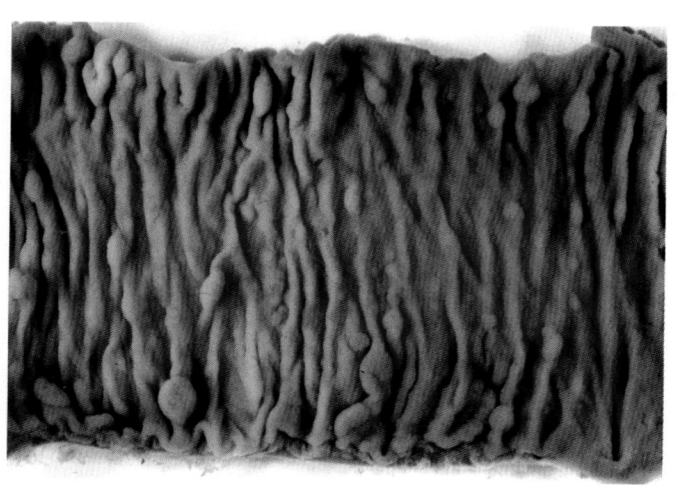

图 6-107 **增生性（锯齿状）息肉病综合征患者的结肠切除标本**。许多息肉具有典型的增生性息肉的形态学特征。一些息肉较大（＞1cm）。一些息肉显示少见的形态学改变，如斑块或黏膜皱襞异常增厚。

— *APC* 基因特异性突变一般与本病及其相关病变的严重性有关

— 接近基因 3 ' 端和 5 ' 端以及 9 号外显子的突变引起的轻型疾病，称为轻型 *FAP*

● 相关疾病

— 视网膜色素上皮先天性肥大

— 胃和小肠的上消化道息肉病；小肠腺瘤可以进展为癌（这是 20% 以上的结肠切除术后患者死亡的原因），特别是壶腹周围的腺瘤

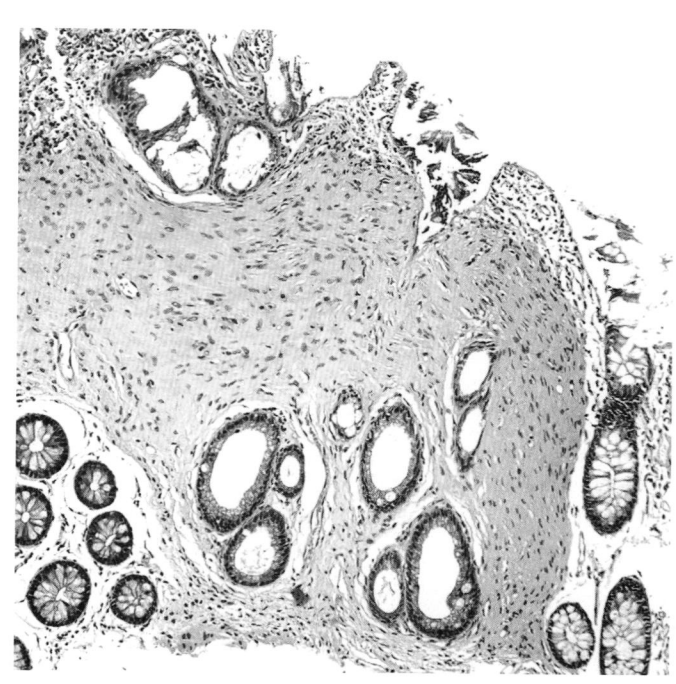

图 6-108 **结肠良性成纤维细胞性息肉（神经束膜瘤，perineurioma）**。固有膜内梭形细胞增生，伴有增生性息肉样黏膜改变。

— 下颌骨瘤以及牙齿和皮肤的其他病变和囊肿

— 腹部硬纤维瘤（desmoid tumors）

— 肠外部位的癌（如甲状腺乳头状癌和肝母细胞瘤）

● 没有监测的患者出现的症状包括出血和贫血；有症状的患者多半有结直肠癌

● 没有性别差异；所有种族受累均等

● Gardner 综合征

— FAP 的亚型，以骨瘤、纤维瘤病和表皮囊肿为特征

— 甲状腺和十二指肠癌发病率高

● Turcot 综合征

— FAP 罕见的亚型，与髓母细胞瘤共存

— 有些 Turcot 综合征患者有错配修复基因（Lynch 综合征）种系突变，与神经胶质肿瘤共存，通常为多形性胶质母细胞瘤

● Muir-Torre 综合征

— 罕见的常染色体显性遗传性疾病，与错配修复基因突变有关

— 一般少于 100 个腺瘤，常常位于近端结肠

— 伴随基底细胞癌、皮脂腺癌和鳞状细胞癌

● MYH 相关性息肉病综合征

— *MYH*（*mut Y* homologue）突变，MYH 是一种碱基切除修复基因
— 常染色体隐性遗传
— 受累患者获得 *APC* 基因的体细胞突变率高
— 可能类似于 FAP 或轻型 FAP

■ Peutz-Jeghers 综合征
  ● 遗传性疾病，以胃肠道错构瘤以及皮肤和黏膜色素过度沉着为特征；诊断标准包括组织学检查证实 Peutz-jeghers 息肉和下述表现中的两种
    — Peutz-jeghers 综合征家族史
    — 皮肤和黏膜色素沉着性病变
    — 小肠息肉病
  ● 常染色体显性遗传性疾病，伴有不同程度的外显率
  ● 比 FAP 少见得多
  ● 胃肠息肉以及皮肤和黏膜色素沉着性病变出现在婴儿
  ● 伴有肠外恶性肿瘤，特别是累及胰腺、性腺和乳腺的肿瘤；伴有环状小管的卵巢性索肿瘤和睾丸 Sertoli 细胞瘤

■ 幼年性息肉和幼年性息肉病综合征
  ● 孤立性幼年性息肉
    — 通常发生在儿童
    — 可能有多达 5 个小的（< 2cm）结肠和直肠息肉
    — 易于自行脱落
  ● 幼年性息肉病综合征
    — 定义为结肠和直肠有 6 个或 6 个以上的幼年性息肉，患者整个胃肠道有幼年性息肉，有幼年性息肉病综合征家族史的患者可出现任何数目的幼年性息肉
    — 分为家族性和非家族性
    — 20% 的非家族性病例伴有其他先天性异常
    — 家族性幼年性息肉病存在几种亚型，具有不同的遗传方式，通常为常染色体显性遗传，累及胃肠道的不同部位
    — 10 岁以下的人群中每 100 000 人大约发生 3 例幼年性息肉
    — 幼年性息肉病患者在儿童早期开始出现症状，表现为出血（80% 的病例）或梗阻症状；息肉可能会脱垂进入肛管

■ PTEN 相关性息肉病综合征
  ● Cowden 病
    — 罕见的常染色体显性遗传性疾病，以错构瘤和肿瘤为特征，主要位于面部、甲状腺和胃肠道
    — 男女分布相同
    — 大多数病变为良性
    — 病变发生在 20 ~ 40 岁之间
    — 多达半数的受累患者发生乳腺癌
  ● Ruvalcaba-Myhre-Smith 综合征（Bannayan-Riley-Ruvalcaba 综合征）
    — 童年时期的患者伴有巨颅、精神缺陷、少见的颅面外观、阴茎上有色素性斑点以及胃肠道息肉

■ Cronkhite-Canada 综合征
  ● 病因不明
  ● 罕见的成人非家族性（非遗传性）胃肠息肉病综合征
  ● 一般在童年后期发病
  ● 伴有脱发、皮肤色素沉着和指（趾）甲营养不良；毛发可能全部脱失，通常迅速发生
  ● 症状包括腹泻、腹痛以及蛋白和体重丢失
  ● 由于恶病质，死亡率高达 60%

大体和内镜病理学

■ FAP
  ● 在发展充分的病例，结肠覆盖着一层腺瘤
  ● 大小不同，从大体不能发现到 > 1cm
  ● 息肉的平均数目一般超过 1000 个；例外的情况包括轻型 FAP 和 MYH 相关性息肉病综合征，它们的息肉通常少于 100 个

■ Peutz-Jeghers 综合征
  ● 色素性病变类似于雀斑；位于唇、颊黏膜和肛周皮肤
  ● 息肉发生在整个胃肠道，小肠（96% 的病例）和结肠（30% 的病例）最常受累
  ● 息肉通常少于 50 个
  ● 息肉大小从几个毫米到 > 5cm

■ 幼年性息肉病综合征
  ● 6 个到数百个息肉，最常见于结肠或胃
  ● 大小从 < 1mm 到大约 5cm
  ● 几乎 90% 位于肛门以内 20cm
  ● 大多数有蒂；形状独特
  ● 表面常见溃疡（出血的原因）

- 分叶状、球状、灰红色的蘑菇样肿块
▌ PTEN 相关性息肉病综合征
  ● Cowden 病
    — 出现许多面部畸形，包括钩形鼻、弓形腭和视网膜母细胞瘤
    — 大约 70% 的患者有胃肠道息肉，可能发生于从食管到直肠的任何部位
    — 大体和内镜检查，息肉可能类似于增生性或创伤和脱垂相关性息肉
    — 面部毛根鞘瘤加上胃肠道息肉可以考虑诊断本病
  ● Ruvalcaba-Myhre-Smith 综合征（Bannayan-Riley-Ruvalcaba 综合征）
    — 阴茎上有色素性斑点
    — 胃肠道息肉类似于 Cowden 病
▌ Cronkhite-Canada 综合征
  ● 息肉发生于从食管到直肠的任何部位
  ● 大多数息肉见于胃和结肠
  ● 表现各异，从可能类似于原发性炎症性肠病的细小的黏膜颗粒，到水肿性黏膜皱襞，到有蒂的息肉
  ● 息肉切面常常有胶样外观，因为有囊肿形成

组织病理学

▌ FAP
  ● 息肉的组织学特征与散发性腺瘤（腺管状、腺管绒毛状和绒毛状腺瘤）相同
  ● 最早期的病变仅仅由内衬一个（所谓的一个腺体腺瘤，one-gland adenoma）或几个腺体的异型增生上皮组成
  ● 小肠息肉也是由异型增生上皮组成的腺瘤；胃息肉可能是腺瘤（在西方国家罕见）或为胃底腺息肉
▌ Peutz-Jeghers 综合征
  ● 为黏膜肌层错构瘤性过度生长
  ● 其特征为由上皮和固有膜组成的外生性增生，其间有树样或分枝状的平滑肌束
  ● 平滑肌纤维束呈分枝状改变，周围变细
  ● 很少见到异型增生灶
  ● 可见固有膜轻度水肿，伴有轻度混合性炎症细胞浸润
▌ 幼年性息肉病综合征
  ● 为固有膜的错构瘤性过度生长
  ● 由原来的良性腺体组成，常常扩张形成囊肿，囊

内可能中空或含有黏液；囊肿内衬增生性或萎缩性上皮
  ● 囊腔之间为水肿性、炎症性间质，一般没有平滑肌
  ● 表面被覆扁平的腺上皮，常有溃疡形成，或局部被肉芽组织取代
  ● 可能发生神经节瘤性增生（神经节细胞和肥大的神经）；在组织学上与 PTEN 息肉病综合征有重叠
  ● 可能有非典型性组织学改变，伴有上皮过度生长；据报道，异型增生见于多达 20% 的病例，而且某些息肉可能含有恶性成分
▌ PTEN 相关性息肉病综合征（Cowden 病和 Ruvalcaba-Myhre-Smith 综合征）
  ● 胃肠道息肉可能为幼年性息肉类型；某些类似于孤立性直肠溃疡综合征
  ● 可见神经节瘤
▌ Cronkhite-Canada 综合征
  ● 组织学特征实际上与幼年性息肉相同
  ● 息肉常常有内衬萎缩上皮的囊肿
  ● 偶尔可见腺瘤性改变和癌
  ● 其间黏膜异常，固有膜显示水肿性膨胀；可能有明显的嗜酸性细胞浸润

特殊染色和免疫组织化学

  ● 没有帮助

现代诊断技术

▌ FAP
  ● 截断蛋白分析（turncated protein assay）已基本被基因序列检查取代，以确定 APC 基因内突变的精确部位（5q21-22）
▌ Peutz-Jeghers 综合征
  ● 大约 70% 与 STK-11（LKB1；19q13.3）突变有关
▌ 幼年性息肉病
  ● 一些家族与 MADH-4（SMAD-4；18q21.1）和 BMPR1A（10q22.3）突变有关
▌ PTEN 相关性息肉病综合征
  ● Cowden 病与 PTEN 基因（10q22-23）突变有关
  ● Ruvalcaba-Myhre-Smith 综合征与 PTEN 基因（10q23.3）突变有关

鉴别诊断

▌ 散发性幼年性和 peutz-jeghers 息肉

- 组织学上与其非综合征性对应病变相同
- 诊断息肉病综合征需要了解临床和家族史、胃肠道其他部位出现的息肉以及相关疾病
▮ 肠神经节瘤病
  - 见到的大多数神经节瘤实际上是孤立性病变
  - 可能见于幼年性息肉病综合征、PTEN 息肉病综合征、结节性硬化症、神经纤维瘤病和 MEN-ⅡB
▮ 增生性（锯齿状）息肉病综合征
  - 定义为乙状结肠近端有 5 个或 5 个以上的增生性息肉，其中 2 个＞1cm；或在乙状结肠近端有任何数目增生性息肉的个体，其第一代亲属患有增生性息肉病综合征，或患者有 30 个以上的增生性息肉，不管息肉大小及其在结肠和直肠的位置
  - 据报道，大约半数患有增生性息肉病综合征的患者合并结直肠癌
  - 息肉类型不同
  - 可见典型的增生性息肉；息肉的特征常常是无蒂锯齿状息肉，且后者可以出现异型增生的区域（锯齿状腺瘤）
  - 家族性病例可能具有 DNA 过度甲基化的遗传倾向
▮ 传统定义的锯齿状腺瘤
  - 通常为孤立性，有蒂，累及左半结肠
  - 锯齿状结构可能类似于增生性息肉或无蒂锯齿状息肉
  - 以胃化生、嗜酸性胞质改变和上皮异型增生为特征
▮ 良性成纤维细胞性息肉和结直肠神经束膜瘤
  - 孤立性或多发性；可能见于整个胃肠道
  - 固有膜内可见小而密集排列的梭形细胞，常常平行于黏膜肌层
  - 常常与增生性息肉样上皮改变共存
  - S-100 蛋白和其他神经标记物呈阴性
  - 上皮膜抗原（EMA）呈阳性

提要
▮ FAP
  - 累计有 10 个以上腺瘤的患者应该进行 FAP 和相关综合征的检查
▮ 幼年性息肉病综合征
  - 对于已知有幼年性息肉病病史的患者，活检应该仔细寻找异型增生
  - 幼年性息肉通常为孤立性和散发性，并不是息肉病综合征的一部分；它们是最常见的儿科胃肠道

息肉，而且容易自行脱落

精选文献

Jass JR: Gastrointestinal polyposes: Clinical, pathological and molecular features. Gastroenterol Clin N Am 26:927-946, 2007.
Galiatsatos P, Foulkes WD: Familial adenomatous polyposis. Am J Gastroenterol 101:385-398, 2006.
Giardiello FM, Trimbath JD: Peutz-Jeghers syndrome and management recommendations. Clin Gastroenterol Hepatol 4:408-415, 2006.
Lefevre JH, Rodriguez CM, Mourra N, et al: Implication of MYH in colorectal polyposis. Ann Surg 244:874-879; discussion, 879-880, 2006.
Zamecnik M, Chlumska A: Perineurioma vs. fibroblastic polyp of the colon. Am J Surg Pathol 30:1337-1339, 2006.
Burt R, Neklason DW: Genetic testing for inherited colon cancer. Gastroenterology 125:1696-1716, 2005.
Schreibman IR, Baker M, Amos C, McGarrity TJ: The hamartomatous polyposis syndromes: A clinical and molecular review. Am J Gastroenterol 100:476-490, 2005.
Hyman NH, Anderson P, Blasyk H: Hyperplastic polyposis and the risk of colorectal cancer. Dis Colon Rectum 47:2101-2104, 2004.
Lipton L, Tomlinson I: The multiple colorectal adenoma phenotype and MYH, a base excision repair gene. Clin Gastroenterol Hepatol 8:633-638, 2004.
Riddell RH, Petras RE, Williams GT, Sobin LH: Tumors of the intestines. Atlas of Tumor Pathology, Third Series, Fascicle #32. Washington, DC, Armed Forces Institute of Pathology, 2003.
Aaltonen LA, Jass JR, Howe JR: Juvenile polyposis. In Hamilton SR, Aaltonen LA (eds): World Health Organization Classification of Tumours of the Digestive System. Lyon, IARC Press, 2000, pp 130-133.
Burt R, Jass JR: Hyperplastic polyposis. In Hamilton SR, Aaltonen LA (ed): World Health Organization Classification of Tumours: Pathology and Genetics: Tumours of the Digestive System. Lyon, IARC Press, 2000, pp 135-136.
Lynch HT, Smyrk T, McGinn T, et al: Attenuated familial adenomatous polyposis (AFAP): A phenotypically and genotypically distinctive variant of FAP. Cancer 76:2427-2433, 1995.
Sarre R, Frost A, Jagelman D, et al: Gastric and duodenal polyps in familial adenomatous polyposis: A prospective study of the nature and prevalence of upper gastrointestinal polyps. Gut 28:306-314, 1987.

胃肠间叶性肿瘤 Gastrointestinal Mesenchymal Neoplasms

临床特征
- 组织学上，胃肠道梭形细胞肿瘤原来被认为来源于平滑肌，因此命名为平滑肌瘤、平滑肌肉瘤或平滑肌母细胞瘤

- 后来，超微结构和免疫组化研究发现，构成这些肿瘤的细胞是未分化的细胞，或仅仅个别病例显示有平滑肌或神经分化的证据
- 现在，这些间质性肿瘤大多数被认为是来源于间质 Cajal 细胞或向间质 Cajal 细胞分化的肿瘤；间质 Cajal 细胞可能是一种调控运动的细胞（介于

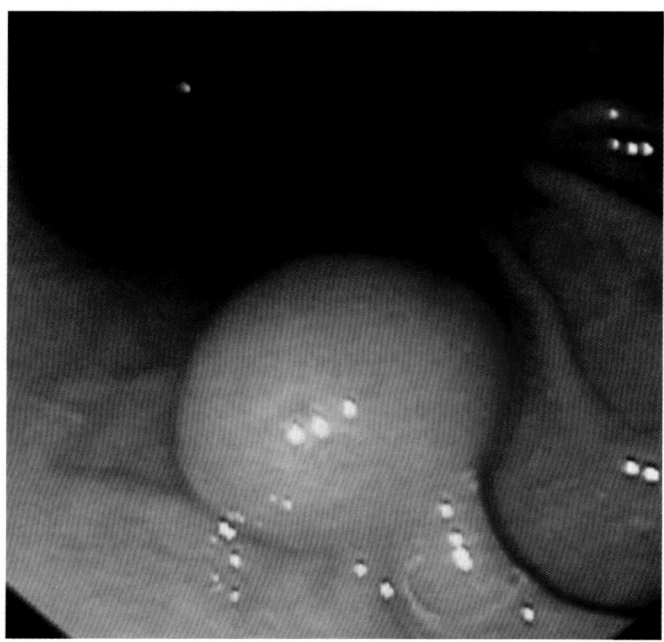

图 6-109　胃的胃肠间质瘤的内镜下所见，显示伴有完整黏膜的球形肿块。

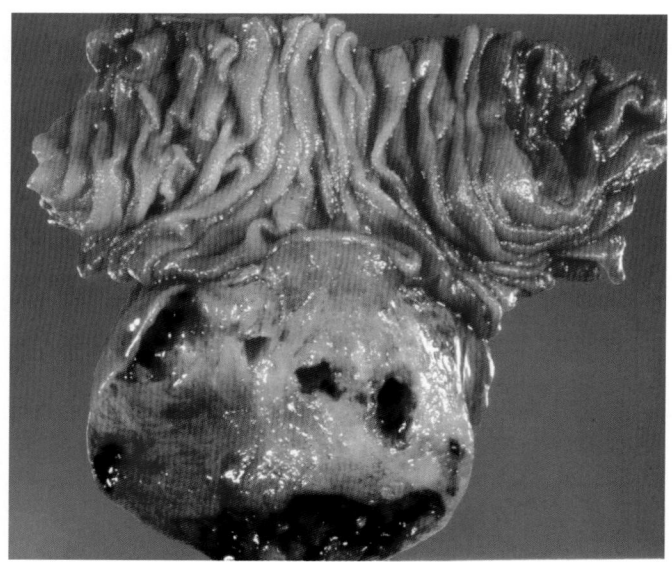

图 6-110　切除的小肠胃肠间质瘤的切面，显示出血变性区域。

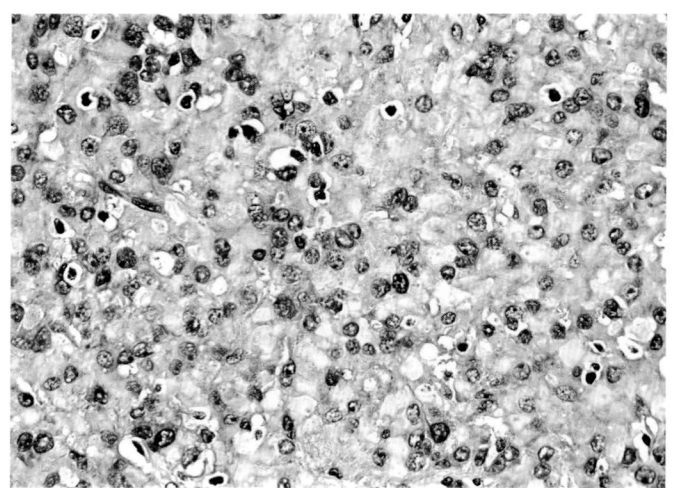

图 6-111　上皮样胃肠间质瘤由圆形细胞组成，胞质周围有透明区域。

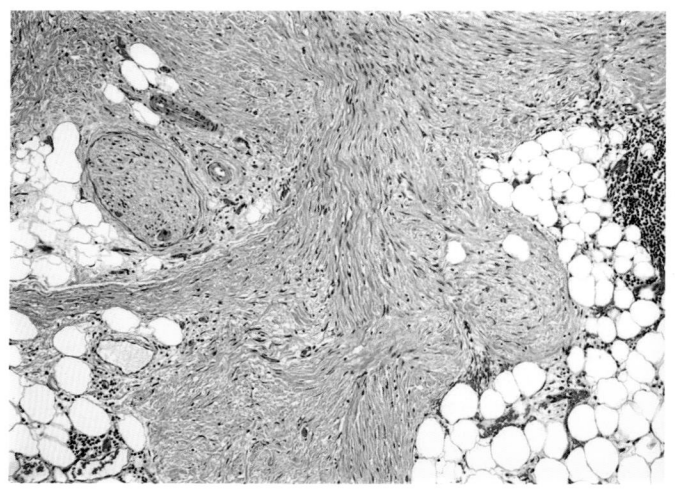

图 6-112　小肠硬纤维瘤，显示均匀一致的梭形细胞增生，没有非典型性浸润的肠系膜脂肪组织。

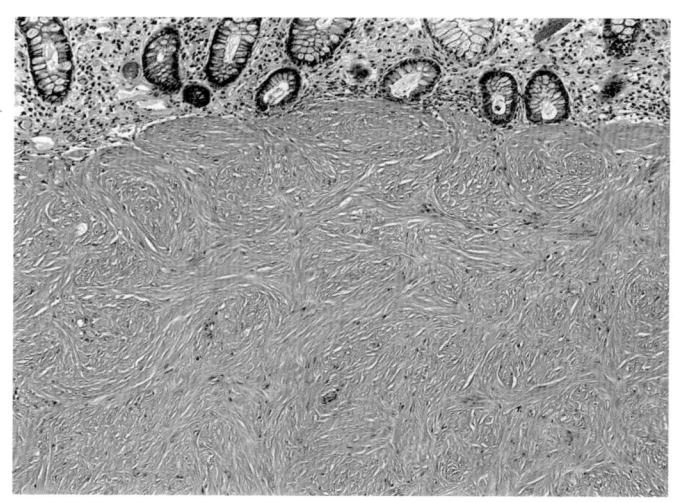

图 6-113　结肠黏膜肌层良性平滑肌瘤，显示杂乱交错排列的肥胖平滑肌细胞束。

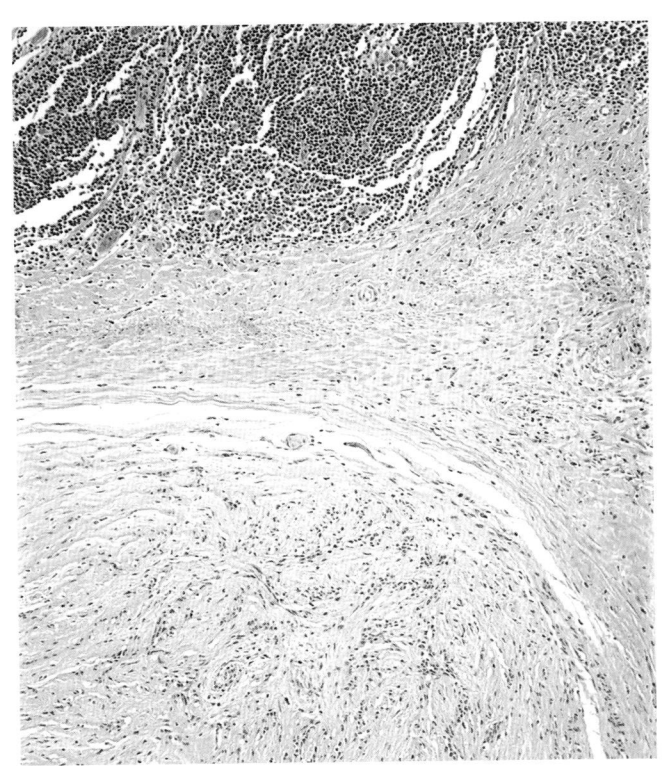

图 6-114 **胃的神经鞘瘤**，显示明显的淋巴细胞套袖（Crohn 病样反应）。

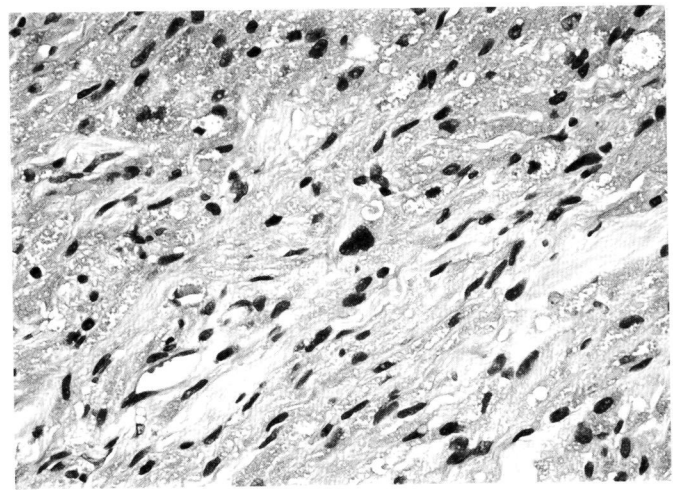

图 6-115 **胃颗粒细胞瘤**，显示圆形和细长的颗粒细胞，细胞核小，形状各异，胞质明显嗜酸性颗粒状。

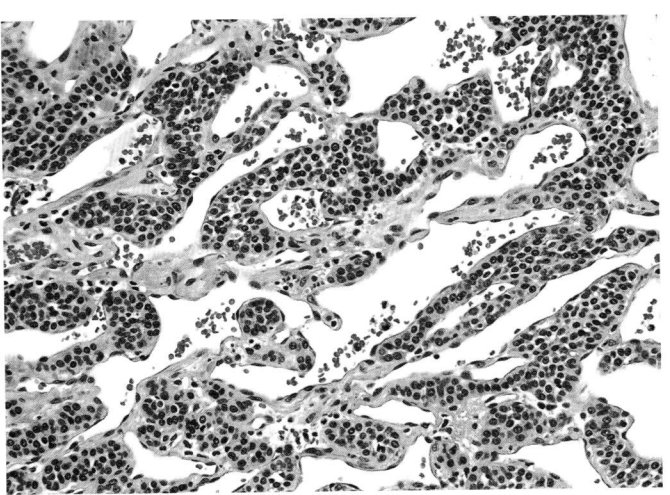

图 6-116 **胃血管球瘤**是由小细胞围绕成角扩张的血管组成。血管球细胞呈圆形，均匀一致，伴有嗜碱性胞质和位于中心的细胞核。细胞边界一般非常清楚。

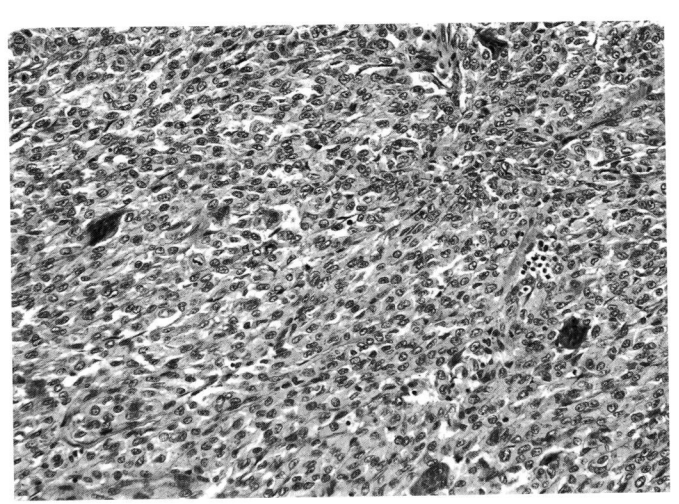

图 6-117 **小肠伴有多核巨细胞的透明细胞肉瘤**。这种肿瘤类似于胃肠间质瘤，由非常丰富的恶性梭形细胞和散在的破骨细胞样巨细胞组成。

自主神经和肌肉细胞之间），这样可能解释了从前研究显示的神经和肌肉分化

- 现在一般将胃肠道间质肿瘤分为两组
  - 与见于身体其他部位的软组织肿瘤相同的公认的诊断疾病（如神经鞘瘤、平滑肌瘤）
  - 梭形细胞肿瘤，其中大多数过度表达 CD117（c-Kit）并被称为胃肠间质瘤（gastrointestinal stromal tumor, GIST）

▋ GIST

- 占所有胃肠道肿瘤的 0.1% ~ 1%
- 组织学特征与其他间叶性肿瘤有重叠
- 最常见于胃和小肠
  - 大多数患者年龄较大（50 ~ 70 岁）
  - 大约 50% 的肿瘤有溃疡和出血
  - 可以单独发生在年轻妇女（< 20 岁）或可

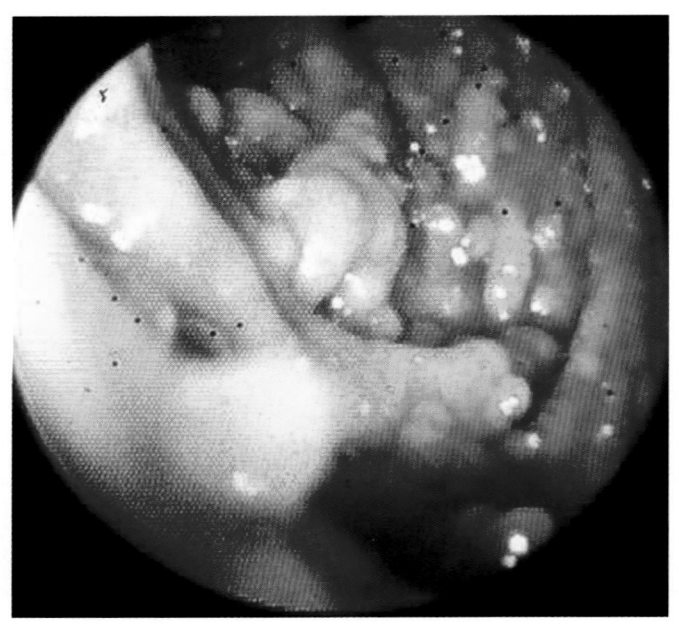

图 6-118　十二指肠滤泡性淋巴瘤的内镜下所见。注意黏膜有大小不同的息肉（淋巴瘤性息肉病）。

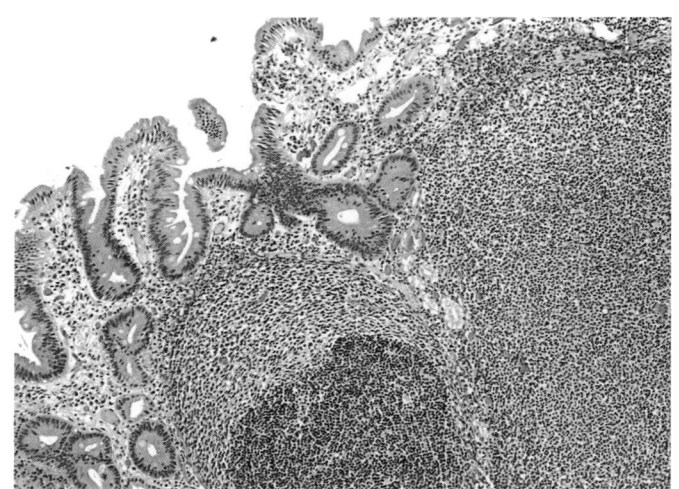

图 6-119　十二指肠滤泡性淋巴瘤，显示小核裂细胞呈滤泡状排列。

能伴有 Carney 三征，其中包括
- 上皮样 GIST
- 肺软骨瘤
- 肾上腺外副神经节瘤

大体和内镜病理学

▌ GIST
- 良性和恶性 GIST 均呈球形，界限清楚，是位于黏膜下或肌壁的肿瘤，可以蔓延到胃肠道腔内；

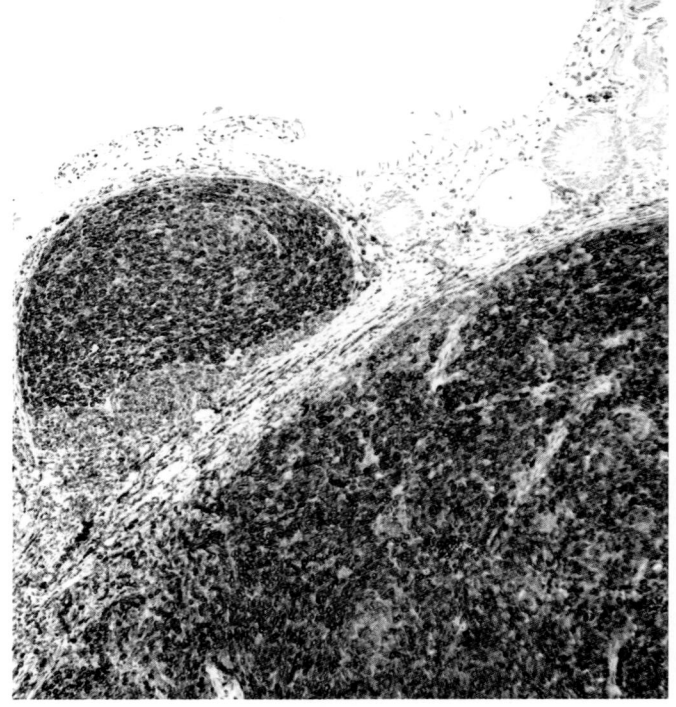

图 6-120　滤泡性淋巴瘤显示突出的 *bcl-2* 免疫染色。

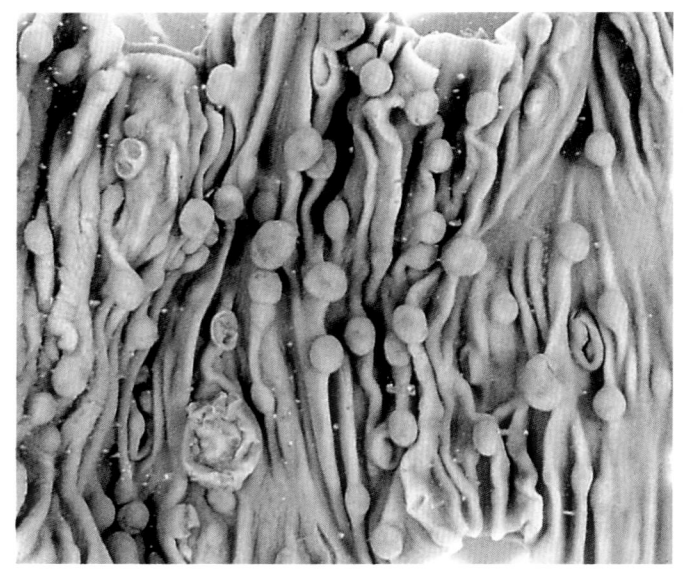

图 6-121　淋巴瘤性息肉病的结肠切除标本。息肉本身呈球形，并通过一个小蒂附着于黏膜皱襞。较大的息肉中心有溃疡。

病变表面的黏膜可有溃疡形成
- 切面光滑，呈粉白色，质硬；可以有分叶状或旋涡状表现
- 可见局灶性出血、坏死或小的囊肿形成

- 恶性肿瘤的实质可呈鱼肉状、褐粉色，伴有质软的坏死区
  - 某些肿瘤可能较大，伴有浸润性、破坏性生长方式

组织病理学

▌ GIST
- 组织学上是由梭形细胞组成的，具有不同程度的细胞构成，核深染并呈多形性
- 可以由上皮样细胞组成（上皮样 GIST）
- 病理学因素不一定与临床行为有关
- 建议应用一致的预后分组方法
  - 非常低危险组，< 2cm 且核分裂象 < 5 个 /50hpf 的肿瘤属于侵袭性行为非常低的肿瘤
  - 低度危险组，肿瘤最大径 2 ~ 5cm 且核分裂象 < 5 个 /50hpf
  - 中度危险组，包括 < 5cm 且核分裂象为 6 ~ 10 个 /50hpf 的肿瘤，以及肿瘤 5 ~ 10cm 但核分裂象 < 5 个 /50hpf 的肿瘤
  - 高度危险组，肿瘤 > 5cm 且核分裂象 > 5 个 /50hpf，任何 > 10cm 的肿瘤，以及任何核分裂象 > 10 个 /50hpf 的肿瘤，均属于具有高度危险侵袭性行为的肿瘤
- 这些意见一致的危险分组具有预后意义
  - 预后不好的危险随着部位不同而不同
    - 有侵袭行为的胃肿瘤比例为：非常低危险组 0%，低度危险组 1.8%，中度危险组 7.3%，高度危险组 45.9%
    - 小肠肿瘤的侵袭行为为：非常低度危险组 0%，低度危险组 4.3%，中度危险组 24.6%，以及高度危险组 77.2%
    - 结直肠 GIST 罕见，大多数患者属于高度危险组，75% 具有侵袭性生长方式；非常低度、低度或中度危险组的结直肠 GIST 很少见到侵袭性行为
  - 高度危险 GIST 可能是应用伊马替尼辅助化疗的指征

特殊染色和免疫组织化学

▌ GIST
- 因为应用伊马替尼作为治疗转移性 GIST 的有效手段，肿瘤免疫组化检查应显示 CD117（c-Kit）过度表达，免疫组化组合还包括 CD34、结蛋白、肌动蛋白以及 S-100 蛋白（或其他黑色素瘤标记物）
- 少数散在的细胞 SMA 和波形蛋白可能呈阳性
- 80% 以上的病例梭形细胞 CD34 呈阳性
- S-100 蛋白染色少数 GIST 可呈阳性反应

其他诊断技术

- 发现外显子 11、9、13 和 17 有 *KIT* 基因激活突变；这些可能具有预后意义。大约 85% 的具有外显子 11 突变的患者至少部分对伊马替尼治疗有反应；而仅有半数具有外显子 9 突变的患者有反应。具有外显子 13 和 17 突变的患者很少对伊马替尼治疗有反应

鉴别诊断

▌ CD117 阴性的 GIST
- 大约 4% 的具有典型 GIST 形态学表现的肿瘤免疫组织化学检查没有 c-kit、CD117 或 CD34 过度表达
  - 这些肿瘤常常显示 GIST 相关性染色体异常（14 号染色体单体或 14q 缺失）
  - 大约 72% 显示 PDGFRA 突变
  - 大约 12% 有 KIT 基因突变
  - 上皮样 GIST 被过度强调了，如同网膜和腹膜 GIST 一样
  - 某些患者对伊马替尼治疗有反应
▌ 梭形细胞癌
- 以上皮分化区域和细胞角蛋白免疫反应性为特征
▌ 恶性纤维组织细胞瘤
- 可能类似于高级别 GIST
- 恶性纤维组织细胞瘤的特征是出现席纹状结构和大量的胶原（三色染色可以显示）
▌ 纤维瘤病
- 以良性波状梭形细胞有序增生为特征，常常蔓延到黏膜、肠壁或肠系膜脂肪，伴有浸润性边缘
- 缺乏典型平滑肌肿瘤的成束排列方式
- 没有细胞学非典型性
- 可能有瘢痕瘤样区域
- 通常缺乏核分裂象
- CD117 免疫染色可能呈假阳性；这是由于免疫染色技术造成的差异
▌ 真正的平滑肌肿瘤

- 罕见，最常见于食管或结肠和直肠的黏膜肌层
- 平滑肌瘤一般界限清楚，边缘呈推挤状；由交互排列的肥胖梭形细胞束组成，核呈雪茄形，核分裂象少见
- 平滑肌肉瘤罕见，但可见于胃、小肠或结肠
  - 富于细胞的肿瘤，梭形、卵圆形或圆形细胞杂乱排列；可能混合有奇异性巨细胞
  - 浸润性生长，核分裂象常见
  - 常见坏死
  - 必须证实平滑肌来源（如 SMA 免疫组化检查），而且必须应用 CD117 和 CD34 免疫组化染色除外 GIST

■ 炎症性肌成纤维细胞瘤
- 梭形细胞和伴有浆细胞的炎症细胞通常混合存在
- CD117 和 CD34 免疫反应呈阴性；散在 SMA 和结蛋白呈阳性的细胞

■ 神经鞘瘤
- 典型的 Antoni A 和 Antoni B 区域，伴有玻璃样变的血管
- 常常有突出的淋巴细胞集聚套袖
- S-100 蛋白染色呈阳性；CD117 和 CD34 免疫染色不定

■ 孤立性纤维瘤
- 高度富于细胞的梭形细胞肿瘤，伴有胶原沉积
- CD34 免疫染色呈阳性；CD117 呈阴性

■ 颗粒细胞瘤
- 由梭形和上皮样细胞组成，伴有颗粒状嗜碱性胞质
- S-100 免疫染色呈强阳性；CD-117 呈阴性

■ 血管球瘤
- 肿瘤细胞小，界限分明，围绕扩张的血管呈实性排列
- SMA 免疫染色呈强阳性；CD117 和 CD34 呈阴性

■ 类似于透明细胞肉瘤的富于破骨细胞的肿瘤
- 可能类似于 GIST
- CD117 呈阴性；S-100 蛋白呈阳性，细胞角蛋白和黑色素瘤标记物（如 HMB-45、melan-A）染色不定

精选文献

Hassan I, You YN, Dozois EJ, et al: Clinical, pathologic, and immunohistochemical characteristics of gastrointestinal stromal tumors of the colon and rectum: Implications for surgical management and adjuvant therapies. Dis Colon Rectum 49:609-615, 2006.

Miettinen M, Fetsch JF: Evaluation of biological potential of smooth muscle tumours. Histopathology 48:97-105, 2006.

Miettinen M, Makhlouf H, Sobin LH, Lasota J: Gastrointestinal stromal tumors of the jejunum and ileum: A clinicopathologic, immunohistochemical, and molecular genetic study of 906 cases before imatinib with long-term follow-up. Am J Surg Pathol 30:477-489, 2006.

Rubin BP: Gastrointestinal stromal tumours: An update. Histopathology 48:83-96, 2006.

Diment J, Tamborini E, Casali P, et al: Carney triad: Case report and molecular analysis of gastric tumor. Human Pathol 36:112-116, 2005.

Miettinen M, Sobin LH, Lasota J: Gastrointestinal stromal tumors of the stomach: A clinicopathologic, immunohistochemical, and molecular genetic study of 1765 cases with long-term follow-up. Am J Surg Pathol 29:52-68, 2005.

Medeiros F, Corless CL, Duensing A, et al: KIT-negative gastrointestinal stromal tumors: Proof of concept and therapeutic implications. Am J Surg Pathol 28:889-894, 2004.

Rodriguez JA, Guarda LA, Rosai J: Mesenteric fibromatosis with involvement of the gastrointestinal tract: A GIST simulator: a study of 25 cases. Am J Clin Pathol 121:93-98, 2004.

Miettinen M, Kopczynski J, Makhlouf HR, et al: Gastrointestinal stromal tumors, intramural leiomyomas, and leiomyosarcomas in the duodenum: A clinicopathologic, immunohistochemical, and molecular genetic study of 167 cases. Am J Surg Pathol 27:625-641, 2003.

Riddell RH, Petras RE, Williams GT, Sobin LH: Tumors of the intestines. Atlas of Tumor Pathology Third Series, Fascicle #32. Washington, DC, Armed Forces Institute of Pathology, 2003.

Zambrano E, Reyes-Mugica M, Franchi A, Rosai J: An osteoclast-rich tumor of gastrointestinal tract with features resembling clear cell sarcoma of soft parts: reports of 6 cases of a GIST simulator. Int J Surg Pathol 11:75-81, 2003.

Miettinen M, Sarlomo-Rikala M, Sobin LH, Lasota J: Gastrointestinal stromal tumors and leiomyosarcomas in the colon: A clinicopathologic, immunohistochemical and molecular genetic study of 44 cases. Am J Surg Pathol 24:1339-1352, 2000.

肠淋巴瘤　Intestinal Lymphoma

临床特征

- 胃肠道是结外淋巴瘤最常见的部位（胃最常见，其次是小肠，然后是结肠）
- 大多数为 B 细胞淋巴瘤。
- 根据定义，原发性肠淋巴瘤最初并不累及远处淋巴结、外周血液、骨髓和其他结外部位
- 患者表现为腹痛、体重下降、肠梗阻、急腹症

■ 滤泡性淋巴瘤
- 原发于胃肠道的滤泡性淋巴瘤罕见
- 通常引起肠梗阻

- 可以表现为息肉或淋巴瘤性息肉病
- 由小核裂细胞（中心细胞样细胞）组成；可能混合有大细胞
- t（14;18）易位引起 *bcl-2* 过度表达

■ 套区细胞淋巴瘤
- 通常表现为广泛的淋巴结肿大，而且常常有骨髓受累
- 10% ~ 20% 的患者累及胃肠道；临床上多达80% 的患者隐匿受累
- 可能表现为肿块、弥漫性黏膜增厚或淋巴瘤性息肉病
- 由非典型性小核裂淋巴细胞组成，围绕生发中心并可使生发中心消失

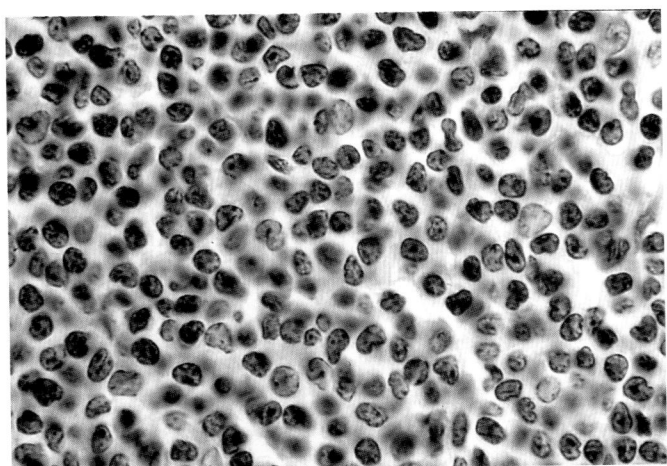

图 6-122　小肠套区细胞淋巴瘤，显示单形性细胞具有一圈明显的胞质。许多细胞可见小的核仁。

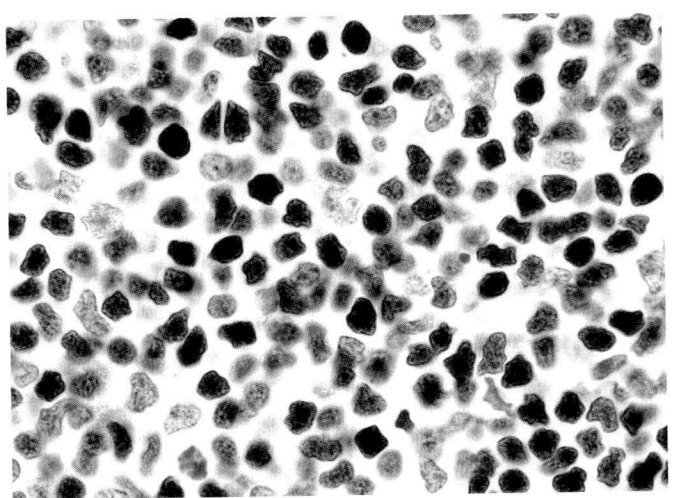

图 6-123　套区细胞淋巴瘤。细胞周期蛋白 D1 免疫染色。

- CD20 有表达；CD5 共同表达
- t（11；14）易位引起细胞周期蛋白 D1 过度表达，据认为这对于本病的诊断具有决定性意义

■ 结外 MALT 型边缘带 B 细胞淋巴瘤（见胃早期淋巴瘤）
- 可能表现为淋巴瘤性息肉病
- 免疫增生性小肠病 [（immunoprolifertive small intestinal disease, IPSID）、地中海淋巴瘤] 被认为是一种亚型
  — 可能伴有 α 重链病

■ 肠病相关性 T 细胞淋巴瘤
- 大多数（即使不是全部）病例伴有活动性或隐匿性乳糜泻或难治性乳糜泻；典型者累及 41 ~ 60 岁的患者
- 引起小肠溃疡和狭窄
- 预后不良
- 两种组织学类型
  — 多形性淋巴瘤（80% 的病例）；肿瘤细胞CD3 呈阳性，TIA-1 呈阴性，CD56 呈阴性，CD4 呈阴性，CD5 呈阴性，20% 的病例CD8 呈阳性
  — 单形性小到中等大小的细胞；90% 的肿瘤细胞 CD56 呈阳性，80%CD8 呈阳性

其他诊断技术
- 流式细胞术检查、基因重排研究和细胞遗传学对

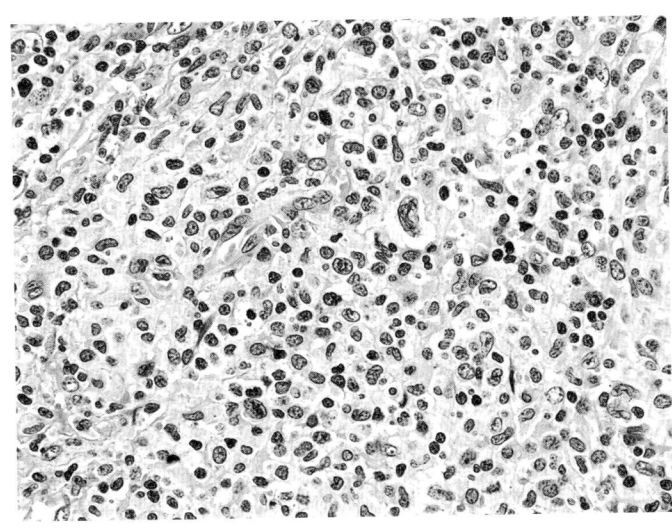

图 6-124　多形性肠病相关性 T 细胞淋巴瘤，显示大小和形状不同的非典型性淋巴细胞。

于淋巴瘤分类非常重要

- 结外 MALT 型边缘带 B 细胞淋巴瘤
  - 流式细胞术：CD19 和 CD20 呈阳性；CD5、CD10 和 CD23 呈阴性
  - 荧光原位杂交检查染色体易位 t（11; 18）、t（14; 18）、三体和 18q21 重排
- 套区细胞淋巴瘤
  - 流式细胞术：CD5、bcl-2 和细胞周期蛋白 D1 呈阳性；CD5、CD10 和 CD23 呈阴性
  - 荧光原位杂交检查染色体易位 t（11; 14）

鉴别诊断

- 主要是在良性反应性病变和各种类型的淋巴瘤之间进行鉴别诊断
- 胃肠道良性淋巴组织增生
  - 大体和内镜下表现为多发性褐色到白色的黏膜结节，大小从 0.1 ~ 0.5cm
  - 可以发生在肠的任何部位，但最常见于回肠（Peyer patches）、十二指肠和直肠（所谓的直肠扁桃体）
  - 由伴有生发中心的大小不同的淋巴结节组成，可见反应性改变，包括含有可染小体的巨噬细胞、核分裂象、核碎屑和吞噬现象
  - 由小淋巴细胞、浆细胞和组织细胞组成的混合性炎症背景
  - 应记住，儿童末端回肠常常有显著的淋巴组织增生
  - 没有免疫球蛋白轻链局限性；没有 B 细胞基因重排

提要

- 从所有怀疑淋巴瘤的病例获得的组织均应进行流式细胞分析和基因重排研究
- 淋巴上皮病变提示 MALT 淋巴瘤
- 空肠溃疡性病变（特别是伴有乳糜泻病史的患者）提示肠病相关性 T 细胞淋巴瘤

精选文献

Banks PM: Gastrointestinal lymphoproliferative disorders. Histopathology 50:42-54, 2007.
Cellier C, Cerf-Bensussan N: Treatment of clonal refractory celiac disease or cryptic intraepithelial lymphoma: A long road from bench to beside. Clin Gastroenterol Hepatol 4:1320-1321, 2006.
Kodama T, Ohshima K, Nomura K, et al: Lymphomatous polyposis of the gastrointestinal tract, including mantle cell lymphoma, follicular lymphoma and mucosa-associated lymphoid tissue lymphoma. Histopathology 47:467-478, 2005.
Riddell RH, Petras RE, Williams GT, Sobin LH: Tumors of the intestines. Atlas of Tumor Pathology Third Series, Fascicle #32. Washington, DC, Armed Forces Institute of Pathology, 2003.

肛管　Anal Canal
肛管肿瘤　Anal Neoplasia

- 正确的分类需要仔细的临床评估
  - 齿状线以下的病变应根据 WHO 皮肤肿瘤进行分型并做相应治疗

临床特征

■ 尖锐湿疣
- 较常见于男性，特别是同性恋的男性
- 其他危险因素包括
  - 宫颈和外阴湿疣
  - HIV 感染
  - 妊娠
  - 糖尿病
■ 鳞状上皮内肿瘤形成
- 可以发生在肛管和肛周皮肤
- 包 括 肛 管 上 皮 内 肿 瘤 形 成（anal canal

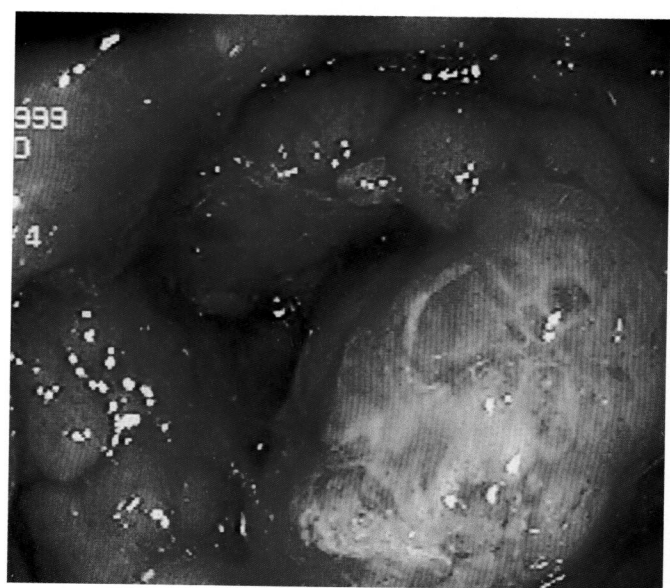

图 6-125　"直肠扁桃体"的内镜下所见，显示直肠腔内有大的息肉。

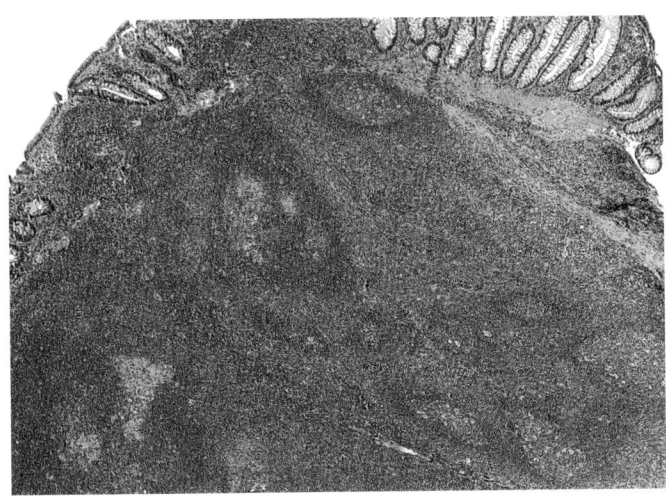

图 6-126　**直肠淋巴组织增生**，显示淋巴滤泡增生，伴有散在的淡染组织细胞岛。

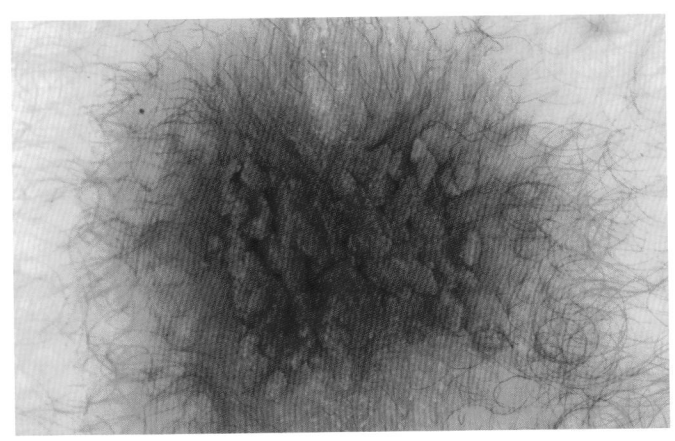

图 6-127　**肛管和肛周皮肤尖锐湿疣**（临床照片）。

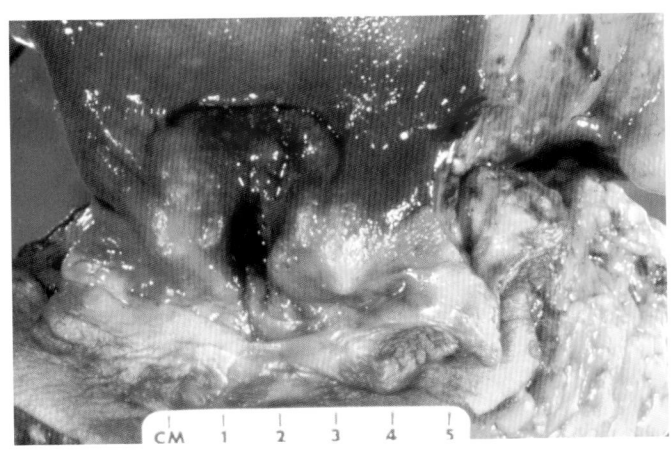

图 6-128　**肛管鳞状细胞癌切除标本**。破坏直肠黏膜的局灶性溃疡性病变。

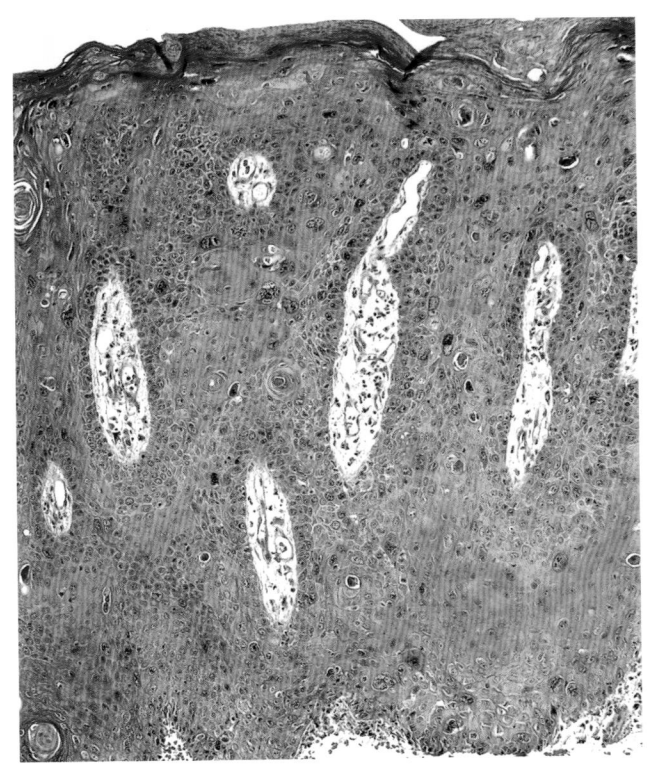

图 6-129　**原位鳞状细胞癌，Bowen 型**，显示鳞状上皮全层非典型性。

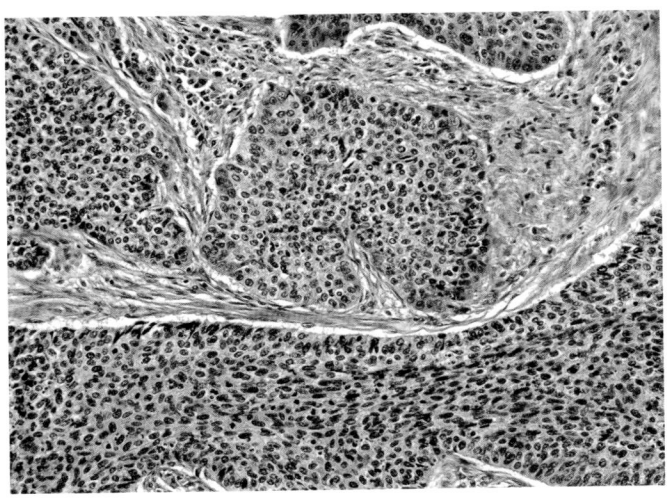

图 6-130　**肛管基底细胞样癌**，显示岛屿状浸润、周围肿瘤细胞呈栅栏状排列以及收缩造成的人工假象。

intraepithelial neoplasia, AIN)、Bowen 样 异 型增生以及 Bowen 型原位鳞状细胞癌 [Bowen 病（ Bowen disease, BD ）]

- AIN 和 BD 均与 HPV 感染有关
- Bowen 样异型增生可以发生在年轻患者，表现为

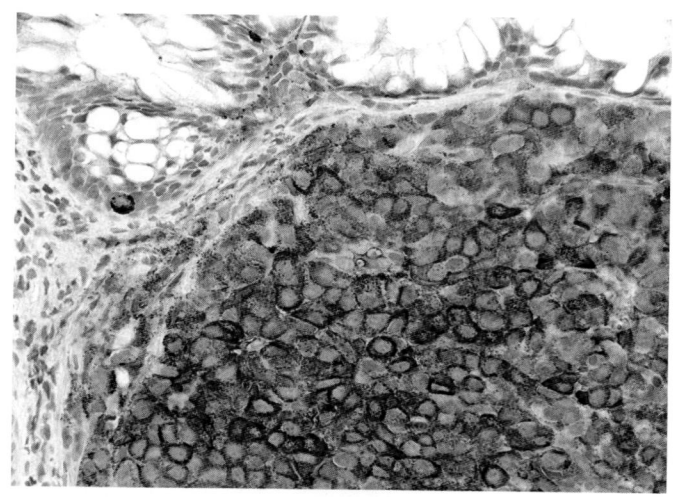

图 6-131　直肠下部和肛管高级别神经内分泌癌（嗜铬素免疫染色）。

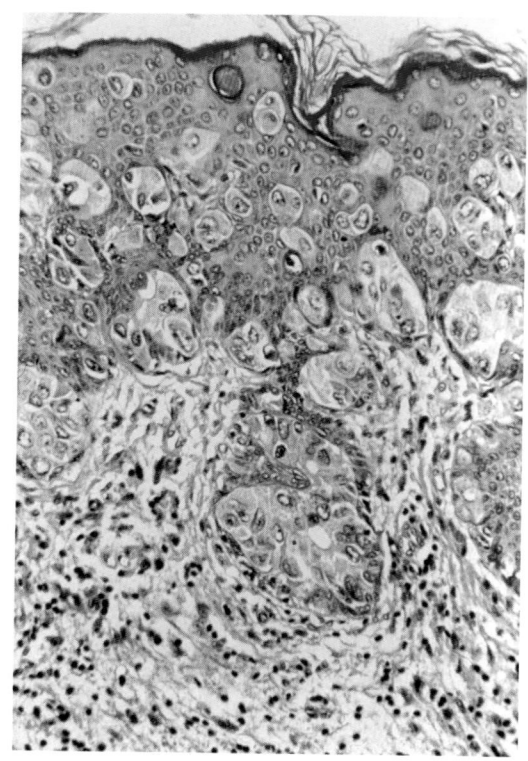

图 6-132　肛周皮肤 Paget 病。表皮含有单个和成团的大而淡染的空泡状细胞，伴有一些腺体结构。

多灶性斑点状病变；常常称为 Bowen 样丘疹病
- AIN 通常为单发性病变，较常见于老年妇女
- BD 为原位鳞状细胞癌的一种类型，一般累及老年妇女，表现为瘙痒和烧灼感
▌ 肛管癌

- 发生在肛管
- 大约 80% ～ 90% 为鳞状细胞癌或鳞状细胞癌的亚型
- 肛管癌发生在齿状线的上方
- 症状包括直肠出血和疼痛
- 肛管癌可发生于所有年龄（主要在 40 ～ 60 岁），较常见于年轻男性和老年女性
- 肛管癌的危险因素包括
  — 尖锐湿疣
  — AIN 和 BD
  — Crohn 病
  — 免疫缺陷状态

大体和内镜病理学

▌ 尖锐湿疣
- 从单个小的外生性肿物到覆盖大片区域的菜花样肿物不等
▌ 鳞状上皮内肿瘤形成
- AIN：扁平，一般为单个病变，发生在老年人
- BD：稍微隆起，有鳞屑的红色斑块
▌ 肛管癌
- 接近齿状线
- 可能表现为黏膜下结节或表现为弥漫性浸润
- 可能浸润前列腺、阴道或膀胱

组织病理学

▌ 尖锐湿疣
- 棘层增厚，乳头状瘤样病变，伴有角化过度、挖空细胞非典型性和不同程度的异型增生；可为扁平病变
- 病变不连续，从邻近正常鳞状上皮转变而来
- 不同程度的慢性炎症
- 高级别异型增生伴有 HPV-16 和 HPV-18 感染
▌ 鳞状上皮内肿瘤形成
- AIN
  — 上皮增厚，伴有不同程度的未分化基底细胞增生 [与宫颈上皮内肿瘤形成（cervical intraepithelial neoplasia, CIN）相同]，显示上皮异型增生
  — 不同程度的慢性炎症细胞反应
- Bowen 样异型增生和 Bowen 样丘疹病
  — 界限清楚的棘层增厚和角化过度区域，常常

伴有角化不全和某种程度的浅表成熟
— 一般没有挖空细胞非典型性

- BD
  — 斑块样全层非典型性和角化不良的鳞状细胞
  — 核呈明显多形性，常见巨细胞和挖空细胞非典型性
  — 与 Bowen 样丘疹病不同，BD 较常累及邻近的汗腺导管，界限不大清楚

▌肛管癌
- 大多数是鳞状细胞癌的各种亚型
- 大约 50% 的肛管肿瘤为非角化性和低分化性鳞状细胞癌
- 发生于肛管移行区的肿瘤也称基底细胞样癌、泄殖腔原癌和移行细胞癌
- 鳞状细胞癌亚型含有合体细胞，排列成巢和条索，常常伴有中心角化；基底细胞样、移行细胞和角化性鳞状细胞常常共存；可见肉瘤样癌以及神经内分泌或横纹肌母细胞分化
- 基底细胞样结构
  — 以肿瘤细胞岛周围呈栅栏状排列为特征，虽然一般不如皮肤基底细胞癌明显
- 肛管癌的其他结构包括黏液表皮样癌、腺样囊性癌、结直肠型腺癌以及伴有神经内分泌特征的未分化癌、大细胞和小细胞癌

特殊染色和免疫组织化学

- Ki-67 免疫染色增生率高和 p16 过度表达与高级别 AIN 有关
- 高级别 AIN 和浸润性鳞状细胞癌常常有 p53 过度免疫反应
- 高级别鳞状细胞癌可能类似于高级别神经内分泌癌和淋巴瘤，特别是基底细胞样亚型；LCA、细胞角蛋白和神经内分泌标记物（如嗜铬素和突触素）免疫染色可能有所帮助

其他诊断技术

- 在湿疣，异型增生和肛管癌病例可以进行原位杂交或 PCR 检测辨认 HPV 并进行分型，但不用于临床

鉴别诊断

▌疣状癌

- 与普通性鳞状细胞癌的浸润性生长方式不同，疣状癌呈球状生长并推挤到其下的间质，借此可将其与浸润性高分化癌鉴别开来
- 与尖锐湿疣的鉴别是人为规定的；不过，两者均需要完整手术切除
- 大小超过 2cm 以及出现瘘管和复杂窦道的病例表明是疣状癌而不是普通的鳞状细胞癌

▌Paget 病

- 以上皮内类似于黑色素瘤的大而淡染的细胞增生为特征；可能类似于 BD
- Paget 细胞含有黏液，PAS、黏液卡红和阿辛蓝染色呈阳性；CEA 免疫染色常常呈阳性
- 可能是典型的顶浆分泌型 Paget 病，但也可能与原发性直肠乙状结肠腺癌、原发性肛管腺癌有关；临床分析非常重要，病理学上 CK7、CK20 以及大囊肿病液体蛋白（gross cystic disease fluid protein, GCDFP）免疫组化染色有助于鉴别这些疾病

▌累及肛管的腺癌

- 累及肛管的腺癌可能从直肠腺癌向下蔓延而来，也可能原发于肛管或肛周导管和腺体，或可能合并慢性肛周瘘管
  — 肛管原发性腺癌显示没有表面成分，且可能具有非肠的形态学改变
- 慢性肛门直肠瘘管的腺癌通常发生在男性，伴有长期肛周疾病的病史；报道的病例几乎全部是黏液腺癌

▌恶性黑色素瘤

- 罕见的肿瘤；占所有原发性黑色素瘤的 1%，所有肛管肿瘤的 1% 不到
- 上皮内可能含有大的淡染细胞，类似于 Paget 病和 Bowen 病
- 邻近的鳞状黏膜可能有伴有 Paget 样黑色素细胞的原位黑色素瘤
- S-100 蛋白、HMB-45 和 melan-A 免疫染色呈阳性有助于诊断
- 肿瘤细胞黏液染色、细胞角蛋白和 CEA 染色呈阴性

提要

- 一个肛管肿瘤如果根据常规 HE 染色切片难以分类时，总应记住有恶性黑色素瘤的可能性
  — 肛管是黑色素瘤的第三个最常见的部位；临

床上常常类似于痔

— 肛管黑色素瘤的组织学表现可能类似于孤立性直肠溃疡综合征、肉瘤、淋巴瘤、基底细胞样癌以及高级别神经内分泌癌

— 应考虑 S-100 蛋白、HMB-45 和 melan-A 免疫染色

精选文献

Balachandra B, Marcus V, Jass JR: Poorly differentiated tumours of the anal canal: A diagnostic strategy for the surgical pathologist. Histopathology 50:163-174, 2007.

Shepherd NA: Anal intraepithelial neoplasia and other neoplastic precursor lesions of the anal canal and perianal region. Gastroenterol Clin N Am 36:969-988, 2007.

Bernick PE, Klimstra DS, Shia J, et al: Neuroendocrine carcinomas of the colon and rectum. Dis Colon Rectum 47:163-169, 2004.

Colquhoun P, Nogueras JJ, Dipasquale B, et al: Interobserver and intraobserver bias exists in the interpretation of anal dysplasia. Dis Colon Rectum 45:453-458, 2002.

Riddell R, Petras RE, Williams G, Sobin L: Tumors of the small intestine, colon, and anus. Atlas of Tumor Pathology Third Series, Fascicle #32. Washington, DC, Armed Forces Institute of Pathology, 2003, pp 251-278.

阑尾　Vermiform Appendix

发育异常　Developmental Abnormalities

- 阑尾可能先天性缺如或发育不全
- 可能发生阑尾重复，通常伴有盲肠重复
- 可见憩室，但大多数为获得性的，是由阑尾梗阻性病变引起的

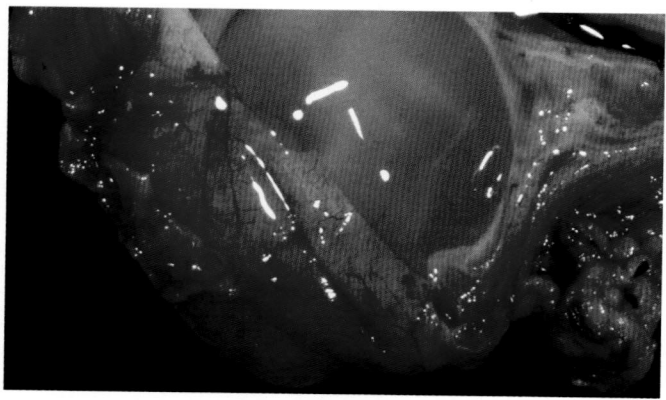

图 6-133　阑尾黏液囊肿。打开的正常阑尾腔（右）邻近界限清楚的含有黏液的囊肿。

阑尾炎　Appendicitis

临床特征

- 可以发生于任何年龄；发病高峰年龄在青少年和年轻人
- 在美国，大约 10% 的人一生中患过阑尾炎
- 老年患者容易出现并发症，并有较高的死亡率
- 表现包括放射到右下腹的脐周疼痛、压痛及反跳痛，发热和白细胞增多
- 术前诊断为急性阑尾炎而切除的阑尾中，大约 15% 为正常阑尾

大体病理学

- 典型者浆膜模糊、充血，有纤维素样渗出物覆盖，并有粘连，可能含有散在的穿孔灶
- 切面可能显示明显的坏死；腔内常常含有带血的脓液
- 当发生穿孔时，阑尾系膜常常充血和绷紧
- 阑尾腔内可能含有粪石

组织病理学

- 组织学特征不同，取决于炎症的持续时间
- 早期病变隐窝基底含有轻度急性炎症，伴有小的黏膜糜烂
- 晚期病变含有黏膜下和肌壁脓肿以及广泛的黏膜溃疡
- 坏疽性病变显示管壁完全坏死，伴有急性阑尾周围炎

特殊染色和免疫组织化学

- 没有帮助

其他诊断技术

- 没有帮助

鉴别诊断

▌黏液囊肿
- 这一术语应仅仅用于大体描述
- 其特征为由于黏液积聚而造成阑尾囊性扩张，几乎总是伴有肿瘤性病变（黏液性囊腺瘤或囊腺癌）
- 是否存在称为潴留性囊肿（retention cysts）的非

肿瘤性囊肿尚有争论；潴留性囊肿的特征是内衬萎缩或正常（非异型增生性）上皮的囊性阑尾（< 1cm）

■ 腺癌
- 黏液性腺癌的特征是：充满黏液的肿瘤性囊肿，内衬恶性乳头状黏液性上皮，伴有浸润
- 非黏液性腺癌与结直肠腺癌相同

提要
- 急性阑尾炎是由感染加腔内梗阻引起的，伴有缺血性改变，缺血有许多原因，包括腔内粪石（最常见）、淋巴组织增生（常常与病毒感染有关）、异物、寄生虫（特别是蛲虫）和真菌

精选文献

Blair NP, Bugis SP, Turner LJ, MacLoed MM: Review of the pathologic diagnoses of 2,216 appendectomy specimens. Am J Surg 165:618-620, 1993.

Butler C: Surgical pathology of acute appendicitis. Hum Pathol 12:870-878, 1981.

阑尾肿瘤　Appendiceal Neoplasms

临床特征

■ 黏液囊肿
- 黏液囊肿（mucocele）仅为大体描述术语
- 黏液积聚造成阑尾囊性扩张，由肿瘤或偶尔由明显的非肿瘤性病变引起；> 1cm 的囊肿应考虑肿瘤，直到证实正常为止
- 大多数继发于黏液性囊腺瘤或囊腺癌；如果肿瘤性病变穿透阑尾壁，则发生腹膜假黏液瘤
- 称为潴留性黏液囊肿（retention mucocele）的非肿瘤性囊肿尚有争议，< 1cm，一般是由阑尾腔无菌性梗阻引起的

■ 黏液性囊腺瘤
- 在无症状的患者，大多数表现为黏液囊肿

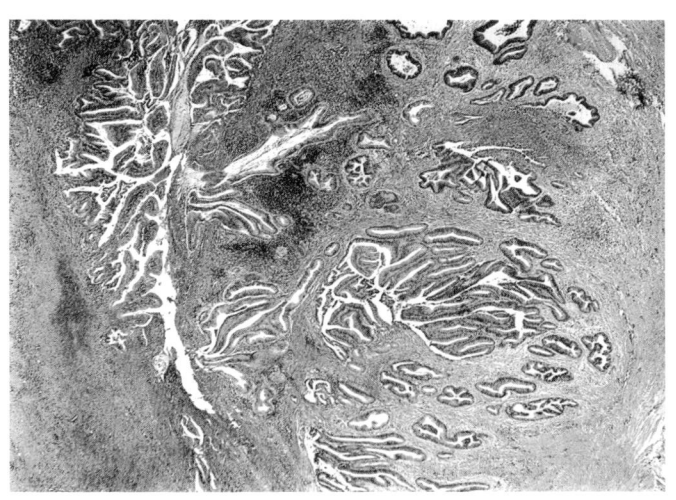

图 6-135　浸润性高分化腺癌，其发生与阑尾黏液性囊腺瘤有关（黏液性囊性癌）。肿瘤性腺体呈浸润性生长，周围为肿瘤性增生的纤维组织。

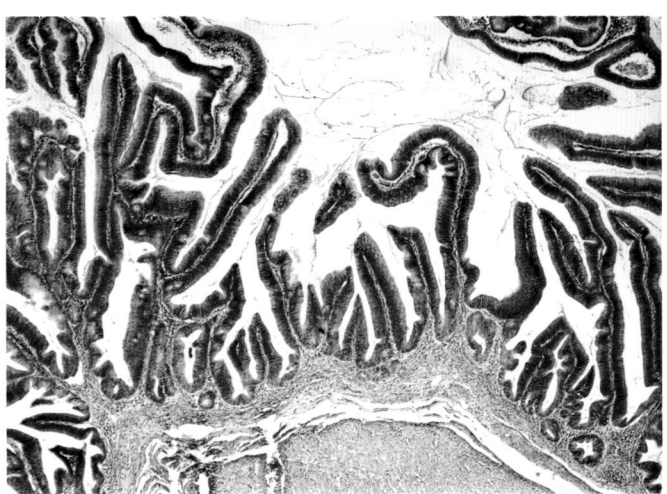

图 6-134　阑尾黏液性囊腺瘤，显示为绒毛状腺瘤，类似于结肠囊腺瘤。

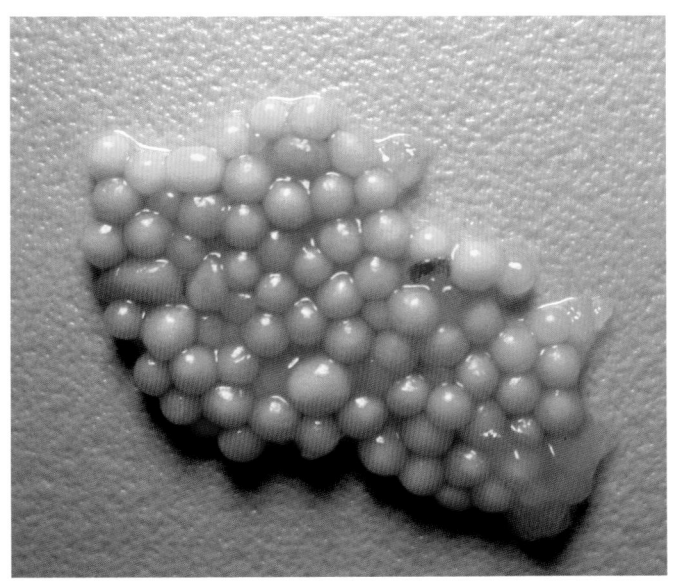

图 6-136　阑尾黏液球病与黏液性囊腺瘤并存，切除的扩张的阑尾腔内含有许多珍珠样小球。

- 发生在成人（平均年龄 53 岁；高峰发病年龄为 61 ~ 70 岁）
- 大约 20% ~ 25% 伴有单独的原发性结肠腺癌
- 常常引起阑尾炎的症状，出现可触及的肿块或腹膜假黏液瘤

▌ 腺癌
- 阑尾腺癌少见
- 典型者见于 50 ~ 60 岁的患者
- 常常表现为急性阑尾炎的症状；可能引起腹膜假黏液瘤
- 术前很少能够发现

大体和内镜病理学

▌ 黏液囊肿
- 由黏液积聚引起的阑尾囊性扩张
- 一般 < 1cm

▌ 黏液性囊腺瘤
- 阑尾常常呈香肠样
- 可能出现充满黏液的憩室

▌ 腺癌
- 通常在阑尾基底部形成肿块
- 蕈样肿块伴有丰富的黏液和坏死
- 可能造成阑尾消失，以致难以确定精确的来源部位

组织病理学

▌ 黏液性囊腺瘤
- 内衬柱状细胞，显示上皮异型增生，最常见的是低级别异型增生
- 阑尾腔内充满丰富的黏液，造成阑尾扩张
- 可能蔓延到憩室，伴有破裂
- 阑尾壁常见玻璃样变和营养不良性钙化
- 可能伴有腹膜假黏液瘤

▌ 腺癌
- 黏液性囊腺癌
  - 肿瘤性腺体浸润阑尾壁，伴有肿瘤性纤维组织增生
  - 与前体病变黏液性囊腺瘤共存
  - 可能伴有腹膜假黏液瘤
- 非黏液性腺癌
  - 与结直肠腺癌相同

▌ 腹膜假黏液瘤
- 腹膜假黏液瘤（pseudomyxoma peritonei）的胶样

腹水是由良性或恶性阑尾肿瘤引起的
- 常常由无细胞的黏液池组成
- 预后不同，取决于假黏液瘤的范围（局灶性好于弥漫性）、原发性肿瘤的状况（良性好于恶性）、假黏液瘤黏液内的细胞构成（黏液内几乎没有上皮细胞的预后好于黏液内富于细胞者）以及异型增生的程度（低级别异型增生好于高级别异型增生和腺癌）
  - 即使伴有弥漫性的腹膜疾病，伴有良性原发性肿瘤、黏液内细胞稀少以及具有低级别异型增生的患者其 10 年生存率也可达到 70%
  - 患者通常死于脓毒症和肠梗阻而不是癌症
  - 在女性，腹膜假黏液瘤可与卵巢黏液性肿瘤同时发生；在所有病例，阑尾均为原发性部位

特殊染色和免疫组织化学

- PAS、黏液卡红和阿辛蓝染色黏液性肿瘤均呈阳性（一般并不需要）

其他诊断技术

- 腹膜假黏液瘤与卵巢黏液性肿瘤共存的病例已用 CK7、CK20 和 *K-ras* 研究；结果通常支持肿瘤来源于阑尾

鉴别诊断

▌ 急性阑尾炎破裂
- 其特征为急性炎症、管壁坏死和急性阑尾周围炎，缺乏黏液分割、肿瘤性上皮或纤维组织增生性组织反应

▌ 黏液球病
- 阑尾黏液球病（myxoglobulosis）可能表现为黏液囊肿
- 这一术语用于阑尾腔内含有珍珠样小球，常常伴有钙化
- 组织学检查可见嗜酸性分层结构，伴有钙化
- 可能与阑尾黏液性肿瘤共存

提要

- 因为许多阑尾肿瘤均表现为急性阑尾炎，所以所有的阑尾切除标本均应进行仔细的大体检查，以发现轻微的管壁病变或肿瘤；提倡对阑尾切缘进行常规组织学检查

精选文献

Young RH: Pseudomyxoma peritonei and selected other aspects of the spread of appendiceal neoplasms. Semin Diagn Pathol 21:134-150, 2004.

Riddell RH, Petras RE, Williams GT, Sobin LH: Tumors of the intestines. Atlas of Tumor Pathology, Third Series, Fascicle #32. Washington, DC, Armed Forces Institute of Pathology, 2003.

Szych C, Staebler A, Connolly DC, et al: Molecular genetic evidence supporting the clonality and appendiceal origin of pseudomyxoma peritonei in women. Am J Pathol 154:1849-1855, 1999.

Ronnett BM, Kurman RJ, Shmookler BM, et al: The morphologic spectrum of ovarian metastases of appendiceal adenocarcinomas: A clinicopathologic and immunohistochemical analysis of tumors often misinterpreted as primary ovarian tumors or metastatic tumors from other gastrointestinal sites. Am J Surg Pathol 21:1144-1155, 1997.

Ronnett BM, Kurman RJ, Zahn CM, et al: Pseudomyxoma peritonei in women: A clinicopathologic analysis of 30 cases with emphasis on site of origin, prognosis, and relationship to ovarian mucinous tumors of low malignant potential. Hum Pathol 26:509-524, 1995.

Ronnett BM, Zahn CM, Kurman RF, et al: Disseminated peritoneal adenomucinosis and peritoneal mucinous carcinomatosis: A clinicopathologic analysis of 109 cases with emphasis on distinguishing pathologic features, site of origin, prognosis, and relationship to "pseudomyxoma peritonei." Am J Surg Pathol 19:1390-1408, 1995.

Nitecki SS, Wolff BG, Schlinkert R, et al: The natural history of surgically treated primary adenocarcinoma of the appendix. Ann Surg 219:51-57, 1994.

Young RH, Gilks CB, Sculy RE: Mucinous tumors of the appendix associated with mucinous tumors of the ovary and pseudomyxoma peritonei: A clinicopathologic analysis of 22 cases supporting an origin in the appendix. Am J Surg Pathol 15:415-429, 1991.

Gonzalez JE, Hann SE, Trujillo YP: Myxoglobulosis of the appendix. Am J Surg Pathol 12:962-966, 1988.

阑尾类癌和其他非上皮性肿瘤
Carcinoids and Other Nonepithelial Tumors of the Vermiform Appendix

临床特征

▌ 类癌
  ● 大多数类癌（carcinoid tumors）没有症状
  ● 可以表现为急性阑尾炎的症状和体征

大体和内镜病理学

  ● 表现为阑尾壁结节或增厚

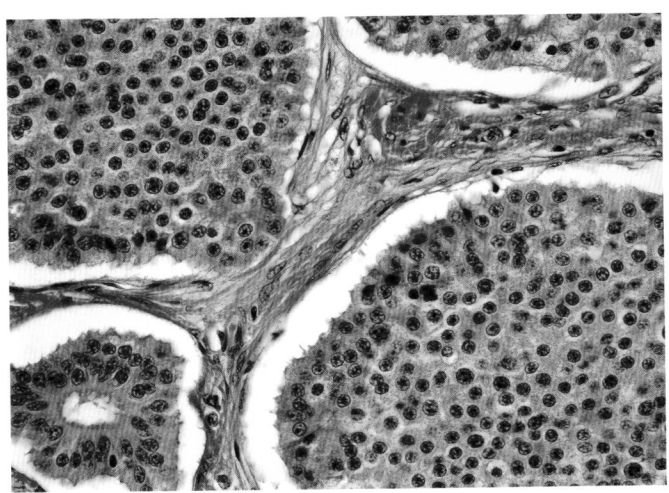

图 6-137 **阑尾类癌**，中肠结构伴有类癌细胞，呈岛屿状集聚，胞质呈颗粒状，核呈圆形，染色体粗颗粒状。

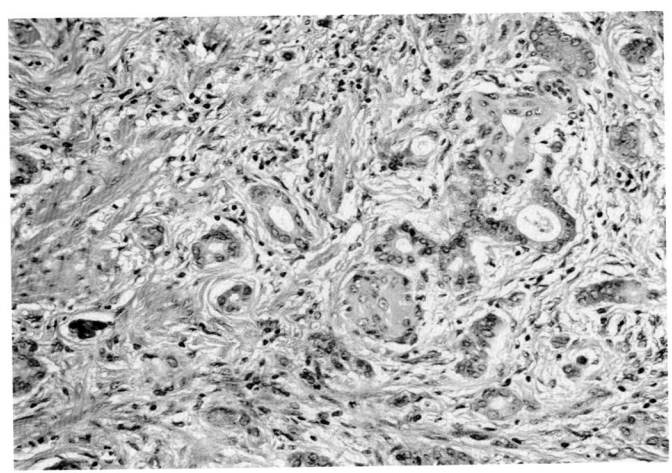

图 6-138 **腺管状阑尾类癌**由带状和小的腺管状结构组成。

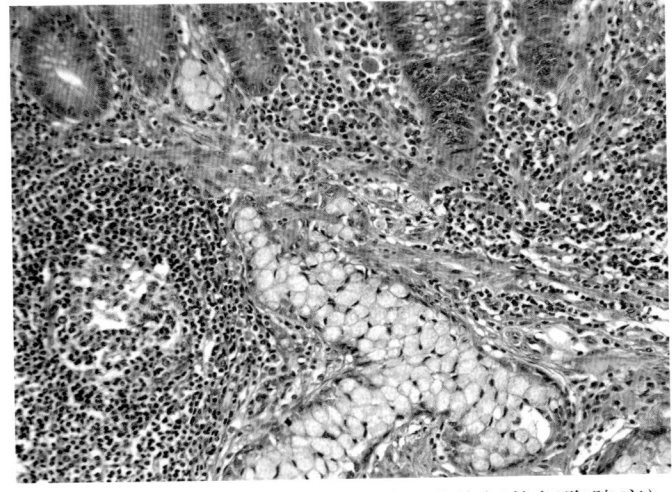

图 6-139 **杯状细胞阑尾类癌**（微腺体杯状细胞腺癌）。注意肿瘤细胞的岛屿状生长方式，具有明显的印戒细胞分化，类似于成熟的杯状细胞。

组织病理学

- 有三种组织学亚型
  - 岛屿状类癌：类癌呈现典型的中肠结构，由均匀一致的多角形细胞组成界限分明、大小不一的细胞岛，核的多形性和核分裂活性不明显，肿瘤细胞具有嗜酸性颗粒状胞质
  - 腺管状类癌：小的肿瘤性内分泌细胞以腺样结构为主，有时排列成柱状或带状以及腺泡状结构，肿瘤细胞缺乏多形性，几乎没有核分裂活性
  - 杯状细胞类癌
    - 这是一个使用不当的术语；现在喜欢用隐窝细胞癌（crypt cell carcinoma）或微腺体杯状细胞腺癌（microglandular goblet cell adenocarcinoma），因为这些术语能更好地反映肿瘤的真正本质
    - 小而界限清楚的、分泌黏液的细胞簇和细胞条带以及微腺体集聚，浸润阑尾壁，肿瘤细胞类似于杯状细胞
    - 广谱细胞角蛋白免疫染色呈阳性；诸如嗜铬素或突触素等神经内分泌标记物通常呈阴性，或可能显示散在的少数神经内分泌细胞
    - 实性生长方式，复杂的浸润性结构，非典型性核，伴有核分裂象增加以及可见分割的黏液，通常有明显的较高级别的腺癌分化

特殊染色和免疫组织化学

- 杯状细胞类癌可行黏液染色，但一般并不需要
- 嗜铬素和突触素免疫组化染色有用，特别是在腺管状类癌与癌的鉴别诊断中

其他诊断技术

- 没有帮助

鉴别诊断

- 阑尾腔纤维性阻塞和阑尾神经瘤
  - 这些梭形细胞增生可能含有散在的增生的神经内分泌细胞
  - 具有明确的岛屿状或腺管状生长方式，细胞蔓延到固有肌层或以外，或出现大体可见的结节，代表类癌

- 腺管状类癌和高分化腺癌
  - 嗜铬素和突触素免疫组化染色有所帮助
- 印戒细胞癌和杯状细胞类癌
  - 印戒细胞癌浸润性较强，多形性明显，细胞核较大
- 原发于阑尾的神经纤维瘤、颗粒细胞瘤、副神经节瘤、神经节瘤、胃肠间质瘤、肉瘤和淋巴瘤均有描述，但非常罕见

提要

- 伴有看上去像普通腺癌区域的混合性肿瘤很可能是普通腺癌
- 在附带或因为急性阑尾炎而切除的阑尾标本中，偶尔可以发现类癌和各种肿瘤；因此，建议常规检查阑尾边缘或切缘
- 因为阑尾类癌而行右半结肠切除术的指征包括：> 2cm，浸润到固有肌层外，浸润静脉，切除不完全（即切缘呈阳性），以及与腺癌共存

精选文献

Modlin IM, Kidd M, Latich I, et al: Current status of gastrointestinal carcinoids. Gastroenterology 128:1717-1751, 2005.

Young RH: Pseudomyxoma peritonei and selected other aspects of the spread of appendiceal neoplasms. Semin Diag Pathol 21:134-150, 2004.

Riddell RH, Petras RE, Williams GT, Sobin LH: Tumors of the intestines. In Atlas of Tumor Pathology, Third Series, Fascicle 32. Washington, DC, Armed Forces Institute of Pathology, 2003.

Burke AP, Sobin LH, Federspiel BH, et al: Goblet cell carcinoids and related tumors of the vermiform appendix. Am J Clin Pathol 94:27-35, 1990.

Burke AP, Sobin LH, Federspiel BH, et al: Appendiceal carcinoids: Correlation of histology and immunohistochemistry. Mod Pathol 2:630-637, 1989.

胃肠道继发性恶性肿瘤
Secondary Malignancies in the Gastrointestinal Tract

胃肠道转移性疾病
Gastrointestinal Metastatic Disease

临床特征

- 食管

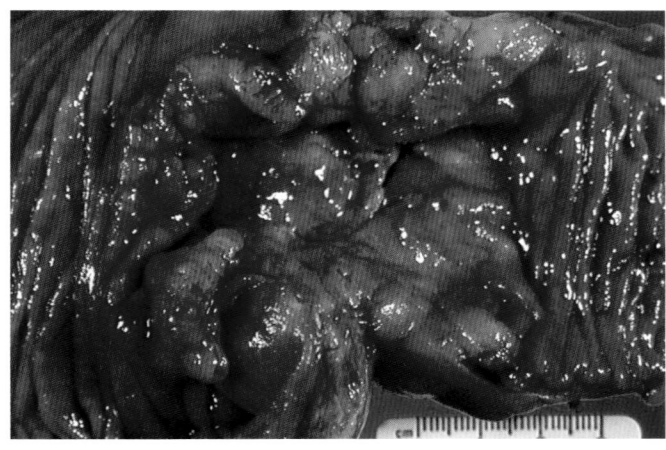

图 6-140 **大肠淋巴瘤切除标本**，累及小肠，显示狭窄和溃疡性肿块性病变，切面同质性、鱼肉样。

- 肺、咽、甲状腺和胃的原发性肿瘤可能直接浸润食管
- 乳腺、肾、睾丸、前列腺和胰腺肿瘤可能转移到食管
- 由于广泛侵犯淋巴管，乳腺癌可能引起食管狭窄
- 43% 的黑色素瘤病例转移到胃肠道

▌ 胃
- 肿瘤转移到胃比转移到小肠或大肠常见
- 最常见的胃转移性肿瘤是黑色素瘤以及肺癌和乳腺癌
- 胃的转移性肿瘤常常有靶样的内镜下表现，因为有广泛的中心坏死（这种特征在放射学检查时特别明显）

▌ 小肠
- 原发性小肠肿瘤非常少见，转移性肿瘤（癌和肉瘤）是小肠最常见的肿瘤
- 较大的肿瘤常常呈息肉样，引起梗阻、肠套叠或穿孔
- 壶腹附近的肿瘤可能是胰胆管腺癌继发性累及肠管；原发性壶腹恶性肿瘤通常发生在先前存在的腺瘤，比胰胆管癌预后要好
- 恶性黑色素瘤是最常见的小肠转移性肿瘤，且常常引起梗阻
- 大约 5% 的睾丸肿瘤转移到胃肠道
- 肉瘤很少转移到小肠
- 支气管原性鳞状细胞癌容易转移到近端空肠

▌ 大肠

- 最常见的结肠播散转移是通过腹膜种植，特别是在 Douglas 窝（直肠前壁）
- 前列腺癌可能直接浸润直肠，引起胃肠道症状而不是泌尿道症状
- 肛门黑色素瘤可能蔓延到直肠
- 男性最常见的结肠转移是来自非结肠的胃肠道肿瘤和肺癌
- 女性最常见的结肠转移来自卵巢、乳腺和肺的癌
- 结肠转移性肿瘤常常没有症状，但随着肿瘤的增大，可能出现梗阻和出血

▌ 阑尾
- 伴有卵巢黏液性肿瘤的患者可能同时有阑尾黏液性肿瘤；所有这些阑尾均为原发性肿瘤
- 报道的其他转移性肿瘤包括来自乳腺、胃、宫颈和肺的肿瘤

大体和内镜病理学

▌ 食管
- 非特异性

▌ 胃
- 常为显示广泛中心坏死的多个肿瘤

▌ 小肠
- 肠壁内肿块形成黏膜下结节，最后形成突出的息肉样肿块
- 肿块可能为局限性的
- 小肠的黑色肿瘤提示黑色素瘤；然而，黑色素瘤常常为无黑色素性的
- 鱼肉样切面是淋巴瘤的典型表现
- 卵巢转移多半表现为癌病
- 壶腹部肿瘤应仔细检查以便发现任何残留的腺瘤（这种病变多半是原发性小肠肿瘤而不是胰腺肿瘤）

▌ 大肠
- 以肠壁为中心的肿块、不累及其上的黏膜，提示为转移性肿瘤

组织病理学

▌ 食管
- 包括乳腺癌在内的转移癌往往累及黏膜下的淋巴管，其上黏膜完整

▌ 胃
- 乳腺癌可能弥漫性浸润，难以与原发性低分化腺

癌、Lauren 弥漫性胃癌区分
- 小肠
  - 原发性壶腹部肿瘤可能有残留的腺瘤
  - 胰腺原发性肿瘤继发累及十二指肠表现为浸润性生长、高分化的腺体增生，或如果为高级别的癌，则表现为伴有明显纤维组织增生的高度间变的癌；表面常常有非肿瘤性十二指肠黏膜
- 大肠
  - 转移性腺癌（如肺）通过出现含有核碎片的广泛的坏死（所谓的污秽性坏死），加之缺乏表面成分以及主要位于肠壁，可以与原发性结肠肿瘤鉴别开来

特殊染色和免疫组织化学

- 在所有病例，对胃肠道外特殊部位独特的免疫组化标记物均有助于转移性肿瘤的诊断（如 TTF-1 对肺的原发性肿瘤）
- 转移性乳腺癌应进行雌激素受体（ER）和孕激素受体（PR）检测，但乳腺癌对这些免疫染色并不特异
- CEA 和 CA-125 免疫染色可以用于确定胃肠道肿瘤是原发性的（CEA 呈阳性）还是由卵巢转移而来的（CA-125 呈阳性）
- 转移性恶性黑色素瘤 S-100 蛋白和 HMB-45 一般呈阳性

- 原发性结肠癌
  - CEA 和 CK20 多半呈阳性，而 CK7 呈阴性
- 肺腺癌
  - 倾向于 CK7 和 TTF-1 呈阳性，而 CK20 呈阴性

其他诊断技术

- 没有帮助

鉴别诊断

- 临床病史非常重要
- 不管部位如何，不以黏膜为基础的胃肠道肿瘤或主要累及肠壁和浆膜的胃肠道肿瘤均应考虑转移的可能性

提要

- 壶腹部以外的任何小肠恶性肿瘤多半是转移性肿瘤而不是原发性肿瘤

精选文献

Berezauski K, Stastny J, Kornstein M, et al: Cytokeratin 7 and 20 and carcinoembryonic antigen in ovarian and colonic carcinoma. Mod Pathol 9:426, 1995.

Adair C, Ro JY, Sahin AA, et al: Malignant melanomas metastatic to gastrointestinal tract: A clinico-pathologic study. Int J Surg Pathol 2:3, 1994.

Telerman A, Gerard B, van den Hevle B, et al: Gastrointestinal metastases from extra-abdominal tumors. Endoscopy 17:99-101, 1985.

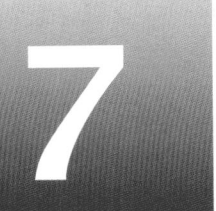

Matthew M. Yeh 和 Paul E. Swanson 著
石 峥 钱利华 译

肝胆系统
Hepatobiliary System

病毒性肝炎　Viral Hepatitis

临床特征

- **A 型病毒性肝炎（hepatitis A virus, HAV）**
  - 单链 RNA 病毒（微小核糖核酸病毒）
  - 传播途径：粪 - 口
  - 潜伏期：2 ~ 6 周
  - 自限性
  - 与慢性携带状态、慢性肝炎或肝细胞癌无关

- **B 型病毒性肝炎（hepatitis B virus, HBV）**
  - 部分环状双链 DNA 病毒（嗜肝 DNA 病毒科）
  - 传播途径：围生期母婴传播、性传播和胃肠外
  - 潜伏期：6 ~ 8 周
  - 慢性感染（10%）：诊断后血清 B 型肝炎表面抗原（hepatitis B surface antigen, HBsAg）持续 6 个月以上
  - 与慢性肝炎、急性重型肝炎、肝硬化和肝细胞癌有关

- 抗 HBsAg 抗体具有长期免疫性
■ C 型病毒性肝炎（hepatitis C virus, HCV）
  - 单链 RNA 病毒（黄病毒样）
  - 传播途径：胃肠外
  - 潜伏期：6 ~ 12 周
  - 慢性肝炎（60% ~ 80%）和持续性感染的发病率最高
  - 与肝硬化和肝细胞癌有关
  - 抗 HCV 抗体不具有免疫性
  - 血清转氨酶：呈波动状态
■ D 型病毒性（δ 病原体）肝炎
  - 不完全性 RNA 病毒，需要有 HBsAg（包膜蛋白）

才能感染
  - 传播途径：胃肠外
  - 与肝硬化和肝细胞癌有关
■ E 型病毒性肝炎
  - 单链 RNA 病毒
  - 感染通过水传播
  - 潜伏期：6 周
  - 病毒颗粒排入粪便
  - 一般为自限性疾病
  - 在妊娠妇女中死亡率较高
■ G 型病毒性肝炎
  - 不致病

大体病理学

- 没有帮助

组织病理学

- 急性病毒性肝炎
  - 主要为肝细胞腺泡受损（3 区）
  - 一般特征
    - 以淋巴细胞浸润为主，一般在 3 区较明显
    - 肝细胞水肿，胞质稀疏，呈颗粒状
    - 凋亡的肝细胞显示残留的细胞核固缩，胞质致密
    - 肝细胞缺失，代之以淋巴细胞和巨噬细胞集聚
  - 特异性特征
    - HAV：小静脉周围胆汁淤积；肝炎伴有门静脉周围炎症（界板性肝炎）和密集的汇管区浸润，包括多量浆细胞；或有广泛的微泡性脂肪变性
    - HBV："毛玻璃样"肝细胞（提示肝细胞中有丰富的 HBsAg——病毒感染的证据）
- 慢性病毒性肝炎
  - 持续性肝损伤，伴有血清学病毒阳性和血清转氨酶异常增高，持续 6 个月以上
  - 损伤主要集中在汇管区和其周围
  - 一般特征
    - 汇管区炎症浸润主要由淋巴细胞组成，伴有或不伴有不同严重程度的界板性肝炎
    - 点状或融合性坏死，伴有或不伴有桥接坏死
    - 汇管区纤维性膨胀，汇管区周围纤维化，桥接坏死至肝硬化（1 ~ 4 期）

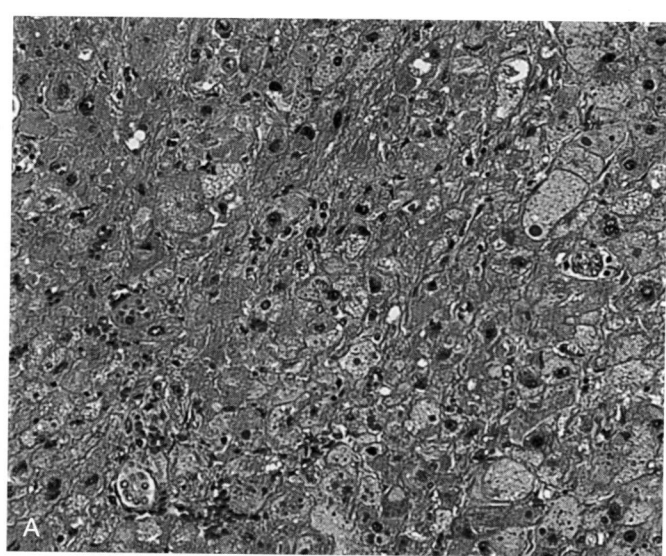

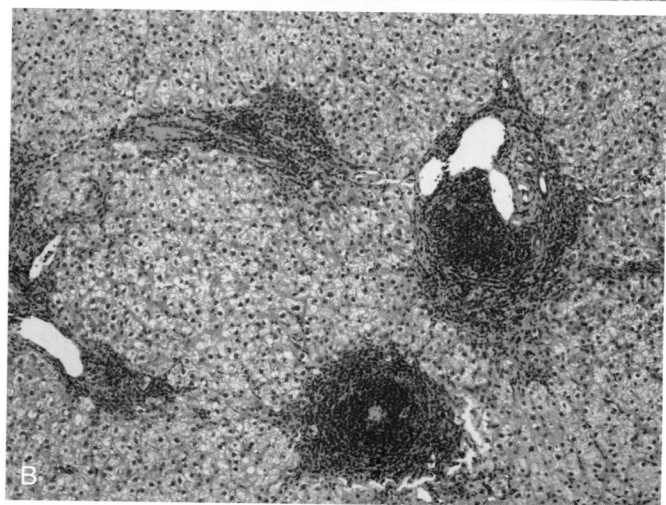

图 7-1　A，B 型病毒性肝炎的毛玻璃样肝细胞。B，慢性 C 型肝炎。典型的淋巴细胞积聚，伴有局灶性轻度界板性肝炎。

- 特异性特征
  - HBV："毛玻璃样"肝细胞
  - HCV：淋巴细胞聚集，或伴有或不伴有生发中心淋巴滤泡形成，局灶大泡性脂肪变性，损伤小叶间胆管

特殊染色和免疫组织化学

- 免疫组化染色检测 B 型肝炎核心抗原（hepatitis B core antigen, HBcAg）、HBsAg 和 B 型肝炎早期抗原（hepatitis B early antigen, HBeAg）

其他诊断技术

- 电子显微镜检查：肝细胞胞质可见 HBsAg（22nm 的小球或小杆）

鉴别诊断

- 确立或除外诊断必须检测病毒感染血清学标记物
- 酒精性肝炎
  - 临床病史很重要
  - 典型的表现是脂肪变性，但并不总是出现
  - 通常可见许多气球样肝细胞和 Mallory 透明小体
  - 常见巨大线粒体
  - 肝小叶炎症性病灶（一般富含中性粒细胞）
  - 小静脉周围和细胞周围纤维化（鸡笼样改变）
- 非酒精性脂肪性肝炎（nonalcoholic steatohepatitis, NASH）
  - 出现显著的脂肪变性，主要是大泡性
  - 3 区损害病变，伴有小叶炎性病灶
  - 气球样肝细胞和 Mallory 透明小体是典型表现
  - 常见巨大线粒体
  - 小静脉周围和细胞周围纤维化（鸡笼样改变）
- 自身免疫性肝炎
  - 血清标记物很重要 [抗核抗体（antinuclear antibody, ANA）、抗平滑肌抗体（anti-smooth muscle antibody, ASMA）和肝肾微粒体抗体（liver-kidney microsomal antibody, LKM）呈阳性
  - 常见共存的自身免疫性疾病
  - 汇管区和其周围或深部实质有明显的浆细胞浸润
  - 显著的界板性肝炎和实质活动性病变
  - 桥接坏死常见，可能形成肝炎花环
- EB 病毒性（Epstein-Barr virus, EBV）肝炎
  - 较常见于移植后

- 窦隙内有显著的淋巴浆细胞炎症浸润，其特征是呈单行排列
- 显著的肝细胞再生
- 原发性胆汁性肝硬化（primary biliary cirrhosis, PBC）
  - 胆小管反应性增生
  - 伴有肉芽肿形成的显著的胆管病损
  - 小叶间胆管损害和缺失
  - 抗线粒体抗体（antimitochondrial antibody, AMA）呈阳性
  - 胆汁淤积的表现
- 原发性硬化性肝硬化（primary scledrosing cirrhosis, PBC）
  - 胆小管反应性增生
  - 胆管周围纤维化和小叶间胆管缺失
  - 常常伴有溃疡性结肠炎
  - 内镜逆行胰胆管造影术检查（endoscopic retrograde cholangiopancreatography, ERCP）可见特征性的串珠样改变
- 药物性肝炎
  - 临床病史重要（用药的时间经过）
  - 病毒感染的血清学标记物呈阴性

提要

- 病毒感染的血清学标记物和肝酶升高对于鉴别肝炎的诸多病因最为重要

精选文献

Batts KP, Ludwig J: Chronic hepatitis: An update on terminology and reporting. Am J Surg Pathol 19:1409-1417, 1995.

Goodman ZD, Ishak KG: Histopathology of hepatitis C infection. Semin Liver Dis 15:70-81, 1995.

Ishak KG: Chronic hepatitis: Morphology and nomenclature. Mod Pathol 7:690-713, 1994.

Gerber MA, Thung SN: The diagnostic value of immunohistochemical demonstration of hepatitis viral antigens in the liver. Hum Pathol 18:771-774, 1987.

Sciot R, Van Damme B, Desmet VJ: Cholestatic features in hepatitis A. J Hepatol 3:172-181, 1986.

非病毒性感染　Nonviral Infections

临床特征

- 死亡率高
- 患者常出现发热和右上腹压痛

- 常常需要手术引流
- 细菌性脓肿是由肝外金黄色葡萄球菌、伤寒杆菌和梅毒感染通过门静脉播散引起的
- 寄生虫性脓肿可由溶组织阿米巴、棘球绦虫、疟疾、利什曼原虫、人蛔虫和肝吸虫（如华支睾吸虫、肝片吸虫和麝猫后睾吸虫）引起

大体病理学

- 菌血症经动脉或门静脉系统播散：多发性、质软，大体上可见坏死性改变
- 菌血症通过直接蔓延或创伤播散：单发性、较大、质软，大体上可见坏死性改变

▌ 梅毒（syphilis）
- 单发性或多发性质软的境界清楚的病变（树胶肿），最终形成瘢痕，导致分叶肝，大体上类似于肝硬化

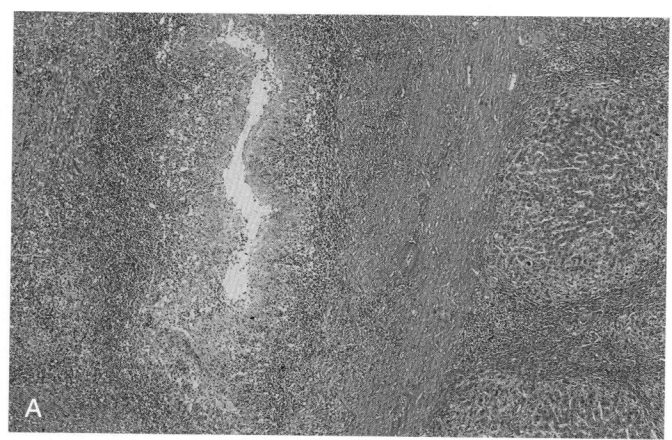

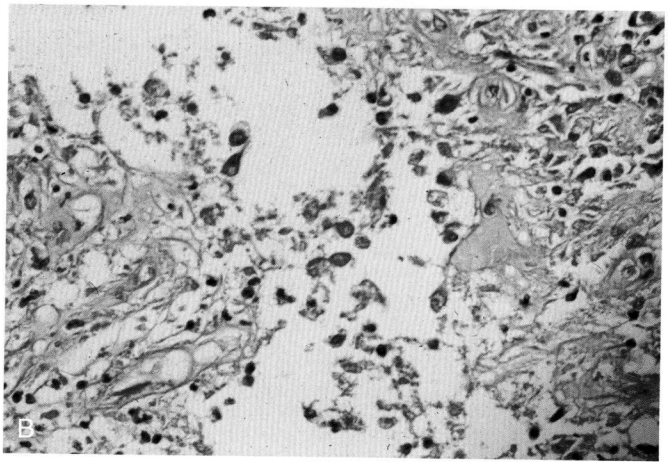

图 7-2 A，细菌性脓肿。 低倍镜下显示肝实质明显坏死。**B，阿米巴脓肿。** 肝组织显示坏死碎屑，照片中心可见滋养体。

▌ 内阿米巴病（entamebiasis）
- 含有浓稠黑色物质的境界清楚的病变
- 棘球绦虫（棘球蚴囊）囊肿 [echinococcal（hydatid）cyst]
- 占位性囊性病变，内有子囊

▌ 蛔虫病（ascariasis）
- 有许多有臭味的囊腔

▌ 疟疾和利什曼病
- 肝大（继发于 Kupffer 细胞增生）

组织病理学

▌ 细菌性
- 显著的中性粒细胞浸润，伴有肝细胞破坏

▌ 梅毒
- 先天性：新生儿肝炎
- 三期梅毒：树胶肿（肉芽肿性脓肿），愈合时表现为致密的瘢痕

▌ 内阿米巴病
- 坏死性碎片，周围有滋养体

▌ 棘球绦虫感染
- 外部无核，分层；内部有核，为生发层，伴有附着于包膜的许多头节，头节脱入囊腔后形成子囊
- 继发性胆管炎是由于肝内胆管梗阻导致的

▌ 蛔虫病
- 坏死性碎片，伴有变性寄生虫产生的肉芽肿和嗜酸性细胞反应

▌ 肝吸虫
- 胆管上皮增生、胆管炎和胆管周围纤维化

▌ 疟疾
- Kupffer 细胞增生，并吞噬破损的红细胞

▌ 利什曼病
- Kupffer 细胞增生，并吞噬病原体（Donovan 小体）

特殊染色和免疫组织化学

- 革兰染色：有助于显示细菌
- Warthin-Starry 或 Dieterle 染色：梅毒
- Giemsa 染色辨认无鞭毛体：利什曼病
- 直接检测棘球绦虫头节和肝吸虫

其他诊断技术

- 培养可能有助于识别病原体

鉴别诊断

- 见前面特异性感染的特征

提要

- 阿米巴脓肿容易向胸腔内播散
- 棘球绦虫囊肿应完整切除

精选文献

Koneman EW, Allen SD, Woods GL, et al (eds): Color Atlas and Textbook of Diagnostic Microbiology, 6th ed. Philadelphia, Lippincott Williams & Wilkins, 2005, pp 1244-1326.

Bissada AA, Bateman J: Pyogenic liver abscesses: A 7-year experience in a large community hospital. Hepatogastroenterology 38:17-20, 1991.

药物引起的肝疾病
Drug-Induced Liver Disease

临床特征

- 临床病史很重要（如摄入已知能引起肝疾病的药物）
- 接触药物与疾病发作之间有一定的时间间隔
- 停药后病变消退
- 可以急性发病，也可以慢性发病

组织病理学

- 不同的药物可以导致不同的肝损害；例如
  - 3 区肝细胞坏死：对乙酰氨基酚
  - 类似急性病毒性肝炎：抗结核药、麻醉药、中草药、非类固醇类消炎药
  - 胆汁淤积伴胆管损伤和缺失：阿莫西林、克拉维酸（强力阿莫仙）
  - 胆管消失：氯丙嗪、阿莫西林、氟氯西林、氟哌啶醇
  - 微泡脂肪变性：丙戊酸、四环素、核苷类似物、水杨酸（Reye 综合征）
  - 肥大星形的肝细胞、小静脉周围和细胞外周纤维化：维生素 A 过多症
  - 静脉闭塞病：吡咯齐定生物碱类或骨髓移植相关的化学药物
  - 类似脂肪性肝炎：胺碘酮、他莫昔芬
- 当出现大量嗜酸细胞或上皮样肉芽肿时，在鉴别诊断中应该考虑药物的毒性

特殊染色和免疫组织化学

- 没有帮助

其他诊断技术

- 没有帮助

鉴别诊断

- 病毒性肝炎
  - 血清标记物或病毒核酸呈阳性
  - 免疫组织化学对检测病毒抗原有帮助（如 HBV、CMV、HSV、EBV）
- 自身免疫性肝炎
  - ANA、ASMA 和 LKM 抗体阳性
  - 显著的浆细胞
  - 对皮质类固醇有反应
- 胆道阻塞
  - 影像学检查有帮助
- PBS
  - AMA 呈阳性
  - 显著的胆管病变

提要

- 结合既往病史和现病史很重要，包括中草药治疗和非处方药物的使用
- 除外其他肝疾病

精选文献

Geller SA, Petrovic LM: Effects of drugs and toxins on the liver. In Geller SA, Petrovic LM (eds): Biopsy Interpretation of the Liver. Philadelphia, Lippincott Williams & Wilkins, 2004, pp 111-124.

Zimmerman HJ, Ishak KG: Hepatic injury due to drugs and toxins. In MacSween RNM, Burt AD, Portmann BC, et al (eds): Pathology of the Liver, 4th ed. Edinburgh, Churchill Livingstone, 2002, pp 621-709.

Scheuer PJ, Lefkowitch JH: Drugs and toxins. In Scheuer PJ, Lefkowitch JH (eds): Liver Biopsy Interpretation. London, WB Saunders, 2000, pp 134-150.

Zimmerman HJ. Hepatotoxicity: The Adverse Effects of Drugs and Other Chemicals on the Liver, 2nd ed. Philadelphia, Lippincott Williams & Wilkins, 1999.

酒精性肝疾病和酒精性脂肪性肝炎 Alcoholic Liver Disease and Alcoholic Steatohepatitis

临床特征

- 非特异性特征，如乏力、食欲减退、消瘦、轻度肝大，伴有血清胆红素和碱性磷酸酶轻度升高
- 大约 20% ~ 25% 的重度酗酒者出现酒精性脂肪性肝炎

大体病理学

- 早期：肝增大，质软，油腻，呈黄色
- 晚期：肝萎缩，花斑状，呈棕红色，伴有胆汁着色
- 末期：肝硬化

组织病理学

- 脂肪变性
- 3 区受损
- 气球样变性
- 小叶炎细胞浸润，主要是中性粒细胞
- Mallory 小体和巨大线粒体
- 小静脉周围和细胞周围纤维化
- 胆管反应

特殊染色和免疫组织化学

- 没有帮助

其他诊断技术

- 没有帮助

鉴别诊断

- 临床病史很重要
- 慢性病毒性肝炎
  - 血清病毒感染的标记物呈阳性
  - 肝细胞损伤和早期纤维化在汇管区周围更显著，与脂肪性肝炎相反，小静脉周围和细胞周围纤维化和肝细胞损伤主要位于 3 区
  - Mallory 小体在脂肪性肝炎中较常见
- 妊娠脂肪肝
  - 一般发生于妊娠的 7 ~ 9 个月
  - 脂肪变为微泡性
- 非酒精性脂肪性肝炎

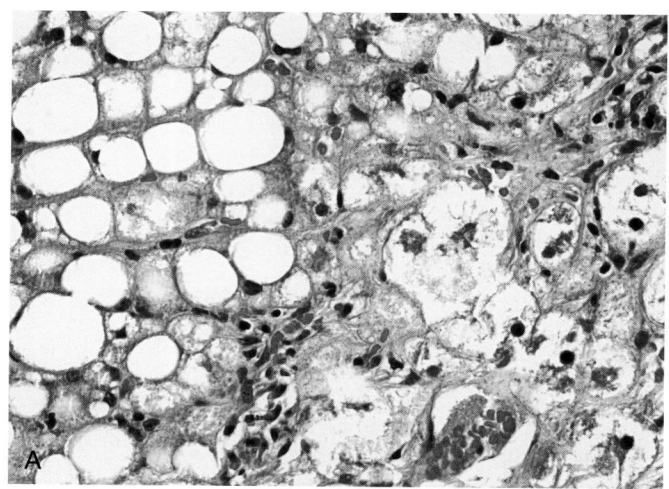

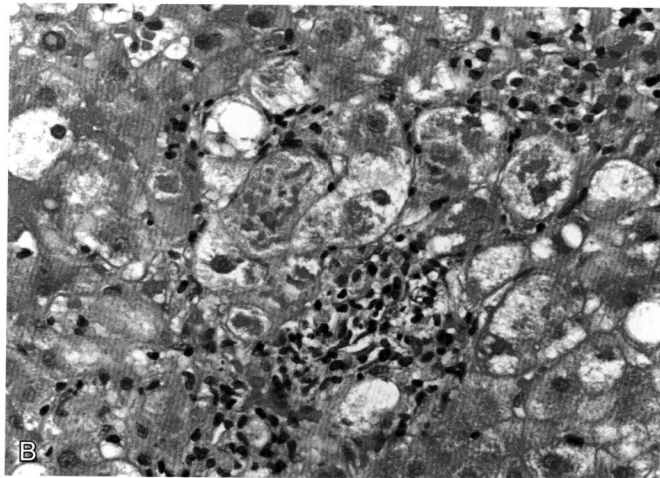

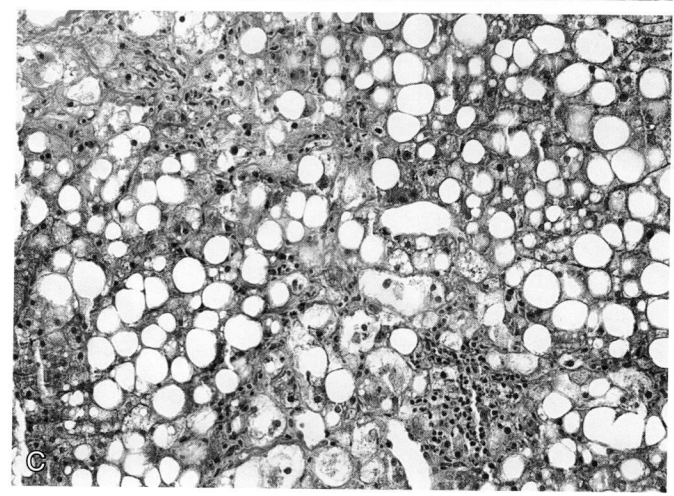

图 7-3　**脂肪性肝炎。** A，脂肪大泡伴有气球样变的肝细胞和小叶炎细胞浸润。B，气球样变的肝细胞中可见 Mallory 小体，伴有炎性病灶。C，细胞周围和窦状隙周围纤维化（鸡爪样结构）。

- 脂肪变是最重要的
- 细胞核常见糖原生成
- Mallory 小体和胆管反应较少见
- 硬化性玻璃样坏死和静脉闭塞少见

提要

- 酒精的主要病理作用是由于干扰脂类代谢、线粒体和细胞支架损伤导致的
- 遗传易感性据认为只能解释 20% ～ 25% 的重度酗酒者发展为酒精性脂肪性肝炎，而极少数少量饮酒或不饮酒的个体也可发展为组织学改变相同的非酒精性脂肪性肝炎

精选文献

Geller SA, Petrovic LM: Alcoholic liver disease. In Geller SA, Petrovic LM (eds): Biopsy Interpretation of the Liver. Philadelphia, Lippincott Williams & Wilkins, 2004, pp 134-149.

Brunt EM: Alcoholic and nonalcoholic steatohepatitis. Clin Liver Dis 6:399-420, 2002.

Scheuer PJ, Lefkowitch JH: Fatty liver and lesions in the alcoholic. In Scheuer PJ, Lefkowitch JH (eds): Liver Biopsy Interpretation. London, WB Saunders, 2000, pp 111-133.

非酒精性脂肪肝疾病和非酒精性脂肪性肝炎
Nonalcoholic Fatty Liver Disease and Nonalcoholic Steatohepatitis

临床特征

- 一种代谢（胰岛素抵抗）综合征的表现
- 危险因素：向心性肥胖、高血糖症、Ⅱ型糖尿病、动脉高血压、高血脂
- 非酒精性脂肪性肝炎（nonalcoholic steatohepatitis, NASH）是非酒精性脂肪肝（nonalcoholic fatty liver disease, NAFLD）的进展性病变
- 组织学上，NASH 和酒精性脂肪性肝炎几乎相同，但 NASH 发生于无明显酗酒史的个体

大体病理学

- 早期：肝增大，质软，油腻，呈黄色
- 晚期：肝萎缩，花斑状，呈棕红色，伴有胆汁着色
- 末期：肝硬化

组织病理学

- NAFLD 中非特异性脂肪变性
  - 主要是巨泡性脂肪变
  - 一般首先发生于 3 区小叶中央
- NASH
  - 首先表现为 3 区损伤，主要由巨泡性脂肪变性、气球样肝细胞和小叶炎组成
  - 可见吞噬色素的巨噬细胞和嗜酸性小体
  - 细胞质 Mallory 小体（嗜酸性原纤维物质，由与泛素有关的角蛋白中间丝组成，是一种来自细胞支架损伤后的蛋白质）
  - 3 区小静脉周围和细胞周围纤维化（鸡爪样结构），进展为中央 - 门管区桥接
  - 肝硬化（末期病变）

特殊染色和免疫组织化学

- 泛素和 p62 免疫组化染色可用于识别 Mallory 小体

其他诊断技术

- 没有帮助

鉴别诊断

- 临床病史很重要
- 慢性病毒性肝炎
  - 血清病毒感染标记物呈阳性
  - 炎症主要在门管和其周围区域
  - 纤维化开始于门管区域
  - Mallory 小体常见于脂肪性肝炎
- 妊娠脂肪肝
  - 常发生于妊娠后 3 个月
  - 脂肪变性是微泡性的
- 胆道阻塞（尤其是 PBC）
  - 可能出现 Mallory 小体，大多数见于门管周围，而非中央区周围
- Wilson 病
  - 可出现 Mallory 小体，大多见于门管周围，而非中央区周围
  - 铜显著过量
- 印度儿童肝硬化
  - 几乎无一例外发生在印度
  - 常出现 Mallory 小体

- 缺乏显著的脂肪变性
- 铜显著过量

提要

- Mallory 小体伴有 3 区小叶炎细胞浸润和脂肪变性（主要是巨泡性），提示酒精性或非酒精性脂肪性肝炎
- Mallory 小体也可见于其他病理过程，如慢性胆汁淤积性疾病、Wilson 病、印度儿童肝硬化甚至肝细胞癌（大约 10%）

精选文献

Brunt EM: Nonalcoholic steatohepatitis: Pathologic features and differential diagnosis. Semin Diagn Pathol 22:330-338, 2005.
Kleiner DE, Brunt EM, Van Natta M, et al: Design and validation of a histological scoring system for nonalcoholic fatty liver disease. Hepatology 41:1313-1321, 2005.
Brunt EM: Nonalcoholic steatohepatitis: Definition and pathology. Semin Liver Dis 21:3-16, 2001.

妊娠急性脂肪肝
Acute Fatty Liver of Pregnancy

临床特征

- 一般在妊娠 7 ～ 9 个月发病
- 出血、恶心 / 呕吐、黄疸和偶尔昏迷
- 一般分娩后缓解

大体病理学

- 肝油腻、小、浅黄色

组织病理学

- 微泡性脂肪变性
- 可见肝内小胆管和肝细胞内胆汁淤积
- 显著的汇管区炎症

特殊染色和免疫组织化学

- 油红 O（在冰冻切片上）显示微泡状脂滴

其他诊断技术

- 没有帮助

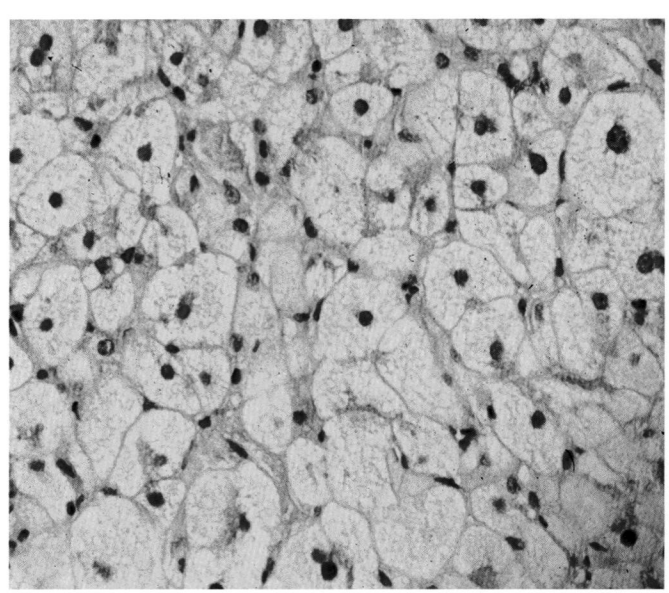

图 7-4　妊娠急性脂肪肝。 肝细胞显著微泡性改变。

鉴别诊断

- 临床病史很重要
- 药物毒性
  - 可出现相似的组织学特征（如四环素、丙戊酸、核苷类似物），均伴有微泡脂肪变性
  - 需要有临床病史来区分
- Reye 综合征
  - 也出现微泡性脂肪变性
  - 服用阿司匹林病史
  - 伴有脑病
- C 型肝炎
  - 一般出现巨泡性脂肪变性
  - 出现小叶性肝炎和汇管区淋巴细胞小结
- 酒精性脂肪性肝炎
  - Mallory 小体一般明显，并且常伴有中性粒细胞浸润

提要

- 好发于妊娠期间，一般在 7 ～ 9 个月
- 发病机制：线粒体内脂肪酸氧化缺陷

精选文献

Riely CA: Acute fatty liver of pregnancy. Semin Liver Dis 7:47-54, 1987.

Rolfes DB, Ishak KG: Liver disease in pregnancy. Histopathology 10:555-570, 1986.

Kaplan MM: Acute fatty liver of pregnancy. N Engl J Med 313:367-370, 1985.

Rolfes DB, Ishak KG: Acute fatty liver of pregnancy: A clinicopathologic study of 35 cases. Hepatology 5:1149-1158, 1985.

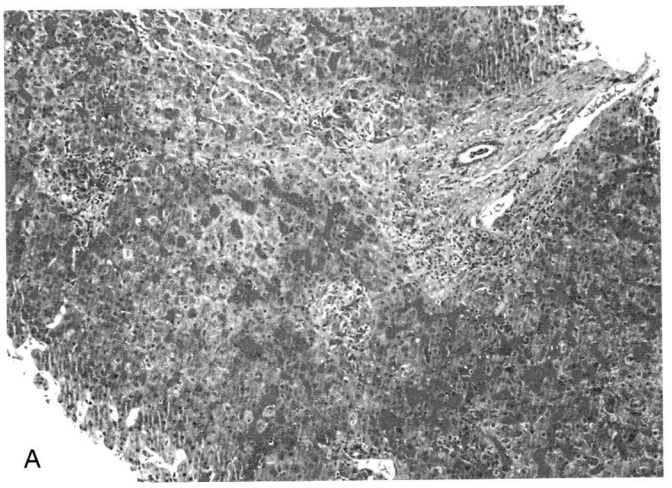

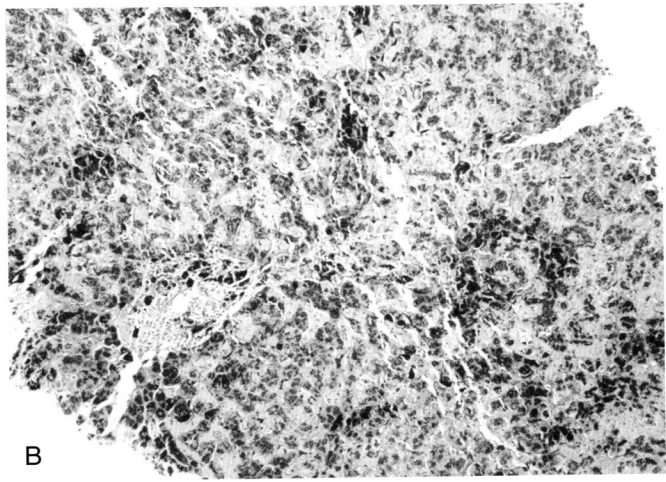

图 7-5　**血色素沉着病。A**，肝细胞内含有大量铁。**B**，普鲁士蓝染呈强阳性，显示大量铁沉积。

血色素沉着病　Hemochromatosis

临床特征

- 铁在肝、胰腺、心肌和其他器官内异常沉积
- 遗传性：纯合子隐性
- 获得性：多次输血、Bantu 含铁血黄素沉着症（非洲撒哈拉周边地区在铁桶中酿制酒精性饮料）
- 多见于 40 岁以上的男性
- 肝为受累最严重的器官
- 经典的三联征：肝硬化、皮肤色素沉着和糖尿病（由于早期的诊断和治疗，现在已不常见）
- 患者也可出现腹痛、心功能异常和不典型关节炎
- 实验室检查显示血清铁和铁蛋白增加
- 发生肝细胞癌的危险性增加

大体病理学

- 肝增大伴有暗棕色的色素沉着
- 最终导致微结节性肝硬化，伴有暗棕色的色素沉着持续存在

组织病理学

- 早期：汇管区周围肝细胞内出现含铁血黄素颗粒
- 中期
  - 病变进展累及肝小叶，最终胆管上皮和 Kupffer 细胞受累，导致肝细胞坏死、汇管区炎症和汇管区及桥状纤维化
  - 一般没有小叶炎症
- 晚期：数年后纤维化间隔形成，病变进展为微结节性肝硬化伴明显的含铁血黄素沉积

特殊染色和免疫组织化学

- 普鲁士蓝铁染色：显示铁沉积增加

其他诊断技术

- 肝铁指数（hepatic iron index, HII）：目前为决定性试验，对新鲜肝组织内的铁或其蜡块的铁进行生化定量，计算每克干重组织内的小分子铁，依据患者年龄分为
  - 纯合子：HII > 2（可 > 40）
  - 杂合子：HII < 2
  - 正常个体：HII < 1
- 人白细胞抗原（human leukocyte antigen, HLA）基因分析：血色素沉着症基因为位于 6 号染色体短臂的 HLA-H
  - 最常见的突变为 282 氨基酸由半胱氨酸变为酪氨酸

鉴别诊断

- 含铁血黄素沉着症

- 患者一般有继发性铁过量的原因，如多次输血、迟发性皮肤卟啉症或慢性饮食铁过量，如 Bantu 铁质沉着

提要

- 铁为直接肝毒性：无炎症介质释放
- 女性受累不多见，且由于月经和妊娠期间因生理性失血而出现较晚
- 治疗可通过静脉切开术（放血）减少过量的铁

精选文献

Brunt EM: Pathology of hepatic iron overload. Semin Liver Dis 25:392-401, 2005.

Deugnier YM, Turlin B, Powell LW, et al: Differentiation between heterozygotes and homozygotes in genetic hemochromatosis by means of a histologic hepatic iron index: A study of 192 cases. Hepatology 17:30-34, 1993.

Deugnier YM, Loreal O, Turlin B, et al: Liver pathology in genetic hemochromatosis: A review of 135 cases and their bioclinical correlations. Gastroenterology 104:228-234, 1992.

Bacon BR, Britton RS: The pathology of hepatic iron overload: a free radical-mediated process. Hepatology 11:127-137, 1990.

Wilson 病　　Wilson Disease

临床特征

- 铜在肝、脑、眼和其他器官内异常集聚
- 见于不同年龄
- 常染色体隐性遗传
- 实验室所见包括血清铜蓝蛋白减少、肝内铜含量增加、尿排出铜增加
- 血清铜水平没有帮助
- 多数表现为急性或慢性肝疾病
- 继发于基底节受累，也常出现神经精神症状
- Kayser-Fleischer 环 为诊断性改变（角膜缘处 Descemet 膜棕绿色铜沉积）

大体病理学

- 肝最终呈肝硬化改变

组织病理学

- 肝细胞内过量的铜颗粒只有通过特殊染色才可见到
- 轻度至中度脂肪变性
- 局灶肝细胞坏死

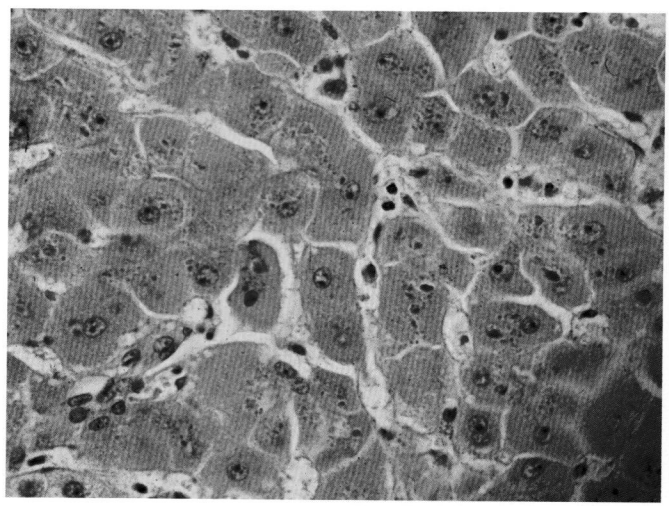

图 7-6　Wilson 病。高倍镜下显示肝细胞胞质内含有铜色素。

- 肝细胞核内可见糖原空泡
- 在汇管区周围的肝细胞内可见 Mallory 小体
- 急性和慢性肝炎
- 慢性肝炎后出现肝硬化
- 极少有大块肝坏死

特殊染色和免疫组织化学

- 罗丹宁铜染色呈阳性
- 铜相关蛋白地衣红染色呈阳性

其他诊断技术

- 新鲜肝组织或其蜡块的铜生化定量（超过 250μg/g 肝干重）

鉴别诊断

▌病毒性肝炎
- 血清标记物呈阳性
- 无铜集聚

▌慢性阻塞性瘀胆（chronic obstructive cholestasis）
- 铜集聚程度较轻

提要

- 正常情况下游离的铜在胃和十二指肠被吸收，与白蛋白微弱结合并转移至肝细胞，再与 α₂- 球蛋白结合形成血浆铜蓝蛋白后释放入血浆；衰老的血浆铜蓝蛋白被肝细胞摄取，经溶菌酶降解后排

入胆汁

- Wilson 病的基因为 ATP7B，位于 13 号染色体上，编码位于肝细胞膜上的跨膜铜转移 ATP 酶
- 治疗采用铜螯合 D- 青霉酸衍胺

精选文献

Ludwig J, Moyer TP, Rakela J: The liver biopsy diagnosis of Wilson's disease: Methods in pathology. Am J Clin Pathol 102:443-446, 1994.

Stremmel W, Meyerrose KW, Niederau C, et al: Wilson disease: Clinical presentation, treatment and survival. Ann Intern Med 115:720-726, 1991.

Sternlieb I: Perspectives on Wilson's disease. Hepatology 12:1234-1239, 1990.

Stromeyer FW, Ishak KG: Histology of the liver in Wilson's disease: A study of 34 cases. Am J Clin Pathol 73:12-24, 1980.

α_1- 抗胰蛋白酶缺乏
α_1-Antitrypsin Deficiency

临床特征

- 各个年龄均可发生
- 常染色体隐性遗传病，由于 14 号染色体上多形性 Pi（蛋白酶抑制剂，protease inhibitor）基因突变所致
- Pi 活性缺失或减少可导致中性弹性蛋白酶活性持续，引起肺气肿（支持肺泡腔的弹性纤维破坏）
- 突变的多肽异常折叠，阻断了它从内质网到高尔基复合体的运动，集聚在肝细胞的内质网内
- 有些患者出现肝疾病不伴有肺气肿是由于功能性突变型 Pi 基因可抑制中性弹性蛋白酶，但不能在肝细胞内降解
- 临床上肝的表现包括
  — 新生儿肝炎伴胆汁淤积性黄疸
  — 年轻人肝炎反复发作，可缓解或导致慢性肝炎和肝硬化
  — 中年至老年患者经过一段临床静止期后出现肝硬化
- 患肝细胞癌的危险性增加，尤其是纯合子患者
- 成功的肝移植可以治愈

大体病理学

- 没有帮助

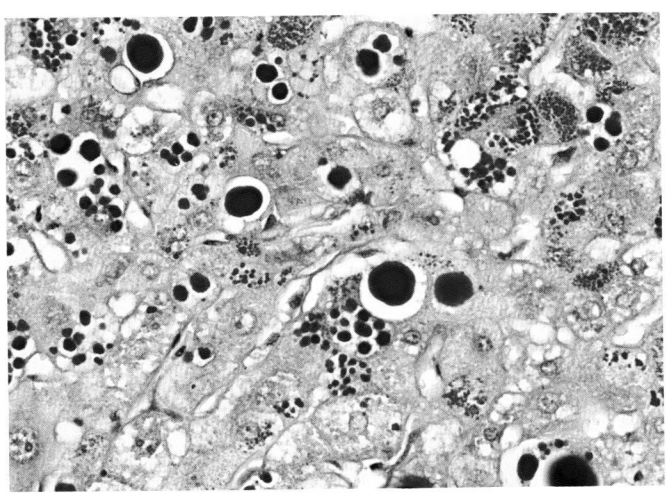

图 7-7　α_1- 抗胰蛋白酶缺乏。肝细胞的胞质内含有嗜酸性小体。

组织病理学

- 圆形至卵圆形的、大小不一的嗜酸性小体，多见于汇管周围肝细胞内
- 其他各种组织学特征
  — 新生儿肝炎，伴有或不伴有淤胆
  — 慢性肝炎改变
  — 肝硬化

特殊染色和免疫组织化学

- 嗜酸性小体 PAS 染色呈阳性且抗淀粉酶消化

其他诊断技术

- 通过电泳测定突变蛋白
- 根据在等电凝胶上移动的位置按字母顺序进行命名，大约已经确定有 75 种亚型
- 正常基因型为 *PiMM*
- *PiZZ* 为临床上最有意义的基因型（由于谷氨酸被赖氨酸替代），它与癌密切相关
- *PiMZ* 基因型患者有 50% 的正常的 α_1- 抗胰蛋白酶和 50% 的突变型
- 其他突变等位基因包括 S（α_1- 抗胰蛋白酶水平减低，但无临床表现）和无效等位基因（没有可以检出的蛋白质）

鉴别诊断

- 其他类型的慢性肝炎和肝硬化，如病毒性、药物、

自身免疫性肝炎等，不出现 PAS 阳性和抗淀粉酶小体，它是 α₁- 抗胰蛋白酶缺乏的特征

提要

- α₁- 抗胰蛋白酶缺乏为晚期肝切除时仍旧可以诊断的少数肝疾病之一，因为 PAS 阳性小体保留于肝细胞胞质内
- 异种基因突变的多因子性疾病临床表现差异较大，甚至同一家族的成员亦如此

精选文献

Cohen C, Derose PB: Liver cell dysplasia in alpha 1-antitrypsin deficiency. Mod Pathol 7:31-36, 1994.

Deutsch J, Becker H, Aubock L: Histopathological features of liver disease in alpha-1-antitrypsin deficiency. Acta Paediatr 393(Suppl):8-12, 1994.

Propst T, Propst A, Dietze O, et al: Alpha-1-antitrypsin deficiency and liver disease. Dig Dis 12:139-149, 1994.

Lomas DA, Evans DL, Finch JT, et al: The mechanism of Z alpha 1-antitrypsin accumulation in the liver. Nature 57:605-607, 1992.

自身免疫性肝炎　Autoimmune Hepatitis

临床特征

- 年轻或中年女性多见（女男比例为 7 : 3）
- 常伴有肝外自身免疫性疾病，如类风湿性关节炎、甲状腺炎、Sjögren 综合征
- 高球蛋白血症
- 特征为血清自身抗体阳性，典型者为 ANA、ASMA、SLA 和 LKM1 抗体
- 病毒血清学标记物呈阴性
- 免疫抑制疗法有效

大体病理学

- 没有帮助

组织病理学

- 汇管区和汇管区周围显著的伴有淋巴细胞和浆细胞的炎细胞浸润（突出的浆细胞为其标志）
- 显著的小叶炎细胞浸润，实质深部有明显的浆细胞成分
- 显著的界板性肝炎
- 常见桥接坏死

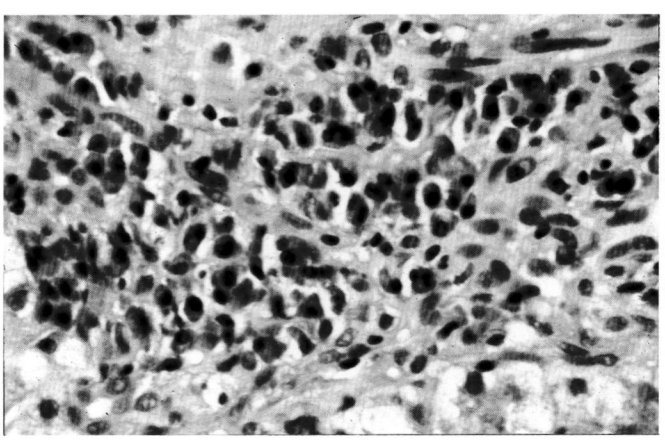

图 7-8　**自身免疫性肝炎。** 汇管区及其周围显著浆细胞浸润。

- 严重的肝细胞损害，伴有花环形成和合体细胞性巨大肝细胞

特殊染色和免疫组织化学

- 没有帮助

其他诊断技术

- 没有帮助

鉴别诊断

- 在鉴别诊断中结合临床极为重要
- 慢性病毒性肝炎
  - 血清学标记物呈阳性
  - 浆细胞不显著
  - 轻度的小叶性肝炎和界板性肝炎（尤其在 HCV 中）
  - 不伴有自身免疫性疾病

提要

- 最常见于年轻女性，并伴有高球蛋白血症和各种自身免疫性疾病血清标记物
- 花环形成，尽管不特异，但高度提示自身免疫性疾病
- 为慢性肝炎中少数免疫抑制治疗有效的疾病之一

精选文献

Washington MK: Autoimmune liver disease: Overlap and outliers. Mod Pathol 20:S15-S30, 2007.

Czaja AJ: Autoimmune hepatitis: Evolving concepts and treatment strategies. Dig Dis Sci 40:435-456, 1995.

Johnson PJ, McFarlane IG: Meeting report. International Autoimmune Hepatitis Group. Hepatology 18:998-1005, 1993.

Bach N, Thung SN, Schaffner F: The histologic changes of chronic hepatitis C and autoimmune hepatitis: A comparative study. Hepatology 15:572-577, 1992.

原发性胆汁性肝硬化
Primary Biliary Cirrhosis

临床特征

- 多见于中年女性
- 90% 以上的患者出现血清抗线粒体抗体（AMA）
- 发病隐匿，最常见的症状是瘙痒，随后出现黄疸
- 血清碱性磷酸酶升高，晚期出现高胆红素血症
- 多年以后慢性进展为肝硬化

大体病理学

- 早期：不显著
- 晚期：被膜细颗粒状；实质呈胆汁色
- 最终肝硬化（胆汁型肝硬化）

组织病理学

- 不同时期的病变有差异（即单一标本中可同时出现不同时期的表现）
- Ⅰ期（显著的导管病变）：小型和中型胆管由于肉芽肿性炎症而出现局灶性破坏；胆管上皮不规则增生；汇管区有致密的淋巴细胞、巨噬细胞、浆细胞和嗜酸细胞浸润
- Ⅱ期（导管增生）：瘢痕；小胆管缺失；中型胆管瘢痕；汇管区小胆管增生，汇管区周围相邻的肝实质可见炎症和界板性肝炎
- Ⅲ期（瘢痕）：小型和中型胆管瘢痕；纤维间隔或肝实质内极少有炎症；淋巴细胞集聚伴或不伴 PAS 阳性物质，为残留的基底膜物质，见于原来胆管所在部位
- Ⅳ期（肝硬化）：肝硬化常常伴有"交错式"结构

特殊染色和免疫组织化学

- 没有帮助

其他诊断技术

- 没有帮助

鉴别诊断

- 原发性硬化性胆管炎（primary sclerosing cholangitis, PSC）
  - 特征为胆管周围纤维化和典型的内镜逆行胰胆管造影术检查（ERCP）表现
  - 缺乏原发性胆汁性肝硬化的显著的胆管病变
  - 见于年轻男性而不是中年女性
  - 抗线粒体抗体呈阴性
  - 常与溃疡性结肠炎有关
- 自身免疫性肝炎与原发性胆汁性肝硬化重叠综合征
  - 抗线粒体抗体和抗核抗体阳性，伴有原发性胆汁性肝硬化和自身免疫性肝炎的组织学特征（超过一般程度的小叶性肝炎和界板性肝炎，可见浆细胞浸润）
- 自身免疫性胆管炎
  - 组织学与原发性胆汁性肝硬化相同
  - 患者抗线粒体抗体呈阴性，抗核抗体呈阳性
- 移植物抗宿主病和肝移植排斥
  - 临床病史很重要
  - 两者均可引起胆管损害、淋巴细胞胆管炎和胆管缺失综合征（vanishing bile duct syndrome），与原发性胆汁性肝硬化相似

提要

- 抗线粒体抗体拮抗丙酮酸脱氢酶复合物的 E2 亚

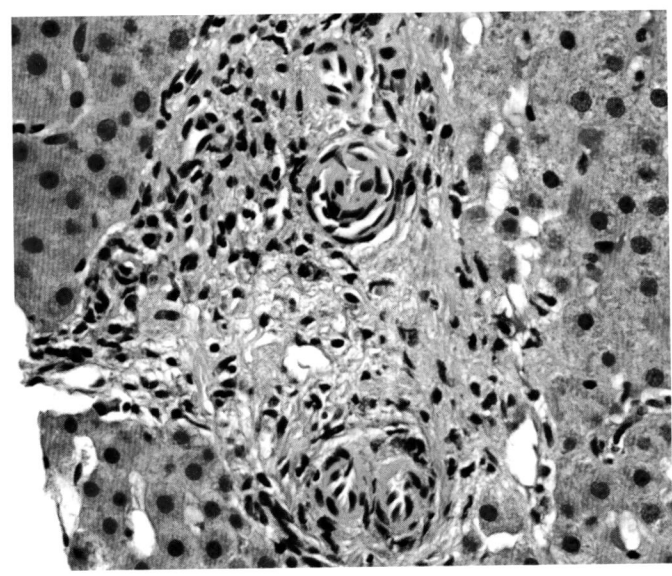

图 7-9　原发性胆汁性肝硬化。汇管区出现肉芽肿性炎症、慢性炎细胞浸润和胆管稀少。

单位，其存在于原发性胆汁性肝硬化的小叶间胆管上

● 一般被认为是自身免疫性疾病

● 治疗为肝移植

精选文献

Berk PD: Primary biliary cirrhosis, Parts I and II. Semin Liver Dis 17:1-250, 1997.

Lacerda MA, Ludwig J, Dickson ER, et al: Antimitochondrial antibody-negative primary biliary cirrhosis. Am J Gastroenterol 90:247-249, 1995.

Mahl TC, Shockcor W, Boyer JL: Primary biliary cirrhosis: Survival of a large cohort of symptomatic and asymptomatic patients followed for 24 years. J Hepatol 20:707-713, 1994.

Sherlock S: Primary biliary cirrhosis: Clarifying the issues. Am J Med 96(Suppl):27S-33S, 1994.

原发性硬化性胆管炎
Primary Sclerosing Cholangitis

临床特征

● 多见于 21 ~ 50 岁的男性

● 由于受累胆管不规则狭窄和继发性扩张，肝内胆管对比造影检查时呈特征性串珠样改变

● 大约 70% 的病例伴有溃疡性结肠炎（反之，溃疡性结肠炎的患者仅有 4% 伴有原发性硬化性胆管炎）

● 碱性磷酸酶和胆红素升高

● 胆管癌的风险增加（为 10% 的原发性硬化性胆管炎患者的最终结果）

大体病理学

● 早期：不明显

● 晚期：胆汁着色，胆汁性肝硬化

组织病理学

● 特征为 Vater 壶腹至肝小叶间胆管任何部位均可出现纤维炎症性狭窄

● Ⅰ期（汇管区）：汇管区胆管周围同心圆性纤维化和淋巴细胞浸润

● Ⅱ期（汇管区周围）：纤维化扩展至汇管区周围肝实质，界板性肝炎，和胆管增生

● Ⅲ期（间隔）：胆管阻塞，桥状纤维化

● Ⅳ期（肝硬化）：胆汁性肝硬化（"交错式"结构）

● 常可见慢性淤胆性表现，尤其是假黄瘤样改变

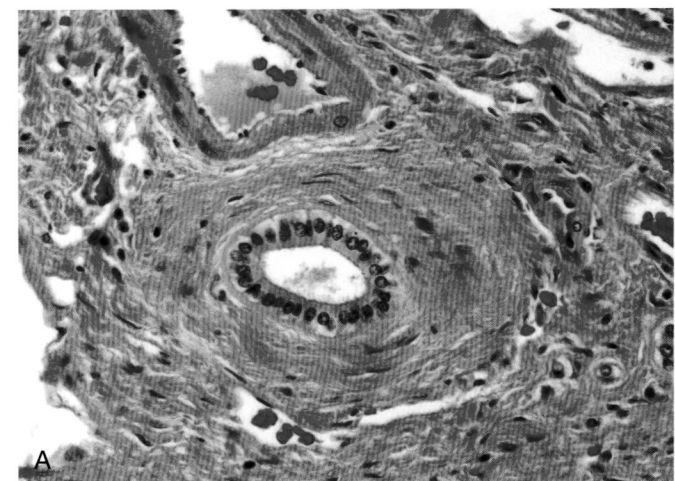

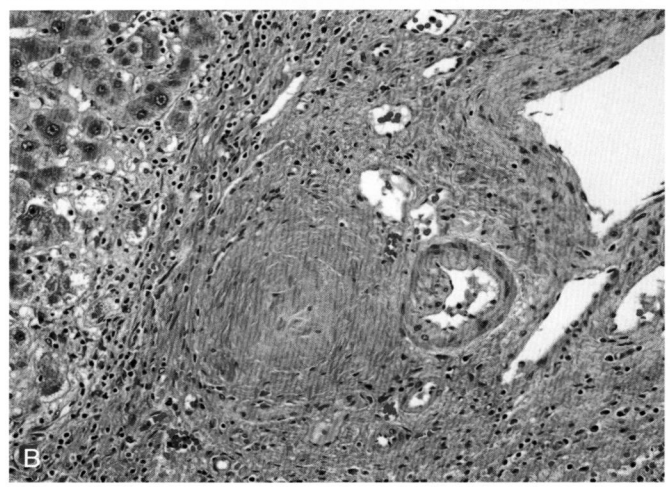

图 7-10 原发性硬化性胆管炎。A，汇管区出现同心圆性胆管周围纤维化。B，汇管区慢性炎症和胆管腔闭塞。

特殊染色和免疫组织化学

● 没有帮助

其他诊断技术

● 没有帮助

鉴别诊断

■ 高分化胆管癌

● 单个腺体内细胞表现不一

● 常可见神经周围浸润

● 影像学检查有助于诊断

■ 原发性胆汁性肝硬化

● 多见于中年女性

● 抗线粒体抗体一般呈阳性

- 显著的胆管病变后出现胆管缺失，与在原发性硬化性胆管炎中所见到的胆管纤维化炎症性阻塞不同
■ 肝外胆管或大的肝内胆管阻塞
  - 可出现继发性硬化性胆管炎，与原发性硬化性胆管炎相似
  - 提示继发性胆管炎的特征包括：显著胆管增生和重度淤胆，伴有胆汁浓缩，一般呈绿色分层状
  - 常可见显著的假黄瘤性表现，并且很快（几个月）出现胆汁性肝硬化

提要

- 伴有慢性炎性肠病，尤其是溃疡性结肠炎
- 患胆管癌的危险性增加
- 特征为小型和中型胆管纤维化炎性阻塞
- 肝移植可以治愈，但本病在移植后肝组织内可能复发

精选文献

Angulo P, Lindor KD: Primary sclerosing cholangitis. Hepatology 30:325-332, 1999.

Harnois DM, Lindor KD: Primary sclerosing cholangitis: Evolving concepts in diagnosis and treatment. Dig Dis 15:23-41, 1997.

Lee YM, Kaplan MM: Primary sclerosing cholangitis. N Eng J Med 332:924-933, 1995.

Ueno Y, LaRusso NF: Primary sclerosing cholangitis. J Gastroenterol 29:531-543, 1994.

肝移植病理学
Liver Transplantation Pathology

临床特征

- 肝移植的指征包括慢性肝病的终末期、急性肝衰竭和肝肿瘤
- 肝移植的主要并发症包括：累及血管或胆管结构的手术并发症、移植排斥反应、复发性疾病、获得性疾病、免疫抑制治疗引起的并发症（机会性感染、移植后的淋巴组织增生性疾病和药物毒性）

大体病理学

- 超急性和体液引起的同种异体移植排斥反应：大面积的出血性坏死
- 移植后早期的移植物缺血：不规则的地图样梗死伴有周围出血性边界
- 缺血性胆管坏死：汇管区坏死和胆汁着色伴有周

围小叶中央胆汁淤积

组织病理学

- 同种异体移植的急性（细胞的）排斥反应
  - 汇管区炎症、胆管损害、内皮炎是特征性的组织学三联征
  - 汇管区炎细胞浸润包括淋巴细胞、活化的母细胞、浆细胞样细胞、巨噬细胞、中性粒细胞和嗜酸细胞
  - 以上这些细胞类型也参与介导胆管损害和内皮炎

特殊染色和免疫组织化学

- 没有帮助

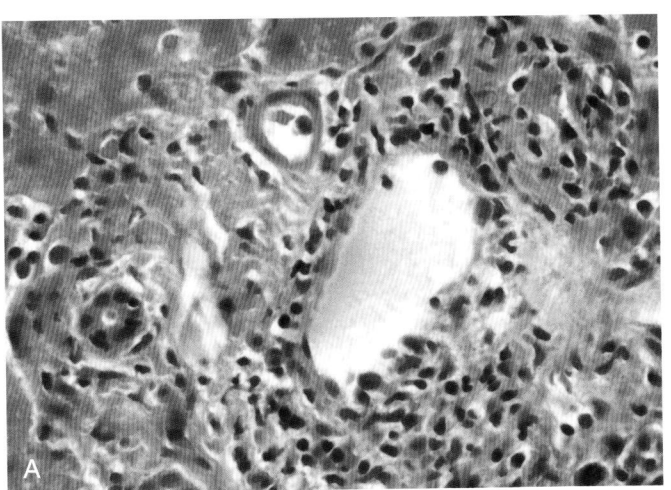

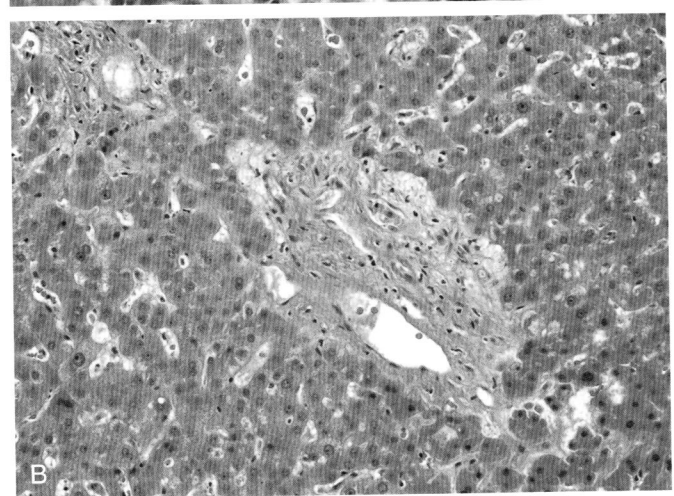

图 7-11　**A，急性细胞排斥。**汇管区炎症、内皮炎和淋巴细胞性胆管炎。**B，慢性排斥。**汇管区的小叶间胆管缺失。

其他诊断技术

- 没有帮助

鉴别诊断

- 复发的 HCV
  - 复发的慢性 HCV 的典型的汇管区炎症，在肝移植后一月内很少见
  - 内皮炎通常很轻微
  - 淋巴细胞胆管炎通常轻微且局限
- 移植后淋巴组织增生性疾病
  - 免疫组织化学证实有克隆性淋巴细胞浸润和与 EB 病毒相关性蛋白
  - 原位杂交显示有 EB 病毒核酸
- 同种异体移植的慢性排斥反应（chronic rejection in allograft）
  - 小叶间胆管缺失
  - 在大型和中型动脉中可见闭塞性动脉病，伴有泡沫状巨噬细胞的内膜聚集物
  - 常见小叶中央坏死

特殊染色和免疫组织化学

- 胆管上皮 CK7 染色
- 应用淀粉酶消化的 PAS 染色显示胆管基底膜

其他诊断技术

- 没有帮助

鉴别诊断

- 复发性原发性硬化性胆管炎
  - 胆管周围出现纤维化
  - 逆行胰胆管造影的典型表现
  - 汇管区和汇管区周围纤维化
- 复发性原发性胆汁肝硬化
  - 显著的胆管病变
  - 汇管区炎症
  - 汇管区和汇管区周围纤维化

提要

- 胆管缺失性排斥的确诊至少需要正规计数 20 个汇管区，且发现 50% 的以上的汇管区小叶间胆管消失（可能需要连续活检以得到充足的样本用以进行明确的诊断）
- 排斥反应的诊断需要与其他并发症区别，如局部缺血、胆道阻塞、感染、药物损伤和复发性疾病

精选文献

Hubscher SG, Portmann BC: Transplantation pathology. In Burt AD, Portmann BC, Ferrell LD (eds): MacSween's Pathology of the Liver, 5th ed. London, Churchill Livingstone, 2007, pp 815-880.

Batts KP: Acute and chronic hepatic allograft rejection: Pathology and classification. Liver Transpl Surg 5:S21-29, 1999.

Jones KD, Ferrell LD: Interpretation of biopsy findings in the transplant liver. Semin Diagn Pathol 15:306-317, 1998.

Demetris AJ, Batts KP, Dhillon AP, et al: Banff schema for grading liver allograft rejection: An international consensus document. Hepatology 25:658-663, 1997.

肝硬化　Cirrhosis

临床特征

- 病因学：包括所有的慢性肝疾病——病毒性肝炎、自身免疫性肝炎、酒精性肝疾病、非酒精性脂肪肝、慢性胆道疾病、血色素沉着病、Wilson 病、α_1- 抗胰蛋白酶缺乏、药物、代谢障碍和原因不明的病变
- 可能没有临床症状
- 厌食、体重减轻、乏力、最终衰竭
- 死于进行性肝功能衰竭，合并门脉高压或肝细胞癌

大体病理学

- 早期：肝体积增大，表面油脂沉积可有可无
- 晚期：肝体积缩小，伴有弥漫结节形成

组织病理学

- 再生肝细胞形成弥漫结节，被纤维带包绕
- 纤维间隔内含有动脉、胆管和炎细胞浸润
- 在胆汁性肝硬化中可见不规则的结节（"交错式"结构）

特殊染色和免疫组织化学

- 三色染色：有助于确定纤维化的程度和类型
- 网织纤维：有助于确定再生结节（2 ~ 3 个细胞厚）内增厚的肝细胞板

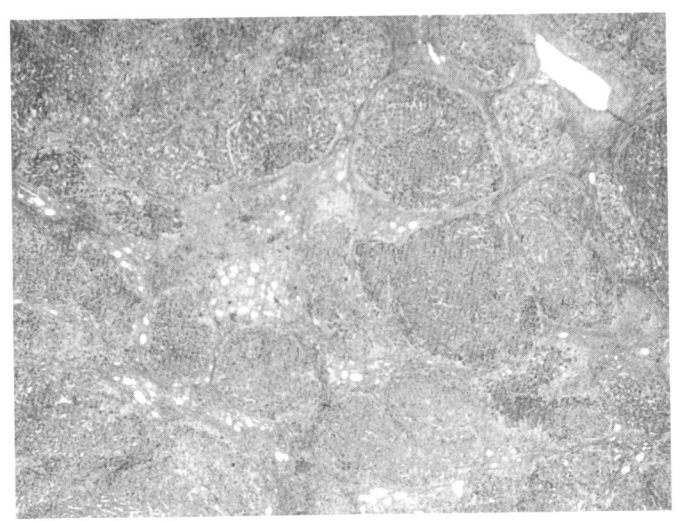

图 7-12 肝硬化。肝结构呈结节性表现，被纤维性间隔包绕（三色染色）。

其他诊断技术

- 没有帮助

鉴别诊断

- 区别肝硬化和其他病变很重要，但有时在活检标本中会遇到挑战，因为有些组织学特征可能重叠
- ■ 高级别异型增生结节
  - 细胞板超过 2 个细胞厚或可见假腺腔形成
  - 细胞非典型伴有高核 / 浆比，核深染，核轮廓不规则，核分裂象少见
- ■ 肝细胞癌
  - 细胞核非典型性伴有核浆比增高，细胞核浓染，核分裂活跃
  - 结节中缺乏汇管区
  - 可见厚的小梁或假腺腔形成，单一动脉增加
- ■ 先天性肝纤维化
  - 较宽的胶原带将肝组织分割成地图状
  - 保留血管之间的空间关系，因此不是真正的结节
  - 形态学上与胆汁性肝硬化相似
  - 通常没有炎症或肝细胞的再生
- ■ 结节性再生性增生
  - 广泛的或多发性增生性实性结节，不伴有显著纤维化
  - 与骨髓增生性疾病、风湿病、慢性静脉充血、皮质类固醇药物和化疗药有关

- ■ 局灶性结节状增生
  - 影像学分析可见局灶性显著血管增生性病变
  - 中央性瘢痕
  - 纤维性隔膜内有增厚的动脉
- ■ 被膜下纤维化
  - 纤维化不会扩展至肝实质

提要

- 世界卫生组织定义：肝硬化为弥漫性病变，特征为纤维化和正常肝组织结构转变为结构异常的结节
- 肝硬化是许多不同疾病的最终结果，对于疾病晚期切除的肝组织其病因并不都能明确

精选文献

Geller SA, Petrovic LM: Cirrhosis, hepatic fibrosis, and noncirrhotic portal hypertension. In Geller SA, Petrovic LM (eds): Biopsy Interpretation of the Liver. Philadelphia, Lippincott Williams & Wilkins, 2004, pp 228-238.

Scheuer PJ, Lefkowitch JH: Cirrhosis. In Scheuer PJ, Lefkowitch JH (eds): Liver Biopsy Interpretation. London, WB Saunders, 2000, pp 173-190.

局灶结节性增生
Focal Nodular Hyperplasia

临床特征

- 多见于 21 ~ 50 岁的妇女
- 两性均可发生，且见于任何年龄段，包括儿童
- 女男比例成人为 2 ： 1，儿童为 4 ： 1
- 通常为手术中或非相关性疾病的影像学检查中的偶然发现
- 血管造影显示血管显著增多
- 肝功能检测一般正常
- 应用口服避孕药并非明确的病因
- 多发性局灶结节性增生可伴有血管瘤、脑膜瘤、星形细胞瘤和其他器官的动脉异常增生

大体病理学

- 境界清楚但无包膜
- 比相邻的肝颜色浅
- 常位于肝被膜下
- 大小不一，直径一般 < 5cm
- 特征性的中央星状瘢痕

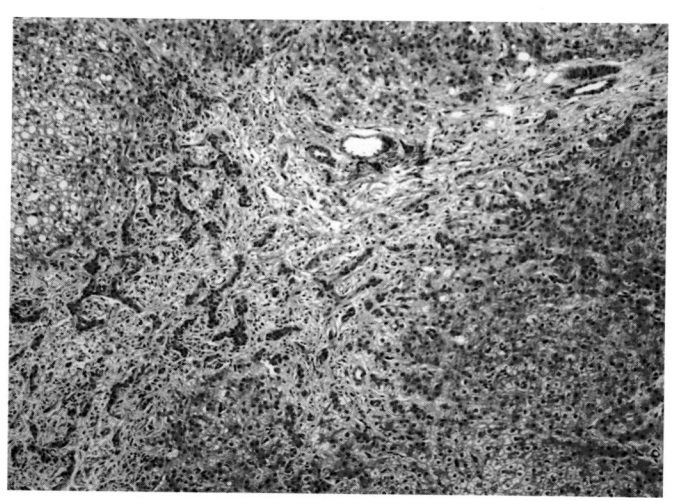

图7-13　局灶结节性增生。肝细胞结节伴有大的中央星状瘢痕。纤维间隔含有厚壁血管、众多胆管和不同程度的炎细胞浸润。

组织学

- 肝细胞结节中心伴有大的星状瘢痕
- 纤维间隔周围的肝细胞显示有慢性胆汁淤积的改变
- 可见正常肝小叶的所有成分（如中央静脉和汇管区）
- 纤维间隔含有厚壁血管和多量的小胆管和不同程度的炎细胞浸润
- 纤维间隔周围可见假黄瘤性改变（慢性胆汁淤积）

特殊染色和免疫组织化学

- 罗丹宁染色显示铜聚集或 Victoria 蓝染色显示铜连蛋白

其他诊断技术

- 没有帮助

鉴别诊断

▋ 肝细胞腺瘤
- 无纤维间隔和胆小管
- 细胞排列成片状或厚板状，无汇管区
- 无中央瘢痕
- 常可见梗死或出血区
- 多数见于妇女，与口服避孕药有关

▋ 结节性再生性增生
- 弥漫性病变，累及整个肝

- 无纤维间隔或中央瘢痕
- 临床伴有多种肝外异常

▋ 高分化肝细胞癌
- 细胞排列成片状或板状，无汇管区

▋ 肝硬化
- 广泛再生性结节被纤维带包绕

提要

- 最具有特征性的表现包括中央星状瘢痕、较宽的间隔含有增生的胆管和出现正常肝小叶的所有成分

精选文献

Makhlouf HR, Abdul-Al HM, Goodman ZD: Diagnosis of focal nodular hyperplasia of the liver by needle biopsy. Hum Pathol 36:1210-1216, 2005.

Nguyen BN, Flejou JF, Terris B, et al: Focal nodular hyperplasia of the liver: A comprehensive pathologic study of 305 lesions and recognitions of new histologic forms. Am J Surg Pathol 23:1441-1454, 1999.

Ishak KG, Goodman ZD, Stocker JT: Benign hepatocellular tumors. In Atlas of Tumor Pathology, 3rd series, fascicle 31. Washington, DC, Armed Forces Institute of Pathology, 2001, pp 9-48.

肝腺瘤　　Hepatic Adenoma

临床特征

- 常见于育龄妇女
- 与口服避孕药有关；应用小剂量的避孕药可以降低发病率
- 肝功能检测一般在正常范围
- 较大的肿瘤有破裂或出血的危险，可表现为急腹症
- 症状包括上腹痛和急性腹痛，后者与肿瘤破裂有关
- 血管造影显示血管减少

大体病理学

- 可大可小，直径可达30cm
- 通常为孤立性、境界清楚、部分有包膜的隆起性肿物
- 常位于被膜下
- 多个病灶不常见；10个以上的腺瘤为腺瘤病
- 与周围肝组织颜色不同（黄色至褐色或棕色）
- 常见坏死或出血

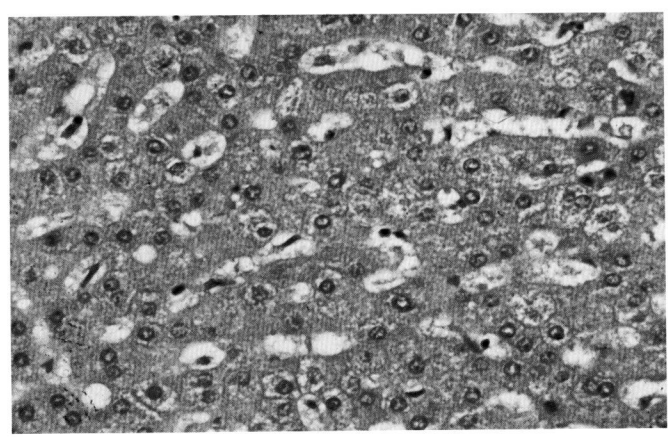

图 7-14　肝腺瘤。肝细胞呈一致性增生，特征为缺乏汇管区。

组织病理学

- 细胞板增厚，排列紧密，高分化富于糖原的肝细胞伴有多量嗜酸性胞质
- 无汇管区或中央静脉
- 纤维间隔不含有胆管
- 细胞内和小管内可见胆汁
- 常见显著的脂质
- Kupffer 细胞和星形细胞常见
- 核分裂象罕见

特殊染色和免疫组织化学

- 石蜡切片中肝细胞抗原呈阳性
- 低分子量角蛋白呈阳性：模式和正常肝细胞相似（积聚于细胞膜下胞质内）
- 少数病例伴有窦状隙"毛细血管化"（CD34 呈阳性，类似于肝细胞癌）

其他诊断技术

- 没有帮助

鉴别诊断

▌ 局灶结节性增生
- 中央星状瘢痕
- 可见汇管区和中央静脉
- 纤维间隔内可见胆管：胆管增生显著

▌ 结节状再生性增生
- 弥漫性病变

- 临床伴有各种肝外异常

▌ 高分化肝细胞癌
- 肝细胞板超过 3 个肝细胞厚
- 肿瘤细胞出现显著核多形性和核浆比升高
- 核分裂象增加
- 无 Kupffer 细胞

提要

- 局灶性病变，无正常汇管区成分
- 由表现正常的肝细胞组成
- 在针吸活检中很难与低级别肝细胞癌区分
- 在肝硬化中从不发生（一般情况下）：肝硬化中出现相似的病变被分类为低级别异型增生（巨大再生结节）

精选文献

DeCarlis L, Pirotta V, Rondinara GF, et al: Hepatic adenoma and focal nodular hyperplasia: Diagnosis and criteria for treatment. Liver Transpl Surg 3:160-165, 1997.

Resnick MB, Kozakewich HP, Perez-Atayde AR: Hepatic adenoma in the pediatric age group: Clinicopathological observations and assessment of cell proliferative activity. Am J Surg Pathol 19:1181-1190, 1995.

Goodman ZD, Mikel W, Lubbers PR, et al: Kupffer cells in hepatocellular adenomas. Am J Surg Pathol 11:191-196, 1987.

肝细胞癌　Hepatocellular Carcinoma

临床特征

- 世界范围内常见的癌（在女性排第 8 位，在男性排第 5 位），与 B 型肝炎的发生密切相关
- 成人最常见的原发性肝恶性肿瘤
- 在西方国家，多数患者为 50 岁以上
- 纤维板层型肝细胞癌一般见于 30 岁以下的患者
- 男女发病比例大约为 4 ∶ 1
- 患者常出现腹痛、腹水或肝大；疾病早期常无症状
- 60% ~ 80% 的病例血清甲胎蛋白（AFP）升高
- 如果除外了生殖细胞肿瘤，那么血清甲胎蛋白超过正常值 100 倍为诊断性的
- 众多相关因子包括肝硬化、乙型（尤其是 *Hbx* 基因产物）和丙型肝炎、脂肪肝、肥胖、糖尿病、血色素沉着病、促孕药物、合成代谢性类固醇、二氧化钍、黄曲霉毒素、共济失调性毛细血管扩张症、α_1-抗胰蛋白酶缺乏、酪氨酸血症、血吸

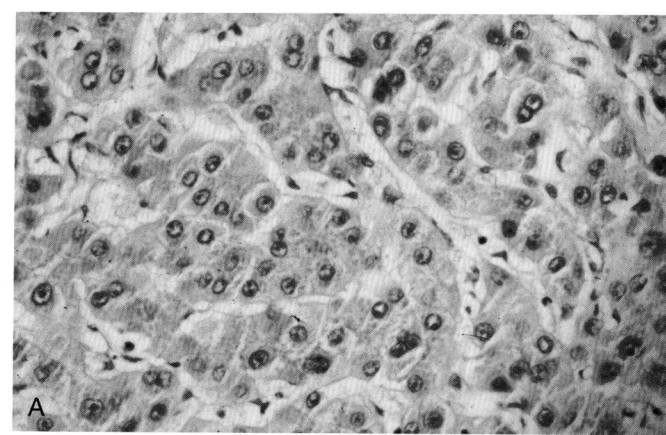

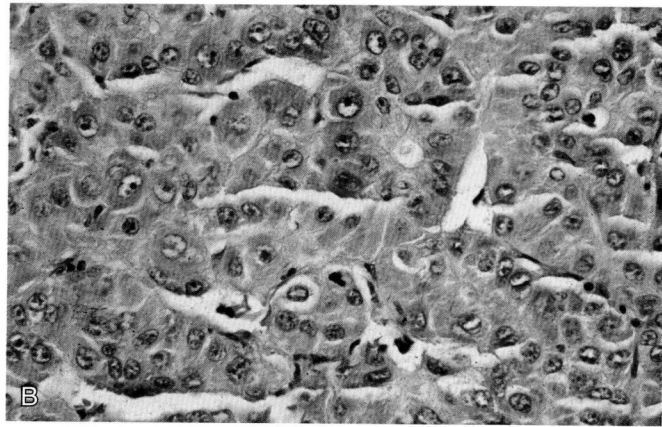

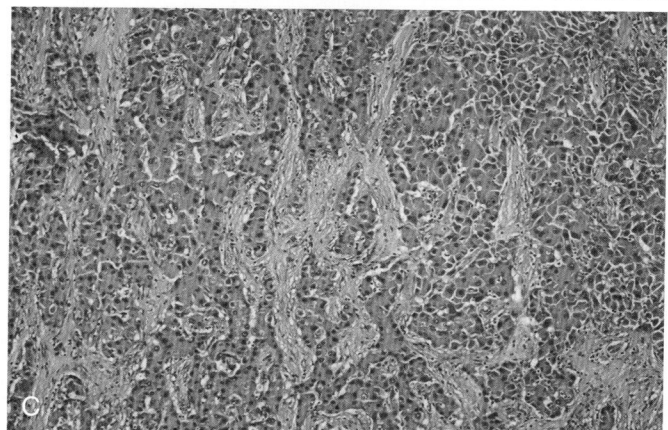

图 7-15　　肝细胞癌。A，**高分化型**。肿瘤性肝细胞有较大的细胞核，核仁明显，胞质细颗粒状，呈梁状排列。B，**低分化型**。细胞条索和细胞核大小差异较大。C，**纤维板层型**。有显著纤维化，围绕肿瘤性肝细胞排列成板层状结构。

虫病
- DAN 倍体异常（尤其是杂合性 8p 缺失）、微卫星不稳定性、变异的 β- 连环蛋白表达、异型增生、转移生长因子 -α（TGF-α）升高、甲胎蛋白表达

和增生活跃常常出现于恶变之前

大体病理学

- 质软、黄绿色或红色结节
- 大小差异较大
- 孤立性、多发性结节和弥漫型
- 由于诊断性影像学技术和（或）肝移植检查的进步，使得 < 3cm 的小癌检出量增加
- 晚期患者诊断时常伴有门静脉浸润或转移

组织病理学

- 三种经典类型：梁状、腺管状和实性
  - 梁状
    ◆ 细胞索条超过 3 个细胞厚，衬以扁平内皮细胞，且缺少 Kupffer 细胞
  - 腺泡状：
    ◆ 实性小梁中央部分变性的结果，最终被含有胶样物质或胆汁的假腺腔所替代
    ◆ 也可能为扩张的小胆管
  - 实性：
    ◆ 由于人工挤压或瘢痕而形成；三种类型中最为少见
- 肿瘤细胞产生胆汁，具有诊断特异性
- 肿瘤细胞大小不一，一般较大，多角形，空泡状核位于中央，核仁明显
- 胞质细颗粒状，且常常为明显的嗜碱性
- 常见各种类型的胞质和核内包涵体，核内包涵体多数为嗜酸性
- 可见大片显著多形性的细胞，伴有奇异型细胞核
- 透明细胞可能较为明显
- 癌细胞索和细胞束围以窦隙状血管网
- 可见小胆管（与分级有关）
- 分级依据与正常肝细胞相似的程度
- 相邻的肝组织一般为肝硬化
- 纤维板层型（特殊的组织学类型）
  - 出现明显的层状纤维间质
  - 由呈嗜酸性细胞表现的恶性肝细胞组成
  - 发生于非硬化性肝组织
- 混合性的肝细胞癌和胆管上皮癌不常见；由梁状肝细胞癌成分和明确的腺体分化成分组成（见"特殊染色和免疫组织化学"）

特殊染色和免疫组织化学

- 甲胎蛋白（AFP）：高度特异，但不敏感（< 25% 的病例呈阳性）
- HepPar-1（一种尿素循环线粒体酶）对正常和肿瘤性肝细胞高度敏感；虽然化生的和肠肿瘤的细胞也可能呈阳性，在适当的组织学背景下仍有特异性
- 选择性的抗甲状腺转录因子 -1 抗体（抗 -TTF-1）标记正常或肿瘤性肝细胞胞质（而非细胞核），由于 TTF-1 表位通常在异常线粒体肽上
- 磷脂酰肌醇蛋白 -3 可以区分肿瘤和非肿瘤性肝细胞
- 低分子量角蛋白（角蛋白 8 和 18）呈阳性，常积聚在细胞膜下的细胞质内
- 偶尔角蛋白 7 呈阳性
- 角蛋白 17 和 19 通常呈阴性，或仅轻微呈阳性
- 除了混合性的肝细胞癌和胆管癌外，上皮膜抗原（EMA）通常呈阴性；类似于黏液卡红染色结果
- 多克隆癌胚抗原（CEA）可标记非癌胚抗原胆汁成分；显示胆管。相似的结果见于抗体 CD10、多种耐药的 P 糖蛋白和偶尔的绒毛蛋白
- 窦状隙常见 CD34 呈阳性（也称窦状隙毛细血管化）
- 单克隆 CEA 常呈阴性

其他诊断技术

- 电镜：肝细胞分化的特异性诊断是出现胆小管，而不是肝细胞癌
  - 小胆管出现短粗的微绒毛和紧密和中间型细胞连接
  - 肿瘤细胞类似于正常成人肝细胞；常可见多量线粒体、大量电子致密糖原颗粒和胞质内胆汁产物
- 流式细胞术：非整倍体与肿瘤分级较高有关，但也可见于异型增生，因此不是诊断恶性的依据

鉴别诊断

- 一般情况下，肝细胞癌在其板状生长方式和细胞学上类似于正常肝
- 肝硬化中巨大再生性结节
  - 出现胆管上皮细胞和慢性炎症
  - 没有梁状结构
  - 没有显著的细胞学非典型性
- 肝硬化中高级别异型增生
  - 小叶结构紊乱，但通常在肝细胞条索中有 3 个或更少的细胞
  - 局部显著的细胞核非典性
  - 保留有汇管区成分
  - Ki-67 增生指数介于肝硬化与肝癌之间
  - TGF-α 表达介于肝硬化与肝癌之间
- 胆管癌
  - 不产生胆汁
  - 腺体分化：癌胚抗原（CEA）和黏液卡红呈阳性
  - EMA 阳性；HepPar-1 和磷脂酰肌醇蛋白 -3 呈阴性
  - 常存在细胞角蛋白 19；角蛋白 8 和 18（CAM5.2）呈阳性
  - 绒毛蛋白呈刷状缘表现
  - 局部或不同程度的 CDX2 免疫反应
- 局灶结节性增生
  - 肝细胞板小于 3 个细胞厚
  - 细胞核浆比正常
  - 无核分裂象
  - 中央星状瘢痕
  - 保留有汇管区成分；胆管反应
- 肝腺瘤
  - 肝细胞板小于 3 个细胞厚
  - 核浆比轻度增加，但无奇异型细胞核
  - 没有或极少有典型的核分裂象
  - 可见 Kuffer 细胞
- 肝母细胞瘤
  - 一般见于幼儿
  - 小的多角形或圆形细胞；类似于胎儿肝
  - 巨梁型不常见；非常类似于肝细胞癌
  - 甲胎蛋白呈强阳性
- 转移性内分泌癌
  - 束状和带状结构类似于低级别肝细胞癌
  - 低级别病变可见一致的圆形或卵圆形的细胞核
  - 核分裂象多少不等
  - 颗粒性胞质突触素或 CD56 呈阳性；嗜铬素可能呈阳性或器官特异性的内分泌肽呈阳性
- 转移性非内分泌肿瘤
  - 与周围肝组织分界清楚，边缘通常充血
  - 未受累的肝通常是正常的（非肝硬化）

- 选择性的免疫反应和特殊的家族史相关（遗传性黑色素瘤）；转移癌通常与原发性胆管癌相似

提要

- 极有助于诊断的特征为肿瘤细胞呈板状生长、被血窦分隔和肿瘤细胞产生胆汁
- HepPar-1 呈阳性具有特征性
- 分期是确定预后的最重要因素
- 纤维板层型预后良好
- 磷脂酰肌醇蛋白 -3 是针吸活检确定低级别肝细胞癌的有用的标记物

精选文献

Yeh MM, Larson AM, Campbell JS, et al: The expression of transforming growth factor-alpha in cirrhosis, dysplastic nodules, and hepatocellular carcinoma: An immunohistochemical study of 70 cases. Am J Surg Pathol 31:681-689, 2007.

Pang Y, von Turkovich M, Wu H, et al: The binding of thyroid transcription factor 1 and hepatocyte paraffin 1 to mitochondrial proteins in hepatocytes: A molecular and immunoelectron microscopic study. Am J Clin Pathol 125:722-726, 2006.

Brechot C: Pathogenesis of hepatitis B-virus-related hepatocellular carcinoma: Old and new paradigms. Gastroenterology 127(Suppl 1):556-561, 2004.

Maeda T, Adachi E, Kajiyama K, et al: Combined hepatocellular and cholangiocarcinoma: Proposed criteria according to cytokeratin expression and analysis of clinicopathologic features. Hum Pathol 26:956-964, 1995.

肝母细胞瘤　Hepatoblastoma

临床特征

- 儿童最常见的肝肿瘤
- 几乎均发生于婴儿
- 大约 1/3 的病例伴有各种先天性异常、综合征或其他儿童肿瘤：Beckwith-Wiedemann 综合征和家族性腺瘤性息肉病
- 血清甲胎蛋白常常升高
- 患者常出现男性化，为异位性激素产物的结果
- 少数表现为男孩性早熟伴有血清和尿中人绒毛膜促性腺激素（HCG）升高

大体病理学

- 单发，无包膜，一般为较大的肿块，直径可达25cm

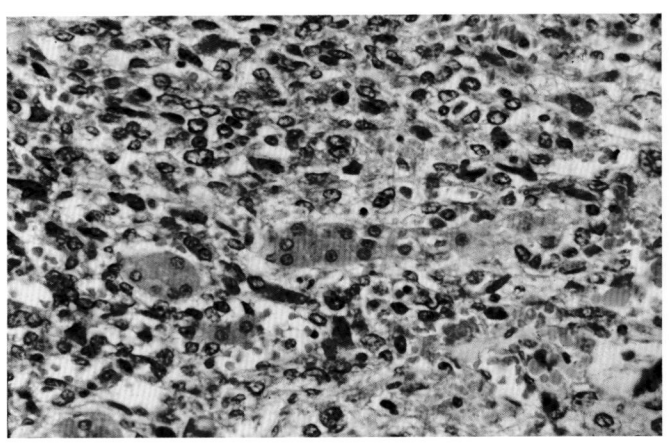

图 7-16　肝母细胞瘤。肿瘤由具有胚胎样表现的梭形细胞组成，注意显微照片中央部分陷入的肝细胞。

- 切面花斑样，可见坏死、囊性变和出血
- 周围肝组织正常

组织病理学

- 两种类型：上皮型（75%）和上皮和间叶混合型（25%）

▎上皮型

- 为胎儿和胚胎性成分，两者比例不同，常混合存在
  - 胎儿性成分
    - 胎儿型细胞呈多角形，较大，细胞核呈圆形或卵圆形，单个核仁，胞质透明或颗粒状
    - 细胞呈不规则板状排列，可见小胆管和窦状隙
    - 常伴有髓外造血
  - 胚胎性成分
    - 胚胎型细胞较小，细长，细胞核浓染，胞质较少
    - 以实性为主，伴有花环样团状、索条状、缎带样结构，极少数为小管状
- 特殊类型上皮型：间变性小细胞型和巨梁型
  - 间变性小细胞排列成片状；组织学上与神经母细胞瘤相似
  - 巨梁型成分与肝细胞癌相似
- 肠型腺样成分和鳞化区域（通常高度角化）不常见
- 多核巨细胞可伴有激素形成

▎上皮/间叶混合型

- 胎儿和胚胎性上皮成分混合有间叶成分
- 间叶成分一般为骨样、软骨样或未分化梭形细胞

- 骨样区域内一般角蛋白呈阳性（化生成分，不是真正的间叶成分）
- 其他成分，如横纹肌和神经组织，罕见

特殊染色和免疫组织化学

- 低分子角蛋白（角蛋白 8 和 18）和全角蛋白一般呈阳性
- 上皮膜抗原（EMA）一般呈阳性
- HepPar 呈阳性
- 癌胚抗原（CEA）呈阳性
- 甲胎蛋白（AFP）：胎儿和胚胎性细胞呈阳性
- 神经元特异性烯醇化酶（NSE）、S-100 蛋白和嗜酪素呈阳性
- Bcl-2 呈不同程度阳性

其他诊断技术

- 电镜：上皮性区域内不成熟的肝细胞
- 流式细胞术：胎儿型显示二倍体 DNA 成分；50% 的胚胎和间变性小细胞病例为非整倍体
- 细胞遗传学
  — 复杂的核型伴有染色体 2 和 X 的获得
  — 在 Beckwith-Wiedemann 综合征中存在 11p15 杂合性缺失
  — 三体型染色体 2q 和 20
- Wnt 信号途径异常（β- 连环蛋白和腺瘤样肠息肉病变异）
- 罕见 TP53 突变

鉴别诊断

- 婴儿原发性肿瘤转移（肾母细胞瘤和神经母细胞瘤）
  - 临床病史（如原发性肿瘤的证据）必不可少
  - 免疫组织化学染色在适当的组织学背景下是有帮助的
    — WT-1 见于肾母细胞瘤中；角蛋白不确定
    — 内分泌标记物见于神经母细胞瘤，缺乏角蛋白
- 儿童肝细胞癌
  - 一般类似于正常成人肝，肿瘤细胞排列成板状，被 CD34 阳性的血窦分隔
  - 肿瘤细胞产生胆汁

提要

- 肝母细胞瘤被认为来源于多潜能胚芽

- 预后不良的指标包括：年龄不足 1 岁、瘤体较大、累及重要器官、以间变小细胞或巨梁型为主和非整倍体肿瘤

精选文献

Schnater JM, Kohler SE, Lamers WH, et al: Where do we stand with hepatoblastoma? A review. Cancer 98:668-678, 2003.
Douglass EC: Hepatic malignancies in childhood and adolescence (hepatoblastoma, hepatocellular carcinoma, and embryonal sarcoma). Cancer Treat Res 92:201-212, 1997.
Raney B: Hepatoblastoma in children: A review. J Pediatr Hematol Oncol 19:418-422, 1997.
Abenoza P, Manivel JC, Wick MR, et al: Hepatoblastoma: An immunohistochemical and ultrastructural study. Hum Pathol 18:1025-1035, 1987.

胆管错构瘤 (von Meyenburg 综合征) Bile Duct Hamartoma (von Meyenburg Complex)

临床特征

- 一般为手术或尸检时偶然发现
- 为一系列肝胆管板畸形的一部分
- 通常伴有多囊肝或多囊肾

大体病理学

- 多发性白色结节，直径几毫米，散在分布于肝内
- 大体类似于转移性肿瘤

组织病理学

- 由数量不等的胆管组成的局灶、境界清楚的病变，陷于透明间质中
- 胆管结构不同程度扩张，胆管腔内可见胆汁
- 胆管腔被覆扁平或立方上皮
- 无细胞非典型性

特殊染色和免疫组织化学

- 没有帮助

其他诊断技术

- 没有帮助

鉴别诊断

- 胆管周围腺错构瘤（胆管腺瘤）
  - 一般单发

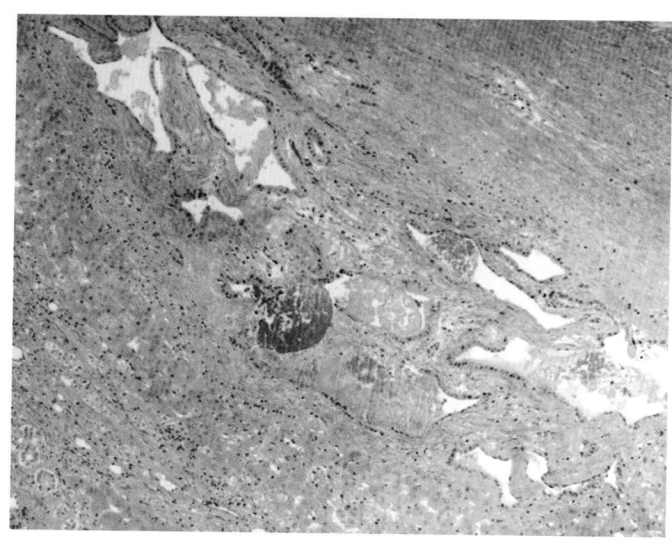

图 7-17　胆管错构瘤。数量不等的胆管结构陷于透明样间质中。胆管结构不同程度扩张，可出现微囊性扩张。胆管腔内可见胆汁。胆管腔被覆扁平或立方上皮。

- 由小管结构组成，不伴有扩张或胆汁
- ■ 间叶性错构瘤
  - 一般单发
  - 黏液样间质显著
  - 含有肝细胞岛
  - 胆管内极少有胆汁
- ■ 转移性肿瘤
  - 组织学和细胞学为恶性
  - 临床病史很重要

提要

- 胆管板畸形的结果
- 常伴有多囊肝或多囊肾
- 一般为偶然发现

精选文献

Goodman ZD, Terracciano LM: Tumours and tumour-like lesions of the liver. In Burt AD, Portmann BC, Ferrel LD (eds): MacSween's Pathology of the Liver, 5th ed. London, Churchill Livingstone, 2007, pp 761-814.

Ishak KG, Goodman ZD, Stocker JT: Benign cholangiocellular tumors. In Atlas of Tumor Pathology, 3rd series, fascicle 31. Washington, DC, Armed Forces Institute of Pathology, 2001, pp 49-70.

胆管周围腺错构瘤（胆管腺瘤）Peribiliary Gland Hamartoma (Bile Duct Adenoma)

临床特征

- 一般无症状，在腹部手术或尸检时偶然发现
- 行为良性

大体病理学

- 单发性、圆形或卵圆形的、境界清楚的无包膜肿瘤，大小一般＜ 1cm
- 灰色、白色、黄色、褐色，质硬

组织病理学

- 小管状和腺泡结构，伴有小的分支和扭曲
- 小管内衬单层立方和柱状细胞
- 管腔轻度扩张，没有囊性病变
- 腔内无胆汁
- 可含有胞质内黏液
- 小管结构与小叶间胆管不相通
- 纤维化间质可富于细胞或玻璃样变
- 常可见正常汇管区

特殊染色和免疫组织化学

- 没有帮助

其他诊断技术

- 没有帮助

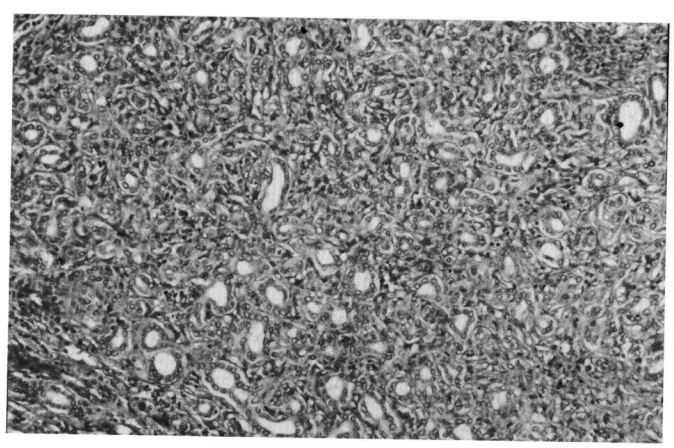

图 7-18　胆管腺瘤。密集一致的胆管增生。

鉴别诊断

- 胆管错构瘤
  - 一般为多发性
- 间叶性错构瘤
  - 主要见于婴儿
  - 常为囊性
  - 黏液样间质
  - 包含有肝细胞索
- 分化好的癌（转移性或胆管癌）
  - 单一腺体内的细胞有不同程度的多形性
  - 核浆比升高

提要

- 胆囊周围腺体错构瘤（大胆管的附属小腺体）
- 不伴有异型增生或恶性表现

精选文献

Goodman ZD, Terracciano LM: Tumours and tumour-like lesions of the liver. In Burt AD, Portman BC, Ferrell LD (eds): MacSween's Pathology of the Liver, 5th ed. London, Churchill Livingstone, 2007, pp 761-814.

Bhathal PS, Hughes NR, Goodman ZD: The so-called bile duct adenoma is a peribiliary gland hamartoma. Am J Surg Pathol 20:858-864, 1996.

Allaire GS, Rabin L, Ishak KG, et al: Bile duct adenoma: a study of 152 cases. Am J Surg Pathol 12:708-715, 1988.

胆管囊腺瘤和囊腺癌 Biliary Cystadenoma and Cystadenocarcinoma

临床特征

- 相对少见的肿瘤
- 几乎均发生于女性
- 大多数发生于肝内，但也可能发生于肝外胆管系统，包括胆囊

大体病理学

- 单房或多房性囊性肿瘤，含有黏液或透明液体
- 多数大小不等的分叶状结构
- 内表面光滑、梁状或伴有乳头样突起

组织病理学

- 囊腺瘤

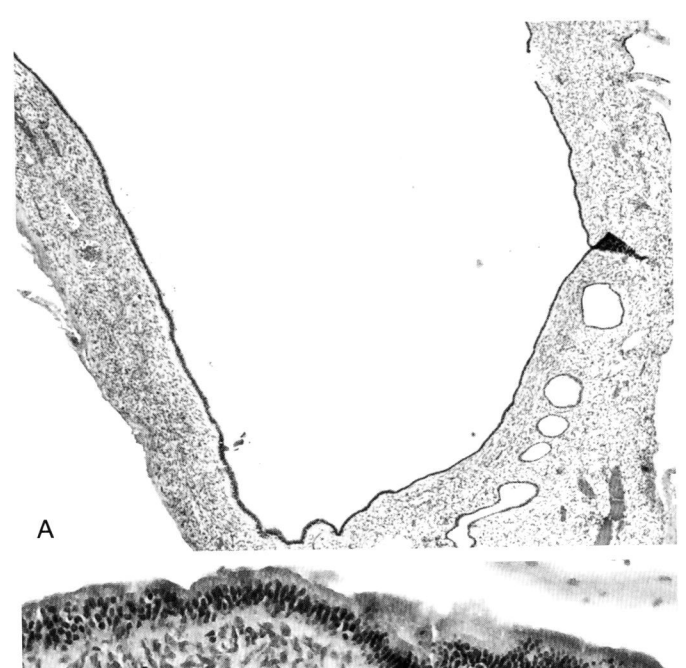
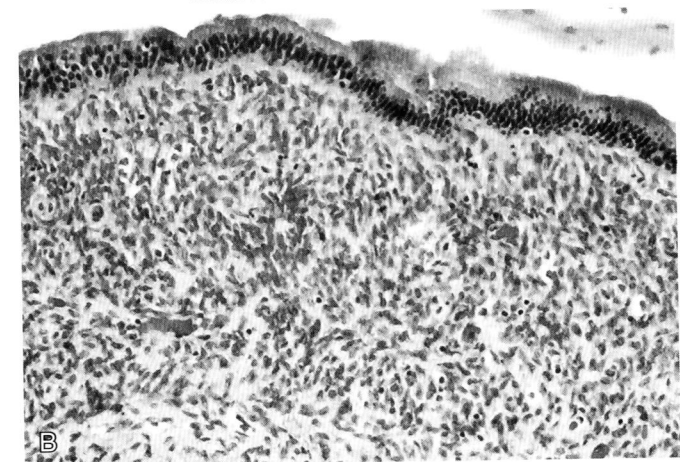
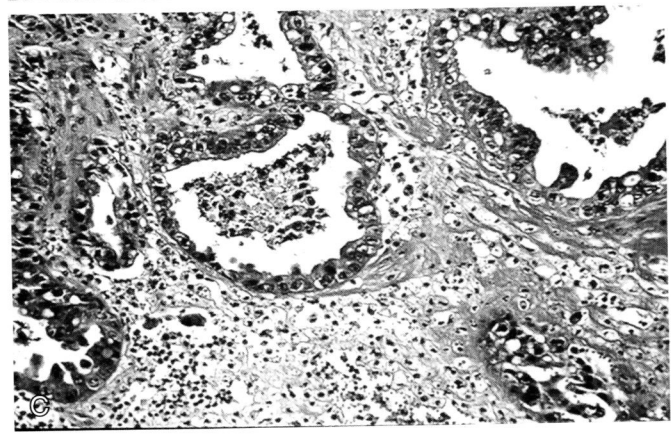

图 7-19 A，胆管囊腺瘤。囊腔衬以单层高柱状上皮，局部为立方或扁平上皮。B，胆管囊腺瘤。高倍显微照片显示类似于胆管上皮的柱状上皮伴有胞质黏液和下面的卵巢样间质。C，囊腺癌。注意上皮细胞为复层和间质浸润。

- 衬以单层高柱状细胞，局部呈立方、扁平甚至乳头样
- 均为黏液性
- 可见伴有杯状细胞的肠化生
- 特征是细胞丰富的卵巢样间质，肝胆囊腺瘤与胰腺黏液性囊性肿瘤相同
- 在女性，卵巢样间质是独特的表现
- 囊内上皮可见不同程度的异型增生，可发展为浸润性囊腺癌

■ 囊腺癌
- 大多数发生于先前的囊腺瘤
- 在女性患者常可见卵巢样间质
- 细胞非典型性、核分裂和间质下浸润

特殊染色和免疫组织化学

- 细胞角蛋白（7 和 9）和癌胚抗原（CEA）：内衬上皮呈阳性
- 黏液卡红和阿辛蓝：可显示上皮细胞内黏液
- 波形蛋白和平滑肌肌动蛋白（SMA）、抑制素、雌激素受体、孕激素受体：间质成分呈阳性

其他诊断技术

- 没有帮助

鉴别诊断

■ 发育性囊肿（developmental cysts）
- 单房
- 无核非典型性
■ 胆管乳头状瘤病
- 无卵巢样间质
- 男性也可发病
- 与胆管相通

提要

- 可发生于异位的卵巢组织或胚胎前肠遗迹

精选文献

Weihing RR, Shintaku IP, Geller SA, Petrovic LM: Hepatobiliary and pancreatic mucinous cystadenocarcinomas with mesenchymal stroma: Analysis of estrogen receptors/progesterone receptors and expression of tumor-associated antigens. Mod Pathol 10:372-379, 1997.
Devaney K, Goodman ZD, Ishak KG: Hepatobiliary cystadenoma and cystadenocarcinoma: A light microscopic and immunohistochemical study of 70 patients. Am J Surg Pathol 18:1078-1091, 1994.
Wheeler DA, Edmondson HA: Cystadenoma with mesenchymal stroma (CMS) in the liver and bile ducts: A clinicopathologic study of 17 cases, 4 with malignant change. Cancer 56:1434-1445, 1985.

胆管乳头状瘤病（肝导管内乳头状肿瘤形成）
Biliary Papillomatosis (Intraductal Papillary Neoplasia of Liver)

临床特征

- 胆道系统不常见的乳头状肿瘤
- 可以为孤立性的，也可以沿肝内或肝外胆道系统蔓延，包括胆囊
- 与胰腺导管内乳头状黏液性肿瘤一样
- 胆管梗阻症状
- 治疗性切除难抵频繁的复发

大体病理学

- 胆管扩张伴有息肉样突起
- 可含有浓稠的黏液

组织病理学

- 受侵胆管扩张，含有柱状上皮乳头状生长，被覆于纤维血管轴之上
- 被覆上皮细胞可与胆管上皮类似，也可显示胃型或肠型化生
- 可产生黏液
- 被覆上皮细胞表现为不同程度的异型性，可进展为浸润癌

特殊染色和免疫组织化学

- 没有帮助

其他诊断技术

- 没有帮助

鉴别诊断

■ 胆管囊腺瘤
- 卵巢样间质
- 几乎均发生于女性

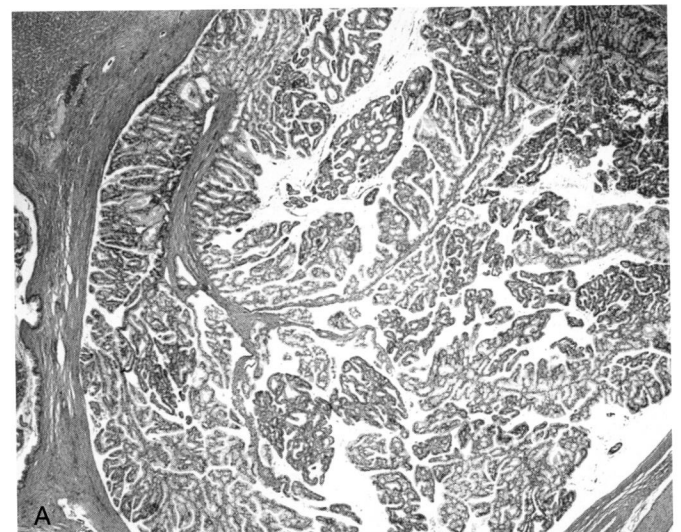

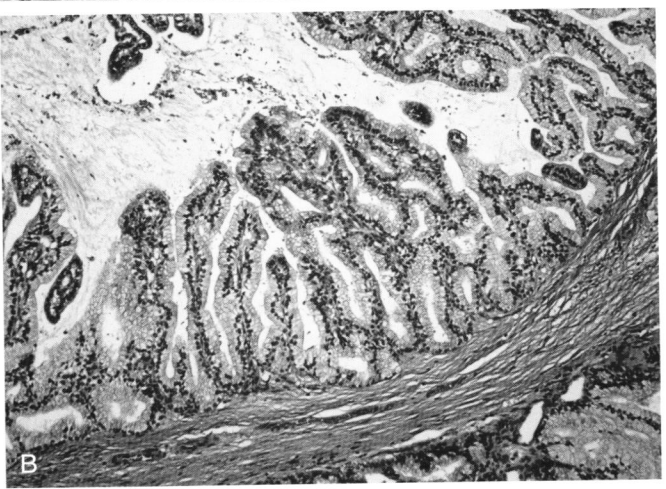

图7-20 胆管乳头状瘤病。A，胆管扩张，内含乳头状生长的上皮。**B**，高倍镜下显示被覆上皮细胞产生的黏液。

- 与胆管不相通

提要

- 临床病理特征与胰腺导管内乳头状黏液性肿瘤相似
- 高发地区：多数大宗病例研究报道于东亚，那里肝结石和华支睾吸虫病常见

精选文献

Goodman ZD, Terracciano LM: Tumours and tumour-like lesions of the liver. In Burt AD, Portmann BC, Ferrell LD (eds): MacSween's Pathology of the Liver, 5th ed. London, Churchill Livingstone, 2007, pp 761-814.

Zen Y, Fujii T, Itatsu K, et al: Biliary papillary tumors share pathological features with intraductal papillary mucinous neoplasm of the pancreas. Hepatology 44:1333-1343, 2006.

Shibahara H, Tamada S, Goto M, et al: Pathologic features of mucin-producing bile duct tumors: Two histopathologic categories as counterparts of pancreatic intraductal papillary-mucinous neoplasms. Am J Surg Pathol 28:327-338, 2004.

Nakanuma Y, Sasaki M, Ishikawa A, et al: Biliary papillary neoplasm of the liver. Histol Histopathol 17:851-861, 2002.

胆管癌：肝内、肝外和肝门（Klatskin肿瘤） Cholangiocarcinoma: Intrahepatic, Extrahepatic, and Hilar (Klatskin Tumor)

此肿瘤起自（或分化为）胆管上皮，分为肝内性和肝外性，肝门（Klatskin）肿瘤一般被认为是肝外性的，其主要区别在于临床表现和大体改变。

临床特征

- 发病时平均年龄为60岁
- 男性和女性发病率相同
- 在东南亚国家更多见
- 先前常有胆管增生和异型增生
- 危险因子包括：溃疡性结肠炎、硬化性胆管炎、接触二氧化钍、肝吸虫感染、肝内胆管结石和各种肝内肝外胆管先天性异常
- 大多数病例与肝硬化或肝炎无关
- 血清甲胎蛋白（AFP）正常，癌胚抗原（CEA）升高
- 肝内肿瘤表现为腹痛和体重减轻
- 肝门肿瘤常表现为较小的病变，由于它们的特定部位，可出现早期胆管阻塞
- 肝外肿瘤表现为黄疸和腹水，发病时一般比肝门病变大
- 常常转移至局部和胰腺周围淋巴结
- 预后一般较差

大体病理学

- 肝内胆管癌
  - 灰白色质硬韧的肿块，可沿大胆管和淋巴管呈指状扩展
  - 可较大
  - 常为多病灶
- 肝外胆管癌

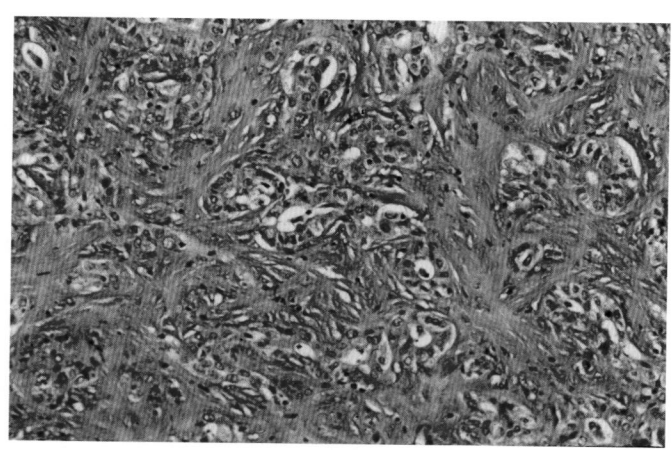

图 7-21　胆管癌。这种病变的特征为浸润性腺体的周围有纤维组织增生性间质反应。

- — 结节状或扁平硬化性病变，伴有胆管壁深部浸润；少数为息肉样浅表性病变
- Klatskin 肿瘤（肝门胆管癌）
  - — 始于肝胆管连接处，沿胆管分支播散
  - — 特征为较大的绿色肝伴有胆囊和肝外胆管萎缩

组织病理学

- 一般为高分化、分泌黏液的腺癌，伴有多量的纤维性间质
- 一般不出现坏死
- 同一腺体内细胞表现各异
- 核浆比率升高
- 核仁明显
- 围绕肿瘤性腺体可见同心排列的富于细胞的间质
- 沿肝板之间（窦状隙生长）以及胆管和神经播散
- 间质和神经周围浸润；血管浸润较肝细胞癌少见
- 相邻的胆管上皮可见化生和异型增生性改变
- 肉瘤样分化少见
- 偶尔混有梁状肿瘤性肝细胞（混合性胆管癌和肝细胞癌）

特殊染色和免疫组织化学

- 黏液卡红和淀粉酶消化后 PAS 染色（PAS-D）呈阳性
- 上皮膜抗原（EMA）、角蛋白 7 和 19 呈阳性
- 绒毛蛋白呈阳性，聚集于刷状缘；CD10 相似
- CDX2 表现不一或呈弱阳性

- CEA 呈阳性（多克隆抗 -CEA 可能呈阳性，但缺乏肝细胞癌的小管状染色）
- 表皮生长因子受体蛋白（epidermal growth factor receptor protein, EGFR）呈阳性（肝细胞癌也如此）
- C-erbB-2 呈阳性，尤其是与 PSC 相关的病变

其他诊断技术

- 电镜：非特异性腺体特征
- 分子学研究
  - — *C-myc*、*C-ras*、*C- erbB*-2 癌基因表达与肿瘤分化有关（没有诊断作用）
  - — *C-ras* 癌基因突变率高
  - — β- 连环蛋白表达降低
  - — *cox-2* 表达升高

鉴别诊断

肝细胞癌
- 低分子量角蛋白呈阳性（聚集于细胞膜下）
- HepPar-1、磷脂酰肌醇蛋白 -3 呈阳性
- 多克隆抗 -CEA 和 CD10 出现小管状染色
- 窦状隙内皮 CD34 呈阳性
- 单克隆抗 -CEA 呈阴性
- 无黏液产生
- 常类似于正常肝组织，伴有肝板增厚和细胞学多形性，产生胆汁

转移性腺癌
- 肝内比胆管内常见
- 临床病史很重要
- 结肠癌转移均出现腔内坏死

上皮样血管内皮瘤
- 胞质内空泡；偶尔包含红细胞
- 角蛋白阳性少见
- 血管标记物呈阳性

提要

- 神经周围浸润有助于诊断，尤其在冰冻切片
- 小腺泡团（管腔周围 Beale 小囊）正常见于肝外胆管壁，不应误认为是浸润癌

精选文献

Shaib YH, Davila JA, McGlynn K, El-Serag HB: Rising incidence of intrahepatic cholangiocarcinoma in the United States:

A true increase? J Hepatol 40:472-477, 2004.

Thuluvath PJ, Rai R, Venbrux AC, et al: Cholangiocarcinoma: A review. Gastroenterologist 5:306-315, 1997.

Tada M, Omata M, Ohto M: High incidence of ras gene mutation in intrahepatic cholangiocarcinoma. Cancer 69:1115-1118, 1992.

Voravud N, Foster CS, Gilbertson JA, et al: Oncogene expression in cholangiocarcinoma and in normal hepatic development. Hum Pathol 20:1163-1168, 1989.

Qualman ST, Haupt HM, Bauer TW, et al: Adenocarcinoma of the hepatic duct junction: A reappraisal of the histologic criteria of malignancy. Cancer 53:1545-1551, 1984.

胆囊癌　Gallbladder Carcinoma

临床特征

- 女性多发
- 高发年龄在 60 ~ 70 岁；50 岁以下的患者少见
- 拉丁美洲国家发病率较高

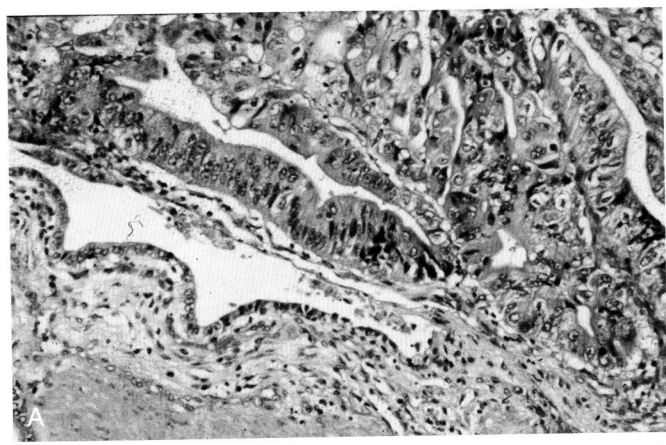
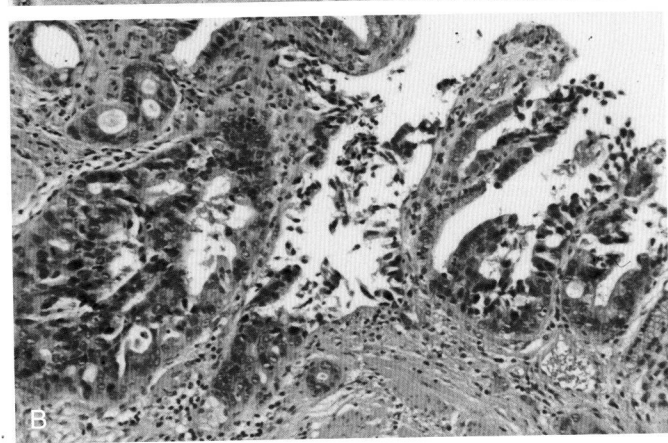

图 7-22　胆囊腺癌。A，高倍视野可见正常黏膜与恶性上皮的移行。**B，**在这张图片中既有原位癌也有浸润癌成分。

- 有胆石症的患者危险性增加
- 其他危险因素包括："瓷样"胆囊（末期钙化性胆囊炎）、胆囊小肠瘘、异常胰胆导管吻合、溃疡性结肠炎、结肠腺瘤性息肉病和 Gardner 综合征（APC 突变）
- 可出现右上腹疼痛和厌食
- 多数为因胆石症行胆囊切除时的偶然发现
- 血清碱性磷酸酶升高

大体病理学

- 两种生长方式
  - 弥漫性生长（2/3 病例）
  - 息肉样或乳头状肿块（1/3 病例）
- 弥漫性生长可被误认为是胆囊炎
- 癌性胆囊常含有结石并出现囊壁纤维化

组织病理学

- 相邻黏膜常常伴有增生、胃或肠化生、异型增生或原位癌
- 原位癌可扩展至胆囊管和 Aschoff-Rokitansky 窦，不能误认为是浸润
- 多数浸润癌为管状腺癌，类似于胆管癌
- 分化好的腺体腺腔较大，衬以单层或多层高度非典型的柱状或立方细胞，围以同心排列的富于细胞的间质
- 有黏液产生
- 结构分化比细胞学更具特征性
- 特征性地沿神经生长
- 常出现局部淋巴结转移
- 常可见肠分化灶
- 绒毛膜癌样成分少见
- 其他类型：高级别内分泌癌（小细胞）、腺鳞癌、鳞癌（极为少见）、低级别内分泌癌、肉瘤

特殊染色和免疫组织化学

- 角蛋白 7 和 19 强阳性；比典型的肝内和肝外胆管癌表达细胞角蛋白 20 更明显
- 癌胚抗原（CEA）呈强阳性
- 绒毛蛋白呈阳性，积聚于刷状缘
- CDX2 呈弱阳性或不定
- 甲胎蛋白（AFP）偶尔呈阳性

其他诊断技术

- 电镜：腺癌细胞出现多形性微绒毛、黏液小泡和多量溶酶体（非特异性特征）
- *TP53*：多数病例有过度表达；较常见于高级别肿瘤；胆囊肿瘤比肝外胆管肿瘤更多见

鉴别诊断

- **胆管上皮癌**（cholangiocarcinoma）
  - 免疫组化染色形态相似（尽管角蛋白 20 少见）
  - 大体标本和临床资料为鉴别所必需
- **肝细胞癌**
  - 因为无 CEA 胆汁相关糖蛋白交叉反应，当用多克隆抗体时，除了胆小管外，癌胚抗原（CEA）呈阴性
  - 低分子量角蛋白抗体积聚于细胞膜下
  - 无黏液
- **转移性肿瘤**
  - 胆囊极少见
  - 多数报告的病例为恶性黑色素瘤、乳腺癌或肾细胞癌

提要

- 最重要的预后指标为分期；低级别病变在胆囊切除的标本中偶尔能检测到
- 认为是起源于肠化生、异型增生和原位癌序列

精选文献

Lee RG, Emond J: Prognostic factors and management of carcinomas of the gallbladder and extrahepatic bile ducts. Surg Oncol Clin N Am 6:639-659, 1997.

Abi-Rached B, Neugut AI: Diagnostic and management issues in gallbladder carcinoma. Oncology 9:19-24, 1995.

Kamel D, Paakko P, Nuorva K, et al: P53 and c-erbB-2 protein expression in adenocarcinomas and epithelial dysplasias of the gallbladder. J Pathol 70:67-72, 1993.

Yamaguchi K, Enjoji M: Carcinoma of the gallbladder. Cancer 62:1425-1432, 1988.

肝转移性肿瘤　Hepatic Metastases

临床特征

- 肝转移性肿瘤比原发性恶性肿瘤常见
- 肝为各种原发肿瘤常见的转移部位，尤其是结肠、乳腺、胰腺、肺、肾和胃
- 肉瘤和恶性黑色素瘤也可转移至肝
- 胆囊、肝外胆管、胰腺和胃的原发性肿瘤常常通过直接播散累及肝
- 来自结肠的肝内单个或多个转移灶是切除指征，切除后可能治愈
- 来自乳腺的肝转移为全身性病变，不是切除的指征
- 肝硬化患者转移相对少见

大体病理学

- 肝转移性肿瘤一般散在分布且与相邻肝实质境界较清（大体和组织学上），边缘常充血
- 可单发或多发，偶尔可见浸润生长，与肝内胆管癌或肝细胞癌相似
- 弥漫浸润的方式与原发性肝肿瘤相似
- 偶尔来自乳腺、前列腺或胃的转移癌在肝内播散，呈小点状表现，类似于肝硬化
- 结肠转移癌一般为多发较大的结节，肝表面可见明显的中央脐凹

组织病理学

- 依据原发恶性肿瘤的形态
- 结肠：转移性腺腔内显著中心坏死，可有多量黏液产生，且出现钙化
- 鳞状细胞癌：可见有丰富嗜酸性胞质的多角形细胞，可有角化。如果以基底细胞样细胞为主，则需考虑上呼吸消化道或肛门起源的肿瘤
- 肺和乳腺：结节一般中等大小，无大片坏死或出血，早期可见中央脐凹；如果分化差，组织学上很难鉴别
- 胆囊：呈团状围绕胆囊床，瘤体较小，伴有肝实质浸润
- 恶性黑色素瘤：较大的上皮样或梭形细胞，伴有显著核仁，有或没有色素
- 前列腺：上皮细胞伴有显著核仁；有些病例腺腔分化可能不显著

特殊染色和免疫组织化学

- 免疫组织化学染色与临床和组织学相关。在有些病例，免疫组化所见可以证实或扩充组织学和临床诊断。有用的例子包括（但不局限于此）
  - 角蛋白 20 呈阳性，角蛋白呈 7 阴性；绒毛

蛋白（刷状缘）呈阳性；CDX2 一致表达：来自下消化道

— 角蛋白 7 呈阳性，角蛋白 20 不同程度表达或缺乏；绒毛蛋白（刷状缘）、角蛋白 17 或 19 呈阳性，CDX2 弱或不同程度表达：来自上消化道和胰胆管（其他标记物包括间皮素和 MUC1、2、、4、5AC 和 6，也可能有价值）

— 角蛋白 7 呈阳性，角蛋白 20 呈阴性；TTF-1 和表面活性物质 A 呈阳性；CDX2 和绒毛蛋白呈阴性：来自肺

— 角蛋白 7 和 20 呈阳性；CEA 呈阳性；高分子量角蛋白（包括角蛋白 5/6）呈阳性；p63 呈阳性；缺乏 CDX2：来自来自泌尿道

— 角蛋白 7 和 20 呈阴性；CD10、EMA、PAX2 呈阳性：来自葡萄类型的肾癌

— 角蛋白 7 和 20 呈阴性；高分子量角蛋白和 p63 呈阴性；前列腺特异性抗原或前列腺酸性磷酸酶呈阳性：来自前列腺

— 甲状腺球蛋白、TTF-1 呈阳性；表面活性物质呈阴性：来自甲状腺

— GCDFP-15、乳球蛋白、S-100 蛋白呈阳性；雌激素和孕激素受体呈阳性：来自乳腺

— 角蛋白 7、p53、CA125、WT-1、雌激素受体蛋白呈阳性；CEA 呈阴性：来自 Müller 上皮（浆液性肿瘤 WT-1 多半呈阳性；黏液性肿瘤 CA-125 呈阴性，总的免疫表达与肠癌相似）

— S-100 蛋白、GCDFP-15、雄激素受体蛋白呈阳性；雌激素受体蛋白呈阴性：来自涎腺导管（其他涎腺病变常常共同表达 S-100 蛋白和肌上皮标记物 p63、SMA 和钙调结合蛋白）

— S-100 蛋白、HMB-45、melan-A、酪氨酸激酶、小眼转录因子（microphthalmia transcription factor, MiTF）呈阳性；角蛋白呈阴性：来自黑色素细胞

— 突触素、嗜铬素 A、神经元特异性烯醇化酶（NSE）、CD56、CD57 呈阳性；角蛋白不定；TTF-1 不定：来自内分泌肿瘤（特殊的内分泌肿瘤有独特的表达谱，包括甲状腺髓样癌降钙素和 TTF-1 阳性，胰腺内分泌肿瘤

胰岛素、胰高血糖素、生长抑素和其他一些标记物呈阳性

- 免疫组化染色可能有助于转移病灶的分级

其他诊断技术

- 没有帮助

提要

- 转移性肿瘤比肝原发性恶性肿瘤更常见
- 临床病史很重要，尽管有些组织学类型和免疫组化标记可以提供有用的诊断信息
- 有些癌转移灶的数目很重要，尤其是结直肠腺癌，因为有些患者适合手术切除
- 含有广泛中心性坏死的腺体是结肠转移癌的特征性表现

精选文献

Kakar S, Gown AM, Goodman ZD, Ferrell LD: Best practices in diagnostic immunohistochemistry: Hepatocellular carcinoma versus metastatic neoplasm. Arch Pathol Lab Med 131:1648-1654, 2007.

Sardi A, Akbarov A, Conaway G: Management of primary and metastatic tumors to the liver. Oncology 10:911-925, 1996.

肝紫癜 Peliosis Hepatis

临床特征

- 与应用合成代谢性类固醇、口服避孕药、巯嘌呤类药物和达那唑有关
- 停止使用致病药物后可缓解
- 在免疫缺陷病毒（HIV）感染患者中，与肝汉赛巴尔通菌感染（杆菌性血管瘤病的致病菌）有关

大体病理学

- 肝实质内局灶血液湖

组织病理学

- 较大的、肝实质内充满血液的腔隙和囊肿，周围围以肝细胞
- 充满血液的腔隙无内衬细胞
- 窦隙破坏
- 在巴尔通菌感染相关的病例中，窦隙周围黏液性间质中有成簇的颗粒状物质

特殊染色和免疫组化

- 网状纤维染色证实窦状隙网状纤维破坏
- 巴尔通菌相关性沉积物中的颗粒状物质 Warthin-Starry 染色呈阳性

其他诊断技术

- 没有帮助

鉴别诊断

▎窦状隙扩张（sinusoidal dilation）
- 缺乏囊状和海绵样改变
- 窦状隙网状纤维完整

▎血管瘤
- 扩张的血管，衬以扁平内皮细胞
- 内皮细胞 CD31、CD34、Ⅷ因子相关抗原（von Willebrand 因子）、荆豆凝集素 Ⅰ 呈阳性

提要

- 多数与应用雄性合成代谢类固醇有关
- 新近发现与汉赛巴尔通菌有关，特别是 HIV 阳性患者

精选文献

Koehler JE, Sanchez MA, Garrido CS: Molecular epidemiology of Bartonella infections in patients with bacillary angiomatosis-peliosis. N Engl J Med 337:1876-1883, 1997.

Cavalcanti R: Impact and evolution of peliosis hepatis in renal transplant recipients. Transplantation 58:315-316, 1994.

Se KL: Liver pathology associated with the use of anabolic-androgenic steroids. Liver 12:73-79, 1992.

Perkocha LA: Clinical and pathological features of bacillary peliosis hepatis in association with human immunodeficiency virus infection. N Engl J Med 323:1581-1586, 1990.

血管瘤 Hemangioma

临床特征

- 常见的肝肿瘤（见于 20% 的尸检病例）
- 一般无症状
- 病变 > 4cm 可出现腹胀、腹部包块或疼痛
- 常见于成年人

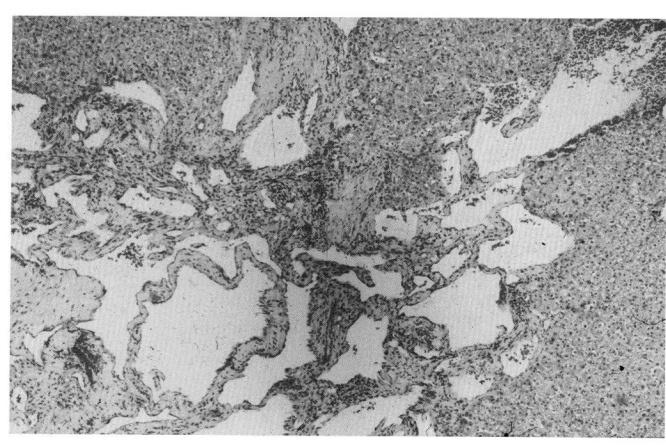

图 7-23　肝血管瘤。 肝组织切片的低倍照片显示的由扩张的血管腔隙构成的典型血管瘤。

大体病理学

- 一般单发，常 < 4cm
- 境界清楚、海绵样、红棕色病变
- 一般位于被膜下

组织病理学

- 血管腔衬以单层良性的内皮细胞
  - 毛细血管型：由较小的薄壁网状毛细血管样血管组成
  - 海绵型：由大而不规则扩张的血管腔隙组成
- 常见病变内血栓形成；Masson 样病变提示血管肉瘤的诊断
- 结缔组织间质常出现硬化和钙化区域

特殊染色和免疫组织化学

- 血管标记物（CD31、CD34、podoplanin、荆豆凝集素 Ⅰ、Ⅷ因子相关抗原和 von Willebrand 因子）呈阳性
- 角蛋白阴性

其他诊断技术

- 没有帮助

鉴别诊断

▎肝紫癜
- 由没有内皮细胞内衬的血湖组成
▎血管肉瘤

- 多发性海绵样出血性结节，境界不清
- 内衬细胞较大，细胞出现显著非典型性
- 核分裂象常常较多；偶尔可见非典型性核分裂象
▮ 幼年性血管内皮细胞瘤
  - 毛细血管样血管增生伴有圆形的内皮细胞
  - 偶见核分裂象
  - 中央纤维瘢痕
  - 局灶性坏死
▮ 上皮样血管内皮瘤
  - 多发性肝结节，境界不清
  - 境界不清的血管腔衬以非典型上皮样细胞

提要

- 一般为偶然发现
- 多数为海绵型
- 瘤体较大或出现症状者应手术切除

精选文献

Iqbal N, Saleem A: Hepatic hemangioma: A review. Tex Med 93:48-50, 1997.

Semelka RC, Sofka CM: Hepatic hemangiomas. Mag Reson Imaging Clin N Am 5:241-253, 1997.

Stanley P, Geer GD, Miller JH, et al: Infantile hepatic hemangiomas: Clinical features, radiologic investigations, and treatment of 20 patients. Cancer 64:936-949, 1989.

婴儿性血管内皮瘤
Infantile Hemangioendothelioma

临床特征

- 极其少见
- 大约 90% 的病例在 1 岁内确诊，男性多见
- 表现为腹部肿块或肝大
- 多数有症状的患者死于以下情况
  — 具有高输出性充血性心力衰竭危险的动静脉短路
  — 肝破裂
- 多中心性病灶妨碍外科手术；血管结扎术或栓塞术是常用的治疗方法
- 可以退化

大体病理学

- 可以单发也可以为多中心性
- 大小差异显著（从显微镜下可见到 15cm 不等）
- 中央性瘢痕

组织病理学

- 病变周边可见毛细血管样血管增生
- 内衬的内皮细胞较圆，局灶呈上皮样改变
- 偶见核分裂象
- 病变中心可见血管减少的间质
- 中央性坏死和钙化

特殊染色和免疫组化

- 血管标记物呈阳性
- 角蛋白呈阴性

其他诊断技术

- 没有帮助

鉴别诊断

▮ 毛细血管瘤
  - 良性内皮细胞
  - 缺乏中央瘢痕
▮ 所谓的婴儿性血管肉瘤
  - 可能是婴儿性血管内皮瘤的变异
  - 内皮细胞更具多形性或卡波西样，出现血管内出芽
  - 局部浸润、转移
▮ 血管肉瘤
  - 细胞核非典型性和核分裂增加
  - 局部窦隙状受累

精选文献

Dehner LP, Ishak KG: Vascular tumours of the liver in infants and children: A study of 30 cases and review of the literature. Arch Pathol 92:101-111, 1971.

上皮样血管内皮瘤
Epithelioid Hemangioendothelioma

临床特征

- 中年患者，女性多见
- 生长缓慢
- 影像学检查常见有钙化

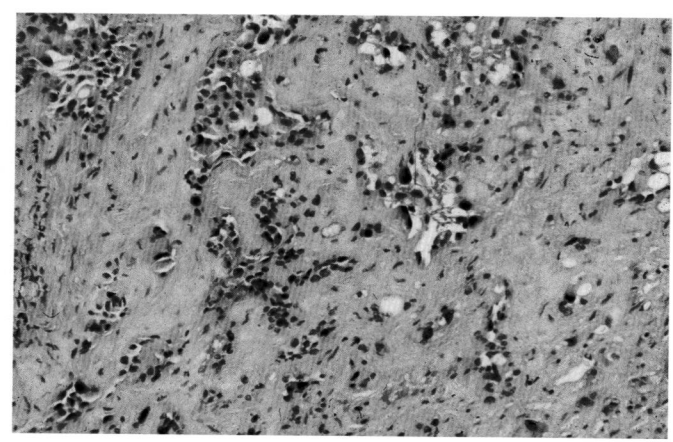

图 7-24　上皮样血管内皮细胞瘤。增生的血管腔衬以非典型上皮样细胞，注意硬化性背景。

- 外科手术常常由于病变的多灶性而难以实施；肝移植是有效的治疗方法
- 复发率大约为 40%
- 大约 30% 还可累及脾、淋巴结、肺和骨（转移癌与非同步的原发性疾病）

大体病理学

- 肝结节境界不清，70% 的病例呈多灶性
- 中央瘢痕样区域伴有黏液样或钙化性间质

组织病理学

- 境界不清的血管腔衬以非典型上皮样肿瘤细胞
- 中央瘢痕含有树突状肿瘤细胞，伴有空泡状胞质，细胞核仅有轻度非典型性
- 少数门管区
- 浸润性边缘
- 黏液样或硬化性背景

特殊染色和免疫组化

- 血管标记物（CD31、CD34、Ⅷ因子相关抗原和荆豆凝集素 I）呈阳性
- 角蛋白（低分子量）偶尔呈阳性
- 绒毛蛋白呈阴性

其他诊断技术

- 电镜：Weibel-Palade 小体

鉴别诊断

- 血管肉瘤
  - 窦隙状受累
  - 细胞核非典型性和核分裂增加
- 胆管癌
  - 无血液充填的腔隙
  - 真性腺腔结构
  - 角蛋白 7 和 19 和癌胚抗原（CEA）呈阳性
  - 绒毛蛋白呈阳性，伴有刷状缘
  - 血管标记物呈阴性
- 转移癌
  - 角蛋白呈阳性
  - 血管标记物呈阴性
- 恶性黑色素瘤
  - 巢状和单个细胞伴有显著巨大的核仁
  - 偶尔可见黑色素
  - S-100 蛋白呈阳性，HMB-45、melan-A、酪氨酸酶和 MiTF 呈阳性

提要

- 预后明显好于血管肉瘤
- 诊断时可能累及数个不同的器官（大约 30% 的病例）

精选文献

Fujii T, Zen Y, Sato Y, et al: Podoplanin is a useful marker for epithelioid hemangioendothelioma of the liver. Mod Pathol 21:125-130, 2008.

Kelleher MB, Iwatsuki S, Sheahan DG: Epithelioid hemangioendothelioma of liver: Clinicopathological correlation of 10 cases treated by orthotopic liver transplantation. Am J Surg Pathol 13:999-1008, 1989.

Ishak KG, Sesterhenn IA, Goodman MZD, et al: Epithelioid hemangioendothelioma of the liver: A clinicopathologic and follow-up study of 32 cases. Hum Pathol 15:839-852, 1984.

血管肉瘤　Angiosarcoma

临床特征

- 多见于 51 ～ 70 的男性
- 多数病例有腹痛和肝大
- 与接触二氧化钍（二氧化钍为放射影像对比介质）、乙烯基氯化物（塑料）、砷和合成代谢类固

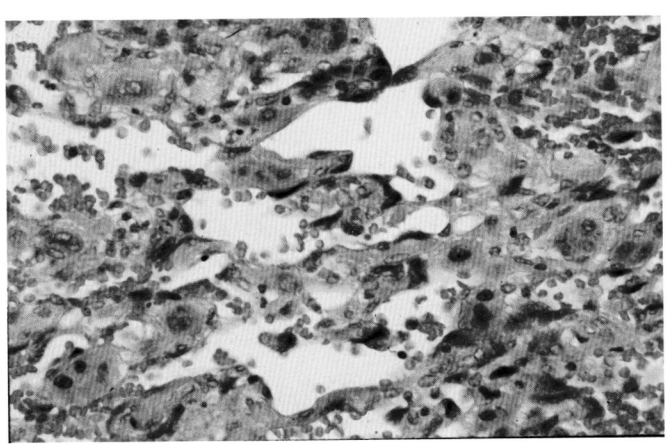

图7-25　血管肉瘤。 扩张的血管腔衬以多形性、肿瘤性内皮细胞。

醇有关

- 潜伏期数年
- 预后差，诊断时常见转移

大体病理学

- 多发性海绵状出血性结节，境界不清

组织病理学

- 形态多样
- 显著的非典型性内皮细胞沿着窦状隙生长（通常可见其他生长方式）
- 主要为海绵状结构，伴有多形性梭形至上皮样间叶细胞假乳头状突起，并混合有出血
- 偶尔为实性肿瘤细胞巢，无明显血管腔
- 相邻的肝实质内可见单个恶性细胞

特殊染色和免疫组化

- 血管标记物（CD31、CD34、podoplanin、Ⅷ因子相关抗原和荆豆凝集素Ⅰ）呈阳性
- 角蛋白一般呈阴性，但在有些病例可见不同程度的阳性
- 绒毛蛋白呈阴性

其他诊断技术

- 电镜：Weibel-Palade 小体

- 分子学研究：*K-ras-*2 癌基因突变，见于与乙烯基氯化物相关性病例

鉴别诊断

■ 肝细胞癌
  - 肿瘤细胞角蛋白和 HepPar-1 呈阳性
  - 血管标记物呈阴性（必须注意的是，窦状隙内皮 CD34 显著呈阳性）
■ 胆管上皮癌
  - 肿瘤细胞角蛋白、绒毛蛋白（刷状缘）和癌胚抗原（CEA）呈阳性
  - 血管标记物呈阴性
■ 上皮样血管内皮瘤
  - 血管分化不显著
  - 肝窦状隙不受累
  - 细胞非典型性一般不明显，核分裂象少见
  - 可见胞质内空泡
■ 转移癌
  - 肿瘤细胞角蛋白呈阳性
  - 血管标记物呈阴性

提要

- 接触二氧化钍、乙烯基氯化物和砷后患病危险性增加
- 窦隙状生长具有特征性
- 分化好的病变可类似于良性血管病变；分化差的病变组织学上与上皮性肿瘤区分困难
- 预后差

精选文献

Lee FI, Smith PM, Bennett B, et al: Occupationally related angiosarcoma of the liver in the United Kingdom 1972-1994. Gut 39:312-318, 1996.

Ohsawa M, Kanno H, Aozasa K, et al: Use of immuno-histochemical procedures in diagnosing angiosarcoma: Evaluation of 98 cases. Cancer 75:2867-2874, 1995.

Selby DM, Stocker JT, Ishak KG: Angiosarcoma of the liver in childhood: A clinicopathologic and follow-up study of 10 cases. Pediatr Pathol 12:485-498, 1992.

Tamburro CH: Relationship of vinyl monomers and liver cancers: Angiosarcoma and hepatocellular carcinoma. Semin Liver Dis 4:158-169, 1984.

间叶性错构瘤　Mesenchymal Hamartoma

临床特征

- 罕见的良性病变
- 在出生后 2 年内发病
- 青少年和年轻人少见
- 男女发病率为 2：1
- 表现为腹胀和腹部肿块
- 与多囊性疾病、先天性肝纤维化、胆管错构瘤有关
- 病因不明（发育异常、局部缺血、肿瘤）

大体病理学

- 单个球形结节
- 较大（> 1kg）、软、有波动感的肿块，表面光滑
- 多个囊腔充满稀薄黏液
- 实性区域多样：白色纤维化、黄色黏液性或棕色肝样

组织病理学

- 低倍镜下与纤维腺瘤相似
- 疏松、水肿、黏液样结缔组织，伴有扩张的淋巴管、血管和充满液体的腔隙
- 分散紊乱细长的分支性胆管
- 散在的肝细胞结节
- 常见髓外造血

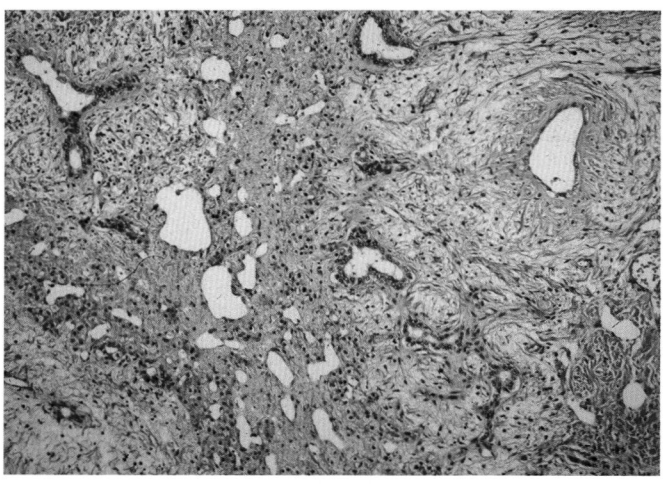

图 7-26　**间叶性错构瘤。**疏松的结缔组织增生、扩张的血管和散在的分枝状胆管。

特殊染色和免疫组化

- 没有帮助

其他诊断技术

- 电镜：结缔组织成分为（肌）成纤维细胞性；混合有正常肝成分
- 流式细胞术：偶见非整倍体

鉴别诊断

- 胆管腺瘤
  - 管状结构伴有小腔或无腔
  - 缺乏特征性的间叶性分隔
  - 无肝细胞岛
  - 可分泌黏蛋白
- 胆管错构瘤
  - 典型的多发性
  - 由纤维间质背景下的复杂的胆管组成
- 胚胎性肉瘤（未分化肉瘤）
  - 青春期前的儿童多见
  - 完全的间叶性肿瘤，伴有极少数的陷入的胆管
  - 表现多样的恶性细胞
  - 广泛坏死

提要

- 间叶性错构瘤是一种胆管板局限异常的先天性疾病
- 据认为起源于汇管区的结缔组织

精选文献

Craig JR: Mesenchymal tumors of the liver: Diagnostic problems for the surgical pathologist. Pathology 3:141-160, 1994.
DeMaioribus CA, Lally KP, Sim K, et al: Mesenchymal hamartoma of the liver. Arch Surg 125:598-600, 1990.
Stocker JT, Ishak KG: Mesenchymal hamartoma of the liver. Pediatr Pathol 1:245-267, 1983.

胚胎性（未分化）肉瘤
Embryonal (Undifferentiated) Sarcoma

临床特征

- 儿童肿瘤，多见于 5 ~ 10 岁；成人罕见
- 无性别差异
- 血清甲胎蛋白不升高

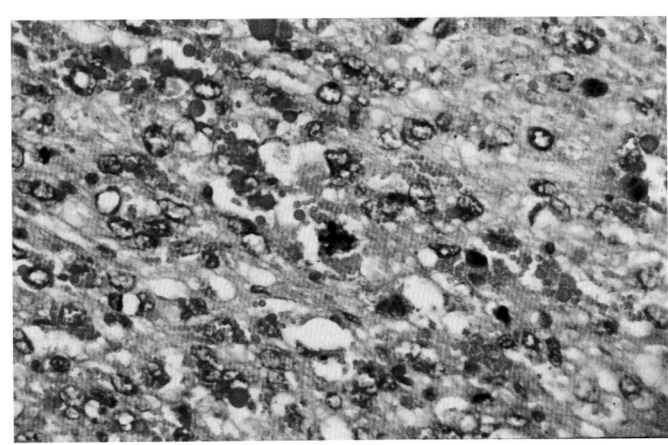

图 7-27 胚胎性（未分化）肉瘤。增生的梭形至卵圆形细胞排列疏松，伴有嗜酸性胞质，在显微照片的中央部分可见非典型性核分裂象。

- 出现腹胀和体重减轻
- 尽管积极治疗，但预后极差

大体病理学

- 单发、较大、质软的球状肿物（10 ~ 30cm）
- 切面多样，实性和囊性；治疗前影像学检查常可见特征性改变
- 纤维假包膜
- 可见出血和坏死

组织病理学

- 广泛坏死；周边一般为有活性的肿瘤细胞岛
- 疏松排列的多形性梭形或星形细胞
- 散在组织细胞样、纤维组织细胞样和肌成纤维细胞性细胞
- 成纤维细胞样或平滑肌样细胞束
- 少数细胞类似于横纹肌母细胞
- 散在奇异多核巨细胞
- 可见致密的较为一致的圆形细胞区域
- 肿瘤细胞胞质和细胞外基质中可见大小不一嗜酸性小体
- 多量酸性黏多糖基质
- 常见由于变性继发的囊性、充满液体的腔隙
- 混以扩张的良性胆管（陷入性），常在外周
- 大约 50% 的病例可见髓外造血

特殊染色和免疫组化

- 淀粉酶消化后 PAS 染色（PAS-D）和 α_1- 抗胰蛋白酶：嗜酸性小体呈阳性
- 波形蛋白：呈弥漫阳性
- 角蛋白（全 - 角蛋白和低分子角蛋白）：可局灶阳性

其他诊断技术

- 电镜：肿瘤细胞出现间叶性分化，包括梭形细胞胞质内细胞器较少，无桥粒连接
- 复杂的核型

鉴别诊断

- 多形性肉瘤（所谓的恶性纤维组织细胞瘤）
  - 一般发生于年长者
  - SMA 呈阳性（不同程度），组织细胞和溶酶体标记物（CD68 等）呈阳性
- 原发性和转移性肝肉瘤和其他梭形细胞肿瘤
  - 少见
  - 在适当的组织学背景下单向分化；例如包括（但是不仅限于）
    — SMA 和结蛋白：平滑肌肉瘤
    — 肌肉特异性肌动蛋白、结蛋白和钙调结合蛋白（caldesmon）：横纹肌肉瘤（梭形胚胎性、实性腺泡性、多形性亚型）
    — SMA、HMB-45 和 melan-A：血管肌脂肪瘤
    — CD117 和 CD34：胃肠道间质瘤
    — S-100 蛋白、HMB-45、melan-A、酪氨酸酶和 MiTF：黑色素瘤
- 间变性小细胞性肝母细胞瘤、
  - 见于幼儿
  - 血清甲胎蛋白升高
  - 单一形态肿瘤细胞
- 肝细胞癌伴有肉瘤性分化
- 血清甲胎蛋白升高
  - 出现典型肝细胞癌区域（注意活检取样的局限）
  - 肉瘤区域比胚胎性肉瘤的细胞更密集
  - 角蛋白和 HepPar-1 呈阳性
- 间叶性错构瘤
  - 由良性成分组成
  - 间叶和胆管成分密切相关

提要

- 未经治疗病变的放射学表现具有特征性
- 较大的青春期前儿童有肝肿物时必须考虑
- 纯间叶性肿瘤伴有形态多样性
- 特征性的 PAS 阳性嗜酸性小体

精选文献

Stocker JT: An approach to handling pediatric liver tumors. Am J Clin Pathol 109(4 Suppl 1):S67-72, 1998.

Craig JR: Mesenchymal tumors of the liver: Diagnostic problems for the surgical pathologist. Pathology 3:141-160, 1994.

Aoyama C, Hachitanda Y, Sato JK, et al: Undifferentiated (embryonal) sarcoma of the liver: A tumor of uncertain histogenesis showing divergent differentiation. Am J Surg Pathol 15:615-624, 1991.

Ralph H. Hruban 和 Mehmet Guler 著
石　峥　回允中　译

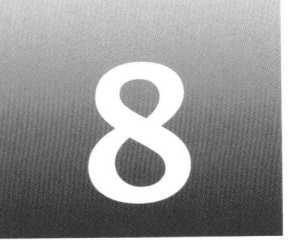

胰　腺
Pancreas

非肿瘤性疾病
Non-neoplastic Conditions

慢性胰腺炎　Chronic Pancreatitis

临床特征
- 定义为由炎症引起的胰腺实质和功能的不可逆转的丧失
- 患者表现为反复发作的腹部和背部疼痛，并有胰腺功能丧失的证据，包括外分泌不足（吸收不良和脂肪泻）和糖尿病
- 在西方国家，酗酒是引起慢性胰腺炎的主要原因；其他常见的原因包括结石引起的导管阻塞和遗传性胰腺炎；在儿科人群中，囊性纤维化是导致慢性胰腺炎的主要原因
- 慢性胰腺炎长期预后不良，20 年的死亡率为 50%
- 慢性胰腺炎的临床、放射学和病理学表现可能酷似胰腺癌
- 胰腺癌可以引起慢性胰腺炎，而长期的慢性胰腺炎发生胰腺癌的危险性增加，尤其是遗传性胰腺炎
- 自身免疫性（淋巴浆细胞性硬化性）胰腺炎伴有血清免疫球蛋白 G4（IgG4）水平增高和其他自身免疫性疾病，如慢性硬化性涎腺炎（Küttner 瘤）、原发性硬化性胆管炎、炎症性肠病、腹膜后纤维化（Ormond 病）和 Riedel 甲状腺炎

489

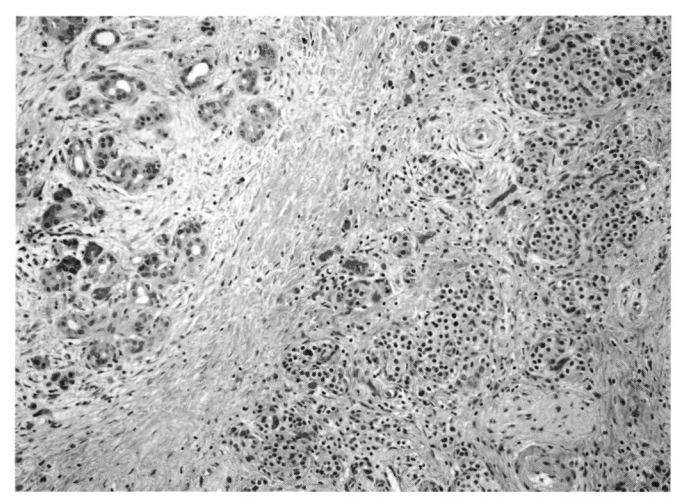

图 8-1　**慢性胰腺炎**。低倍镜下显示纤维化和腺泡消失；然而，小叶结构仍然保留（左）。注意胰岛积聚（右）。

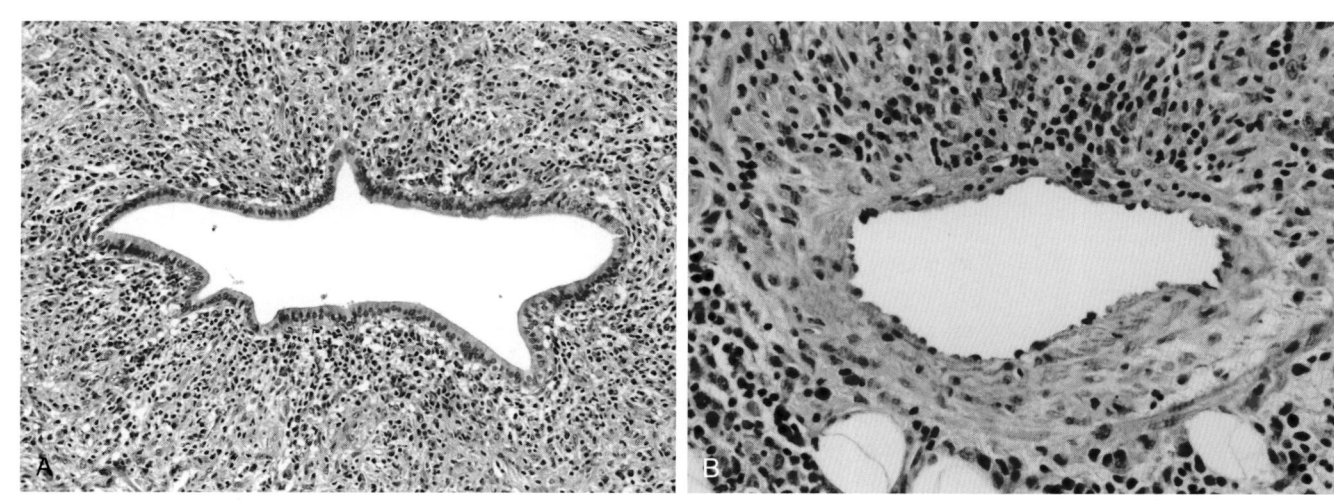

图 8-2　**自身免疫性胰腺炎**。A，特征性的混合性的以导管为中心的炎症。B，小静脉炎伴有部分静脉受累。

大体病理学

- 腺体弥漫性萎缩，伴有质硬的白色纤维化
- 早期慢性胰腺炎可产生局灶境界不清的肿块样病变，可能类似于胰腺癌
- 当由酗酒引起时，可能伴有假性囊肿和导管内结石
- 自身免疫性胰腺炎常常累及胰头

组织病理学

- 定义为炎症伴胰腺实质破坏，并被纤维结缔组织和脂肪取代
- 胰腺小叶结构保留

- 残留的导管上皮可能萎缩或是反应性的
- 残留的胰岛积聚，形成增大的小岛，可能类似于肿瘤
- 自身免疫性（淋巴浆细胞性硬化性）胰腺炎的特征是以导管为中心的混合性富于浆细胞的炎症性浸润、间质纤维化和小静脉炎

特殊染色和免疫组化

- 没有帮助

其他诊断技术

- 可对家族性胰腺炎的 *PRSS1* 基因遗传突变进行基因检测

鉴别诊断

■ 浸润性导管腺癌
- 低倍镜下可见杂乱排列的腺体，伴有小叶结构丧失
- 腺体紧邻肌性血管
- 神经周围浸润
- 血管浸润
- 单个腺体细胞核面积的差异超出 4 ∶ 1（4 比 1 法则）
- 不完全的腺腔
- 腺腔坏死

■ 高分化胰腺内分泌肿瘤
- 体积较大，有产生单一激素的趋势（单克隆性）

提要

- 慢性胰腺炎在临床和病理学上可能类似于胰腺癌，然而两者的治疗截然不同
- 生长方式和部位是区分反应性腺体和肿瘤性腺体的最有帮助的两个特征
- 辨别自身免疫性胰腺炎非常重要，因为其应用类固醇治疗可能有效
- 要避免将慢性胰腺炎中积聚的胰岛过度诊断为神经内分泌肿瘤

精选文献

Hruban RH, Pitman MB, Klimstra DS: Tumors of the pancreas. In Atlas of Tumor Pathology, 4th Series, Fascicle 6. Washington, DC, American Registry of Pathology and Armed Forces Institute of Pathology, 2007.

Zhang L, Notohara K, Levy MJ, et al: IgG4-positive plasma cell infiltration in the diagnosis of autoimmune pancreatitis. Mod Pathol 20:23-28, 2007.

Klöppel G, Maillet B: Pathology of acute and chronic pancreatitis. Pancreas 8:659-670, 1993.

胰腺假囊肿　Pancreatic Pseudocyst

临床特征

- 占胰腺囊性病变的 75%
- 胰酶病理性释放可导致胰腺内和胰腺外的局部消化
- 急性胰腺炎的并发症，常常发生在慢性酒精性胰腺炎的基础上
- 可以自然消退，可以感染，或可能穿入邻近的器官

大体病理学

- 囊肿通常是孤立性的
- 常常累及胰腺周围组织，如小网膜囊、胃和横结肠之间的腹膜后以及胃与肝之间的间隙
- 囊内充满出血坏死性碎屑，富含胰酶
- 伴有胰腺周围出血性脂肪坏死
- 囊肿大小为 2 ～ 30cm

组织病理学

- 囊肿含有坏死和出血性碎屑，伴有充满含铁血黄素的巨噬细胞
- 囊肿缺乏真正的上皮内衬
- 囊壁内衬肉芽组织和纤维结缔组织

特殊染色和免疫组化染色

- 没有帮助

其他诊断技术

- 没有帮助

鉴别诊断

■ 胰腺的囊性肿瘤
- 囊性肿瘤具有真正的上皮内衬，通常含有黏液性或浆液性液体
- 实性假乳头状肿瘤可能含有出血和坏死的碎屑，但在小血管周围有黏着不好的上皮细胞

提要

- 如果患者没有急性或慢性胰腺炎临床病史，而且胰腺实质正常，可以怀疑假性囊肿的类似病变
- 为了证实囊性肿瘤的上皮内衬，可能需要广泛取材
- 假性囊肿囊液的淀粉酶水平可能升高

精选文献

Hruban RH, Pitman MB, Klimstra DS: Tumors of the pancreas. In Atlas of Tumor Pathology, 4th Series, Fascicle 6. Washington, DC, American Registry of Pathology and Armed Forces Institute of Pathology, 2007.

Klöppel G: Pseudocysts and other non-neoplastic cysts of the pancreas. Semin Diagn Pathol 17:7-15, 2000.

Sanfey H, Aguilar M, Jones RS: Pseudocysts of the pancreas, a review of 97 cases. Am Surg 60:661-668, 1994.

淋巴上皮囊肿　Lymphoepithelial Cyst

临床特征

- 通常为偶然发现
- 罕见，大约仅有 50 例报告
- 主要见于男性，男女比例为 4 : 1
- 平均年龄大约 55 岁

大体病理学

- 单房性或多房性
- 平均大小约为 5cm
- 境界清楚，囊内充满角蛋白（干酪样）碎屑
- 囊壁薄

组织病理学

- 囊肿内衬成熟角化鳞状上皮
- 上皮下层的淋巴组织常常伴有生发中心形成
- 没有皮肤附属器，也没有具有其他方向分化的成分

特殊染色和免疫组织化学

- 没有帮助

其他诊断技术

- 没有帮助

鉴别诊断

▋ 成熟性囊性畸胎瘤（皮样囊肿）

- 除鳞状上皮外还有皮肤附属器，且常见成熟的间叶成分，如软骨
▋ 异位脾的表皮样囊肿
- 独特的囊性病变，也可以内衬成熟鳞状上皮

提要

- 角蛋白碎屑可能类似于假性囊肿的坏死成分
- 与头颈部的对应病变不同，没有发现与免疫抑制和 EB 病毒感染有关
- 发病机制不清，但已有人提出是梗阻性、炎症性和扩张导管的鳞状化生

精选文献

Hruban RH, Pitman MB, Klimstra DS: Tumors of the pancreas. In Atlas of Tumor Pathology, 4th Series, Fascicle 6. Washington, DC, American Registry of Pathology and Armed Forces Institute of Pathology, 2007.

Adsay NV, Hasteh F, Cheng JD, et al: Lymphoepithelial cysts of the pancreas: A report of 12 cases and a review of the literature. Mod Pathol 15:492-501, 2002.

胰腺外分泌肿瘤　Neoplasms of the Exocrine Pancreas

浆液性囊性肿瘤 Serous Cystic Neoplasms

临床特征

- 女性比男性略为常见，男女比率为 3 : 7

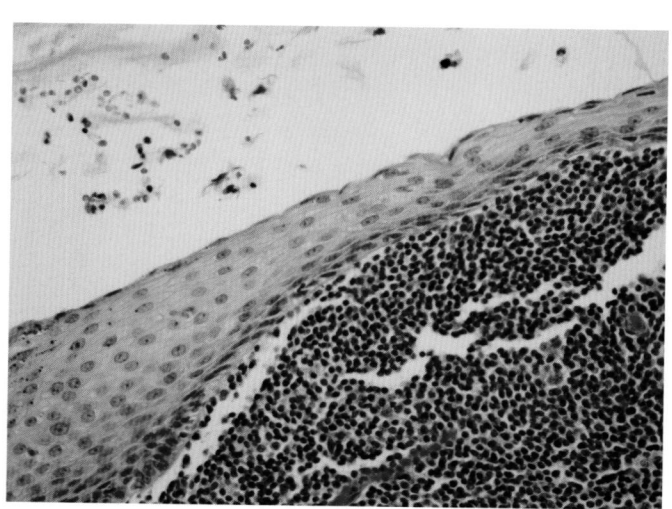

图 8-3　**淋巴上皮囊肿**。囊肿内衬成熟鳞状上皮，其下为淋巴细胞浸润。

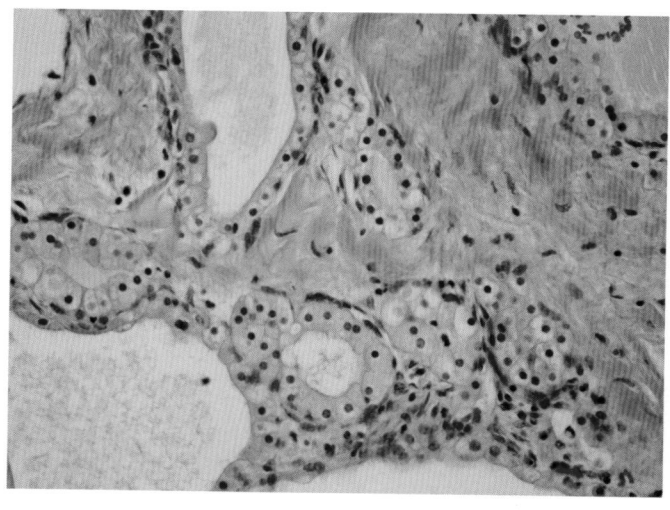

图 8-4　**浆液性囊腺瘤**。相对小的囊肿内衬单层富含糖原的立方上皮细胞，细胞核呈圆形，均匀一致的。

- 平均年龄约为 65 岁
- 可能伴有 von Hippel-Lindau（VHL）病
- 表现为非特异性巨大腹部肿块
- 大多数为良性，仅有几例报道具有侵袭性行为

大体病理学

- 可以由无数小囊肿（微囊肿）或几个较大的囊肿（巨囊肿）组成
- 可为实性（实性浆液性腺瘤）
- 可以合并高分化胰腺内分泌肿瘤（尤其是在伴有 VHL 病的患者）
- 境界清楚，常常伴有中心星状瘢痕
- 囊肿壁薄，含有淡黄色水样液体

组织病理学

- 囊肿内衬扁平立方上皮，胞质透明，细胞核呈圆形，均匀一致
- 见不到核分裂象和核的多形性
- 间隔由相对无细胞的纤维结缔组织组成
- 实性亚型是由细胞片块和细胞巢组成的，细胞学上与较常见的囊性亚型相同

特殊染色和免疫组织化学

- 细胞含有丰富的糖原，PAS 染色呈阳性，这种染色对淀粉酶消化敏感
- 抗细胞角蛋白（AE1/AE3 和 CAM5.2）抗体标记上皮细胞呈阳性，1/3 的上皮膜抗原呈阳性
- 癌胚抗原（CEA）免疫标记呈阴性

其他诊断技术

- 电子显微镜检查证实有丰富的细胞内糖原
- 有些病例具有 *VHL* 基因突变，尤其是那些发生于 VHL 病的病例

鉴别诊断

■ 黏液性囊性肿瘤
  - 囊肿壁厚，含有黏稠黏液
  - 囊壁内衬高柱状细胞，含有大量的黏液
  - 囊肿含有特征性的卵巢样间质
■ 导管内乳头状黏液性肿瘤
  - 囊肿含有黏稠的黏液
  - 囊壁内衬含有黏液的高柱状细胞

- 囊肿与大的胰腺导管相通
■ 转移性肾细胞癌
  - 细胞核非典型性，核仁明显
  - 波形蛋白、肾细胞癌标记物（RCCma）和 CD10 免疫标记呈阳性
■ 淋巴管瘤
  - 腔隙内衬扁平细胞
  - 囊壁淋巴细胞积聚
  - CD31 和Ⅷ因子相关抗原呈阳性

提要

- 囊肿和胰腺导管的相互关系，囊肿壁厚和囊肿的内容物可用于支持诊断
- 中心星形瘢痕的放射学改变是特征性的
- 浆液性囊腺癌非常罕见，只能通过其侵袭性行为（扩散到其他器官）与良性浆液性肿瘤加以鉴别

精选文献

Hruban RH, Pitman MB, Klimstra DS: Tumors of the pancreas. In Atlas of Tumor Pathology, 4th Series, Fascicle 6. Washington, DC, American Registry of Pathology and Armed Forces Institute of Pathology, 2007.

Galanis C, Zamani A, Cameron JL, et al: Resected serous cystic neoplasms of the pancreas: A review of 158 patients with recommendations for treatment. J Gastrointest Surg 11:820-826, 2007.

Compton CC: Serous cystic tumors of the pancreas. Semin Diagn Pathol 17:43-55, 2000.

黏液性囊性肿瘤
Mucinous Cystic Neoplasms

临床特征

- 女性比男性常见得多，男女比率为 1 ∶ 20
- 平均年龄大约为 45 岁
- 表现为非特异性的巨大腹部肿块
- 1/3 的病例伴有浸润性腺癌
- 伴有浸润性腺癌与否与预后有关

大体病理学

- 大多数发生在胰体或胰尾部
- 通常是孤立性和多房性的
- 由大的 1～3cm 的厚壁囊肿组成，含有黏稠的黏液

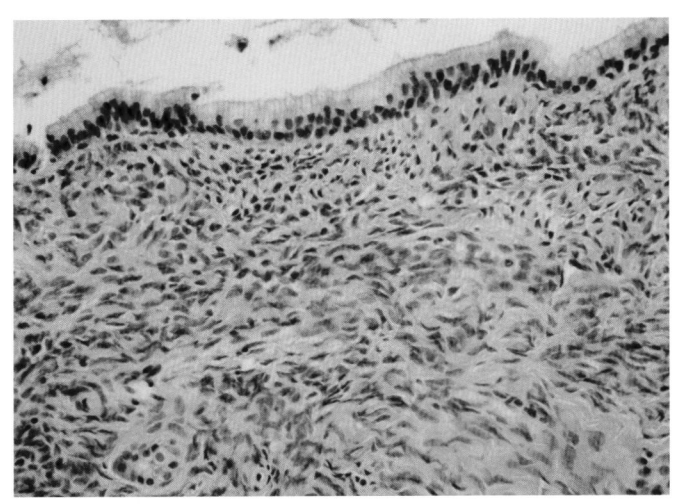

图 8-5 **黏液性囊性肿瘤伴低级别异型增生。**囊壁内衬含有丰富细胞内黏液的高柱状细胞。注意特征性的卵巢型间质。

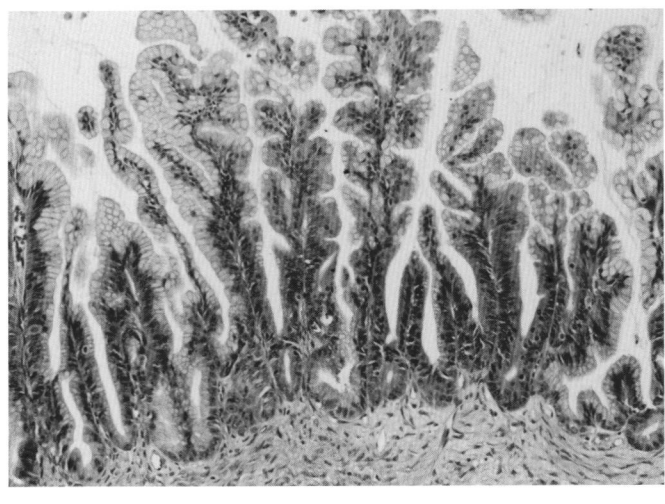

图 8-6 **黏液性囊性肿瘤伴高级别异型增生。**产生黏液的上皮细胞结构复杂，细胞核有明显的多形性。

- 囊肿和较大的胰腺导管并不相通
- 囊肿内衬可能光滑，或可能有呈明显的乳头状结构，突入囊腔

组织病理学

- 囊肿内衬高柱状上皮，伴有不同程度的细胞学和结构非典型性
- 非浸润性肿瘤被分类为低级别、中级别和重级别异型增生
- 异型增生甚至浸润癌均可以是局灶性的
- 间质富于细胞，组织学上类似于卵巢间质
- 1/3 的病例伴有浸润导管腺癌

特殊染色和免疫组织化学

- PAS 染色、淀粉酶消化后的 PAS 染色和黏液卡红染色呈阳性
- 上皮标记物细胞角蛋白和癌胚抗原（CEA）呈阳性
- 间质标记物抑制素呈阳性，孕激素和雌激素受体呈阳性

其他诊断技术

- 可能具有 K-ras2 和 TP53 基因突变
- 大多数非浸润性黏液性囊性肿瘤具有完整的 dpc4 表达，而半数的伴有黏液性囊性肿瘤的浸润癌显示 dpc4 表达缺失

鉴别诊断

▌ 导管内乳头状黏液性肿瘤
- 胰头部比胰体或胰尾部常见
- 囊肿与较大的胰腺导管相连
- 间质细胞稀少，非卵巢型间质

▌ 浆液性囊性肿瘤
- 囊肿含有稀薄的淡黄色水样液体
- 囊肿通常较小（微囊肿），囊壁较薄
- 肿瘤中心有星形瘢痕
- 囊肿内衬富含糖原的立方细胞

▌ 假性囊肿
- 囊肿含有出血性和坏死性物质
- 囊肿缺乏上皮内衬

提要

- 上皮可能部分剥脱；在这种病例中，出现卵巢型间质可以提示诊断
- 因为这种肿瘤可能局部发生浸润癌，所以应整个切除，即使不能全部也应充分取材进行组织学检查

精选文献

Hruban RH, Pitman MB, Klimstra DS: Tumors of the pancreas. In Atlas of Tumor Pathology, 4th Series, Fascicle 6. Washington, DC, American Registry of Pathology and Armed Forces Institute of Pathology, 2007.

Goh BK, Tan YM, Chung YF, et al: A review of mucinous cystic neoplasms of the pancreas defined by ovarian-type stroma: Clinicopathological features of 344 patients. World J Surg 30:2236-2245, 2006.

Wilentz RE, Albores-Saavedra J, Hruban RH: Mucinous cystic neoplasms of the pancreas. Semin Diagn Pathol 17:31-42, 2000.

Zamboni G, Scarpa A, Bogina G, et al: Mucinous cystic tumors of the pancreas: Clinicopathological features, prognosis, and relationship to other mucinous cystic tumors. Am J Surg Pathol 23:410-422, 1999.

导管内乳头状黏液性肿瘤　Intraductal Papillary Mucinous Neoplasms

临床特征

- 男性比女性略为常见，男女比率为 1.5 ∶ 1
- 平均年龄约为 65 岁
- 发生在胰头的比发生在胰体和胰尾的常见
- 影像学检查可以显示主胰管扩张
- 可以表现慢性胰腺炎的症状或间歇性胰腺导管阻塞的症状
- 1/3 的病例伴有浸润性腺癌
- 有没有浸润性成分与预后有关
- 可以是多灶性的

大体病理学

- 大多数起源于胰头

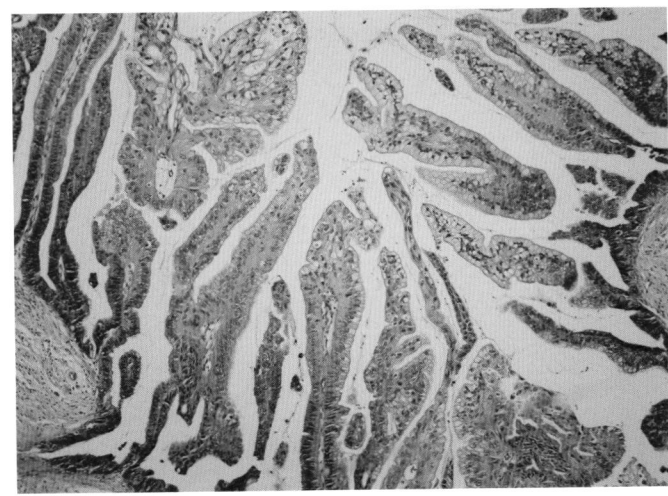

图 8-7　导管内乳头状黏液性肿瘤。 低倍镜下显示扩张的胰腺导管充满复杂的乳头状结构，被覆分泌黏液的柱状细胞。

- 可以是多灶性的
- 囊肿与较大的胰腺导管相通
- 主胰管型累及主胰管；胰管分支型累及主胰管的侧支
- 囊肿的内壁相对平坦，也可见大的乳头

组织病理学

- 囊肿内衬高柱状上皮，伴有丰富的细胞内和细胞外黏液
- 肿瘤性上皮累及先前存在的导管
- 非浸润性肿瘤分为低级别异型增生、中级别异型增生和高级别异型增生
- 间质细胞稀少
- 1/3 的病例伴有浸润性腺癌
- 浸润癌可以是管状腺癌，也可以是胶样（黏液性非囊性）腺癌；"胶样"腺癌这一命名用于至少有 80% 胶样分化的浸润癌

特殊染色和免疫组织化学

- PAS 染色、淀粉酶消化后的 PAS 染色和黏液卡红染色呈阳性
- 细胞角蛋白和癌胚抗原（CEA）标记上皮呈阳性
- 肠型肿瘤表达黏液 MUC2；胰胆管型肿瘤表达黏液 MUC1

其他诊断技术

- *K-ras*2 和 *TP53* 基因突变随着异型增生程度的增加而增加
- *Dpc4* 表达通常完整，尤其是在非浸润性和有肠分化的肿瘤

鉴别诊断

- 黏液性囊性肿瘤
  - 女性比男性常见
  - 胰体和胰尾比胰头常见
  - 囊肿与大的胰腺导管并不相通
  - 特征性的卵巢型间质
- 胰腺上皮内肿瘤形成
  - 胰腺上皮内肿瘤形成（pancreatic intraepithelial neoplasia, PanIN）较小（< 0.5cm）
  - 与导管内乳头状黏液性肿瘤的细长指状乳头相比，PanIN 的乳头显得粗短

- 表达黏液 MUC1

提要

- 可以是多灶性的
- 沿着放置在主胰管内的探针将切除的标本一分为二，可能有助于确定囊肿和导管系统的关系
- 这种肿瘤应该广泛取材，因为有无浸润是最重要的预后指征
- 在浸润成分中出现胶样和黏液性分化，预示预后较好

精选文献

Hruban RH, Pitman MB, Klimstra DS: Tumors of the pancreas. In Atlas of Tumor Pathology, 4th Series, Fascicle 6. Washington, DC, American Registry of Pathology and Armed Forces Institute of Pathology, 2007.

Sohn TA, Yeo CJ, Cameron JL, et al: Intraductal papillary mucinous neoplasms of the pancreas: An updated experience. Ann Surg 239:788-797, 2004.

Chari ST, Yadav D, Smyrk TC, et al: Study of recurrence after surgical resection of intraductal papillary mucinous neoplasm of the pancreas. Gastroenterology 123:1500-1507, 2002.

Adsay NV, Merati K, Andea A, et al: The dichotomy in the preinvasive neoplasia to invasive carcinoma sequence in the pancreas: Differential expression of MUC1 and MUC2 supports the existence of two separate pathways of carcinogenesis. Mod Pathol 15:1087-1095, 2002.

胰腺上皮内肿瘤形成　Pancreatic Intraepithelial Neoplasia, PanIN

临床特征

- 病变太小，以至应用影像学技术不能发现
- 据认为是胰腺浸润性导管腺癌的前体病变
- 胰头比胰尾常见
- 常见于老年患者
- 有浸润性癌的胰腺比无肿瘤的胰腺常见

大体病理学

- 几乎总是太小，大体不能评估

组织病理学

- 较小的胰腺导管内上皮增生
- 可以平坦，也可以呈乳头状
- 乳头短而粗
- 根据结构和细胞异型增生的程度分类为 PanIN-1、

PanIN-2 和 PanIN-3
- PanIN 的小叶单位的下游常显示以小叶为中心的萎缩和瘢痕形成，推测是由于导管上皮过度增生导致梗阻引起的

特殊染色和免疫组织化学

- 表达黏液 MUC1

其他诊断技术

- 在低级别胰腺上皮内肿瘤形成（PanIN-1）中可见遗传学改变进行性积累，伴有活性 *K-ras2* 基因突变，在中级别胰腺上皮内肿瘤形成（PanIN-2）中可见 *p16/CDKN2A* 基因失活，在高级别胰腺上皮内肿瘤形成（PanIN-3）中可见 *TP53* 和 *SMAD4* 基因缺失

鉴别诊断

- ■ 导管内乳头状黏液性肿瘤
  - 大体可见病变
  - 细长的指状乳头
  - 丰富的细胞内和细胞外黏液产物
  - 有些病例表达黏液 MUC2
- ■ 浸润性导管腺癌
  - 低倍镜下小叶结构消失
  - 腺体紧邻肌性血管

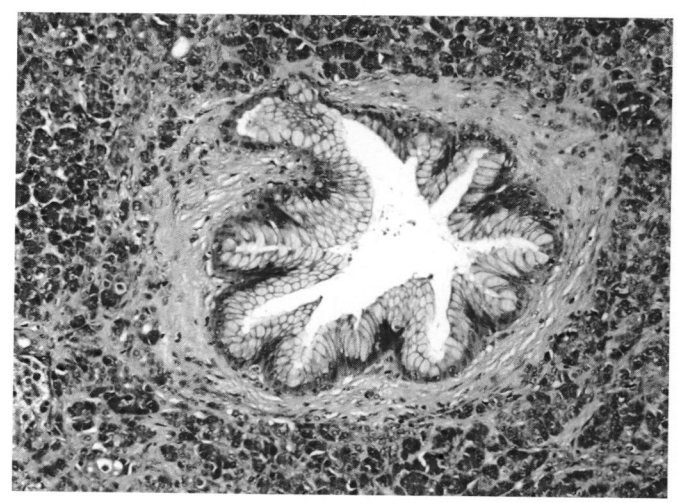

图 8-8　**胰腺上皮内肿瘤形成。**乳头状增生的上皮细胞突入到小导管腔内。与导管内乳头状黏液性肿瘤的乳头比乳头短。

- 神经周围浸润
- 血管浸润
- 单个腺体内细胞核面积的差异超过 4 倍
- 管腔不完整
- 腔隙坏死

提要

- 应避免过高估计 PanIN 的临床意义。PanIN 病变，尤其是低级别 PanIN，在人群中比较常见，特别是在老年人。因此，浸润癌切缘出现 PanIN 病变的意义并不清楚，在大多数病例不应进行进一步的手术
- 应避免将 PanIN 病变周围的小叶中心性萎缩（见"慢性胰腺炎"）误诊为伴有纤维组织增生的浸润癌。小叶总体结构总是应该完整保留

精选文献

Hruban RH, Takaori K, Klimstra DS, et al: An illustrated consensus on the classification of pancreatic intraepithelial neoplasia and intraductal papillary mucinous neoplasms. Am J Surg Pathol 28:977-987, 2004.

Hruban RH, Adsay NV, Albores-Saavedra J, et al: Pancreatic intraepithelial neoplasia: A new nomenclature and classification system for pancreatic duct lesions. Am J Surg Pathol 25:579-586, 2001.

浸润性导管腺癌及其变型 Invasive Ductal Adenocarcinoma and Its Variants

临床特征

- 大多数患者年龄在 60 ~ 80 岁之间
- 男性患病稍多于女性
- 通常在癌症扩散以后才得以诊断
- 最常见的症状包括放射到背部的上腹痛、体重减轻和无痛性黄疸
- 5 年生存率＜ 5%

大体病理学

- 大多数发生在胰头（65%）
- 质硬、界限不清的硬化性肿块
- 可能发生囊性变性
- 常常阻塞胰腺导管和胆管，导致这些导管的上游扩张

组织病理学

▌ 导管腺癌

- 非典型性腺体形成上皮细胞浸润间质
- 低倍镜下小叶结构消失
- 腺体紧邻肌性血管
- 神经周围浸润
- 血管浸润
- 单个腺体内细胞核面积的差异＞ 4 倍
- 腺腔不完整
- 腔隙坏死

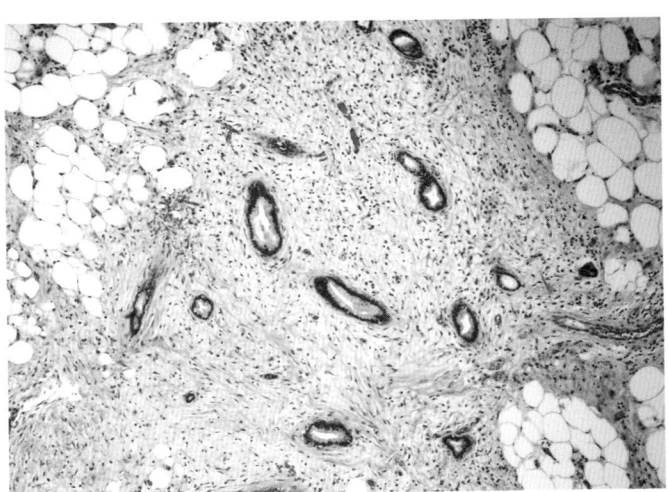

图 8-9　高分化浸润性腺癌。中倍镜显示腺体排列紊乱，伴有纤维组织增生性间质。

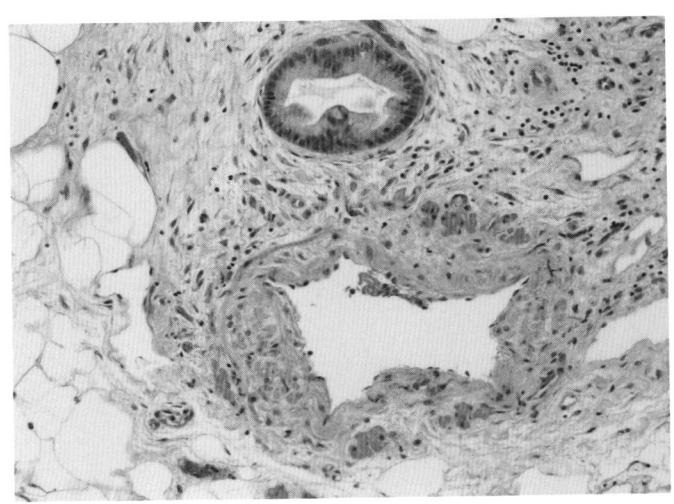

图 8-10　高分化浸润性腺癌。这个腺体紧邻肌性血管，是诊断浸润癌的线索。

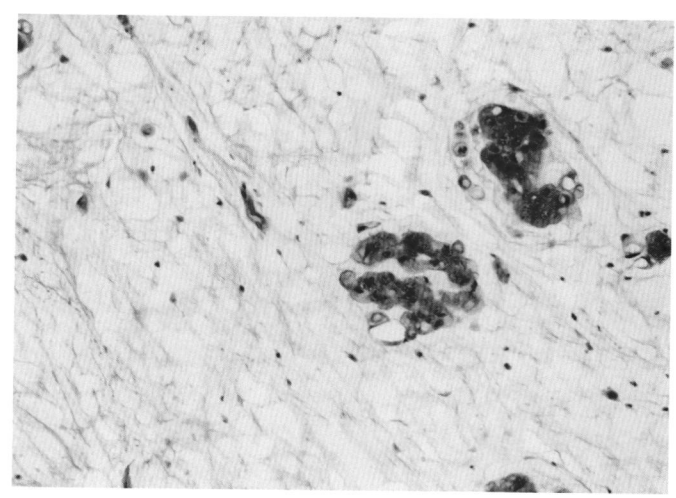

图 8-11 　胶样癌。肿瘤性腺体漂浮在大的细胞外黏液池中。

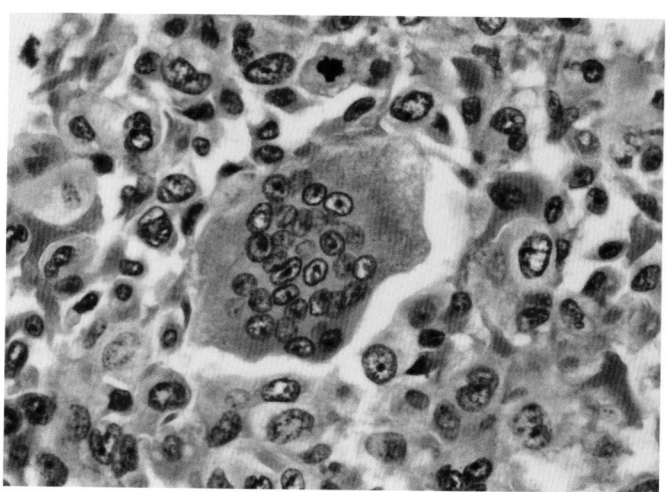

图 8-12 　未分化癌伴有破骨细胞样巨细胞。高倍镜下显示肿瘤由大的破骨细胞样巨细胞组成，细胞核均一，紧邻多形性肿瘤细胞。

■ 腺鳞癌
  ● 伴有腺体和鳞状两种分化的浸润癌
  ● 鳞状分化至少应占肿瘤的 30%
■ 胶样癌
  ● 显著的细胞外黏液产物，肿瘤细胞漂浮在细胞外黏液池中
  ● 根据定义，胶样分化至少应占肿瘤的 80%
  ● 几乎总是起源于导管内乳头状黏液性肿瘤
■ 肝样癌
  ● 伴有突出肝分化的大的粉红色细胞，包括小梁状结构，有时甚至产生胆汁
  ● 可能表达 HepPar-1
  ● 需要除外肝原发性肿瘤
■ 髓样癌
  ● 低分化癌，伴有合体细胞生长方式、推挤性边缘和淋巴细胞浸润
  ● 显示微卫星不稳定性
■ 印戒细胞癌
  ● 浸润性圆形松散的细胞，伴有显著的胞质内黏液空泡
  ● 在诊断胰腺印戒细胞癌之前，需要除外胃和乳腺的原发性肿瘤
■ 未分化癌
  ● 上皮性肿瘤，没有明确的分化方向
  ● 肿瘤细胞可能大，形状奇异（间变），可以是梭形细胞（肉瘤样），也可以有混合存在的腺体和

梭形细胞成分（癌肉瘤）
■ 伴有破骨细胞样巨细胞的未分化癌
  ● 肿瘤性非典型性单核上皮细胞混合有大的非肿瘤性破骨细胞样巨细胞

特殊染色和免疫组织化学

  ● 黏液卡红和 PAS（用或不用淀粉酶消化）染色显示细胞内和细胞外黏液
  ● 细胞角蛋白（CK7 和 CK19）免疫标记呈阳性，CEA、CA19.9 和 MUC1 也呈阳性表达
  ● 55% 的病例 dpc4 表达缺失

其他诊断技术

  ● 浸润性导管腺癌常可见 K-ras2、TP53、p16/CDKN2A 和 SMAD4/DPC4 基因突变
  ● 髓样癌常有微卫星不稳定性

鉴别诊断

■ 慢性胰腺炎
  ● 保留小叶状排列
  ● 无神经周围或血管浸润
  ● 无腺体紧邻肌性血管
  ● 无腔隙坏死
  ● 腺腔完整
  ● 仅有轻度核多形性（< 4 : 1）
  ● dpc4 表达完整，CEA 呈阴性

- 腺泡细胞癌
  - 富于细胞的肿瘤，纤维组织增生性间质不明显
  - 腺泡状结构，细胞核位于基底，尖端胞质呈颗粒状
  - 单个明显的核仁
  - 胰蛋白酶和糜蛋白酶呈阳性
  - 细胞角蛋白 7 呈阴性
- 胰腺母细胞瘤
  - 鳞状细胞巢
  - 富于细胞的肿瘤，纤维组织增生性间质不明显
  - 腺泡状结构，细胞核位于基底，尖端胞质呈颗粒状
  - 单个明显的核仁
  - 胰蛋白酶和糜蛋白酶呈阳性
- 实性假乳头瘤状肿瘤
  - 主要发生于年轻女性
  - 不形成真正的腺腔
  - 嗜酸性小体
  - CD10 呈阳性
  - 细胞核 β- 连环蛋白标记
- 高分化胰腺内分泌肿瘤
  - 富于细胞的肿瘤，纤维组织增生性间质不明显
  - 可见细胞巢或形成小梁
  - 细胞核均匀一致，染色质呈椒盐样
  - 突触素和嗜铬素呈阳性
  - 细胞角蛋白 7 呈阴性
- 胰腺的转移性肿瘤
  - 其他原发性肿瘤的临床病史
  - 胰腺原发性肿瘤少见的形态学表现，包括透明细胞（肾原发）和印戒细胞（胃或乳腺原发）
  - 黑色素（黑色素瘤）
  - 缺乏导管内乳头状黏液性肿瘤或 PanIN 病变

提要

- 胰腺腺癌与慢性胰腺炎的反应性腺体可能很难区分，尽管它们的预后明显不同；腺体的位置是单一的最有助于诊断的特征
- 在诊断胰腺原发性印戒细胞癌之前要除外胰腺转移性肿瘤
- 胰腺癌预后不好，主要是因为临床发现太晚；早期发现有助于处理和治疗

精选文献

Hruban RH, Pitman MB, Klimstra DS: Tumors of the pancreas. In Atlas of Tumor Pathology, 4th Series, Fascicle 6. Washington, DC, American Registry of Pathology and Armed Forces Institute of Pathology, 2007.

Adsay NV, Bandyopadhyay S, Basturk O, et al: Chronic pancreatitis or pancreatic ductal adenocarcinoma? Semin Diagn Pathol 21:268-276, 2004.

Sharma S, Green KB: The pancreatic duct and its arteriovenous relationship: An underutilized aid in the diagnosis and distinction of pancreatic adenocarcinoma from pancreatic intraepithelial neoplasia: A study of 126 pancreatectomy specimens. Am J Surg Pathol 28:613-620, 2004.

Klöppel G, Hruban RH, Longnecker DS, et al: Ductal adenocarcinoma of the pancreas. In Hamilton SR, Aaltonen LA (eds): World Health Organization Classification of Tumours. Pathology and Genetics: Tumours of the Digestive System. Lyon, IARC Press, 2000, pp 221-230.

腺泡细胞癌　Acinar Cell Carcinoma

临床特征

- 主要发生在成人，平均年龄约为 60 岁
- 男性多于女性，男女比例为 3.5 ：1
- 症状和体征包括体重减轻、腹痛、恶心和呕吐
- 大约 15% 的病例表现为迁徙性脂肪坏死，关节痛和由肿瘤释放的脂肪酶引起的外周嗜酸性细胞增多症

大体病理学

- 发生在胰头或胰尾部的大的、边界清楚的肿块

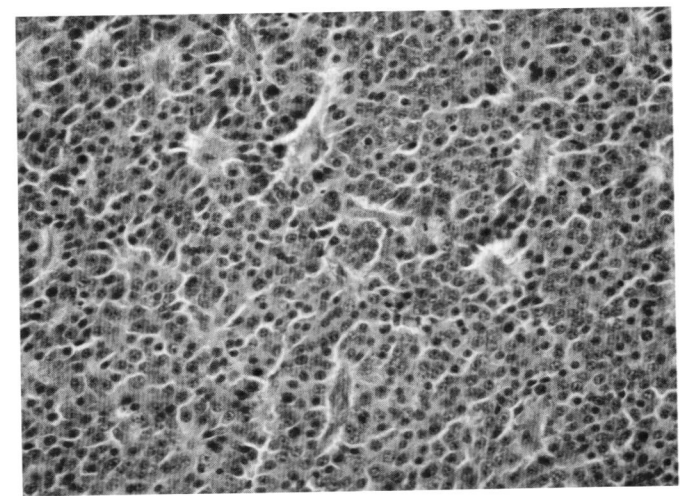

图 8-13　腺泡细胞癌。尽管这个特殊的病例没有形成界限清晰的腺泡，但单个显著的核仁为诊断提供了一个线索。

（平均为 10cm）

组织病理学

- 大多数形成腺泡结构，细胞核位于基底，尖端胞质呈颗粒状
- 有些肿瘤形成实性细胞片块，没有形成完好的腺泡
- 细胞核相对均匀一致，含有单个突出的核仁

特殊染色和免疫组织化学

- 胰蛋白酶、糜蛋白酶和脂肪酶免疫标记呈阳性
- 可见局灶性内分泌分化（如果＞ 25%，归类为混合性腺泡 - 内分泌肿瘤）
- 细胞角蛋白（AE1/AE3 和 CAM5.2）免疫标记呈阳性

其他诊断技术

- 与导管腺癌不同，腺泡细胞癌很少有 K-ras2 基因突变

鉴别诊断

■ 胰腺母细胞瘤
- 出现鳞状细胞巢可将胰腺母细胞瘤与腺泡细胞癌区分开来
■ 高分化胰腺内分泌肿瘤
- 细胞核染色质呈椒盐样
- 通常没有单个突出的核仁
- 嗜铬素和突触素弥漫表达
■ 实性假乳头瘤状肿瘤
- 主要发生在年轻女性
- 不形成真正的腺腔
- 嗜酸性小体
- CD10 呈阳性
- 细胞核 β- 连环蛋白标记呈阳性
■ 导管腺癌
- 细胞稀少的肿瘤，伴有突出的纤维组织增生性间质
- 腺体结构伴有黏液产生
- 细胞核呈多形性
- 细胞角蛋白 7 呈阳性；胰蛋白酶、糜蛋白酶和脂肪酶呈阴性

提要

- 肿瘤细胞具有单一显著的核仁，提示腺泡细胞癌

的诊断
- 有些肿瘤呈片块状细胞生长，不形成界限清楚的腺泡
- 混合性内分泌 - 腺泡癌被认为是类似于单纯性腺泡亚型的侵袭性肿瘤

精选文献

Hruban RH, Pitman MB, Klimstra DS: Tumors of the pancreas. In Atlas of Tumor Pathology, 4th Series, Fascicle 6. Washington, DC, American Registry of Pathology and Armed Forces Institute of Pathology, 2007.

Ordonez NG: Pancreatic acinar cell carcinoma. Adv Anat Pathol 8:144-159, 2001.

Klimstra DS, Heffess CS, Oertel JE, Rosai J: Acinar cell carcinoma of the pancreas: A clinicopathologic study of 28 cases. Am J Surg Pathol 16:815-837, 1992.

胰腺母细胞瘤　Pancreatoblastoma

临床特征

- 大多数发生于儿童
- 与 Beckwith-Wiedemann 综合征和家族性腺瘤性息肉病（familial adenomatous polyposis, FAP）有关
- 临床上表现为大的腹部肿块
- 有些患者有甲胎蛋白水平升高

大体病理学

- 胰头或胰尾部大的、边界清楚的肿块（平均为 10cm）

组织病理学

- 根据定义，至少必须存在两种成分：伴有腺泡分化的肿瘤细胞和鳞状细胞巢
- 可能还有伴有内分泌和导管分化的细胞
- 也可能可以见到间质和原始成分

特殊染色及免疫组织化学

- 腺泡成分胰蛋白酶、糜蛋白酶和脂肪酶呈阳性
- 如果存在内分泌成分，嗜铬素和突触素呈阳性
- 鳞状细胞巢常无免疫反应

其他诊断技术

- 多数病例有染色体 11p 接近 WT-2 位点的高印记区域的杂合性丧失

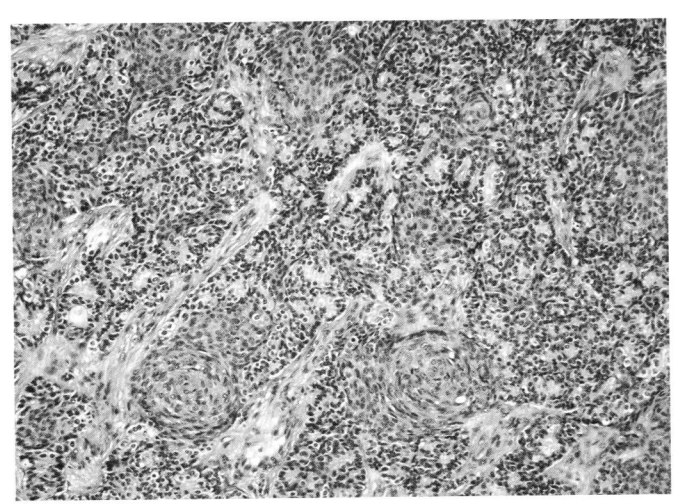

图 8-14　**胰腺母细胞瘤。**伴有腺泡分化的细胞，混合有鳞状细胞巢。

鉴别诊断

▌腺泡细胞癌
- 通常发生于老年患者
- 没有鳞状细胞巢
- 其他方面非常相似

▌高分化胰腺内分泌肿瘤
- 细胞核染色质呈椒盐样
- 通常没有单个突出的核仁
- 嗜铬素和突触素弥漫呈阳性

提要

- 在儿童应该考虑本病
- 鳞状细胞巢是诊断的关键

精选文献

Hruban RH, Pitman MB, Klimstra DS: Tumors of the pancreas. In Atlas of Tumor Pathology, 4th Series, Fascicle 6. Washington, DC, American Registry of Pathology and Armed Forces Institute of Pathology, 2007.

Abraham SC, Wu TT, Klimstra DS, et al: Distinctive molecular genetic alterations in sporadic and familial adenomatous polyposis-associated pancreatoblastomas: Frequent alterations in the APC/beta-catenin pathway and chromosome 11p. Am J Pathol 159:1619-1627, 2001.

Klimstra DS, Wenig BM, Adair CF, Heffess CS: Pancreatoblastoma: A clinicopathologic study and review of the literature. Am J Surg Pathol 19:1371-1389, 1995.

胰腺内分泌肿瘤　Neoplasms of the Endocrine Pancreas

高分化胰腺内分泌肿瘤　Well-Differentiated Pancreatic Endocrine Neoplasms

临床特征

- 功能性高分化胰腺内分泌肿瘤伴有由肿瘤释放的内分泌激素引起的临床综合征
- 功能性胰腺内分泌肿瘤包括：胰岛素瘤（低血糖症）、胰高血糖瘤（坏死性迁徙性红斑、口腔炎和糖尿病）、胃泌素瘤（十二指肠溃疡）和分泌血管活性肠多肽的肿瘤或血管活性肠多肽瘤（VIPoma）（水样腹泻、低血钾症和胃酸过少）
- 非功能性胰腺内分泌肿瘤可以合成内分泌激素，但不产生临床症状
- 与Ⅰ型多发性内分泌肿瘤（multiple endocrine neoplasia type I, MEN Ⅰ）有关
- 微小腺瘤＜0.5cm
- 肿瘤大小、核分裂率、大血管浸润以及扩散到淋巴结和其他器官都可以提示预后

大体病理学

- 发生在胰头、胰体和胰尾
- 界限非常清楚
- 通常为实性、质软，但有些呈囊性

组织病理学

- 成巢或小梁状生长方式
- 细胞核均匀一致，核染色质呈椒盐样
- 可见淀粉样物沉积，尤其是在产生胰岛素的肿瘤
- 沙粒体一般见于产生生长抑素的肿瘤

特殊染色和免疫组织化学

- Grimelius 和 Fontana-Masson 染色呈阳性
- 嗜铬素、突触素和 CD56 免疫标记呈阳性
- 特异性激素（如胰岛素、胰高血糖素）免疫标记可能呈阳性
- 细胞角蛋白（AE1/AE3 和 CAM5.2）免疫标记呈阳性，细胞角蛋白 7 通常呈阴性

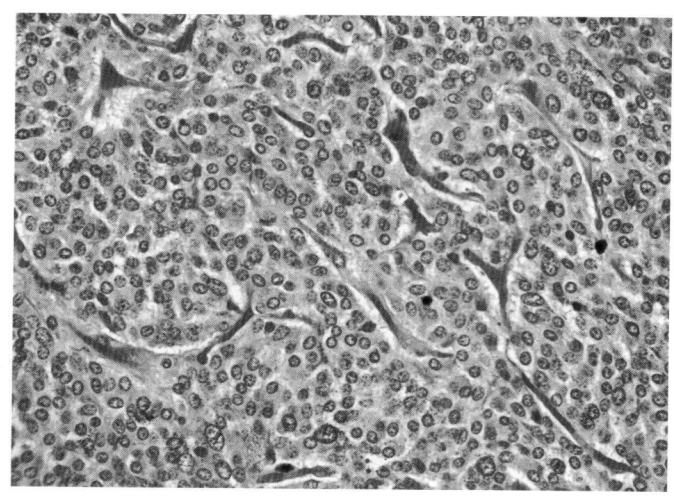

图 8-15　高分化胰腺内分泌肿瘤。 低倍镜下显示均匀一致的细胞巢，伴有椒盐样染色质。

其他诊断技术

- MEN Ⅰ 综合征是由染色体 11q13 区 *MEN1* 基因遗传（种系）突变引起的

鉴别诊断

- 实性假乳头瘤状肿瘤
  - 主要见于年轻女性
  - 嗜酸性小体
  - 细胞分散
  - 胆固醇裂隙
  - CD10 呈阳性
  - β- 连环蛋白核标记呈阳性
- 导管腺癌
  - 细胞稀少的肿瘤，伴有明显的纤维组织增生性间质
  - 腺体结构伴有黏液形成
  - 细胞核多形性
  - 细胞角蛋白 7 呈阳性；嗜铬素、突触素和 CD56 呈阴性
- 腺泡细胞癌
  - 腺泡状结构，细胞核位于基底，尖端胞质呈颗粒状
  - 单个突出的核仁
  - 胰蛋白酶和糜蛋白酶呈阳性
  - 腺泡细胞癌可能有明显的内分泌分化成分（混合腺泡 - 内分泌肿瘤），但出现腺泡细胞癌的组织学特征（腺泡结构和伴有突出核仁的大细胞）时应将那些侵袭性较强的肿瘤与较惰性的内分泌肿瘤区分开来
- 胰腺母细胞瘤
  - 鳞状细胞巢
  - 腺泡结构，细胞核位于基底部，尖端胞质呈颗粒状
  - 单个突出的核仁
  - 胰蛋白酶和糜蛋白酶呈阳性
- 慢性胰腺炎的胰岛聚集
  - 有慢性胰腺炎的背景
  - 小的局灶性病变
  - 多克隆性内分泌素生成

提要

- 大的肿瘤倾向于是非功能性的，因为功能性肿瘤患者通常容易引起临床注意
- 这些肿瘤无需分期
- 行为难以预测，所有 > 0.5cm 的胰腺内分泌肿瘤均应考虑具有恶性潜能
- 肿瘤大小、核分裂率、大血管浸润、淋巴结转移、侵犯其他脏器和远处转移均与预后有关
- 虽然引起 Zollinger-Ellison 综合征的功能性胃泌素瘤可以发生在胰腺，但大多数发生在十二指肠。当有激素表达时，胰岛素是发生在胰腺的神经内分泌肿瘤中最常见的激素
- 在 MEN Ⅰ 患者，可见同时或异时发生的多发性肿瘤

精选文献

Hruban RH, Pitman MB, Klimstra DS: Tumors of the pancreas. In Atlas of Tumor Pathology, 4th Series, Fascicle 6. Washington, DC, American Registry of Pathology and Armed Forces Institute of Pathology, 2007.

Klimstra DS, Perren A, Oberg K, et al: Pancreatic endocrine tumours: Non-functioning tumours and microadenomas. In DeLellis RA, Lloyd RV, Heitz PU, Eng C (eds): Pathology and Genetics of Tumours: Endocrine Organs. Lyon, IARC Press, 2004, pp 201-204.

未分化内分泌肿瘤（小细胞癌）
Undifferentiated Endocrine Neoplasms (Small Cell Carcinoma)

临床特征

- 罕见的肿瘤，主要发生于成人
- 男性比女性常见

- 可能伴有副肿瘤综合征，如 Cushing 综合征
- 需要除外肺的原发性肿瘤转移到胰腺
- 侵袭性很强

大体病理学

- 实性，白色，界限不清，常常伴有坏死

组织病理学

- 小圆形蓝色细胞肿瘤
- 细胞核变形
- 胞质稀少，核仁不明显
- 核分裂率非常高（核分裂象＞ 50 个 /10 个高倍视野）

特殊染色及免疫组织化学

- 细胞角蛋白、突触素和嗜铬素呈阳性
- Ki-67 标记指数高

其他诊断技术

- 没有帮助

鉴别诊断

▎转移至胰腺的肺小细胞癌
- 临床病史，肺部影像学检查

▎高分化胰腺内分泌肿瘤
- 增生率较低（核分裂象＜ 2 个 /10 个高倍视野）
- 突触素和嗜铬素均匀一致的较强表达

▎淋巴瘤
- 均匀一致，比较分散的圆形蓝细胞片块
- 缺乏神经内分泌标记物表达
- 表达淋巴细胞标记物（如 CD45）

▎原始神经外胚层肿瘤（PNET）和其他婴儿和儿童圆形蓝细胞肿瘤
- 较常见于儿科患者
- 特异性免疫组化和细胞遗传学所见
  — PNET 表达 CD99，并有 t(11; 22)(q24; q12) 染色体易位
  — 腹腔内纤维组织增生性小圆细胞肿瘤表达结蛋白，并有 t(11; 22)(q24; q12) 染色体易位
  — 横纹肌肉瘤表达 MyoD

提要

- 在诊断胰腺原发性肿瘤之前，必须除外肺小细胞癌

精选文献

Manabe T, Miyashita T, Ohshio G, et al: Small carcinoma of the pancreas: Clinical and pathologic evaluation of 17 patients. Cancer 62:135-141, 1988.

不能确定分化方向的肿瘤
Neoplasms of Uncertain Direction of Differentiation

实性假乳头状肿瘤
Solid Pseudopapillary Neoplasms

临床特征

- 多数发生在 20 多岁到 30 多岁的年轻女性，男女比率为 1∶10，平均年龄为 30 岁
- 表现为与大的腹部肿块相关的非特异性症状
- 少数肿瘤破裂，产生腹腔积血
- 生长缓慢的低级别恶性肿瘤

大体病理学

- 可以发生在胰头、胰体或胰尾
- 孤立性，相对大的（平均为 10cm）界限清楚的肿块
- 质软，白色到黄色，伴有出血和囊性退变区域

组织病理学

- 均匀一致的散在的细胞
- 可见核沟
- 纤细的血管分支
- 玻璃样小体
- 泡沫细胞
- 胆固醇裂隙

特殊染色和免疫组织化学

- CD10 标记呈阳性
- 细胞核 β- 连环蛋白标记呈阳性
- 玻璃样小体 α_1- 抗胰蛋白酶标记呈阳性

其他诊断技术

- β- 连环蛋白基因突变导致细胞核 β- 连环蛋白蛋白积聚

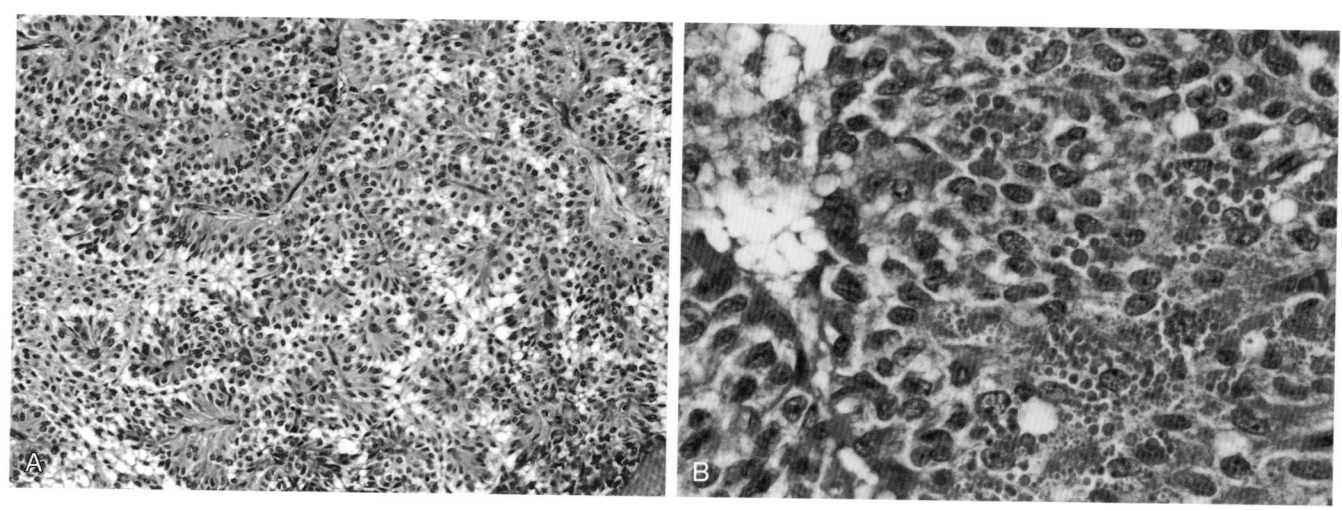

图 8-16　实性假乳头状肿瘤。 A，低倍镜下显示均匀一致的松散的细胞，围绕纤细的血管。B，玻璃样小体是这些肿瘤的特征。

鉴别诊断

- 高分化胰腺内分泌肿瘤
  - 细胞巢或形成小梁状结构
  - 染色质呈椒盐样
  - 突触素和嗜铬素染色呈阳性
  - 细胞膜 β 连环蛋白标记
- 导管腺癌
  - 细胞稀少的肿瘤，伴有明显的纤维组织增生性间质
  - 腺体结构伴有黏液形成
  - 细胞核多形性
  - 细胞角蛋白 7 呈阳性，CD10 呈阴性
  - 细胞膜 β- 连环蛋白标记
- 腺泡细胞癌
  - 腺泡状结构，细胞核位于基底，尖端胞质呈颗粒状
  - 单个突出的核仁
  - 胰蛋白酶和糜蛋白酶染色呈阳性
- 胰腺母细胞瘤
  - 鳞状细胞巢
  - 腺泡状结构，细胞核位于基底，尖端胞质呈颗粒状
  - 单个突出的核仁
  - 胰蛋白酶和糜蛋白酶染色呈阳性

提要

- 在 20 多岁或 30 多岁女性的胰腺肿瘤中，实性假乳头状肿瘤应该是分化最好的肿瘤
- 印片可能突出显示纤细的血管结构和松散的细胞

- 玻璃样小体是一种诊断线索
- 尽管可见血管浸润，并且提示预后可能不好，但转移到肝和腹膜的罕见

精选文献

Hruban RH, Pitman MB, Klimstra DS: Tumors of the pancreas. In Atlas of Tumor Pathology, 4th Series, Fascicle 6. Washington, DC, American Registry of Pathology and Armed Forces Institute of Pathology, 2007.

Abraham SC, Klimstra DS, Wilentz RE, et al: Solid-pseudopapillary tumors of the pancreas are genetically distinct from pancreatic ductal adenocarcinomas and almost always harbor beta-catenin mutations. Am J Pathol 160:1361-1369, 2002.

Klimstra DS, Wenig BM, Heffess CS: Solid-pseudopapillary tumor of the pancreas: A typically cystic carcinoma of low malignant potential. Semin Diagn Pathol 17:66-80, 2000.

胰腺转移性肿瘤
Metastases to the Pancreas

临床特征

- 其他脏器的癌症病史

大体病理学

- 可能是多发性的

组织病理学

- 转移性肾细胞癌为透明细胞肿瘤
- 转移性胃癌和乳腺小叶癌为印戒细胞肿瘤

- 转移性黑色素瘤可见黑色素

特殊染色及免疫组织化学

- 转移性肾细胞癌 CD10 和 RCCma 呈阳性
- 转移性乳腺癌大囊肿病液体蛋白（GCDFP）、雌激素和孕激素受体呈阳性
- 转移性黑色素瘤 S-100 蛋白、HMB-45 和 melan-A 呈阳性

其他诊断技术

- 没有帮助

鉴别诊断

▌ 导管腺癌

- 突出的纤维组织增生性间质

- 邻近有胰腺上皮内肿瘤形成（PanIN）或导管内乳头状黏液性肿瘤
- 细胞角蛋白 7 呈阳性
- 大约 55% 的病例 dpc4 丢失

提要

- 了解患者的病史
- 放射学检查对于正确诊断具有决定性作用
- 胰腺、胆道和上胃肠道肿瘤的鉴别困难，最好依靠免疫组化染色诊断

精选文献

Adsay NV, Andea A, Basturk O, et al: Secondary tumors of the pancreas: An analysis of a surgical and autopsy database and review of the literature. Virchows Arch 444:527-535, 2004.

Sylvia L. Asa 和 Sandra E. Fischer 著

丁效蕙　回允中　译

9　肾 上 腺
Adrenal Gland

肾上腺皮质功能不全（Addison 病）
Adrenal Cortical Insufficiency (Addison Disease)

临床特征

■ 原发性肾上腺皮质功能不全

● 病因学

— 75% ~ 90% 的病例为自身免疫性病因，血循环中的自身抗体与内分泌抗原（21-OH、P-450scc 和 17-OH）发生反应

— 其他原因包括：结核病在内的感染性疾病、出血（脓毒症）、转移性肿瘤、淀粉样变性、肾上腺脑白质营养不良和毒品

● 症状和体征：虚弱、疲乏、嗜盐、低血压、厌食和体重减轻、色素沉着过度（由于促肾上腺皮质激素和其他前阿片黑素细胞皮质激素成分增加）

● 生物化学：皮质醇和醛固酮产生减少、促肾上腺皮质激素（adrenocorticotropic hormone, ACTH）和肾素水平增加；醛固酮减少可能引起低钠血症和高钾血症

● 治疗：皮质类固醇和盐皮质激素替代治疗；如果不治疗可能致命

■ 继发性肾上腺皮质功能不全

● 病因学：促肾上腺皮质激素释放激素（corticotropin-releasing hormone, CRH）或 ATCH 水平低，造成肾上腺皮质刺激不足

— 可见于外源性糖皮质激素长期抑制下丘脑 - 垂体 - 肾上腺轴或有下丘脑或垂体破坏性病变的患者

● 症状和体征：虚弱、疲乏、厌食、体重减轻、色素沉着不足

● 生物化学：典型者醛固酮水平正常，没有色素沉着过度

大体病理学

● 特发性病变的特征是：肾上腺苍白、不规则皱缩，重量常常少于 2 ~ 3g，伴有皮质层明显变薄；肾上腺严重萎缩可能导致大体难以辨认

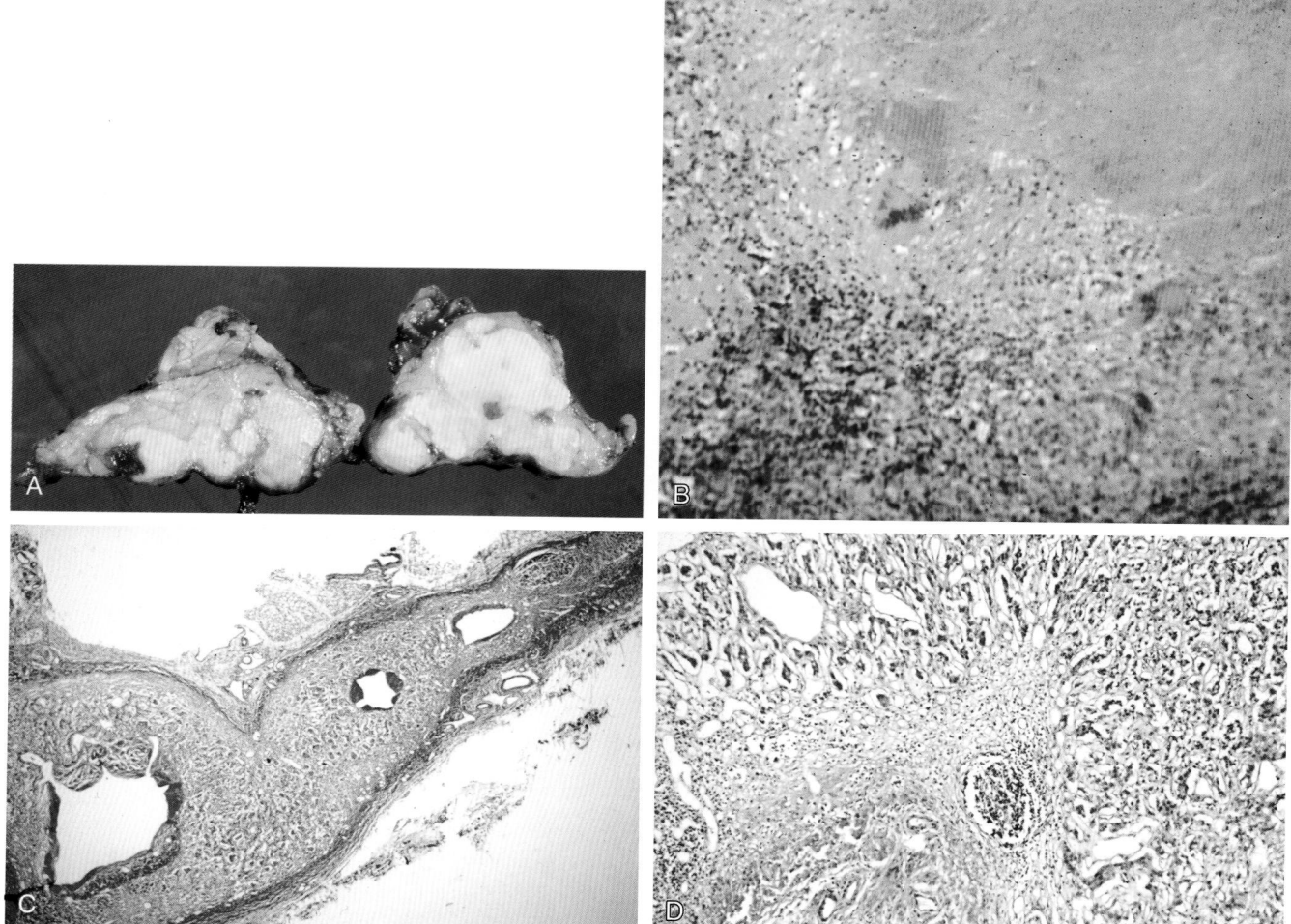

图 9-1   **A，结核感染性 Addison 病。**由于结核感染组织破坏，导致肾上腺增大，但腺体被坏死性黄色物质替代。无正常组织。周围脂肪不显著。**B，结核感染性 Addison 病。**肾上腺皮质内的干酪性肉芽肿，伴有巨细胞反应。**C，自身免疫性炎症性 Addison 病。**肾上腺萎缩，皮质几乎完全消失，残留的髓质周围可见局灶性炎症反应。**D，自身免疫性炎症性 Addison 病。**炎症细胞替代皮质，少数残留的皮质细胞之间纤维化明显。

- 继发性病变常见肾上腺增大和炎症性或肿瘤性浸润

组织病理学

- 特发性病变表现为：肾上腺皮质显著萎缩，髓质完整，由含有少数萎缩皮质细胞岛的纤维组织围绕；常见淋巴细胞浸润
- 浸润性病变为炎症或恶性肿瘤

特殊染色和免疫组织化学

- 微生物特殊染色：可以确定感染性病例中的微生物类型

其他诊断技术

- 没有帮助

鉴别诊断

- 必须区分原发性和继发性肾上腺功能不全
- 如果为原发性，应尽量确定病因
  - 炎症性；排除感染
  - 转移性肿瘤
  - 淀粉样变性（少见）

提要

- 由 Addison 于 1855 年最先描述
- 在症状出现之前，一定有 90% 以上的肾上腺被破坏
- 免疫性病变，伴有自身免疫性多腺性综合征（autoimmune polyglandular syndrome, APS）1 型和 2 型（Schmidt 综合征）；APS 1 型为 *AIRE-1* 基因突变所致

精选文献

Shulman DI, Palmert MR, Kemp SF: Adrenal insufficiency: Still a cause of morbidity and death in childhood. Pediatrics 119:e484-494, 2007.

Fujieda K, Tajima T: Molecular basis of adrenal insufficiency. Pediatr Res 57:62R-69R, 2005.

Ten S, New M, Maclaren N: Clinical review 130: Addison's disease 2001. J Clin Endocrinol Metab 86:2909-2922, 2001.

Peterson P, Uibo R, Krohn KJE: Adrenal autoimmunity: Results and developments. Trends Endocrinol Metab 11:285-290, 2000.

先天性肾上腺增生（肾上腺生殖器综合征）
Congenital Adrenal Hyperplasia (Adrenogenital Syndrome)

临床特征

- 病因学
  - 为皮质醇生物合成障碍性常染色体隐性遗传性疾病，导致糖皮质激素在下丘脑和垂体水平反馈抑制减弱、血清 CRH 和 ACTH 水平升高和肾上腺增生
  - 参与类固醇合成所需的五个酶化步骤中的任一缺陷均可引起；90% ~ 95% 的病例是由 21- 羟化酶缺乏引起的，导致主要的酶底物 17- 羟孕酮明显升高
  - 少见的原因：20,22- 碳链分解酶（desmolase）缺乏、17α- 羟化酶缺乏、3β- 羟基类固醇脱氢酶缺乏或 11β- 羟化酶缺乏
  - 先天性类脂性肾上腺增生
    - 先天性类脂性肾上腺增生是最严重的先天性肾上腺增生，其中所有的性腺和肾上腺皮质类固醇合成都受到明显的损害
    - 先天性类脂性肾上腺增生可能是由生成类固醇急性调节（the steroidogenic acute regulatory, StAR）蛋白或 P-450scc 缺陷引起的
- 流行病学
  - 经典型发生在 1/5000 ~ 1/15000 活产新生儿
  - 非经典型发生在 0.3% 的白种人群
- 症状和体征
  - 是新生女婴生殖器模棱两可最常见的原因；临床表现与 21-OH 缺乏严重程度有关
  - 经典型
    - 可表现为盐丢失型或单纯（女子）男性化型
    - 典型者新生女婴在出生时由于循环血中雄

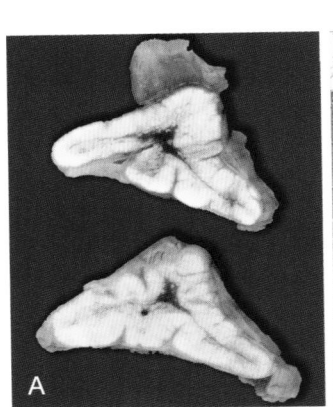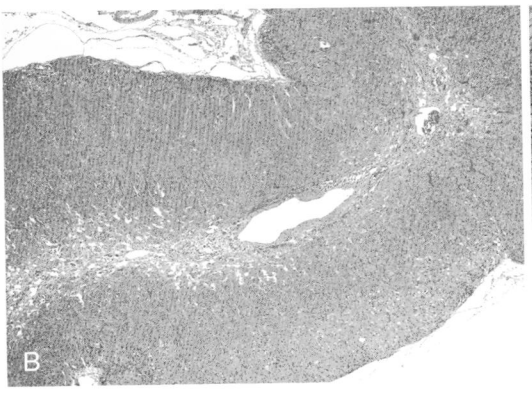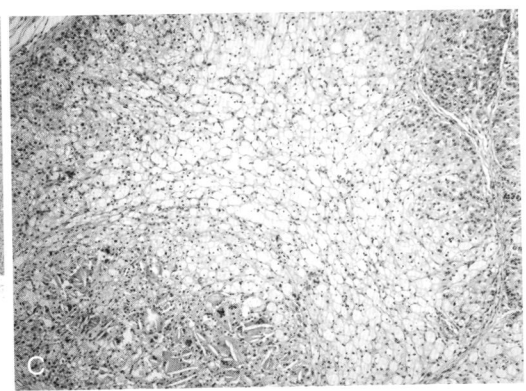

图 9-2　A，21- 羟化酶缺乏性先天性肾上腺皮质增生。肾上腺腺体弥漫性增大，伴有皮质内脂质减少。B，21- 羟化酶缺乏性先天性肾上腺皮质增生。显微镜下检查可见弥漫增大的腺体，主要由皮质构成，没有明显的带状结构，主要是致密细胞。C，类脂性先天性肾上腺增生。肾上腺皮质增厚，主要是大而透明的肾上腺皮质细胞，内含大量脂质，伴有胆固醇裂隙和多核巨大组织细胞。（A, Photo courtesy of Dr. Glenn P. Taylor, Hospital for Sick Children, Toronto.）

激素增加而显示男性化（阴蒂肥大和假两性畸形）

- ◆ 青春期后女性显示月经过少、多毛症和痤疮
- ◆ 新生男婴一般在出生后数天到数周内表现为盐丢失危象（低血容量、高肾素血症和高钾血症，可能危及生命），这是由醛固酮合成减少引起的
- ◆ 男性随后表现为外生殖器增大和青春期早熟
  - — 非经典型
    - ◆ 受累个体出生时正常，没有皮质醇和醛固酮缺乏
    - ◆ 较大儿童或青少年发生雄激素过多（男性化）的发育体征
    - ◆ 出现杂合体：无临床症状
- 治疗
  - — 药物治疗包括糖皮质激素和盐皮质激素替代疗法和应用雄激素和雌激素拮抗药
  - — 在选择性的病例中实施双侧肾上腺切除术
  - — 基因治疗的研究正在进行中

大体病理学

- 双侧肾上腺增大，伴有皮质弥漫性增厚
- 肾上腺重量可以达到正常的 10 ~ 15 倍
- 由于出现过多的皱褶，肾上腺表面呈脑回状

组织病理学

- 肾上腺皮质增厚，累及球状带、束状带，特别是网状带；带状结构不甚清楚
- 由于 ACTH 持续刺激，许多皮质细胞显示胞质脂质减少（致密细胞）
- 在先天性类脂性肾上腺增生，由于肾上腺皮质细胞内胆固醇酯积聚，腺体增大；细胞破裂造成进一步损害，局部可见胆固醇裂隙引起的异物肉芽肿反应

特殊染色和免疫组织化学

- 没有帮助

其他诊断技术

- 基因检测 21- 羟化酶缺乏或罕见的 20,22- 碳链分解酶缺乏、17α- 羟化酶缺乏、3β- 羟基类固醇脱氢酶缺乏或 11β- 羟化酶缺乏

鉴别诊断

- 肾上腺皮质腺瘤
  - 是散在的肾上腺皮质结节而不是弥漫性增生，一般为单侧性

提要

- 由于缺乏糖皮质激素，肾上腺髓质形成缺陷，导致肾上腺素缺乏和低血糖症
- 先天性肾上腺增生的儿童发生肾上腺皮质腺瘤和肾上腺皮质癌已有几例报告；可能与 ACTH 持续性刺激有关
- 肾上腺皮质肿瘤可能发生在先天性皮质增生患者的睾丸；据认为是起源于残留的异位肾上腺皮质

精选文献

Ogilvie CM, Crouch NS, Rumsby G, et al: Congenital adrenal hyperplasia in adults: A review of medical, surgical and psychological issues. Clin Endocrinol 64:2-11, 2006.

Merke DP, Bornstein SR: Congenital adrenal hyperplasia. Lancet 365:2125-2136, 2005.

Speiser PW, White PC: Congenital adrenal hyperplasia. N Engl J Med 349:776-788, 2003.

Merke DP, Bornstein SR, Avila NA, Chrousos GP: Future directions in the study and management of congenital adrenal hyperplasia due to 21-hydroxylase deficiency. Ann Intern Med 136:320-334, 2002.

White PC: Congenital adrenal hyperplasias. Best Pract Res Clin Endocrinol Metab 15:17-41, 2001.

肾上腺皮质增生
Adrenal Cortical Hyperplasia

临床特征

- 两种类型：原发性（非 ACTH 依赖性）和继发性（ACTH 依赖性）
- 病因学：取决于是原发性的还是继发性的
  - — 原发性肾上腺皮质增生：由于种系突变
    - ◆ ACTH 受体激活突变；膜受体（GIP 受体、β- 肾上腺素能受体和 LH 受体）异常表达和 McCune-Albright 综合征中 *GNAS 1* 激活突变导致非 ACTH 依赖性巨大结节性增生（ACTH-independent macronodular

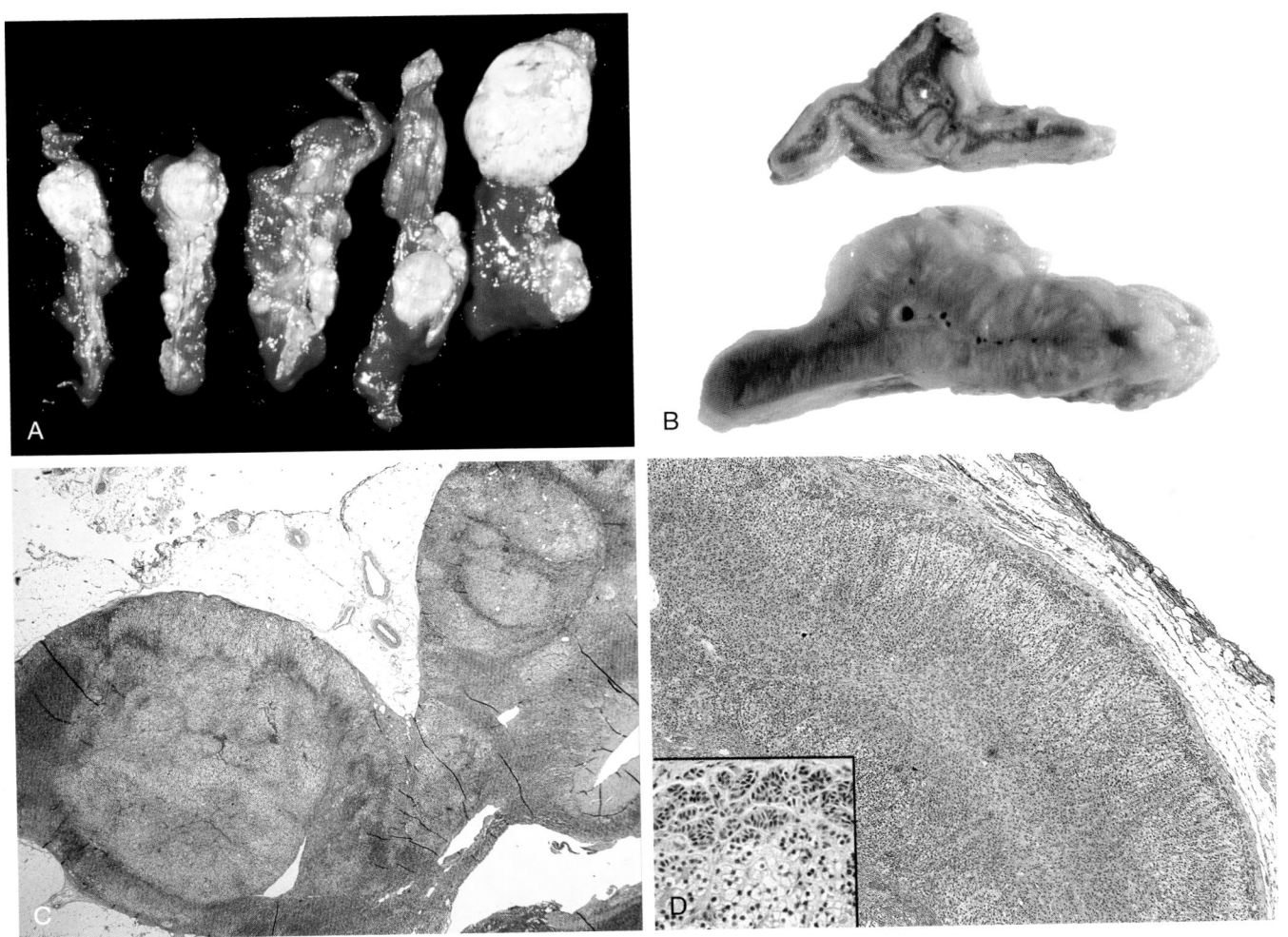

图 9-3　**A，大结节性肾上腺皮质增生。**大体照片显示多发性肾上腺皮质结节。**B，弥漫性肾上腺皮质增生。**大体照片显示正常肾上腺（上）和伴有皮质脂质缺失的弥漫性增大的肾上腺，患者患有异位促肾上腺皮质激素综合征（下）。**C，大结节性肾上腺皮质增生。**典型的结节状肾上腺皮质增生，伴有多发性界限不清的皮质结节，结节由透明细胞和致密的细胞构成。**D，球状带增生。**肾上腺由正常情况下非连续的连续的球状带排列而成。细胞小，平均 5 个细胞厚度（插图）。

hyperplasia, AIMAH）

- ◆ *PRKAR1A* 和 *PDE11A* 基因失活性种系突变见于 Carney 综合征和孤立性原发性色素结节性肾上腺皮质疾病（primary pigmented nodular adrenal cortical disease, PPNAD）
- ◆ 双侧肾上腺增生还见于 I 型多发性内分泌瘤病（MEN I）综合征和家族性腺瘤性息肉病
- — 继发性（ACTH 依赖性）增生：由原发性垂体疾病（促肾上腺皮质激素腺瘤或增生）导致的 ACTH 过量或其他部位肿瘤的异位

ACTH 产物所致

- • 症状和体征
  - — 原发性增生可能表现为各种各样的内分泌综合征，包括 Cushing 综合征、Conn 综合征或男性化
  - — 继发性增生表现为严重的 Cushing 综合征，垂体依赖性一般呈典型表现，而由其他恶性肿瘤的异位产物引起的则呈非典型性表现（明显的消瘦和色素沉着）
- • 生物化学
  - — 所见各异，取决于临床表现（Cushing 综合征、Conn 综合征和男性化综合征）；除了继发性病

例外，ACTH 水平一般较低（受到抑制）

- 治疗
  - 对于继发性病例，应治疗导致 ACTH 过量的原发来源
  - 内科治疗应用酮康唑（ketoconazole）及其他药物减少糖皮质激素的高分泌
  - 腹腔镜下行肾上腺切除术，随后采取替代疗法

大体病理学

- 非肿瘤性（多克隆性）病变由肾上腺皮质结节性或弥漫性增生组成
- 增大程度取决于病因
  - 重度增大是由异位 ACTH 或非 ACTH 依赖性巨大结节性增生（AIMAH）引起的
  - 轻到中度增大伴有垂体依赖性 ACTH 过量或孤立性原发性色素结节性肾上腺皮质疾病（PPNAD）
  - 当 Conn 综合征引起球状带增生时，大体不能辨认
- 除了罕见的色素性结节之外，几乎总是双侧性的，色素性结节常常为单侧性，呈明显的棕黑色变色
- 结节可以为小结节（＜1cm），也可以为大结节（＞1cm）
- 可见结节性和弥漫性病变混合存在

组织病理学

- 肾上腺皮质有弥漫性增生或呈多结节状结构
- 模糊的腺泡状或小梁状结构
- 细胞大小一致，伴有小的圆形细胞核
- 细胞质空泡状（透明）或嗜酸性（致密）颗粒状
- 可见脂肪瘤性化生区域
- 球状带增生仅限于腺体的周围，其特征为：连续的胞质稀少的细胞巢，平均厚度为 5 层细胞
- 在 AIMAH 中，大的透明细胞和小的致密细胞混合存在；色素性结节显示增大的球状皮质细胞有数量不等的颗粒状深棕色色素
- 在 PPNAD 中，可见结节之间正常带状结构紊乱，与 AIMAH 不同，它显示特征性的小叶内增生

特殊染色和免疫组织化学

- PPNAD 结节突触素和 17α- 羟化酶细胞色素 P-450 染色呈阳性；AIMAH 结节 3β- 羟基类固醇脱氢酶染色显著

其他诊断技术

- 没有帮助

鉴别诊断

■ 肾上腺皮质腺瘤

- 孤立性单侧性病变，伴有自主生长的证据，支持为腺瘤
- 一个较大的结节附近有小结节，支持为肾上腺增生
- 明确区分结节性增生和肾上腺皮质腺瘤常常非常困难，甚至不可能

提要

- 肾上腺皮质增生（小结节性和弥漫性）在 I 型家族性醛固酮过多症（糖皮质激素代偿性醛固酮过多症）病例已有报道，这是一种常染色体显性遗传性疾病，是由 11-β 羟化酶（CYP11B1）基因的 ACTH 应答调节部位和醛固酮合成酶（CYP11B2）基因编码部位之间交叉形成的杂交基因引起的。结果是造成束状带内异位分泌 ACTH 应答性醛固酮

精选文献

Cazabat L, Ragazzon B, Groussin L, Bertherat J: PRKAR1A mutations in primary pigmented nodular adrenocortical disease. Pituitary 9:211-219, 2006.

Makras P, Toloumis G, Papadogias D, et al: The diagnosis and differential diagnosis of endogenous Cushing's syndrome. Hormones 5:231-250, 2006.

Christopoulos S, Bourdeau I, Lacroix A: Clinical and subclinical ACTH-independent macronodular adrenal hyperplasia and aberrant hormone receptors. Horm Res 64:119-131, 2005.

Libe R, Bertherat J: Molecular genetics of adrenocortical tumors, from familial to sporadic diseases. Eur J Endocrinol 153:477-487, 2005.

Mulatero P, Dluhy RG, Giacchetti G, et al: Diagnosis of primary aldosteronism: From screening to subtype differentiation. Trends Endocrinol Metab 16:114-119, 2005.

肾上腺皮质腺瘤
Adrenal Cortical Adenoma

临床特征

- 病因学
  - 大都是散发性的，没有已知的遗传性基础

- 可能与家族性疾病（MEN Ⅰ、家族性醛固酮过多症和先天性肾上腺增生）的发生有关
- 比较基因组杂交研究证明，30% ~ 60% 的肾上腺腺瘤有遗传性改变；最常见的是染色体 2、11q 和 17p 缺失和染色体 4 和 5 增加
- *TP53* 和 *K-ras* 突变、11p15 和 ACTH 受体的杂合性缺失（loss of heterozygosity, LOH）在腺瘤中少见

- 症状和体征
  - 大多数肾上腺皮质腺瘤没有症状（无功能性），为偶然发现
  - 患者可能表现为 Cushing 综合征或醛固酮过多症（Conn 综合征）；男性化很少见于腺瘤，男性女性化几乎全是恶性的征兆（见"肾上腺皮质癌"）
  - 伴有 Cushing 综合征和原发性醛固酮过多症的腺瘤一般较小，为单发性的；少数病例可为多发性和双侧性

- 生物化学
  - 各种各样，取决于临床表现（Cushing 综合征、Conn 综合征和男性化综合征）。除了 Conn 综合征外，ACTH 水平通常较低（受抑制）

- 治疗
  - 腹腔镜下肿瘤切除是最佳治疗方案

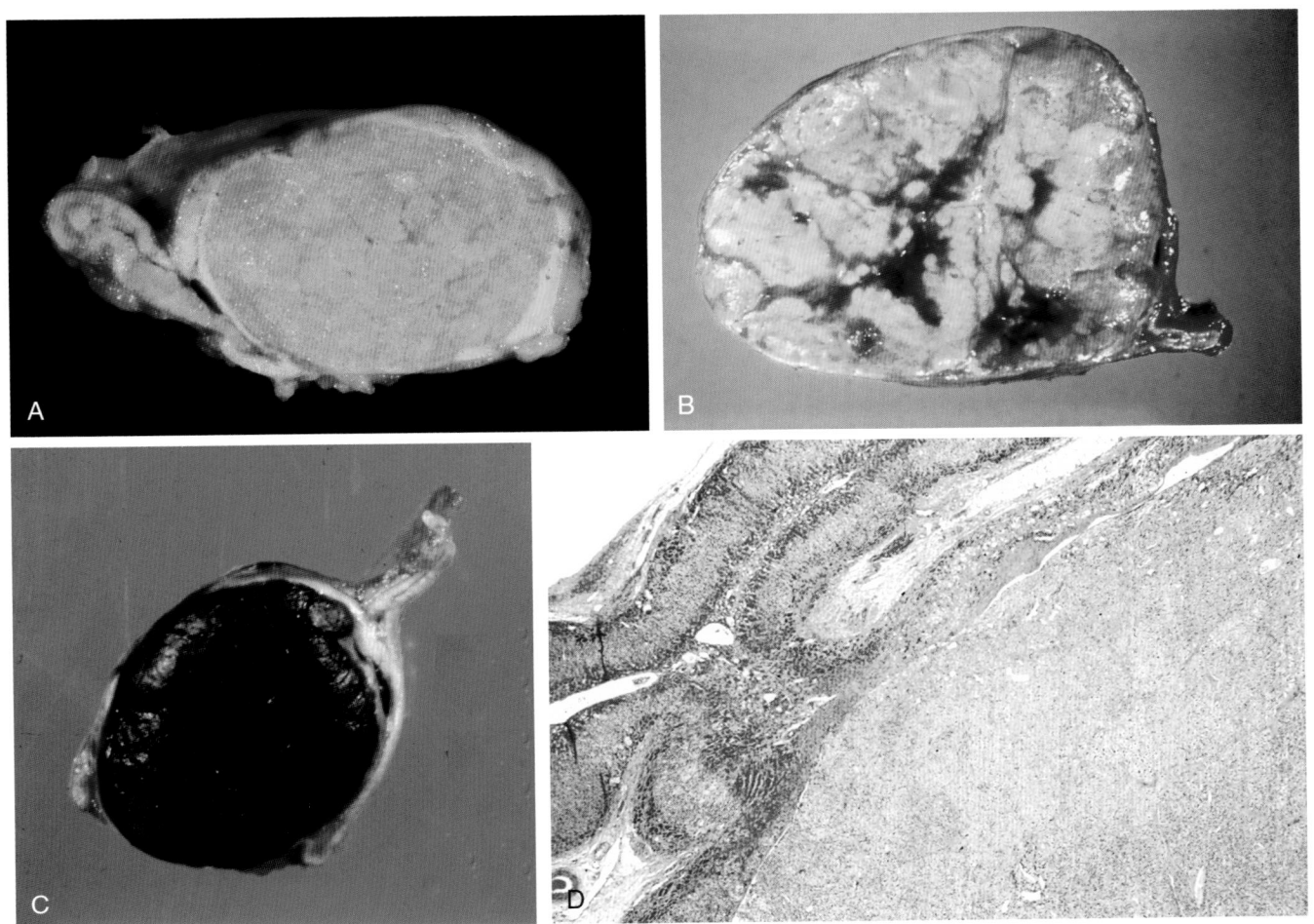

图 9-4 A，Conn 综合征相关性肾上腺皮质腺瘤。大体照片显示肿瘤轮廓清楚，呈明亮的金黄色外观。邻近的肾上腺组织不明显。B，Cushing 综合征相关性肾上腺皮质腺瘤。大体照片显示结节轮廓清楚，呈黄色，伴有局灶出血，邻近的腺体明显萎缩。C，肾上腺皮质腺瘤伴有色素沉着（"黑色腺瘤"）。大体照片显示结节轮廓清楚，由于色素沉着而呈黑色。D，Conn 综合征相关性肾上腺皮质腺瘤。显微镜下可见大的、轮廓清楚但无包膜的透明细胞腺瘤，邻近的腺体有球状带增生（见图 9-3D）。

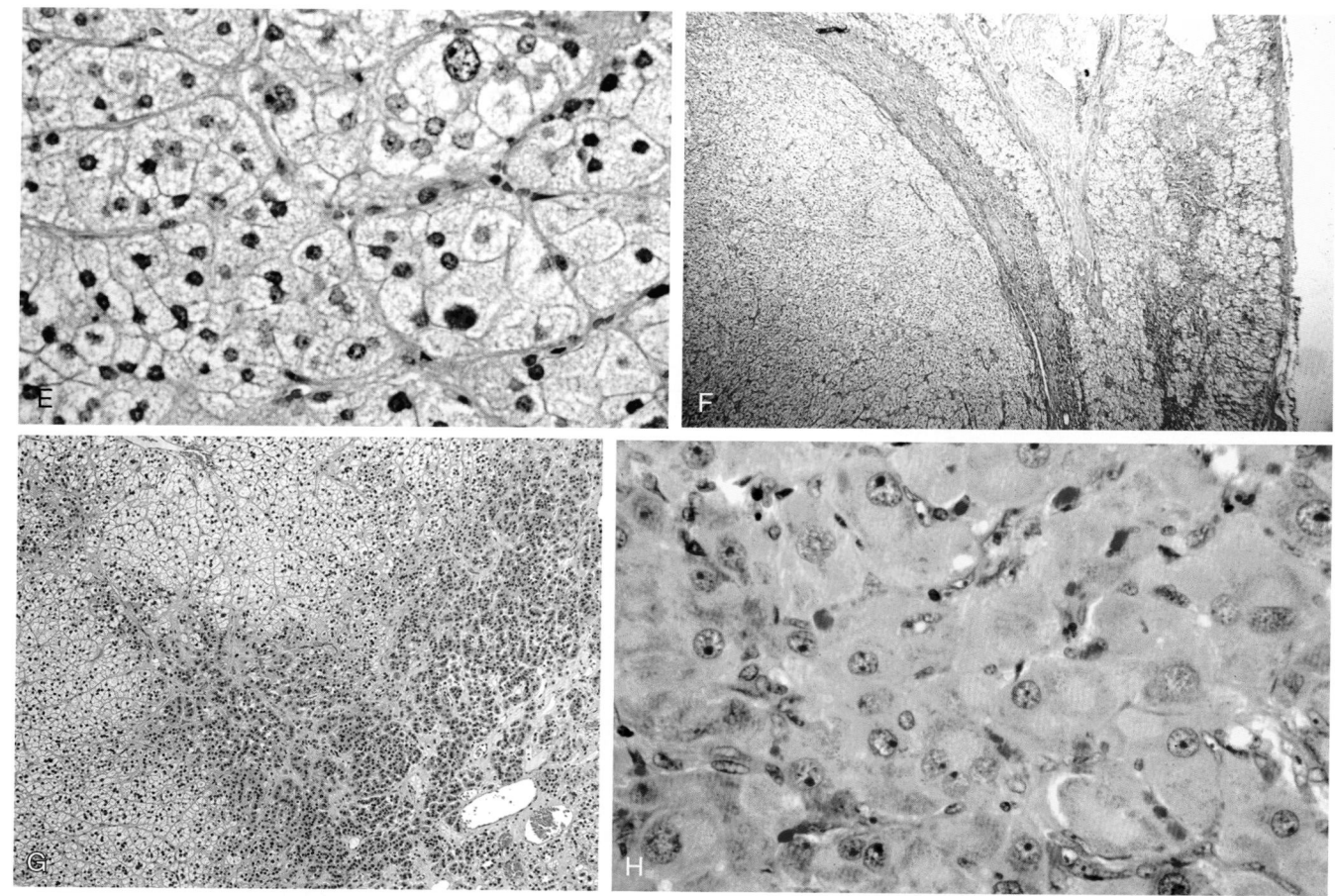

图9-4续　E，Conn 综合征相关性肾上腺皮质腺瘤。显微镜下显示肿瘤细胞具有丰富的透明胞质。F，Cushing 综合征相关性肾上腺皮质腺瘤。显微镜下显示腺瘤大、轮廓清楚但无包膜，邻近腺体明显萎缩，网状带完全丧失，表明缺乏促肾上腺皮质激素刺激。G，Cushing 综合征相关性肾上腺皮质腺瘤。显微镜下，腺瘤由透明细胞和致密细胞混合构成，伴有小圆形核和丰富的嫌色到嗜酸性的胞质。H，肾上腺皮质腺瘤，色素型。高倍视野显示单一形态的肾上腺皮质细胞增生，伴有大量的嗜酸性胞质，内容棕黄色色素颗粒。

大体病理学

- 伴有 Cushing 综合征或醛固酮过多症的腺瘤一般为孤立性和单侧性的，重量少于 50g
- 有包膜的边界清楚的肿瘤
- Conn 综合征相关性腺瘤具有特征性的明黄色或金黄色外观
- Cushing 综合征相关性腺瘤可能为明黄色或棕黄色
- 所有的腺瘤均可显示局部出血或坏死（典型者见于较大的病变）
- 少见的腺瘤为弥漫性色素沉着性黑色病变（色素性腺瘤）
- 嗜酸细胞性（oncocytic）肾上腺皮质腺瘤的切面为暗褐色到赤褐色 - 棕色

组织病理学

- 肿瘤边界清楚，边缘呈推挤状，缺乏真正的包膜
- 典型者具有小梁状或腺泡状（巢状）结构
- 肿瘤细胞大，细胞核规则，呈圆形，有小点状核仁；可见局部多形性和显著的大核仁
- 几乎没有核分裂活性；从不出现非典型性核分裂象
- 胞质丰富、"透明"或"致密"
  — 在 Conn 综合征相关性腺瘤，胞质呈透明的富于脂质的空泡状；如果患者应用螺内酯治疗，球状带细胞内可能形成螺内酯小体（小的嗜酸性层状细胞质内包涵体）。应用髓鞘蓝（Luxol fast blue, LFB）染色最易见到

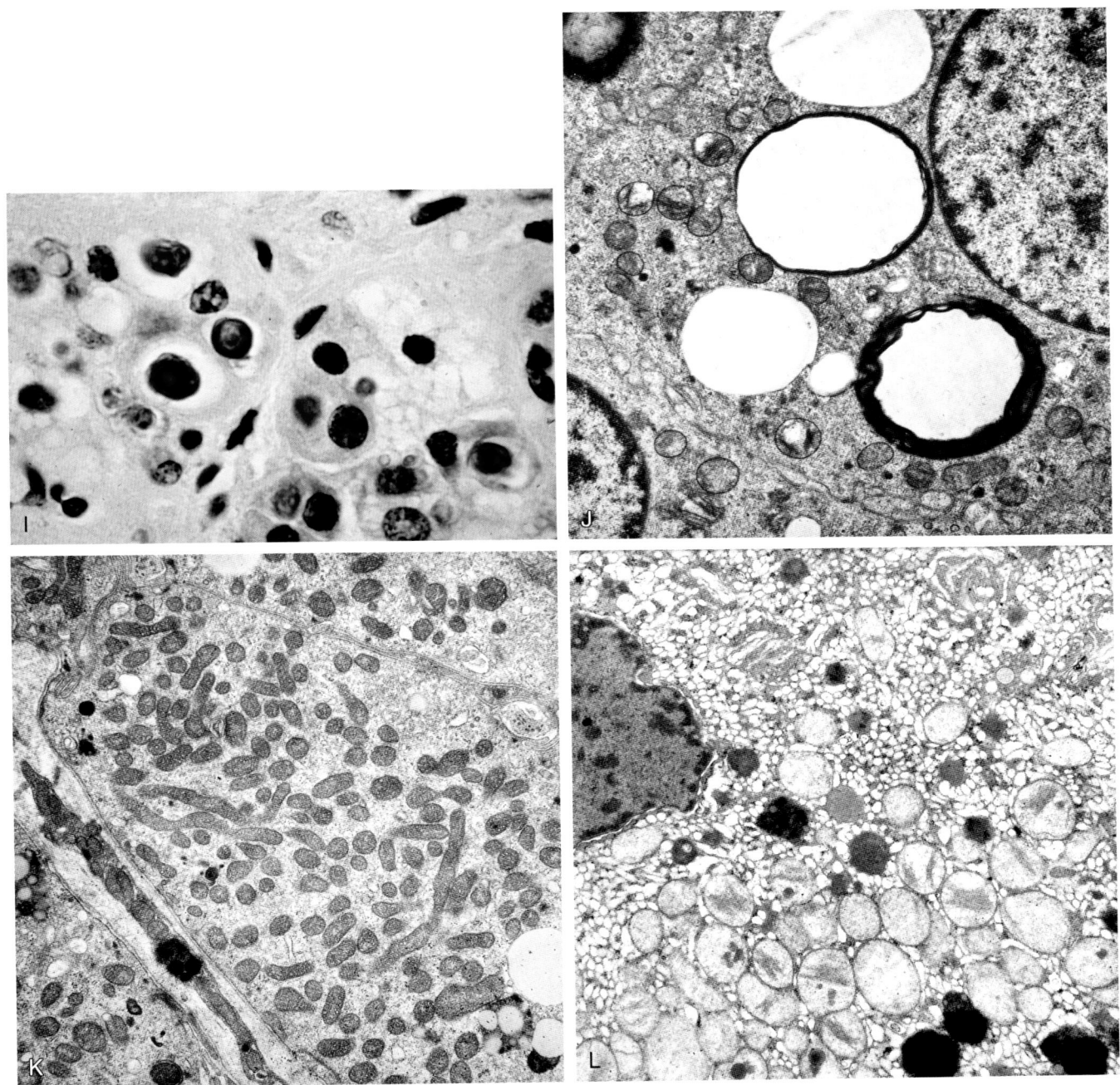

图9-4 续 I，Conn 综合征相关性肾上腺皮质腺瘤。LFB 染色突显螺内酯小体。J，Conn 综合征相关性肾上腺皮质腺瘤。电子显微镜显示肿瘤细胞有丰富的滑面内质网；线粒体嵴呈扁平板状，符合球状带分化和盐皮质激素产生；并有层状螺内酯小体。K，Cushing 综合征相关性肾上腺皮质腺瘤。电子显微镜显示肿瘤细胞具有丰富的滑面内质网，线粒体具有管泡状嵴，符合产生类固醇的细胞分化。L，肾上腺皮质腺瘤，色素型。电子显微镜显示肿瘤细胞有丰富的滑面内质网和大量线粒体，并有大的电子致密颗粒，符合含有脂褐素的复杂的溶酶体。

— 在 Cushing 综合征相关性腺瘤，胞质可能为透明或嗜酸性（致密），多数肿瘤可见两种类型的胞质
● 色素性腺瘤的细胞胞质是嗜酸性的，胞质内含有显著的颗粒状黄棕色色素（脂褐素）
● 嗜酸性细胞腺瘤的细胞有丰富的颗粒状嗜酸性胞质，局部可见显著的细胞核多形性和核内假包涵体
● 组织学表现不能可靠预测伴随的临床表现；检查

邻近的非肿瘤性腺体有助于诊断
- — 正常的皮质萎缩提示 Cushing 综合征伴 ACTH 受抑制
- — 在 Conn 综合征的患者中，偶尔可见球状带增生（反常的增生，paradoxical hyperplasia）

特殊染色和免疫组织化学

- LFB 标记螺内酯小体
- 免疫组织化学标记类固醇生成相关酶可以区分其功能，但不用于诊断
- MIB-1 或 Ki-67 标记指数一般低于 2.5

其他诊断技术

- 电子显微镜检查
  - — 细胞含有丰富的脂质和显著的滑面内质网；也有大量的线粒体
  - — 线粒体形态与功能有关：产生醛固酮的细胞（球状带分化）具有扁平、板状、"分层的"线粒体嵴，而产生糖皮质激素和性类固醇的细胞（网状带和束状带）其线粒体嵴呈圆形或球状。
  - — 色素性腺瘤含有许多与脂褐素一致的电子致密颗粒
  - — 螺内酯小体由同心漩涡状膜样结构组成

鉴别诊断

- 肾上腺皮质癌
  - 瘤块一般较大，大体有明显的出血和坏死
  - 浸润性边缘，典型者侵入周围组织
  - 肿瘤细胞显示明显的多形性，核分裂象常见

提要

- 肾上腺皮质腺瘤的组织学表现不能用来预测相关的内分泌异常或综合征，虽然邻近的肾上腺皮质可能显示萎缩（Cushing 综合征）或球状带增生（Conn 综合征）
- 典型的治疗是切除含有腺瘤的肾上腺

精选文献

Young WF Jr: The incidentally discovered adrenal mass. N Engl J Med 356:601-610, 2007.

Libe R, Bertherat J: Molecular genetics of adrenocortical tumors, from familial to sporadic diseases. Eur J Endocrinol 153:477-487, 2005.

Mulatero P, Dluhy RG, Giacchetti G, et al: Diagnosis of primary aldosteronism: From screening to subtype differentiation. Trends Endocrinol Metab 16:114-119, 2005.

Ribeiro RC, Figueiredo B: Childhood adrenocortical tumours. Eur J Cancer 40:1117-1126, 2004.

Koch CA, Pacak K, Chrousos GP: Genetics of endocrine disease: The molecular pathogenesis of hereditary and sporadic adrenocortical and adrenomedullary tumors. J Clin Endocrinol Metab 87:5367-5384, 2002.

肾上腺皮质癌
Adrenal Cortical Carcinoma

临床特征

- 病因学
  - — 散发性肾上腺皮质癌最为常见；然而，也可发生在遗传综合征：Li-Fraumeni、Beckwith-Wiedemann、MEN Ⅰ、Carney 综合征和遗传性孤立性糖皮质激素缺乏综合征
  - — 散发性癌可能具有类似的分子缺陷，包括 TP53 的种系突变和体细胞突变，和 17p13 杂合性缺失；Menin 突变罕见，但常见 11q13 杂合性缺失；17q22-24 杂合性缺失（PRKAR1A）；11p15 杂合性缺失和 IGF-Ⅱ 过表达；18p11 杂合性缺失（MC2-R）
- 流行病学
  - — 罕见的肿瘤；大约为 1 例 /100 万人
  - — 典型者出现在 31 ~ 50 岁间；儿科患者不常见
  - — 男性和女性发生率相同
- 症状和体征
  - — 通常为意外发现，或伴有腹部或胁腹部疼痛；可能表现为可触及的腹部肿块或出现远处转移的证据
  - — 大约 79% 的癌分泌激素，大多数功能性肿瘤分泌皮质醇，伴有由于同时分泌 17- 酮类固醇和脱氢表雄酮（dehydroepiandrosterone, DHEA）而导致的显著的男性化
  - — 不常见的表现分别是：在女性由于分泌游离睾酮导致女性男性化和在男性由于分泌雄烯二酮而导致男性女性化
  - — 盐皮质激素过量罕见；然而可能发生皮质醇和盐皮质激素联合分泌
- 治疗

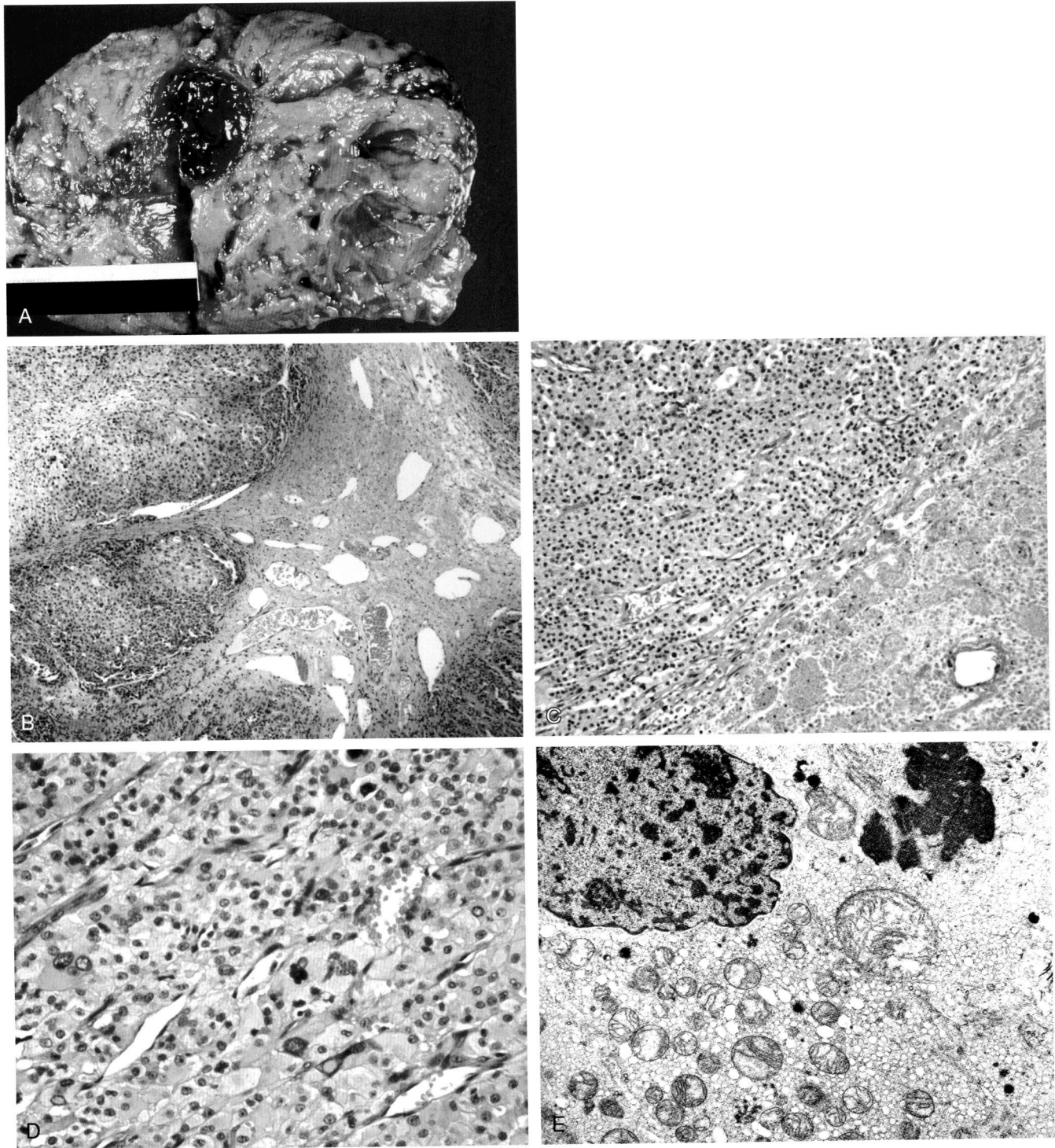

图 9-5 肾上腺皮质癌。 A，大体照片显示大的黄色肿瘤，伴有出血、坏死和囊性变性区域。B 至 D，显微镜下，肿瘤细胞实性增生，胞质中度嗜酸性。有纤维化（B）、坏死（C）和细胞非典型性（D）区域。E，电子显微镜下，恶性特征为有显著的核有丝分裂象（右上），细胞具有显著的滑面内质网和众多伴有球状嵴的大线粒体，为分泌类固醇的细胞。

— 肿瘤切除

大体病理学

- 肿瘤通常较大，重量在 100 ～ 1000g 之间；可能 > 20cm（平均为 14 ～ 15cm）
- 不规则的、多样化的黄褐色肿块，伴有浸润性边缘
- 常常延伸到邻近软组织或周围器官
- 切面经常显示广泛的出血和坏死

组织病理学

- 特征性的表现是相互吻合的、宽大的小梁状结构
- 其他常见的形态包括实性或腺泡状结构
- 浸润性生长方式
- 肿瘤细胞可能类似于正常肾上腺皮质细胞；然而，有显著的核非典型性，核分裂象常见（> 5 个 /50 个高倍视野），有血管和肾上腺外浸润和坏死
- 可见细胞质内嗜酸性透明小体，虽然少见，PAS 染色可以更好地显示
- 宽的纤维化条带是特征性的表现
- 恶性的诊断性特征包括大小（重量超过 100g）、血管浸润和转移

特殊染色和免疫组织化学

- 波形蛋白、抑制素 -α、类固醇生成因子 -1（steroidogenic factor-1, SF-1）和 melan-A 呈阳性
- 细胞角蛋白可以呈阴性或呈弱阳性
- 突触素可能呈阳性
- 嗜铬素呈阴性
- Ki-67 标记指数有助于区分腺瘤和癌，具有预后相关性
- 细胞周期蛋白 E：呈阳性染色，与晚期有关

其他诊断技术

- 电子显微镜检查：显著的粗面和滑面内质网；线粒体伴有球状嵴；可见细胞内脂质小滴。这些特征有助于与肾上腺皮质转移性病变鉴别诊断
- 细胞遗传性研究：17p13 杂合性缺失、11p15 单体二体性（UPD）和 IGF-II 过表达是一致的发现

鉴别诊断

转移

- 应用正常肾上腺皮质表达的标记物通常可以区分

肾上腺皮质癌与来自肾和肝的转移性癌，这些标记物包括 D11、SF-1、抑制素 -α 和 melan-A

肾上腺皮质腺瘤

- 一般小得多，缺乏显著的出血或坏死、多形性、非典型性核分裂象和血管浸润

嗜铬细胞瘤

- 典型者具有实性巢状结构（细胞球 Zellballen），细胞边界不清，细胞质内有丰富的透明小体，突触素和嗜铬素呈强阳性，和细胞球周围的支持细胞 S-100 蛋白呈阳性

提要

- 肾上腺皮质癌死亡率高，典型者在 2 ～ 3 年内发生死亡
- 体积大、血管浸润和高核分裂率是肿瘤侵袭性的明显特征
- 典型的转移部位包括肝、肺和淋巴结

精选文献

Libe R, Fratticci A, Bertherat J: Adrenocortical cancer: Pathophysiology and clinical management. Endocr Relat Cancer 14:13-28, 2007.
Allolio B, Fassnacht M: Clinical review: Adrenocortical carcinoma: clinical update. J Clin Endocrinol Metab 91:2027-2037, 2006.
Pan CC, Chen PC, Tsay SH, Ho DM: Differential immunoprofiles of hepatocellular carcinoma, renal cell carcinoma, and adrenocortical carcinoma. Appl Immunohistochem Mol Morphol 13:347-352, 2005.
Saeger W, Fassnacht M, Chita R, et al: High diagnostic accuracy of adrenal core biopsy: Results of the German and Austrian adrenal network multicenter trial in 220 consecutive patients. Hum Pathol 34:180-186, 2003.
Terzolo M, Boccuzi A, Bovio S, et al: Immunohistochemical assessment of Ki-67 in the differential diagnosis of adrenocortical tumors. Urology 57:176-182, 2001.

肾上腺髓质增生
Adrenal Medullary Hyperplasia

临床特征

- 病因学：通常伴有 MEN ⅡA 和 MEN ⅡB 综合征
  - MEN ⅡA（Sipple 综合征）常染色体显性遗传综合征包括甲状腺髓样癌、嗜铬细胞瘤和甲状旁腺增生
  - MEN ⅡB 常染色体显性遗传综合征包括甲

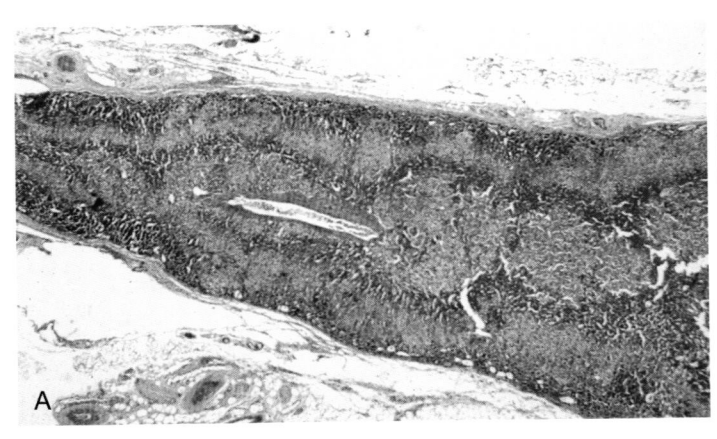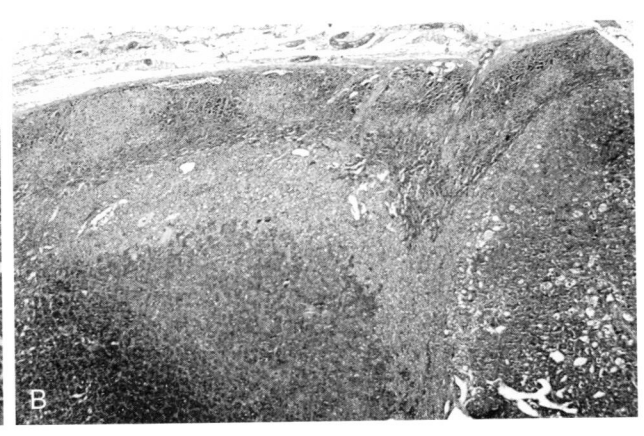

图 9-6 肾上腺髓质增生。A，低倍镜下显示肾上腺髓质弥漫性增生，延伸到腺体的尾翼。有迹象表明髓质内有结节形成。**B**，低倍镜下显示增生的肾上腺髓质结节。

状腺髓样癌，嗜铬细胞瘤，唇、黏膜和胃肠道神经瘤，和甲状旁腺增生

— 偶尔伴有囊性纤维化或 Beckwith-Wiedemann 综合征

— 不见于其他家族性嗜铬细胞瘤综合征（von Hippel-Lindau 病、神经纤维瘤病）

- 症状和体征

— 可能类似于嗜铬细胞瘤，伴有阵发性高血压、大量出汗和心动过速

- 生物化学

— 尿儿茶酚胺和间甲肾上腺素水平升高

- 治疗

— 家族性和散发性病例通常均为手术切除单侧或双侧肾上腺

大体病理学

- 常为双侧性的，伴有肾上腺重量增加
- 可能为弥漫性或有结节性结构
- 诊断增生结节必须 < 1cm（结节 > 1cm 诊断嗜铬细胞瘤）
- 典型者结节边界清楚，切面呈灰褐色

组织病理学

- 髓质弥漫性扩张进入腺体尾部，伴有或不伴有结节形成，髓质 - 皮质比例增加
- 细胞增大，伴有或不伴有多形性，可见核分裂活性增高
- MEN Ⅱ 患者常见透明小体

- 除了大小以外，尚无可靠的形态学标准鉴别增生和嗜铬细胞瘤，肿物大小是鉴别这两种病变的最好的指标

特殊染色和免疫组织化学

- 没有帮助

其他诊断技术

- 流式细胞术：肿瘤细胞一般为二倍体
- 细胞遗传学研究，MEN Ⅱ 患者可能检测到 *ret* 原癌基因种系突变

鉴别诊断

- 目前是根据病变的大小鉴别结节状肾上腺髓质增生和嗜铬细胞瘤

提要

- 美军病理学会（Armed Forces Institute of Pathology, AFIP）将 < 1cm 的肾上腺髓质结节命名为髓质增生，将 > 1cm 的结节命名为嗜铬细胞瘤
- 据认为，髓质增生是肾上腺的早期病变，随后进展成为嗜铬细胞瘤

精选文献

Carney JA: Familial multiple endocrine neoplasia: The first 100 years. Am J Surg Pathol 29:254-274, 2005.

Qupty G, Ishay A, Peretz H, et al: Pheochromocytoma due to unilateral adrenal medullary hyperplasia. Clin Endocrinol (Oxford) 47:613-617, 1997.

Montgomery TB, Mandelstam P, Tachman ML, et al: Multiple endocrine neoplasia type IIb: A description of several patients and review of the literature. J Clin Hypertens 3:31-49, 1987.

DeLellis RA, Wolfe HJ, Gagel RF, et al: Adrenal medullary hyperplasia: A morphometric analysis in patients with familial medullary thyroid carcinoma. Am J Pathol 83:177-196, 1976.

Carney JA, Sizemore GW, Sheps SG: Adrenal medullary disease in multiple endocrine neoplasia, type 2: Pheochromocytoma and its precursors. Am J Pathol 66:279-290, 1976.

嗜铬细胞瘤　Pheochromocytoma

临床特征

- 病因学
  - 经典的教科书指出，仅有 10% 的嗜铬细胞瘤是遗传性的，但新近研究表明，几乎半数的嗜铬细胞瘤具有遗传性；少数嗜铬细胞瘤为双侧性或多病灶，肾上腺外嗜铬细胞瘤少见
  - VHL（3p26-25）的种系突变导致 von Hippel-Lindau 病；RET（10q11.2）突变导致 MEN Ⅱ；NF1（17q11.2）突变导致 1 型神经纤维瘤病综合征；或琥珀酸脱氢酶基因 SDHD（11q23）和 SDHB（1p36.1-35）突变导致家族性副神经节瘤综合征
- 流行病学
  - 散发性肿瘤通常见于 40 ~ 50 岁的患者，而遗传性肿瘤大都发生在 40 岁之前
- 症状和体征
  - 临床表现是阵发性的，症状是由分泌儿茶酚胺的直接作用引起的，包括高血压、心动过速、苍白、头痛和焦虑；多达 25% 的嗜铬细胞瘤无临床症状
  - 麻醉和肿瘤手术操作最常引起儿茶酚胺危象，但几种药物和食物也能引起突然发作
- 生物化学
  - 诊断是基于检测尿和血浆儿茶酚胺、尿间甲肾上腺素和尿香草扁桃酸（vanillylmandelic acid, VMA）做出和确定的
- 影像技术
  - 计算机 X 线断层照相（CT）或磁共振成像（MRI）和应用功能性配体定位，如 ^{123}I-MIBG
- 治疗
  - 腹腔镜下切除肿瘤是最佳的治疗方案，手术前需要阻断已分泌的儿茶酚胺的作用

大体病理学

- 大小和重量不同（从几克到＞ 2000g）
- 圆形到卵圆形、边界清楚的肿块，常常有包膜
- 切面质软，表现多样，呈深红棕色
- 可见显著的出血和坏死；偶尔可见中心囊性变性
- 邻近的肾上腺常常受压；肿瘤可以引起周围肾上腺明显变薄

组织病理学

- 肿瘤细胞排列成边界清楚的小巢，称作细胞球（Zellballen）
- 独特的肿瘤细胞巢被纤细的纤维血管间质带围绕，可能（罕见）含有淀粉样物
- 细胞巢的周围可见一圈支持细胞
- 肿瘤细胞的大小和形状不同，核呈圆形，核仁显著，胞质颗粒状，两染性到嗜碱性
- 由于胞质嵌入核内，细胞核常有包涵体样结构
- 可见显著的多形性，伴有奇异性瘤巨细胞和大量的核分裂象；**这些不是恶性行为的诊断特征**
- 少数伴有 von Hippel-Lindau 病的患者具有明显的间质水肿和脂质变性
- MEN Ⅱ 患者的肿瘤可能伴有肾上腺髓质增生，而且可能是多发性或双侧性的
- 复合性嗜铬细胞瘤（composite pheochromocytoma）是一种具有类似于神经母细胞瘤、神经节母细胞瘤（GNB）或典型的神经节瘤区域的嗜铬细胞瘤

特殊染色和免疫组织化学

- 嗜铬素呈阳性
- 突触素呈阳性
- 酪氨酸羟化酶呈阳性
- S-100 蛋白：细胞球周围的支持细胞呈阳性；恶性肿瘤的染色常常减弱
- 神经丝和 5- 羟色胺可能显示呈阳性
- HMB-45 可能显示局灶或弱阳性
- Ki-67 可能有助于评估增生活性

其他诊断技术

- 电子显微镜：细胞含有大量的神经分泌颗粒

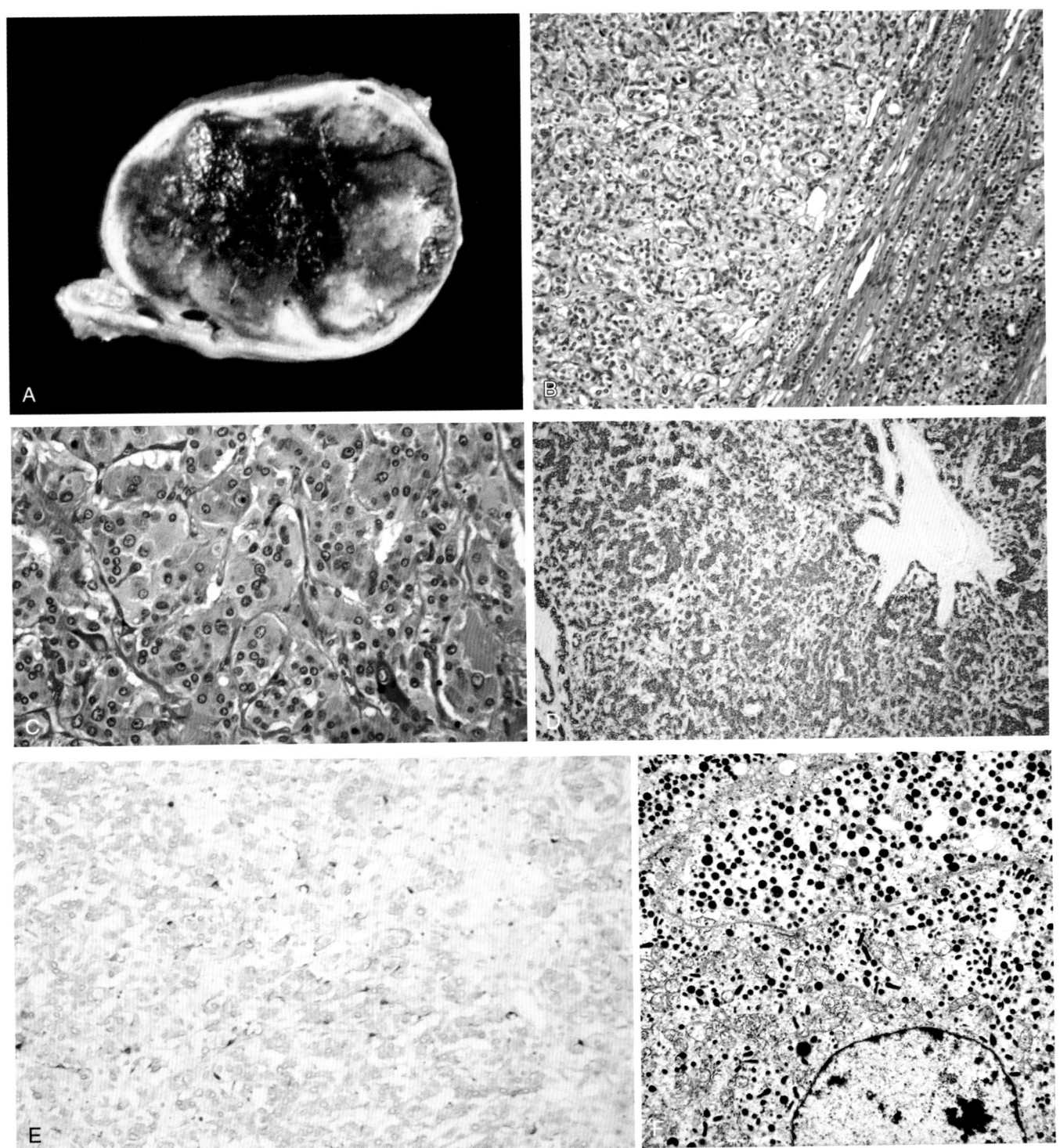

图 9-7 嗜铬细胞瘤。A，肾上腺内肿瘤有特征性的黑色外观，因为这样的病变具有显著的血管充血。B，肾上腺皮质（右）受肿瘤挤压，肿瘤细胞巢被纤细的纤维血管间质带围绕。C，高倍镜下显示由多角形肿瘤细胞组成的实性细胞巢或细胞球，肿瘤细胞边界不清，具有丰富的嗜碱性颗粒状胞质。D，突触素和嗜铬素免疫组化染色证实神经内分泌病变的诊断，而酪氨酸羟化酶呈阳性表示具有嗜铬细胞瘤或副神经节瘤的特征。E，S-100 蛋白免疫组化染色显示肿瘤细胞巢周围的支持细胞呈阳性反应。F，电子显微镜下可见丰富的、大小和形状不同的、具有界膜的电子致密分泌颗粒。

- 细胞遗传学研究：遗传性和非遗传性嗜铬细胞瘤常见染色体 1p、3p、3q、17p 和 22q 等位基因缺失

鉴别诊断

▎肾上腺皮质腺瘤

- 典型者大体检查表现为金黄色；嗜铬细胞瘤伴有脂质变性可能具有类似的大体外观，但嗜铬素和突触素染色可帮助诊断

▎神经母细胞瘤

- 典型者见于 4 岁以下的儿童；由小圆形蓝细胞构成，常有假菊形团结构

提要

- 依据形态学发现不能确定恶性行为；只有出现远处转移才能证实为恶性
- 通过淋巴或血源性途径转移扩散，大多累及淋巴结、骨（特别是肋骨和脊椎）、肺和肝
- 良性者手术治疗后 5 年生存率超过 95%；而恶性嗜铬细胞瘤 5 年生存率大约是 44%
- 儿童嗜铬细胞瘤罕见，最常见于肾上腺外，为多灶性的，并伴有遗传性综合征
- 嗜铬细胞瘤酪氨酸羟化酶免疫反应有助于排除神经内分泌癌

精选文献

Benn DE, Robinson BG: Genetic basis of phaeochromocytoma and paraganglioma. Best Pract Res Clin Endocrinol Metab 20:435-450, 2006.

Lenders JWM, Eisenhofer G, Mannelli M, Pacak K: Phaeochromocytoma. Lancet 366:665-675, 2005.

Elder EE, Elder G, Larsson C: Pheochromocytoma and functional paraganglioma syndrome: No longer the 10% tumor. J Surg Oncol 89:193-201, 2005.

Gimm O: Pheochromocytoma-associated syndromes: Genes, proteins and functions of RET, VHL and SDHx. Fam Cancer 4:17-23, 2005.

Salmenkivi K, Heikkila P, Haglund C, Arola J: Malignancy in pheochromocytomas. APMIS 112:551-559, 2004.

神经节瘤　　Ganglioneuroma

临床特征

- 病因学

- 神经节瘤可为直接形成的肿瘤，或可能来源于自发成熟或化疗后的神经母细胞瘤和神经节母细胞瘤
- 流行病学
  - 良性肿瘤，罕见于较大的个体；诊断时的中位年龄为 5.5 ~ 10 岁；女性发病略微常见（1.5：1）
  - 最常见于后纵隔（41%）、腹膜后（37%）、肾上腺（21%）和颈部（8%）
  - 是成人交感神经系统最常见的肿瘤
- 症状和体征
  - 最常表现为无症状的肿块
  - 可出现儿茶酚胺过量的症状，少数伴有腹泻
- 生物化学
  - 香草扁桃酸（VMA）和高香草酸（homovanillic acid, HVA）水平升高
  - 血管活性肠肽（vasoactive intestinal peptide, VIP）或 5- 羟色胺分泌增加可能导致腹泻
- 治疗
  - 最佳治疗方案是切除肿瘤

大体病理学

- 大而境界清楚，虽然真正的包膜少见
- 大小为 1 ~ 15cm；平均大约为 8cm
- 质硬，切面均匀一致，实性，黄褐色到灰白色
- 偶尔为多灶性

组织病理学

- 完全由神经节细胞以及神经鞘细胞和成熟纤维组织性间质成分构成
- 神经节细胞具有致密的嗜酸性胞质，细胞边界清楚，核单个偏心，核仁明显；可能含有颗粒性黄棕色色素（神经黑色素）
- 神经节细胞数目可能不同；可能非常少，以至难以与神经纤维瘤鉴别
- 缺乏核分裂活性和坏死
- 可见肥大细胞，虽然肿瘤并不含有神经母细胞或中间细胞

特殊染色和免疫组织化学

- S-100 蛋白呈阳性
- 突触素：神经节细胞呈阳性

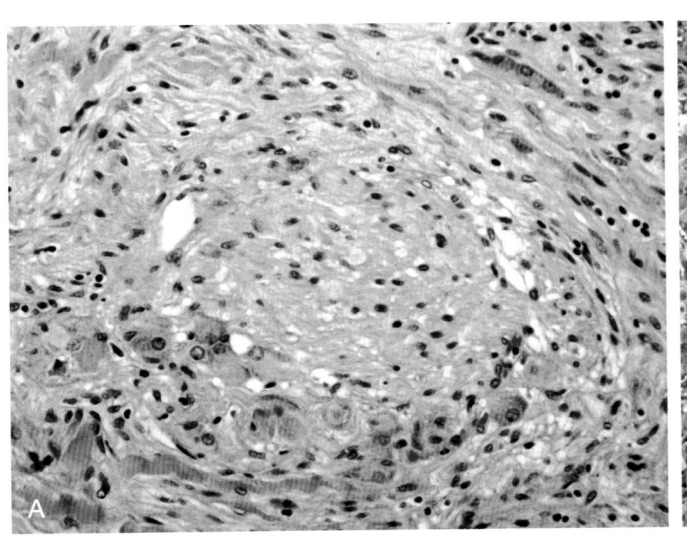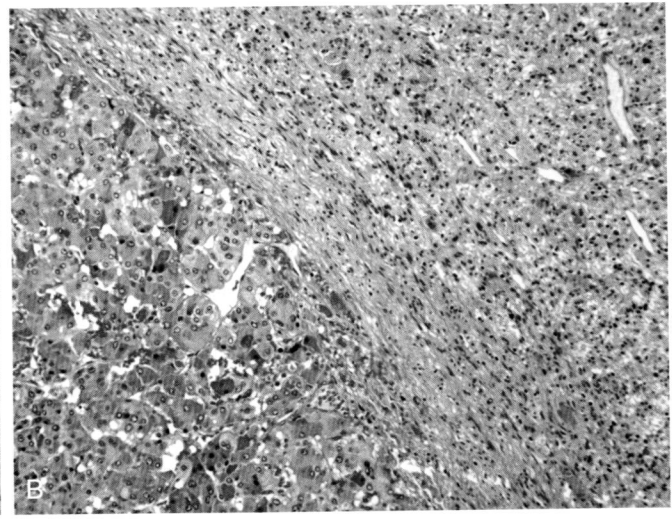

图 9-8 A，神经节瘤。高倍镜下显示特征性的伴有波形核的梭形细胞增生。视野中心可见几个典型的神经节细胞。
B，复合性嗜铬细胞瘤和神经节瘤。病变由两种成分组成：典型的嗜铬细胞瘤（左）和梭形细胞神经节瘤（右）。

其他诊断技术

- 电子显微镜：神经节细胞具有偏心的细胞核，核仁明显；细胞质显示周围粗面内质网和神经分泌颗粒

鉴别诊断

▌ 神经纤维瘤
- 缺乏神经节细胞分化

提要

- 神经节瘤被认为是完全分化的外周神经母细胞肿瘤的对应肿瘤
- 考虑为良性肿瘤；然而，有转变为恶性外周神经鞘肿瘤的报道
- 需要充分取材以排除分化较差的区域；所有质脆或出血的区域必须送检进行显微镜下检查

精选文献

Mounasamy V, Thacker MM, Humble S, et al: Ganglioneuromas of the sacrum: A report of two cases with radiologic-pathologic correlation. Skel Radiol 35:117-121, 2006.

Mora J, Gerald WL: Origin of neuroblastic tumors: clues for future therapeutics. Exp Rev Mol Diagn 4:293-302, 2004.

Lonergan GJ, Schwab CM, Suarez ES, Carlson CL: Neuroblastoma, ganglioneuroblastoma, and ganglioneuroma: Radiologic-pathologic correlation. Radiographics 22:91-134, 2002.

Joshi VV: Peripheral neuroblastic tumors: Pathologic classification based on recommendations of International Neuroblastoma Pathology Committee (modification of Shimada classification). Pediatr Dev Pathol 3:184-199, 2000.

Marchevsky AM: Mediastinal tumors of peripheral nervous system origin. Semin Diagn Pathol 16:65-78, 1999.

神经节母细胞瘤
Ganglioneuroblastoma

临床特征

- 病因学
  - 最常见于 2 ~ 4 岁的患者；10 岁以后非常罕见；男孩女孩的发生概率相等
- 症状和体征
  - 患者常常表现为腹部肿块或腹部触痛
  - 肿瘤大多位于腹部，其次是纵隔、颈部和下肢
- 治疗
  - 预后和治疗后反应都明显优于神经母细胞瘤

大体病理学

- 界限清楚的肿块，切面呈多彩状
- 肿瘤表现不同，从以实性为主到囊性各异，取决于从成熟到不成熟成分的量

- 可见质硬的黄白色区域（分化较好的部分）和出血区域（分化差的部分）
- 常见颗粒状钙化

组织病理学

- 除了存在神经节细胞分化外，组织学特征类似于神经母细胞瘤
- 同一个肿瘤中可见不同数量的神经母细胞瘤和神经节瘤；典型者神经节瘤成分超过肿瘤的 50%
- 亚型（国际神经母细胞瘤病理学委员会，International Neurablastoma Pathology Committee）
  - 神经节母细胞瘤：**结节性经典性**（神经母细胞瘤结节及其周围的神经节瘤之间界限分明）
  - 神经节母细胞瘤：**结节性非典型性**（大体或显微镜下检查没有结节；神经节瘤表现为周围薄薄的一圈组织；转移显示神经母细胞瘤的特征）
  - 神经节母细胞瘤：**中间性**（肿瘤主要由神经节瘤组成，显微镜下可见轮廓清楚的神经母细胞瘤病灶）
- 分类具有预后意义：结节性预后不佳；混合性预后可能较好

特殊染色和免疫组织化学

- 神经元特异性烯醇化酶（neuron-specific enolase, NSE）呈阳性
- 神经丝呈阳性
- 嗜铬素呈阳性
- 突触素呈阳性
- 梭形细胞群 S-100 蛋白呈阳性

其他诊断技术

- 电子显微镜：细胞具有大量的丝状细胞突起；胞质显示独特的神经分泌颗粒和神经小管

鉴别诊断

■ 神经母细胞瘤
- 单一的、小到中等大小的蓝色细胞群，无神经节细胞或神经节细胞分化的证据
■ 神经节瘤
- 在疏松的黏液样背景中有梭形细胞群，伴有明显

的神经节细胞，无神经母细胞瘤成分

提要

- 神经节母细胞瘤是交感神经细胞来源的转化性肿瘤，含有神经母细胞瘤和神经节瘤两种成分
- 有人提出，结节性神经节母细胞瘤的发生是神经母细胞瘤成分中比较具有侵袭性的恶性肿瘤细胞克隆性增生的结果，这些成分最初是具有成熟神经节瘤的中间性神经节母细胞瘤。
- 结节性神经节母细胞瘤的结节可以通过影像学检查确定，而且与中间性神经节母细胞瘤和神经节瘤相比，表现为较高水平的尿儿茶酚胺分泌

精选文献

Guo YK, Yang ZG, Li Y, et al: Uncommon adrenal masses: CT and MRI features with histopathologic correlation. Eur J Radiol 62:359-370, 2007.

Rha SE, Byun JY, Jung SE, et al: Neurogenic tumors in the abdomen: Tumor types and imaging characteristics. Radiographics 23:29-43, 2003.

Shimada H, Umehara S, Monobe Y, et al: International neuroblastoma pathology classification for prognostic evaluation of patients with peripheral neuroblastic tumors. Cancer 92:2451-2461, 2001.

Joshi VV: Peripheral neuroblastic tumors: Pathologic classification based on recommendations of International Neuroblastoma Pathology Committee (modification of Shimada classification). Pediatr Dev Pathol 3:184-199, 2000.

神经母细胞瘤　Neuroblastoma

临床特征

- 病因学
  - 神经母细胞瘤是神经嵴的交感神经肾上腺系的恶性肿瘤，可以发生在交感神经系统的任何部位
  - 常见 *MYCN* 基因扩增，与其低产量持续相关
  - 其他生物学改变包括 1p 缺失（25% ~ 35%）、11q 等位基因丢失（35% ~ 45%）和 17q 获得
- 流行病学
  - 每 100 万人中大约发生 8 例；儿童最常见的颅外实性肿瘤
  - 占 15 岁以下恶性肿瘤的 7% 以上；85% 以上发生在 4 岁以下的儿童

- 可发生在不同部位，肾上腺是最常见部位（50%～80%）
  - 其他常见部位包括后纵隔（大约15%）
- 症状和体征
  - 大约40%的患者表现为局限性疾病，从产前超声检查意外发现肾上腺肿块到发生大的浸润性肿瘤
  - 播散性神经母细胞瘤的典型体征包括：眶周皮下血肿（浣熊眼）、眼球突出或两者兼有，这是由发生眶骨转移引起的
  - 副肿瘤综合征包括：（1）难治性腹泻和继发于VIP分泌的生长发育不良；（2）斜视性眼阵挛-肌阵挛综合征（2%～4%）
- 生物化学
  - 可能产生儿茶酚胺伴尿VMA水平升高
- 治疗
  - 根据有无不利的生物学特征进行危险分组评估，分别采取手术、化疗、放疗和生物治疗，部分选择性病例可以单纯观察

大体病理学

- 典型者为轮廓清楚的圆形到卵圆形肿块，切面常呈多彩分叶状；一般为褐色到灰白色
- 大小可以不等，从<1cm到>10cm
- 一般为孤立性和单中心性的，但双侧性病例已有报道
- 典型者为实性，但偶尔显示囊性退变

- 经常有显著的出血、坏死或钙化
- 可见侵入邻近器官和软组织

组织病理学

- 富于细胞的小圆形蓝色细胞肿瘤，伴有模糊的分叶状结构
- 肿瘤细胞结节性聚集，被纤细的纤维血管间隔分开
- 可见显著的Homer-Wright假菊形团（圆形腔隙，周围是栅栏状排列的细胞核，其内充满弱嗜酸性原纤维性基质）
- 原纤维性基质是神经轴索突起，类似于中枢神经系统的神经纤维网
- 细胞中等大小，呈圆形到卵圆形，核浆比例增高，胞质稀少
- 常见出血和微小钙化
- 不同的核分裂活性
- 显微镜下分级标准（国际神经母细胞瘤病理学委员会）：肿瘤亚型诊断标准
  - 神经母细胞瘤，未分化：常规光学显微镜下小的、中等大小的或大的圆形神经母细胞，缺乏分化或神经纤维网
  - 神经母细胞瘤，未分化，多形性：神经母细胞大，伴有多形性核，核仁显著，中等量到丰富的胞质（一些细胞可能具有横纹肌样特征）；没有神经纤维网
  - 神经母细胞瘤，低分化：5%以下的神经母

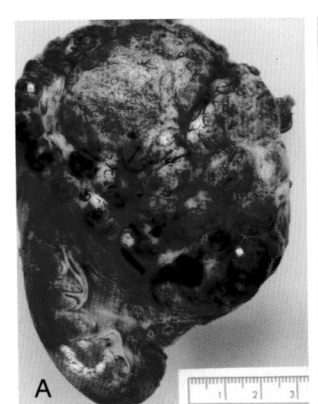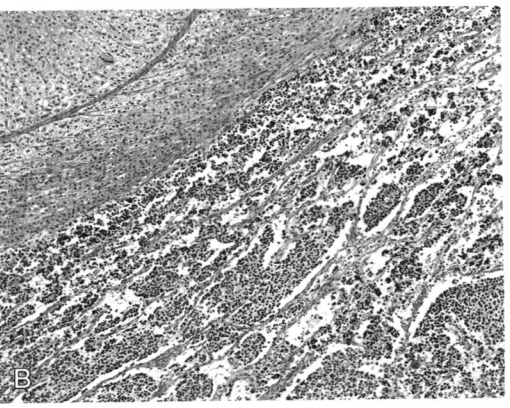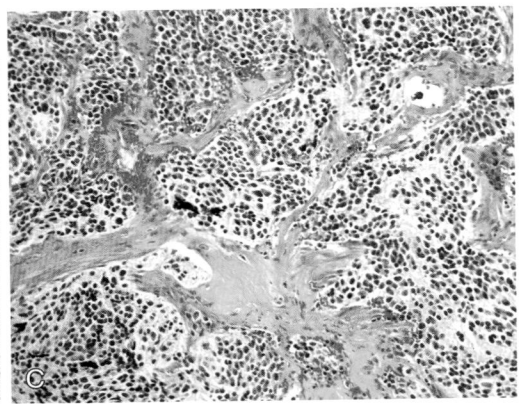

图9-9 神经母细胞瘤。A，肾上腺被轮廓清楚、圆形到卵圆形的肿块取代，伴有多彩分叶状外观，侵入肾。B，低倍镜下显示单一形态的小蓝色细胞增生和邻近残留的肾上腺皮质。C，高倍镜下显示单一形态的小蓝色细胞增生，染色质呈细颗粒状，胞质边界不清。注意原纤维性背景。（A, Photo courtesy of Dr. Glenn P. Taylor, Hospital for Sick Children, Toronto.）

细胞同时具有向神经节细胞分化的倾向

— 神经母细胞瘤，分化：5% 以上的神经母细胞同时具有向神经节细胞分化的倾向

- 核分裂 - 核破裂指数（mitosis karyorrhexis index, MKI）是根据 10 个高倍视野（总共 5000 个细胞）中核分裂 - 核破裂所占百分数确定的：少于 2%（低），2% ~ 4%（中），> 4%（高）
- 评估 MKI 非常重要，因为结合肿瘤分化程度和患者年龄，MKI 可用于确定预后种类（不利和有利的组织学改变）（表 9-1）

特殊染色和免疫组织化学

- NSE 呈阳性
- 神经丝呈阳性
- S-100 蛋白：梭形细胞群呈阳性
- 嗜铬素呈阳性
- 突触素呈阳性
- 细胞角蛋白呈阳性
- 结蛋白、肌红蛋白、波形蛋白、白细胞共同抗原（leukocyte common antigen, LCA）和 CD99 呈阴性

其他诊断技术

- 电子显微镜：特征性显示胞质细丝、致密轴心神经分泌颗粒和微管
- 细胞遗传学研究：荧光原位杂交技术检测 *MYCN* 和 1p 缺失，流式细胞术检测 DNA 指数

鉴别诊断 .

▌ 神经节母细胞瘤
- 具有神经节细胞分化的证据，神经节细胞可以正常，也可以异常

▌ 横纹肌肉瘤
- 一种罕见的肿瘤，通常发生于肾或肾周围，由大的肿瘤细胞组成，细胞核偏心，核仁显著；常见大的嗜酸性胞质包涵体
- 免疫组织化学染色：结蛋白和肌红蛋白呈阳性，NSE、嗜铬素和突触素呈阴性

▌ 恶性淋巴瘤
- 由弥漫成片的非典型性淋巴细胞组成，无纤维血管间隔；缺乏菊形团结构，而且无原纤维性基质
- CD45（LCA）呈阳性；NSE、嗜铬素和突触素呈阴性

表 9-1　神经母细胞瘤的预后

年龄（岁）	分化	核分裂 - 核破裂指数	预后种类
< 1.5	未分化	任意	不利
< 1.5	低分化或分化	低或中	有利
< 1.5	任意	高	不利
1.5 ~ 5	未分化或低分化	任意	不利
1.5 ~ 5	分化	低	有利
1.5 ~ 5	分化	中或高	不利
> 5	任意	任意	不利

▌ Ewing 肉瘤
- 典型者见于长骨，偶尔见于软组织
- 肿瘤细胞经常显示胞质内糖原（PAS 呈阳性），CD99 呈阳性，嗜铬素和突触素呈阴性
- 这种肿瘤具有特征性的 t（11;12）染色体易位

▌ 肾母细胞瘤（Wilms 瘤）
- 显示由胚基、间质和上皮成分组成的三相结构
- 突触素、嗜铬素和 NSE 呈阴性

提要

- DNA 指数是伴有播散性疾病的 2 岁以下患者的预后指标；接近二倍体的 DNA 成分与基因不稳定性和预后不良有关，而超二倍体（通常接近三倍体）预后似乎较好
- 可能显示家族性发病（1% ~ 2%）；可能伴有 Hirschsprung 病、先天性中枢性肺换气不足、嗜铬细胞瘤和 1 型神经纤维瘤病
- 4S 病（4S disease）是指特殊的 4S 期（这里 S 是 special 的缩略语），发生在 5% 的患者，具有小而局限的原发性肿瘤，伴有肝、皮肤或骨髓转移，几乎总是可以自行消退（2 个月以下婴儿巨大的肝可能导致呼吸受损）（表 9-2）

精选文献

Maris JM, Hogarty MD, Bagatell R, Cohn SL: Neuroblastoma. Lancet 369:2106-2120, 2007.

Shimada H, Umehara S, Monobe Y, et al: International neuroblastoma pathology classification for prognostic evaluation of patients with peripheral neuroblastic tumors. Cancer 92:2451-

表 9-2 神经母细胞瘤的儿科肿瘤学危险分组和儿童组临床方案

INS 分期	年龄（岁）	MYCN 状况	INPC 分类	DNA 倍体	危险分组
1 期	0 ~ 21	任意	任意	任意	低
2A，2B 期	< 1	任意	任意	任意	低
	> 1 ~ 21	未扩增	任意	—	低
	> 1 ~ 21	扩增	FH	—	低
	> 1 ~ 21	扩增	UH	—	高
3 期	< 1	未扩增	任意	任意	中
	< 1	扩增	任意	任意	高
	> 1 ~ 21	未扩增	FH	—	中
	> 1 ~ 21	未扩增	UH	—	高
	> 1 ~ 21	扩增	任意	—	高
4 期	< 1	未扩增	任意	任意	中
	< 1	扩增	任意	任意	高
	> 1 ~ 21	任意	任意	—	高
4S 期	< 1	未扩增	FH	> 1	低
	< 1	未扩增	任意	1	中
	< 1	未扩增	UH	任意	中
	< 1	扩增	任意	任意	高

FH，有利的组织学改变；INPC，国际神经母细胞瘤病理学委员会，INS，国际分期系统；UH，不利的组织学改变。

2461, 2001.

Goto S, Umehara S, Gerbing RB, et al: Histopathology (International Neuroblastoma Pathology Classification) and MYCN status in patients with peripheral neuroblastic tumors. Cancer 92:2699-2708, 2001.

Joshi VV: Peripheral neuroblastic tumors: Pathologic classification based on recommendations of International Neuroblastoma Pathology Committee (modification of Shimada classification). Pediatr Dev Pathol 3:184-199, 2000.

Thorner PS, Squire JA: Molecular genetics in the diagnosis and prognosis of solid pediatric tumors. Pediatr Dev Pathol 1:337-365, 1998.

原发性恶性黑色素瘤
Primary Malignant Melanoma

临床特征

- 1946 年最先报告；罕见的肿瘤，具有严格的诊断标准
  - 仅为一侧肾上腺受累
  - 没有黑色素瘤或色素性病变的病史
  - 没有内分泌异常的证据
  - 明确的黑色素瘤的组织学特征
- 流行病学
  - 高度侵袭性肿瘤，主要累及中年人；诊断时通常可见局部进展伴有肾粘连
- 症状和体征
  - 表现为胁腹压痛或可触及的肿瘤；放射学特征没有特异性
- 治疗
  - 外科治疗（通常为肾肾上腺切除术，nephroadrenalectomy）效果不佳，2 年死亡率接近 100%

大体病理学

- 单侧的棕色到黑色的肿瘤，大小不同（8～17cm）
- 切面经常显示出血和坏死区
- 大体表现类似于嗜铬细胞瘤

组织病理学

- 典型的恶性黑色素瘤的显微镜下所见
  - 大的多角形或梭形细胞，伴有显著的核多形性
  - 核仁明显
  - 存在大量黑色素颗粒

特殊染色和免疫组织化学

- S-100 蛋白呈阳性
- HMB-45 呈阳性
- 小眼转录因子（microphthalmia transcription factor）呈阳性
- 细胞角蛋白呈阴性

其他诊断技术

- 电子显微镜：真正的黑色素颗粒，见于黑色素小体或前黑色素小体

鉴别诊断

▌ 色素性肾上腺皮质腺瘤

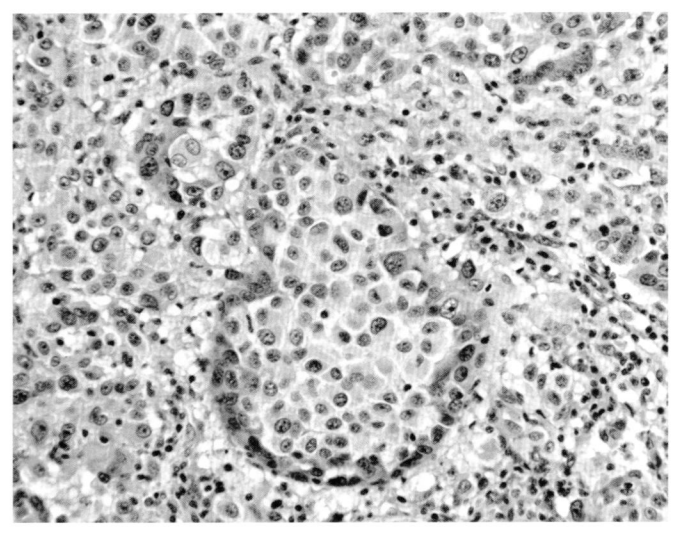

图 9-10　恶性黑色素瘤。 高倍镜下显示多形性大细胞，伴有丰富的嗜酸性胞质，核大，核仁明显。

- 通常伴有 Cushing 综合征或原发性醛固酮过多症（Conn 综合征）
- 肿瘤细胞胞质嗜酸性，内含不同量的黄棕色色素（脂褐素）
- S-100 蛋白和 HMB-45 呈阴性，但 melan-A 呈阳性

▌ 转移性黑色素瘤

- 比较常见；常为双侧性的，但其他方面类似于原发性黑色素瘤；只有目前或从前均没有皮肤恶性黑色素细胞病变时，才能诊断为原发性病变

▌ 色素性嗜铬细胞瘤

- 显示神经内分泌标志物（嗜铬素 -A、突触素）的免疫反应性，在电子显微镜下细胞内含有大量神经分泌颗粒
- HMB-45 也呈阳性，支持细胞显示 S-100 蛋白反应性

提要

- 原发性肾上腺黑色素瘤的组织发生仍不明确。多潜能神经嵴细胞似乎与恶性黑色素瘤和肾上腺髓质有关，因为它们是黑色素细胞、神经元、外周神经系统的胶质细胞和肾上腺嗜铬细胞的前体细胞
- 嗜银反应和氧化治疗后嗜银反应消失，是与其他非黑色素棕色色素共有的特征，如脂褐质和神经黑色素

精选文献

Bastide C, Arroua F, Carcenac A, et al: Primary malignant melanoma of the adrenal gland. Int J Urol 13:608-610, 2006.

Granero LE, Al-Lawati T, Bobin JY: Primary melanoma of the adrenal gland, a continuous dilemma: Report of a case. Surg Today 34:554-556, 2004.

Bellezza G, Giasanti M, Cavaliere A, Sidoni A: Pigmented "black" pheochromocytoma of the adrenal gland: A case report and review of the literature. Arch Pathol Lab Med 128:e125-128, 2004.

Amerigo J, Roig J, Pulido F, et al: Primary malignant melanoma of the adrenal gland. Surgery 126:107-111, 1999.

髓脂肪瘤　　Myelolipoma

临床特征

- 病因学
  - 造血成分增生
- 流行病学

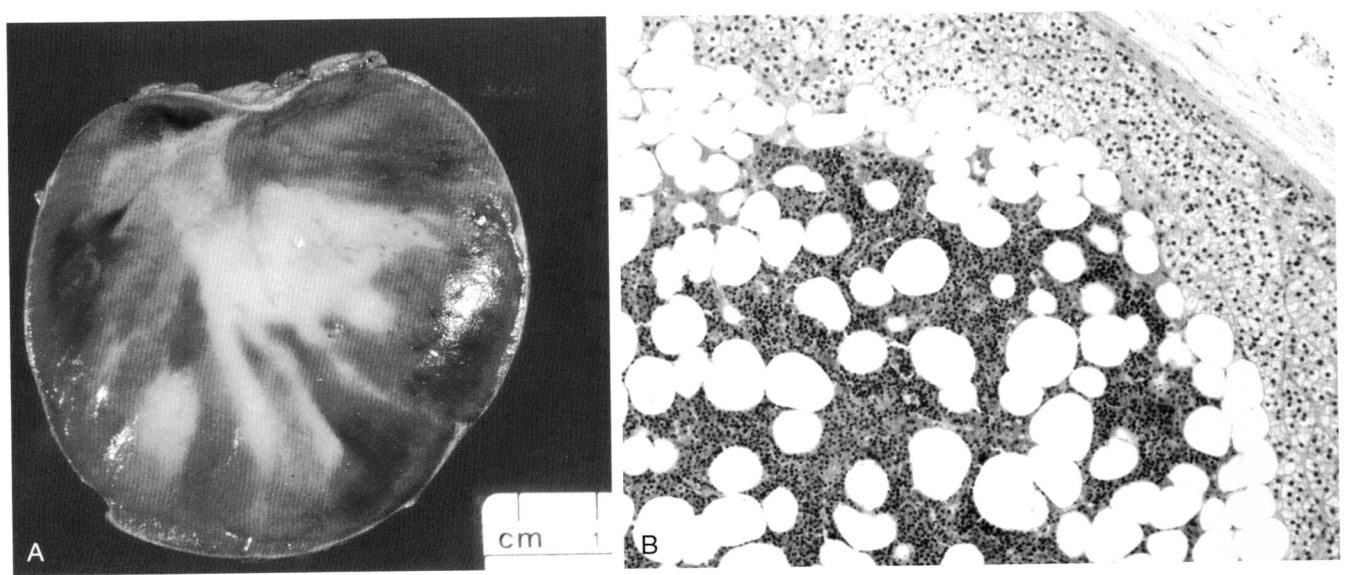

图 9-11　髓脂肪瘤。A，这个大的病变具有黄褐色和红色区域，并混合有淡黄色脂肪组织。受压的肾上腺呈明黄色（上）。B，典型的特征包括出现骨髓成分和脂肪组织。

— 通常见于较老的患者（41 ~ 70 岁）；尸检意外发现占 0.08% ~ 2%
— 肾上腺是最常见部位
● 症状和体征
— 50% 以上的病例无症状，为意外发现；大的肿瘤可能表现为胁腹或腹部压痛、便秘、呕吐，或表现为可触及的肿块
— 少数可能伴有 Cushing 综合征或 Conn 综合征，通常与肾上腺皮质腺瘤有关

大体病理学

● 大小和重量不同；大小从几厘米到 30cm 以上
● 质软，鱼肉样，肿瘤轮廓清楚，边缘呈推挤状
● 多种颜色，伴有黄褐色和棕红色区域
● 大的病变可以有出血或坏死区；偶尔可见小囊肿形成

组织病理学

● 由正常表现的造血成分构成，典型者出现所有三系细胞（类似于正常骨髓）
● 可见不同量的成熟脂肪组织
● 周围可见受压的正常表现的肾上腺皮质

特殊染色和免疫组织化学

● 没有帮助

其他诊断技术

● 没有帮助

鉴别诊断

■ 脂肪瘤
● 很少见于肾上腺，仅由成熟的脂肪组织构成；缺乏骨髓成分

提要

● 可以见于肾上腺外部位，包括肝、腹膜后和胃
● 偶尔伴有高血压，类似于嗜铬细胞瘤
● 病因尚有争议。有报道称病因涉及造血干细胞栓塞和异位骨髓增生。此外发现，成年鼠经睾酮治疗后肾上腺皮质网状带可转化为骨髓组织

精选文献

Guo YK, Yang ZG, Li Y, et al: Uncommon adrenal masses: CT and MRI features with histopathological correlation. Eur J Radiol 62:359-370, 2007.

Elsayes KM, Mukundam G, Narra VR, et al: Adrenal masses: MR imaging features with pathologic correlation. Radiographics 24(Suppl 1):S73-86, 2004.

Lam KY, Lo CY: Adrenal lipomatous tumours: A 30 year clinicopathological experience at a single institution. J Clin Pathol 54:707-712, 2001.

Yildiz L, Akpolat I, Erzurumlu K, et al: Giant adrenal myelolipoma: Case report and review of the literature. Pathol Int

50:502-504, 2000.

肾上腺囊肿和假囊肿
Adrenal Cysts and Pseudocysts

临床特征

- 病因学
  - 一组异原性的病变：真囊肿或假囊肿
- 流行病学
  - 少见（尸检的发现率介于 0.06% ~ 0.18% 之间，计算机 X 线断层照相和磁共振成像意外发现的肾上腺病变大约为 5%）
  - 见于任何年龄，31 ~ 60 岁发生率增加；女性比男性常见
  - 常为单侧性的，没有发生在哪一侧的倾向性
- 症状和体征
  - 大都无症状；囊肿较大的病例可表现为胃肠道症状、腰部或背部疼痛和可触及的腹部肿块
  - 囊肿破裂、出血或感染可导致急性症状
  - 临床和放射学检查类似于腹膜后或肾上腺肿瘤
- 治疗
  - 治疗取决于病理学改变、囊肿大小、相关症状和出现的并发症（对于伴有良性血管造影特征的小而无症状的囊肿，可进行经皮抽吸术和观察、随访）

大体病理学

- 典型者为小的病变，可以大到 30cm
- 一般为单房性的，多房性的少见
- 囊壁由纤维组织构成，可见钙化区域
- 含有浆液性或血性液体
- 囊肿可以含有血凝块或变性的血栓（出血性囊肿）
- 推挤性边缘，邻近的肾上腺实质受压

组织病理学

- 四种主要类型：内皮性囊肿（45%）、假囊肿（39%）、上皮性囊肿（9%）、寄生虫囊肿（7%）
  - 内皮性和上皮性囊肿具有真正的囊壁，分别内衬内皮细胞和上皮细胞（真囊肿）
  - 内皮性囊肿包括淋巴管瘤性、血管瘤性和错构瘤性亚型
  - 上皮性囊肿分为囊性腺瘤、腺性或潴留性囊肿和胚胎残留的囊性转化
  - 假囊肿发生于肾上腺出血和随后的血凝块形成之后，其特征是纤维化囊壁，没有明确的内皮或上皮细胞内衬
  - 寄生虫囊肿通常来源于棘球绦虫（包虫囊肿）
    - 偶尔可见成熟脂肪组织或髓脂肪瘤性化生

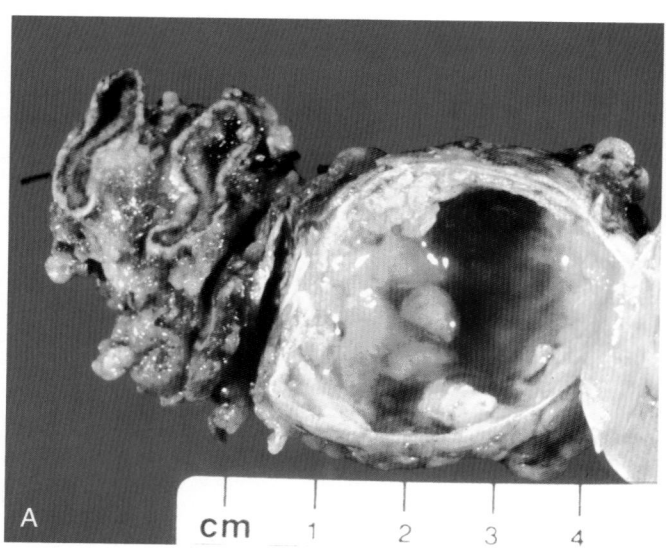
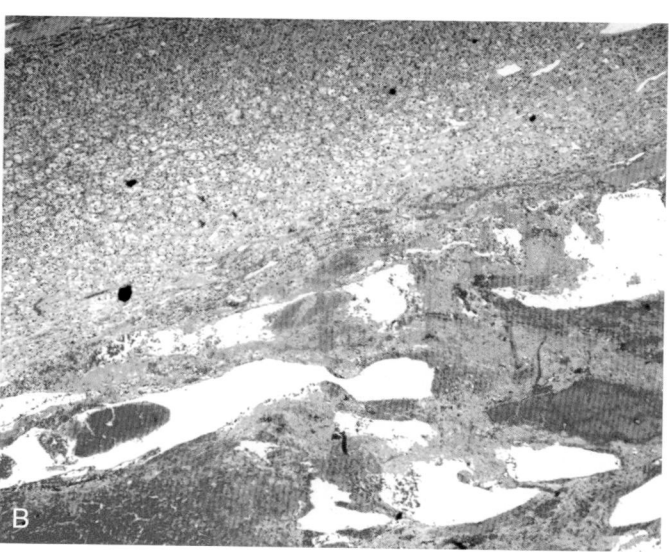

图 9-12 肾上腺假囊肿。A，肾上腺皮质完整，有一个含有黄色坏死物质的大的囊肿。B，切片显示肾上腺皮质伴有出血和内含坏死物质的囊性病变。注意缺乏上皮内衬。

病灶
◆ 周围可见一圈受压的肾上腺

特殊染色和免疫组织化学

- Ⅷ因子：显示内皮细胞内衬
- 弹性纤维染色：可以发现纤维性囊壁内的弹性纤维

其他诊断技术

- 没有帮助

鉴别诊断

- 髓脂肪瘤
  - 典型者形成实性肿块，切面呈黄褐色到棕红色，完全由成熟脂肪组织和造血成分构成；偶尔可见囊肿，但典型者较小
- 肾上腺囊肿
  - 可能显示局灶性髓脂肪瘤分化，但也具有纤维性囊壁，其内充满蛋白质碎片、血液或血栓物质

提要

- 出血性囊肿可伴有 Beckwith-Wiedemann 综合征
- 囊壁显示Ⅷ因子和弹力纤维呈阳性，支持病变的血管和淋巴管本质
- 假囊肿倾向于有壁，轮圈样钙化比内皮性囊肿常见，内皮性囊肿往往含有间隔钙化

精选文献

Guo YK, Yang ZG, Li Y, et al: Uncommon adrenal masses: CT and MRI features with histopathological correlation. Eur J Radiol 62:359-370, 2007.

Carvounis E, Marinis A, Arkadopoulos N, et al: Vascular adrenal cysts. Arch Pathol Lab Med 130:1722-1724, 2006.

Sanal HT, Kocaoglu M, Yildirim D, et al: Imaging features of benign adrenal cysts. Eur J Radiol 60:465-469, 2006.

Elsayes KM, Mukundam G, Narra VR, et al: Adrenal masses: MR imaging features with pathologic correlation. Radiographics 24(Suppl 1):S73-86, 2004.

Tanuma Y, Kimura M, Sakai S: Adrenal cyst: A review of the Japanese literature and report of a case. Int J Urol 8:500-503, 2001.

转移性肿瘤 Metastatic Tumors

临床特征

- 流行病学
  - 转移性肿瘤是最常见的肾上腺肿瘤
  - 大约 50% 的病例可见双侧肾上腺受累
  - 最常见的原发部位是肺，其次是胃、食管、肝、胆管、胰腺、大肠、肾和乳腺
- 症状和体征
  - 大约 90% 的病例无症状，累及老年患者，常被诊断为多器官转移的一部分
  - 患者可能表现为 Addison 病（肾上腺功能不全）或腹膜出血

大体病理学

- 常为多灶性结节性病变
- 孤立性病变可能类似于原发性肾上腺皮质癌
- 典型者累及肾上腺皮质，常常延伸到邻近的脂肪组织
- 偶尔，肿瘤可能延伸到腔静脉
- 棕色或黑色变色应怀疑转移性黑色素瘤

组织病理学

- 取决于恶性肿瘤的原发部位
- 腺癌和鳞状细胞癌是最常见的类型
- 来自肺和乳腺的转移一般显示为低分化癌；鳞状或腺体分化可能见于转移性肺癌
- 转移性黑色素瘤由大的多角形细胞组成，伴有多形性核和突出的核仁；可见黑色素颗粒

特殊染色和免疫组织化学

- 见"鉴别诊断"

其他诊断技术

- 没有帮助

鉴别诊断

- 应用正常情况下肾上腺表达的标志物，包括 D11、SF-1、抑制素 -α 和 melan-A，可能有助于鉴别原发性和转移性癌
- 临床病史很重要
- 转移性恶性黑色素瘤
  - 可能难以与原发性恶性黑色素瘤鉴别（见"原发性恶性黑色素瘤"）
- 转移性肝细胞癌
  - 可能难以与肾上腺皮质细胞癌鉴别。肝细胞

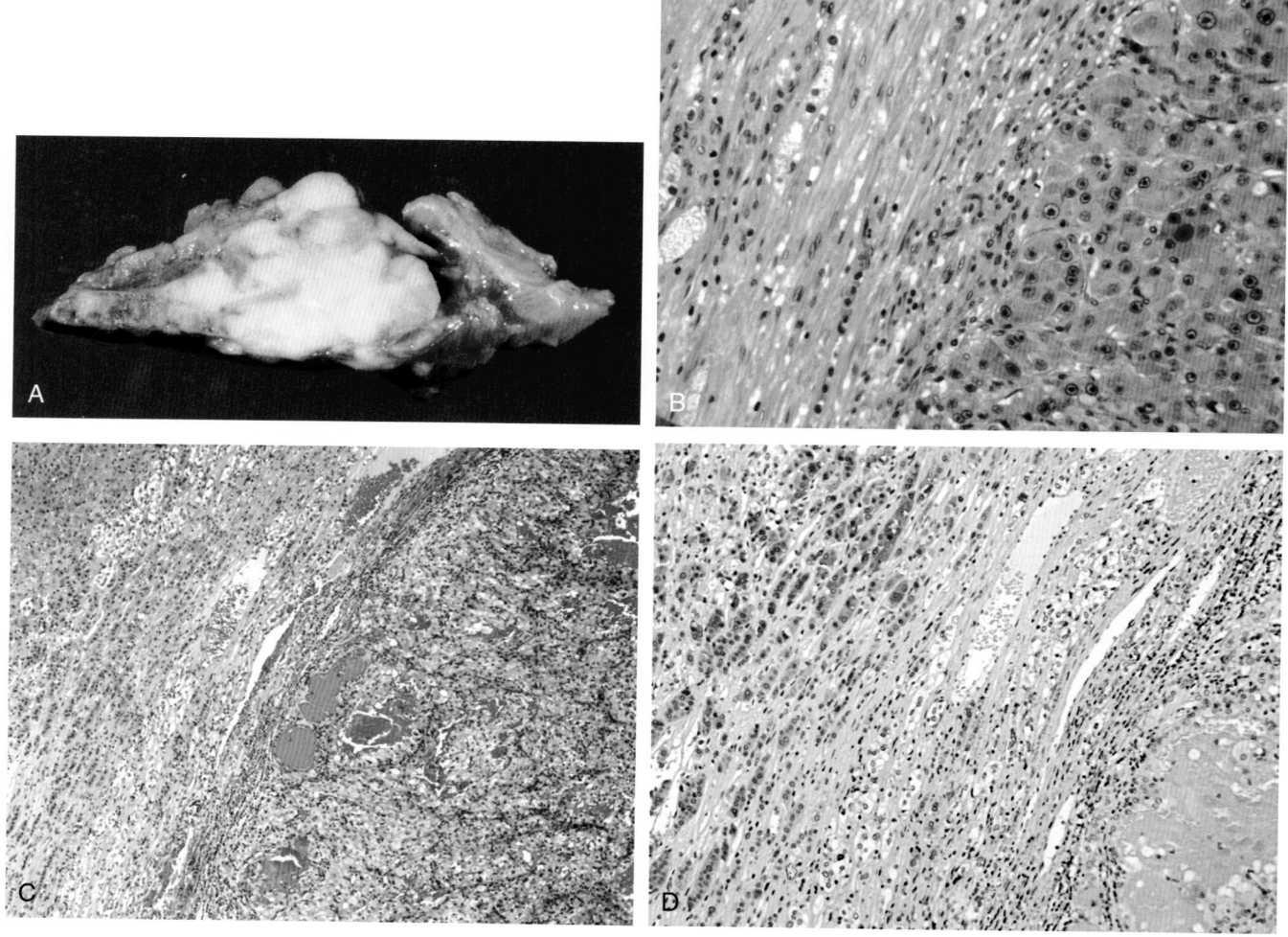

图 9-13 **A，转移性腺癌。**大体照片显示肾上腺完全被转移性腺癌取代。**B，转移性肝细胞癌。**肾上腺皮质受压（左），肿瘤与肾上腺皮质腺瘤类似；然而，可见肝细胞癌特征性的胆色素。**C，转移性肾细胞癌。**肾上腺皮质和髓质（左）被形成小管的透明细胞肿瘤浸润。**D，转移性肾细胞癌。**肾上腺皮质（左）抑制素-α 染色呈阳性，而肿瘤（右）染色呈阴性。

癌 HepPar-1、小管多克隆癌胚抗原（canalicular polyclonal carcinoembryonic antigen, pCEA）和小管 CD10 免疫组化染色呈阳性

- 转移性肾细胞癌（透明细胞）
  - 必须与肾上腺皮质细胞癌鉴别
  - 肾细胞癌常常通过直接扩散累及肾上腺；肾细胞癌 RCC、CD10、波形蛋白和细胞角蛋白具有免疫反应性

提要

- 细针吸取对于诊断肾上腺转移性肿瘤非常有用

精选文献

Pan CC, Chen PC, Tsay SH, Ho DM: Differential immunoprofiles of hepatocellular carcinoma, renal cell carcinoma, and adrenocortical carcinoma. Appl Immunohistochem Mol Morphol 13:347-352, 2005.

Saeger W, Fassnacht M, Chita R, et al: High diagnostic accuracy of adrenal core biopsy: Results of the German and Austrian Adrenal Network Multicenter Trial in 220 consecutive patients. Hum Pathol 34:180-186, 2003.

Lam KY, Lo CY: Metastatic tumours of the adrenal glands: A 30-year experience in a teaching hospital. Clin Endocrinol 56:95-101, 2002.

Page DL, DeLellis RA, Hough AJ: Tumors of the adrenal. In Atlas of Tumor Pathology, 2nd Series, Fascicle 23. Washington, DC, Armed Forces Institute of Pathology, 1995.

Cristina Magi-Galluzzi 和 Ming Zhou 著
王功伟　回允中　译

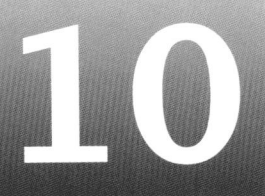

10 输尿管、膀胱和肾
Ureter，Urinary Bladder，and Kidney

输尿管　Ureter

腺性和囊性输尿管炎
Ureteritis Cystica et Glandularis

临床特征

- 最常见的非肿瘤性输尿管增生的之一
- 据认为是反应性输尿管增生，发生于炎症性刺激以后
- 典型者无症状，为偶然发现

大体病理学

- 呈结节状鹅卵石样外观，是由于有多数小的、浅表的、充满液体的囊肿

组织病理学

- 囊性输尿管炎
  - von Brunn 巢（固有膜内正常泌尿道细胞小巢）中心出现腔隙（囊性扩张），内衬泌尿道上皮
- 腺性输尿管炎
  - von Brunn 巢中心出现腔隙，内衬柱状上皮

特殊染色和免疫组织化学

- 没有帮助

其他诊断技术

- 没有帮助

鉴别诊断

- 输尿管增生
  - 泌尿道上皮细胞层数增加
  - 没有成巢的泌尿道上皮细胞
- von Brunn 巢
  - 缺乏中心囊性扩张

提要

- 有些作者认为是泌尿道上皮细胞的正常特征
- 多数作者认为必须有炎症刺激
- 在输尿管和肾盂充盈缺损的鉴别诊断中必须考虑本病

精选文献

Hochberg DA, Motta J, Brodherson MS: Cystitis glandularis. Urology 51:112-113, 1998.
Duffin TK, Regan JB, Hernandez-Graulau JM: Ureteritis cystica with 17-year followup. J Urol 151:142-143, 1994.
Petersen UE, Kvist E, Friis M, Krogh J: Ureteritis cystica. Scand J Urol Nephrol 25:1-4, 1991.

泌尿道上皮癌（移行细胞癌）
Urothelial Carcinoma（Transitional Cell Carcinoma）

临床特征

- 在输尿管相对罕见；占泌尿道上皮肿瘤的 2% ~ 5%

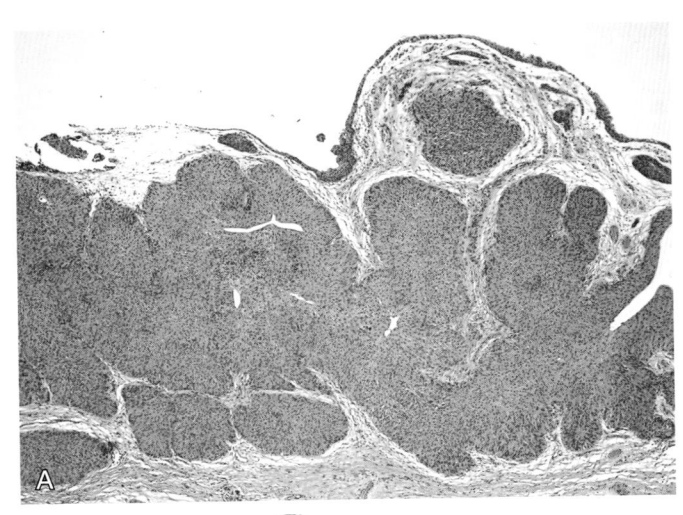

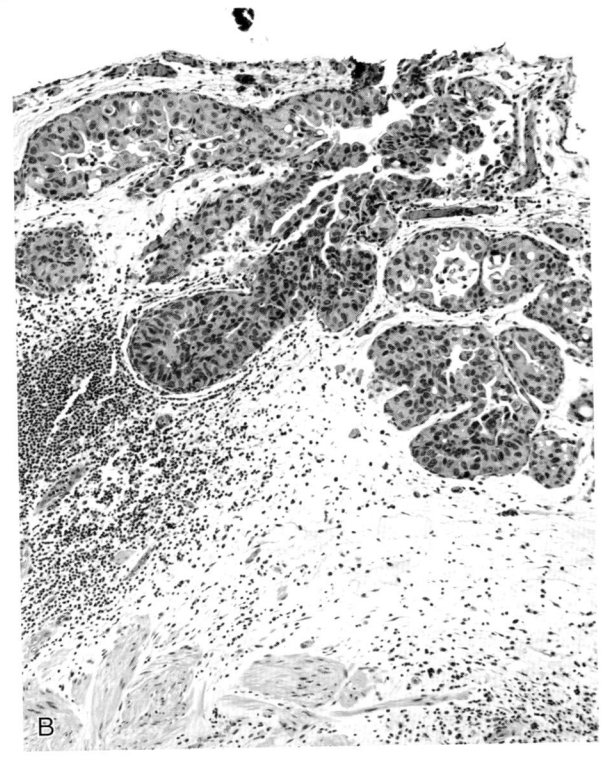

图 10-1　A，输尿管低级别乳头状泌尿道上皮癌。肿瘤呈结节状和内翻性生长。细胞显示轻度的间变；核均匀一致增大，其形状、轮廓和染色质分布仅有轻微差异。B，输卵管高级别泌尿道上皮癌。输尿管高级别肿瘤常见溃疡和上皮脱落。细胞大而不规则，伴有中度到重度的核多形性，常常浸润上皮下结缔组织。

- 与膀胱泌尿道上皮癌具有类似的病因学和致病因素；吸烟是最常见的危险因素；与滥用镇痛药密切相关
- 临床特征与发生在膀胱的相应病变相似，包括血尿和侧腹疼痛

- 常常导致泌尿道梗阻
- 可以发生在输尿管的任何部位；最常见于远端 1/3

大体病理学

- 低级别肿瘤一般具有乳头状结构，泌尿道表面伴有纤细的乳头
- 高级别肿瘤常常缺乏乳头状结构，呈现结节状、息肉样或无蒂的结构
- 输尿管壁通常增厚，可能出现明显的狭窄
- 高级别肿瘤常常可见溃疡和出血

组织病理学

▍ 低级别乳头状泌尿道上皮癌（世界卫生组织和国际泌尿病理学协会 2003 年系统）
- 外生性生长方式，以伴有明显的纤维血管轴心的纤细的乳头为特征，乳头常常有分枝，很少出现融合
- 乳头被覆泌尿道上皮，上皮有序排列，不易辨认结构和细胞学特征的差异
- 细胞通常具有轻微的间变；核均匀一致增大，其形状、轮廓和染色质分布仅有轻微差异
- 核分裂象少见

▍ 高级别乳头状泌尿道上皮癌（世界卫生组织和国际泌尿病理学协会 2003 年系统）
- 可缺乏特征性的乳头状结构，虽然乳头残迹可能存在
- 乳头常常融合和形成分枝
- 以紊乱的形态为主，容易辨认结构和细胞学特征的差异
- 细胞大而不规则，核多形性从中度到重度表现不一；可见明显的核仁
- 可见奇异性细胞或多核肿瘤细胞
- 核分裂活性高；常见众多非典型性核分裂象
- 通常浸润上皮下结缔组织或固有肌层，表现为实性条索或细胞巢
- 浸润的细胞巢或肿瘤细胞周围有反应性纤维组织增生性间质
- 20% 以上的病例可见鳞状分化

特殊染色和免疫组织化学

- 细胞角蛋白（高分子量和 CK7）和 p63 呈阳性
- CEA 呈阳性（特别是高级别的肿瘤）

其他诊断技术

- 细胞遗传学研究：所见类似于膀胱泌尿道上皮癌

鉴别诊断

▌ 内翻性乳头状瘤
- 细胞学非典型性轻微，核分裂活性低
- 缺乏固有肌层浸润

▌ 纤维上皮性息肉
- 典型者为孤立性病变，伴有短而细的蒂
- 息肉由疏松纤维结缔组织和纤维血管组织构成，被覆正常表现的泌尿道上皮

提要

- 尿液细胞学检查有助于评估输尿管病变
- 预后与肿瘤分期（浸润深度）、分级（组织学和细胞学特征）和多灶性（肾盂同时出现肿瘤）有关

精选文献

Lehmann J, Suttmann H, Kovac I, et al: Transitional cell carcinoma of the ureter: Prognostic factors influencing progression and survival. Eur Urol 51:1281-1288, 2007.
Korkes F, Silveira TS, Castro MG, et al: Carcinoma of the renal pelvis and ureter. Int Braz J Urol 32:648-653, 2006.

膀胱　Urinary Bladder

膀胱炎　Cystitis

感染性膀胱炎　Infectious Cystitis

- 感染性膀胱炎可以由各种微生物引起，包括细菌、真菌、病毒和寄生虫
- 诊断主要依靠尿液分析、尿培养和根据经验进行的抗生素治疗的疗效

细菌性膀胱炎　Bacterial Cystitis

临床特征

- 膀胱炎的最常见原因
- 20 ~ 40 岁之间性活跃的女性更加常见，因为尿道短
- 相关的细菌包括大肠杆菌和克雷白杆菌、链球菌、变形杆菌和假单胞菌
- 尿培养常常可以分离出微生物
- 好发因素包括泌尿生殖道结构异常（包括膀胱外翻、尿道畸形）、结石、尿潴留和全身性疾病，如糖尿病、慢性肾疾病和免疫抑制
- 患者表现为尿频、尿急和尿痛；可见血尿

大体病理学

- 膀胱黏膜水肿，伴有红斑性区域；可见黏膜出血
- 纤维素性渗出物，常常发生黏膜溃疡

组织病理学

- 膀胱黏膜溃疡，被覆纤维素性渗出物，内含大量中性粒细胞
- 典型者中性粒细胞延伸到黏膜固有膜
- 可以形成脓肿
- 泌尿道上皮可能增生和化生，而且可能出现反应性非典型性
- 后期所见包括肉芽组织和膀胱壁纤维化

特殊染色和免疫组织化学

- 没有帮助

其他诊断技术

- 没有帮助

鉴别诊断

▌ 低级别乳头状泌尿道上皮癌
- 典型者显示乳头状结构，细胞学非典型性明显
- 可见急性和慢性炎症；然而，在细菌性膀胱炎，中性粒细胞浸润更加明显

▌ 非感染性膀胱炎
- 具有息肉样膀胱炎、滤泡性膀胱炎、巨细胞膀胱炎或出血性膀胱炎的特征
- 无急性炎症细胞浸润
- 尿培养呈阴性

▌ 间质性膀胱炎
- 显示慢性炎症性浸润，伴有众多肥大细胞
- 尿培养呈阴性

提要

- 细菌几乎总是通过上行感染进入膀胱

- 尿培养呈阴性不能除外细菌性膀胱炎的诊断

精选文献

Sussman M, Gally DL: The biology of cystitis: Host and bacterial factors. Annu Rev Med 50:149-158, 1999.
Roberts JA: Pathophysiology of bacterial cystitis. Adv Exp Med Biol 462:325-338, 1999.

软斑病　Malakoplakia

临床特征

- 最常见于膀胱；可也见于输尿管、肾盂、睾丸、女性生殖道、胃肠道和肺
- 典型者见于女性；发病高峰年龄为 41 ~ 50 岁
- 儿童罕见
- 多数患者表现为典型的泌尿道感染症状
- 尿中常常可以培养出大肠杆菌或其他细菌

大体病理学

- 多发性、质软的黄白色结节状斑块，< 2cm
- 累及黏膜表面

组织病理学

- 浅表固有膜内组织细胞积聚，组织细胞内充满丰富的嗜酸性颗粒状胞质（von Hansemann 组织细胞），典型者位于完整的泌尿道上皮下方

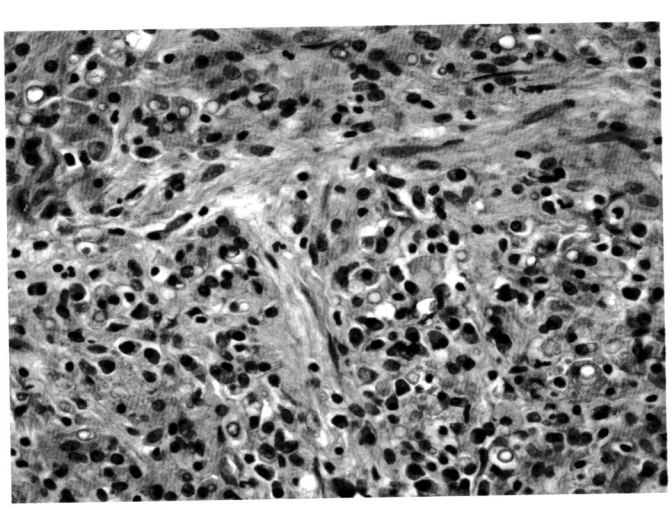

图 10-2　软斑病。 黏膜固有膜含有众多组织细胞，组织细胞具有大量嗜酸性颗粒状胞质和胞质内包涵体（Michaelis-Gutmann 小体）。

- 组织细胞内和间质内可见 Michaelis-Gutmann 小体（小圆形嗜碱性胞质内或胞质外分层结构，伴有牛眼外观）
- Michaelis-Gutmann 小体是由于钙或铁沉积于细菌或细菌碎片上形成的
- 可见广泛的纤维化和明显的急性和慢性炎症

特殊染色和免疫组织化学

- von Kossa 钙和普鲁士蓝染色：Michaelis-Gutmann 小体呈阳性
- PAS 染色：von Hansemann 组织细胞和 Michaelis-Gutmann 小体呈阳性

其他诊断技术

- 电子显微镜检查：Michaelis-Gutmann 小体是由同质性髓鞘样结构围绕致密轴心组成的，直径为 5 ~ 10μm

鉴别诊断

- 黄色肉芽肿性膀胱炎
  - 缺乏 Michaelis-Gutmann 小体
- Langerhans 细胞组织细胞增生症
  - 组织细胞 CD1a 和 S-100 呈阳性

提要

- 软斑病（malakoplakia）这一术语来自希腊语 plakos（斑块）和 malakos（软）
- 据认为是单核细胞杀伤被吞噬的细菌的能力受损的结果
- 为了作出诊断，必须找到 Michaelis-Gutmann 小体

精选文献

Pusl T, Weiss M, Hartmann B, et al: Malacoplakia in a renal transplant recipient. Eur J Intern Med 17:133-135, 2006.
Tam VK, Kung WH, Li R, Chan KW: Renal parenchymal malacoplakia: A rare cause of ARF with a review of recent literature. Am J Kidney Dis 41:E13-17, 2003.
Dobyan DC, Truong LD, Eknoyan G: Renal malakoplakia reappraised. Am J Kidney Dis 22:243-252, 1993.

非感染性膀胱炎（息肉样膀胱炎、滤泡性膀胱炎、巨细胞性膀胱炎）Noninfectious Cystitis（Polypoid Cystitis，Follicular Cystitis，Giant cell Cystitis）

临床特征

- 患者可能表现为尿频、尿急或尿痛
- 息肉样膀胱炎常常见于留置膀胱导管的患者
- 滤泡性膀胱炎常常见于膀胱癌和泌尿道感染的患者
- 巨细胞性膀胱炎不是临床疾病，而是一种用于描述膀胱固有膜内存在非典型性间质细胞的术语
- 非感染性膀胱炎偶尔见于放射治疗以后

大体病理学

- 息肉样膀胱炎
  - 小的息肉样黏膜病变（可能类似于膀胱癌）
- 滤泡性膀胱炎
  - 黏膜出现红斑性灰白色结节
- 巨细胞性膀胱炎
  - 表现通常轻微；可见膀胱黏膜呈红斑性改变

组织病理学

- 息肉样膀胱炎
  - 被覆良性表现的移行细胞的宽的乳头状结构
  - 固有膜水肿，伴有慢性炎症和血管充血

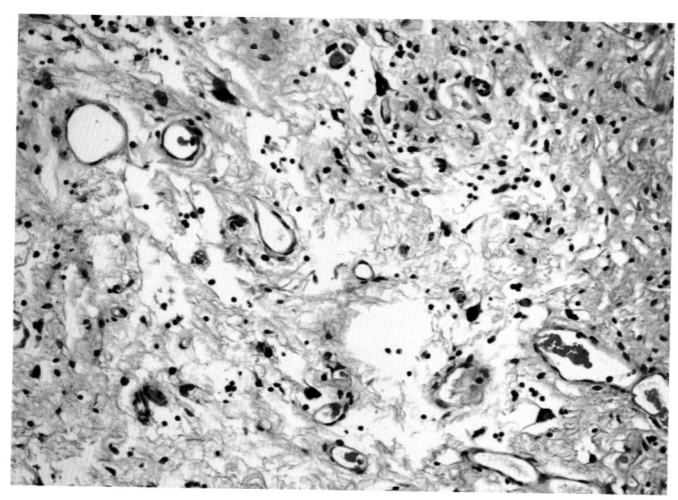

图 10-3　巨细胞性膀胱炎。固有膜内出现大的非典型性间质细胞，伴有双极或多极的细长的嗜酸性胞质突起和多个增大而深染的细胞核。

- 滤泡性膀胱炎
  - 固有膜含有散在的淋巴滤泡，通常伴有生发中心
- 巨细胞性膀胱炎
  - 典型的大的间质细胞，伴有双极或多极的细长的嗜酸性胞质突起和增大而深染的细胞核（退变的非典型性）；细胞常常为多核
  - 几乎没有核分裂象

特殊染色和免疫组织化学

- 没有帮助

其他诊断技术

- 没有帮助

鉴别诊断

- 细菌性膀胱炎
  - 炎症性成分是急性炎症细胞
  - 尿培养可能得到阳性结果
- 低级别乳头状泌尿道上皮癌
  - 可能与息肉样膀胱炎混淆
  - 典型者出现纤细的分枝状乳头而不是宽大的乳头
  - 乳头被覆非典型性泌尿道上皮，其非典型性比息肉样膀胱炎明显得多
- 恶性淋巴瘤
  - 必须与滤泡性膀胱炎鉴别
  - 淋巴瘤性浸润一般呈现弥漫性而非滤泡性结构
- 肉瘤
  - 必须与巨细胞性膀胱炎鉴别
  - 肉瘤性间质细胞具有高度的核非典型性；常常可见核分裂象

提要

- 除去刺激（导管、毒素）一般可以使膀胱炎消退
- 这些病变常常没有症状，多为偶然发现

精选文献

Hansson S, Hanson E, Hjalmas K, et al: Follicular cystitis in girls with untreated asymptomatic or covert bacteruria. J Urol 143:330-332, 1990.

Young RH: Papillary and polypoid cystitis: A report of eight cases. Am J Surg Pathol 12:542-546, 1988.

Ekelund P, Anderstrom C, Johansson SL, Larsson P: The reversibility of catheter-associated polypoid cystitis. J Urol 130:456-459, 1983.

治疗相关性膀胱炎
Treatment-Related Cystitis

临床特征

- 卡介苗（Bacillus Calmette-Guérin, BCG）膀胱炎与膀胱内滴注卡介苗治疗泌尿道上皮原位癌和高级别乳头状泌尿道上皮癌有关
- 放射性膀胱炎可能为急性或慢性，每当将膀胱置于放射野内时均可发生放射性膀胱炎
- 出血性膀胱炎与放疗和化疗有关；也可能与各种化学毒素（环磷酰胺、白消安）和病毒感染（儿童腺病毒感染）有关，也可能为特发性的

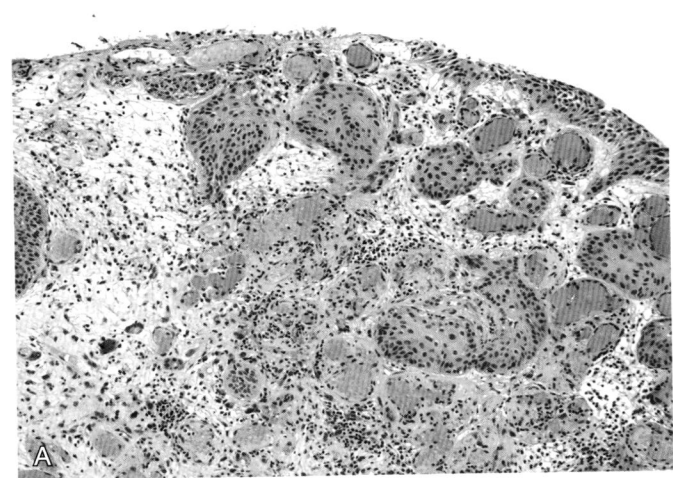

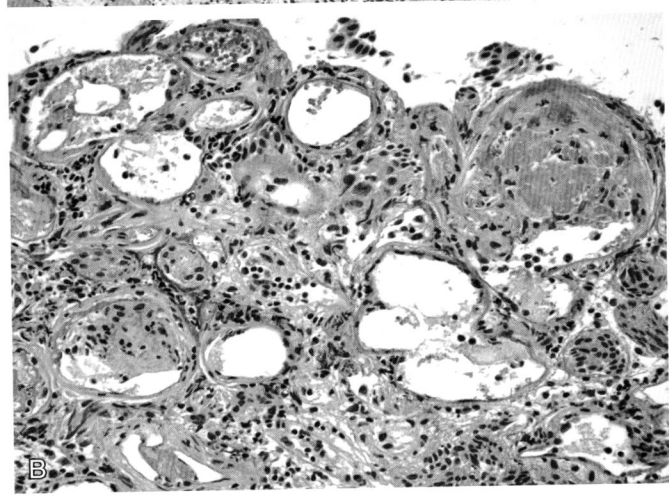

图 10-4　**放射性膀胱炎**。A，固有膜水肿、充血、黏膜皱襞增厚。泌尿道上皮显示浅表溃疡和非典型性细胞学特征。间质含有外渗的红细胞、炎症细胞，偶尔可见奇异的多核巨细胞。B，晚期改变包括黏膜溃疡和血管扩张，伴有纤维素性渗出。

大体病理学

- 继发于 BCG 治疗的肉芽肿性膀胱炎（BCG 膀胱炎）
  - 膀胱黏膜部分或全部剥脱
- 放射性膀胱炎
  - 膀胱黏膜充血和水肿，伴有黏膜皱襞增厚
- 出血性膀胱炎
  - 膀胱黏膜出血和水肿

组织病理学

- BCG 膀胱炎
  - 浅表固有膜出现散在的非干酪性肉芽肿，含有上皮样组织细胞和多核巨细胞
  - 肉芽肿伴有致密的淋巴细胞浸润
  - 泌尿道上皮可能出现反应性非典型性，或可能剥脱
- 放射性膀胱炎
  - 固有膜水肿、充血和血管扩张，伴有纤维素沉着
  - 泌尿道上皮可能剥脱，形成浅表溃疡，出现非典型性细胞，类似于原位癌
  - 常常出现奇异性巨细胞和多核细胞
  - 间质含有外渗的红细胞、炎症细胞，并有含铁血黄素沉积
  - 晚期改变包括：固有膜胶原化，小动脉中层肌内膜增生或玻璃样变，常常有溃疡形成，伴有纤维素性渗出物
- 出血性膀胱炎
  - 固有膜出血，血管充血
  - 泌尿道上皮出现再生性改变，包括核多形性
  - 愈合可能导致泌尿道上皮增生，伴有乳头形成
  - 反复发作可能导致纤维化和膀胱缩小

特殊染色和免疫组织化学

- 抗酸染色很少能够发现 BCG 膀胱炎有微生物存在

其他诊断技术

- 没有帮助

鉴别诊断

- 细菌性膀胱炎
  - 炎症成分由急性炎症细胞构成
  - 尿培养可能得出阳性结果
- 泌尿道上皮原位癌

- 细胞学非典型性和结构变形比较明显，常见核分裂象

提要

- 放射性膀胱炎的急性症状可在放射治疗后 4 ~ 6 周出现；晚期症状可以晚至 10 年以后出现
- 病理医师必须知道，这些改变可能见于放疗或化疗之后很远一段时间
- 准确的临床病史对于避免误诊非常关键

精选文献

Shelley MD, Wilt TJ, Court J, et al: Intravesical bacillus Calmette-Guerin is superior to mitomycin C in reducing tumour recurrence in high-risk superficial bladder cancer: A meta-analysis of randomized trials. BJU Int 93:485-490, 2004.

Chan TY, Epstein JI: Radiation or chemotherapy cystitis with "pseudocarcinomatous" features. Am J Surg Pathol 28:909-913, 2004.

Hoffman JA, Shah AJ, Ross LA, Kapoor N: Adenoviral infections and a prospective trial of cidofovir in pediatric hematopoietic stem cell transplantation. Biol Blood Marrow Transplant 7:388-394, 2001.

间质性（Hunner）膀胱炎
Interstitial (Hunner) Cystitis

临床特征

- 典型者发生在中年和老年妇女
- 间质性膀胱炎显示为继发性超敏反应；患者表现为尿频、尿急、夜尿、耻骨上压迫感以及盆腔和膀胱疼痛
- 可见血尿
- 尿是无菌的，因此尿培养呈阴性

大体病理学

- 膀胱镜检查显示黏膜有小的出血区和小的线状溃疡（Hunner 溃疡）
- 常常可见膀胱黏膜瘢痕形成
- 慢性病例可能导致纤维化，膀胱缩小，伴有明显的容量减少
- 通常累及膀胱顶和膀胱后外侧壁

组织病理学

- 非溃疡性或疾病早期
  — 固有膜内（肾小球）可见多发性微小出血

- 典型病变（Hunner 溃疡）
  — 单个或多发性片块状红色溃疡，或膀胱黏膜脱落伴纤维素渗出，常常混有慢性炎症细胞，包括淋巴细胞、浆细胞和肥大细胞
  — 特征性的表现为黏膜、固有膜和固有肌层内肥大细胞增多
  — 可见出血、水肿、充血和纤维化
  — 黏膜偶尔没有溃疡形成；仅见慢性炎症、水肿、出血和肉芽组织

特殊染色和免疫组织化学

- 没有帮助

其他诊断技术

- 没有帮助

鉴别诊断

▮ 扁平的泌尿道上皮原位癌
- 原位癌剥脱显示溃疡形成、血管充血和炎症，类似于间质性膀胱炎
- 应检查多个组织学切片，寻找非典型性细胞

▮ 细菌性膀胱炎
- 炎症成分由急性炎症细胞组成
- 肥大细胞并不增加
- 尿培养可能得到阳性结果

▮ 非感染性膀胱炎
- 具有息肉样膀胱炎、滤泡性膀胱炎、巨细胞性膀胱炎或出血性膀胱炎的特征
- 肥大细胞并不增加

提要

- 组织学特征是非特异性的，必须结合临床
- 在间质性膀胱炎诊断做出之前，必须除外原位癌

精选文献

Sant GR, Kempuraj D, Marchand JE, Theoharides TC: The mast cell in interstitial cystitis: Role in pathophysiology and pathogenesis. Urology 69(4 Suppl):34-40, 2007.

Mayer R: Interstitial cystitis pathogenesis and treatment. Curr Opin Infect Dis 20:77-82, 2007.

Chai TC, Keay S: New theories in interstitial cystitis. Nat Clin Pract Urol 1:85-89, 2004.

Moldwin RM, Sant GR: Interstitial cystitis: A pathophysiology and treatment update. Clin Obstet Gynecol 45:259-272, 2002.

腺性囊性膀胱炎
Cystitis Cystica et Glandularis

临床特征

- 常见的膀胱非肿瘤性病变
- 据认为是由慢性炎症刺激引起的
- 最常见于成人；偶尔见于儿童
- 膀胱镜检查偶尔可能类似于癌

大体病理学

■ 囊性膀胱炎
- 小的黏膜下囊肿，其内充满黄色透明液体
■ 腺性膀胱炎
- 大体检查并不总是能见到
- 偶尔见到黏膜呈不规则结节状

组织病理学

■ 囊性膀胱炎
- 固有膜内 von Brunn 巢显示中心囊性扩张，伴有内衬移行上皮或矮立方上皮的间隙
- 囊肿常常充满淡嗜酸性液体
■ 腺性膀胱炎
- von Brunn 巢的上皮内衬发生腺体化生
- 腺体内衬立方到柱状细胞，没有间变
- 细胞可能含有黏液；偶尔出现杯状细胞

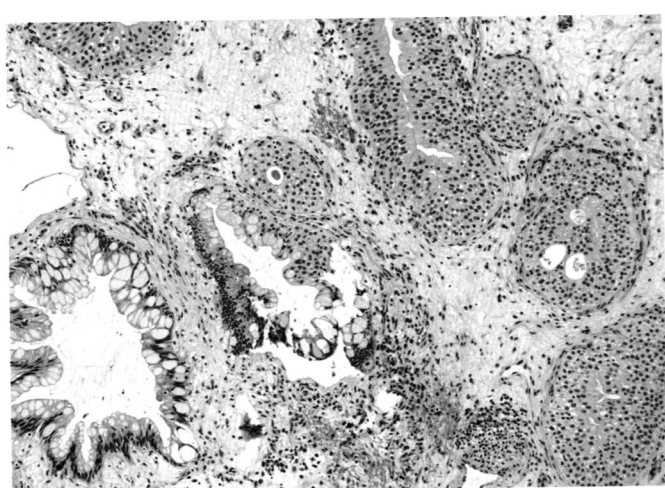

图 10-5　腺性和囊性膀胱炎。 固有膜可见囊性扩张的腺体，内衬泌尿道上皮细胞（右）。在某些病例，上皮内衬发生腺体化生，伴有肠型杯状细胞（左）。这种亚型称为伴有肠化生的腺性膀胱炎。

- 如果上皮出现肠型杯状细胞，这种亚型称为伴有肠化生（结肠化生）的腺性膀胱炎

特殊染色和免疫组织化学

- 反应性泌尿道上皮仅在伞细胞层显示 CK20 免疫反应
- p53 核染色以阴性为主；偶见基底和副基底中间细胞呈弱阳性反应
- 整个反应性泌尿道上皮可能有 CD44 过表达，或中间细胞可能呈局灶阳性

其他诊断技术

- 没有帮助

鉴别诊断

■ 泌尿道上皮癌，巢状亚型
- 明显增生的 von Brunn 巢可与泌尿道上皮癌的巢状亚型鉴别，von Brunn 巢呈小叶状或线状排列，基底扁平，没有浸润，而且缺乏细胞学非典型性
■ 腺癌
- 罕见的膀胱肿瘤
- 非典型性腺体，内衬复层多形性细胞，伴有肌层浸润
- 可见印戒细胞

提要

- 明显增生的 von Brunn 巢，囊性膀胱炎和腺性膀胱炎是密切相关的反应性改变，可以见于泌尿道任何部分
- 腺性和囊性膀胱炎与膀胱癌没有直接关系；可见共同存在，属于巧合
- 腺性膀胱炎可能与腺癌混淆，特别是当出现外渗的黏液时
- 据认为与膀胱慢性刺激有关；如果除去炎症来源，病变可能消退

精选文献

Tamas EF, Epstein JI: Detection of residual tumor cells in bladder biopsy specimens: Pitfalls in the interpretation of cytokeratin stains. Am J Surg Pathol 31:390-397, 2007.

Volmar KE, Chan TY, De Marzo AM, Epstein JI: Florid von Brunn nests mimicking urothelial carcinoma: A morphologic and immunohistochemical comparison to the nested variant of urothelial carcinoma. Am J Surg Pathol 27:1243-1252, 2003.

McKenney JK, Desai S, Cohen C, Amin MB: Discriminatory immunohistochemical staining of urothelial carcinoma in situ and non-neoplastic urothelium: An analysis of cytokeratin 20, p53, and CD44 antigens. Am J Surg Pathol 25:1074-1078, 2001.

Young RH, Bostwick DG: Florid cystitis glandularis of intestinal type with mucin extravasation: A mimic of adenocarcinoma. Am J Surg Pathol 20:1462-1468, 1996.

肾源性腺瘤
Nephrogenic Adenomatoid

临床特征

- 大多数病例累及膀胱；偶尔见于尿道、输尿管或肾盂
- 见于年轻成人，以男性为主（2：1）
- 大约半数的病例见于泌尿生殖道手术以后，包括

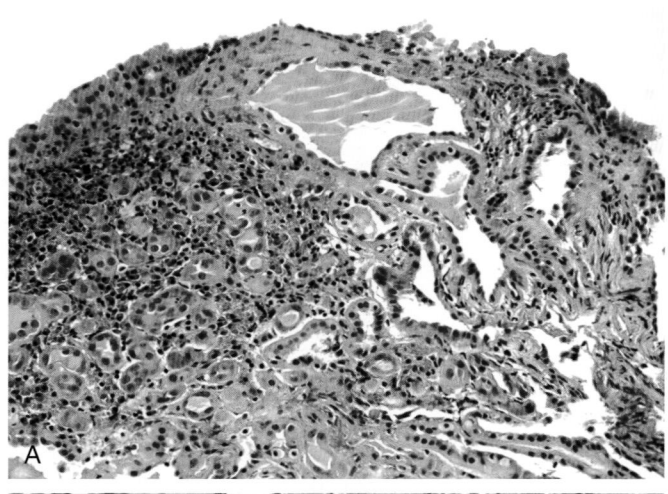

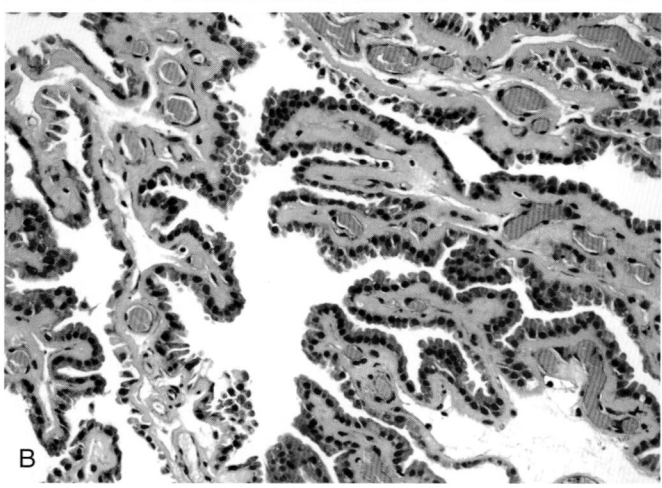

图 10-6　肾源性腺瘤。A，小管增生，内衬立方上皮。没有核分裂活性和核多形性。小管常常被一层透明的基底膜包绕。小管内常见淡嗜酸性分泌物。B，乳头被覆立方形嗜酸性细胞，少数具有鞋钉样细胞特征。

肾移植术后

- 还与结石、创伤和膀胱炎有关
- 患者常常表现为血尿或排尿困难，但多无症状

大体病理学

- 通常见于膀胱后壁
- 可能表现为乳头状或息肉样外生性肿块，或为天鹅绒样病变
- 大约 25% ~ 30% 的病例无蒂
- 乳头状结构通常 < 1cm；偶尔可能 > 5cm

组织病理学

- 典型的组织学结构是类似于肾小管的小管
- 还可见乳头状结构
- 小管内衬鞋钉样细胞，类似于内衬内皮的血管间隙
- 小管常常被一层透明的基底膜包绕
- 细胞具有嗜酸性或透明胞质，也可能见到印戒样细胞
- 核分裂活性罕见
- 小管内常常可见淡嗜酸性分泌物
- 背景常见不同程度的急性和慢性炎症和间质水肿

特殊染色和免疫组织化学

- 小管内衬细胞 CK7 和 PAX2 呈阳性
- 前列腺特异性抗原（PSA）和前列腺酸性磷酸酶（PAP）呈局灶弱阳性
- 多数病例 α- 甲基辅酶 A 消旋酶（α-methylacyl coenzyme A racemase, AMACR）呈阳性，而高分子量细胞角蛋白（34βE12）呈阴性

其他诊断技术

- 没有帮助

鉴别诊断

- 前列腺癌和透明细胞癌
  - 典型者不伴有其他临床病变
  - 小管具有突出的核仁，有时位于肌束内
  - 通常要大得多
  - 细胞非典型性明显，核分裂象常见
- 低级别乳头状泌尿道上皮癌
  - 乳头被覆肿瘤性泌尿道上皮细胞，而不是良性表现的立方细胞

- 泌尿道上皮癌的巢状亚型显示其深部浸润性乳头具有明显的非典型性，核分裂象增加
■ 毛细血管瘤
  - CK7 呈阴性，而内皮细胞标记物呈阳性，如CD31

提要

- 是良性化生性病变，而不是肿瘤性病变

精选文献

Tong GX, Melamed J, Mansukhani M, et al: PAX2: A reliable marker for nephrogenic adenoma. Mod Pathol 19:356-363, 2006.

Gupta A, Wang HL, Policarpio-Nicolas ML, et al: Expression of alpha-methylacyl-coenzyme A racemase in nephrogenic adenoma. Am J Surg Pathol 28:1224-1229, 2004.

Mazal PR, Schaufler R, Altenhuber-Muller R, et al: Derivation of nephrogenic adenomas from renal tubular cells in kidney-transplant recipients. N Engl J Med 347:653-659, 2002.

扁平泌尿道上皮病变
Flat Urothelial Lesions

泌尿道上皮增生
Urothelial Hyperplasia

临床特征

- 罕见的良性泌尿道上皮病变；可见于低级别乳头状泌尿道上皮病变附近的扁平黏膜

大体病理学

- 没有帮助

组织病理学

- 泌尿道黏膜增厚，没有细胞学非典型性
- 诊断扁平增生（flat hyperplasia）需要显著的黏膜增厚，而不是特定的细胞层数

特殊染色和免疫组织化学

- 没有帮助

现代诊断技术

- 荧光原位杂交发现，见于膀胱乳头状癌患者的9号染色体缺失在泌尿道上皮增生常常发现，之前

已有报道

鉴别诊断

■ 泌尿道上皮异型增生
  - 泌尿道上皮异型增生程度不同，常常是明显的极性丧失，伴有核密集和细胞学非典型性，但不足以诊断原位癌
■ 泌尿道上皮原位癌
  - 整个泌尿道上皮有多形性，核仁突出；上皮较上部分有核分裂象

提要

- 在世界卫生组织和国际泌尿病理学协会2003年分类中，泌尿道上皮增生被认为是一种没有恶性潜能的病变
- 分子学分析显示，膀胱癌患者的泌尿道上皮增生可能具有与乳头状肿瘤相关的克隆性
- 在不伴有乳头状泌尿道上皮肿瘤的情况下，无需治疗或随访

精选文献

van Oers JM, Adam C, Denzinger S, et al: Chromosome 9 deletions are more frequent than FGFR3 mutations in flat urothelial hyperplasias of the bladder. Int J Cancer 119:1212-1215, 2006.

Epstein JI: Urothelial hyperplasia. In Eble JN, Sauter G, Epstein JI, Sesterhann IA (eds): World Health Organization Classification of Tumours: Pathology and Genetics: Tumors of the Urinary System and Male Genital Organs. Lyon, IARC Press, 2004, p 111.

Hartmann A, Moser K, Kriegmair M, et al: Frequent genetic alterations in simple urothelial hyperplasias of the bladder in patients with papillary urothelial carcinoma. Am J Pathol 154:721-727, 1999.

泌尿道上皮异型增生
Urothelial Dysplasia

临床特征

- 原位发生的异型增生主要累及中年男性，偶尔出现膀胱刺激症状，伴有或不伴有血尿

大体病理学

- 这种病变可能不明显，或伴有红斑、糜烂或偶尔形成溃疡

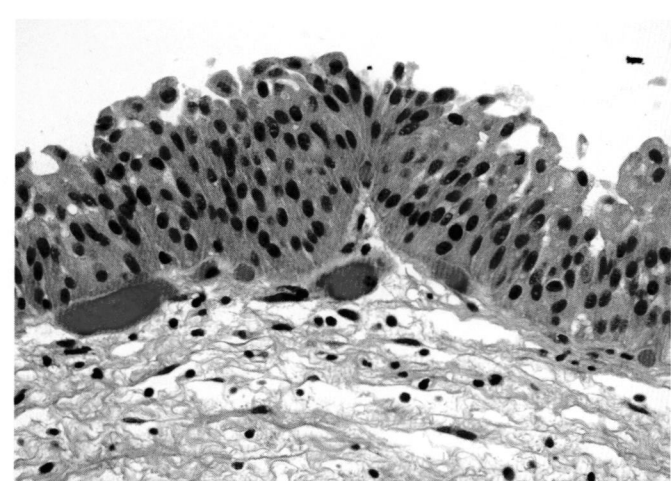

图 10-7 泌尿道上皮异型增生。 显示泌尿道上皮核密集和细胞学非典型性。细胞的染色质分布轻度改变，核略微增大，核仁不明显，核分裂象罕见。

组织病理学

- 有不同程度的、常常是明显的极性丧失，伴有核密集和细胞学非典型性，但不足以诊断原位癌
- 细胞的染色质分布可能有轻度的改变，核轻微增大，核仁不明显，核分裂象罕见
- 泌尿道上皮厚度通常正常，但有可能增厚或变薄
- 固有膜的炎症细胞或新生血管可能增加
- 可能累及 von Brunn 巢

特殊染色和免疫组织化学

- 异常的 CK20 表达
- p53 和 Ki-67 过表达

其他诊断技术

- 已经证实有 9 号染色体改变和 *p53* 等位缺失

鉴别诊断

▌泌尿道上皮原位癌
- 典型者整个泌尿道上皮具有多形性和突出的核仁
- 核分裂活性增加，上皮较上部分可见核分裂象
▌反应性炎症性非典型性
- 具有急性和慢性炎症

提要

- 非浸润性乳头状肿瘤患者出现异型增生，表明泌

尿道上皮的不稳定性，是疾病进展或复发的标志
- 5% ~ 19% 的原位发生的异型增生的患者进展为泌尿道上皮肿瘤

精选文献

Amin MB, McKenney JK: An approach to the diagnosis of flat intraepithelial lesions of the urinary bladder using the World Health Organization/International Society of Urological Pathology consensus classification system. Adv Anat Pathol 9:222-232, 2002.

Hartmann A, Schlake G, Zaak D, et al: Occurrence of chromosome 9 and p53 alterations in multifocal dysplasia and CIS of human urinary bladder. Cancer Res 62:809-818, 2002.

泌尿道上皮原位癌
Urothelial Carcinoma In Situ

临床特征

- 通常发生在 41 ~ 60 岁的患者
- 无症状或伴有排尿困难、尿频、尿急甚或血尿等症状
- 原位癌常常为多灶性的，也可能为弥漫性的
- 原位发生的（原发性）原位癌不足泌尿道上皮肿瘤的 1% ~ 3%，但却见于 45% ~ 65% 的浸润性泌尿道上皮癌

大体病理学

- 膀胱黏膜可无异常，也可有红斑和水肿

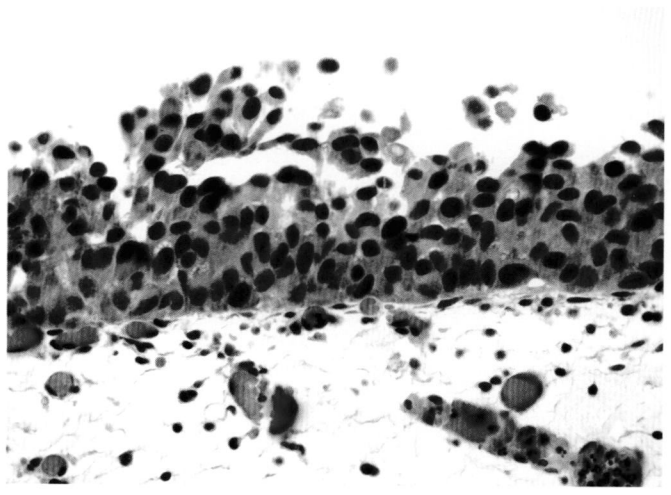

图 10-8 泌尿道上皮原位癌。 膀胱上皮全层被肿瘤细胞取代。核的极性完全丧失，明显密集，有多形性。核深染，染色质粗，分布集中。

组织病理学

- 泌尿道上皮原位癌为非乳头状（即扁平）病变，其中的表面上皮含有细胞学恶性的细胞
- 原位癌一词与高级别泌尿道上皮内肿瘤形成是同义词
- 核的间变与高级别乳头状泌尿道上皮癌相同
- 泌尿道上皮可能剥脱、变薄、厚度正常或增生
- 极性可能完全丧失，核显著密集，具有多形性
- 核常常深染，染色质粗，或分布集中

特殊染色和免疫组织化学

- CK20：胞质呈弥漫性强阳性染色
- p53：上皮全层可呈弥漫性核染色
- CD44：其表达局限于残留的基底细胞，或为阴性

其他诊断技术

- 常常发现9号染色体缺失和 *p53* 等位缺失

鉴别诊断

▌泌尿道上皮异型增生
- 细胞学非典型性的严重程度不足以诊断原位癌
- 缺乏多形性（与高级别乳头状癌相比），上皮上部细胞松散，缺乏核分裂象

▌反应性非典型性
- 缺乏核多形性
- 具有急性和慢性炎症细胞

提要

- 原位发生的原位癌比继发性原位癌进展为浸润性疾病的可能性小
- BCG免疫疗法仍然是治疗和预防原位癌的最有效的方法，大约能使肿瘤短期复发降低20%，长期复发降低7%，并能降低疾病进展和死亡率

精选文献

Yin H, He Q, Li T, Leong AS: Cytokeratin 20 and Ki-67 to distinguish carcinoma in situ from flat non-neoplastic urothelium. Appl Immunohistochem Mol Morphol 14:260-265, 2006.

Amling CL: Diagnosis and management of superficial bladder cancer. Curr Probl Cancer 25:219-278, 2001.

McKenney JK, Desai S, Cohen C, Amin MB: Discriminatory immunohistochemical staining of urothelial carcinoma in situ and non-neoplastic urothelium: an analysis of cytokeratin 20, p53, and CD44 antigens. Am J Surg Pathol 25:1074-1078, 2001.

乳头状泌尿道上皮病变
Papillary Urothelial Lesions

乳头状泌尿道上皮增生
Papillary Urothelial Hyperplasia

临床特征

- 典型者是在乳头状泌尿道上皮肿瘤常规随访膀胱镜检查时发现的

大体病理学

- 膀胱镜下的良性局灶性隆起性病变，被描述为乳头状、隆起的，无蒂或泡样

组织病理学

- 波浪起伏的泌尿道上皮排列成不同长度的狭窄的乳头
- 乳头状增生的泌尿道上皮和邻近的扁平黏膜常常比正常黏膜厚
- 细胞学所见类似于正常泌尿道上皮

特殊染色和免疫组织化学

- 没有帮助

其他诊断技术

- 没有帮助

鉴别诊断

▌泌尿道上皮乳头状瘤
- 明显的乳头状肿瘤，具有发育良好的分枝状纤维血管轴心

提要

- 应该随访患者，因为乳头状增生可能是低级别乳头状泌尿道上皮肿瘤的前体病变

精选文献

Swierczynski SL, Epstein JI: Prognostic significance of atypical papillary urothelial hyperplasia. Hum Pathol 33:512-517, 2002.

Taylor DC, Bhagavan BS, Larsen MP, et al: Papillary urothelial hyperplasia: A precursor to papillary neoplasms. Am J Surg Pathol 20:1481-1488, 1996.

泌尿道上皮乳头状瘤
Urothelial Papilloma

临床特征

- 良性乳头状泌尿道上皮肿瘤，被覆正常表现的泌尿道上皮
- 男性略为常见
- 倾向于发生在较年轻的患者，多见于儿童
- 通常表现为肉眼血尿

大体病理学

- 典型的泌尿道上皮乳头状瘤具有简单的乳头状结构

组织病理学

- 乳头被覆正常表现的泌尿道上皮，缺乏非典型性
- 通常具有简单而不甚明显的分枝结构和纤细的纤维血管轴心，伴有突出的外生性结构
- 表面常有明显的伞细胞，伴有丰富的嗜酸性胞质和空泡形成
- 几乎没有核分裂象

特殊染色和免疫组织化学

- 细胞角蛋白 20：局限于伞细胞，类似于正常泌尿

道上皮

其他诊断技术

- 没有帮助

鉴别诊断

■ 具有低度恶性潜能的乳头状肿瘤
- 具有低度恶性潜能的乳头状肿瘤表现为泌尿道上皮增厚
- 可见核分裂象，但局限于基底层

提要

- 复发罕见；可能进展为高级别病变
- 治疗：选择经尿道完全切除

精选文献

Magi-Galluzzi C, Epstein JI: Urothelial papilloma of the bladder: A review of 34 de novo cases. Am J Surg Pathol 28:1615-1620, 2004.

McKenney JK, Amin MB, Young RH: Urothelial (transitional cell) papilloma of the urinary bladder: A clinicopathologic study of 26 cases. Mod Pathol 16:623-629, 2003.

内翻性乳头状瘤　Inverted Papilloma

临床特征

- 罕见的良性泌尿道上皮肿瘤，病因不明
- 较常见于男性，可发生于所有的年龄；平均年龄为 55 岁
- 典型者累及膀胱三角、膀胱颈或尿道前列腺部
- 常常表现为血尿

大体病理学

- 典型者为孤立性扁平或稍微隆起的息肉样肿块，轮廓光滑
- 通常有少量的外生性成分
- 多数病例直径 < 3cm

组织病理学

- 泌尿道上皮构成相互吻合的条索或细胞岛，具有轻微的细胞学非典型性；核分裂象罕见
- 肿瘤来自表面泌尿道上皮，向下延伸到固有膜，但不进入膀胱壁肌层

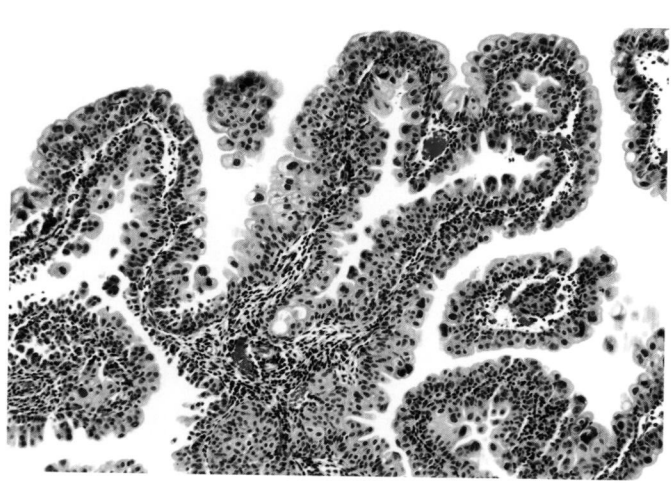

图 10-9　泌尿道上皮乳头状瘤。 乳头被覆正常表现的泌尿道上皮。表面常有明显的伞细胞，伴有丰富的嗜酸性胞质和空泡形成。

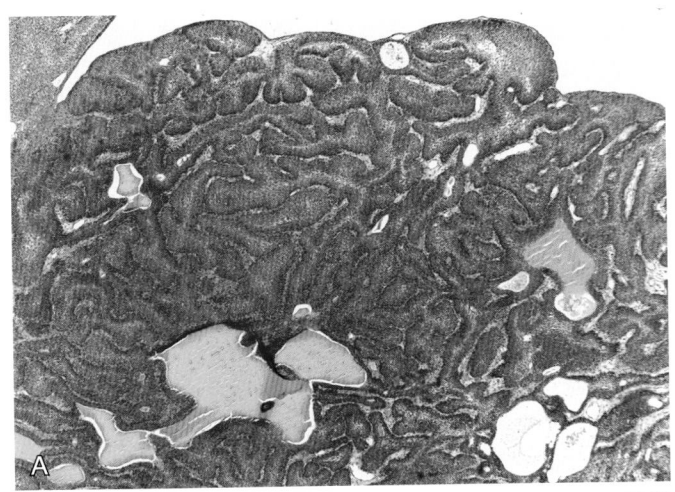

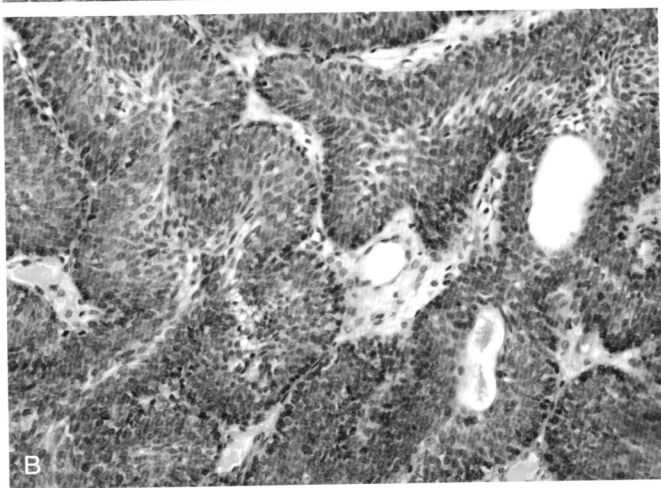

图 10-10 内翻性乳头状瘤。A，肿瘤来自表面上皮，向下延伸到固有膜。泌尿道上皮形成相互吻合的条索或细胞岛。

- 可见小的囊性间隙和真正的腺体分化，伴有一层分泌黏液的细胞
- 间质成分少，缺乏炎症

特殊染色和免疫组织化学

- 没有帮助

其他诊断技术

- 没有帮助

鉴别诊断

▌ 泌尿道上皮癌
- 典型者呈外生性乳头状结构
- 细胞学非典型性和核分裂活性增加

- 常见浸润性生长方式
▌ von Brunn 巢高度增生
- 圆形细胞巢，没有相互吻合的结构

提要

- 内翻性乳头状瘤与低级别乳头状泌尿道上皮癌之间的关系尚不完全清楚
- 内翻性乳头状瘤最好通过经尿道切除治疗；有少数复发的病例报告
- 偶尔描述与乳头状泌尿道癌共存，虽然尚不清楚是否存在增加危险的相互关系

精选文献

Sung MT, MacLennan GT, Lopez-Beltran A, et al: Natural history of urothelial inverted papilloma. Cancer 107:2622-2627, 2006.

Ho H, Chen YD, Tan PH, et al: Inverted papilloma of urinary bladder: Is long-term cystoscopic surveillance needed? A single center's experience. Urology 68:333-336, 2006.

Broussard JN, Tan PH, Epstein JI: Atypia in inverted urothelial papillomas: Pathology and prognostic significance. Hum Pathol 35:1499-1504, 2004.

具有低度恶性潜能的乳头状泌尿道上皮肿瘤 Papillary Urothelial Neoplasm of Low Malignant Potential

临床特征

- 乳头状泌尿道上皮肿瘤，被覆泌尿道上皮，伴有轻度非典型性
- 男性略微常见
- 诊断时的平均年龄是 64.6 岁（29 ~ 94 岁）
- 通常表现为肉眼或镜下血尿

大体病理学

- 小的到 2cm 的乳头状肿瘤

组织病理学

- 散在的、细长的乳头被覆增厚的多层泌尿道上皮，几乎没有细胞学非典型性
- 细胞的密度似乎比正常有所增加
- 极性保留
- 核分裂象罕见，位于基底

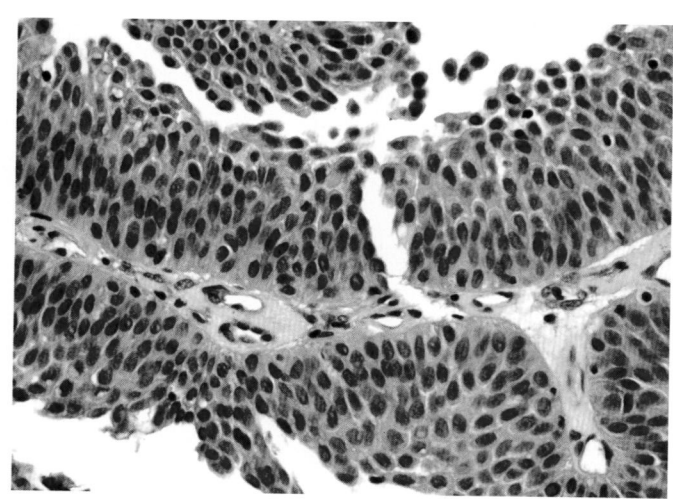

图 10-11　具有低度恶性潜能的乳头状泌尿道上皮肿瘤。 散在的、细长的乳头被覆增厚的多层泌尿道上皮，几乎没有细胞学非典型性。

特殊染色和免疫组织化学

- CK20：局限于伞细胞

其他诊断技术

- 没有帮助

鉴别诊断

▌ 非浸润性低级别乳头状泌尿道上皮癌
- 散在的细胞，伴有增大而深染的细胞核
- 核分裂象不很少见

▌ 泌尿道上皮乳头状瘤
- 被覆的泌尿道上皮厚度正常

提要

- 复发率比乳头状癌低
- 治疗选择为经尿道切除肿瘤

精选文献

Jones TD, Cheng L: Papillary urothelial neoplasm of low malignant potential: Evolving terminology and concepts. J Urol 175:1995-2003, 2006.

Fine SW, Humprey PA, Dehner LP, et al: Urothelial neoplasms in patients 20 years or younger: A clinicopathological analysis using the world health organization 2004 bladder consensus classification. J Urol 174:1976-1980, 2005.

Campbell PA, Conrad RJ, Campbell CM, et al: Papillary urothelial neoplasm of low malignant potential: Reliability of diagnosis and outcome. BJU Int 93:1228-1231, 2004.

非浸润性低级别乳头状泌尿道上皮癌 Noninvasive Low-Grade Papillary Urothelial Carcinoma

临床特征

- 被覆泌尿道上皮的乳头状肿瘤，容易辨认结构和细胞学特征的差异
- 男性略微常见
- 诊断时的平均年龄为 69.2 岁（28 ～ 90 岁）
- 通常表现为肉眼或显微镜下血尿

大体病理学

- 在大多数病例，乳头状肿瘤为单发性的

组织病理学

- 细长的乳头常常显示分枝和轻微的融合
- 排列有序，容易辨认结构和细胞学特征的差异
- 核均一增大，其形状、轮廓和染色质分布仅有轻度不同
- 核分裂象少见，可以出现在任何水平

特殊染色和免疫组织化学

- p53 和 Ki-67 表达介于具有低度恶性潜能的乳头状泌尿道上皮肿瘤和高级别泌尿道上皮癌

其他诊断技术

- 多个染色体位点等位缺失已有报道

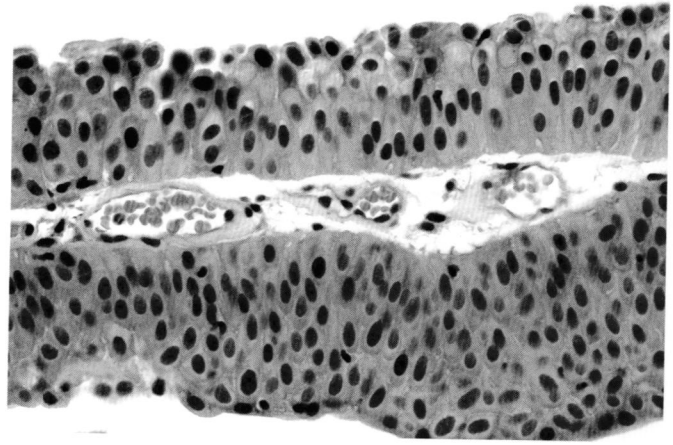

图 10-12　非浸润性低级别乳头状泌尿道上皮癌。 细长的乳头被覆有序排列的泌尿道上皮，容易见到结构和细胞学特征的差异。核均一增大，核的形状、轮廓和染色质分布轻微不同。

鉴别诊断

- 具有低度恶性潜能的乳头状泌尿道上皮肿瘤
  - 单形性良性表现的细胞，缺乏散在的伴有增大深染细胞核的细胞
  - 核分裂象罕见
- 高级别乳头状泌尿道上皮癌
  - 高度细胞学非典型性，伴有结构扭曲

提要

- 复发常见，发生在大约 48% ~ 71% 的患者
- 不到 5% 的病例进展为浸润癌病而引起死亡
- 治疗选择为经尿道切除肿瘤；多灶性或复发性疾病有时应用膀胱内免疫疗法

精选文献

Vardar E, Gunlusoy B, Minareci S, et al: Evaluation of p53 nuclear accumulation in low- and high-grade (WHO/ISUP classification) transitional papillary carcinomas of the bladder for tumor recurrence and progression. Urol Int 77:27-33, 2006.

Wu XR: Urothelial tumorigenesis: A tale of divergent pathways. Nat Rev Cancer 5:713-725, 2005.

非浸润性高级别乳头状泌尿道上皮癌
Noninvasive High-Grade Papillary Urothelial Carcinoma

临床特征

- 以泌尿道上皮表现紊乱为特征的乳头状肿瘤，具有明显的结构和细胞学异常，在低倍镜下容易辨认
- 通常表现为肉眼或显微镜下血尿

大体病理学

- 表现各异，从乳头状到结节状和实性无蒂的病变

组织病理学

- 乳头常常融合和形成分枝，虽然有些可能为纤细的乳头；可能出现广泛的脱落
- 细胞学多形性从中度到重度不等
- 核的极性、大小、形状和染色质结构有明显的差异；可见明显的核仁
- 核分裂象常见，包括非典型性核分裂象，见于上

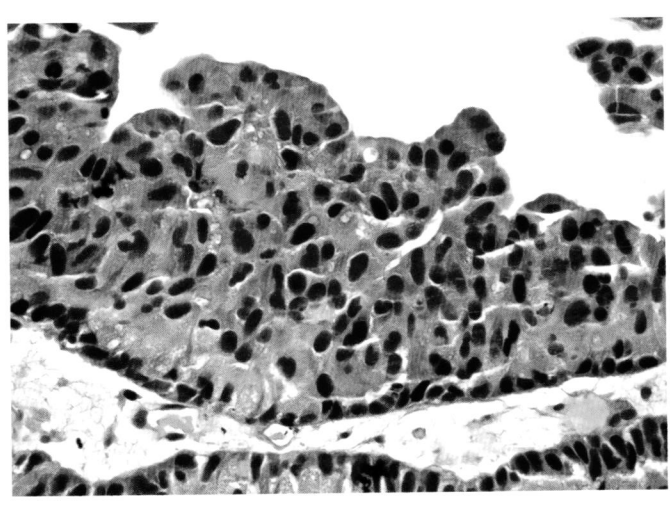

图 10-13 非浸润性高级别乳头状泌尿道上皮癌。乳头常常融合和分枝。细胞学上，有中度到重度的多形性，核的极性、大小、形状和染色质结构具有明显的差异。

皮各个水平

特殊染色和免疫组织化学

- p53 和 Ki-67 的检出比低级别泌尿道上皮癌常见

其他诊断技术

- 9p 染色体缺失好像是乳头状泌尿道上皮癌发生过程中的早期事件

鉴别诊断

- 低级别乳头状泌尿道上皮癌
  - 轻度细胞学非典型性，缺乏结构变形

提要

- 应该除外乳头轴心和病变基底的浸润

精选文献

Owens CL, Epstein JI: Significance of denuded urothelium in papillary urothelial lesions. Am J Surg Pathol 31:298-303, 2007.

MacLennan GT, Kirkali Z, Cheng L: Histologic grading of noninvasive papillary urothelial neoplasms. Eur Urol 51:889-897, 2007.

Yin H, Leong AS: Histologic grading of noninvasive papillary urothelial tumors: Validation of the 1998 WHO/ISUP system by immunophenotyping and follow-up. Am J Clin Pathol 121:679-687, 2004.

浸润性泌尿道上皮癌
Invasive Urothelial Carcinoma

临床特征

- 典型者见于老年人，平均年龄＞65岁
- 较常见于男性（3∶1）
- 与吸烟、毒性化学物质（包括亚硝胺）、药物（非那西丁、环磷酰胺）和感染（埃及血吸虫）有关
- 最常出现的症状是无痛性血尿
- 患者可有胁腹部疼痛和梗阻症状

大体病理学

- 肿瘤通常累及膀胱的侧壁或后壁；偶尔累及膀胱顶
- 低级别肿瘤一般具有乳头状结构，表现为膀胱黏膜上的多发性指样乳头（见"非浸润性低级别乳头状泌尿道上皮癌"）
- 较高级别的肿瘤常常缺乏乳头状结构，呈现结节状、息肉样或无蒂的肿块（见"非浸润性高级别乳头状泌尿道上皮癌"）；局部可见残留的乳头状结构
- 膀胱壁一般增厚，质硬，呈灰白色
- 高级别肿瘤常见溃疡形成和出血

组织病理学

■ 泌尿道上皮癌浸润固有膜（pT1）

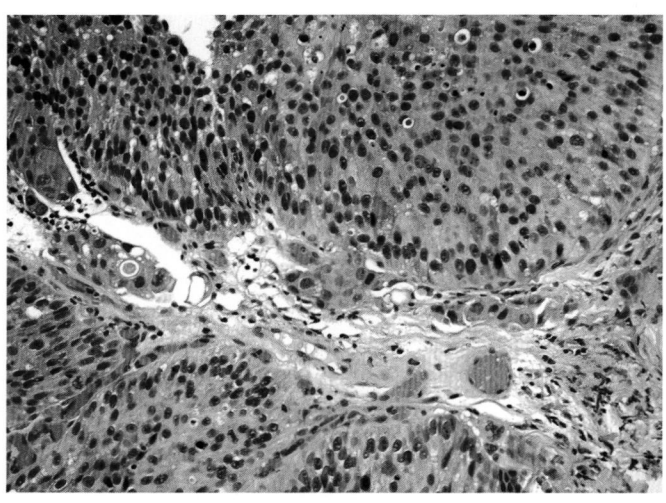

图 10-14 高级别泌尿道上皮癌浸润固有膜。 浸润灶是特征的，在固有膜内出现泌尿道上皮巢。

- 局灶性浸润，其特征是泌尿道上皮巢、细胞簇或单个细胞侵入乳头轴心或固有膜
- 实性条索或细胞巢；细胞巢周围核常呈栅栏状排列
- 浸润的肿瘤细胞巢周围为反应性的纤维组织增生性间质
- 浸润性肿瘤灶可能出现收缩的人工假象，类似于血管浸润

■ 泌尿道上皮癌浸润固有肌层（pT2）

- 通常为非乳头状肿瘤，浸润其下的固有肌层
- 当癌在明确的厚的肌束之间浸润时，诊断为固有肌层浸润
- 肌肉浸润可以引起或不引起纤维组织增生性间质反应
- 即使是在非浸润性病例，病理医师也要注意活检标本中是否存在固有肌层

■ 泌尿道上皮癌浸润脂肪组织和周围器官（pT3和pT4）

- 逼尿肌肌束之间常呈出现脂肪组织；因此，在活检标本的脂肪组织中出现肿瘤并不一定代表膀胱周围脂肪浸润

■ 泌尿道上皮癌：组织学亚型

- 伴有鳞状分化的浸润性泌尿道上皮癌
  - 泌尿道上皮癌最常见的偏离分化结构
  - 发生在21%的膀胱泌尿道上皮癌和44%的肾盂泌尿道上皮癌
  - 鳞状分化的临床意义仍不清楚
- 伴有腺体分化的浸润性泌尿道上皮癌
  - 腺管或伴有黏液分泌的肠腺可能出现在大约6%的膀胱泌尿道上皮癌
- 浸润性泌尿道上皮癌，巢状亚型
  - 侵袭性肿瘤，不管如何治疗，70%的患者在诊断后4~40个月死亡，
  - 这种亚型具有令人迷惑的良性表现，非常类似于von Brunn巢浸润固有膜
- 浸润性泌尿道上皮癌，微乳头状亚型
  - 类似于卵巢乳头状浆液性癌
  - 肿瘤表面有纤细的乳头和丝状突起，常常伴有血管轴心
  - 浸润性部分的特征是微小的细胞巢或纤细的乳头，位于类似于淋巴管的组织收缩的间隙内

— 肿瘤总有肌层浸润，高级别
- 浸润性泌尿道上皮癌，淋巴上皮瘤样亚型
  — 应该报告淋巴上皮瘤样癌所占的比例
  — 生物学行为尚未确定，因为只有少数病例报道
  — 单纯性淋巴上皮瘤样癌化疗有效

泌尿道上皮癌的分级

- 见"非浸润性低级别乳头状泌尿道上皮癌"和"非浸润性高级别乳头状泌尿道上皮癌"

特殊染色和免疫组织化学

- 细胞角蛋白（高分子量、CK7、CK20）呈阳性
- p63 和 Leu-M1（CD15）呈阳性
- CEA 呈阳性（特别是在高级别肿瘤）

其他诊断技术

- 细胞遗传学研究：染色体 9p 缺失与浅表疾病有关；染色体 17p 异常与疾病进展有关

鉴别诊断

▎ 息肉样膀胱炎
- 必须与低级别乳头状移行细胞癌鉴别
- 通常显示粗大的乳头状结构和间质水肿
- 泌尿道上皮可能出现反应性非典型性，但异型增生通常不如移行细胞癌明显

▎ Von Brunn 巢
- 必须与泌尿道上皮癌的巢状亚型鉴别
- 存在肌肉浸润，较小而不规则浸润的密集的细胞巢
- 病变的较深部分非典型性往往明显

▎ 肾源性腺瘤
- 必须与伴有腺体分化的泌尿道上皮癌的腺体成分鉴别
- 典型的组织学改变是类似于肾小管的小管状结构
- 乳头状结构可能与泌尿道上皮癌混淆
- 乳头和小管被覆良性立方细胞

▎ 内翻性乳头状瘤
- 细胞学非典型性轻微，核分裂活性低
- 缺乏固有肌层浸润

▎ 鳞状细胞癌
- 单纯性鳞状细胞病变，缺乏泌尿道上皮成分
- 如果见到泌尿道上皮成分，应该归入伴有鳞状分化的泌尿道上皮癌

▎ 淋巴瘤
- 必须与泌尿道上皮癌的淋巴上皮瘤样亚型鉴别
- 见不到高级别上皮细胞岛
- 细胞角蛋白呈弥漫阴性
- 白细胞共同抗原（LCA）呈弥漫阳性

▎ 前列腺腺癌
- 必须与低分化膀胱癌鉴别
- 标本常常来自膀胱三角或膀胱颈
- p63 和血栓调节蛋白呈阴性
- PSA、前列腺特异性酸性磷酸酶（prostate-specific acid phosphatase, PSAP）和 p501s（蛋白）呈阳性

提要

- 尿的细胞学检查对膀胱癌患者的处理有用（最好用于监测治疗反应）
- 浅表泌尿道上皮肿瘤包括局限于固有膜的肿瘤（T1 期）；浸润癌包括浸润固有肌层（逼尿肌）（T2a 期）或深部固有肌层（T2b 期）、膀胱周围组织（T3 期）和邻近器官或组织（T4 期）的病变
- 低级别泌尿道上皮癌如果完全切除，实际上从不转移
- 病理医师必须评估活检标本是否含有固有肌层（逼尿肌）和固有肌层浸润
- 浅表肿瘤传统上进行经尿道肿瘤切除，而浸润肌肉的肿瘤则需要进行根治性膀胱切除

精选文献

Magi-Galluzzi C, Zhou M, Epstein JI: Neoplasms of the urinary bladder. In Genitourinary Pathology: A Volume in Foundations in Diagnostic Pathology Series. Philadelphia, Churchill Livingstone, 2007, pp 176-189.

Tamas EF, Nielsen ME, Schoenberg MP, Epstein JI: Lymphoepithelioma-like carcinoma of the urinary tract: A clinicopathological study of 30 pure and mixed cases. Mod Pathol 20:828-834, 2007.

Lopez-Beltran A, Cheng L: Histologic variants of urothelial carcinoma: Differential diagnosis and clinical implications. Hum Pathol 37:1371-1388, 2006.

Lopez-Beltran A, Sauter G, Gasser T, et al: Infiltrating urothelial carcinoma. In Eble JN, Sauter G, Epstein JI, Sesterhenn IA (eds): World Health Organization Classification of Tumours: Pathology and Genetics: Tumours of the Urinary System and Male Genital Organs. Lyon, IARC Press, 2004, pp 93-109.

Samaratunga H, Khoo K: Micropapillary variant of urothelial carcinoma of the urinary bladder: A clinicopathological and immunohistochemical study. Histopathology 45:55-64, 2004.

其他肿瘤性病变
Other Neoplastic Conditions

绒毛状腺瘤　Villous Adenoma

临床特征

- 膀胱罕见的腺体肿瘤；组织学上类似于肠的绒毛状腺瘤
- 发生在老年患者（平均 65 岁）
- 最常见于脐尿管、膀胱顶和膀胱三角
- 患者常常表现为血尿和刺激症状，偶尔伴有黏液尿（mucosuria）
- 常常与原位或浸润性腺癌共存

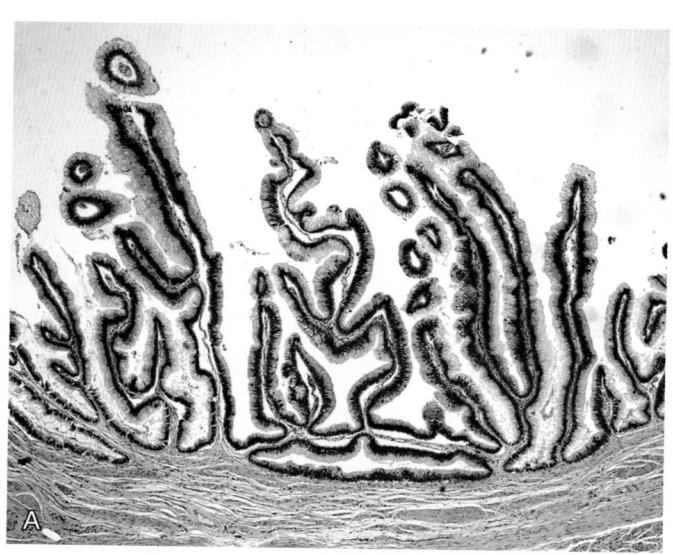

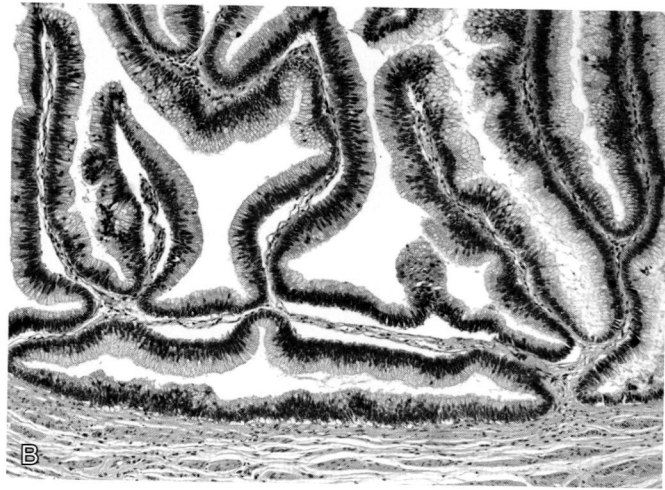

图 10-15　绒毛状腺瘤。A，伴有粗钝指样乳头状结构的肿瘤，具有纤维血管轴心，被覆假复层柱状上皮。B，上皮细胞显示核呈复层、密集、深染和偶尔核仁突出。

大体病理学

- 乳头状肿瘤，与乳头状泌尿道上皮癌不能区分

组织病理学

- 粗钝的指样乳头状结构，伴有纤维血管轴心，被覆假复层柱状上皮
- 上皮细胞显示核呈复层、密集、深染，偶尔有突出的核仁

特殊染色和免疫组织化学

- CK20、CK7 和 CEA 呈阳性
- 上皮膜抗原（EMA）和酸性黏液染色常常呈阳性

其他诊断技术

- 没有帮助

鉴别诊断

- 结肠或膀胱高分化腺癌
  - 细胞学非典型性程度类似于同类的结肠病变
  - 浸润到固有层

提要

- 在有限的活检标本中出现绒毛状腺瘤的组织学改变并不能完全除外腺癌的可能性，必须完全切除

精选文献

Seibel JL, Prasad S, Weiss RE, et al: Villous adenoma of the urinary tract: A lesion frequently associated with malignancy. Hum Pathol 33:236-241, 2002.

Chan TY, Epstein JI: In situ adenocarcinoma of the bladder. Am J Surg Pathol 25:892-899, 2001.

腺癌　Adenocarcinoma

临床特征

- 罕见的膀胱肿瘤，所占比例不到所有膀胱肿瘤的 2%
- 分为两组
  - 非脐尿管腺癌
    - 占膀胱腺癌的 2/3
    - 见于成人，平均年龄为 60 岁

◆ 最常出现的症状是肉眼血尿，其次是排尿困难

◆ 多达 40% 的患者在诊断时有转移性疾病

◆ 偶尔伴有埃及血吸虫（比鳞状细胞癌少见）

◆ 大约 15% 的患者发生在没有功能的膀胱，85% 伴有膀胱外翻

— 脐尿管腺癌

◆ 来自脐尿管残余的原发性癌

◆ 发生在 41 ~ 60 岁的患者；平均年龄为 50 岁

◆ 黏液尿发生在大约 25% 的患者

大体病理学

▌ 非脐尿管腺癌

● 典型者为发生在膀胱黏膜的外生性、乳头状、溃疡性肿块

● 通常累及膀胱三角或膀胱后壁

● 常常显示浸润性边缘

● 可能无蒂并引起膀胱壁弥漫性增厚（类似于皮革胃）；其上膀胱黏膜可能完整，导致活检呈阴性（印戒细胞亚型）

▌ 脐尿管腺癌

● 多数在膀胱顶部形成散在的肿块

● 可能累及脐尿管残余，在前腹壁形成大的肿块

● 其上膀胱黏膜可能完整或有溃疡形成

● 肿块切面常常显示丰富的黏液

组织病理学

▌ 脐尿管和非脐尿管腺癌

● 黏液性腺癌，伴有黏液池，其内含有单个和成团的肿瘤细胞（常常类似于结肠腺癌）

● 肿瘤性腺体伴有浸润性生长方式

● 腺体内衬大的多形性细胞，伴有空泡状染色质和突出的核仁；细胞核常常呈复层排列

● 可见印戒细胞

● 在非脐尿管腺癌可见原位癌或肠化生

▌ 脐尿管腺癌

● 脐尿管癌的诊断标准

— 位于膀胱顶或膀胱前壁

— 肿瘤与正常表面上皮之间界限分明

— 缺乏原位腺癌

— 典型者，邻近的黏膜缺乏明显的腺性膀胱炎

— 大块的肿瘤位于膀胱壁而不是在膀胱腔内

— 除外其他部位的原发性腺癌继发性播散到膀胱

特殊染色和免疫组织化学

● CK20 和 CEA 呈阳性

● CK7 呈阳性，但不一定

● Leu-M1（CD15）呈阳性

● 肠型腺癌绒毛蛋白（绒毛蛋白）呈阳性

● CDX2 和 β- 连环蛋白核染色呈阴性

其他诊断技术

● 没有帮助

鉴别诊断

▌ 腺性囊性膀胱炎

● 小的黏膜下囊肿，伴有良性细胞学特征

● 典型者病变较小，没有深部浸润

▌ 肾源性腺瘤

● 大约 50% 的病例见于泌尿生殖道手术以后

● 由小而均一的小管组成，类似于近端肾小管

● 通常比腺癌要小得多

▌ 子宫内膜异位症

● 由子宫内膜腺体和间质组成

● 常见充满含铁血黄素的巨噬细胞

▌ 转移性腺癌

● 必须除外远隔部位存在原发性腺癌

提要

● 在多数非脐尿管腺癌，肠化生是前体病变

● 脐尿管腺癌的治疗包括整块切除膀胱、脐尿管和脐

● 非脐尿管腺癌的治疗包括膀胱切除或膀胱前列腺切除，加盆腔淋巴结清扫

● 两种类型的腺癌总的预后均较差

精选文献

Wright JL, Porter MP, Li CI, et al: Differences in survival among patients with urachal and nonurachal adenocarcinomas of the bladder. Cancer 107:721-728, 2006.

Siefker-Radtke A: Urachal carcinoma: Surgical and chemotherapeutic options. Expert Rev Anticancer Ther 6:1715-1721, 2006.

Raspollini MR, Nesi G, Baroni G, et al: Immunohistochemistry in the differential diagnosis between primary and secondary intestinal adenocarcinoma of the urinary bladder. Appl Immunohistochem Mol Morphol 13:358-362, 2005.

Siefker-Radtke AO, Gee J, Shen Y, et al: Multimodality management of urachal carcinoma: The M. D. Anderson Cancer Center experience. J Urol 169:1295-1298, 2003.

鳞状细胞癌
Squamous Cell Carcinoma

临床特征

- 可能累及膀胱、肾盂，或偶尔累及输尿管
- 流行情况明显不同，取决于地域；在埃及血吸虫感染非流行区，占膀胱癌的比例不到 5%，而在埃及血吸虫感染流行区，则占膀胱癌的 75%
- 典型者累及成人，男性略多于女性
- 患者一般有长期膀胱炎症状，常有肉眼血尿
- 膀胱结石和留置膀胱导管增加鳞状细胞癌的危险性；吸烟是一个重要的危险因素

大体病理学

- 典型者为大的实性肿瘤，常常充满膀胱腔并浸润膀胱壁
- 常见广泛坏死

组织病理学

- 高分化鳞状细胞癌由境界清楚的鳞状细胞岛组成，伴有明显的细胞间桥和轻微的多形性；角蛋白一般比较丰富
- 低分化鳞状细胞癌由肿瘤细胞片块组成，伴有明显的细胞学非典型性和局灶性鳞状分化
- 邻近的上皮常见鳞状化生
- 常见角化性鳞状化生或白斑

特殊染色和免疫组织化学

- 没有帮助

其他诊断技术

- 没有帮助

鉴别诊断

▍ 伴有鳞状分化的泌尿道上皮癌
- 如果肿瘤出现泌尿道上皮成分，不应该归入鳞状细胞癌

- 可能存在泌尿道上皮原位癌，而单纯的鳞状细胞癌见不到泌尿道上皮原位癌

▍ 转移性鳞状细胞癌
- 必须除外来自局部（宫颈）或远隔部位的鳞状细胞癌

▍ 鳞状上皮乳头状瘤
- 缺乏细胞学非典型性和浸润

▍ 湿疣
- 出现挖空细胞

提要

- 大约占所有膀胱恶性肿瘤的 5%
- 总的 5 年生存率是 56%；肿瘤局限于器官的患者为 67%，而肿瘤超出器官的患者为 19%
- 治疗包括根治性膀胱切除术或膀胱前列腺切除术
- 总的预后较差
- 常常发生局部复发而不是远处转移
- 当出现转移时常常累及骨骼

精选文献

Kassouf W, Spiess PE, Siefker-Radtke A, et al: Outcome and patterns of recurrence of nonbilharzial pure squamous cell carcinoma of the bladder: A contemporary review of the University of Texas M. D. Anderson Cancer Center experience. Cancer 110:764-769, 2007.

El-Sebaie M, Zaghloul MS, Howard G, Mokhtar A: Squamous cell carcinoma of the bilharzial and non-bilharzial urinary bladder: A review of etiological features, natural history, and management. Int J Clin Oncol 1091:20-25, 2005.

小细胞癌   Small Cell Carcinoma

临床特征

- 占原发性膀胱肿瘤的比例不到 1%
- 一般见于老年男性，男女比例为 4：1
- 最常出现的症状是肉眼血尿
- 在就诊时，患者常常有广泛的局部受累或远处转移

大体病理学

- 大小不同，从 2cm 到 10cm 以上
- 可能有实性或乳头状结构
- 常见出血、坏死和黏膜溃疡

组织病理学

- 类似于其他部位的小细胞癌
- 均匀一致的小到中等大小的细胞，伴有核变形，胞质稀少，核染色质呈细点彩状，核仁不明显
- 核深染，显示明显的变形
- 染色质弥散，核仁不明显
- 核分裂活性突出
- 单单根据形态学可以作出诊断，即使免疫组化不能证实神经内分泌分化
- 少数病例为高分化亚型，具有类癌的特征，包括器官样结构

特殊染色和免疫组织化学

- 神经元特异性烯醇化酶（NSE）、突触素和CD56呈阳性
- 1/3的病例嗜铬素呈阳性
- 细胞角蛋白一般呈阳性，偶尔呈阴性
- LCA呈阴性

其他诊断技术

- 电子显微镜检查：肿瘤细胞含有许多具有致密轴心的神经分泌颗粒

鉴别诊断

▌ 转移性小细胞癌
- 需要结合临床以除外远隔部位存在小细胞癌
- 找到泌尿道上皮成分，包括泌尿道上皮原位癌，支持为膀胱原发性肿瘤
▌ 恶性淋巴瘤
- 由非典型性淋巴细胞组成
- LCA染色呈阳性
- 细胞角蛋白、突触素和嗜铬素染色呈阴性

提要

- 侵袭性行为，预后不良
- 据报道，伴有局部疾病的患者总的5年生存率低至8%
- 除了多种药物化疗以外，治疗采取根治性膀胱切除术或膀胱前列腺切除术

精选文献

Wang X, MacLennan GT, Lopez-Beltran A, Cheng L: Small cell carcinoma of the urinary bladder: Histogenesis, genetics, diagnosis, biomarkers, treatment, and prognosis. Appl Immunohistochem Mol Morphol 15:8-18, 2007.

Choong NW, Quevedo JF, Kaur JS: Small cell carcinoma of the urinary bladder: The Mayo Clinic experience. Cancer 103:1172-1178, 2005.

Cheng L, Pan CX, Yang XJ, et al: Small cell carcinoma of the urinary bladder: A clinicopathologic analysis of 64 patients. Cancer 101:957-962, 2004.

炎症性肌成纤维细胞瘤和炎性假瘤
Inflammatory Myofibroblastic Tumor and Inflammatory Pseudotumor

临床特征

- 典型者发生于11～50岁的患者
- 女性略微常见
- 通常表现为肉眼血尿

大体病理学

- 典型者为有蒂的结节状肿物，大小为2～5cm，向膀胱腔内延伸
- 偶尔可能无蒂，向其下的组织延伸

组织病理学

- 其特征为类似于组织培养的成纤维细胞的肌成纤

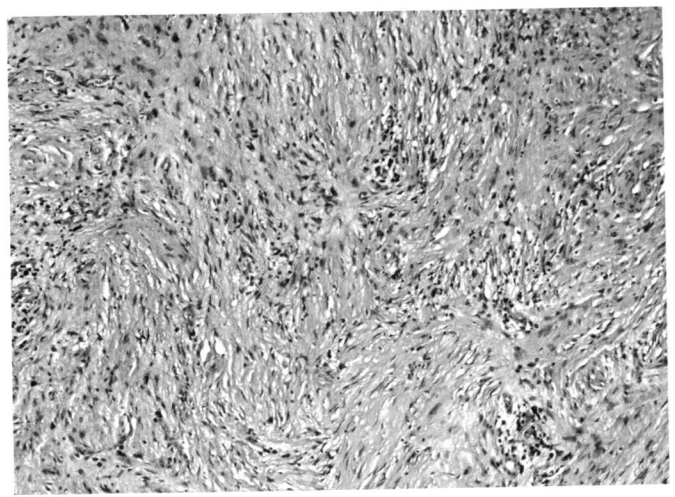

图10-16　炎症性肌成纤维细胞瘤。肿瘤是由增生的梭形细胞组成的，伴有炎症性背景。

维细胞，排列成束或杂乱排列

- 背景通常含有少量炎症成分，包括淋巴细胞和浆细胞；还可以有许多嗜酸性粒细胞
- 在水肿性或黏液样间质中有明显的薄壁血管网，常见少量到中等量的胶原沉积
- 梭形细胞可能出现局灶性多形性
- 可见核分裂象，甚至比较常见，但没有非典型性核分裂象
- 可能浸润固有肌层

特殊染色和免疫组织化学

- 2/3 的病例 ALK 蛋白呈阳性
- 细胞角蛋白：染色形态各异
- 波形蛋白呈阳性
- 平滑肌肌动蛋白（SMA）常常呈阳性
- 结蛋白一般呈阴性

其他诊断技术

- 染色体 2p23 易位，这是 *ALK* 基因的位点

鉴别诊断

■ 癌肉瘤
  - 恶性上皮和恶性间叶成分
  - 众多核分裂象
  - 缺乏炎症背景
  - 缺乏薄壁血管网
■ 平滑肌肉瘤
  - 总的来说罕见；然而它是老年人最常见的膀胱肉瘤
  - 通常显示浸润性边缘
  - 典型者显示细胞学非典型性和核分裂活性增加，伴有非典型性核分裂象
  - 常常显示平滑肌分化的免疫组化证据

提要

- 良性梭形细胞肿瘤；保守手术可以治愈
- 最容易被误诊为肉瘤或肉瘤样癌

精选文献

Lott S, Lopez-Beltran A, MacLennan GT, et al: Soft tissue tumors of the urinary bladder. Part I: Myofibroblastic proliferations, benign neoplasms, and tumors of uncertain malignant potential. Hum Pathol 38:807-823, 2007.
Sukov WR, Cheville JC, Carlson AW, et al: Utility of ALK-1 protein expression and ALK rearrangements in distinguishing inflammatory myofibroblastic tumor from malignant spindle cell lesions of the urinary bladder. Mod Pathol 20:592-603, 2007.
Montgomery EA, Shuster DD, Burkart AL, et al: Inflammatory myofibroblastic tumors of the urinary tract: A clinicopathologic study of 46 cases, including a malignant example inflammatory fibrosarcoma and a subset associated with high-grade urothelial carcinoma. Am J Surg Pathol 30:1502-1512, 2006.
Tsuzuki T, Magi-Galluzzi C, Epstein JI: ALK-1 expression in inflammatory myofibroblastic tumor of the urinary bladder. Am J Surg Pathol 28:1609-1614, 2004.

横纹肌肉瘤　　Rhabdomyosarcoma

临床特征

- 15 岁以下儿童的相对常见的恶性肿瘤
- 儿童最常见的膀胱肿瘤
- 典型者见于 5 岁以前
- 男孩略微常见（男女比例为 3：2）
- 多数肿瘤为胚胎性亚型，呈外生性（息肉样）生长，伴有或不伴有葡萄样成分
- 在成人罕见，通常为多形性亚型
- 通常表现为血尿或膀胱出口梗阻

大体病理学

- 胚胎性横纹肌肉瘤可以分为两种基本类型，预后不同
  - 息肉样，主要位于腔内，预后较好（葡萄样亚型）
  - 深部浸润性肿瘤，预后不好
- 典型者发生在膀胱三角

组织病理学

- 肿瘤细胞小，呈圆形，胞质稀少，核深染
- 典型者可见疏松的黏液样背景
- 可见大细胞，伴有丰富的嗜酸性胞质和横纹（带细胞）

特殊染色和免疫组织化学

- 肌形成蛋白（myf4）和 MyoD1 呈阳性
- 结蛋白和全肌动蛋白（pan- 肌动蛋白，HHF35）呈阳性，但不特异
- 肌球蛋白和肌红蛋白可能呈阴性
- 细胞角蛋白呈阴性

其他诊断技术

- 电子显微镜检查：细的肌动蛋白丝和粗的肌球蛋白丝形成六角形结构

鉴别诊断

- **肉瘤样癌（癌肉瘤）**
  - 由恶性上皮和恶性梭形细胞成分组成
  - 肿瘤细胞岛可见上皮分化
  - 上皮成分细胞角蛋白呈阳性
- **炎症性肌成纤维细胞瘤**
  - 背景通常含有少量炎症成分
  - 水肿或黏液样间质中有突出的薄壁血管网
  - 可能出现核分裂象，甚至可能较多，但没有非典型性核分裂象
  - ALK-1 呈阳性表达

提要

- 治疗包括手术、放疗和化疗；联合化疗可使儿童患者的生存率明显改善
- 占儿童膀胱肿瘤的 75% 以上
- 膀胱最常见的间叶性肿瘤

精选文献

Sukov WR, Cheville JC, Carlson AW, et al: Utility of ALK-1 protein expression and ALK rearrangements in distinguishing inflammatory myofibroblastic tumor from malignant spindle cell lesions of the urinary bladder. Mod Pathol 20:592-603, 2007.

Ferrer FA, Isakoff M, Koyle MA: Bladder/prostate rhabdomyosarcoma: Past, present and future. J Urol 176:1283-1291, 2006.

癌肉瘤（伴有和不伴有异原性成分的肉瘤样癌） Carcinosarcoma (Sarcomatoid Carcinoma with and without Heterologous Elements)

临床特征

- 罕见的膀胱肿瘤
- 主要累及老年人（61 ~ 80 岁）
- 通常表现为血尿或膀胱出口梗阻
- 偶尔可能累及输尿管、肾盂和膀胱憩室
- 常有癌的放疗史或环磷酰胺治疗史

大体病理学

- 典型者为大的息肉样肿块，直径可达 10 ~ 12cm，伴有浸润性边缘

组织病理学

- 双相性恶性肿瘤，显示上皮和间叶性分化的形态学和免疫组化证据；在诊断中应该提到是否存在异原性成分
- 恶性上皮成分是由泌尿道上皮、腺体或小细胞成分组成的，显示不同程度的分化
- 间叶性成分通常由多形性、未分化的高级别梭形细胞肿瘤组成
- 最常见的异原性成分是骨肉瘤，其次为软骨肉瘤、横纹肌肉瘤、平滑肌肉瘤、脂肪肉瘤

特殊染色和免疫组织化学

- 细胞角蛋白（低分子量）：上皮样成分呈阳性；间叶性成分可见某种程度的阳性
- EMA 可能呈阳性，但不如细胞角蛋白常见
- 波形蛋白：间叶成分呈阳性
- SMA：平滑肌或横纹肌分化区域可能呈阳性

其他诊断技术

- 没有帮助

鉴别诊断

- **泌尿道上皮癌**
  - 恶性泌尿道上皮细胞，没有恶性梭形细胞成分
  - 波形蛋白呈阴性
- **炎症性肌成纤维细胞瘤和术后梭形细胞结节**
  - 与新近的治疗干预有关；因此，临床病史非常重要
  - 多数累及女性生殖道或男性前列腺周围组织
  - 反应性的，高度富于细胞的梭形细胞增生
  - 常常出现黏液样背景，伴有散在的小血管和少量中性粒细胞浸润
  - 核分裂象可能多见；没有异常核分裂象
- **恶性梭形细胞肿瘤，包括平滑肌肉瘤**
  - 成人原发性膀胱肉瘤罕见
  - 缺乏上皮成分
  - 细胞角蛋白和 EMA 呈阴性

提要

- 细胞角蛋白染色上皮和间叶成分均为阴性，支持单一细胞系来源的理论
- 上皮成分可能仅占肿瘤的一小部分；因此，需要广泛取材切片辨认原位或浸润性上皮成分
- 侵袭性肿瘤，预后不良
- 治疗包括根治性膀胱切除术或膀胱前列腺切除术；患者也可以接受化疗

精选文献

Gronau S, Menz CK, Melzner I, et al: Immunohistomorphologic and molecular cytogenetic analysis of a carcinosarcoma of the urinary bladder. Virchows Arch 440:436-440, 2002.

Lopez-Beltran A, Pacelli A, Rothenberg HJ, et al: Carcinosarcoma and sarcomatoid carcinoma of the bladder: Clinicopathological study of 41 cases. J Urol 159:1497-1503, 1998.

转移性肿瘤和继发性蔓延　Metastatic Tumors and Secondary Extension

临床特征

- 膀胱或输尿管转移性肿瘤罕见
- 多数转移性病变是继发于来自前列腺、下部肠道和女性生殖道肿瘤的直接蔓延
- 转移到膀胱的常见原发性肿瘤包括乳腺、结肠和肾癌以及恶性黑色素瘤

大体病理学

- 常常为多发性肿瘤，典型者位于黏膜下
- 肿块上面的泌尿道上皮常见局灶性溃疡

组织病理学

- 典型者位于膀胱壁的黏膜下层
- 出现低分化的肿瘤而不累及膀胱黏膜时应该怀疑转移的可能
- 腺体分化一般见于转移性结肠癌；腺体结构还可能见于转移性前列腺癌

特殊染色和免疫组织化学

- 转移性前列腺癌，PSA、PSAP、p501s 呈阳性
- 在转移性黑色素瘤，S-100、melan-A 和 HMB-45 呈阳性
- 在转移性结肠癌，绒毛蛋白（绒毛蛋白）和 CDX2 呈阳性

其他诊断技术

- 没有帮助

鉴别诊断

- 临床病史重要，特别是男性出现前列腺癌或女性出现妇科肿瘤时

提要

- 膀胱转移是最常见的晚期事件，几乎总是伴有播散性疾病

精选文献

Suh N, Yang XJ, Tretiakova MS, et al: Value of CDX2, villin, and alpha-methylacyl coenzyme A racemase immunostain in the distinction between primary adenocarcinoma of the bladder and secondary colorectal adenocarcinoma. Mod Pathol 18:1217-1222, 2005.

Helpap B, Ayala AG, Grignon DJ, et al: Metastatic tumors and secondary extension in urinary bladder. In Eble JN, Sauter G, Epstein JI, Sesterhenn IA (eds): World Health Organization Classification of Tumours: Pathology and Genetics: Tumours of the Urinary System and Male Genital Organs. Lyon, France, IARC Press, 2004, pp 148-149.

Bates AW, Baithun SI: Secondary neoplasms of the bladder are histological mimics of nontransitional cell primary tumors: Clinicopathological and histological features of 282 cases. Histopathology 36:32-40, 2000.

肾　Kidney
肾发育不全　Renal Dysplasia

临床特征

- 是指出现后肾结构，伴有异常的肾分化
- 其发病机制据认为主要有两种理论
  - 最初输尿管芽活性不足
  - 是由胎儿尿流减少引起的破坏
- 散发性最常见，但可以表现为症候群，作为多发性畸形综合征或染色体异常的一部分，其中一些是遗传性的
- 几乎总是伴有其他泌尿道异常
- 发育不全的肾通常没有功能
- 大的囊性发育不全的肾一般表现为新生儿期可触

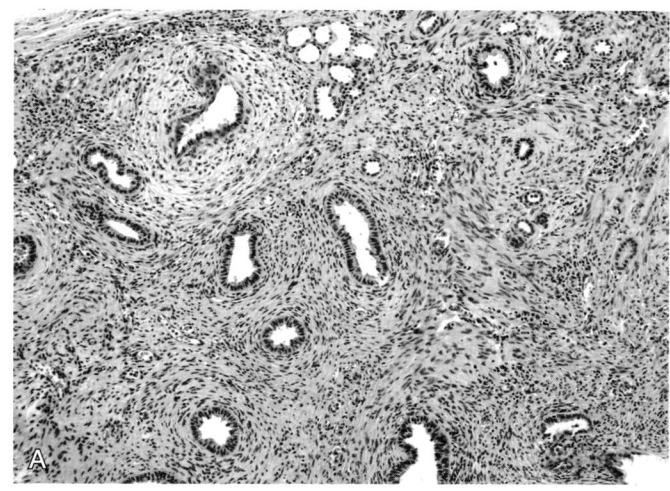

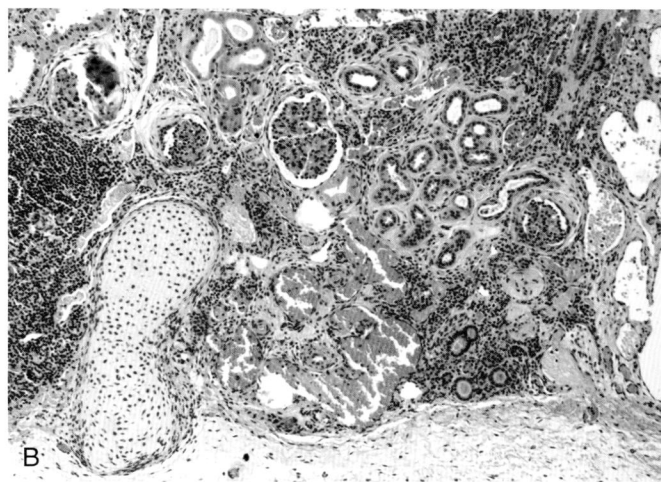

图10-17 肾发育不全。A，肾实质结构明显破坏，发育不全的导管内衬柱状细胞，外围一圈梭形细胞。B，软骨岛和内衬扁平上皮的囊性间隙。可见少数肾小球。

及的肿块；通过超声检查可以证实诊断

- 小的发育不全的肾可能在多年内维持无症状
- 双侧性疾病可导致羊水过少（Potter 综合征）和新生儿死于肺发育不全

大体病理学

- 可见单侧或双侧受累
- 肾实质变形，伴有众多大小不同的囊肿
- 发育不全的肾通常增大；偶尔可能变小

组织病理学

- 其特征包括肾实质结构明显破坏，伴有岛状软骨

和内衬柱状上皮的发育不全的导管，外围一圈梭形细胞

- 囊性间隙内衬扁平上皮
- 可见原始的肾小球

特殊染色和免疫组织化学

- 没有帮助

其他诊断技术

- 如果在小儿尸检中发现多发性畸形，重要的是要获得组织进行核型分析

鉴别诊断

- 婴儿多囊性肾病（常染色体隐性）
  - 常常导致死产和新生儿早期死亡
  - 囊肿位于皮质和髓质，并不集中在乳头尖端
  - 从来没有软骨化生和其他发育不全性成分
- 髓质囊性病（常染色体显性）
  - 患者在 1 ～ 10 岁或 11 ～ 20 岁表现为肾衰竭
  - 囊肿位于皮质髓质交界处
- 髓质海绵肾
  - 典型者见于儿童或青少年；不见于出生时
  - 一个或多个肾锥体的乳头状集合管扩张
  - 肾功能正常
  - 少数进展为终末肾疾病

提要

- 通常伴有先天性泌尿生殖道异常，包括输尿管闭锁
- 许多作者认为肾发育不全与宫内泌尿道梗阻有关
- 单侧性疾病一般通过肾切除治疗
- 双侧性肾发育不全最后导致肾衰竭

精选文献

Bisceglia M, Galliani CA, Senger C, et al: Renal cystic disease: A review. Adv Anat Pathol 13:26-56, 2006.

Woolf AS, Price KL, Scambler PJ, Winyard PJ: Evolving concepts in human renal dysplasia. J Am Soc Nephrol 15:998-1007, 2004.

Bonsib SM, Koontz P: Renal maldevelopment: A pediatric renal biopsy study. Mod Pathol 10:1233-1238, 1997.

婴儿（常染色体隐性）多囊性肾病
Infantile（Autosomal Recessive）Polycystic Kidney Disease

临床特征

- 每 10 000 ~ 50 000 例活产儿中发现 1 例
- 常常导致死产和新生儿早期死亡
- 由于肾明显增大，导致腹胀
- 由于胸腔器官受压，肺的发育可能不好和发育不全；75% 的病例死亡
- 存活的婴儿伴有先天性肝纤维化

大体病理学

- 总是双侧性疾病
- 肾明显增大，表面光滑
- 肾实质出现许多小囊，累及皮质和髓质
- 囊肿呈放射状排列，并与肾被膜垂直
- 肾盏系统正常

组织病理学

- 集合管扩张，内衬均一的立方细胞
- 囊肿之间可见正常表现的肾单位

特殊染色和免疫组织化学

- 没有帮助

其他诊断技术

- 细胞遗传学研究：染色体 6p21-23 上单基因（*PKHK1*）突变；编码 polyductin 或 fibrocystin

鉴别诊断

▎ 肾发育不全
- 肾实质明显破坏，伴有岛状软骨和内衬柱状上皮的发育不全的导管，外围一圈梭形细胞

▎ 髓质囊性肾疾病
- 表现为 1 ~ 10 岁或 11 ~ 20 岁出现肾衰竭
- 肾一般较小
- 囊肿主要位于皮质髓质交界处

▎ 髓质海绵肾
- 典型者均一儿童或青少年；不见于出生时
- 多发性小囊肿累及肾盏和肾乳头

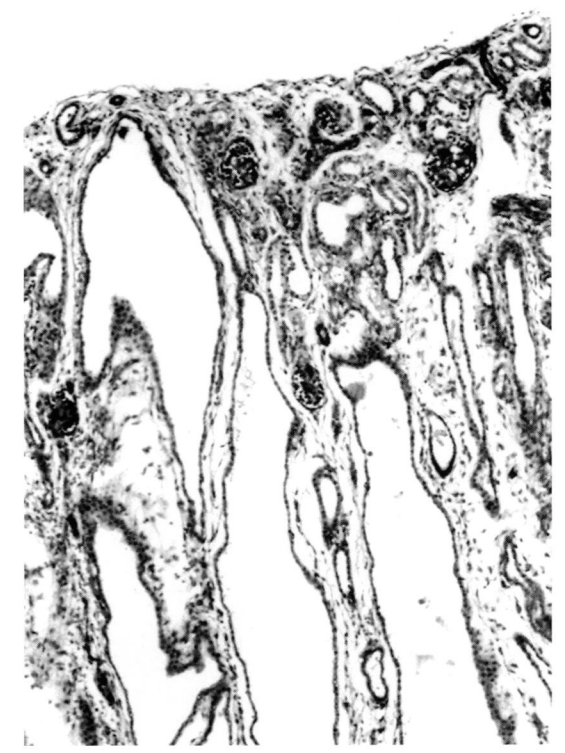

图 10-18　婴儿多囊肾。特征性的集合管扩张，与肾皮质垂直。

- 少数进展为终末肾疾病

提要

- 常染色体隐性遗传性疾病
- 预后不好；常常引起宫内或出生后不久死亡
- 多数病例伴有肝多发性内衬上皮的囊肿

精选文献

Garcia-Gonzalez MA, Menezes LF, Piontek KB, et al: Genetic interaction studies link autosomal dominant and recessive polycystic kidney disease in a common pathway. Hum Mol Genet 16:1940-1950, 2007.

Rossetti S, Harris PC: Genotype-phenotype correlations in autosomal dominant and autosomal recessive polycystic kidney disease. J Am Soc Nephrol 18:1374-1380, 2007.

Yoder BK: Role of primary cilia in the pathogenesis of polycystic kidney disease. J Am Soc Nephrol 18:1381-1388, 2007.

Zerres K, Rudnik-Schoneborn S, Deget F, et al: Autosomal recessive polycystic kidney disease in 115 children: Clinical presentation, course and influence of gender. Acta Paediatr 85:437-445, 1996.

髓质海绵肾
Medullary Sponge Kidney

临床特征

- 先天性肾畸形
- 罕见的病变，每 5000 例活产新生儿中发现 1 例
- 病因不明
- 儿童和青少年一般没有症状
- 通常在成人评估肾结石时发现
- 患者肾功能通常正常；少数进展为慢性肾衰竭

大体病理学

- 肾的大小一般正常
- 特征为沿着肾锥体内或肾盏内的髓质集合管扩张
- 囊肿一般 < 0.5cm，与集合管交通

组织病理学

- 囊肿内衬移行、柱状或偶尔鳞状上皮
- 可见小灶状间质纤维化和慢性炎症，但缺乏明显的皮质瘢痕形成

特殊染色和免疫组织化学

- 没有帮助

其他诊断技术

- 没有帮助

鉴别诊断

- 髓质囊性病

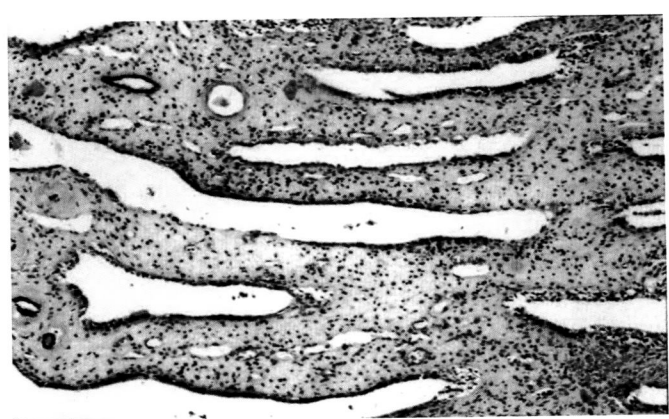

图 10-19 髓质海绵肾。 多发性小囊肿，内衬柱状上皮。间质含有纤维组织和慢性炎症细胞。

- 典型者表现为 1 ~ 10 岁或 11 ~ 20 岁出现肾衰竭
- 囊肿位于皮质髓质交界处

▌肾发育不全
- 表现为早年肾衰竭（双侧性疾病）
- 特征性的改变是：软骨岛和内衬柱状上皮的发育不全的导管，外围一圈梭形细胞

▌婴儿多囊性肾病
- 通常导致死产或新生儿早期死亡
- 囊肿呈放射状排列，位于皮质和髓质，而不是位于肾乳头的尖端

提要

- 很少进展为终末肾疾病；可以发生泌尿道结石或肾盂肾炎
- 囊肿来自集合管
- 大约 10% 的病例伴有偏身肥大

精选文献

Lee S, Jang YB, Kang KP, et al: Medullary sponge kidney. Kidney Int 70:979, 2006.

Indridason OS, Thomas L, Berkoben M: Medullary sponge kidney associated with congenital hemihypertrophy. J Am Soc Nephrol 7:1123-1130, 1996.

髓质囊性肾疾病和家族性幼年性肾单位衰竭症 Medullary Cystic Kidney Disease and Familial Juvenile Nephronophthisis

临床特征

- 存在四种亚型
  - 散发性（20%）：非家族性
  - 家族性幼年性肾单位衰竭症：常染色体隐性遗传
  - 肾 - 视网膜发育不良（15%）：常染色体隐性遗传
  - 成人发作髓质囊性病（15%）：常染色体显性遗传
- 占儿童时期肾衰竭的 10% ~ 20%
- 患者一般在 1 ~ 10 岁或 11 ~ 20 岁出现肾衰竭
- 患者有多尿，多饮，是盐丢失的结果；发生尿毒症和生长迟缓

- 多数患者在诊断 5 年之内发生终末肾疾病

大体病理学

- 双侧性疾病
- 肾通常较小，表面常常收缩，呈颗粒状
- 通常有许多囊肿，累及皮质髓质交界处
- 囊肿小，直径 < 2cm

组织病理学

- 囊肿内衬扁平或鳞状上皮
- 肾小管萎缩，肾小球玻璃样变，间质明显纤维化，皮质内特征性地出现慢性炎症

特殊染色和免疫组织化学

- 没有帮助

其他诊断技术

- 细胞遗传学研究：已经发现两个易感基因：染色体 1q21 上的 MCKD1 和染色体 16p12 上的 MCKD2

鉴别诊断

▌ 髓质海绵肾
  - 一般出现较晚
  - 患者肾功能正常
  - 囊肿累及髓质锥体和肾乳头，并与集合管交通
▌ 肾发育不良
  - 患者表现为早期肾衰竭（双侧肾疾病）
  - 发育不良的导管和化生的软骨是特征性的
▌ 婴儿多囊性肾病
  - 通常导致死产或新生儿早期死亡
  - 囊肿位于皮质和髓质，不在肾乳头尖端

提要

- 囊肿特征性地见于皮质髓质交界处
- 肾衰竭是由皮质肾小管间质疾病引起的而不是由囊肿形成引起的
- 现今只能采取透析或肾移植治疗
- 肾移植后不再复发

精选文献

Hildebrandt F, Omram H: New insights: Nephronophthisis-medullary cystic kidney disease. Pediatr Nephrol 16:168-176, 2001.

Aridon P, DeFusco M, Ballabio A, Casari G: Identification of a new locus for medullary cystic disease, on chromosome 16p12. Am J Hum Genet 64:1655-1660, 1990.

成人（常染色体显性）多囊性肾病
Adult（Autosomal Dominant）Polycystic Kidney Disease

临床特征

- 每 400 ~ 1000 例活产新生儿中发现 1 例

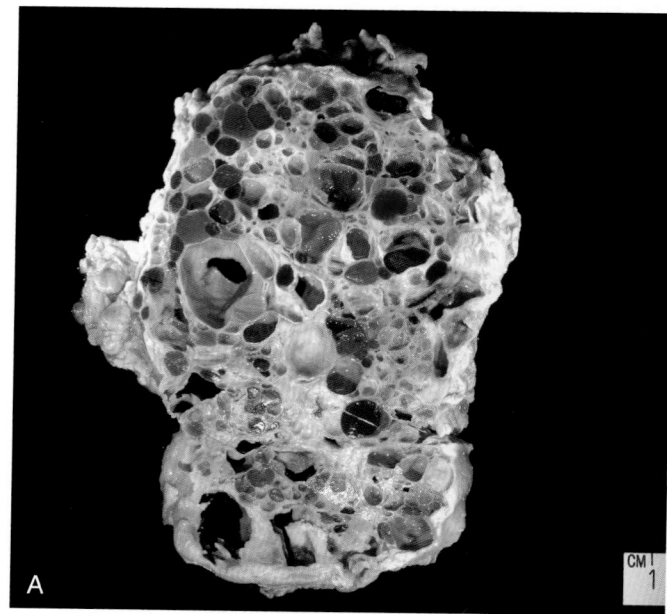

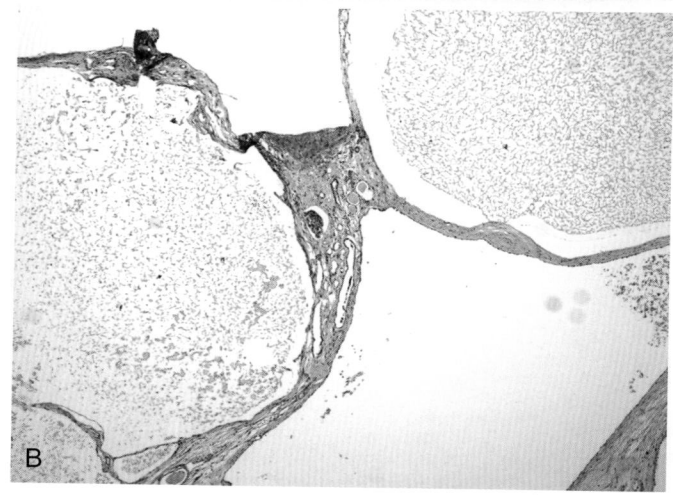

图 10-20　成人多囊肾。A，大体显示肾明显增大，皮质和髓质有众多囊肿。B，多发性囊肿，内衬扁平立方上皮，其中一些囊肿含有蛋白性物质。

- 成人终末肾疾病的主要原因之一；占所有透析患者的 5% ~ 10%
- 在受累的患者中，大约 70% ~ 75% 有家族史
- 一般发生在 31 ~ 50 岁，在肾实质充分破坏和发生肾衰竭之后
- 通常表现为血尿（继发于结石、肿瘤或感染）和蛋白尿
- 常见慢性胁腹部疼痛
- 患者常常发生泌尿道感染
- 肾外表现包括
  - 颅内浆果状动脉瘤、高血压、结肠憩室、肾外囊肿（胰、肝）和心瓣膜异常，包括二尖瓣脱垂

大体病理学

- 在疾病早期，肾大小正常，皮质和髓质有少数囊肿
- 疾病进展导致显著的双侧肾增大，伴有囊肿的大小和数量增加（每个肾可能重达 4kg）
- 肾外形不规则，是由于周围有众多囊肿
- 囊肿大小从几毫米到几厘米；典型的囊肿含有出血性或透明的黄色液体

组织病理学

- 囊肿内衬单层扁平到立方上皮
- 可见小的乳头状突起
- 囊肿含有蛋白性物质；常见钙沉积
- 囊肿间的肾组织通常显示间质纤维化、淋巴细胞浸润、肾小管萎缩以及肾小球和血管硬化
- 常常伴有肾上皮性肿瘤（肾细胞癌）

特殊染色和免疫组织化学

- 没有帮助

其他诊断技术

- 细胞遗传学研究
  - 在 85% 的患者，其异常与染色体 16（16q13.3）有关（涉及编码称为 polycystin 1 的蛋白的 *PKD1* 基因）
  - 在大约 15% 的病例，有涉及染色体 4（4q21-23）的突变（编码称为 polycystin 2 蛋白的 *PKD2* 基因）

鉴别诊断

- ■ 获得性囊肿病
  - 典型患者有慢性肾衰竭，在囊肿发生之前处于透析状态
  - 囊肿一般位于皮质
  - 缺乏家族史，而多囊性肾病一般有家族史
  - 不伴有肾外表现

提要

- 常染色体显性遗传学疾病，伴有较高的外显率
- 如果患者活到 80 岁，几乎有 100% 的外显率
- 到 60 岁时，大约 50% 的患者出现终末肾疾病
- 当患者发生终末肾疾病时，肾移植可以治愈

精选文献

Torres VE, Harris PC, Pirson Y: Autosomal dominant polycystic kidney disease. Lancet 369:1287-1301, 2007.

Yoder BK: Molecular pathogenesis of autosomal dominant polycystic kidney disease. Expert Rev Mol Med 8:1-22, 2006.

Calvet JP, Grantham JJ: The genetics and physiology of polycystic kidney disease. Semin Nephrol 21:107-123, 2001.

获得性囊肿病
Acquired Cystic Disease

临床特征

- 常见于接受血液透析或腹膜透析的患者

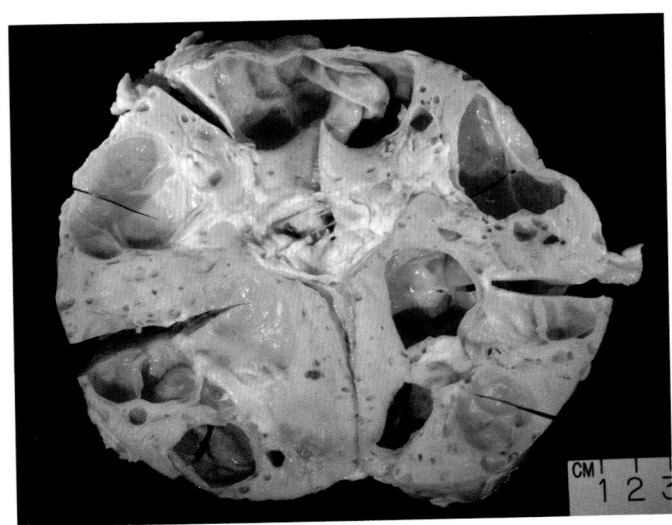

图 10-21 获得性囊肿病。囊肿大小差异很大（从 1mm 直到几厘米）。囊肿一般位于皮质，必须有 5 个以上的囊肿，不同于偶见的单纯性囊肿。

- 随着透析时间的增加，囊肿数目也增加
- 偶尔见于没有进行透析的慢性肾功能不全患者
- 囊肿形成的发病机制仍不清楚
- 常常没有症状；可以表现为肉眼或镜下血尿
- 囊肿形成伴有肾细胞癌的危险性增加

大体病理学

- 囊肿大小差异很大，从 1mm 到几个厘米
- 囊肿数量通常较多；必须超过 5 个，以便与偶见的单纯性囊肿鉴别
- 囊肿通常位于皮质
- 囊肿通常含有透明的浆液性液体；可以含有血性液体
- 出现实性区域提示可能有肾细胞癌发生

组织病理学

- 囊肿内衬单层上皮细胞
- 上皮内衬可能增生，偶尔可以发生腺瘤或腺癌
- 如果发生的肿瘤并伴有透明细胞改变，应诊断为透明细胞癌
- 腺瘤或腺癌可见乳头状突起；正确的定性取决于大小和细胞学特征
- 恶性肿瘤可以发生在囊性区域或邻近的肾实质
- 邻近的肾实质显示有终末肾疾病改变，包括间质纤维化、肾小球玻璃样变和肾小管萎缩

特殊染色和免疫组织化学

- 没有帮助

其他诊断技术

- 没有帮助

鉴别诊断

▍成人多囊性肾病
- 肾明显增大，皮质和髓质内出现众多囊肿
- 常常有家族史
- 见于 21 ~ 50 岁的患者，没有透析病史

提要

- 典型者与血液透析或腹膜透析有关
- 透析时间增加，囊肿形成的可能性也增加
- 随后发生肾细胞癌的危险性增加

- 患者一般没有症状，不需要特殊治疗
- 建议定期进行 CT 检查，以评估囊肿并寻找可疑的肿块

精选文献

Koljima Y, Takahara S, Miyake O, et al: Renal cell carcinoma in dialysis patients: A single center experience. Int J Urol 13:1045-1048, 2006.

Savaj S, Liakopoulos V, Ghareeb S, et al: Renal cell carcinoma in peritoneal dialysis patients. Int Urol Nephrol 35:263-265, 2003.

黄色肉芽肿性肾盂肾炎
Xanthogranulomatous Pyelonephritis

临床特征

- 亚急性到慢性炎症性病变，典型者形成单个或多个肿块，常常类似于肾肿瘤
- 通常为单侧性的
- 最常见的感染因子是变形杆菌和大肠杆菌
- 最常见的主诉是胁腹部疼痛、发热和胁腹部肿块
- 多达 70% 的患者可见肾结石

大体病理学

- 肾盂扩张，增厚，含有鹿角形结石
- 黄色结节状瘤块取代肾锥体
- 肾盂黏膜和肾窦脂肪开始出现化脓性炎症和水肿，导致肾盂肾盏溃疡和脂肪坏死

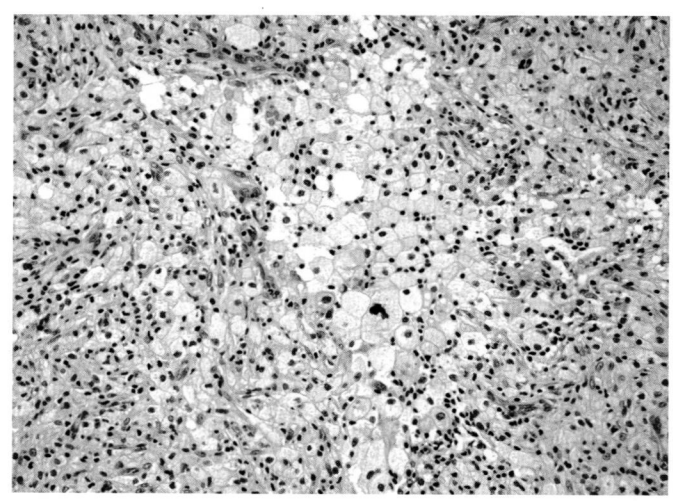

图 10-22　黄色肉芽肿性肾盂肾炎。 在急性和慢性炎症细胞的背景下可见充满脂质的巨噬细胞集聚。

- 结节可能融合，最后累及肾被膜、肾周围脂肪和腹膜后组织
- 弥漫性病变最常见；节段性病变位于一极，较常见于儿童

组织病理学

- 黄色肉芽肿性结节具有分带状结构
  - 病灶中心为坏死碎屑和中性粒细胞（微脓肿），伴有混合性炎细胞，包括淋巴细胞和浆细胞
  - 周围为成片的伴有透明胞质的充满脂质的巨噬细胞（可能类似于肾透明细胞癌）
  - 巨噬细胞周围为多核巨细胞和梭形成纤维细胞（可能类似于肉瘤样癌）

特殊染色和免疫组织化学

- CD68：巨噬细胞呈阳性
- 细胞角蛋白呈阴性
- 反应性纤维组织波形蛋白呈阳性

其他诊断技术

- 没有帮助

鉴别诊断

- **肾透明细胞癌**
  - 透明细胞片块，常常伴有模糊的腺泡状结构
  - 缺乏炎症成分
  - 波形蛋白、细胞角蛋白和 CA9（碳酸酐酶 9，carbonic anhydrase IX）呈阳性
  - CD68 呈阴性
- **肉瘤样癌**
  - 息肉样肿块，常常充满膀胱腔
  - 伴有上皮分化的细胞岛
  - 细胞角蛋白呈阳性，CD68 呈阴性
- **软斑病**
  - 典型者见于膀胱
  - Michaellis-Guttman 小体具有特征性

提要

- 在临床、放射学和病理学检查上可能类似于肾细胞癌

精选文献

Hendrickson RJ, Lutfiyya WL, Karrer FM, et al: Xanthogranulomatous pyelonephritis. J Pediatr Surg 41:e15-17, 2006.

Zorzos I, Moutzouris V, Korakianitis G, Katsou G: Analysis of 39 cases of xanthogranulomatous pyelonephritis with emphasis on CT findings. Scand J Urol Nephrol 37:342-347, 2003.

Hoeffel JC, Chastagner P, Boman F, et al: Misleading leads: Focal xanthogranulomatous pyelonephritis in childhood. Med Pediatr Oncol 30:122-124, 1998.

血管肌肉脂肪瘤　Angiomyolipoma

临床特征

- 多数病例是散发性的；20% 的病例伴有结节性硬化症
- 结节性硬化症患者多数发生血管肌肉脂肪瘤
- 伴有结节性硬化症的肿瘤通常没有症状；肿瘤发现较早，因为这些患者需要评估肾肿瘤
- 散发性病例肿瘤较大，患者表现为血尿或胁腹部或腹部疼痛；偶尔可发生腹膜后出血

大体病理学

- 散发性病例一般是单发性和单侧性的
- 伴有结节性硬化症的病例一般为是发性和双侧性的
- 肿瘤界限清楚，但没有包膜
- 多彩样表现，由血管和脂肪组织以及相当于平滑

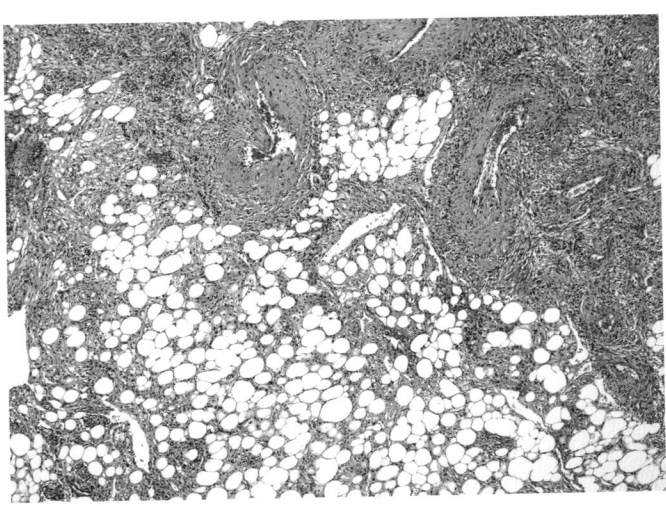

图 10-23　**血管肌肉脂肪瘤**。典型的肾血管肌肉脂肪瘤，显示成熟的脂肪组织、平滑肌和血管。

肌成分的灰白色实性区域组成
- 坏死罕见，但出血常见

组织病理学

- 三相性肿瘤，由平滑肌、成熟脂肪组织和厚壁玻璃样变的血管以不同的比例组成
- 可以是一种成分为主
- 偶尔可见非典型性特征，包括核多形性和核分裂象
- 平滑肌区域可能出现上皮样分化，细胞具有丰富的嗜酸性胞质，核大，伴有突出的核仁

特殊染色和免疫组织化学

- 黑色素细胞标记物呈阳性
- 平滑肌成分平滑肌标记物呈阳性
- 上皮标记物呈阴性

其他诊断技术

- 没有帮助

鉴别诊断

▌ 恶性梭形细胞肿瘤，包括平滑肌肉瘤
- 缺乏三相性表现
- 肿瘤界限不清，伴有浸润性边缘
- 明确的高级别，恶性细胞学特征
- 黑色素细胞标记物呈阴性

提要

- 肾静脉或局部淋巴结内偶尔可见肿瘤，但这并不是恶性变的征象
- 这些肿瘤需要广泛取材，以除外共存的肾细胞癌
- 必须认识到脂肪组织是病变的一部分，而不要解释为浸润到周围脂肪组织

精选文献

Roma AA, Magi-Galluzzi C, Zhou M: Differential expression of melanocytic markers in myoid, lipomatous, and vascular components of renal angiomyolipomas. Arch Pathol Lab Med 131:122-125, 2007.

Rakowski SK, Winterkorn EB, Paul E, et al: Renal manifestations of tuberous sclerosis complex: Incidence, prognosis, and predictive factors. Kidney Int 70:1777-1782, 2006.

L'Hostis H, Deminiere C, Ferriere JM, Coindre JM: Renal angiomyolipoma: A clinicopathologic, immunohistochemical, and follow-up study of 46 cases. Am J Surg Pathol 23:1011-1020, 1999.

乳头状腺瘤　　Papillary Adenoma

临床特征

- 通常为一种偶然发现
- 常常见于长期接受血液透析的患者，并与获得性囊肿病有关；还较常见于慢性肾盂肾炎的肾瘢痕
- 偶尔伴有 von Hipple-Lindau 病

大体病理学

- 皮质肿瘤，< 5mm
- 质软、界限清楚的肿块，切面呈黄色到灰色
- 边缘推挤状，偶尔压迫邻近的肾实质

组织病理学

- 腺管状、乳头状或腺管乳头状结构
- 缺乏明显的包膜，但边缘没有浸润
- 一般由致密排列的小管组成，内衬小而规则的立方细胞，伴有圆形到卵圆形细胞核；低级别核，类似于 Fuhrman 核分级的 1 级和 2 级
- 核染色质粗，核仁不明显
- 核分裂象罕见
- 核浆比例高，胞质稀少
- 可以出现沙粒体性钙化和泡沫样组织细胞
- 2004 年 WHO 肾肿瘤分类认为，由密集排列的小管组成、伴有或不伴有乳头状结构、最大径 < 5mm 的任何皮质肿瘤均可诊断为乳头状腺瘤
- 细胞小而规则，呈立方形，伴有圆形到卵圆形低级别细胞核，几乎没有核分裂活性
- 没有透明细胞分化区域

特殊染色和免疫组织化学

- 没有帮助

其他诊断技术

- 细胞遗传学研究：可能伴有 7 号或 17 号染色体三体，在男性患者 Y 染色体丢失

鉴别诊断

▌ 低级别乳头状肾细胞癌

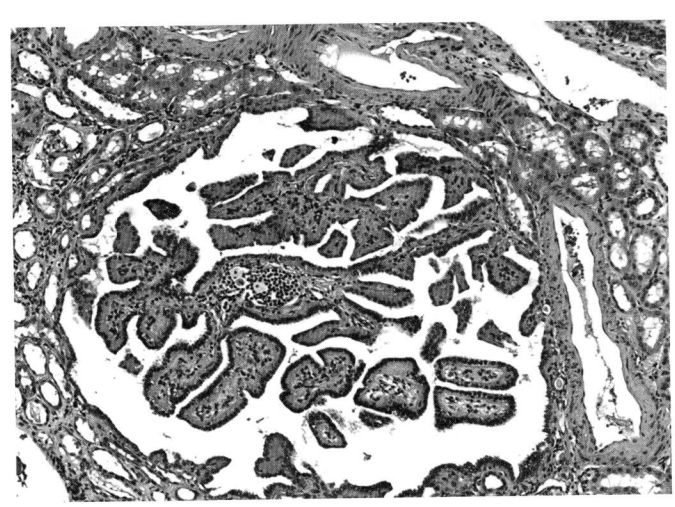

图 10-24　乳头状腺瘤。肿瘤小（<5mm），伴有乳头状结构。缺乏明显的包膜，但边缘没有浸润。

- 组织学上可能无法与乳头状腺瘤区别；因此，大小（5mm）成为区分两者的唯一标准。然而需要知道的是，大小与生物学行为之间的关系可能并不明确
- 后肾腺瘤
  - 通常较大
  - 由密集排列的小腺泡组成
  - 细胞小，胞质稀少
  - 一系列的免疫组化染色（CK7、WT-1 和 AMACR）可能有助于鉴别诊断，后肾腺瘤 WT-1 呈阳性，CK7 和 AMACR 呈阴性，而乳头状腺瘤 CK7 和 AMACR 呈阳性，WT-1 呈阴性

提要

- 区分乳头状腺瘤和肾细胞癌的标准是人为规定的
- 2004 年 WHO 标准将 <5mm 和具有低级别核的细胞学良性的肿瘤定义为腺瘤，而 >5mm 或具有高级别核的肿瘤定义为癌

精选文献

Wang KL, Weinrach DM, Luan C, et al: Renal papillary adenoma: A putative precursor of papillary renal cell carcinoma. Hum Pathol 38:239-246, 2007.

Eble JN, Moch H: Papillary adenoma of the kidney. In Eble JN, Sauter G, Epstein JI, Sesterhann IA (eds): World Health Organization Classification of Tumours: Pathology and Genetics: Tumors of the Urinary System and Male Genital Organs. Lyon, IARC Press, 2004, p 41.

Ligato S, Ro JY, Tamboli P, et al: Benign tumors and tumor-like lesions of the adult kidney. Adv Anat Pathol 6:1-11, 1999.

Grignon DJ, Eble JN: Papillary and metanephric adenomas of the kidney. Semin Diagn Pathol 15:41-53, 1998.

后肾腺瘤　Metanephric Adenomatoid

临床特征

- 罕见的良性肾肿瘤
- 以女性为主，男女比例为 1∶2
- 见于儿童期到成年期，最常见于 41～50 岁
- 大约 50% 的病例伴有血尿和腹痛症状
- 大约 10%～15% 的病例伴有红细胞增多症

大体病理学

- 单侧性、孤立性、界限清楚的肿瘤，但没有包膜
- 大小不同，从 <1cm 到 15cm（平均为 5cm）
- 切面显示为质软、鱼肉样的褐黄色组织
- 可见出血和坏死

组织病理学

- 边缘呈推挤状，没有包膜，不浸润周围的肾实质
- 小而密集的腺泡排列有序，被无细胞的间质分开
- 可见乳头状结构
- 由小圆细胞组成的局灶实性区域（胚基样区域）少见
- 肿瘤细胞小而均一，伴有圆形到卵圆形细胞核和少量胞质

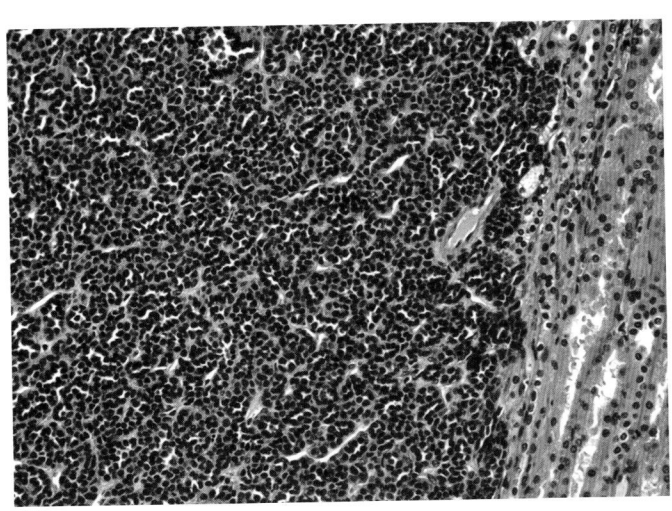

图 10-25　后肾腺瘤。增生的腺管乳头状结构，背景无细胞间质。注意与肾的界限分明。

- 核染色质细腻，核仁不明显
- 几乎没有核分裂活性
- 可见微小钙化

特殊染色和免疫组织化学

- 细胞角蛋白：50% 的病例 AE1/3 呈阳性，但 CK7 通常呈阴性
- CD56 呈阴性
- 10% 的病例 AMACR 呈阳性
- WT-1 呈阳性

其他诊断技术

- 电子显微镜检查：细胞具有基底膜和微绒毛
- 流式细胞术检查：肿瘤细胞几乎总是二倍体

鉴别诊断

- 分化性肾母细胞瘤（以上皮为主的 Wilms 瘤）
  - 肿瘤有包膜，可能显示明显的三相性结构，仔细取样后可见胚基、间质和上皮成分
  - 核细长或呈柱状，常见核分裂活性
  - CD56 和 CD57 呈阳性
- 乳头状肾细胞癌，实性亚型
  - 肿瘤常常有包膜
  - 肿瘤细胞具有较丰富的胞质
  - 常见泡沫样组织细胞和含铁血黄素沉积
  - CK7 和 AMACR 呈阳性，但 WT-1 呈阴性

提要

- 良性肾上皮性肿瘤可能是良性的后肾肿瘤，后者也包括 Wilms 瘤
- 没有局部复发或远隔转移的报道
- 可能是完全成熟的 Wilms 瘤；或者，后肾腺瘤可发展为 Wilms 瘤，同神经母细胞瘤 - 神经节母细胞瘤 - 神经节瘤系列一样

精选文献

Argani P: Metanephric neoplasms: The hyperdifferentiated, benign end of the Wilms tumor spectrum? Clin Lab Med 25:379-392, 2005.

Brunelli M, Eble JN, Zhang S, et al: Metanephric adenoma lacks the gains of chromosomes 7 and 17 and loss of Y that are typical of papillary renal cell carcinoma and papillary adenoma. Mod Pathol 16:1060-1063, 2003.

Muir TE, Cheville JC, Lager DJ: Metanephric adenoma,

nephrogenic rests, and Wilms' tumor: A histologic and immunophenotypic comparison. Am J Surg Pathol 25:1290-1296, 2001.

肾嗜酸细胞瘤　　Renal Oncocytoma

临床特征

- 大约占成人肾肿瘤的 5% ~ 10%
- 多数无症状，虽然可能主诉有胁腹痛；可见血尿
- CT 或 MRI 检查可见中心瘢痕（车辐状表现）

大体病理学

- 界限清楚的同质性皮质肿瘤
- 切面呈红棕色
- 中心常有不规则的纤维性瘢痕（大约 40% 的病例）
- 可见局灶性出血
- 大体检查没有明显的坏死
- 没有肾静脉浸润
- 2% ~ 3% 的病例为双侧性或多灶性

组织病理学

- 三种组织学亚型
  - 经典性（最常见）
  - 器官样结构，伴有明确的肿瘤细胞巢
    - 间质水肿，黏液样或玻璃样变
    - 病变周围可见肿瘤细胞巢融合；肿瘤细胞巢被相互交错的纤细的纤维间隔网分开
  - 管囊状
    - 不同大小的小管和囊性结构
    - 腔隙内常常含有嗜酸性分泌物
- 混合性结构
  - 由器官样和小管结构组成
  - 肿瘤细胞有嗜酸性细颗粒状胞质
  - 核呈圆形，外形光滑，规则，染色质分布均匀
  - 核仁不定；可以缺乏或突出
  - 缺乏核分裂象
  - 局部可见多形性细胞，核深染，模糊
- 其他少见的特征
  - 局灶延伸到周围脂肪，对预后没有不良影响
  - 局部胞质透明，特别是在瘢痕区域
- 从未见过的组织学特征包括

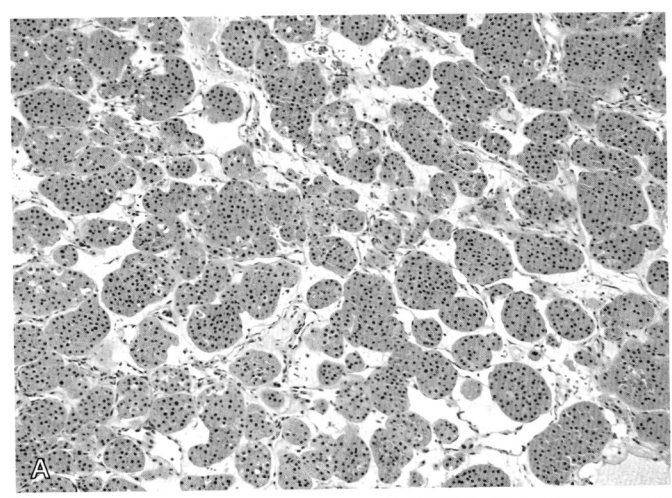

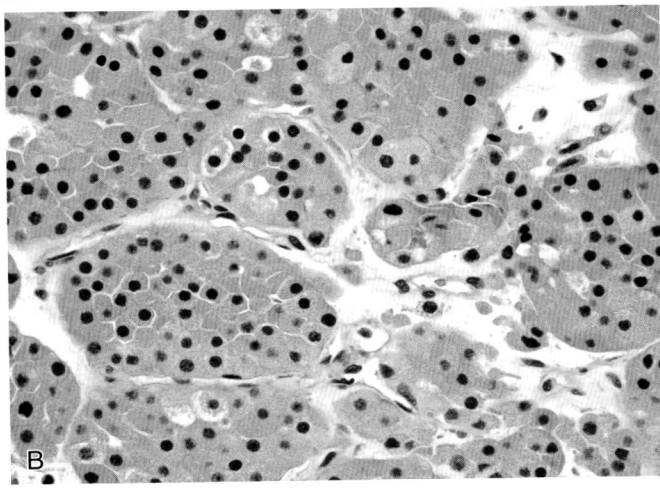

图 10-26　嗜酸细胞瘤。A，肿瘤由界限清楚的肿瘤细胞巢组成，伴有丰富的嗜酸性颗粒状胞质，位于水肿性间质中。**B**，高倍镜下显示肾嗜酸细胞瘤的典型的胞质和核的特征。

— 大体检查，肿瘤延伸到肾周围脂肪组织或有血管浸润

— 乳头状结构

— 肉瘤性或梭形细胞区域

— 非典型性核分裂象

— 胶态铁染色呈阳性

特殊染色和免疫组织化学

- 单个细胞或细胞簇 CK7 染色呈阳性
- 波形蛋白和 Hale 胶态铁染色呈阴性

其他诊断技术

- 电子显微镜检查：细胞含有丰富的、分布均匀的线粒体和少量其他细胞器
- 流式细胞术检查：通常为二倍体
- 细胞遗传学研究
  - 多数嗜酸细胞瘤是由具有正常核型和异常核型的混合细胞群组成的
  - 有些病例显示 1 号和 14 号染色体丢失
  - 偶见 t（5;11）染色体易位

鉴别诊断

▎ 伴有嗜酸性胞质的透明细胞肾细胞癌

- 嗜酸性胞质可能见于高级别透明细胞肾细胞癌，但出现透明细胞或乳头状结构可以除外嗜酸细胞瘤的诊断
- 核的级别一般较高，容易找到核分裂象

▎ 嫌色细胞性肾细胞癌，嗜酸性亚型

- 片块样致密的生长方式
- "葡萄干样"细胞核和核周空晕
- CK7 弥漫呈阳性；Hale 胶状铁呈阳性

提要

- 据认为是发生于集合管的插入细胞
- 嗜酸细胞瘤是良性肿瘤；从前报道的恶性嗜酸细胞瘤几乎均为肾细胞癌被误诊为嗜酸细胞瘤
- 最常见的组织学特征包括：境界清楚的嗜酸性肿瘤细胞巢被纤细的纤维性条带分开，以及中心纤维性瘢痕
- 在 Birt-Hogg-Dube 综合征患者，可能见到具有嗜酸细胞瘤和嫌色细胞性肾细胞癌两种特征的混合性嗜酸性肿瘤

精选文献

Wu SL, Kothari P, Wheeler TM, et al: Cytokeratins 7 and 20 immunoreactivity in chromophobe renal cell carcinomas and renal oncocytomas. Mod Pathol 15:712-717, 2002.

Tickoo SK, Amin MB: Discriminant nuclear features of renal oncocytoma and chromophobe renal cell carcinoma: Analysis of their potential utility in the differential diagnosis. Am J Clin Pathol 110:782-787, 1998.

Amin MB, Crotty TB, Tickoo SK, Farrow GM: Renal oncocytoma: A reappraisal of morphologic features with clinicopathologic findings in 80 cases. Am J Surg Pathol 21:1-12, 1997.

肾细胞癌，透明细胞型　Renal Cell Carcinoma，Clear Cell Type

临床特征

- 最常见的肾上皮性肿瘤亚型，占所有肾恶性肿瘤的 2%，大约占肾细胞癌的 70%
- 主要发生在成人（51 ～ 70 岁）
- 以男性为主（2 : 1）
- 血尿是最常出现的单一症状
- 不到 10% 的患者出现典型的三征：胁腹部肿块、疼痛和血尿

大体病理学

- 孤立性肾皮质肿块
- 双侧性和多灶性病变较常见于家族性综合征患者
- 界限清楚的分叶状肿瘤，切面呈金黄色
- 常常出现囊性变、出血、坏死和钙化

组织病理学

- 腺泡状透明细胞巢和片块，被纤细的血管网分开
- 还可见到其他结构，包括小梁状、微囊性结构，偶见假乳头状或腺管状结构
- 肉瘤样分化常常表现为梭形细胞

特殊染色和免疫组织化学

- Cam5.2、AE1/3、EMA、波形蛋白、CD10、CA9 和肾细胞癌抗原（RCC antigen）呈阳性
- 角蛋白 34BE12 呈阴性
- S-100 或 CEA 仅在少数情况下呈阳性

其他诊断技术

- 电子显微镜检查
  - 丰富的胞质脂质和糖原
  - 腺管状分化：微腔、微绒毛和刷状缘
- 分子遗传学
  - 染色体 3p 缺失见于多数散发性透明细胞肾细胞癌
  - 在散发性病例，34% ～ 56% 有 *VHL* 基因突变，20% 有启动子甲基化

鉴别诊断

▎嫌色细胞性肾细胞癌

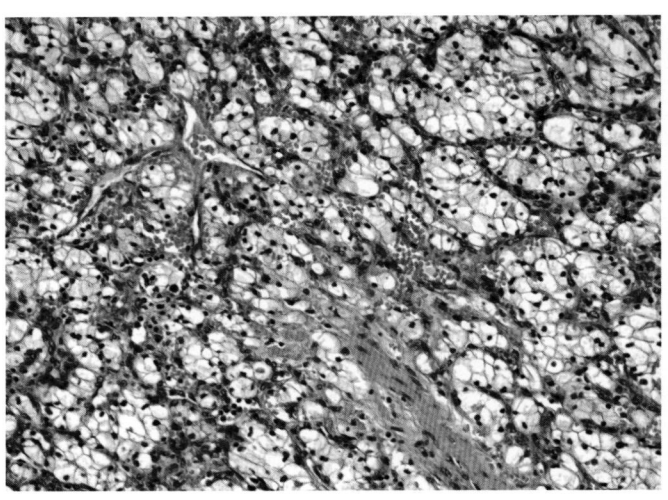

图 10-27　**肾细胞癌，透明细胞型。** 透明细胞巢和片块被纤细的血管网分开。

- 没有包膜的肿块，切面同质性，淡棕色
- 半透明和网状非透明胞质
- Hale 胶状铁染色呈阳性
- CK7 弥漫呈阳性

▎乳头状肾细胞癌

- 通常可见组织细胞和细胞内含铁血黄素
- CK7、AMACR 呈阳性
- CA9 呈阴性
- 7 号和 17 号染色体三体，男性患者 Y 染色体缺失

▎肾上腺皮质癌

- 絮状、非"水样透明"胞质
- EMA 和细胞角蛋白呈阴性
- 抑制素和钙（视）网膜蛋白呈阳性

▎上皮样血管肌肉脂肪瘤

- 可能有其他成分，如脂肪或畸形血管
- 多核上皮样细胞具有特征性
- 上皮标记物呈阴性，但黑色素细胞标记物呈阳性，如 HMB-45、melan-A、酪氨酸酶、MiTF

提要

- 最常见的肾细胞癌组织学亚型
- 胞质透明是由于含有糖原和脂质成分
- 染色体 3p 改变是最常见的遗传学改变
- VHL 基因和可诱导低氧通路的基因在发病机制中具有重要作用

精选文献

Zhou M, Roma A, Magi-Galluzzi C: The usefulness of immunohistochemical markers in the differential diagnosis of renal neoplasms. Clin Lab Med 25:247-257, 2005.

Jones TD, Eble JN, Cheng L: Application of molecular diagnostic techniques to renal epithelial neoplasms. Clin Lab Med 25:279-303, 2005.

Cheville JC, Lohse CM, Zincke H, et al: Comparisons of outcome and prognostic features among histologic subtypes of renal cell carcinoma. Am J Surg Pathol 27:612-624, 2003.

Amin MB, Amin MB, Tamboli P, et al: Prognostic impact of histologic subtyping of adult renal epithelial neoplasms: An experience of 405 cases. Am J Surg Pathol 26:281-291, 2002.

Avery AK, Beckstead J, Renshaw AA, Corless CL: Use of antibodies to RCC and CD10 in the differential diagnosis of renal neoplasms. Am J Surg Pathol 24:203-210, 2000.

肾细胞癌，乳头状型
Renal Cell Carcinoma, Papillary Type

临床特征

- 大约占肾细胞癌的 10% ~ 15%；主要为散发性的，伴有遗传性乳头状肾细胞癌综合征的病例不到 5%，涉及染色体 7q31 上的 c-met 基因
- 症状和体征类似于透明细胞肾细胞癌
- 与其他肾细胞癌相比，多半为双侧性或多发性的
- 预后明显好于透明细胞型肾细胞癌

大体病理学

- 孤立性、界限清楚的皮质肿块
- 纤维性假包膜
- 常见出血和坏死
- 与其他类型肾细胞癌相比，多为双侧性或多灶性的

组织病理学

- 乳头状或腺管乳头状结构，伴有真正的纤维血管轴心
- 由于乳头排列紧密，可以出现实性结构
- 乳头轴心泡沫样组织细胞积聚具有特征性
- 常见沙粒体
- 根据形态学分为两种类型
  — 1 型：乳头被覆单层细胞，通常具有低级别核的特征和少量胞质
  — 2 型：假复层高级别细胞核，丰富的嗜酸性胞质
- 5% 的病例具有肉瘤样分化

特殊染色和免疫组织化学

- 泛细胞角蛋白和低分子量细胞角蛋白呈阳性
- 80% 的 1 型病例和 20% 的 2 型病例 CK7 呈阳性
- 50% 的病例波形蛋白呈阳性
- 多数病例 CD10 和肾细胞癌抗原呈阳性

其他诊断技术

- 细胞遗传学：7 号和 17 号染色体三体或四体和 Y 染色体丢失是最常见的细胞遗传学改变

鉴别诊断

▮ 乳头状腺瘤
- 根据 WHO 标准，< 5mm、核呈低级别（Fuhrman 核分级为 1 级或 2 级）

▮ 后肾腺瘤
- 与肾实质分界清楚，没有包膜
- 肿瘤细胞密集排列，形成小的腺泡、腺管乳头状结构
- CK7 呈阴性，但 WT-1 呈阳性

▮ 分化性肾母细胞瘤（以上皮为主的 Wilms 瘤）
- 肿瘤具有包膜，充分取材可见明显的伴有胚基、间质和上皮成分的三相性结构
- 核细长或呈柱状，核分裂象常见

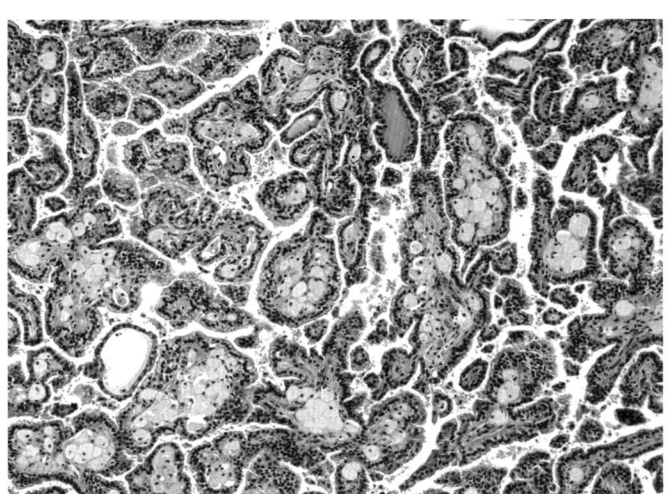

图 10-28 **肾细胞癌，乳头状型**。乳头状和腺管乳头状结构伴有真正的纤维血管轴心。乳头轴心泡沫样组织细胞积聚具有特征性。

- CD56 和 CD57 呈阳性
- Xp11.2/TFE3 易位相关性肾细胞癌
  - 常常累及儿童和年轻人
  - 乳头状结构被覆的肿瘤细胞胞质丰富，透明到颗粒状
  - 出现沙粒体钙化和玻璃样变的纤维血管轴心
  - 多数上皮标记物呈阴性，包括细胞角蛋白和 EMA
  - TFE3 染色呈阳性可以证实诊断
- 集合管癌
  - 累及肾的中心部位
  - 不规则的小腺体和导管，位于疏松的胶原性、慢性炎症性、纤维组织增生性间质中
  - 内衬腺体的细胞具有高级别多形性核；典型者具有鞋钉样细胞表现
  - 伴随腺管上皮异型增生

提要

- 第二最常见的肾细胞癌亚型
- 预后明显好于透明细胞肾细胞癌
- 7 号和 17 号染色体三体和 Y 染色体丢失具有特征性，但缺乏 VHL 突变

精选文献

Eble JN, McCredie MR, Bethwaite PB, et al: Morphologic typing of papillary renal cell carcinoma: Comparison of growth kinetics and patient survival in 66 cases. Hum Pathol 32:590-595, 2001.

Amin MB, Corless CL, Renshaw AA, et al: Papillary (chromophil) renal cell carcinoma: Histomorphologic characteristics and evaluation of conventional pathologic prognostic parameters in 62 cases. Am J Surg Pathol 21:621-635, 1997.

Delahunt B, Eble JN: Papillary renal cell carcinoma: A clinicopathologic and immunohistochemical study of 105 tumors. Mod Pathol 10:537-544, 1997.

肾细胞癌，嫌色细胞型　Renal Cell Carcinoma, Chromophobe Type

临床特征

- 大约占肾细胞癌的 5%
- 表现类似于透明细胞肾细胞癌
- 多数为散发性的；家族性病例伴有 Birt-Hogg-Dube 综合征
- 预后明显好于透明细胞肾细胞癌

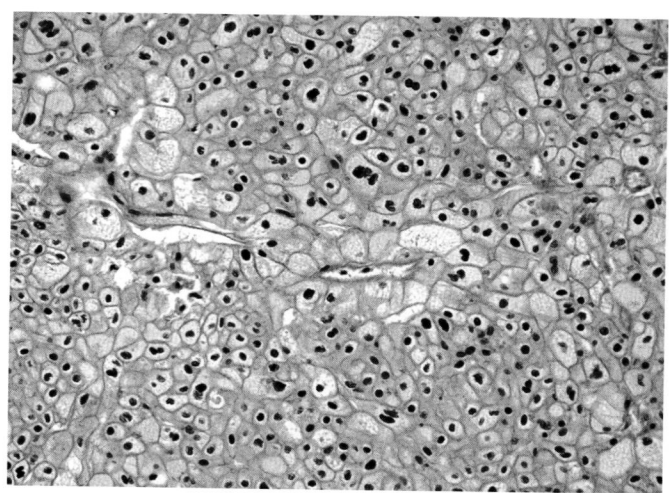

图 10-29　肾细胞癌，嫌色细胞型。增生的细胞排列密集，胞质淡染，细网状，细胞膜突出。挖空细胞核非典型性，伴有核膜皱缩和核周空晕，常见双核细胞。

大体病理学

- 孤立性、球形、界限清楚、具有假包膜的肿块
- 切面同质性，呈褐色或淡棕色

组织病理学

- 两种组织学亚型
  - 经典性：细胞具有细网状淡染的胞质，细胞膜突出
  - 嗜酸细胞性：细胞较小，伴有致密的嗜酸性胞质和突出的细胞膜
- 挖空细胞核非典型性，伴有核膜皱缩和核周空晕
- 常见双核细胞
- 厚壁玻璃样变血管

特殊染色和免疫组织化学

- CK7 和 EMA 呈弥漫阳性
- 肾细胞癌抗原不同程度呈阳性
- CD10 和 S-100A1 呈阴性
- Hale 胶状铁染色呈阳性

其他诊断技术

- 电子显微镜检查
  - 胞质内丰富的微囊泡
  - 嗜酸细胞性亚型：丰富的线粒体，微囊泡稀少

- 分子遗传学
  - 染色体大量丢失，最常涉及的是 1、2、6、10、13、17 和 21 号染色体

鉴别诊断

■ 透明细胞肾细胞癌
- 没有挖空细胞核非典型性或突出的细胞膜
- Hale 胶状铁染色呈阴性
- CK7 呈阴性

■ 嗜酸细胞瘤
- 细胞核均匀一致，没有挖空细胞核非典型性或突出的细胞膜
- Hale 胶状铁染色显示腺腔而不是整个肿瘤细胞
- CK7 染色单个细胞或小簇细胞呈阳性
- S-100A1 呈阳性

提要

- 第三最常见的肾细胞癌亚型
- 预后明显好于透明细胞肾细胞癌；多数患者通过肾切除术可以治愈
- 染色体大量丢失，不同于透明细胞肾细胞癌和乳头状肾细胞癌

精选文献

Li G, Barthelemy A, Feng G, et al: S100A1: A powerful marker to differentiate chromophobe renal cell carcinoma from renal oncocytoma. Histopathology 50:642-647, 2007.

Abrahams NA, MacLennan GT, Khoury JD, et al: Chromophobe renal cell carcinoma: A comparative study of histological, immunohistochemical and ultrastructural features using high throughput tissue microarray. Histopathology 45:593-602, 2004.

Tickoo SK, Amin MB, Zarbo RJ: Colloidal iron staining in renal epithelial neoplasms, including chromophobe renal cell carcinoma: Emphasis on technique and patterns of staining. Am J Surg Pathol 22:419-424, 1998.

Thoenes W, Störkel S, Rumpelt HJ, et al: Chromophobe cell renal carcinoma and its variants: A report on 32 cases. J Pathol 155:277-287, 1988.

多房性囊性肾细胞癌 Multilocular Cystic Renal Cell Carcinoma

临床特征

- 透明细胞肾细胞癌的罕见亚型（5%）
- 预后非常好；手术切除可以治愈

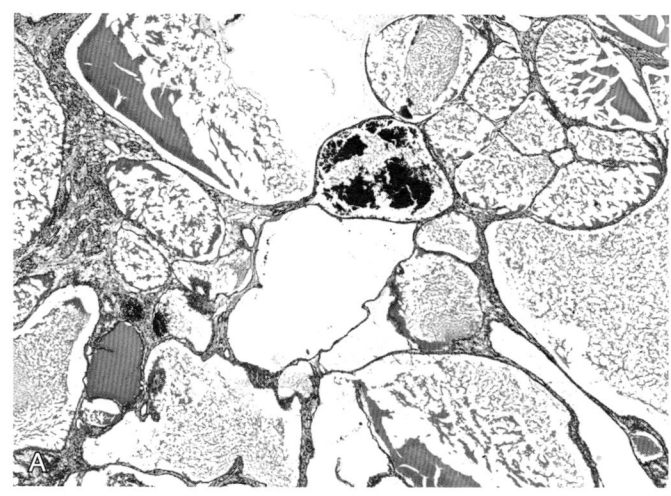

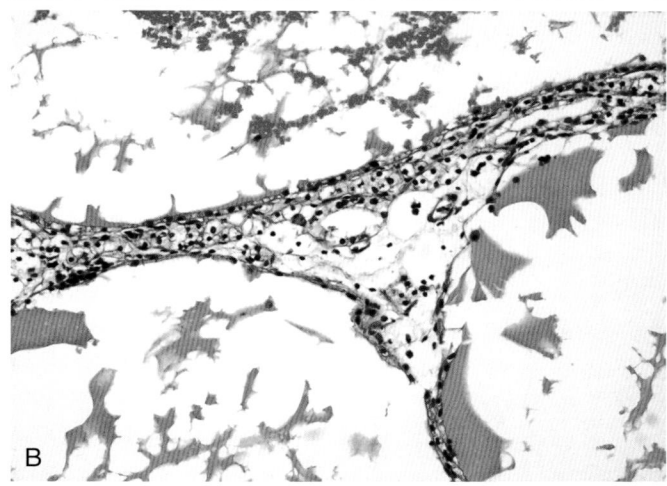

图 10-30　多房性囊性肾细胞癌。 A，由大小不同的囊肿组成的囊性肿瘤，伴有浆液性或出血性内容物。没有实性膨胀性肿瘤细胞结节。B，纤维性间隔内可见小灶状透明上皮细胞积聚。

大体病理学

- 境界清楚的，由大小不同的囊肿组成的完全囊性肿块，伴有浆液性或血性内容物
- 偶见钙化
- 没有实性膨胀的肿瘤细胞结节

组织病理学

- 囊肿内衬单层细胞
- 在纤维性间隔内有透明上皮细胞小团状积聚

特殊染色和免疫组织化学

- 同透明细胞肾细胞癌

其他诊断技术

- 同透明细胞肾细胞癌

鉴别诊断

▮ 囊性肾瘤
- 女性占绝大多数
- 纤维性间隔内没有透明细胞
- 玻璃样变或富于细胞的间质，类似于卵巢间质
▮ 肾细胞癌伴有广泛的囊性改变
- 出现任何大小的实性、膨胀性肿瘤结节可以除外多房性囊性肾细胞癌的诊断

提要

- 透明细胞肾细胞癌的一种亚型，手术切除以后预后非常好
- 应该应用严格的诊断标准，以确保与这种诊断有关的预后意义；没有任何大小的膨胀性肿瘤结节才可诊断多房性囊性肾细胞癌

精选文献

Suzigan S, Lopez-Beltran A, Montironi R, et al: Multilocular cystic renal cell carcinoma: A report of 45 cases of a kidney tumor of low malignant potential. Am J Clin Pathol 125:217-222, 2006.
Eble JN, Bonsib SM: Extensively cystic renal neoplasms: cystic nephroma, cystic partially differentiated nephroblastoma, multilocular cystic renal cell carcinoma, and cystic hamartoma of renal pelvis. Semin Diagn Pathol 15:2-20, 1998.

集合管癌（Bellini 集合管癌）Collecting Duct Carcinoma（Carcinoma of the Collecting Ducts of Bellini）

临床特征

- 罕见，大约占肾细胞癌的 0.1%
- 胁腹部肿块、疼痛和血尿
- 就诊时 1/3 的病例有转移

大体病理学

- 位于髓质
- 切面呈浅灰色、白色，伴有浸润性边缘
- 可以出现坏死、出血和囊性变

组织病理学

- 明显的浸润性边缘
- 腺管和腺管乳头状结构，尖端变细
- 炎症性、纤维组织增生性间质
- 高级别的细胞核特征，核分裂活跃
- 腔内和胞质内可以出现黏液
- 邻近的肾实质内可见腺管上皮异型增生

特殊染色和免疫组织化学

- 低分子量和高分子量角蛋白、CK7、CEA、花生凝集素（peanut agglutinin, PNA）和荆豆凝集素（Ulex europaeus agglutinin, UEA）呈阳性
- CD10 呈阴性

其他诊断技术

- 电子显微镜检查：形成完好的细胞连接，细胞尖端有短的微绒毛，基底膜突出
- 分子遗传学：没有特征性改变

鉴别诊断

▮ 乳头状肾细胞癌
- 典型者位于皮质
- 界限清楚，具有包膜
- 乳头轴心有组织细胞和含铁血黄素沉积
- 缺乏炎症性纤维组织增生性间质
- 高分子量细胞角蛋白和荆豆凝集素呈阴性
▮ 伴有腺体分化的泌尿道上皮癌
- 组织学和免疫表达类似于集合管癌
- 位于肾盏或肾盂的泌尿道癌支持泌尿道上皮癌的诊断
▮ 肾髓质癌
- 全都发生在镰状细胞遗传性状或镰状细胞病患者
- 肿瘤血管内可见镰状细胞
▮ 转移癌
- 原发癌病史
- 常为多灶性的，并集中在皮质髓质交界处
- 肾周围脂肪广泛受累并有血管浸润

提要

- 罕见，具有高度侵袭性的肾肿瘤

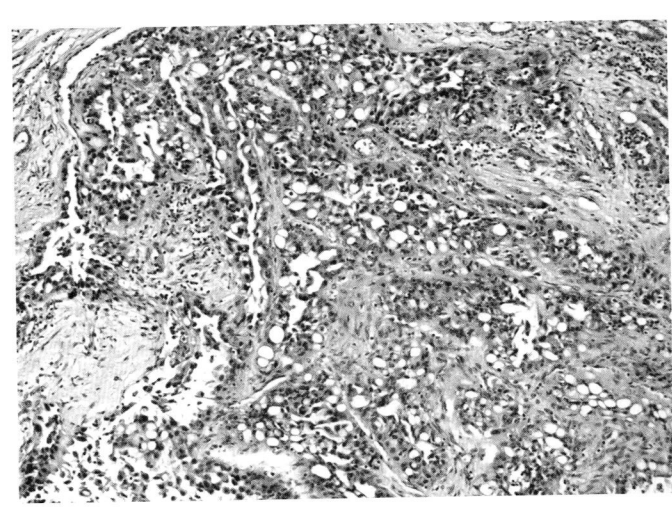

图 10-31　集合管癌。腺管和腺管乳头状结构，伴有尖端变细和炎症性纤维增生性间质。

- 诊断困难，常常为除外诊断
- 在高级别肿瘤出现类似于乳头状肾细胞癌、泌尿道上皮癌和透明细胞肾细胞癌的特征时，考虑诊断本病

精选文献

Tokuda N, Naito S, Matsuzaki O, et al: Collecting duct (Bellini duct) renal cell carcinoma: A nationwide survey in Japan. J Urol 176:40-43, 2006.

Peyromaure M, Thiounn N, Scotté F, et al: Collecting duct carcinoma of the kidney: A clinicopathological study of 9 cases. J Urol 170:1138-1140, 2003.

Chao D, Zisman A, Pantuck AJ, et al: Collecting duct renal cell carcinoma: Clinical study of a rare tumor. J Urol 167:71-74, 2002.

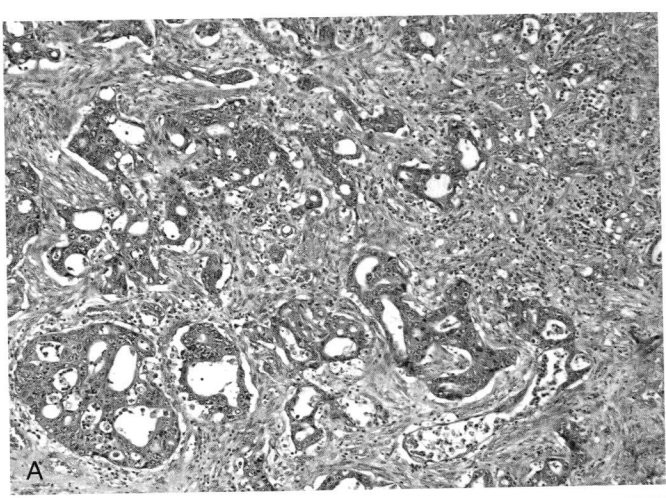

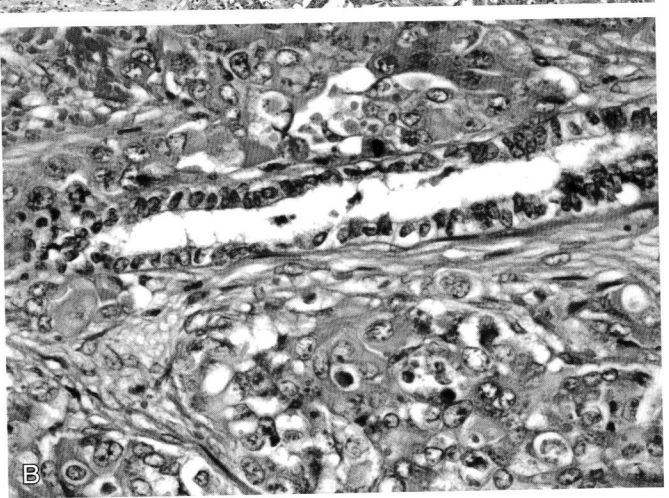

图 10-32　肾髓质癌。A，密集增生的肿瘤性导管样结构，类似于腺样囊性癌。B，高倍镜下显示肿瘤细胞具有大量嗜酸性胞质，细胞核多形性，染色质空泡状，核仁突出。可见镰状红细胞。

肾髓质癌　Renal Medullary Carcinoma

临床特征

- 典型者出现肉眼血尿；可以表现为腹部或胁腹部疼痛
- 几乎完全发生在 40 岁以下的镰状细胞遗传性状（sickle cell trait）或镰状细胞病（sickle cell disease）患者

大体病理学

- 肿物界限不清，主要位于肾髓质，但常常累及大部分肾实质
- 典型者延伸到肾盏和肾盂，而且常常侵犯肾周围脂肪组织
- 硬韧的分叶状肿瘤，切面呈褐灰色
- 典型者显示广泛的出血和坏死

组织病理学

- 特征性的网状生长方式；低倍镜下类似于睾丸卵黄囊瘤
- 常常显示较密集的腺样囊性癌区域
- 还常常出现低分化肿瘤细胞实性片块
- 肿瘤细胞具有透明或空泡状核，伴有突出的核仁
- 纤维组织增生性间质，典型者出现黏液样或水肿性区域
- 间质出现不同程度的炎症细胞

- 多数肿瘤有出血和坏死区域
- 通常出现淋巴管和血管浸润
- 典型者出现镰状红细胞（sickled red cells）

特殊染色和免疫组织化学

- 细胞角蛋白一般呈阳性
- 高分子量细胞角蛋白呈阴性

其他诊断技术

- 没有帮助

鉴别诊断

▎集合管癌

- 临床病史很重要；患者没有镰状细胞遗传性状或镰状细胞病
- 不规则的小腺体和导管位于炎症性纤维组织增生性间质中
- 腺体内衬细胞为高级别的伴有多形性核的细胞；典型者有鞋钉样细胞表现

提要

- 从前称为集合管癌，现在认为是一种独特的疾病
- 诊断时常见淋巴结转移；肝和肺受累也很常见
- 治疗选择根治性肾切除；然而，它是一种侵袭性肿瘤，多数患者在诊断后1年内死亡

精选文献

Swartz MA, Karth J, Schneider DT, et al: Renal medullary carcinoma: Clinical, pathologic, immunohistochemical, and genetic analysis with pathogenetic implications. Urology 60:1083-1089, 2002.

Figenshau RS, Easier JW, Ritter JH, et al: Renal medullary carcinoma. J Urol 159:711-713, 1998.

Avery RA, Harris JE, Davis CJ Jr, et al: Renal medullary carcinoma: Clinical and therapeutic aspects of a newly described tumor. Cancer 78:128-132, 1996.

黏液性腺管状和梭形细胞癌 Mucinous Tubular and Spindle Cell Carcinoma

临床特征

- 年龄范围广泛（17～82岁，平均为53岁）
- 以女性为主
- 多数肿瘤无症状，为偶然发现

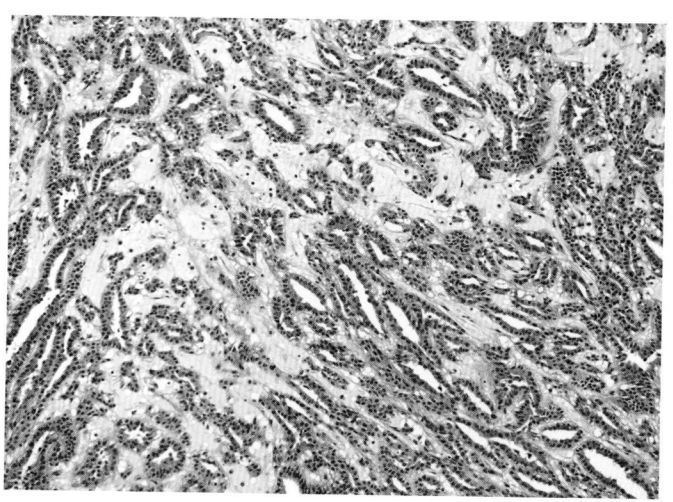

图 10-33　黏液性腺管状和梭形细胞癌。 细长而受压的腺管位于细胞外黏液性物质背景中。

- 预后较好；最好将其看做低级别癌

大体病理学

- 境界清楚的同质性肿瘤，切面呈褐-白色到粉色

组织病理学

- 由不同量的三种成分组成：细长和受压的小管，梭形上皮细胞，背景为细胞外黏液样物质
- 核呈良性，球形或卵圆形，核仁不明显
- 可见坏死、泡沫样组织细胞和慢性炎症

特殊染色和免疫组织化学

- 细胞角蛋白 CAM5.2、AE1/3、CK7 和 CK19 呈阳性
- AMACR 呈阳性
- 近端小管标记物呈阴性，包括 CD10 和绒毛蛋白

其他诊断技术

- 分子遗传学：细胞遗传学改变不同于乳头状肾细胞癌和透明细胞肾细胞癌

鉴别诊断

▎集合管癌

- 不规则的小腺体和导管，位于炎症性纤维组织增生性间质中
- 内衬腺体的细胞具有高级别多形性核；典型者可见鞋钉样细胞表现

- 乳头状肾细胞癌，实性亚型
  - 受压的腺管乳头状结构，形成实性或肾小球样结构
  - 缺乏梭形细胞和黏液性成分
  - CK7、AMACR 和 CD10 呈阳性
- 肉瘤样肾细胞癌
  - 不具特征的梭形细胞，常常伴有高级别核
  - 广泛取材之后常常可见先前存在的具有特征性的肾细胞癌的区域

提要

- 为新近描述的低级别癌，由黏液性间质、受压的腺管和良性梭形细胞组成
- 免疫组化所见类似于乳头状肾细胞癌，但遗传学表现不同

精选文献

Shen SS, Ro JY, Tamboli P, et al: Mucinous tubular and spindle cell carcinoma of kidney is probably a variant of papillary renal cell carcinoma with spindle cell features. Ann Diagn Pathol 11:13-21, 2007.

Fine SW, Argani P, DeMarzo AM, et al: Expanding the histologic spectrum of mucinous tubular and spindle cell carcinoma of the kidney. Am J Surg Pathol 30:1554-1560, 2006.

Cossu-Rocca P, Eble JN, Delahunt B, et al: Renal mucinous tubular and spindle carcinoma lacks the gains of chromosomes 7 and 17 and losses of chromosome Y that are prevalent in papillary renal cell carcinoma. Mod Pathol 19:488-493, 2006.

Brandal P, Lie AK, Bassarova A, et al: Genomic aberrations in mucinous tubular and spindle cell renal cell carcinomas. Mod Pathol 19:186-194, 2006.

Ferlicot S, Allory Y, Comperat E, et al: Mucinous tubular and spindle cell carcinoma: A report of 15 cases and a review of the literature. Virchows Arch 447:978-983, 2005.

Xp11.2/TFE3 相关性肾细胞癌 Renal Cell Carcinoma Associated with Xp11.2/TFE3 Traslocation

临床特征

- 主要累及儿童和年轻人
- 是根据染色体 Xp11.2/TFE3 的几种不同的易位定义的，这些易位全都导致 TFE3 基因融合
- ASPL（alveolar soft part locus, ASPL）-TFE3 癌和发生在成人的癌的特征是出现在晚期

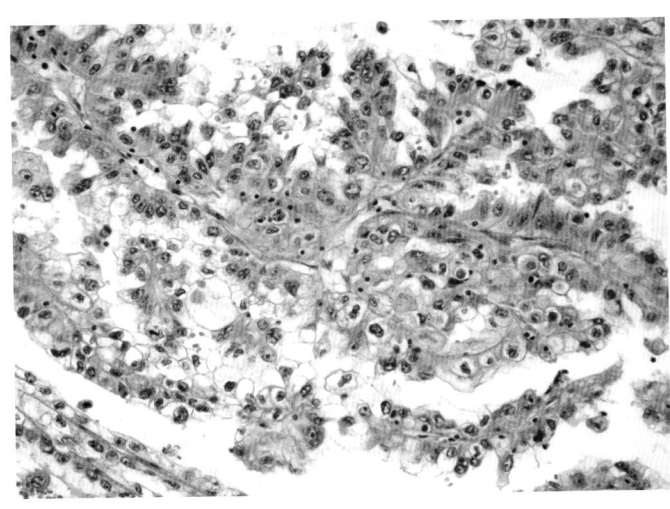

图 10-34　Xp11.2/TFE3 相关性肾细胞癌。其特征是出现乳头状结构，被覆具有大量透明到嗜酸性胞质的细胞，细胞边缘不连续，染色质空泡状，具有明显的核仁。

大体病理学

- 类似于透明细胞肾细胞癌
- 孤立性皮质肿块，切面呈褐色 - 黄色，有局灶性出血和坏死

组织病理学

- 被覆透明细胞的乳头状结构是最主要的特征
- 常见由伴有嗜酸性胞质的细胞构成的巢状结构
- 由于染色体易位不同，组织学表现可能不同
  - ASPL-TFE3：不太致密的巢状结构；细胞具有丰富的透明到嗜酸性胞质、不连续的细胞边缘、空泡状染色质和突出的核仁；常见沙粒体和玻璃样变结节
  - PRCC-TFE3：致密的巢状结构；胞质不太丰富，沙粒体和玻璃样变结节较少

特殊染色和免疫组织化学

- TFE3 可以证实诊断
- EMA 呈局灶阳性或呈阴性
- CAM5.2 和波形蛋白常常呈阳性
- CD10 和肾细胞癌抗原总是呈阳性

其他诊断技术

- 细胞遗传学：染色体易位涉及 Xp11.2 上的 *TFE3*

基因和几个配偶体基因，包括 1q21 上的 *PRCC*、17q25 上的 *ASPL*、1p34 上的 *PSF* 和 X 染色体上的 *NonP*

鉴别诊断

- 透明细胞肾细胞癌
  - 在 25 岁以下的患者非常罕见
  - 透明细胞巢被纤细的纤维血管间隔分开；伴有透明细胞的乳头状结构罕见
  - 上皮标记物呈阳性，但 TFE3 呈阴性
- 乳头状肾细胞癌
  - 儿童和年轻人的肾细胞癌常常具有少见的形态学改变，包括乳头状结构
  - 没有腺泡状或巢状结构，或透明细胞
  - TFE3 呈阴性

提要

- 虽然儿童和年轻人肾细胞癌罕见，但在这个年龄组，易位相关性肾细胞癌占肾细胞癌的 24% ~ 40%
- 最具特征性的组织学特征是被覆透明细胞的乳头状结构
- TFE3 免疫染色可以证实诊断

精选文献

Argani P, Olgac S, Tickoo SK, et al: Xp11 translocation renal cell carcinoma in adults: Expanded clinical, pathologic, and genetic spectrum. Am J Surg Pathol 31:1149-1160, 2007.

Meyer PN, Clark JI, Flanigan RC, Picken MM: Xp11.2 translocation renal cell carcinoma with very aggressive course in five adults. Am J Clin Pathol 128:70-79, 2007.

Argani P, Ladanyi M: Translocation carcinomas of the kidney. Clin Lab Med 25:363-378, 2005.

Bruder E, Passera O, Harms D, et al: Morphologic and molecular characterization of renal cell carcinoma in children and young adults. Am J Surg Pathol 28:1117-1132, 2004.

Argani P, Lal P, Hutchinson B, Lui MY, et al: Aberrant nuclear immunoreactivity for TFE3 in neoplasms with TFE3 gene fusions: A sensitive and specific immunohistochemical assay. Am J Surg Pathol 27:750-761, 2003.

Argani P, Antonescu CR, Illei PB, et al: Primary renal neoplasms with the ASPL-TFE3 gene fusion of alveolar soft part sarcoma: a distinctive tumor entity previously included among renal cell carcinomas of children and adolescents. Am J Pathol 159:179-192, 2001.

神经母细胞瘤相关性肾细胞癌
Renal Cell Carcinoma Associated With Neuroblastoma

临床特征

- 罕见，文献中仅见 20 余例报告
- 发生在长期生存的儿童期神经母细胞瘤患者
- 在 2 岁时诊断神经母细胞瘤；诊断肾细胞癌的中位年龄为 13.5 岁

大体病理学

- 累及任何一侧或双侧肾

组织病理学

- 形态学均一，有些肿瘤显示实性和乳头状结构，肿瘤细胞具有丰富的嗜酸性胞质
- 许多肿瘤具有典型的透明细胞表现

特殊染色和免疫组织化学

- EMA、波形蛋白、CK8、CK18 和 CK20 通常呈阳性
- CK7、CK14 和 CK19 呈阴性

其他诊断技术

- 遗传学改变不同于其他类型的肾细胞癌

鉴别诊断

- 伴有嗜酸性胞质的肾细胞癌
  - 许多肾细胞癌可能有丰富的嗜酸性胞质，包括透明细胞性和乳头状肾细胞癌，特别是高级别肿瘤
  - 神经母细胞瘤的病史对于发生在神经母细胞瘤后肾细胞癌的诊断至关重要

提要

- 新近描述的肾细胞癌，累及幸存的儿童神经母细胞瘤患者
- 遗传学改变不同于其他类型的肾细胞癌

精选文献

Dhall D, Al-Ahmadie HA, Dhall G, et al: Pediatric renal cell carcinoma with oncocytoid features occurring in a child after chemotherapy for cardiac leiomyosarcoma. Urology 70:178.e13-178.e15, 2007.

Koyle MA, Hatch DA, Furness PD III, et al: Long-term urological complications in survivors younger than 15 months of advanced stage abdominal neuroblastoma. J Urol 166:1455-1458, 2001.

Medeiros LJ, Palmedo G, Krigman HR, et al: Oncocytoid renal cell carcinoma after neuroblastoma: A report of four cases of a distinct clinicopathologic entity. Am J Surg Pathol 23:772-780, 1999.

肾细胞癌，肉瘤样型 Renal Cell Carcinoma，Sarcomatoid Type

临床特征

- 肾细胞癌的所有组织学亚型均可出现肉瘤样分化，现在不认为是一种独特的亚型
- 肉瘤样分化据认为是预后不良的征象

大体病理学

- 肿瘤大，切面隆起，分叶状，质软，呈灰白色鱼肉样
- 肉瘤样成分可能质硬，有纤维性改变，没有出血和坏死

组织病理学

- 肉瘤样成分是由非特异性恶性梭形细胞组成的
- 许多表现类似于恶性纤维组织细胞瘤
- 患者类似于罕见的平滑肌肉瘤、纤维肉瘤、血管肉瘤或横纹肌肉瘤
- 癌的成分与肉瘤成分可以分开或混合存在

特殊染色和免疫组织化学

- 免疫组织化学：梭形细胞具有不同程度的细胞角蛋白和 EMA 均一染色
- 肉瘤区域肾细胞癌标记物通常呈阴性，包括 CD10 和肾细胞癌抗原

其他诊断技术

- 没有帮助

鉴别诊断

- 伴有瘢痕和肉芽组织的肾细胞癌
  - 肾细胞癌内可能有肉芽组织和瘢痕，特别是透明细胞肾细胞癌
  - 成纤维细胞反应可能被误认为是肉瘤性分化
  - 成纤维细胞不出现细胞学非典型性
- 黏液性腺管状和梭形细胞癌
  - 细长受压的腺管和梭形细胞位于黏液性背景中
  - 梭形细胞具有良性细胞学表现，缺乏非典型性
- 原发性肾肉瘤
  - 罕见
  - 只有在广泛取材和免疫染色除外了伴有少量上皮成分的肉瘤样肾细胞癌之后，才能诊断原发性肉瘤

提要

- 肉瘤性分化可以发生在所有类型的肾细胞癌
- 代表预后不好，不管原来肾细胞癌的组织学亚型或肉瘤成分的范围
- Fuhrman 分级四级

精选文献

Kwak C, Park YH, Jeong CW, et al: Sarcomatoid differentiation as a prognostic factor for immunotherapy in metastatic renal cell carcinoma. J Surg Oncol 95:317-323, 2007.

Cheville JC, Lohse CM, Zincke H, et al: Sarcomatoid renal cell carcinoma: An examination of underlying histologic subtype and an analysis of associations with patient outcome. Am J Surg Pathol 28:435-441, 2004.

de Peralta-Venturina M, Moch H, Amin M, et al: Sarcomatoid differentiation in renal cell carcinoma: A study of 101 cases. Am J Surg Pathol 25:275-284, 2001.

肾细胞癌，不能分类型 Renal Cell Carcinoma，Unclassified Type

临床特征

- 不符合 2004 年 WHO 分类中的任何亚型的肾细胞癌
- 异原性肿瘤，具有不同的临床、形态学、免疫组化、超微结构和遗传学特征

大体病理学

- 各异

组织病理学

- 组织学特征不符合一种亚型，包括伴有嗜酸细胞瘤和嫌色细胞肾细胞癌的两种特征的肿瘤、伴有乳头状结构的肾细胞癌和伴有透明细胞的乳头状肾细胞癌

- 高级别癌
- 肉瘤样肾细胞癌不伴有可以辨认或可以分类的上皮成分

特殊染色和免疫组织化学

- 没有帮助

其他诊断技术

- 没有帮助

鉴别诊断

▌ 伴有明显肉瘤样分化的肾细胞癌
- 肾细胞癌的肉瘤样成分超过上皮成分
- 肿瘤广泛取材可能发现共存的上皮成分

▌ 肾的转移癌
- 患者常常有恶性肿瘤既往史
- 转移性肿瘤结节常常为多发性的并集中在皮质髓质交界处
- 免疫组化检查可能有助于鉴别诊断，特别是细胞谱系标记物（甲状腺转录因子-1用于肺和甲状腺，甲状腺球蛋白用于甲状腺，CDX2用于胃肠道）

提要

- 为不符合2004年WHO定义的任何类型的肾细胞癌病例，放入"废纸篓"
- 低分化和肉瘤样癌具有侵袭性行为

精选文献

Amin MB, Amin MB, Tamboli P, et al: Prognostic impact of histologic subtyping of adult renal epithelial neoplasms: An experience of 405 cases. Am J Surg Pathol 26:281-291, 2002.

Zisman A, Chao DH, Pantuck AJ, et al: Unclassified renal cell carcinoma: Clinical features and prognostic impact of a new histological subtype. J Urol 168:950-955, 2002.

囊性肾瘤（多房性囊肿）
Cystic Nephroma（Multilocular Cyst）

临床特征

- 中年成人
- 明显以女性为主
- 通常没有症状

大体病理学

- 孤立性肿瘤，有包膜，界限清楚
- 薄壁多房性囊肿
- 囊性间隙与肾盂没有交通
- 常见局灶性出血

组织病理学

- 囊肿内衬单层扁平或立方或矮柱状细胞，伴有透明或嗜酸性胞质
- 间质成分玻璃样变或富于细胞，类似于卵巢间质
- 间质成分中不应见到肾单位

特殊染色和免疫组织化学

- 富于细胞的间质雌激素受体和孕激素受体呈阳性

其他诊断技术

- 没有帮助

鉴别诊断

▌ 囊性肾细胞癌
- 局部显示肾细胞癌的特征性透明细胞区域

▌ 囊性肾发育不良
- 泌尿道梗阻或输尿管重复病史
- 原始的肾小管和胎儿软骨

▌ 良性（非肿瘤性）肾囊肿

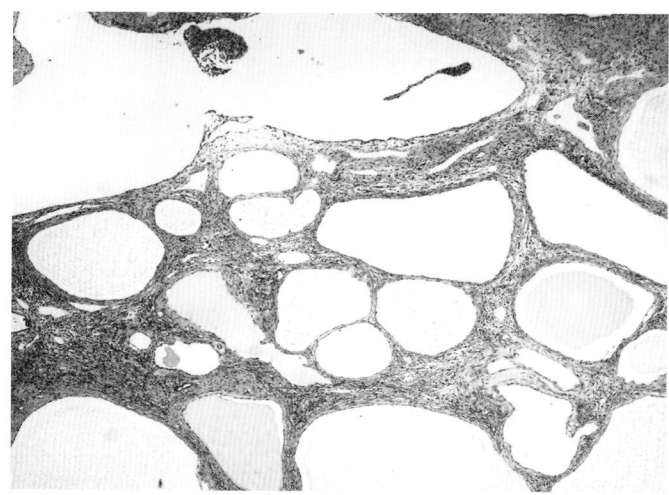

图 10-35　囊性肾瘤。 多发性囊性结构，内衬单层扁平或立方细胞。

- 肾结构异常
- 间隔可见残留的肾单位

提要

- 儿童囊性肾瘤和部分分化的囊性肾母细胞瘤是良性肿瘤，现在认为是肾母细胞瘤谱系中的一部分

精选文献

Turbiner J, Amin MB, Humphrey PA, et al: Cystic nephroma and mixed epithelial and stromal tumor of kidney: A detailed clinicopathologic analysis of 34 cases and proposal for renal epithelial and stromal tumor (REST) as a unifying term. Am J Surg Pathol 31:489-500, 2007.
Eble JN, Bonsib SM: Extensively cystic renal neoplasms: Cystic nephroma, cystic partially differentiated nephroblastoma, multilocular cystic renal cell carcinoma and cystic hamartoma of renal pelvis. Semin Diagn Pathol 15:2-20, 1998.

肾的混合性上皮和间质肿瘤
Mixed Epithelial and Stromal Tumor of the Kidney

临床特征

- 罕见的良性肿瘤，主要发生在女性
- 有胁腹部肿块和疼痛、血尿或泌尿道感染的症状
- 雌激素失调可能是其病因

大体病理学

- 常常位于肾的中心位置
- 境界清楚的肿块，常常疝入肾盂
- 切面囊实性

组织病理学

- 双相性：上皮和间质成分
  — 上皮成分：不同大小的囊肿和腺管，内衬扁平、立方或矮柱状细胞；局部可见透明细胞
  — 间质成分：细胞构成不同，从细胞稀少富于胶原，到细胞丰富的卵巢样间质，到出现平滑肌束；可以出现脂肪

特殊染色和免疫组织化学

- 上皮成分细胞角蛋白和波形蛋白呈阳性

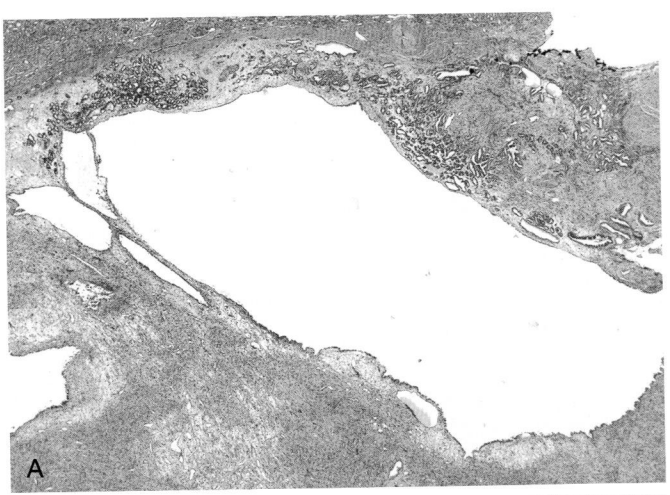
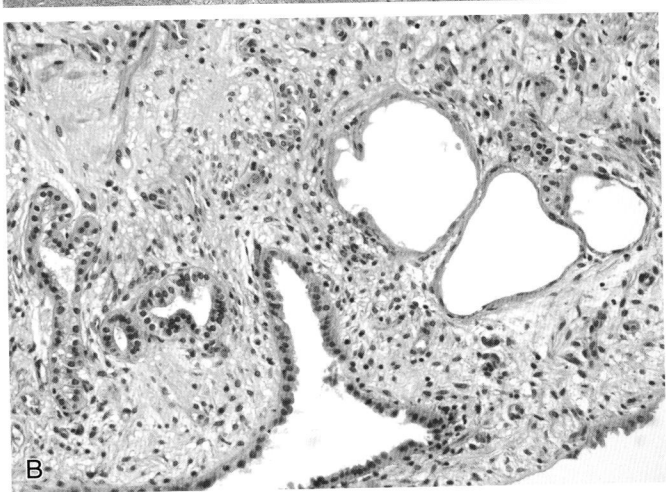
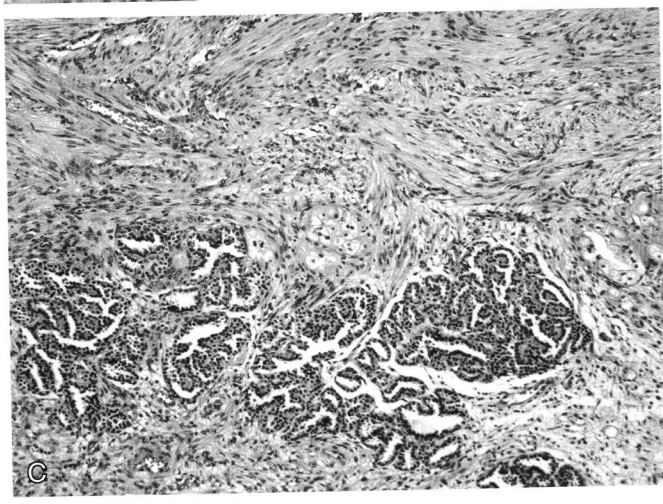

图10-36 肾的混合性上皮和间质肿瘤。A，伴有上皮和间质成分的双相性肿瘤。B，上皮成分由不同大小的囊肿和腺管组成，内衬扁平，立方或矮柱状细胞。C，间质成分细胞构成不同，从细胞稀少的富于胶原的间质，到细胞丰富的卵巢间质样间质，到出现平滑肌束。

- 间质成分波形蛋白、肌动蛋白、结蛋白、雌激素受体和孕激素受体呈阳性

其他诊断技术

- 没有帮助

鉴别诊断

▎囊性肾瘤
- 现在认为混合性上皮和间质肿瘤与囊性肾瘤属于同一疾病（肾上皮和间质肿瘤）的不同形态学阶段
- 囊性肾瘤的形态学更加单纯，没有复杂的小管和腺体结构或上皮和间质共存现象

▎囊性肾细胞癌
- 显示与透明细胞肾细胞癌相同的局灶透明细胞区域

提要

- 主要发生在女性患者，有雌激素失调病史
- 现在与囊性肾瘤一道称为肾上皮和间质肿瘤

精选文献

Turbiner J, Amin MB, Humphrey PA, et al: Cystic nephroma and mixed epithelial and stromal tumor of kidney: A detailed clinicopathologic analysis of 34 cases and proposal for renal epithelial and stromal tumor (REST) as a unifying term. Am J Surg Pathol 31:489-500, 2007.

Adsay NV, Eble JN, Srigley JR, et al: Mixed epithelial and stromal tumor of the kidney. Am J Surg Pathol 24:958-970, 2000.

肾髓质间质细胞肿瘤和髓质纤维瘤
Renomedullary Interstitial Cell Tumor and Medullary Fibroma

临床特征

- 几乎全部是没有症状的病变，偶尔见于因为其他原因切除的肾或尸检
- 见于多达 40% 的尸检病例

大体病理学

- 肾髓质内界限清楚，质硬的灰白色结节
- 直径通常 < 0.5cm
- 在同一个肾内偶尔可见几个结节

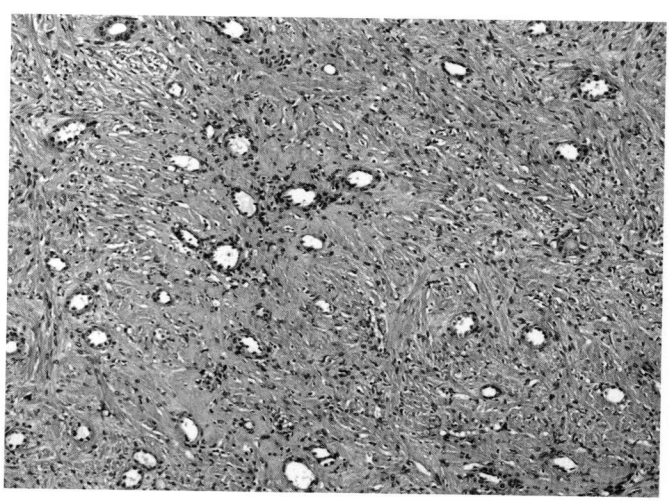

图 10-37　肾髓质间质细胞肿瘤和髓质纤维瘤。境界清楚的结节，由杂乱排列的、良性表现的梭形细胞组成。

组织病理学

- 界限清楚的结节，由杂乱排列的、良性表现的梭形细胞组成
- 典型者为细胞稀少的肿瘤，伴有疏松的胶原性或黏液样间质
- 周围可见陷入的髓质小管
- 没有核分裂活性或恶性特征出现

特殊染色和免疫组织化学

- 没有帮助

其他诊断技术

- 没有帮助

鉴别诊断

▎平滑肌瘤
- 罕见的肾肿瘤
- 见于皮质或包膜；不在肾髓质
- 显示类似于其他部位的平滑肌肿瘤的特征

提要

- 细胞来源于肾髓质的间质细胞，这种细胞具有调控血压的作用
- 这些病变几乎总是没有症状

精选文献

Tamboli P, Ro JY, Amin MB, et al: Benign tumors and tumor-like lesions of the adult kidney. Part II: Benign mesenchymal and mixed neoplasms, and tumor-like lesions. Adv Anat Pathol 1:47-66, 2000.

Dall'Era M, Das S: Benign medullary fibroma of the kidney. J Urol 164:2018, 2000.

肾小球旁细胞肿瘤和分泌肾素的肿瘤
Juxtaglomerular Cell Tumor and Renin-Secreting Tumor

临床特征

- 良性肾肿瘤，向肾门肾小球输入小动脉附近的肾小球旁器的改变了的平滑肌细胞分化
- 最常发生在 30 岁以下的患者
- 女性略为常见
- 所有的患者均有高血压，多数病例通过切除肿瘤可以治愈
- 肾素水平升高具有特征性；可能发生醛固酮水平增加，伴有低钾血症

大体病理学

- 皮质的单侧性、孤立性、境界清楚的肿瘤
- 肿块切面呈实性、灰白色，偶尔伴有小的囊腔

组织病理学

- 典型的病变具有弥漫性结构；可见小梁状或肾小球样结构
- 细胞呈多角形到梭形，伴有卵圆形良性细胞核
- 细胞具有中等量到丰富的颗粒状粉染的胞质
- 疏松的黏液样间质，伴有散在的淋巴细胞浸润
- 典型者显示突出的血管成分，伴有血管外皮细胞瘤样结构
- 核分裂象罕见

特殊染色和免疫组织化学

- 平滑肌肌动蛋白（SMA）、肌肉特异性肌动蛋白和 CD31 呈阳性
- 肾素呈阳性
- 细胞角蛋白、结蛋白、S-100、HMB-45 呈阴性

其他诊断技术

- 电子显微镜检查：菱形、肾素特异性结晶结构

鉴别诊断

- ■ 透明细胞肾细胞癌
  - 缺乏高血压症状
  - 典型者见于老年患者
  - 由成片的伴有清楚细胞边界的透明细胞组成

提要

- 小的肿瘤可以通过肾静脉内血清肾素水平予以定位
- 最好采取手术治疗，一般进行肾切除术
- 手术切除之后，血压回到正常水平
- 没有局部复发或转移的病例报告，不管手术切除的类型

精选文献

Martin SA, Mynderse LA, Lager DJ, Cheville JC: Juxtaglomerular cell tumor: A clinicopathologic study of four cases and review of the literature. Am J Clin Pathol 116:854-863, 2001.

Hasegawa A: Juxtaglomerular cells tumor of the kidney: A case report with electron microscopic and flow cytometric investigation. Ultrastruct Pathol 21:201-208, 1997.

肾母细胞瘤（Wilms 瘤）
Nephroblastoma（Wilms Tumor）

临床特征

- 儿童常见的实性肿瘤；90% 见于 6 岁以前；高峰年龄为 2 ~ 5 岁
- 成人或新生儿罕见
- 大约 10% 伴有畸形综合征
  - Wilms 瘤、无虹膜、生殖器畸形和智力低下综合征（Wilms tumor, aniridia, genital anomalies, and mental retardation, WAGR；涉及染色体 11p13 的 *WT-1* 基因缺失）；30% 的患者发生 Wilms 瘤
  - Denys-Drash 综合征（*WT-1* 基因点突变）：发生 Wilms 瘤的危险为 90%
  - Beckwith-Wiedemann 综合征（偏侧肥大、巨舌、脐膨出、内脏肥大、*WT-2* 位点位于染色体 11p-15 上）
  - 家族性肾母细胞瘤（17q12-21 和 19q13.3-13.4）
- 患者通常表现为腹部肿块或腹部压痛；可能表现

为血尿、高血压或偶尔肿瘤自发性破裂引起腹膜
症状

- 治疗包括手术切除、化疗和放疗
- 预后取决于肿瘤分期、组织学特征和诊断时患者
  的年龄

大体病理学

- 典型者为单发性、境界清楚的肿块，伴有分叶状
  表现
- 切面呈多彩状、隆起、淡灰色到褐粉色，典型者
  伴有广泛的出血和坏死；可见囊肿形成
- 必须仔细寻找扩散到肾盂、肾静脉、输尿管或肾
  周围脂肪组织的证据
- 可见肾周围淋巴结受累

组织病理学

- 典型者显示三相性结构，由胚基、间质和上皮成
  分组成
- 偶尔可见双相性，甚或单相性肿瘤
- 胚基成分排列成弥漫性片块或细的条索，或呈结
  节性积聚；周围的细胞核呈栅栏状排列
- 胚基由小圆形细胞组成，核深染，染色质粗，胞
  质稀少
- 核分裂象常见
- 弥漫性结构显示细胞松散，伴有浸润性生长方式
- 间质一般为黏液样或纤维黏液样；可见向骨骼肌
  分化，或在少数情况下向软骨、骨、脂肪或神经
  组织分化
- 上皮成分表现为形成不完整的腺管到充分发育的
  腺管或乳头状结构
- 鳞状化生灶或黏液性上皮并不少见
- 细胞核间变
  - 出现多倍体多极核分裂象，或核增大深染
    （核的大小为邻近非肿瘤性细胞核的 3 倍
    以上）
  - 与治疗反应有关，而不是与肿瘤侵袭有关

特殊染色和免疫组织化学

- 波形蛋白显示胚基成分
- WT-1：间质区域表达非常低或没有表达；胚基和
  早期上皮分化弥漫性表达；分化的上皮有片块状
  和不同程度的表达

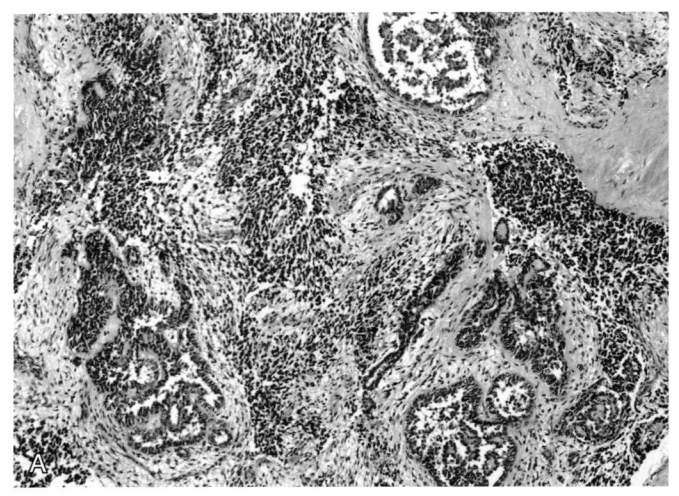
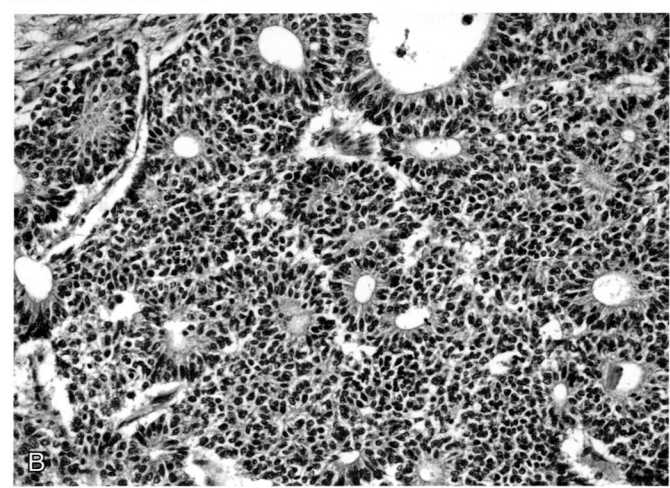

图 10-38　肾母细胞瘤（Wilms 瘤）。 A，Wilms 瘤显示典型的三相性结构，由胚基、间质和上皮成分组成。B，Wilms 瘤显示典型的上皮成分。

其他诊断技术

- 电子显微镜检查
  - 当仅能得到有限的组织时，电子显微镜检查
    可能有助于与小圆蓝细胞范畴内肿瘤（淋巴
    瘤、神经母细胞瘤）的鉴别
  - 显示类似于发育中的后肾的细胞学特征
  - 胚基细胞具有许多细胞器，可见多数桥粒、
    中间丝、线粒体和纤毛
- 细胞遗传学研究
  - 1/3 的散发性 Wilms 瘤具有 *WT-1* 缺失，10%
    具有点突变

鉴别诊断

▌ 神经母细胞瘤

- 最常见于肾上腺
- 常见 Homer-Wright 假菊形团
- 嗜铬素、突触素和 NSE 呈阳性；WT-1 呈阴性
▎ 滑膜肉瘤
  - 多数病例为单相性，伴有短的交互排列的细胞束
  - 内衬鞋钉样细胞的囊性结构
  - WT-1 呈阴性
  - t（X;18）染色体易位，伴有 SYT/SSX 融合转录
▎ 原始神经外胚层肿瘤
  - 大体界限不清
  - 原始的圆形细胞，伴有不同程度的菊形团结构
  - CD99 呈阳性，WT-1 呈阴性
▎ 横纹肌样瘤
  - 常常表现为转移性疾病
  - 肿瘤细胞具有大的核仁和胞质包涵体
  - 缺乏三相性结构；没有胚基成分
▎ 中胚层肾瘤
  - 典型者见于前 3 个月
  - 由相互交错的良性梭形细胞束组成，浸润正常表现的肾结构

提要

- 来自肾源性胚基细胞的胚胎性肿瘤
- 遗传性病例常常为双侧性的
- 所有的肿瘤一般必须充分取样以确定是否存在肿瘤间变和范围
- 间变性肾母细胞瘤实际上从不发生在婴儿
- 常见的转移部位包括局部淋巴结、肺和肝
- 诊断时年龄较小，预后较好
- 总的预后好；手术、化疗和放疗后治愈率大约为 90%

精选文献

Parham DM, Roloson GJ, Feely M, et al: Primary malignant neuroepithelial tumors of the kidney: A clinicopathologic analysis of 146 adult and pediatric cases from the National Wilms' Tumor Study Group Pathology Center. Am J Surg Pathol 25:133-146, 2001.

Beckwith JB: Nephrogenic rests and the pathogenesis of Wilms' tumor: Developmental and clinical considerations. Am J Med Genet 79:268-273, 1998.

Beckwith JB: New developments in the pathology of Wilms' tumor. Cancer Invest 15:153-162, 1997.

Charles AK, Mall S, Watson J, Berry PJ: Expression of the Wilms' tumour gene WT1 in the developing human and in pediatric renal tumours: An immunohistochemical study. Mol Pathol 50:138-144, 1997.

肾源性残件和肾母细胞瘤病 Nephrogenic Rests and Nephroblastomatosis

临床特征

- 肾源性残件出现在 25% ~ 40% 的肾母细胞瘤的肾切除标本
- 肾母细胞瘤病是指多灶性或弥漫性肾源性残件
- 发现肾源性残件时，对侧肾随后发生肾母细胞瘤的可能性增加

大体病理学

- 增生性肾源性残件形成不规则的皮质下或实质内黄褐色标本
- 肾母细胞瘤病可能引起弥漫性皮质增大

组织病理学

- 肾源性残件分为叶周型和叶内型
- 叶周型肾源性残件位于肾叶的周围，是由胚基或腺管结构组成的，间质很少
- 叶内型肾源性残件杂乱排列在肾叶内，是界限不清的富于间质的病变

特殊染色和免疫组织化学

- 没有帮助

其他诊断技术

- 没有帮助

鉴别诊断

▎ 肾母细胞瘤
  - 出现纤维性肿瘤包膜
  - 膨胀性、圆形病变

提要

- 发现肾源性残件时，对侧肾随后发生肾母细胞瘤的可能性增加
- 非肿瘤性肾组织必须仔细取材

精选文献

Hennigar RA, O'Shea PA, Grattan-Smith JD: Clinicopathologic features of nephrogenic rests and nephroblastomatosis. Adv Anat

Pathol 8:276-289, 2001.

Beckwith JB: Nephrogenic rests and the pathogenesis of Wilms tumor: Developmental and clinical considerations. Am J Med Genet 79:268-273, 1998.

囊性部分分化性肾母细胞瘤 Cystic Partially Differentiated Nephroblastoma

临床特征

- 男孩比女孩常见
- 几乎所有的患者均 < 24 个月
- 最常见的表现是可以触及的腹部肿块

大体病理学

- 大而界限清楚的肿块，伴有纤维性假包膜
- 不同大小的囊肿被薄的间隔分开
- 没有膨胀的实性成分

组织病理学

- 囊肿内衬扁平、立方或鞋钉样细胞，或缺乏内衬上皮，囊肿间隔内可见未分化性和分化性间叶性、胚基和肾母细胞瘤性上皮成分
- 当没有肾母细胞瘤性成分出现时，称为儿童囊性肾瘤（pediatric cystic nephroma）

特殊染色和免疫组织化学

- 没有帮助

其他诊断技术

- 没有帮助

鉴别诊断

▌ 囊性肾母细胞瘤
- 出现实性、膨胀性肿瘤结节

提要

- 儿童囊性肾瘤被认为不同于成人囊性肾瘤

精选文献

Eble JN, Bonsib SM: Extensively cystic renal neoplasms: Cystic nephroma, cystic partially differentiated nephroblastoma, multilocular cystic renal cell carcinoma, and cystic hamartoma

of renal pelvis. Semin Diagn Pathol 15:2-20, 1998.

Joshi VV, Beckwith JB: Multilocular cyst of the kidney (cystic nephroma) and cystic, partially differentiated nephroblastoma: Terminology and criteria for diagnosis. Cancer 64:466-479, 1989.

中胚层肾瘤 Mesoblastic Nephroma

临床特征

- 最常见的先天性肾肿瘤；典型者在生后前 3 个月内作出诊断
- 不常见于 1 岁以上的小儿；成人罕见
- 几乎所有的婴儿均出现腹部肿块
- 偶尔可能发生转移，但罕有报告

大体病理学

- 以肾窦为中心
- 典型性中胚层肾瘤：小，质硬，切面呈旋涡状，类似平滑肌瘤
- 富于细胞性中胚层肾瘤：大，常常质软并呈囊性，伴有局灶性出血和坏死

组织病理学

- 典型性中胚层肾瘤类似于良性纤维瘤病；由相互交错的良性成纤维细胞束组成，核分裂象少见；局灶浸润性，蔓延到邻近的肾脂肪
- 富于细胞性中胚层肾瘤与婴儿纤维肉瘤相同；由片块状或界限不清的致密排列的肥胖细胞组成，核分裂象常见；浸润不明显，边缘呈推挤状

特殊染色和免疫组织化学

- 波形蛋白呈阳性
- SMA 呈阳性

其他诊断技术

- 电子显微镜检查：明显的内质网
- 细胞遗传学：富于细胞性亚型具有 11 号染色体三体或 t（12;15）（p13;q25）易位

鉴别诊断

▌ 肾母细胞瘤（Wilms 瘤）
- 中胚层肾瘤没有胚基成分
- 通常见于 1 岁以上的小儿

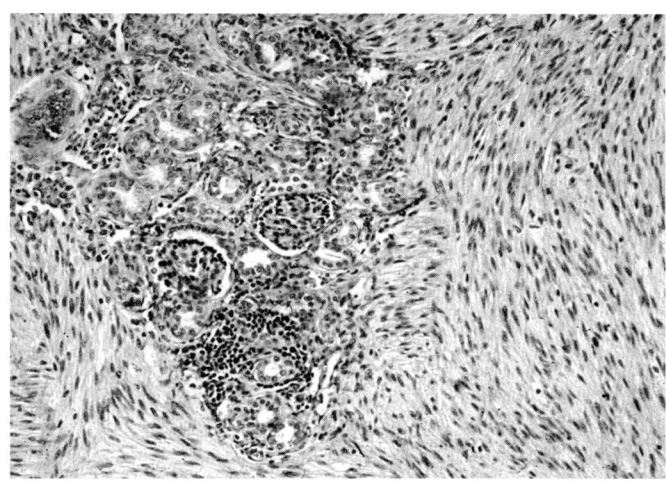

图 10-39 中胚层肾瘤。肾结构周围有增生的梭形细胞浸润。

- 常常为双侧性的
▌ 透明细胞肉瘤
- 典型者见于年龄较大的患者
- 典型的组织学结构为位于胶原性背景中的均一的梭形细胞条索，梭形细胞的核呈圆形到卵圆形，胞质中等量，透明到淡染
- 常常转移到骨或其他部位
▌ 横纹肌样瘤
- 常常表现为转移性疾病
- 常常容易发现血管淋巴管浸润
- 肿瘤细胞核显示多形性，具有大的核仁和嗜酸性胞质包涵体

提要

- 治疗采取手术切除；完全切除后预后良好
- 肿瘤可能复发；转移少见
- 复发和转移的危险包括富于细胞的组织学所见、Ⅲ期和更高分期的疾病和累及肾内或肾窦的血管

精选文献

Dal Cin P, Lipcsei G, Hermand G, et al: Congenital mesoblastic nephroma and trisomy 11. Cancer Genet Cytogenet 103:68-70, 1998.

Rubin BP, Chen CJ, Morgan TW, et al: Congenital mesoblastic nephroma t(12;15) is associated with ETV6-NTRK3 gene fusion: Cytogenetic and molecular relationship to congenital (infantile) fibrosarcoma. Am J Pathol 153:1451-1458, 1998.

Truong LD, Williams R, Ngo T, et al: Adult mesoblastic nephroma: Expansion of the morphologic spectrum and review of literature. Am J Surg Pathol 22:827-839, 1998.

Mascarello JT, Cajulis TR, Krous HF, Carpenter PM: Presence or absence of trisomy 11 is correlated with histologic subtype in congenital mesoblastic nephroma. Cancer Genet Cytogenet 77:50-54, 1994.

Pettinato G, Manivel JC, Wick MR, Dehner LP: Classical and cellular (atypical) congenital mesoblastic nephroma: A clinicopathologic, ultrastructural, immunohistochemical, and flow cytometric study. Hum Pathol 20:682-690, 1989.

透明细胞肉瘤 Clear Cell Sarcoma

临床特征

- 罕见的肾肿瘤；大约占所有儿童肾肿瘤的 5%
- 典型者发生在 6 个月到 5 岁之间
- 表现为腹部肿块；在诊断时常常发生转移
- 常见的转移部位包括骨、脑、肺、肝、软组织和淋巴结

大体病理学

- 孤立性肿瘤，大小和重量不同；典型者较大
- 界限清楚，邻近的肾实质受压
- 均匀一致的褐白色到灰色外观
- 常常出现囊性区域
- 可见局部出血和坏死，但多不明显

组织病理学

- 典型的结构：具有淡染胞质和淡染空泡状细胞核的细胞条索，被纤细的、间隔规则的拱形纤维血

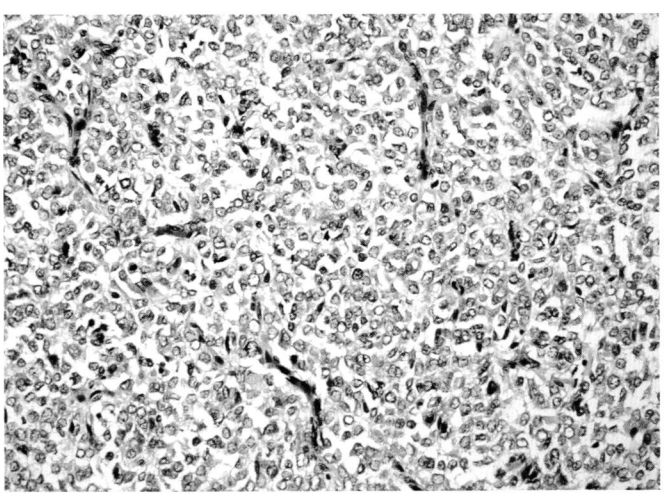

图 10-40 透明细胞肉瘤。增生的细胞胞质淡染，核淡染呈空泡状，被纤细的、间隔规则的纤维血管拱分开。

管分开

- 肾 - 肿瘤界面轻微浸润，周围有陷入的和分离的肾单位和肾小管
- 组织学亚型：黏液样、硬化性、富于细胞性、上皮样、梭形细胞和栅栏状结构

特殊染色和免疫组织化学

- 波形蛋白呈阳性
- 细胞角蛋白呈阴性

其他诊断技术

- 电子显微镜检查：原始细胞，伴有丰富的胞质突起和少数不完整的细胞连接；有突出的胶原成分

鉴别诊断

▎ 肾母细胞瘤（Wilms 瘤）
- 显示不同类型的细胞
- 透明细胞肉瘤不出现胚基成分

▎ 中胚层肾瘤
- 典型者在出生时发现；几乎总是发生在 1 岁之前
- 由柔和的梭形细胞组成，没有明显的透明细胞分化
- 间质常常可见扩张的鹿角形血管
- 很少转移

▎ 横纹肌样瘤
- 高度富于细胞的肿瘤，由具有明显核仁和大的嗜酸性胞质包涵体的大细胞组成

提要

- 这种高度侵袭性肿瘤的预后不好
- 常常转移到骨和肺外器官
- 治疗包括手术切除和化疗

精选文献

Schuster AE, Schneider DT, Fritsch MK, et al: Genetic and genetic expression analyses of clear cell sarcoma of the kidney. Lab Invest 83:1293-1299, 2003.

Argani P, Perlman EJ, Breslow NE, et al: Clear cell sarcoma of the kidney: A review of 351 cases from the National Wilms Tumor Study Group Pathology Center. Am J Surg Pathol 24:4-18, 2000.

Sotelo-Avila C, Gonzalez-Crussi F, Sadowinski S, et al: Clear cell sarcoma of the kidney: A clinicopathologic study of 21 patients with long-term follow-up evaluation. Hum Pathol 16:1219-1230, 1985.

横纹肌样瘤　　Rhabdoid Tumor

临床特征

- 大约占所有儿童肾肿瘤的 2%
- 男女比为 1.5 ∶ 1
- 平均年龄为 13 个月；通常 < 24 月
- 血尿、高钙血症；15% 伴有后颅窝原始神经外胚层肿瘤（PNET）
- 高度致死性；75% 的患者在诊断 1 年内死亡
- 广泛血行和淋巴转移
- 没有有效的治疗

大体病理学

- 比较局限、没有包膜的肿块
- 常见出血和坏死

组织病理学

- 均匀一致的细胞片块，伴有
  - 大的空泡状细胞核
  - 突出的核仁和胞质包涵体

特殊染色和免疫组织化学

- 上皮标记物呈阳性，背景的非反应性细胞具有特征性的局灶性但致密的染色

其他诊断技术

- 电子显微镜检查：胞质包涵体由中间丝积聚而成
- 细胞遗传学研究：22 号染色体上的 *hSNF5/IN11* 基因失活是肾横纹肌样瘤的分子学标志

鉴别诊断

▎ 肾母细胞瘤（Wilms 瘤）
- 常见的儿童期实性肿瘤（一般发生在 2～5 岁的儿童）
- 典型者显示独特的伴有胚基、间质和上皮成分的三相性结构

▎ 中胚层肾瘤
- 有交互排列的良性梭形细胞束组成
- 肿瘤缺乏胞质内包涵体

提要

- 儿童期最常见的恶性肿瘤

- 细胞来源仍不清楚
- 肿瘤细胞类似于不成熟的骨骼肌，但超微结构或免疫组化检查没有肌肉分化的特征
- 侵袭性肿瘤；50% 以上的患者在诊断后 1 年内死亡

精选文献

Savla J, Chen TT, Schneider NR, et al: Mutations of the hSNF5/INI1 gene in renal rhabdoid tumors with second primary brain tumors. J Natl Cancer Inst 92:648-650, 2000.

Schofield DE, Beckwith JB, Sklar J: Loss of heterozygosity at chromosome regions 22q11-12 and 11p15.5 in renal rhabdoid tumors. Genes Chromosomes Cancer 15:10-17, 1996.

转移性肿瘤　　Metastatic Tumors

临床特征

- 肾是其他恶性肿瘤转移的常见部位
- 最常见的原发部位包括肺、皮肤（恶性黑色素瘤）、胃肠道、卵巢、睾丸和对侧肾

大体病理学

- 典型的肾转移性肿瘤为多发性的，常常为双侧性
- 可以累及皮质或髓质

组织病理学

- 取决于原发部位

- 典型者显示低分化癌；来自肺或胃肠道的转移癌可见腺体或鳞状分化
- 恶性黑色素瘤显示大的多形性、多角形细胞，伴有突出的核仁；可见黑色素

特殊染色和免疫组织化学

- 转移性黑色素瘤 S-100 蛋白和 HMB-45 呈阳性

其他诊断技术

- 没有帮助

鉴别诊断

- 累及肾的转移性肿瘤很少出现诊断困难，因为在发生肾转移之前，一般均有原发性肿瘤完整的记录

提要

- 在发生肾转移之前，一般都知道原发性肿瘤
- 预后不良

精选文献

Murphy WM, Beckwith JB, Farrow GM: Tumors of the kidney, bladder and related urinary structures. In Atlas of Tumor Pathology, 3rd Series, Fascicle 11. Washington, DC, Armed Forces Institute of Pathology, 1994, pp 313-317.

Bracken RB, Chica G, Johnson DE, Luna M: Secondary renal neoplasms: an autopsy study. South Med J 72:806-807, 1979.

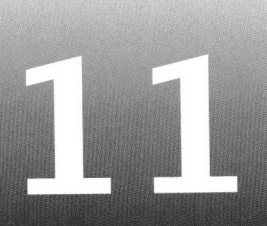

Michael R. Pins 著
周 红 赵 彦 译

男性泌尿生殖系统
Male Genitourinary System

前列腺　Prostate Gland

急性和慢性前列腺炎
Acute and Chronic Prostatitis

临床特征

- 急性和慢性前列腺炎的临床分类
  - 急性细菌性前列腺炎
    - 前列腺肿胀，有触痛
    - 抗生素治疗经常无效，因为前列腺是细菌的"安全庇护所"
    - 患者可能出现反复的尿道感染
    - 微生物培养与泌尿道感染所见细菌相同（即大肠杆菌、其他革兰阴性杆菌、肠球菌属和葡萄球菌属）
  - 慢性细菌性前列腺炎
    - 与急性前列腺炎相同，但症状持续时间较长
  - 慢性非细菌性前列腺炎
    - 临床上最常见的前列腺炎
    - 与急性和慢性细菌性前列腺炎的表现相似
    - 根据定义，微生物培养呈阴性（特发性）；然而，提示有衣原体、解脲支原体和人型支原体感染
  - 肉芽肿性前列腺炎
    - 非特异性（特发性）肉芽肿型
      - 患者年龄在 20 ～ 70 岁之间（平均为 60 岁）
      - 患者出现梗阻症状、排尿困难、发热和寒战；可能有泌尿道感染病史
      - 触诊时前列腺可能质硬和有硬结（临床上可能类似于癌）
      - 卡介苗（bacillus Calmette-Guérin, BCG）治疗后：可能有很久以前采用膀胱内接种卡介苗来治疗移行细胞癌（TCC）的历史
    - 经尿道切除后或活检后的肉芽肿型：病史可追溯到 5 年前
    - 感染性肉芽肿型：有下列任何一种感染病史
      - 细菌（结核病、梅毒或布氏杆菌）
      - 真菌（隐球菌病、芽生菌病或球孢子菌病）
      - 病毒（疱疹病毒）
      - 寄生虫（血吸虫、包虫病）
  - 软斑症
    - 主要累及 50 岁以上的男性
    - 症状包括发热、尿频、排尿困难和血尿
    - 尿培养大肠杆菌经常呈阳性

大体病理学

- 急性和慢性细菌性和慢性非细菌性前列腺炎
  - 前列腺肿大；可能质软和肿胀
- 肉芽肿性前列腺炎
  - 前列腺增大，质硬，实质呈结节状
  - 常见梗死和坏死区内有感染性肉芽肿

组织病理学

- 急性和慢性细菌性前列腺炎
  - 明显的中性粒细胞浸润，伴有脓肿形成
  - 中性粒细胞和坏死碎片可以充满前列腺导管和腺泡

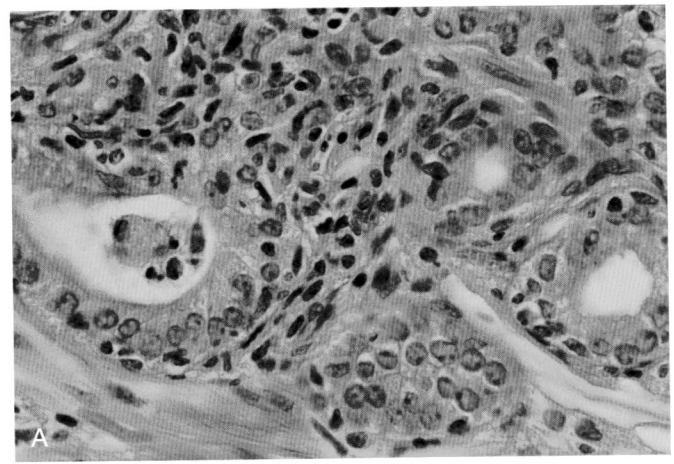

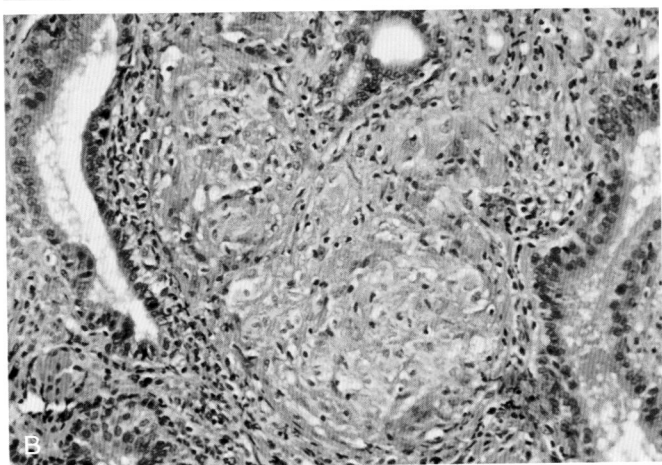

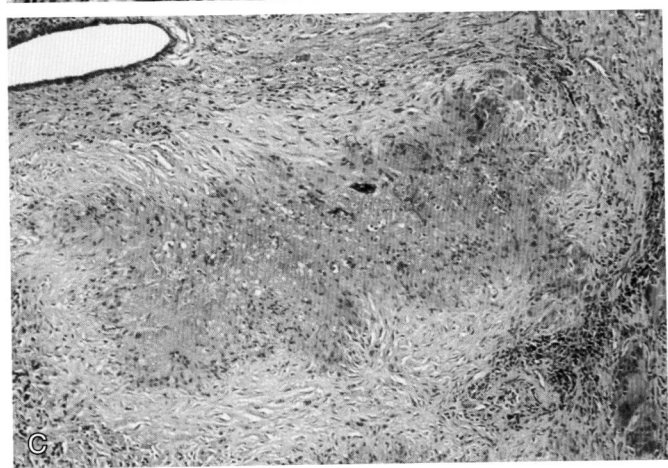

图 11-1 A，慢性、局灶性急性前列腺炎。注意腺泡上皮的反应性非典型性，表现为核仁明显。B，医源性肉芽肿性前列腺炎。一位接受卡介苗治疗尿道癌的患者出现的非干酪性上皮样肉芽肿及相关淋巴细胞浸润。C，医源性肉芽肿性前列腺炎。经尿道切除术后，低倍镜下可见栅栏状排列的组织细胞。注意前列腺的萎缩性表现（左上）。

- — 反应性腺上皮显示轻度细胞非典型性；可以见到伴有明显核仁的细胞核
- — 腺体可能萎缩，由于少数腺腔出芽可能形成假筛状结构
- — 间质水肿和充血
- 慢性非细菌性前列腺炎
  - — 在前列腺管和上皮中出现中性粒细胞和淋巴细胞
  - — 反应性腺上皮显示轻度细胞非典型性；可以见到伴有明显核仁的细胞核
  - — 可能伴有腺体萎缩
- 肉芽肿性前列腺炎
  - — 非特异性（特发性）肉芽肿型
    - ◆ 组织细胞、浆细胞、嗜酸性粒细胞、中性粒细胞、淋巴细胞和巨细胞混合存在
    - ◆ 细胞成片排列在破裂的导管和腺泡周围
  - — BCG 治疗后
    - ◆ 在导管或腺泡周围可见大量组织细胞和巨细胞
  - — 经尿道切除后或活检后的肉芽肿型
    - ◆ 中心为纤维素样坏死区，周围为呈栅栏状排列的组织细胞和一些多核巨细胞
    - ◆ 少量慢性炎症细胞浸润
    - ◆ 新近前列腺手术后（切除术后 1 个月）出现典型的嗜酸性粒细胞浸润
  - — 感染性肉芽肿型
    - ◆ 肉芽肿性炎症，伴有或不伴有坏死
    - ◆ 寄生虫感染常常出现嗜酸性粒细胞
  - — 软斑症
    - ◆ Hansemann 细胞：排列成片的、伴有透明或嗜酸性胞质的组织细胞，周围有慢性炎症细胞浸润
    - ◆ Michaelis-Gutmann 小体：圆形的靶样结构，出现在细胞内和细胞外

特殊染色和免疫组织化学

- 肉芽肿性前列腺炎
  - — 非特异性肉芽肿型
    - ◆ 组织细胞标记物染色呈阳性；上皮性标记物染色呈阴性
  - — 感染性肉芽肿型
    - ◆ 特殊染色（GMS、PAS、AFB）可以识别

病原微生物

— 软斑症

◆ Von Kossa 钙、铁和 PAS 染色显示 Michaelis-Gutmann 小体

其他诊断技术

● 没有帮助

鉴别诊断

▌ 非 Hodgkin 淋巴瘤

● 罕见于前列腺

● 肿瘤性淋巴细胞增生，典型者弥漫成片浸润前列腺间质，而不累及导管和腺泡

● 常浸润前列腺周围组织

● 流式细胞术和免疫组织化学检查可见单克隆性淋巴细胞群

● 最常见的肿瘤亚型是弥漫性大细胞性淋巴瘤，B 细胞型

▌ 低分化腺癌（Gleason 分级 8 ~ 10）

● 浸润性肿瘤，由弥漫性和局灶性腺体增生组成

● 恶性细胞具有多形性细胞核和明显的核仁

● 肿瘤性腺体缺少基底细胞层（高分子量细胞角蛋白染色呈阴性）

● 腺癌很少见到炎症细胞浸润

▌ 结节病

● 典型患者有全身性疾病的证据；单独累及前列腺者罕见

● 其特征为由上皮样组织细胞和巨细胞组成的非干酪性肉芽肿

● 微生物特殊染色呈阴性

提要

● 对于发炎的前列腺标本，最好诊断为急性或慢性感染，而不是诊断为急性或慢性前列腺炎（后者是临床诊断）

● 不需要活检，因为大多数前列腺炎病例应用抗生素治疗有效

● 患有慢性前列腺炎的患者经常复发，而且组织学与临床所见并不一致（如在老年男性中，间质和腺体周围的单核细胞浸润是正常的）

● 所有类型的前列腺病变均可导致前列腺特异性抗原（prostate-specific antigen, PSA）轻度升高

精选文献

Nickel JC: Prostatitis: Myths and realities. Urology 51:362-366, 1998.

Roberts RO, Lieber MM, Bostwick DG, Jacobsen SJ: A review of clinical and pathological prostatitis syndromes. Urology 49:809-821, 1997.

van Iersel MP, Witjes WP, de la Rosette JJ, Oosterhof GO: Prostatic-specific antigen density: Correlation with histological diagnosis of prostate cancer, benign prostatic hyperplasia and prostatitis. Br J Urol 76:47-132, 1995.

梗死　Infarction

临床特征

● 患者可能没有症状或出现尿潴留和血尿

● 典型病例发生在结节性增生的基础上

大体病理学

● 一般来说，结节性增生的程度越重，发生梗死的可能性就越大

● 中心淡黄色区域被充血组织围绕

组织病理学

● 急性梗死

— 中心凝固性坏死，伴有周围出血

— 邻近的腺体呈反应性和化生性改变，典型的是鳞状化生

— 反应性腺上皮的特征是细胞核增大、核仁明显和出现核分裂象

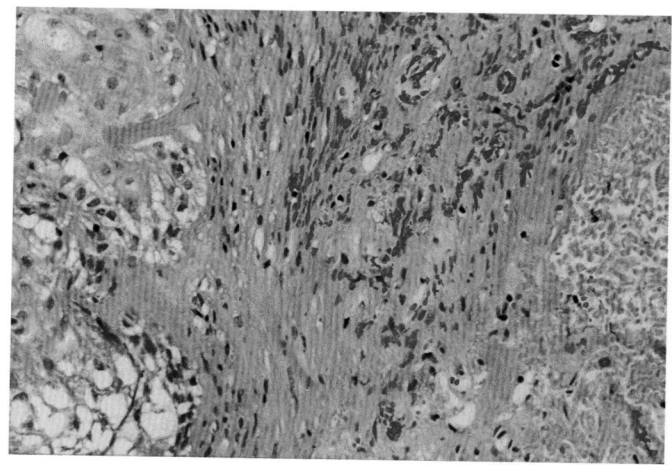

图 11-2　前列腺梗死。 凝固性坏死伴有出血（右）和前列腺上皮早期鳞状上皮化生（左）。

- 陈旧性梗死（remote infarction）
  - 中心为纤维性瘢痕，伴有含铁血黄素沉积，并混有常常显示鳞状化生的小腺体

特殊染色和免疫组织化学

- 没有帮助

其他诊断技术

- 没有帮助

鉴别诊断

▋ 鳞状细胞癌
- 在前列腺罕见
- 浸润性结构由伴有鳞状细胞分化的、不规则排列的恶性细胞巢或条索组成；常见角化区域
- 典型病变周围间质有明显的纤维组织增生性改变

▋ 前列腺腺癌，低级别
- 低倍镜下可见均匀一致的小腺体增生，腺体轮廓和间质间隔不规则
- 肿瘤性腺体内衬单层上皮（缺乏基底细胞层）
- 高倍镜下可见立方或柱状细胞，胞质丰富，细胞核增大，核仁明显
- 经常出现神经周围浸润

提要

- 常在患有明显低血压男性患者的尸解中发现，患者曾有留置导尿管的病史

精选文献

Anjum I, Ahmed M, Assopardi A, Mufti GR: Prostatic infarction/infection in acute urinary retention secondary to benign prostatic hyperplasia. J Urol 160:792-793, 1998.

Megyeri J, Varga J: Prostatic infarction. Int Urol Nephrol 7:315-319, 1975.

增生　Hyperplasia

临床特征

- 常见于 60 岁以上的男性
- 患者可能有尿道梗阻症状（不能开始或终止尿流），也可能没有症状

大体病理学

▋ 良性（结节性）前列腺增生
- 表面多分叶状
- 结节大小不一，典型病变位于前列腺尿道部周围
- 周边区域受压且萎缩
- 可见小灶状梗死

▋ 基底细胞和透明细胞筛状增生
- 经常是伴随良性（结节性）增生的偶然发现

▋ 非典型性腺瘤性增生
- 无特异性大体特征

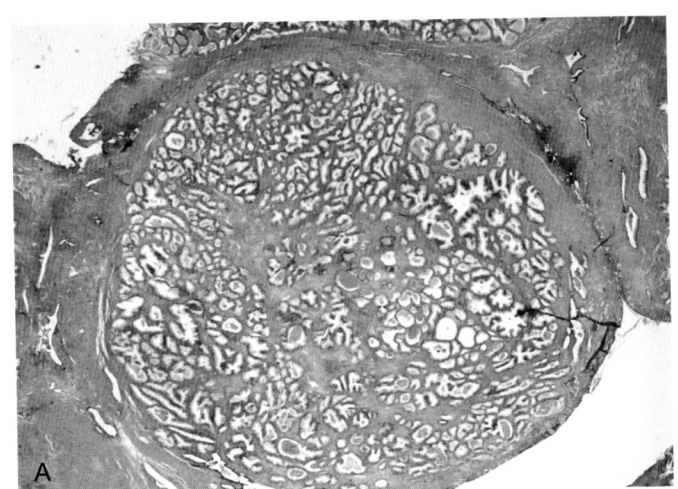

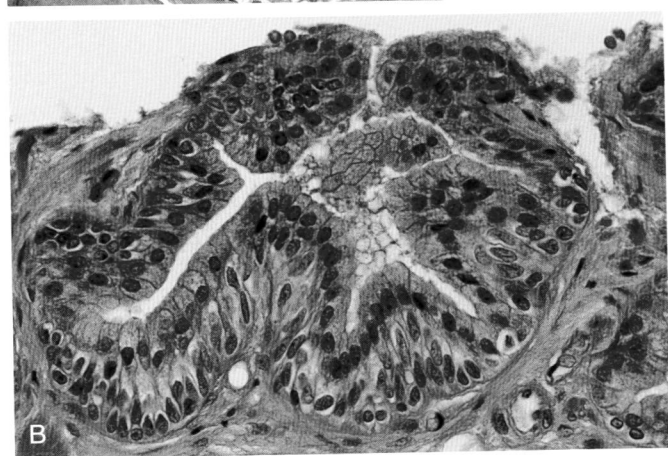

图 11-3　A，良性（结节性）前列腺增生。低倍镜下所见的富于腺体的增生性结节。其他结节（未显示）可能富含间质。B，基底细胞增生。腺腔下基底细胞增生，其特征为细胞核细长，具有纵向核沟，核仁明显，胞质双染性。不要将显示核仁增大的基底细胞增生（非典型性基底细胞增生）与高级别前列腺上皮内肿瘤形成混淆。

组织病理学

- 良性（结节性）前列腺增生
  - 分界清楚的无包膜结节
  - 由增生的上皮和间质成分组成
    - 上皮成分
      - 大而不规则形的腺体
      - 腺体具有双层细胞，有些腺体有假复层分泌细胞
      - 柱状细胞具有淡染颗粒状胞质
      - 有纤维血管轴心的乳头
      - 腺体周围有慢性炎细胞浸润
    - 间质成分
      - 由成纤维细胞和平滑肌细胞组成
- 基底细胞增生
  - 基底细胞增生
    - 一般为偶然发现
    - 形成边界清楚的、小的实性基底细胞巢或腺样结构；可能有浸润性结构
    - 增生的腺体含有均匀一致的基底样细胞增生，这些细胞可能阻塞腺腔
    - 腺体周边有栅栏状排列的细胞核
    - 富于细胞的成纤维细胞性间质
    - 常见病变与典型的良性（结节性）前列腺增生同时存在
  - 伴有巨大核仁的基底细胞增生（非典型性基底细胞增生）
    - 结构类似于基底细胞增生
    - 鉴别要点是基底样细胞有明显的核仁
- 透明细胞筛状增生
  - 几乎总是伴有良性（结节性）增生
  - 特征是扩张的腺泡排列成筛状结构
  - 细胞呈立方形到柱状，细胞核小而深染、核仁不明显，胞质透明
  - 基底细胞层完整
- 硬化性腺病
  - 分叶状或局灶性浸润的腺体增生
  - 腺体可为圆形，或受压成角或呈裂隙样表现
  - 腺体有双层细胞（可能难以辨认）及增厚的基底膜
  - 细胞含有中到大的细胞核，核染色质细腻，典型病变核仁不明显
  - 间质成分含有肥胖的梭形细胞，细胞杂乱或成束状排列
- 非典型性腺瘤性增生
  - 结构类似于 Gleason 1 级或 Gleason 2 级腺癌
  - 大小不同的腺泡局限性增生，周围可能显示有局灶性浸润
  - 密集排列的小腺体与较大的腺体混合存在
  - 细胞基底层可能不连续且不清楚，但通常至少有些腺体局灶存在基底细胞
  - 腺上皮细胞通常有淡染到透明的胞质，细胞核小，核仁不明显；偶尔可以看到明显的核仁，但不应该出现巨大的核仁（ > 3μm）
  - 经常出现淀粉样小体（在腺癌中非常少见）

特殊染色和免疫组织化学

- 高分子量细胞角蛋白：突出显示良性（结节性）前列腺增生、基底细胞增生、透明细胞筛状增生和硬化性腺病的基底细胞层
- 在硬化性腺病中，有些基底细胞和梭形细胞平滑肌特异性肌动蛋白（MSA）和 S-100 蛋白染色呈阳性（表明有肌上皮分化）

其他诊断技术

- 没有帮助

鉴别诊断

- 前列腺上皮内肿瘤形成
  - 腺体大而有分支，腔内有乳头状突起
  - 细胞核细长，假复层，垂直于基底膜
- 前列腺腺癌，低级别
  - 低倍镜下显示均匀一致、轮廓不规则的小腺体增生，间质间隔不规则
  - 肿瘤性腺体衬以单层上皮（基底细胞层缺失）
  - 高倍镜下显示立方细胞或柱状细胞具有丰富的胞质、增大的细胞核和明显的核仁
  - 常见神经周围浸润
- 透明细胞筛状增生与筛状腺癌
  - 透明细胞筛状增生的细胞具有清晰透明的胞质，细胞核小，核仁不明显，基底细胞层明显

提要

- 有症状的前列腺增生常常采用经尿道前列腺切除（transurethral prostatectomy, TURP）治疗；偶尔

采用耻骨上前列腺切除治疗
- 可用各种药物治疗，包括
  - 非那司提（雄激素转换酶抑制剂）
  - α₁- 肾上腺素能阻断剂
- 非典型性腺瘤性增生的肿瘤性质及其与低级别腺癌的关系是热点研究领域
- 在有明显非典型性腺瘤性增生背景中，不应该根据少数几个恶性表现的细胞做出癌的诊断

精选文献

Bostwick DG, Meiers I. Diagnosis of prostate carcinoma after therapy: Review 2007. Arch Pathol Lab Med 131:360-371, 2007.

Amin MB, Tamboli P, Verma M, Surgley JR: Postatrophic hyperplasia of the prostate gland: A detailed analysis of its morphology in needle biopsy specimens. Am J Surg Pathol 23:925-931, 1999.

Bostwick DG, Svigley J, Grignon D, et al: Atypical adenomatous hyperplasia of the prostate: Morphological criteria for its distinction from well-differentiated carcinoma. Hum Pathol 24:819-832, 1993.

Devaraj LT, Bostwick DG: Atypical basal cell hyperplasia of the prostate: Immunoprofile and proposed classification of basal cell proliferation. Am J Surg Pathol 17:645-659, 1993.

McNeal J: Pathology of benign prostatic hyperplasia: Insight into etiology. Urol Clin North Am 17:477-486, 1990.

上皮化生　　Epithelial Metaplasia

临床特征

▌ 尿道上皮和移行细胞化生
- 一种在前列腺导管和腺泡内出现的移行上皮病变
- 常见于婴儿和新生儿
- 一般没有临床症状

▌ 鳞状化生
- 可能与梗死、雌激素治疗、雄激素去势或放射治疗有关
- 常见于新生儿
- 一般没有临床症状

大体病理学

- 无特殊

组织病理学

▌ 尿道上皮和移行细胞化生
- 局限于前列腺导管及腺泡周围
- 尿道上皮与立方和柱状上皮区域交替混合存在

- 细胞从梭形到卵圆形到多角形，细胞核呈卵圆形，重叠排列成流水样结构；细胞核均匀一致，有明显的核沟
- 可以完全充满腺腔，形成实性细胞巢
- 与正常尿道上皮不同，因为缺乏伞形细胞和内衬的分泌细胞呈嗜酸性改变

▌ 鳞状化生
- 鳞状分化（多角形细胞伴有嗜酸性胞质），伴有不同程度的角化物形成和细胞间桥
- 可能与梗死及结节性前列腺增生有关；如果伴有前列腺梗死，可能看到核轻度非典型性

▌ 黏液性化生
- 杂乱散在分布的或小团状的充满黏液的高柱状杯状细胞
- 细胞核小，深染，位于基底，胞质丰富，充满黏液
- 可以见于正常和增生的前列腺，也可以出现在尿道上皮化生、基底细胞增生或萎缩的区域

特殊染色和免疫组织化学

- 尿道上皮和移行细胞以及鳞状化生高分子量细胞角蛋白染色呈阳性
- 在黏液性化生中，胞质内酸性黏液阿辛蓝和黏液卡红染色呈阳性
- 在黏液性化生中，中性黏液 PAS 染色呈阳性（耐淀粉酶消化）

其他诊断技术

- 没有帮助

鉴别诊断

▌ 移行细胞癌
- 原位癌（导管内移行细胞癌）一般出现在浸润癌附近
- 浸润性成分由单个或小群的细胞组成，细胞具有深染的多形性细胞核，染色质呈团块状，并有多个核仁，核的边界为棱角状
- 常见核分裂象和肿瘤坏死
- 纤维组织增生一般与浸润性间质成分有关

▌ 鳞状细胞癌和腺鳞癌
- 在前列腺非常少见
- 浸润性生长方式，由具有鳞状细胞特征（角化物形成和细胞间桥）的恶性细胞组成

- 必须除外来自前列腺以外部位（如膀胱）的继发性受累
- 腺鳞癌由典型的鳞状细胞癌和腺癌两种成分混合组成（患者通常有放射治疗或激素治疗病史）

■ 黏液性腺癌
- 肿瘤至少 25% 由细胞外黏液湖组成
- 肿瘤细胞和腺体"漂浮"在细胞外黏液湖中
- 筛状结构最常见，黏液位于腺腔内并散在分布于间质中
- 肿瘤细胞有不同程度的细胞学非典型性

提要

- 没有一种类型的化生与随后发生的前列腺腺癌有关

精选文献

Yang XJ, Lecksell K, Short K, et al: Does long-term finasteride therapy affect the histologic features of benign prostatic tissue and prostate cancer on needle biopsy? PLEES Study Group. Proscar Long-Term Efficiency and Safety Study. Urology 53:696-700, 1999.

Sheaff MT, Baithum SI: Effects of radiation on the normal prostate gland. Histopathology 30:341-348, 1997.

前列腺上皮内肿瘤形成
Prostatic Intraepithelial Neoplasia

临床特征

- 根据形态学、流行病学和遗传学特征，高级别 PIN 被认为属于癌前病变
- 在尸检病例中发现，高级别 PIN 比癌的发生要早 10 年，常见于 31 ~ 40 岁
- 目前发现，25% 的患者重复活检可见高级别 PIN 与腺癌并存；而在 20 世纪 80 年代后期活检的患者中，相关的报告明显少于 50%（参见"提要"）
- 出现高级别 PIN 必须再次活检；然而，尚不清楚跟踪 PIN 有何好处（也就是发现临床上无明显表现的前列腺癌）
- 低级别 PIN 的临床意义不清楚；不应诊断

大体病理学

- 无特殊

组织病理学

- 低级别 PIN

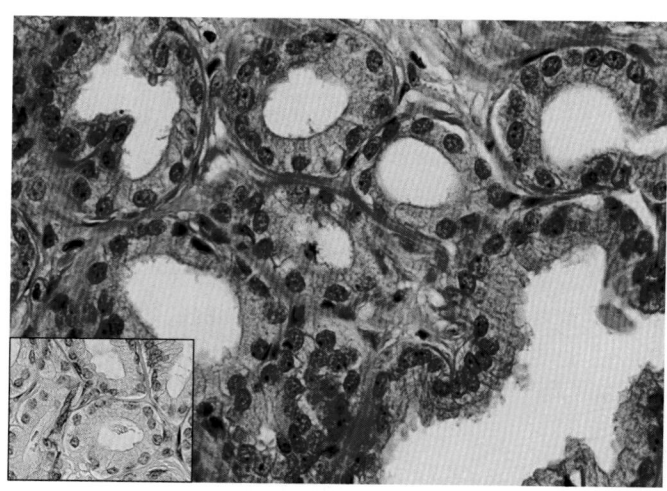

图 11-4　前列腺上皮内肿瘤形成，高级别，扁平型。腺体背靠背排列，内衬单层上皮细胞，伴有明显的核仁。注意存在少量基底细胞（插图：高分子量细胞角蛋白免疫组织化学染色）。

　　— 形态学特征没有严格定义，很主观；不应诊断
- 高级别 PIN
　　— 四种形态，包括簇状、筛状、微乳头状或扁平状
　　— 细胞核增大，核仁明显
　　— 基底细胞存在，但可能减少

特殊染色和免疫组织化学

- 高分子量细胞角蛋白和 p63：基底细胞层免疫染色呈阳性，但基底细胞可能变薄和减少
- α- 甲酰辅酶 A 消旋酶（α-Methylacyl coenzyme A racemase, AMACR）：高级别 PIN 可呈阳性，但与癌相比，较常位于细胞顶端和呈颗粒状，而且也不致密

其他诊断技术

- 形态学研究：高级别 PIN 和腺癌有相似的细胞学特征（如细胞核的面积、核的周长大小、核的形状、染色质的量和分布以及核仁的改变）

鉴别诊断

■ 前列腺腺癌，低级别
- 低倍镜下可见均匀一致的密集的小腺体增生，伴有不规则的轮廓和不规则的间质间隔
- 肿瘤性腺体内衬单层上皮（缺乏基底细胞层）
- 高倍镜下可见立方或柱状细胞，有丰富的胞质、

增大的细胞核和明显的核仁
- 常常出现神经周围浸润
- 高分子量角蛋白染色呈阴性（没有基底细胞层）

提要

- 高级别 PIN 与前列腺癌之间的相关性正在减少，这是因为
  - 每次芯针活检所取组织数目增加，并对准前列腺周边区
  - 患者群的结构发生了变化（更加年轻，采用了 PSA 筛查），流行率较低、腺癌数量较少；贝叶斯定理表明，任何检测结果（活检诊断高级别 PIN）的呈阳性预测价值均与被检测人群疾病（癌）的流行密切相关
- 诊断高级别 PIN 应该慎重（细胞必须同时具有细胞核增大和核仁增大）

精选文献

Iczkowski KA: Current Prostate Biopsy Interpretation. Criteria for cancer, atypical small acinar proliferation, high-grade prostatic intraepithelial neoplasia, and use of immunostains. Arch Pathol Lab Med 130:835-843, 2006.

Bostwick DG, Qian J: High-grade prostatic intraepithelial neoplasia. Mod Pathol 17:360-379, 2004.

Haggman MJ, Macosta JA, Wojno KJ, Oesterling JE: The relationship between prostatic intraepithelial neoplasm and prostate cancer: Critical issues. J Urol 158:12-22, 1997.

Bostwick DG, Pacelli A, Lopez-Beltran A: Molecular biology of prostatic intraepithelial neoplasia. Prostate 29:117-124, 1996.

腺癌：腺泡（普通性）和特殊亚型 [胶样（黏液性）、印戒细胞、导管型、泡沫状腺体、癌肉瘤（肉瘤样）、萎缩型、假性增生性] Adenocarcinoma: Acinar (Conventional) and Distinct Subtypes (Colloid [Mucinous], Signet Ring Cell, Ductal Type, Foamy Gland, Carcinosarcoma [Sarcomatoid], Atrophic Type, Pseudohyperplastic)

临床特征

- 男性最常见的癌；是仅次于肺癌的第二位最常见的癌症死亡原因
- 1/5 的美国男性将被诊断为前列腺腺癌

- 主要发生在 50 岁以上的男性
- 在黑人中比较流行，而在亚洲人中罕见
- 存在家族易患因素
- 由于前列腺癌的典型部位（位于前列腺周围的后部），泌尿系症状发生较晚；无症状的肿瘤通常是经过直肠指诊检查或常规检查发现前列腺特异性抗原（PSA）升高而被发现的
- 晚期病变可引起梗阻症状（初始排尿或终断排尿困难、尿频或尿痛）
- 转移到骨可引起成骨性或溶骨性病变；因此，如果男性出现成骨性骨转移，实际上可以诊断转移性前列腺癌
- 背痛常见于有转移性癌的患者
- 筛查方法
  - 直肠指诊：可能无法触及癌灶，或呈硬结状
  - PSA 水平超过 4ng/ml（有人主张是 2ng/ml）应尽快活检
  - 随机的双侧活检是目前对未触及病变的选择性患者进行筛选的标准方法
  - 经直肠超声活检
- PSA 升高对于前列腺癌既不敏感也不特异；其他良性病变也可以引起 PSA 轻度升高，包括炎症性病变或结节性增生
- PSA 水平不能区分明显的癌与不明显的癌；检测这样的标记物（如 EPCA-2）是研究的活跃领域（see Flaig et al 2007）
- 前列腺癌患者治疗后 PSA 升高是疾病复发或病情进展的有用指征

■ 导管型腺癌
- 膀胱镜检查常常发现息肉样病变，延伸到前列腺尿道部
- 患者出现尿路梗阻症状可能比典型的前列腺腺癌要早

■ 癌肉瘤（肉瘤样癌）
- 与以前或现在的高级别前列腺腺癌有关
- 可能有以往放射治疗前列腺癌病史
- 血清 PSA 可正常或仅轻度升高
- 癌肉瘤和肉瘤样癌经常可以通用；然而，根据常规
  - 癌肉瘤应用于从组织学和免疫组织化学上能区分出明确的癌和肉瘤两种成分的肿瘤
  - 肉瘤样癌应用于在癌和肉瘤两种成分之间有过渡的肿瘤

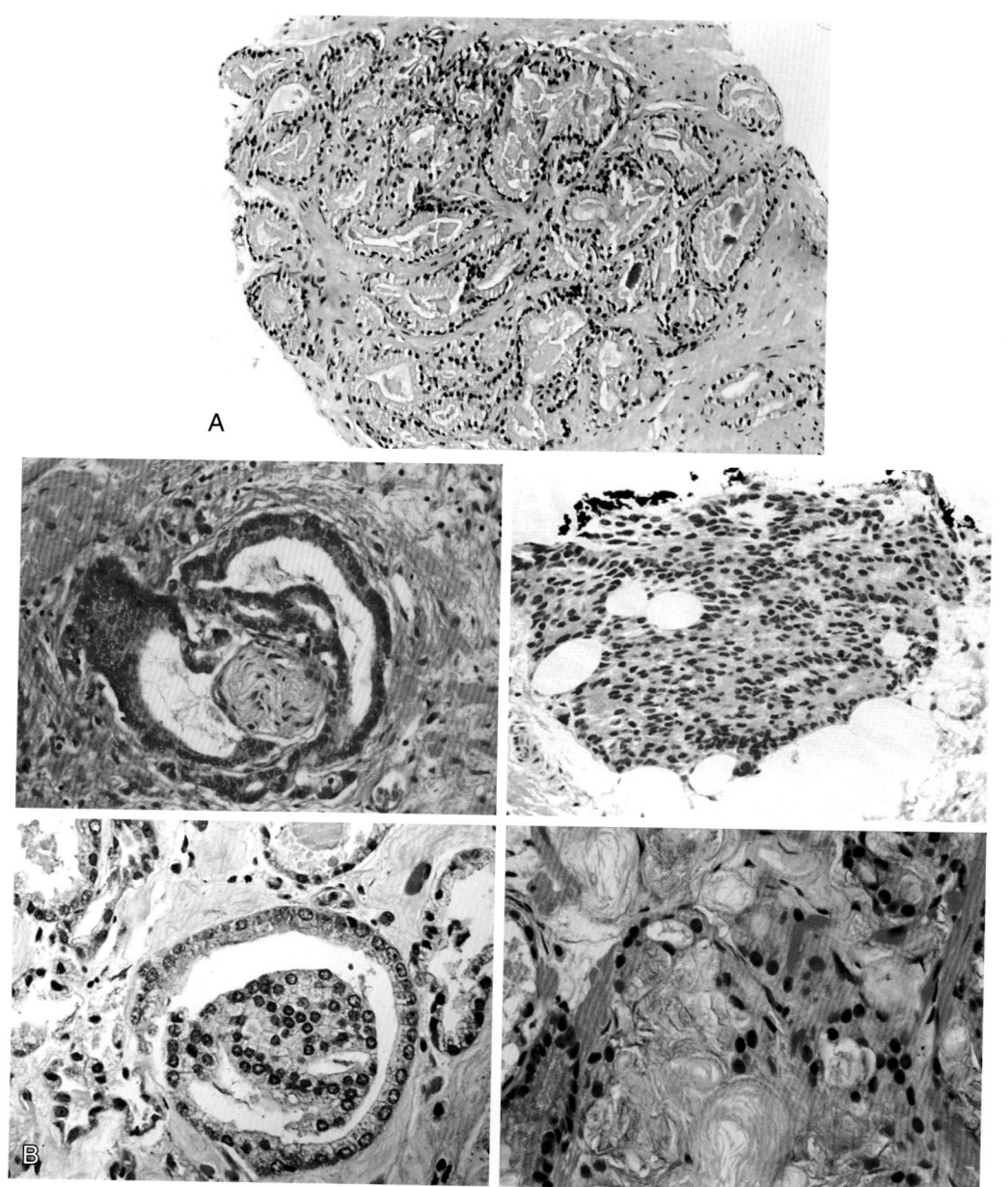

图 11-5 **A，前列腺腺癌穿刺活检。Gleason 评分 3+2；** 3 分根据腺泡大小各异，2 分根据边界非常清晰。**B，前列腺腺癌具有诊断意义的所见。** 外周神经周围浸润（左上）、前列腺外浸润（右上）、肾小球样小体（左下）和黏液性纤维组织形成胶原溶解（右下）。

大体病理学

▊ 腺泡性（普通）腺癌

- 经常为多灶性的
- 好发在周边区的后部（约占肿瘤的 75%）；这个部位的肿瘤在直肠指诊时容易触及
- 小的肿瘤大体检查通常看不到异常
- 肿瘤组织硬，有沙粒感，与周围非肿瘤性的前列

腺实质相比，缺少海绵感，可呈灶性黄色改变

▊ 胶样（黏液性）腺癌

- 切面可能有光泽或黏液样

▊ 导管型腺癌

- 可有乳头状或息肉样肿物伸入尿道

组织病理学

▊ 腺泡性（普通）腺癌

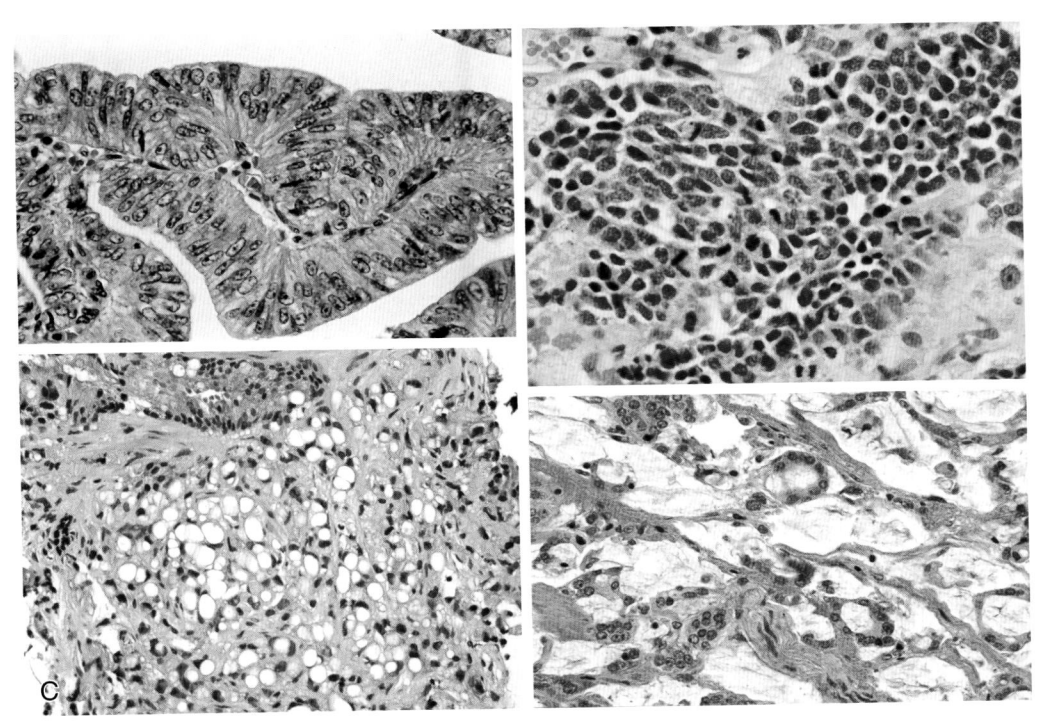

图 11-5 续。C，前列腺腺癌亚型。导管型腺癌表现为高柱状细胞，伴有明显的细胞核增大和核仁增大（左上），神经内分泌癌，患者有腺泡型腺癌治疗病史（右上），印戒细胞型腺癌表现为单个细胞弥漫性浸润（左下），以及黏液型腺癌显示管腔内和间质中有黏液（右下）。

- 占前列腺癌的 95% 以上
- 低倍放大
  - 密集但均匀一致的、轮廓不规则的增生性小腺泡随意排列；典型者具有浸润性结构
  - 偶尔肿瘤性腺体较大并有乳头状或筛状结构
  - 高级别肿瘤倾向于呈索条状、巢状或片状生长
  - 见 Gleason 分级系统（表 11-1）
- 高倍放大
  - 腺泡衬以单层上皮细胞；基底细胞层缺如
  - 上皮细胞呈立方形或柱状，具有丰富的双染性胞质和增大的、具有不同程度多形性的细胞核，细胞核内含有一个或多个巨大核仁
  - 核分裂象是有助于诊断恶性的特征，但并不常见，特别是在低级别肿瘤
  - 癌的具有病理学诊断意义的特征包括：肾小球样结构、黏液性纤维组织增生（胶原性微小结节）、神经周围浸润和前列腺外扩散
  - 在肿瘤性腺腔内可见淡蓝色黏液性物质、无定形嗜酸性物质和类晶体（很少见于良性腺体）
  - 淀粉样小体罕见（更常见于良性病变）
- ▌ 胶样（黏液性）腺癌

- 少见的亚型
- 至少 25% 的肿瘤是由细胞外黏液湖组成的
- 肿瘤细胞和腺体"飘浮"在细胞外黏液湖中
- 筛状结构最常见，伴有腺腔内黏液，并且分散于间质的肌纤维之间
- 肿瘤细胞具有不同程度的细胞非典型性
- 典型病变伴有腺泡型腺癌
- 据认为是 Gleason 4 级，并伴有浸润性生物学行为
- ▌ 印戒细胞腺癌
- 至少 25% 的肿瘤细胞含有胞质空泡，细胞核被推向一侧
- 细胞弥漫浸润间质，并且侵犯神经周围和血管间隙以及前列腺被膜
- 在同一肿瘤中，常可看到前列腺腺癌的其他结构
- ▌ 导管型腺癌
- 位于尿道周围较大的前列腺导管，常常伴有腺泡型腺癌
- 由假复层柱状细胞组成的乳头状和筛状结构；可能见到粉刺样坏死
- 肿瘤细胞具有大的非典型性细胞核，伴有粗的染色质和大的核仁

表 11-1　Gleason 分级系统

特征

- 根据低倍镜下所观察到的肿瘤生长方式
- 根据生长的连续性共分为 5 级（1 ~ 5 级，1 级分化最好）
- **Gleason 计分是两种最常见的结构的总和**
- 如果只有一种结构出现，将其乘以 2 得出 Gleason 计分
- 第二种结构至少必须占到肿瘤的 5%
- 分级有助于判断恶性潜能（浸润和转移），并决定治疗
- 总的计分为 8~10 分代表分化不良，是高度侵袭性腺癌
- 总的计分为 2~4 分表明具有低度恶性潜能，常常起源于移行带
- 预后与分化程度（即 Gleason 分级）密切相关

Gleason 分级的确定

- Gleason 1 级：局限性结节，由均匀一致的、紧密排列的肿瘤性腺体组成
- Gleason 2 级：局灶性浸润性腺体增生，由排列比较疏松的肿瘤性腺体组成
- Gleason 3 级：浸润性腺体增生，由不同大小的肿瘤性腺体组成，可能形成筛状结构
- Gleason 4 级：融合而不规则的腺体增生，伴有浸润性的生长方式
- Gleason 5 级：由单个或实性肿瘤细胞团组成的浸润性肿瘤；常常显示粉刺样坏死（缺乏腺样分化）

2005 年国际泌尿病理学协会协调会议对前列腺癌 Gleason 分级提出的修改

- 警示：应用修改后的标准可能导致多达四分之一的芯针穿刺活检分级升高，但这些变化很少得到临床资料的支持
- 任何大小的高级别肿瘤都包含在最后的计分中
- 腺腔不完整界限不清的腺体属于 Gleason 4 级
- Gleason 3 级（筛状结构）仅指那些等于或小于正常大小的腺体
- 如果低级别的第二种结构不到肿瘤体积的 5%，可以忽略不计
- 泡沫状腺体、胶样（黏液性）和小细胞癌亚型以及肾小球样和黏液性纤维组织形成（胶原性微小结节）结构不做分级。导管型和假性增生性腺癌亚型分别归属到 4 级和 3 级

- 核分裂象常见
- 据认为是 Gleason 4 级（如果出现粉刺样坏死为 5 级）；有些人认为这是腺泡型腺癌的亚型，属于 Gleason 4 级

▌泡沫状腺体腺癌
- 组织学特征是细胞具有丰富的泡沫状胞质和良性的细胞核
- 在芯针活检标本中可能诊断不足，因为缺乏细胞

核增大和巨大核仁
- 通常伴有较高 Gleason 计分的腺泡型腺癌；因此，预后意义本质上还不清楚

▌假性增生性腺癌
- 低倍镜下有两种结构
  - 密集的腺体衬以假复层上皮（真正的假性增生性）
  - 大的腺泡
- 高倍镜下可见细胞核增大和巨大核仁
- 在芯针活检标本中可能诊断不足，因为在低倍镜下假复层上皮看上去像增生或高级别 PIN，而且大的腺泡结构不同于比较典型的小的腺泡结构

▌癌肉瘤（肉瘤样癌）
- 双相性肿瘤：有癌和肉瘤混合成分
- 肉瘤成分由具有多形性细胞核的梭形细胞组成，并且核分裂率高
- 常见的肉瘤结构
  - 恶性纤维组织细胞瘤样
  - 高级别肉瘤样，非特异性
  - 纤维肉瘤样
  - 平滑肌肉瘤样
- 可以出现类似于骨肉瘤、横纹肌肉瘤或软骨肉瘤的成分
- 癌的成分通常为高级别癌

▌萎缩型腺癌
- 腺体增生伴有浸润性生长方式
- 肿瘤细胞细胞核大，并有明显的核仁
- 腺体缺乏基底细胞层
- 邻近一般伴有腺泡腺癌

▌治疗后腺癌
- 雄激素阻断疗法
  - 较小的腺泡或单个细胞，缺少巨大核仁和胞质透明（可能需要特殊染色），出现治疗后效应的残余癌不应按 Gleason 分级
  - 邻近的良性组织表现为间质增生和腺体退化，伴有基底细胞增生和鳞状化生
- 放射治疗
  - 较小的腺泡或单个细胞伴有胞质空泡形成（可能需要特殊染色）；出现治疗后效应的残余癌不应按 Gleason 分级
  - 邻近的良性组织表现为腺体萎缩、细胞核增大、巨大核仁和基底细胞增生

特殊染色和免疫组化

- α- 甲酰辅酶 A 消旋酶（AMACR）
  - 普通（腺泡性）前列腺癌敏感而又特异的标记物；82%～100% 的病例呈阳性
  - 低级别和激素治疗后的普通性前列腺癌和前列腺癌的亚型不太敏感，如泡沫状腺体、假性增生性、萎缩型和导管型前列腺癌
  - 高级别 PIN、非典型性腺瘤样增生、萎缩、肾源性腺瘤和癌附近的良性腺体呈阳性，但阳性程度不强，非环周性或仅为局灶阳性
  - AMACR 对于评估转移用处不大，因为其他器官的许多肿瘤也呈免疫阳性反应
- 高分子量角蛋白和 p63
  - 基底细胞胞质（高分子量角蛋白）和细胞核（p63）染色；因此，腺癌呈阴性，因为缺乏基底细胞
- 黏液性、印戒细胞和腺癌的导管型亚型 PSA 和前列腺酸性磷酸酶（PAP）呈阳性；癌肉瘤的上皮成分也呈阳性
- 有些腺癌的导管型亚型癌胚抗原（CEA）呈阳性
- 波形蛋白：癌肉瘤中的梭形细胞成分呈阳性
- 结蛋白、平滑肌肌动蛋白（SMA）和 S-100 蛋白：癌肉瘤的梭形细胞成分不同程度呈阳性

其他诊断性技术

- 遗传学研究：家族性研究证实，8q24 基因变异可能与发生前列腺癌的危险性增加有关。已经证实，TMPRSS2-ERG 融合是前列腺癌发生早期的一种分子事件
- 流式细胞术检查：二倍体肿瘤比非整倍体肿瘤有较好的预后

鉴别诊断

- **硬化性腺病**
  - 分叶状或局灶浸润性腺体增生，由具有双层细胞（可能难以识别）的腺体和增厚的基底膜组成
  - 细胞含有中等大小到大的细胞核，染色质细腻，核仁不清楚
  - 间质成分含有肥胖的梭形细胞，排列杂乱或排列成束
  - 丰富的梭形细胞成分肌动蛋白和 S-100 蛋白呈阳性（显示肌上皮分化）
- **非典型性腺瘤样增生（腺病）**
  - 结构类似于 Gleason 1 级或 2 级腺癌
  - 大小不同的腺泡局限性增生，周边可能出现局灶性浸润
  - 密集排列的小腺体，其间混有大腺体
  - 基底细胞层可不连续或不清楚，但通常至少在有些腺体中局灶存在（高分子量角蛋白染色呈阳性）
  - 腺上皮细胞一般有淡染到透明的胞质、小的细胞核和不明显的核仁；偶尔可见明确的核仁，然而，不应该出现巨大核仁（＞3μm）
  - 经常出现淀粉样小体（在腺癌则很少见到）
  - 常见于明确腺癌的附近
- **PIN**
  - 常见于大腺泡（侵袭性癌通常为小到中等大小的腺泡）
  - 腺体大而有分支，腺腔内有乳头状突起
  - 细胞核长，呈假复层，细胞核大，伴有明显的核仁
  - 高分子量细胞角蛋白（高分子量角蛋白）染色基底层呈阳性，可与癌区别
  - 常见于明确腺癌的附近
- **腺体萎缩与萎缩型腺癌**
  - 萎缩性腺体可能有局灶浸润性结构，因此可以很像萎缩型腺癌
  - 萎缩性腺体有开放的腺腔，内衬细胞核浆比例增加，核仁不明显
  - 萎缩型腺癌附近有腺泡性腺癌
- **透明细胞筛状增生与筛状腺癌**
  - 透明细胞筛状增生的细胞有清晰的透明胞质，细胞核小，核仁不明显，并有明显的基底细胞层
- **移行细胞癌**
  - 在有膀胱原位癌病史并经过保守治疗的患者中，移行细胞癌通常累及尿道或前列腺导管
  - 原位癌（导管内移行细胞癌）通常出现在浸润癌成分的附近
  - 缺乏腺体分化
  - 常见核分裂象和肿瘤坏死
  - PSA 和 PAP 染色呈阴性

提要

- 前列腺癌一般为多灶性的，大体检查通常会低估病变的范围

- 移行区肿瘤的侵袭性比周边区肿瘤低
- 转移通常累及盆腔或主动脉旁淋巴结和中轴骨（最常见于腰椎）
- 近年来随着 PSA 筛查的广泛开展，生存率已经得到明显的改善。欧洲 PSA 筛查并不普遍，然而其生存率同样有所改善
- AMACR 染色质量可能会受多种因素的影响，如技术人员的经验、每轮染色的差异性和应用的是单克隆（P504S）还是多克隆抗体，多克隆抗体背景染色比较明显
- 转移性腺癌放射治疗后最常辅以全雄激素阻断疗法
  — 促黄体激素释放素激动剂（如醋酸亮丙瑞林）
  — 直接抗雄激素物质（如氟他胺）
- 内分泌治疗用于消除分泌睾酮的肿瘤细胞，一般用于肿瘤广泛转移的患者（睾丸切除术或应用雌激素以减少或消除睾酮产物）
- 冷冻疗法或放射性植入较常用于替代根治性前列腺切除术
- 一般来说，出现淋巴结转移就不再进行根治性前列腺切除术
- 评估送检组织应包括以下几方面（表 11-2）
  — 肿瘤的方向和位置
  — 前列腺假被膜的状况（没有受累、穿入但没有穿破和扩散至前列腺外）
  — 如果可能，了解前列腺外扩散的范围和位置以及精囊受侵犯的情况
  — 术后测量标本体积，用于相关的图像学研究
  — 评估肿瘤级别
- 所有分期腺癌的 10 年生存率大约为 50%
  — 局部肿瘤：10 年生存率为 95%
  — 伴有区域淋巴结转移的腺癌：10 年生存率为 40%
  — 伴有远隔器官转移的腺癌：10 年生存率为 10%

表 11-2　根据 2005 年 TNM 系统进行的病理学分期

分期	描述
T1	镜下病变（无临床可触及的病变且无症状）
T1a	肿瘤占被检查组织的 5%
T1b	肿瘤占被检查组织的 5% 以上
T1c	针刺活检可见肿瘤
T2	可触及的肿瘤
T2a	肿瘤少于一叶的一半
T2b	肿瘤超过一叶的一半
T2c	肿瘤占两叶
T3	包膜外扩散（临床上仍局限）
T3a	单侧或双侧
T3b	侵犯精囊
T4	肿瘤侵犯邻近器官（除精囊外），如膀胱颈、直肠、外括约肌、肛提肌或盆壁
N1	局部淋巴结
M1	远处转移
M1a	非局部淋巴结
M1b	骨转移
M1c	其他部位转移

精选文献

Berney DM, Fisher G, Kattan MW, et al: Pitfalls in the diagnosis of prostate cancer: Retrospective review of 1791 cases with clinical outcome. Histopathology 51:452-457, 2007.

Braeckman J, Michielsen D: Prognostic factors in prostate cancer. Rec Results Cancer Res 175:25-32, 2007.

Flaig TW, Nordeen SK, Lucia S, et al: Conference report and review: Current status of biomarkers potentially associated with prostate cancer outcomes. J Urol 177:1229-1237, 2007.

Gudmundsson J, Sulem P, Manolescu A, et al: Genome-wide association study identifies a second prostate cancer susceptibility variant at 8q24. Nat Genet 39:631-637, 2007.

Leman E, Cannon G, Trock B, et al: EPCA-2: A highly specific serum marker for prostate cancer. Urology 69:714-720, 2007.

Lapointe J, Kim YH, Miller MA, et al: A variant of TMPRSS2 isoform and ERG fusion gene product in prostate cancer with implications for molecular diagnosis. Mod Pathol 20:463-473, 2007.

Bostwick DG, Meiers I: Atypical small acinar proliferation in the prostate: Clinical significance in 2006. Arch Pathol Lab Med 130:952-957, 2006.

Guimaraes MS, Billis A, Quintal MM, et al: The impact of the 2005 International Society of Urological Pathology (ISUP) consensus conference on standard Gleason grading of prostatic carcinoma (abstract). Lab Invest 86:639, 2006.

Iczkowski KA: Current prostate biopsy interpretation: Criteria for cancer, atypical small acinar proliferation, high-grade prostatic intraepithelial neoplasia, and use of immunostains. Arch Pathol Lab Med 130:835-843, 2006.

Srigley JR and Members of the Cancer Committee, College of American Pathologists: Updated protocol for the examination of specimens from patients with carcinomas of the prostate gland. Arch Pathol Lab Med 130:936-946, 2006.

Epstein JI, Allsbrook WC, Amin MB, Egevad LL, and the ISUP Grading Committee: The 2005 International Society of Urological Pathology (ISUP) consensus conference on Gleason grading of prostatic carcinoma. Am J Surg Pathol 29:1228-1242, 2005.

Adley BP, Yang XJ: Application of alpha-methylacyl coenzyme A racemase immunohistochemistry in the diagnosis of prostate cancer: A review. Anal Quant Cytol Histol 27:1-12, 2005.

Amin M, Boccon-Gibod L, Egevad LL, et al: Prognostic and predictive factors and reporting of prostate carcinoma in prostate needle biopsy specimens. Scand J Urol Nephrol 39:20-33, 2005.

基底细胞癌　Basal Cell Carcinoma

临床特征

- 基底细胞肿瘤是由一系列疾病组成的，从基底细胞增生到非典型性基底细胞增生，到基底细胞腺瘤，再到基底细胞癌（一些作者将具有筛状结构的基底细胞肿瘤称为腺样基底细胞瘤或腺样囊性癌）
- 血清前列腺特异性抗原（PSA）和前列腺酸性磷酸酶（PAP）水平一般并不升高
- 良性和恶性基底细胞病变相对少见（在少于6% ~ 9% 的病例中报告）；其中大多数为良性基底细胞增生

大体病理学

- 非特异性

组织病理学

▌ 基底细胞癌
- 基底细胞样细胞浸润性团块
- 经常有明显的纤维组织增生性间质反应
- 必须确定具有以下一种或多种特征：坏死、神经周围浸润或浸润前列腺包膜外组织

▌ 筛状基底细胞肿瘤（腺样基底细胞瘤）
- 组织学特征类似于涎腺腺样囊性癌
- 肿瘤细胞形成边界不清的浸润性结节，周围围绕疏松的或黏液样间质
- 癌巢显示腺样囊样间隙周围的细胞核呈栅栏状排列，其内含有黏液性、嗜酸性或玻璃样物质
- 可见伴有角化物的局部鳞状分化
- 基底细胞样细胞形态一致，含有圆形深染的细胞核
- 神经周围浸润罕见
- 低度恶性潜能；未见转移的病例报告（一些作者认为是基底细胞增生和腺瘤的一部分）

特殊染色和免疫组织化学

- PSA 和 PAP 通常呈阳性
- 高分子量角蛋白：基底细胞样细胞局灶呈弱阳性

其他诊断技术

- 没有帮助

鉴别诊断

▌ 硬化性腺病
- 分叶状或局灶浸润性增生，由具有双层细胞（可能难以识别）的腺体和增厚的基底膜组成
- 细胞含有中到大的细胞核，伴有细腻的染色质和不明显的核仁
- 富于细胞的梭形细胞间质 S-100 蛋白和肌肉特异性肌动蛋白（MSA）染色呈阳性，显示具有肌上皮分化的证据

▌ 非典型性腺瘤性增生
- 不同大小的腺泡局限性增生，周围可见局灶性浸润
- 密集排列的小腺体其间混有较大的腺体
- 有些腺体可能显示基底细胞层（高分子量角蛋白染色呈阳性）
- 腺上皮细胞一般有淡染到透明的胞质、小细胞核和不明显的核仁；偶尔也可见到明显的核仁；但不应出现巨大的核仁（＞3μm）

▌ 腺癌，筛状型
- 通常具有恶性细胞学特征，包括具有丰富的双嗜性胞质、增大的细胞核和一个或多个明显的巨大核仁的立方或柱状细胞
- 基底细胞层缺如（高分子量角蛋白呈阴性）

提要

- 通常采取经尿道切除治疗；有关基底细胞癌的治疗仍然存在争论
- 前列腺的基底细胞病变形成一系列性的疾病，其生物学行为常常为良性
- 腺样基底细胞肿瘤的恶性生物学行为尚未被证实

精选文献

Ali TZ, Epstein JI: Basal cell carcinoma of the prostate: A clinicopathologic study of 29 cases. Am J Surg Pathol 31:697-705, 2007.

Tan PH, Billis A: Basal cell carcinoma. In Eble JN, Sauter G,

Epstein JI, Sesterhenn IA (eds): World Health Organization Classification of Tumours: Pathology and Genetics: Tumours of the Urinary System and Male Genital Organs. Lyon, IARC Press, 2004, p 206.

Devaraj LT, Bostwick DG: Atypical basal cell hyperplasia of the prostate: Immunoprofile and proposed classification of basal cell proliferation. Am J Surg Pathol 17:645-659, 1999.

神经内分泌（小细胞）癌
Neuroendocrine (Small Cell) Carcinoma

临床特征

- 原位发生的罕见，患者通常有前列腺癌治疗病史
- 多数病例没有分泌激素的证据；然而，可出现瘤外综合征
  - Cushing 综合征（最常见）
  - 恶性高钙血症
  - 抗利尿激素分泌过多综合征（syndrome of inappropriate antidiuretic hormone, SIADH）
  - Eaton-Lambert 综合征
- 血清 PSA 可能轻度升高
- 通过血行（肝、脑）转移，而不是通过淋巴转移

大体病理学

- 非特异性

组织病理学

- 组织学特征与肺小细胞癌相似
- 小细胞癌常见坏死
- 50% 以上的病例出现腺癌典型的腺泡性结构；神经内分泌成分不应纳入 Gleason 评分

特殊染色和免疫组织化学

- 神经元特异性烯醇化酶（NSE）、嗜铬素和细胞角蛋白通常呈阳性
- PSA 和 PAP：常为呈阴性或仅局灶呈阳性
- AMACR：50% 呈阳性
- 肿瘤细胞可能出现分泌产物
  - 促肾上腺皮质激素（ACTH）、5-羟色胺、降钙素、人绒毛膜促性腺激素（hCG）、促甲状腺素（TSH）和铃蟾肽（bombesin）

其他诊断技术

- 电子显微镜检查：神经内分泌细胞含有圆形而规则的、有界膜的神经分泌颗粒，大小在 100 ~ 400nm

鉴别诊断

- 来自膀胱或肺的转移性小细胞癌
  - 临床病史非常重要
  - 缺乏伴随的腺泡性腺癌，后者常见于前列腺原发性神经内分泌癌
  - 甲状腺转录因子 -1（TTF-1）免疫染色无用
- 非 Hodgkin 淋巴瘤
  - 原发性前列腺淋巴瘤非常少见
  - 肿瘤性淋巴细胞浸润导管和腺泡周围（一般不浸润前列腺腺体）
  - 常常浸润到前列腺周围组织
  - 白细胞共同抗原（LCA）呈阳性
  - 细胞角蛋白、NSE、嗜铬素及其他神经内分泌标记物呈阴性

提要

- 许多腺泡型前列腺腺癌具有神经内分泌分化的免疫组化证据，其意义尚不清楚
- 前列腺的神经内分泌癌应用小细胞癌的化疗方案可能有效，但临床上具有侵袭性
- 雄激素受体表达呈阳性的神经内分泌癌，侵袭性较强（生存时间为 10 个月而不是 30 个月以上）

精选文献

Yao JL, Madeb R, Bourne P, et al: Small cell carcinoma of the prostate: An immunohistochemical study. Am J Surg Pathol 30:705-712, 2006.

di Sant'Agnese PA, Egevad L, Epstein JI, et al: Neuroendocrine tumors. In Eble JN, Sauter G, Epstein JI, Sesterhenn IA (eds): World Health Organization Classification of Tumours: Pathology and Genetics: Tumours of the Urinary System and Male Genital Organs. Lyon, IARC Press, 2004, pp 207-208.

移行细胞癌　Transitional Cell Carcinoma

临床特征

- 罕见的原发性前列腺肿瘤（占原发性前列腺恶性肿瘤的 1% ~ 3%）
- 常见的症状包括血尿或尿道梗阻
- PSA 并不升高
- 前列腺受累的三种方式

　　— 前列腺尿道部、导管或腺泡的原发性肿瘤
　　— 来自既往或现有的活动性膀胱癌的继发性黏膜受累
　　— 膀胱癌通过浸润膀胱壁直接侵犯前列腺

大体病理学

- 前列腺尿道部呈现结节状增生
- 非特异性的结节状结构，累及前列腺导管和腺泡

组织病理学

- 浸润性成分的附近一般可见原位癌（导管内移行细胞癌）；可能累及尿道、前列腺导管和腺泡，偶尔累及射精管和精囊
- 浸润性成分由小团或单个细胞组成，细胞具有深染的多形性细胞核，染色质呈团块状，可见多个核仁，细胞边界有棱角
- 常见核分裂象和肿瘤坏死
- 纤维组织增生性间质反应
- 可见 Paget 样播散和鳞状化生

特殊染色和免疫组织化学

- 高分子量细胞角蛋白、CK7 和 CK20 不同程度呈阳性
- PSA 和 PAP 呈阴性

其他诊断技术

- 没有帮助

鉴别诊断

■ 前列腺腺癌
- 伴有粉刺样坏死的 Gleason 5 级腺癌可能难以与移行细胞癌区别
- 在仔细评估多张切片后，一般可能发现局灶性腺体形成
- 不伴有原位移行细胞癌
- PSA、PAP 或 AMACR 染色呈阳性

提要

- 在有膀胱原位癌病史并已接受治疗的患者中，移行细胞癌通常累及尿道或前列腺导管
- 前列腺尿道部的尿道上皮癌累及前列腺偶尔可能呈黏液性（前列腺尿道上皮黏液性腺癌）

- 根据定义，移行细胞癌累及前列腺间质属于 T4 期病变，预后不好
- 根治性膀胱前列腺切除术是经典的治疗方案

精选文献

Osunkoya AO, Epstein JI: Primary mucin-producing urothelial-type adenocarcinoma of prostate: Report of 15 cases. Am J Surg Pathol 31:1323-1329, 2007.

Palou J, Baniel J, Klotz L, et al: Urothelial carcinoma of the prostate. Urology 69:50-61, 2007.

Grignon DJ: Urothelial carcinoma. In Eble JN, Sauter G, Epstein JI, Sesterhenn IA (eds): World Health Organization Classification of Tumours: Pathology and Genetics: Tumours of the Urinary System and Male Genital Organs. Lyon, IARC Press, 2004, pp 202-204.

鳞状细胞癌和腺鳞癌
Squamous Cell Carcinoma and Adenosquamous Carcinoma

临床特征

- 在前列腺罕见
- 一般见于老年患者（平均年龄约为 70 岁）
- 两种临床情况
　　— 原发性、新形成的鳞状细胞癌
　　— 与腺癌的治疗（放射或激素阻断）有关
- 血清 PSA 和 PAP 通常正常
- 骨转移病变呈溶骨性，不同于腺癌转移引起的成骨性病变
- 常常伴有膀胱鳞状细胞癌
- 可能伴有埃及血吸虫感染

大体病理学

- 无特异性

组织病理学

- 组织学特征类似于其他部位的鳞状细胞癌
- 恶性鳞状细胞排列成条索和细胞巢，伴有浸润性结构
- 两种类型的癌
　　— 单纯性鳞状细胞癌
　　　◆ 罕见
　　　◆ 浸润性生长方式，由具有鳞状特征（角化物形成和细胞间桥）的恶性细胞组成

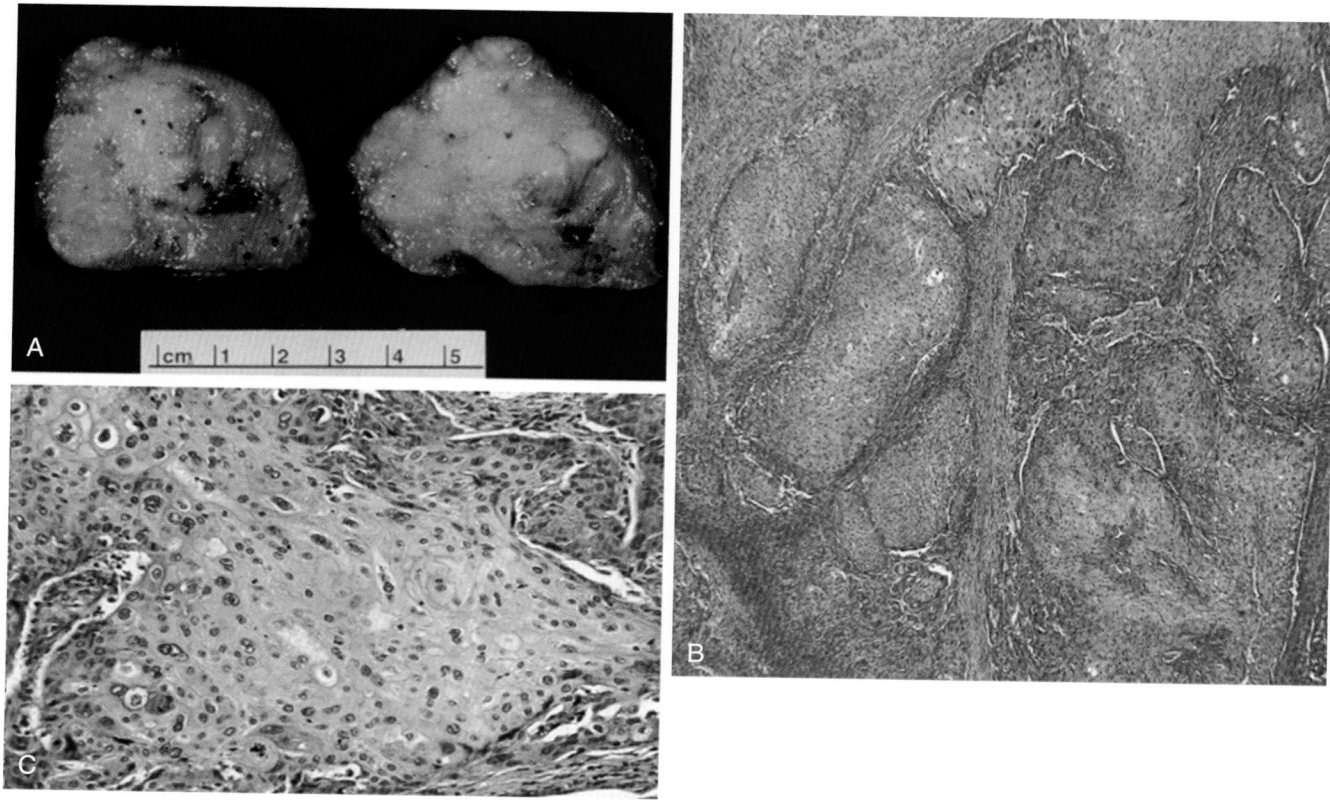

图 11-6　原发性前列腺鳞状细胞癌。 A，切面显示结节状肿物取代了腺体。低倍镜照片（B）和高倍镜（C）照片显示伴有角化的浸润性鳞状细胞癌。

◆ 没有腺体结构

◆ 没有放射治疗或激素治疗病史

◆ 必须除外来自前列腺以外部位（如膀胱）的继发性病变

— 腺鳞癌

◆ 腺癌与鳞状细胞癌混合存在

◆ 通常伴有放射治疗或激素治疗病史

特殊染色和免疫组织化学

● PSA 和 PAP 染色腺鳞癌的腺体成分呈阳性；单纯性鳞状细胞癌一般呈阴性

其他诊断技术

● 没有帮助

鉴别诊断

▌ 鳞状化生

● 常常伴有前列腺梗死

● 缺乏明显的细胞非典型性和肿瘤坏死

▌ 前列腺原发性鳞状细胞癌

● 转移性或由邻近器官（如膀胱）直接蔓延而来的前列腺鳞状细胞癌更为常见

提要

● 具有侵袭性行为（无论是否治疗，平均生存期为 14 个月）

● 阻断雄激素疗法无效

精选文献

Van der Kwast TH: Squamous neoplasms. In Eble JN, Sauter G, Epstein JI, Sesterhenn IA (eds): World Health Organization Classification of Tumours: Pathology and Genetics: Tumours of the Urinary System and Male Genital Organs. Lyon, IARC Press, 2004, pp 205-206.

Gattuso P, Carson HJ, Candel A, et al: Adenosquamous carcinoma of the prostate. Hum Pathol 26:123-126, 1995.

Moskovitz N, Munichor M, Bolkier M, et al: Squamous cell carcinoma of the prostate. Urol Int 51:181-183, 1993.

叶状肿瘤　Phyllodes Tumor

临床特征

- 罕见的肿瘤
- 年龄分布广泛
- 患者出现与前列腺肥大有关的症状，包括尿道梗阻、血尿和排尿困难

大体病理学

- 多结节性实性的灰白色肿物
- 切面可呈海绵状或囊性
- 大小不一；直径可能＞ 25cm

组织病理学

- 双相性肿瘤，由上皮和间质成分组成
  - 上皮细胞呈立方形到柱状，排列成双层，内衬腺体、囊肿或裂隙样间隙
  - 间质细胞从星形到梭形，分布于疏松的黏液样背景中
- 腺体或囊性间隙被富于细胞的间质挤压成叶状结构
- 间质与上皮比例高（间质细胞丰富）、细胞非典型性和核分裂率高与复发和恶性行为有关

特殊染色和免疫组织化学

- 波形蛋白：间质成分一般呈阳性
- PSA 和 PAP：上皮细胞可能呈阳性
- SMA：呈阴性

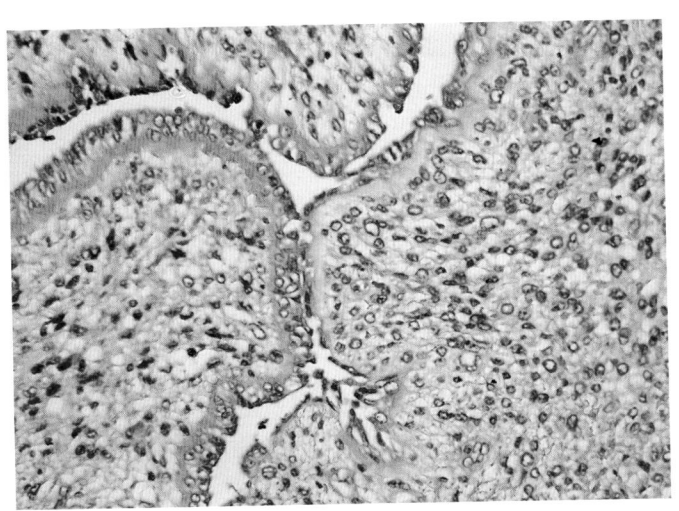

图 11-7　前列腺叶状肿瘤。特化性的前列腺间质异常增生，突入前列腺腺体，形成裂隙样结构。

其他诊断技术

- 没有帮助

鉴别诊断

- 间质增生
  - 伴有间质过度生长的良性前列腺增生结节可能变大
  - 缺乏上皮成分和叶状结构
- 巨大多房性前列腺囊腺瘤
  - 孤立性囊性肿瘤，有致密的纤维性间质包裹
  - 许多大小不等的囊性间隙，衬以良性表现的前列腺上皮
  - 缺乏叶状结构
- 手术后梭形细胞增生
  - 罕见的反应性梭形细胞增生．可能发生在经尿道前列腺切除术后（必须证实从前切除的前列腺组织没有间质性或梭形细胞肿瘤的证据）
  - 良性细胞学特征，核分裂率不一（细胞均匀一致，没有细胞核多形性，没有非典型性核分裂象）
  - 缺乏上皮成分
- 前列腺孤立性纤维瘤
  - 低倍镜下细胞构成不同，缺乏叶状结构
  - 高倍镜下可见梭形细胞穿插于胶原带之间
- 平滑肌瘤或平滑肌肉瘤
  - 单形性的富于细胞的梭形细胞肿瘤，没有上皮成分
  - SMA 和结蛋白呈阳性
- 肉瘤样癌
  - 恶性梭形细胞增生，混合有恶性上皮成分
  - 梭形细胞成分可占优势；细胞角蛋白呈阳性，具有鉴别意义的特征可能不很明显并呈局灶性

提要

- 通过手术切除多数可以治愈，其后呈现良性临床经过；然而，根据组织学特性难以预测生物学行为
- 伴有明显恶性间质成分的肿瘤有发生远处转移的危险（最常见的是肺和骨转移）
- 穿刺活检可能难以诊断

精选文献

Hansel DE, Herawi M, Montgomery E, Epstein JI: Spindle cell lesions of the prostate. Mod Pathol 20:148-158, 2007.

Herawi M, Epstein JI: Specialized stromal tumors of the prostate: A clinicopathologic study of 50 cases. Am J Surg Pathol 30:694-704, 2006.

Cheville J, Algaba F, Boccon-Gibod L, et al: Mesenchymal Tumors. In Eble JN, Sauter G, Epstein JI, Sesterhenn IA (eds): World Health Organization Classification of Tumours: Pathology and Genetics: Tumours of the Urinary System and Male Genital Organs. Lyon, IARC Press, 2004, pp 209-211.

Pins MR, Campbell SC, Laskin WB, et al: Solitary fibrous tumor of the prostate: A report of two cases and review of the literature. Arch Pathol Lab Med 125:274-277, 2001.

横纹肌肉瘤　Rhabdomyosarcoma

临床特征

- 前列腺最常见的肉瘤
- 主要发生在出生至 6 岁之间
- 最常见于头颈部，其次是泌尿生殖道
- 大约 20% 的儿童期病例发生在泌尿生殖道
- 少数病例报告发生在老年男性
- 表现为盆腔肿物和尿道梗阻
- 盆腔肿物可能引起膀胱移位和直肠受压

大体病理学

- 大的灰白色肿物，大小通常在 5 ~ 10cm
- 大体显示边界清楚，在显微镜下一般为浸润性生长

组织病理学

- 胚胎性横纹肌肉瘤
  - 最常见的亚型
  - 原始未分化的圆形到梭形细胞片块与杂乱排列的横纹肌母细胞混合存在，间质黏液样
  - 原始细胞小而圆，细胞核深染，胞质稀少
  - 带状细胞数量不等，伴有或不伴有横纹
  - 核分裂活性不等
- 腺泡状、葡萄状和多形性结构
  - 这些结构罕见
  - 葡萄状结构是由被覆尿道上皮的息肉样片块组成的，常常延伸到尿道或膀胱

特殊染色和免疫组织化学

- 波形蛋白、MSA、结蛋白和肌红蛋白（myoglobin）染色呈阳性
- 细胞角蛋白、LCA、NSE、PSA 和 PAP 染色呈阴性

其他诊断技术

- 电子显微镜检查：横纹肌母细胞具有胞质内肌丝和 Z 带
- 流式细胞术检查：肿瘤细胞通常为非整倍体

鉴别诊断

- 必须除外来自儿童期其他原始小圆形蓝细胞肿瘤的转移
- 非 Hodgkin 淋巴瘤
  - 一般见于老年患者
  - 肿瘤性淋巴细胞弥漫性或片块状浸润间质：一般不累及导管和腺泡
  - 白细胞共同抗原（LCA）呈阳性
  - 由单克隆淋巴细胞组成

提要

- 出现带状细胞或横纹肌母细胞具有诊断意义
- 治疗通常包括手术、化疗及放疗
- 采用联合治疗方案 3 年生存率为 70%

精选文献

Hansel DE, Herawi M, Montgomery E, Epstein JI: Spindle cell lesions of the prostate. Mod Pathol 20:148-158, 2007.

Ferrer FA, Isakoff M, Koyle MA: Bladder / prostate rhabdomyosarcoma: Past, present and future. J Urol 176:1283-1291, 2006.

淋巴瘤　Lymphoma

临床特征

- 最常见于老年男性（平均年龄为 60 岁）
- 表现为尿道梗阻症状
- 原发性淋巴瘤累及前列腺，没有前列腺外受累（如肝、脾、淋巴结、外周血）
- 继发于全身性淋巴瘤的前列腺受累比原发性前列腺淋巴瘤更为常见
- 全身症状（发热、寒战、盗汗和体重减轻）并不常见，一般仅见于有播散的患者

大体病理学

- 前列腺弥漫性增大
- 实质呈黄褐色，质地均匀、橡皮样

组织病理学

- 肿瘤性淋巴细胞增生，一般为弥漫性片块浸润前

列腺间质，而导管和腺泡不受累
- 常常浸润前列腺周围组织
- 最常见的亚型是弥漫性大 B 细胞性淋巴瘤；小核裂细胞淋巴瘤也相对常见
- Hodgkin 病罕见

特殊染色和免疫组织化学

- LCA 呈阳性（非 Hodgkin 淋巴瘤）
- 特异性免疫组化所见参见第 14 章

其他诊断技术

- 应用新鲜组织进行流式细胞术免疫表型检查有助于确定克隆性和淋巴瘤分型（参见第 14 章）

鉴别诊断

- 伴有滤泡增生的慢性前列腺炎
  - 混合性炎症细胞浸润，伴有生发中心形成
  - 炎症一般位于导管腔和腺上皮内
  - 非克隆性的淋巴细胞
- 肉芽肿性前列腺炎
  - 组织细胞、浆细胞、嗜酸性粒细胞、中性粒细胞、淋巴细胞与巨细胞混合存在
  - 炎症细胞引起前列腺导管和腺泡破坏
- 神经内分泌癌
  - 特征性的前列腺腺癌伴有神经内分泌癌，可从低级别神经内分泌癌（类癌）到小细胞未分化癌（燕麦细胞癌）
  - 小细胞癌通常可见坏死区域
  - 细胞角蛋白、NSE、嗜铬素和其他神经内分泌标记物呈阳性
  - LCA 呈阴性
- 横纹肌肉瘤
  - 一般见于年轻患者
  - 原始未分化的圆形到梭形细胞片块与杂乱排列的横纹肌母细胞混合存在，间质黏液样
  - MSA、结蛋白和肌红蛋白呈阳性
  - LCA 呈阴性

提要

- 手术主要用于缓解尿道梗阻症状
- 预后差；一般在诊断之后 2 年内死亡

精选文献

Araki K, Kubota Y, Lijima Y, et al: Indolent behaviour of low-grade B-cell lymphoma of mucosa-associated lymphoid tissue involved in salivary glands, renal sinus and prostate. Scand J Urol Nephrol 32:234-236, 1998.
Bostwick DG, Mann RB: Malignant lymphomas involving the prostate: A study of 13 cases. Cancer 56:2932-2938, 1985.

睾丸　Testis
隐睾症　Cryptorchidism

临床特征

- 通常为单侧性（75%）
- 足月新生儿发病率为 3% ~ 4%；早产儿发病率高达 20%
- 未下降的睾丸一般在 3 个月内下降至阴囊（不足 1% 的患儿 1 岁时仍然未降）
- 10% ~ 20% 的病例伴有腹股沟疝
- 隐睾多位于腹股沟管
- 右侧睾丸较常受累
- 隐睾未降或手术降低睾丸的患者生育能力下降，且发生某些生殖细胞肿瘤和非生殖细胞肿瘤的危险性升高
- 睾丸的正常下降依赖于激素的调控

大体病理学

- 隐睾较正常睾丸小而软

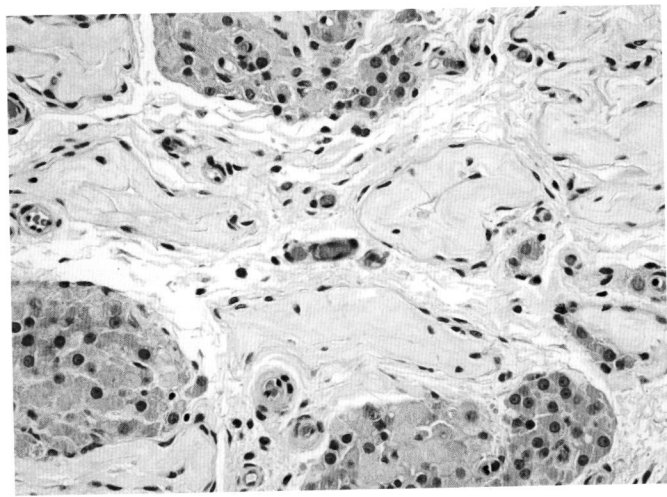

图 11-8　隐睾症。小管完全硬化和 Leydig 细胞轻度增生。

组织病理学

- 到 2 岁时，隐睾发生组织学改变
- 生精小管可能变小或呈环状，具有小管硬化或萎缩的区域
- 精原细胞数目可能减少，分布不规则，甚或完全缺如
- Sertoli 细胞数目增多；Leydig 细胞可能明显增生
- 间质一般增宽和水肿
- 隐睾对侧正常下降的睾丸常常出现许多同样的组织学特征

特殊染色和免疫组织化学

- 没有帮助

其他诊断技术

- 没有帮助

鉴别诊断

- 睾丸下降异常的原因包括：睾丸引带解剖学异常，激素功能障碍，机械性损伤，以及性腺发育不全

提要

- 正常情况下，睾丸分两个阶段由腹腔内降至阴囊，这两个阶段均受激素的调控；穿越腹腔阶段发生的缺陷远远不如在腹股沟或阴囊内发生的缺陷常见
- 隐睾症患者发生睾丸恶性肿瘤的危险比普通人群高 5 ~ 10 倍；睾丸固定术不能降低癌发生危险，但可以早期发现
- 最常见的后果是不育症
- 早期行睾丸固定术（手术将睾丸置于阴囊内）可能会对生育力产生积极作用；4 岁以后再行睾丸固定术不能提高生育力

精选文献

Virtanen HE, Bjerknes R, Cortes D, et al: Cryptorchidism: Classification, prevalence, and long-term consequences. Acta Paediatr 96:611-616, 2007.

睾丸鞘膜积液　　Hydrocele

临床特征

- 多为特发性的；可能与腹股沟疝、阴囊外伤、睾丸炎或睾丸肿瘤有关
- 可继发于先天性鞘膜突未闭，导致鞘膜腔与腹膜腔相通
- 以壁层与脏层鞘膜间浆液性积液为特征的睾丸肿块
- 偶尔可出现继发于出血的急性睾丸增大；透光性消失，可能需行睾丸切除术

大体病理学

- 充满清亮浆液的鞘膜腔压迫邻近的睾丸
- 出血或感染可引起积液混浊
- 慢性病变鞘膜可能增厚

组织病理学

- 充满液体的鞘膜腔被覆扁平或立方形间皮细胞
- 间皮可增生或具有细胞学非典型性

特殊染色和免疫组织化学

- 没有帮助

其他诊断技术

- 没有帮助

鉴别诊断

▌精子囊肿
- 通常位于睾丸网或附睾头附近
- 内含精子

▌间皮囊肿
- 通常位于睾丸前面或侧面
- 可发生在鞘膜、白膜、附睾内，或在少数情况下发生于精索
- 可为多房性

精选文献

Haynes JH: Inguinal and scrotal disorders. Surg Clin North Am 86:371-381, 2006.

睾丸炎　Orchitis

临床特征

- 病毒性睾丸炎
  - 腮腺炎病毒最常见；柯萨奇病毒 B 也相对常见
  - 腮腺炎病毒综合征主要发生于青少年，但腮腺炎性睾丸炎常见于青春期后的个体
  - 表现为睾丸疼痛
  - 通常出现在腮腺炎病毒综合征期间或之后不久
  - 腮腺炎感染者中 15% ~ 30% 累及睾丸
  - 可双侧受累
  - 儿童少见
- 细菌性睾丸炎
  - 大肠杆菌是最常见的致病菌
  - 急性或慢性发病
  - 通常伴有泌尿生殖道其他部位的感染
- 肉芽肿性睾丸炎
  - 通常为慢性经过
  - 由多种病原体引起；常与全身感染或睾丸外感染有关
  - 可为特发性的

大体病理学

- 急性：睾丸肿胀和水肿
- 慢性：睾丸质硬，且常常有增厚的被膜

组织病理学

- 病毒性睾丸炎
  - 急性感染时可见急性炎症

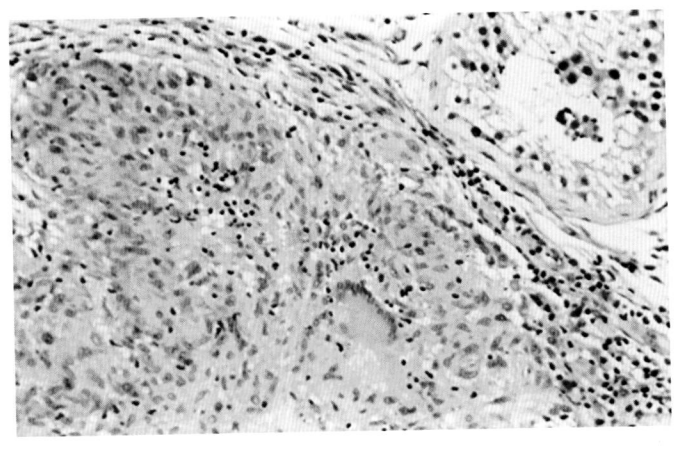

图 11-9　特发性肉芽肿性睾丸炎。小管内非坏死性肉芽肿。

- 慢性感染导致片状间质纤维化和生精小管萎缩；常常累及双侧睾丸
- 细菌性睾丸炎
  - 常伴有细菌性附睾炎
  - 明显的中性粒细胞浸润伴有脓肿形成
  - 慢性细菌性睾丸炎可能显示肉芽肿性炎：小管内缺乏巨细胞
- 梅毒性睾丸炎
  - 以水肿和弥漫性淋巴浆细胞性炎症为特征
  - 具有诊断意义的特征包括：闭塞性动脉内膜炎，伴有血管周围的淋巴细胞和浆细胞浸润
  - 可见梅毒瘤（gumma）形成

特殊染色和免疫组织化学

- 微生物染色有助于识别细菌和真菌

其他诊断技术

- 没有帮助

鉴别诊断

- 感染性肉芽肿性睾丸炎
  - 必须通过特殊染色、培养或血清学检查确认特殊病原菌（如分枝杆菌、布氏杆菌、真菌）
- 非感染性肉芽肿性睾丸炎
  - 结节病
    - 孤立性（非全身性结节病）睾丸受累非常罕见
    - 病变特征是由上皮样组织细胞和巨细胞组成的非干酪样肉芽肿
  - 特发性肉芽肿性睾丸炎
    - 查不到病原微生物
- 精原细胞瘤
  - 至少局部可见典型的诊断精原细胞瘤的病灶
  - 精原细胞瘤的肿瘤细胞胎盘碱性磷酸酶（PLAP）免疫染色呈阳性
  - 可能引起明显的肉芽肿性炎症反应
- 软化斑
  - 通过铁染色或钙染色容易发现具有诊断意义的 Michaelis Gutmann 小体
  - 常常伴有慢性大肠杆菌感染

提要

- 正在愈合的感染通常显示明显的肉芽组织和纤维化

- 结核病可以累及睾丸：较常见于不发达国家或免疫反应低下患者

精选文献

Yap RL, Jang TL, Gupta R, et al: Xanthogranulomatous orchitis. Urology 63:176-177, 2006.

软化斑　　Malakoplakia

临床特征

- 通常表现为睾丸增大，伴有或不伴有触痛
- 常与慢性细菌性感染有关，特别是大肠杆菌感染
- 儿童少见

大体病理学

- 睾丸肿大，局部变硬呈黄褐色

组织病理学

- 混合性炎细胞浸润造成正常睾丸结构模糊，包括大量具有丰富嗜酸性胞质的巨噬细胞（von Hansemann 组织细胞）
- 生精小管破坏
- 胞质内和细胞外的层状凝结物为 Michaelis Gutmann 小体

特殊染色和免疫组织化学

- Von Kossa 钙染色和普鲁士蓝染色显示 Michaelis-Gutmann 小体
- PAS 染色可显示巨噬细胞胞质内未被消化的嗜酸性细菌碎片

其他诊断技术

- 电子显微镜检查可以显示 Michaelis-Gutmann 小

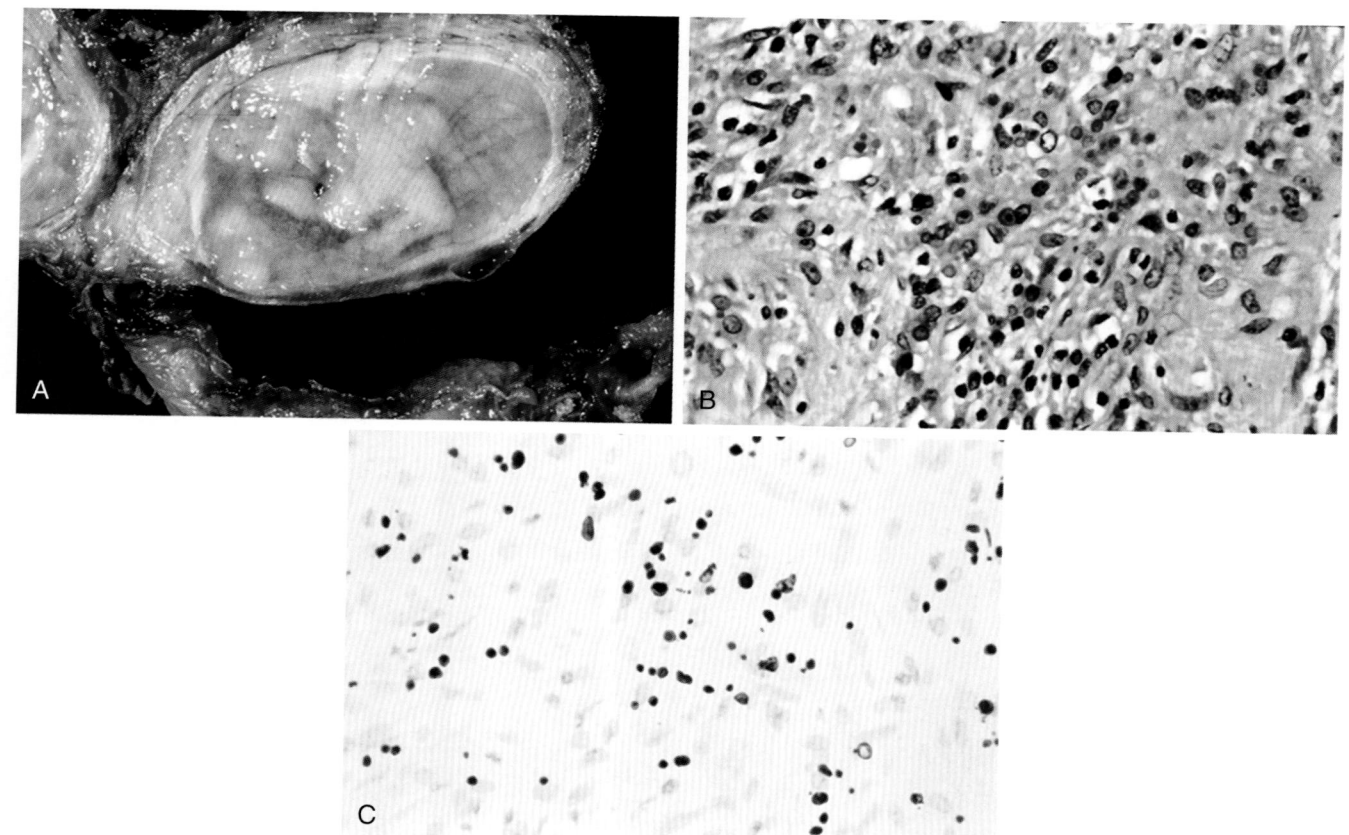

图 11-10　睾丸软化斑。 A，睾丸剖面显示结节状的黄褐色组织代替了睾丸实质，伴有明显的睾丸周围纤维化。B，高倍镜下显示混合性炎性浸润，主要由具有丰富嗜酸性胞质的巨噬细胞组成。C，von Kossa 组织化学染色可明显标记出含钙的 Michaelis-Gutmann 小体。

体核心的杆菌

鉴别诊断

- 特发性肉芽肿性睾丸炎
  - 常有明显的巨细胞成分
  - 缺乏 Michaelis-Gutmann 小体
- 淋巴瘤
  - 单克隆性淋巴细胞增生，通常为大 B 细胞型淋巴瘤
  - 具有特征性的间质生长方式，不累及生精小管
  - 缺乏 Michaelis-Gutmann 小体
- 伴有肉芽肿性反应的精原细胞瘤
  - 至少存在局灶的可以诊断的精原细胞瘤
  - 精原细胞瘤的肿瘤细胞 PLAP 免疫染色呈阳性
  - 缺乏 Michaelis-Gutmann 小体

提要

- 慢性炎症性病变
- 许多脏器可以受累；膀胱是最常受累的部位

精选文献

Waisman J: Malakoplakia outside the urinary tract. Arch Pathol Lab Med 131:1512, 2007.

Kostakopoulos A, Giannakopoulos S, Demonakou M, Deliveliotos C: Malakoplakia of the testis. Int Urol Nephrol 29:461-463, 1997.

Ramani P, Krishnaswami H: Testicular malakoplakia. Scand J Urol Nephrol 27:557-558, 1993.

扭转 Torsion

临床特征

- 精索扭转是睾丸梗死的最常见原因
- 精索血管的外伤和病变也可导致睾丸梗死
- 精索静脉受压伴有动脉持续灌注可导致静脉性梗死
- 患者常表现为急性发作性睾丸疼痛

大体病理学

- 早期的血管受压可表现为睾丸充血和肿胀
- 梗死的睾丸增大，由质软的坏死和出血组织组成

组织病理学

- 病变范围从明显充血至血液外渗到睾丸间质和附睾
- 最后整个睾丸坏死和出血

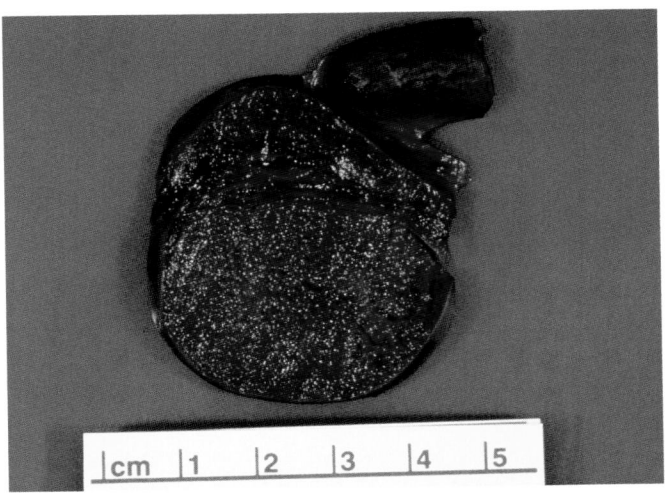

图 11-11 睾丸扭转。睾丸切除术标本的剖面，显示静脉型出血性梗死累及睾丸和附睾（上）。

特殊染色和免疫组织化学

- 没有帮助

其他诊断技术

- 没有帮助

鉴别诊断

- 伴有广泛坏死和出血的生殖细胞肿瘤
  - 在睾丸内几乎总是可见典型的生殖细胞肿瘤灶；辨认可能需要几张组织学切片

提要

- 如果不能在 8 小时以内及时手术，睾丸通常无法保留

精选文献

Rosenstein D, McAninch JW: Urologic emergencies. Med Clin North Am 688:495-518, 2004.

Hadziselimovic F, Snyder H, Duckett J, Howards S: Testicular histology in children with unilateral testicular torsion. J Urol 136:208-210, 1986.

男性不育症 Male Infertility

临床特征

- 一般来说，未避孕 1 年以上未能妊娠被定义为不育症

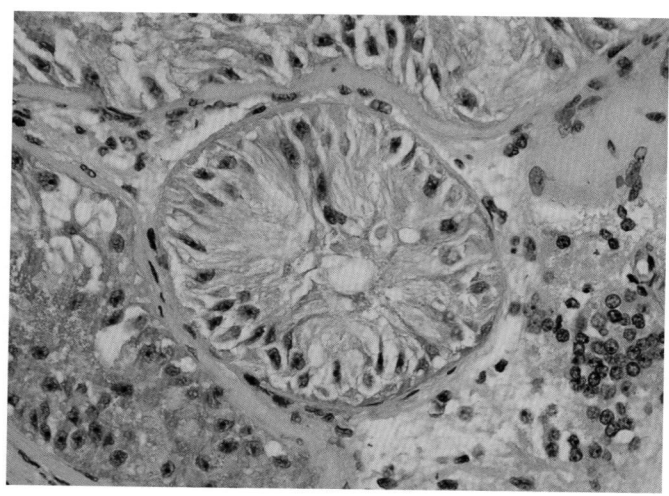

图 11-12　单一 Sertoli 细胞小管。生殖上皮丧失和 Sertoli 细胞持续存在的特征是胞质突起变长以及细胞核呈锥形，伴有明显的核仁。

- 在不育的夫妇中男方因素占 40% ~ 50%
- 男性不育症的原因一般可分为睾丸前性（激素性）、睾丸性（75% 的病例）和睾丸后性（流出道阻塞）

大体病理学

- 睾丸萎缩

组织病理学

- 生精小管
    - 病变相似，不管潜在的原因如何
    - 生精小管玻璃样变性
- 生殖上皮
    - 可停滞于任一阶段（精原细胞→初级精母细胞→次级精母细胞→精子细胞→精子）
    - 可完全消失，仅有 Sertoli 细胞残留（单一 Sertoli 细胞综合征）
- 间质
    - 可呈不同程度的纤维化
    - 可见 Leydig 细胞发育不全或增生
- 血管
    - 动脉粥样硬化是精子数目低下的常见病因，尤其是年长者

特殊染色和免疫组织化学

- 可能需要应用 PLAP 染色来识别小管内的生殖细胞

其他诊断技术

- 没有帮助

鉴别诊断

- 男性不育症的原因很多，包括炎症、反应或修复、医源性、感染性和血管相关性疾病
- 病理所见常常是非特异性的，需要结合临床全面评估

提要

- 许多遗传性综合征与不育症有关，包括 Klinefelter 综合征、Down 综合征和 Prader-Willi 综合征；另外，还与 Y 染色体的结构异常有关
- 内分泌功能异常可能导致不育症，包括 Cushing 综合征、糖尿病和高催乳素血症
- 前列腺癌经化疗、放疗和（或）手术治疗可能引起患者不育
- 治疗不育症的方法多种多样，取决于患者的基本病变

精选文献

McLachlan RI, Raipert-De Meyts E, Hoei-Hansen CE, et al: Histologic evaluation of the human testis—approaches to optimising the clinical value of the assessment: Mini review. Hum Reprod 22:2-16, 2007.
Nistal M, Paniaqua R: Non-neoplastic diseases of the testis. In Bostwick DG, Eble JN (eds): Urologic Surgical Pathology. Philadelphia, Mosby–Year Book, 1997, pp 496-535.

小管内生殖细胞肿瘤形成
Intratubular Germ Cell Neoplasia

临床特征

- 最初被称为原位癌
- 可见于生殖细胞肿瘤高危患者的睾丸活检标本（高危状况包括隐睾症、曾有睾丸生殖细胞肿瘤病史、有家族史、性腺发育不全和雄激素不敏感综合征）
- 被认为是生殖细胞肿瘤的前体病变
- 在因生殖细胞肿瘤行睾丸切除术的标本中几乎总能见到

大体病理学

- 大体外观通常没有明显改变；可见与隐睾症有关

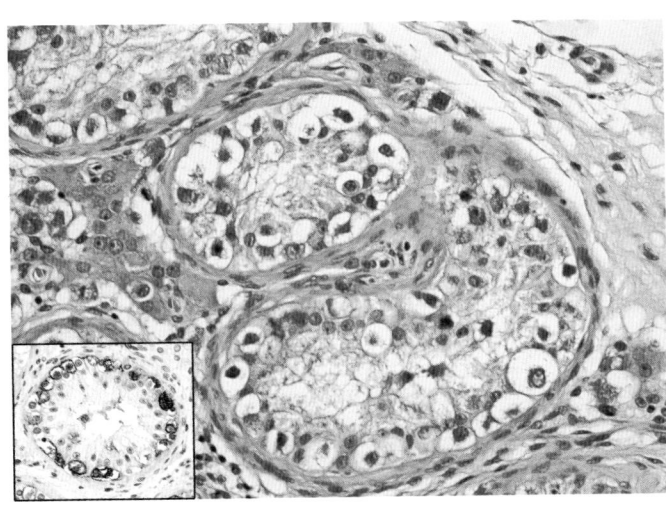

图 11-13　小管内生殖细胞肿瘤形成，普通型。 具有空泡状胞质的大的恶性细胞沿生精小管基底膜散在分布。注意没有精子生成。胎盘碱性磷酸酶（PLAP）免疫组化染色显示恶性生殖细胞（插图）。

的特征，如萎缩或纤维化

组织病理学

- 肿瘤性小管内生殖细胞一般沿着生精小管呈单层排列，并可累及睾丸网
- 恶性生殖细胞具有多形性、丰富的空泡状胞质，细胞核大，染色质粗，有两个或多个核仁
- 受累的生精小管精子生成严重减少或丧失

特殊染色和免疫组织化学

- PLAP：呈阳性
- PAS 呈阳性，淀粉酶敏感（肿瘤细胞胞质含有糖原）

其他诊断技术

- 没有帮助

鉴别诊断

▌生殖上皮成熟障碍
- PAS 可有某种程度的阳性，但 PLAP 总是呈阴性
- 细胞缺乏明显的核多形性

提要

- 除卵黄囊瘤和畸胎瘤以外，可见于所有类型的生殖细胞肿瘤；不出现在精母细胞性精原细胞瘤

- 需要进行仔细的组织学评估，因为小管内生殖细胞肿瘤形成可呈片块状分布
- 对于检测小管内生殖细胞肿瘤形成，Bouin 固定优于福尔马林固定

精选文献

Del Vecchio MT, Epistolato MC, Tripodi SA, et al: Intratubular germ cell neoplasia of unclassified type. Anal Quant Cytol Histol 28:157-170, 2006.
Reuter VE: Origins and molecular biology of testicular germ cell tumors. Mod Pathol 18(Suppl 2):S51-60, 2005.
Ulbright TM: Germ cell tumors of the gonads: A selective review emphasizing problems in differential diagnosis, newly appreciated, and controversial issues. Mod Pathol 18(Suppl 2):S61-79, 2005.

精原细胞瘤　　Seminoma

临床特征

- 最常见的单纯性睾丸生殖细胞肿瘤
- 一般发生于 30 ～ 40 岁（比非精原细胞瘤性生殖细胞肿瘤晚 10 年）；青春期前罕见
- 表现为睾丸无痛性肿物；可能引起钝痛
- 7% ～ 25% 的病例绒毛膜促性腺激素（HCG）升高（由于存在合体滋养细胞）；甲胎蛋白（AFP）水平通常正常

大体病理学

- 切面呈多结节状，膨出，呈奶油色或黄褐色，鱼肉样
- 肿瘤通常取代整个睾丸
- 在大的肿瘤中可见黄色坏死
- 10% 的病例蔓延至睾丸旁组织
- 点状出血灶可能代表混合有合体滋养细胞成分

组织病理学

- 由弥漫成片的肿瘤细胞组成，其间有分枝状的纤维间隔；细胞疏松粘连，出现囊样或小管状腔隙
- 肿瘤周围可见间质增生，并保留了生精小管结构
- 肿瘤细胞圆形到多角形，胞质淡染到透明，细胞边界清楚；细胞核均匀一致，呈圆形到卵圆形，染色质细颗粒状，有 1 个或 2 个明显的核仁
- 核分裂象少见
- 几乎所有的肿瘤都有以 T 淋巴细胞为主的淋巴细

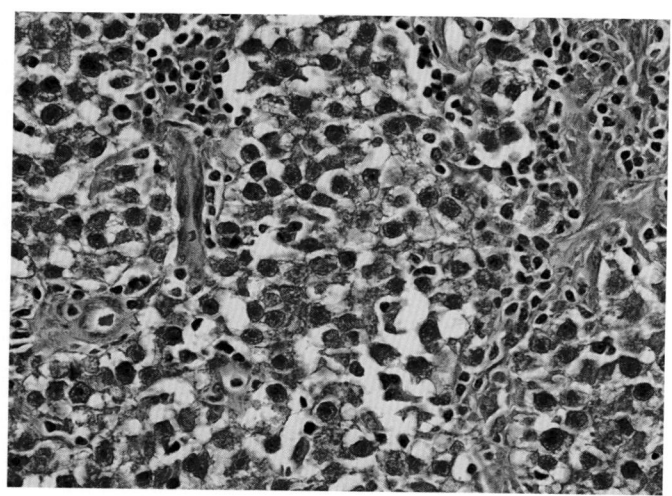

图 11-14　精原细胞瘤。细胞形态单一，伴有透明或嗜酸性胞质，核仁明显，位于中心，在薄的纤维性间隔内有少量细胞浸润。

胞浸润；血管周围和纤维间隔淋巴细胞浸润最为密集

- 大约 50% 的病例可见由小簇上皮样组织细胞和多核巨细胞组成的肉芽肿
- 在生精小管或睾丸网内可见 Paget 样播散
- 多数肿瘤可见瘢痕形成，伴有玻璃样变性的胶原沉积；纤维间隔可能发生骨化
- 10% ~ 20% 的病例可见单个或小团合体滋养细胞，常常伴有灶状出血
- 间变性精原细胞瘤
  - 细胞数目增多，核的多形性增加
  - 每个高倍视野可见 3 个或更多的核分裂象
- 明显的巨细胞

特殊染色和免疫组织化学

- PLAP 呈阳性
- 细胞角蛋白：冰冻组织免疫染色可能呈阳性，但福尔马林固定石蜡包埋的标本通常呈阴性
- PAS：胞质呈阳性，因为胞质内含有糖原
- HCG：合体滋养细胞呈阳性
- 上皮膜抗原（EMA）：均为呈阴性

其他诊断技术

- 细胞遗传学研究：几乎总是可见等臂染色体 12p
- DNA 成分通常为非整倍体，范围为三倍体到亚四倍体

鉴别诊断

- **胚胎癌**
  - 通常具有小管或乳头状结构
  - 肿瘤细胞边界不清，细胞核多形性伴有明显的巨大核仁
  - 缺乏规则的纤维性分隔和明显的淋巴细胞浸润
  - 细胞角蛋白通常明显呈阳性，而胎盘碱性磷酸酶（PLAP）染色呈弱阳性
- **卵黄囊瘤**
  - 肿瘤结构各异，常常呈微囊状或实性
  - 常见透明小体和细胞外基底膜样物质
  - 缺乏纤维分隔和明显的淋巴细胞浸润
  - 细胞角蛋白和甲胎蛋白呈阳性
- **淋巴瘤**
  - 一般发生在老年人群
  - 较常为双侧睾丸受累
  - 间质生长方式，伴有生精小管周围淋巴瘤细胞浸润
  - 不伴有小管内生殖细胞肿瘤形成
  - PLAP 呈阴性
- **Sertoli 细胞瘤**
  - 罕见的肿瘤，占睾丸肿瘤的 1% 以下
  - 通常具有小管状生长方式
  - 细胞具有透明的胞质，其内存在脂质而非糖原
  - 不伴有小管内生殖细胞肿瘤形成
- **绒毛膜癌**
  - 与绒毛膜癌不同，精原细胞瘤的合体滋养细胞不伴有细胞滋养细胞，也不排列成结节状

提要

- 发生于卵巢的同样的肿瘤称为无性细胞瘤
- 伴有大量淋巴细胞浸润的精原细胞瘤可能具有较好的预后
- 对于早期患者，睾丸切除术联合放疗治愈率可达95%

精选文献

Schmoll HJ, Souchon R, Krege S, et al: European consensus on diagnosis and treatment of germ cell cancer: A report of the European Germ Cell Cancer Consensus Group (EGCCCG). Ann Oncol 15:1377-1399, 2004.

Woodward PJ, Heidenreich A, Looijenga LHJ, et al: Germ cell tumors. In Eble JN, Sauter G, Epstein JI, Sesterhenn IA (eds): World Health Organization Classification of Tumours: Pathology

and Genetics: Tumours of the Urinary System and Male Genital Organs. Lyon, IARC Press, 2004, pp 221-249.
Cheville JC: Classifications and pathology of testicular germ cell and sex cord-stromal tumors. Urol Clin North Am 26:595-609, 1999.

精母细胞性精原细胞瘤
Spermatocytic Seminoma

临床特征

- 仅发生于睾丸的罕见的生殖细胞肿瘤
- 一般累及 50 ~ 60 岁的患者
- 患者表现为无痛性的、常常是长期的睾丸增大
- 不伴有隐睾症或其他类型的生殖细胞肿瘤
- 血清肿瘤标记物并不升高
- 预后很好

大体病理学

- 通常呈多结节状
- 可达 15cm；一般 2 ~ 5cm
- 切面形态多样，伴有鱼肉样区域、白色组织、黏液样物质、出血和囊性退变

组织病理学

- 多形性细胞，排列成片状、条索状或小巢状
  - 小细胞：6 ~ 8μm，染色质模糊，胞质稀少
  - 中等细胞：15 ~ 20μm，胞质稀少，核圆，染色质呈颗粒状或丝状
  - 巨细胞：50 ~ 100μm，单核或多核，可见丝状染色质
- 缺乏淋巴细胞浸润，见不到肉芽肿，而且不伴有小管内生殖细胞肿瘤形成

特殊染色和免疫组织化学

- 细胞角蛋白：核周可见点状阳性
- PAS：呈阴性（细胞不含糖原）
- PLAP：可呈局灶性阳性
- 波形蛋白、SMA、结蛋白、AFP、hCG、CEA 和 LCA 呈阴性

其他诊断技术

- 电子显微镜检查：肿瘤细胞具有细胞间桥、桥粒型连接、丝状染色体，伴有外侧原纤维

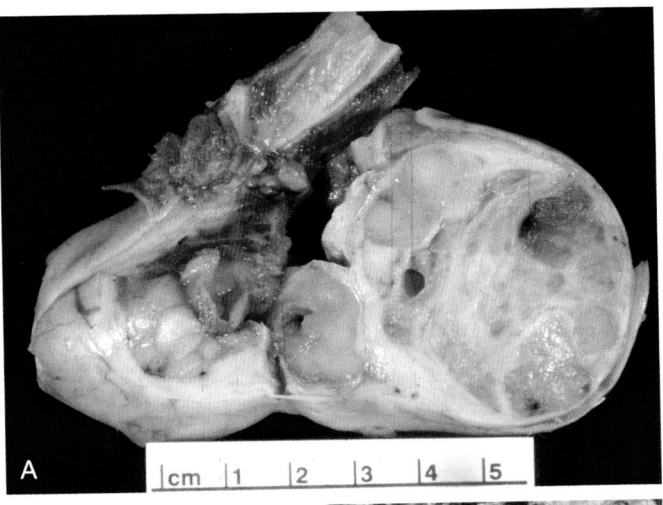

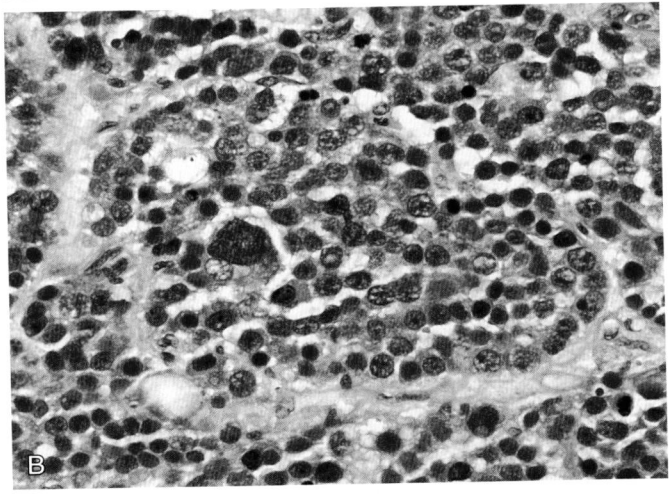

图 11-15　精母细胞性精原细胞瘤。A，睾丸切除标本可见结节，切面有光泽，伴有纤维分隔的囊性间隙。B，小细胞、中等大小的细胞和大细胞类型混合存在是其特征。注意纤维性间隔内缺乏淋巴细胞。

- 特征性的改变是缺乏等臂染色体 12p

鉴别诊断

- 典型的精原细胞瘤
  - 累及较年轻的患者
  - 可伴有其他类型的生殖细胞肿瘤
  - 由单一类型细胞组成，细胞含有丰富的胞质糖原
  - 纤维性隔膜伴有明显的淋巴细胞浸润
  - PLAP 呈强阳性

提要

- 不伴有小管内生殖细胞肿瘤形成
- 仅行睾丸切除即可治愈，基本无转移潜能

精选文献

Schmoll HJ, Souchon R, Krege S, et al: European consensus on diagnosis and treatment of germ cell cancer: A report of the European Germ Cell Cancer Consensus Group (EGCCCG). Ann Oncol 15:1377-1399, 2004.

Woodward PJ, Heidenreich A, Looijenga LHJ, et al: Germ cell tumors. In Eble JN, Sauter G, Epstein JI, Sesterhenn IA (eds): World Health Organization Classification of Tumours: Pathology and Genetics: Tumours of the Urinary System and Male Genital Organs. Lyon, IARC Press, 2004, pp 221-249.

胚胎癌　　Embryonal Carcinoma

临床特征

- 混合性生殖细胞肿瘤的常见成分（出现在 85% 的病例）
- 单纯性胚胎癌罕见，占睾丸生殖细胞肿瘤的 5% 以下
- 表现为睾丸肿块；就诊时 40% 的患者可见男性乳腺发育或临床上有明显的转移
- 血清 AFP 和 HCG 可轻度升高（与混合性肿瘤中的卵黄囊瘤和绒毛膜癌成分有关）；单纯性胚胎癌呈阴性

大体病理学

- 边界不清的、多彩状的灰白色肿物，伴有局部出血和坏死
- 肿瘤通常不会取代整个睾丸

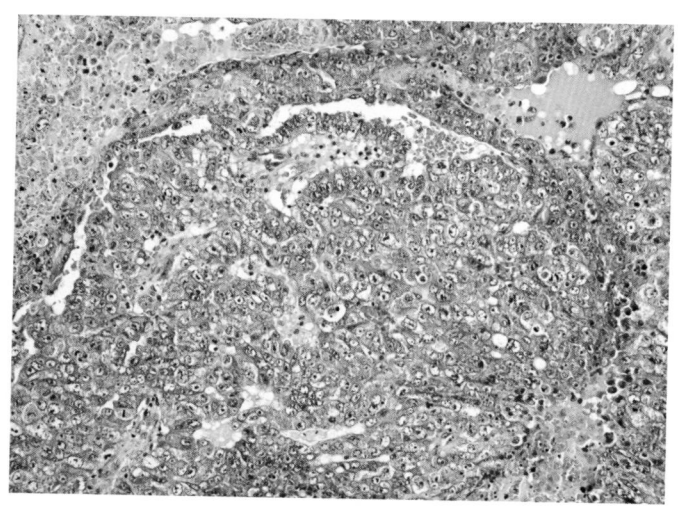

图 11-16　**胚胎癌**。肿瘤细胞呈腺样和弥漫性生长，伴有明显的多形性和出血。

组织病理学

- 密集排列的原始间变性上皮细胞簇，可见三种主要结构：实性、腺管状和乳头状
- 肿瘤细胞胞质丰富，核大，呈空泡状，具有多形性，伴有明显的巨大核仁；细胞边界不清，核排列密集或有重叠
- 常见凝固性坏死灶
- 核分裂指数高，常见核碎裂碎片
- 畸胎癌
    - 用于描述一种由胚胎癌和畸胎瘤组成的混合性生殖细胞肿瘤

特殊染色和免疫组织化学

- 细胞角蛋白呈强阳性
- PLAP：85% 以上的病例可见片块状阳性
- CD30（Ki-1）：通常呈阳性
- EMA 呈阴性

其他诊断技术

- 细胞遗传学研究
    - 常见等臂染色体 12p
    - 非精原细胞瘤性生殖细胞肿瘤可见 12 号染色体（p13;q22）中间缺失
- DNA 指数为 1.4 ~ 1.6（明显低于精原细胞瘤）

鉴别诊断

▌精原细胞瘤

- 一般排列成实性片块；缺乏腺体、小管或乳头状结构
- 肿瘤细胞边界清楚，细胞核比较均一，间隔均匀
- 细胞角蛋白免疫染色呈弱阳性，而 PLAP 呈强阳性

▌卵黄囊瘤

- 肿瘤结构多样，常常为微囊性或实性
- 通常可见透明小体和细胞外基底膜样物质
- 缺乏纤维间隔和明显的淋巴细胞浸润
- 细胞角蛋白和 AFP 呈阳性
- 常常共同作为混合性生殖细胞肿瘤的组成部分（两种成分可能很难区分）

▌绒毛膜癌

- 背景明显出血
- HCG 免疫染色呈强阳性

提要

- 胚胎癌常常是混合性生殖细胞肿瘤的一种成分，单纯性胚胎癌少见
- 小管内生殖细胞肿瘤形成经常合并胚胎癌出现
- 预后不良的因素包括：年龄较大、血清肿瘤标记物（乳酸脱氢酶）水平高和肿瘤分期高
- 总之比精原细胞瘤更具侵袭性

精选文献

Schmoll HJ, Souchon R, Krege S, et al: European consensus on diagnosis and treatment of germ cell cancer: A report of the European Germ Cell Cancer Consensus Group (EGCCCG). Ann Oncol 15:1377-1399, 2004.

Woodward PJ, Heidenreich A, Looijenga LHJ, et al: Germ cell tumors. In Eble JN, Sauter G, Epstein JI, Sesterhenn IA (eds): World Health Organization Classification of Tumours: Pathology and Genetics: Tumours of the Urinary System and Male Genital Organs. Lyon, IARC Press, 2004, pp 221-249.

卵黄囊瘤　　Yolk Sac Tumor

临床特征

- 3 岁以下儿童最常见的睾丸肿瘤
- 单纯性卵黄囊瘤发生于从出生到 9 岁的儿童。平均年龄为 18 个月；成人罕见
- 在成人，卵黄囊瘤通常作为混合性生殖细胞肿瘤的一种成分
- 患者一般表现为无痛性睾丸肿块
- 几乎所有患者 AFP 水平都升高

大体病理学

- 无包膜的实性、灰白色至黄褐色的均质性肿块，切面呈黏液或胶冻状；可见囊性变
- 在成人，由于卵黄囊瘤仅为混合性生殖细胞肿瘤的组分之一，所以形态多样，可能包含出血或坏死区域

组织病理学

- 卵黄囊瘤有多种结构，包括以下混合性和过渡性结构
  - 微囊型（最常见的类型）
    - 微囊性表现是由细胞内空泡引起的，使肿

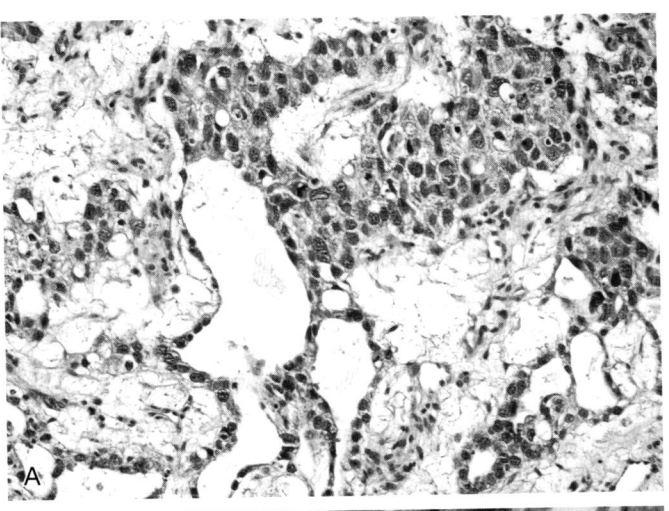
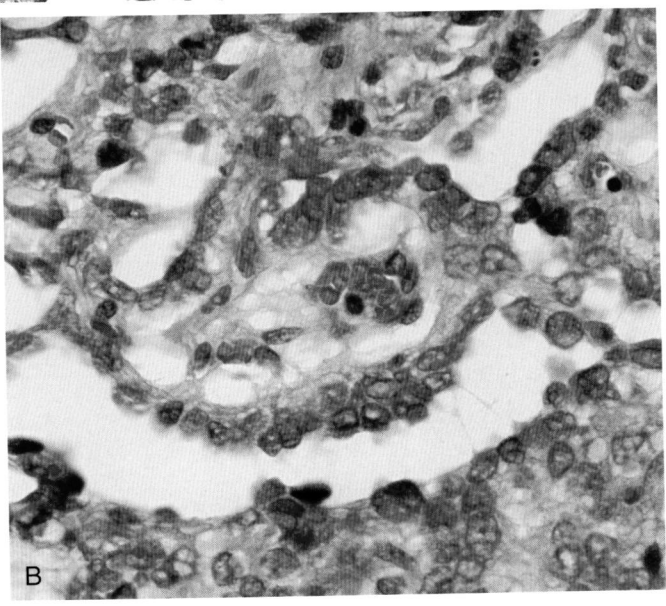

图 11-17　卵黄囊瘤。A，这里仅显示了卵黄囊瘤诸多结构中的管泡状和弥漫性结构。注意胞质内强嗜酸性透明小体。B，Schiller-Duval 小体具有特征性的纤维血管轴心。

瘤呈现交织状或网状结构
- 可见细胞外间隙，被条索状肿瘤细胞包绕
- 空泡细胞的细胞核受压，类似于脂肪母细胞
- 周围间质常呈黏液样
- 实性和黏液瘤性结构常常合并微囊性改变
  - 实性（常见的类型）
    - 由成片的均匀一致的细胞组成，胞质淡染到透明，细胞边界清楚
    - 可见明显的薄壁血管
    - 可能有局灶性微囊性结构
    - 无淋巴细胞成分或纤维性间隔
  - 黏液瘤性（常见的类型）

- 由细胞角蛋白呈阳性的上皮样至梭形细胞组成，间质黏液样
- 突出的血管网
- 通常混合有微囊性结构

— 内胚窦性
- 特征性的 Schiller-Duval 或肾小球样小体（中心为血管和一圈纤维组织，周围绕以恶性上皮）：大约见于半数的病例
- 可为其他任何结构的一种成分

— 乳头状
- 乳头突入囊腔，被覆立方形、矮柱状或鞋钉状细胞
- 乳头可有结构清晰的或不明显的纤维血管轴心
- 常与内胚窦结构混合存在

— 腺体和腺泡状
- 30% 的病例可见局灶性腺体和腺泡状结构
- 由圆形或管状腺体组成，可能呈现单纯性或复合性结构
- 可能出现多泡卵黄囊性、黏液瘤性、实性或微囊性结构

— 巨泡性
- 微囊腔隙融合形成大的圆形到不规则形的囊性间隙
- 邻近常常可见微囊性结构

— 多泡卵黄囊性
- 圆形、不规则形或哑铃形的囊泡状结构，内衬扁平的良性上皮
- 丰富的黏液样和疏松的纤维性间质

— 肝样
- 出现在多达 20% 的病例；常常仅为小的散在性病灶
- 由多角形嗜酸性细胞组成，核呈空泡状，核仁明显，排列成片状或小梁状结构（类似于肝细胞癌）
- 含有丰富的 AFP
- 常见透明小体

— 肉瘤样（不常见的结构）
- 由细胞角蛋白阳性的梭形细胞增生形成
- 常常混合有微囊性结构，但也可伴有任何其他亚型
- 所有结构的肿瘤细胞均可见细胞内圆形透

明小体，直径从 1μm 至 5μm 以上

特殊染色和免疫组织化学

- 细胞角蛋白：呈弥漫强阳性
- PLAP：40% ~ 85% 的病例呈不同程度的阳性
- 波形蛋白：黏液瘤性和肉瘤样结构的梭形细胞免疫染色呈阳性
- AFP：50% ~ 100% 病例胞质呈斑片状阳性；具有肝样结构的区域呈强阳性
- α_1- 抗胰蛋白酶：50% 的病例呈阳性
- 细胞内透明小体 PAS 呈阳性，抗淀粉酶，而 AFP 通常呈阴性

其他诊断技术

- 电子显微镜检查：上皮细胞有连接复合体，顶端偶见微绒毛，可见扩张的内质网内絮状物和胞质内糖原；电子致密的无界膜的小体相当于透明小体
- 成人病例几乎总是非整倍体，且可能显示等臂染色体 12p
- 儿童病例缺乏等臂染色体 12p，大约 30% 为二倍体

鉴别诊断

▌ 精原细胞瘤
- 与精原细胞瘤不同的是，实性结构的卵黄囊瘤缺乏明显的淋巴细胞成分和纤维性间隔

▌ 胚胎癌
- 可能出现类似于卵黄囊瘤的过渡性结构，但通常是由多形性明显的非典型性细胞组成的
- 二者通常均为混合性生殖细胞瘤的一部分（这两种成分可能难以区分）
- CD30（Ki-1）呈阳性；AFP 呈阴性

▌ 幼年性颗粒细胞瘤
- 一般见于 5 个月以下的婴儿
- 可能出现类似于卵黄囊瘤的结构
- 肿瘤细胞缺乏细胞内透明小体
- 无 Schiller-Duval 小体
- AFP 呈阴性

提要

- 也称为内胚窦瘤
- 卵黄囊瘤是青春期前儿童最常见的睾丸肿瘤；约占儿童睾丸肿瘤的 80%

- 与隐睾症无关
- 5 年生存率大约为 90%
- 在成人，多达 45% 的非精原细胞瘤性生殖细胞肿瘤含有卵黄囊瘤成分

精选文献

Schmoll HJ, Souchon R, Krege S, et al: European consensus on diagnosis and treatment of germ cell cancer: A report of the European Germ Cell Cancer Consensus Group (EGCCCG). Ann Oncol 15:1377-1399, 2004.

Woodward PJ, Heidenreich A, Looijenga LHJ, et al: Germ cell tumors. In Eble JN, Sauter G, Epstein JI, Sesterhenn IA (eds): World Health Organization Classification of Tumours: Pathology and Genetics: Tumours of the Urinary System and Male Genital Organs. Lyon, IARC Press, 2004, pp 221-249.

畸胎瘤　Teratoma

临床特征

- 单纯性畸胎瘤发生于儿童，平均年龄为 20 个月；4 岁以上的儿童少见
- 儿童期肿瘤常被其父母或在常规体检时发现
- 畸胎瘤性成分见于 50% 的成人混合性生殖细胞肿瘤
- 青春期前儿童的单纯性成熟畸胎瘤并不转移

大体病理学

- 典型肿瘤为 5 ~ 10cm
- 表现各异，伴有实质区域和多发性囊肿（直径 < 1cm），囊内含有水样到黏液样液体
- 可见半透明的灰白色软骨结节
- 未成熟区域一般由鱼肉样或出血组织组成

组织病理学

- 由成熟的或未成熟的外胚层、内胚层和中胚层成分任意组合而成，包括软骨、平滑肌和骨骼肌、神经胶质、肠型腺体、鳞状上皮岛、呼吸或移行上皮、胎儿神经上皮、未分化的胚基或胚胎小管
- 可能发生躯体性恶性肿瘤（癌或肉瘤），并显示畸胎瘤成分膨胀性或浸润性过度生长

特殊染色和免疫组织化学

- 各种组织类型具有相应的免疫组化反应
- AFP：肠或呼吸道腺体或肝样组织可能呈阳性

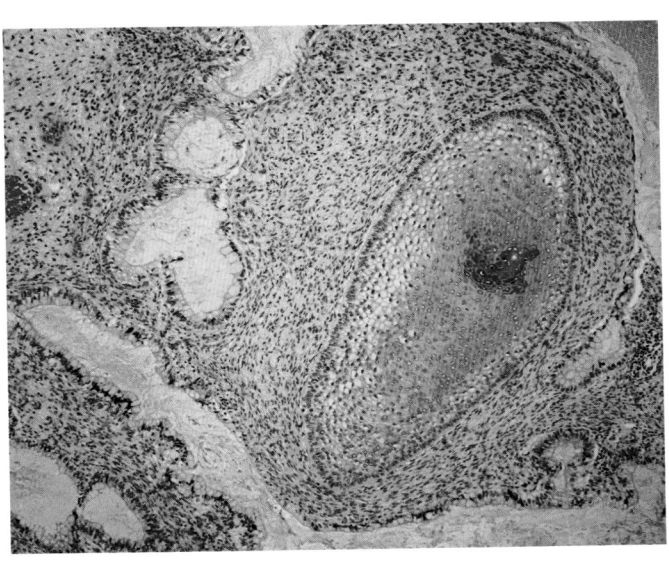

图 11-18　畸胎瘤。低倍镜下显示上皮成分和间质成分混合存在。未成熟成分不应与躯体恶性肿瘤混淆，如癌或肉瘤。

- CEA 和 α_1- 抗胰蛋白酶：上皮区域可能呈阳性

其他诊断技术

- 肿瘤通常具有非整倍体 DNA 成分，在亚三倍体范围之内
- 细胞遗传学研究：可见等臂染色体 12p

鉴别诊断

▌ 皮样囊肿
- 以囊性肿瘤为主，由表皮和皮肤附属结构组成，如毛囊和皮脂腺；是一种有争议的疾病
- 无未成熟成分

▌ 表皮样囊肿
- 良性囊肿伴有角化鳞状上皮内衬，不伴有皮肤附属结构

▌ 混合性生殖细胞肿瘤
- 更常见于青春期后的患者
- 取样需要足够，以确定是否存在其他生殖细胞肿瘤成分

▌ 躯体型恶性肿瘤（癌或肉瘤）
- 发生在畸胎瘤的躯体型恶性肿瘤（如畸胎瘤的未成熟成分看上去可能像癌或肉瘤）
- 必须显示畸胎瘤浸润性或膨胀性过度生长
- 过度生长的数量尚无严格的定义

提要

- 儿童第二常见的睾丸生殖细胞肿瘤
- 有些病例伴有先天性异常，包括脊柱裂、腔静脉后输尿管、偏身肥大和腹股沟疝
- 对于患有单纯性成熟畸胎瘤的青春期前患者，切除睾丸可以治愈
- 青春期后患者罕见，如果发生，为单纯性成熟畸胎瘤（转移可能类似于原来的肿瘤，或由其他生殖细胞成分组成）
- 所有发生于青春期后男性的畸胎瘤均有恶性潜能

精选文献

Schmoll HJ, Souchon R, Krege S, et al: European consensus on diagnosis and treatment of germ cell cancer: A report of the European Germ Cell Cancer Consensus Group (EGCCCG). Ann Oncol 15:1377-1399, 2004.

Woodward PJ, Heidenreich A, Looijenga LHJ, et al: Germ cell tumors. In Eble JN, Sauter G, Epstein JI, Sesterhenn IA (eds): World Health Organization Classification of Tumours: Pathology and Genetics: Tumours of the Urinary System and Male Genital Organs. Lyon, IARC Press, 2004, pp 221-249.

Ulbright TM: Gonadal teratomas: A review and speculation. Adv Anat Pathol 11:10-23, 2004.

绒毛膜癌　Choriocarcinoma

临床特征

- 典型者为混合性生殖细胞肿瘤的一种成分；单纯性绒毛膜癌非常罕见
- 年龄在 11 ~ 20 岁和 21 ~ 30 岁之间；无青春期前的病例报道
- 患者常常表现为继发于肺、脑或消化道转移引起的症状；睾丸肿瘤可能是隐匿的
- 血清 hCG 水平通常显著升高

大体病理学

- 睾丸外观可以正常
- 通常形成小的肿瘤，伴有局灶性出血和坏死
- 肿瘤消退可能仅仅留下纤维性瘢痕

组织病理学

- 以细胞滋养细胞和合体滋养细胞紧密混合为特征
  - 细胞滋养细胞：单核细胞，胞质淡染或透明，细胞边界非常清楚

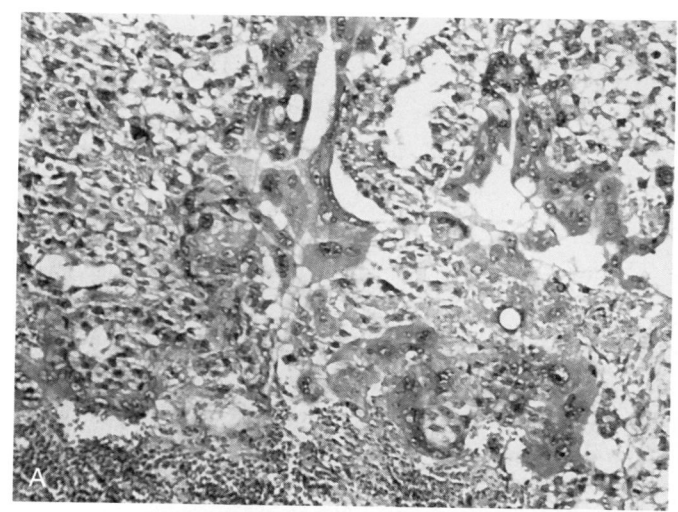

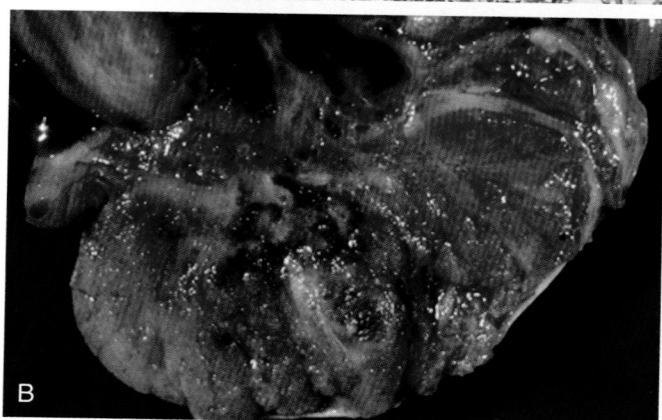

图 11-19　A，绒毛膜癌。合体滋养细胞和细胞滋养细胞呈双层分布，伴有出血。**B，混合性生殖细胞瘤。**睾丸切除标本剖面显示特征性的异质性切面，伴有实性、出血和坏死区域。

  - 合体滋养细胞：大的多核细胞，染色质污秽，胞质空泡状，嗜酸性
- 出血和坏死一般特别明显
- 常常可见血管浸润
- 通常是作为混合性生殖细胞肿瘤的一种成分；单纯性绒毛膜癌罕见
- 畸胎癌：用来描述一种由胚胎癌和畸胎瘤组成的混合性生殖细胞肿瘤

特殊染色和免疫组织化学

- HCG：合体滋养细胞免疫染色呈强阳性，而细胞滋养细胞为弱阳性或呈阴性
- 细胞角蛋白和 EMA：一般为阳性
- CEA 和 PLAP：可能呈阳性

其他诊断技术

- 电子显微镜检查：合体滋养细胞具有明显的粗面内质网，细胞表面有交错排列的微绒毛；合体滋养细胞和细胞滋养细胞均可见桥粒结构

鉴别诊断

- 含有灶状绒毛膜癌的混合性生殖细胞肿瘤
  - 鉴别单纯性绒毛膜癌与更为常见的含有灶状绒毛膜癌的混合性生殖细胞肿瘤，需要充分取材
- 精原细胞瘤
  - 精原细胞瘤中出现的合体滋养细胞为散在的单个或小簇状细胞，不含细胞滋养细胞
  - 其他生殖细胞肿瘤中变性的细胞可能类似于合体滋养细胞，特别是胚胎癌，但 HCG 染色呈阴性

提要

- 绒毛膜癌在诊断时几乎总是发生了转移
- 单纯性绒毛膜癌的预后比其他生殖细胞肿瘤的更差；伴有绒毛膜癌成分的混合性生殖细胞肿瘤的预后比不伴有绒毛膜癌成分的更差
- 绒毛膜癌化疗敏感，放疗无效

精选文献

Schmoll HJ, Souchon R, Krege S, et al: European consensus on diagnosis and treatment of germ cell cancer: A report of the European Germ Cell Cancer Consensus Group (EGCCCG). Ann Oncol 15:1377-1399, 2004.

Woodward PJ, Heidenreich A, Looijenga LHJ, et al: Germ cell tumors. In Eble JN, Sauter G, Epstein JI, Sesterhenn IA (eds): World Health Organization Classification of Tumours: Pathology and Genetics: Tumours of the Urinary System and Male Genital Organs. Lyon, IARC Press, 2004, pp 221-249.

Leydig 细胞瘤　Leydig Cell Tumor

临床特征

- 归类为一种性索 - 间质肿瘤
- 大约占所有睾丸肿瘤的 3%
- 有两个发病高峰年龄：5 ~ 10 岁之间的儿童（不发生于 2 岁以下的儿童）和 20 ~ 60 岁之间的成人
- 患儿表现为同性青春期假性性早熟，10% 有男子乳腺发育
- 成人表现为睾丸肿胀；30% 有男子乳腺发育
- 与隐睾症和睾丸萎缩有关
- 恶性行为见于 10% 的病例；青春期前的患者表现为良性行为

大体病理学

- 边界清楚的、实性或分叶状睾丸内结节，直径为 2 ~ 5cm
- 切面颜色各异，呈黄色、棕色或黄褐色
- 出血和坏死少见

组织病理学

- 肿瘤细胞一般排列成实性片块；巢状或假腺样结构少见
- 细胞呈多角形，核呈圆形．具有明显居中的核仁，胞质丰富，嗜酸性
- 胞质内可见脂褐素，尤其是青春期后的患者
- 大约 40% 的病例胞质内可见杆状 Reinke 结晶

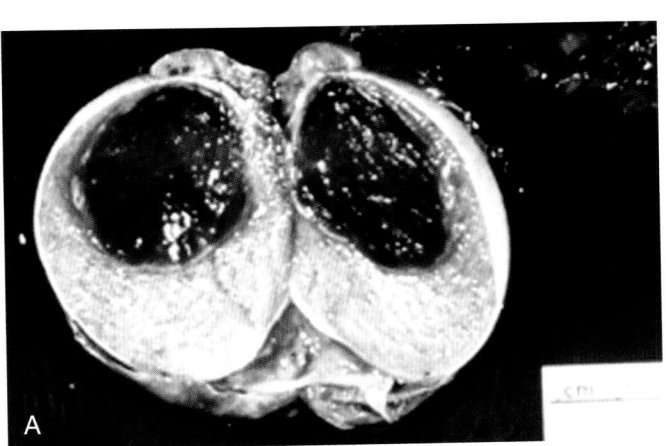

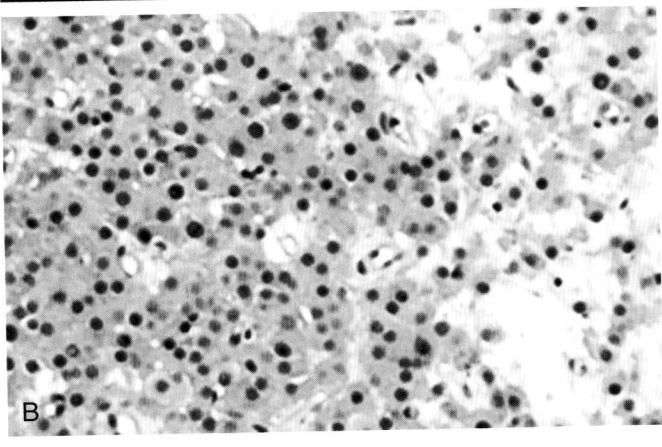

图 11-20　睾丸 Leydig 细胞瘤。A，睾丸切除标本剖面可见小的、边界清晰的棕色实质结节。**B**，细胞成片，表现温和，含有大量嗜酸性胞质、圆形细胞核和明显的核仁。

- 脂质积聚在细胞内可使胞质透明并出现细小空泡
- 核分裂活性一般较低；每 10 个高倍视野有 3 个或 3 个以上的核分裂象被认为与恶性行为有关

特殊染色和免疫组织化学

- 波形蛋白和雄激素：不同程度呈阳性

其他诊断技术

- 电子显微镜检查：肿瘤细胞具有类固醇合成的特征，包括脂滴、明显的滑面内质网，伴有管状嵴的线粒体；Reinke 结晶呈现锐利的几何图形，如六边形或菱形结构
- DNA 非整倍体可见于临床上良性的肿瘤，但与恶性行为有关

鉴别诊断

■ Leydig 细胞增生
- 可以形成结节，但具有间质结构，并保留了生精小管
- 可为多灶性
- 缺乏 Reinke 结晶

■ 大细胞钙化性 Sertoli 细胞瘤
- 常常为双侧性和多灶性
- 细胞含有丰富的嗜酸性胞质，位于黏液样或胶原性间质中．常常伴有钙化或骨化
- 缺乏 Reinke 结晶

■ 精原细胞瘤
- 必须与含有透明细胞的 Leydig 细胞瘤鉴别
- 细胞呈圆形到多角形，胞质淡染到透明，细胞边界清楚；细胞核均匀一致，圆形至卵圆形，染色质颗粒细腻，有 1 或 2 个明显的核仁
- 肿瘤细胞胞质内含有丰富的糖原
- 肿瘤细胞周围有纤维性间隔，含有淋巴细胞成分
- PLAP 呈阳性

提要

- 性索 - 间质肿瘤由产生雄激素的细胞组成
- 肿瘤可能合成雄激素或雌激素
- 青春期前儿童表现为假性青春期性早熟，均呈良性经过
- 大多数肿瘤（90%）为良性表现；10% 的肿瘤为侵袭性并发生转移

- 肿瘤大小、核分裂指数、细胞非典型性、坏死、血管淋巴管浸润和浸润到睾丸周围结构都与恶性行为有关

精选文献

Al-Agha OM, Axiotis CA: An in-depth look at Leydig cell tumor of the testis. Arch Pathol Lab Med 131:311-317, 2007.

Sesterhenn IA, Jacobsen GK, Cheville J, et al: Sex cord gonadal stromal tumours. In Eble JN, Sauter G, Epstein JI, Sesterhenn IA (eds): World Health Organization Classification of Tumours: Pathology and Genetics: Tumours of the Urinary System and Male Genital Organs. Lyon, IARC Press, 2004, pp 250-258.

Young RH: Sex cord-stromal tumors of the ovary and testis: Their similarities and differences with consideration of selected problems. Mod Pathol Suppl 18(Suppl 2):S81-98, 2005.

Sertoli 细胞瘤　　Sertoli Cell Tumor

临床特征

- 罕见的性索 - 间质肿瘤，约占睾丸肿瘤的 1%
- 可发生于任何年龄，但最常见于中年人
- 患者一般表现为睾丸肿块；由于产生雌激素，可能并发男子乳腺发育或阳痿
- 儿童可以发生男子乳腺发育，但通常不会出现同性假性青春期性早熟
- 大约 10% 为恶性；恶性可以发生在青春期前儿童
- 硬化性亚型没有激素引起的症状，均为良性肿瘤
- 大细胞钙化性亚型发生于 20 岁以下的年轻患者，40% 的病例为 Carney 综合征的一种成分
- 小管内大细胞 - 玻璃样变 Sertoli 细胞瘤可能伴有 Peutz-Jeghers 综合征

大体病理学

- 实性灰白色结节，一般 < 3cm
- 大细胞钙化性亚型通常呈黄褐色，伴有沙粒样钙化；40% 的病例为多灶性和双侧性的

组织病理学

- 肿瘤细胞一般成小梁状排列，并形成条索样结构，类似于未成熟的生精小管
- 由于脂质沉积，肿瘤细胞通常具有透明或空泡状胞质，核呈卵圆形，伴有中等大小的核仁
- 硬化性亚型
  — 有密集的胶原性间质

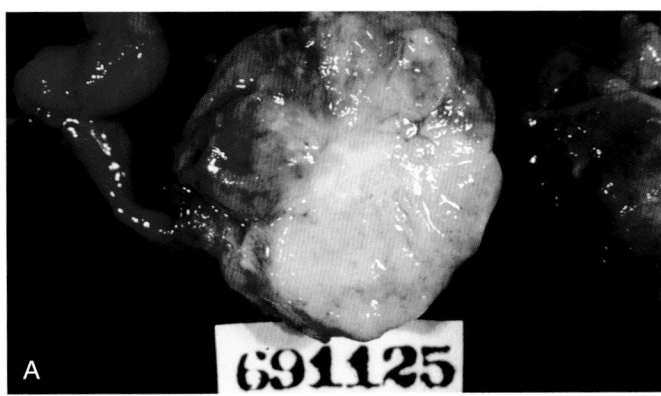

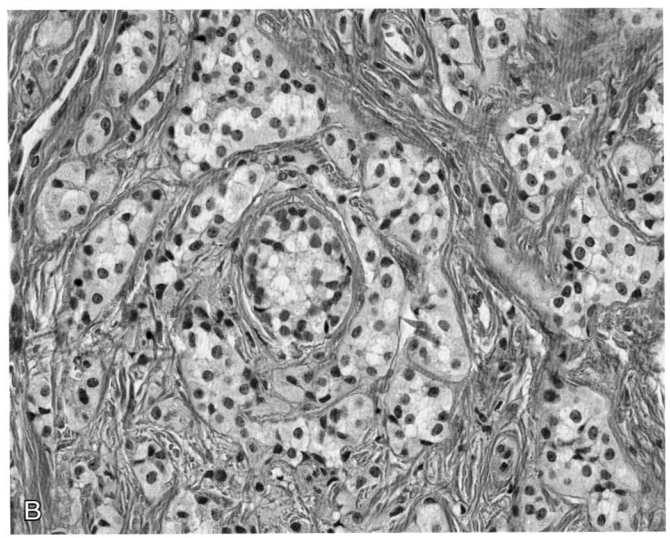

图 11-21 Sertoli 细胞瘤。A，睾丸切除标本呈均质性、橡胶样硬度切面。B，伴有空泡状胞质的细胞排列成管状，背景为胶原。

- 大细胞钙化性亚型
  — 肿瘤细胞具有丰富的嗜酸性胞质，分布于黏液样或胶原性间质中，常常伴有钙化或骨化

特殊染色和免疫组织化学

- 细胞角蛋白和波形蛋白呈阳性
- 硬化性亚型波形蛋白通常呈阳性，而细胞角蛋白通常呈阴性

其他诊断技术

- 电子显微镜检查：细胞具有合成类固醇的特征，包括脂质小滴、显著的滑面内质网和伴有管状嵴的线粒体；相邻的细胞由桥粒连接；排列于核周的细丝（Charcot-Böttcher 细丝）对于 Sertoli 细胞分化具有诊断意义，并见于所有的亚型

鉴别诊断

- 精原细胞瘤
  - 通常排列成实性片块而非小管状结构
  - 肿瘤细胞含有丰富的胞质内糖原，而非脂质
  - 纤维性间隔伴有明显的淋巴细胞浸润
  - 通常显示邻近有小管内生殖细胞肿瘤形成
- 腺瘤样瘤与硬化性 Sertoli 细胞瘤
  - 腺瘤样瘤形成睾丸周围肿物
  - 腺瘤样瘤细胞角蛋白染色呈强阳性
- 雄激素不敏感综合征或睾丸女性化
  - 患者可能发生结节状病变，由内衬 Sertoli 细胞的紧密排列的小管组成，但这些结节内还含有 Leydig 细胞

提要

- 罕见的性索 - 间质肿瘤
- 多达 10% 的病例具有恶性行为
- Charcot-Böttcher 细丝对于 Sertoli 细胞分化具有诊断意义
- 诊断大细胞钙化性 Sertoli 细胞瘤时，应及时检查是否存在 Caney 综合征的其他成分

精选文献

Giglio M, Medica M, De Rose AF, et al: Testicular Sertoli cell tumors and relative sub-types: Analysis of clinical and prognostic features. Urol Int 70:205-210, 2003.

Sesterhenn IA, Jacobsen GK, Cheville J, et al: Sex cord gonadal stromal tumours. In Eble JN, Sauter G, Epstein JI, Sesterhenn IA (eds): World Health Organization Classification of Tumours: Pathology and Genetics: Tumours of the Urinary System and Male Genital Organs. Lyon, IARC Press, 2004, pp 250-258.

颗粒细胞瘤　Granulosa Cell Tumor

临床特征

- 罕见的性索 - 间质肿瘤，分为成年型和幼年型两种亚型
- 成年型
  — 最少见的性索 - 间质肿瘤
  — 发生于 15 ~ 75 岁的患者
  — 表现为睾丸肿块，常常伴有男子乳腺发育
  — 良性行为；基本上没有转移潜能
- 幼年型

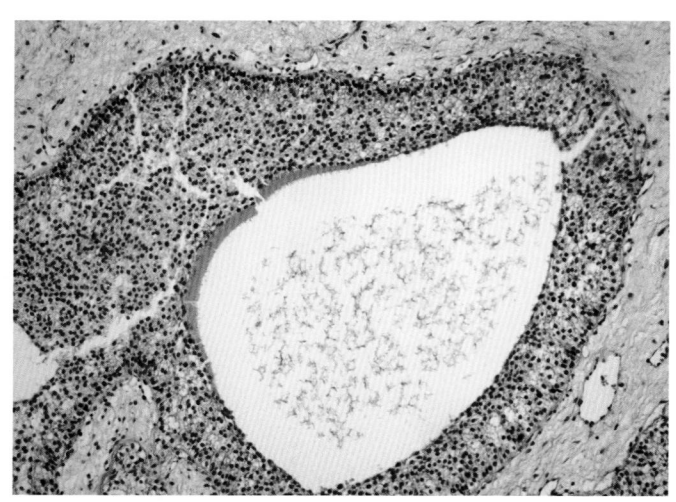

图 11-22 颗粒细胞瘤，幼年型。由均一的表现温和的细胞构成的滤泡样结构，部分内衬嗜酸性物质。

— 新生儿最常见的非生殖细胞肿瘤
— 局限在 5 个月以下的婴儿
— 表现为睾丸肿块．没有激素相关症状
— 可能伴有性腺发育不全或性染色体异常
— 尚无恶性行为的报道

大体病理学

- 孤立性灰白色、黄色到黄褐色的结节，伴有实性和囊性区域
- 直径可达 10cm

组织病理学

▎成年型
- 微滤泡性或实性结构
- 以 Call-Exner 小体为特征（含嗜酸性物质和核碎片的小滤泡）
- 肿瘤细胞核呈圆形至卵圆形，常有特征性的核沟，胞质稀少，淡染
- 核分裂象少见

▎幼年型
- 滤泡性、实性或混合性结构
- 滤泡内嗜碱性物质黏液卡红染色呈阳性
- 实性区域可见玻璃样变的胶原性间质
- 肿瘤细胞呈圆形至多边形，核深染，可见核仁，胞质丰富，淡染到嗜酸性
- 核分裂象可以常见

特殊染色和免疫组织化学

- 细胞角蛋白（主要是 CK8 和 CK18）呈阳性
- 波形蛋白呈阳性
- 黏液卡红
  — 幼年型颗粒细胞瘤的滤泡内物质呈阳性
  — 成年型颗粒细胞瘤黏液卡红呈阴性

其他诊断技术

- 没有帮助

鉴别诊断

▎类癌
- 可能类似于成年型颗粒细胞瘤，但肿瘤细胞缺乏核沟，并具有特征性的颗粒状染色质
- 神经内分泌标记物免疫组化染色呈阳性

▎卵黄囊瘤
- 可能具有囊性或实性结构，因此类似于幼年型颗粒细胞瘤
- 肿瘤细胞一般具有特征性的细胞内透明小体
- 可见特征性的 Schiller-Duval 小体
- AFP 呈阳性

提要

- 成年人罕见幼年型颗粒细胞瘤
- 幼年型颗粒细胞瘤是婴儿最常见的非生殖细胞性肿瘤
- 睾丸幼年型颗粒细胞瘤未见恶性行为

精选文献

Hisano M, Souza FM, Malheiros, et al: Granulosa cell tumor of the adult testis: Report of a case and review of the literature. Clinics 61:77-80, 2006.

Young RH: Sex cord-stromal tumors of the ovary and testis: Their similarities and differences with consideration of selected problems. Mod Pathol 18(Suppl 2):S81-98, 2005.

Sesterhenn IA, Jacobsen GK, Cheville J, et al: Sex cord gonadal stromal tumours. In Eble JN, Sauter G, Epstein JI, Sesterhenn IA (eds): World Health Organization Classification of Tumours: Pathology and Genetics: Tumours of the Urinary System and Male Genital Organs. Lyon, IARC Press, 2004, pp 250-258.

性腺母细胞瘤　Gonadoblastoma

临床特征

- 发生于雌雄间体综合征患者的异常的发育不全的性腺或未下降的睾丸
- 从表型上看，男性患者出现在儿童期或青春期早期
- 通常为因其他指征切除性腺时的偶然发现
- 双侧受累见于 1/3 的病例
- 一般具有良性临床经过；然而，10% ~ 50% 的病例伴有生殖细胞肿瘤

大体病理学

- 实性、灰色至棕黄色的肿瘤，大小从不足 1mm 直至几个厘米
- 切面可能质软，呈鱼肉状，或质硬，或可能表现

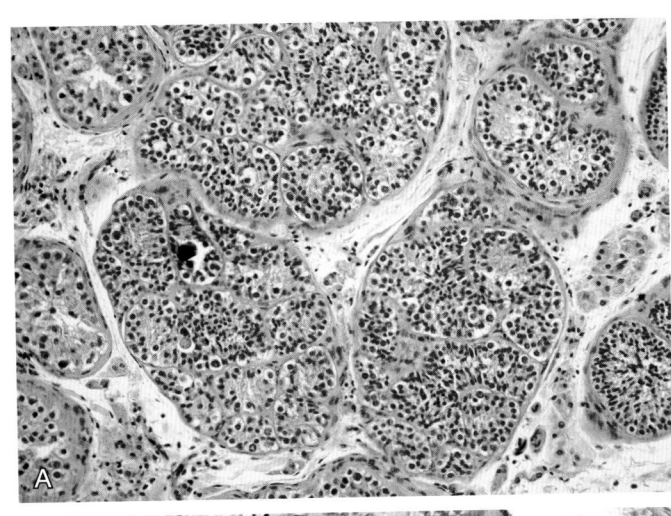

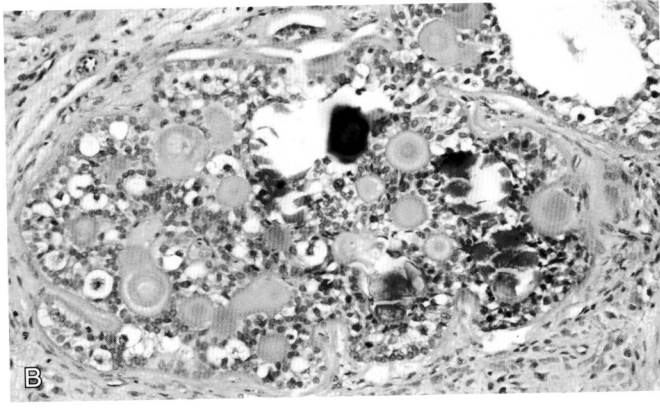

图 11-23　A，性腺母细胞积聚。患有小管内生殖细胞肿瘤形成（普通型）的患者的生殖细胞偶尔累及 Sertoli 细胞结节或积聚。不要将此与性腺母细胞瘤混淆。**B，性腺母细胞瘤。**Sertoli 细胞和肿瘤性生殖细胞混合存在，伴有玻璃样变和微小钙化。

为软骨样
- 可有散在的砂砾状钙化灶，或几乎完全钙化

组织病理学

- 生殖细胞和具有性索 - 间质细胞分化的细胞排列成边界清楚的细胞巢，周围绕以结缔组织间质
- 细胞围绕无定形的嗜酸性物质（透明小体）
- 生殖细胞类似于精原细胞瘤、未成熟睾丸生殖细胞或精原细胞（大细胞伴有空泡状细胞核，染色质细颗粒状，核仁明显）；核分裂活跃
- 性索 - 间质来源的上皮细胞类似于未成熟的 Sertoli 细胞或颗粒细胞（细胞小而均一、圆形或细长，胞质稀少、核淡染）；核分裂不活跃
- 可有局灶性钙化或玻璃样变
- 可见伴随的生殖细胞肿瘤

特殊染色和免疫组织化学

- PAS：精原细胞瘤样细胞由于含有丰富的糖原而呈阳性

其他诊断技术

- 电子显微镜检查：Sertoli 样性索细胞可含有 Charcot-Böttcher 细丝

鉴别诊断

- 伴有小管内生殖细胞肿瘤形成的 Sertoli 细胞结节
  - 通常为显微镜下病变，在非发育不良性性腺中，可见 Sertoli 细胞结节和灶状肿瘤性生殖细胞

提要

- 虽然单纯性性腺母细胞瘤是一种良性病变，但其预后取决于伴随的生殖细胞肿瘤成分及其生物学行为
- 双侧睾丸发生性腺母细胞瘤的几率高，且有伴发生殖细胞肿瘤的危险，所以建议行双侧睾丸切除术

精选文献

Ulbright TM: Tumours containing both sex cord/gonadal stromal elements. Gonadoblastoma. In Eble JN, Sauter G, Epstein JI, Sesterhenn IA (eds): World Health Organization Classification of Tumours: Pathology and Genetics: Tumours of the Urinary System and Male Genital Organs. Lyon, IARC Press, 2004, pp 259-262.

淋巴瘤　Lymphoma

临床特征

- 原发性睾丸淋巴瘤罕见；而播散性淋巴瘤晚期的亚临床睾丸受累比较常见
- 淋巴瘤约占所有睾丸肿瘤的 5%
- 50 岁以上患者的最常见的恶性睾丸肿瘤

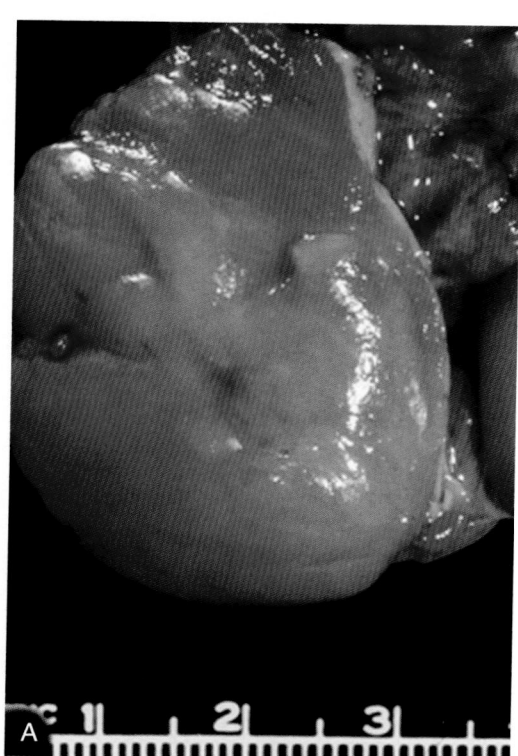

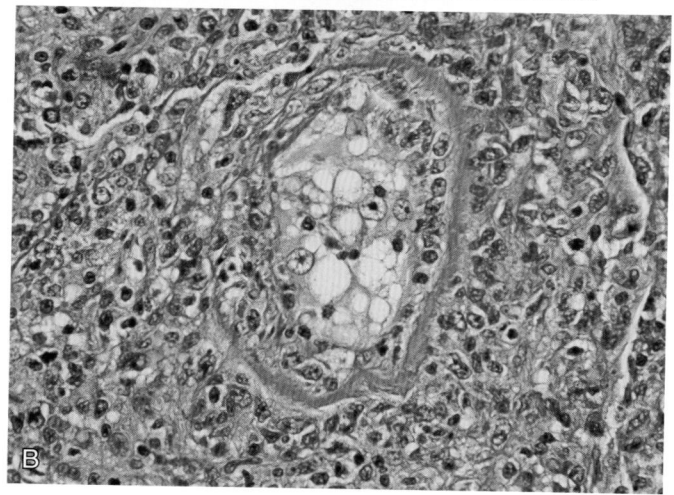

图 11-24　非 Hodgkin 淋巴瘤，大细胞型。A，一位 60 多岁患者的睾丸切除标本，具有特征性的均质性黄褐色切面。**B**，恶性淋巴瘤细胞向间质生长，围绕并部分累及玻璃样变的生精小管。

大体病理学

- 部分或整个睾丸被单个肿块或多发性结节取代
- 切面呈乳白色到黄褐色，质软，鱼肉样，均匀一致
- 多达 50% 的病例可见病变播散至附睾或精索

组织病理学

- 淋巴细胞浸润显示特征性的间质生长方式，一般不累及生精小管
- 最常见的组织学类型是弥漫性大 B 细胞淋巴瘤
- 睾丸滤泡性淋巴瘤和 Hodgkin 病罕见

特殊染色和免疫组织化学

- B 细胞淋巴瘤约占睾丸淋巴瘤的 90%
- 不同类型的淋巴瘤有相应的免疫组化标记物

其他诊断技术

- 同其他淋巴瘤一样，流式细胞术、分子诊断技术和细胞遗传学检查可能具有关键作用（参见第 14 章）

鉴别诊断

▌ 精原细胞瘤

- 由富含糖原的细胞组成，细胞边界清楚，有明显的淋巴细胞浸润
- PLAP 呈阳性

▌ 慢性睾丸炎

- 含有不同的炎症细胞，包括淋巴细胞、浆细胞和中性粒细胞，通常累及生精小管
- 慢性感染导致斑片状间质纤维化和生精小管萎缩；常常累及双侧睾丸

提要

- 在 60 岁以上的男性中，淋巴瘤占睾丸肿瘤的 50% 以上
- 局限于睾丸的原发性淋巴瘤罕见

精选文献

Clemens JQ, Pins MR: Non-Hodgkin's lymphoma presenting as bilateral testicular and adrenal masses. J Urol 163:241-242, 2000.

Hyland J, Lasota J, Jasinki M, et al: Molecular pathological analysis of testicular diffuse large cell lymphomas. Hum Pathol 29:1231-1239, 1998.

Moller MB, d'Amore F, Christensen BE: Testicular lymphomas: A population-based study of incidence, clinicopathological correlation and prognosis. The Danish Lymphoma Study Group, LYFO. Eur J Cancer 30A:1760-1764, 1994.

睾丸旁附件 Paratesticular Adnexa

附睾炎 Epididymitis

临床特征

- 可以为急性，也可为慢性，取决于致病因子和疾病持续时间
- 急性病例表现为单侧附睾和阴囊疼痛性肿胀
- 急性附睾炎可能由细菌（肠道革兰阴性杆菌、淋病奈瑟菌、沙眼衣原体）、病毒（腮腺炎病毒、巨细胞病毒）感染或创伤引起
- 慢性附睾炎与结核病、麻风病、结节病、真菌感染和精子肉芽肿有关
- 通常与睾丸炎伴发或继发于创伤后
- 多数病例是由于尿液反流引起的逆行性感染
- 手术标本很难见到

大体病理学

- 急性感染：附睾增厚、充血和水肿，有不同程度的纤维素脓性渗出物
- 慢性感染：附睾有硬结和瘢痕形成；可见钙化或结石

组织病理学

- 显微镜下特征各异，取决于致病因子
- 细菌感染伴有中性粒细胞微小脓肿、水肿和小管破坏；可见黄色肉芽肿
- 沙眼衣原体感染的病例显示导管周围轻微破坏和上皮内炎症
- 病毒感染导致血管充血、水肿和间质淋巴细胞浸润
- 附睾结核有明显的干酪性肉芽肿
- 瘤性麻风附睾炎显示血管周围和神经周围淋巴细胞浸润，伴有成片的含有抗酸细菌的巨噬细胞
- 结节病可见典型的非干酪性肉芽肿
- 真菌通常引起坏死性肉芽肿和脓肿
- 创伤性附睾炎显示血管充血和局灶性血液渗出
- 精子肉芽肿是由精子外渗引起的异物型反应

特殊染色和免疫组织化学

- 细菌或真菌的特殊染色可能有帮助
- 可以做沙眼衣原体或病毒的免疫组织化学检查

其他诊断技术

- 没有帮助

鉴别诊断

- 鉴别诊断取决于临床特征和辨认特异性的致病因子

提要

- 临床表现和显微镜下特征取决于致病因子
- 尿道或附睾针吸涂片和培养有助于识别病原体
- 诊断一般是根据临床症状和培养结果
- 治疗通常采取药物；很少见到手术标本

精选文献

Gatti JM, Murphy PJ: Current management of the acute scrotum. Semin Pediatr Surg 16:58-63, 2007.

Wegner HE, Loy V, Dieckmann KP: Granulomatous orchitis: An analysis of clinical presentation, pathological anatomic features and possible etiologic factors. Eur Urol 26:56-60, 1994.

Mikuz G, Dajanov I: Inflammation of the testis, epididymis, peritesticular membranes and scrotum. Pathol Ann 17:101-128, 1982.

脂肪瘤 Lipoma

临床特征

- 占精索肿瘤的 90%
- 通常发生于成人，但可见于任何年龄

大体病理学

- 由成熟的黄色脂肪组织组成的界限清楚的分叶状肿块

组织病理学

- 由大小不一的成熟脂肪细胞组成，不伴有细胞核多形性或核分裂活性；类似于其他部位的脂肪瘤
- 亚型包括血管脂肪瘤和与纤维或黏液样组织结合的脂肪瘤
- 冬眠瘤罕见

特殊染色和免疫组织化学

- 没有帮助

其他诊断技术

- 没有帮助

鉴别诊断

▎ 高分化脂肪肉瘤

- 附睾部位罕见
- 核多形性较明显，核分裂指数较高
- 区分真正的（即肿瘤性）脂肪瘤和伴有腹股沟疝的所谓的精索脂肪瘤（脱垂的腹膜前脂肪组织）有些随意

提要

- 最常见的睾丸旁肿瘤

精选文献

Lioe TF, Biggart JD: Tumours of the spermatic cord and paratesticular tissue: A clinicopathological study. Br J Urol 71:600-606, 1993.

腺瘤样瘤　　Adenomatoid Tumor

临床特征

- 睾丸旁组织最常见的肿瘤
- 见于所有年龄；20 ~ 40 岁为发病高峰年龄
- 一般位于附睾下极；可以见于白膜或精索
- 表现为无痛性、单侧孤立性实性肿物，透光试验呈阴性
- 可能延伸到睾丸，但生物学行为均为良性

大体病理学

- 通常 < 5cm；孤立性、灰白色、边界清楚的质硬结节
- 切面质地均一，纤维性，伴有涡旋状表现；偶尔可见黄色区域

组织病理学

- 由两种主要成分组成：上皮样细胞和纤维性间质
- 上皮样细胞
  - 形成网状结构，含有圆形、卵圆形或裂隙样小管，不规则的囊肿或小的索状
  - 小管内衬细胞可呈扁平、立方或矮柱状，有

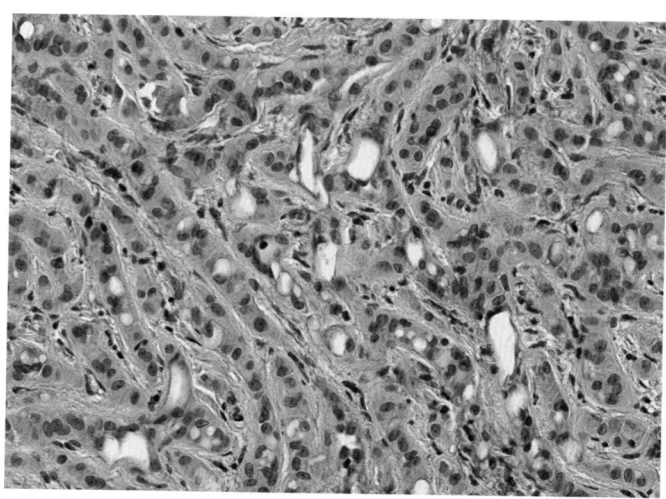

图 11-25　腺瘤样瘤。特征性的不同大小的管状结构，内衬良性矮立方细胞，伴有假浸润性生长方式。

圆形至卵圆形的细胞核和丰富而致密的胞质
  - 胞质内可能含有空泡，形似印戒细胞表现
- 纤维性间质
  - 可发生玻璃样变或含有平滑肌
  - 间质常常含有淋巴细胞聚集或斑片状淋巴细胞浸润
  - 可出现浸润性边界，并蔓延到睾丸实质
  - 肿瘤内或其周围可见淋巴细胞聚集

特殊染色和免疫组织化学

- 细胞角蛋白：上皮样细胞呈阳性
- 阿辛蓝染色：可呈阳性（透明质酸酶敏感）
- CEA、Leu- Ml 和Ⅷ因子呈阴性

其他诊断技术

- 电子显微镜检查：上皮样细胞的腔面可见许多微绒毛，侧面可见发育成熟的桥粒

鉴别诊断

▎ 转移性腺癌

- 一般发生于老年患者
- 通常为双侧性的
- 证实有明显的恶性细胞，可能显示抗透明质酸酶阳性的黏液染色

▎ 睾丸网腺癌

- 罕见的肿瘤
- 通常在睾丸门形成一个边界不清的肿物

- 可能有实性或管状乳头状生长方式
- 由多形性细胞组成，细胞核大，核仁明显
- 预后差

■ 恶性间皮瘤
- 高度富于细胞的肿瘤，由伴有高核分裂率的多形性细胞组成
- 特征性的免疫组化染色所见

提要

- 质硬、边界清楚的睾丸旁肿物，纤维间质中伴有上皮样成分
- 均为良性生物学行为

精选文献

Amin MB: Selected other problematic testicular and paratesticular lesions: Rete testis neoplasms and pseudotumors, mesothelial lesions, and secondary tumors. Mod Pathol 18(Suppl 2):S131-145, 2005.

Rubenstein RA, Dogra VS, Seftel AD, Resnick MI: Benign intrascrotal lesions. J Urol 171:1765-1772, 2004.

附睾乳头状囊腺瘤
Papillary Cystadenoma of the Epididymis

临床特征

- 占原发性附睾肿瘤的 1/3
- 发病年龄为 15～70 岁，11～20 岁和 21～30 岁发病率略高
- 可能表现为附睾头部小结节
- 大约 40% 为双侧性的
- 可见于 von Hippel-Lindau 病的患者

大体病理学

- 边界清楚、常常有包膜的结节，直径通常为 1～5cm
- 多囊性肿物，切面斑驳，呈灰褐色、黄色和棕色
- 囊液可为透明、黄色或呈血性

组织病理学

- 由扩张的导管和囊性间隙组成，伴有乳头状突起
- 囊性间隙和乳头被覆单层或双层立方至高柱状上皮细胞，胞质透明或空泡状
- 肿瘤细胞富含糖原和分泌小滴，腔面可见纤毛

- 间质为致密的纤维组织，伴有局灶玻璃样变区域和斑片状慢性炎症
- 可见小灶状脂肪肉芽肿性炎

特殊染色和免疫组织化学

- PAS：肿瘤细胞富含糖原，PAS 呈阳性，淀粉酶敏感

其他诊断技术

- 没有帮助

鉴别诊断

■ 乳头状癌
- 伴有广泛乳头状突起的肿瘤可能呈实性，必须与乳头状癌鉴别，乳头状癌更加富于细胞，并有明显的多形性

提要

- 几乎 2/3 的囊腺瘤病例发生在 von Hippel-Lindau 病患者
- 临床行为均为良性

精选文献

Kuhn MT, Maclennan GT: Benign neoplasms of the epididymis. J Urol 174:723, 2005.

纤维性假瘤　　Fibrous Pseudotumor

临床特征

- 睾丸附件第二常见的形成肿块的病变（最常见的是腺瘤样瘤）
- 弥漫性或局灶性增生，累及被膜、附睾或精索
- 已报道的患者年龄在 7～95 岁之间；发病高峰在 21～30 岁
- 大约 30% 的患者有外伤或睾丸附睾炎病史

大体病理学

- 质硬，切面呈白色
- 局限性病变可能形成单个或多发性结节，直径从不足 0.5 cm 至 10cm
- 弥漫性病变的特征是受累组织弥漫性增厚

组织病理学

- 病变特征是梭形细胞增生，伴有漩涡状结构和玻璃样变胶原区域
- 可见局灶性细胞丰富的区域
- 间质含有不同程度的炎细胞浸润，包括淋巴细胞、浆细胞、组织细胞和散在的嗜酸性粒细胞
- 可出现钙化和骨化
- 大约半数的病变可能显示纤维黄色瘤、硬化性脂肪肉芽肿或硬化性血管瘤的特征

特殊染色和免疫组织化学

- 细胞角蛋白、SMA 和 S-100 蛋白呈阴性

其他诊断技术

- 没有帮助

鉴别诊断

- 梭形细胞间皮瘤
  - 由伴有嗜酸性胞质的细胞组成，背景为细胞角蛋白阳性的细胞
  - 电子显微镜检查可见间皮细胞来源的特征
- 特发性纤维瘤病
  - 特征为较弥散性病变，炎性浸润不明显
  - 可能伴有腹膜后纤维瘤病
- 肉瘤
  - 通常为细胞丰富的病变，由伴有多形性核的恶性细胞组成
  - 核分裂指数高，常常伴有非典型性核分裂象
  - 炎细胞浸润较少
- 平滑肌瘤和神经纤维瘤
  - 最好应用免疫组化染色鉴别

提要

- 纤维性假瘤是反应性、非肿瘤性的纤维组织增生，临床上可能类似于睾丸肿瘤

精选文献

Polsky EG, Ray C, Dubilier LD: Diffuse fibrous pseudotumor of the tunica vaginalis testis, epididymis, and spermatic cord. J Urol 171:1625-1626, 2004.

Jones MA, Young RH, Scully RE: Benign fibromatous tumors of the testis and paratesticular region: A report of 9 cases with a proposed classification of fibromatous tumors and tumor-like lesions. Am J Surg Pathol 21:296-305, 1997.

平滑肌瘤和平滑肌肉瘤
Leiomyoma and Leiomyosarcoma

临床特征

- 平滑肌瘤
  - 相对常见的附睾肿瘤
  - 年龄分布不同；儿童罕见
  - 多达 20% 的病例伴有疝囊或睾丸鞘膜积液
  - 多达 40% 的病例为双侧性的
- 平滑肌肉瘤
  - 精索比附睾常见
  - 发病高峰年龄在 51 ~ 60 岁和 61 ~ 70 岁

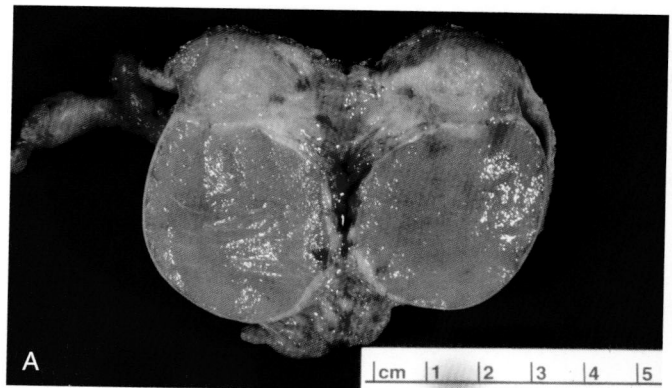

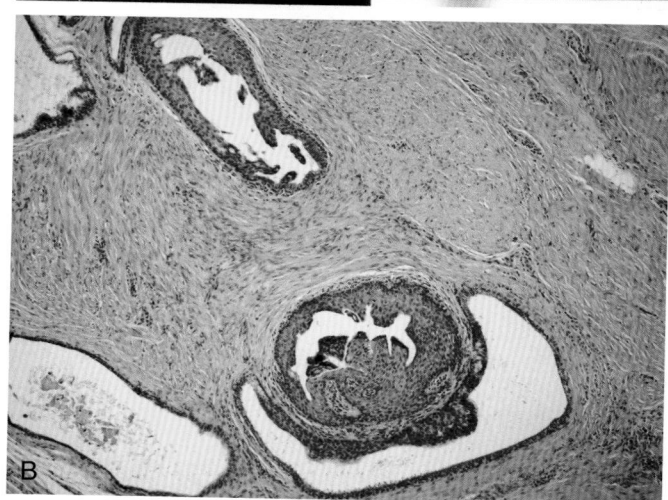

图 11-26　睾丸附件平滑肌增生。A，睾丸切除标本剖面显示正常睾丸实质和邻近累及附睾的橡皮样白色肿块。B，平滑肌与继发性扩张和鳞状化生的附睾组织密切相关。

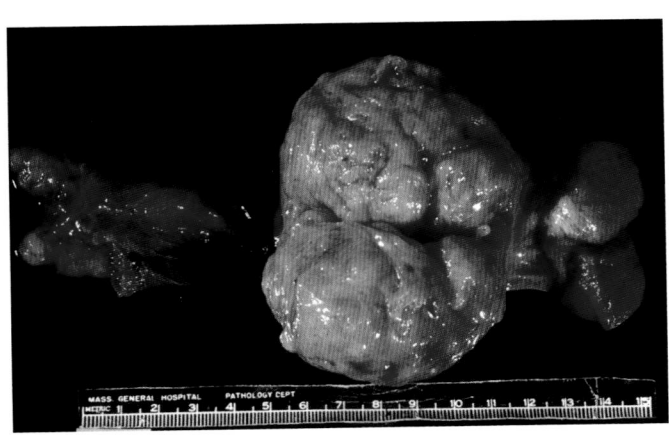

图 11-27 平滑肌肉瘤。根治性睾丸切除标本显示位于精索中部的橡皮样、褐色分叶状肿块。

大体病理学

■ 平滑肌瘤
- 边界清晰、大小不等、圆形、质硬的灰白色肿物
- 切面呈漩涡状，隆起，均匀一致

■ 平滑肌肉瘤
- 类似于平滑肌瘤；常见出血和坏死区域

组织病理学

■ 平滑肌瘤
- 梭形细胞增生，由均匀一致的平滑肌细胞交织成束而成
- 核分裂活性罕见或缺乏

■ 平滑肌肉瘤
- 梭形细胞增生，一般具有明显的核多形性
- 核分裂率高（核分裂象每高倍视野 ≥ 1 ~ 2 个）
- 出血和坏死常见，尤其是高级别肿瘤
- 区分平滑肌瘤和低级别平滑肌肉瘤缺乏明确的特征

特殊染色和免疫组织化学

- 波形蛋白、SMA 和结蛋白呈阳性

其他诊断技术

- 电子显微镜检查：肿瘤细胞具有平滑肌分化的特征，可见成束的细丝和胞饮小泡

鉴别诊断

■ 低级别平滑肌肉瘤与平滑肌瘤
- 见"组织病理学"

■ 纤维性间皮瘤

- SMA 呈阴性

提要

- 对于区分平滑肌瘤和低级别平滑肌肉瘤，核分裂率好像是最可靠的标准；坏死、高核分裂活性、细胞丰富和显著的细胞核多形性提示恶性
- 平滑肌瘤和平滑肌肉瘤的治疗通常均行睾丸切除术；对于平滑肌肉瘤，进行腹膜后清扫的作用尚存争议
- 平滑肌肉瘤经常出现局部复发和转移；大约 1/3 的患者死于转移性疾病

精选文献

Berkmen F, Celebioglu AS: Adult genitourinary sarcomas: A report of seventeen cases and review of the literature. J Exp Clin Cancer Res 16:45-48, 1997.

Soosay GH, Parkinson MC, Paradinas J, Fisher C: Paratesticular sarcomas revisited: A review of cases in the British Testicular Tumour Panel and Registry. Br J Urol 77:143-146, 1996.

deLuise VP, Draper JW, Gray GF Jr: Smooth muscle tumors of the testicular adnexa. J Urol 5:685-688, 1976.

脂肪肉瘤　Liposarcoma

临床特征

- 成人最常见的睾丸旁肉瘤（总的来说还是罕见）
- 一般发生于 40 ~ 90 岁的成人
- 表现为阴囊或腹股沟管内、大而质硬的、缓慢生长的肿物

大体病理学

- 类似于脂肪瘤；常常为多结节状
- 切面呈黄色，可质软或质硬
- 可见局灶黏液性区域或坏死区域

组织病理学

- 高分化脂肪肉瘤
  - 最常见的亚型
  - 由大而成熟的脂肪细胞组成，一般具有深染的非典型性细胞核
  - 数量不等的空泡状脂肪母细胞
  - 常有明显的硬化区域
- 可见黏液性和多形性脂肪肉瘤，但在睾丸旁组织中少见

特殊染色和免疫组织化学

- 油红 O 和苏丹黑染色：脂肪母细胞含有细胞内脂质空泡，脂肪染色呈阳性

其他诊断技术

- 细胞遗传学检查：高分化脂肪肉瘤与环状染色体 12 有关；黏液性脂肪肉瘤与 t（12;16）染色体易位有关

鉴别诊断

▋ 脂肪瘤
- 在这个部位更常见
- 由良性表现、成熟的脂肪细胞组成，细胞核小、偏心、受到挤压
- 缺乏脂肪母细胞

▋ 硬化性脂肪肉芽肿
- 一般发生于较年轻的患者
- 可累及阴茎、阴囊、精索或会阴
- 在硬化的背景下可见肉芽肿和混合性炎性浸润
- 散在异物巨细胞

提要

- 大多数为高分化肿瘤；局部切除后可能复发
- 与其他肉瘤相比，其行为一般呈惰性
- 这个部位低分化脂肪肉瘤罕见，但可发生远处转移
- 治疗一般采取根治性睾丸切除术，通常不进行淋巴结清扫；为了获得阴性切缘，少数病例可能需要进行半侧阴囊切除术

精选文献

Coleman J, Brennan MF, Alektiar K, Russo P: Adult spermatic cord sarcomas: Management and results. Ann Surg Oncol 10:669-675, 2003.

Montgomery E, Fisher C: Paratesticular liposarcoma: A clinicopathologic study. Am J Surg Pathol 27:40-47, 2003.

Berkmen F, Celebioglu AS: Adult genitourinary sarcomas: A report of seventeen cases and review of the literature. J Exp Clin Cancer Res 16:45-48, 1997.

横纹肌肉瘤　Rhabdomyosarcoma

临床特征

- 最常见的精索恶性肿瘤；可以见于附睾或睾丸鞘膜
- 大约 60% 的病例发生在 20 岁以前
- 大约 95% 的患者表现为阴囊肿块，仅有少数患者累及睾丸实质
- 常见局部复发和盆腔淋巴结转移
- 手术和化疗后 I 期或 II 期患者预后很好
- 尽管积极治疗，多数 III 期或 IV 期患者死于本病

大体病理学

- 有包膜、分叶状、光滑、灰白色、有光泽的肿物，引起睾丸实质移位（一般不侵犯睾丸组织）
- 肿瘤大小为 1 ~ 20cm
- 可见局灶出血和囊性变

组织病理学

- 胚胎性横纹肌肉瘤
  - 最常见亚型（占睾丸旁组织横纹肌肉瘤的 90%）
  - 横纹肌母细胞和未分化的原始细胞杂乱混合排列
  - 原始细胞小而圆，伴有深染的细胞核和少量胞质
  - 不同数量的带状细胞，伴有或不伴有横纹，并有奇异性"蝌蚪"细胞
  - 在这个部位，梭形细胞好像比较常见
  - 核分裂活性不同
- 腺泡性、葡萄状和多形性横纹肌肉瘤罕见

特殊染色和免疫组织化学

- MSA、结蛋白和肌球蛋白：横纹肌母细胞通常呈阳性
- 细胞角蛋白：呈阴性

其他诊断技术

- 电子显微镜检查：横纹肌母细胞具有胞质肌丝和 Z 带

鉴别诊断

▋ 从其他儿童期原始肿瘤（小圆形蓝色细胞肿瘤）转移而来

提要

- 大约 10 岁为发病高峰

- 常见转移部位为腹膜后淋巴结
- 根治性睾丸切除、腹膜后淋巴结清扫、辅助放射治疗和化疗后的生存率大约为 80%

精选文献

Berkmen F, Celebioglu AS: Adult genitourinary sarcomas: A report of seventeen cases and review of the literature. J Exp Clin Cancer Res 16:45-48, 1997.

Soosay GH, Parkinson MC, Paradinas J, Fisher C: Paratesticular sarcomas revisited: A review of cases in the British Testicular Tumour Panel and Registry. Br J Urol 77:143-146, 1996.

睾丸鞘膜恶性间皮瘤 Malignant Mesothelioma of the Tunica Vaginalis

临床特征

- 罕见的肿瘤，但为第二常见的睾丸旁恶性肿瘤
- 常常伴有睾丸鞘膜积液
- 双峰年龄分布，两个发病高峰分别为 21 ~ 40 岁和 51 ~ 80 岁
- 可有石棉接触史

大体病理学

- 实性或部分囊性的肿瘤
- 多发性、蓬乱而易碎的结节，或睾丸鞘膜弥漫性增厚

组织病理学

- 组织学表现类似于肺的恶性间皮瘤
- 不同的组织学特征，包括上皮性、梭形细胞性或双相性结构
- 上皮性结构最常见（占所有病例的 70% ~ 80%）
  — 结构复杂，具有乳头状突起、管泡状结构和实性细胞片块
  — 被覆乳头状结构和管泡状间隙的细胞通常为圆形和立方形，但可以是扁平细胞
  — 排列成实性片块的细胞具有上皮样表现，胞质嗜酸性，核大而圆，位于中心，呈空泡状，伴有明显的核仁
  — 核分裂率不同
  — 明显的多形性和奇异性细胞罕见
  — 在乳头状区域可见沙粒体

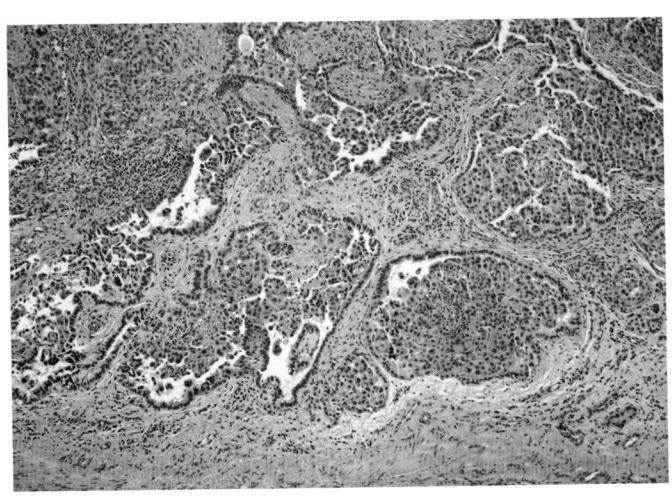

图 11-28　睾丸鞘膜恶性间皮瘤。由复杂的管泡状结构组成的肿瘤，内衬从鞘膜（下方）延伸而来的矮立方上皮。

特殊染色和免疫组织化学

- 细胞角蛋白 5 和 6、EMA、钙（视）网膜蛋白（核染色比胞质染色明显）、GLUT1、端粒酶、p53、波形蛋白均呈阳性
- CEA、Leu-M1 呈阴性
- 阿辛蓝呈阳性；PAS 和黏液卡红呈阴性

其他诊断技术

- 电子显微镜检查：肿瘤细胞具有长而纤细的微绒毛、张力丝、桥粒和核周线粒体

鉴别诊断

- **良性反应性间皮增生**
  - 常见于疝囊
  - 通常较小，孤立性，伴有简单的乳头状突起
  - 细胞非典型性轻微
- **明显的非典型性间皮增生**
  - 可能显示恶性肿瘤的有些特征：细胞非典型性、许多核分裂象和腺管乳头状结构
  - 除了间皮陷入浅表组织之外，没有真正的间质浸润；细胞角蛋白染色可能有助于确诊
  - p53 和 EMA 免疫染色倾向于呈阴性，结蛋白免疫染色呈阳性
- **原发性或转移性腺癌**
  - 最好应用免疫组化染色（CEA、Leu-M1 和黏液染色呈阳性）或电子显微镜检查（肿瘤细胞有短小的微绒毛）进行鉴别诊断

提要

- 独特的超微结构表现，细长而直的微绒毛
- 睾丸鞘膜恶性间皮瘤可能是腹膜或胸膜广泛性间皮瘤的早期表现
- 浅表的乳头状肿瘤几乎均为良性
- 通常具有侵袭性行为，常常伴有复发和转移
- 如果临床或放射学检查发现有阳性的淋巴结，应行根治性腹股沟睾丸切除术和腹膜后淋巴结清扫术

精选文献

Winstanley AM, Landon G, Berney D, et al: The immunohistochemical profile of malignant mesotheliomas of the tunica vaginalis: A study of 20 cases. Am J Surg Pathol 30:1-6, 2006.

Amin MB: Selected other problematic testicular and paratesticular lesions: Rete testis neoplasms and pseudotumors, mesothelial lesions and secondary tumors. Mod Pathol 18:S131-145, 2005.

Churg A (Chairman), Colby TV (Secretary), Cagle P, Corson J, et al, for the US-Canadian Mesothelioma Reference Panel, including: The separation of benign and malignant mesothelial proliferations. Am J Surg Pathol 24:1183-1200, 2000.

精囊　Seminal Vesicle

精囊癌　Carcinoma of the Seminal Vesicle

临床特征

- 罕见的肿瘤，发生于 50 岁以上的患者
- 临床症状包括尿潴留、排尿困难和血尿
- 仅有少数病例早期诊断，可以治愈

大体病理学

- 浸润性肿瘤取代精囊，可以蔓延到前列腺或对侧精囊
- 常见尿道和一侧或双侧输尿管阻塞
- 肿瘤直径可达 10 ~ 15cm

组织病理学

- 多数肿瘤为乳头状腺癌；有些肿瘤为未分化癌或黏液癌，引起纤维组织增生性间质反应
- 肿瘤细胞呈柱状或多边形，具有空泡状细胞核，胞质透明，可有明显的核仁
- 邻近的精囊上皮可见原位腺癌

特殊染色和免疫组织化学

- CA-125 和 CEA 总是呈阳性；PSA 和 PAP 呈阴性
- CK7 和高分子量细胞角蛋白通常呈阳性；CK20 呈阴性
- AMACR 染色结果不明

其他诊断技术

- 没有帮助

鉴别诊断

▌ 前列腺腺癌
- 常常累及双侧精囊
- PSA 和 PAP 呈阳性；CA-125 呈阴性

▌ 膀胱腺癌
- 最好通过临床上鉴别，取决于原发性肿瘤的部位
- CA-125 呈阴性

▌ 移行细胞癌
- 最好通过临床上鉴别，取决于原发性肿瘤的部位
- CK20 呈阳性；CA-125 呈阴性

提要

- 只有证实肿瘤发生于精囊（可以向外浸润前列腺或膀胱），才能诊断为精囊癌
- 在诊断原发性精囊腺癌之前，必须排除原发于前列腺、结肠和膀胱的恶性肿瘤
- 一般来说，累及双侧前列腺和精囊的肿瘤大多起源于前列腺
- 累及多个器官的浸润性高级别肿瘤可能无法确定原发部位
- 本病具有侵袭性临床经过，预后不良

精选文献

Egevad L, Ehrnstrom R, Hakansson U, Grabe M: Primary seminal vesicle carcinoma detected at transurethral resection of prostate. Urology 69:778.e11-778.e13, 2007.

Thiel R, Effert P: Primary adenocarcinoma of the seminal vesicles. J Urol 186:1891-1896, 2002.

Ormsby AH, Haskell R, Jones D, Goldblum JR: Primary seminal vesicle carcinoma: An immunohistochemical analysis of four cases. Mod Pathol 13:46-51, 2000.

尿道 Urethra

尿道息肉 Urethral Polyps

纤维上皮性息肉 Fibroepithelial Polyp

临床特征

- 罕见的病变
- 仅见于男性
- 通常为先天性的
- 常见于 3 ~ 9 岁的患儿，伴有血尿、尿潴留和感染

大体病理学

- 息肉常起源于邻近精阜的前列腺尿道部

组织病理学

- 息肉被覆尿道上皮，间质可有不同程度的炎症
- 表面可见溃疡形成
- 可见鳞状化生

肉阜 Caruncle

临床特征

- 仅见于女性；通常发生于老年人
- 患者表现为尿道外口红色疼痛性肿物，常常伴有尿痛、尿频或梗阻

大体病理学

- 尿道远端的、小的（1 ~ 2cm）、有蒂或无蒂的息肉样病变
- 鱼肉样、出血性表现

组织病理学

- 息肉样肿物被覆尿道上皮（移行上皮）或常常是增生的鳞状上皮
- 固有层由疏松的成纤维细胞性结缔组织组成，血管丰富，有外渗的红细胞和混合性炎症

肾源性腺瘤 Nephrogenic Adenoma

临床特征

- 对慢性刺激或创伤的反应
- 最常见于年轻男性
- 通常为内镜检查时的偶然发现；可引起出血
- 良性病变，无恶变危险；偶尔可见与腺癌共存

大体病理学

- 扁平的红斑性斑块或散在的乳头状病变

组织病理学

- 可见乳头状或扁平结构
  - 扁平病变间质疏松，伴有散在的混合性炎症细胞和许多小管状结构，小管内衬均匀一致的立方细胞，细胞核深染，呈圆形至卵圆形
  - 乳头具有类似的被覆细胞，伴有小的间质小管和混合性炎症

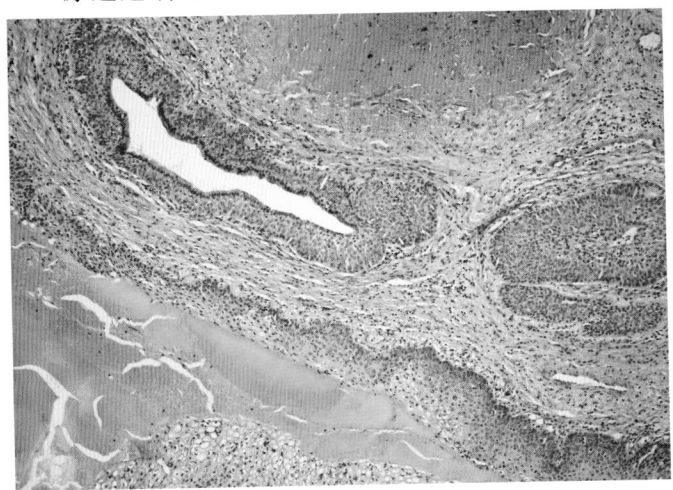

图 11-29 尿道肉阜。 仅见于女性，这幅照片显示发炎的尿道上皮和伴有出血和血管扩张的间质。

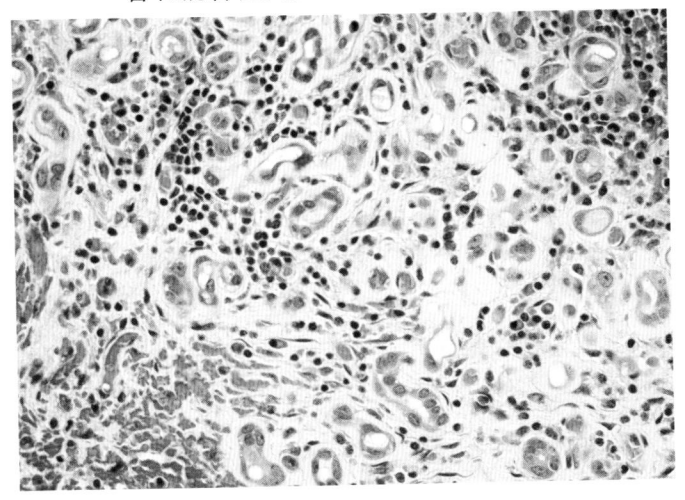

图 11-30 发生于尿道憩室的肾源性腺瘤。 内衬均匀一致的、良性矮立方上皮细胞的大小不等的腺腔，背景水肿。

— 小管内常见淡嗜酸性分泌物

特殊染色和免疫组织化学

- 小管内分泌物可能 PAS 染色阳性、抗淀粉酶或黏液卡红阳性
- 上皮细胞 PSA 和 PAP 阴性

其他诊断技术

- 没有帮助

鉴别诊断

▍ 腺癌

- 通常更大，较常引起临床症状，包括尿痛和血尿
- 腺体结构由多形性细胞组成，核分裂率高

前列腺尿道部息肉
Prostatic Urethral Polyp

临床特征

- 通常无症状；可引起血尿
- 较常见于成人，但也可见于青少年

大体病理学

- 小而散在的天鹅绒样乳头状结构

组织病理学

- 乳头状小叶，伴有纤细的纤维血管轴心
- 被覆前列腺腺泡上皮，伴有丰富的透明至嗜酸性胞质
- 核小，位于基底部，无明显核仁

特殊染色和免疫组织化学

- PSA：上皮细胞呈阳性

其他诊断技术

- 没有帮助

鉴别诊断

- 需仔细检查细胞学特征，以鉴别前列腺尿道部息肉和前列腺腺癌的管腔内播散

精选文献

Demirican M, Ceran C, Karaman A, et al: Urethral polyps in children: A review of the literature and report of two cases. Int J Urol 13:841-843, 2006.

Chan JK, Chow TC, Tsui MS: Prostatic-type polyps of the lower urinary tract: Three histiogenic types? Histopathology 11:789-801, 1987.

尿道癌 Carcinoma of the Urethra

临床特征

- 罕见的肿瘤
- 最常见于老年女性
- 通常位于尿道的前列腺部或膜部
- 患者通常表现为与尿道梗阻相关的症状
- 可有化脓性或血性分泌物
- 尿道前部的肿瘤可以触及

大体病理学

- 内镜检查可见肿瘤呈外生性生长方式或有溃疡形成区域

组织病理学

- 通常为鳞状细胞癌；可见肿瘤伴有移行细胞分化
- 移行细胞肿瘤可呈乳头状或扁平状，可为任何级别的组织学分级
- 鳞状细胞癌通常为高分化至中分化，很少伴有角化；然而，在尿道远端可见疣状癌
- 移行细胞癌和鳞状细胞癌均可出现梭形细胞亚型

特殊染色和免疫组织化学

- 细胞角蛋白：呈阳性，可能有助于梭形细胞亚型与肉瘤的鉴别诊断

其他诊断技术

- 没有帮助

鉴别诊断

- 膀胱移行细胞癌继发性累及尿道比原发性尿道癌更为常见
- 移行细胞癌黏膜内 paget 样播散可见于患有膀胱移行细胞癌的尿道，但罕见于原发性尿道癌

提要

- 膀胱移行细胞癌播散到尿道比原发性尿道癌常见
- 总的来说，这些肿瘤主要是导致局部破坏的侵袭性肿瘤；偶尔发生转移

精选文献

Mostofi FK, Davis CJ Jr, Sesterhenn IA: Carcinoma of the male and female urethra. Urol Clin North Am 19:347-358, 1992.

尿道周围腺体腺癌　Adenocarcinoma of Periurethral Glands

临床特征

- 罕见的肿瘤（仅见少数病例报道）
- 好像较常见于女性
- 可表现为尿道梗阻、血尿或尿痛等症状
- 晚期肿瘤可表现为会阴部肿物，伴有皮肤溃疡形成

大体病理学

- 起源于 Cowper 腺（尿道球腺）的肿瘤，累及后尿道或会阴
- 起源于尿道周围 Littre 腺的肿瘤，累及尿道前部

组织病理学

- 多种生长方式和细胞类型

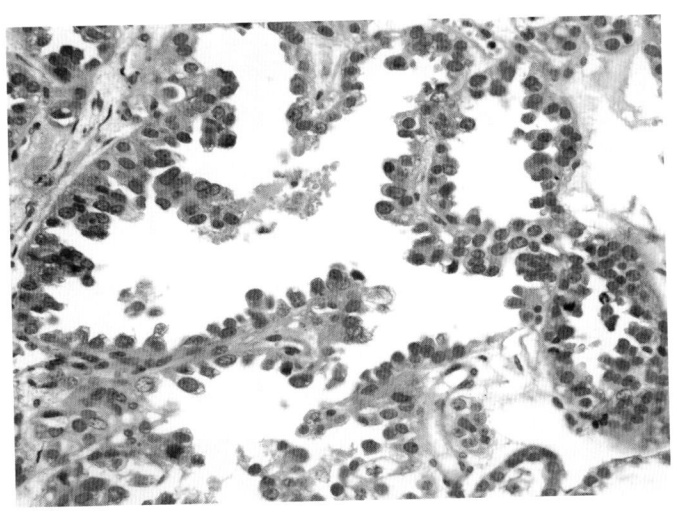

图 11-31　透明细胞腺癌，发生于一位女性的尿道憩室。鞋钉细胞伴有嗜酸性胞质（透明细胞癌的嗜酸性亚型）。

- 管状或乳头状生长方式，有或无胞质内黏液
- 立方或柱状细胞，伴有嗜酸性至透明的细胞质和大而深染的细胞核
- 透明细胞亚型由大的透明细胞组成，伴有丰富的胞质糖原

特殊染色和免疫组织化学

- 黏液性肿瘤
  - 细胞角蛋白呈阳性
  - PSA 和 PAP 呈阴性
- 透明细胞癌
  - PAS 可能呈阳性，淀粉酶敏感

其他诊断技术

- 没有帮助

鉴别诊断

- 前列腺或尿道上皮腺癌
  - 根据临床病史通常可以排除前列腺或尿道上皮腺癌累及尿道周围

提要

- 在男性，这些肿瘤罕见
- 尿道腺癌较常见于女性，可以发生于慢性刺激（如憩室）和黏液化生的背景下，或可能起源于 Skene 腺或尿道周围的 Littre 腺

精选文献

Murphy DP, Pantuck AJ, Amenta PS, et al: Female urethral adenocarcinoma: Immunohistochemical evidence of more than one tissue of origin. J Urol 161:11881-11884, 1999.

Ullmann AS, Ross OA: Hyperplasia, atypia and carcinoma in-situ in prostatic periurethral glands. Am J Clin Pathol 47:497-504, 1967.

阴茎　Penis

阴茎纤维瘤病（Peyronie 病）　Penile Fibromatosis (Peyronie Disease)

临床特征

- 患者表现为阴茎勃起疼痛和勃起的阴茎弯曲或短缩
- 常常累及中年或老年男性；40 岁以前罕见

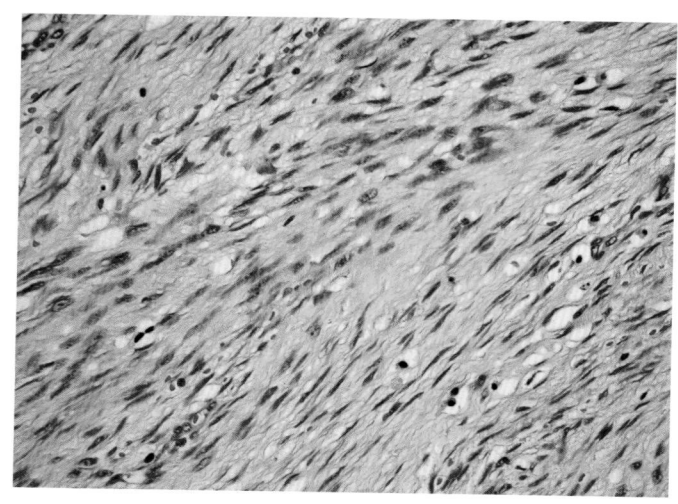

图 11-32　阴茎纤维瘤病（Peyronie 病）。成熟的成纤维细胞束伴有细长的细胞核。

- 10% ～ 25% 的患者伴有其他浅表性纤维瘤病，包括掌或跖部位的纤维瘤病（分别称为 Dupuytren 病和 Ledderhose 病）
- 临床经过不同；1/3 的患者可自行消退

大体病理学

- 阴茎体的背面可见边界清楚的、质硬的斑块或结节
- 斑块无弹性，引起阴茎勃起时弯曲和疼痛；可致尿道狭窄

组织病理学

- 增生期（早期）病变细胞成分增多和胶原成分减少，与晚期病变不同
- 肿瘤细胞温和，具有成纤维细胞和肌成纤维细胞的特征；偶尔可见局灶性核分裂活性，伴有炎症和巨细胞
- 晚期病变可见玻璃样变，伴有局灶性骨或软骨形成

特殊染色和免疫组织化学

- SMA：不同程度阳性（提示肌成纤维细胞分化）

其他诊断技术

- 细胞遗传学研究：各种非随机的核型异常（常见 3 号染色体或 8 号染色体三体）

鉴别诊断

- 根据特征性的临床病史和表现作出诊断

提要

- 组织学特征常常不如临床表现明显
- 可自行痊愈，保持多年稳定，或进行性加重
- 治疗可采取阴茎斑块切除术、放疗或注射类固醇
- 可与继发于尿道炎、性交损伤或尿道器械检查后的瘢痕形成有关；常为特发性的

精选文献

Gonzalez-Cadavid NF, Rajfer J: Mechanisms of disease: New insights into the cellular and molecular pathology of Peyronie's disease. Nat Clin Pract Urol 2:291-297, 2005.

Greenfield JM, Levine LA: Peyronie's disease: Etiology, epidemiology and medical treatment. Urol Clin North Am 32:469-478, 2005.

闭塞性干燥性龟头炎
Balanitis Xerotica Obliterans

临床特征

- 发生于阴茎，相当于外阴硬化性苔藓
- 生殖器皮肤的表皮和皮肤结缔组织萎缩
- 龟头或包皮无症状性白斑；可能累及尿道口

大体病理学

- 临床上可见受累皮肤呈白色和纤维化

组织病理学

- 角化过度、表皮萎缩、真皮上层胶原化和斑块状淋巴浆细胞浸润

特殊染色和免疫组织化学

- 没有帮助

其他诊断技术

- 没有帮助

鉴别诊断

▎慢性单纯性苔藓
- 可见角化过度，但与干燥性龟头炎不同，通常显示表皮增生并缺乏真皮胶原化

▎扁平苔藓
- 明显的带状慢性炎症细胞浸润，致使表皮和真皮

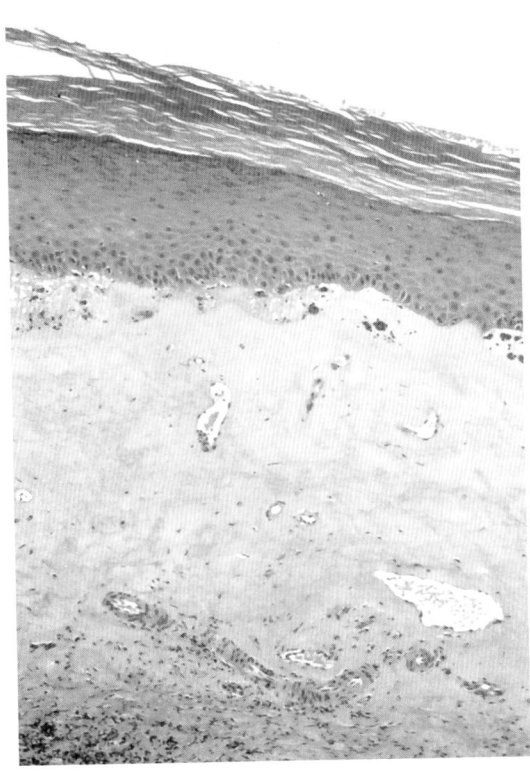

图 11-33 闭塞性干燥性龟头炎。 特征性的上皮下无细胞胶原化,伴有线状淋巴细胞浸润。上皮可能正常或萎缩。

间界限不清
- 干燥性龟头炎的淋巴细胞浸润并不明显
■ 浆细胞性(Zoon)龟头炎(局限性浆细胞性龟头炎)
- 临床上与鳞状细胞原位癌相似,几乎完全发生在未行包皮环切术的男性
- 典型表现为龟头或包皮上单个鲜红色斑块
- 以明显的真皮上层带状浆细胞浸润为特征
- 真皮毛细血管明显扩张
- 缺乏胶原沉积

提要
- 许多用于女性外阴炎症性病变的相同的组织病理学特征也适用于阴茎
- 不同的治疗选择,包括包皮环切术、激光消融术、类固醇治疗和抗真菌治疗
- 偶尔可进展为鳞状细胞癌,特别是如果病变持续或未予以治疗

精选文献

Pietrzak P, Hadway P, Corbishley CM, Watkin NA: Is the association between balanitis xerotica obliterans and penile carcinoma underestimated? Br J Urol Int 98:74-76, 2006.

Yesudian PD, Sugunendran H, Bates CM, O'Mahoney C: Lichen sclerosis. Int J STD AIDS 16:465-473, 2005.

Velazquez EF, Cubilla AL: Lichen sclerosis in 68 patients with squamous cell carcinoma of the penis: Frequent atypias and correlation with special carcinoma variants suggest a precancerous role. Am J Surg Pathol 27:1448-1453, 2003.

尖锐湿疣(生殖器疣) Condyloma Acuminatum (Genital Wart)

临床特征
- 最常见的阴茎瘤样病变
- 由人乳头状瘤病毒(HPV)引起
- 在 20 ~ 40 岁男性中发病率为 5%

大体病理学
- 病变位于龟头冠状沟、舟状窝或尿道口
- 可累及阴茎体、阴囊皮肤和会阴
- 病变呈粉红色至黄褐色,为扁平或乳头状菜花样结节
- 可以较大,伴有推挤性生长(Buschke-Löwenstein 巨大湿疣)

组织病理学
- 外生性生长,伴有分枝乳头状结构,被覆有序成熟的增生的鳞状上皮
- 挖空细胞:细胞具有葡萄干样深染的双核,伴有

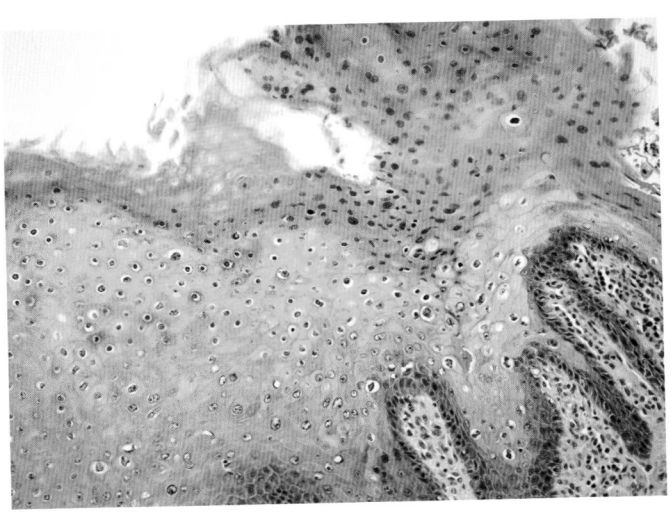

图 11-34 尖锐湿疣。 包皮显示表皮增生、过度角化和角化不全,伴有特征性的人乳头状瘤病毒感染的细胞学反应。

核周空晕
- 角化过度或角化不全
- 轻度的细胞学非典型性，核分裂象局限于基底细胞层

特殊染色和免疫组织化学

- 免疫组化染色可以证实 HPV
- HPV 6 和 11 与非异型增生性生殖器疣有关

其他诊断技术

- 原位杂交可以检测 HPV 病毒 DNA

鉴别诊断

▌ 疣状癌
- 可见棘层增厚，角化过度，角化不全，有时可见类似于湿疣的挖空细胞样细胞
- 在深部边缘一般可见宽的浸润性生长方式
- 与 HPV 感染无关

提要

- 过去用鬼臼树脂或激光治疗，可能会引起提示恶性的奇异性细胞学改变
- 不同的治疗方法，包括鬼臼树脂、激光治疗、放疗或保守性手术切除
- 湿疣患者处于发生阴茎鳞状细胞癌的危险之中

精选文献

Nordenvall C, Chang ET, Adami HO, Ye W: Cancer risk among patients with condyloma acuminata. Int J Cancer 119:888-893, 2006.

Rubin MA, Kleter B, Zhou M, et al: Detection and typing of human papillomavirus DNA in penile carcinoma: Evidence for multiple independent pathways of penile carcinogenesis. Am J Pathol 159:1211-1218, 2001.

阴茎原位癌：Queyrat 增殖性红斑 Penile Carcinoma In Situ: Erythroplasia of Queyrat

临床特征

- 通常发生于 50 ~ 70 岁男性
- 患者一般表现为龟头或包皮斑块
- 包皮环切可以阻止 Queyrat 增殖性红斑的发生

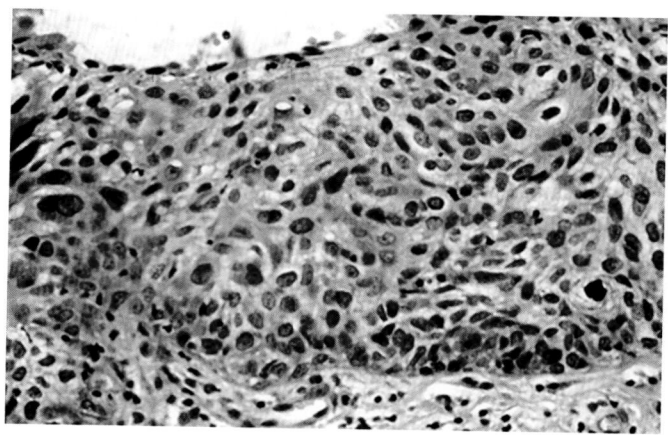

图 11-35　Queyrat 增殖性红斑或 Bowen 病。两者均呈现上皮全层异型增生。

- 大约 10% 的病例进展为浸润性鳞状细胞癌

大体病理学

- 龟头或包皮上有光泽的、隆起的红色柔软的红斑
- 50% 以上的病例为孤立性病变

组织病理学

- 鳞状上皮全层异型增生，没有侵犯基底膜
- 异型增生的细胞极性消失，缺乏正常成熟；细胞有大而不规则的深染细胞核，可见多核细胞和许多典型和非典型性核分裂象
- 上皮全层可见散在的角化不良细胞
- 其下常见苔藓样炎症和血管增生

特殊染色和免疫组织化学

- 多达 80% 的病例 HPV 呈阳性

其他诊断技术

- 应用原位杂交技术可检测 HPV DNA；最常见的是 HPV16 和 18

鉴别诊断

▌ Bowen 病
- Queyrat 增殖性红斑和 Bowen 病的组织学特征几乎相同；根据临床表现和生物学行为进行鉴别

▌ Bowen 样丘疹病
- 累及较年轻的男性
- 常常为多灶性

- 一般显示轻微的异型增生
- 不进展为浸润性鳞状细胞癌

提要

- 与 Bowen 病不同，Queyrat 增殖性红斑局限于龟头和包皮，发生于年龄较大的患者
- 大约 10% 进展为浸润性鳞状细胞癌

阴茎原位癌：Bowen 病　Penile Carcinoma In Situ: Bowen Disease

临床特征

- 通常发生于 40 ~ 60 岁男性
- 一般表现为有鳞屑的斑块
- 大约 5% ~ 10% 的病例进展为浸润性鳞状细胞癌
- 有报道多达 33% 的病例伴有内脏（肺、胃肠道和泌尿生殖道）恶性肿瘤，这一数据尚存争议

大体病理学

- 阴茎体上有境界清楚的、有鳞屑的硬结性斑块

组织病理学

- 鳞状上皮全层异型增生，不侵犯基底膜
- 异型增生的细胞极性消失，缺乏正常成熟；细胞有大而不规则的深染细胞核，可见多核细胞和许多典型和非典型性核分裂象
- 上皮全层可见散在的角化不良细胞
- 其下常见苔藓样炎症和血管增生
- 常常有明显的角化过度和角化不全
- 常累及毛囊皮脂腺单位

特殊染色和免疫组织化学

- 多达 80% 的病例 HPV 呈阳性

其他诊断技术

- 应用原位杂交技术可检测 HPV DNA；最常见的是 HPV16 和 18

鉴别诊断

▌ Queyrat 增殖性红斑
- Queyrat 增殖性红斑和 Bowen 病的组织特征几乎相同；根据临床表现和生物学行为进行鉴别

▌ Bowen 样丘疹病
- 累及较年轻的男性
- 常常为多灶性
- 异型增生一般轻微
- 不进展为浸润性鳞状细胞癌

提要

- 与 Queyrat 增殖性红斑不同，Bowen 病发生在阴茎体皮肤和较年轻的患者
- 大约 5% ~ 10% 进展为浸润性鳞状细胞癌
- 许多作者将 Bowen 病这一术语用于皮肤原位癌，而将 Queyrat 增殖性红斑用于龟头原位癌

精选文献

Cubilla AL, Velazquez EF, Young RH: Epithelial lesions associated with invasive penile squamous cell carcinoma: A pathologic study of 288 cases. Int J Surg Pathol 12:351-364, 2004.

Bowen 样丘疹病　Bowenoid Papulosis

临床特征

- 通常见于年轻人（一般为 20 ~ 40 岁）
- 阴茎体或会阴部可见多发性丘疹或融合性丘疹
- 表面药物治疗或局部切除有效；可自行消退
- 不进展为浸润性鳞状细胞癌

大体病理学

- 多发性斑块，直径为 2 ~ 10 mm
- 丘疹可融合，形成类似于尖锐湿疣的斑块

组织病理学

- 鳞状上皮呈现不同程度的棘层肥厚、乳头状瘤病、角化过度和角化不全
- 散在非典型性角化细胞和核分裂象
- 比原位癌分化成熟

特殊染色和免疫组织化学

- HPV：有些病例呈阳性（尤其是 HPV 16 和 18）

其他诊断技术

- 应用原位杂交技术可以检测到 HPV DNA

鉴别诊断

■ Bowen 病和 Queyrat 增殖性红斑

- 组织学上，Bowen 样丘疹病与 Bowen 病基本相同
- 与 Queyrat 增殖性红斑和 Bowen 病不同，Bowen 样丘疹病累及较年轻男性，常为多灶性的，异型增生轻微，不会进展为浸润性鳞状细胞癌

提要

- 不进展为浸润性鳞状细胞癌
- 局部切除或表面药物治疗有效；可自行消退

精选文献

Bhojwani A, Biyani CS, Nicol A, Powell CS: Bowenoid papulosis of the penis. Br J Urol 80:508, 1997.

Su CK, Shipley WU: Bowenoid papulosis: a benign lesion of the shaft of the penis misdiagnosed as squamous carcinoma. J Urol 157:1361-1362, 1997.

鳞状细胞癌 Squamous Cell Carcinoma

临床特征

- 不足男性恶性肿瘤的 1%，但占阴茎恶性肿瘤的 95%
- 地域分布广泛；乌干达、巴西、牙买加、墨西哥和海地（这些地区不常规进行包皮环切术）发病率高
- 通常发生在老年男性；40 岁以前罕见
- 患者一般表现为缓慢生长的、外生性或溃疡性阴茎肿物；可有疼痛或排尿困难
- 危险因素包括：未行包皮环切术、卫生条件差、包茎和 HPV 感染
- 在婴儿期行包皮环切术的男性非常罕见
- 包皮垢及其衍生物的存留可能具有刺激作用
- 几乎 50% 的患者有包茎
- 大约 50% 的病例可检出 HPV 11、16、18 或 30
- 临床上常常被疏忽，可能会转移到腹股沟和髂淋巴结

大体病理学

- 起源于龟头或包皮的外生性或溃疡性肿物

组织病理学

- 高分化浸润性鳞状细胞癌
  - 由非典型性鳞状细胞组成，从增厚的角化过度的乳头状瘤表面向下延伸，并浸润穿过其下的基底膜
  - 核的非典型性和多形性不明显
  - 可见许多角化珠
  - 细胞间桥明显
- 较高级别的浸润性鳞状细胞癌
  - 由大细胞组成，伴有深染的细胞核和中度至明显的多形性，取决于分级
  - 溃疡性表面和浸润性结构，肿瘤通过基底膜向下浸润
  - 核分裂率增高；低分化肿瘤常见非典型性核分裂象

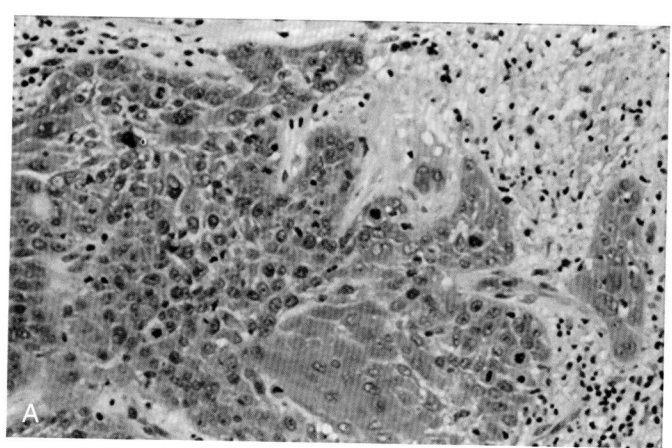
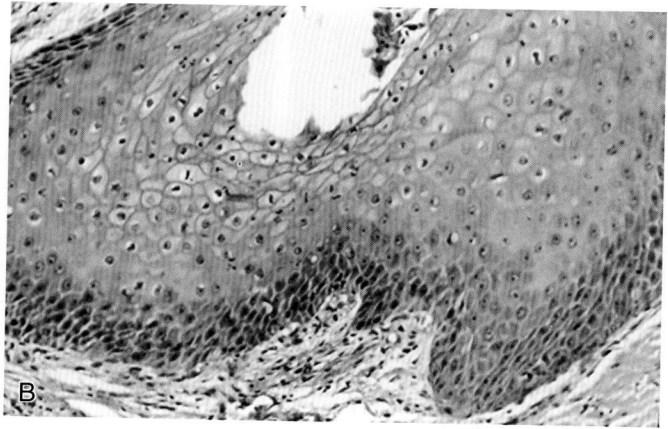

图 11-36 A，典型的阴茎鳞状细胞癌。伴有角化的浅表浸润性鳞状细胞癌。B，高分化鳞状细胞癌。肿瘤细胞以球状推挤方式浸润，类似于疣状癌；然而，细胞学非典型性程度过于明显，不能诊断疣状癌。

— 低分化肿瘤通常有局灶性坏死区域

— 角化珠少见

- 可见两种主要的生长方式：蕈样外生性生长和溃疡浸润性生长
- 外生性肿瘤通常为高分化肿瘤，并有广泛的角化
- 溃疡性肿瘤常常发生在龟头，为中分化或低分化肿瘤
- 少数鳞状细胞癌具有明显的梭形细胞结构，伴有明显的核多形性和高核分裂率，仅在局部区域可见鳞状分化

特殊染色和免疫组织化学

- 细胞角蛋白呈阳性

其他诊断技术

- 电子显微镜检查：肿瘤细胞有成束的张力微丝和桥粒
- 原位杂交可以检测 HPV DNA
- 流式细胞术分析 DNA 倍体和 S 期可能具有预后意义

鉴别诊断

▌ 疣状癌
- 组织学特征与高分化鳞状细胞癌相似
- 一般具有宽基底推挤式的浸润方式
- 核分裂率低
- 预后非常好，基本上无转移潜能

▌ 阴茎肉瘤
- 各种阴茎肉瘤应与低分化和梭形细胞鳞状细胞癌鉴别
- 肉瘤细胞角蛋白一般呈阴性

提要

- 阴茎恶性肿瘤大多数是鳞状细胞癌
- 发病率因地域和文化背景不同而有很大差异
- 肿瘤分期、特别是浸润深度（上皮、固有膜、海绵体、尿道海绵体）和淋巴结状况对于预后非常重要
- 几乎 40% 的患者在就诊时已经有腹股沟淋巴结转移；广泛转移一般发生于肿瘤晚期

精选文献

Novarro G, Galfano A, De Marco V, et al: Prognostic factors in squamous cell carcinoma of the penis. Nat Clin Pract Urol 4:140-146, 2007.

Cubilla AL, Piris A, Pfanni R, et al: Anatomic levels. Important landmarks in penectomy specimens: A detailed anatomic and histologic study based on examination of 44 cases. Am J Surg Pathol 25:1091-1094, 2001.

疣状癌　　Verrucous Carcinoma

临床特征

- 最常见于中年男性
- 多数起源于冠状沟
- 行为如同局部浸润性肿瘤；基本上无转移潜能
- 与 HPV 无关

大体病理学

- 大的蕈样疣状肿瘤
- 肿瘤表面常发生溃疡

组织病理学

- 内生性和外生性乳头状结构，由棘层肥厚、角化过度和角化不全的鳞状黏膜组成
- 细胞非典型性不明显，核分裂象罕见
- 肿瘤深部边缘呈推挤性、宽基底浸润性生长
- 真正的挖空细胞形成，核大，皱缩，无核周空晕

特殊染色和免疫组织化学

- HPV 总是呈阴性

其他诊断技术

- 原位杂交不能检测到 HPV DNA

鉴别诊断

▌ 尖锐湿疣和 Buschke-Löwenstein 巨大湿疣
- 真正的挖空细胞非典型性
- HPV 呈阳性

▌ 浸润性鳞状细胞癌
- 较明显的细胞非典型性，较高的核分裂率和较弥漫的浸润性生长方式

▌ 混合性肿瘤

- 可能出现混合性肿瘤，具有高分化鳞状细胞癌和疣状癌两种特征

提要

- 不具有转移潜能的真正的疣状癌相对罕见
- 可能反复复发，并破坏局部组织
- 具有疣状癌和鳞状细胞癌两种特征的肿瘤（所谓的混合性鳞状 - 疣状癌）相对常见

精选文献

Cubilla AL, Dillner J, Schellhammer PF, et al: Tumours of the penis: Verrucous carcinoma. In Eble JN, Sauter G, Epstein JI, Sesterhenn IA (eds): World Health Organization Classification of Tumours: Pathology and Genetics: Tumours of the Urinary System and Male Genital Organs. Lyon, IARC Press, 2004, p 286.

阴茎肉瘤　Penile Sarcoma

一般特征

- 罕见的肿瘤，不足阴茎恶性肿瘤的 5%
- 阴茎肉瘤是第二常见的阴茎恶性肿瘤
- 40 ~ 60 岁为其高发年龄；横纹肌肉瘤可见于儿童
- 多数表现为阴茎体结节或肿物
- 最常见的组织学类型包括 Kaposi 肉瘤、上皮样血管内皮细胞瘤、平滑肌肉瘤、纤维肉瘤和上皮样肉瘤

Kaposi 肉瘤　Kaposi Sarcoma

临床特征

- 大约 20% 的 AIDS 相关性 Kaposi 肉瘤男性患者有阴茎病变
- 肿瘤通常累及龟头或阴茎体
- 龟头或尿道海绵体受累可能会引起尿道梗阻

大体病理学

- 红色至紫色斑点、斑块或结节

组织病理学

- 斑点期
  - 不规则扩张的血管间隙，散在的单核细胞浸润，外渗的红细胞，以及充满含铁血黄素的巨噬细胞
- 斑块期
  - 血管间隙内衬肥胖的梭形细胞，血管周围可见不同量的梭形细胞集聚
- 结节期
  - 小的裂隙样血管间隙散在分布于成片的肥胖梭形细胞中
  - 常见核分裂活性、出血和充满含铁血黄素的巨噬细胞

提要

- 通常伴有 HIV 感染患者的其他系统性病变

上皮样血管内皮细胞瘤 Epithelioid Hemangioendothelioma

临床特征

- 起源于海绵体的罕见的血管肿瘤

大体病理学

- 边界不清的红色至紫色海绵状结节

组织病理学

- 相互吻合的血管间隙，内衬肥胖至立方状细胞，具有上皮样表现
- 大多数为低级别肿瘤，但有些肿瘤可有明显的多形性、出血和坏死

特殊染色和免疫组织化学

- 血管分化的免疫组化标记物可能有用，如Ⅷ因子、CD31 和 CD34

其他诊断技术

- 电子显微镜检查：Weibel-Palade 小体是内皮细胞分化的特征

鉴别诊断

▎低分化或转移癌
- 细胞角蛋白呈阳性，而血管标记物呈阴性

提要

- 低级别肿瘤病程通常缓慢

- 有报道称高级别肿瘤可发生淋巴结、肺、肝和骨转移

平滑肌肉瘤　Leiomyosarcoma

临床特征

- 通常发生于 40 ~ 70 岁男性

大体病理学

- 边界清楚地、浅表或深在的灰褐色结节
- 质硬，切面呈漩涡状至黏液样

组织病理学

- 由成束的梭形细胞编织排列而成
- 雪茄形核，可见不同程度的核多形性和增生
- 核分裂象每个高倍视野至少 1 ~ 2 个

特殊染色和免疫组织化学

- 肿瘤细胞波形蛋白、结蛋白和 SMA 呈阳性

其他诊断技术

- 电子显微镜检查：胞质含有成束的细丝和有基底膜包绕的胞饮小泡

提要

- 起源于皮肤平滑肌的浅表性肿瘤局部切除效果好，但可能复发
- 起源于海绵体平滑肌的深部肿瘤容易侵犯尿道并发生早期转移，尽管实行根治性手术，预后仍然很差

纤维肉瘤　Fibrosarcoma

临床特征

- 阴茎体或龟头背部生长缓慢的无痛性肿物

大体病理学

- 肿物质软至质硬，伴有浸润性边缘，切面呈鱼肉样

组织病理学

- 梭形细胞肿瘤，伴有浸润性边缘
- 分化各异，从人字形有序排列的梭形细胞至高级别肿瘤，后者核多形性显著，常见核分裂象和坏死

特殊染色和免疫组织化学

- 波形蛋白呈阳性
- 细胞角蛋白、结蛋白和 SMA 呈阴性

其他诊断技术

- 电子显微镜检查：双极梭形细胞，细胞间没有连接；细胞器由粗面内质网和线粒体组成

鉴别诊断

▌平滑肌肉瘤
- SMA 呈阳性

▌鳞状细胞癌的梭形细胞亚型
- 细胞角蛋白至少局灶阳性

▌纤维瘤病（Peyronie 病）增生期（早期）
- 仅有局灶性细胞非典型性

上皮样肉瘤　Epithelioid Sarcoma

临床特征

- 发病年龄一般为 20 ~ 40 岁
- 患者表现为缓慢生长的、无痛性皮下肿块，其上皮肤可有溃疡形成
- 可能出现勃起疼痛或排尿困难

大体病理学

- 灰褐色质硬的结节
- 可见中心区域坏死和变性

组织病理学

- 富于细胞的肿瘤，伴有浸润性生长方式和结节状结构
- 肿瘤细胞排列成结节状，周围围绕玻璃样变的间质，中心可有坏死和囊样变
- 肿瘤细胞大，呈多角性，伴有丰富的嗜酸性胞质和空泡状细胞核，核仁明显
- 核分裂象常见

特殊染色和免疫组织化学

- 波形蛋白呈阳性
- 细胞角蛋白一般呈阳性
- 50% 以上的病例 EMA 呈阳性

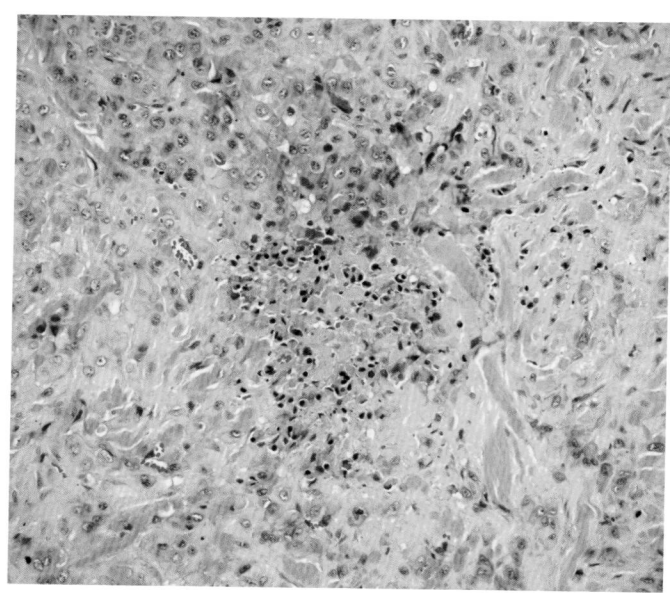

图 11-37　上皮样肉瘤累及阴茎皮肤组织。有嗜酸性胞质的多角形细胞增生，可见玻璃样变胶原带和中心坏死。

其他诊断技术

- 没有帮助

鉴别诊断

- 溃疡性浸润性鳞状细胞癌
  - 细胞角蛋白呈阳性，而波形蛋白呈阴性
- 溃疡性肉芽肿性反应
  - 组织细胞标记物呈阳性
- 其他梭形细胞肉瘤
  - 细胞角蛋白和 EMA 呈阴性

精选文献

Katona TM, Lopez-Beltran A, MacLennan GT, et al: Soft tissue tumors of the penis: A review. Anal Quant Cytol Histol 28:193-206, 2006.

阴囊　Scrotum

特发性阴囊钙质沉着
Idiopathic Scrotal Calcinosis

临床特征

- 阴囊皮肤特发性钙质沉着结节
- 真皮结缔组织钙化可能起源于汗腺导管囊肿；然

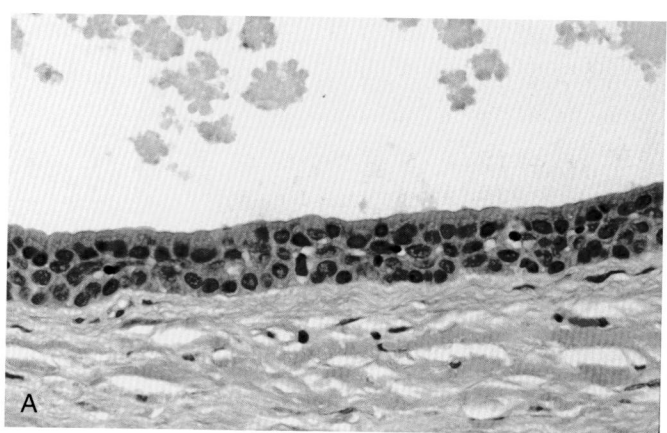

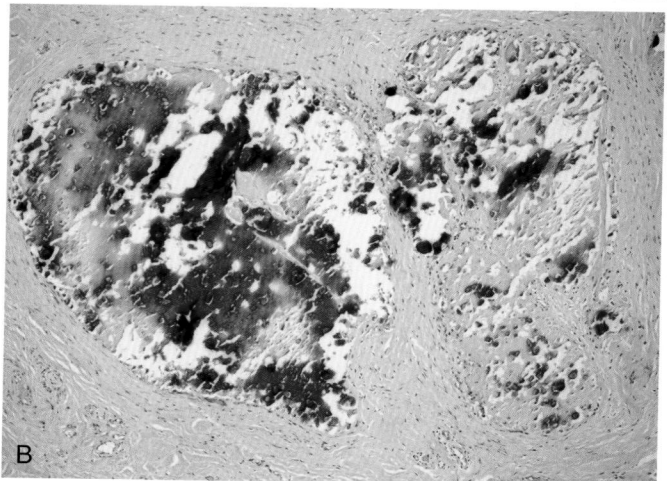

图 11-38　A，阴囊囊肿。扩张的汗腺导管伴有管腔内钙化。**B，阴囊钙质沉着。**位于致密结缔组织基质内的钙化性结节。

而，残余的囊肿上皮常常并不明显
- 一般见于年轻成人
- 多发性长期存在的无痛性结节，直径可达 3cm

大体病理学

- 质硬的白垩样灰白色结节
- 其上皮肤通常完整，但可有溃疡形成

组织病理学

- 真皮病变，由钙化物质颗粒或小球组成
- 不同程度的巨细胞和肉芽肿反应

特殊染色和免疫组织化学

- 没有帮助

其他诊断技术

- 没有帮助

鉴别诊断

◼ 先前存在的表皮或毛发囊肿钙化
  - 存在角蛋白碎屑

提要

- 没有症状的病变可能不需要治疗
- 感染性、复发性或广泛的病变可能需要切除

精选文献

Shah V, Shet T: Scrotal calcinosis results from calcification of cysts derived from hair follicles: A series of 20 cases. Am J Dermatopathol 29:172-175, 2007.

Yahya H, Rafindadi AH: Idiopathic scrotal calcinosis: A report of four cases and review of the literature. Int J Dermatol 44:206-209, 2005.

Paget 病   Paget Disease

临床特征

- 这个部位 Paget 病罕见
- 阴茎和阴囊 Paget 病通常伴有原发性内脏（膀胱、前列腺、尿道或直肠）或会阴（皮肤附属器）恶性肿瘤
- 一般发生于 51 ~ 60 岁和 61 ~ 70 岁的患者
- 患者表现为阴囊或阴茎鳞屑状湿疹性病变

大体病理学

- 有鳞屑的硬结性湿疹性斑块

组织病理学

- 低倍镜下可见单个或成簇的非典型性细胞，呈放射状或某种程度上垂直于表皮内播散
- 肿瘤细胞具有不同程度的核多形性和空泡状胞质

特殊染色和免疫组织化学

- CEA 呈阳性
- S-100 蛋白呈阴性
- PAS、黏液卡红和阿辛蓝染色呈阳性（肿瘤细胞胞质内含有中性和酸性黏多糖）

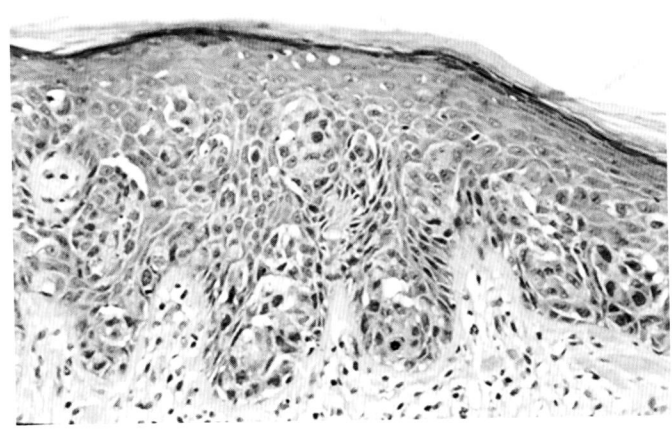

图 11-39　阴茎 Paget 病。有透明胞质的大的非典型性细胞，显示表皮内扩散。

其他诊断技术

- 没有帮助

鉴别诊断

◼ 恶性黑色素瘤
  - 具有类似的表皮内播散方式，但 S-100 蛋白呈阳性，而 CEA 呈阴性
  - 缺乏胞质内黏液
◼ 鳞状细胞癌
  - 低倍镜下可见类似的播散方式
  - 浸润程度一般比较明显，浸润到其下组织

提要

- 任何阴茎或阴囊 Paget 病病例都必须排除内脏恶性肿瘤

精选文献

Yang WJ, Kim DS, Im YJ, et al: Extramammary Paget's disease of the penis and scrotum. Urol 65:972-975, 2005.

Van Randenborgh H, Paul R, Nahrig J, et al: Extramammary Paget's disease of penis and scrotum. J Urol 168:2540-2541, 2002.

鳞状细胞癌   Squamous Cell Carcinoma

临床特征

- 第一种与职业性接触 3'4'- 苯并吡有关的肿瘤
- 最初的描述发生在烟囱清扫工人；也可见于其他

职业性接触煤炭或石油的工人

- 一般发生于 51 ~ 60 岁或 61 ~ 70 岁的患者
- 50% 的患者在就诊时已有同侧腹股沟淋巴结肿大

大体病理学

- 早期病变为缓慢生长的孤立性丘疹或结节
- 晚期病变为溃疡性的，有隆起的边缘，并有浆液脓性渗出物

组织病理学

- 高分化至中分化鳞状细胞癌
- 常见角化
- 周围皮肤棘层肥厚、角化过度和异型增生

特殊染色和免疫组织化学

- 没有帮助

其他诊断技术

- 没有帮助

鉴别诊断

- 包括各种炎症性和肿瘤性皮肤病变

提要

- 阴囊最常见的恶性肿瘤；比阴茎鳞状细胞癌要少见的多
- 第一种与职业性接触致癌物有关的癌
- 预后取决于肿瘤分期；总体来说预后很差（5 年生存率一般为 30% ~ 40%）

精选文献

Taniguchi S, Furukawa M, Kutsuna H, et al: Squamous cell carcinoma of the scrotum. Dermatol 193:253-254, 1996.

Andrews PE, Farrow GM, Oesterling JE: Squamous cell carcinoma of the scrotum: Long-term follow up of 14 patients. J Urol 146:1299-1304, 1991.

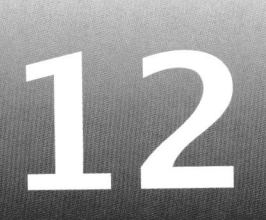

Pincas Bitterman 著
回允中 译

女性生殖系统
Female Reproductive System

外阴 Vulva

累及身体其他有毛部位的炎症性皮肤疾病也可以发生在外阴。外阴容易发生皮肤感染，因为它总是暴露于分泌物中，并且是湿润的（参见第2章）。

硬化性苔藓（慢性萎缩性外阴炎）Lichen Sclerosus (Chronic Atrophic Vulvitis)

临床特征

- 最常见于绝经后的白人妇女
- 倾向于缓慢发生，但在不知不觉中会加剧和进展
- 局部应用睾酮、黄体酮或皮质类固醇治疗

大体病理学

- 扁平，常常为对称性的斑块

组织病理学

- 表皮变薄，伴有钉突变钝

- 基底细胞水肿变性
- 真皮水肿或胶原化
- 受累部位黑色素细胞丢失
- 异常的真皮下方有散在的带样淋巴细胞

特殊染色和免疫组织化学

- 基底和副基底细胞 MIB-1 指数升高

其他诊断技术

- 没有帮助

鉴别诊断

- 扁平苔藓
  - 表皮真皮交界部位有致密的带样淋巴细胞浸润
  - 其他部位（黏膜和非黏膜）常常受累
  - 可以出现胶样小体（变性的角化细胞）

提要

- 不是公认的癌前病变
- 随后发生癌的危险较大
- 随后发生癌的危险比预期的要大（1% ~ 4% 的病例）

精选文献

Kadawo J: Vulval skin conditions. Nurs Stand 21:59, 2007.

Raspollini MR, Asirelli G, Moncini D, Taddei GL: A comparative analysis of lichen sclerosus of the vulva and lichen sclerosus that evolves to vulvar squamous cell carcinoma. Am J Obstet Gynecol 197:592-595, 2007.

Chiesa-Vottero A, Dvoretsky PM, Hart WR: Histopathologic study of thin vulvar squamous cell carcinomas and associated cutaneous lesions: A correlative study of 48 tumors in 44 patients with analysis of adjacent vulvar intraepithelial neoplasia types and lichen sclerosus. Am J Surg Pathol 30:310-318, 2006.

Jones RW, Sadler L, Grant S, et al: Clinically identifying women with vulvar lichen sclerosus at increased risk of squamous cell carcinoma: a case-control study. J Reprod Med 49:808-811, 2004.

鳞状细胞增生和慢性单纯性苔藓 Squamous Cell Hyperplasia and Lichen Simplex Chronicus

临床特征

- 成年女性

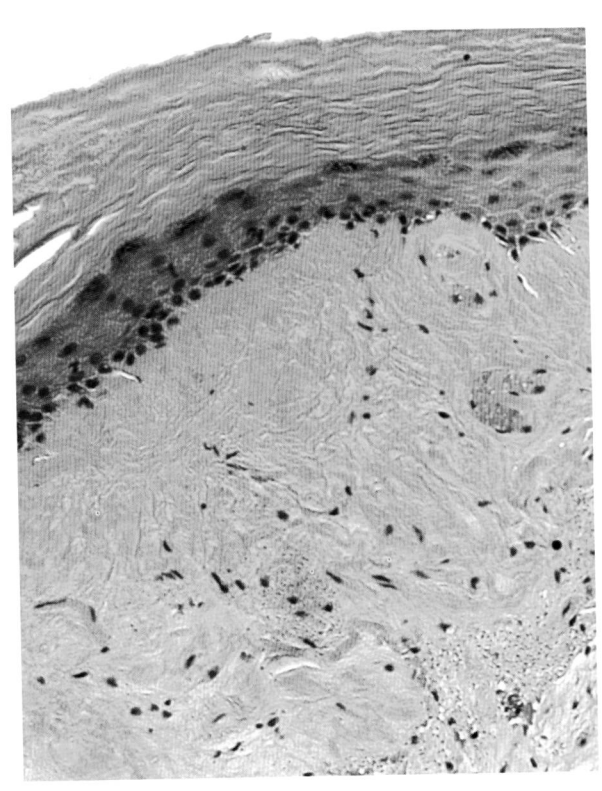

图 12-1 硬化性苔藓。钉突消失，真皮明显胶原化。

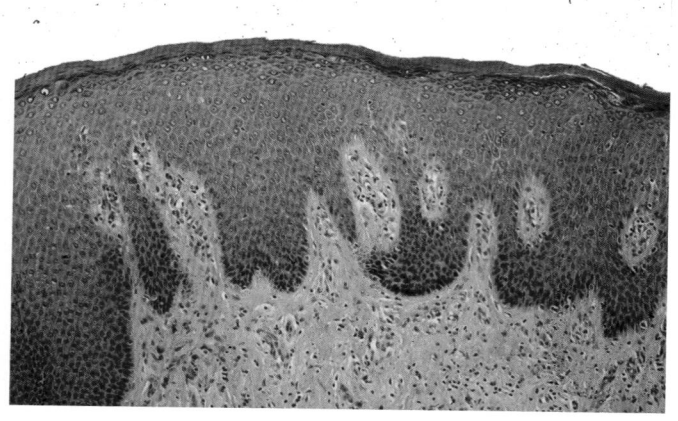

图 12-2　鳞状细胞增生（增生性营养不良）。角化过度，棘层增厚，真皮内有轻度的慢性炎症。

- 常常表现为局灶性外阴瘙痒
- 局部应用皮质类固醇和止痒药治疗

大体病理学

- 灰白色斑块，常有水肿和脱皮

组织病理学

- 上皮增厚，角化过度
- 成熟正常
- 鳞状细胞增生，真皮没有明显的改变
- 慢性单纯性苔藓：真皮浅层胶原化，其下有慢性炎症细胞浸润

特殊染色和免疫组织化学

- 没有帮助

其他诊断技术

- 没有帮助

鉴别诊断

- 除外诊断
- 慢性真菌感染
  - PAS 或银染色证实角化层内有真菌
  - 上皮内炎症

提要

- 鳞状细胞增生和慢性单纯性苔藓一般与外阴鳞状细胞癌无关，不是癌前病变

精选文献

Santos M, Montagut C, Mellado B, et al: Immunohistochemical staining for p16 and p53 in premalignant and malignant epithelial lesions of the vulva. Int J Gynecol Pathol 23:206-214, 2004.

Nascimento AF, Granter SR, Cviko A, et al: Vulvar acanthosis with altered differentiation: A precursor to verrucous carcinoma? Am J Surg Pathol 28:638-643, 2004.

Fox H, Wells M: Recent advances in the pathology of the vulva. Histopathology 42:209-216, 2003.

外阴囊肿　Vulvar Cysts

临床特征

- 一般没有症状
- 发生在任何年龄
- 临床检查时的偶尔发现

大体病理学

- 单发或多发性薄壁囊肿，直径几个毫米

组织病理学

- 囊肿内衬上皮没有非典型性
- 表皮包涵囊肿
  - 如同皮肤表皮包涵囊肿
  - 复层角化鳞状上皮
  - 颗粒层明显
  - 含有质软的黄色角化碎屑
  - 内衬上皮可能变扁

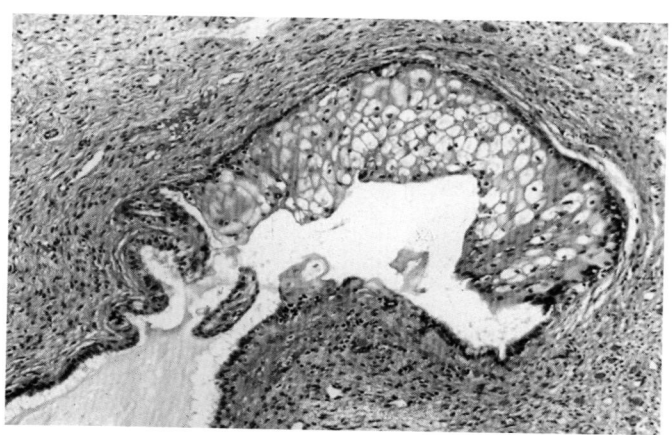

图 12-3　黏液囊肿。囊性间隙内衬单纯分泌黏液的细胞。内衬囊壁的上皮可见鳞状化生。

■ 大汗腺导管囊肿（Bartholin duct cyst）
- 部分大汗腺导管梗阻扩张
- 内衬非角化的鳞状上皮、移行上皮或立方上皮
- 囊腔内没有角化碎屑

■ 黏液囊肿
- 内衬单层黏液上皮
- 可以出现局灶性鳞状化生

■ 中肾样囊肿
- 内衬单层立方到柱状上皮
- 受囊内容物（透明液体）压迫，上皮可能变薄
- 基底膜周围有平滑肌层

■ 纤毛囊肿
- 罕见
- 内衬纤毛和分泌柱状上皮细胞
- 可能显示假复层结构
- 没有肌层
- 周围间质缺乏细胞

■ 间皮囊肿
- 内衬单层扁平间皮细胞的薄壁囊肿

■ 尿道周围囊肿
- 囊肿内衬移行细胞

特殊染色和免疫组织化学
- 没有帮助

其他诊断技术
- 没有帮助

鉴别诊断
■ 纤毛囊肿与子宫内膜异位症
- 子宫内膜异位症的腺体可能有纤毛；然而，诊断子宫内膜异位症必须有子宫内膜型间质

提要
- 上述囊肿均与恶性无关
- 手术切除可以治愈

精选文献

Patil S, Sultan AH, Thakar R: Bartholin's cysts and abscesses. J Obstet Gynecol 27:241-245, 2007.

Hamada M, Kiryu H, Ohta T, Furue M: Ciliated cyst of the vulva. Eur J Dermatol 14:347-349, 2004.

Peters WA III: Bartholinitis after vulvovaginal surgery. Am J Obstet Gynecol 178:1143-1144, 1998.

接触性软疣　Molluscum Contagiosum

临床特征
- 接触传染性 DNA 病毒性疾病
- 通过密切接触传播
- 多数病变自行消退

大体病理学
- 小而光滑的斑块，3 ~ 6 mm
- 中心有脐凹
- 通常为多发性的、分散的

组织病理学
- 鲜亮的嗜酸性胞质包涵体，伴有明显的鳞状上皮增生
- 陈旧病变的包涵体略呈嗜碱性

特殊染色和免疫组织化学
- 没有帮助

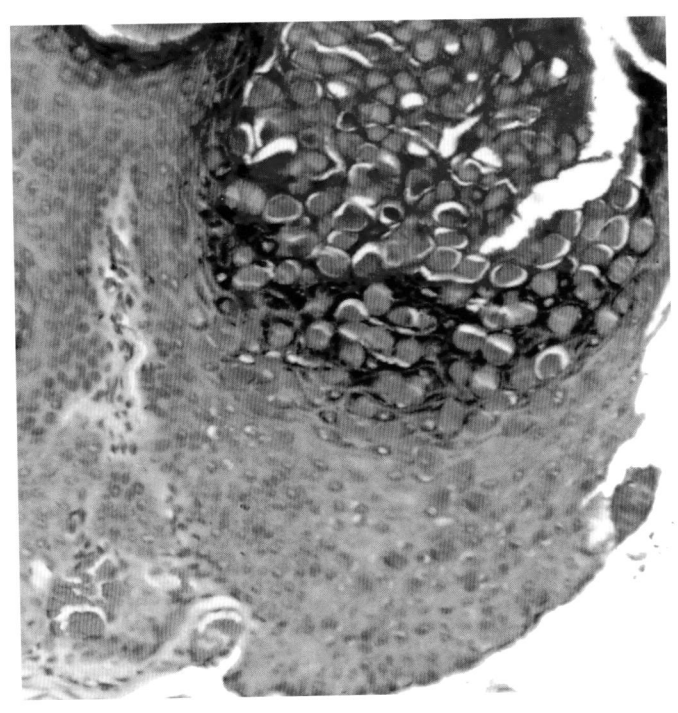

图 12-4　**接触性软疣**。棘层明显增厚，伴有典型的嗜酸性胞质内包涵体。

其他诊断技术

- 没有

鉴别诊断

- 没有

提要

- 多数病变自行消退
- 发现丘疹有中心脐凹有助于临床诊断
- 通过丘疹刮取细胞学检查可以作出诊断

精选文献

Trama JP, Adelson ME, Mordechai E: Identification and genotyping of molluscum contagiosum virus from genital swab samples by real-time PCR and Pyrosequencing. J Clin Virol 40:325-329, 2007.

Epstein WL: Molluscum contagiosum. Semin Dermatol 11:184-189, 1992.

尖锐湿疣　Condyloma Acuminatum

临床特征

- 通过性接触传播
- 最常伴随的 HPV 类型是 HPV 6 和 11
- 在阴道镜检查时，应用 3%～5% 的醋酸可使病变变白
- 通常无症状

大体病理学

- 外生性丘疹性病变
- 通常为多发性，而且常常融合

组织病理学

- 浅表上皮细胞出现挖空细胞
  - 细胞增大，核周胞质透明（空晕）
  - 核增大或固缩，核膜不规则（葡萄干样）
  - 常见双核和多核细胞
- 表皮增生
- 角化过度和角化不全
- 颗粒细胞层明显
- 偶尔病变基底出现细胞学非典型性

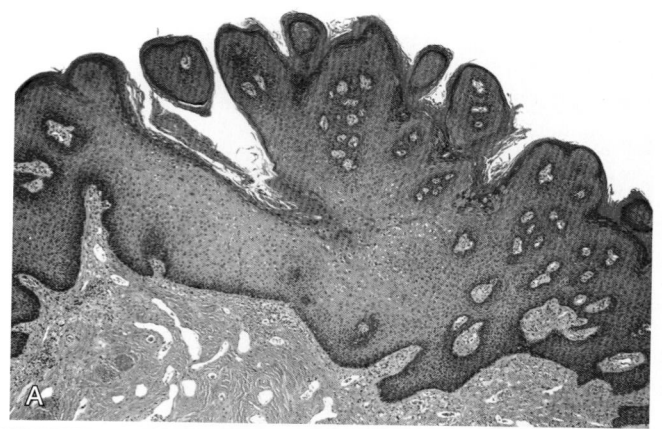
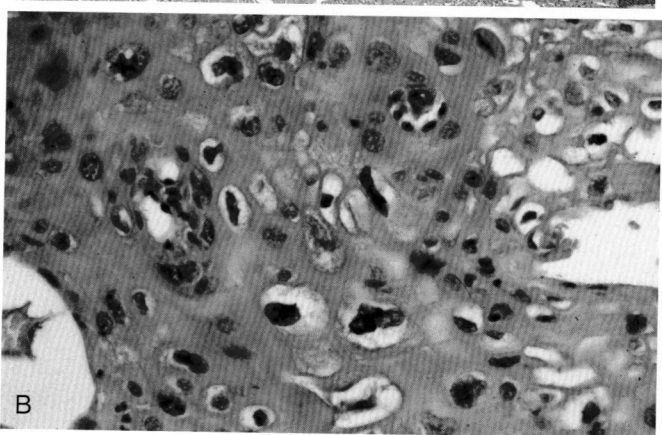

图 12-5　尖锐湿疣。A，低倍镜下可见息肉样病变，伴有棘层增厚和角化过度。B，高倍镜下显示典型的挖空细胞，伴有明显的核周空晕。

特殊染色和免疫组织化学

- p16 INK4a 染色有助于除外侵袭性 HPV 类型（如 HPV 16、18、31、45）

其他诊断技术

- 聚合酶链反应（PCR）或原位杂交（ISH）：特异性辨认 HPV 类型，通常是 HPV 6 或 11

鉴别诊断

▌外阴上皮内肿瘤形成（vulvar intraepithelial neoplasia, VIN）

- 通常为扁平病变，伴有或不伴有挖空细胞改变
- 核多形性，深染，有异常核分裂象
- 病变基底出现细胞非典型性

▌鳞状细胞增生和慢性单纯性苔藓

- 缺乏明显的颗粒层
- 不出现挖空细胞
- PCR 和 DNA 分析缺乏 HPV

▌乳头状瘤
- 缺乏角化过度
- 缺乏挖空细胞形成

提要

- HPV 6 与尖锐湿疣关系最为密切
- HPV 11 也不少见
- 多数病变自行消退
- 有报道称可以进展为 VIN，甚至进展为鳞状细胞癌

精选文献

Srodon M, Stoler MH, Baber GB, Kurman RJ: The distribution of low and high-risk HPV types in vulvar and vaginal intraepithelial neoplasia (VIN and VAIN). Am J Surg Pathol 30:1513-1518, 2006.

Vinokurova S, Wentzensen N, Einenkel J, et al: Clonal history of papillomavirus-induced dysplasia in the female lower genital tract. J Natl Cancer Inst 97:1816-1821, 2005.

外阴上皮内肿瘤形成
Vulvar Intraepithelial Neoplasia

临床特征

- 最常见于绝经前妇女
- 变色的隆起性斑块，在阴道镜检查时应用（5%）醋酸常常能使之变白

大体病理学

- 扁平或丘疹性变色的病变，常常呈白色，但可以为红色、灰色、棕色或黑色

组织病理学

▌VIN 1（低级别）
- 核多形性，深染，累及上皮下 1/3
- 上皮下 1/3 核分裂活性增加
- 扁平湿疣是 VIN 1 的同义词

▌VIN 2 和 3（高级别）
- 核多形性，深染，累及上皮下 2/3（VIN 2）或全层（VIN 3）

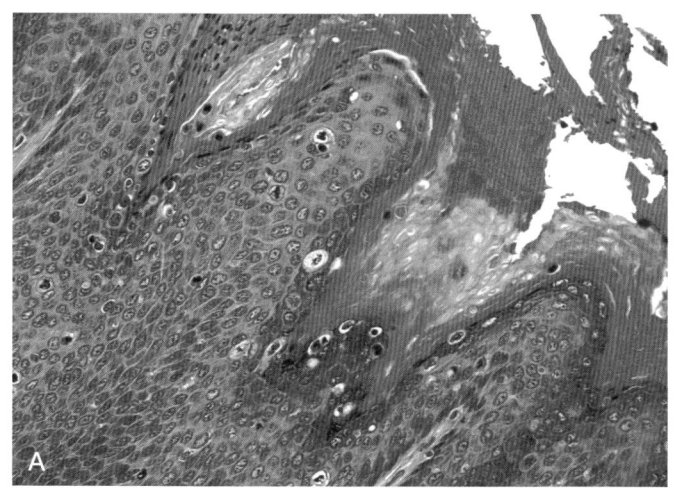

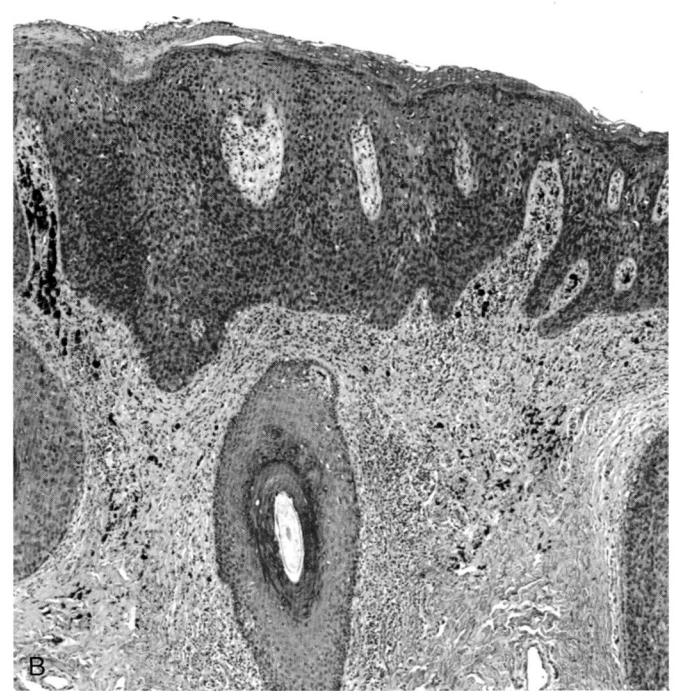

图 12-6　外阴上皮内肿瘤形成 3（VIN 3）。A，外阴皮肤伴有角化过度和指样突起，显示重度细胞核非典型性且缺乏成熟。B，上皮全层异型增生，伴有角化不全。注意病变均匀一致。

- 常常出现双核和多核细胞
- 容易找到非典型性核分裂象
- 病变内或其附近可见挖空细胞形成

特殊染色和免疫组织化学

- p16 INK4a 呈阳性
- MIB-1 指数高

其他诊断技术

- PCR、ISH：常常可以发现 HPV 16
- 倍体：VIN 病变通常含有非整倍体细胞群

鉴别诊断

■ Paget 病

- 表皮伴有散在的、高度非典型性的上皮内单个细胞，类似于腺癌细胞
- 黏液染色、HER-2-neu 和癌胚抗原（CEA）呈阳性

提要

- VIN 通常为多灶性的，最常伴有 HPV 16
- Bowen 样丘疹病与 VIN 3 基本上是同义词
- Queyrat 增殖性红斑（erythroplasia of Queyrat）这一术语是指外阴前庭黏膜的 VIN 病变，常常呈红色
- VIN，特别是低级别 VIN，可以自行消退，尤其是在年轻和妊娠妇女
- 现在推荐应用局部切除方法治疗

精选文献

Goffin F, Mayrand MH, Gauthier P, et al: High-risk human papillomavirus infection of the genital tract of women with a previous history or current high-grade vulvar intraepithelial neoplasia. J Med Virol 78:814-819, 2006.

Rodolakis A, Diakomanolis E, Vlachos G, et al: Vulvar intraepithelial neoplasia (VIN): Diagnostic and therapeutic challenges. Eur J Gynaecol Oncol 24:317-322, 2003.

Hart WR: Vulvar intraepithelial neoplasia: historical aspects and current status. Int J Gynecol Pathol 20:16-30, 2001.

鳞状细胞癌
Squamous Cell Carcinoma

临床特征

- 一般有两组人群
  - 年轻妇女，有吸烟历史，伴有 HPV 相关性病变
  - 绝经后妇女，伴有高分化鳞状细胞癌，没有 HPV 感染的证据

大体病理学

- 浅表浸润性：红色丘疹，白色斑块，或不规则的

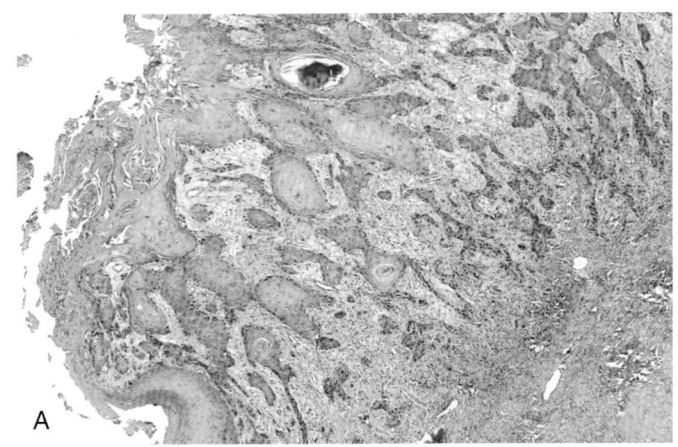

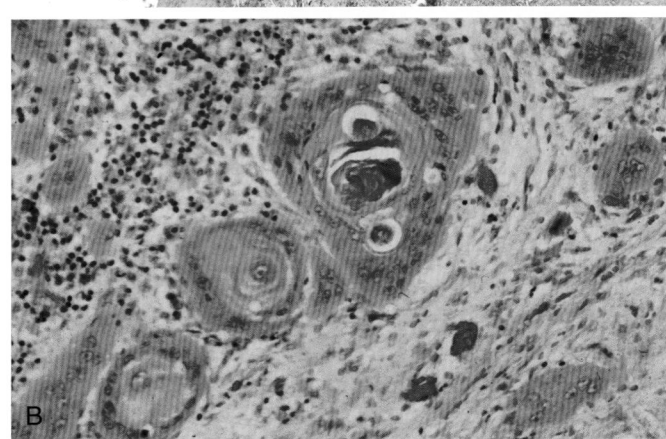

图 12-7　浸润性鳞状细胞癌。A，低倍镜下显示特征性的结构。高分化浸润性鳞状细胞癌以浸润性肿瘤细胞片块为特征。B，高倍镜下显示浸润性鳞状细胞片块，伴有角化和明显的间质反应（纤维组织增生性间质）。

  溃疡性病变
- 浸润性：外生性乳头状肿块或内生性溃疡，通常为孤立性的

组织病理学

- 多形性细胞累及上皮全层，核浆比例和核分裂活性高
- 常常容易见到非典型性核分裂象
- 微小浸润性鳞状细胞癌
  - 从最靠近真皮乳头的基底膜到肿瘤浸润最深点的深度＜ 1mm
  - 直径＜ 2cm
- 浸润性鳞状细胞癌
  - 浸润深度＞ 1mm
  - 不同程度的鳞状分化，即角珠形成

◆ 妇科肿瘤学小组（Gynecologic Oncology Group, GOG）1 级：没有未分化的细胞；角珠

 ◆ GOG 2 级：未分化细胞 < 50%

 ◆ GOG 3 级：未分化细胞 > 50%

- 鳞状细胞癌的亚型

 — 伴有瘤巨细胞的鳞状细胞癌

  ◆ 非角化性，伴有多形性多核瘤巨细胞

 — 梭形细胞鳞状细胞癌

  ◆ 多形性梭形细胞，角蛋白染色呈阳性

 — 棘层松解性鳞状细胞癌

  ◆ 棘层松解形成假腺体结构

特殊染色和免疫组织化学

- 细胞角蛋白呈阳性
- p16 INK4a 一般呈阳性
- 黏液染色呈阴性

其他诊断技术

- PCR、ISH：发现大约 75% 的肿瘤有 HPV 16，特别是在有 VIN 病史的年轻妇女
- 倍体：大多数癌是非整倍体

鉴别诊断

■ 基底细胞样癌

- 内生性浸润，伴有致密的玻璃样变性的间质
- 具有基底细胞样特征的细胞巢和条索，周围围绕玻璃样变性的间质
- 其上的鳞状上皮常常显示为 VIN，而不是癌
- 同时或异时伴有阴道和宫颈肿瘤

■ 疣状癌

- 与 Buschke-Löwenstein 巨大湿疣是同义词
- 外生性生长，类似于乳头状瘤
- 没有纤维血管轴心或细胞学非典型性
- 浸润被定义为大的、细胞学良性的球形细胞巢，边缘呈推挤状

■ 湿疣性癌 [Warty (condylomatous) carcinoma]

- 伴有乳头状外生性生长的鳞状细胞癌
- 纤维血管轴心
- 众多挖空细胞
- 基底部浸润的肿瘤为轮廓不规则的细胞巢

■ 基底细胞癌：按照皮肤基底细胞癌

- 腺样结构：此外尚有管状和腺样分化
- 基底细胞鳞状：包括鳞状细胞癌灶

■ 无黑色素的恶性黑色素瘤

- 细胞角蛋白呈阴性
- S-100 蛋白、melan-A 和 HMB-45 以及广谱黑色素标记物呈阳性
- 没有角化或鳞状角化珠形成

■ 上皮样肉瘤

- 缺乏上皮内成分
- 非典型性上皮样细胞集聚，类似于肉芽肿
- 局限于黏膜深部，接近筋膜

■ 假上皮瘤样增生

- 细胞学良性
- 正常成熟的鳞状上皮
- 间质内没有从基底层游离的细胞巢
- 通常为一种反应性病变

■ 转移性鳞状细胞癌

- 临床病史很重要
- 转移性肿瘤一般出现在真皮深部
- 多半缺乏上皮内成分

提要

- 重要的预后指征是肿瘤厚度、浸润深度、肿瘤直径以及血管和淋巴管浸润
- 浸润深度 > 1mm 的肿瘤腹股沟淋巴结转移的危险性明显增加
- 浸润成分常常比上皮内成分分化要好
- 浸润深度 > 1 ~ 2mm 的肿瘤腹股沟淋巴结转移率相对较低，但无法预测
- 对于浅表浸润性鳞状细胞癌，治疗最好采取局部广泛切除
- 深度 > 1mm 的肿瘤也可以应用部分或完全外阴切除术加腹股沟淋巴结清扫

精选文献

Hauspy J, Beiner M, Harley I, et al: Sentinel lymph node in vulvar cancer. Cancer 110:1015-1023, 2007.

Chiesa-Vottero A, Dvoretsky PM, Hart WR: Histopathologic study of thin vulvar squamous cell carcinomas and associated cutaneous lesions: A correlative study of 48 tumors in 44 patients with analysis of adjacent vulvar intraepithelial neoplasia types and lichen sclerosus. Am J Surg Pathol 30:310-318, 2006.

恶性黑色素瘤　Malignant Melanoma

临床特征

- 最常见于老年妇女的阴唇
- 死亡率高，即使是局限性病变
- 诊断时多数病例已有深部浸润
- 常常局部复发
- 总的 5 年生存率在 40% ~ 50% 之间

大体病理学

- 色素沉着性斑点、丘疹或斑块

组织病理学

- 类似于其他部位的黑色素瘤（见第 2 章）

特殊染色和免疫组织化学

- S-100 蛋白、melan-A 和 HMB-45 呈阳性
- CEA 呈阴性

其他诊断技术

- 没有帮助

鉴别诊断

▌ Paget 病
- 较常见于乳腺皮肤
- 免疫组化染色（黏液和 CEA 呈阳性；melan-A 和 HMB-45 呈阴性）与恶性黑色素瘤相反

▌ VIN
- 异型增生的细胞没有明显的核仁
- p16 常常呈阳性，而黏液、CEA、HMB-45、melan-A 和 S-100 蛋白呈阴性

提要

- 病变的大体表现具有特征性
- 黑色素瘤是发生于老年妇女的疾病

精选文献

Helm K, Findeis-Hosey J: Immunohistochemistry of pigmented actinic keratoses, actinic keratoses, melanomas in situ and solar lentigines with melan-A. J Cutan Pathol 35:931-934, 2008.

Ragnarsson-Olding BK, Kanter-Lewensohn LR, Lagerlof B, et al: Malignant melanoma of the vulva in a nationwide, 25-year study of 219 Swedish females: Clinical observations and histopathologic features. Cancer 86:1273-1284, 1999.

前庭大腺癌
Bartholin Gland Carcinoma

临床特征

- 发生于老年妇女
- 临床上可能误诊为囊肿
- 大约 20% 有腹股沟淋巴结转移
- 通过广泛切除或外阴切除加腹股沟正规淋巴结清扫治疗

大体病理学

- 实性浸润性肿瘤，占据正常前庭大腺的解剖部位

组织病理学

- 腺癌（> 40%）
  - 一般具有腺癌的非特异性特征：恶性腺体
  - 胞质内黏液
  - CEA 阳性细胞
- 鳞状细胞癌（大约 40%）
  - 鳞状细胞癌的普通表现
- 腺样囊性癌（大约 10%）
- 移行细胞癌（大约 5%）
- 腺鳞癌（大约 5%）

特殊染色和免疫组织化学

- 细胞角蛋白呈阳性
- CEA 呈阳性

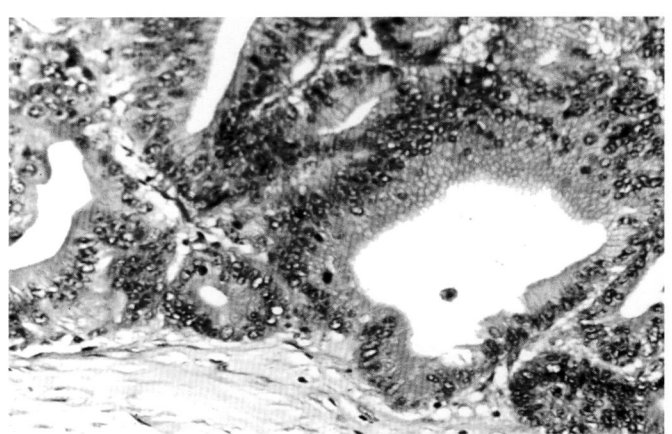

图 12-8　前庭大腺癌。高倍镜下显示背靠背的肿瘤性腺体，核呈复层，深染。

- 腺样囊性癌 S-100 蛋白呈阳性

其他诊断技术

- 没有

鉴别诊断

▌ 转移性腺癌与原发性前庭大腺肿瘤
- 这个部位的转移性肿瘤罕见
- 可能类似于来源器官
- 临床病史非常重要

▌ 皮肤附件腺癌与前庭大腺腺癌
- 通常为高分化的
- 形态学上肿瘤类似于来源的附件结构

▌ 转移性鳞状细胞癌与前庭大腺鳞状细胞癌
- CEA 染色通常仅为弱阳性
- 临床病史非常重要

提要

- 前庭大腺腺样囊性癌的预后一般比其他类型的癌要好
- 腺鳞癌的预后一般比外阴鳞状细胞癌的预后要差
- 腺癌淋巴结转移率最高

精选文献

Woida FM, Ribeiro-Silva A: Adenoid cystic carcinoma of the Bartholin gland: An overview. Arch Pathol Lab Med 131:796-798, 2007.

Finnan MA, Barre G: Bartholin's gland carcinoma, malignant melanoma and other rare tumours of the vulva. Best Pract Res Clin Obstet Gynaecol 17:609-633, 2003.

乳腺外 Paget 病
Extramammary Paget Disease

临床特征

- 最常见于绝经后的白人妇女
- 切除之前荧光素检查有助于辨认这种病变
- 其他表现为瘙痒
- 大约 14% 的病例伴有原发性乳腺癌
- 大多数原本发生在表皮或附件结构
- 缓慢进展性疾病
- 其下不一定同乳腺 Paget 病一样伴有外阴浸润性癌
- 治疗采取广泛局部切除

大体病理学

- 粉色到红色的湿疹性斑块，由于角化过度局部可呈白色

组织病理学

- 病变界限不规则，常常大于临床印象
- 表皮内的异常细胞集中在基底层，但也可以出现在浅表层和皮肤附件
- 上皮内肿瘤细胞单个或呈小簇状排列
- 细胞大，圆形，常常含有大的核仁
- 胞质淡染，或为空泡状印戒细胞
- 大约 10% ~ 20% 的病例其下真皮内可见腺癌

特殊染色和免疫组织化学

- 消化后的 PAS 染色、黏液染色和阿辛蓝染色呈阳性
- HER-2-neu 呈阳性
- 低分子量细胞角蛋白和 CEA 呈阳性

其他诊断技术

- 没有帮助

鉴别诊断

▌ VIN
- 通常伴有 HPV 感染
- 基底层受累比较规则

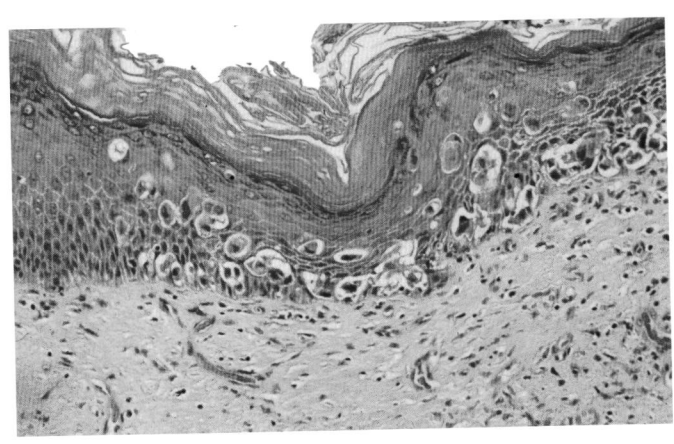

图 12-9 Paget 病。 表皮内的 Paget 细胞胞质淡染。

- 细胞较小，核仁不太明显
- 黏液、CEA、低分子量细胞角蛋白和 HER-2-neu 呈阴性
- 浅表播散性恶性黑色素瘤
  - S-100 蛋白、melan-A 和 MHB-45 呈阳性
  - 黏液、低分子量细胞角蛋白和 HER-2-neu 呈阴性
  - 肿瘤细胞内可能含有黑色素

提要

- 一般不伴有 HPV
- 偶尔其下伴有腺癌或原发性乳腺癌，包括 Paget 病
- 黏液阳性是一个有帮助的诊断特征
- 复发常见，因为病变常常比临床估计的广泛

精选文献

Petković S, Jeremić K, Vidakovic S, et al: Paget's disease of the vulva: A review of our experience. Eur J Gynaecol Oncol 27:611-612, 2006.

Kurman R, Norris H, Wilkinson E: Atlas of Tumor Pathology: Tumors of the Cervix, Vagina, and Vulva, 3rd Series, Fascicle 4. Washington DC, Armed Forces Institute of Pathology, 1992, pp 208-211.

乳头状汗腺瘤（乳头状汗腺腺瘤）Hidradenoma Papilliferum (Papillary Hidradenoma)

临床特征

- 主要发生于中年妇女的大阴唇、小阴唇和会阴
- 附件来源（即大汗腺）
- 外阴可能含有非常类似于乳腺的组织（异位乳腺）
- 与乳腺导管内乳头状瘤表现相同

大体病理学

- 圆形，质硬，圆顶形结节，直径 1 ~ 2 cm
- 偶尔，稍微柔软和有溃疡形成

组织病理学

- 完全呈乳头状结构，具有细的纤维血管轴心和胶原性间质
- 内层为柱状细胞或立方细胞

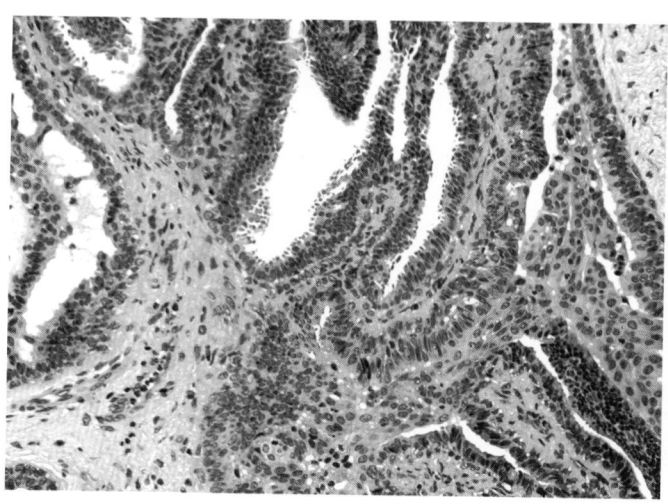

图 12-10　乳头状汗腺瘤。被覆两层细胞的伴有纤维血管轴心的乳头状结构：基底层是扁平的肌上皮细胞，靠近腔面的是一层伴有顶浆分泌的高柱状细胞。

- 上皮下的基底层为扁平肌上皮细胞

特殊染色和免疫组织化学

- 肌上皮细胞 S-100 蛋白呈阳性
- 上皮细胞 PAS 染色呈局灶阳性

其他诊断技术

- 没有帮助

鉴别诊断

- 腺癌
  - 核多形性和核分裂象
  - 缺乏肌上皮层
- 皮肤和皮肤附件其他肿瘤
  - 发生在其他部位的多数皮肤肿瘤可以累及外阴及其附件结构（参见第 2 章的详细讨论）

提要

- 见于外阴的唯一的皮肤附件肿瘤，发生率不定

精选文献

Kazakov DV, Mikyskova I, Kutzner H, et al: Hidradenoma papilliferum with oxyphilic metaplasia: A clinicopathological study of 18 cases, including detection of human papillomavirus. Am J Dermatopathol 27:102-110, 2005.

Buhl A, Landow S, Lee YC, et al: Microcystic adnexal carcinoma of the vulva. Gynecol Oncol 82:571-574, 2001.

颗粒细胞肌母细胞瘤（颗粒细胞瘤）Granular Cell Myoblastoma (Granular Cell Tumor)

临床特征

- 不常见于外阴的外周神经鞘肿瘤
- 表现为疼痛性、缓慢生长的皮下肿块
- 一般见于大阴唇、阴蒂或阴阜
- 局部复发常见
- 恶性肿瘤非常罕见

大体病理学

- 境界清楚的质硬肿块

组织病理学

- 没有包膜：由不规则排列的多角形细胞组成
- 细胞边界不清，胞质内有许多嗜酸性颗粒，核相对小，深染

特殊染色和免疫组织化学

- S-100 蛋白呈阳性
- 髓磷脂碱性蛋白呈阳性
- CEA 呈阳性

其他诊断技术

- 没有帮助

鉴别诊断

▎平滑肌瘤、神经纤维瘤和皮纤维瘤

提要

- 在其他部位（如舌）更为常见
- 妊娠期间可能迅速增大
- 检查切缘非常重要

血管肌成纤维细胞瘤 Angiomyofibroblastoma

临床特征

- 良性肿瘤，罕见
- 可能表现为前庭大腺囊肿或肿块

大体病理学

- 界限清楚
- 高度富于血管

组织病理学

- 良性梭形细胞间质
- 许多小血管
- 血管周围细胞丰富
- 通常可见肥大细胞

特殊染色和免疫组织化学

- 波形蛋白和结蛋白呈阳性
- 平滑肌肌动蛋白（SMA）呈阴性
- S-100 蛋白呈阴性

其他诊断技术

- 没有帮助

鉴别诊断

▎侵袭性血管黏液瘤

- 细胞稀疏
- 许多成簇的肌性血管
- SMA 呈阳性

提要

- 局部切除治疗

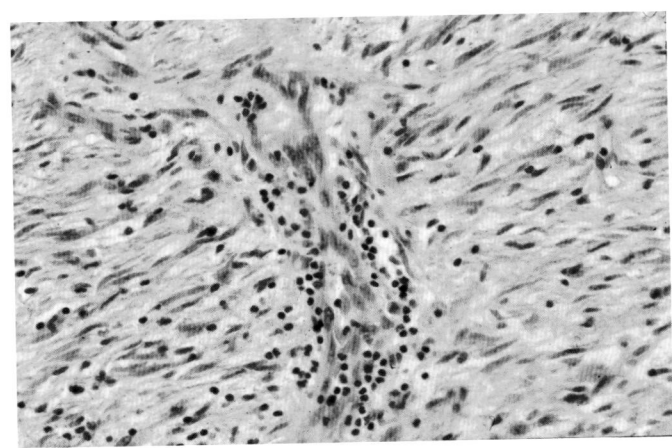

图 12-11 **血管肌成纤维细胞瘤。** 梭形肿瘤细胞分布于血管周围。血管周围可见明显的慢性炎症细胞浸润。

精选文献

Nasu K, Fujisawa K, Takai N, Miyakawa I:
Angiomyofibroblastoma of the vulva. Int J Gynecol Cancer
12:228-231, 2002.

侵袭性血管黏液瘤
Aggressive Angiomyxoma

临床特征

- 通常发生在绝经前的妇女
- 局部侵袭性的皮下肿瘤
- 治疗选择广泛局部切除

大体病理学

- 肿块软，呈胶状，边界不清
- 切面可见成簇的血管

组织病理学

- 黏液样间质，伴有梭形的成纤维细胞和肌成纤维细胞
- 许多成簇的中等大小的动脉
- 可能出现陷入的脂肪、神经成分和腺体成分

特殊染色和免疫组织化学

- 肿瘤的血管成分Ⅷ因子、CD34 呈阳性
- SMA 染色梭形细胞呈阳性
- S-100 蛋白呈阴性

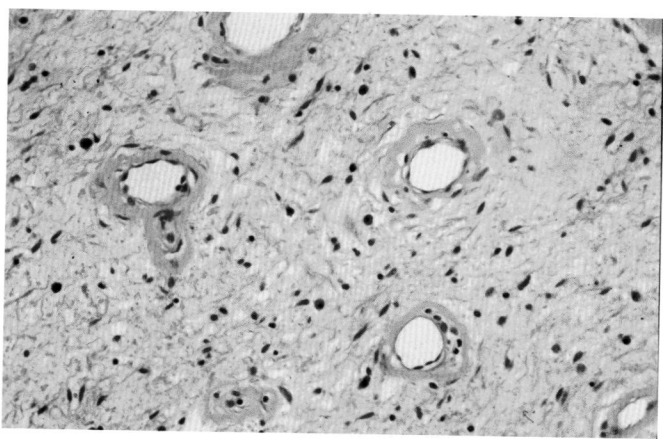

图 12-12 侵袭性血管黏液瘤。这种病变有突出的黏液样间质，伴有明显的小血管。

其他诊断技术

- 没有帮助

鉴别诊断

- 高级别多形性肉瘤（恶性纤维组织细胞瘤）
  - 席纹状结构
  - 明显的细胞学非典型性，伴有众多核分裂象
  - 除外诊断
  - 波形蛋白和 CD68 染色呈阳性，可能有帮助
- 血管肌成纤维细胞瘤
  - 细胞比较丰富
  - 肿瘤边界清楚
  - 缺乏许多成簇的小动脉

提要

- 局部侵袭性肿瘤，局部复发率高

精选文献

Dierickx I, Deraedt K, Poppe W, Verguts J: Aggressive angiomyxoma of the vulva: A case report and review of literature. Arch Gynecol Obstet 277:483-487, 2008.
Abu JI, Bamford WM, Malin G, et al: Aggressive angiomyxoma of the perineum. Int J Gynecol Cancer 15:1097-1100, 2005.
Ribaldone R, Piantanida P, Surico D, et al: Aggressive angiomyxoma of the vulva. Gynecol Oncol 95:724-728, 2004.
Horiguchi H, Matsui-Horiguchi M, Fujiwara M, et al: Angiomyofibroblastoma of the vulva: Report of a case with immunohistochemical and molecular analysis. Int J Gynecol Pathol 22:277-284, 2003.

平滑肌肉瘤　Leiomyosarcoma

临床特征

- 外阴最常见的肉瘤，但总的来说非常罕见
- 发生在任何年龄的妇女
- 通常发生在大阴唇
- 常常表现为疼痛
- 通过广泛切除治疗
- 转移到肺和肝已有报道

大体病理学

- 非常局限的质硬的肿块，边缘有浸润
- 局部出血，坏死和囊性变

组织病理学

- 交错排列的平滑肌细胞束，核周透明
- 凝固性坏死
- 每 10 个高倍视野核分裂象 > 5 个
- 核非典型性

特殊染色和免疫组织化学

- 波形蛋白呈阳性
- 细胞角蛋白：偶尔出现阳性细胞
- 结蛋白和 SMA 呈阳性
- S-100 蛋白呈阴性

其他诊断技术

- 没有帮助

鉴别诊断

■ 隆凸性皮肤纤维肉瘤
- 席纹状结构
- 细胞学非典型性和核分裂象罕见
- SMA 呈阴性

■ 高级别多形性肉瘤（恶性纤维组织细胞瘤）
- 明显的细胞学非典型性和众多核分裂象
- 巨细胞
- 几种形态：交错排列的细胞束，席纹状
- 波形蛋白和 CD68 呈阳性有所帮助，但不具诊断性

■ 侵袭性血管黏液瘤
- 许多成簇的肌性小动脉
- 一般缺乏细胞学非典型性和核分裂象

提要

- 直径 > 5cm 的肿瘤复发率高
- 有些肿瘤细胞学非典型性可能轻微，但有边缘浸润，有凝固性坏死，每 10 个高倍视野核分裂象 > 5 个

精选文献

Shankar S, Todd PM, Rytina E, Crawford RA: Leiomyosarcoma of the vulva. J Eur Acad Dermatol Venereol 20:116-117, 2006.

Nielsen GP, Rosenberg AE, Koerner FC, et al: Smooth-muscle tumors of the vulva: A clinicopathological study of 25 cases and review of the literature. Am J Surg Pathol 20:779-793, 1996.

其他肉瘤 Other Sarcomas

- 外阴皮下组织偶尔发生下面一些间叶性肿瘤
  - 胚胎性横纹肌肉瘤，一般发生在儿童
  - 隆凸性皮肤纤维肉瘤
  - 恶性纤维组织细胞瘤
  - 上皮样肉瘤
  - 恶性横纹肌样肿瘤
  - 血管肉瘤
  - 血管外皮细胞瘤
  - Kaposi 肉瘤
  - 腺泡状软组织肉瘤
  - 恶性神经鞘瘤
  - 脂肪肉瘤
- 在外阴，这些肉瘤与软组织的相应肉瘤相同
- 参见第 2 章和第 17 章的详细讨论

精选文献

Ulutin HC, Zellars RC, Frassica D: Soft tissue sarcoma of the vulva: A clinical study. Int J Gynecol Cancer 13:528-531, 2003.

Kurman R, Norris H, Wilkinson E: Atlas of Tumor Pathology: Tumors of the Cervix, Vagina, and Vulva, 3rd Series, Fascicle 4. Washington DC, Armed Forces Institute of Pathology, 1992, pp 220-228.

阴道 Vagina

阴道闭锁和完全缺如非常少见。

纤维上皮性息肉（阴道息肉、中胚层间质息肉）
Fibroepithelial Polyp (Vaginal Polyp, Mesodermal Stromal Polyp)

临床特征

- 发生在生育年龄的妇女
- 通常为盆腔检查时的偶然发现

大体病理学

- 质软的息肉或乳头状肿块，通常位于阴道的下

1/3

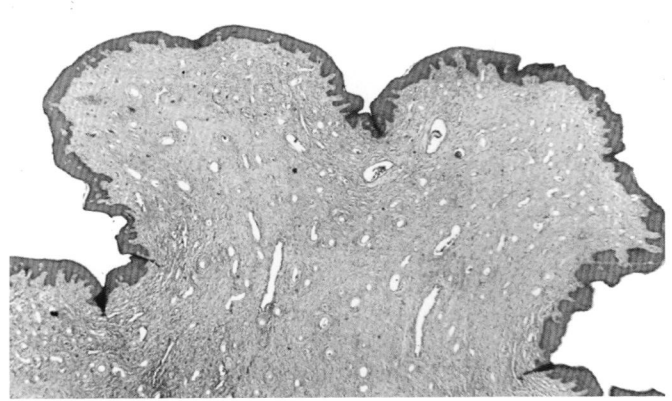

图 12-13　纤维上皮性息肉。由纤维结缔组织组成的息肉样病变，被覆成熟的鳞状上皮。

组织病理学

- 鳞状上皮，其下为纤维血管间质
- 间质中可能出现肥胖的、细胞学上具有非典型性的肌成纤维细胞
- 还可能出现奇异的多核巨细胞
- 核分裂活性一般较低

特殊染色和免疫组织化学

- 波形蛋白呈阳性
- 结蛋白呈阴性

其他诊断技术

- 没有帮助

鉴别诊断

- 葡萄状肉瘤
  - 患者一般 < 5 岁
  - 未分化的小圆蓝细胞群
  - 富于细胞的新生层
  - 横纹肌母细胞
  - 浸润其上的鳞状上皮

提要

- 临床上良性；重要的是不要误诊为湿疣或肉瘤

精选文献

Eilber KS, Raz S: Benign cystic lesions of the vagina: A literature review. J Urol 170:717-722, 2003.

Kurman R, Norris H, Wilkinson E: Atlas of Tumor Pathology: Tumors of the Cervix, Vagina, and Vulva, 3rd Series, Fascicle 4. Washington DC, Armed Forces Institute of Pathology, 1992, pp 170-172.

鳞状细胞乳头状瘤
Squamous Papilloma

临床特征

- 发生在任何年龄
- 通常没有症状

大体病理学

- 直径几个毫米或较大
- 成簇的乳头状病变

组织病理学

- 中心为单一的纤维血管轴心，伴有乳头状突起
- 良性，正常的鳞状上皮被覆

特殊染色和免疫组织化学

- 没有帮助

其他诊断技术

- 没有帮助

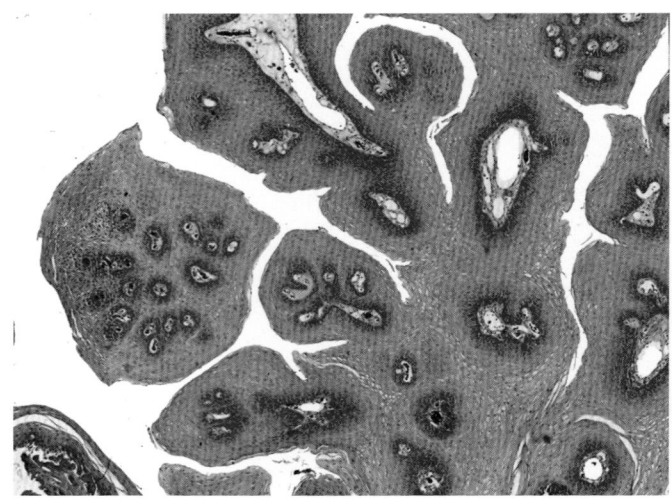

图 12-14　鳞状细胞乳头状瘤。被覆鳞状上皮的乳头状病变。

鉴别诊断

▌ 尖锐湿疣
- 分枝状结构
- 挖空细胞形成
- HPV 6 或 HPV 11 呈阳性

▌ 纤维上皮性息肉
- 被覆鳞状上皮较薄
- 息肉样而不是乳头状
- 间质明显，偶尔伴有大的多形性细胞

提要

- 临床上良性；重要的是不要误诊为湿疣或鳞状细胞癌

精选文献

Kurman R, Norris H, Wilkinson E: Atlas of Tumor Pathology: Tumors of the Cervix, Vagina, and Vulva, 3rd Series, Fascicle 4. Washington DC, Armed Forces Institute of Pathology, 1992, p 141.

阴道上皮内肿瘤形成
Vaginal Intraepithelial Neoplasia

临床特征

- 与宫颈上皮内病变的发生率相比相对罕见
- 通常发生在绝经后的妇女
- 常常伴有宫颈或外阴鳞状细胞癌
- HPV 感染以及宫颈或外阴上皮内肿瘤形成是危险因素
- 通常没有症状

大体病理学

- 表皮粗糙，呈粉色或白色
- 偶尔出现大体异常

组织病理学

▌ 阴道上皮内肿瘤形成（vaginal intraepithelial neoplasia, VAIN）1（低级别）
- 核多形性和深染累及上皮的下 1/3
- 上皮下 1/3 核分裂活性增加
- 扁平尖锐湿疣最好归入 VAIN 1

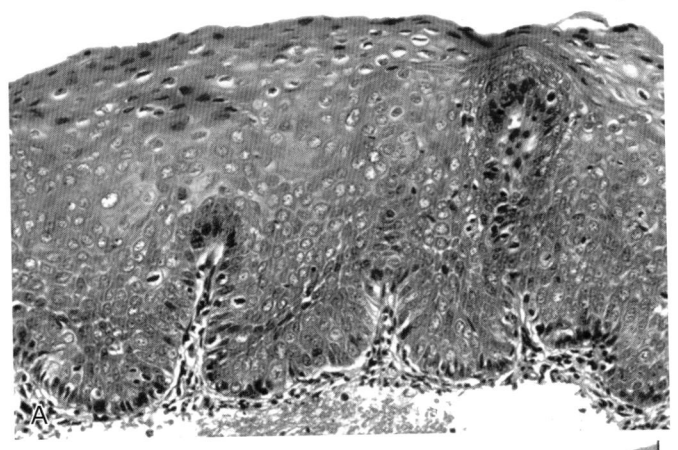

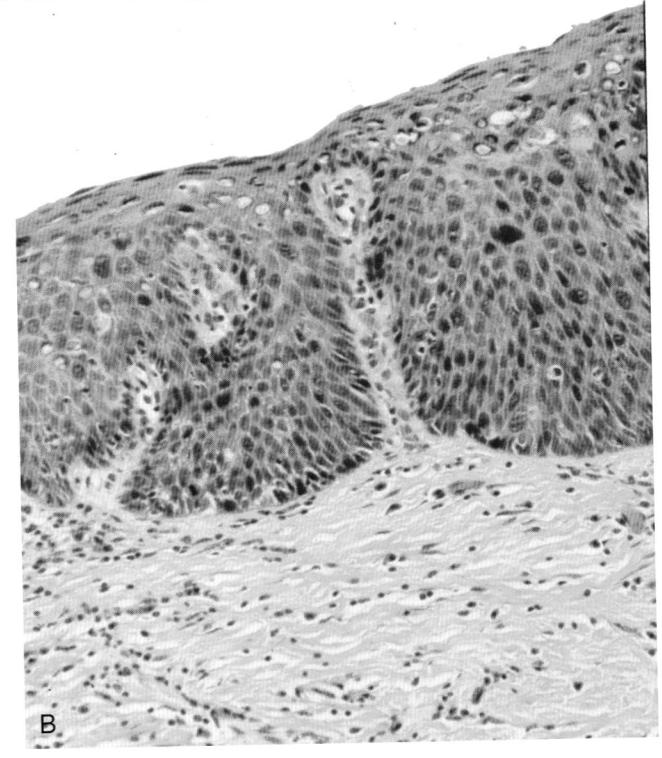

图 12-15　A，阴道上皮内肿瘤形成 2。异型增生的细胞占据了上皮的下 2/3。B，阴道上皮内肿瘤形成 3。异型增生的细胞出现在上皮的全层。注意明显的角化不全和淋巴浆细胞反应。

▌ VAIN 2 和 VAIN 3（高级别）
- 核多形性和深染累及上皮的下 2/3（VAIN 2）或全层（VAIN 3）
- 常常出现双核和多核细胞
- 容易找到非典型性核分裂象
- 病变内或其附近可见挖空细胞形成

特殊染色和免疫组织化学

- p16 INK4a

其他诊断技术

- PCR 或 ISH 可以发现 HPV

鉴别诊断

▌ 萎缩
- 上皮变薄，没有鳞状细胞非典型性或挖空细胞形成
- 无核分裂活性

▌ 不成熟性鳞状化生
- 核多形性并不显著
- 核分裂活性最低

▌ 放射性改变
- 核浆比例保留
- 胞质呈空泡状
- 核染色质模糊
- 多核细胞形成
- 缺乏核分裂活性

▌ 反应性非典型性
- 核仁突出
- 缺乏核膜不规则性

提要

- 10% 以下的病例进展为浸润癌
- 治疗选择激光切除和局部应用 5- 氟尿嘧啶，两者选一

精选文献

Drodon M, Stoler MH, Baber GB, Kurman RJ: The distribution of low and high-risk HPV types in vulvar and vaginal intraepithelial neoplasia (VIN and VaIN). Am J Surg Pathol 30:1513-1518, 2006.

Jones RW, Rowan DM: Spontaneous regression of vulvar intraepithelial neoplasia 2-3. Obstet Gynecol 96:470-472, 2000.

Koutsky L: Epidemiology of genital human papillomavirus infection. Am J Med 102:3-8, 1997.

鳞状细胞癌
Squamous Cell Carcinoma

临床特征

- 阴道最常见的恶性肿瘤，但罕见

- 为宫颈鳞状细胞癌发生率的 1/50
- 最常见于绝经后妇女
- 治疗采取放疗

大体病理学

- 浅表浸润性：红色丘疹、白色斑块或不规则的溃疡性病变
- 浸润性：外生性乳头状肿块或内生性溃疡，通常为孤立性

组织病理学

- 角化伴鳞状角珠形成
- 浅表浸润性肿瘤的定义是：浸润深度为 ≤ 3mm，没有血管浸润
- 合体细胞片块，伴有不同量的嗜酸性胞质
- 细胞边界清楚
- 可见细胞间桥
- 亚型
  - 疣状癌
    - 罕见的亚型
    - 由良性鳞状细胞组成的球状实性团块推向间质
    - 挖空细胞一般并不明显
    - 淋巴结转移罕见
  - 湿疣性癌
    - 鳞状细胞癌伴有众多挖空细胞

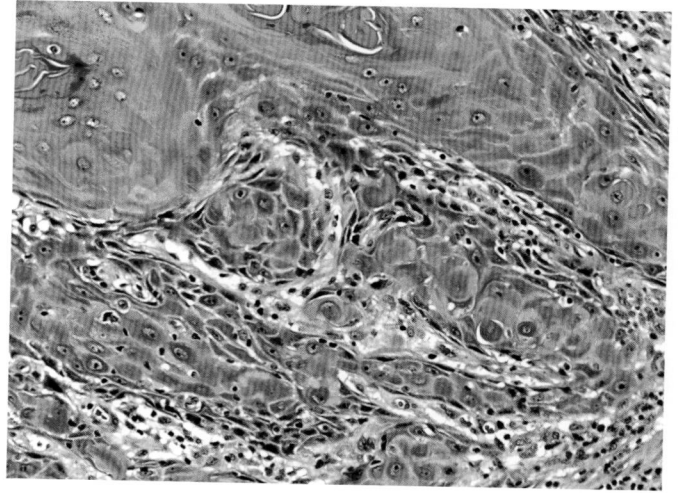

图 12-16   浸润性鳞状细胞癌。肿瘤性细胞巢和细胞簇浸润间质。

◆ 外生性生长

特殊染色和免疫组织化学

- 没有帮助

其他诊断技术

- 没有帮助

鉴别诊断

- 无黑色素性恶性黑色素瘤
  - 细胞角蛋白呈阴性
  - S-100 蛋白和 HMB-45 呈阳性
  - 缺乏角化和鳞状角珠形成
- 假上皮瘤性增生
  - 细胞学良性
  - 正常成熟的鳞状上皮
  - 间质内缺乏与基底层分离的细胞巢
  - 常常是一种反应性病变
- 转移性鳞状细胞癌
  - 临床病史非常重要
  - 转移性肿瘤一般位于黏膜下的深部
  - 其上缺乏上皮内成分

提要

- 间质浸润深度＜ 3mm 的肿瘤以及疣状癌淋巴结转移率低
- 疣状癌不应采取放疗，因为对放疗不敏感，而且有可能转化为较高级别鳞状细胞癌

精选文献

Roma AA, Hart WR: Progression of simplex (differentiated) vulvar intraepithelial neoplasia to invasive squamous cell carcinoma: A prospective case study confirming its precursor role in the pathogenesis of vulvar cancer. Int J Gynecol Pathol 26:248-253, 2007.

Medeiros F, Nascimento AF, Crum CP: Early vulvar squamous neoplasia: Advances in classification, diagnosis, and differential diagnosis (review). Adv Anat Pathol 12:20-26, 2005.

阴道腺病　　Vaginal Adenosis

临床特征

- 与接触己烯雌酚（diethylstilbestrol, DES）有关，最常见于宫内接触
- 大约发生在 1/3 的接触 DES 的妇女
- 年龄在 30 ～ 50 岁的年轻妇女最常受累
- 红色颗粒状斑点，碘不着色
- 常见的症状是黏膜排液过多
- 阴道镜检查可以见到腺上皮
- 可以发生在没有接触 DES 的妇女

大体病理学

- 红色颗粒状斑块
- 最常见于阴道前壁的上 1/3

组织病理学

- 类似于宫颈内膜的黏液柱状上皮取代阴道鳞状上皮
- 固有层出现黏液腺
- 偶尔可见纤毛上皮或子宫内膜型腺体，特别是在阴道的下 1/3
- 长期的病变可被鳞状化生取代；在这些病变中可见管腔闭塞的腺体或黏液小滴

特殊染色和免疫组织化学

- 没有帮助

其他诊断技术

- 没有帮助

鉴别诊断

- 转移性腺癌
  - 细胞学非典型性

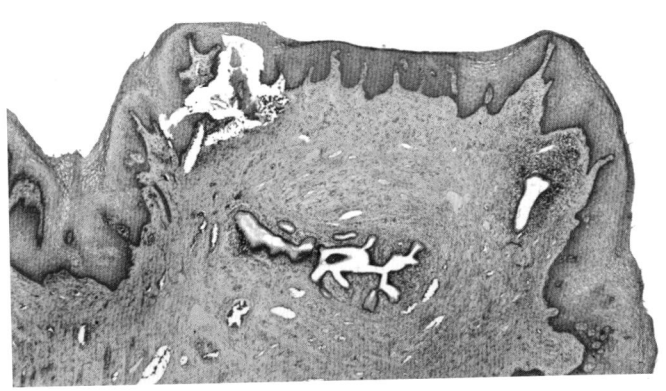

图 12-17　阴道腺病。低倍镜下显示阴道黏膜和黏膜下交界处或固有层内有腺上皮。

- 临床病史

提要

- 20 世纪 40 年代和 50 年代应用 DES 预防流产
- 接触 DES 的病史非常重要
- 阴道腺病通常可以自行消退
- 无需治疗

精选文献

McCluggage WG: Recent developments in vulvovaginal pathology. Histopathology 54:156-173, 2009.

Robboy SJ, Anderson MC, Russell P: Pathology of the female reproductive tract. London, Churchill Livingstone, 2002.

Kurman R, Norris H, Wilkinson E: Atlas of Tumor Pathology: Tumors of the Cervix, Vagina, and Vulva, 3rd Series, Fascicle 4. Washington DC, Armed Forces Institute of Pathology, pp 146-152, 1992.

Robboy SJ, Hill EC, Sandberg EC, Czernobilsky B: Vaginal adenosis in women born prior to the diethylstilbestrol era. Hum Pathol 17:488-492, 1986.

Robboy SJ, Szyfelbein WM, Goellner JR, et al: Dysplasia and cytologic findings in 4,589 young women enrolled in diethylstilbestrol-adenosis (DESAD) project. Am J Obstet Gynecol 140:579-586, 1981.

透明细胞腺癌
Clear Cell Adenocarcinoma

临床特征

- 常常（但不总是）与宫内接触 DES 有关
- 接触 DES 的妇女发生透明细胞腺癌的不到 0.2%
- 一般发生在 20 岁左右的妇女
- 常常表现为阴道出血和排液
- 可以没有症状

大体病理学

- 发生在阴道的任何部位
- 息肉样或结节状肿块
- 扁平或溃疡性病变少见

组织病理学

- 管囊性和实性是最常见的结构
- 乳头状、腺管状和小梁状结构也可见到
- 肿瘤细胞多角形，伴有圆形非典型性细胞核和含有糖原的透明胞质

- 鞋钉细胞是特征性表现（细胞核突向细胞边界进入腺腔、腺管或囊性间隙）
- 在少数病例，上皮细胞呈扁平状、立方形、嗜酸性或印戒细胞样
- 肿瘤附近常见腺病
- 细胞内透明结构和沙粒体常见

特殊染色和免疫组织化学

- 细胞角蛋白呈阳性
- PAS 染色呈阳性（胞质内糖原）
- 消化后 PAS 染色呈阴性
- 胞质黏液染色呈阴性（腺腔内可能呈阳性）

其他诊断技术

- 没有帮助

鉴别诊断

■ 来自卵巢的转移性透明细胞癌
- 临床病史重要
■ 转移性肾细胞癌或肾上腺癌
- 临床病史重要
- 核位于中心，核仁明显
- 缺乏腺体结构
- 缺乏鞋钉细胞
- 血管结构明显

提要

- 与宫内接触 DES 有关

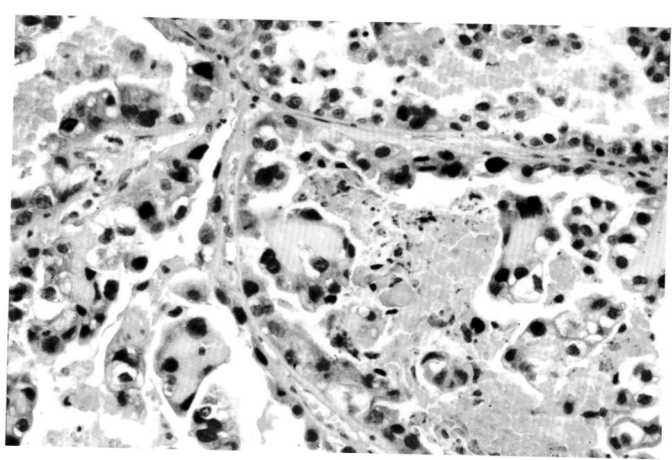

图 12-18　透明细胞腺癌，乳头状结构。乳头被覆大的多形性细胞，胞质透明。局部出现坏死。

- 认为腺病是其前体病变
- 如果浸润深度＞3mm，淋巴结转移的危险增高
- 侵袭性比鳞状细胞癌强
- 疾病早期阶段的治疗：阴道切除加根治性子宫切除和淋巴结清扫，以预防复发
- 放疗是晚期疾病的指征

精选文献

Robboy SJ, Anderson MC, Russell P: Pathology of the female reproductive tract. London, Churchill Livingstone, 2002, pp 92-97.

Herbst AL, Anderson S, Hubby MM, et al: Risk factors for the development of diethylstilbestrol associated clear cell adenocarcinoma: A case-control study. Am J Obstet Gynecol 154:814-822, 1986.

Sander R, Nuss RC, Rhatigan RM: Diethylstilbestrol-associated vaginal adenosis followed by clear cell adenocarcinoma. Int J Gynecol Pathol 5:362-370, 1986.

横纹肌瘤 Rhabdomyoma

临床特征

- 罕见，发生在中年妇女
- 不发生在儿童

大体病理学

- 息肉样肿块，扁平或溃疡性少见

组织病理学

- 良性骨骼肌细胞，伴有胎儿型或成人型表现
- 细胞梭形到卵圆形，核肥胖，呈圆形，没有核非典型性或核分裂象
- 肿瘤细胞被纤维间质围绕
- 典型的伴有横纹的胞质内纤维

特殊染色和免疫组织化学

- 没有帮助

其他诊断技术

- 没有帮助

鉴别诊断

- 胚胎性横纹肌肉瘤（葡萄状肉瘤）
  - 存在新生层

- 多形性带状细胞，伴有核分裂象

提要

- 已报道的病例少于 25 例
- 其上鳞状黏膜没有异常
- 良性行为

精选文献

López Varela C, López de la Riva M, La Cruz Pelea C: Vaginal rhabdomyomas. Int J Gynaecol Obstet 47:169-170, 1994.

López JI, Brouard I, Eizaguirre B: Rhabdomyoma of the vagina. Eur J Obstet Gynecol Reprod Biol 45:147-148, 1992.

胚胎性横纹肌肉瘤（葡萄状肉瘤） Embryonal Rhabdomyosarcoma (Sarcoma Botryoides)

临床特征

- 最常见的阴道肉瘤
- 发生在婴儿和 5 岁以下的女孩
- 侵袭性肿瘤
- 典型的表现是：从阴道突出的小的半透明的结节状肿块
- 可能表现为出血和排液，并延伸到膀胱和直肠
- 病程晚期通常出现肺或骨转移

大体病理学

- 典型的表现是由许多半透明灰色、葡萄样、息肉样肿块组成的有蒂或无蒂的肿瘤
- 出血区域
- 最常见于阴道前壁

组织病理学

- 组织学上肿瘤呈分层结构
  - 浅表为变薄的鳞状上皮
  - 其下新生层（cambium layer）由小圆形到梭形的原始蓝细胞组成，细胞核致密深染，胞质稀少
    - 细胞可能浸润上方的上皮
  - 新生层下为水肿性或黏液样间质，散在少量小圆蓝细胞
    - 这个部位可见横纹肌母细胞

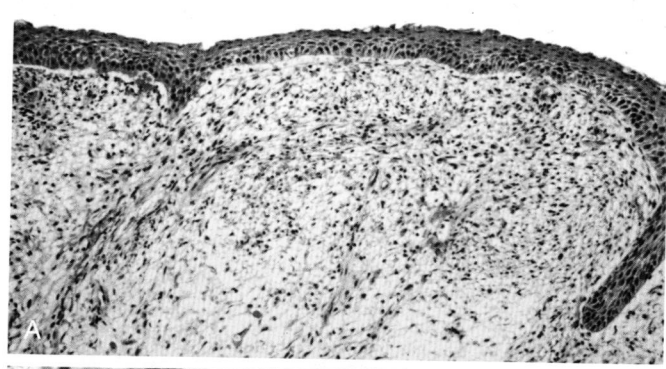

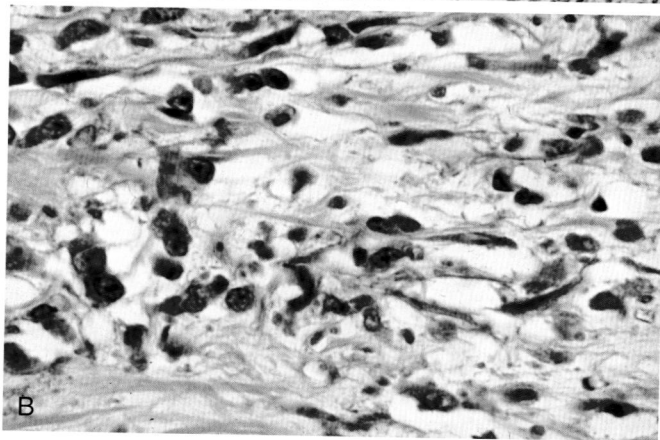

图 12-19　葡萄状肉瘤（胚胎性横纹肌肉瘤）。A，低倍镜下显示阴道上皮下增生的多形性肿瘤细胞。B，高倍镜下显示含有圆形到梭形肿瘤细胞的黏液样间质。

　　◇ 大而不规则、细长或"带状"细胞，伴有明显的嗜酸性胞质
　　◇ 可见横纹，但对于诊断并非必需
　　◇ 细胞可能集中在血管周围
　　◆ 核分裂活跃
　　◆ 缺乏异源性成分（如骨和软骨）

特殊染色和免疫组织化学

- 结蛋白和肌肉特异性肌动蛋白（muscle-specific actin, MSA）呈阳性
- 肌红蛋白：比上述染色特异，但不敏感，因此可能呈阴性
- 小的和大的肿瘤细胞波形蛋白呈阳性
- 细胞角蛋白呈阴性（其上变薄的良性上皮层呈阳性）

其他诊断技术

- 没有帮助

鉴别诊断

▎ Müller 乳头状瘤
- 列入鉴别诊断不仅是因为两者组织学相似，而且是因为发生在婴儿和幼女的临床表现也相似
- 乳头状瘤具有宽的纤维血管轴心，被覆立方形黏液性上皮
- 缺乏细胞学非典型性和核分裂活性

▎ 良性息肉（中胚层间质息肉）
- 通常发生于成年妇女
- 组织学上与见于其他部位的纤维上皮性息肉基本相同
- 息肉样（不同于葡萄样）肿块
- 水肿性纤维组织被覆鳞状上皮
- 纤维性间质中可能出现淋巴细胞
- 没有新生层
- 缺乏小圆形未分化蓝细胞和横纹肌母细胞
- 结蛋白、MSA 和肌红蛋白呈阴性

▎ 横纹肌瘤
- 通常发生在中年妇女
- 可见众多发育良好的横纹肌母细胞
- 没有核非典型性或核分裂象
- 缺乏新生层
- 缺乏小圆形未分化蓝细胞

提要

- 侵袭性肿瘤，迅速局部浸润，局部复发率高
- 通过手术切除（阴道切除加子宫切除，不伤及膀胱和直肠），随后进行新的多种药物化疗，生存率已明显改善

精选文献

Ferguson SE, Gerald W, Barakat RR, et al: Clinicopathologic features of rhabdomyosarcoma of gynecologic origin in adults. Am J Surg Pathol 31:382-389, 2007.

Nucci MR, Fletcher CD: Vulvovaginal soft tissue tumours: Update and review. Histopathology 36:97-99, 2000.

Copeland LJ, Gershenson DM, Saul PB, et al: Sarcoma botryoides of the female genital tract. Obstet Gynecol 66:262-266, 1985.

Copeland LJ, Sneige N, Stringer CA, et al: Alveolar rhabdomyosarcoma of the female genitalia. Cancer 56:849-855, 1985.

其他肉瘤　Other Sarcomas

- 平滑肌肉瘤、上皮样肉瘤和恶性纤维组织细胞瘤

也可以作为原发性肉瘤发生于阴道

- 参见第 17 章的详细讨论

精选文献

Kurman R, Norris H, Wilkinson E: Atlas of Tumor Pathology: Tumors of the Cervix, Vagina, and Vulva, 3rd Series, Fascicle 4. Washington DC, Armed Forces Institute of Pathology, 1992, pp 161-163.

Peters WAD, Kumar NB, Andersen WA, Morley GW: Primary sarcoma of the adult vagina: A clinicopathologic study. Obstet Gynecol 65:699-704, 1985.

宫颈 Cervix

宫颈内膜息肉 Endocervical Polyp

临床特征

- 宫颈最常见的新生物
- 典型的息肉患者是 31 ~ 60 岁的多次妊娠妇女
- 可以表现为白带增多或异常出血

大体病理学

- 息肉呈圆形或细长，表面光滑或呈分叶状
- 单发性息肉最常见
- 可以从几毫米到几厘米

组织病理学

- 形态多样
- 鳞状上皮和宫颈内膜上皮的量不同，取决于是否

接近宫颈口

- 间质由致密的纤维结缔组织组成，伴有薄壁和厚壁血管

特殊染色和免疫组织化学

- 没有帮助

其他诊断技术

- 没有帮助

鉴别诊断

- 微腺体增生
  - 相对有序分布的、密集排列的腺体
  - 腺腔内常常出现中性粒细胞
  - 间质内有急性和慢性炎细胞
- 乳头状腺纤维瘤
  - 非常罕见的良性肿瘤
  - 受致密纤维性间质挤压的呈分叶状结构的腺上皮

提要

- 宫颈最常见的新生物
- 以致密的纤维性间质伴厚壁血管为特征

精选文献

Wright TC, Ferenczy A: Benign diseases of the cervix. In Kurman R (ed): Blaustein's Pathology of the Female Genital Tract, 5th ed. New York, Springer, 2002, pp 225-252.

Kurman R, Norris H, Wilkinson E: Atlas of Tumor Pathology: Tumors of the Cervix, Vagina, and Vulva, 3rd Series, Fascicle 4. Washington DC, Armed Forces Institute of Pathology, 1992, pp 77-78.

微腺体增生 Microglandular Hyperplasia

临床特征

- 宫颈标本中的偶然发现，主要见于生育年龄的妇女
- 可能表现为性交后少量排液或出血
- 有使用口服避孕药、妊娠或产后疾病史

大体病理学

- 单发性或多发性息肉样病变，类似于小的宫颈息肉

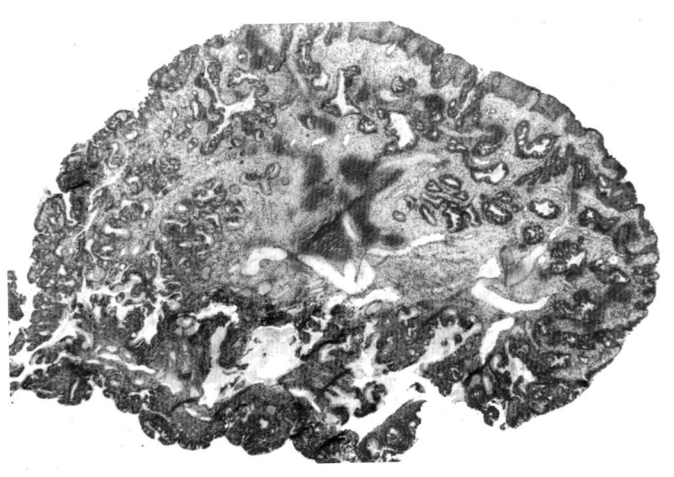

图 12-20 **宫颈内膜息肉。**由宫颈内膜黏液性腺体组成的息肉样病变。

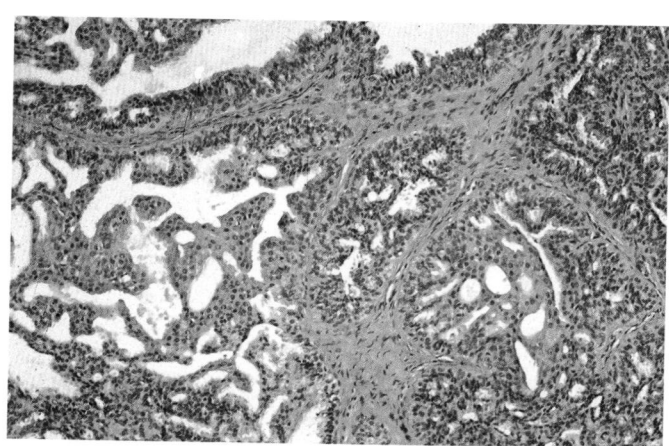

图 12-21　**微腺体增生。**密集排列的不同大小的腺体结构，内衬扁平到立方上皮。

组织病理学

- 单发性或多发性腺体密集的病灶，具有不等量的黏液
- 腺体大小不同，核分裂象罕见（每 10 个高倍视野 1 个核分裂象）
- 均匀一致的小圆形细胞核，染色质分布均匀，有一些印戒细胞
- 可见局灶鳞状化生
- 腺腔内常常出现中性粒细胞
- 腺体周围的间质内有急性和慢性炎症细胞

特殊染色和免疫组织化学

- CEA 一般呈阴性
- 黏液染色呈阳性

其他诊断技术

- 没有帮助

鉴别诊断

■ 透明细胞和典型的宫颈腺癌
- 乳头状和腺体结构
- 宫颈间质有具有核多形性的显著非典型性细胞不规则浸润
- 核分裂活跃
- 透明的胞质主要含有糖原而不是黏液

提要

- 常常与口服避孕药有关

- 通常为息肉样病变
- 密集排列的良性宫颈内膜腺体

精选文献

Witkiewicz AK, Hecht JL, Cviko A, et al: Microglandular hyperplasia: A model for the de novo emergence and evolution of endocervical reserve cells. Hum Pathol 36:154-161, 2005.

Greeley C, Schroeder S, Silverberg SG: Microglandular hyperplasia of the cervix: A true "pill" lesion? Int J Gynecol Pathol 14:50-54, 1995.

Young RH, Scully RE: Atypical forms of microglandular hyperplasia of the cervix simulating carcinoma. Am J Surg Pathol 13:50-56, 1989.

尖锐湿疣　Condyloma Acuminatum

临床特征

- 宫颈不常见的良性肿瘤
- 通过性接触传播
- 与 HPV 6 和 HPV 11 关系最为密切
- 当出现中至重度非典型性时，这种病变被归入高级别鳞状上皮内病变（high-grade squamous intraepitheliallesion, HGSIL；CIN 2 或 CIN 3）
- 如果湿疣显示 HGSIL，几乎总是与 HPV 16 有关
- 在阴道镜检查时应用 3% ~ 5% 的醋酸可使病变变白
- 通常没有症状

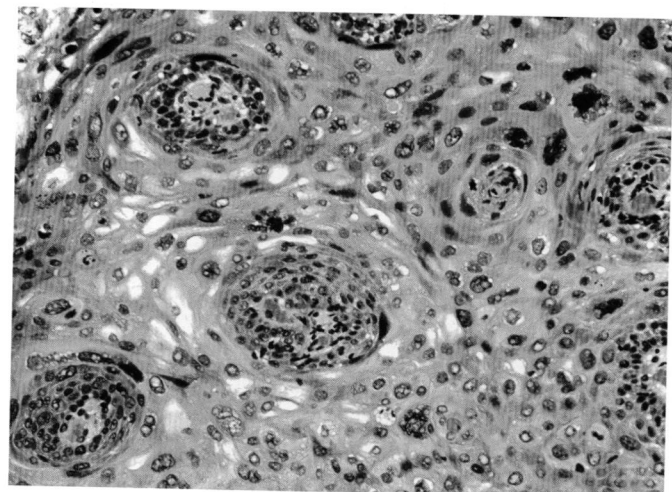

图 12-22　**宫颈湿疣（CIN 1 伴有 HPV）。**上皮增厚伴有不规则的胞质空晕和增大的、双核的固缩核。

大体病理学

- 类似于外阴湿疣
- 表面可以出现溃疡

组织病理学

- 浅表上皮细胞出现挖空细胞（HPV 效应）
- 与外阴湿疣相同
- 病变基底很少出现细胞学非典型性

特殊染色和免疫组织化学

- p16 INK4a 呈阳性

其他诊断技术

- PCR 或 ISH：特异性辨认 HPV 类型，通常为 HPV 6 或 HPV 11

鉴别诊断

- 鳞状上皮内病变
  - 多数为扁平病变，显示挖空细胞改变
  - 可见异常核分裂象
  - 在低级别病变，病变基底可见细胞学非典型性
  - 核深染，具有多形性
  - 核浆比例增高
- 鳞状上皮乳头状瘤
  - 粗大纤维血管轴心
  - 缺乏角化过度和挖空细胞形成

提要

- HPV 6 与尖锐湿疣关系最为密切
- 多数病变可以消退
- 进展为鳞状上皮内病变甚至鳞状细胞癌，均有报道
- 在外阴更为常见

精选文献

Redman R, Rufforny I, Liu C, et al: The utility of p16(Ink4a) in discriminating between cervical intraepithelial neoplasia 1 and nonneoplastic equivocal lesions of the cervix. Arch Pathol Lab Med 132:795-799, 2008.

Stoler MH: ASC, TBS, and the power of ALTS. Am J Clin Pathol 127:489-491, 2007.

Nordenvall C, Chang ET, Adami HO, Ye W: Cancer risk among patients with condylomata acuminata. Int J Cancer 119:888-893, 2006.

Sano T, Oyama T, Kashiwabara K, et al: Expression status of p16 protein is associated with human papillomavirus oncogenic potential in cervical and genital lesions. Am J Pathol 153:1741-1748, 1998.

Ostor AG: Natural history of cervical intraepithelial neoplasia: a critical review. Int J Gynaecol Pathol 12:186, 1993.

鳞状上皮内病变或宫颈上皮内肿瘤形成和原位癌 Squamous Intraepithelial Lesion or Cervical Intraepithelial Neoplasia and Carcinoma In Situ

临床特征

- 最常见于绝经前妇女
- 颜色有改变的隆起性斑块，在阴道镜检查时应用醋酸（3% ~ 5%）常常可使之变白
- 高级别病变（HGSIL）和原位癌可能有镶嵌状或鹅卵石外观
- 多种危险因素，包括性伴侣多、开始性生活年龄早以及性生活没有保护
- 吸烟是协同因素
- 95% 以上的宫颈异型增生与 HPV 感染有关

大体病理学

- 扁平或丘疹性、颜色有改变的病变，常常为白色或红色

组织病理学

- 低级别鳞状上皮内病变（LGSIL；CIN 1）
  - 核多形性和深染累及上皮的下 1/3
  - 核染色质不规则，核仁不明显
  - 上皮下 1/3 核分裂活性增加
  - 大多数显示 HPV 效应
  - 扁平尖锐湿疣被认为是 LGSIL
- 高级别鳞状上皮内病变（HGSIL；CIN 2 或 CIN 3）和原位癌（carcinoma in situ, CIS）
  - 核多形性和深染累及上皮的下 2/3（HGSIL；CIN 2）或上皮全层（HGSIL；CIN 3；CIS）
  - 核染色质不规则，核仁不明显
  - 核浆比例高，可见非典型性核分裂象
  - 双核和多核细胞常常出现，但比 LGSIL 少
  - 病变内偶尔出现 HPV，HPV 较常见于病变附近

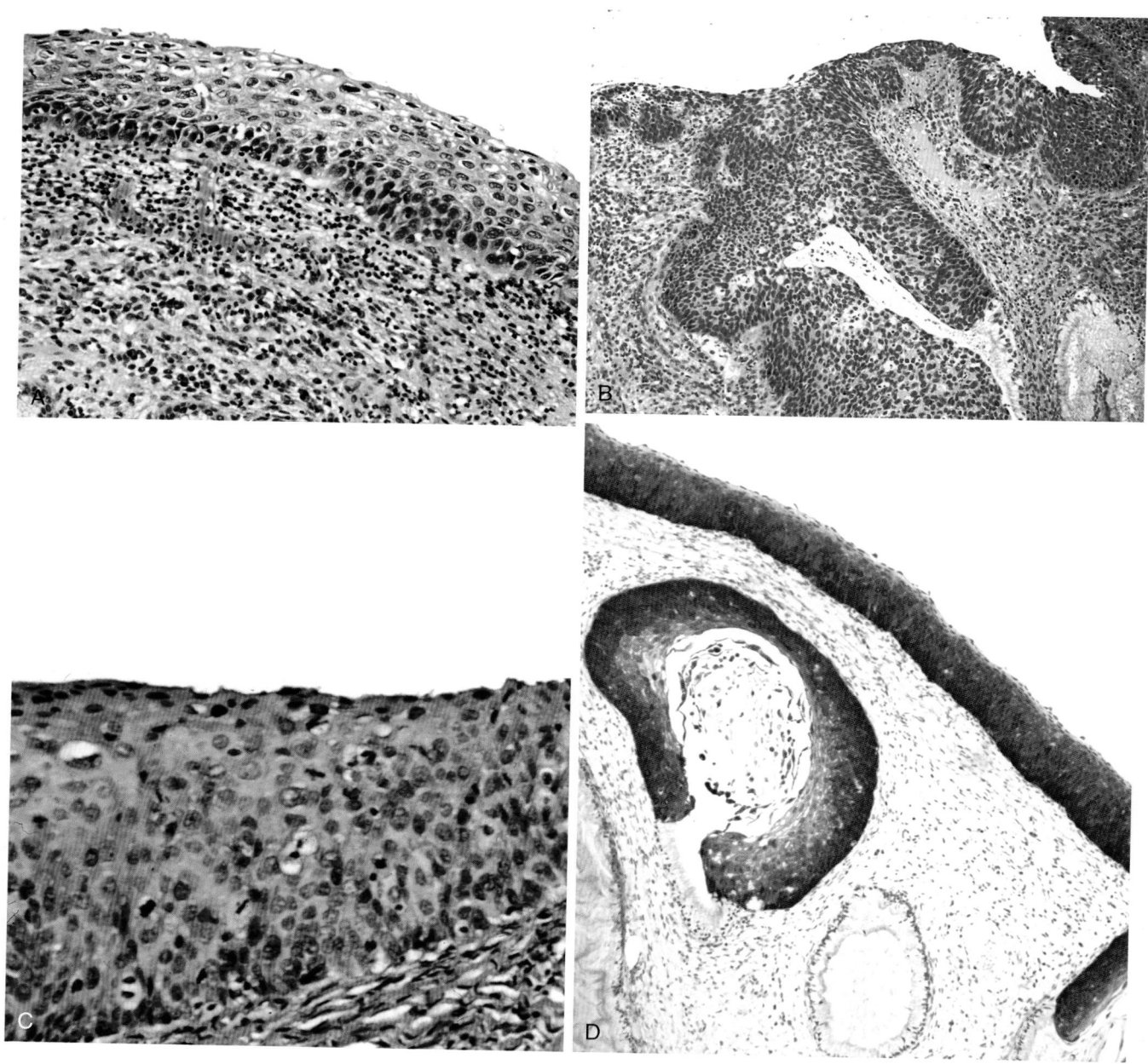

图 12-23　A，**低级别鳞状上皮内病变（CIN 1）**。异型增生的细胞占据上皮的下 1/3。上 2/3 显示挖空细胞形成。B，**高级别鳞状上皮内病变（CIN 2）**。鳞状黏膜以异型增生的细胞为特征，累及宫颈内膜腺体。C，**高级别鳞状上皮内病变（CIN 3）**。鳞状黏膜伴有非典型性细胞和核分裂象，累及上皮全层。D，**高级别鳞状上皮内病变（原位癌）**。p16 染色显示异型增生的上皮呈强阳性反应。

- 可见下方宫颈内膜腺体受累，不要与微小浸润癌混淆

特殊染色和免疫组织化学

- p16 INK4a 呈阳性
- MIB-1/Ki-67 指数高

其他诊断技术

- PCR 和 ISH：在异型增生性病变常常发现 HPV 16
- 倍体：异型增生性病变通常含有非整倍体细胞群

鉴别诊断

▌ 萎缩

- 保留极性
- 上皮全层均为基底细胞
- 没有核多形性和核分裂象
- 局部应用雌激素治疗2周后病变消退
■ 不成熟性鳞状化生
  - 保留细胞极性
  - 细胞膜界限清楚
  - 缺乏核非典型性和非典型性核分裂象
  - 可见残留的黏液
■ 反应性非典型性
  - 与炎症有关
  - 核仁明显
  - 保留极性，核浆比例正常
  - 没有非典型性核分裂象
  - 基底部改变比较明显
  - 可能出现类似于挖空细胞形成的空晕
■ 伴有腺体受累的微小浸润性癌与高级别鳞状上皮内病变（CIN 3/ CIS）
  - 浸润灶的周围没有基底膜
  - 不规则浸润间质，而不是圆形细胞巢
  - 间质反应，或为纤维组织增生性或为炎症性

提要

- 鳞状上皮内病变通常为多灶性的且多数与HPV 16感染有关
- 鳞状上皮内病变，特别是低级别病变（CIN 1），可以自行消退，尤其是在年轻或妊娠妇女
- LGSIL临床上可以随访，而HGSIL（CIN 2或CIN 3）和CIS一般采取宫颈环形电圈切除术（loop electrocautery excision procedure, LEEP）或冷刀锥切以及宫颈内膜刮除术，以确定异型增生的范围
- 由于上述原因，区分LGSIL（CIN 1）和HGSIL（CIN 2～3）显得非常重要，诊断LGSIL和HGSIL并不可取。如果同时出现低级别和高级别病变，诊断HGSIL比较恰当
- 大约60%～70%的患者接种HPV疫苗有效

精选文献

Waxman AG, Zsemlye MM: Preventing cervical cancer: The Pap test and the HPV vaccine. Med Clin North Am 92:1059-1082, 2008.

Fadare O, Rodriguez R: Squamous dysplasia of the uterine cervix: Tissue sampling-related diagnostic considerations in 600 consecutive biopsies. Int J Gynecol Pathol 26:469-474, 2007.

Focchi GR, Silva ID, Nogueira-de-Souza NC, et al: Immunohisto-chemical expression of p16(INK4A) in normal uterine cervix, nonneoplastic epithelial lesions, and low-grade squamous intraepithelial lesions. J Low Genit Tract Dis 11:98-104, 2007.

Song SH, Lee JK, Oh MJ, et al: Risk factors for the progression or persistence of untreated mild dysplasia of the uterine cervix. Int J Gynecol Cancer 16:1608-1613, 2006.

Klaes R, Benner A, Friedrich T, et al: p16INK4a immunohisto-chemistry improves interobserver agreement in the diagnosis of cervical intraepithelial neoplasia. Am J Surg Pathol 26:1389-1399, 2002.

Kurman R (ed): Blaustein's Pathology of the Female Genital Tract, 5th ed. Springer, New York, 2002; pp 253-276.

zur Hausen H: Papillomavirus infections: A major cause of human cancers. Biochim Biophys Acta 1288:F55-78, 1996.

鳞状细胞癌（浸润性）
Squamous Cell Carcinoma (Invasive)

临床特征

- 年轻妇女，有吸烟和HPV相关性病变病史
- 微小浸润或浸润性
- 微小浸润性肿瘤很少转移

大体病理学

- 微小浸润性：红色丘疹，白色斑块或不规则的溃疡性病变
- 浸润性：外生性乳头状肿块或内生性溃疡，通常为孤立性的

组织病理学

- 通常伴有高级别异型增生或原位癌
  - 多形性细胞累及上皮全层或宫颈腺体，核浆比例和核分裂活性高
- 常常容易找到非典型性核分裂象
- 不同程度的鳞状分化，包括角珠形成
  - GOG分级同"外阴"项下所述
- 纤维组织增生性反应有助于发现伴随的浸润
- 微小浸润性
  - 从表面上皮基底层到肿瘤浸润最深处的肿瘤浸润深度＜3mm
  - 如果浸润仅仅出现在受累腺体的附近，则从腺体顶端测量到肿瘤浸润的最深处
  - 肿瘤直径＜7mm

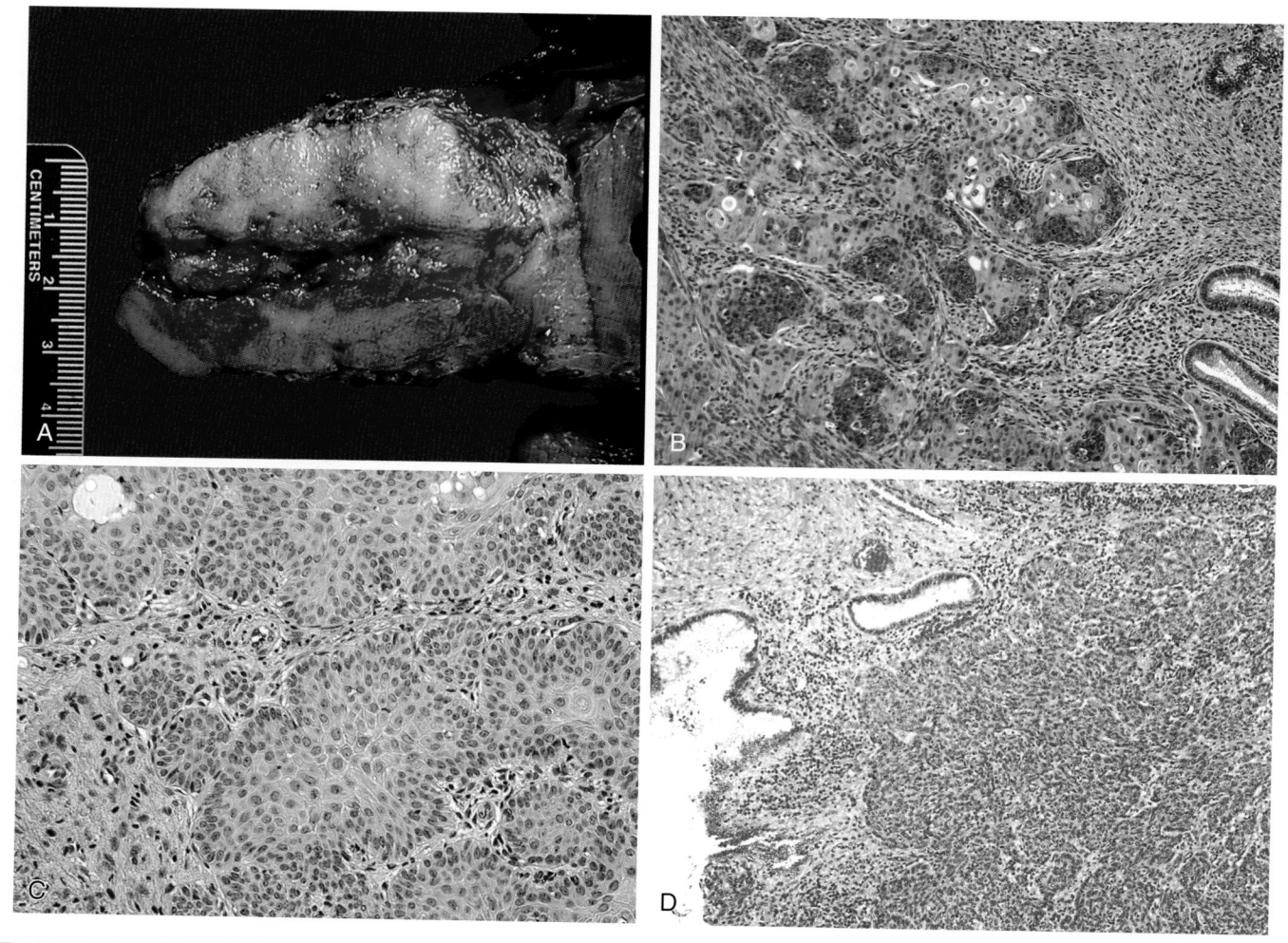

图 12-24　A，宫颈浸润性鳞状细胞癌（大体照片）。宫颈内膜伴有内生性、浸润宫颈深部的白色到褐色的境界不清的肿瘤。B，浸润性鳞状细胞癌，角化型。不规则的伴有角化不良的多形性鳞状细胞巢，浸润反应性炎症性间质。C，鳞状化生。与浸润性鳞状细胞癌不同，化生的鳞状细胞片块累及宫颈内膜腺体时显示圆形的边界。核浆比例没有改变，细胞间桥明显。D，非角化性鳞状细胞癌（浸润性）。缺乏可以辨认的细胞间桥的恶性细胞片块连续，靠近正常的宫颈内膜腺体（3级）。

　　— 微小浸润癌不出现血管间隙浸润
● 浸润性
　　— 浸润深度＞3mm
　　— 直径一般＞7mm
● 宫颈鳞状细胞癌的类型
　　— 角化性
　　　◆ 呈巢、条索状或单个恶性多角形上皮细胞，核浆比例增高，核多形性，核染色质不规则，胞质嗜酸性
　　　◆ 非典型性核分裂象
　　　◆ 不同程度的坏死
　　　◆ 角珠形成或单个细胞角化

　　— 非角化性
　　　◆ 通常为圆形细胞巢，如上文
　　　◆ 缺乏角珠结构
　　— 疣状癌
　　　◆ 高分化鳞状细胞癌，细胞学非典型性轻微
　　　◆ 外生性，常常为巨大的肿瘤
　　　◆ 表面角化过度
　　　◆ 以球状推挤性边缘为特征，不是真正的浸润性边缘
　　　◆ 转移罕见
　　　◆ 与 HPV 6 及其亚型有关
　　— 湿疣性

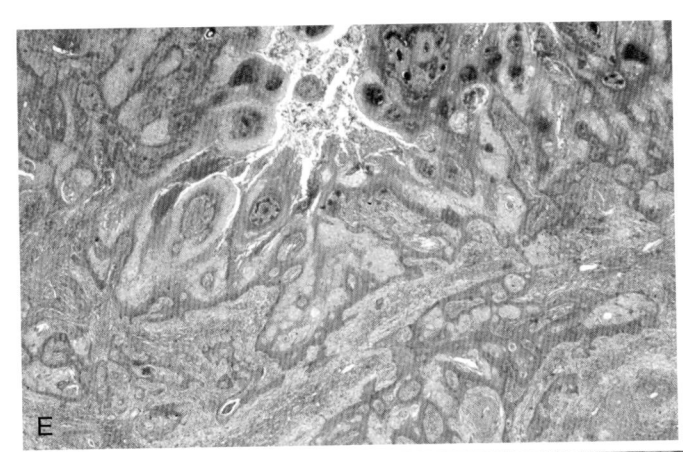

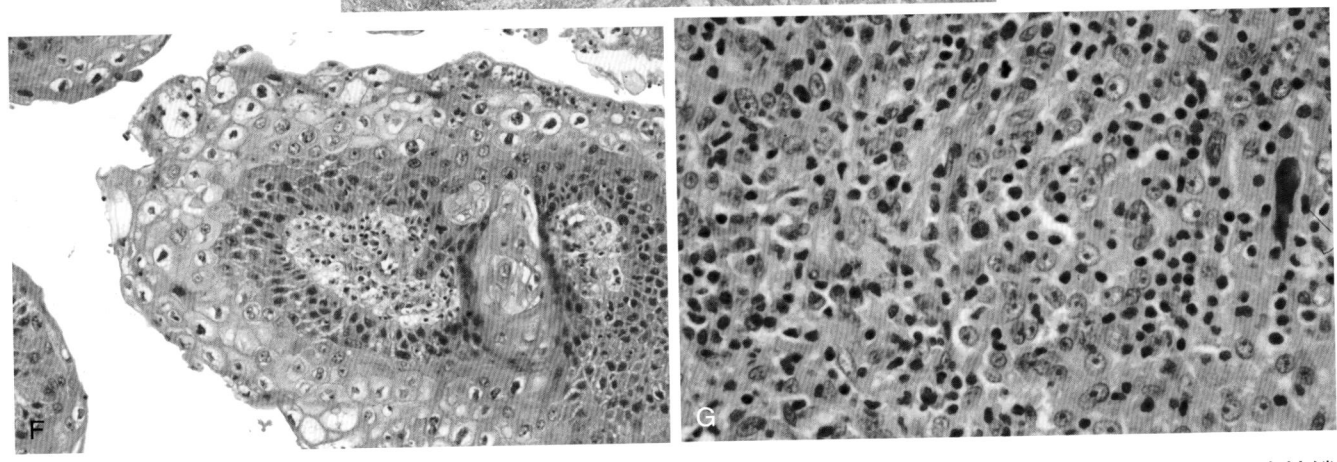

图 12-24 续。E，湿疣性鳞状细胞癌。低倍镜下显示分叶样乳头，伴有明显的角化。可见间质浸润。F，湿疣性鳞状细胞癌。高倍镜下显示典型的上皮性乳头，伴有湿疣性改变。G，淋巴上皮瘤样癌。大的多形性肿瘤细胞，伴有丰富的嗜酸性胞质和突出的核仁。注意背景中有明显的淋巴细胞浸润。

◆ 乳头状外生性生长
◆ 纤维血管轴心
◆ 鳞状分化
◆ 多数挖空细胞
◆ 基底浸润性肿瘤细胞巢轮廓不规则
— 乳头状（移行）
　◆ 伴有乳头状结构的罕见亚型
　◆ 乳头被覆几层细胞学非典型性的梭形细胞，核分裂象常见
　◆ 局部可能出现鳞状分化
　◆ 组织学上类似于泌尿生殖道的移行细胞癌
— 淋巴上皮样癌
　◆ 境界清楚的肿瘤
　◆ 散在的非角化性上皮细胞巢，核呈空泡状，胞质丰富
　◆ 肿瘤细胞巢之间及其周围有显著的淋巴浆

细胞炎症性浸润
◆ EB 病毒呈阴性

特殊染色和免疫组织化学

● 细胞角蛋白和 p63 呈阳性
● CEA 呈局灶阳性
● 黏液染色呈阴性

其他诊断技术

● PCR 和 ISH
　— 95% 以上的肿瘤发现有 HPV 16、18、31、35 和其他类型的 HPV，特别是在有 CIN 病史的年轻妇女
　— 大约 75% 的肿瘤发现有 HPV 16
● 倍体：多数癌为非整倍体
● *Ras* 癌基因产物 p21 过度表达：通过 PCR 或 ISH 检

测；在大细胞角化性和非角化性癌，与预后不好有关

鉴别诊断

- 伴有腺体受累的鳞状化生
  - 缺乏核非典型性
  - 核分裂象罕见
  - 化生的腺体呈圆形
  - 没有间质反应
- 玻璃状细胞癌
  - 核分裂活性高
  - 细胞边界清楚
  - 核仁突出
  - 胞质毛玻璃状
- 小细胞癌
  - 神经内分泌结构（如圆形细胞巢、小梁状、带状或菊形团结构）
  - 核深染，染色质模糊
  - 没有核仁
  - 免疫组化染色（NSE、嗜铬素、突触素呈阳性）或电镜检查（致密的神经内分泌颗粒）显示有神经内分泌分化
- 无黑色素性恶性黑色素瘤
  - 细胞角蛋白呈阴性
  - S-100 蛋白和 HMB-45 呈阳性
  - 没有角化和角珠形成
- 转移性鳞状细胞癌
  - 临床病史很重要
  - 转移性肿瘤一般出现在黏膜深部

提要

- 重要的预后指征是肿瘤厚度、浸润深度、肿瘤直径和血管间隙浸润
- 浸润成分的分化常常比上皮内成分要好得多
- 微小浸润癌可以通过宫颈锥切（冷刀）和宫颈内膜刮除术治疗，假设锥切显示局灶微小浸润，边缘没有受累
- 如果刮宫呈阳性，可能需要切除子宫
- 浸润性癌通过根治性子宫切除治疗，是否需要辅助治疗则取决于肿瘤分期

精选文献

Horn LC, Hentschel B, Braumann UD: Malignancy grading, pattern of invasion, and juxtatumoral stromal response (desmoplastic change) in squamous cell carcinoma of the uterine cervix. Int J Gynecol Pathol 27:606-607, 2008.

Hsu KF, Huang SC, Shiau AL, et al: Increased expression level of squamous cell carcinoma antigen 2 and 1 ratio is associated with poor prognosis in early-stage uterine cervical cancer. Int J Gynecol Cancer 17:174-181, 2007.

Kokka F, Verma M, Singh N, et al: Papillary squamotransitional cell carcinoma of the uterine cervix: Report of three cases and review of the literature. Pathology 38:584-586, 2006.

Papanikolaou A, Kalogiannidis I, Misailidou D, et al: Results on the treatment of uterine cervix cancer: ten years experience. Eur J Gynaecol Oncol 27:607-610, 2006.

Chao A, Wang TH, Lee YS, et al: Molecular characterization of adenocarcinoma and squamous carcinoma of the uterine cervix using microarray analysis of gene expression. Int J Cancer 119:91-98, 2006.

原位腺癌　Adenocarcinoma In Situ

临床特征

- 发生在 21 ～ 40 岁的妇女
- 通常没有症状
- 常常在异常巴氏（Papanicolaou, Pap）试验或宫颈异常增生检查中偶然得以诊断
- 发病率不断增加（与应用现代宫颈内膜刷搜集标本 Pap 涂片检出率得到改善有关）
- 伴有 HPV 感染
- 危险因素包括肥胖、高血压和口服具有孕激素成

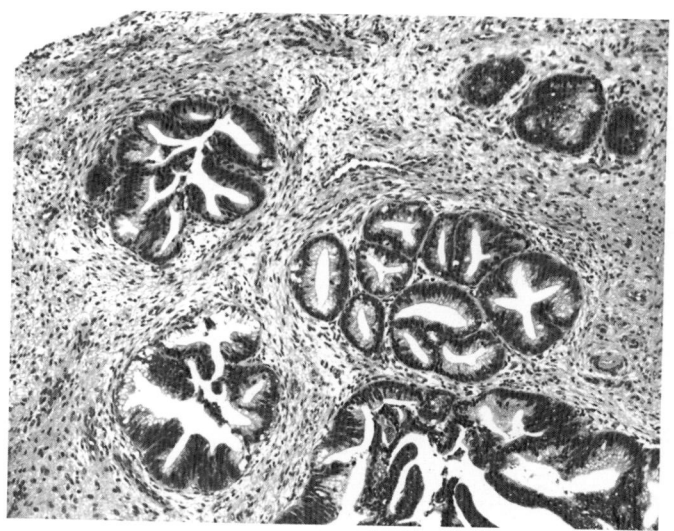

图 12-25　宫颈原位腺癌。腺体不规则，核深染，可见核分裂象，没有间质浸润。

分的避孕药
- 30% ~ 50% 的病例伴有 CIN 和宫颈浸润性鳞状细胞癌

大体病理学

- 通常在鳞柱交界的上方
- 常为多灶性
- 宫腔镜检查很少能够发现

组织病理学

- 正常位置的腺体伴有恶性上皮细胞内衬
- 核浆比例增高
- 染色质不规则，核仁不明显
- 细胞复层
- 核分裂活性
- 宫颈内膜型（最常见）、肠型和子宫内膜样型
- 缺乏间质纤维组织增生性反应

特殊染色和免疫组织化学

- CEA 通常呈阳性
- 波形蛋白一般呈阴性
- 黏液染色呈阳性

其他诊断技术

- PCR 或 ISH 检测 HPV 常常呈阳性

鉴别诊断

▌ 反应性腺体非典型性
- 核仁突出
- 没有复层结构
- 伴有炎症
▌ 微小浸润性腺癌
- 宫颈间质腺癌浸润＜ 5mm，宽＜ 7mm
- 应从其上宫颈内膜的基底膜或宫颈阴道部表面测量
- 淋巴结转移罕见
- 保守治疗
▌ 浸润性腺癌
- 恶性腺体浸润间质
- 腺体出现在宫颈壁的深部
- 腺体可能显示出芽、乳头状生长或筛状结构
- 间质反应包括炎症细胞浸润和纤维组织增生

▌ 微腺体增生
- 小的息肉样病变
- 小叶状排列
- 密集的良性腺体
▌ 输卵管化生
- 少数腺体受累
- 缺乏核非典型性
- 纤毛上皮
▌ 子宫内膜异位症
- 宫颈组织内见子宫内膜腺体和间质
- 还可出现充满含铁血黄素的巨噬细胞

提要

- 与 HPV 感染有关
- 宫颈内膜刷达到宫颈管的位置要比刮匙高，在 Pap 涂片中应用宫颈内膜刷可使之检出率增加
- 治疗采取宫颈锥切，手术切缘要宽，或行子宫切除
- 在宫颈管或子宫下段残留原位腺癌，可能造成复发，复发可以进行第 2 次锥切，或行切除子宫
- 30% 以上的病例与 CIN 共存

精选文献

Ceballos KM, Shaw D, Daya D: Microinvasive cervical adenocarcinoma (FIGO stage 1A tumors): Results of surgical staging and outcome analysis. Am J Surg Pathol 30:370-374, 2006.

Yap OW, Hendrickson MR, Teng NN, Kapp DS: Mesonephric adenocarcinoma of the cervix: A case report and review of the literature. Gynecol Oncol 103:1155-1158, 2006.

Colgan TJ, Lickrish GM: The topography and invasive potential of cervical adenocarcinoma in situ, with and without associated squamous dysplasia. Gynecol Oncol 36:246-249, 1990.

Tase T, Okagaki T, Clark BA, et al: Human papillomavirus DNA in adenocarcinoma in situ, microinvasive adenocarcinoma of the uterine cervix, and coexisting cervical squamous intraepithelial neoplasia. Int J Gynecol Pathol 8:8-17, 1989.

腺癌（浸润性）
Adenocarcinoma (Invasive)

临床特征

- 发病率在增加
- 受累患者年龄（31 ~ 50 岁）比鳞状细胞癌患者

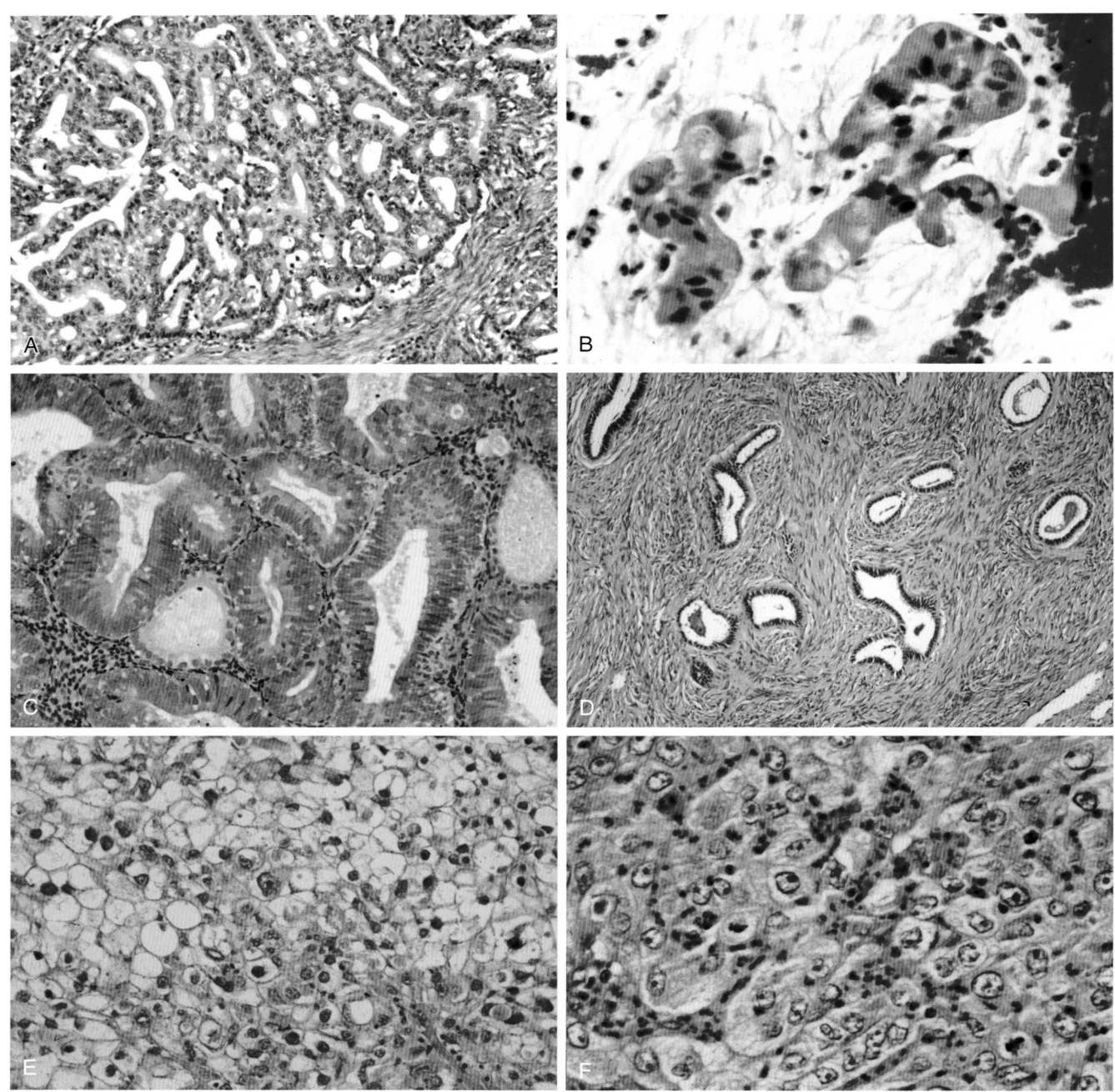

图 12-26　A，宫颈中分化浸润性腺癌。腺体密集，核多形性。B，宫颈黏液腺癌。成簇的肿瘤性黏液性上皮，位于细胞外黏液湖中。C，宫颈高分化子宫内膜样腺癌。融合的腺体结构，伴有轻微的纤维组织增生性间质，与子宫体子宫内膜样腺癌相同。D，微小偏离性腺癌（恶性腺瘤）。低倍镜下显示不规则的肿瘤性宫颈内膜腺体，伴有纤维组织增生。E，宫颈透明细胞癌。伴有透明胞质的肿瘤细胞呈实性增生。F，宫颈玻璃状细胞癌。肿瘤细胞大，胞质细颗粒毛玻璃状，核及核仁突出。间质含有炎症细胞，包括嗜酸性粒细胞。

　　年龄稍大
- 伴有 HPV 感染
- 危险因素包括肥胖、高血压和口服具有黄体酮成分的避孕药

- 40% 以上的病例伴有宫颈鳞状上皮内病变和浸润性鳞状细胞癌
- 可能表现为水样排液

大体病理学

- 一般为外生性、息肉样、结节状或乳头状

组织病理学

- 不同类型的细胞的组合
- 如果出现下列两种或两种以上类型的细胞超过肿瘤总量的 10%，即可诊断为混合细胞型腺癌
- 黏液性宫颈内膜型腺癌
  - 类似于正常宫颈内膜上皮
  - 偶尔呈乳头状
- 黏液性肠型腺癌
  - 假复层柱状上皮伴有杯状细胞
- 黏液性印戒细胞型腺癌
  - 具有丰富的胞质内黏液，核受压
  - 通常不是一种突出的成分
- 子宫内膜样腺癌
  - 腺体由伴有少量胞质的复层上皮细胞组成，类似于恶性子宫内膜腺体
  - 缺乏胞质内黏液
- 微小偏离性腺癌（恶性腺瘤）
  - 细胞学表现为良性的腺体，通常为黏液性宫颈内膜型腺体
  - 腺体大小不同，不规则，呈分枝状
  - 表面腺体数目增加，并延伸到宫颈壁的深部（＞5mm）
  - 间质可能出现纤维组织增生
  - 宫颈活检可能达不到能够诊断的深度
- 高分化乳头状绒毛腺管状腺癌
  - 患者一般在 21 ～ 30 岁或 31 ～ 40 岁
  - 可以深部浸润
  - 复杂的分枝乳头状结构
  - 被覆复层柱状上皮：宫颈内膜、子宫内膜样或肠型
  - 细胞学非典型性轻微
  - 少量黏液
- 透明细胞腺癌
  - 常常与接触 DES 有关
  - 管囊状和实性结构最常见
  - 也可见到乳头状、腺管状和小梁状结构
  - 肿瘤细胞呈多角形，伴有圆形非典型性细胞核和含有糖原的透明胞质

  - 常见鞋钉细胞，是一种特征性所见：这种细胞的核突向细胞边界外，进入腺腔、腺管或囊性间隙
  - 少数情况下，上皮细胞呈扁平状、立方状、嗜酸性或印戒细胞样
  - 可见沙粒体或细胞内玻璃样小体
- 具有类癌特征的腺癌
  - 腺癌偶尔可能含有神经内分泌癌的区域，神经内分泌标记物呈阳性
  - 侧旁内分泌综合征罕见
  - 对常用的治疗方式没有反应
- 分级（没有宫体癌那么明确）
  - 高分化：腺体多于 50%
  - 中分化：腺体 10% ～ 50%
  - 低分化：腺体少于 10%
- 浸润深度从表面测量

特殊染色和免疫组织化学

- CEA 染色黏液性腺癌通常呈阳性，而正常宫颈内膜腺体呈阴性

其他诊断技术

- PCR 或 ISH 常常发现 HPV

鉴别诊断

- 微小腺体增生
  - 息肉样病变
  - 分叶状排列
  - 良性腺体致密集中
  - CEA 呈阴性
- 原位腺癌
  - 宫颈壁的深部没有腺体
  - 腺体轻微出芽、乳头状生长或呈筛状结构
  - 缺乏间质反应（或纤维组织增生）
- 转移性腺癌
  - 临床病史很重要
  - 一般缺乏表面受累
  - 广泛的淋巴细胞浸润
- 子宫内膜腺癌直接延伸
  - 子宫内膜癌的临床病史
  - 缺乏宫颈内膜腺体或原位腺癌
  - HPV 感染呈阴性

- 可能难以鉴别
- 黏液性子宫内膜腺癌 CEA 也可呈阳性，而波形蛋白呈阴性

提要

- 与 HPV 感染有关
- 应用宫颈内膜刷进行 Pap 涂片检查时检出率增加，因为宫颈内膜刷达到宫颈内膜的位置比刮匙更高
- 标准的治疗是根治性子宫切除加盆腔淋巴结清扫
- 对于诊断时 > 5cm 的肿瘤，宁愿选择放疗
- < 1cm 的肿瘤一般不转移到淋巴结
- 预后与分期有关

精选文献

Wang SS, Sherman ME, Silverberg SG, et al: Pathological characteristics of cervical adenocarcinoma in a multi-center US-based study. Gynecol Oncol 103:541-546, 2006.

Zaino RJ: Symposium part I: Adenocarcinoma in situ, glandular dysplasia, and early invasive adenocarcinoma of the uterine cervix. Int J Gynecol Pathol 21:314-326, 2002.

Kurman R, Norris H, Wilkinson E: Atlas of Tumor Pathology: Tumors of the Cervix, Vagina, and Vulva, 3rd Series, Fascicle 4. Washington DC, Armed Forces Institute of Pathology, 1992, pp 79-95.

Gilks CB, Young RH, Aguirre P, et al: Adenoma malignum (minimal deviation adenocarcinoma) of the uterine cervix: A clinicopathological and immunohistochemical analysis of 26 cases. Am J Surg Pathol 13:717-729, 1989.

腺鳞癌　Adenosquamous Carcinoma

临床特征

- 发生在所有年龄的妇女
- 危险因素同鳞状细胞癌：吸烟、多个性伴侣以及社会经济状况低下
- 比腺癌少见

大体病理学

- 息肉样宫颈内膜肿块

组织病理学

- 低分化鳞状细胞癌混有高级别腺癌
- 在腺体成分的胞质内和腺腔中通常可见黏液

特殊染色和免疫组织化学

- 腺癌 CEA 可能呈阳性

- 如果出现黏液，黏液染色呈阳性

其他诊断技术

- 没有帮助

鉴别诊断

■ 子宫内膜腺癌直接蔓延
  - 大的肿瘤在子宫内膜
  - 通常缺少鳞状分化
  - 多半为子宫内膜样而不是黏液性
  - 宫体的癌前病变（如子宫内膜增生）有助于诊断
■ 伴有鳞状细胞癌的宫颈内膜癌
  - 肿瘤单独存在，并不混合
  - 子宫内膜或宫颈内膜的前体病变 [即分别为增生或异型增生（CIN）] 有助于诊断

提要

- 混合性癌
- 发生于任何年龄的妇女
- 治疗和预后与其他浸润性宫颈癌一样

精选文献

Bethwaite P, Yeong ML, Holloway L: The prognosis of adenosquamous carcinoma of the uterine cervix. Br J Obstet Gynecol 99:745-750, 1992.

低分化腺鳞癌（玻璃状细胞癌）Poorly Differentiated Adenosquamous Carcinoma (Glassy Cell Carcinoma)

临床特征

- 罕见而又独特的亚型
- 据报道发生于 21 ~ 40 岁的妇女
- 某些病例与妊娠有关
- 预后比相应分期的鳞状细胞癌差

大体病理学

- 巨大的外生性肿块

组织病理学

- 浸润性肿瘤细胞呈片块和巢状分布，伴有纤细的纤维血管间隔

- 肿瘤细胞呈多角形，大而均一，边界清楚
- 核大，核仁突出
- 胞质细颗粒状、嗜酸性毛玻璃状
- 轻微的角化，如果出现
- 腺腔和胞质内黏液罕见
- 核分裂活性高
- 明显的嗜酸性粒细胞和淋巴浆细胞炎症反应

特殊染色和免疫组织化学

- 黏液染色可呈局灶阳性
- CEA 可能呈局灶阳性

其他诊断技术

- 没有帮助

鉴别诊断

▌ 低分化非角化性鳞状细胞癌

- 合体细胞生长方式，细胞边界不甚清楚
- 核染色质粗，核仁不明显
- 核分裂率低
- 胞质较少呈颗粒状

提要

- 分期对应分期，其预后比鳞状细胞癌的预后差
- 玻璃状胞质是由电镜检查所见的扩张的内质网和丰富的张力丝所致
- 现在已被归入腺鳞癌 3 级（玻璃状细胞）

精选文献

Kurman R, Norris H, Wilkinson E: Atlas of Tumor Pathology: Tumors of the Cervix, Vagina, and Vulva, 3rd Series, Fascicle 4. Washington DC, Armed Forces Institute of Pathology, 1992, pp 95-106.

Pak HY, Yokota SB, Paladugu RR, Agliozzo CM: Glassy cell carcinoma of the cervix: Cytologic and clinicopathologic analysis. Cancer 52:307-312, 1983.

Maier RC, Norris HJ: Glassy cell carcinoma of the cervix. Obstet Gynecol 60:219-224, 1982.

低分化神经内分泌癌（小细胞癌）
Poorly Differentiated Neuroendocrine Carcinoma (Small Cell Carcinoma)

临床特征

- 少见

- 发生于 21 ～ 40 岁的妇女
- 侵袭性肿瘤
- 可能出现侧旁内分泌综合征

大体病理学

- 常常为溃疡性肿块

组织病理学

- 高度富于细胞
- 小细胞密集排列成片块状，胞质稀少，核为圆形到梭形
- 染色质模糊，核仁不明显
- 散在少数较大的多形性细胞
- 常常出现活跃的核分裂活性
- 常常可见血管浸润
- 鳞状和腺体分化不到肿瘤体积的 10%
- 类似于肺的小细胞癌

特殊染色和免疫组织化学

- 细胞角蛋白呈阳性
- 大约 50% 的肿瘤嗜铬素呈阳性
- 相当多的肿瘤突触素和 NSE 呈阳性
- 5- 羟色胺和生长抑素很少呈阳性

其他诊断技术

- PCR、ISH：已经发现 HPV 18；HPV 16 少见

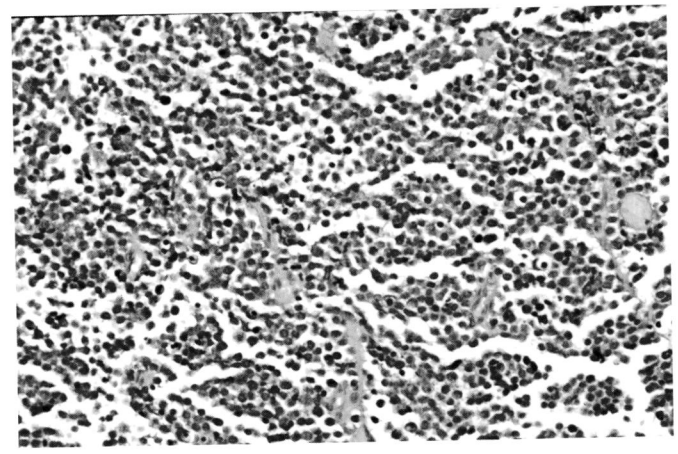

图 12-27　宫颈小细胞癌。低倍镜下显示小而均一的肿瘤细胞实性增生，类似于恶性淋巴瘤。

鉴别诊断

- 低分化非角化性鳞状细胞癌
  - 如果细胞小，可能难以鉴别
  - 没有神经内分泌分化
- 低分化腺癌
  - 腺体结构占肿瘤体积的 10% 以上
  - 缺乏神经内分泌分化
- 淋巴瘤
  - 细胞排列不太紧密
  - CD45（白细胞共同抗原）呈阳性
  - 没有神经内分泌分化

提要

- 治疗采取根治性子宫切除以及双侧盆腔和主动脉周围淋巴结清扫
- 如果出现淋巴结转移，予以辅助放疗
- 侵袭性肿瘤，常常复发，生存率低
- 远处转移常见

精选文献

Pirog EC, Kleter B, Olgac S, et al: Prevalence of human papillomavirus DNA in different histological subtypes of cervical adenocarcinoma. Am J Pathol 157:1055-1062, 2000.

Ambros RA, Park JS, Shah KV, Kurman RJ: Evaluation of histologic, morphometric, and immunohistochemical criteria in the differential diagnosis of small cell carcinomas of the cervix with particular reference to human papillomavirus types 16 and 18. Mod Pathol 4:586-593, 1991.

Stoler MH, Mills SE, Gersell DJ, Walker AN: Small-cell neuroendocrine carcinoma of the cervix: A human papillomavirus type-18 associated tumor. Am J Surg Pathol 15:28-32, 1991.

Werness BA, Levine AJ, Howley PM: Association of human papillomavirus types 16 and 18 E6 proteins with p53. Science 248:76-79, 1990.

Munger K, Phelps WC, Bubb V, et al: The E6 and E7 genes of the human papillomavirus type 16 together are necessary and sufficient for transformation of primary human keratinocytes. J Virol 63:4417-4421, 1989.

Gersell DJ, Mazoujian G, Mutch DG, Rudloff MA: Small-cell undifferentiated carcinoma of the cervix: A clinicopathologic, ultrastructural, and immunocytochemical study of 15 cases. Am J Surg Pathol 12:684-698, 1988.

转移性腺癌　Metastatic Adenocarcinoma

临床特征

- 转移到宫颈的最常见的肿瘤是卵巢癌
- 乳腺是转移到宫颈的最常见的生殖器外来源的肿瘤
- 子宫内膜癌可以直接蔓延到宫颈；发生这种情况则宫体癌的分期增高（2 期对 1 期）
- 转移可能表现为阴道出血

大体病理学

- 肿瘤一般转移到肿瘤外表面
- 从子宫内膜直接蔓延而来的肿瘤可能见于宫颈管

组织病理学

- 同原发性肿瘤
- 来自子宫内膜的肿瘤可能难以与宫颈原发性肿瘤鉴别，两者可能同时存在
- 有上皮下浸润或主要是淋巴管播散而没有 CIN 则提示是转移性疾病

特殊染色和免疫组织化学

- 同原发性肿瘤

其他诊断技术

- 宫颈腺癌 CEA 染色一般呈阳性，而子宫内膜肿瘤波形蛋白呈阳性
- 子宫内膜肿瘤 CEA 一般呈阴性，而宫颈腺癌波形蛋白呈阴性
- 宫颈腺癌 p16 一般呈阴性

鉴别诊断

- 转移癌与原发性宫颈癌
  - 有上皮下浸润或主要是淋巴管播散而没有 CIN 和原位腺癌，提示是转移性疾病
  - 子宫内膜腺癌和宫颈腺癌可能同时发生且无法区分
  - 临床病史很重要

提要

- 其上上皮缺乏 CIN 提示为转移性疾病
- 临床病史很重要

精选文献

Kurman R (ed): Blaustein's Pathology of the Female Genital Tract, 5th ed. New York, Springer, 2002, pp 371-372.

Lemoine NR, Hall PA: Epithelial tumors metastatic to the uterine cervix: A study of 33 cases and review of the literature. Cancer 57:2002-2005, 1986.

子宫　Uterus

子宫内膜　Endometrium

急性子宫内膜炎　Acute Endometritis

临床特征

- 最常见于盆腔炎症性疾病（pelvic inflamatory disease, PID）
- 可能与妊娠有关
- 体温升高，白细胞增多，伴有不适和疼痛

大体病理学

- 当继发于 PID 时，表现为输卵管-卵巢综合征，有纤维性粘连、纤维素性渗出物、充血和水肿
- 与应用宫内避孕器（intrauterine device, IUD）有关，且可见于受到大的平滑肌瘤压迫的子宫内膜

组织病理学

- 子宫内膜间质和部分腺体内有众多中性粒细胞
- 血管扩张
- 纤维素渗出
- 出血

特殊染色和免疫组织化学

- HE 染色切片容易诊断

其他诊断技术

- 没有帮助

鉴别诊断

▌月经
- 扩张的腺体有空泡
- 间质呈蜕膜改变

提要

- 临床病史很重要，特别是与月经周期有关时
- 在某些情况下可能发生无菌性流产
- 患者可能表现为急腹症

慢性子宫内膜炎　Chronic Endometritis

临床特征

- 常见的病变
- 可以没有症状，伴有月经不规则时可能表现为盆腔疼痛
- 与应用 IUD 有关，且可以见于上方大的平滑肌瘤的受压的子宫内膜

大体病理学

- 所见一般为非特异性的

组织病理学

- 必须在子宫内膜间质内见到浆细胞
- 子宫内膜难以按日期诊断（出现不同时相的腺体，即早、中和晚期分泌期或增生期）
- 局灶腺体密集，酷似子宫内膜增生
- 腺上皮可能显示轻度细胞学非典型性以及局灶性或弥漫性梭形细胞间质

特殊染色和免疫组织化学

- HE 切片容易诊断

其他诊断技术

- 没有帮助

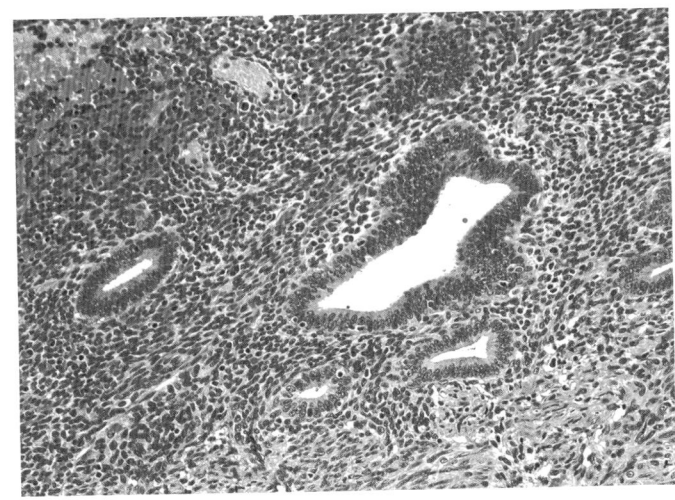

图 12-28 慢性子宫内膜炎。子宫内膜腺体和间质，间质内可见浆细胞。

鉴别诊断

- 子宫内膜增生
  - 间质浆细胞少见
  - 弥漫性病变
- 子宫内膜腺癌
  - 融合性或筛状腺体结构，伴有细胞学非典型性
  - 间质可见纤维组织增生或坏死

提要

- 正常情况下，子宫内膜可见淋巴细胞；同样在晚期分泌期和早期增生期，子宫内膜可见中性粒细胞；因此，慢性子宫内膜炎的诊断必须有浆细胞
- 在有慢性子宫内膜炎的情况下，诊断子宫内膜增生应当小心

精选文献

Kiviat NB, Eschenbach DA, Paavonen JA, et al: Endometrial histopathology in patients with culture-proved upper genital tract infection and laparoscopically diagnosed acute salpingitis. Am J Surg Pathol 14:167-175, 1990.

Rotterdam H: Chronic endometritis: A clinicopathologic study. Pathol Annu 13:209-231, 1978.

子宫内膜息肉　Endometrial Polyp

临床特征

- 常见
- 最常见于中年和绝经后妇女
- 常常表现为异常出血
- 他莫昔芬作用

大体病理学

- 通常为孤立性的，大小差异很大
- 最常发生于子宫底
- 宽基底和无蒂、有蒂或细长的蒂

组织病理学

- 腺体轮廓不规则，可能缺乏子宫内膜分期
- 纤维血管轴心或纤维性间质伴有数个厚壁血管
- 可以出现化生上皮，特别是鳞状上皮
- 子宫下段的息肉可能含有宫颈内膜和子宫内膜腺体

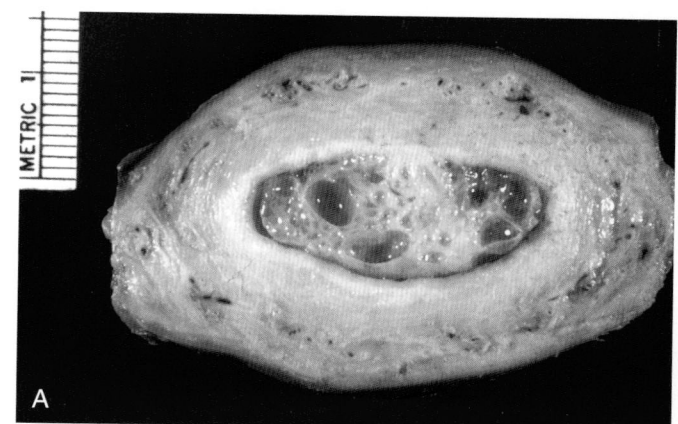

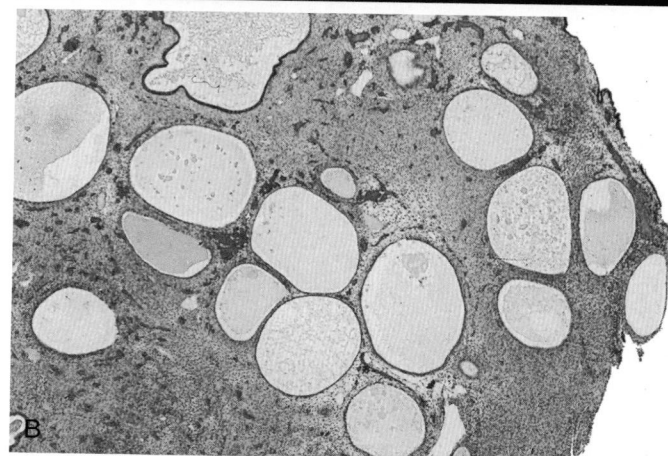

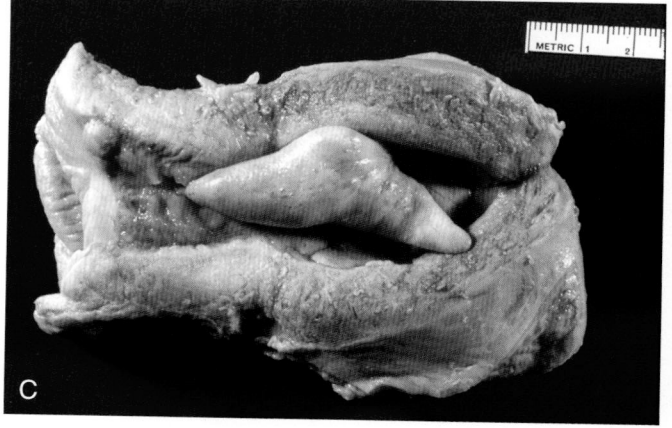

图 12-29　子宫内膜息肉。A，子宫大体切面显示子宫内膜息肉充满子宫腔。B，可见萎缩的腺上皮。囊性扩张的腺体内衬矮柱状到立方上皮。C，显示子宫内膜腔内宽基底息肉样病变。息肉外表面光滑，呈棕色，有光泽。

- 如果间质含有丰富的肌肉，这种息肉可以称为腺肌瘤性息肉（adenomyomatous polyp）
- 缺乏细胞学非典型性，通常三面均可见被覆上皮
- 可能出现增生且局限于息肉内

特殊染色和免疫组织化学

- 没有帮助

其他诊断技术

- 没有帮助

鉴别诊断

- **子宫内膜增生**
  - 累及整个子宫内膜的弥漫性病变，如果刮宫，则多数是碎片
  - 腺体密集，伴有或不伴有细胞学非典型性
  - 子宫内膜增生一般缺乏厚壁血管
- **息肉样腺癌**
  - 恶性上皮细胞内衬背靠背腺体
  - 缺乏纤维性间质和厚壁血管
- **腺纤维瘤**
  - 非常罕见，良性
  - 分叶状的息肉样肿块，伴有小的囊性间隙和纤维性间质
  - 间隙内衬 Müller 上皮
- **腺肉瘤**
  - 细胞学非典型性间质细胞，伴有核分裂象
  - 肿瘤细胞一般围绕非恶性腺体密集排列
  - 特征性的分叶状结构，类似于乳腺叶状肿瘤

提要

- 少于 0.5% 的典型的良性息肉显示有局限于息肉内的局灶性腺癌；这些病例切除息肉有可能治愈
- 息肉来源于子宫内膜的基底层
- 新近发现，6 号染色体倒位是子宫内膜息肉的非随机突变

精选文献

Mittal K, Da Costa D: Endometrial hyperplasia and carcinoma in endometrial polyps: Clinicopathologic and follow-up findings. Int J Gynecol Pathol 27:45-48, 2008.

Le Donne M, Lentini M, De Meo L, et al: Uterine pathologies in patients undergoing tamoxifen therapy for breast cancer: ultrasonographic, hysteroscopic and histological findings. Eur J Gynaecol Oncol 26:623-626, 2005.

Shushan A, Revel A, Rojansky N: How often are endometrial polyps malignant? Gynecol Obstet Invest 58:212-215, 2004.

Kim KR, Peng R, Ro JY, Robboy SJ: A diagnostically useful histopathologic feature of endometrial polyp: The long axis of endometrial glands arranged parallel to surface epithelium. Am J Surg Pathol 28:1057-1062, 2004.

Deligdisch L, Kalir T, Cohen CJ, et al: Endometrial histopathology in 700 patients treated with tamoxifen for breast cancer. Gynecol Oncol 78:181-186, 2000.

子宫内膜增生
Endometrial Hyperplasia

临床特征

- 可以发生在任何年龄，但最常见于中年到绝经后妇女
- 通常表现为异常出血
- 危险因素包括肥胖、未产、内源性雌激素（即产生雌激素的卵巢肿瘤）增加和外源性雌激素增加；共同的特征是持续接触无拮抗的雌激素
- 超声检查可能发现子宫内膜增厚，临床检查子宫可能增大
- PTEN 肿瘤抑制基因失活与增生和相关性的癌的发生有关

大体病理学

- 子宫内膜增厚，容积增加
- 可能出现弥漫性息肉样病变；较常见的是表现正常，具有质软、天鹅绒样表面

组织病理学

- 腺体数目增加，密集，伴有间质量增大
- 腺体与间质比例增加
- 一般诊断是在增生期子宫内膜做出的，因为在正常情况下子宫内膜腺体在分泌期表现密集
- 在单纯性增生，腺体密集，但一般呈圆形
- 在复合性增生，腺体有不规则的分枝，但没有筛状结构
- 在单纯性和复合性增生，所有腺体之间均有间质组织
- 单纯性和复合性增生都可以显示细胞学正常或非典型性
- 非典型性可为局灶性，其特征为核浆比例增加，圆形的细胞核大而深染，具有多形性，伴有深染而突出的核仁
- 应考虑结构和细胞学两个方面，但从临床看，细胞

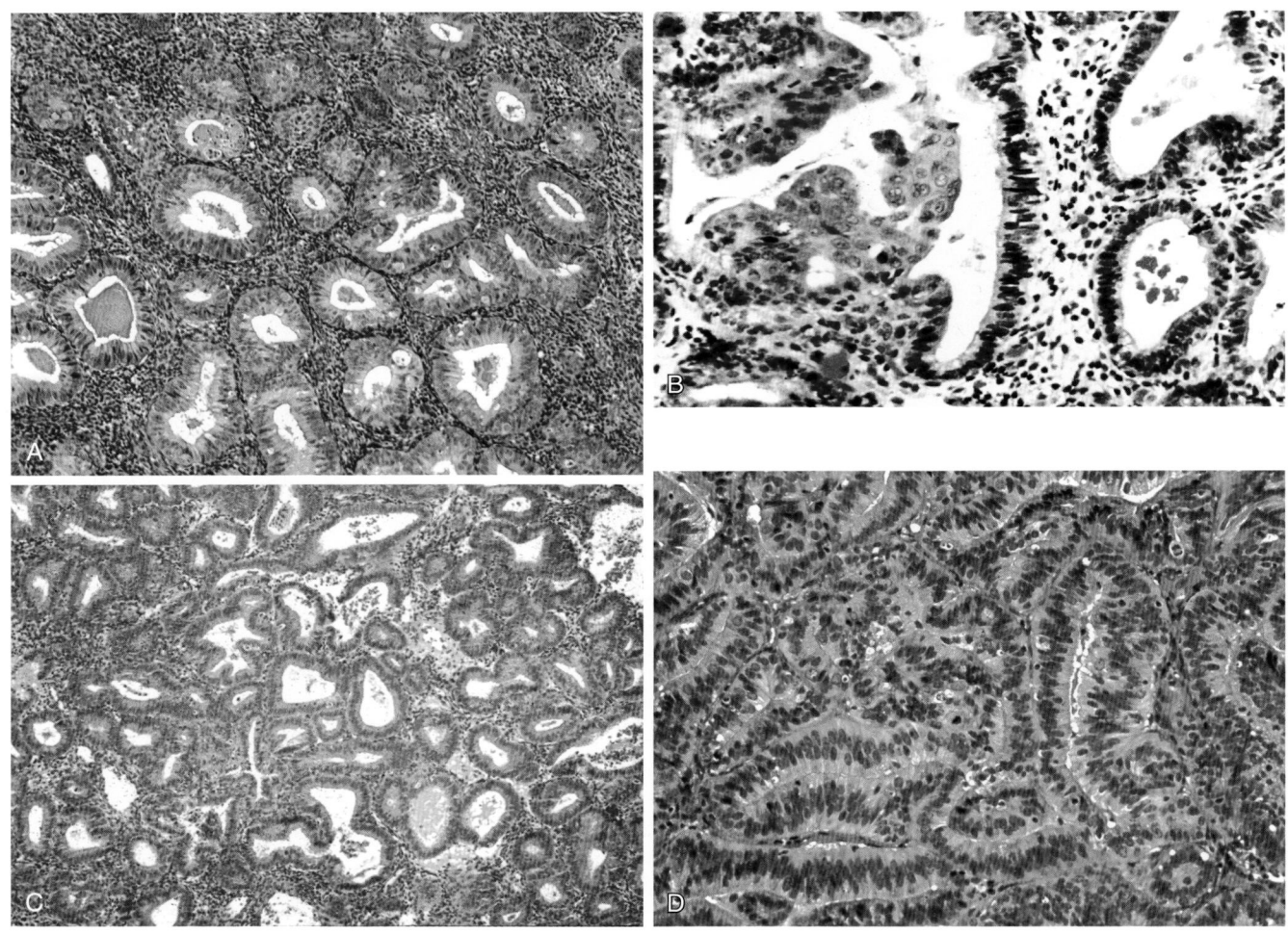

图 12-30　A，单纯性子宫内膜增生，没有非典型性。子宫内膜腺体密集，缺乏细胞学非典型性，腺体周围有丰富的子宫内膜间质。**B，伴有鳞状化生的单纯性子宫内膜增生。**鳞状和腺体成分均缺乏细胞学非典型性。**C，不伴有非典型性的复合性子宫内膜增生。**腺体明显密集，只有少量子宫内膜间质。**D，伴有非典型性的复合性子宫内膜增生。**子宫内膜刮宫标本显示杂乱排列的腺体，内衬细胞具有非典型性细胞核，腺体被少量间质包绕。

学正常或有非典型性比结构单纯或复杂更为重要
- 可以出现各种类型的化生，特别是鳞状化生

特殊染色和免疫组织化学

- 没有帮助

其他诊断技术

- 细胞遗传学：非典型性增生多半是非整倍体，且常常有与子宫内膜癌相同的突变

鉴别诊断

▎增生期子宫内膜
- 腺体分布均匀，没有细胞学非典型性

- 腺体类似，一般从基底到表面排列

▎子宫内膜息肉
- 局部性病变
- 纤维性间质，许多厚壁血管，三面均有上皮被覆

▎囊性萎缩
- 萎缩的腺体内衬单层上皮，常常为扁平上皮
- 腺体数量一般减少，间质萎缩

▎慢性子宫内膜炎
- 可以类似于增生；然而，间质浆细胞浸润具有诊断意义

▎子宫内膜腺癌
- 可以根据结构形态区分，因为腺癌的细胞学非典型性可能不如非典型性增生明显

- 腺癌的特征是：筛状和背靠背的腺体，其间没有间质
- 浸润性腺体周围有纤维组织增生性间质反应

提要

- 增生对黄体酮治疗可能有反应；腺癌（1级）很少有反应
- 如果增生持续存在，治疗采取子宫切除以防随后进展为腺癌
- 应用 1982 年描述的标准，在因非典型性增生而切除的子宫中，发现多达 25% 有子宫内膜腺癌
- 子宫内膜上皮内肿瘤形成（endometrial intraepithelial neoplasia, EIN）这一术语偶尔用于描述子宫内膜癌的前体病变；然而，是否恰当尚有待证实

精选文献

Zaino RJ, Kauderer J, Trimble CL, et al: Reproducibility of the diagnosis of atypical endometrial hyperplasia: A Gynecologic Oncology Group study. Cancer 106:804-811, 2006.

Marchesoni D, Driul L, Fabiani G, et al: Endometrial histologic changes in post-menopausal breast cancer patients using tamoxifen. Int J Gynaecol Obstet 75:257-262, 2001.

Silverberg SG: Problems in the differential diagnosis of endometrial hyperplasia and carcinoma. Mod Pathol 13:309-327, 2000.

Mutter GL: Endometrial intraepithelial neoplasia (EIN): Will it bring order to chaos? The Endometrial Collaborative Group. Gynecol Oncol 76:287-290, 2000.

Zaino RJ, Kurman R, Herbold D, et al: The significance of squamous differentiation in endometrial carcinoma—Data from a Gynecologic Oncology Group study. Cancer 68:2293-2302, 1991.

Silverberg SG: Hyperplasia and carcinoma of the endometrium. Semin Diagn Pathol 5:135-153, 1988.

Kurman RJ, Kaminski PF, Norris HJ: The behavior of endometrial hyperplasia: A long-term study of "untreated" hyperplasia in 170 patients. Cancer 56:403-412, 1985.

Kurman RJ, Norris HJ: Evaluation of criteria for distinguishing atypical endometrial hyperplasia from well-differentiated carcinoma. Cancer 49:2457-2549, 1982.

子宫内膜腺癌
Endometrial Adenocarcinoma

子宫内膜腺癌一般有两种公认的类型，分别发生于子宫内膜增生之后（Ⅰ型癌）和伴有或不伴有萎缩的子宫内膜上皮内癌（endometrial intraepithelial carcinoma, EIC）（Ⅱ型癌）之后。

临床特征

- 危险因素包括肥胖、未产、绝经期晚、产生雌激素的卵巢肿瘤（一般为间质肿瘤）和外源性雌激素（一般为Ⅰ型癌）
- 共同的特征是持续接触无拮抗的雌激素（Ⅰ型癌）
- 常常发生在子宫内膜增生之后（Ⅰ型癌）
- 通常表现为异常阴道出血（Ⅰ型和Ⅱ型癌）
- 超声和 CT 扫描所见从子宫内膜增厚到广泛的肿瘤（Ⅰ型和Ⅱ型癌）

大体病理学

- 大体检查子宫可能增大
- 肿瘤通常发生在子宫体
- 常常为单个突出的肿块，大部分质软，褐色到白色，易碎
- 子宫内膜可能弥漫性增厚
- 必须通过子宫内膜肌层做切面以显示浸润深度

组织病理学

◼ 子宫内膜样
- 最常见的类型
- 密集而复杂分枝的腺体，伴有筛状结构和背靠背的腺体，其间没有间质
- 极性消失和细胞学非典型性：细胞核大，呈圆形，伴有明显的核仁，核膜浓缩
- 腺体可能浸润到子宫肌层，包括纤维组织增生性反应
- 分级是根据腺体分化的程度和实性区域所占比例
  - 1 级：实性区域占肿瘤比例 < 5%
  - 2 级：实性区域占肿瘤比例为 5% ~ 50%
  - 3 级：实性区域占肿瘤比例 > 50%
- 核非典型性和核分裂象明显，分级增加 1 级（即如 1 级肿瘤伴有明显的非典型性应归入 2 级）

◼ 伴有鳞状分化的腺癌
- 恶性腺体伴有良性或恶性鳞状细胞灶（鳞状分化）
- 在分级时，鳞状分化区域不作为实性区域对待
- 肿瘤分级完全根据腺体成分的形态学特征
- 鳞状分化的特征是细胞间桥、细胞边缘清楚、不透明的嗜酸性胞质以及鳞状角珠形成或角化

◼ 绒毛腺管状腺癌

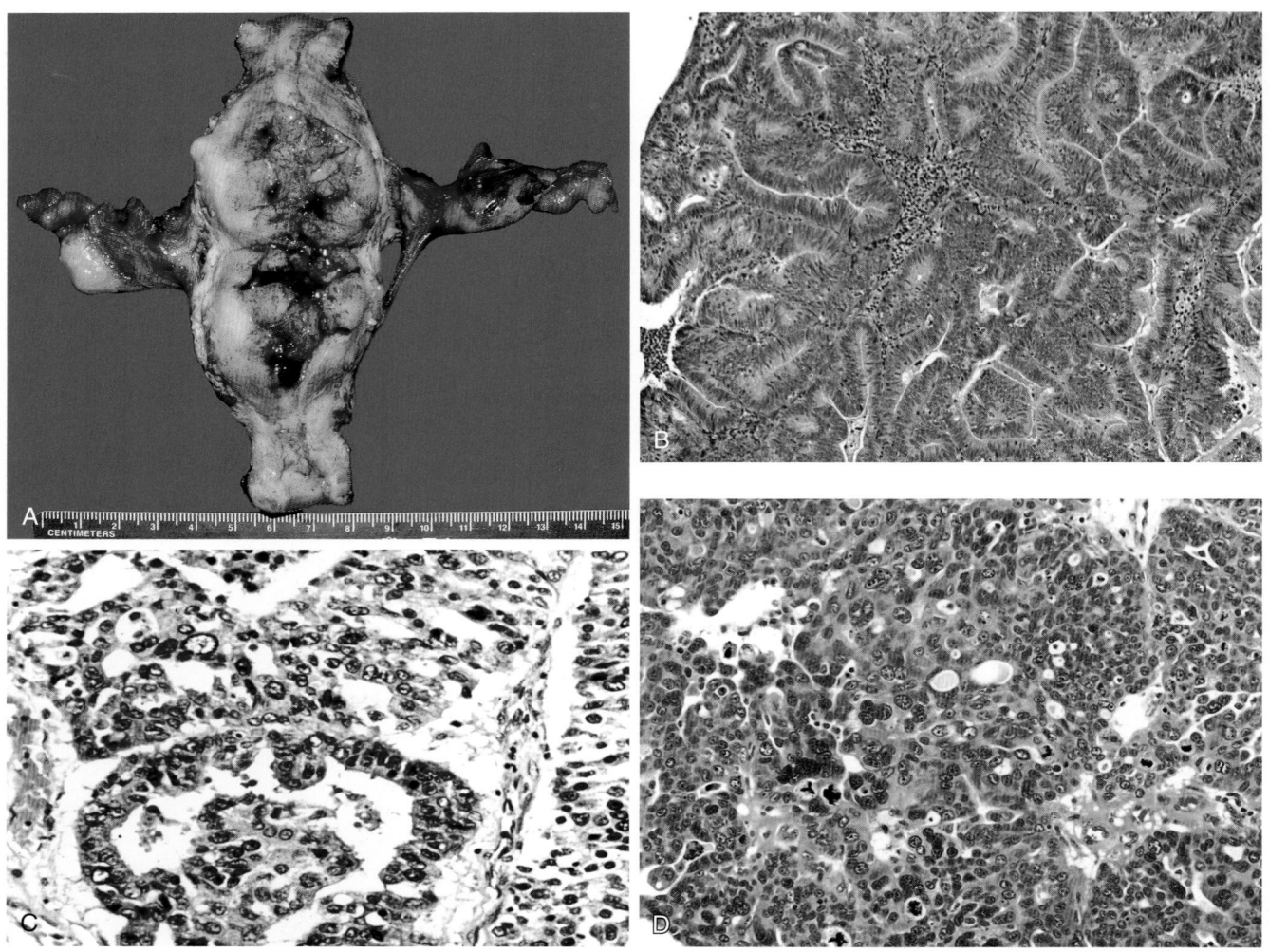

图 12-31　A，**子宫内膜腺癌**。伴有出血的境界不清的褐色到黄色的肿块充满整个子宫腔，病变延伸到宫颈内膜。B，**高分化子宫内膜腺癌，子宫内膜样型（1 级）**。腺体背靠背，没有实性成分。C，**中分化子宫内膜样腺癌，子宫内膜样型（2 级），伴有核多形性**。筛状腺体和实性灶是肿瘤体积的 25%。D，**低分化子宫内膜腺癌，子宫内膜样型（3 级）**。可见少量腺体结构和明显的核多形性。

- 子宫内膜样腺癌的常见亚型
- 短而粗钝的乳头，被覆细胞同"腺癌（浸润性）"项下的细胞描述
- 一般来说，细胞学非典型性属于低级别
- 显示高级别细胞学特征的乳头状癌应归入浆液性癌

▋ 分泌性腺癌
- 常常与激素治疗有关，一般属于低级别
- 类似于分泌期子宫内膜的高分化腺体；一般为 1 级
- 恶性的透明细胞，胞质充满糖原，腺腔内有分泌物

▋ 纤毛细胞癌
- 伴有纤毛细胞的子宫内膜样腺癌

- 这种亚型通常为低级别肿瘤（1 级）

▋ 浆液性癌
- 一般发生在 60 多岁的妇女
- 先前通常有子宫内膜萎缩或 EIC（Ⅱ型癌）
- 粗细不等的乳头，伴有明显的核多形性
- 细胞呈复层，有凋亡小体和肿瘤坏死
- 可以出现沙粒体（30% 以上的病例）
- 根据定义为高级别的肿瘤（2 级或 3 级），预后不好

▋ 透明细胞癌
- 先前通常有子宫内膜萎缩（Ⅱ型癌）
- 根据定义为高级别肿瘤（2 级或 3 级）

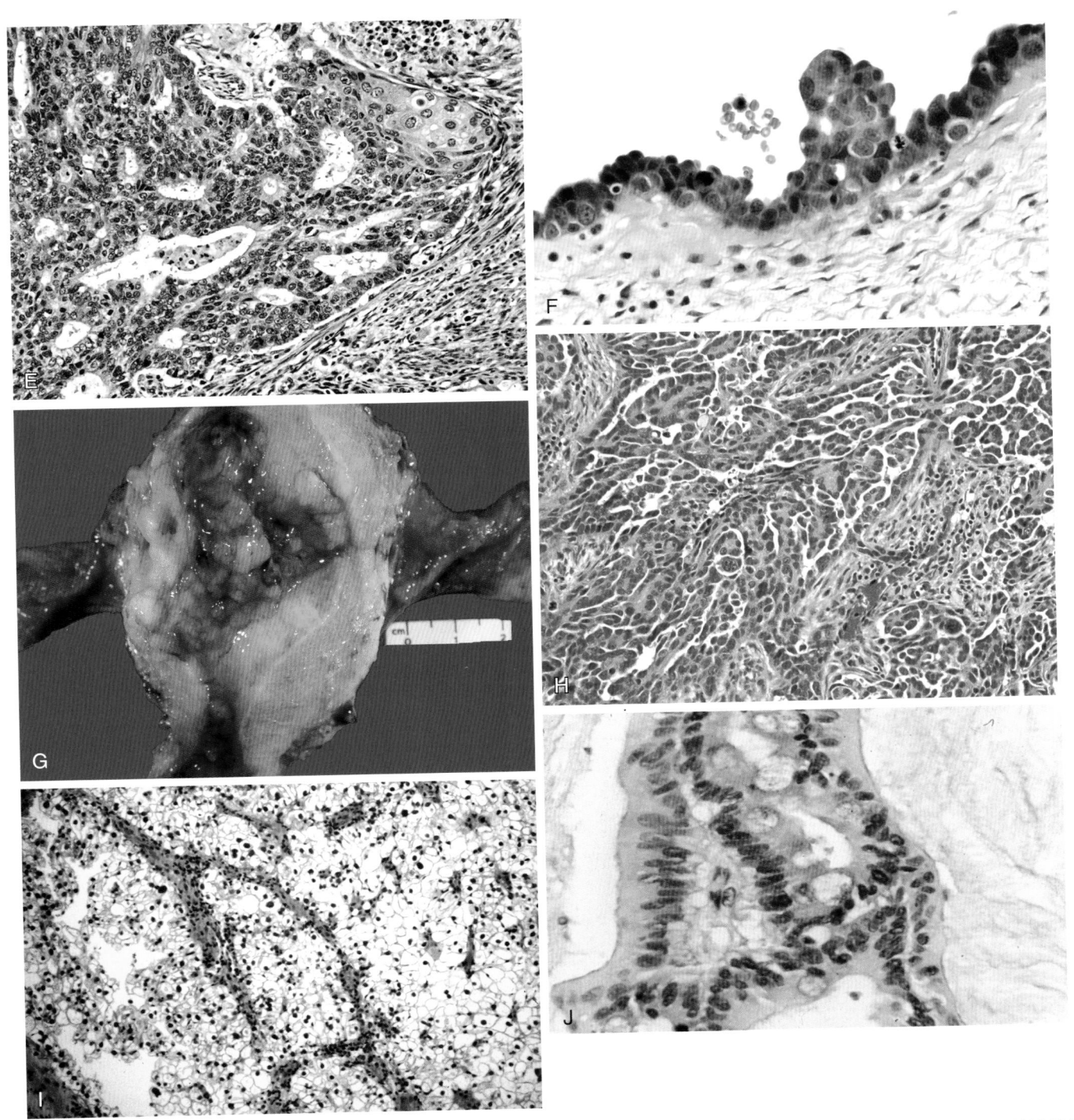

图 12-31 续。E，伴有鳞状分化的子宫内膜样腺癌。F，子宫内膜上皮内癌。被覆单层子宫内膜的切片显示明显的核多形性和复层结构。这种形态学具有浆液性分化的特征。G，子宫内膜浆液性癌。外生性褐色到粉色的肿瘤，伴有局灶坏死和子宫肌层浅表浸润。H，子宫内膜浆液性癌。被覆多形性细胞的乳头状结构，浸润周围的纤维组织增生性间质。I，子宫内膜透明细胞癌。肿瘤由大片细胞组成，伴有丰富的透明胞质。J，子宫内膜黏液性腺癌。肿瘤性腺体伴有乳头状结构。腺体内衬均一的柱状细胞，伴有轻微的复层结构。可见明显的细胞外黏液湖。

- 结构可为乳头状、腺管状、实性或混合性
- 细胞具有高级别子宫内膜样腺癌的特征，但含有充满糖原的丰富的透明胞质
- 透明细胞的特征是：多形性细胞核和鞋钉细胞（非典型性细胞的细胞核突入腺腔）
- 其他罕见亚型，包括黏液性腺癌和鳞状细胞癌
  - 当 50% 以上的肿瘤细胞具有黏液分化时，可以诊断为黏液性腺癌
  - 鳞状细胞癌是罕见的子宫内膜原发性肿瘤，只有当没有宫颈鳞状细胞癌时才可诊断子宫内膜鳞状细胞癌
  - 与子宫鳞癣（子宫内膜内衬鳞状化生）有关
- 混合性癌
  - 有两种或两种以上上述细胞类型，每种类型细胞最低占 10%
- 未分化癌
  - 有几种不同的表型，包括小细胞（神经内分泌分化）、巨细胞和梭形细胞型癌

特殊染色和免疫组织化学

- 所有类型细胞角蛋白均呈阳性
- 波形蛋白常常呈阴性；用于鉴别原发性子宫内膜癌和宫颈内膜腺癌
- CEA 常常呈阴性
- 黏液性腺癌黏液卡红染色呈阴性；子宫内膜样型可能呈阳性；透明细胞型基本呈阴性
- 透明细胞型 PAS 染色呈阳性，应用淀粉酶消化后呈阴性

其他诊断技术

- 子宫内膜癌表达雌激素和孕激素受体，特别是子宫内膜样型
- 大多数透明细胞癌和浆液性癌雌激素和孕激素受体呈阴性，p53 呈阳性，且常常为非整倍体，伴有 *c-myc* 基因扩增

鉴别诊断

- 子宫内膜增生
  - 腺体之间有间质，缺乏筛状和腺体背靠背结构
  - 缺乏伴有细胞学非典型性和纤维组织增生的复杂的乳头腺管状区域
- 转移性腺癌
  - 通常从浆膜面浸润到子宫肌层
  - 很少出现在子宫内膜
  - 临床病史很重要
- 非典型性息肉样腺肌瘤
  - 腺体在平滑肌间质中杂乱排列，没有纤维组织增生
  - 轻度非典型性伴有极性丧失，但没有明显的恶性结构；缺乏筛状或背靠背排列
  - 通常可见鳞状桑葚

提要

- 子宫肌层浸润深度是重要的预后参数；因此，必须从子宫内膜到浆膜做定位准确的切面（如果需要，要做几个切面）
- 子宫内膜样结构最常见
- 出现鳞状分化并不具有预后意义
- 绒毛腺管状型癌一般属于低级别癌
- 根据定义，浆液性和透明细胞癌（Ⅱ型癌）是高级别肿瘤（2 级或 3 级）

精选文献

Silverberg SG, Kurman RJ, Nogales F, et al: Tumors of the uterine corpus: Epithelial tumours and related lesions. In Travassoli FA, Devilee P (eds): World Health Organization Classification of Tumours: Pathology and Genetics: Tumours of the Breast and Female Genital Organs. Lyon, IARC Press, 2003, pp 221-232.

Clement PB, Young RH: Endometrioid carcinoma of the uterine corpus: A review of its pathology with emphasis on recent advances and problematic aspects. Adv Anat Pathol 9:145-184, 2002.

Sherman ME: Theories of endometrial carcinogenesis: A multidisciplinary approach. Mod Pathol 13:295-308, 2000.

Lax SF, Kurman RJ, Pizer ES, et al: A binary architectural grading system for uterine endometrial endometrioid carcinoma has superior reproducibility compared with FIGO grading and identifies subsets of advance-stage tumors with favorable and unfavorable prognosis. Am J Surg Pathol 24:1202-1208, 2000.

Sherman ME, Bur ME, Kurman RJ: P53 in endometrial cancer and its putative precursors: Evidence for diverse pathways of tumorigenesis. Hum Pathol 26:1268-1274, 1995.

Sherman ME, Bitterman P, Rosenshein NB, et al: Uterine serous carcinoma: A morphologically diverse neoplasm with unifying clinicopathologic features. Am J Surg Pathol 16:600-610, 1992.

非典型性息肉样腺肌瘤
Atypical Polypoid Adenomyoma

临床特征

- 最常见于处于生育年龄晚期的妇女

- 通常表现为异常出血
- 临床经过良性；单纯刮宫可以治愈

大体病理学

- 孤立性息肉样肿块，常常累及子宫下段

组织病理学

- 在由小束状平滑肌组成的间质中，有许多外形不规则的腺体杂乱排列，平滑肌细胞一般没有核分裂象
- 上皮细胞极性一般消失，但没有明显的多形性
- 鳞状化生和桑葚常见，鳞状桑葚偶尔有中心坏死

特殊染色和免疫组织化学

- 没有帮助

其他诊断技术

- 没有帮助

鉴别诊断

▌ 子宫内膜增生
- 弥漫性病变，不一定呈息肉样，没有平滑肌间质

▌ 浸润癌
- 反应性纤维性间质，缺乏短束状平滑肌间质
- 明显的结构和细胞学非典型性，包括腺体的筛状结构

▌ 化生癌（癌肉瘤）
- 上皮成分是子宫内膜腺癌

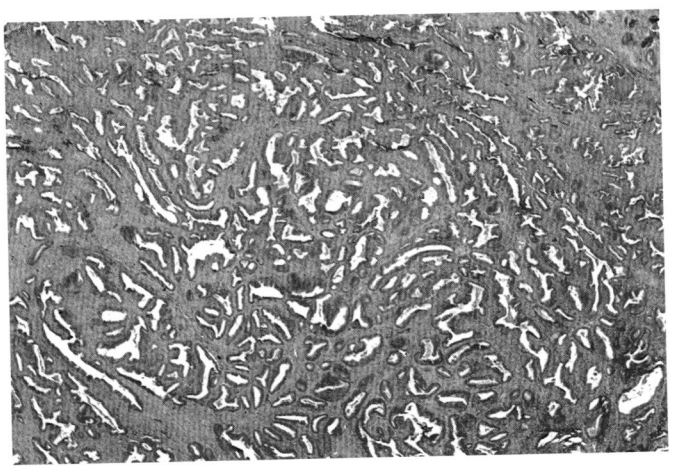

图 12-32　非典型性息肉样腺肌瘤。 低倍镜下显示息肉样病变，由排列紧密的不规则的增生性腺体组成，没有间质浸润或纤维组织增生。

- 高度非典型性细胞构成恶性梭形成分，细胞密集，细胞多形性，核分裂率高，可见非典型性核分裂象

提要

- 这种病变通过短的平滑肌束辨认
- 病变部位和患者年龄有助于鉴别诊断

精选文献

Heatley MK: Atypical polypoid adenomyoma: A systematic review of the English literature. Histopathology 48:609-610, 2006.
Mazur MT: Atypical polypoid adenomyomas of the endometrium. Am J Surg Pathol 5:473-482, 1981.

腺纤维瘤　Adenofibroma

临床特征

- 非常罕见，良性
- 发生在围绝经期和绝经后妇女
- 常常表现为异常阴道出血

大体病理学

- 局限于子宫内膜的大小不等的分叶状息肉样肿瘤
- 切面呈褐色到棕色，局灶出血
- 切面常可见许多小囊肿

组织病理学

- 由没有非典型性的纤维性间质组成，核分裂象罕见（每 10 个高倍视野＜ 4 个）
- 常常含有众多囊性间隙和乳头状突起，内衬正常的立方、柱状、输卵管或其他类型的上皮细胞

特殊染色和免疫组织化学

- 没有帮助

其他诊断技术

- 没有帮助

鉴别诊断

▌ 腺肉瘤
- 明显的非典型性间质细胞，核分裂象每 10 个高倍视野＞ 5 个

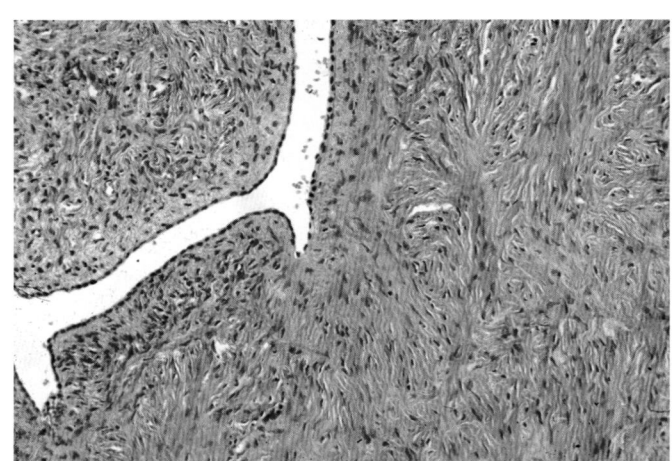

图 12-33 腺纤维瘤。内衬立方细胞的裂隙样间隙，周围为细胞稀少的胶原性间质。

提要

- 治疗选择子宫切除术，以防复发并去除更侵袭性的病变，如腺肉瘤

精选文献

Bettaieb I, Mekni A, Bellil K, et al: Endometrial adenofibroma: a rare entity. Arch Gynecol Obstet 275:191-193, 2007.

Clement PB, Scully RE: Müllerian adenofibroma of the uterus with invasion of myometrium and pelvic veins. Int J Gynecol Pathol 9:363-371, 1990.

Vellios F, Ng AB, Reagen JW: Papillary adenofibroma of the uterus: A benign mesodermal mixed tumor of Müllerian origin. Am J Clin Pathol 60:543-551, 1973.

腺肉瘤　Adenosarcoma

临床特征

- 可以发生在任何年龄，通常表现为异常出血
- 发生在子宫内膜，很少发生在宫颈

大体病理学

- 孤立性无蒂息肉样肿块，常常充满宫腔
- 切面呈褐色到灰色，伴有小囊肿以及局灶出血和坏死

组织病理学

- 分叶状腺体结构，特征为被覆上皮的宽乳头，富于细胞的间叶性间质包绕囊样间隙和裂隙呈套袖状（类似于乳腺叶状肿瘤）
- 非典型性间质，在上皮周围部位特别致密，核分裂象每 10 个高倍视野从 4 个或 5 ~ 20 个不等
- 上皮内衬最常见的是子宫内膜样上皮，但也可以是黏液性、浆液性、鳞状上皮或透明细胞
- 性索样成分：肥胖的伴有泡沫样胞质的上皮样细胞排列成小梁状、岛屿状或腺管状结构，出现在大约 5% 的肿瘤
- 间叶性间质通常为同源性的（如纤维肉瘤）；异源性成分包括横纹肌肉瘤和软骨肉瘤，前者较为常见

特殊染色和免疫组织化学

- 上皮成分细胞角蛋白呈阳性
- 间质成分波形蛋白呈阳性
- 异源性横纹肌肉瘤成分结蛋白，SMA 染色可能呈阳性
- MIB-1 指数：腺体和囊肿周围增生指数高

其他诊断技术

- 没有帮助

鉴别诊断

▌腺纤维瘤

- 良性纤维性间质伴有囊性间隙、腺体和乳头状突

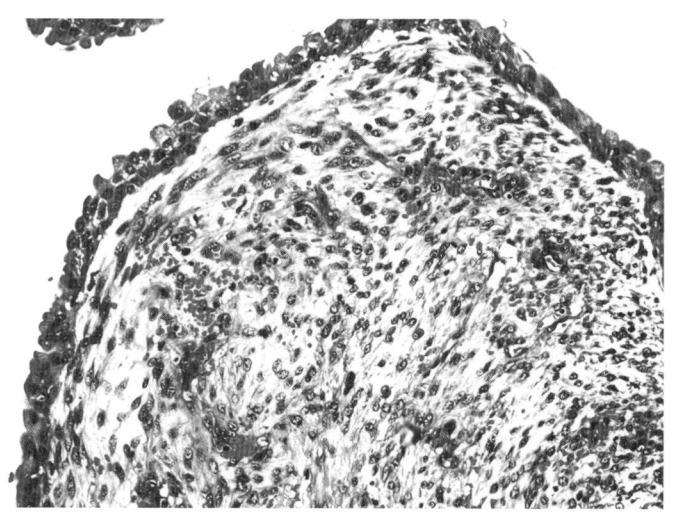

图 12-34 腺肉瘤。伴有恶性间质的特征性息肉样肿瘤，其特征为多形性间质细胞，可见核分裂象，上皮细胞具有非典型性，但并非恶性。

起，没有细胞学非典型性

- 纤维性间质富于细胞，但没有细胞非典型性
- 间质细胞核分裂象每 10 个高倍视野 < 4 个
■ 癌肉瘤
- 出现恶性上皮和梭形细胞成分
■ 同源性肉瘤
- 缺乏分叶样结构，缺乏上皮成分

提要

- 良性上皮成分和恶性间叶成分
- 上皮周围的间质富于细胞是腺肉瘤的突出特征
- 大约 20% 的病例有子宫肌层浸润
- 肉瘤过度生长、子宫肌层深部浸润和诊断时子宫外受累与复发和转移危险性增加有关
- 大约 25% ~ 40% 的肿瘤复发，5% 转移（典型者为肉瘤）

精选文献

Soslow RA, Ali A, Oliva E: Müllerian adenosarcomas: An immunophenotypic analysis of 35 cases. Am J Surg Pathol 32:1013-1021, 2008.

Lyle P, Evans R, Jarboe E, et al: Biphasic tumors of the female genital tract. Oncology 19:1178-1190, 2005.

Clement PB, Scully RE: Müllerian adenosarcoma of the uterus: A clinicopathologic analysis of 100 cases with a review of the literature. Hum Pathol 21:363-381, 1990.

Clement PB, Scully RE: Müllerian adenosarcomas of the uterus with sex cord-like elements: A clinicopathologic analysis of eight cases. Am J Clin Pathol 91:664-672, 1989.

化生性癌（癌肉瘤、恶性混合性中胚层肿瘤） Metaplastic Carcinoma (Carcinosarcoma, Malignant Mixed Mesodermal Tumor)

临床特征

- 伴有盆腔放疗病史
- 通常发生在绝经后妇女
- 表现为异常出血，常常有腹痛或盆腔疼痛
- 肿瘤巨大，常常可见从宫颈外口突出

大体病理学

- 大而易碎的息肉样肿块
- 肿瘤常常充满整个宫腔、浸润子宫肌层深部，并

从宫颈外口突出

- 切面多样化，伴有出血和坏死
- 由于出现诸如骨或软骨等异源性成分，可有质硬的区域

组织病理学

- 恶性腺体（子宫内膜样腺癌）和恶性梭形细胞（肉瘤）紧密混合
- 腺癌可以是任何类型的子宫内膜腺癌
- 恶性梭形细胞成分可以是
  - 同源性：常常为高级别、梭形、圆形或巨细胞，有时类似于纤维肉瘤、平滑肌肉瘤或子宫内膜间质肉瘤
  - 异源性：横纹肌肉瘤（最常见）、软骨肉瘤、骨肉瘤或混合性；不常见的是脂肪肉瘤或有神经外胚层分化
- 每一个肿瘤均有散在的显示杂交特征的细胞，梭形细胞和上皮细胞混合

特殊染色和免疫组织化学

- 波形蛋白：上皮和梭形细胞成分均为阳性
- 细胞角蛋白 8/18：上皮成分呈弥漫阳性；梭形细胞成分呈局灶阳性
- 肌红蛋白：横纹肌肉瘤成分呈阳性
- S-100 蛋白：软骨肉瘤和脂肪肉瘤呈阳性
- CD10：子宫内膜间质肉瘤成分呈阳性

其他诊断技术

- 电子显微镜检查很少应用

鉴别诊断

■ 低分化子宫内膜癌
- 缺乏双相性细胞群
- 细胞角蛋白呈弥漫阳性
■ 腺肉瘤
- 缺乏恶性上皮成分

提要

- 恶性上皮和梭形细胞成分
- 在子宫内膜刮宫标本中，常常仅见癌的成分
- 上皮成分早期转移
- 晚期转移为上皮和梭形细胞两种成分或完全为梭

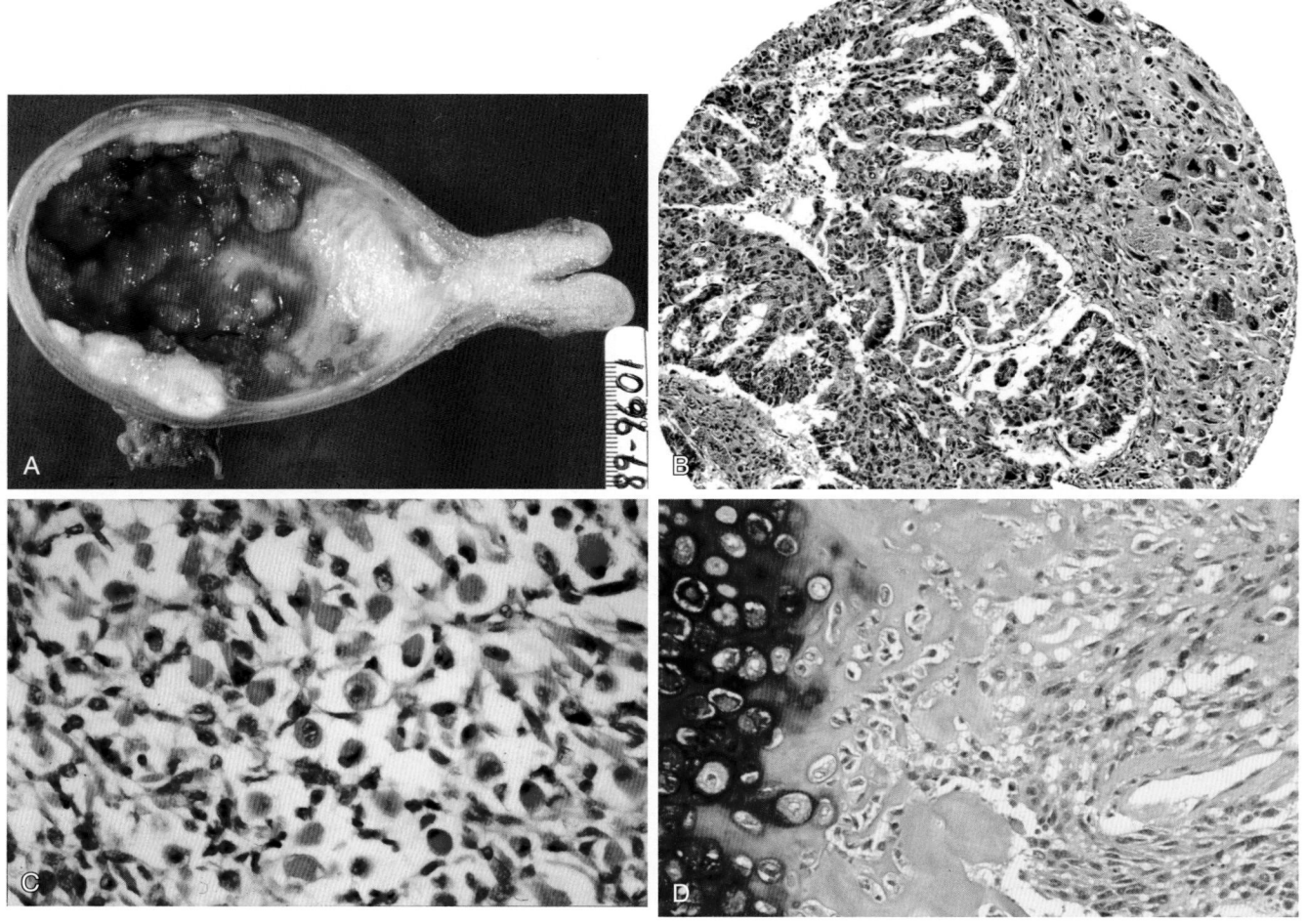

图 6-35 **化生性癌。A**，大的结节状外生性肿块充满整个子宫腔。**B**，双相性形态学表现，显示恶性腺体和伴有核分裂象的明显多形性的梭形细胞成分。**C**，异源性化生性癌。可见众多横纹肌母细胞。**D**，异源性化生性癌。肿瘤显示软骨样和骨分化。

形细胞（肉瘤过度生长）

- 最常见的转移部位是肺
- 预后不良

精选文献

Cimbaluk D, Rotmensch J, Scudiere J, et al: Uterine carcinosarcoma: Immunohistochemical studies on tissue microarrays with focus on potential therapeutic targets. Gynecol Oncol 105:138-144, 2007.

McCluggage WG: Uterine carcinosarcomas (malignant mixed müllerian tumors) are metaplastic carcinomas. Int J Gynecol Cancer 12:687-690, 2002.

Bitterman P, Chun B, Kurman RJ: The significance of epithelial differentiation in mixed mesodermal tumors of the uterus: A clinicopathologic and immunohistochemical study. Am J Surg Pathol 14:317-328, 1990.

Silverberg SG, Major FJ, Blessing JA, et al: Carcinosarcoma (malignant mixed mesodermal tumor) of the uterus. A Gynecologic Oncology Group pathologic study of 203 cases. Int J Gynecol Pathol 9:1-19, 1990.

子宫内膜间质结节   Stromal Nodule

临床特征

- 罕见的良性肿瘤
- 发生在任何年龄，但一般为老年绝经后妇女
- 通常表现为异常出血
- 可以触及子宫增大

大体病理学

- 境界清楚的肿块，实性，质软，褐色到灰色
- 推挤状边缘，没有包膜

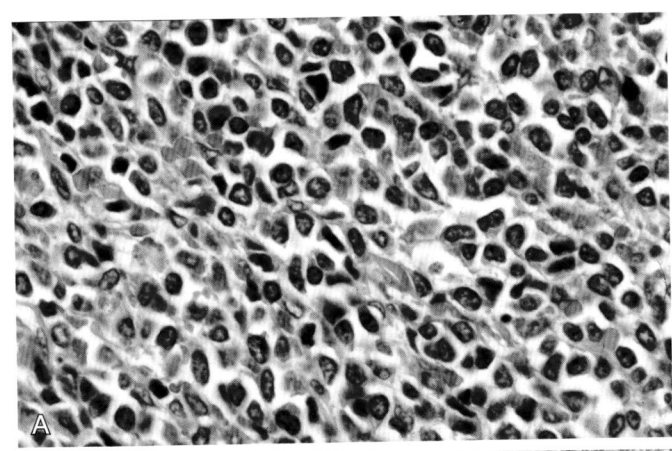

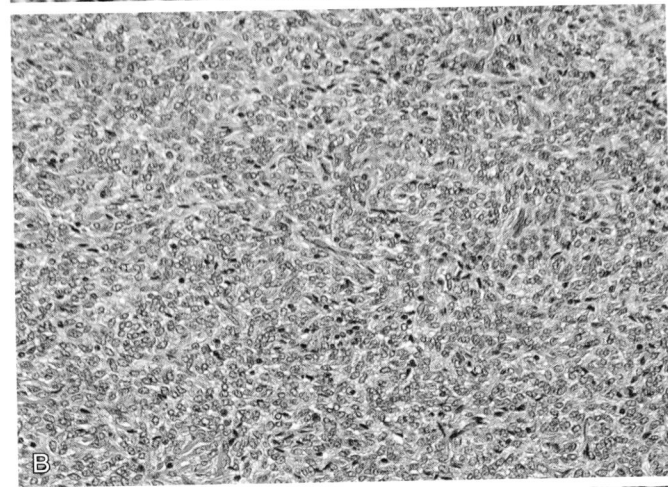

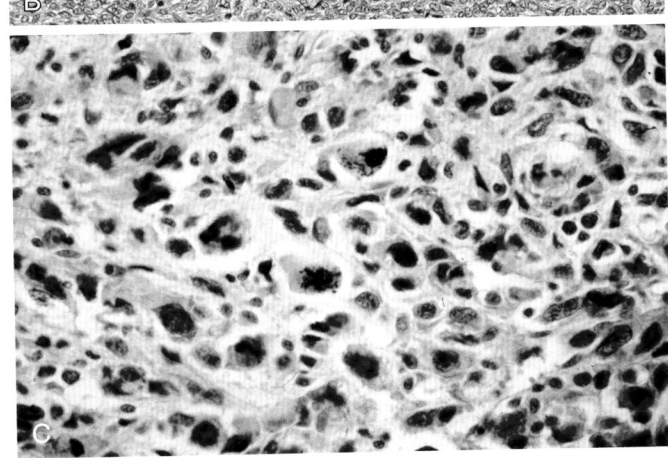

图 12-36 A，子宫内膜间质结节。肿瘤细胞大小和形状均一，具有轻微的细胞学非典型性，没有核分裂象。B，低级别子宫内膜间质肉瘤。圆形到梭形细胞具有良性细胞核，没有核分裂象，可见小的丛状血管。C，高级别子宫内膜间质肉瘤。核分裂活性高，核多形性明显。

组织病理学

- 小而均一的卵圆形到梭形细胞，类似于子宫内膜间质细胞

- 细胞非典型性轻微，核分裂象每 10 个高倍视野一般 < 10 个
- 许多薄壁血管均匀分布在间质细胞中，类似于螺旋小动脉
- 偶尔可见小灶状坏死、囊性退变、泡沫细胞、钙化、蜕膜改变和性索样结构

特殊染色和免疫组织化学

- CD10 呈阳性
- 波形蛋白呈阳性
- 单个细胞周围网状纤维染色呈阳性
- 除了性索成分以外，细胞角蛋白染色呈阴性
- 除了间质肌瘤以外，SMA、结蛋白染色多为阴性
- EMA 呈阴性

其他诊断技术

- 没有帮助

鉴别诊断

▌平滑肌瘤
- 间隔不均匀的厚壁血管
- 梭形细胞，交错排列成束
- SMA、结蛋白和平滑肌肌球蛋白重链（smooth muscle myosin heavy chain, SMMSHC）呈阳性
▌低级别间质肉瘤
- 浸润性边缘
- 明显的淋巴血管浸润
▌血管外皮细胞瘤
- 在子宫非常罕见
- 大的分枝状鹿角形血管
- 免疫组织染色证实肿瘤细胞有血管外皮细胞分化可以确定诊断

提要

- 良性，即使只切除肿瘤而不切除子宫也不复发
- 通常表达雌激素和与激素受体

精选文献

Baker P, Oliva E: Endometrial stromal tumours of the uterus: A practical approach using conventional morphology and ancillary techniques. J Clin Pathol 60:235-243, 2007.

Kempson RL, Hendrickson MR: Pure mesenchymal neoplasms of

the uterine corpus: Selected problems. Semin Diagn Pathol 5:172-198, 1988.

Chang KL, Crabtree GS, Lim-Tan SK, et al: Primary uterine endometrial stromal neoplasms: A clinicopathologic study of 117 cases. Am J Surg Pathol 14:415-438, 1990.

低级别子宫内膜间质肉瘤 Low-Grade Endometrial Stromal Sarcoma

临床特征

- 罕见的肿瘤，通常表现为异常阴道出血
- 发生在任何年龄，但最常见于绝经前或绝经后的老年妇女
- 常常可以触及子宫增大

大体病理学

- 境界清楚的肿块、弥漫性浸润性肿块或多发性融合性肿块
- 子宫肌层内蠕虫样肿块（淋巴血管浸润的大体表现）
- 出血、坏死或囊性退变灶
- 大约 30% 的病例在诊断时可见子宫外蔓延

组织病理学

- 广泛的浸润性边缘
- 淋巴血管间隙和子宫肌层内瘤栓（因此，过去的诊断术语是淋巴管内间质肌病）
- 核分裂象数目不等，一般为每 10 个高倍视野 10～20 个
- 肿瘤细胞具有轻度非典型性，类似于子宫内膜间质细胞
- 上皮样分化灶表现为腺体或性索样成分
- 偶尔出现出血和坏死灶
- 可以出现钙化、蜕膜改变、囊性退变和泡沫细胞

特殊染色和免疫组织化学

- CD10、波形蛋白呈阳性
- 细胞角蛋白偶尔呈局灶阳性
- EMA 呈阴性
- SMA、结蛋白：大多呈阴性（用于与平滑肌肿瘤的鉴别诊断）

其他诊断技术

- 没有帮助

鉴别诊断

- 子宫内膜间质结节
  - 缺乏淋巴血管浸润
  - 非浸润性（推挤性）边缘
- 高级别子宫内膜间质肉瘤
  - 明显的细胞学非典型性
  - 非典型性核分裂象和坏死
- 血管外皮细胞瘤
  - 在子宫罕见
  - 大而分枝状的鹿角形血管
- 静脉内平滑肌瘤病
  - 纯粹的平滑肌，伴有间隙不规则的厚壁血管
  - 与间质细胞混合者常见，上皮样成分罕见
  - 胞质较丰富
  - 三色染色或电子显微镜检查可见胞质内肌原纤维
  - SMA、MSA 和结蛋白呈阳性
- 化生性癌与伴有明显上皮样成分的低级别子宫内膜间质肉瘤
  - 化生性癌具有明显恶性的腺体
  - 一般不出现淋巴血管间隙栓子
- 腺肉瘤
  - 乳头状结构伴有裂隙样或扩张的腺体，构成腺体的细胞核为上皮样而不是间质细胞
  - 一般与周围间质的界限分明

提要

- 核分裂象不是提示侵袭性行为的指征
- 与高级别子宫内膜间质肉瘤的区别是基于缺乏明显的细胞学非典型性，只有轻度坏死，缺乏非典型性核分裂象
- 治疗通常采取全子宫切除术加双侧输卵管 - 卵巢切除术，以及切除子宫外肿瘤
- 复发常见，甚至发生在几年以后

精选文献

Czernobilsky B: Uterine tumors resembling ovarian sex cord tumors: An update. Int J Gynecol Pathol 27:229-235, 2008.

McCluggage WG, Sumathi VP, Maxwell P: CD10 is a sensitive

and diagnostically useful immunohistochemical marker of normal endometrial stroma and of endometrial stromal neoplasms. Histopathology 39:273-278, 2001.

Chang KL, Crabtree GS, Lim-Tan SK, et al: Primary uterine endometrial stromal neoplasms: A clinicopathologic study of 117 cases. Am J Surg Pathol 14:415-438, 1990.

Fekete PS, Vellios F: The clinical and histologic spectrum of endometrial stromal neoplasms: A report of 41 cases. Int J Gynecol Pathol 3:198-212, 1984.

高级别子宫内膜间质肉瘤 High-Grade Endometrial Stromal Sarcoma

临床特征

- 罕见的肿瘤，一般发生在绝经后妇女
- 通常表现为异常出血和盆腔疼痛
- 侵袭性肿瘤，5 年生存率 < 50%

大体病理学

- 大体检查为浸润性肿瘤、肿块融合或弥漫性浸润子宫肌层
- 常见子宫内膜受累、出血和坏死
- 通常缺乏子宫肌层蠕虫样浸润

组织病理学

- 明显的细胞学非典型性；然而，肿瘤细胞可能仍然类似于子宫内膜间质细胞
- 核分裂象一般每 10 个高倍视野 > 10 个，伴有非典型性核分裂象
- 分布不均匀的薄壁血管间隙
- 可能有由未分化的奇异性或巨大肉瘤细胞组成的区域
- 异源性成分包括横纹肌肉瘤或软骨肉瘤
- 一般缺乏上皮样灶和蠕虫样栓子
- 常见淋巴血管浸润
- 形态学上可能无法与其他子宫肉瘤（平滑肌肉瘤）区分

特殊染色和免疫组织化学

- 波形蛋白呈阳性
- 细胞角蛋白呈局灶阳性
- EMA 呈阴性
- SMA 一般呈阴性（用于与平滑肌肉瘤鉴别）
- 如果出现软骨肉瘤成分，S-100 蛋白呈阳性

其他诊断技术

- 没有帮助

鉴别诊断

- 低级别子宫内膜间质肉瘤
  - 轻度细胞学非典型性
  - 血管间隙均匀
  - 肿瘤可见蠕虫样突起
  - 可能有上皮样成分
- 未分化子宫肉瘤
  - 缺乏子宫内膜间质分化
- 化生性癌
  - 出现恶性上皮成分
- 平滑肌肉瘤
  - HE 切片或免疫组化染色有平滑肌分化的证据
  - 肥胖的非典型性梭形细胞呈漩涡状排列，不同于子宫内膜间质肉瘤细胞杂乱的水流样分布
- 腺肉瘤
  - 良性腺上皮
- 其他肉瘤（如恶性纤维组织细胞瘤、横纹肌肉瘤、骨肉瘤）
  - 所有这些肿瘤作为子宫体原发性肿瘤均属罕见
  - 这些肿瘤缺乏类似于子宫内膜间质细胞的细胞群
- 低分化子宫内膜癌
  - 细胞角蛋白呈阳性

提要

- 在鉴别低级别与高级别子宫内膜间质肉瘤和预示行为方面，细胞学非典型性已被证实比核分裂计数准确
- 一般出现坏死，但缺乏上皮样成分和蠕虫样淋巴管内间质突起
- 治疗采取全子宫切除术加双侧输卵管 - 卵巢切除术，以及切除子宫外肿瘤
- 与平滑肌肉瘤的鉴别没有临床意义

精选文献

Nucci MR, O'Connell JT, Huettner PC, et al: H-caldesmon expression effectively distinguishes endometrial stromal tumors from uterine smooth muscle tumors. Am J Surg Pathol 24:455-463, 2001.

Oliva E, Clement PB, Young RH: Endometrial stromal tumors: An update on a group of tumors with a protean phenotype. Adv Anat Pathol 7:257-281, 2000.

Oliva E, Clement PB, Young RH, Scully RE: Mixed endometrial stromal and smooth muscle tumors of the uterus: A clinicopathologic study of 15 cases. Am J Surg Pathol 22:997-1005, 1998.

Farhood AI, Abrams J: Immunohistochemistry of endometrial stromal sarcoma. Hum Pathol 22:224-230, 1991.

Chang KL, Crabtree GS, Lim-Tan SK, et al: Primary uterine endometrial stromal neoplasms: A clinicopathologic study of 117 cases. Am J Surg Pathol 14:415-438, 1990.

子宫肌层　Myometrium

子宫腺肌病　Adenomyosis

临床特征

- 非肿瘤性病变，最常见于成年妇女
- 表现为可以触及的子宫增大和异常出血或痛经；常常伴有平滑肌瘤
- 常常是子宫切除标本的偶然发现

大体病理学

- 子宫肌层增厚，可见局灶性质软、颜色改变的区域或小的囊肿

组织病理学

- 子宫肌层内岛屿状子宫内膜腺体，周围围绕子宫内膜间质，或完全为子宫内膜间质
- 腺体常常为非活动性表现，一般缺乏含铁血黄素
- 在定位适当的切片中，子宫肌层内的子宫内膜腺体离开子宫内膜基底层，超出 2 ~ 2.5 mm

特殊染色和免疫组织化学

- CD10 呈阳性可以证实是子宫内膜间质而不是平滑肌

其他诊断技术

- 没有帮助

鉴别诊断

▌ 正常子宫内膜正切
- 深切可以证实可疑的腺体实际上与子宫内膜是连续的

▌ 子宫内膜癌累及子宫腺肌病

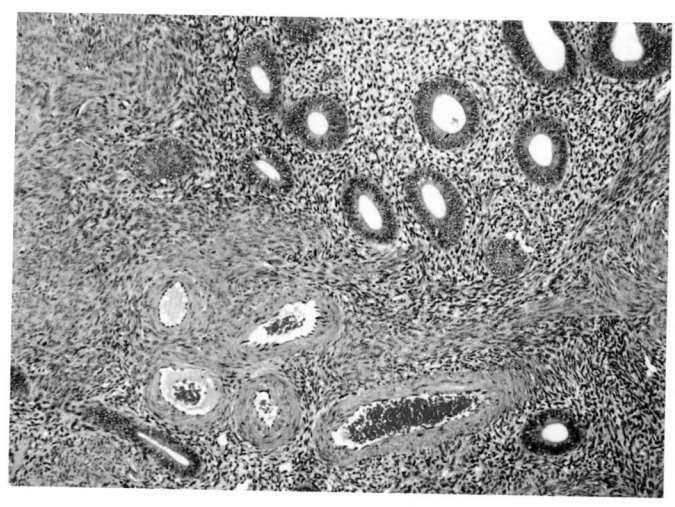

图 12-37　子宫腺肌病。子宫肌层的平滑肌中出现子宫内膜腺体，被子宫内膜间质和邻近的血管包绕。

- 恶性腺体，或许有筛状结构，周围围绕子宫内膜间质

▌ 浸润性腺癌
- 恶性腺体和纤维组织增生性或炎症性间质反应

▌ 子宫内膜间质肿瘤
- 肿瘤是由子宫内膜间质组成，伴有或不伴有淋巴管和血管浸润，没有腺体

▌ 腺瘤样瘤
- 腺体间隙内衬扁平立方上皮，与子宫内膜腺体不同
- 间皮来源
- 没有子宫内膜间质
- 少见

提要

- 重要的是必须适当定位组织学切片，因为正切可能类似于子宫腺肌病

精选文献

Parrott E, Butterworth M, Green A, et al: Adenomyosis: A result of disordered stromal differentiation. Am J Pathol 159:623-630, 2001.

平滑肌瘤　Leiomyoma

临床特征

- 良性肿瘤，英文通常称为 fobroid

- 女性以及子宫最常见的肿瘤
- 20 岁以下妇女罕见，30 岁以上妇女发病逐渐增加
- 小的肿瘤可以没有症状
- 较大的肿瘤可以引起疼痛、痛经、排尿困难、大便习惯改变，在少数病例可引起不孕；常常在盆腔检查时诊断
- 肿瘤通过超声可能定位更准确

大体病理学

- 常常为多发性的
- 散在的、境界清楚的肿块，切面质硬，漩涡状，褐色到白色
- 较大的肿瘤常常出现囊性退变
- 可有广泛的玻璃样变性和钙化
- 出血和坏死不是突出的表现
- 三种类型
  - 浆膜下：位于浆膜下；可能有蒂
  - 壁间：在子宫肌层内
  - 黏膜下：位于子宫内膜下

组织病理学

- 交错排列的良性单形性梭形（平滑肌）细胞束
- 境界清楚，核分裂象每 10 个高倍视野 < 5 个
- 假包膜；可能出现玻璃样变区域和钙化
- 偶尔整个肿瘤可能玻璃样变，提示为梗死性肿瘤
- 如果平滑肌瘤压迫其上子宫内膜，可能出现子宫内膜炎
- 亚型
  - 富于细胞性平滑肌瘤
    - 细胞致密
    - 核分裂象每 10 个高倍视野 < 5 个
    - 没有凝固性坏死和细胞多形性
  - 上皮样平滑肌瘤
    - 圆形多角形（上皮样）细胞
    - 平滑肌母细胞：细胞核偏心，胞质嗜酸性、颗粒状，玻璃样变
    - 透明细胞：圆形多角形细胞伴有丰富的透明胞质
    - 丛状：圆形多角形细胞排列成行和成列，被纤维性间质分开
    - 上述所有类型核分裂象每 10 个高倍视野均 < 5 个

  - 奇异性（也叫合体细胞性、多形性或非典型性）平滑肌瘤
    - 奇异性巨细胞局灶性集聚或散在分布于典型的平滑肌瘤内
    - 核分裂象每 10 个高倍视野均 < 5 个，没有凝固性坏死
  - 脂肪平滑肌瘤
    - 大多数是由良性脂肪细胞伴有少量平滑肌细胞组成
  - 核分裂活跃的平滑肌瘤
    - 发生在 35 岁以下的妇女
    - 缺乏细胞学非典型性和坏死
    - 核分裂象每 10 个高倍视野 > 5 个，或许多达 20 个
  - 静脉内平滑肌瘤病
    - 罕见的病变，其特征为平滑肌瘤延伸到子宫肌层静脉，并继续延伸到子宫外
    - 静脉内平滑肌瘤病没有转移的倾向
  - 良性转移性平滑肌瘤
    - 罕见的病变，其特征为平滑肌瘤出现在远隔部位，如肺
    - 转移可能发生在典型的子宫平滑肌瘤诊断多年之后

特殊染色和免疫组织化学

- 波形蛋白呈阳性
- 结蛋白、钙调结合蛋白（caldesmon）、SMA 呈阳性
- 细胞角蛋白呈阴性（罕见呈阳性细胞）
- 雌激素和孕激素受体常常呈阳性

其他诊断技术

- 电子显微镜检查显示肌动蛋白细丝，伴有致密小体以及不完全的基底膜（平滑肌细胞的特征）

鉴别诊断

▎平滑肌肉瘤
- 富于细胞的肿瘤，伴有中到重度细胞多形性
- 出血和凝固性坏死
- 核分裂象每 10 个高倍视野一般多于 5 ~ 10 个
- 浸润性边缘，在诊断时或许有转移

▎子宫内膜间质结节
- 较小的良性梭形细胞，类似于子宫内膜间质

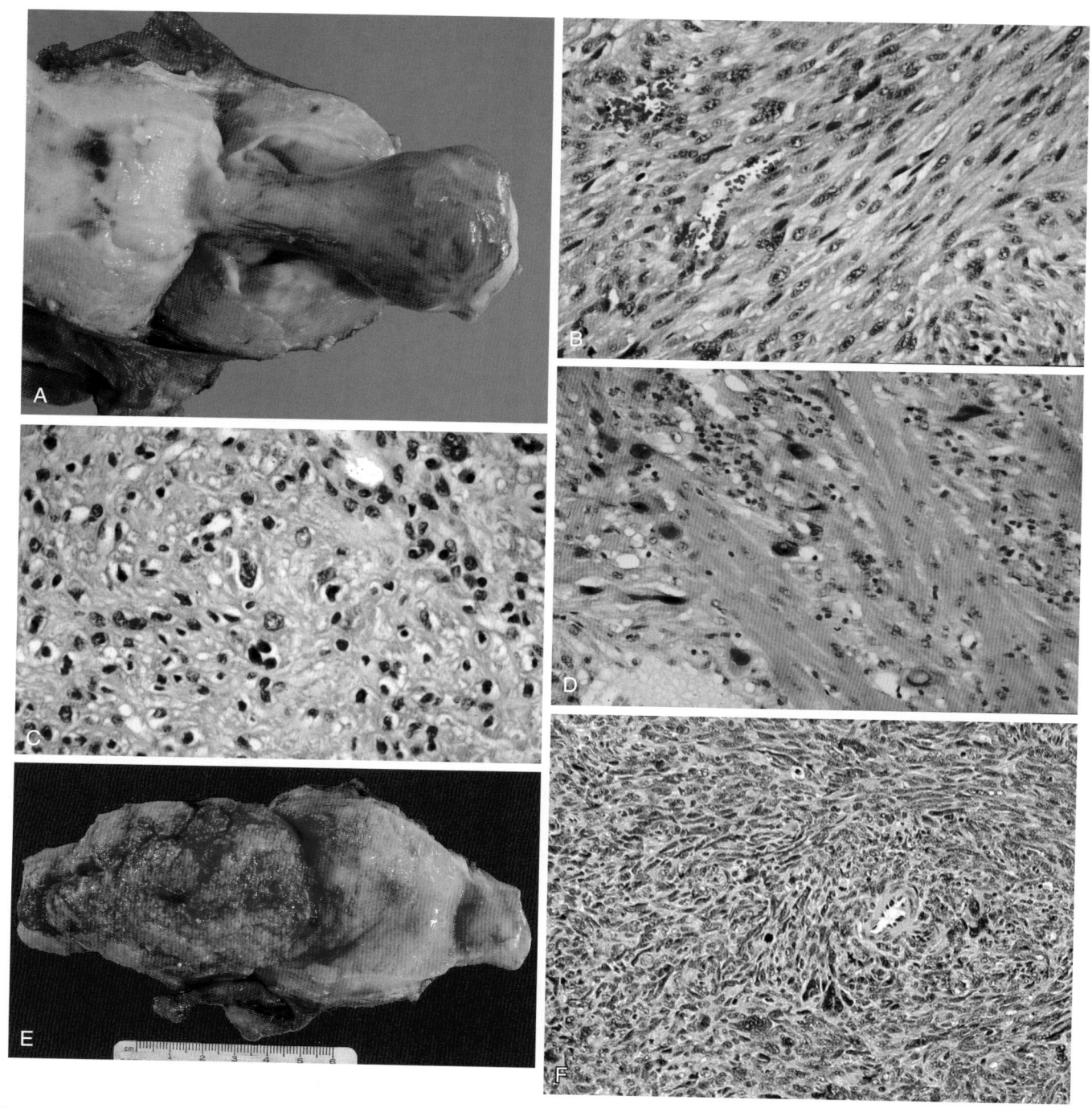

图 12-38　A, 有蒂平滑肌瘤。实性的褐色肿块突入宫颈管。B, **富于细胞性平滑肌瘤**。肿瘤由致密排列的平滑肌束组成, 肌束间有少量胶原。C, **上皮样平滑肌瘤**。肿瘤由圆形到多角形细胞组成。部分肿瘤细胞胞质透明。D, **奇异性 (合体细胞性) 平滑肌瘤**。大的非典型性细胞, 核深染, 染色质模糊。E, **平滑肌肉瘤**。子宫腔显示质软、界限不清的褐色肿块, 伴有坏死和出血, 充满子宫腔并浸润子宫肌层。F, **平滑肌肉瘤**。交错排列的多形性梭形细胞束, 核大, 核仁明显, 可见核分裂象。

- CD10 呈阳性, 少数细胞 SMA 呈阳性
- 低级别子宫内膜间质肉瘤
  - 代表淋巴管浸润的蠕虫样肿块, 大体检查可能见

于子宫肌层内
- 较小的良性梭形细胞, 胞质稀少, 类似于子宫内膜间质

- 子宫内膜间质可能混合有上皮样腺体或性索样成分
- CD10 呈阳性

提要

- 平滑肌瘤是激素反应性肿瘤；多数肿瘤在绝经以后缩小
- 以下亚型被认为是非典型性或不能确定恶性潜能的平滑肌瘤
  - 上皮样、奇异性和静脉内平滑肌瘤病
  - 35 岁以上妇女的肿瘤、显示轻度细胞学非典型性和核分裂象每 10 个高倍视野＞ 5 个

精选文献

Lee HJ, Choi J, Kim KR: Pulmonary benign metastasizing leiomyoma associated with intravenous leiomyomatosis of the uterus: Clinical behavior and genomic changes supporting a transportation theory. Int J Gynecol Pathol 27:340-345, 2008.

Toledo G, Oliva E: Smooth muscle tumors of the uterus: a practical approach. Arch Pathol Lab Med 132:595-605, 2008.

Leitao MM, Soslow RA, Nonaka D, et al: Tissue microarray immunohistochemical expression of estrogen, progesterone, and androgen receptors in uterine leiomyomata and leiomyosarcoma. Cancer 101:1455-1462, 2004.

Giuntoli RL 2nd, Metzinger DS, DiMarco CS, et al: Retrospective review of 208 patients with leiomyosarcoma of the uterus: Prognostic indicators, surgical management, and adjuvant therapy. Gynecol Oncol 89:460-469, 2003.

O'Connor DM, Norris HJ: Mitotically active leiomyomas of the uterus. Hum Pathol 21:223-227, 1990.

Clement PB, Young RH, Scully RE: Intravenous leiomyomatosis of the uterus: A clinicopathological analysis of 16 cases with unusual histologic features. Am J Surg Pathol 12:932-934, 1988.

平滑肌肉瘤　Leiomyosarcoma

临床特征

- 迅速生长的肿瘤，通常发生在绝经后的妇女
- 肿瘤大，通常引起疼痛、痛经、排尿困难、大便习惯改变，少数病例引起不孕
- 盆腔检查常常可以诊断，超声检查可以定位
- 在诊断时常常扩散到盆腔
- 常常是子宫切除标本的偶然发现
- 数月或数年后可以发生远处转移，常常在肺
- 治疗采取全子宫切除术加双侧输卵管-卵巢切除术，以及减缩肿瘤体积（tumor debulking）和放疗；尚未证实化疗制剂有效
- 预后不同，取决于分期和分级

大体病理学

- 肿瘤通常为孤立性的
- 肿瘤大，境界不清，常常蔓延到子宫浆膜外
- 质软，鱼肉样，切面多彩状，显示出血和坏死

组织病理学

- 肿瘤细胞致密，由交错排列的多形性梭形细胞束组成
- 常常出现凝固性坏死
- 在核分裂最活跃的区域，核分裂象每 10 个高倍视野一般＞ 10 ~ 20 个
- 浸润性边缘，偶尔伴有血管浸润
- 亚型
  - 上皮样
    - 圆形、高度非典型性的多角形细胞，伴有坏死和核分裂象增加
  - 黏液样
    - 黏液样基质，造成肿瘤细胞和核分裂活性稀少
    - 浸润子宫肌层和血管

特殊染色和免疫组织化学

- 波形蛋白呈阳性
- SMA、结蛋白和其他平滑肌标记物呈阳性
- 在分化较好的区域，雌激素和孕激素受体呈阳性
- 细胞角蛋白呈阴性

其他诊断技术

- 没有帮助

鉴别诊断

- 核分裂活跃的平滑肌瘤
  - 35 岁以下的妇女
  - 肿瘤较小，境界清楚
  - 缺乏坏死、细胞学非典型性和血管浸润
- 高级别子宫内膜间质肉瘤
  - 许多均匀分布的小血管
  - 缺乏交错排列的束状结构
  - 来源于子宫内膜，并向下蔓延到子宫肌层
  - SMA 和其他平滑肌标记物呈阴性或仅呈局灶阳性
- 化生性癌（癌肉瘤）

- 恶性腺体与恶性梭形细胞成分混合存在

提要

- 比平滑肌瘤少见的多
- 其特征为细胞丰富、细胞学非典型性和核分裂象每 10 个高倍视野一般 > 10 个
- 凝固性坏死、细胞丰富伴有非典型性、核多形性以及核分裂象增加（每 10 个高倍视野 > 10 ~ 20 个）诊断为平滑肌肉瘤
- 肿瘤核分裂象多（每 10 个高倍视野 > 5 ~ 10 个）但缺乏明显的细胞学非典型性和坏死，应该诊断为不能确定恶性潜能的平滑肌肿瘤或非典型性平滑肌瘤
- 黏液样平滑肌肉瘤：应在细胞比较丰富的区域进行核分裂计数

精选文献

Toledo G, Oliva E: Smooth muscle tumors of the uterus: A practical approach. Arch Pathol Lab Med 132:595-605, 2008.

Prayson RA, Goldblum JR, Hart WR: Epithelioid smooth-muscle tumors of the uterus: A clinicopathologic study of 18 patients. Am J Surg Pathol 21:383-391, 1997.

Berchuck A, Rubin SC, Hoskins WJ, et al: Treatment of uterine leiomyosarcoma. Obstet Gynecol 71:845-850, 1988.

King ME, Dickersin GR, Scully RE: Myxoid leiomyosarcoma of the uterus: A report of six cases. Am J Surg Pathol 6:589-598, 1982.

腺瘤样瘤　Adenomatoid Tumor

临床特征

- 不常见的肿瘤，一般累及成年妇女
- 常常没有症状，伴有良性行为

大体病理学

- 肿块界限不清，质软，位于子宫肌层内，接近浆膜表面
- 当肿瘤大时，可能累及子宫内膜

组织病理学

- 最常见腺瘤样或腺体结构
- 实性和囊性结构少见
- 内衬单层扁平立方细胞
- 腔隙内可能含有酸性黏液

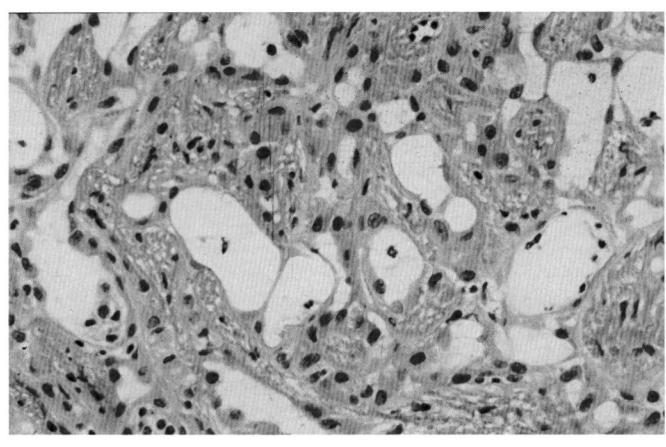

图 12-39　**腺瘤样瘤**。间隙内衬立方细胞，周围为富于胶原和平滑肌的间质。

特殊染色和免疫组织化学

- 细胞角蛋白、波形蛋白和 EMA 呈阳性
- CEA 呈阴性

其他诊断技术

- 电子显微镜检查：具有间皮细胞特征，包括细长的微绒毛、细胞内腔以及胞质内束状细丝

鉴别诊断

▌淋巴管瘤
- 细胞角蛋白呈阴性

▌浸润性原发性子宫腺癌
- 来源于子宫内膜，向下蔓延到子宫肌层
- 细胞学非典型性、纤维组织增生或对浸润性肿瘤的炎症反应

▌转移性腺癌
- 明显的细胞学非典型性，伴有对肿瘤的纤维组织增生性或炎症性反应
- 核分裂活跃；黏液卡红或 CEA 可能呈阳性

提要

- 这种肿瘤发生于浆膜的间皮，基本上属于良性间皮瘤

精选文献

Nogales FF, Isaac MA, Hardisson D, et al: Adenomatoid tumors of the uterus: An analysis of 60 cases. Int J Gynecol Pathol 21:34-40, 2002.

卵巢 Ovary

卵巢炎症性病变少见，一般与 PID 或系统性感染有关，如肺结核。免疫性卵巢炎是一种罕见的病变，最常采用的是除外诊断。卵巢肿瘤是最常见的病理学改变。

混杂的病变 Miscellaneous Conditions

滤泡囊肿和黄体囊肿 Follicular Cyst and Corpus Luteum Cyst

临床特征

■ 滤泡囊肿
- 常见；发生于任何年龄，但常见于生育年龄的妇女

- 偶尔伴有 McCune-Albright 综合征
  - 多骨性纤维性结构不良，不规则的皮肤斑块性色素沉着，以及内分泌功能障碍，特别是女孩青春期早熟

■ 黄体囊肿
- 常常发生在生育年龄的妇女
- 通常为偶然发现
- 可以为能够触及的肿块，伴有内分泌表现，如雌激素产物增加和月经不规则
- 破裂引起腹腔内出血，相对常见

大体病理学
- 滤泡囊肿一般为单房性囊肿，壁薄，内面光滑，直径通常 < 10cm，其内充满浆液
- 黄体囊肿 > 2cm，内面光滑，呈黄色，内含血性液体

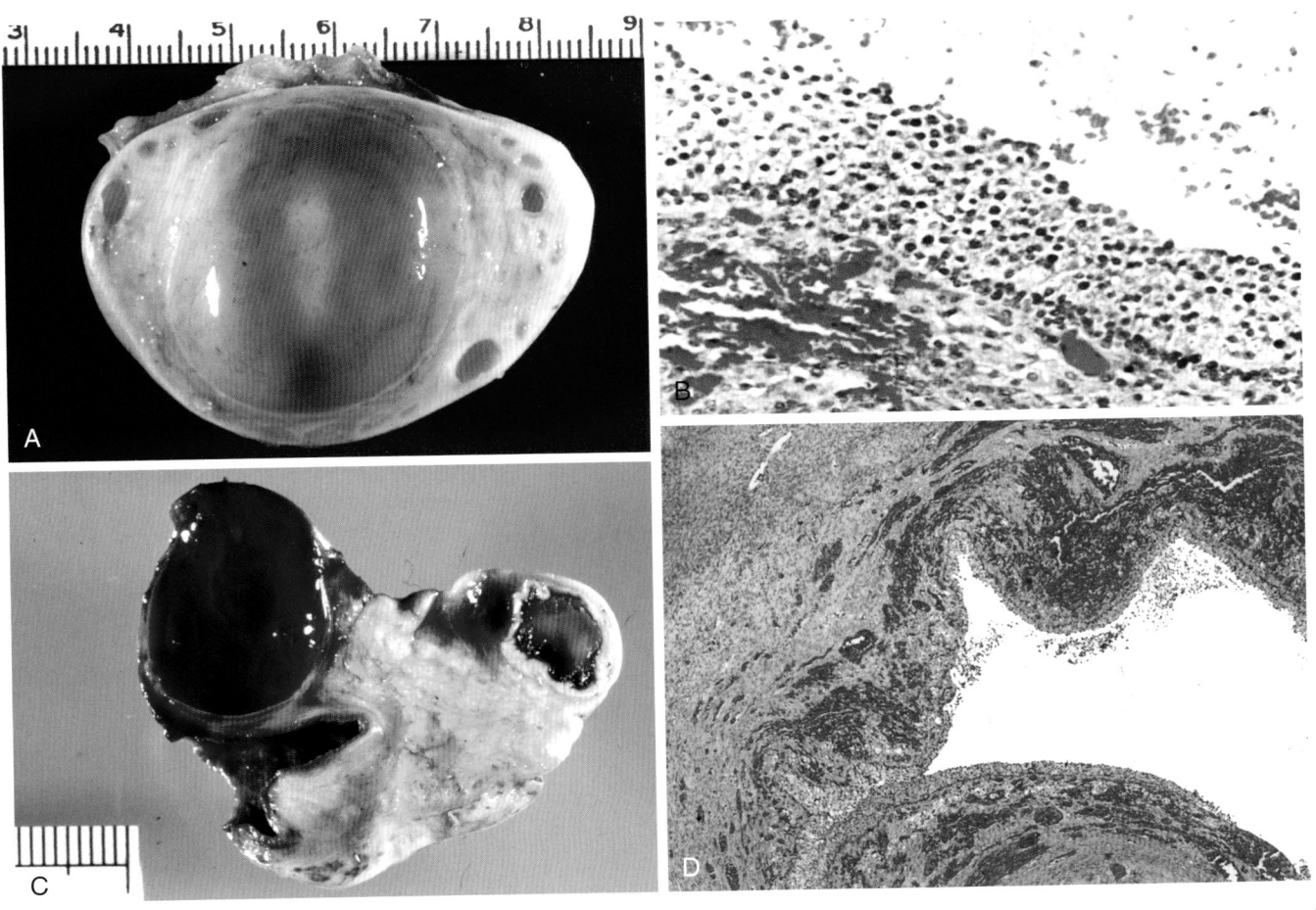

图 12-40 A，**滤泡囊肿**。切面显示薄壁单房囊肿。B，**滤泡囊肿**。囊肿内衬内层为颗粒细胞，外层为卵泡膜内层细胞。C，**子宫内膜瘤**。囊肿性卵巢充满血液，表面有光泽。D，**黄体囊肿**。低倍镜下显示典型的脑回状囊肿壁。

组织病理学

- 滤泡囊肿
  - 内层为颗粒细胞，由基底膜将其与外层卵泡膜内层细胞分开；两者常常均有黄素化
  - 颗粒细胞
    - 小圆形细胞，胞质稀少
    - 核深染，偶尔可见核沟
  - 卵泡膜内层细胞
    - 较大，胞质丰富，混有血管
- 黄体囊肿
  - 内层薄，为结缔组织
  - 外层黄素化，大的空泡状颗粒细胞和较小的卵泡膜内层细胞

特殊染色和免疫组织化学

- 网状纤维染色：滤泡囊肿的卵泡膜内层细胞周围有明显的网状纤维网

其他诊断技术

- 没有帮助

鉴别诊断

- 浆液性囊腺瘤与滤泡囊肿
  - 有卵泡膜内层细胞表明是滤泡囊肿
  - 如果不清楚，可以诊断为单纯性囊肿
- 黄体与黄体囊肿
  - 黄体通常含有充满血液的囊腔，应与黄体囊肿鉴别
  - 黄体囊肿直径> 2cm，外形光滑而不是有褶皱
- 子宫内膜异位症与出血性黄体囊肿
  - 周围出现卵泡膜内层细胞以及有机化的血块是典型的黄体囊肿
  - 子宫内膜异位症必须显示子宫内膜腺体、间质或含铁血黄素；3 项中具有 2 项可以诊断为子宫内膜异位症

提要

- 大多数在 2 周内自行消退
- 妊娠和产后大的孤立性黄素化滤泡囊肿通常为剖宫产或体检时的偶然发现，平均直径为 25 cm；这种囊肿内衬黄素化细胞，核深染，多形性

精选文献

Kurman R (ed): Blaustein's Pathology of the Female Genital Tract, 5th ed. New York, Springer, 2002, pp 686-710.

Adashi EY, Hennebold JD, Higgins RV, et al: Comparison of fine-needle aspiration cytologic findings of ovarian cysts with ovarian histologic findings. Am J Obstet Gynecol 180:550-553, 1999.

Scully RE, Young RH, Clement PB: Atlas of Tumor Pathology: Tumors of the Ovary, Maldeveloped Gonads, Fallopian Tube, and Broad Ligament, 3rd Series, Fascicle 23. Washington, DC, Armed Forces Institute of Pathology, 1998, pp 409-410.

高反应性黄体　Hyperreactio Luteinalis

临床特征

- 相关的疾病分泌高水平的人绒毛膜促性腺激素（hCG），如妊娠和妊娠滋养细胞疾病（GTD）
- 通常没有症状，但可以表现为可触及的肿块或腹痛，这与出血、扭转或破裂有关

大体病理学

- 双侧卵巢增大，可见多发性薄壁囊肿，其内充满浆液性或血性液体，导致卵巢明显增大

组织病理学

- 囊肿大，内衬大的黄素化卵泡膜内层细胞，有时可见黄素化的颗粒细胞和间质细胞
- 卵巢间质和卵泡膜内衬细胞可能有显著水肿

特殊染色和免疫组织化学

- 没有帮助

其他诊断技术

- 没有帮助

鉴别诊断

- 妊娠和产后大的孤立性黄素化滤泡囊肿
  - 高反应性黄体的卵巢含有多发性囊肿

提要

- 大约见于 10% ~ 45% 的患有妊娠滋养细胞疾病的患者；除去滋养细胞成分之后，囊肿消退
- 很少与妊娠黄体共存

精选文献

Schenker JG: Clinical aspects of ovarian hyperstimulation syndrome. Eur J Obstet Gynecol Reprod Biol 85:13-20, 1999.

Jacobs HS, Agrawal R: Complications of ovarian stimulation. Baillieres Clin Obstet Gynaecol 12:565-579, 1998.

Scully RE, Young RH, Clement PB: Atlas of Tumor Pathology: Tumors of the Ovary, Maldeveloped Gonads, Fallopian Tube, and Broad Ligament, 3rd Series, Fascicle 23. Washington, DC, Armed Forces Institute of Pathology, 1998, pp 424-426.

多囊卵巢综合征
Polycystic Ovarian Syndrome

临床特征

- 以双侧卵巢多发性滤泡囊肿为特征，停止排卵、不孕、多毛、月经稀少和肥胖

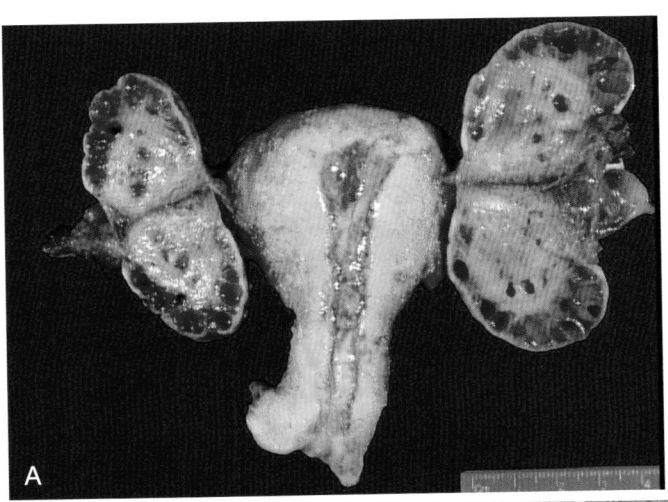

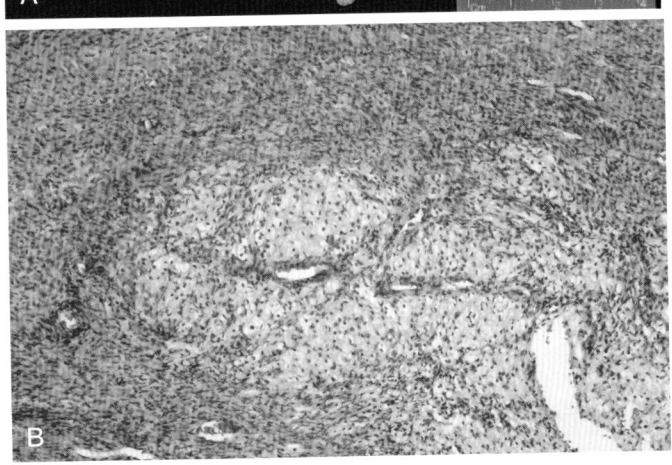

图 12-41　多囊卵巢。A，双侧卵巢横切面显示皮质纤维化和多发性囊性滤泡。B，卵巢皮质膨胀，显示局灶性结节状黄素化

- 也叫 Stein-Leventhal 综合征；累及 3.5% ~ 7.0% 的妇女，通常发生在 21 ~ 30 岁
- 大多数病例显示促黄体素（LH）与促卵泡激素（FSH）的比例增高，少数病例显示高催乳素血症

大体病理学

- 双侧卵巢呈圆形，通常是正常大小的 2 ~ 5 倍
- 皮质光滑，增厚，灰白色，其下可见许多小的浅表囊肿
- 中心间质同质性，缺乏黄体或白体

组织病理学

- 浅表皮质增厚，细胞稀少，胶原纤维增多，常常伴有厚壁血管
- 多发性滤泡囊肿，内衬内层为非黄素化的颗粒细胞，外层为增生性黄素化的卵泡膜内层细胞（滤泡性卵泡膜细胞增生症）
- 通常缺乏黄体

特殊染色和免疫组织化学

- 没有帮助

其他诊断技术

- 没有帮助

鉴别诊断

▌ 妊娠
- 颗粒细胞和卵泡膜内层细胞黄素化

▌ 间质卵泡膜细胞增生症
- 多囊性卵巢显示间质卵泡膜细胞增生症，但作为一种疾病，间质卵泡膜细胞增生症是特发性疾病

提要

- 盆腔超声检查可能有助于诊断
- 高雄性素血症，雄烷二酮转化为雌酮增加
- 某些病例可能显示子宫内膜增生或腺癌
- 很少出现男性化
- 可能伴有 HAIR-AN 综合征，包括胰岛素抵抗、黑色棘皮症和雄激素过多症

精选文献

Gordon CM: Menstrual disorders in adolescents: Excess androgens and the polycystic ovary syndrome. Pediatr Clin N Am 46:519-543, 1999.

Guzick D: Polycystic ovary syndrome: Symptomatology, pathophysiology, and epidemiology. Am J Obstet Gynecol 179:S89-S93, 1998.

Scully RE, Young RH, Clement PB: Atlas of Tumor Pathology: Tumors of the Ovary, Maldeveloped Gonads, Fallopian Tube, and Broad Ligament, 3rd Series, Fascicle 23. Washington, DC, Armed Forces Institute of Pathology 1998, pp 410-413.

Taylor AE: Understanding the underlying metabolic abnormalities of polycystic ovary syndrome and their implications. Am J Obstet Gynecol 179:S94-S100, 1998.

间质增生和卵泡膜细胞增生症
Stromal Hyperplasia and Hyperthecosis

临床特征

- 间质卵泡膜细胞增生症通常发生在 51 ~ 90 岁的患者；偶见家族性病例
- 绝经前的间质卵泡膜细胞增生症患者可能表现为男性化、肥胖、高血压和葡萄糖不耐。少数患者可能类似于多囊卵巢综合征；某些病例出现子宫内膜增生或腺癌
- 间质增生一般出现在 51 ~ 70 岁的妇女，可能伴有雄激素分泌亢进、子宫内膜腺癌、肥胖、高血压和葡萄糖耐量降低

大体病理学

- 双侧受累，伴有或不伴有卵巢增大

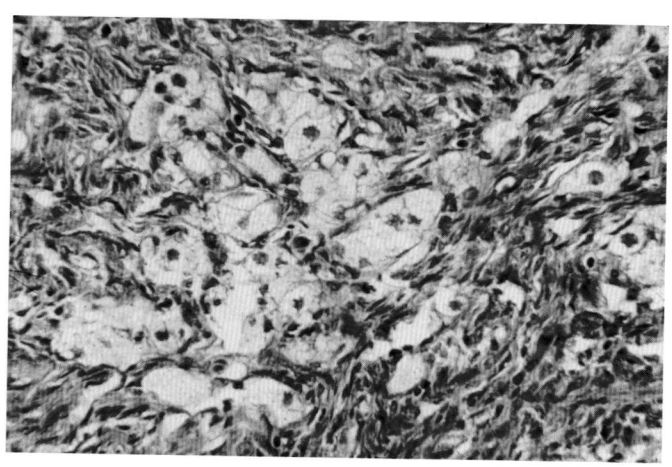

图 12-42　间质卵泡膜细胞增生症。卵巢间质内出现灶状黄素化的间质细胞。

- 每一侧卵巢均有不同比例的白色或黄色组织
- 结节状卵泡膜细胞增生症可能表现为多发性的黄色结节

组织病理学

- 间质卵泡膜细胞增生症表现为不与滤泡相连的间质细胞黄素化，单个或成簇排列。少数表现为结节，伴有典型的间质增生的背景
  - 黄素化的间质细胞为卵圆形或圆形，胞质嗜酸性或空泡状，核呈圆形，肥胖
- 间质增生显示少量的胶原产物，小的间质细胞呈弥漫性或模糊的结节状增生；结节常常融合

特殊染色和免疫组织化学

- 油红 O 染色：可以显示间质卵泡膜细胞增生症中空泡状黄素化细胞内的脂质

其他诊断技术

- 没有帮助

鉴别诊断

- **黄素化卵泡膜细胞瘤与间质卵泡膜细胞增生症**
  - 多数卵泡膜细胞瘤是单侧性的并形成清楚的结节或肿瘤
  - 间质卵泡膜细胞增生症中的黄素细胞的积聚被小的增生性间质细胞包绕，胶原纤维稀少
- **纤维瘤与间质增生**
  - 组成纤维瘤的细胞细胞核大，有大量的特征性胶原产物；典型者直径 > 3cm
- **低级别子宫内膜间质肉瘤与间质增生**
  - 子宫内膜间质肉瘤罕见，表现为卵巢明显增大、细胞丰富、核分裂活跃和分布规则的小动脉

提要

- 间质卵泡膜细胞增生症加水肿和纤维化，可能与 HAIR-AN 综合征有关，其特征为雄激素增多症、胰岛素抵抗和黑色棘皮症

精选文献

Scully RE, Young RH, Clement PB: Atlas of Tumor Pathology: Tumors of the Ovary, Maldeveloped Gonads, Fallopian Tube, and Broad Ligament, 3rd Series, Fascicle 23. Washington, DC, Armed Forces Institute of Pathology, 1998, pp 413-416.

Sluijmer AV, Heineman MJ, Koudstaal J, et al: Relationship between ovarian production of estrone, estradiol, testosterone, and androstenedione and the ovarian degree of stromal hyperplasia in postmenopausal women. Menopause 5:207-210, 1998.

Schwartz ID, Mou SM, Zwick DL, Gilbert-Barness E: Pathological case of the month: Ovarian stromal hyperthecosis. Am J Dis Child 147:591-592, 1993.

重度水肿和纤维瘤病
Massive Edema and Fibromatosis

临床特征

- 一侧或双侧卵巢增大，发病高峰年龄为 11 ~ 20 岁
- 表现为腹痛
- 可能出现月经异常和雄激素的表现

大体病理学

- 通常为单侧性，有时伴有卵巢蒂扭转
- 重度水肿
    - 卵巢表面呈珍珠白色，伴有渗出的液体
    - 切面呈水样或胶样改变，包膜下有许多囊性滤泡
    - 直径平均为 12 cm，常常伴有出血
- 纤维瘤病
    - 卵巢表面光滑，分叶状，有时伴有囊肿；平均直径大约为 11 cm

组织病理学

- 重度水肿
    - 间质苍白、水肿，细胞稀少；不累及皮质外部
    - 滤泡间隔增宽，其间为充血的静脉和扩张的淋巴管
    - 可见成簇的黄体细胞和灶状的纤维瘤病
- 纤维瘤病
    - 梭形细胞增生和偶见的胶原产物包裹滤泡
    - 可以出现成簇的黄体细胞和灶状水肿

特殊染色和免疫组织化学

- 没有帮助

其他诊断技术

- 没有帮助

鉴别诊断

- 水肿性纤维瘤与重度水肿
    - 重度水肿有滤泡及其衍生物
- 纤维瘤与纤维瘤病
    - 纤维瘤病有滤泡及其衍生物

提要

- 皮质间质增生和卵泡膜细胞增生症常常伴随出现

精选文献

Scully RE, Young RH, Clement PB: Atlas of Tumor Pathology: Tumors of the Ovary, Maldeveloped Gonads, Fallopian Tube, and Broad Ligament, 3rd Series, Fascicle 23. Washington, DC, Armed Forces Institute of Pathology, 1998, pp 416-420.

Nielsen GP, Young RH: Fibromatosis of soft tissue type involving the female genital tract: A report of two cases. Int J Gynecol Pathol 16:383-386, 1997.

Lee AR, Kim KH, Lee BH, Chin SY: Massive edema of the ovary: Imaging findings. AJR Am J Roentgenol 161:343-344, 1993.

妊娠黄体瘤　Pregnancy Luteoma

临床特征

- 妊娠期间卵巢增大，与 HCG 刺激有关
- 大多数患者是黑人和多产妇女；发病高峰年龄为 21 ~ 40 岁
- 可能表现为多毛和男性化

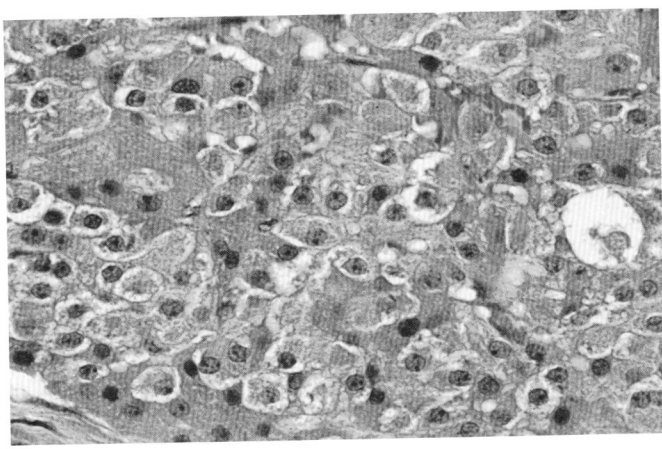

图 12-43　**妊娠黄体瘤。**多角形黄素化细胞实性增生，伴有丰富的、嗜酸性颗粒状胞质。

大体病理学

- 半数病例是多发性的，1/3 为双侧性
- 大小不同的结节，直径从几毫米到 20 cm
- 质软，境界清楚，切面呈黄褐色或灰色，伴有出血区

组织病理学

- 境界清楚的结节，由实性增生的、均匀一致的多角形细胞组成，胞质丰富，嗜酸性颗粒状
- 核呈圆形，相对较大；可能深染并伴有中等程度的核分裂活性，细胞间间质稀少，被网状纤维分隔成簇

特殊染色和免疫组织化学

- 没有帮助

其他诊断技术

- 没有帮助

鉴别诊断

- 黄素化卵泡膜细胞瘤
  - 单侧性，多数病例与妊娠无关
  - 含有中等量到大量的脂质，相反，妊娠黄体瘤几乎不含脂质
  - 纤维瘤或典型的卵泡膜细胞瘤的背景，细的网状纤维阳性的纤维包绕单个细胞而不是细胞簇
- 脂质稀少的类固醇细胞瘤
  - 两者均可有男性化
  - 双侧罕见；如果核分裂活跃，多半显示核非典型性

提要

- 通常为偶然发现
- 分娩之后卵巢复旧，并在几周之内恢复到正常大小

精选文献

Cronje HS, Niemand I, Bam RH, Woodruff JD: Review of the granulosa-theca cell tumors from the Emil Novak ovarian tumor registry. Am J Obstet Gynecol 180:323-327, 1999.

Rodriguez M, Harrison TA, Nowacki MR, Saltzman AK: Luteoma of pregnancy presenting with massive ascites and markedly elevated CA 125. Obstet Gynecol 94:854, 1999.

Scully RE, Young RH, Clement PB: Atlas of Tumor Pathology: Tumors of the Ovary, Maldeveloped Gonads, Fallopian Tube, and Broad Ligament, 3rd Series, Fascicle 23. Washington, DC, Armed Forces Institute of Pathology, 1998, pp 422-424.

子宫内膜异位症　　Endometriosis

临床特征

- 常见于生育年龄的妇女
- 定义为子宫体外出现子宫内膜组织
- 并发症包括破裂或出血
- 可能发生在任何器官系统，类似于肿瘤

大体病理学

- 红色、蓝色或暗褐色的结节或囊肿，伴有受累浆膜的纤维性粘连
- "粉末烧焦"（powder burns）是指瘀斑或褐色区域
- 子宫内膜异位囊肿常常累及卵巢，而且常常是双侧性的，直径通常 < 10cm
- 囊肿内衬粗糙，呈暗褐色到黄色，含有浓稠的巧克力色物质（巧克力囊肿）

组织病理学

- 以出现类似于子宫内膜的上皮和间质为特征
- 通常还可出现充满含铁血黄素的巨噬细胞
- 随着月经周期激素的波动表现各异
- 月经可能引起腺体和间质出血，随后出现以组织细胞为主的炎症反应
- 假黄瘤细胞为组织细胞，可使红细胞转化为糖脂质、血褐素和含铁血黄素
- 绝经后的妇女显示类似于子宫内膜的腺体萎缩
- 可能出现广泛的纤维化

特殊染色和免疫组织化学

- CD10 显示子宫内膜间质呈阳性

其他诊断技术

- 没有帮助

鉴别诊断

- 子宫内膜样囊腺瘤
  - 非常罕见，内衬复层子宫内膜型上皮
  - 不含有子宫内膜样间质或假黄瘤细胞
- 出血性黄体囊肿与子宫内膜异位症
  - 周围出现卵泡膜内层细胞和机化的血块是黄体囊肿的最典型的表现

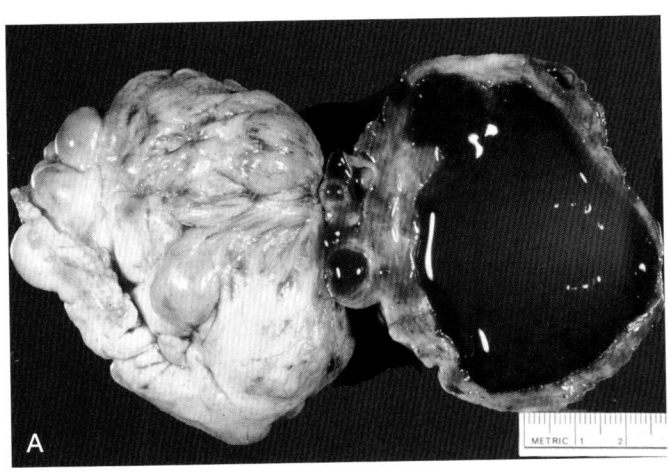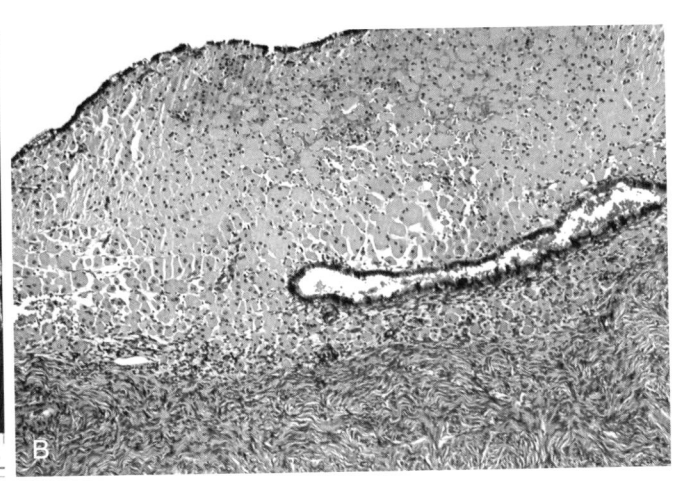

图 12-44　子宫内膜异位囊肿。A，多发性境界清楚的囊肿，周围有一圈黄色组织，腔内有出血。B，囊肿内衬立方形上皮，伴有子宫内膜间质和充满含铁血黄素的巨噬细胞。邻近可见卵巢间质。

- 诊断子宫内膜异位症需要出现子宫内膜腺体、间质或含铁血黄素

提要

- 可能出现类似于子宫内膜增生性改变和非典型性增生性改变的表现（如增生、化生）
- 大约 0.5% 的子宫内膜异位病例发生恶性肿瘤；与高雌激素状态有关
- 最常伴有子宫内膜样和透明细胞腺癌

精选文献

Miyakoshi K, Tanaka M, Gabionza D, et al: Decidualized ovarian endometriosis mimicking malignancy. AJR Am J Roentgenol 171:1625-1626, 1998.

Scully RE, Young RH, Clement PB: Atlas of Tumor Pathology: Tumors of the Ovary, Maldeveloped Gonads, Fallopian Tube, and Broad Ligament, 3rd Series, Fascicle 23. Washington, DC, Armed Forces Institute of Pathology, 1998, pp 430-434.

Brinton LA, Gridley G, Person I, et al: Cancer risk after a hospital discharge diagnosis of endometriosis. Am J Obstet Gynecol 176:572-579, 1997.

Brosens IA: Endometriosis: A disease because it is characterized by bleeding. Am J Obstet Gynecol 176:263-267, 1997.

表面上皮 - 间质肿瘤
Surface Epithelial-Stromal Tumors

这些是最常见的卵巢肿瘤。表 12-1 显示卵巢癌的发病机制。

表 12-1　卵巢癌的发病机制

Ⅰ型

- 低级别伴有前体病变
  - 以囊腺瘤和交界性肿瘤为代表
  - 大多数常常出现在 Ⅰ期；生长缓慢，惰性
  - 一般来说为低级别，但可以进展为高级别
  - 65% 有 *k-ras/BRAF* 突变，8% 有 *TP53* 突变
- 包括
  - 浆液性癌（1 级）
  - 黏液性、子宫内膜样和透明细胞癌以及移行细胞癌（Brenner 和非 Brenner）

Ⅱ型

- 高级别，原位发生，最常表现为高分期
- 迅速生长，侵袭性
- 70% 有 *TP53* 突变，而 *k-ras/BRAF* 突变罕见（1%）
- 包括
  - 浆液性癌（2 级或 3 级）
  - 恶性混合性 Müller 瘤（癌肉瘤）

良性浆液性肿瘤
Benign Serous Tumor

临床特征

- 常见的卵巢肿瘤，发病高峰年龄为 41 ～ 50 岁

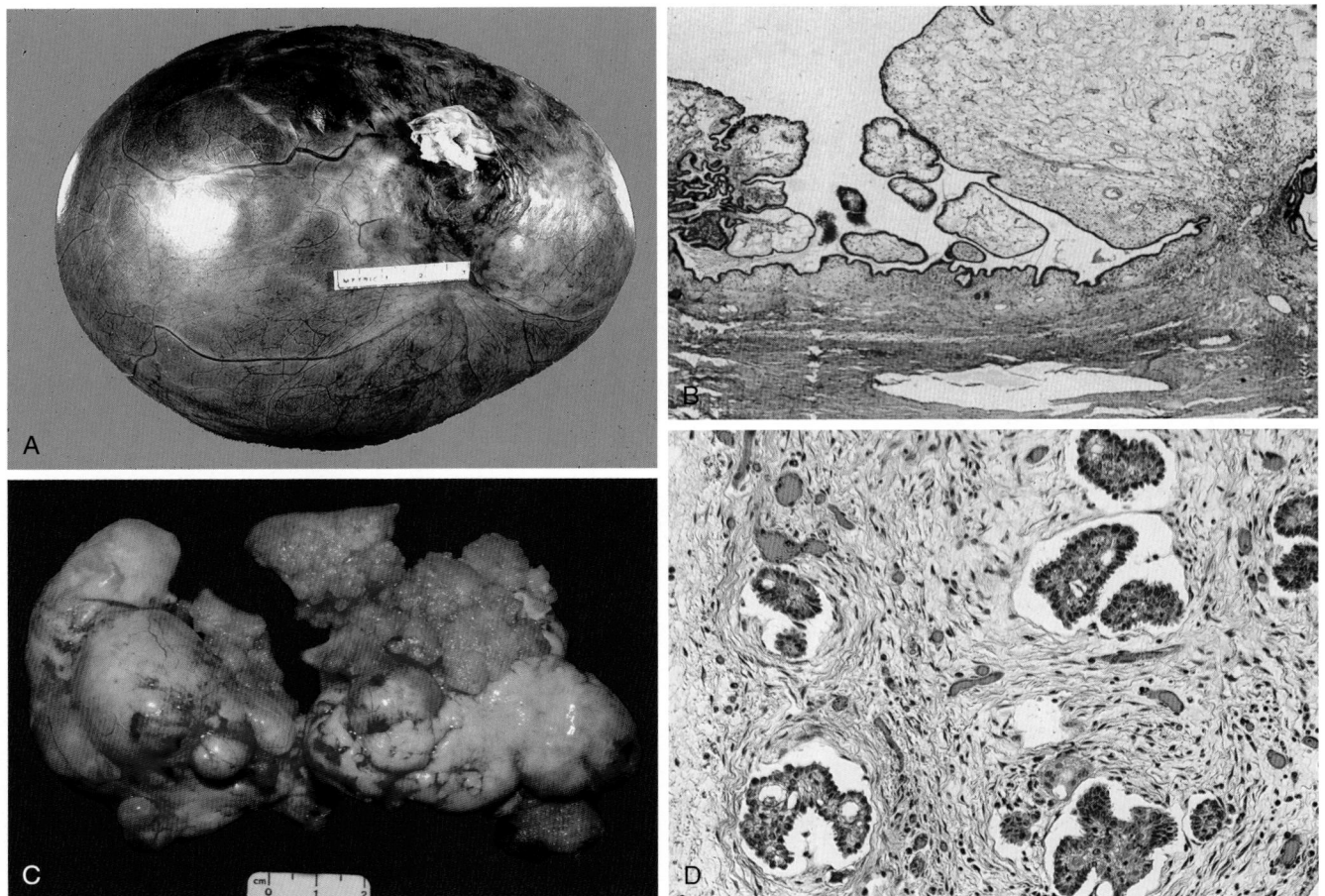

图 12-45 A，**良性浆液性肿瘤**。囊肿外表面光滑，有光泽，伴有明显的血管结构。B，**良性浆液性肿瘤**。被覆单层立方上皮的乳头状病变。C，**交界性浆液性肿瘤**。囊性卵巢显示褐色到黄色的乳头状赘生物。D，**交界性浆液性肿瘤的浸润性种植**。在裂隙样的间隙中可见成簇的乳头状肿瘤，具有良性的细胞学特征。

- 大约占所有浆液性肿瘤的 70%
- 两种最常见于妊娠的卵巢肿瘤中的一种

大体病理学

- 大约 10% 的病例为双侧性
- 囊腺瘤：通常为单发性（有时为多发性）、光滑、有光泽的薄壁囊肿，其内充满透明水样浆液性（偶尔为黏液性或血性）液体
- 乳头状囊腺瘤：内衬小的息肉样赘生物，主要为囊性成分
- 表面乳头状瘤：卵巢表面粗乳头状突起，没有囊腔
- 腺纤维瘤和囊腺纤维瘤以实性纤维性肿瘤为主，伴有不同数量的充满液体的腺体或囊肿以及质硬的乳头状赘生物

组织病理学

- 一般来说，浆液性肿瘤类似于输卵管上皮
- 囊肿、乳头和腺体主要内衬单层立方到矮柱状纤毛细胞，细胞核没有明显的非典型性；也可以内衬非纤毛性立方到柱状的分泌细胞
- 由于浆液积聚，上皮可能变扁
- 间质不同，从致密的纤维性间质到明显的水肿
- 偶尔可能出现沙粒体
- 亚型包括囊腺瘤和乳头状囊腺瘤、表面乳头状瘤以及腺纤维瘤和囊腺纤维瘤

特殊染色和免疫组织化学

- 没有帮助

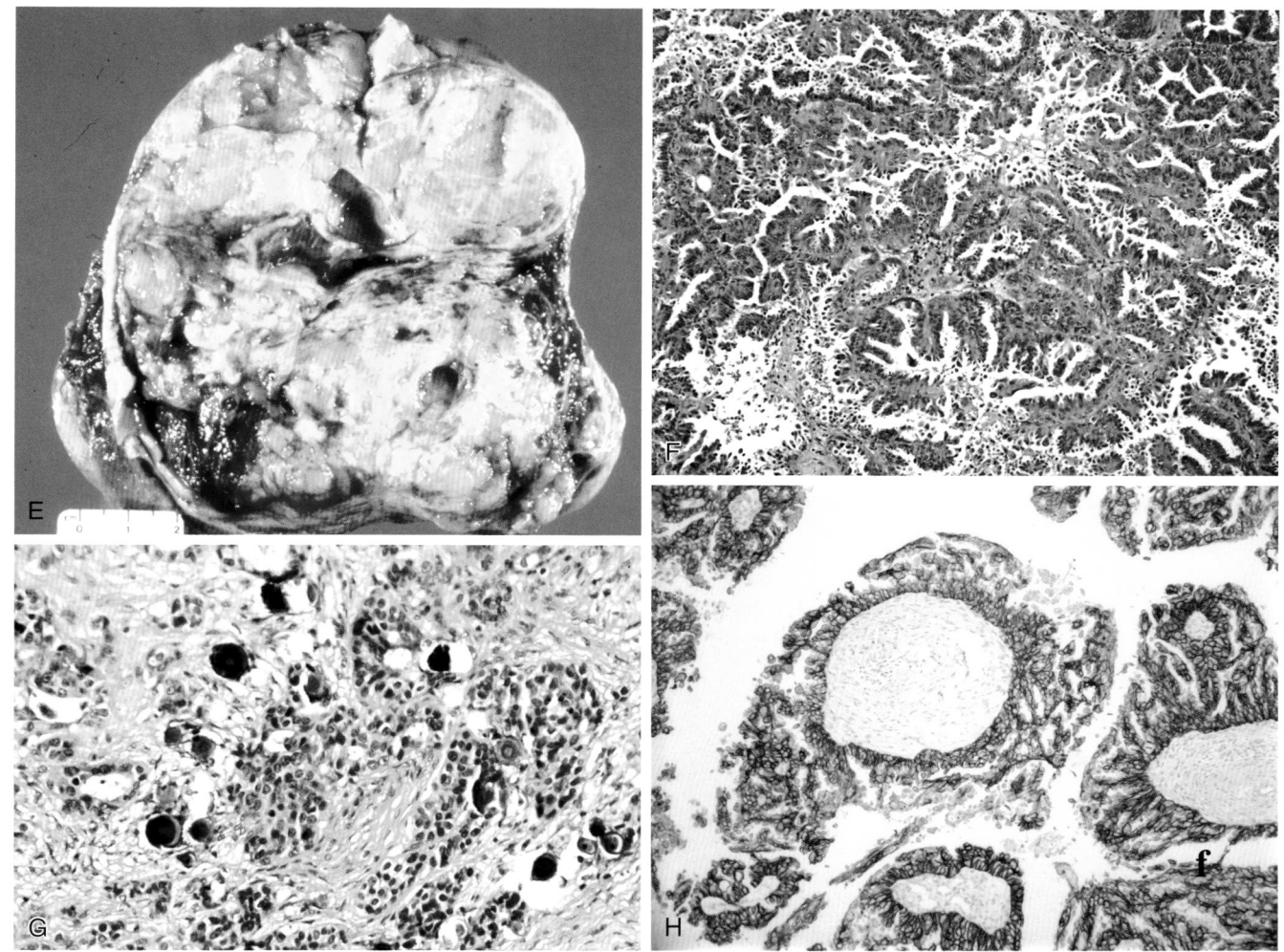

图 12-45 续。E，**乳头状浆液性癌**。切面显示实性肿瘤，伴有局灶囊性变。F，**乳头状浆液性癌**。由被覆多形性细胞的密集乳头组成的中分化肿瘤。G，**乳头状浆液性癌**。低分化癌浸润周围间质。可见几个沙粒体。H，**卵巢浆液性癌**。WT-1 染色呈强阳性，证实为浆液性分化。p53 共同表达也是卵巢浆液性癌的特征。

其他诊断技术

- 没有帮助

鉴别诊断

- 上皮包涵囊肿与小的浆液性囊腺瘤
  - 上皮包涵囊肿直径 < 1cm
- 滤泡囊肿与浆液性囊腺瘤
  - 两者内衬均可萎缩，但出现卵泡膜内层细胞支持滤泡囊肿
  - 如果内衬形态不清，可以诊断为单纯性囊肿
- 卵巢甲状腺肿与浆液性囊腺瘤

- 卵巢甲状腺肿总是含有小的充满类胶质的囊肿
- 组织学上与甲状腺组织相同
- 甲状腺球蛋白免疫组化染色呈阳性
- 卵巢网囊腺瘤与浆液性囊腺瘤
  - 卵巢网囊腺瘤是发生于卵巢网（卵巢门）的非常罕见的肿瘤
  - 内衬非纤毛性上皮，沿其内面可见裂隙
  - 囊壁内常常出现平滑肌和门细胞

提要

- 囊肿切除或卵巢切除可以治愈

精选文献

Scully RE, Young RH, Clement PB: Atlas of Tumor Pathology: Tumors of the Ovary, Maldeveloped Gonads, Fallopian Tube, and Broad Ligament, 3rd Series, Fascicle 23. Washington, DC, Armed Forces Institute of Pathology, 1998, pp 51-79.

交界性浆液性肿瘤
Borderline Serous Tumor

临床特征

- 发病高峰年龄在 30 ~ 60 岁
- 占所有浆液性肿瘤的 5% ~ 10%

大体病理学

- 25% ~ 30% 为双侧性肿瘤
- 大体所见类似于良性肿瘤或表面有赘生物
- 囊肿内衬大量纤细质地有些坚硬的乳头状突起

组织病理学

- 复杂的分枝状乳头，伴有表面小的乳头状突起，被覆上皮细胞出芽，核呈复层结构
- 没有破坏性间质浸润
- 胞质一般稀少，核呈良性，但可有中等量到丰富的嗜酸性胞质，伴有圆形深染的细胞核和明显的核仁
- 可见沙粒体
- 亚型与列在良性浆液性肿瘤中的亚型类似

特殊染色和免疫组织化学

- 除了高级别的浆液性癌以外，p53 一般呈弱阳性或呈阴性
- WT-1 呈阳性

其他诊断技术

- 没有帮助

鉴别诊断

■ 宫颈内膜样交界性黏液性肿瘤与分泌黏液的交界性浆液性肿瘤
  - 交界性黏液性肿瘤细胞充满黏液，而浆液性肿瘤只是细胞顶端含有黏液
■ 网状性 Sertoli-Leydig 细胞肿瘤

- 发病高峰年龄在 10 岁以下，有时具有产生雄激素的表现
- 管状和囊性结构，内衬一层或几层细胞，核呈圆形，规则，胞质稀少

提要

- 在大多数病例（95% 以上）手术切除局限于卵巢的肿瘤可以生存而不复发
- 术后复发可能发生在手术多年以后

精选文献

Yemelyanova A, Mao TL, Nakayama N, et al: Low-grade serous carcinoma of the ovary displaying a macropapillary pattern of invasion. Am J Surg Pathol 32:1800-1806, 2008.
Kurman RJ, Shih IM: Pathogenesis of ovarian cancer: Lessons from morphology and molecular biology and their clinical implications. Int J Gynecol Pathol 27:151-160, 2008.
Hart WR: Borderline epithelial tumors of the ovary. Mod Pathol 18(Suppl 2):S33-S50, 2005.
Burks RT, Kurman RJ, Seidman JD, Shih IM: Serous borderline tumours of the ovary. Histopathology 47:310-315, 2005.
Gershenson DM, Silva EG, Tortolero-Luna G, et al: Serous borderline tumors of the ovary with noninvasive peritoneal implants. Cancer 83:2157-2163, 1998.
Czernobilsky B: What's new in ovarian serous borderline tumors. Pathol Res Pract 193:735-739, 1997.
Seidman JD, Kurman RJ: Subclassification of serous borderline tumors of the ovary into benign and malignant types: A clinicopathologic study of 65 advanced stage cases. Am J Surg Pathol 20:1331-1345, 1996.

恶性浆液性肿瘤
Malignant Serous Tumor

临床特征

- 最常见的卵巢恶性肿瘤，发病高峰年龄在 40 ~ 70 岁之间，大约占所有卵巢浆液性肿瘤的 20% ~ 25%
- 血清 CA-125 水平升高（对于浆液性肿瘤或恶性肿瘤并不特异）

大体病理学

- 大约 65% 的病例是双侧性的
- 高分化性肿瘤部分为实性，但主要为囊性乳头状肿瘤
- 表面浆液性癌包括卵巢表面大的出血性乳头状赘生物

- 低分化肿瘤显示实性区域，易碎、坏死和出血，几乎没有可以辨认的乳头
- 肿瘤常常黏附于邻近的器官

组织病理学

- 富于细胞的肿瘤，明显浸润结缔组织间质（纤维组织增生）
- 高级别肿瘤（2级或3级）可以含有少数乳头，乳头一般粗大，但肿瘤主要是由实性细胞片块组成的，细胞核呈多形性
- 高级别肿瘤的特征是细胞核深染，具有非典型性核分裂象，以及细胞出芽和复层结构
- 高分化低级别肿瘤（微乳头结构最常见）
  - 1级肿瘤的特征是：大的水肿性球状乳头，由此分出较小的不再分枝的乳头，呈花边状结构，核呈低级别改变
  - 大多数高分化乳头状肿瘤出现沙粒体，如果沙粒体非常突出，这种肿瘤可以称为沙粒体癌（1级）
- 亚型包括囊腺癌、表面癌以及发生于腺纤维瘤的癌

特殊染色和免疫组织化学

- 波形蛋白呈阳性
- CA-125 呈阳性
- 60% 以上的高级别肿瘤和 10% 以下的低级别肿瘤 p53 呈阳性
- WT-1 呈阳性

其他诊断技术

- 没有帮助

鉴别诊断

- 乳头状透明细胞癌与乳头状浆液性癌
  - 透明细胞癌出现肥胖的鞋钉细胞，核大，胞质透明或为嗜酸性细胞
  - 乳头较规则，可以有玻璃样变轴心
- 子宫内膜样癌与低分化浆液性癌
  - 子宫内膜样癌的乳头和腺体较大且较规则（绒毛腺管状），没有细胞出芽
  - 子宫内膜样癌常常伴有鳞状分化，而浆液性癌很少出现鳞状分化
  - 沙粒体在子宫内膜样癌罕见

- 成人型颗粒细胞瘤与实性浆液性癌
  - 浆液性癌的细胞坏死可能与 Call-Exner 小体混淆
  - 浆液性癌 EMA 呈阳性，角蛋白 8/18 呈弥漫阳性，而颗粒细胞瘤 EMA 呈阴性，角蛋白 8/18 仅呈局灶阳性
  - 颗粒细胞瘤抑制素呈阳性，而浆液性癌一般呈阴性；钙（视）网膜蛋白（calretinin）同样
- 网状性 Sertoli-Leydig 细胞肿瘤
  - 罕见的肿瘤，发病高峰年龄在 10 岁以前，有时出现产生雄激素的表现
  - 管状和囊性结构；小管内衬一层或几层细胞，核规则，呈圆形，胞质稀少；多数网状性肿瘤伴有其他亚型的 Sertoli-Leydig 细胞肿瘤

提要

- 大多数高级别肿瘤在诊断时显示广泛的腹腔内播散

精选文献

Kurman RJ, Shih IM: Pathogenesis of ovarian cancer: Lessons from morphology and molecular biology and their clinical implications. Int J Gynecol Pathol 27:151-160, 2008.

Dehari R, Kurman RJ, Logani S, Shih IM: The development of high-grade serous carcinoma from atypical proliferative (borderline) serous tumors and low-grade micropapillary serous carcinoma: A morphologic and molecular genetic analysis. Am J Surg Pathol 31:1007-1012, 2007.

Mutter G, Nogales F, Kurman R, et al: Endometrial cancer. In Tavassoli FA, Stratton MR (eds): World Health Organization Classification of Tumours: Pathology and Genetics: Tumours of the Breast and Female Genital Organs. Lyon, IARC Press, 2003.

Brandenberger AW, Tee MK, Jaffe RB: Estrogen receptor alpha (ER-alpha) and beta (ER-beta) mRNAs in normal ovary, ovarian serous cystadenocarcinoma and ovarian cancer cell lines: Down-regulation of ER-beta in neoplastic tissues. J Clin Endocrinol Metab 83:1025-1028, 1998.

Scully RE, Young RH, Clement PB: Atlas of Tumor Pathology: Tumors of the Ovary, Maldeveloped Gonads, Fallopian Tube, and Broad Ligament, 3rd Series, Fascicle 23. Washington, DC, Armed Forces Institute of Pathology, 1998, pp 51-79.

Burks RT, Sherman ME, Kurman RJ: Micropapillary serous carcinoma of the ovary: A distinctive low-grade carcinoma of the ovary. A distinctive low-grade carcinoma related to serous borderline tumors. Am J Surg Pathol 20:319-330, 1996.

良性黏液性肿瘤
Benign Mucinous Tumor

临床特征

- 大约占所有黏液性肿瘤的 75% ~ 85%

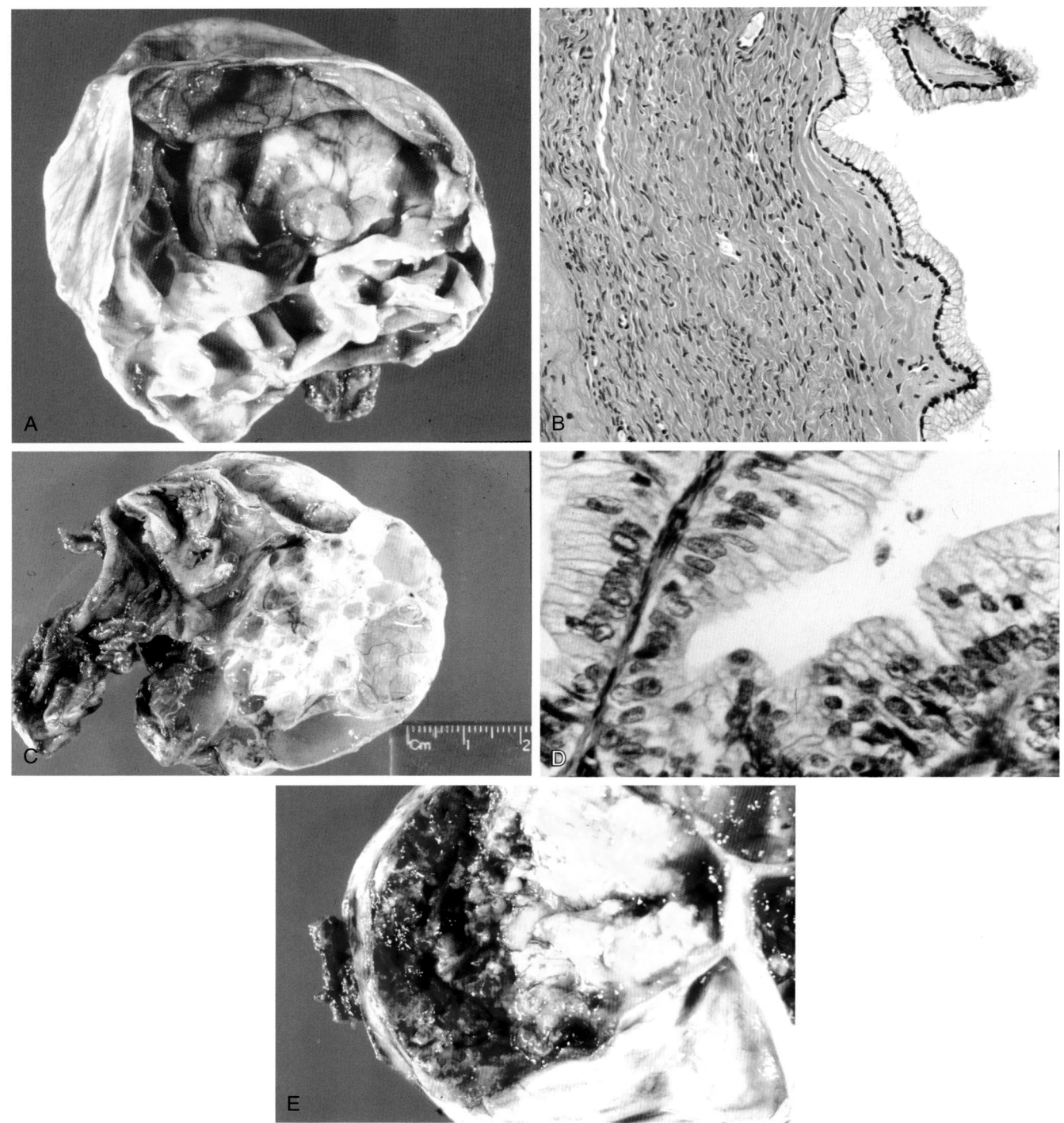

图 12-46　**A，黏液性囊腺瘤**。切面显示多房性囊性肿瘤。**B，黏液性囊腺瘤**。囊壁内衬单层高柱状细胞，核位于基底部，类似于宫颈腺上皮。**C，交界性黏液性肿瘤**。切面显示多房性肿瘤，伴有局灶实性区域。**D，交界性黏液性肿瘤**。肿瘤显示复层黏液性上皮，核大，深染。**E，恶性黏液性肿瘤**。切面显示囊性肿瘤，伴有大的实性成分。

待续

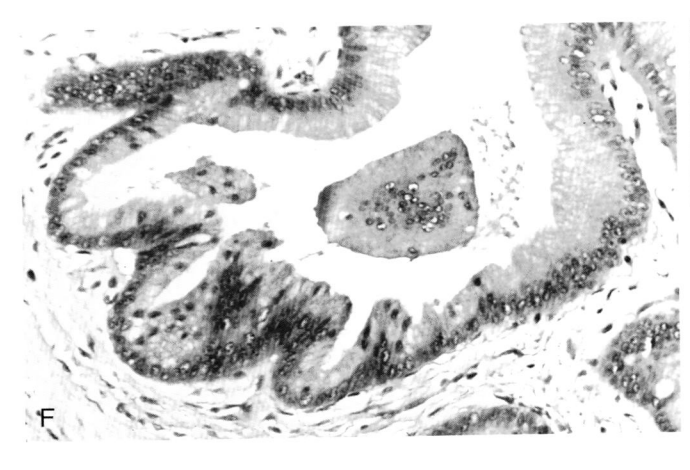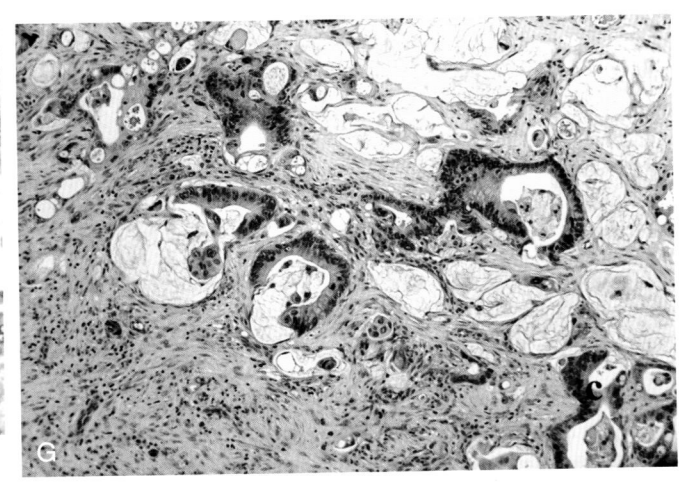

图 12-46 续。F，恶性黏液性肿瘤。高倍镜下显示腺样结构，内衬复层高柱状产生黏液的细胞。间质浸润明显。**G，恶性黏液性肿瘤。**具有核多形性的非典型性腺体，黏液浸润网膜。不像卵巢原发性肿瘤。

- 发病高峰年龄为 31 ～ 50 岁
- 妊娠期最常见的上皮性肿瘤
- 症状和体征可能与急性扭转有关

大体病理学

- 2% ～ 4% 的病例为双侧发生
- 大的、充满黏液的多房性肿瘤，内衬光滑
- 腺纤维瘤的间质成分质硬、纤维性

组织病理学

- 一般来说，黏液性肿瘤类似于宫颈内膜和肠上皮
- 囊肿、乳头状结构和隐窝样结构被覆单层柱状细胞，细胞顶端有透明的黏液，核位于基底部（栅栏状）；或为伴有杯状细胞的肠型上皮
- 纤维胶原性囊壁和间质
- 黏液性肿瘤可能有嗜银细胞和 Paneth 细胞
- 亚型包括囊腺瘤和腺纤维瘤或囊腺纤维瘤

特殊染色和免疫组织化学

- PAS 染色显示黏液物质
- 细胞角蛋白 7 一般呈阳性

其他诊断技术

- 没有帮助

鉴别诊断

- 浆液性囊腺瘤

- 黏液性囊腺瘤可能有立方形上皮，类似于浆液性囊腺瘤，但其胞质内有黏液，而且没有纤毛细胞

异源性 Sertoli-Leydig 细胞肿瘤

- 含有腺体和囊肿，内衬黏液性上皮，可能类似于良性黏液性肿瘤的内衬
- 灶状中分化 Sertoli-Leydig 细胞肿瘤的特征是，深染的 Sertoli 细胞条索被含有具有丰富嗜酸性胞质的 Leydig 细胞的间质分开
- 可见不成熟骨骼肌、软骨或两者皆有

黏液性类癌与黏液性肿瘤

- 大体检查时黏液性类癌主要为实性，偶尔以囊性为主
- 黏液性类癌可以出现嗜银和亲银细胞，但并不丰富

提要

- 3% ～ 5% 的黏液性肿瘤病例伴有皮样囊肿、阑尾黏液囊肿和腹膜假黏液瘤
- 黏液性囊腺瘤伴有良性移行细胞肿瘤（Brenner）
- 腹膜假黏液瘤：病变特征为广泛的黏液性腹水、囊肿上皮种植在腹膜表面、粘连，最常伴有阑尾病变（如黏液囊肿），或偶尔伴有卵巢黏液性肿瘤
- 治疗采取手术切除肿瘤
- 重要的是，肿瘤要充分取材以除外交界性或恶性肿瘤的区域

精选文献

Yemelyanova AV, Vang R, Judson K, et al: Distinction of primary and metastatic mucinous tumors involving the ovary: Analysis of size and laterality data by primary site with reevaluation of an algorithm for tumor classification. Am J Surg Pathol 32:128-138, 2008.

Hristov AC, Young RH, Vang R, et al: Ovarian metastases of appendiceal tumors with goblet cell carcinoidlike and signet ring cell patterns: A report of 30 cases. Am J Surg Pathol 31:1502-1511, 2007.

Hart WR: Mucinous tumors of the ovary: A review. Int J Gynecol Pathol 24:4-25, 2005.

Scully RE, Young RH, Clement PB: Atlas of Tumor Pathology: Tumors of the Ovary, Maldeveloped Gonads, Fallopian Tube, and Broad Ligament, 3rd Series, Fascicle 23. Washington, DC, Armed Forces Institute of Pathology, 1998, pp 81-105.

Raab SS, Robinson RA, Jensen CS, et al: Mucinous tumors of the ovary: Interobserver diagnostic variability and utility of sectioning protocols. Arch Pathol Lab Med 121:1192-1198, 1997.

Shiohara S, Shiozawa T, Shimizu M, et al: Histochemical analysis of estrogen and progesterone receptors and gastric-type mucin in mucinous ovarian tumors with reference to their pathogenesis. Cancer 80:908-916, 1997.

交界性黏液性肿瘤
Borderline Mucinous Tumor

临床特征

- 大约占所有黏液性肿瘤的 10% ~ 15%
- 肠型肿瘤的发病高峰年龄为 20 ~ 50 岁，比宫颈内膜样肿瘤稍晚
- 主要由肠型细胞组成的肿瘤比较常见
- 少数病例显示血清抑制素水平升高

大体病理学

- 大约 7% 的肠型肿瘤和 40% 的宫颈内膜样肿瘤是双侧性的；两种类型的肿瘤均为最大的卵巢上皮性肿瘤
- 直径平均为 15 ~ 20 cm
- 大体表现类似于良性黏液性肿瘤，但囊肿内衬较常显示膨出性肿块和乳头状突起
- 肠型肿瘤通常较大，分房较多

组织病理学

- 囊肿、腺体和乳头的密集程度增加，伴有腺体出芽区域，核有非典型性，呈复层结构，但缺乏破坏性间质浸润
- 肿瘤细胞通常充满黏液，核不规则，核仁大，核分裂活性增加

- 大多数显示混合性黏液分化（宫颈内膜和肠型）
- 主要由宫颈内膜样细胞组成的肿瘤少见，这种肿瘤常常伴有急性炎症细胞浸润
- 囊肿破裂、黏液溢出可能引起异物巨细胞反应
- 亚型包括黏液性腺纤维瘤

特殊染色和免疫组织化学

- 没有帮助

其他诊断技术

- 没有帮助

鉴别诊断

■ 异源性 Sertoli-Leydig 细胞肿瘤

- 含有腺体和囊肿，有内衬黏液性上皮的区域，可能类似于交界性囊腺瘤
- 还可见到灶状中间分化的 Sertoli-Leydig 细胞肿瘤，伴有深染的 Sertoli 细胞条索，被含有 Leydig 细胞的间质分开，Leydig 细胞具有丰富的嗜酸性胞质
- 可见不成熟的骨骼肌、软骨或两种成分

提要

- 与宫颈内膜型肿瘤相比，肠型肿瘤可能伴有腹膜假黏液瘤，但不大可能伴有子宫内膜异位症
- 手术切除局限于卵巢的肿瘤，偶尔可能复发、播散，但很少引起死亡
- 重要的是，肿瘤需要充分取材以除外浸润性恶性肿瘤的区域

精选文献

Szych C, Staebler A, Connolly DC, et al: Molecular genetic evidence supporting the clonality and appendiceal origin of pseudomyxoma peritonei in women. Am J Pathol 154:1849-1855, 1999.

Ronnett BM, Shmookler BM, Sugarbaker PH, Kurman RJ: Pseudomyxoma peritonei: New concepts in diagnosis, origin, nomenclature, and relationship to mucinous borderline (low malignant potential) tumors of the ovary. Anat Pathol 2:197-226, 1997.

Ronnett BM, Kurman RJ, Zahn CM, et al: Pseudomyxoma peritonei in women: A clinicopathologic study of 30 cases with emphasis on site of origin, prognosis and relationship to ovarian mucinous tumors of low malignant potential. Hum Pathol 56:509-524, 1995.

Seidman JD, Elsayed AM, Sobin LH, Tavassoli FA: Association

of mucinous tumors of the ovary and appendix: A clinicopathologic study of 25 cases. Am J Surg Pathol 17:22-34, 1993.

恶性黏液性肿瘤
Malignant Mucinous Tumor

临床特征

- 大约占所有黏液性肿瘤的 10%
- 发病高峰年龄为 31 ~ 70 岁
- 某些患者显示 CEA、CA-19-9、抑制素和 CA-125 水平升高

大体病理学

- 15% ~ 20% 的病例为双侧性病变
- 伴有乳头的囊性间隙与实性肿块混合；有时肿块完全呈实性
- 可见出血和坏死

组织病理学

- 富于细胞的肿瘤，由密集的内衬复层黏液性细胞的腺体、囊肿、乳头或实性片块组成，间质有单个或小团细胞或腺体浸润，可见纤维组织增生性间质反应
- 细胞核深染，可见非典型性核分裂象，胞质嗜酸性，有丰富的黏液，有时伴有印戒细胞
- 大的细胞外黏液湖，伴有组织细胞，偶尔可见异物巨细胞反应
- 亚型包括发生于黏液性腺纤维瘤的黏液性癌

特殊染色和免疫组织化学

- 波形蛋白呈阴性
- 细胞角蛋白 7 和 20 呈阳性
- CEA：胞质染色呈阳性

其他诊断技术

- 没有帮助

鉴别诊断

▍ 浆液性和子宫内膜样腺癌
- 可能含有丰富的腔内黏液，但胞质内黏液稀少
- 浆液性腺癌 WT-1 呈阳性，子宫内膜样腺癌呈阴性
- 黏液性腺癌 CEA 呈阳性，而浆液性和子宫内膜样腺癌呈阴性

▍ 异源性 Sertoli-Leydig 细胞肿瘤
- 含有腺体和囊肿，有内衬黏液性上皮的区域，可能类似于交界性囊腺瘤
- 还可见到灶状中间分化的 Sertoli-Leydig 细胞肿瘤，伴有深染的 Sertoli 细胞条索，被含有 Leydig 细胞的间质分开，Leydig 细胞具有丰富的嗜酸性胞质
- 可见不成熟的骨骼肌、软骨或两种成分

▍ Krukenberg 瘤
- 转移性伴有印戒细胞的分泌黏液的腺癌，来源于生殖器外
- 最常见的原发部位是乳腺和胃肠道
- 间质含有杯状细胞，通常为双侧性病变

提要

- 采取手术治疗，有时应用化疗，取决于肿瘤的分期和分级
- 5 年生存率大约为 40%，复发常常发生在肺

精选文献

Seidman JD, Kurman RJ, Ronnett BM: Primary and metastatic mucinous adenocarcinomas in the ovaries: Incidence in routine practice with a new approach to improve intraoperative diagnosis. Am J Surg Pathol 27:985-993, 2003.

Scully RE, Young RH, Clement PB: Atlas of Tumor Pathology: Tumors of the Ovary, Maldeveloped Gonads, Fallopian Tube, and Broad Ligament, 3rd Series, Fascicle 23. Washington, DC, Armed Forces Institute of Pathology, 1998, pp 81-105.

Raab SS, Robinson RA, Jensen CS, et al: Mucinous tumors of the ovary: Interobserver diagnostic variability and utility of sectioning protocols. Arch Pathol Lab Med 121:1192-1198, 1997.

Shiohara S, Shiozawa T, Shimizu M, et al: Histochemical analysis of estrogen and progesterone receptors and gastric-type mucin in mucinous ovarian tumors with reference to their pathogenesis. Cancer 80:908-916, 1997.

子宫内膜样肿瘤
Endometrioid Tumors

临床特征

- 大多数为恶性肿瘤；良性和交界性肿瘤罕见
- 发病高峰年龄为 41 ~ 50 岁；同一卵巢患有子宫

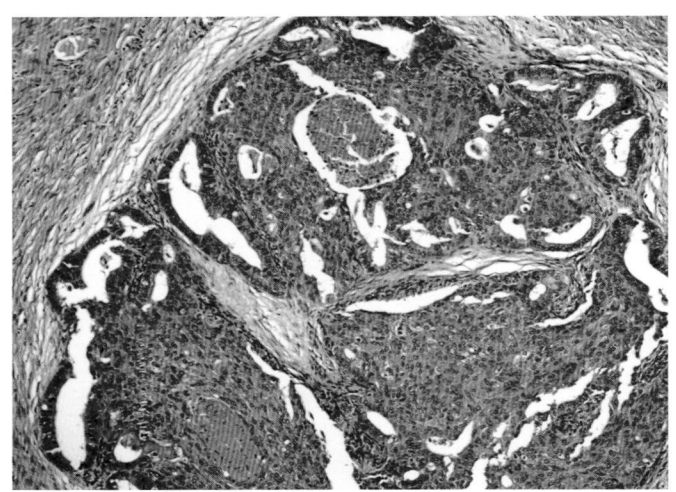

图 12-47 卵巢子宫内膜样癌。子宫内膜样腺体和鳞状分化区域。

内膜样癌和子宫内膜异位症的妇女发病年龄平均年轻 5 ~ 10 岁
- 可能伴有卵巢或盆腔子宫内膜异位症和子宫内膜癌；大多数病例 CA-125 水平升高

大体病理学

- 大多数肿瘤是单侧性的；大约 30% 的恶性肿瘤是双侧性的
- 大体表现类似于上面提到的肿瘤，但可能含有明显的子宫内膜异位症病灶
- 癌的直径可达 20 cm，以实性为主，但可能含有乳头；某些含有充满血液或黏液的囊肿

组织病理学

- 一般来说，子宫内膜样肿瘤类似于子宫内膜上皮，其胞质呈嗜碱性，核变长，核仁明显
- 良性（罕见）
  - 通常有腺纤维瘤结构，纤维性间质中有成熟的腺体
- 交界性（没有间质浸润）
  - 通常有腺纤维瘤结构，伴有纤维性间质和鳞状桑葚
- 癌
  - 以间质浸润为特征，包括筛状结构
  - 常常显示鳞状分化
  - 分级同其他上皮性肿瘤

特殊染色和免疫组织化学

- 没有帮助

其他诊断技术

- 没有帮助

鉴别诊断

▪ 低分化浆液性癌与子宫内膜样癌
- 浆液性癌含有不规则的裂隙样腺体，乳头较小，较为复杂，细胞成簇，常见沙粒体
- 鳞状分化代表子宫内膜样癌

▪ 黏液性癌与子宫内膜样癌
- 黏液性癌含有丰富的腔内黏液及胞质富于黏液的杯状细胞
- 波形蛋白呈阴性，CEA 呈阳性

▪ Sertoli-Leydig 细胞肿瘤（Sertoli-Leydig cell tumor, SLCT）与子宫内膜样癌
- SLCT 具有高分化的上皮，形成许多较小的小管，仅有少量的腔内黏液
- SLCT 不含有腺纤维瘤成分或鳞状分化

▪ 恶性 Müller 混合瘤（癌肉瘤）与子宫内膜样腺癌
- 子宫内膜样腺癌可以含有突出的梭形上皮细胞灶，但不具有恶性混合性中胚层肿瘤典型的上皮和间叶成分

提要

- 交界性肿瘤一般具有相对良性的经过
- 卵巢子宫内膜样癌具有与子宫内膜癌同样的危险因素
- 子宫内膜样癌和透明细胞癌是来源于子宫内膜异位症及其附近的最常见的肿瘤

精选文献

Garg PP, Kerlikowske K, Subak L, Grady D: Hormone replacement therapy and the risk of epithelial ovarian carcinoma: a meta-analysis. Obstet Gynecol 92:472-479, 1998.

Scully RE, Young RH, Clement PB: Atlas of Tumor Pathology: Tumors of the Ovary, Maldeveloped Gonads, Fallopian Tube, and Broad Ligament, 3rd Series, Fascicle 23. Washington, DC, Armed Forces Institute of Pathology, 1998, pp 107-128.

Duska LR, Chang YC, Flynn CE, et al: Epithelial ovarian carcinoma in the reproductive age group. Cancer 85:2623-2629, 1995.

Heaps JM, Nieberg RK, Berek JS: Malignant neoplasms arising in endometriosis. Obstet Gynecol 75:1023-1028, 1990.

恶性混合性 Müller 肿瘤（癌肉瘤）
Malignant Mixed Müllerian Tumor (Carcinosarcoma)

临床特征

- 分类属于子宫内膜样范畴
- 罕见的肿瘤，发生在绝经后的妇女；发病高峰年龄在 51 ~ 60 岁
- 预后不良

大体病理学

- 典型者较大，平均直径为 15 ~ 20 cm
- 大多数是单侧性的
- 实性或部分囊性，伴有坏死和出血区域
- 切面呈黄色到褐色
- 偶尔可能触及骨或软骨

组织病理学

- 子宫内膜样肿瘤的上皮 - 间质亚型含有恶性上皮成分（癌）和间叶成分（肉瘤）
- 上皮成分
  — 包括浆液性或子宫内膜样癌
  — 可见鳞状细胞、透明细胞或黏液性分化
  — 可能出现核深染的奇异性细胞和伴有胞质内透明小体的细胞
- 间叶成分可以是同源性的（女性生殖道固有的），如子宫内膜间质肉瘤、纤维肉瘤或平滑肌肉瘤；也可以是异源性的（外来组织），包括软骨肉瘤

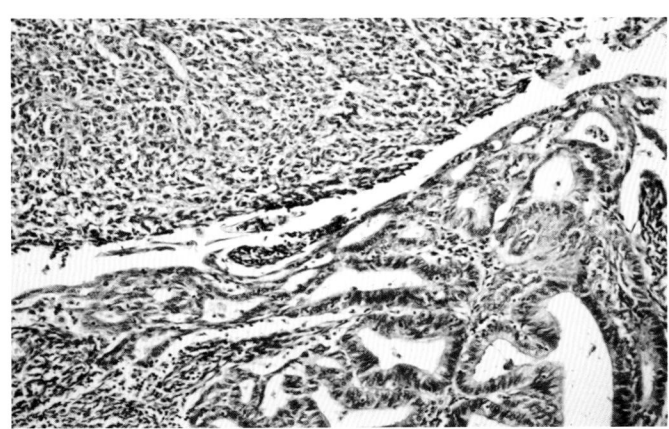

图 12-48 恶性混合性 Müller 肿瘤（癌肉瘤）。明显的恶性上皮和间叶性成分。

（最常见）、横纹肌肉瘤或骨肉瘤

特殊染色和免疫组织化学

- 网状纤维染色凸显未分化癌的区域
- 细胞角蛋白和 EMA 染色凸显未分化癌的区域
- 波形蛋白凸显肉瘤区域，虽然癌可能呈局灶阳性

其他诊断技术

- 没有帮助

鉴别诊断

▍ 未成熟畸胎瘤
- 发生在年轻妇女，发病高峰年龄为 20 岁以前；50 岁以上的妇女罕见
- 含有所有三个胚层的成分，特别是神经外胚层组织
- 缺乏 Müller 型恶性成分
- 软骨呈胚胎性或胎儿性表现，但不是软骨肉瘤

▍ Sertoli-Leydig 细胞肿瘤
- 可能含有岛屿状软骨或横纹肌母细胞，但还显示特征性的 Leydig 细胞、性索结构、小管或内胚层组织
- 可能导致男性化
- 抑制素（inhibin）呈阳性；EMA 很少呈阳性

▍ 腺肉瘤
- 罕见的肿瘤，显示非恶性的子宫内膜样上皮，有时伴有假复层结构，间质恶性，富于细胞，伴有核非典型性
- 发病高峰年龄为 41 ~ 50 岁

提要

- 手术时半数以上的病例已播散到卵巢外
- 上皮或肉瘤成分早期转移到网膜、盆腔器官和肝；预后不好，进展迅速

精选文献

Wang P, Lee R, Lin G, et al: Malignant mixed mesodermal tumors of the ovary: Preoperative diagnosis. Gynecol Obstet Invest 47:69-72, 1999.

Kounelis S, Jones MW, Papadaki H, et al: Carcinosarcomas (malignant mixed müllerian tumors) of the female genital tract: Comparative molecular analysis of epithelial and mesenchymal components. Hum Pathol 29:82-87, 1998.

Scully RE, Young RH, Clement PB: Atlas of Tumor Pathology: Tumors of the Ovary, Maldeveloped Gonads, Fallopian Tube, and Broad Ligament, 3rd Series, Fascicle 23. Washington, DC, Armed Forces Institute of Pathology, 1998, pp 128-131.

Abeln EC, Smit VT, Wessels JW, et al: Molecular genetic evidence for the conversion hypothesis of the origin of malignant mixed müllerian tumours. J Pathol 183:424-431, 1997.

透明细胞肿瘤　Clear Cell Tumors

临床特征

- 大多数为恶性，良性和交界性罕见
- 恶性肿瘤常常发生在未经产的妇女；发病高峰年龄为 41 ～ 50 岁
- 常常伴有子宫内膜异位症

大体病理学

- 大多数肿瘤为囊性的，伴有实性区域，但某些肿瘤以实性为主；常常为双侧性的
- 可能出现灶状出血和坏死
- 透明细胞癌平均直径为 15cm，表面常常有粘连；典型者为厚壁单房囊肿，有时为多房性囊肿，有突向囊腔的白色或黄褐色乳头或结节

组织病理学

▎ 良性
- 通常具有腺纤维瘤结构，在纤维性间质中有成熟的腺体

▎ 交界性
- 通常具有腺纤维瘤结构，在纤维性间质中有非典型性腺体

▎ 癌
- 可能显示乳头状、管囊状、实性或混合性结构，伴有间质浸润
- 多边形富于糖原的透明细胞，含有圆形或成角的非典型性细胞核，常常伴有异常核分裂象
- 细胞被覆乳头（通常具有玻璃样变的轴心）、小管和囊肿，或可能排列成细胞巢
- 一般缺乏核仁，常见玻璃样小球
- 鞋钉细胞具有肥胖深染的细胞核，被覆乳头、小管和囊肿
- 少数细胞为立方形、扁平、嗜酸性或含有黏液的印戒细胞

特殊染色和免疫组织化学

- PAS 染色能突出显示透明细胞丰富的糖原
- 黏液染色呈阴性
- AFP 染色在少数情况下呈阳性
- 细胞角蛋白呈阳性

其他诊断技术

- 没有帮助

鉴别诊断

▎ 无性细胞瘤
- 发病高峰年龄在 11 ～ 40 岁
- 无性细胞瘤的肿瘤细胞大而圆，边缘光滑；核位于中心，有一个或几个突出的核仁
- 无性细胞瘤内几乎纯粹的淋巴细胞浸润灶中有薄的纤维性条带

▎ 卵黄囊瘤（yolk sac tumor, YST）
- 发病高峰年龄在 11 ～ 40 岁
- YST 和透明细胞肿瘤均可以有疏松的水肿性间质
- YST 细胞核原始，可见围绕单个血管的单纯的乳头状排列（Schiller-Duval 小体），这是内胚窦瘤的特征
- YST 可以出现几种其他结构或可能混合有其他类型的生殖细胞肿瘤（混合性生殖细胞肿瘤）
- YST 免疫染色 AFP 呈阳性，有时 Leu-M1 呈局灶阳性
- 透明细胞癌可能混合有其他类型的癌，常常是子宫内膜样癌，或伴有子宫内膜异位症

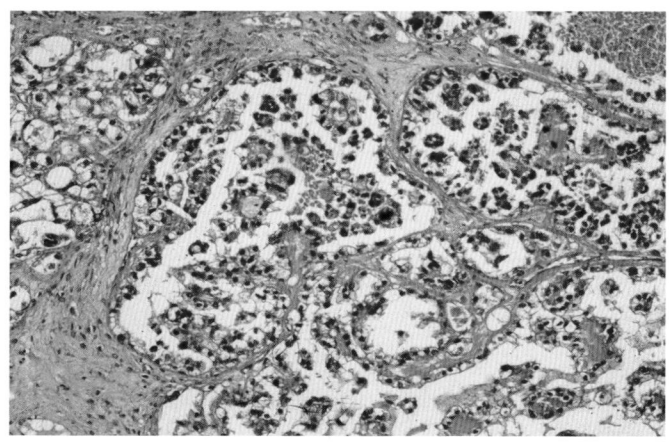

图 12-49　**透明细胞癌。** 低倍镜下显示乳头状结构，伴有鞋钉样和多形性透明细胞。

提要

● 透明细胞和子宫内膜样癌伴有卵巢和盆腔子宫内
 膜异位症

精选文献

Cathro HP, Stoler MH: The utility of calretinin, inhibin, and WT1 immunohistochemical staining in the differential diagnosis of ovarian tumors. Hum Pathol 36:195-201, 2005.

Shimizu M, Nikaido T, Toki T, et al: Clear cell carcinoma has an expression pattern of cell cycle regulatory molecules that is unique among ovarian adenocarcinomas. Cancer 85:669-677, 1999.

Scully RE, Young RH, Clement PB: Atlas of Tumor Pathology: Tumors of the Ovary, Maldeveloped Gonads, Fallopian Tube, and Broad Ligament, 3rd Series, Fascicle 23. Washington, DC, Armed Forces Institute of Pathology, 1998, pp 141-151.

Matias-Guiu X, Lerma E, Prat J: Clear cell tumors of the female genital tract. Semin Diagn Pathol 14:233-239, 1997.

Heaps JM, Nieberg RK, Berek JS: Malignant neoplasms arising in endometriosis. Obstet Gynecol 75:1023-1028, 1990.

移行细胞肿瘤
Transitional Cell Tumors

临床特征

● 多数为良性 Brenner 瘤（移行细胞）；发病高峰年
 龄为 41 ~ 50 岁
● 交界性和移行细胞癌通常发生在 61 ~ 70 岁
● 可能伴有雌激素，或不太常见的雄激素表现

大体病理学

● 多数良性移行细胞肿瘤（Brenner）较小（直径
 < 2cm），呈分叶状，白色到黄色，界限清楚
● 常见大小不等囊性间隙
● 交界性罕见，可以为实性或囊性，伴有乳头状或
 结节状突起
● 移行细胞癌常常是双侧性的（15%），表现为实性
 和囊性
● 如果存在良性成分，这种肿瘤可以诊断为 Brenner
 瘤恶变（ex-Brenner）

组织病理学

● 一般来说，移行细胞肿瘤类似于泌尿道上皮

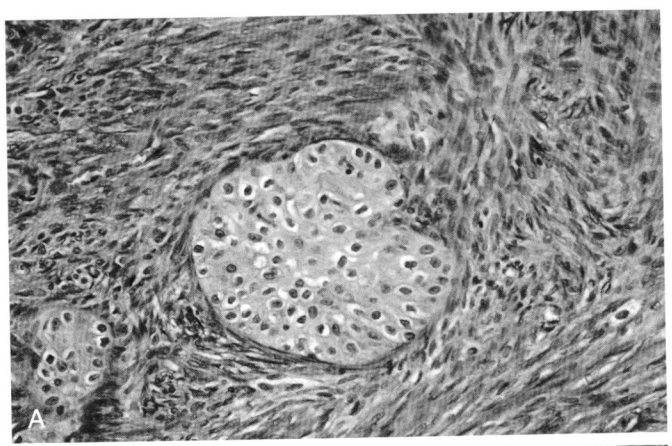
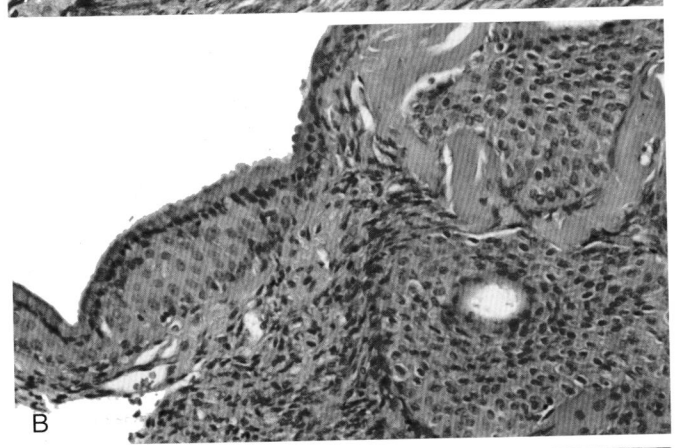
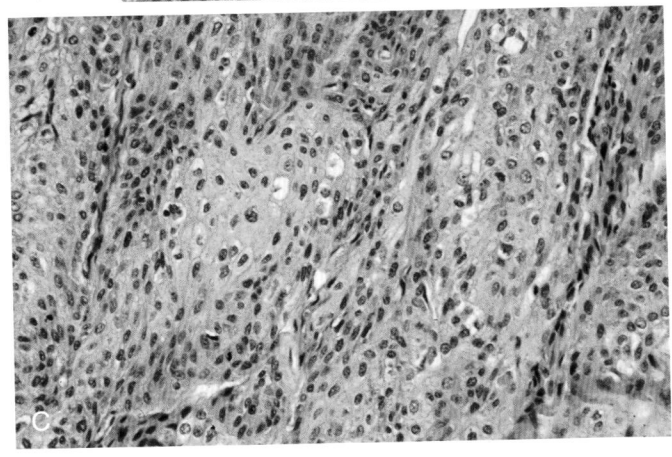

图 12-50　A，Brenner 瘤。伴有核沟的实性上皮细胞
巢，周围围绕紧密排列的梭形细胞间质。B，伴有黏液
性囊腺瘤的 Brenner 瘤。低倍镜下显示上皮和间质两种
成分。C，交界性移行细胞肿瘤，其特征为伴有核非典
型性的上皮细胞呈实性增生。没有间质浸润。

▌ Brenner 瘤
● 移行细胞形成境界清楚的实性或部分囊性的细胞
 巢和小梁状结构，胞质淡染，核呈卵圆形，常有
 核沟

- 囊肿内衬黏液性或其他腺上皮，其内充满嗜酸性物质
- 间质致密、纤维性，有时伴有钙化
■ 交界性移行细胞肿瘤
  - 非典型性泌尿道上皮样细胞构成界限不清的细胞巢，没有间质浸润
  - 偶尔出现局灶性坏死和核分裂象
■ 移行细胞癌
  - 破坏性间质浸润，伴有纤维组织增生，偶见坏死
  - 单个和成巢的多形性泌尿道上皮细胞，伴有核分裂象和囊内乳头状结构，有时可见小的黏液池

特殊染色和免疫组织化学

- 细胞角蛋白 8/18 呈阳性
- 细胞角蛋白 20 呈阴性

其他诊断技术

- 没有帮助

鉴别诊断

■ 黏液性囊腺瘤
  - 良性 Brenner 瘤可能含有大的黏液性囊肿，但在黏液性细胞的周围可见灶状移行细胞
■ 低分化和未分化表面上皮性癌
  - 表面上皮性癌通常出现弥漫性肿块；可能具有类似于乳头状移行细胞癌的结构，但这通常是由中心坏死伴有坏死细胞碎屑脱落形成的假乳头造成的

提要

- 偶尔 Brenner 瘤伴有皮样囊肿，或偶尔伴有卵巢甲状腺肿、类癌或黏液性囊腺瘤
- 移行细胞癌预后不好，除非局限于一侧卵巢，总的 5 年生存率为 35%

精选文献

McCluggage WG, Bissonnette JP, Young RH: Primary malignant melanoma of the ovary: A report of 9 definite or probable cases with emphasis on their morphologic diversity and mimicry of other primary and secondary ovarian neoplasms. Int J Gynecol Pathol 25:321-329, 2006.

Ogawa K, Johansson SL, Cohen SM: Immunohistochemical analysis of uroplakins, urothelial specific proteins, in ovarian Brenner tumors, normal tissues, and benign and neoplastic lesions of the female genital tract. Am J Surg Pathol 155:1047-1050, 1999.

Scully RE, Young RH, Clement PB: Atlas of Tumor Pathology: Tumors of the Ovary, Maldeveloped Gonads, Fallopian Tube, and Broad Ligament, 3rd Series, Fascicle 23. Washington, DC, Armed Forces Institute of Pathology, 1998, pp 153-162.

Costa MJ, Hansen C, Dickerman A, Scudder SA: Clinicopathologic significance of transitional cell carcinoma pattern in nonlocalized ovarian epithelial tumors (stages 2-4). Am J Clin Pathol 109:173-180, 1998.

Gersell DJ: Primary ovarian transitional cell carcinoma: Diagnostic and prognostic considerations. Am J Clin Pathol 93:586-588, 1990.

性索 - 间质肿瘤
Sex Cord-Stromal Tumors

纤维瘤　　Fibroma

临床特征

- 是最常见的性索间质肿瘤
- 非功能性肿瘤，发病高峰年龄为 31 ~ 40 岁
- 偶尔作为 Meigs 综合征的一种成分。Meigs 综合征包括腹水、胸腔积液（通常为右侧）和卵巢纤维瘤；据报道其他实性卵巢肿瘤亦可引起 Meigs 综合征
- 可能伴有基底细胞痣综合征，这是一种常染色体显性遗传性疾病，包括在生命早期开始出现众多基底细胞癌，牙源性角化囊肿，掌跖红斑性凹陷，大脑镰钙化，常常出现的骨骼畸形，以及其他异常，包括两侧卵巢纤维瘤

大体病理学

- 90% 以上为双侧性，直径 > 3cm（平均为 5 ~ 6cm）
- 如果 < 1cm，诊断为纤维瘤性结节
- 质硬，白垩色，切面呈漩涡状，常常伴有水肿区域；偶见出血，伴有散在的钙化

组织病理学

- 梭形细胞交错排列成束，常常表现为席纹状结构
- 中等细胞构成，缺乏核非典型性，核分裂象少见（每 10 个高倍视野 < 4 个）
- 细胞间常见弥漫性水肿
- 偶尔可见少量性索成分（小管）

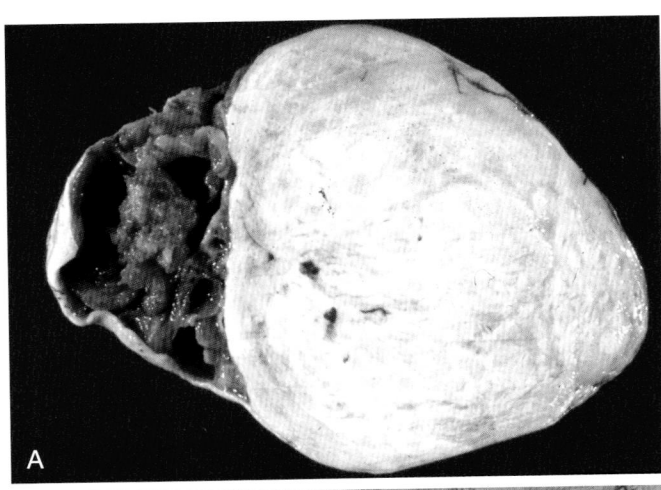

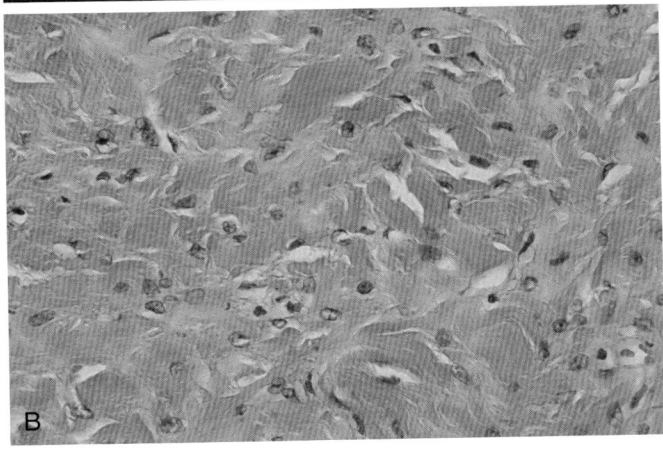

图 12-51 卵巢纤维瘤。A，切面显示境界清楚的、白垩色实性肿块。**B**，这种特殊的病变显示突出的玻璃样变间质，伴有少量梭形细胞成分。

特殊染色和免疫组织化学

- 抑制素可能呈局灶阳性
- 波形蛋白呈阳性

其他诊断技术

- 没有帮助

鉴别诊断

▎ 卵泡膜细胞瘤
- 纤维瘤和卵泡膜细胞瘤之间存在一系列的改变（纤维卵泡膜细胞瘤）
- 卵泡膜细胞瘤显示细胞较大，伴有丰富的淡染胞质
- 典型者生成雌激素，胞质内含有脂质，而且抑制素呈阳性

▎ 重度水肿和纤维瘤病

- 水肿：通常为单侧性，伴有明显的细胞间水肿，这是特征性改变
- 纤维瘤病显示间质细胞增生，伴有丰富的致密的胶原
- 包裹而不是推挤滤泡、黄体和白体

提要

- 据认为是良性病变，除非出现核多形性和核分裂象（如纤维肉瘤）

精选文献

Irving JA, Alkushi A, Young RH, Clement PB: Cellular fibromas of the ovary: A study of 75 cases including 40 mitotically active tumors emphasizing their distinction from fibrosarcoma. Am J Surg Pathol 30:929-938, 2006.

Abad A, Cazorla E, Ruiz F, et al: Meigs' syndrome with elevated CA125: Case report and review of the literature. Eur J Obstet Gynecol Reprod Biol 82:97-99, 1999.

Scully RE, Young RH, Clement PB: Atlas of Tumor Pathology: Tumors of the Ovary, Maldeveloped Gonads, Fallopian Tube, and Broad Ligament, 3rd Series, Fascicle 23. Washington, DC, Armed Forces Institute of Pathology, 1998.

卵泡膜细胞瘤 Thecoma

临床特征

- 通常发生在绝经后妇女；发病高峰年龄在 51 ~ 60 岁
- 在较年轻的患者，黄素化卵泡膜细胞瘤比典型的卵泡膜细胞瘤常见得多；它们一般产生雌激素，而且常常表现为子宫出血
- 能引起子宫内膜增生和子宫内膜癌的发病率增加

大体解剖学

- 多数为单侧性，直径可达 10cm
- 分叶状的实性黄色肿瘤，有时伴有囊性改变、出血和坏死
- 可见局灶性钙化

组织病理学

- 典型的和黄素化亚型
- 典型的卵泡膜细胞瘤是由膨胀的充满脂质的卵泡膜样细胞片块和条带以及不同数量的纤维性成分组成的，伴有不到 10% 的颗粒细胞

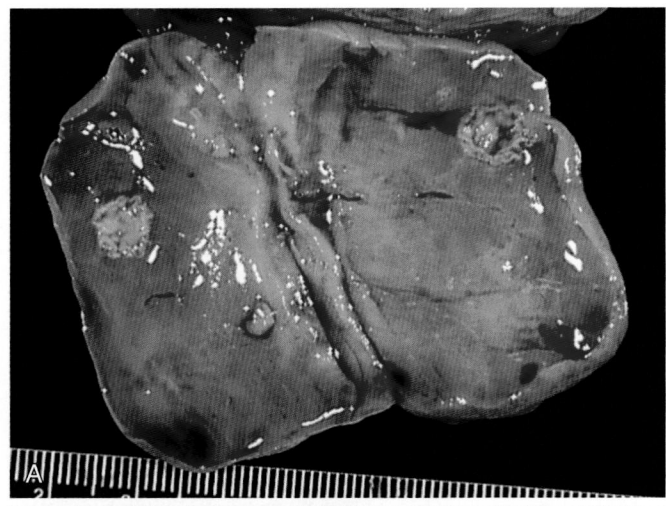

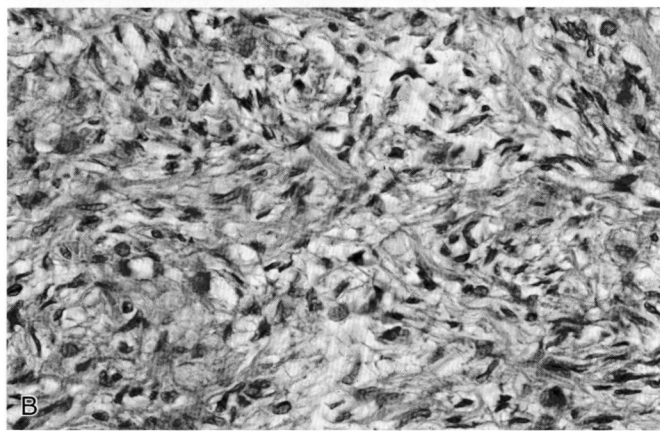

图 12-52 卵泡膜细胞瘤。A，切面显示界限清楚的黄褐色实性肿瘤取代卵巢组织。**B**，肿瘤主要由伴有淡染胞质的肥胖的梭形细胞组成。局灶可见肿瘤细胞具有空泡状胞质。

- 核呈圆形到梭形，具有轻度非典型性，核分裂象少见
- 间质可能出现明显的玻璃样斑块和局灶钙化
- 黄素化卵泡膜细胞瘤具有黄素化间质细胞和黄素化卵泡膜样细胞，伴有丰富的透明或嗜酸性胞质，核呈圆形，位于中心

特殊染色和免疫组织化学

- 网状纤维染色可以凸显围绕单个肿瘤细胞的网状纤维
- 抑制素呈阳性
- 新鲜组织（冰冻切片）油红 O 染色呈阳性

其他特殊技术

- 没有帮助

鉴别诊断

- 纤维瘤
  - 纤维瘤和卵泡膜细胞瘤之间存在一系列的改变（纤维卵泡膜细胞瘤）
  - 缺乏伴有丰富的淡染胞质的大细胞和充满脂质的细胞
  - 纤维瘤不伴有类固醇激素产物
- 类固醇细胞瘤
  - 类固醇细胞瘤可以出现广泛的黄素化和纤维瘤性成分
  - 纤维瘤性成分占肿瘤的比例不到 10%
  - 一般生成雄激素，不出现玻璃样斑块，而且常常为恶性
- 间质卵泡膜细胞增生症
  - 几乎总是双侧性的
  - 黄体细胞与小而增生的间质细胞混合存在，伴有少量胶原产物
- 妊娠黄体瘤
  - 大约 50% 的病例是多发性的
  - 几乎不含有脂质
  - 缺乏交互排列的梭形细胞束

提要

- 多数肿瘤为良性行为，治疗采取手术治疗

精选文献

Staats PN, McCluggage WG, Clement PB, Young RH: Luteinized thecomas (thecomatosis) of the type typically associated with sclerosing peritonitis: A clinical, histopathologic, and immunohistochemical analysis of 27 cases. Am J Surg Pathol 32(9):1273-1299, 2008.

Nocito AL, Sarancone S, Bacchi C, Tellez T: Ovarian thecoma: Clinicopathological analysis of 50 cases. Ann Diagn Pathol 12:12-16, 2008.

成人性颗粒细胞瘤
Adult Granulosa Cell Tumor

临床特征

- AGCT 占卵巢肿瘤的 1% ~ 2%
- 发生在中年和老年妇女
- 大多数为绝经后妇女，发病高峰年龄为 41 ~ 50 岁
- 可能分泌雌激素，导致子宫内膜增生，发生子宫内膜癌的病例不到 5%

- 内分泌表现包括不规则的过量子宫出血，有时生育年龄的妇女先有闭经，而绝经后的妇女则先有子宫出血
- 可能表现为可以触及的肿块、腹痛或腹胀，偶尔由于破裂和腹腔出血引起急腹症

大体病理学

- 通常为双侧性的，直径平均为 12cm
- 实性、质软、黄褐色或灰色的肿瘤，伴有囊性区域和出血
- 有时以充满血液的囊肿为主，混有实性区域

组织病理学

- 颗粒细胞的含量不同，与间质卵泡膜细胞和成纤

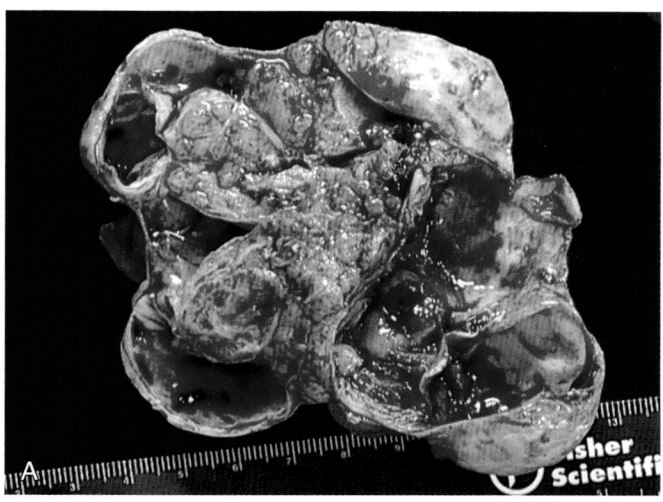

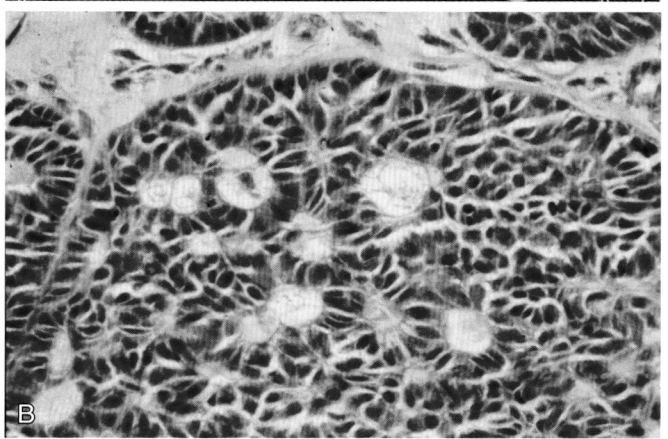

图 12-53　成人性颗粒细胞瘤。 A，肿瘤切面显示斑驳的褐色外观，伴有出血和黄色病灶。B，特征性的圆形到卵圆形细胞核，伴有核沟，核仁不明显，可见 Call-Exner 小体。

维细胞混合存在
- 微滤泡结构
  - 颗粒细胞团中有散在的 Call-Exner 小体：小圆形的囊性间隙含有嗜酸性物质或固缩的细胞核
  - 细胞呈圆形到卵圆形，含有少量胞质，细胞核淡染，成角到圆形，常常可见核沟，伴有不同程度的核分裂活性
  - AGCT 偶尔出现伴有丰富嗜酸性胞质的黄素化颗粒细胞成分，或出现具有大而深染的细胞核的细胞，包括多核细胞
- 由细胞条索组成的小梁状结构
- 岛屿状结构
  - 由被纤维性间质分开的细胞岛组成
- 巨滤泡结构
  - 出现内衬颗粒细胞的大的囊肿
- 水绸状结构
  - 细胞排列成波浪状结构
- 脑回状结构的特征是细胞排列成之字形条索
- 弥漫性和肉瘤样结构分化较差；显示核多形性、梭形细胞、核分裂活性增加以及有突出的核仁
- Call-Exner 小体罕见

特殊染色和免疫组织化学

- 网状纤维染色：显示网状纤维稀少，围绕着集聚成团的颗粒细胞
- 波形蛋白、抑制素和钙（视）网膜蛋白呈阳性
- EMA、细胞角蛋白 7 和结蛋白呈阴性

其他诊断技术

- 没有帮助

鉴别诊断

❚ 未分化癌和腺癌
- 25% 以上的癌为双侧性的；常常播散到卵巢外，可能有坏死
- 癌细胞大而深染，核呈多形性，核分裂象多见，如果是浆液性癌，可见沙粒体；间质纤维化，而且常常为纤维组织增生性间质

❚ 卵泡膜细胞瘤、富于细胞性纤维瘤和纤维肉瘤
- 缺乏典型的成人性颗粒细胞瘤富于细胞的结构；网状纤维染色呈弥漫性

- 成人性颗粒细胞瘤很少完全由梭形细胞组成
- ■ 类癌
  - 腺体边缘规则，含有嗜酸性分泌物；细胞核呈圆形，均匀一致，染色质粗、点彩状，核分裂象罕见
  - 丰富的嗜酸性胞质将细胞核与腺体的腔面分开
  - 神经内分泌和几种角蛋白免疫组化标记物呈阳性
- ■ 高钙血症性小细胞癌
  - 高钙血症和卵巢外播散发生率高支持这一诊断
  - 细胞核深染，有些多形性，没有核沟，常见核分裂象，类似于肺小细胞癌
  - 没有雌激素过多的证据，偶尔出现黏液性上皮
- ■ 子宫内膜间质肉瘤
  - 大的黄色到褐色的肿瘤，常常伴有出血和坏死灶；实性，部分为囊性，或偶尔以囊性为主
  - 小的卵圆形到梭形细胞弥漫排列，胞质稀少；小动脉分布于整个肿瘤中
  - 可能有性索样结构的区域，常常伴有子宫内膜异位症
  - 高级别的肿瘤：核分裂象活跃；肿瘤处于晚期，常常为双侧性的
  - 网状纤维染色显示单个细胞被网状纤维包绕

提要

- 主要在盆腔和下腹部播散
- 数十年后可能复发；10 年生存率为 60% ~ 90%

精选文献

Leuverink EM, Brennan BA, Crook ML, et al: Prognostic value of mitotic counts and Ki-67 immunoreactivity in adult-type granulosa cell tumour of the ovary. J Clin Pathol 61:914-919, 2008.

Ranganath R, Sridevi V, Shirley SS, Shantha V: Clinical and pathologic prognostic factors in adult granulosa cell tumors of the ovary. Int J Gynecol Cancer 18:929-933, 2008.

Roth LM: Recent advances in the pathology and classification of ovarian sex cord-stromal tumors. Int J Gynecol Pathol 25:199-215, 2006.

Schneider DT, Calaminus G, Harms D, et al: Ovarian sex cord-stromal tumors in children and adolescents. J Reprod Med 50:439-446, 2005.

Scully RE, Young RH, Clement PB: Atlas of Tumor Pathology: Tumors of the Ovary, Maldeveloped Gonads, Fallopian Tube, and Broad Ligament, 3rd Series, Fascicle 23. Washington, DC, Armed Forces Institute of Pathology, 1998, pp 169-180.

Fontanelli R, Stefanon B, Raspagliesi F, et al: Adult granulosa cell tumor of the ovary: A clinicopathologic study of 35 cases. Tumori 84:60-64, 1998.

幼年性颗粒细胞瘤
Juvenile Granulosa Cell Tumor

临床特征

- JGCT 发生在儿童和 30 岁以前的年轻妇女
- 多数青春期前的儿童表现为可以触及的肿块和雌激素的影响，包括同性假性早熟和不规则的子宫出血
- 青春期后的患者表现为肿块、腹痛或腹胀，月经不规则，以及偶尔破裂和出现腹水

大体病理学

- 类似于成年性颗粒细胞瘤，平均直径为 12.5cm
- 多数为单侧性的、黄褐色或灰色实性肿物
- 常见囊肿，有时伴有血性液体，这是坏死和出血的结果

组织病理学

- 以实性细胞片块混合有小而不成熟的滤泡为特征，滤泡大小和形状不同，含有分泌物；可有核非典型性和众多核分裂象
- 滤泡内衬细胞融合在弥漫性富于细胞的区域内，间质内常常混有卵泡膜内层细胞
- 颗粒细胞具有圆形深染而无核沟的细胞核，伴有丰富的嗜酸性或透明空泡状胞质；常常出现黄素化

特殊染色和免疫组织化学

- 网状纤维染色显示颗粒细胞团周围有稀疏的网状纤维包绕
- 黏液卡红染色通常能显示滤泡内分泌物
- 抑制素和波形蛋白呈阳性
- EMA 呈阴性

其他诊断技术

- 没有帮助

鉴别诊断

- ■ 成人性颗粒细胞瘤
  - 滤泡大小和形状较规则，含有嗜酸性基底膜物质，伴有变性的细胞核
  - 细胞质稀少，缺乏广泛的黄素化

- 细胞核淡染，成角到圆形，常有核沟，核分裂象多少不一
▌ 卵黄囊瘤、胚胎性癌
  - 累及儿童和年轻妇女；发病高峰年龄在 10 岁以前
  - 伴有内分泌表现，如胚胎性癌出现青春期同性性早熟（HCG 升高）；卵黄囊瘤 AFP 呈阳性
  - 缺乏滤泡结构，细胞核原始
▌ 卵泡膜细胞瘤
  - 30 岁以前很少发生，核分裂象罕见
  - 幼年性颗粒细胞瘤可能含有缺乏滤泡的区域，偶尔显示以卵泡膜细胞为主，造成与卵泡膜细胞瘤混淆
  - 幼年性颗粒细胞瘤需要充分取材以确定滤泡的存在，加网状纤维染色，有助于确立幼年性颗粒细胞瘤的诊断
▌ 高钙血症性小细胞癌
  - 高钙血症和卵巢外播散发生率高支持这一诊断
  - 小细胞癌显示众多核分裂象和坏死
  - 有雌激素过多的证据和黏液性上皮支持成年性颗粒细胞瘤的诊断
  - 滤泡一般含有嗜酸性而不是嗜黏液卡红性液体

提要

- 多数肿瘤为良性的；手术切除通常可以治愈
- 多数复发发生在术后 3 年以内

精选文献

Schneider DT, Calaminus G, Harms D, et al: Ovarian sex cord-stromal tumors in children and adolescents. J Reprod Med 50:439-446, 2005.

McCluggage WG: Immunoreactivity of ovarian juvenile granulosa cell tumours with epithelial membrane antigen. Histopathology 46:235-236, 2005.

Ligtenberg MJ, Siers M, Themmen AP, et al: Analysis of mutations in genes of the follicle-stimulating hormone receptor signaling pathway in ovarian granulosa cell tumors. J Clin Endocrinol Metab 84:2233-2234, 1999.

Cronjé HS, Niemand I, Bam RH, Woodruff JD: Granulosa and theca cell tumors in children: A report of 17 cases and literature review. Obstet Gynecol Surv 53:240-247, 1998.

Scully RE, Young RH, Clement PB: Atlas of Tumor Pathology: Tumors of the Ovary, Maldeveloped Gonads, Fallopian Tube, and Broad Ligament, 3rd Series, Fascicle 23. Washington, DC, Armed Forces Institute of Pathology, 1998, pp 180-186.

Hildebrandt RH, Rouse RV, Longacre TA: Value of inhibin in the identification of granulosa cell tumors of the ovary. Hum Pathol 28:1387-1395, 1997.

硬化性间质瘤
Sclerosing Stromal Tumor

临床特征

- 罕见的良性肿瘤，主要发生在 30 岁以前，发病高峰年龄在 11 ~ 20 岁

大体病理学

- 单侧性、实性散在的白色肿瘤，界限清楚
- 常常伴有局部水肿、囊肿形成和颜色变黄区域

组织病理学

- 细胞中等丰富的假小叶结构，伴有许多薄壁血管
- 假小叶由成纤维细胞和充满脂质的空泡状细胞组成，被水肿性结缔组织或致密的胶原间质分开
- 结节内出现硬化，但核分裂象罕见

特殊染色和免疫组织化学

- 抑制素呈阳性
- CD34、CD31 呈阳性

其他诊断技术

- 没有帮助

鉴别诊断

▌ 与卵泡膜细胞瘤和纤维瘤鉴别
  - 典型的卵泡膜细胞瘤是一种产生雌激素的肿瘤，发病高峰年龄在 51 ~ 60 岁；具有特征性的黄体

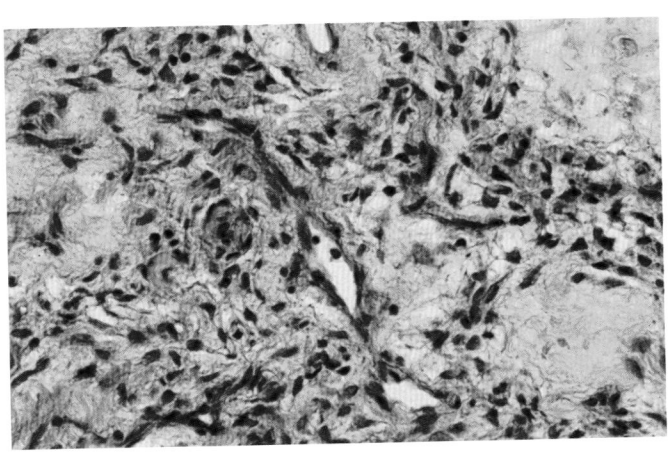

图 12-54 **硬化性间质瘤。**假小叶结构伴有水肿性结缔组织和突出的薄壁血管。

细胞
- 纤维瘤是一种非功能性肿瘤，发病高峰年龄在31 ~ 40 岁；可能有弥漫性水肿
- 玻璃样斑块可能是一个显著的特征，特别是在卵泡膜细胞瘤

提要

- 偶尔形成单房性囊肿
- 很少伴有雌激素分泌

精选文献

Kostopoulou E, Moulla A, Giakoustidis D, Leontsini M: Sclerosing stromal tumors of the ovary: A clinicopathologic, immunohistochemical and cytogenetic analysis of three cases. Eur J Gynaecol Oncol 25:257-260, 2004.

Tiltman AJ, Haffajee Z: Sclerosing stromal tumors, thecomas, and fibromas of the ovary: An immunohistochemical profile. Int J Gynecol Pathol 18:254-258, 1999.

Matsubayashi R, Matsuo Y, Doi J, et al: Sclerosing stromal tumor of the ovary: Radiologic findings. Eur Radiol 9:1335-1338, 1999.

Kawauchi S, Tsuji T, Kaku T, et al: Sclerosing stromal tumor of the ovary: A clinicopathologic, immunohistochemical, ultrastructural, and cytogenetic analysis with special reference to its vasculature. Am J Surg Pathol 22:83-92, 1998.

Scully RE, Young RH, Clement PB: Atlas of Tumor Pathology: Tumors of the Ovary, Maldeveloped Gonads, Fallopian Tube, and Broad Ligament, 3rd Series, Fascicle 23. Washington, DC, Armed Forces Institute of Pathology, 1998, pp 197-200.

Sertoli 细胞瘤　Sertoli Cell Tumor

临床特征

- 罕见的肿瘤，最好将其视为低级别的恶性肿瘤
- 主要累及生育年龄的妇女
- 通常为非功能性的，但可以产生雌激素或偶尔产生雄激素

大体病理学

- 单侧性实性的分叶状肿瘤，平均直径为 9cm
- 切面呈黄色或棕色

组织病理学

- 高分化 Sertoli 细胞瘤是由被纤维性间质分开的圆形或细长的中空或实性小管组成的，没有 Leydig 细胞
- 中空小管内衬立方形、柱状细胞，伴有中等量到

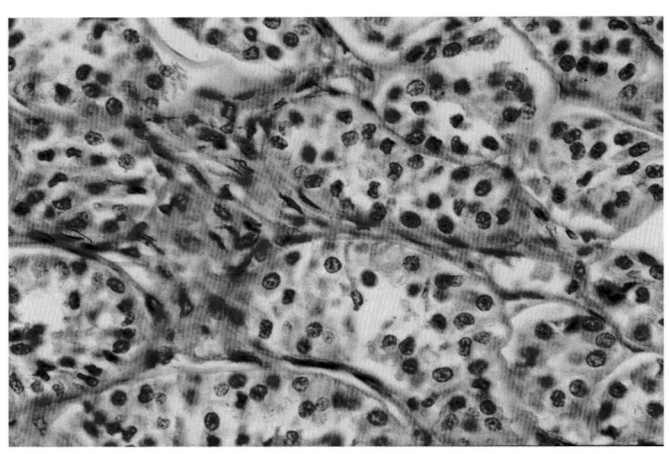

图 12-55　Sertoli 细胞瘤。肿瘤由密集排列的小管组成，小管内衬立方形到柱状上皮细胞。注意缺乏核非典型性。

丰富的淡染胞质，胞质偶尔为嗜酸性，几乎没有核非典型性和核分裂象
- 实性小管可能密集排列，细胞核小，胞质稀少，或为伴有丰富胞质脂质的大细胞（富于脂质的 Sertoli 细胞瘤）
- 间质可能玻璃样变并局灶取代小管

特殊染色和免疫组织化学

- 细胞角蛋白和抑制素呈阳性
- EMA 呈阴性

其他诊断技术

- 没有帮助

鉴别诊断

▌Sertoli-Leydig 细胞瘤
- 出现几簇 Leydig 细胞或其梭形细胞前体细胞
▌类癌
- 偶尔可能有实性小管结构
- 应用神经内分泌标记物（嗜铬素、突触素）免疫组化染色和通过弥漫性细胞角蛋白呈阳性可以鉴别

提要

- 预后非常好

精选文献

Oliva E, Alvarez T, Young RH: Sertoli cell tumors of the ovary: A clinicopathologic and immunohistochemical study of 54

Tumors of the Ovary, Maldeveloped Gonads, Fallopian Tube, and Broad Ligament, 3rd Series, Fascicle 23. Washington, DC, Armed Forces Institute of Pathology, 1998, pp 228-232.

Baiocchi G, Manci N, Angeletti G, et al: Pure Leydig cell tumour (hilus cell) of the ovary: A rare cause of virilization after menopause. Gynecol Obstet Invest 44:141-144, 1997.

生殖细胞肿瘤 Germ Cell Tumors

成熟性囊性畸胎瘤（皮样囊肿）Mature Cystic Teratoma (Dermoid Cyst)

临床特征

- 皮样囊肿是最常见的卵巢肿瘤之一
- 最常发生于生育年龄的成年妇女
- 常常没有症状，但患者可能表现为腹痛、腹胀或子宫出血

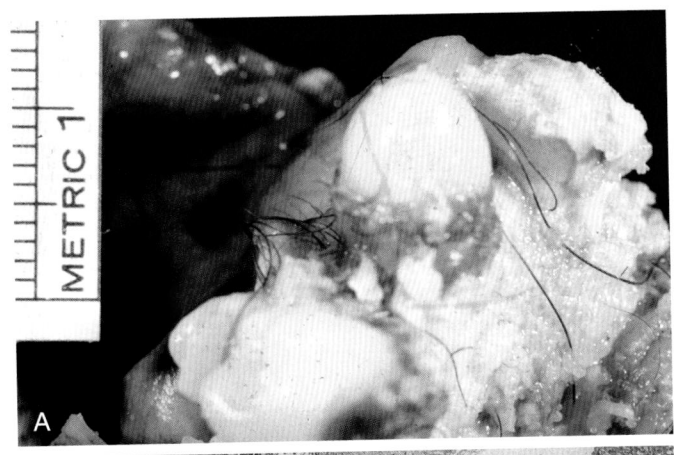
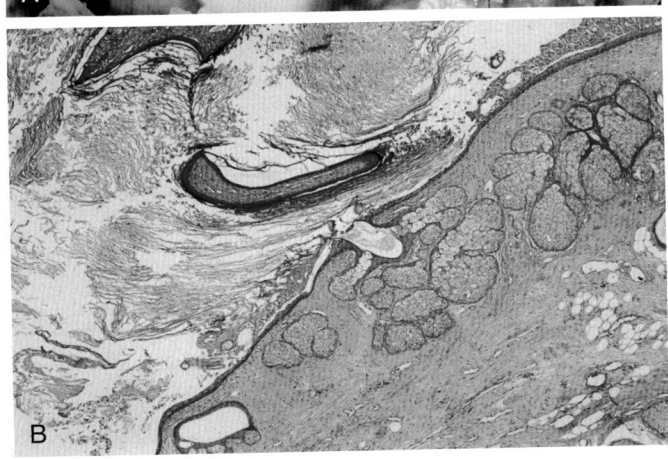

图12-58 成熟性囊性畸胎瘤（皮样囊肿）。 A，切面显示囊性病变，含有皮脂腺物质和牙齿。B，囊壁内衬角化鳞状上皮，其下可见皮肤附件。

大体病理学

- 15% 的病例为双侧性的，< 15cm，在一个卵巢内可以为多发性的
- 囊实性肿物，表面呈白色到灰色
- 打开囊肿可见毛发、干酪样皮脂腺物质、皮肤、骨、软骨、脂肪、甲状腺组织、脑组织和牙齿

组织病理学

- 成熟的组织，典型者包括所有三个胚层的组织
- 常常由外胚层组织组成，伴有内衬成熟表皮及其附件的囊肿，核分裂象（如果出现的话）罕见
- 常见神经外胚层成分：神经胶质、周围神经组织、大脑和小脑
- 可以出现中胚层成分，如平滑肌、骨、牙齿、软骨和脂肪
- 内胚层成分包括呼吸道和胃肠道上皮以及甲状腺组织

特殊染色和免疫组织化学

- 染色与出现的组织相符合

其他诊断技术

- 没有帮助

鉴别诊断

▌未成熟性畸胎瘤
- 含有未成熟的成分，最常见的是神经胶质；偶尔为软骨和其他未成熟组织

提要

- 皮样囊肿内衬角化鳞状上皮，伴有皮肤附件
- 皮肤可能混合有卵巢甲状腺肿、类癌或实性畸胎瘤；随着破裂，可以发生异物巨细胞反应
- 大约 5% ~ 10% 的卵黄囊瘤或未成熟畸胎瘤患者其对侧卵巢可能出现皮样囊肿
- 治疗采取囊肿切除术
- 恶变罕见（< 3%），通常转化为鳞状细胞癌
- 85% ~ 90% 的卵巢原发性类癌病例伴有其他畸胎瘤性成分

精选文献

Vang R, Gown AM, Zhao C, et al: Ovarian mucinous tumors

associated with mature cystic teratomas: Morphologic and immunohistochemical analysis identifies a subset of potential teratomatous origin that shares features of lower gastrointestinal tract mucinous tumors more commonly encountered as secondary tumors in the ovary. Am J Surg Pathol 31:854-869, 2007.

Hurwitz JL, Fenton A, McCluggage WG, McKenna S: Squamous cell carcinoma arising in a dermoid cyst of the ovary: A case series. BJOG 114:1283-1287, 2007.

Iwasa A, Oda Y, Kaneki E, et al: Squamous cell carcinoma arising in mature cystic teratoma of the ovary: an immunohistochemical analysis of its tumorigenesis. Histopathology 1:98-104, 2007.

成熟性实性畸胎瘤
Mature Solid Teratoma

临床特征

- 缓慢生长的良性肿瘤，发病高峰年龄在 20 岁以前
- 不常见，直到肿物长大才有症状

大体病理学

- 单侧的、大的、主要是实性的肿瘤，伴有少量出血和坏死

组织病理学

- 实性肿瘤，具有类似于成熟性囊性畸胎瘤的形态学特征
- 完全由成熟性成分组成：内胚层、中胚层和外胚层
- 有时以神经组织为主；仅见少数核分裂象
- 重要的是，要充分取材以除外未成熟性畸胎瘤

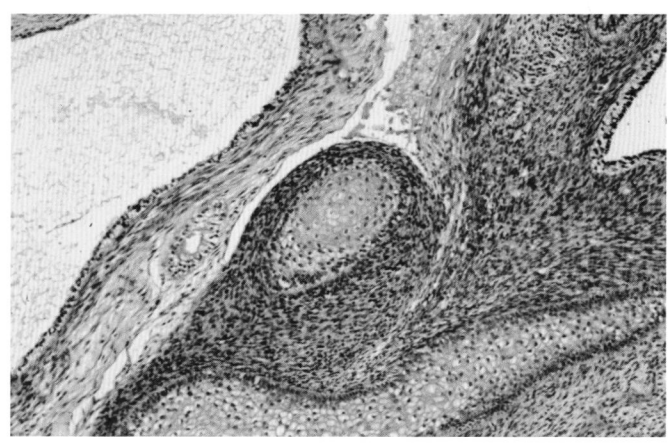

图 12-59 成熟性实性畸胎瘤。这个病变是由软骨、腺上皮和纤维组织组成的。

特殊染色和免疫组织化学

- 没有帮助

其他诊断技术

- 没有帮助

鉴别诊断

- **未成熟性畸胎瘤**
  - 以出现未成熟性成分为特征，最常见的是神经胶质

提要

- 如果除外了未成熟性畸胎瘤，手术切除可以治愈
- 少数肿瘤伴有成熟神经胶质腹膜种植，但预后仍然很好

精选文献

Scully RE, Young RH, Clement PB: Atlas of Tumor Pathology: Tumors of the Ovary, Maldeveloped Gonads, Fallopian Tube, and Broad Ligament, 3rd Series, Fascicle 23. Washington, DC, Armed Forces Institute of Pathology, 1998, pp 272-273.

Calame JJ, Schaberg A: Solid teratomas and mixed müllerian tumors of the ovary: A clinical, histological, and immunocytochemical comparative study. Gynecol Oncol 33:212-221, 1989.

无性细胞瘤   Dysgerminoma

临床特征

- 最常见的恶性生殖细胞肿瘤；较常见于伴有卵巢发育不全的妇女
- 单纯性或混有其他恶性生殖细胞成分
- 主要累及年轻妇女；发病高峰年龄在 11 ~ 30 岁
- 多数患者血清乳酸脱氢酶和同工酶 -1 水平升高，可以用作肿瘤标记物
- 偶尔产生 HCG，表现为同性性早熟和月经不规则
- 为见于妊娠中的两种最常见的肿瘤之一

大体病理学

- 大多数为单侧实性质软的肿瘤，平均直径为 15cm
- 在性腺发育不全的患者常常为双侧性的
- 表面光滑，呈灰白色；切面分叶状，呈灰白色，

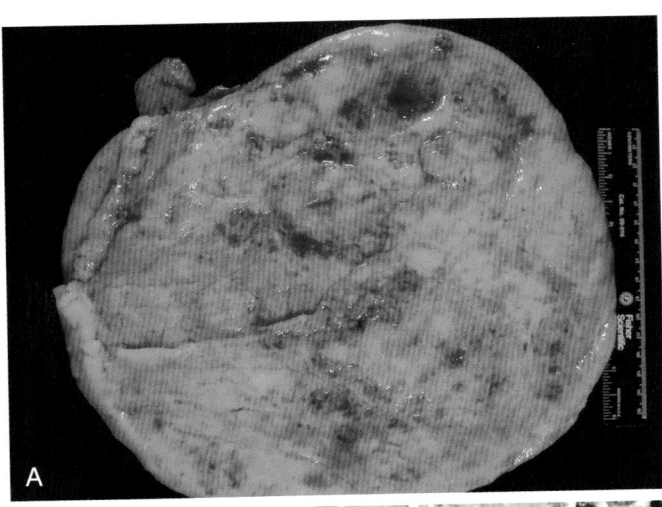

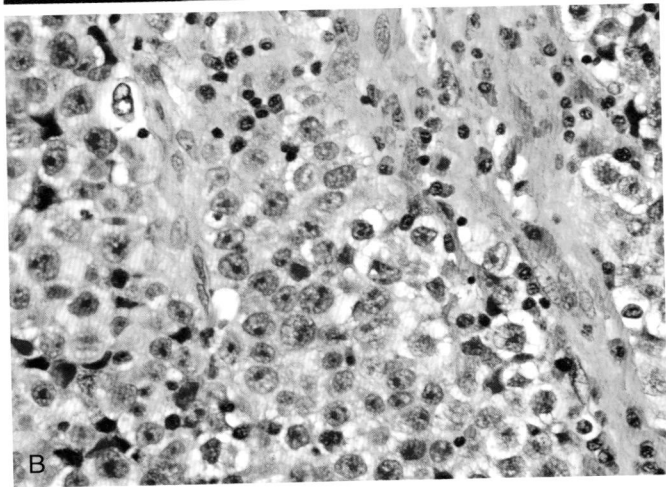

图 12-60 无性细胞瘤。A，卵巢 20cm，切面呈实性、褐色分叶状表现。B，伴有明显核仁的大的生殖细胞片块和纤维性条带，伴有浆细胞和淋巴细胞。

出血或坏死的区域呈黄色、粉色或褐色

- 重要的是，要广泛取材以除外其他生殖细胞成分（特别是多彩状和囊性区域）

组织病理学

- 均匀一致的大圆形细胞簇、细胞巢和细胞条索，细胞胞质丰富、透明、富于糖原，被淋巴细胞浸润的纤维性间质分开
- 核位于中心，大，呈圆形、空泡状，伴有块状染色质和一到几个突出的核仁；常见核分裂象、坏死和出血
- 可见非干酪样肉芽肿和多核合体滋养巨细胞
- 无性细胞瘤常常伴有其他生殖细胞肿瘤，形成混合性肿瘤；钙化提示存在两性母细胞瘤

特殊染色和免疫组织化学

- 胎盘碱性磷酸酶（PLAP）和波形蛋白呈阳性
- 细胞角蛋白通常呈阴性，EMA 呈阴性
- PAS 染色能够突出显示肿瘤细胞的富于糖原的胞质

其他诊断技术

- 没有帮助

鉴别诊断

▌ 实性卵黄囊瘤
- 实性肿瘤，核的变异明显，可见玻璃样小体，间质淋巴细胞罕见
- AFP 呈阳性

▌ 胚胎性癌
- 由较大的细胞组成，核大、明显深染，间质没有淋巴细胞浸润
- 大多数含有合体滋养巨细胞，细胞角蛋白染色呈阳性

▌ 弥漫性透明细胞癌
- 多角形细胞伴有偏心深染的细胞核，通常没有突出的核仁和富于糖原的胞质；浆细胞可能突出
- PLAP 不常呈阳性，但细胞角蛋白和 EMA 几乎总是呈阳性

▌ 淋巴瘤
- 常常为双侧性的
- 细胞缺乏胞质糖原；CD45 染色呈阳性，而 PLAP 呈阴性

提要

- 多数患者没有月经异常，而且能够生育
- 治疗采取手术和放疗；复发采取化疗
- 疾病的晚期转移扩散，首先通过淋巴管扩散，而后血行转移至肝、肺和骨骼
- 1 期单纯性无性细胞瘤的 5 年生存率为 90% ~ 95%
- 取材对于除外混合性生殖细胞肿瘤至关重要

精选文献

Guillem V, Poveda A: Germ cell tumours of the ovary. Clin Transl Oncol 9:237-243, 2007.

Sever M, Jones TD, Roth LM, et al: Expression of CD117 (c-kit) receptor in dysgerminoma of the ovary: Diagnostic and therapeutic implications. Mod Pathol 18:1411-1416, 2005.

Scully RE, Young RH, Clement PB: Atlas of Tumor Pathology: Tumors of the Ovary, Maldeveloped Gonads, Fallopian Tube, and Broad Ligament, 3rd Series, Fascicle 23. Washington, DC, Armed Forces Institute of Pathology, 1998, pp 239-245.

Reddy KB, Ahuja VK, Kannan V, et al: Dysgerminoma of the ovary: A retrospective study. Australas Radiol 41:262-265, 1997.

Merino MJ, Jaffe G: Age contrast in ovarian pathology. Cancer 71(2 Suppl):537-544, 1993.

卵黄囊瘤　Yolk Sac Tumor

临床特征

- 恶性肿瘤，也称内胚窦瘤（endodermal sinus tumor），内胚窦瘤是一种常见的亚型
- 发病高峰年龄为 11 ～ 30 岁；40 岁以后罕见
- 表现为腹痛伴有肿块
- 血清 AFP 升高；其水平可以用于监测治疗效果

大体病理学

- 单侧性、大的肿瘤，直径平均为 15cm，表面光滑
- 切面质软，为实性、灰黄色的肿块，常常含有囊肿
- 常见出血和坏死区域
- 有几种形态学亚型

组织病理学

- 小的囊性间隙构成网状结构，囊腔内衬细胞胞质透明，含有糖原或脂质
- 细胞核大、深染、不规则，伴有突出的核仁；常见核分裂象，间质为疏松的结缔组织
- Schiller-Duval 小体具有特征性，特别是在内胚窦瘤亚型
  - 内衬上皮的肾小球样间隙，含有被覆立方形到柱状细胞的息肉样突起，中心有单个血管
- 常见球状玻璃样小体
- 其他结构变异包括：多囊状、肝样、腺管状、乳头状、黏液瘤性、巨囊性和实性结构
  - 多囊性卵黄结构显示许多小的囊肿，呈蜂窝状表现，囊肿内衬柱状、立方或扁平上皮，背景为富于细胞的致密间质
  - 肝样结构（通常为次要成分）：类似于肝细胞癌

- 由成团的多角形细胞组成，具有丰富的嗜酸性胞质，核位于中心，具有单个核仁
- 可见大量的玻璃样小体
  - 腺管状结构（主要为次要成分）：可能类似于子宫内膜样腺癌
    - 肠型含有表现为筛状结构的细胞巢
    - 子宫内膜样型含有腺管状或绒毛腺管状结构
    - 单层或假复层柱状上皮可能出现核下或核上空泡
    - 腺腔内的肝样细胞类似于鳞状桑葚

特殊染色和免疫组织化学

- AFP 胞质染色呈阳性，可为局灶性或弥漫性
- α_1- 抗胰蛋白酶胞质染色呈阳性，可能为局灶性
- 肌酸激酶（creatine kinase）胞质染色呈阳性
- EMA 呈阴性
- PAS 染色可以显示见于具有体壁分化的肿瘤的玻璃样小球和基底膜物质；见于多数卵黄囊瘤

其他诊断技术

- 没有帮助

鉴别诊断

- 透明细胞腺癌
  - 发病高峰年龄为 41 ～ 50 岁
  - 可能具有类似于卵黄囊瘤的疏松的网状结构
  - 可能显示其他 Müller 分化（如子宫内膜样、浆液性）或有子宫内膜异位症背景
  - 多角形富于糖原的透明细胞，核具有非典型性，核分裂象常见，偶尔可见核仁
  - 25% 的病例表皮生长因子受体（EGFR）呈阳性
  - AFP 很少呈阳性
- 子宫内膜样腺癌
  - 发病高峰年龄为 41 ～ 50 岁；可能伴有卵巢或盆腔子宫内膜异位症
  - AFP 呈阴性
  - 子宫内膜样卵黄囊瘤可能会显示较常见的卵黄囊瘤亚型的病灶
- 肝样癌
  - 罕见的肿瘤，通常发生在绝经后的妇女
  - AFP 呈阳性

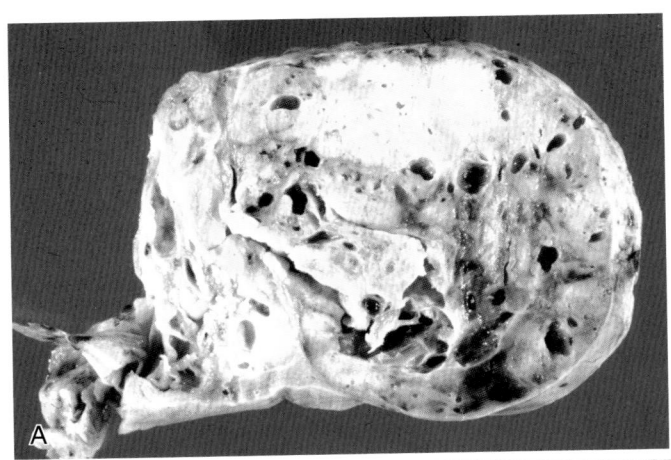

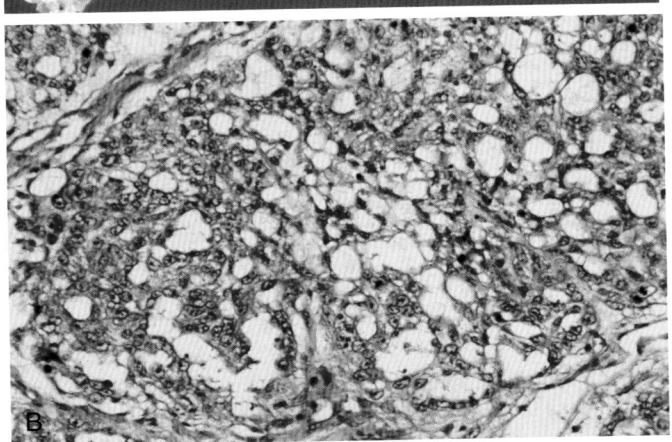

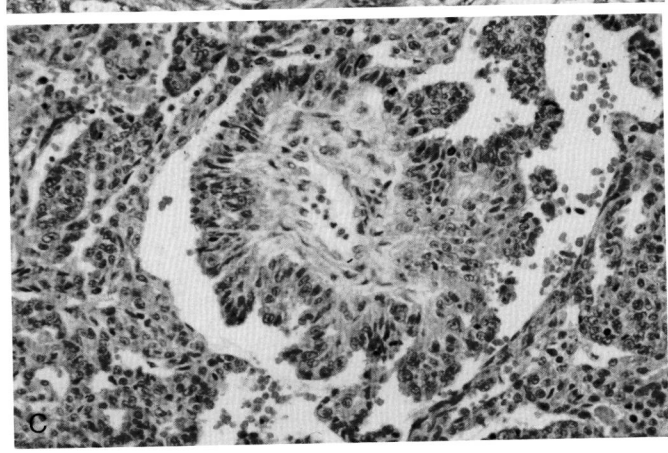

图 12-61 卵黄囊瘤（内胚窦瘤）。A，福尔马林固定的质硬、光滑的灰黄色肿瘤，伴有少数囊腔形成。**B**，低倍镜下显示典型的微囊性结构。**C**，这个图像显示肿瘤细胞的典型的血管周围分布（Schiller-Duval 小体）。

- 核非典型性比卵黄囊瘤明显
- 肝样卵黄囊瘤可能会显示较常见的卵黄囊瘤亚型的病灶
- ▇ 无性细胞瘤
  - 均匀一致的圆形细胞，伴有丰富的富于糖原的透

明胞质，被有淋巴细胞浸润的纤维性间质分开
- 细胞角蛋白通常呈阴性；AFP 呈阴性

提要

- 迅速生长的高度恶性的肿瘤
- 常常向卵巢外扩散至腹膜或腹膜后淋巴结
- 可能伴有子宫内膜样或黏液性肿瘤、妊娠或性腺发育不全；可能与其他生殖细胞肿瘤混合存在
- 采取联合化疗
- 大约 5% ~ 15% 的病例伴有任何一侧卵巢的皮样囊肿

精选文献

Dällenbach P, Bonnefoi H, Pelte MF, Vlastos G: Yolk sac tumours of the ovary: An update. Eur J Surg Oncol 32:1063-1075, 2006.

Nawa A, Obata N, Kikkawa F, et al: Prognostic factors of patients with yolk sac tumors of the ovary. Am J Obstet Gynecol 184:1182-1188, 2001.

Tewari K, Cappuccini F, Disaia PJ, et al: Malignant germ cell tumors of the ovary. Obstet Gynecol 95:128-133, 2000.

Scully RE, Young RH, Clement PB: Atlas of Tumor Pathology: Tumors of the Ovary, Maldeveloped Gonads, Fallopian Tube, and Broad Ligament, 3rd Series, Fascicle 23. Washington, DC, Armed Forces Institute of Pathology, 1998, pp 245-255.

胚胎性癌 Embryonal Carcinoma

临床特征

- 罕见的肿瘤，累及儿童和年轻的成人；发病高峰年龄在 1 ~ 10 岁
- HCG 常常升高，可以用作肿瘤标记物
- 症状和体征与附件肿块有关，有时与内分泌表现有关，包括同性性早熟和不规则出血

大体病理学

- 单侧性表面光滑的实性肿瘤，直径平均为 17cm
- 呈灰白色或黄色，伴有出血或坏死
- 可见多样化的形态改变，取决于是否存在其他生殖细胞成分

组织病理学

- 纤维性间质中可见实性，乳头状或腺管状结构，伴有大的恶性卵圆形或多角形细胞片块和细胞巢，并有合体滋养巨细胞形成

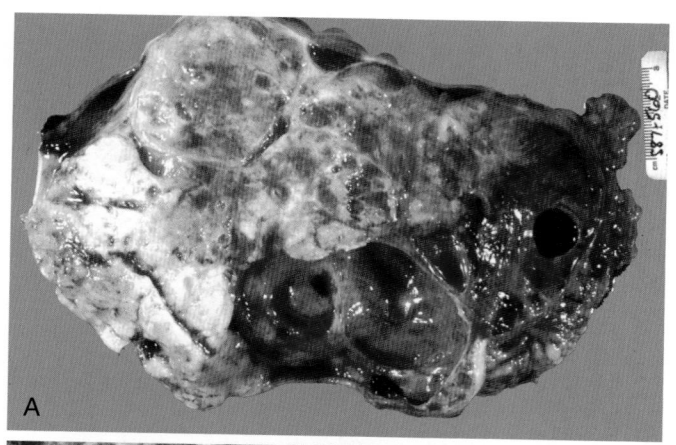

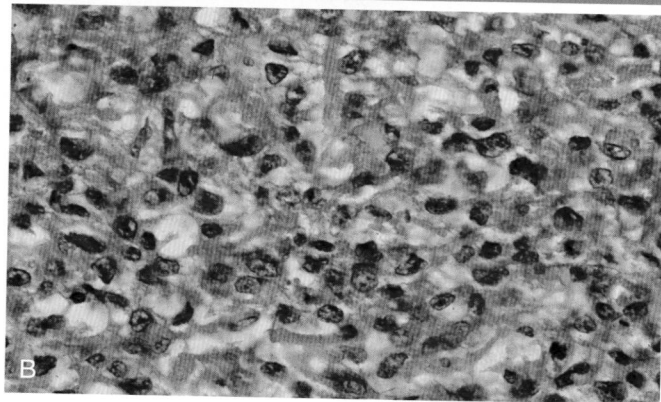

图 12-62　胚胎性癌。 A，切面显示分叶状的灰白色肿瘤，部分为囊性并有出血。B，实性结构由大的多角形细胞构成，细胞界限不清。

- 肿瘤细胞具有丰富的颗粒状嗜酸性胞质
- 多形性圆形空泡状的细胞核位于中心，核膜不规则，常常含有突出的核仁；常常出现裂隙样间隙
- 常见核分裂象，有时为异常核分裂象，伴有灶状坏死和出血
- 通常伴有其他生殖细胞成分，最常见的是卵黄囊瘤

特殊染色和免疫组织化学

- 细胞角蛋白呈阳性
- 合体滋养细胞 PLAP 呈阳性
- EMA 呈阴性

其他诊断技术

- 没有帮助

鉴别诊断

■ 无性细胞瘤

- 由相对较小而均匀一致的细胞组成，肿瘤细胞排列成簇和条索，纤维性间质伴有淋巴细胞浸润，合体滋养细胞罕见
■ 卵黄囊瘤
  - 细胞较小，胞质透明，富于糖原，排列成网状结构，混合有实性区域
  - 典型的 Schiller-Duval 小体；合体滋养细胞罕见
■ 幼年性颗粒细胞瘤
  - 局灶性滤泡结构，核非典型性相对不明显；抑制素呈阳性

提要

- 治疗：手术和术后化疗

精选文献

Oliver RT: Germ cell cancer. Curr Opin Oncol 11:236-241, 1999.
Scully RE, Young RH, Clement PB: Atlas of Tumor Pathology: Tumors of the Ovary, Maldeveloped Gonads, Fallopian Tube, and Broad Ligament, 3rd Series, Fascicle 23. Washington, DC, Armed Forces Institute of Pathology, 1998, pp 255-257.
Talerman A: Germ cell tumors of the ovary. Curr Opin Obstet Gynecol 9:44-47, 1997.

多胚瘤　Polyembryoma

临床特征

- 罕见的恶性肿瘤，一般发生于儿童和年轻妇女
- 血清 AFP 和 HCG 可能升高

大体病理学

- 典型者为单侧性实性肿瘤，伴有出血和坏死区域

组织病理学

- 许多胚胎样小体，类似于不同发育阶段的早期胚胎，散在分布于纤维性或水肿性间质中
- 比较分化的胚胎样小体含有胚盘、羊膜腔、卵黄囊和胚外间充质
- 胚盘成分是由外胚层高柱状细胞和内胚层立方细胞组成的
- 偶尔出现绒毛膜成分，包括合体滋养巨细胞
- 胚胎样小体可能表现为正常早期的胚胎或表现为畸形胚胎

- 可见伴随的其他肿瘤性生殖细胞成分，通常为成熟性或未成熟性畸胎瘤

特殊染色和免疫组织化学

- AFP 显示卵黄囊成分和肝的成分
- α_1- 抗胰蛋白酶可以显示胚胎样小体的卵黄囊成分和肝的成分
- HCG 显示合体滋养细胞成分

其他诊断技术

- 没有帮助

鉴别诊断

▌ 网状型 Sertoli-Leydig 细胞瘤

- 发病高峰年龄在 10 岁以前；有时出现雄激素引起的症状
- 小管和囊性结构；小管内衬一层或几层细胞，核呈圆形、规则，胞质稀少；多数网状型肿瘤伴有其他 Sertoli-Leydig 细胞瘤亚型结构

提要

- 胚胎样小体可能来源于多潜能恶性胚胎细胞，其发育好像从来都不超过 18 天
- 通常可见浸润邻近器官和远处转移
- 治疗包括手术切除和化疗

精选文献

Scully RE, Young RH, Clement PB: Atlas of Tumor Pathology: Tumors of the Ovary, Maldeveloped Gonads, Fallopian Tube, and Broad Ligament, 3rd Series, Fascicle 23. Washington, DC, Armed Forces Institute of Pathology, 1998, pp 257-258.

Williams SD: Ovarian germ cell tumors: An update. Semin Oncol 25:407-413, 1998.

Chapman DC, Grover R, Schwartz PE: Conservative management of an ovarian polyembryoma. Obstet Gynecol 83:879-882, 1994.

绒毛膜癌　Choriocarcinoma

临床特征

- 单纯性绒毛膜癌罕见；发生在儿童和年轻妇女
- 表现为附件肿块、疼痛，有时有腹腔出血
- 血清 HCG 水平升高，在儿童表现为同性性早熟，在成人表现为异位妊娠的征象

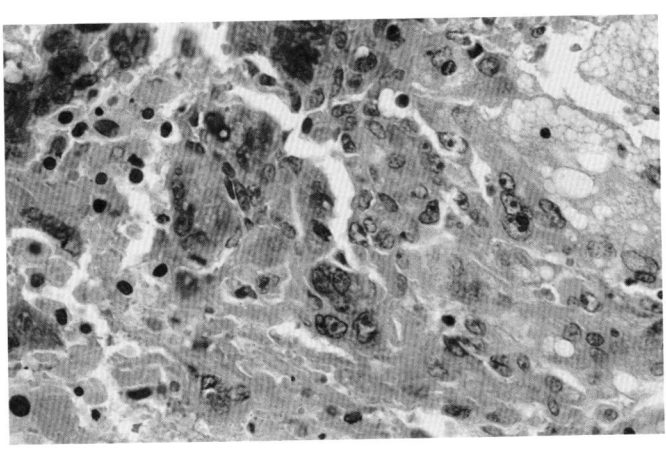

图 12-63　**原发性卵巢绒毛膜癌。**存在两种成分：细胞滋养细胞和合体滋养细胞。

大体病理学

- 单侧性实性、灰白色出血性肿瘤，有时伴有坏死
- 取决于其他生殖细胞成分

组织病理学

- 多数为混合性生殖细胞肿瘤的一种成分，其特征为细胞滋养细胞和合体滋养细胞混合存在
- 细胞滋养细胞位于肿瘤的中心，周围围绕合体滋养细胞，常常伴有出血
- 单核细胞滋养细胞胞质透明，细胞界限清楚；核位于中心，呈小圆形，深染或为空泡状，伴有明显的核仁
- 大的多核合体滋养细胞胞质呈嗜碱性空泡状，具有许多深染的细胞核

特殊染色和免疫组织化学

- HCG、PLAP 显示合体滋养细胞
- 细胞角蛋白显示细胞滋养细胞和合体滋养细胞
- 人胎盘催乳素（HPL）显示合体滋养细胞
- HCG 显示细胞滋养细胞

其他诊断技术

- 没有帮助

鉴别诊断

▌ 胚胎性癌

- 可以出现孤立性的合体滋养细胞

- 胚胎性癌的多形性细胞的细胞核大，染色质不规则；这些细胞只有细胞角蛋白染色呈阳性
- 无性细胞瘤
  - 可以出现孤立性的合体滋养细胞
  - 细胞均一、呈圆形，伴有丰富的透明胞质，细胞角蛋白染色呈阴性
- 卵黄囊瘤
  - 可以出现孤立性的合体滋养细胞
  - 单核细胞形成小的囊性间隙
  - 卵黄囊细胞 AFP 呈阳性
  - 可见玻璃样小体和 Schiller-Duval 小体
- 低分化表面上皮性肿瘤
  - 发生在老年妇女的实性癌，可能显示明显的滋养细胞分化，伴有孤立性巨细胞
  - 肿瘤 WT-1、EGFR 和 环 氧 合 酶 -2（cyclo oxygenase-2）免疫组化染色可能呈阳性

提要

- 高度恶性，可有局灶性、腹腔内以及经淋巴管和血管播散
- 治疗包括手术切除加化疗

精选文献

Ezzat A, Raja M, Bakri Y, et al: Malignant ovarian germ cell tumours: A survival and prognostic analysis. Acta Oncol 38:455-460, 1999.

Scully RE, Young RH, Clement PB: Atlas of Tumor Pathology: Tumors of the Ovary, Maldeveloped Gonads, Fallopian Tube, and Broad Ligament, 3rd Series, Fascicle 23. Washington, DC, Armed Forces Institute of Pathology, 1998, pp 258-260.

未成熟性畸胎瘤　Immature Teratoma

临床特征

- 发生在儿童期的罕见的、迅速生长的恶性肿瘤；高峰发病年龄在 20 岁以前
- 直到肿瘤很大时才有症状，症状与腹部或盆腔肿块有关
- 血清 AFP 水平通常升高

大体病理学

- 典型者为单侧性肿瘤，平均直径为 18cm，半数病例显示包膜穿孔并与邻近器官粘连

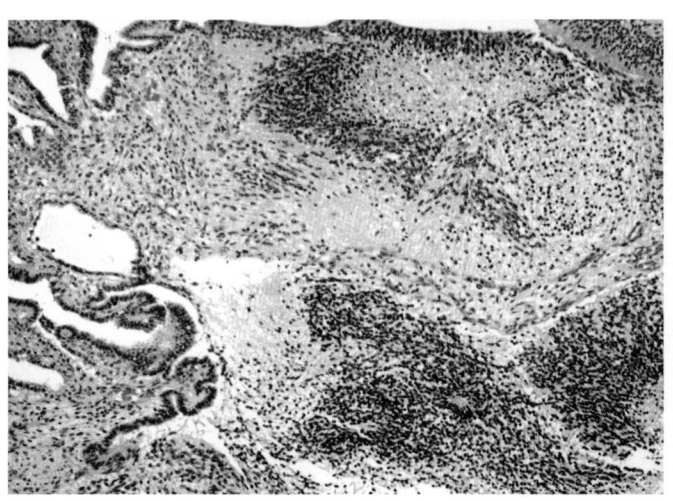

图 12-64　**未成熟性畸胎瘤**。小圆形蓝色和未成熟神经细胞伴有菊形团结构，可见神经纤维网和黏液性腺体。

- 以实性为主，但常常混合有充满液体的小囊肿
- 有时由一个或数个大的囊肿组成，囊壁伴有实性区域
- 切面质软，呈多彩状，常常伴有出血和坏死区
- 可见骨、软骨或毛发

组织病理学

- 由来自外胚层、中胚层和内胚层的未成熟组织杂乱排列而成，典型者混有成熟成分
- 外胚层成分主要是由神经组织组成，包括神经上皮菊形团和神经管、神经胶质和神经母细胞组织
- 中胚层成分包括软骨、肌肉和未成熟间叶组织
- 内胚层成分通常是由内衬柱状上皮的小管组成
- 重要的是，所有畸胎瘤成分均应广泛取样以便进行组织学分级，迄今，神经外胚层是最常见的未成熟组织
  - 0 级：所有组织均为成熟组织；没有核分裂活性
  - 1 级：小灶状异常细胞或未成熟组织，混有成熟成分，有轻微核分裂活性
  - 2 级：中等量未成熟组织，混有成熟成分；中度核分裂活性
  - 3 级：大量未成熟组织；高度核分裂活性
- 也用两级分级方法（低级别和高级别）

特殊染色和免疫组织化学

- 神经标记物，包括嗜铬素和突触素、GFAP 和

S-100 蛋白，显示神经外胚层组织

其他诊断技术

- 没有帮助

鉴别诊断

- ▌ 成熟性实性畸胎瘤
  - 应充分取材以除外未成熟性成分
- ▌ 恶性混合性中胚层肿瘤
  - 发生在绝经后妇女；高峰发病年龄在 50 ~ 70 岁之间
  - 由典型的癌和肉瘤细胞组成
- ▌ 原始神经外胚层肿瘤（PNET）
  - 类似于见于中枢神经系统的 PNET
  - 高峰发病年龄在 11 ~ 40 岁；可有激素表现
  - 平均直径为 14cm

提要

- 对侧卵巢可以同时共存成熟性囊性畸胎瘤（皮样囊肿）
- 最常见的是通过腹膜种植播散，而通过淋巴管播散到腹膜后、主动脉旁和远隔淋巴结少见，血行播散到肺、肝和其他器官者罕见
- 组织学分级有助于确定治疗和预后
- 较高级别（2 级或 3 级）的肿瘤预后不良，治疗包括手术和化疗

精选文献

McCluggage WG: Ovarian neoplasms composed of small round cells: A review. Adv Anat Pathol 11:288-296, 2004.

Ulbright TM: Gonadal teratomas: A review and speculation. Adv Anat Pathol 11:10-23, 2004.

Cushing B, Giller R, Ablin A, et al: Surgical resection alone is effective treatment for ovarian immature teratoma in children and adolescents: A report of the pediatric oncology group and the children's cancer group. Am J Obstet Gynecol 181:353-358, 1999.

Heifetz SA, Cushing B, Giller R, et al: Immature teratomas in children. Pathologic considerations: A report from the combined Pediatric Oncology Group/Children's Cancer Group. Am J Surg Pathol 22:1115-1124, 1998.

Bezuidenhout J, Schneider JW, Hugo F, Wessels G: Teratomas in infancy and childhood at Tygerberg Hospital, South Africa, 1973 to 1992. Arch Pathol Lab Med 121:499-502, 1997.

Kojs Z, Urbanski K, Reinfuss M, et al: Pure immature teratoma of the ovary: Analysis of 22 cases. Eur J Gynaecol Oncol 18:534-536, 1997.

O'Connor DM, Norris HJ: The influence of grade on the outcome of stage I ovarian immature (malignant) teratomas: the reproducibility of grading. Int J Gynecol Pathol 13:283, 1994.

单胚层畸胎瘤：卵巢甲状腺肿
Monodermal Teratomas: Struma Ovarii

临床特征

- 最常发生于生育年龄的妇女，通常没有症状
- 某些肿瘤可能表现为疼痛性肿块、腹胀或腹水；子宫出血已有报道
- 偶尔伴有甲状腺毒症和甲状腺肿大

大体病理学

- 典型者为单侧性，直径 < 10cm，表面光滑

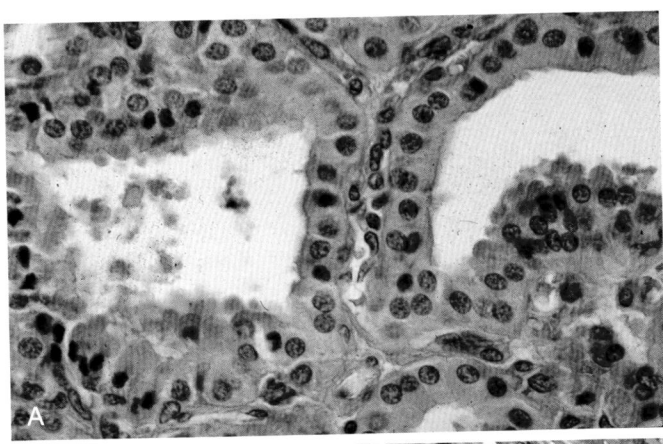

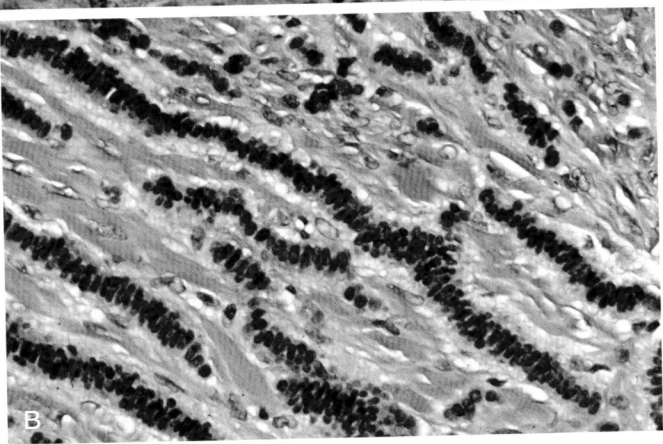

图 12-65 **A**，卵巢甲状腺肿。肿瘤具有小的乳头状突起，类似于功能亢进的甲状腺组织。**B**，类癌。由细长的神经内分泌肿瘤细胞条索组成的小梁状结构，周围围绕致密的胶原性间质。

- 实性、棕色或棕绿色的、有光泽的组织，被纤维性间隔分开，伴有或不伴有成熟性囊性畸胎瘤
- 充满液体的囊肿含有棕色到绿色的胶样液体
- 出血、坏死和纤维化已有报道

组织病理学

- 完全或主要由成熟甲状腺组织组成或为腺瘤，伴有内衬一层柱状、立方或扁平上皮的、大小不一的滤泡
- 伴有类胶质的滤泡混有实性、富于细胞的区域，有时形成囊肿
- 甲状腺腺瘤包括嗜酸性、透明细胞性和实性小管状腺瘤
- 可能显示类似于甲状腺的改变，包括增生或甲状腺炎
- 癌罕见

特殊染色和免疫组织化学

- PAS 显示类胶质
- 甲状腺球蛋白显示甲状腺肿成分中的甲状腺球蛋白

其他诊断技术

- 没有帮助

鉴别诊断

- 黏液性囊性肿瘤
  - 囊肿内容物通常是无色的胶样物质；囊性卵巢甲状腺肿可能含有棕绿色胶样液体
  - 囊肿内衬黏液性上皮，伴有丰富的胞质内黏液
- 浆液性囊腺瘤
  - 偶尔卵巢甲状腺肿可能表现为多房性薄壁囊肿，内含水样液体；至少含有一个可以辨认的甲状腺滤泡
- 类固醇细胞瘤
  - 可能与嗜酸性甲状腺腺瘤混淆，但没有甲状腺滤泡出现
  - 卵巢甲状腺肿显示草酸钙结晶，并具有甲状腺球蛋白免疫反应
- Sertoli 细胞瘤
  - 可能误诊为实性管状腺瘤
  - 卵巢甲状腺肿显示真正的甲状腺滤泡和草酸钙结晶，并具有甲状腺球蛋白免疫反应

提要

- 甲状腺组织常常是成熟性囊性畸胎瘤的一种成分
- 被认为是完全或主要由甲状腺组织组成的畸胎瘤
- 一般为良性，采取手术切除治疗
- 不常合并腹水、粘连或伴有转移的恶性改变

精选文献

Roth LM, Miller AW 3rd, Talerman A: Typical thyroid-type carcinoma arising in struma ovarii: A report of 4 cases and review of the literature. Int J Gynecol Pathol 27:496-506, 2008.

Roth LM, Talerman A: The enigma of struma ovarii. Pathology 39:139-146, 2007.

Papadias K, Kairi-Vassilatou E, Kontogiani-Katsaros K, et al: Teratomas of the ovary: A clinico-pathological evaluation of 87 patients from one institution during a 10-year period. Eur J Gynaecol Oncol 26:446-448, 2005.

Scully RE, Young RH, Clement PB: Atlas of Tumor Pathology: Tumors of the Ovary, Maldeveloped Gonads, Fallopian Tube, and Broad Ligament, 3rd Series, Fascicle 23. Washington, DC, Armed Forces Institute of Pathology, 1998, pp 285-291.

单胚层畸胎瘤：类癌 Monodermal Teratomas: Carcinoid Tumor

临床特征

- 85% ~ 90% 的卵巢原发性类癌病例伴有其他畸胎瘤成分
- 最常见的是岛屿状类癌；年龄为 30 ~ 80 岁
- 偶尔表现为类癌综合征；较常发生于年老的患者
- 类癌综合征包括面部潮红、腹泻、腹部绞痛，而且常常有心脏受累
- 尿 5- 羟基吲哚乙酸升高

大体病理学

- 单侧性、黄褐色、小的结节状肿瘤，突入皮样囊肿
- 不常见于黏液性囊性肿瘤或成熟性实性畸胎瘤
- 可以主要表现为大而质硬的同质性肿块

组织病理学

- 岛屿状类癌类似于中肠类癌，伴有散在的、小而均一的细胞团，被纤维性间质分开
- 细胞均匀一致，伴有丰富的胞质，核染色质粗，核分裂象罕见；多数伴有其他畸胎瘤成分

- 各种亚型还包括小梁状类癌、甲状腺肿类癌和杯状细胞类癌

特殊染色和免疫组织化学

- 嗜铬素、突触素和 NSE 呈阳性

其他诊断技术

- 没有帮助

鉴别诊断

■ 颗粒细胞瘤（微滤泡结构）
- 类似于岛屿状类癌，细胞呈圆形到卵圆形，胞质淡染，核呈圆形，常有核沟；神经内分泌标记物呈阴性
- 核分裂活性一般高于类癌

提要

- 肿瘤通常局限于卵巢
- 甲状腺肿类癌由甲状腺和类癌两种成分组成

精选文献

Athavale RD, Davies-Humphreys JD, Cruickshank DJ: Primary carcinoid tumours of the ovary. J Obstet Gynaecol 24:99-101, 2004.
Soga J, Osaka M, Yakuwa Y: Carcinoids of the ovary: An analysis of 329 reported cases. J Exp Clin Cancer Res 19:271-280, 2000.
Scully RE, Young RH, Clement PB: Atlas of Tumor Pathology: Tumors of the Ovary, Maldeveloped Gonads, Fallopian Tube, and Broad Ligament, 3rd Series, Fascicle 23. Washington, DC, Armed Forces Institute of Pathology, 1998, pp 291-300.

混合性恶性生殖细胞肿瘤
Mixed Malignant Germ Cell Tumors

临床特征

- 两种或多种生殖细胞肿瘤混合存在，伴有各自的特征性的形态学结构

大体病理学

- 肿瘤需要广泛取材以辨认所有成分，特别是在出血、坏死区域和有独特表现的部位

组织病理学

- 描述的每一种生殖细胞肿瘤的单独结构可以以不同的量存在于同一肿瘤中
- 通常有两种成分：最常见的是无性细胞瘤和卵黄囊瘤，或无性细胞瘤伴有其他生殖细胞肿瘤
- 其他肿瘤一般具有 3 ~ 5 种类型的生殖细胞肿瘤

特殊染色和免疫组织化学

- 发现特殊肿瘤类型

其他诊断技术

- 没有帮助

鉴别诊断

■ 两性母细胞瘤
- 非常罕见
- 存在颗粒细胞瘤成分，占肿瘤体积的 10% 以上
■ 性腺母细胞瘤
- 发生在有性腺发育不全的表型的妇女
- 还可出现性索 - 间质肿瘤成分
■ 转移癌
- 临床病史非常重要
- 缺乏生殖细胞肿瘤的组织学特征，以腺体和恶性上皮细胞片块为特征
- AFP、PLAP、HPL 和 HCG 呈阴性

提要

- 肿瘤必须充分取材：在诊断中应该以递减的顺序列出每一种成分及其含量
- 预后可能取决于最具有侵袭性成分的含量

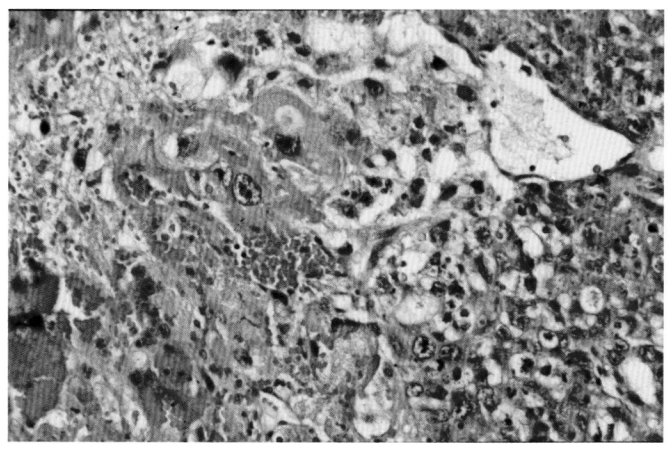

图 12-66　混合性生殖细胞肿瘤。绒毛膜癌和胚胎性癌成分混合存在。

精选文献

Tewari K, Cappuccini F, Disaia PJ, et al: Malignant germ cell tumors of the ovary. Obstet Gynecol 95:128-133, 2000.

Akahira J, Ito K, Kosuge S, et al: Ovarian mixed germ cell tumor composed of dysgerminoma, endodermal sinus tumor, choriocarcinoma and mature teratoma in a 44-year-old woman: Case report and literature review. Pathol Int 48:471-474, 1998.

Scully RE, Young RH, Clement PB: Atlas of Tumor Pathology: Tumors of the Ovary, Maldeveloped Gonads, Fallopian Tube, and Broad Ligament, 3rd Series, Fascicle 23. Washington, DC, Armed Forces Institute of Pathology, 1998, pp 260-262.

其他肿瘤 Other Tumors

性腺母细胞瘤 Gonadoblastoma

临床特征

- 混合性生殖细胞和性索 - 间质肿瘤，累及儿童和年轻妇女
- 几乎总是见于具有潜在性腺疾病的表型的妇女
  - 通常为 46XY 单纯性性腺发育不全或混合性性腺发育不全
  - 常常伴有 45X 或 46XY 染色体组型
- 可能出现男性化的征象
- 可能发生在表型男性或伴有妊娠史的正常妇女

大体病理学

- 实性，略呈分叶状，常常伴有斑点状钙化或完全钙化

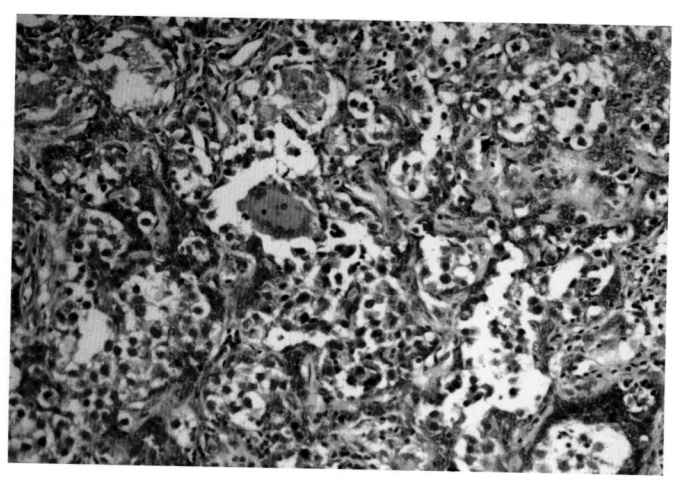

图 12-67　性腺母细胞瘤。低倍镜下显示实性肿瘤细胞巢，周围围绕薄层结缔组织间质。

- 棕色、黄色或灰色，显微镜下可见直径可达 8cm 的病变，常常为双侧性的
- 大的肿瘤通常显示无性细胞瘤过度生长
- 可能无法确定性腺的本质：腹部或腹股沟睾丸，或为条索状性腺

组织病理学

- 生殖细胞或具有性索 - 间质分化的细胞排列成细胞巢；肿瘤细胞被无定形嗜酸性物质（玻璃样变）包绕
- 大的生殖细胞，类似于无性细胞瘤和精原细胞瘤，未成熟睾丸生殖细胞或精原细胞
- 恶性细胞含有空泡状细胞核，伴有细颗粒状染色质以及突出的核仁和核分裂活性
- 性索 - 间质来源的上皮细胞类似于未成熟性 Sertoli 细胞或颗粒细胞：小而均一的圆形或细长的细胞，胞质稀少，核淡染；核分裂不活跃
- 在细胞巢之间的间质中可见类似于黄体细胞或 Leydig 细胞的细胞
- 可能出现灶状钙化、玻璃样变或恶性生殖细胞肿瘤（通常为无性细胞瘤）的过度生长

特殊染色和免疫组织化学

- 没有帮助

其他诊断技术

- 没有帮助

鉴别诊断

- **无性细胞瘤**
  - 在有性腺发育不全和一个 Y 染色体的患者，总有患有性腺母细胞瘤的可能性
  - 在无性细胞瘤中，性腺母细胞瘤可能表现为小灶状钙化或典型的性腺母细胞瘤细胞巢
- **伴有环状小管的性索肿瘤**
  - Sertoli 细胞瘤以单纯性和复杂性环状小管包绕玻璃样物质为特征，核分裂象稀少；缺乏生殖细胞成分
  - 伴有 Peutz-Jeghers 综合征的肿瘤可能显示小管局灶钙化

提要

- 患者对侧卵巢可能具有恶性生殖细胞肿瘤

精选文献

Pauls K, Franke FE, Büttner R, Zhou H: Gonadoblastoma: Evidence for a stepwise progression to dysgerminoma in a dysgenetic ovary. Virchows Arch 447:603-609, 2005.

Gibbons B, Tan SY, Yu CC, et al: Risk of gonadoblastoma in female patients with Y chromosome abnormalities and dysgenetic gonads. J Paediatr Child Health 35:210-213, 1999.

Scully RE, Young RH, Clement PB: Atlas of Tumor Pathology: Tumors of the Ovary, Maldeveloped Gonads, Fallopian Tube, and Broad Ligament, 3rd Series, Fascicle 23. Washington, DC, Armed Forces Institute of Pathology, 1998, pp 307-310.

Iezzoni JC, Von Kap-Herr C, Golden WL, Gaffey MJ: Gonadoblastomas in 45,X/46,XY mosaicism: Analysis of Y chromosome distribution by fluorescence in situ hybridization. Am J Clin Pathol 108:197-201, 1997.

高钙血症性小细胞癌
Hypercalcemic Small Cell Carcinoma

临床特征

- 高钙血症性小细胞癌与侧旁内分泌高钙血症密切相关
- 主要发生在年轻妇女；高峰发病年龄在 11 ～ 20 岁

大体病理学

- 单侧性、鱼肉样、实性、奶油色到淡黄色到灰色的肿瘤
- 常见出血和坏死、囊性退变和局部变软

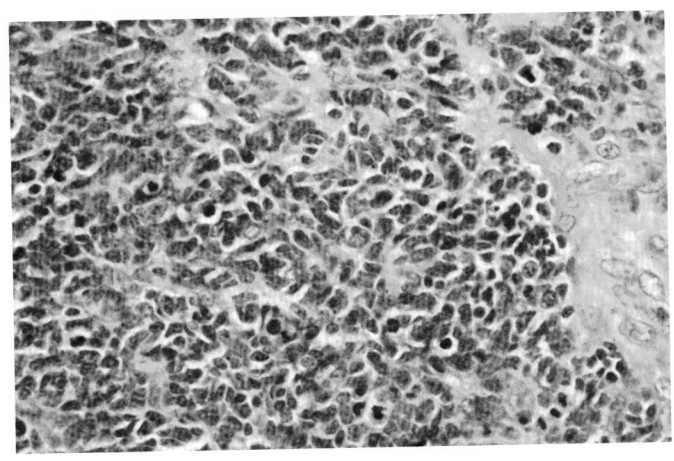

图 12-68　小细胞癌。肿瘤细胞实性增生，染色质细腻，胞质稀少。

组织病理学

- 伴有少量胞质的小圆形细胞呈片块状、巢状和条索状分布
- 常常出现大细胞，细胞核深染，具有一个或两个小的核仁，胞质丰富、嗜酸性
- 核分裂活跃，可见坏死，偶见胞质内嗜酸性小球
- 可见小的滤泡样结构，内含嗜酸性物质
- 某些肿瘤含有黏液性上皮或局灶性黏液产物

特殊染色和免疫组织化学

- 一般没有帮助
- 未分化肿瘤神经内分泌标记物、抑制素和 CEA 呈阴性

其他诊断技术

- 没有帮助

鉴别诊断

- 颗粒细胞瘤（成人型）
  - 年龄较大（成人型颗粒细胞瘤）；常常产生雌激素，没有高钙血症
  - 均匀一致的细胞形成 Call-Exner 小体，核分裂率非常低
  - 细胞核染色不深，有时伴有核沟（成人型颗粒细胞瘤）
  - 播散到卵巢外的几率非常低
- 淋巴瘤
  - 伴有不同寻常的岛屿状或滤泡结构的淋巴瘤可能酷似 HSCC
  - 弥漫性 HSCC 可能类似于恶性淋巴瘤
  - 不同的免疫组化表达（CD45、B 细胞标记物或 T 细胞标记物呈阳性）

提要

- 家族性病例罕见
- 常见卵巢外播散，预后差

精选文献

Lindboe CF: Large cell neuroendocrine carcinoma of the ovary. APMIS 115:169-176, 2007.

Mebis J, De Raeve H, Baekelandt M, et al: Primary ovarian small cell carcinoma of the pulmonary type: A case report and review of the literature. Eur J Gynaecol Oncol 25:239-241, 2004.

Hamilton S, Beattie GJ, Williams AR: Small cell carcinoma of the ovary: A report of three cases and review of the literature. J Obstet Gynaecol 24:169-172, 2004.

Seidman JD: Small cell carcinoma of the ovary of the hypercalcemic type: *p53* protein accumulation and clinicopathologic features. Gynecol Oncol 59:283-287, 1995.

Young RH, Oliva E, Scully RE: Small cell carcinoma of the hypercalcemic type in the ovary. Gynecol Oncol 57:7-8, 1995.

Young RH, Oliva E, Scully RE: Small cell carcinoma of the ovary, hypercalcemic type: A clinicopathological analysis of 150 cases. Am J Surg Pathol 18:1102-1116, 1994.

转移性肿瘤　Metastatic Tumors

临床特征

- 卵巢转移性肿瘤所占比例不到 10%
- 最常见的原发部位是女性生殖道、大肠、胃和乳腺癌
- Krukenberg 瘤原本是指胃癌转移到卵巢，现在是指伴有印戒细胞的任何来源的卵巢转移癌

大体病理学

- 界限不清，偶尔为黏液性肿块，大约 70% 的病例为双侧性的
- 血源性播散是最重要的因素，但也能经体腔播散，直接蔓延以及淋巴管播散
- 孤立性或多发性散在的结节以及表面肿瘤种植
- 以实性为主，但可以形成一个或数个囊腔

组织病理学

- 肿瘤位于表面，常常伴有纤维组织增生性间质，多发性结节和血管或淋巴管浸润，而且形态学上不同于卵巢原发性肿瘤
- 通常为腺癌
- Krukenberg 瘤可能完全取代卵巢实质，伴有印戒细胞和腺体结构

特殊染色和免疫组织化学

- 见特定的肿瘤
- Krukenberg 瘤和其他类型的产生黏液的癌（即肠癌、胰腺癌和少数乳腺癌）黏液染色呈阳性

其他诊断技术

- 见特定的肿瘤

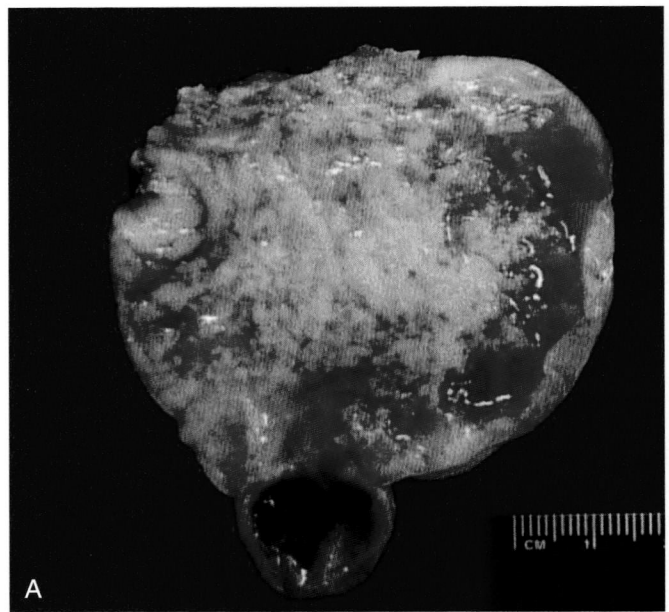

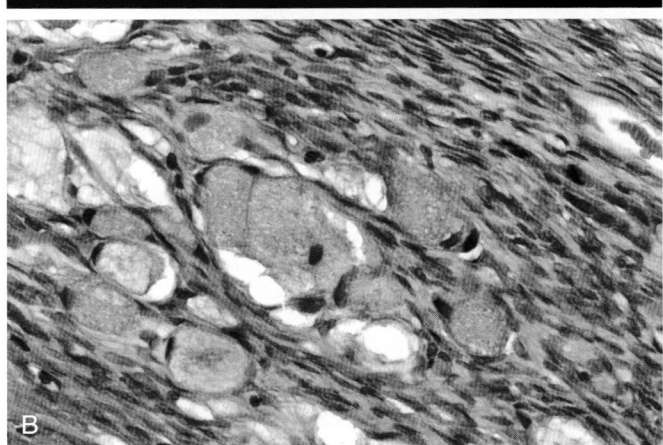

图 12-69　A，转移性胃癌，印戒细胞型。切面显示肿瘤几乎完全取代了卵巢间质。多结节状胶样肿瘤伴有明显的囊性改变。B，Krukenberg 瘤。肿瘤细胞浸润卵巢间质，注意印戒细胞本质。

鉴别诊断

- 临床病史最为重要
- 转移性肿瘤通常累及卵巢皮质和卵巢门
- 根据怀疑的来源部位选择组织化学和免疫组织化学染色

■ 原发性黏液性腺癌与 Krukenberg 瘤

- 原发性黏液性腺癌一般为单侧性的，间质中可见少数印戒细胞，而 70% 以上的 Krukenberg 瘤病例为双侧性的，而且主要由印戒细胞组成
- 在缺乏临床病史的情况下，这种鉴别诊断常常具

有挑战性

提要

- 还可能包括阑尾类癌和胰腺肿瘤以及小细胞癌、恶性黑色素瘤、恶性淋巴瘤和白血病
- 相关的临床病史，寻找其他部位的原发肿瘤，以及仔细的大体和组织学检查对于诊断转移性肿瘤非常重要

精选文献

Khunamornpong S, Lerwill MF, Siriaunkgul S, et al: Carcinoma of extrahepatic bile ducts and gallbladder metastatic to the ovary: A report of 16 cases. Int J Gynecol Pathol 27:366-379, 2008.

Yemelyanova AV, Vang R, Judson K, et al: Distinction of primary and metastatic mucinous tumors involving the ovary: analysis of size and laterality data by primary site with reevaluation of an algorithm for tumor classification. Am J Surg Pathol 32:128-138, 2008.

Young RH: From Krukenberg to today: The ever present problems posed by metastatic tumors in the ovary. Part I. Historical perspective, general principles, mucinous tumors including the Krukenberg tumor. Adv Anat Pathol 13:205-227, 2006.

Hart WR: Diagnostic challenge of secondary (metastatic) ovarian tumors simulating primary endometrioid and mucinous neoplasms. Pathol Int 55:231-243, 2005.

Scully RE, Young RH, Clement PB: Atlas of Tumor Pathology: Tumors of the Ovary, Maldeveloped Gonads, Fallopian Tube, and Broad Ligament, 3rd Series, Fascicle 23. Washington, DC, Armed Forces Institute of Pathology, 1998, pp 335-372.

输卵管 Fallopian Tube

瘤样病变 Tumor-like Lesions

急性和慢性输卵管炎
Acute and Chronic Salpingitis

临床特征

- 累及年轻和中年妇女，可能表现为急腹症
- 据认为是上行性感染，可能导致不孕
- 病原：衣原体或淋球菌感染，其次是多种微生物感染
- 少数与刮宫或放置宫内节育器有关
- 肉芽肿性输卵管炎可能是由肺结核、寄生虫病、放线菌病甚或诸如 Crohn 病和结节病等系统性疾病引起的

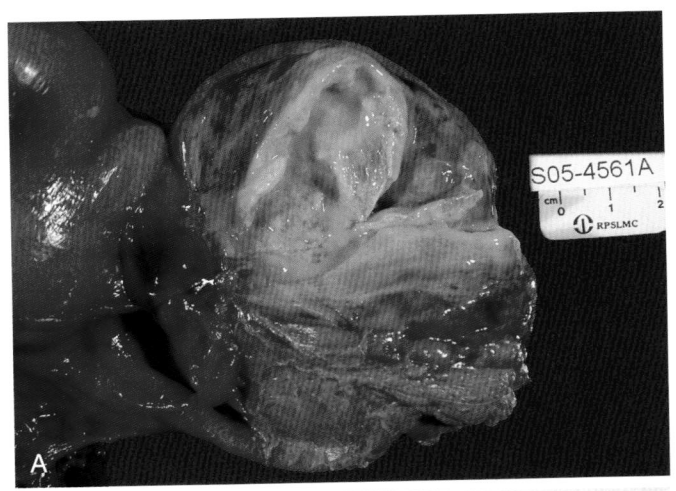
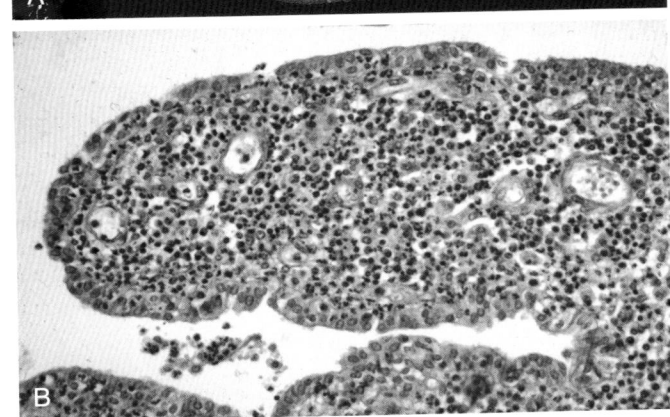
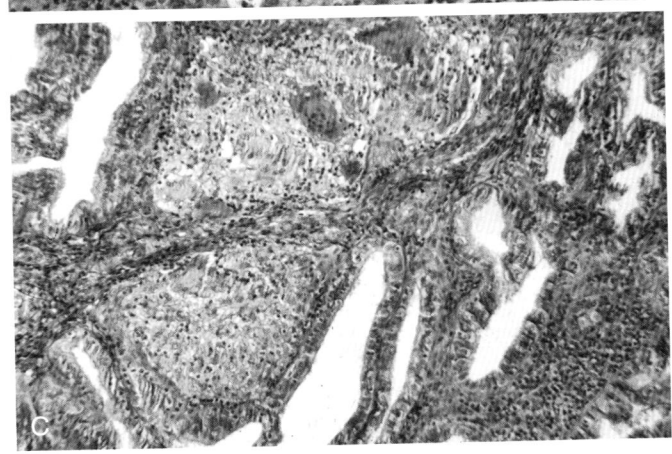

图 12-70 A，急性输卵管炎。切面显示输卵管扩张，内含化脓性物质。B，急性输卵管炎。输卵管黏膜有明显的中性粒细胞浸润。管腔内也有炎症性渗出物。C，肉芽肿性输卵管炎（结核性输卵管炎）。可见多发性肉芽肿和多核巨细胞。

大体病理学

- 急性输卵管炎：由脓液和分泌物导致输卵管管腔扩张

- 大量出血可能导致输卵管积血
- 慢性输卵管炎：输卵管壁纤维化伴有粘连

组织病理学

- 急性输卵管炎
    - 输卵管皱襞和管壁有明显的急性炎症，纤维素性粘连伴有充血和水肿
    - 输卵管积脓：黏膜溃疡，伴有腔内脓性渗出物
    - 输卵管积血：由于大量出血，导致管腔内充满血液
- 慢性输卵管炎
    - 输卵管皱襞淋巴浆细胞浸润，输卵管周围纤维性粘连
    - 淋巴滤泡增生提示衣原体感染
- 肉芽肿性输卵管炎
    - 干酪性肉芽肿（结核病）或非干酪性肉芽肿，如结节病
- 晚期输卵管炎
    - 输卵管积水：管壁变薄，腔内有细胞稀少的透明液体

特殊染色和免疫组织化学

- 革兰染色可以显示细菌
- Fite 染色可以显示坏死性肉芽肿性输卵管炎的分枝杆菌

其他诊断技术

- 没有帮助

鉴别诊断

▎ 异位妊娠
- 特别是当出现输卵管积血时，血清 HCG 水平升高
- 血凝块或输卵管腔内可见未成熟的绒毛或滋养细胞
- 临床上可能表现为急腹症；临床鉴别诊断包括盆腔炎症性疾病（PID）和急性阑尾炎
- 可能导致不孕

精选文献

Obermair A, Taylor KH, Janda M, et al: Primary fallopian tube carcinoma: The Queensland experience. Int J Gynecol Cancer 11:69-72, 2001.

Aziz S, Kuperstein G, Rosen B, et al: A genetic epidemiological study of carcinoma of the fallopian tube. Gynecol Oncol 80:341-345, 2001.

子宫内膜异位症　Endometriosis

临床特征

- 输卵管常常受累；其他器官也可以受累
- 一般发生于生育年龄的妇女，伴有不孕
- 可以发生在输卵管结扎之后（输卵管切除术后子宫内膜异位症）

大体病理学

- 输卵管浆膜结节或有颜色变深的区域

组织病理学

- 与之前在卵巢描述的形态学相同
- 在输卵管切除术后子宫内膜异位症，子宫内膜腺体和间质在近侧残端部位从黏膜表面蔓延到管壁

特殊染色和免疫组织化学

- CD10 显示子宫内膜间质

其他诊断技术

- 没有帮助

鉴别诊断

▎ 子宫内膜组织生理性延伸到输卵管

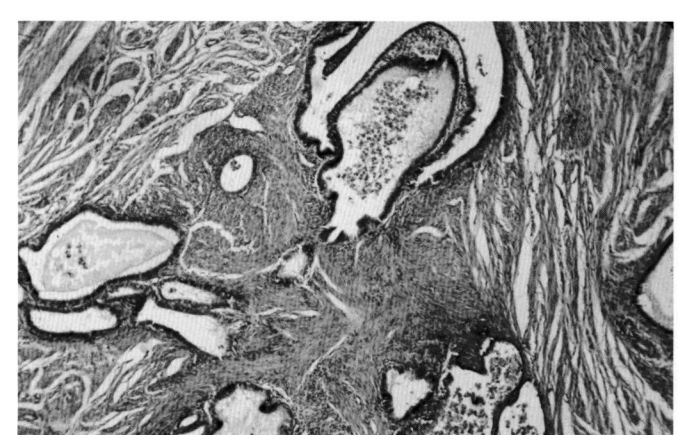

图 12-71　输卵管子宫内膜异位症。输卵管壁含有子宫内膜腺体和间质。

- 子宫内膜腺体和间质取代输卵管峡部黏膜
- 可能充满管腔，导致输卵管闭塞（子宫内膜移居）
- 结节性输卵管峡炎
  - 在增厚的输卵管壁内可见内衬纤毛性输卵管上皮（非子宫内膜性）的扩张的间隙（类似于结肠憩室）
- 转移性腺癌
  - 腺体为恶性
  - 腺体周围缺乏子宫内膜间质

提要

- 输卵管是子宫内膜异位症的常见部位
- 浆膜和浆膜下病变，也可以累及其他盆腔器官
- 必须与子宫内膜生理性延伸（黏膜取代）鉴别

精选文献

Scully RE, Young RH, Clement PB: Atlas of Tumor Pathology: Tumors of the Ovary, Maldeveloped Gonads, Fallopian Tube, and Broad Ligament, 3rd Series, Fascicle 23. Washington, DC, Armed Forces Institute of Pathology, 1998, pp 477-498.

Fortier KJ, Haney AF: The pathologic spectrum of uterotubal junction obstruction. Obstet Gynecol 65:93-98, 1985.

结节性输卵管峡炎
Salpingitis Isthmica Nodosa

临床特征

- 最常见于 21 ~ 30 岁或 31 ~ 40 岁的年轻妇女
- 容易发生异位妊娠，并与不孕有关
- 发病机制不明

大体病理学

- 常常为双侧性的
- 输卵管浆膜面完整
- 输卵管峡部壁内有结节（1 ~ 2cm）

组织病理学

- 输卵管上皮外突进入增厚的输卵管肌壁内
- 小的细胞巢或内衬输卵管上皮的囊性间隙，周围围绕平滑肌

特殊染色和免疫组织化学

- 没有帮助

其他诊断技术

- 没有帮助

鉴别诊断

- 子宫内膜异位症
  - 典型的显微镜下特征，同在卵巢描述的一样
  - 腺体被子宫内膜间质（不是肌层）紧密包绕
  - 一般出现在浆膜面；腺体与输卵管腔没有联系
- 转移性腺癌
  - 腺体为恶性
  - 缺乏纤毛上皮内衬
  - 纤维组织增生性或炎症性间质反应将肌纤维分开

提要

- 结节性输卵管峡炎与子宫腺肌病相似
- 发病机制不明，但与不孕和异位妊娠有关
- 腺体与输卵管腔相连

精选文献

Scully RE, Young RH, Clement PB: Atlas of Tumor Pathology: Tumors of the Ovary, Maldeveloped Gonads, Fallopian Tube, and Broad Ligament, 3rd Series, Fascicle 23. Washington, DC, Armed Forces Institute of Pathology, 1998, pp 477-498.

Majmudar B, Henderson PH, Semple E: Salpingitis isthmica nodosa: A high-risk factor for tubal pregnancy. Obstet Gynecol 62:73-78, 1983.

输卵管异位妊娠
Tubal Ectopic Pregnancy

临床特征

- 在所有的妊娠中，1% ~ 2% 为异位妊娠；输卵管是最常见的部位
- 首要的危险因素是慢性输卵管炎（35% ~ 45% 的病例有盆腔炎症性疾病病史）
- 其他危险因素包括：先天性输卵管异常、结节性输卵管峡炎和子宫内膜异位症
- 患者常常表现为输卵管骤然破裂和出血性休克
- 血清 HCG 水平升高
- 超声检查可以辨认妊娠囊

大体病理学

- 最常见于壶腹部，但也可以发生在峡部或伞端

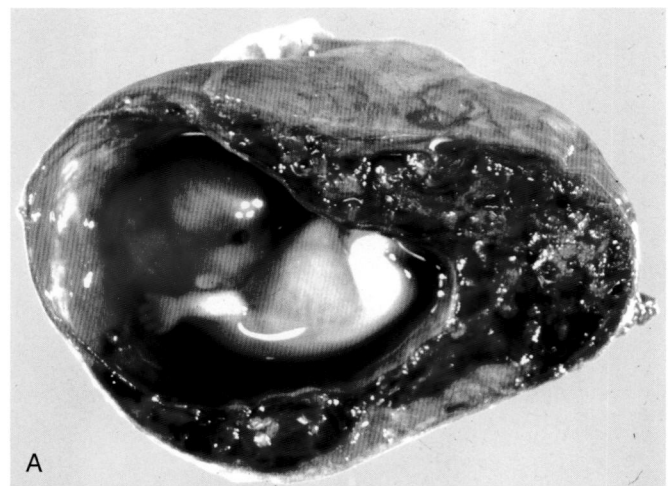

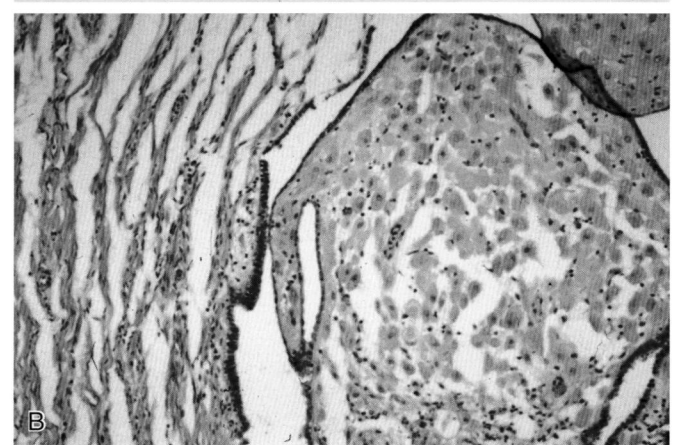

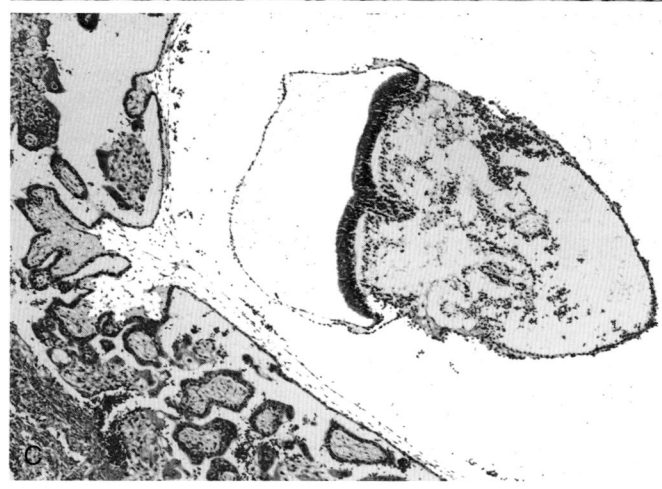

图 12-72 输卵管妊娠。 A，切面显示发育完好的胚胎。B，固有膜显示蜕膜改变。C，输卵管妊娠组织学切片显示 7～10 天的胚胎（右侧）。

- 输卵管腔扩张、充满血液，大体可见绒毛
- 多数病例至少含有一个胚胎

组织病理学

- 输卵管壁和血管内可见中间滋养细胞
- 可见合体滋养细胞
- 黏膜固有膜常常显示蜕膜改变
- 绒毛可以浸润肌层，而后浸润浆膜
- 许多病例显微镜下检查可见胚胎
- 输卵管血管出现动脉粥样硬化改变
- 刮宫显示妊娠期改变，包括 Arias-Stella 反应和蜕膜改变，但没有绒毛和滋养细胞
  - Arias-Stella 反应：由于妊娠激素对子宫内膜的影响，子宫内膜腺体呈现特征性的高度分泌性改变，伴有结构复杂、鞋钉细胞和核的非典型性

特殊染色和免疫组织化学

- 滋养细胞细胞角蛋白呈阳性
- 中间性滋养细胞 HPL 呈阳性
- 合体滋养细胞 HCG 呈阳性

其他诊断技术

- 没有帮助

鉴别诊断

▌ 宫内妊娠过期流产
  - 缺乏绒毛或胚胎组织
▌ 胎盘部位滋养细胞肿瘤
  - 缺乏绒毛、滋养细胞或胚胎组织

提要

- 常常伴有盆腔炎症性疾病
- 输卵管破裂后常常导致患者突然发生出血性休克
- 母体血管破裂造成输卵管积血
- 常见胚胎；最常见的结果是流产

精选文献

Scully RE, Young RH, Clement PB: Atlas of Tumor Pathology: Tumors of the Ovary, Maldeveloped Gonads, Fallopian Tube, and Broad Ligament, 3rd Series, Fascicle 23. Washington, DC, Armed Forces Institute of Pathology, 1998, pp 493-498.

Jacques SM, Qureshi F, Ramirez NC, Lawrence WD: Retained trophoblastic tissue in fallopian tubes: A consequence of unsuspected ectopic pregnancies. Int J Gynecol Pathol 16:219-224, 1997.

良性肿瘤 Benign Tumors

腺瘤样瘤 Adenomatoid Tumor

临床特征

- 输卵管最常见的良性肿瘤
- 通常发生在成年妇女，常常没有症状

大体病理学

- 位于输卵管肌壁内的界限清楚地、1 ~ 2cm 的、质硬的灰黄色结节
- 大多数为单侧性的

组织病理学

- 同前面描述的子宫腺瘤样瘤一样
- 腺瘤样和腺体结构最常见
- 实性和囊性结构少见
- 腺腔内可能含有酸性黏液
- 周围的平滑肌增生

特殊染色和免疫组织化学

- 细胞角蛋白、波形蛋白和 EMA 呈阳性
- 黏液卡红、CD31 和 CEA 呈阴性
- 周围的平滑肌 SMA 呈阳性

其他诊断技术

- 电子显微镜检查：间皮细胞特征，包括细长的微绒毛、细胞内腔和胞质内成束的细丝

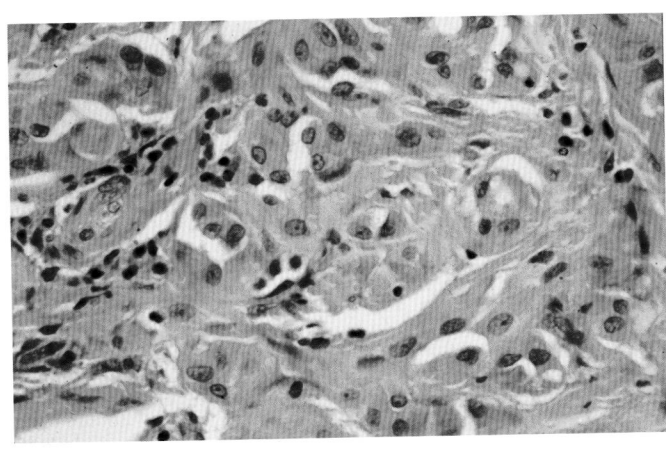

图 12-73　腺瘤样瘤。 肿瘤由小的裂隙样间隙组成，内衬立方细胞。

鉴别诊断

- ▍淋巴管瘤
  - D-40、CD31 和 Ⅷ因子呈阳性；细胞角蛋白呈阴性
- ▍平滑肌瘤
  - 同在子宫描述的一样
- ▍恶性间皮瘤
  - 界限不清的肿瘤，伴有细胞非典型性；罕见
- ▍转移性腺癌
  - 多半来自妇科原发性肿瘤；来自盆腔外器官的非常罕见
- ▍原发性浸润性腺癌
  - 罕见；肿瘤来自黏膜并蔓延到管壁

提要

- 来自腹膜间皮，基本上是一种良性间皮瘤
- 可能是结节性反应性间皮增生

精选文献

Scully RE, Young RH, Clement PB: Atlas of Tumor Pathology: Tumors of the Ovary, Maldeveloped Gonads, Fallopian Tube, and Broad Ligament, 3rd Series, Fascicle 23. Washington, DC, Armed Forces Institute of Pathology, 1998, pp 477-480.

其他良性肿瘤 Other Benign Tumors

临床特征

- 多为偶然发现；最常见的是上皮性乳头状瘤
- 最常见的良性间叶性肿瘤是平滑肌瘤
- 其他上皮性、间质性或神经性肿瘤非常罕见

大体病理学

- 上皮性肿瘤：小的乳头状或囊性黏膜病变
- 间叶性肿瘤：小的境界清楚的壁内结节

组织病理学

- 上皮性乳头状瘤：分枝状纤维血管轴心，被覆单层良性非纤毛性柱状或嗜酸性上皮细胞
- 其他肿瘤在形态学上与其他部位的相应病变相同

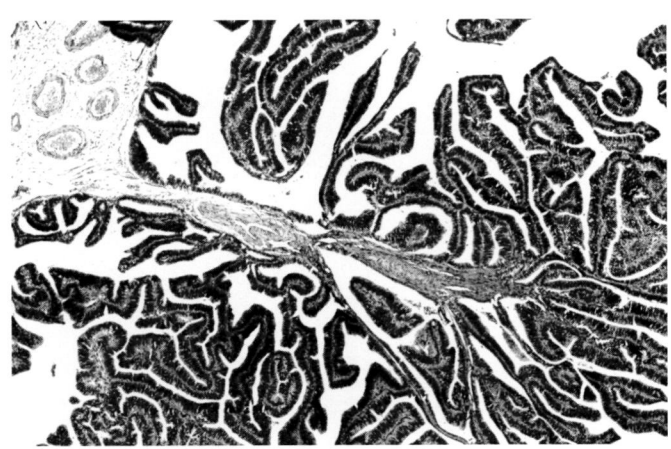

图 12-74　**上皮性乳头状瘤**。乳头状病变，被覆单层均一的非纤毛性柱状细胞。

特殊染色和免疫组织化学

- 没有帮助

其他诊断技术

- 没有帮助

鉴别诊断

▋ 腺瘤性增生

- 罕见的癌前病变，表现为上皮细胞呈复层和密集，伴有极性丧失、细胞学非典型性，偶见核分裂象

▋ 转移性腺癌

- 患者有其他部位的原发性恶性肿瘤的病史

提要

- 一般为良性肿瘤，偶然发现，没有临床意义

精选文献

Bartnik J, Powell WS, Moriber-Katz S, Amenta PS: Metaplastic papillary tumor of the fallopian tube: Case report, immunohistochemical features, and review of the literature. Arch Pathol Lab Med 113:545-547, 1989.

Doleris A, Macrez F: Endosalpingeal papillomas. Gynecology 3:289-308, 1988.

Keeney GL, Thrasher TV: Metaplastic papillary tumor of the fallopian tube: A case report with ultrastructure. Int J Gynecol Pathol 7:86-92, 1988.

Gisser SD: Obstructing fallopian tube papilloma. Int J Gynecol Pathol 5:179-182, 1986.

恶性肿瘤　Malignant Tumors

癌　Carcinoma

临床特征

- 罕见，发生在 51 ~ 70 岁的妇女，常常为双侧性的
- 可能表现为阴道出血、透明的排液、盆腔疼痛或盆腔肿块
- 在诊断时几乎总是有浸润
- 血清 CA-125 水平可能升高

大体病理学

- 肿胀的输卵管充满实性和乳头状肿瘤并扩张
- 输卵管内有大块的肿瘤

组织病理学

- 原位癌
  - 非典型性输卵管上皮细胞乳头状增生，细胞核大、复层、多形性，染色质呈块状，核膜不规则，核的极性丧失，核分裂象多
  - 良性和恶性上皮之间可见移行区
- 浸润性腺癌
  - 最常见的类型是浆液性癌，组织学上与卵巢浆液性癌相同
  - 少见的类型包括黏液性癌、子宫内膜样癌和透明细胞癌

特殊染色和免疫组织化学

- 同卵巢相应肿瘤

其他诊断技术

- 没有帮助

鉴别诊断

▋ 转移性癌

- 比原发性输卵管恶性肿瘤常见得多
- 出现输卵管原位癌支持原发性输卵管恶性肿瘤的诊断
- 临床病史最有帮助

▋ 良性输卵管上皮性肿瘤

- 缺乏细胞学非典型性和核分裂活性

提要

- 输卵管原发性癌罕见，预后不良

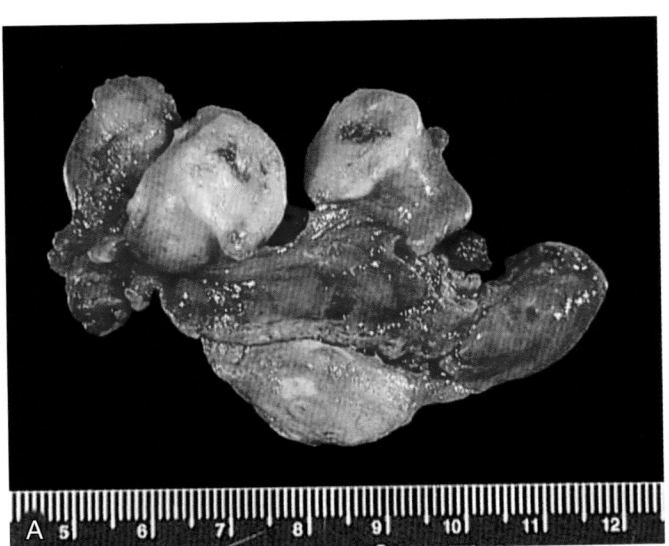

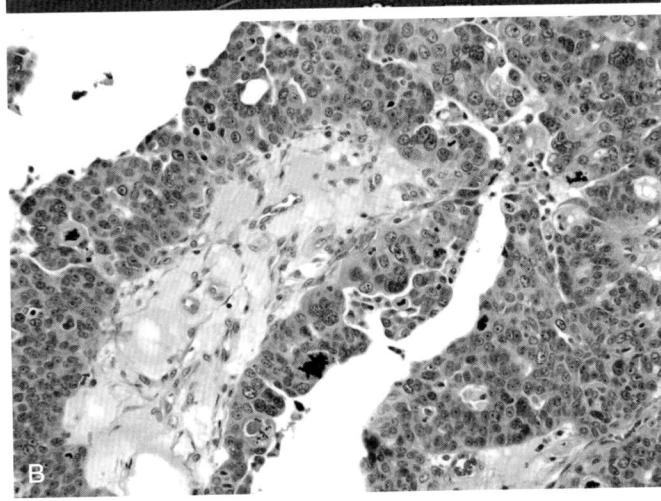

图12-75 A，输卵管浆液性癌。肿胀的输卵管切面充满黄褐色肿瘤，伴有中心出血和坏死。附近为输卵管旁囊肿和萎缩的卵巢。B，乳头状浆液性癌。乳头状肿瘤显示细胞学多形性，核呈明显复层。病变的其他部位可见固有膜浸润。

- 形态学上类似于卵巢的相应肿瘤
- 浆液性癌最常见
- 在明显的恶性区域附近发现异型增生性上皮有助于诊断

精选文献

Callahan MJ, Crum CP, Medeiros F, et al: Primary fallopian tube malignancies in BRCA-positive women undergoing surgery for ovarian cancer risk reduction. J Clin Oncol 1:3985-3990, 2007.

Medeiros F, Muto MG, Lee Y, et al: The tubal fimbria is a preferred site for early adenocarcinoma in women with familial

ovarian cancer syndrome. Am J Surg Pathol 30:230-236, 2006.

Alvarado-Cabrero I, Young R, Vamvakas E, Scully R: Carcinoma of the fallopian tube: A clinicopathological study of 105 cases with observations on staging and prognostic factors. Gynecol Oncol 72:367-379, 1999.

肉瘤和混合瘤
Sarcomas and Mixed Tumors

- 平滑肌肉瘤是最常见的输卵管肉瘤，虽然罕见
- 癌肉瘤可以发生在输卵管，但非常罕见

精选文献

Buchwalter CL, Jenison EL, Fromm M, et al: Pure embryonal rhabdomyosarcoma of the fallopian tube. Gynecol Oncol 67:95-101, 1997.

Hellstrom A, Auer G, Silversward C, Pettersson F: Malignant mixed müllerian tumor of the fallopian tube: The Radiumhemmett series, 1923-1993. Int J Gynecol 5(Suppl):68-73, 1995.

Carlson JA, Ackerman BL, Wheeler JE: Malignant mixed müllerian tumor of the fallopian tube. Cancer 71:187-192, 1993.

转移性肿瘤　Metastatic Tumors

- 比原发性输卵管恶性肿瘤常见得多
- 转移到输卵管的肿瘤通常来源于盆腔
- 淋巴瘤累及输卵管已有报道
- 可以从子宫内膜蔓延到输卵管黏膜表面
- 可以通过血管间隙浸润浆膜面或从盆腔肿块直接扩散到浆膜
- 出现鳞状分化提示转移；原发性输卵管鳞状细胞癌非常罕见
- 出现输卵管原位癌提示原发性输卵管恶性肿瘤的诊断
- 输卵管和女性其他生殖器官可以同时发生肿瘤
- 临床病史必不可少

精选文献

Scully RE, Young RH, Clement PB: Atlas of Tumor Pathology: Tumors of the Ovary, Maldeveloped Gonads, Fallopian Tube, and Broad Ligament, 3rd Series, Fascicle 23. Washington, DC, Armed Forces Institute of Pathology, 1998, pp 482-484.

妊娠滋养细胞疾病 Gestational Trophoblastic Disease

胎盘部位逾常（种植部位逾常）Exaggerated Placental Site (Exaggerated Implantation Site)

临床特征

- 发生在正常妊娠或与水泡状胎块流产有关

大体病理学

- 妊娠期子宫内膜

组织病理学

- 中间滋养细胞（intermediate trophoblast, IT）（单个深染的细胞核）和某些合体滋养细胞（syncytiotrophoblast, ST）（多核细胞）广泛浸润子宫肌层
- 在种植部位可见 IT 侵犯螺旋小动脉；然而，核分裂象罕见，而且可能缺乏绒毛

特殊染色和免疫组织化学

- 细胞角蛋白呈阳性
- 中间滋养细胞 HPL 呈阳性
- 合体滋养细胞 HCG 呈阳性

其他诊断技术

- 没有帮助

鉴别诊断

- 胎盘部位结节
  - 境界清楚，广泛玻璃样变性
- 胎盘部位滋养细胞肿瘤（placental site trophoblastic tumor, PSTT）
  - 侵犯子宫肌层深部
  - 主要由片块状中间滋养细胞正常，伴有核分裂象
- 绒毛膜癌
  - 细胞滋养细胞、IT 和 ST 的区域交替出现
  - 血管浸润可能明显，缺乏绒毛
  - 可有广泛坏死或出血
- 上皮样滋养细胞肿瘤
  - 非常罕见

- 其特征为显著的非典型性单核滋养细胞，伴有明显的上皮样表现

提要

- 从前称为合体细胞子宫内膜炎或良性绒毛膜浸润
- 核分裂象罕见
- 保留正常子宫结构

精选文献

Papadopoulos AJ, Foskett M, Seckl MJ, et al: Twenty-five years' clinical experience with placental site trophoblastic tumors. J Reprod Med 47:460-464, 2002.
Castrillon DH, Sun D, Weremowicz S, et al: Discrimination of complete hydatidiform mole from its mimics by immunohistochemistry of the paternally imprinted gene product p57KIP2. Am J Surg Pathol 25:1225, 2001.

胎盘部位结节（胎盘部位斑块）Placental Site Nodule (Placental Site Plaque)

临床特征

- 发生在生育年龄妇女
- 常常表现为异常出血或无症状
- 血清 HCG 一般没有升高

大体病理学

- 常常没有大体可见的病变
- 在子宫内膜可见单个或多发性赘生物或结节

组织病理学

- IT 和少数 ST 构成的结节和斑块
- 圆形细胞，核深染，核膜不规则，核分裂象罕见
- 丰富的两染性、嗜酸性或空泡状胞质，广泛玻璃样变性
- 中心血管腔塌陷（据认为是玻璃样变的螺旋小动脉）

特殊染色和免疫组织化学

- 细胞角蛋白呈阳性
- 中间滋养细胞 HPL 呈局灶阳性
- HCG 呈阳性罕见

其他诊断技术

- 没有帮助

鉴别诊断

▌ PSTT

- 较大，境界不清，玻璃样变性轻微
- 细胞比较丰富，核分裂活跃，可见核非典型性
- 浸润子宫肌层深部，伴有坏死
- 主要由 IT 组成；HCG 升高

提要

- 据认为是未吸收的退化的胎盘部位
- 良性，无需治疗，即使是在刮宫标本中作出诊断

精选文献

Silverberg S, Kurman R: Atlas of Tumor Pathology: Tumors of the Uterine Corpus and Gestational Trophoblastic Disease, 3rd Series, Fascicle 3. Washington, DC, Armed Forces Institute of Pathology, 1992, pp 274-277.

水泡状胎块：完全性胎块
Hydatidiform Mole: Complete Mole

临床特征

- 完全性胎块（complete mole, CM）是妊娠滋养细胞疾病（GTD）的最常见形式，出现在妊娠中期
- 血清 HCG 水平在正常妊娠 14 周后下降，而在本病却持续升高
- 子宫不成比例增大
- 阴道出血提示水泡状胎块自发性流产
- 有水泡状胎块病史者将来发生水泡状胎块妊娠的危险性增加
- 伴有 CM 病史的患者发生绒毛膜癌的几率增加
- 较常见于亚洲、非洲和拉丁美洲

大体病理学

- 葡萄样成簇的水泡相当于显微镜下见到的肿胀的绒毛
- 整个标本均受累

组织病理学

- 所有的绒毛均异常；多数绒毛增大，呈圆形，伴

有囊性肿胀
- 在绒毛的中心容易见到中心水池或没有血管的中空间隙
- 滋养细胞的不规则、弥漫性绒毛环周增生，而不是正常均匀分布于绒毛周围
- 缺乏胎儿部分，包括有核红细胞

特殊染色和免疫组织化学

- HCG 呈弥漫性阳性
- 合体滋养细胞 PLAP 呈阳性
- 中间滋养细胞 HPL 呈阳性
- 完全性胎块 p53 呈阳性（由于细胞滋养细胞增生）
- p57 局灶呈阳性

其他诊断技术

- 细胞遗传学：通常为二倍体 46XX
  — 所有的染色体均来自精细胞（单雄生殖），因此缺乏胎儿部分
  — 46XY 少见，三倍体罕见

鉴别诊断

▌ 部分性胎块

- 正常绒毛和水肿性绒毛共存
- 绒毛不规则，边缘呈扇贝样，几乎没有中心水池
- 可见胎儿部分（即有核红细胞）
- 滋养细胞增生不明显，为局灶性
- 细胞遗传学检查为三倍体

▌ 早期非胎块妊娠

- 大体检查水肿性绒毛不明显
- 显微镜下显示局灶性绒毛轻度水肿
- 滋养细胞增生位于绒毛一侧，而不是环绕绒毛周围增生，缺乏非典型性，几乎没有水池

▌ 绒毛膜癌

- 缺乏绒毛
- 浸润子宫肌层和血管，伴有坏死

▌ PSTT

- 98% 以上的病例缺乏绒毛
- 非典型性中间滋养细胞增生，而不是细胞滋养细胞和合体滋养细胞增生

提要

- 大约 2% 的完全性胎块妊娠随后发生绒毛膜癌

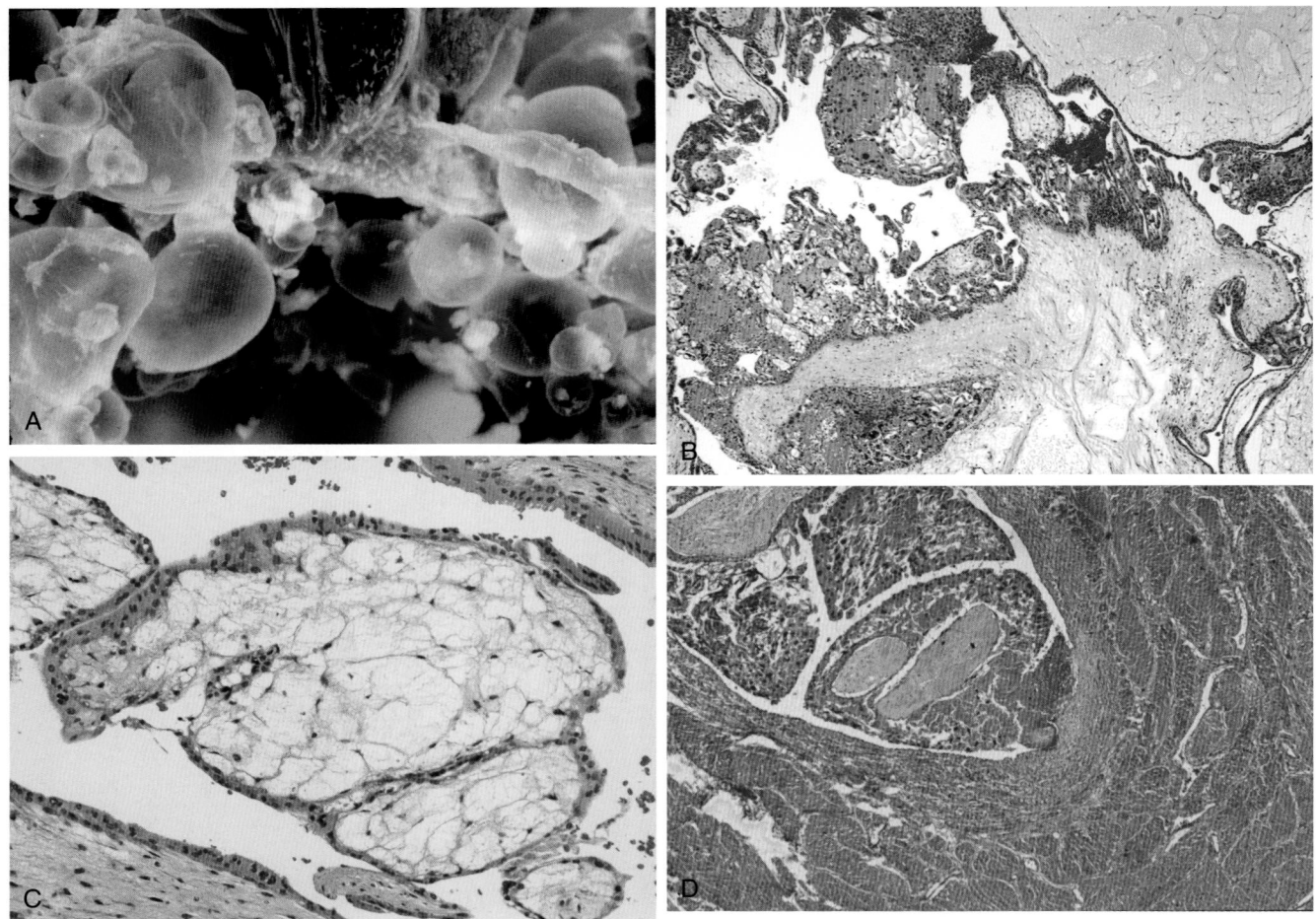

图 12-76　**A，完全性胎块**。绒毛大体表现为显著的水肿性改变，类似于葡萄串。**B，完全性胎块**。绒毛间质显著水肿。可见滋养细胞增生。水肿的绒毛没有血管，伴有中心水池和滋养细胞增生。**C，部分性胎块**。水肿的绒毛伴有水池和轻度滋养细胞增生。**D，侵袭性胎块**。子宫肌壁内有几个增大的胎块绒毛，周围是呈同心圆增生的滋养细胞。

- 10% ~ 20% 发生持续性妊娠滋养细胞疾病
- 完全性胎块应与部分性胎块鉴别，因为前者持续性妊娠滋养细胞疾病和绒毛膜癌发生率高
- 治疗是刮宫完全清除胎块，并随访监测血清 HCG
  - 到第 60 天，HCG 水平应该降至正常
  - 如果 HCG 水平持续升高，可能代表有绒毛膜癌

精选文献

Silverberg S, Kurman R: Atlas of Tumor Pathology: Tumors of the Uterine Corpus and Gestational Trophoblastic Disease, 3rd Series, Fascicle 3. Washington, DC, Armed Forces Institute of Pathology, 1992, pp 233-238.

Brescia RJ, Kurman RJ, Main CS, et al: Immunocytochemical localization of chorionic gonadotropin, placental lactogen, and placental alkaline phosphatase in the diagnosis of complete and partial hydatidiform moles. Int J Gynecol Pathol 6:213-229, 1987.

Fisher RA, Lawler SD, Ormerod MG, et al: Flow cytometry used to distinguish between complete and partial hydatidiform moles. Placenta 8:249-256, 1987.

Szulman A. Complete hydatidiform mole: Clinico-pathologic features. In Szulman A, Buchsbaum H (eds): Gestational Trophoblastic Disease, vol 7. New York, Springer-Verlag, 1987, pp 27-36.

Smith EB, Szulman AE, Hinshaw W, et al: Human chorionic gonadotropin levels in complete and partial hydatidiform moles and in nonmolar abortuses. Am J Obstet Gynecol 149:129-132, 1984.

水泡状胎块：部分性胎块
Hydatidiform Mole: Partial Mole

临床特征

- 部分性胎块（partial mole, PM）表现为异常子宫

出血
- 子宫常常小于孕龄
- 血清 HCG 水平轻微升高

大体病理学
- 少数葡萄样水泡状绒毛与正常表现的绒毛混合存在

组织病理学
- 伴有不规则扇贝状边缘的水肿性绒毛与具有正常表现的绒毛混合存在
- 滋养细胞为局灶性增生，而不是 CM 的环周增生
- 胎儿血管常常含有有核红细胞

特殊染色和免疫组织化学
- HCG 呈强阳性
- PLAP 呈弱阳性（细胞滋养细胞增生不明显，合体滋养细胞较少）
- p53 染色比 CM 的弱（细胞滋养细胞增生不明显）
- p57 呈弥漫阳性

其他诊断技术
- 细胞遗传学：大多数为三倍体 69XXX 或 69XXY（一个卵子被两个精子受精）

鉴别诊断
▌ 完全性胎块
- 所有的绒毛均异常；许多为水肿性绒毛
- 绒毛具有较圆形的边缘，常常伴有中心水池和较明显的环周滋养细胞增生
- 缺乏胎儿部分
- 细胞遗传学检查为二倍体

▌ 早期非胎块性妊娠
- 大体检查见不到绒毛水肿，显微镜下可见轻度局灶性绒毛水肿
- 绒毛一侧局灶性滋养细胞增生，没有非典型性
- 绒毛边缘缺乏扇贝状表现
- 细胞遗传学检查一般为二倍体

提要
- 在绒毛毛细血管内可见胎儿部分，如有核红细胞
- PM 比 CM 少见

- 发生持续性妊娠滋养细胞疾病的危险性是 5% ~ 10%
- 与 CM 相比，PM 随后发生绒毛膜癌的危险性较低到可以忽略

精选文献

Genest DR: Partial hydatidiform mole: Clinicopathological features, differential diagnosis, ploidy and molecular studies, and gold standards for diagnosis. Int J Gynecol Pathol 20:315-332, 2001.

Chilosi M, Piazzola E, Lestani M, et al: Differential expression of p57kip2, a maternally imprinted cdk inhibitor, in normal human placenta and gestational trophoblastic disease. Lab Invest 78:269-276, 1998.

Paradinas FJ: The diagnosis and prognosis of molar pregnancy: The experience of the National Referral Centre in London. Int J Gynaecol Obstet 6(Suppl 1):S57-S64, 1998.

Fisher RA, Lawler SD, Ormerod MG, et al: Flow cytometry used to distinguish between complete and partial hydatidiform moles. Placenta 8:249-256, 1987.

Smith EB, Szulman AE, Hinshaw W, et al: Human chorionic gonadotropin levels in complete and partial hydatidiform moles and in nonmolar abortuses. Am J Obstet Gynecol 149:129-132, 1984.

Szulman AE, Surti U: The clinicopathologic profile of the partial hydatidiform mole. Obstet Gynecol 59:597-602, 1982.

侵袭性水泡状胎块
Invasive Hydatidiform Mole

临床特征
- 表现为阴道出血
- 子宫增大
- HCH 持续性升高
- 多数发生在 CM 之后而不是在 PM 之后

大体病理学
- 浸润子宫肌层，边缘不规则，出血
- 可能延伸到浆膜和附件

组织病理学
- 具有 PM 或 CM 特征的异常绒毛出现在子宫肌层或子宫肌层血管间隙内
- 细胞滋养细胞和合体滋养细胞增生
- 胎儿部分罕见（大多数来源于完全性胎块）

特殊染色和免疫组织化学

- 一般如同 CM
- HCG 呈弥漫阳性
- 合体滋养细胞 PLAP 呈阳性
- 中间滋养细胞 HPL 呈阳性
- 同 CM 一样，p53 呈阳性（由于细胞滋养细胞增生）

其他诊断技术

- 细胞遗传学：同 CM 一样，一般为二倍体；如果为浸润性部分性胎块，则为三倍体

鉴别诊断

▌ 非浸润性水泡状胎块
- 子宫肌层或血管间隙缺乏水肿性绒毛（同正常情况一样，滋养细胞可以出现在子宫肌层）

▌ 侵入性胎盘、植入性胎盘或穿透性胎盘
- 绒毛正常，没有胎块性改变
- 子宫肌层或血管内缺乏绒毛

▌ 绒毛膜癌
- 缺乏绒毛
- 细胞滋养细胞和合体滋养细胞两种细胞群

提要

- CM 的后遗症
- 子宫破裂和出血可能造成死亡率升高
- 化疗有效
- 水肿性绒毛可能引起肺栓塞和脑栓塞，但不生长，而且通常可以自行消退
- 胎块妊娠刮宫后血清 HCG 持续升高的鉴别诊断是侵袭性胎块和绒毛膜癌，两者化疗均有效；在这种情况下，组织学诊断常常不是临床指征

精选文献

Genest DR, Dorfman DM, Castrillon DH: Ploidy and imprinting in hydatidiform miles: Complementary use of flow cytometry and immunohistochemistry of the imprinted gene product p57KIP2 to assist molar classification. J Reprod Med 47:342-346, 2002.

Castrillon DH, Sun D, Weremowicz S, et al: Discrimination of complete hydatidiform mole from its mimics by immunohistochemistry of the paternally imprinted gene product p57KIP2. Am J Surg Pathol 25:1225-1230, 2001.

Gaber LW, Redline RW, Mostoufi-Zadeh M, Driscoll SG: Invasive partial mole. Am J Clin Pathol 85:722-724, 1986.

妊娠绒毛膜癌
Gestational Choriocarcinoma

临床特征

- 常常表现为不规则出血和血性棕色排液
- 血清 HCG 水平升高
- CM 是危险因素（5% ~ 6% 的病例）
- 年龄较大（> 40 岁）也是危险因素
- 迅速浸润和广泛转移；最常见的是转移到阴道和肺，其次为脑、骨髓和肝
- 对化疗有高度反应（不同于非妊娠或子宫外绒毛膜癌）

大体病理学

- 通常出现在子宫腔内，但也可以发生在异位妊娠的部位（不常见）

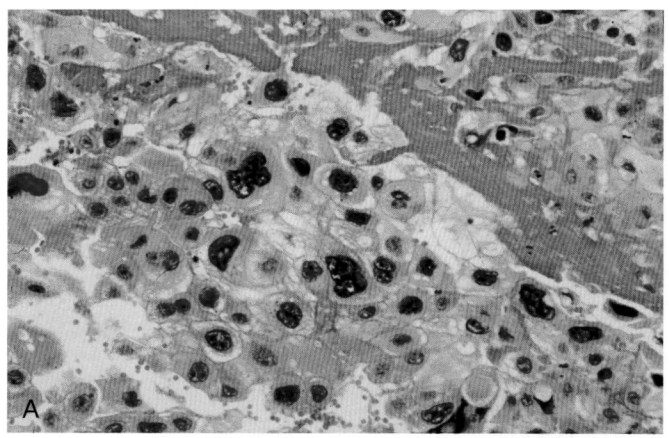
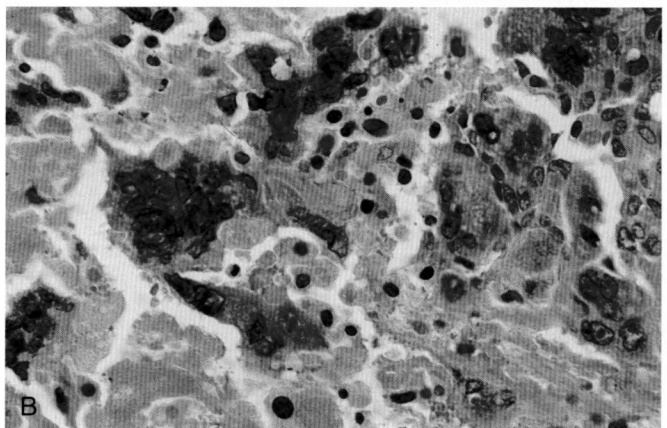

图 12-77　绒毛膜癌。A，混合性肿瘤细胞群，以中间滋养细胞以及双核和多核肿瘤细胞为特征。在这张照片中不易找到细胞滋养细胞。B，这个病变可见细胞滋养细胞和合体滋养细胞混合存在。

- 质软、鱼肉样、褐色到白色的肿瘤
- 切面各种各样，伴有大的坏死区、囊性退变和出血

组织病理学

- 单纯性滋养细胞增生；缺乏绒毛
- 细胞滋养细胞和合体滋养细胞或中间滋养细胞区域交替出现
  - 细胞滋养细胞
    - 小的单核细胞，伴有淡染颗粒状或透明胞质，细胞边界清楚
    - 核分裂可能活跃
  - 合体滋养细胞
    - 较大的多核细胞
    - 胞质不透明，伴有空泡
  - 中间滋养细胞
    - 中等大小的细胞，伴有单个细胞核
    - 胞质不透明，伴有空泡
    - 细胞边界不清楚
- 明显的核多形性和活跃的核分裂活性
- 中心坏死和出血（由于生长迅速）以及突出的血管浸润

特殊染色和免疫组织化学

- 合体滋养细胞 HCG 呈阳性
- 中间滋养细胞 HPL 呈阳性
- 所有类型的滋养细胞细胞角蛋白呈阳性
- CEA 可能呈阳性

其他诊断技术

- 没有帮助

鉴别诊断

- 早期非胎块妊娠
  - 滋养细胞数量较少，杂乱排列，伴有或不伴有绒毛
  - 刮宫或自发性流产后血清 HCG 水平恢复正常
- 水泡状胎块
  - 大体和显微镜下可见水肿性绒毛
- 侵袭性胎块
  - 大体和显微镜下可见子宫肌层内有水肿性绒毛
- PSTT
  - 血清 HCG 水平较低
  - 以中间滋养细胞为主（免疫组化检查 HPL 明显高于 HCG）
- 血管壁内及其周围有纤维素
- 出血和坏死不明显
- 低分化癌
  - 通常没有细胞滋养细胞和合体滋养细胞的双相性细胞群
  - 免疫组化检查 HCG 和 HPL 呈阴性
  - 血清 HCG 水平呈阴性（除非是妊娠患者）
- 上皮样滋养细胞肿瘤
  - 以多形性单核滋养细胞为主
  - 显著的上皮样表现
  - 坏死和出血不如绒毛膜癌明显

提要

- 特征性的细胞滋养细胞和合体滋养细胞的双相性结构（IT 和 ST，不常见）
- 有一种亚型是由高度非典型性的中间滋养细胞组成的，位于丰富的纤维血管网中
- 原发性肿瘤可能有非常广泛的坏死，以致在伴有转移性疾病的患者可能找不到原发性肿瘤
- 妊娠性绒毛膜癌对化疗高度敏感（治愈率达 100%），而非妊娠性和子宫外绒毛膜癌明显对抗化疗

精选文献

Seckl MJ, Fisher RA, Slerno G, et al: Choriocarcinoma and partial hydatidiform moles. Lancet 356:36-39, 2000.
Duncan DA, Mazur MT: Trophoblastic tumors: Ultrastructural comparison of choriocarcinoma and placental-site trophoblastic tumor. Hum Pathol 20:370-381, 1989.
Mazur MT: Metastatic gestational choriocarcinoma: Unusual pathologic variant following therapy. Cancer 63:1370-1377, 1989.
Heyderman E, Chapman DV, Richardson TC, et al: Human chorionic gonadotropin and human placental lactogen in extragonadal tumors: An immunoperoxidase study of ten non-germ cell neoplasms. Cancer 56:2674-2682, 1985.
Brewer JI, Mazur MT: Gestational choriocarcinoma: Its origin in the placenta during seemingly normal pregnancy. Am J Surg Pathol 5:267-277, 1981.

胎盘部位滋养细胞肿瘤
Placental Site Trophoblastic Tumor

临床特征

- 表现为无月经或异常出血

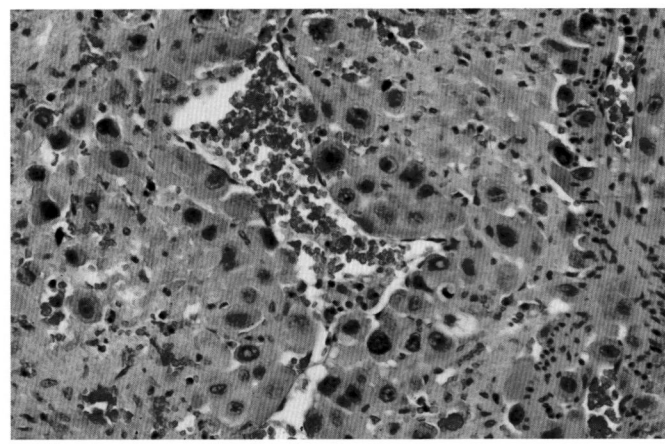

图 12-78　胎盘部位滋养细胞肿瘤。中间滋养细胞围绕并浸润血管壁。

- 多数发生在正常妊娠或过期流产（而不是胎块妊娠）之后
- 子宫常常增大，可能发生子宫穿孔
- 血清 HCG 水平低，但持续性升高
- 据认为多数为良性（75% ~ 85%）

大体病理学

- 大体病理学表现不同：局限性或边界不清
- 局限于子宫肌层，蔓延到子宫内膜腔或浸润到浆膜
- 质软，切面呈褐色，伴有小灶状肿瘤坏死

组织病理学

- 以中间滋养细胞为主
  - 细胞中等大小，伴有单个细胞核，胞质不透明，没有空泡
  - 肿瘤细胞可以有非典型性和活跃的核分裂，伴有不规则的细胞边缘
- 滋养细胞浸润并分割子宫肌层平滑肌纤维
- 有血管浸润，从血管周围到血管腔，最后取代整个血管壁
- 血管壁有纤维素样物质沉积
- 预后不好的指征包括：细胞密集、核分裂指数高、明显的坏死、局部播散和远处转移（肺、肝、腹腔、脑）

特殊染色和免疫组织化学

- 细胞角蛋白呈阳性
- HPL 呈弥漫性阳性（以中间滋养细胞为主）

- HCG 呈局灶阳性

其他诊断技术

- 细胞遗传学：流式细胞术检查为二倍体

鉴别诊断

- 胎盘部位逾常
  - 显微镜下可见的病灶
  - 刮宫后血清 HCG 水平恢复到正常
- 胎盘部位结节和斑块
  - 小而非常局限
  - 广泛的玻璃样变性
  - 缺乏细胞非典型性和核分裂象
  - 刮宫后血清 HCG 水平恢复到正常
- 绒毛膜癌
  - 血清 HCG 水平明显升高：几十到几千 mIU/ml
  - 双相性滋养细胞群，伴有明显的出血和坏死
  - 血管和血管周围缺乏纤维素样物质
- 上皮样平滑肌肉瘤
  - 血清 HCG 水平正常
  - 血管和血管周围缺乏纤维素样物质
  - 细胞角蛋白、HCG 和 HPL 呈阴性
- 低分化癌
  - 血管壁缺乏纤维素样物质
  - HCG 和 HPL 免疫组化染色呈阴性
  - 血清 HCG 水平呈阴性（除了妊娠患者以外）

提要

- 据认为这些肿瘤是绒毛外中间滋养细胞调节异常所致，表现为浸润子宫肌层和血管，类似于种植部位
- 多数为良性（10% ~ 15% 为恶性）
- 恶性肿瘤对化疗没有反应
- 可能伴有肾病综合征，表现为血尿和蛋白尿，伴有肾小球毛细血管嗜酸性物质沉积

精选文献

Duncan DA, Mazur MT: Placental site trophoblastic tumor: A study of 55 cases and review of the literature emphasizing factors of prognostic significance. Gynecol Oncol 100:511-520, 2006.

Papadopoulos AJ, Foskett M, Seckl MJ, et al: Twenty-five years' clinical experience with placental site trophoblastic tumors. J Reprod Med 47:460-464, 2002.

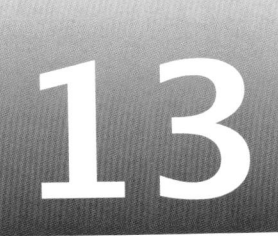

Martha M. Quezado 和 Maria J. Merino 著
丁效蕙　回允中　译

13 乳　腺
Breast

乳晕下脓肿　Subareolar Abscess

临床特征

- 发生于泌乳和非泌乳的乳腺，通常见于非泌乳乳腺
- 任何年龄的妇女均可发生，典型者见于生育年龄

的妇女
- 可表现为乳腺疼痛、红斑及水肿
- 与脓肿形成有关的微生物包括诸如葡萄球菌、变形杆菌、类杆菌和链球菌类的细菌
- 可有复发倾向，并可能形成广泛的瘘管

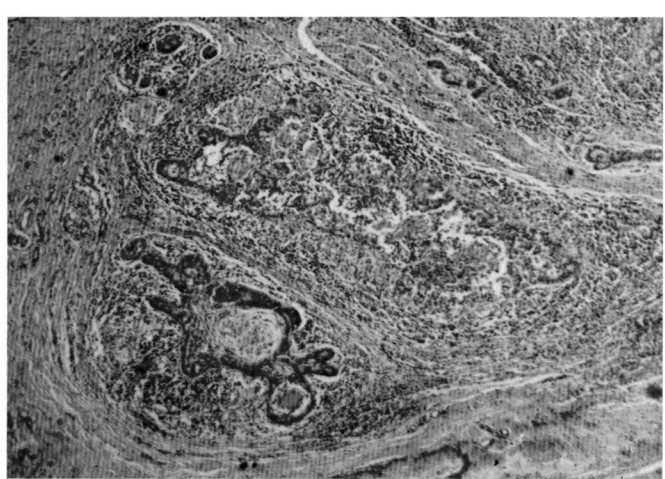

图 13-1　乳晕下脓肿。注意导管扩张，内衬化生的鳞状上皮。腺腔内含角化物和细胞碎片。背景可见混合性炎症细胞。

大体病理学

- 切开和引流急性病变，可见脓液排出物
- 慢性病变可形成从脓腔到其上皮肤的瘘管

组织病理学

- 乳腺导管周围广泛的中性粒细胞炎性浸润
- 受累导管表现为广泛的鳞状化生，输乳管内可见细胞碎片和角蛋白栓
- 可见异物巨细胞反应

特殊染色和免疫组织化学

- 微生物特殊染色 [Gomori 环六亚甲基四胺银（GMS）、PAS 和抗酸杆菌（AFB）] 阴性

其他诊断技术

- 没有帮助

鉴别诊断

▋ 浆细胞性乳腺炎
- 炎症主要由浆细胞组成，混合有淋巴细胞而不是中性粒细胞

▋ 肉芽肿性小叶性乳腺炎
- 乳腺小叶内及其周围肉芽肿性炎

提要

- 首选的治疗是切开、引流以及抗生素治疗
- 如有窦道形成或在反复发作的病例，可行乳头和大导管系统手术切除术

精选文献

Li S, Grant CS, Degnim A, et al: Surgical management of recurrent subareolar breast abscesses: Mayo Clinic experience. Am J Surg 192:528-529, 2006.

Versluijs-Ossewaarde FN, Roumen RM, Goris RJ: Subareolar breast abscesses: Characteristics and results of surgical treatment. Breast J 11:179-182, 2005.

Meguid MM, Oler A, Numann PJ, Khan S: Pathogenesis-based treatment of recurring subareolar breast abscess. Surgery 118:775, 1995.

浆细胞性乳腺炎　Plasma Cell Mastitis

临床特征

- 典型者见于 10 ～ 40 岁女性
- 通常发生于停止哺乳后几年（平均间隔为 4 年）
- 急性发作时表现为乳房触痛、发红和乳头溢液
- 急性期后常遗留一个可触及的硬块

大体病理学

- 大而扩张的导管含有浓稠的棕黄色分泌物

组织病理学

- 导管和小叶内及其周围可见广泛的淋巴浆细胞浸

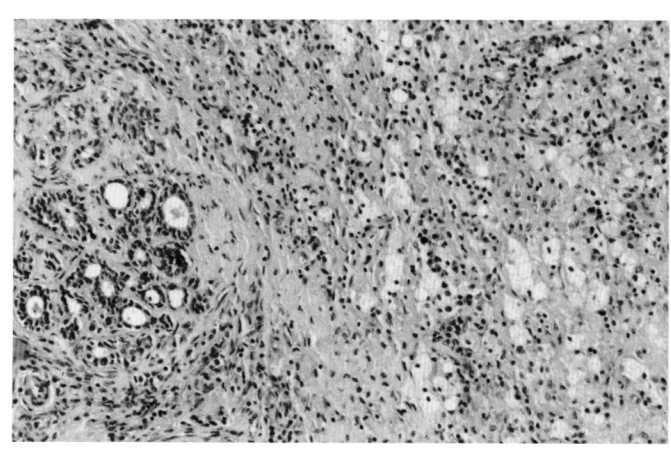

图 13-2　浆细胞性乳腺炎。注意小叶单位周围密集的淋巴浆细胞浸润。亦可见明显的黄色瘤样反应。

润
- 常见导管上皮增生
- 可见坏死区域
- 常见散在的肉芽肿和组织细胞（黄色瘤样反应）

特殊染色和免疫组织化学

- 微生物特殊染色（GMS，PAS，AFB）阴性

其他诊断技术

- 没有帮助

鉴别诊断

■ 肉芽肿性小叶性乳腺炎
- 主要是肉芽肿性炎，伴有少量浆细胞成分
■ 结核性乳腺炎
- 肉芽肿性炎伴有干酪性坏死
- 抗酸杆菌（AFB）染色偶尔可能阳性

提要

- 临床表现与癌相似
- 可通过细针吸取诊断，但应避免将增生的导管上皮误诊为癌
- 切除活检可以治愈，而且可以避免皮肤溃疡或瘘道形成

精选文献

Baslaim MM, Khayat HA, Al-Amoudi SA: Idiopathic granulomatous mastitis: A heterogeneous disease with variable clinical presentation. World J Surg 31:1677-1681, 2007.
Tavassoli FA: Plasma cell mastitis. In Pathology of the Breast, 2nd ed. Stamford, CT, Appleton & Lange, 1999, pp 792-793.
Tournant B: Lymphocytic plasma cell mastitis. Arch Anat Cytol Pathol 43:88-92, 1995.

肉芽肿性小叶性乳腺炎
Granulomatous Lobar Mastitis

临床特征

- 病因不明，但已知与妊娠、激素治疗、感染及自身免疫性疾病有关
- 出现在妊娠后
- 通常发生于产后 2 年左右；也可见于产后多年以后

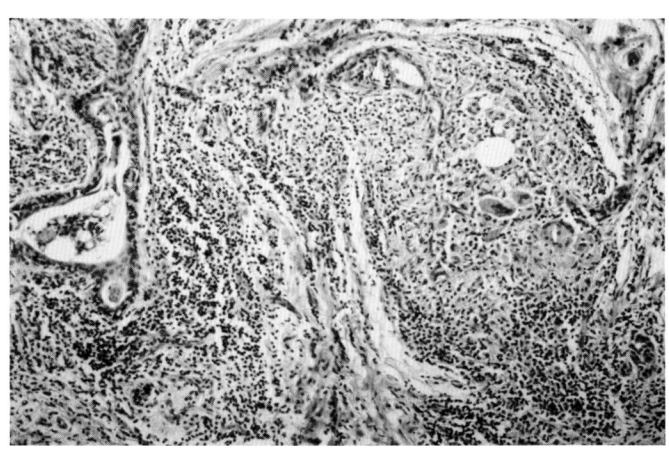

图 13-3　**肉芽肿性乳腺炎**。肉芽肿性炎导致乳腺小叶单位变形，可见巨细胞。

- 典型者表现为明显、质硬的乳腺肿块
- 临床表现与癌相似

大体病理学

- 质硬到坚硬的乳腺肿块，多位于乳腺周边部位
- 肿块常为结节状结构
- 大小可达 8cm；一般为 4 ~ 6cm

组织病理学

- 乳腺小叶内及其周围肉芽肿性炎（肉芽肿性小叶炎）
- 小叶内炎性反应包括肉芽肿、多核巨细胞、浆细胞和嗜酸性粒细胞
- 偶见脂肪坏死和小脓肿形成

特殊染色和免疫组织化学

- 微生物特殊染色（GMS，PAS，AFB）阴性
- 细胞角蛋白或其他上皮标志物可能有助于确定或排除被显著的肉芽肿反应掩盖的癌

其他诊断技术

- 没有帮助

鉴别诊断

■ 浆细胞性乳腺炎
- 小叶内及其周围显著的浆细胞浸润
- 常伴有导管上皮增生

- 结核性乳腺炎
  - 肉芽肿性炎伴有干酪样坏死，AFB 染色可能阳性
- 乳腺脓肿
  - 明确的急性炎症细胞浸润（脓肿形成）
- 结节病
  - 原发性乳腺结节病少见
  - 典型者可见弥漫性非干酪坏死性结节病样肉芽肿，见于乳腺小叶之间
- 猫抓病
  - 淋巴结内肉芽肿反应，可累及乳内淋巴结

提要

- 妊娠后发生
- 临床表现与癌相似
- 典型的组织学表现是小叶内及其周围炎性反应，伴有大量多核巨细胞

精选文献

Marriott DA, Russell J, Grebosky J, et al: Idiopathic granulomatous lobular mastitis masquerading as a breast abscess and breast carcinoma. Am J Clin Oncol 30:564-565, 2007.

Khamapirad T, Hennan K, Leonard M Jr, et al: Granulomatous lobular mastitis: Two case reports with focus on radiologic and histopathologic features. Ann Diagn Pathol 11:109-112, 2007.

Bhaskaran CS, Prasad KR, Rao G, et al: Chronic granulomatous mastitis: review of 26 cases with special reference to chronic lobular mastitis. Ind J Pathol Microbiol 35:38-43, 1992.

脂肪坏死　Fat Necrosis

临床特征

- 可以表现为无痛性的可触及的乳腺肿块，或伴有乳腺触痛
- 临床表现和乳房 X 线检查可能与癌相似
- 认为与外伤有关，最常见于先前有过乳腺手术史者；其他可能的病因因素包括囊液吸取术、放疗、华法林（warfarin）的使用、乳腺感染

大体病理学

- 典型者小（＜ 2cm）
- 单发性或多发性，质硬的、圆形或不规则形肿块
- 棕黄色条纹，常见致密的纤维化区域
- 可见出血区域

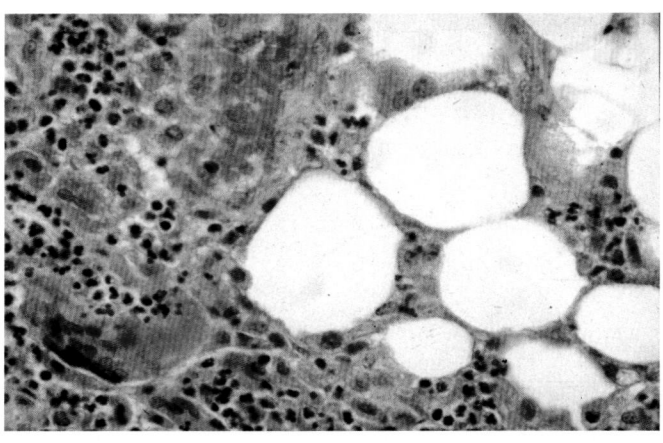

图 13-4　脂肪坏死。脂肪空泡被慢性炎症细胞和巨细胞浸润包围。

- 可发生囊性变性和钙化

组织病理学

- 小的囊性间隙周围有丰富的充满脂质的和泡沫样的巨噬细胞
- 通常可见异物巨细胞和慢性炎症（淋巴浆细胞浸润）
- 陈旧性病变可见成纤维细胞增生和胶原沉积
- 晚期表现为瘢痕形成和周围钙化

特殊染色和免疫组织化学

- CD68：组织细胞阳性
- S-100 蛋白阴性
- 细胞角蛋白阴性

其他诊断技术

- 没有帮助

鉴别诊断

- 浸润性导管癌
  - 肿瘤细胞显示细胞非典型性和核分裂活性增加，缺乏脂肪坏死时可见的空泡状胞质
  - 肿瘤细胞细胞角蛋白阳性，CD68 阴性
- 颗粒细胞瘤
  - 多角形细胞呈巢状或片状分布，伴有丰富的嗜酸性颗粒状胞质
  - 缺乏伴随的巨细胞和淋巴浆细胞浸润
  - 颗粒细胞 S-100 蛋白阳性，CD68 阴性

提要

- 50% 以上的病例有外伤史
- 脂肪坏死几乎总是发生于先前活检腔的周围
- 皮肤改变可能与癌相似
- 乳房 X 线检查可见外周钙化，被描述为蛋壳样钙化

精选文献

Tan PH, Lai LM, Carrington EV, et al: Fat necrosis of the breast: A review. Breast 15:313-318, 2006.

Miller JA, Festa S, Goldstein M: Benign fat necrosis simulating bilateral breast malignancy after reduction mammoplasty. South Med J 91:765-767, 1998.

Mandrekas AD, Assimakopoulos GI, Mastorakos DP, Pantzalis K: Fat necrosis following breast reduction. Br J Plast Surg 47:560-562, 1994.

糖尿病性乳腺病 Diabetic Mastopathy

临床特征

- 多数病例见于应用外源性胰岛素的 1 型糖尿病妇女
- 大量报道发生于绝经期前妇女，年龄分布广泛（青少年直到 40 多岁乃至 60 岁）
- 大约 50% 的病例为双侧性
- 主诉通常为质硬的、无痛的、可移动的乳腺肿块
- 乳房 X 线检查没有特异性发现

大体病理学

- 质硬、均质性、灰白色的乳腺组织

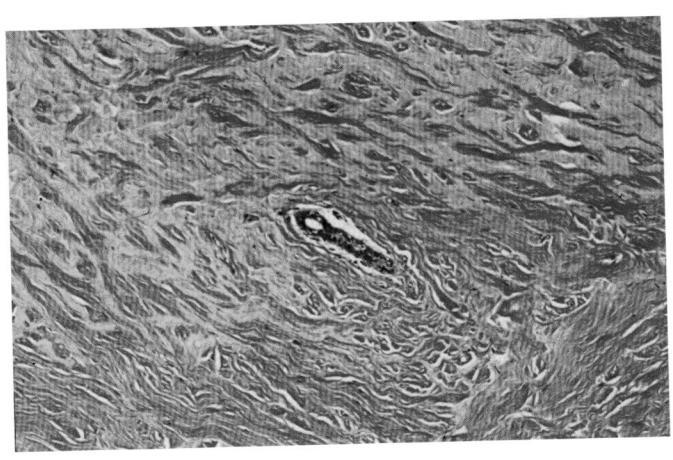

图 13-5 糖尿病性乳腺病。 导管萎缩，周围为致密的胶原性间质。

- 典型者无明显的肿块可见

组织病理学

- 致密的胶原性间质（瘢痕疙瘩样），伴有良性表现的成纤维细胞增生
- 无细胞学非典型性
- 小血管周围、小叶和导管内及其周围淋巴细胞浸润

特殊染色和免疫组织化学

- 淋巴细胞一般 CD20 阳性（B 细胞系）

其他诊断技术

- 没有帮助

鉴别诊断

- 肉芽肿性小叶性乳腺炎
  - 乳腺小叶内及其周围肉芽肿性炎
- 乳腺脓肿
  - 显著的中性粒细胞炎症性浸润
- 纤维性囊性病变
  - 表现为不同的组织学改变，可包括囊肿形成、大汗腺化生、腺病和导管上皮增生

提要

- 致病因素可能为糖尿病患者存在胶原代谢异常
- 自限性病变主要累及绝经前妇女
- 切除活检是恰当的治疗手段，复发病例罕见

精选文献

Fong D, Lann MA, Finlayson C, et al: Diabetic (lymphocytic) mastopathy with exuberant lymphohistiocytic and granulomatous response: A case report and review of the literature. Am J Surg Pathol 30:1330-1336, 2006.

Hunfeld KP, Bassler R: Lymphocytic mastitis and fibrosis of the breast in long-standing insulin-dependent diabetics: A histopathologic study on diabetic mastopathy and report of ten cases. Gen Diagn Pathol 143:49-58, 1997.

Morgan MC, Weaver MG, Crowe JP, Abdul-Karim FW: Diabetic mastopathy: A clinicopathologic study in palpable and nonpalpable breast lesions. Mod Pathol 8:349-354, 1995.

Tomaszewski JE, Brooks JS, Hicks D, Livolsi VA: Diabetic mastopathy: A distinctive clinicopathologic entity. Hum Pathol 23:780-786, 1992.

幼年性或处女乳腺肥大
Juvenile or Virginal Hypertrophy

临床特征

- 典型者发生在年轻女孩（＜16岁）
- 有单侧或双侧乳腺快速生长的病史，乳腺可以很大，并持续存在；其上皮肤可发生充血和坏死
- 乳房X线检查呈良性表现

大体病理学

- 单侧或双侧乳腺的弥漫性病变
- 无散在的肿块

组织病理学

- 以结缔组织和导管结构增生为特征
- 缺乏正常的乳腺小叶发育
- 组织学特征可能与男性乳腺发育相似

特殊染色和免疫组织化学

- 没有帮助

其他诊断技术

- 没有帮助

鉴别诊断

- 幼年性纤维腺瘤
  - 散在的结节，平均直径2～3cm，可从周围乳腺组织"剜出"

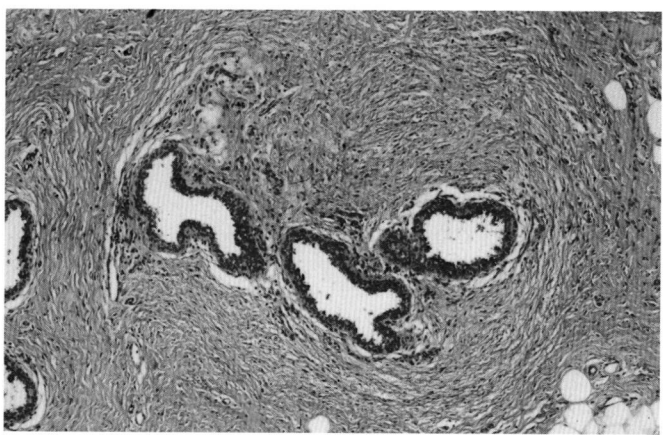

图13-6　**幼年性乳腺肥大。**导管结构周围为增生的疏松结缔组织。

- 富于细胞的胶原性间质，伴有增生的裂隙样分支状导管

提要

- 有每一侧乳房重量超过17磅的病例报告
- 组织学检查类似男性乳腺发育
- 可能与青春期乳腺组织对雌激素刺激过于敏感有关
- 常为散发性，也有家族性病例报告；PTEN基因突变与处女乳腺肥大有关，并伴有恶性变的危险性增加

精选文献

Koves IH, Zacharin M: Virginal breast hypertrophy of an 11 year old girl. J Pediatr Child Health 43:315-317, 2007.

Govrin-Yehudain J, Kogan L, Cohen HI, Falik-Zaccai F: Familial juvenile hypertrophy of the breast. J Adolesc Health 35:151-155, 2004.

Netscher D, Mosharrafa AM, Laucirica R: Massive asymmetric virginal breast hypertrophy. South Med J 89:434-437, 1996.

颗粒细胞瘤　Granular Cell Tumor

临床特征

- 典型者见于绝经期前妇女
- 表现为质硬的、无痛性、孤立性肿块，常见于内上象限
- 乳房X线检查表现与癌相似

大体病理学

- 质硬的肿块，境界清楚，或偶见浸润性边缘
- 典型者＜5cm
- 切面灰白色或褐色
- 大体表现可能与浸润性癌相似

组织病理学

- 肿瘤由呈巢状或片状排列的多角形细胞构成，伴有丰富的嗜酸性胞质颗粒
- 细胞具有均匀一致的圆形核，染色质疏松，核仁明显
- 偶尔可见核分裂象
- 浸润性生长方式；常常围绕小叶并侵犯脂肪组织

特殊染色和免疫组织化学

- S-100蛋白：显示胞质颗粒，胞质和核染色强阳性

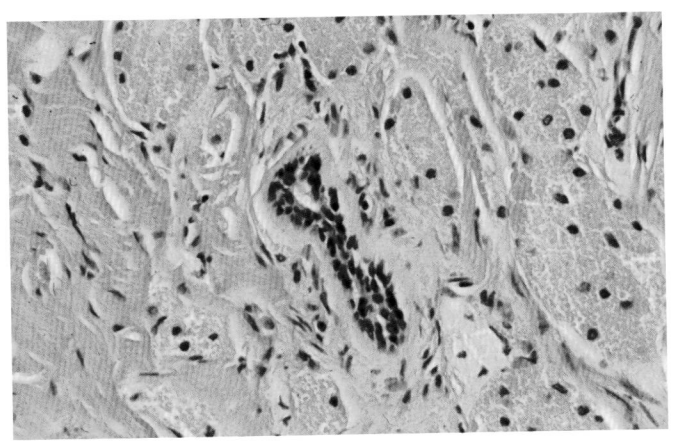

图 13-7 颗粒细胞瘤。显微镜下，肿瘤细胞浸润乳腺实质，被纤细的纤维组织束分隔成小巢。

- 癌胚抗原（CEA）：弥漫阳性
- 细胞角蛋白和上皮膜抗原（EMA）阴性
- Actin、肌红蛋白（myoglobin）、结蛋白阴性
- 雌激素受体（ER）和孕激素受体（PR）阴性

其他诊断技术

- 电子显微镜检查显示髓鞘和大量溶酶体

鉴别诊断

- 组织细胞病变，包括脂肪坏死和乳腺导管扩张
  - 颗粒细胞瘤通常没有组织细胞相关性抗原的免疫组化反应，例如 α_1- 抗胰蛋白酶、α_1- 抗糜蛋白酶，但 CD68 免疫反应已有描述
- 大汗腺癌
  - 肿瘤细胞大，伴有多形性核和明显的核仁
  - 典型者显示伴随的导管内成分
  - 细胞角蛋白阳性
- 转移性肿瘤，包括嗜酸细胞性肾细胞癌、黑色素瘤和腺泡状软组织肉瘤
  - 恶性组织学特征连同一系列的免疫组化染色有助于鉴别诊断，包括细胞角蛋白、EMA（肾癌阳性）、MART-1、HMB-45（黑色素瘤阳性）和 myoglobin（腺泡状软组织肉瘤阳性）

提要

- 通常为良性；仅有少数转移的病例报告
- 嗜酸性胞质颗粒为丰富的溶酶体
- 治疗为广泛局部切除；如切除不完全可能复发

精选文献

Adeniran A, Al-Ahmadie H, Mahoney MC, Robinson-Smith TM: Granular cell tumor of the breast: A series of 17 cases and review of the literature. Breast J 10:528-531, 2004.
Sirgi KE, Sneige N, Fanning TV, et al: Fine-needle aspirates of granular cell lesions of the breast: Report of three cases, with emphasis on differential diagnosis and utility of immunostaining for CD68 (KP1). Diagn Cytopathol 15:403-408, 1996.
Damiani S, Koerner FC, Dickersin GR, et al: Granular cell tumour of the breast. Virchows Arch A Pathol Anat Histopathol 420:219-226, 1992.

纤维性囊性改变　Fibrocystic Changes

临床特征

- 最常见的女性乳腺疾病
- 主要影响绝经期前妇女（20～50岁）
- 双侧性和多灶性
- 不规则、质硬的结节状乳腺组织，伴有散在的肿块
- 乳房常有触痛
- 典型者乳腺结节随着月经周期波动而改变

大体病理学

- 不规则的、有弹性的纤维性乳腺组织
- 肉眼可见囊肿，内容透明或混浊的液体
- 可见蓝顶囊肿

组织病理学

- 囊肿形成
  - 囊肿大小不同，内衬扁平或立方上皮细胞

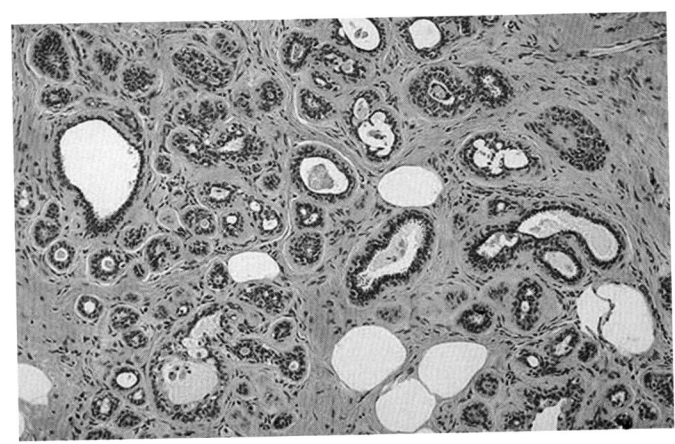

图 13-8 纤维性囊性改变，以囊肿形成、间质纤维化和硬化性腺病为特征。

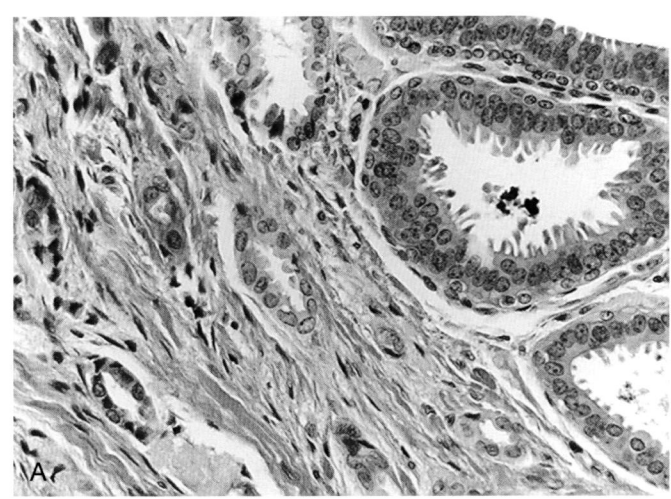

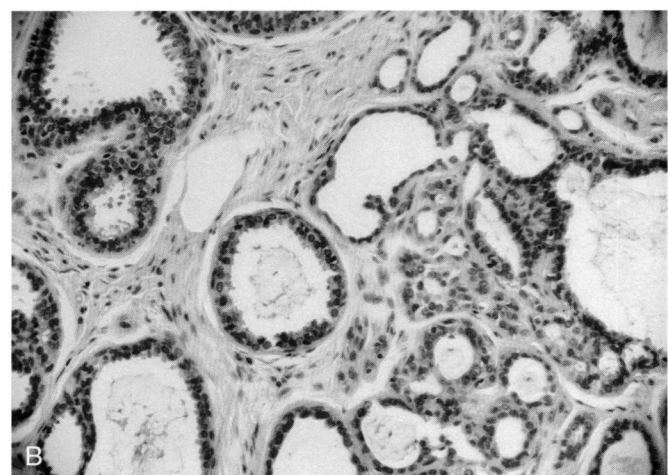

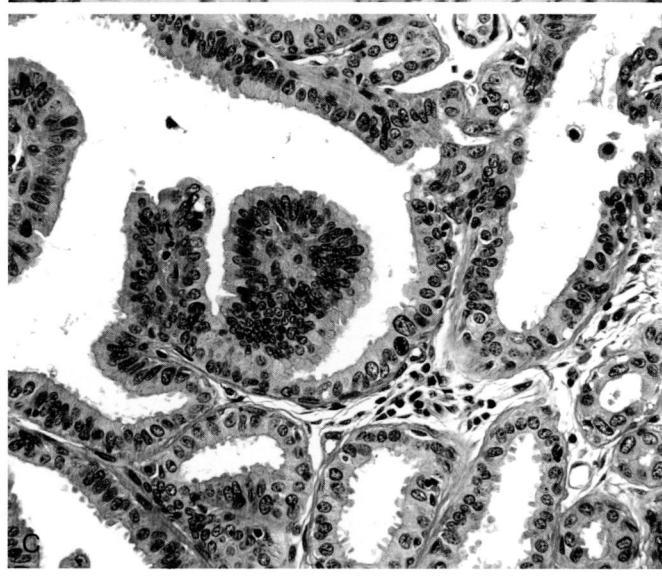

图 13-9　纤维性囊性改变伴柱状细胞病变。 A，显示柱状细胞改变的扩张的腺泡，内衬 2 层细胞，偶见尖端突起、腔内分泌物，无非典型性。扩张的腺泡显示 (B) 柱状细胞改变和 (C) 柱状细胞增生，伴有细胞非典型性（扁平上皮非典型性），内衬 2 层以上的细胞，偶见乳头形成和细胞非典型性。

- 间质纤维化
  - 导管及小叶周围致密的纤维化
- 大汗腺化生
  - 囊肿内衬大的多角形细胞，伴有丰富的颗粒性嗜酸性胞质和小而深染的细胞核
- 硬化性腺病
  - 常表现为多发性、境界清楚的病灶
  - 细小的导管增生，仍保留小叶结构
  - 间质和肌上皮细胞增多
  - 常见微小钙化
- 不伴非典型性的上皮增生
  - 导管细胞增生，导管腔内充满各种各样的圆形到卵圆形细胞
  - 导管的周围常见不规则的裂隙样开窗
- 柱状细胞病变
  - 柱状细胞病变（columnar cell lesion，CCL）是指终末导管小叶单位的腺泡增大，内衬柱状细胞，偶见腺腔内分泌物和钙化
    - 柱状细胞改变（columnar cell change, CCC）
      - 腺泡扩张，边缘呈波浪状；上皮细胞可达 2 层；核卵圆形，与基底膜垂直排列，核仁不明显；核分裂象少见；细胞顶端可见突起，偶伴腺腔内分泌物和钙化
    - 柱状细胞增生（columnar cell hyperplasia, CCH）
      - 超过 2 层细胞，伴有乳头状结构；顶端突起、分泌物和钙化常见
    - 扁平上皮非典型性（CCC 和 CCH，伴有细胞非典型性）
      - 腺泡轮廓清晰，伴有核仁的圆形细胞核不与基底膜垂直，偶见核分裂象；高级别上皮非典型性**不是**它的特征

特殊染色和免疫组织化学

- 柱状细胞病变 ER、PR、BCL-2、细胞角蛋白 19 染色阳性
- 柱状细胞病变 p53、C-erb-B2（HER-2-neu）染色阴性

其他诊断技术

- 没有帮助

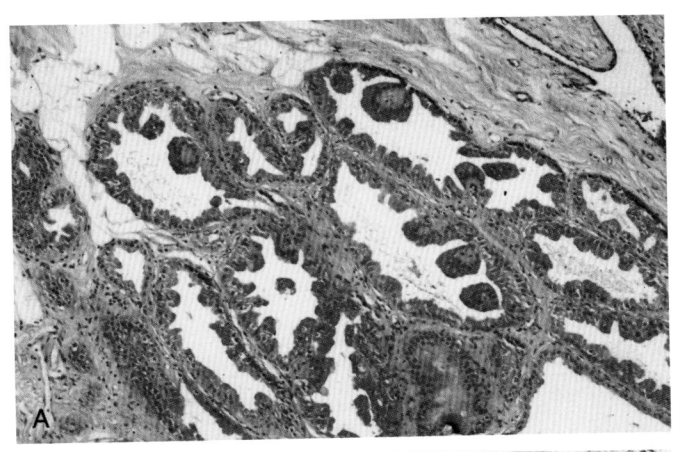

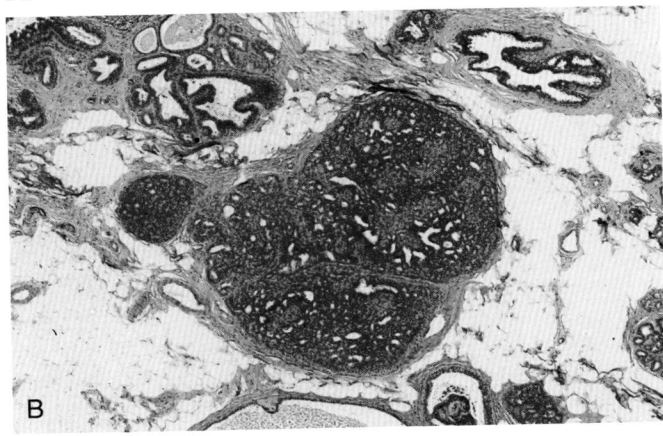

图 13-10　A，大汗腺化生。导管扩张，内衬化生的大汗腺细胞。细胞呈柱状，具有颗粒状粉红色胞质。B，不伴非典型性的导管增生。导管腔隙膨胀，内容实性增生的导管细胞。注意显著的开窗，伴有大小不等的次级腺腔形成。

鉴别诊断

■ 纤维瘤病
- 细胞非常丰富，由细长的梭形细胞组成
- 缺乏囊肿形成及纤维囊性病变的其他特征

■ 非典型性导管增生或导管原位癌
- 比伴有非典型性的柱状细胞病变（扁平上皮非典型性）细胞非典型性明显，而且结构改变复杂

提要

- 临床可能与癌相似
- 多数病例是在肿块切除之后做出诊断的（占全部乳腺外科手术的 50% 以上）
- 典型者表现为以下几种特征，包括囊肿形成、大汗腺化生、纤维化、慢性炎症和不伴有非典型性的上皮增生

- 柱状细胞病变显示 16q 丢失；可能为低级别导管原位癌的早期改变
- 认为与雌激素和孕激素失衡有关；口服避孕药可降低发生纤维性囊性改变的危险性
- 硬化性腺病发生癌的危险性轻度增加（1.5 ～ 2 倍）
- 大汗腺化生、间质纤维化或无非典型性的轻度导管上皮增生均与发生癌的危险性增加无关；不伴有非典型性的显著导管上皮增生发生癌的危险性轻度增加（1.5 ～ 2 倍）

精选文献

Santen RJ, Mansel R: Benign breast disorders. N Engl J Med 353:275-285, 2005.

Fiorica JV: Fibrocystic changes. Obstet Gynecol Clin North Am 21:445-452, 1994.

Vorherr H: Fibrocystic breast disease: Pathophysiology, pathomorphology, clinical picture, and management. Am J Obstet Gynecol 154:161-179, 1986.

腺病　Adenosis

临床特征

- 主要发生于绝经期前妇女（20 ～ 40 岁）
- 典型者伴有纤维性囊性改变
- 可见于因怀疑或不确定微小钙化而切除的活检标本中

大体病理学

- 通常见于纤维性囊性改变伴有纤维化和囊肿形成的区域
- 显著的腺病瘤（adenosis tumor）界限清楚；而硬化性腺病边界不甚清楚
- 伴有大量微小钙化的病变，切面有沙粒感

组织病理学

- 通常由境界清楚的良性增生的导管结构构成
- 导管具有卵圆形或细长的轮廓
- 界限清楚的上皮层和肌上皮层
- 常见微小钙化
- 显著的腺病可见细胞变大，核多形性，核分裂正常，局灶坏死或梗死，特别是在妊娠期和哺乳期
- 硬化性腺病可能累及神经

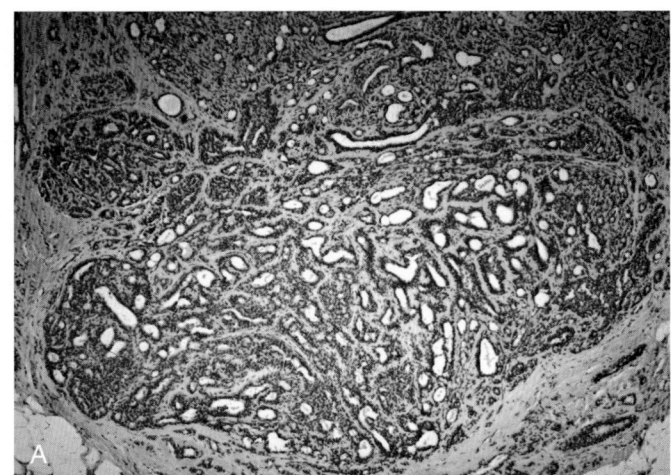

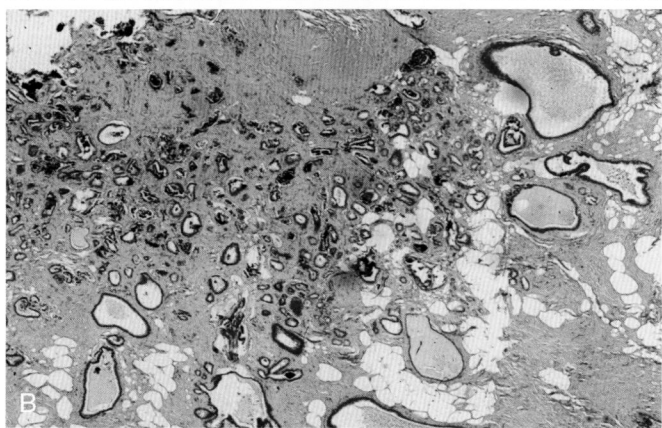

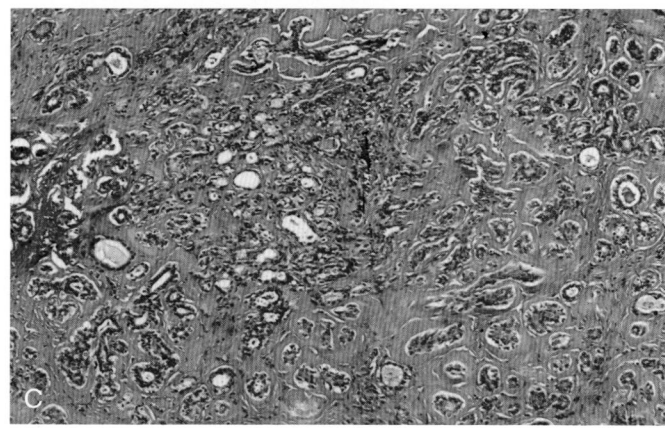

图 13-11 **A，硬化性腺病。**界限清楚的导管密集排列的区域，仍保留小叶结构。**B，硬化性腺病。**显示增生的导管之间为致密的胶原性间质。注意导管内多发性微小钙化。**C，微小腺体性腺病。**在致密的胶原背景中可见导管增生，缺乏小叶结构。

- 腺病存在以下几种形态和亚型
  — 硬化性腺病（最常见的亚型）
    - 常表现为多发性界限清楚的病灶

- 变细的小导管增生，小叶结构保留
- 间质和肌上皮细胞增多
- 导管周围间质致密
- 常见微小钙化
— 大汗腺腺病
  - 小导管增生，伴有广泛的大汗腺细胞化生
  - 细胞具有大的核仁
— 微小腺体性腺病（罕见的亚型）
  - 小的圆形小导管随意排列，缺乏小叶结构
  - 背景显示细胞稀少和胶原性间质
  - 增生的导管常延伸至正常乳腺导管和小叶的周围，甚至可能伸入邻近的脂肪组织
  - 导管腔内含胶样嗜酸性分泌物（PAS 阳性）
  - 良性的细胞学特征，典型表现为胞质透明或空泡状，核分裂象罕见
  - 非典型性微小腺体性腺病具有典型性腺病病灶以及结构较为复杂和细胞非典型性的区域
  - 缺乏肌上皮细胞层（S-100 蛋白、SMA、平滑肌肌球蛋白重链和 p63 阴性）
  - EMA 和 ER 通常阴性
- 腺病瘤（adenosis tumor）：大体可以辨认的肿块，由大量相邻的腺病病灶构成

特殊染色和免疫组织化学

- 细胞角蛋白、S-100 和组织蛋白酶 D（cathepsin D）染色显示微小腺体性腺病的上皮细胞
- SMA、S-100、平滑肌肌球蛋白重链和 p63 染色显示肌上皮细胞层
- PAS、层粘连蛋白（laminin）和胶原Ⅳ染色显示硬化性腺病的基底膜

其他诊断技术

- 没有帮助

鉴别诊断

浸润性小管癌

- 导管杂乱排列，伴有成角的开放的腺腔和上皮细胞桥
- 缺乏肌上皮细胞层（微小腺体性腺病也如此）
- 腔内缺乏嗜酸性分泌物
- 内衬细胞具有嗜酸性胞质，常显示顶端突起

- 常见反应性的成纤维细胞性间质，伴有纤维组织增生
- 常伴有导管内癌成分
- EMA 和 ER 通常阳性

■ 浸润性小叶癌
- 典型者显示呈单行浸润的小而均匀一致的圆形细胞，或出现腺泡结构
- 缺乏小叶结构和肌上皮细胞层（类似于微小腺体性腺病）

提要

- 典型的硬化性腺病表现为小导管增生，小叶结构保留
- 硬化性腺病的肌上皮细胞增生有助于与癌鉴别
- 微小腺体性腺病与小管癌鉴别困难；最好的鉴别特征包括小导管的形状和间质的特性
- 现认为腺病发生癌的危险性轻度增加（1.5 ~ 2 倍）

精选文献

Salarieh A, Sneige N: Breast carcinoma arising in microglandular adenosis: A review of the literature. Arch Pathol Lab Med 131:1397-1399, 2007.

Seidman JD, Ashton M, Lefkowitz M: Atypical apocrine adenosis of the breast: A clinicopathologic study of 37 patients with 8.7 year follow up. Cancer 77:2529-2537, 1996.

Lee KC, Chan JK, Gwi E: Tubular adenosis of the breast: A distinctive benign lesion mimicking invasive carcinoma. Am J Surg Pathol 20:46-54, 1996.

James BA, Cranor ML, Rosen PP: Carcinoma of the breast arising in microglandular adenosis. Am J Clin Pathol 100:507-513, 1993.

Eusebi V, Foschini MP, Betts CM, et al: Microglandular adenosis, apocrine adenosis, and tubular carcinoma of the breast: An immunohistochemical comparison. Am J Surg Pathol 17:99-109, 1993.

放射状硬化性病变和放射状瘢痕
Radial Sclerosing Lesion and Radial Scar

临床特征

- 不常见于 30 岁之前的患者
- 典型者小，通常不能被触及
- 通常是意外发现，伴有腺病和纤维性囊性改变
- 乳房 X 线检查显示中心为致密的可透 X 线区，伴有向外呈放射状排列的细的线状阴影；可见微

小钙化
- 乳房 X 线检查可能与癌相似
- 在许多患者中，这种病变为多灶性或双侧性；可见成簇的瘢痕

大体病理学

- 典型者小，很少超过 1cm（放射状瘢痕是指 < 1cm 的病变；复杂的硬化性病变是指 ≥ 1cm 的病变）
- 显示不规则的星状致密的纤维组织；大体所见可能与癌相似

组织病理学

- 假浸润性病变
- 中心的胶原性瘢痕显示纤维化和弹性组织变性，伴有陷入的内衬上皮和肌上皮两层细胞的导管；基底膜完整
- 上皮增生，伴有小导管呈星状或放射状排列，类似于硬化性腺病
- 常见纤维性囊性改变，包括纤维化区域周围的导管增生、导管扩张、腺病和乳头状瘤病
- 导管可显示鳞状化生
- 可见良性导管神经周围浸润
- 坏死罕见，但可能出现小片坏死区域
- 导管不浸润邻近的脂肪组织

特殊染色和免疫组织化学

- SMA 染色显示肌上皮细胞层

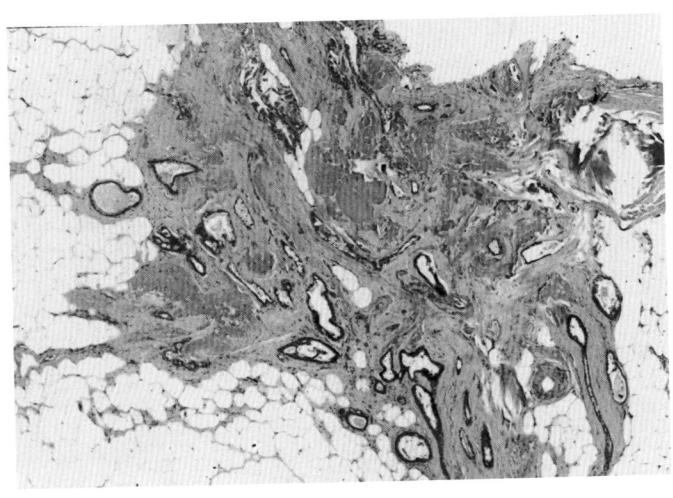

图 13-12　**放射状瘢痕。**中心为胶原性瘢痕，周围绕以呈放射状排列的增生的导管，类似于硬化性腺病。

- S-100 蛋白染色显示肌上皮细胞层

其他诊断技术

- 没有帮助

鉴别诊断

▌ 小管癌

- 导管没有肌上皮细胞层
- 常浸润到周围脂肪组织

提要

- 大都伴有腺病
- 大体和组织学所见可能与癌相似
- 出现肌上皮细胞层和缺乏浸润是最好的鉴别特征
- 在放射状瘢痕背景下发生癌的病例已有报告
- 认为是良性病变，但与非典型性和恶性有关；放射状瘢痕可能是癌发生的独立危险因素

精选文献

Doyle EM, Banville N, Quinn CM, et al: Radial scars/complex sclerosing lesions and malignancy in a screening programme: Incidence and histological features revisited. Histopathology 50:607-614, 2007.

Sanders ME, Page Dl, Simpson JF, et al: Interdependence of radial scar and proliferative disease with respect to invasive breast carcinoma risk in patients with benign breast biopsies. Cancer 1:1453-1461, 2006.

Jacobs TW, Byrne C, Colditz G, et al: Radial scars in benign breast-biopsy specimens and the risk of breast cancer. N Engl J Med 340:430-436, 1999.

Nielsen M, Christensen L, Andersen J: Radial scars in women with breast cancer. Cancer 59:1019-1025, 1987.

导管内乳头状瘤（孤立性和多发性）
Intraductal Papilloma (Solitary and Multiple)

临床特征

▌ 孤立性乳头状瘤

- 典型者发生在乳腺组织中心的输乳管（乳晕下方），常表现为浆液性或血性乳头溢液
- 常见于 40 ~ 60 岁妇女

▌ 多发性乳头状瘤

- 多发性乳头状肿块，典型者位于乳腺组织周围，接近导管系统的分支

- 见于较年轻妇女（40 ~ 50 岁）
- 发生率远远低于孤立性乳头状瘤

大体病理学

- 大的乳头状瘤可见于扩张的或囊性变的导管腔内
- 可触及的病变一般为 2 ~ 3cm，但囊性病变可能超过 10cm

组织病理学

- 导管上皮乳头状增生机化，构成叶状纤维血管轴心或间质
- 可见各种程度的普通型上皮增生
- 乳头融合常形成腺样腔隙或实性区域
- 乳头和腺腔周围有肌上皮细胞层，但是也可能局灶性缺如
- 乳头状瘤可能显示大汗腺、鳞状、黏液、透明细胞或皮脂腺化生
- 可见轴心硬化伴导管上皮内陷，可能被误认为浸润性癌
- 轴心扭转可发生梗死，从而影响非典型性和恶性程度的评估
  - 孤立性乳头状瘤
    - 乳头被覆单层立方到柱状上皮细胞；可见局灶性上皮细胞增生
    - 典型者显示轻度细胞非典型性，核分裂象少见
    - 可出现乳头小叶极度变形和融合（实性导管内乳头状瘤）或显著的硬化（硬化性乳头状瘤）
  - 多发性乳头状瘤
    - 多发性乳头状瘤累及一个以上导管系统或为单个导管系统内的多发性病灶
    - 发生在终末导管小叶单位内，并可能延伸到终末导管
    - 可有显著的上皮增生
    - 可以发生非典型性，表现为乳头被覆伸长的假复层上皮细胞
  - 乳头状瘤伴有非典型性（非典型性乳头状瘤；乳头状瘤伴有非典型性导管增生）和乳头状瘤伴有导管原位癌
    - 乳头状瘤伴有局灶性上皮增生，具有非典型性导管增生（ADH）或导管原位癌

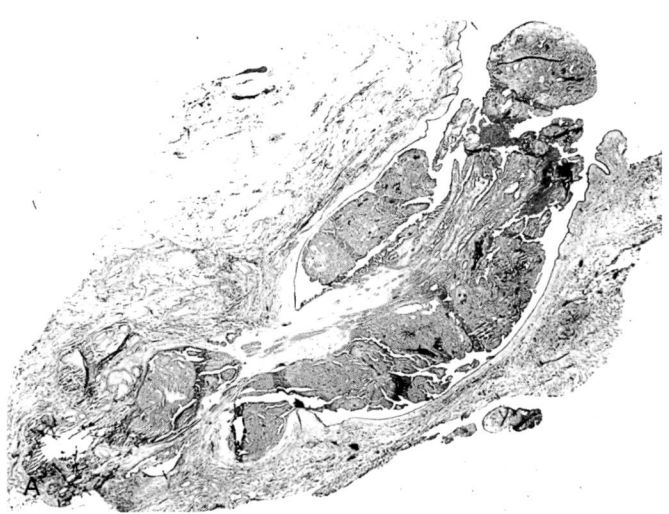

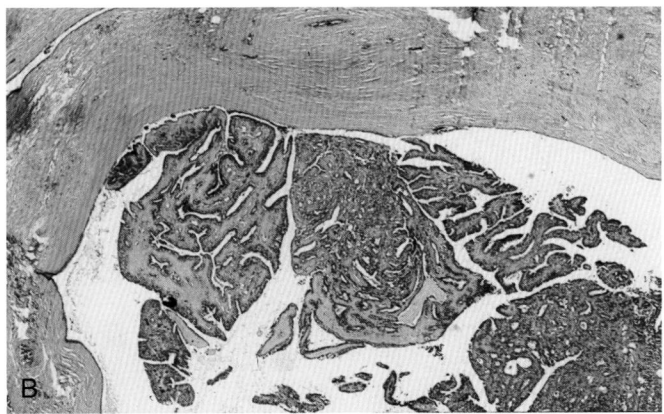

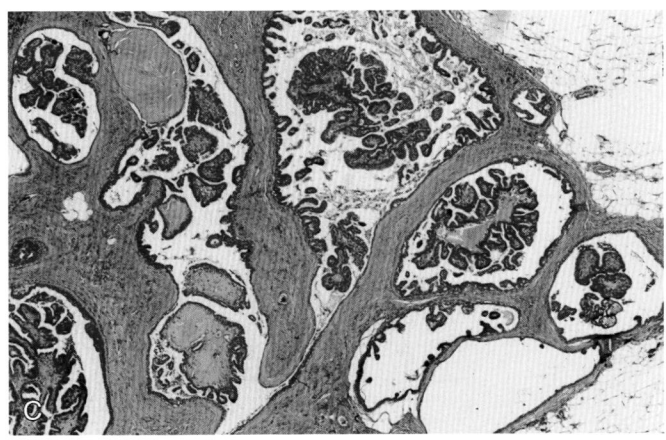

图 13-13 **导管内乳头状瘤**。A，扩张的导管显示乳头状增生，伴有硬化性纤维血管轴心。B，扩张的导管显示乳头状病变，伴有纤细的纤维血管轴心。C，多发性导管内乳头状瘤。扩张的导管显示多发性乳头状病变。

（DCIS）全部的结构和细胞学诊断标准

◇ 乳头状瘤伴有非高级别导管原位癌，此时病变 < 3mm

◇ 乳头状瘤伴有非典型性导管增生（非典

型性乳头状瘤），此时病变 ≤ 3mm

◇ 导管原位癌常表现为低级别或中级别核的非典型性，伴有实性、筛状或微乳头状生长方式；可见小的坏死灶

◇ 非典型性导管增生和导管原位癌病灶内可见局灶性肌上皮细胞缺失或减少

◆ 出现大的非典型性或高级别病变的病灶或坏死，应该命名为**发生在乳头状瘤内的原位癌**

特殊染色和免疫组织化学

● SMA、calponin、S-100 蛋白、平滑肌肌球蛋白重链和 p63 染色显示肌上皮细胞

● 不伴非典型性的乳头状瘤，ER 染色仅见少量不等的上皮细胞阳性；而非典型性导管增生和低级别导管原位癌灶 ER 染色则呈弥漫性阳性反应

● 没有非典型性的乳头状瘤，高分子量细胞角蛋白（HMWCK）染色上皮细胞阳性，例如 CK5/6、CK14 和 CK34βE12，而非典型性导管增生和低级别导管原位癌灶染色阴性

● 结合 ER 阳性和 HMWCK 阴性可用于发现导管内乳头状增生的肿瘤性细胞群

● Ⅷ因子显示纤维血管轴心内的血管内皮细胞（有助于鉴别内皮细胞和肌上皮细胞）

其他诊断技术

● 没有帮助

鉴别诊断

▌乳头状导管原位癌

● 上皮细胞明显的肿瘤性增生，显示乳头状结构和导管内癌的特征，表现为明确的粉刺样、筛状、实性或微乳头状结构；没有大汗腺化生；常见坏死

▌有包膜的（囊内）乳头状癌和非浸润性乳头状癌

● 扩张的导管内乳头状增生，完全由缺乏肌上皮细胞层的乳头组成；近期的研究未证实肿瘤结节周围有肌上皮细胞

提要

● 没有非典型性的孤立性和多发性乳头状瘤发生癌的危险性增加，多发性病变的危险性较高

● 患有多发性非典型性乳头状瘤的妇女发生乳腺癌

的危险性特别高

- 非典型性乳头状病变的临床意义尚不明确，建议完全切除并密切随访
- 当冰冻切片做出导管内乳头状瘤的诊断时，建议根据石蜡切片确定是否有癌
- 已确定伴有明显增生的乳头状瘤有 16p13 位点的杂合性丢失
- 乳头状病变不推荐冰冻切片诊断
- 良性乳头状瘤与乳头状癌最重要的鉴别特征是增生的乳头状腔内成分具有均匀一致的肌上皮细胞层
- 病变内出现大汗腺化生支持良性病变的诊断

精选文献

Collins LC, Schnitt SJ: Papillary lesions of the breast: Selected diagnostic and management issues. Histopathology 52:20-29, 2008.

Mulligan AM, O'Malley FP: Papillary lesions of the breast: A review. Adv Anat Pathol 14:108-119, 2007.

Cristofano CD, Mrad K, Zavaglia K, et al: Papillary lesions of the breast: A molecular progression? Breast Cancer Res Treat 90:71-76, 2005

Renshaw AA, Derhagopian RP, Tizol-Blanco DM, Gould EW: Papillomas and atypical papillomas in breast core needle biopsy specimens: Risk of carcinoma in subsequent excision. Am J Clin Pathol 122:217-221, 2004.

Ciatto S, Andreoli C, Cirillo A, et al: The risk of breast cancer subsequent to histologic diagnosis of benign intraductal papilloma follow-up study of 339 cases. Tumori 77:41-43, 1991.

乳头充分发育的乳头状瘤病
Florid Papillomatosis of the Nipple

临床特征

- 可见于任何年龄，典型者见于中年妇女（30 ~ 50 岁）
- 少数报告发生在男性患者
- 经常表现为浆液性或血性乳头溢液
- 可有疼痛或瘙痒的感觉
- 大多数病例出现可触及的肿块

大体病理学

- 通常形成一个独立的肿块
- 乳头常表现为溃疡、红斑和脱屑

组织病理学

- 特征性的改变为导管显著增生，根据生长方式分

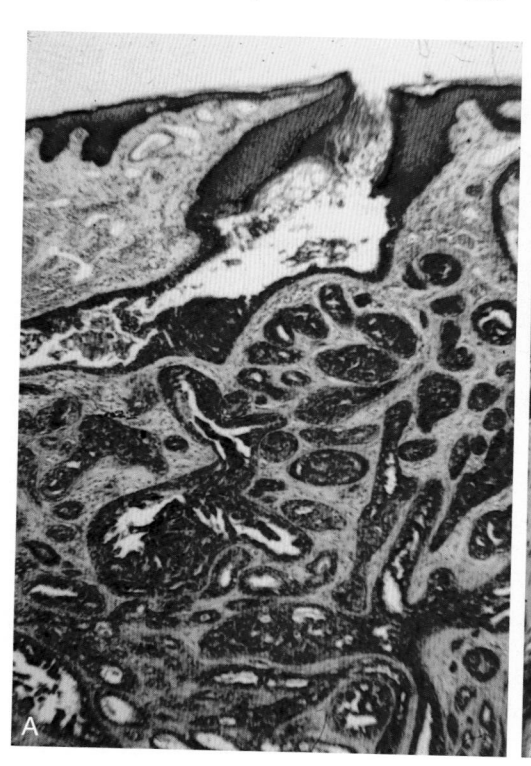
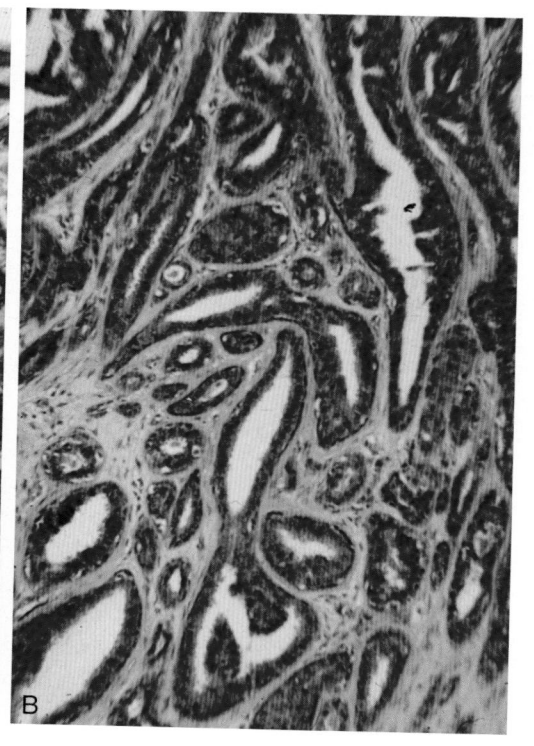

图 13-14　充分发育的乳头状瘤病。A，扩张的导管内充满增生的导管细胞，并延伸至真皮上部。B，小管状排列，伴有局灶性导管增生和纤维性间质。

为 4 种亚型：硬化性乳头状瘤病、乳头状瘤、腺病和混合性增生型
- 常见肌上皮细胞增生，但硬化性病变肌上皮细胞层可能不明显或缺如
- 可见坏死灶和正常核分裂象
- 在乳头状瘤病内可见非典型性导管增生、导管原位癌或浸润性癌区域

特殊染色和免疫组织化学
- SMA、calponin、S-100 蛋白、平滑肌肌球蛋白重链和 p63 染色显示肌上皮细胞

其他诊断技术
- 没有帮助

鉴别诊断
▌Paget 病
- 乳头表皮内有肿瘤细胞
▌导管原位癌或浸润性癌
- 当发现充分发育的乳头状瘤病时，常常出现导管原位癌或浸润性癌
- 可与乳头状瘤病合并存在，或发生于远离乳头状瘤病的区域
- 导管内癌显示筛状、粉刺样、实性或微乳头状结构，可有坏死

提要
- 来源于乳头大导管的良性上皮性肿瘤
- 治疗包括完全切除，通常切除乳头
- 10% 的病例同时或随后发生癌，癌可能发生在乳腺的任何部位

精选文献
Rosen PP, Oberman HA: Atlas of Tumor Pathology: Tumors of the Mammary Gland, 3rd Series, Fascicle 7. Washington, DC, Armed Forces Institute of Pathology, 1993.

Rosen PP, Caicco JA: Florid papillomatosis of the nipple: A study of 51 patients, including nine with mammary carcinoma. Am J Surg Pathol 10:87-101, 1986.

Brownstein MH, Phelps RG, Magnin PH: Papillary adenoma of the nipple: Analysis of fifteen new cases. J Am Acad Dermatol 12:707-715, 1985.

假血管瘤性间质增生
Pseudoangiomatous Stromal Hyperplasia

临床特征
- 见于分娩的妇女
- 表现为质硬而可触及的、无痛性孤立性乳腺肿块，或出现增厚的区域
- 可在因其他原因进行活检时偶然发现

大体病理学
- 境界清楚，典型者有包膜
- 大小不一（典型者 3 ~ 4cm）
- 肿瘤切面表现为纤维性、淡褐色、均匀一致

组织病理学
- 其特征为在致密的胶原性间质中，存在复杂的互相交织吻合的裂隙样腔隙（假血管瘤性）
- 空的腔隙内衬单一形态的肌成纤维细胞性梭形细胞，类似于内皮细胞
- 可能形成主要由梭形细胞构成的实性病灶

特殊染色和免疫组织化学（肌成纤维细胞）
- 内衬假血管瘤性腔隙的梭形细胞波形蛋白阳性
- 多数病例 CD34 阳性

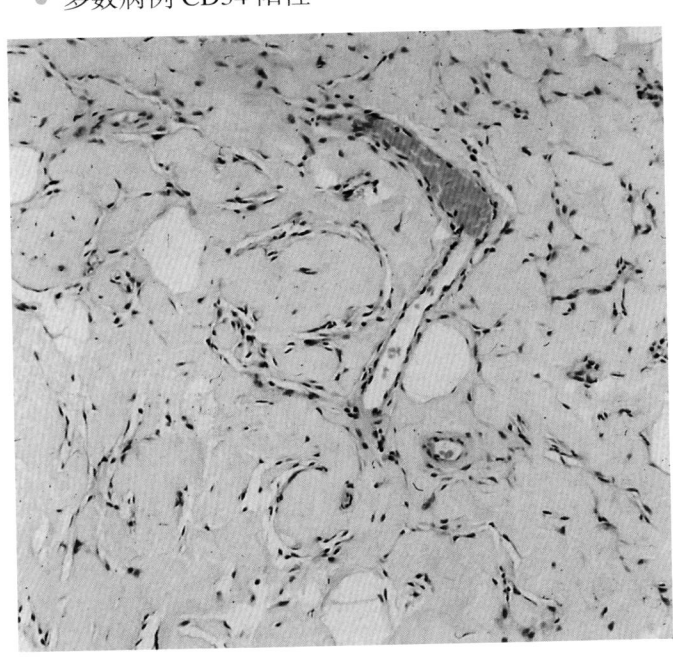

图 13-15　**假血管瘤性间质增生。** 致密的胶原性背景中可见复杂的相互吻合的裂隙样腔隙。

- CD31 阳性少见
- SMA 反应性不等
- 细胞角蛋白、Ⅷ因子和 Ulex europaeus 阴性

其他诊断技术

- 电子显微镜检查：假血管瘤性腔隙的内衬细胞显示成纤维细胞分化

鉴别诊断

▌ 血管瘤

- 裂隙样腔隙为血管，常含有血液
- 内衬细胞为内皮细胞，显示细胞角蛋白、CD31、Ⅷ因子和 U. europaeus 阳性

▌ 低级别血管肉瘤

- 相互吻合的血管腔隙，内衬非典型性内皮细胞，核深染
- 浸润性结构，一般延伸到邻近的乳腺组织

提要

- 假血管瘤性间质增生是一种良性病变，必须与低级别血管肉瘤鉴别
- 治疗采取广泛局部切除；边缘必须切除干净以避免复发
- 其发生可能与激素有关
- CD34 阳性支持本病的诊断

精选文献

Ferreira M, Albarracin CT, Resetkova E: Pseudoangiomatous stromal hyperplasia tumor: A clinical, radiologic and pathologic study of 26 cases. Mod Pathol 21:201-207, 2008.

Tan PH, Jayabaskar T, Chuah KL, et al: Phyllodes tumors of the breast: The role of pathologic parameters. Am J Clin Pathol 123:529-540, 2005.

Spitz DJ, Reddy V, Gattuso P: FNA of pseudoangiomatous stromal hyperplasia of breast. Diagn Cytopathol 20:323-324, 1999.

Cohen MA, Morris EA, Rosen PP, et al: Pseudoangiomatous stromal hyperplasia: Mammographic, sonographic, and clinical patterns. Radiology 198:117-120, 1996.

腺瘤　Adenoma

临床特征

- 某些病例可能是少见类型的纤维腺瘤
- 所有病例都表现为乳腺肿块

- 妊娠期或哺乳期常见泌乳腺瘤（lactating adenoma）

大体病理学

- 明确的境界清楚的黄褐色肿瘤
- 最大径一般 < 5cm
- 泌乳腺瘤可能为多发性

组织病理学

▌ 管状腺瘤

- 大小和形状均一的良性腺体增生
- 内衬单层上皮细胞，显示良性细胞核的特征
- 每一个腺体的周围都有肌上皮细胞

▌ 泌乳腺瘤

- 良性导管增生，仍保留小叶结构；典型者与周围乳腺组织界限清楚
- 导管内衬良性表现的上皮细胞，胞质呈空泡状；

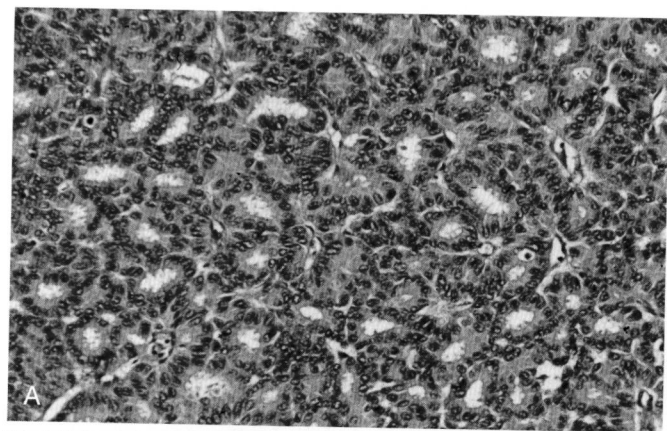
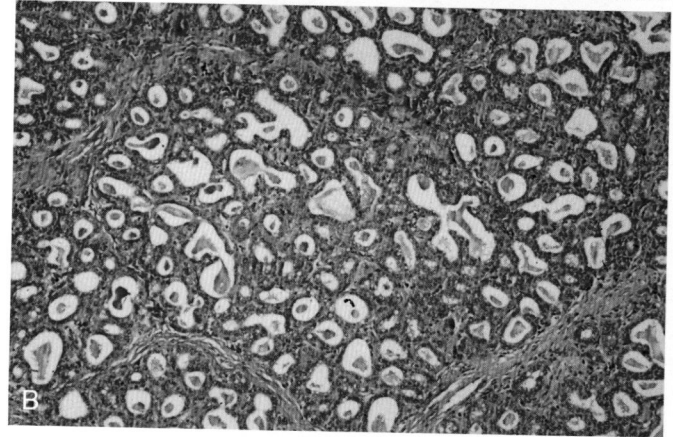

图 13-16　A，管状腺瘤。密集排列的导管结构，内衬上皮和肌上皮细胞。B，泌乳腺瘤。导管内衬空泡状分泌细胞。腔内含有分泌物。

可能出现鞋钉样细胞
- 导管腔含有嗜酸性分泌物
- 如果在产后切除，一般显示分泌增加，而如果在妊娠期切除，则分泌通常减少
- 妊娠期易形成梗死
■ 大汗腺腺瘤
  - 特别罕见的病变
  - 孤立的肿块，均匀一致，与周围乳腺组织界限清楚，由伴有大汗腺上皮的良性乳腺导管和少量支持性间质成分组成
  - 常显示乳头状和囊性结构

特殊染色和免疫组织化学

- SMA、S-100 和 p63 染色显示肌上皮细胞层
- PAS 染色显示泌乳腺瘤腺腔内的分泌物

其他诊断技术

- 没有帮助

鉴别诊断

■ 小管癌
  - 由成角的小导管组成，呈浸润性生长
  - 缺乏肌上皮细胞层
  - 增生的导管周围为反应性纤维组织增生性间质

提要

- 管状腺瘤切除后不复发，也不增加随后发生癌的危险性
- 泌乳腺瘤可能形成梗死，引起明显的疼痛
- 大汗腺腺瘤为孤立的肿块，全部由显示为大汗腺上皮的良性乳腺导管构成
- 腺瘤内可能发生癌

精选文献

Sumkin JH, Perrone AM, Harris KM, et al: Lactating adenoma: US features and literature review. Radiology 206:271-274, 1998.

Maiorano E, Albrizio M: Tubular adenoma of the breast: an immunohistochemical study of ten cases. Pathol Res Pract 191:1222-1230, 1995.

O'Hara MF, Page DL: Adenomas of the breast and ectopic breast under lactational influences. Hum Pathol 16:707-712, 1985.

Hertel B, Zaloudek C, Kempson R: Breast adenomas. Cancer 37:2891-2905, 1976.

纤维腺瘤 Fibroadenoma

临床特征

- 青春期和年轻妇女中最常见的乳腺肿瘤
- 常发生于接受环孢霉素治疗的移植受体
- 表现为孤立的无痛性、可触及的乳腺肿块
- 典型者为单发性，但也可能为多灶性或双侧性
- 巨大纤维腺瘤是指 > 5cm 或重量 > 500g 的纤维腺瘤

大体病理学

- 淡褐色到灰白色、质硬到有弹性、圆形到卵圆形的肿块
- 境界清楚，典型者有包膜
- 从不浸润到周围乳腺脂肪组织
- 多数纤维腺瘤可达 3cm

组织病理学

- 良性肿瘤，起源于终末导管小叶单位的小叶和间质
- 典型者显示明确的包膜
- 特征性改变包括胶原性间质和变形的、细长的裂隙样导管
- 间质细胞丰富程度不等
- 常常伴有纤维性囊性改变（大汗腺化生、腺病、导管上皮增生）
- 可见良性多核巨细胞

特殊染色和免疫组织化学

- 没有帮助

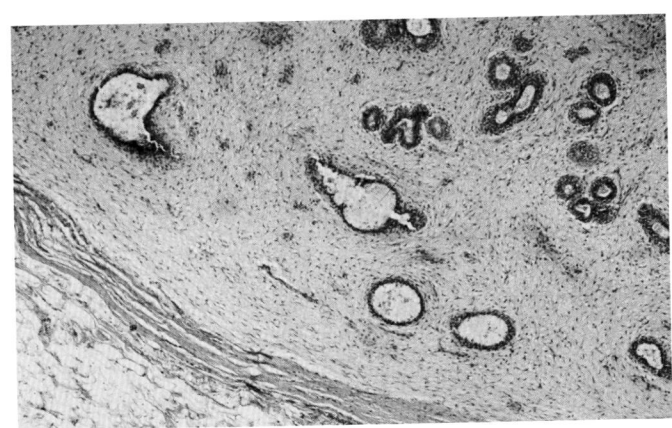

图 13-17　纤维腺瘤。 纤维腺瘤周围纤细的包膜。腺体和间质成分明显。

其他诊断技术

- 没有帮助

鉴别诊断

▎小管癌

- 由成角的小导管组成，伴有浸润性生长方式
- 导管周围为纤维组织增生性间质反应

▎叶状肿瘤

- 纤维腺瘤比叶状肿瘤常见，发病率通常为叶状肿瘤的 50 倍
- 比典型的纤维腺瘤具有更加明显的小管内生长方式（叶状结构）
- 常常显示细胞非典型性和核分裂活性增加
- 可以出现明确的恶性区域

▎管状腺瘤

- 由大小、形状相似的规则的良性乳腺导管组成
- 鉴别这两种良性病变并不重要；认为二者彼此相关，偶尔可能显示重叠的组织学特征，但都不增加发生癌的危险性

提要

- 当肿瘤发生于年轻女孩时，有人采用**幼年性纤维腺瘤**这一术语；与典型的纤维腺瘤相比，这种肿瘤通常较大，间质细胞更加丰富
- 年轻妇女最常见的肿瘤
- 20% ~ 30% 的纤维腺瘤可见核型异常
- 不复杂的纤维腺瘤和没有乳腺癌家族史的病例，不增加恶性变或随后发生癌的危险性
- 小叶原位癌是见于纤维腺瘤的最常见的恶性肿瘤
- 已有少数纤维腺瘤发生浸润性小叶癌和导管癌的病例报告
- 治疗采取切除活检带有窄的切缘已经足够；即使切除不完全也很少复发

精选文献

Lerwill MF: Biphasic lesions of the breast. Semin Diagn Pathol 21:48-56, 2004.

Kuijper A, Mommers E, van der Wall E, van Diest PJ: Histopathology of fibroadenoma of the breast. Am J Clin Pathol 115:736-742, 2001.

López-Ferrer P, Jiménez-Heffernan JA, Vicandi B, et al: Fine needle aspiration cytology of breast fibroadenoma: A cytohistologic correlation study of 405 cases. Acta Cytol 43:579-586, 1999.

Takei H, Iino Y, Horiguchi J, et al: Natural history of fibroadenomas based on the correlation between size and patient age. Jpn J Clin Oncol 29:8-10, 1999.

Ciatto S, Bonardi R, Zappa M, Giorgi D: Risk of breast cancer subsequent to histological or clinical diagnosis of fibroadenoma: Retrospective longitudinal study of 3938 cases. Ann Oncol 8:297-300, 1997.

叶状肿瘤　Phyllodes Tumor

临床特征

- 罕见的肿瘤；约占所有乳腺肿瘤的 1%
- 通常发生于成人（40 ~ 60 岁）；很少见于儿童
- 快速生长的病史，孤立的、可触及的乳腺肿块

大体病理学

- 大小不一、孤立的灰褐色肿块，质地坚硬
- 切面呈多彩分叶状；可见裂隙结构
- 坏死和出血区域（较常见于恶性病变）

组织病理学

- 由间叶和上皮成分构成
- 界限可以清楚或有显微镜下浸润
- 大约 1/3 的叶状肿瘤（活检）间质内可见脂肪组织
- 上皮成分
  - 细长的叶状上皮增生（与纤维腺瘤所见相似）
  - 导管上皮鳞状化生
- 间叶成分
  - 间质细胞成分增加，一般位于导管周围区域（比纤维腺瘤明显）
  - 可见细胞非典型性或核分裂象增多
- 上皮和间质成分常见化生性改变
  - 间叶成分可见骨、软骨、脂肪或肌肉化生（较常见于恶性肿瘤）
- 根据组织学特征分为良性、交界性或恶性
  - 恶性叶状肿瘤
    - 通常显示间质多形性，过度生长（10 倍视野内无上皮成分），核分裂活性增加和浸润性边缘
    - 肉瘤性表现，伴有细胞成分和非典型性增加；可见异源性间叶分化
    - 高核分裂率（> 5 个核分裂象 /10 hpf）

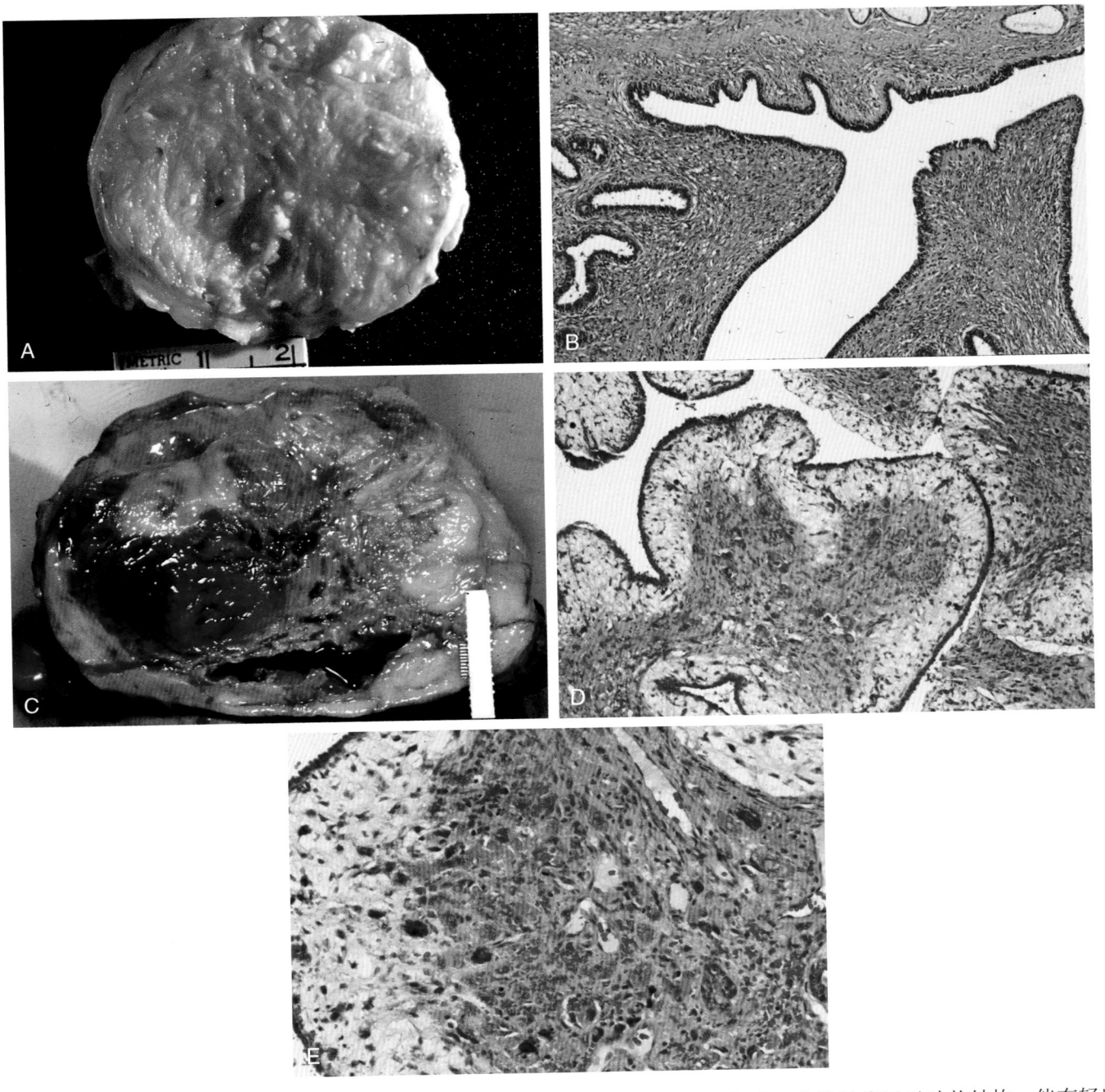

图 13-18 叶状肿瘤。 A，良性叶状肿瘤为大小不一的孤立性肿块，质地坚硬。B，良性肿瘤显示叶状结构，伴有轻度富于细胞的间质。C，恶性叶状肿瘤常显示坏死和出血区域。D，恶性肿瘤显示叶状结构，伴有高度富于细胞的间质和细胞多形性。E，恶性叶状肿瘤显示间质成分显著的核的多形性和核分裂活性。

- ◆ 间质过度生长伴有上皮成分丢失
- ◆ 坏死区域
- ◆ 浸润性肿瘤边缘
- — 良性叶状肿瘤
  - ◆ 间质细胞通常没有显著的多形性；核分裂象少（＜2 个核分裂象 /10 hpf），边界清楚

- — 细胞构成不同
  - ◆ 轻微的多形性
  - ◆ 核分裂活性低
  - ◆ 没有坏死
  - ◆ 肿瘤边界清楚
- — 低级别恶性或交界性叶状肿瘤

◆ 仅有部分而不是全部上述特征的肿瘤
（2～5 个核分裂象 /10 hpf，间质细胞丰富
程度中等）

特殊染色和免疫组织化学

- 细胞角蛋白染色显示上皮成分
- 间质细胞波形蛋白染色阳性
- Actin、结蛋白阳性程度不一
- 间质细胞 CD34 染色常常阳性
- 间质细胞 β-catenin 染色常常阳性

其他诊断技术

- 电子显微镜检查：多数肿瘤细胞显示成纤维细胞和肌成纤维细胞分化
- 流式细胞术：多数恶性肿瘤为非整倍体，而且增生指数高

鉴别诊断

▌ 幼年性纤维腺瘤
- 缺乏叶状肿瘤特征性的过度的小管内生长方式（叶状结构）
- 间质细胞构成均匀一致
- 无多形性或核分裂活性

▌ 癌肉瘤
- 很少发生于乳腺
- 特征为明确的恶性上皮和间质成分，而且彼此分开

提要

- 良性叶状肿瘤与纤维腺瘤极为相似，但典型的叶状肿瘤细胞比较丰富，表现为过度的小管内生长方式
- 在年轻女孩中，纤维腺瘤和良性叶状肿瘤的外科处理方法可能不同；纤维腺瘤切除边缘可以较窄，而叶状肿瘤切除边缘应该较宽，因为容易复发
- 不必进行淋巴结清扫，因为恶性叶状肿瘤血行播散（至肺、胸膜和骨）
- 可能局部复发，恶性者亦可转移
- 转移灶内一般只有肉瘤成分
- ER 和 PR 对于确定预后没有帮助
- 叶状肿瘤常见染色体 1q 获得；恶性肿瘤常见间质 p53 基因表达和复杂的核型异常

精选文献

Lee AHS: Recent developments in the histological diagnosis of spindle cell carcinoma, fibromatosis and phyllodes tumor of the breast. Histopathology 52:45-57, 2008.
Lee AH, Hodi Z, Ellis IO, Elston CW: Histological features useful in the distinction of phyllodes tumour and fibroadenoma on needle core biopsy of the breast. Histopathology 51:336-344, 2007.
Jacobs TW, Chen YY, Guinee DG: Fibroepithelial lesions with cellular stroma on breast core needle biopsy: Are there predictors of outcome in surgical excision? Am J Clin Pathol 124:342-354, 2005.
Dietrich CU, Pandis N, Rizou H, et al: Cytogenetic findings in phyllodes tumors of the breast: Karyotypic complexity differentiates between malignant and benign tumors. Hum Pathol 28:1379-1382, 1997.
Reinfuss M, Mitus J, Duda K, et al: The treatment and prognosis of patients with phyllodes tumor of the breast: An analysis of 170 cases. Cancer 77:910-916, 1996.

非典型性导管增生和导管原位癌
Atypical Ductal Hyperplasia and Ductal Carcinoma In Situ

临床特征

- 年龄分布与浸润性乳腺癌相似
- 通常没有可触及的乳腺肿块
- 乳房 X 线照片可显示可疑钙化
- 可能是因为其他原因进行乳腺活检时的意外发现

大体病理学

- 粉刺型导管原位癌可显示在致密的乳腺纤维性组织中有小的坏死灶
- 非典型性导管增生和非粉刺型导管原位癌通常没有明显的大体病理学改变

组织病理学

▌ 非典型性导管增生（ADH）
- 乳腺导管上皮细胞增生
- 由形态单一的细胞组成，与导管原位癌所见相似
- 与导管原位癌相比，典型的 ADH 具有比较明显的核重叠，而且细胞膜不甚清楚
- 次级腺腔边界不规则，大小、形状不一；缺乏导管原位癌的圆形和冲孔样（punched-out）表现
- 无坏死

- ADH 诊断标准
  - 诊断 ADH 时，细胞学具有典型的导管原位癌的特征，但缺乏导管原位癌特征性结构，或
  - 可见导管原位癌特征性的细胞学特征和结构，但仅局灶性地出现在一个或两个导管内
▌ 导管原位癌（DCIS）（存在几种公认的类型）
- 粉刺癌
  - 导管显示广泛的上皮细胞增生，伴有显著的多形性和中心性坏死
  - 必须有高级别（Ⅲ级）核和中心性坏死
  - 导管周围纤维化和炎症
  - 可能伸入邻近小叶
  - 常常出现逆行性小叶癌化（retrograde cancerization of lobules）
- 筛状癌
  - 上皮细胞增生伴有次级腺腔形成
  - 次级腺腔呈圆形，具有清晰的冲孔样表现
  - 可见坏死区域
  - 细胞具有圆形核和清楚的细胞膜；几乎没有细胞核的重叠
  - 均匀一致的单一细胞群；可显示轻到中度非典型性
  - 核分裂活性低
- 实性癌
  - 导管完全被增生的上皮细胞充满并扩张
  - 圆形到多角形核，细胞膜清楚，几乎没有细胞核重叠现象
  - 可见中心性坏死；没有见于粉刺癌的高级别核的特征
  - 均匀一致的单一细胞群；可显示轻到中度非典型性

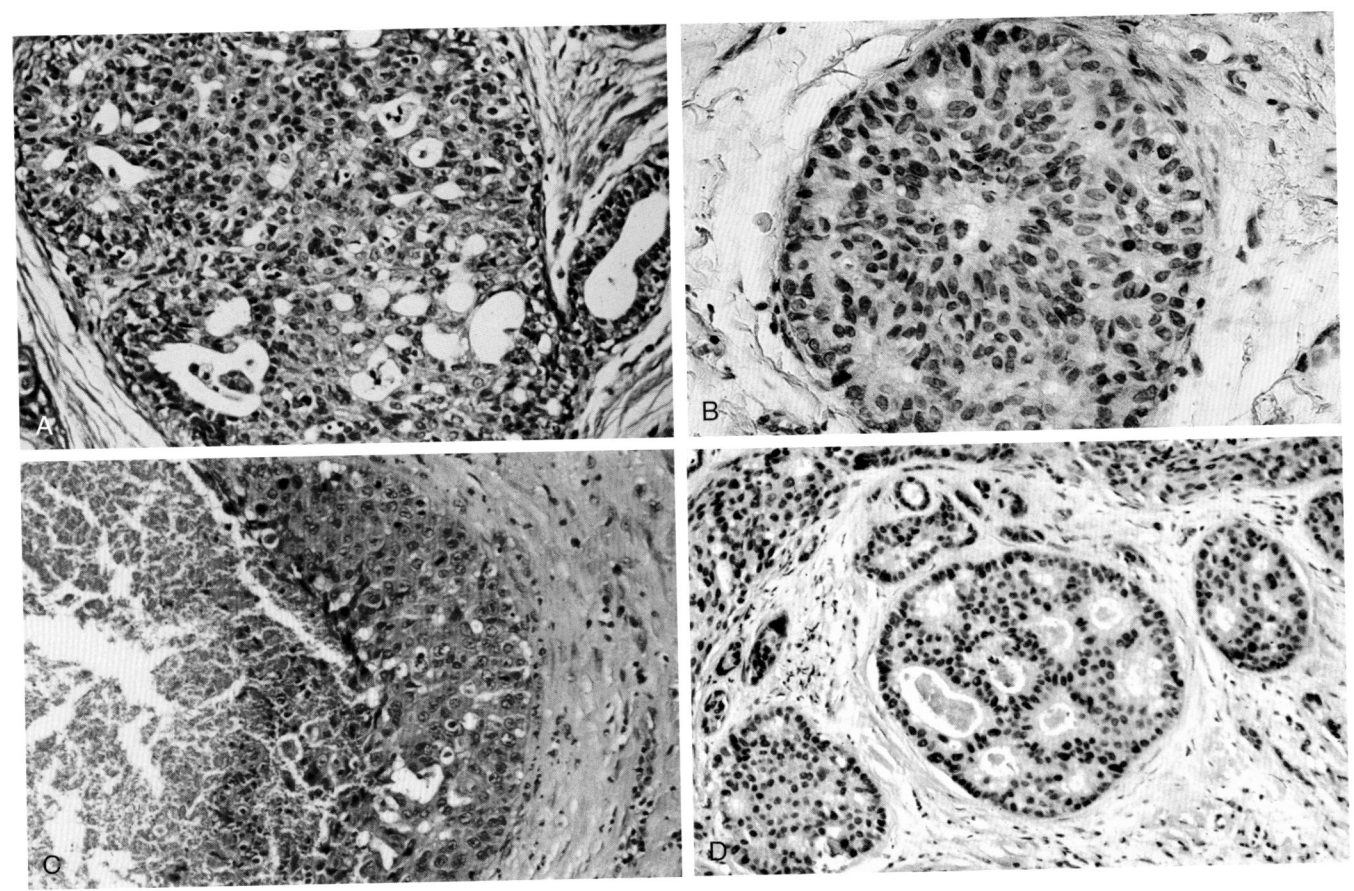

图 13-19　A，非典型性导管增生。复杂增生的上皮细胞累及导管。注意腺腔不规则。也可见散在的小的肌上皮细胞。B，非典型性导管增生。均匀一致的细胞增生。注意某些细胞重叠和不规则的次级腺腔。C，导管原位癌，粉刺型。高级别导管原位癌伴中心性坏死，多形性大细胞核，核仁明显。D，导管原位癌，筛状型。几个导管显示上皮细胞增生伴有次级腺腔形成。注意次级腺腔呈圆形，具有清楚的冲孔样边缘。也可见中心性坏死。

待续

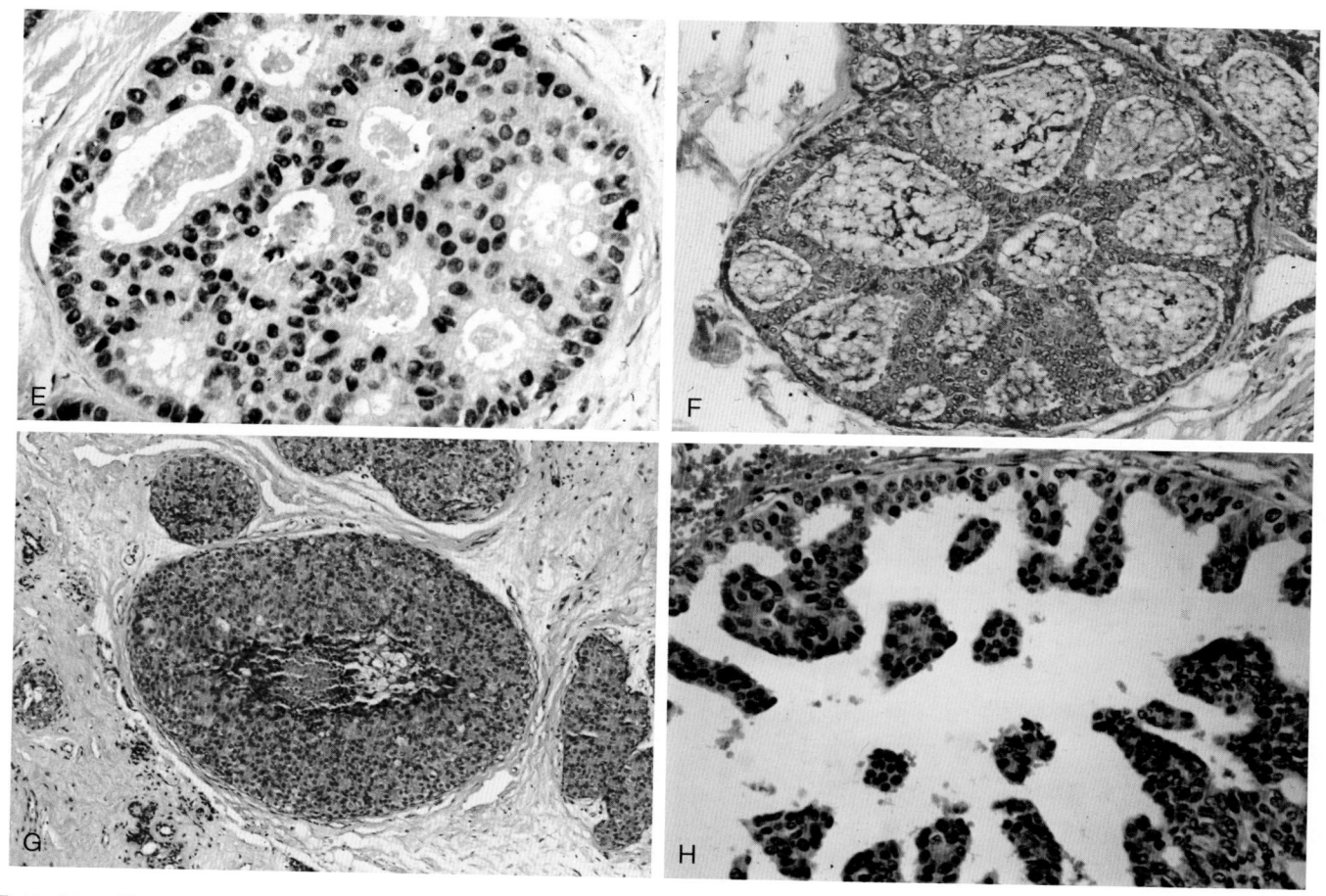

图 13-19   续。E，**导管原位癌，筛状型**。肿瘤显示界限分明的冲孔样腺腔。也可见中心性坏死。F，**导管原位癌，筛状型**。扩张的导管显示典型的筛状结构。G，**导管原位癌，实性型**。几个扩张的导管显示均匀一致的上皮细胞实性增生。可见中心性坏死。H，**导管原位癌，微乳头型**。扩张的导管含有单一形态的细胞增生，沿导管壁形成上皮簇。

- 微乳头状癌（表 13-1）
  - 均匀一致的上皮细胞形成小的乳头状簇，并延伸到导管腔内
  - 乳头状突起在导管内规则排列
  - 内衬细胞常显示轻度细胞非典型性
  - 偶见微乳头状癌和筛状癌并存

表 13-1   导管内癌分级

分级	特征
高级别	显著的细胞非典型性和坏死；高核分裂率根据定义，所有的粉刺癌均为高级别
中级别	伴有轻度核的多形性和坏死，或伴有中度核的多形性而没有坏死的筛状、实性或微乳头状癌
低级别	伴有轻度核的多形性且无坏死的筛状、实性或微乳头状癌

- 广泛累及乳腺

特殊染色和免疫组织化学

- C-erb-B2（HER-2-neu）：高级别肿瘤常常为阳性
- Mib-1（Ki-67）：高级别肿瘤内阳性肿瘤细胞的百分数较高（> 20%）
- ER 和 PR：低级别肿瘤染色常常阳性

其他诊断技术

- 没有帮助

鉴别诊断

■ 非典型性导管增生与导管内癌
- 诊断非典型性导管增生时，具有典型的导管原位癌的细胞学特征，但缺乏导管原位癌的结构，或
- 可见导管原位癌特征性的细胞学改变和结构，但

仅局灶性地出现在一个或两个导管内

■ 浸润性导管癌

- 显示肿瘤细胞浸润到导管基底膜外
- 包括层粘连蛋白（laminin）或Ⅳ型胶原在内的基底膜蛋白免疫组化染色，通过显示基底膜连续性丧失的区域可能有助于辨认浸润区域

■ 小叶原位癌

- 典型者显示均匀一致的小细胞充满小叶单位，并造成小叶单位扩张
- 导管内癌累及小叶显示细胞较大，伴有比较显著的核的多形性

提要

- 偶见多中心性或双侧性，但比小叶癌少见得多
- 一般采取放射学穿刺定位，之后切除活检，伴有或不伴有放射治疗
- 偶见隐匿性微小浸润性癌
- 大约3%的粉刺癌可见淋巴结转移（这些病例实际上具有未被发现的微小浸润灶）
- 非整倍体肿瘤切除活检之后容易复发
- 发生癌的危险性
  - 非典型性导管增生发生癌的危险性增加400%～500%
  - 非典型性导管增生是随后发生浸润癌的标志，通常发生在病变部位
  - 导管原位癌（特别是粉刺癌）进展成为浸润癌的可能性高

精选文献

Goldstein NS, Lacerna M, Vicini F: Cancerization of lobules and atypical ductal hyperplasia adjacent to ductal carcinoma in situ of the breast. Am J Clin Pathol 110:357-367, 1998.

Tavassoli FA: Ductal carcinoma in situ: introduction of the concept of ductal intraepithelial neoplasia. Mod Pathol 11:140-152, 1998.

Marshall LM, Hunter DJ, Connolly JL, et al: Risk of breast cancer associated with atypical hyperplasia of lobular and ductal types. Cancer Epidemiol Biomarkers Prev 6:297-301, 1997.

Bocker W, Decker T, Ruhnke M, Schneider W: Ductal hyperplasia and ductal carcinoma in situ: Definition, classification and differential diagnosis. Pathologe 18:3-18, 1997.

Raju U, Vertes D: Breast papillomas with atypical ductal hyperplasia: A clinicopathologic study. Hum Pathol 27:1231-1238, 1996.

非典型性小叶增生和小叶原位癌
Atypical Lobular Hyperplasia and Lobular Carcinoma In Situ

临床特征

- 无可触及的病变
- 典型者常为因其他原因进行活检时的意外发现，或伴有浸润性小叶癌
- 乳房X线照相无助于检测非典型性小叶增生或小叶原位癌；可见非特异性钙化
- 常表现为多中心性和双侧性病变
- 小叶原位癌进展为浸润性小叶癌的可能性高（约占25%～35%的病例）

大体病理学

- 小叶原位癌本身通常没有大体病理学改变
- 广泛的小叶原位癌切面可能坚硬，呈颗粒状
- 增生性病变（纤维性囊性改变）常同时伴有非典型性小叶增生和小叶原位癌，并常是促使患者做活检的原因

组织病理学

■ 非典型性小叶增生（ALH）

- 肿瘤细胞均匀分布，圆形到多角形细胞，细胞核正常，胞质稀少，细胞界限不清；病变细胞通常缺乏胞质内黏液小滴，细胞几乎没有黏附性
- 受累小叶显示残留的小导管腔
- 肿瘤细胞充满小叶，但受累小叶单位并不扩张
- 仅一个小叶单位受累

■ 小叶原位癌

- 增生的细胞均匀分布，圆形到多角形，细胞形态单一，细胞核正常或较小，胞质透明或嗜酸性，细胞界限不清
- 常见印戒细胞（具有含有黏液的胞质内空泡，细胞核被推向细胞周边）
- 肿瘤细胞导致小叶单位膨胀和扩张
- 受累的小导管之间一般可见间质；当大量的小导管扩张时，可见小导管融合
- 可见肿瘤细胞Paget样扩散至邻近的导管
- 坏死少见
- 多形性小叶原位癌（pleomorphic lobular carcinoma in situ, PLCIS）显示Ⅲ级多形性核，伴

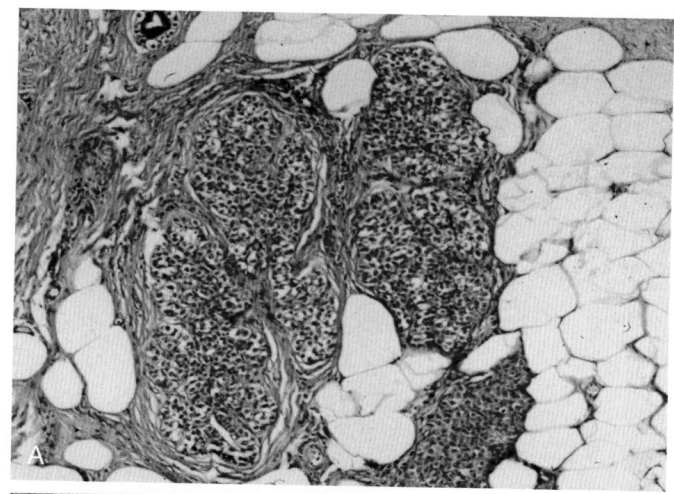

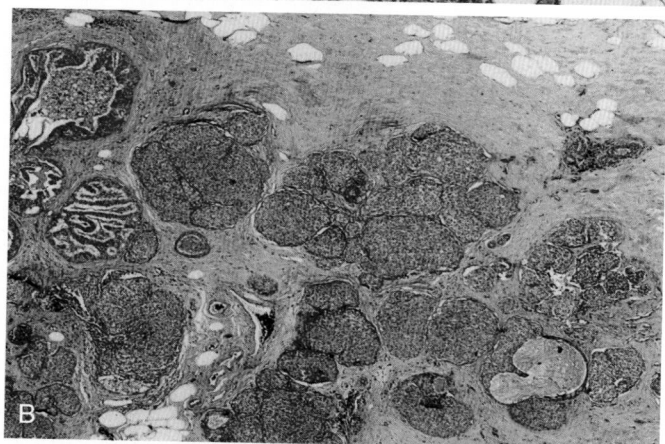

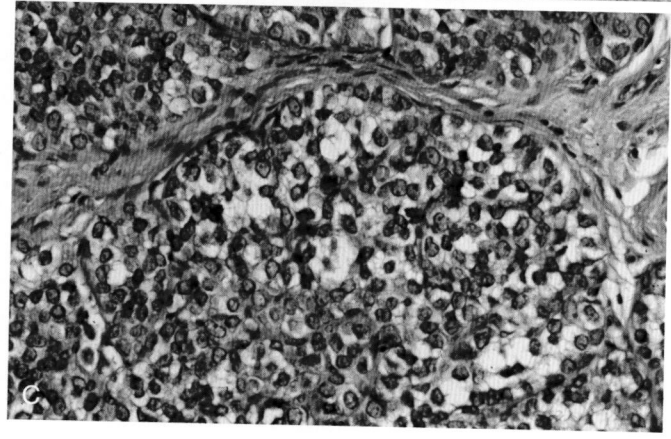

图 13-20 A，小叶非典型增生。小叶单位轻度扩张，充满形态单一的小圆形上皮细胞。B，小叶原位癌。几个扩张的小叶单位，充满形态单一的小圆形肿瘤细胞。C，小叶原位癌。小叶原位癌经典的组织学特征。注意肿瘤细胞较小、均匀一致。

有较明显的核仁，多半伴有粉刺型坏死和微小钙化

特殊染色和免疫组织化学

- 黏液卡红或 Alcian 蓝和 PAS 染色显示印戒细胞（胞质内黏液）
- ER 和 PR 反应不等
- HER-2 和 p53、E-cadherin 阴性
- PLCIS 免疫组化染色，通常表现为 ER 和 PR 阴性，C-erb-B2（HER-2-neu）阳性；囊性乳腺病糖蛋白（GCDFP-15）和 p53 免疫反应性增加

其他诊断技术

- 这两种病变常常出现遗传学改变，包括 19q13.2、11q13 和 16q21 丢失以及 20q13 获得

鉴别诊断

导管原位癌累及小叶
- 典型者显示细胞较大，多形性比较明显
- 肿瘤细胞边界清楚
- 小导管形成，伴有菊形团结构
- 出现胞质内黏液（黏液卡红阳性）支持小叶原位癌
- 可见核分裂象和坏死

提要

- 许多学者认为，鉴别 ALH 和 LCIS 不能提供预后信息；某些学者采用**小叶肿瘤形成**（lobular neoplasia）一词，或者最近采用**小叶原位肿瘤形成**（in situ lobular neoplasia），这两种术语均包括 ALH 和 LCIS 两种病变
- 多中心性和双侧性的发生率很高（超过 50% 的病例）
- 芯针穿刺活检诊断 ALH 或 LCIS 之后，建议进行外科切除并随访
- 小叶肿瘤形成最重要的分子生物学特征是 E-cadherin（CDH1）基因丢失或下调
- 发生癌的危险性
  — 诊断 LCIS 之后发生浸润性癌的危险性为 8 ~ 10 倍和 4 ~ 5 倍
  — ALH 和 LCIS 是随后发生浸润性癌的标志，可能发生在乳腺内的任何部位或对侧乳腺，更常发生在同侧乳腺
  — 推荐的治疗方案包括密切随访和激素治疗
  — 经过治疗的 LCIS 进展为浸润性癌的发生率与未经治疗的导管原位癌（DCIS）相似

— 可能发生任何类型的浸润性癌，尽管诊断 ALH 或 LCIS 后发生浸润性小叶癌最为常见

精选文献

Karabakhtsian RG, Johnson R, Sumkin J, Dabbs DJ: The clinical significance of lobular neoplasia on core biopsy. Am J Sur Pathol 31(Suppl):717-723, 2007.

Mohsin SK, O'Connel P, Allred DC, Libby AL: Biomarker profile and genetic abnormalities in lobular carcinoma in situ. Breast Cancer Res Treat 90:249-256, 2005.

Page DL, Schuyler PA, Dupont WD, et al: Atypical lobular hyperplasia as a unilateral predictor of breast cancer risk: A retrospective cohort study. Lancet 361;125-129, 2003.

Marshall LM, Hunter DJ, Connolly JL, et al: Risk of breast cancer associated with atypical hyperplasia of lobular and ductal types. Cancer Epidemiol Biomarkers Prev 6:297-301, 1997.

Goldschmidt RA, Victor TA: Lobular carcinoma in situ of the breast. Semin Surg Oncol 12:314-320, 1996.

浸润性导管癌
Infiltrating Ductal Carcinoma

临床特征

- 最常诊断的乳腺癌
- 年龄分布广泛；最常见于 40 ~ 60 岁
- 危险因素包括阳性的乳腺癌家族史、月经来潮早、绝经期延后和未经产
- 常表现为可触及的或乳房 X 线检查发现的肿块
- 可见皮肤溃疡、小凹形成（橘皮样改变）或乳头溢液
- 预后取决于多种因素；最重要的因素是淋巴结状况

大体病理学

- 质硬的纤维性肿块，典型者具有星状浸润性边缘
- 少数肿瘤界限清楚，边缘呈推挤状
- 灰白色，伴有沙粒样黄白色条纹
- 大体可见坏死
- 大小差别很大，取决于治疗前生长持续时间

组织病理学

- 浸润性肿瘤由成簇或成片的肿瘤细胞构成，部分肿瘤细胞呈单个或条索状排列
- 肿瘤细胞常常形成小管或腺体
- 15% ~ 20% 的病例可见显著的淋巴浆细胞反应
- 常见血管淋巴管或神经周围浸润，特别是高级别

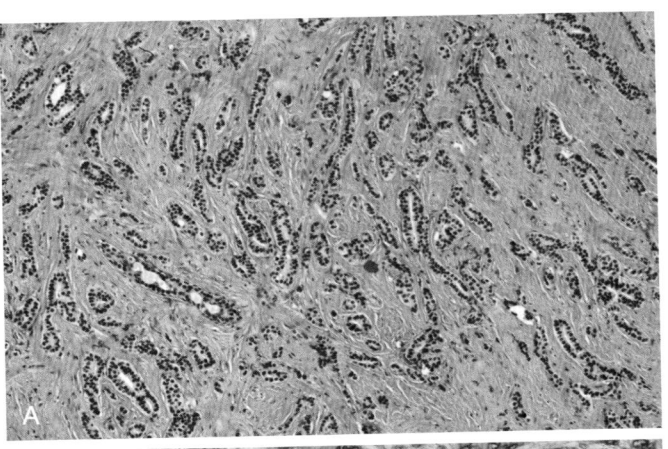
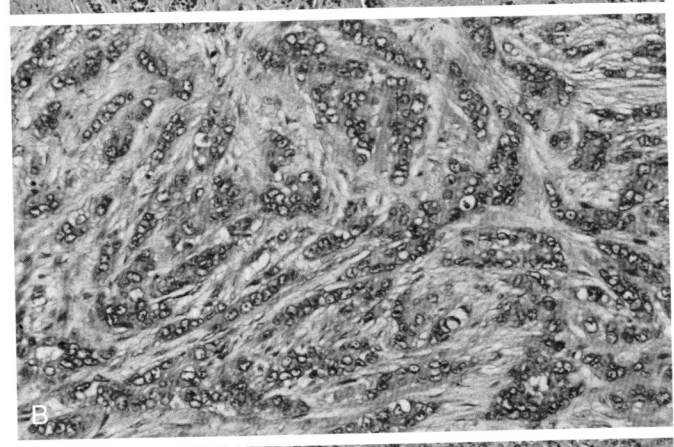
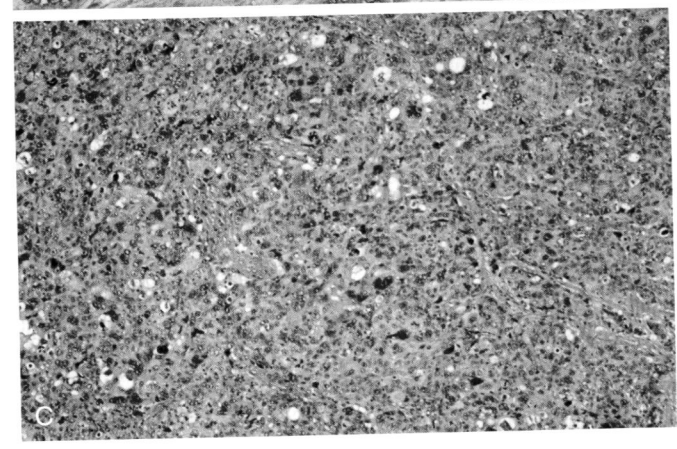

图 13-21　浸润性导管癌。 A，高分化（Ⅰ级）。B，中分化（Ⅱ级）。C，低分化（Ⅲ级）。

病变
- 多数病例显示累及邻近导管的导管内癌；亦可见累及邻近小叶的小叶原位癌
- 根据细胞学和结构特征判断分级（表 13-2）

特殊染色和免疫组织化学

- ER 和 PR

表 13-2　浸润性导管癌分级

分级	特征
I	在总的结构中，明显的导管结构占 75%
	细胞大小轻度不同
	轻度多形性，细胞核大小与正常导管上皮细胞核相似；核仁不明显
	核分裂象少见
II	小管结构少于 75%
	细胞大小不等程度增加（相差 2 ~ 3 倍）
	肿瘤细胞细胞核大，染色质粗糙，核仁明显
	核分裂活性增加
III	缺乏明显的小管结构
	细胞大小显著不同（相差 3 倍以上）
	显著的细胞核多形性，核深染，染色质粗糙，核仁显著，常为多个核仁
	大量核分裂象；常见非典型性核分裂象

— 多数 I 级和 II 级病变 ER 和 PR 阳性
— 典型的高级别（III 级）肿瘤 ER 和 PR 阴性
— 偶尔，ER 阳性而 PR 阴性（大约 10% ~ 15% 的病例）
- C-erb-B2（HER-2-neu）：高级别肿瘤常为阳性
- Mib-1（Ki-67）：高级别肿瘤阳性肿瘤细胞百分数较高

其他诊断技术

- 分子生物学研究
  — 大约 10% ~ 30% 的乳腺癌发现 rat 原癌基因突变
  — 有报告称多达 30% 的乳腺癌 C-erb-B2（HER-2-neu）基因扩增 2 ~ 3 倍

鉴别诊断

■ 浸润性小管癌
- 由结构完整的、成角的小腺体构成，伴有开放式腺腔和轻度多形性
■ 浸润性小叶癌
- 肿瘤细胞小而均匀一致；典型者呈单排（线状）或腺泡状浸润
■ 放射状瘢痕
- 病变中心为纤维化和弹性纤维变性，小导管呈星状或放射状排列
- 没有邻近脂肪组织浸润
- 增生的导管有肌上皮细胞被覆
■ 硬化性腺病
- 小导管良性增生，小叶结构保留
- 缺乏周围脂肪组织浸润
- 小导管有肌上皮细胞层

提要

- 分化良好的浸润性导管癌（I 级）和小管癌常常难以鉴别
- 伴有较高比例（> 25%）导管原位癌的浸润性导管癌，容易复发和造成治疗失败
- C-erb-B2（HER-2-neu）阳性的患者总的生存率明显降低
- S 期细胞比例（SPF）增加或倍体异常的肿瘤无病生存率降低
- p53 突变与预后不良有关
- 淋巴结状况似乎是最主要的决定预后的因素
- 前哨淋巴结活检可替代腋下淋巴结切除
- 与发生浸润性乳腺癌危险性增加相关的因素
  — 乳腺癌家族史，特别是第一代的亲属
  — 肿瘤抑制基因 BRCA1（17 号染色体）和 BRCA2（13 号染色体）阳性的患者，一生中发生乳腺癌的危险性高达 85%
  — 月经初潮较早，绝经期晚
  — 肥胖
  — 30 岁以后首次分娩
  — Li-Fraumeni 综合征（与出现 p53 肿瘤抑制基因有关）
  — 异源性运动失调性毛细血管扩张症（ataxia-telangiectasia，ATM）基因携带者
  — Cowden 病（胃肠道息肉，多发性毛根鞘瘤，以及甲状腺癌和乳腺癌危险性增加）；伴有 10 号染色体基因异常

精选文献

Dowlatshahi K, Fan M, Bloom KJ, et al: Occult metastases in the sentinel lymph nodes of patients with early breast carcinoma.

Cancer 86:990-996, 1999.

Frierson HF Jr, Wilbur DC, Gaffey MJ, et al: Quantitative image cytometry of infiltrating ductal carcinoma: Comparison with prognostic parameters and reproducibility of histological grade. Hum Pathol 27:821-826, 1996.

Zhou D, Battifora H, Yokota J, et al: Association of multiple copies of the c-erb B-2 oncogene with spread of breast cancer. Cancer Res 47:6123-6125, 1987.

浸润性小叶癌
Infiltrating Lobular Carcinoma

临床特征

- 年龄分布和危险因素与浸润性导管癌相似
- 占所有浸润性乳腺癌的 5% ~ 14%
- 表现为界限不清的肿块
- 多灶性或双侧性病变发生率高（高达 20%）
- 乳房 X 线检查可能无法辨认病变

大体病理学

- 大小不一（可能为显微镜下可见的肿块，到明确可辨的大的肿块，乃至弥漫分布于整个乳腺的巨大肿瘤）
- 典型者形成一个不规则的、具有浸润性边缘的质硬的肿块

组织病理学

- 典型的生长方式为在硬化性背景下，肿瘤细胞呈线状或单行（一路纵队）排列；细胞可能出现充满黏液的空泡，有时形成印戒细胞
- 其他常见生长方式和亚型包括
  - 实性：不规则的实性肿瘤细胞巢
  - 管状小叶性：小管形成，伴有线状浸润
  - 腺泡性：大量小圆形肿瘤细胞集聚，被纤维组织分开

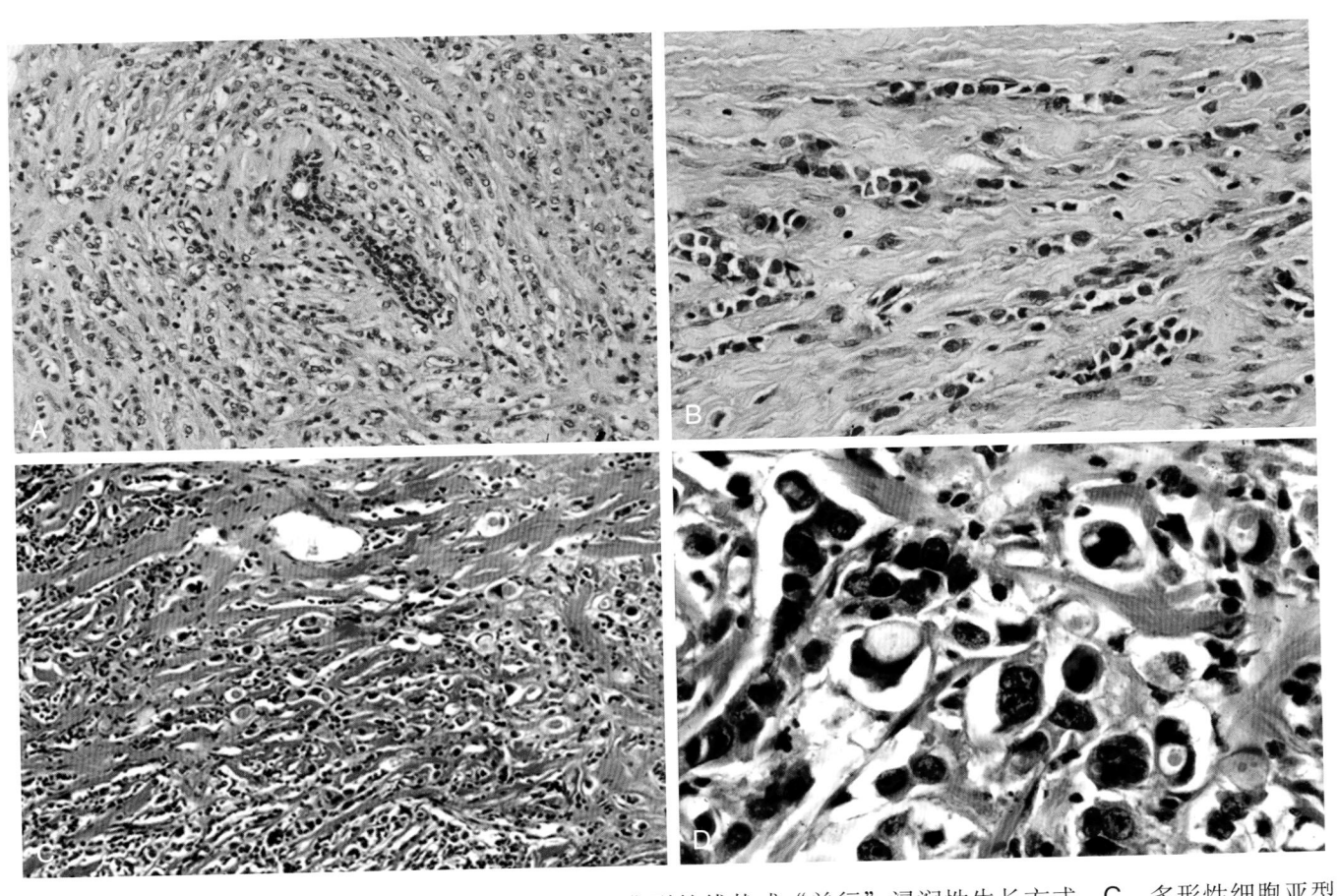

图 13-22　浸润性小叶癌。A，典型的靶样结构。B，典型的线状或"单行"浸润性生长方式。C，多形性细胞亚型。D，多形性细胞亚型。高度多形性的肿瘤细胞浸润间质，部分细胞呈印戒细胞样改变。

— 大汗腺和组织细胞样亚型：肿瘤细胞类似于巨噬细胞，伴有丰富的胞质和明显的核仁

— 多形性亚型：肿瘤细胞伴有高级别核和高核分裂指数

- 肿瘤细胞围绕导管呈同心圆性排列（靶样或牛眼结构）
- 均匀一致的小的良性细胞，细胞核圆形，核仁不明显
- 常伴有小叶原位癌

特殊染色和免疫组织化学

- 胞质内含有涎黏蛋白的印戒细胞，黏液卡红、Alcian 蓝和 PAS 染色阳性
- Mib-1（Ki-67）：反应性不等
- ER 和 PR：反应性不等
- C-erb-B2（HER-2-neu）：大约 30% 的肿瘤显示 2+ 或 3+ 阳性
- E-cadherin 阴性

其他诊断技术

- 没有帮助

鉴别诊断

■ 硬化性腺病
- 小导管增生，小叶结构保留
- 缺乏周围脂肪组织浸润
- 肌上皮细胞存在

■ 浸润性导管癌
- 肿瘤细胞常常形成明显的导管
- 典型者由大的多形性细胞组成，核仁明显，伴有多数核分裂象

■ 恶性淋巴瘤
- 无黏着性的小细胞
- 细胞角蛋白和 EMA 免疫组化染色阴性，而淋巴细胞标志物则呈阳性

提要

- E-cadherin（CDH1）基因丢失或下调是小叶肿瘤形成最重要的分子生物学特征
- 最常见的乳腺癌为多病灶性或双侧性
- 管状小叶亚型最好归类为导管型癌
- 典型小叶癌的典型细胞遗传学改变是 16q 丢失和

1p 获得，与 I 级导管癌相似
- 多形性小叶癌的细胞遗传学改变类似于 III 级导管癌，伴有 HER-2-neu 过表达（伴有基因扩增）、p53 阳性以及 ER 和 PR 表达丢失
- 典型的浸润性小叶癌比其他亚型预后好
- 与浸润性导管癌相比，浸润性小叶癌更易转移至卵巢、骨髓、浆膜表面和脑脊液

精选文献

Hanby AM, Hughes TA: In situ and invasive lobular neoplasia of the breast. Histopathology 52:58-66, 2008.

Karabakhtsian RG, Johnson R, Sumkin J, Dabbs DJ: The clinical significance of lobular neoplasia on breast core biopsy. Am J Surg Pathol 31:717-723, 2007.

Dabbs DJ, Bhargava R, Chivukula M: Lobular versus ductal breast neoplasms: the diagnostic utility of p120 catenin. Am J Surg Pathol 31:427-437, 2007.

Palacios J, Sarrió D, García-Macias MC, et al: Frequent E-cadherin gene inactivation by loss of heterozygosity in pleomorphic lobular carcinoma of the breast. Mod Pathol 16:674-678, 2003.

三阴癌　Triple Negative Carcinomas

临床特征

- 约占所有乳腺癌的 10% ~ 17%
- 较常见于 50 岁以下的妇女
- 较常见于绝经前的妇女
- 生物学行为表现为侵袭性癌，多数患者在头 5 年内死亡
- 一组异质性的肿瘤，定义为缺乏 ER、PR 和 C-erb-B2（HER-2-neu）蛋白表达

大体病理学

- 肿瘤相对较大
- 肿瘤具有推挤性边缘

组织病理学

- 多数三阴性乳腺癌呈基底细胞样表型〔肿瘤细胞具有基底细胞角蛋白、肌上皮细胞和表皮生长因子受体（EGFR）表达〕，是一种非特异类型的高级别导管癌；许多高级别化生癌和髓样癌显示基底细胞样免疫表型
- 三阴性乳腺癌具有高级别核的特征、高核分裂率

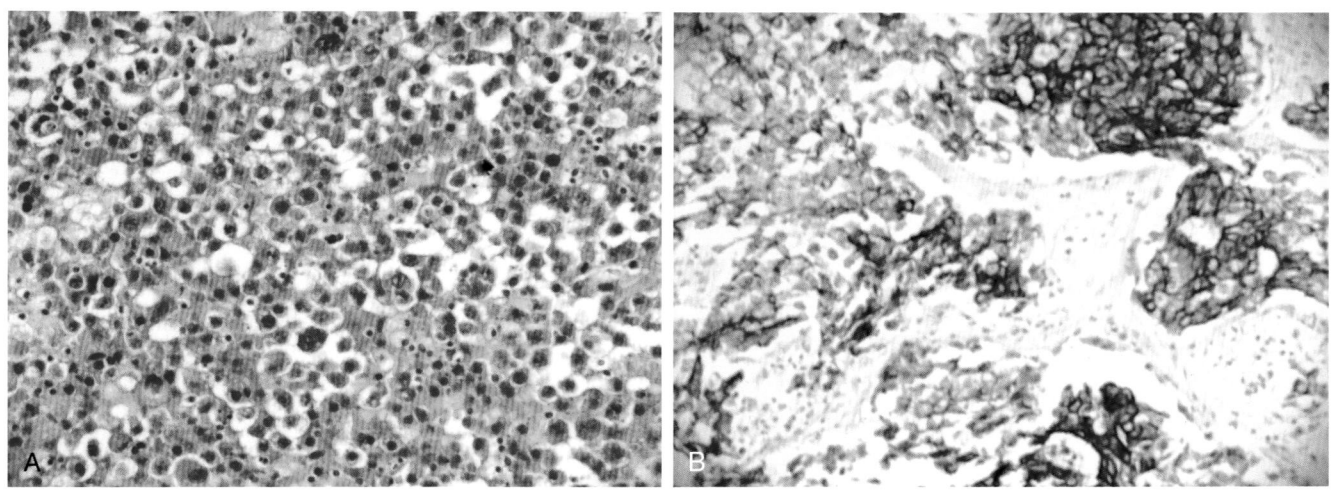

图13-23 三阴性乳腺癌。A，三阴性乳腺癌是一种高级别肿瘤，具有高级别核的特征。B，多数肿瘤细胞角蛋白5/6阳性，但这些肿瘤雌激素受体、孕激素受体和C-erb-B2阴性。

和地图样肿瘤坏死
- 可见鳞状化生和鳞状分化区域，可能出现梭形和肉瘤样病灶
- 可见不同程度的淋巴细胞浸润

特殊染色和免疫组织化学

- ER、PR 和 C-erb-B2（HER-2-neu）阴性
- 多数基底细胞样表型的肿瘤细胞角蛋白 5/6、14、17 阳性
- 多数基底细胞样表型的肿瘤 EGFR 阳性
- 多数基底细胞样表型的肿瘤 SMA 和 p63 阳性

其他诊断技术

- 组织芯片基因表达谱系确定三阴性乳腺癌为一种激素受体和 C-erb-B2（HER-2-neu）阴性的肿瘤

鉴别诊断

- 某些三阴性乳腺癌可能类似于大细胞淋巴瘤

提要

- BRCA1 基因相关性乳腺癌、三阴性乳腺癌和基底细胞样乳腺癌是一组密切相关的乳腺癌，在形态学、表型和遗传学方面具有明显的重叠
- 具有基底细胞样形态学改变的三阴性乳腺癌倾向于血行播散转移至肺和脑，腋下淋巴结和骨转移少见

- 客观上肿瘤可能显示对于新辅助化疗有反应，但缺乏完全的病理学反应，这意味着预后不良

精选文献

Reis-Filho JS, Tutt ANJ: Triple negative tumours: A critical review. Histopathology 52:108-118, 2008.

Diaz LK, Cryns VL, Symmans WF, Sneige N: Triple negative breast carcinoma and basal phenotype: From expression profiling to clinical practice. Adv Anat Pathol 14:419-430, 2007.

Nielsen TO, Hsu FD, Jensen K, et al: Immunohistochemical and clinical characterization of the basal-like subtype of invasive breast carcinoma. Clin Cancer Res 10:5367-5374, 2004.

髓样癌　Medullary Carcinoma

临床特征

- 大约占所有乳腺癌的 3% ~ 5%
- 年龄分布与浸润性导管癌相似，尽管某些报告提示年龄较轻（35 岁）
- 乳房 X 线检查显示肿块界限清楚；可能类似于纤维腺瘤

大体病理学

- 质硬的孤立性肿块（典型者 2 ~ 3cm）
- 非浸润性肿瘤，典型者界限清楚；常有明确的包膜
- 结节不甚清楚，质软，棕褐色或灰色的肿瘤

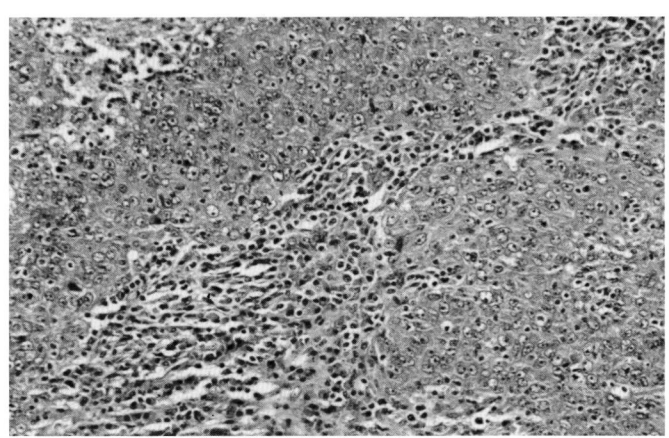

图 13-24 浸润性髓样癌。 由大的增生性肿瘤细胞组成，核染色质呈空泡状，核仁明显。可见合胞体生长方式。还可见明显的特征性的淋巴浆细胞浸润。

组织病理学

- 低分化的肿瘤，伴有合胞体结构（> 75% 的肿瘤）
- 多形性细胞伴有高级别核和大量核分裂象
- 肿瘤细胞周围应该出现大量淋巴浆细胞反应
- 不浸润至周围脂肪组织
- 界限清楚，伴有推挤性边缘
- 不应见到腺体或导管结构

特殊染色和免疫组织化学

- 细胞角蛋白 5/6 阳性
- 90% 以上的病例 ER 和 PR 阴性
- C-erb-B2（HER-2-neu）阴性
- EGFR 常有表达

其他诊断技术

- 流式细胞学检查：肿瘤细胞一般为非整倍体或多倍体

鉴别诊断

■ 浸润性导管癌
- 典型者不出现广泛的合胞体结构
- 很少有明显的淋巴细胞浸润
- 浸润性边缘

提要

- 预后相对好于浸润性导管癌
- 患者腋淋巴结转移的可能性较低

- 应该避免应用"非典型性髓样癌"这一命名，因为这些病变的行为与浸润性导管癌相似
- 常常伴有 BRCA1 和 BRCA2 基因突变

精选文献

Khomsi F, Ben Bachouche W, Bouzaiene H, et al: Typical medullary carcinoma of the breast: A retrospective study of about 33 cases. Gynecol Obstet Fertil 35:1117-1122, 2007.

Vincent-Salomon A, Gruel N, Lucchesi C, et al: Identification of typical medullary breast carcinoma as a genomic sub-group of basal-like carcinomas, a heterogeneous new molecular entity. Breast Cancer Res 9(2):R24, 2007.

Bertucci F, Finetti P, Cervera N, et al: Gene expression profiling shows medullary breast cancer is a subgroup of basal breast cancers. Cancer Res 66:4636-4644, 2006.

Vu-Nishino H, Tavassoli FA, Ahrens WA, Haffty BG: Clinicopathologic features and long-term outcome of patients with medullary breast carcinoma managed with breast-conserving therapy (BCT). Int J Radiat Oncol Biol Phys 62:1040-1047, 2005.

Reinfuss M, Stelmach A, Mitus J, et al: Typical medullary carcinoma of the breast: A clinical and pathological analysis of 52 cases. J Surg Oncol 60:89-94, 1995.

黏液（胶样）癌
Mucinous (Colloid) Carcinoma

临床特征

- 占所有乳腺癌的 2% 以下
- 典型的表现为孤立性肿块
- 多发生于老年妇女
- 乳房 X 线检查显示界限清楚的肿瘤

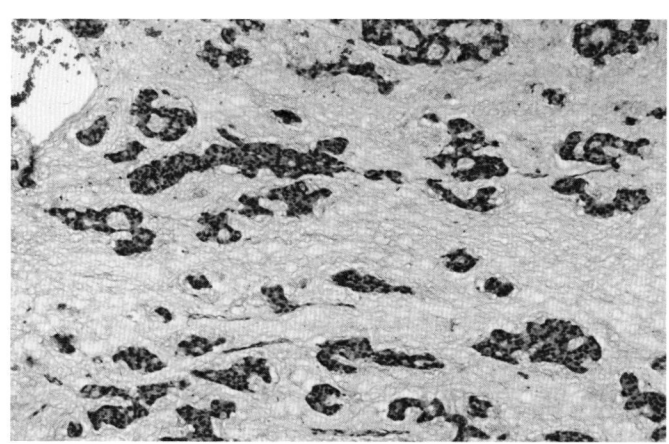

图 13-25 黏液（胶样）癌。 大量肿瘤性导管细胞团，周围为细胞外黏液池。

大体病理学

- 境界清楚的胶状肿块

组织病理学

- 浸润性肿瘤细胞团，被细胞外黏液湖包绕
- 细胞外黏液必须占肿瘤的 50% 以上
- 可能具有腺泡状、筛状或乳头状结构，或呈弥漫性片块状细胞浸润
- 一般没有腺体结构
- 导管内癌常常累及周围导管

特殊染色和免疫组织化学

- 细胞角蛋白 7 阳性
- 典型者细胞角蛋白 20 阴性
- PAS 染色显示细胞内黏液
- ER 和 PR：反应不同，通常阳性
- 某些病例可见神经内分泌分化

其他诊断技术

- 电子显微镜检查：显示细胞内黏液（黏蛋白原颗粒）
- 流式细胞术：单纯性黏液癌几乎总是二倍体；伴有浸润性导管癌区域的混合性肿瘤常为非整倍体

鉴别诊断

- 黏液囊肿样肿瘤（mucocele-like tumor）
  - 为内衬良性上皮的含有黏液的囊肿
  - 细胞外黏液中没有肿瘤细胞漂浮
  - 细胞外黏液分割纤维性间质
- 混合性黏液癌
  - 相对于上皮成分而言，病变黏液较少（不到肿瘤的 50%）
- 转移性卵巢或胰腺黏液癌
  - 非常罕见
  - 恶性上皮细胞细胞角蛋白 20 染色阳性

提要

- 黏液癌是浸润性导管癌的一种亚型
- 淋巴结转移见于不到 20% 的患者
- 与浸润性导管癌相比，黏液癌预后较好，生存率较高

精选文献

Tan PH, Tse GM, Bay BH: Mucinous breast lesions: Diagnostic challenges. J Clin Pathol 61:11-19, 2008.
Molavi D, Argani P: Distinguishing benign dissecting mucin (stromal mucin pools) from invasive mucinous carcinoma. Adv Anat Pathol 15:1-17, 2008.
Tse GM, Ma TK, Chu WC, et al: Neuroendocrine differentiation in pure type mammary mucinous carcinoma is associated with favorable histologic and immunohistochemical parameters. Mod Pathol 17:568-572, 2004.
Chinyama CN, Davies JD: Mammary mucinous lesions: Congeners, prevalence and important pathological associations. Histopathology 29:533-539, 1996.

小管癌　Tubular Carcinoma

临床特征

- 年龄分布广泛（10 ~ 80 岁），常见于 30 ~ 40 岁
- 单纯性小管癌约占所有浸润性乳腺癌的 5%
- 表现为可触及的乳腺肿块
- 如果位置表浅，可有皮肤改变

大体病理学

- 多数病变直径 < 2cm
- 质硬，星状、硬化性表现

组织病理学

- 浸润性边缘，常常延伸到邻近的脂肪组织
- 由小而成角的小管组成，伴有开放的腺腔
- 在致密的胶原性间质中小管随意排列，肿瘤性导管周围有纤维组织增生性反应
- 良性的细胞学特征，包括细胞核小和有嗜酸性胞质；罕见核分裂活动
- 小管缺乏肌上皮细胞
- 单纯性小管癌实际上 100% 应为小管结构
- 多达 40% 的病例伴有导管原位癌，10% 的病例伴有小叶原位癌
- 可有混合性成分；小管小叶型或导管癌伴有小管特征

特殊染色和免疫组织化学

- EMA 通常阳性
- 多数病例 ER 阳性

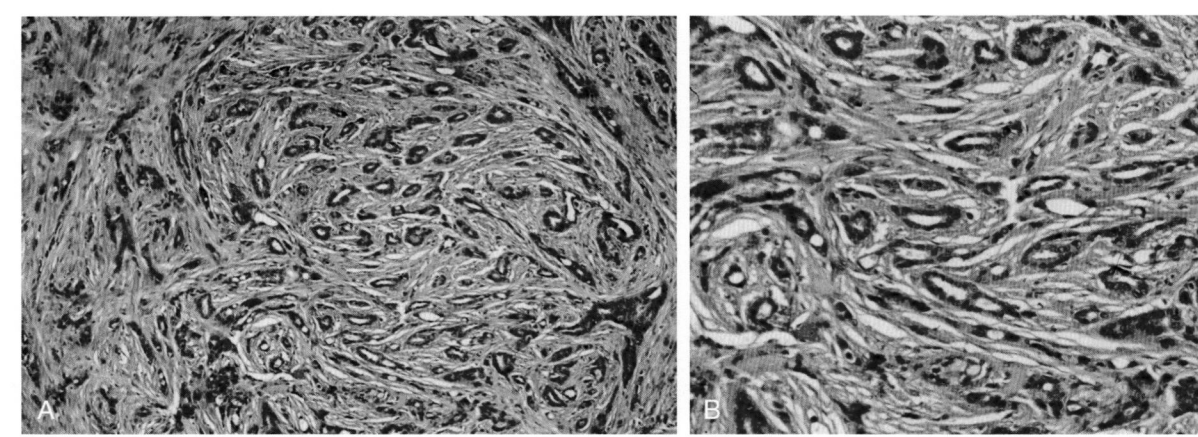

图 13-26　**小管癌。A**，特征为小管结构增生，背景为疏松的纤维组织增生性间质。**B**，肿瘤性小管有开放的腺腔，内衬单层上皮细胞。

- SMA 阴性（缺乏肌上皮细胞）
- S-100 蛋白阴性（缺乏肌上皮细胞）

其他诊断技术

- 没有帮助

鉴别诊断

▌ 硬化性腺病
- 保留小叶结构
- 小管内衬肌上皮细胞

▌ 微腺体腺病
- 杂乱排列的圆形小导管，缺乏小叶结构和星状外观（与小管癌相似）
- 背景显示细胞稀少、胶原性间质
- 导管细胞一般具有透明或空泡状胞质
- EMA 和 ER 通常阴性
- 腺腔常常含有嗜酸性、PAS 阳性的分泌物

▌ 混合性肿瘤（小管小叶或伴有小管特征的导管癌）
- 肿瘤不完全由形成完好的小管构成
- 浸润性导管癌或小叶癌占肿瘤的 5%～25% 以上

提要

- 高分化的浸润性导管癌
- 神经周围、血管或淋巴管浸润罕见
- 少于 10% 的病例累及腋淋巴结
- 50% 以上的病例合并微小钙化
- 与浸润性导管癌相比，预后相对较好

精选文献

Abdel-Fatah TM, Powe DG, Hodi Z, et al: High frequency of coexistence of columnar cell lesions, lobular neoplasia, and low grade ductal carcinoma in situ with invasive tubular carcinoma and invasive lobular carcinoma. Am J Surg Pathol 31:417-426, 2007.

Marchiò C, Sapino A, Arisio R, Bussolati G: A new vision of tubular and tubulo-lobular carcinomas of the breast, as revealed by 3-D modelling. Histopathology 48:556-562, 2006.

Fernández-Aguilar S, Simon P, Buxant F, et al: Tubular carcinoma of the breast and associated intra-epithelial lesions: A comparative study with invasive low-grade ductal carcinomas. Virchows Arch 447:683-687, 2005.

Mitnick JS, Gianutsos R, Pollack AH, et al: Tubular carcinoma of the breast: Sensitivity of diagnostic techniques and correlation with histopathology. AJR Am J Roentgenol 172:319-323, 1999.

Winchester DJ, Sahin AA, Tucker SL, Singletary SE: Tubular carcinoma of the breast: Predicting axillary nodal metastases and recurrence. Ann Surg 223:342-347, 1996.

乳头状癌（导管内、囊内、有包膜的和浸润性）
Papillary Carcinoma (Intraductal, Intracystic, Encapsulated, and Invasive)

临床特征

- 罕见的乳腺肿瘤，占乳腺癌的 1%～2%
- 年龄分布与其他乳腺癌相似；患者比孤立性导管内乳头状瘤的年龄要大
- 多数患者有可触及的肿块
- 乳头溢液（常为血性）和乳头回缩的发生率较高

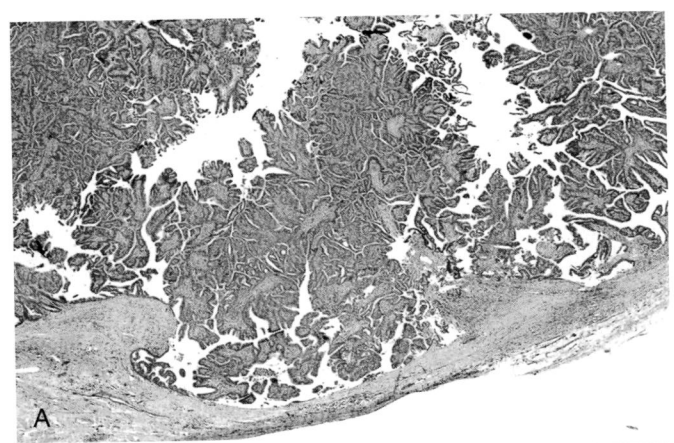

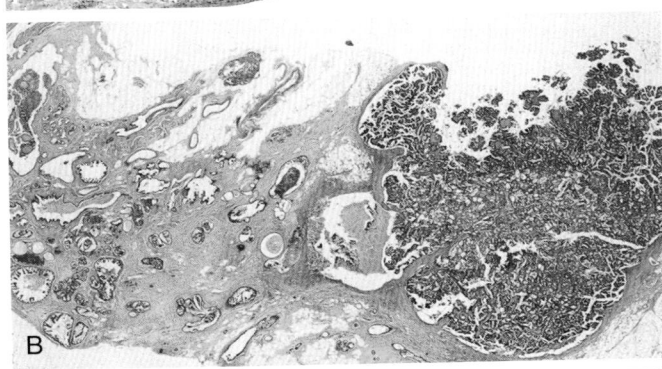

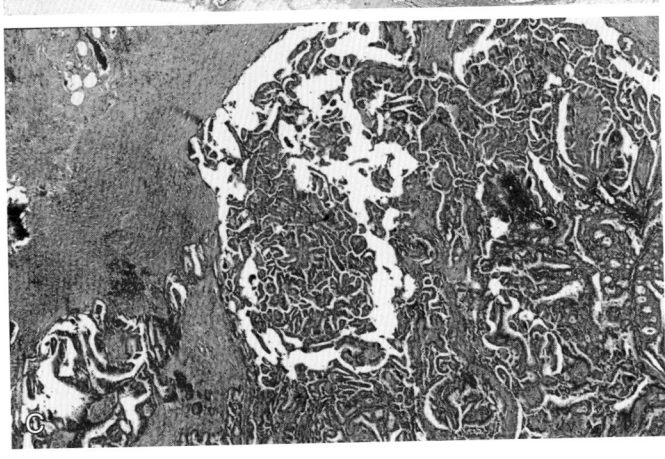

图 13-27 A，囊内乳头状癌。导管扩张，伴有高度复杂的上皮叶状增生，缺乏肌上皮细胞层是有包膜的、囊内和导管内乳头状癌的特点。B，囊内乳头状癌。伴有非高级别的导管原位癌。C，浸润性乳头状癌。左下角可见明显的间质浸润。

- 乳房 X 线检查可见圆形局限性的肿块，微小钙化罕见

大体病理学

- 常为界限清楚的肿块，伴有推挤性边缘
- 灰褐色肿瘤；可见局灶性出血

- 典型者为囊性伴有明显的乳头结构

组织病理学

- 乳头状病变，由大量复杂的叶状增生的上皮构成，并伸入扩张的导管腔内
- 必须证实乳头缺乏肌上皮细胞层；另外，近期的研究也未能证实肿瘤结节周围有肌上皮细胞
- 大汗腺化生不是本病的特征
- 只有发现了明确的间质浸润（肿瘤明确地位于病变包膜之外）才能诊断为浸润性乳头状癌

特殊染色和免疫组织化学

- SMA、calponin、S-100 蛋白、平滑肌肌球蛋白重链和 p63 染色显示肌上皮细胞层局灶性或完全性缺如
- 典型者 ER 和 PR 阳性
- C-erb-B2（HER-2-neu）阴性
- 肿瘤细胞高分子量细胞角蛋白（HMWCK，例如 CK5/6，14，34βE12）染色阴性
- 85% 的乳头状癌 CEA 阳性，而良性乳头状病变 CEA 阴性

其他诊断技术

- 染色体 16q23 杂合性缺失好像仅局限于乳头状癌
- TP53 位点杂合性缺失与恶性乳头状病变密切相关
- 流式细胞术：肿瘤细胞可为二倍体，或偶尔为非整倍体（对于鉴别良性乳头状瘤和乳头状癌帮助甚微）

鉴别诊断

- 良性乳头状瘤和导管内乳头状癌的鉴别
  - 良性病变必须证实有肌上皮细胞层，而乳头状癌则缺乏肌上皮细胞层
  - 细胞非典型性程度和复杂程度对于鉴别良性乳头状瘤和乳头状癌一般没有帮助
  - 良性病变可见大汗腺化生
  - 乳头状癌 CEA 一般阳性，ER/PR 弥漫阳性，而 HMWCK 阴性
- 浸润性乳头状癌
  - 复杂的乳头状增生，伴有明确的间质浸润

提要

- 长期以来，认为导管内（囊内，有包膜的）乳头

状癌是导管内癌的一种亚型，可能是低级别癌的一种形式，是从原位癌进展为浸润癌过程中的一部分

- 导管内乳头状癌患者一般适合进行保乳手术
- 浸润性乳头状癌很少发生淋巴结转移

精选文献

Collins LC, Schnitt SJ: Papillary lesions of the breast: Selected diagnostic and management issues. Histopathology 52:20-29, 2008.

Mulligan AM, O'Malley FP: Papillary lesions of the breast: A review. Adv Anat Pathol 14:108-119, 2007.

Tse GM, Tan PH, Lui PC, et al: The role of immunohistochemistry for smooth-muscle actin, p63, CD10 and cytokeratin 14 in the differential diagnosis of papillary lesions of the breast. J Clin Pathol 60:315-320, 2007.

Collins LC, Carlo VP, Hwang H, et al: Intracystic papillary carcinomas of the breast: A reevaluation using a panel of myoepithelial cell markers. Am J Surg Pathol 30:1002-1007, 2006.

Carder PJ, Garvican J, Haigh I, Liston JC: Needle core biopsy can reliably distinguish between benign and malignant papillary lesions of the breast. Histopathology 46:320-327, 2005.

化生性癌　Metaplastic Carcinoma

临床特征

- 不常见，发生于 5% 以下的乳腺癌患者
- 典型表现为可触及的乳腺肿块
- 常常迅速生长
- 乳房 X 线检查显示界限清楚的肿瘤

大体病理学

- 明显的质硬肿块，边界清楚
- 可见结节性或囊性区域

组织病理学

- 异质性的病变，简单地划分为双相性（癌和肉瘤样两种成分混合存在）或单相性（仅有肉瘤样成分）化生性癌
- 癌的成分通常为高级别癌，典型者为低分化导管癌，伴有腺体和小管结构，或有细胞内或细胞外黏液生成；其他类型包括伴有细胞间桥的鳞状成分，伴或不伴角珠形成
- 梭形细胞增生或肉瘤性成分通常为高级别，偶尔伴有异原性成分，包括骨或软骨；近期描述了一

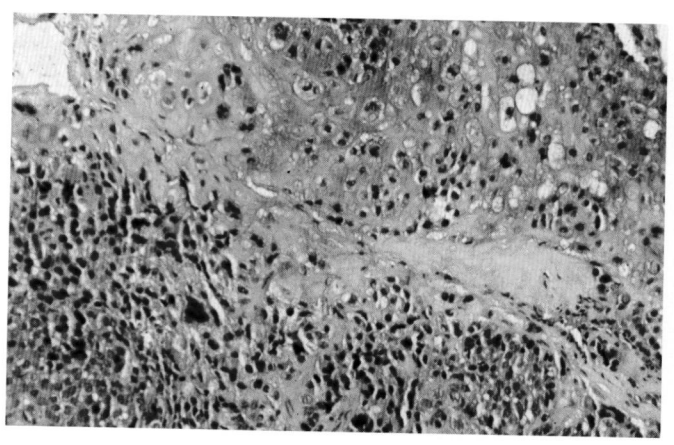

图 13-28　**化生性癌。**显微照片的下方可见高级别导管癌。注意上方为化生性软骨组织。

种纤维瘤病样化生性癌，好像是低级别亚型

- 化生性改变包括伴有或不伴有角蛋白形成的鳞状化生、软骨化生或骨化生
- 可见梭形细胞增生或肉瘤性表现
- 化生性癌转移可能包括化生性成分、腺癌成分或两者都有
- 在其他浸润性肿瘤亚型（小管癌、髓样癌和小叶癌）中可见局灶性化生性改变

特殊染色和免疫组织化学

- 细胞角蛋白（AE1/AE3；CAM5.2）：上皮成分阳性；梭形细胞成分局灶性阳性
- EMA：上皮成分阳性；间叶性部分可能局灶性阳性
- 波形蛋白：典型者上皮和间叶成分都阳性
- ER 和 PR 通常阴性
- C-erb-B2（HER-2-neu）通常阴性
- 梭形细胞和肉瘤性成分 p63 阳性
- EGFR 过表达和扩大

其他诊断技术

- 没有帮助

鉴别诊断

- 浸润性导管癌
  - 缺乏化生性成分
- 腺鳞癌
  - 化生性癌罕见的亚型
  - 在致密的纤维性间质中混合有恶性腺体和表皮成分

■ 鳞状细胞癌
- 完全由肿瘤性、一般为角化性鳞状细胞构成

提要

- 最常见的化生性改变是鳞状化生
- 鳞状化生对于预后影响很小；软骨或骨化生对于预后具有负面影响

精选文献

Luini A, Aguilar M, Gatti G, et al: Metaplastic carcinoma of the breast, an unusual disease with worse prognosis: The experience of the European Institute of Oncology and review of the literature. Breast Cancer Res Treat 101:349-353, 2007.

Tse GM, Tan PH, Putti TC, et al: Metaplastic carcinoma of the breast: A clinicopathological review. J Clin Pathol 59:1079-1083, 2006.

Carter MR, Hornick JL, Lester S, Fletcher CD: Spindle cell (sarcomatoid) carcinoma of the breast: A clinicopathologic and immunohistochemical analysis of 29 cases. Am J Surg Pathol 30:300-309, 2006.

Barnes PJ, Boutilier R, Chiasson D, Rayson D: Metaplastic breast carcinoma: Clinical-pathologic characteristics and HER2/neu expression. Breast Cancer Res Treat 91:173-178, 2005.

Wargotz ES, Norris HJ: Metaplastic carcinomas of the breast: A matrix-producing carcinoma. Hum Pathol 20:628-635, 1989.

Oberman HA: Metaplastic carcinoma of the breast: A clinicopathologic study of 29 patients. Am J Surg Pathol 11:918-929, 1987.

分泌性癌 Secretory Carcinoma

临床特征

- 任何年龄的妇女均可发生；儿童和年轻成人（平均年龄 25 岁）发生率较高
- 患者表现为明显的无痛性乳腺肿块

大体病理学

- 界限清楚的结节状肿块
- 切面呈灰白色或褐色的肿瘤
- 大小不一（0.6 ~ 12cm）；较大的病变一般见于老年妇女

组织病理学

- 增生的导管大小不一，伴有正常小叶结构消失
- 肿瘤形成囊性间隙，充满大量淡粉色分泌物
- 有细胞内和细胞外分泌物
- 肿瘤性导管上皮细胞较小，细胞核呈良性表现，

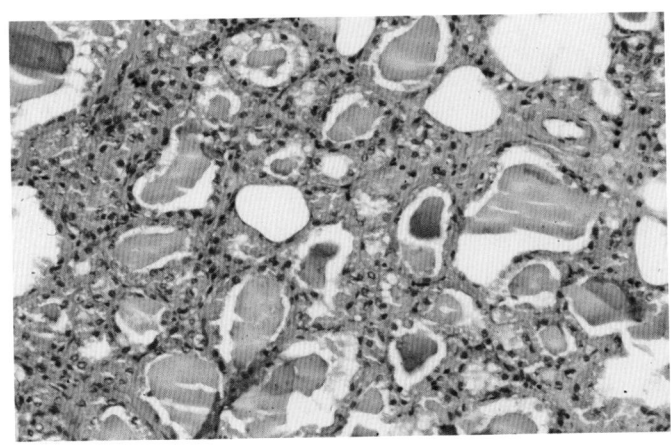

图 13-29 分泌性癌。肿瘤性腺腔内的分泌物。注意细胞核均匀一致。

胞质丰富、淡染、嗜酸性、颗粒状和空泡状；核分裂象少见
- 导管缺乏肌上皮细胞层
- 常常显示导管内成分，可能为乳头状、筛状、实性或粉刺型

特殊染色和免疫组织化学

- 黏液卡红和抗 - 淀粉酶的 PAS 染色：腺腔内分泌物阳性
- CEA（多克隆性）、EMA、S-100 和 α- 乳清蛋白（α-lactalbumin）阳性
- ER 和 PR 显示不同的反应

其他诊断技术

- 电子显微镜检查：胞质显示大量有界膜的分泌空泡，内衬微绒毛

鉴别诊断

■ 泌乳腺瘤
- 典型者见于妊娠期或泌乳期
- 界限清楚的肿块
- 有肌上皮细胞层（SMA 和 S-100 蛋白阳性）
■ 分泌性改变
- 小叶中心性高分泌性改变
- 发生于未经产的乳腺
- 与激素或其他药物摄入有关

提要

- 预后比其他浸润性癌（年龄相当）好，特别是在

小于 20 岁的患者

- 腋淋巴结转移罕见；20 岁以上的患者发生腋淋巴结转移的可能性增加；远处转移非常罕见
- 放疗和化疗通常不作为常规治疗
- 年轻妇女的发生率增加；偶尔见于儿童
- 分泌性癌表达 ETV6-NTRK3 融合基因，这种基因是 t（12;15）（p13;q25）易位的产物

精选文献

Diallo R, Schaefer K-L, Bankfalvi A, et al: Secretory carcinoma of the breast: A distinct variant of invasive ductal carcinoma assessed by comparative genomic hybridization and immunohistochemistry. Hum Pathol 34:1299-1305, 2003.

Tognon C, Knezevich SR, Huntsman D, et al: Expression of the ETV6-NTRK3 gene fusion as a primary event in human secretory breast carcinoma. Cancer Cell 2:367-376, 2002.

Lamovec J, Bracko M: Secretory carcinoma of the breast: Light microscopic, immunohistochemical and flow cytometric study. Mod Pathol 7:475-479, 1994.

Rosen PP, Cranor ML: Secretory carcinoma of the breast. Arch Pathol Lab Med 115:141-144, 1991.

大汗腺癌　Apocrine Carcinoma

临床特征

- 不常见的乳腺肿瘤；单纯性大汗腺癌发生率从 1% 以下到 4% 不等
- 表现为质硬的、明显的乳腺肿块（与其他乳腺癌相似）
- 年龄分布与其他乳腺癌相似
- 乳房 X 线检查所见与典型的浸润性导管癌相似

大体病理学

- 棕褐色肿瘤，质硬，伴有浸润性或境界清楚的边缘
- 可见局灶性囊肿形成

组织病理学

- 肿瘤由巢状或片状肿瘤性大汗腺细胞构成，显示大的多形性细胞核，伴有明显的核仁，常常为多个核仁
- 具有丰富的嗜酸性胞质；可能为颗粒状和空泡状胞质
- 可见腺体形成，常伴顶浆分泌突起
- 导管内大汗腺癌可能具有实性、筛状、微乳头状或粉刺结构
- 大汗腺癌必须几乎全部由大汗腺细胞构成

特殊染色和免疫组织化学

- 抗 - 淀粉酶 PAS 染色：胞质颗粒阳性
- 多数病例 CEA 阳性
- 细胞角蛋白和 GCDFP-15 阳性
- 许多病例雄激素受体（AR）阳性
- ER 和 PR 阳性程度不等
- S-100 蛋白阴性

其他诊断技术

- 最近的分子生物学研究提示，大汗腺癌以雄激素

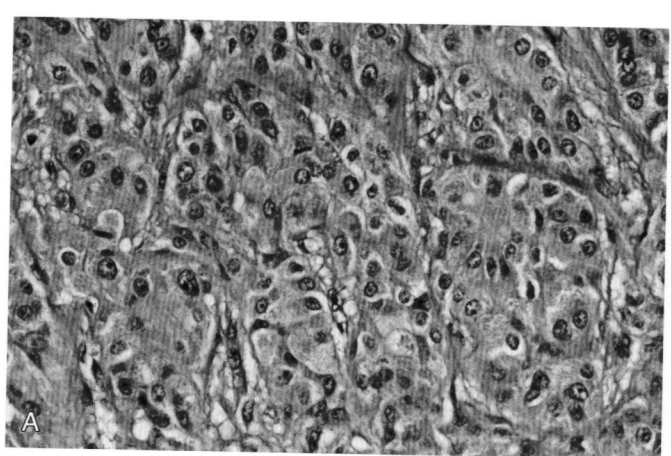
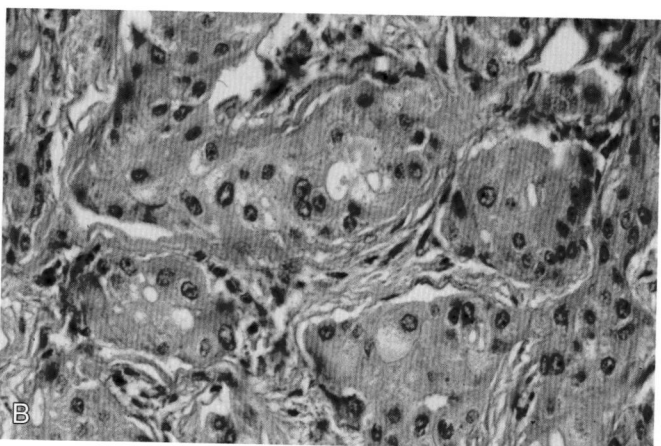

图 13-30　**浸润性大汗腺癌**。A，典型的组织学特征包括大量粉染的颗粒状胞质和明显的核仁。B，注意粉染的颗粒状胞质和明显的核仁。

受体和代谢相关性基因过表达为特征
- 电子显微镜检查：大汗腺细胞含有大量线粒体、空泡和嗜锇性有界膜的分泌颗粒

鉴别诊断

▌ 伴有大汗腺化生的硬化性腺病
- 典型者呈小叶状排列，没有浸润性结构
- 良性表现的大汗腺细胞，没有多形性的细胞核和明显的核仁

提要

- 大汗腺化生常见，常伴良性增生性改变（纤维性囊性改变）
- 伴有局灶性大汗腺分化的恶性肿瘤不应称为大汗腺癌；大汗腺癌必须几乎完全由大汗腺细胞构成
- 浸润性肿瘤或原位癌内有大汗腺分化对于确定预后和治疗没有帮助
- 自然病史与非大汗腺浸润性导管癌相似

精选文献

Farmer P, Bonnefoi H, Becette V, et al: Identification of molecular apocrine breast tumours by microarray analysis. Oncogene 24:4660-4671, 2005.

Honma, N, Takubo K, Akiyama F: Expression of GCDFP-15 and AR decreases in larger or node-positive apocrine carcinomas of the breast. Histopathology 47:195-201, 2005.

Japaze H, Emina J, Diaz C: "Pure" invasive apocrine carcinoma of the breast: A new clinicopathologic entity? Breast 14:3-10, 2005.

Tavassoli FA, Norris HJ: Intraductal apocrine carcinoma: A clinicopathologic study of 37 cases. Mod Pathol 7:813-818, 1994.

Gilles R, Lesnik A, Guinebretiere JM, et al: Apocrine carcinoma: Clinical and mammographic features. Radiology 190:495-497, 1994.

腺样囊性癌　Adenoid Cystic Carcinoma

临床特征

- 罕见的病变，占全部乳腺癌的 0.5% 以下
- 与其他乳腺癌年龄分布相同
- 表现为可触及的乳腺肿块，典型者位于乳晕周围或乳晕下
- 患者可能有乳头溢液
- 乳房 X 线检查所见常常为非特异性

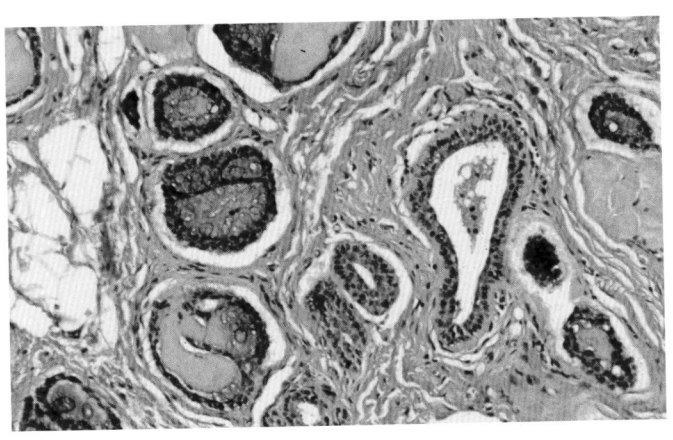

图 13-31　腺样囊性癌。腺样囊性癌典型的筛状结构。注意嗜酸性基底膜样物质。

大体病理学

- 大小不一（0.7 ~ 12cm），多数 < 3cm
- 质硬、界限清楚的淡灰褐色肿瘤
- 常呈结节状结构
- 偶见小囊肿形成

组织病理学

- 肿瘤由上皮细胞和肌上皮细胞构成
- 浸润性肿瘤形成明显的肿瘤细胞岛和条索
- 特征性的改变为腺体增生（腺样成分）和丰富的嗜酸性基底膜样物质或透明小体
- 可见实性、筛状、小管或小梁状结构
- 肿瘤由两种明确的细胞类型构成：基底细胞（认为与肌上皮细胞有关）和伴有鲜明的嗜酸性胞质的细胞
- 可见鳞状分化和具有皮脂腺特征的区域
- 分为 Ⅰ 级、Ⅱ 级和Ⅲ 级
  - Ⅰ 级：由腺体和囊性区域组成；没有实性区域
  - Ⅱ 级：实性区域不到肿瘤的 30%
  - Ⅲ 级：实性区域超过肿瘤的 30%

特殊染色和免疫组织化学

- S-100 蛋白、细胞角蛋白 14、calponin、p63：基底细胞样细胞阳性
- SMA：基底细胞样细胞阳性
- 细胞角蛋白 7：显示嗜酸性细胞
- Laminin：基底膜样物质阳性
- ER 和 PR 一般阴性

其他诊断技术

- 电子显微镜检查
  - 基底细胞样细胞显示细胞器稀少，伴有胞质突起和发育良好的桥粒
  - 嗜酸性细胞呈梭形或立方形，腺腔边缘有微绒毛，并有丰富的张力细丝

鉴别诊断

- ■ 浸润性筛状癌
  - 罕见的乳腺癌，完全由筛状结构组成
  - 缺乏双重细胞成分
  - 缺乏嗜酸性基底膜样物质
  - S-100 蛋白和 SMA 阴性
- ■ 圆柱瘤
  - 乳腺上方皮肤的良性肿瘤

提要

- 比其他乳腺癌侵袭性要小得多
- 涎腺腺样囊性癌比乳腺腺样囊性癌侵袭性强
- 无神经周围浸润的证据
- 很少转移至腋淋巴结
- 治疗之后多年偶尔复发或转移（通常转移至肺）
- 有染色体 6q 改变（与相关的涎腺肿瘤相似）

精选文献

Page DL: Adenoid cystic carcinoma of breast, a special histopathologic type with excellent prognosis. Breast Cancer Res Treat 93:189-190, 2005.

Acs G, Simpson JF, Bleiweiss IJ, et al: Microglandular adenosis with transition into adenoid cystic carcinoma of the breast. Am J Surg Pathol 27:1052-1060, 2003.

Pia-Foschini M, Reis-Filho JS, Eusebi V, Lakhani SR: Salivary glandlike tumours of the breast: Surgical and molecular pathology. J Clin Pathol 56:497-506, 2003.

Kleer CG, Oberman HA: Adenoid cystic carcinoma of the breast: Value of histologic grading and proliferative activity. Am J Surg Pathol 22:569-575, 1998.

炎性癌　Inflammatory Carcinoma

临床特征

- 约占全部乳腺癌的 1%～5%，是最具侵袭性的肿瘤
- 典型表现为乳房皮肤肿胀和出现弥漫性硬结，伴有乳腺快速增大
- 常常伴有皮肤回缩和小凹形成（橘皮样）
- 常为可触及的肿块
- 可有腋淋巴结增大

大体病理学

- 乳房皮肤呈红斑性改变并增厚
- 必然伴有浸润性乳腺癌

组织病理学

- 通常伴有浸润性导管癌（典型者为高级别或低分化）
- 扩张的皮肤淋巴管内一定有肿瘤细胞
- 受累的淋巴管周围可见淋巴浆细胞浸润
- 通常整个乳腺均可见瘤栓

特殊染色和免疫组织化学

- ER 和 PR 通常阴性
- p53 通常阳性
- C-erb-B2（HER-2-neu）通常阳性
- E-cadherin 通常阳性

其他诊断技术

- 没有帮助

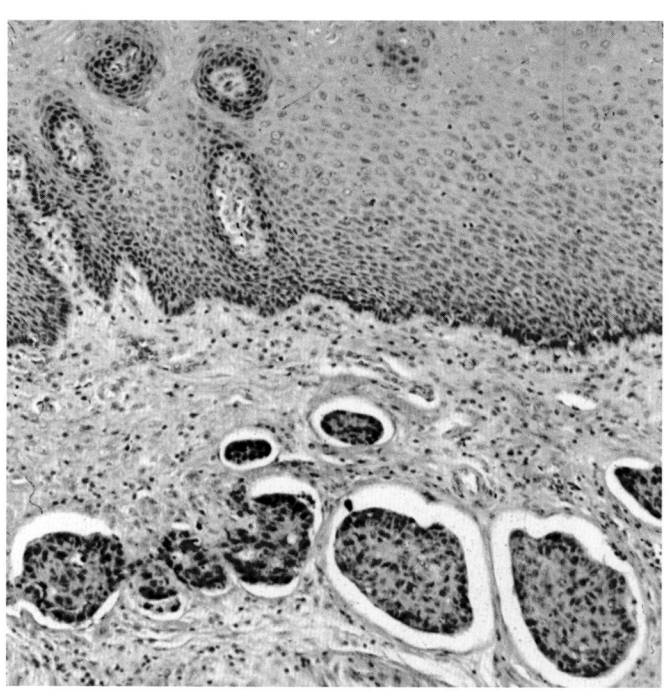

图 13-32　炎性癌。肿瘤细胞扩散至皮肤和淋巴管，这是炎性癌的特征性改变。

鉴别诊断

- 转移性癌
- 无浸润性乳腺癌，而浸润性乳腺癌的存在是诊断炎性癌的必要条件

提要

- 必须有浸润性乳腺癌和皮肤淋巴管内瘤栓才能做出炎性癌的诊断
- 伴有 C-erb-B2（HER-2-neu）原癌基因扩增表达
- 综合性治疗包括新辅助性化疗、乳房切除术和放疗，大约 80% 的患者得以局部控制；一般不进行腋淋巴结清扫；复发见于大约 20% 的患者
- 预后差；5 年生存率低于 40%
- RhoC 癌蛋白过表达和 LIBC/WISP3 基因丢失与炎性乳腺癌有关，是高度浸润的表型

精选文献

Cristofanilli M, Valero V, Buzdar AU, et al: Inflammatory breast cancer (IBC) and patterns of recurrence: Understanding the biology of a unique disease. Cancer 110:1436-1444, 2007.

Hance KW, Anderson WF, Devesa SS, et al: Trends in inflammatory breast carcinoma incidence and survival: The surveillance, epidemiology, and end results program at the National Cancer Institute. J Natl Cancer Inst 97:966-975, 2005.

Merajver SD, Wu M: Molecular biology of inflammatory breast cancer: Applications to diagnosis, prognosis, and therapy. Breast Dis 22:25-34, 2005/2006.

Noguchi S, Miyauchi K, Nishizawa Y, et al: Management of inflammatory carcinoma of the breast with combined modality therapy including intra-arterial infusion chemotherapy as an induction therapy: Long-term follow-up results of 28 patients. Cancer 61:1483-1491, 1988.

乳头 Paget 病
Paget Disease of the Nipple

临床特征

- 较常见于绝经后妇女（50 ~ 60 岁）
- 通常为单侧性病变，伴乳头疼痛或刺激
- 可见乳头红斑、溃疡或排液
- 大约 50% 的患者有可触及的、质硬的乳腺肿块
- 可能没有异常临床表现；在常规乳头组织学切片中发现
- 见于 1% ~ 2% 患有乳腺癌的妇女

大体病理学

- 乳晕下乳腺组织内可见导管的扩张
- 许多患者有明显的浸润性乳腺癌
- 在少数情况下乳腺切除标本中没有癌

组织病理学

- 特征性改变是乳头表皮中找到 Paget 细胞
- Paget 细胞较大，圆形，细胞核大，核仁明显，胞质丰富淡染，呈空泡状
- 胞质可含有黏液（大约 50% ~ 60% 的病例）
- 表皮内 Paget 细胞可呈小簇状排列，偶呈腺样结构并有腺腔，或单个存在
- Paget 病几乎总是合并癌
- 伴随的癌通常为导管内癌（实性型和粉刺型），常常伴有浸润性成分
- 不伴有乳腺癌的 Paget 病罕见（< 5% 的病例）

特殊染色和免疫组织化学

- 大约 50% ~ 60% 的病例黏液卡红和 PAS 染色阳性
- 细胞角蛋白 7、EMA、CEA、GCDFP-15 阳性
- 高分子量细胞角蛋白（HMWCK）阴性

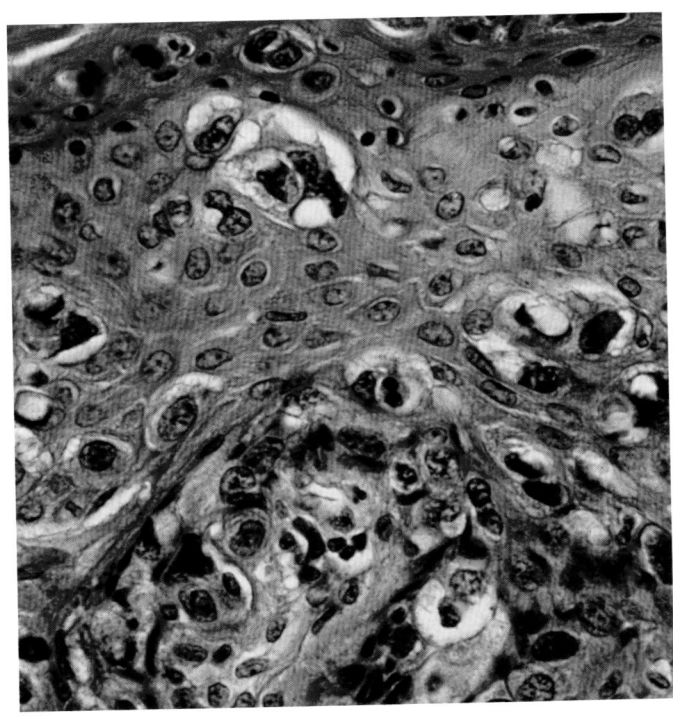

图 13-33 Paget 病。本病典型的组织学特征是累及表皮的、伴有空泡状胞质的多形性细胞。

- 90% 以上的病例 C-erb-B2（HER-2-neu）和 p53 阳性
- ER 常常阳性
- S-100 蛋白一般阴性
- AR 阳性

其他诊断技术

- 没有帮助

鉴别诊断

▎ 恶性黑色素瘤
- 不合并导管内癌或浸润性乳腺癌
- 免疫组化染色具有特异性
  - S-100 和 HMB-45 阳性
  - 典型者 CEA、EMA 和 C-erb-B2（HER-2-neu）阴性

▎ Bowen 病（鳞状细胞原位癌）
- 不合并导管内癌或浸润性乳腺癌

▎ 角化细胞的透明细胞改变
- 细胞大，核小
- 胞质空虚，空泡状；无胞质内黏液

提要

- 免疫组化染色有助于证实 Paget 病的诊断
- 典型者为其下导管内癌或浸润性癌向表皮扩散的结果
- 预后取决于其下方癌的范围
- 治疗通常采取乳腺切除和淋巴结清扫，不管是否有明显的乳腺肿块
- 辅助化疗（tamoxifen）可用于淋巴结阳性的绝经前妇女

精选文献

Kanitakis J: Mammary and extra-mammary Paget's disease. J Eur Acad Dermatol Venereol 21:581-590, 2007.

Chen CY, Sun LM, Anderson BO: Paget disease of the breast: Changing patterns of incidence, clinical presentation, and treatment in the U.S. Cancer 107:1448-1458, 2006.

Bianco MK, Vasef MA: HER-2 gene amplification in Paget disease of the nipple and extramammary site: A chromogenic in situ hybridization study. Diagn Mol Pathol 15:131-135, 2006.

Sakorafas GH, Blanchrad K, Sarr MG, Farley DR: Paget's disease of the breast. Cancer Treat Rev 27:9-18, 2001.

Kollmorgen DR, Varanasi JS, Edge SB, Carson WE 3rd: Paget's disease of the breast: A 33 year experience. J Am Coll Surg

187:171-177, 1998.

Yim JH, Wick MR, Philpott GW, et al: Underlying pathology in mammary Paget's disease. Ann Surg Oncol 4:287-292, 1997.

血管瘤　Hemangioma

临床特征

- 常表现为可触及的乳腺病变，或乳房 X 线检查见可疑病变
- 可能是因为癌做乳腺切除术后的意外发现

大体病理学

- 典型者 < 2cm
- 乳腺实质内境界清楚的出血性肿块，质硬

组织病理学

- 典型者见于小叶周围区域
- 肿瘤由扩张的、充血的血管腔构成
- 血管腔隙内衬良性表现的内皮细胞
- 血管周围为纤维性间质
- 海绵状血管瘤是最常见的类型
- 没有核分裂象或坏死

特殊染色和免疫组织化学

- CD31、Ⅷ因子、CD34：内皮细胞阳性
- Mib-1 意义不大

其他诊断技术

- 没有帮助

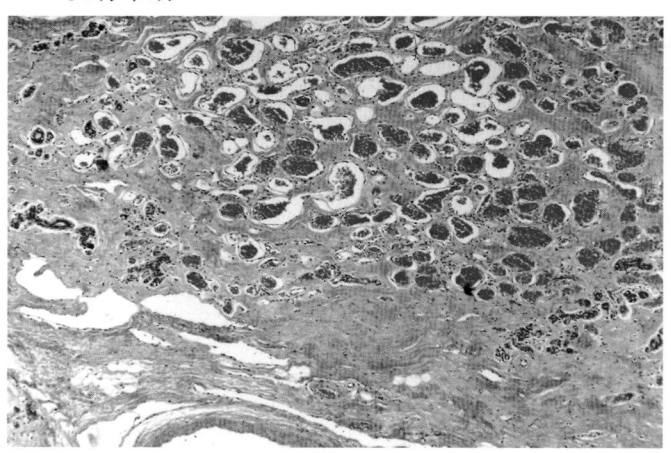

图 13-34　血管瘤。肿瘤由分布均匀的血管腔构成，内衬扁平内皮细胞。

鉴别诊断

- **低级别血管肉瘤**
  - 典型者比血管瘤大几个厘米
  - 界限不清，伴有浸润性边缘
  - 由复杂的、互相吻合的血管腔隙构成
  - 内皮细胞显示非典型性特征，核深染；偶尔可见核分裂活性
  - 常见血栓、坏死和出血
- **假血管瘤性间质增生（pseudoangiomatous stromal hyperplasia，PASH）**
  - 是由互相吻合的、空虚的裂隙样腔隙构成，内衬伴有内皮细胞样细胞核的肌成纤维细胞
  - 内衬细胞（肌成纤维细胞）CD34 和 SMA 染色不等，Ⅷ因子阴性，CD31 染色很少阳性

提要

- 为了做出准确的诊断，建议完全切除
- 没有文献报告复发或恶变
- 婴儿血管瘤与 Hox-A5 基因表达降低和 GLUT1 免疫阳性有关
- Ki-67 免疫组化染色可能有助于鉴别血管瘤和低级别血管肉瘤

精选文献

Shin SJ, Lesser M, Rosen PP: Hemangiomas and angiosarcomas of the breast: Diagnostic utility of cell cycle markers with emphasis on Ki-67. Arch Pathol Lab Med 131:538-544, 2007.

Hoda SA, Cranor ML, Rosen PP: Hemangiomas of the breast with atypical histological features: Further analysis of histological subtypes confirming their benign character. Am J Surg Pathol 16:553-560, 1992.

Rosen PP: Vascular tumors of the breast. V. Nonparenchymal hemangiomas of mammary subcutaneous tissues. Am J Surg Pathol 9:723-729, 1985.

Rosen PP: Vascular tumors of the breast III. Angiomatosis. Am J Surg Pathol 9:652-658, 1985.

Jozefczyk MA, Rosen PP: Vascular tumors of the breast II. Perilobular hemangiomas and hemangiomas. Am J Surg Pathol 9:491-503, 1985.

血管肉瘤 Angiosarcoma

临床特征

- 总的来说是罕见的乳腺肿瘤
- 可见于任何年龄的妇女；平均年龄在 30 ~ 40 岁
- 典型表现为快速生长的无痛性肿块；常常引起其上皮肤红蓝变色
- 较常见于受放射线照射后的乳腺
- 发生在妊娠妇女的原发性血管肉瘤病例已有报告

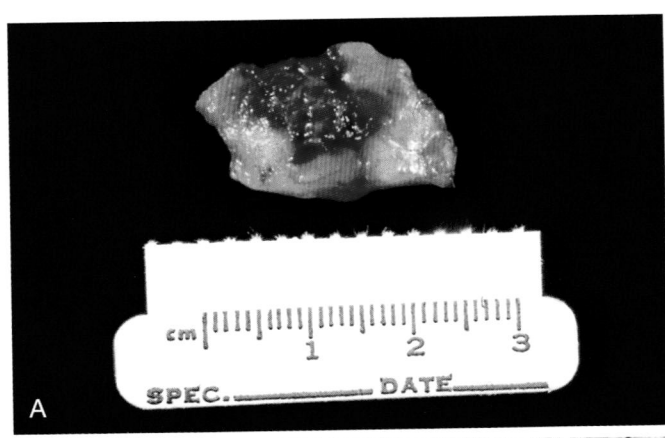
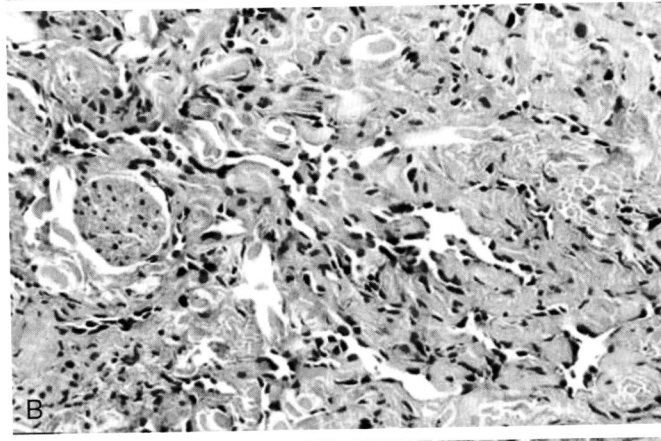
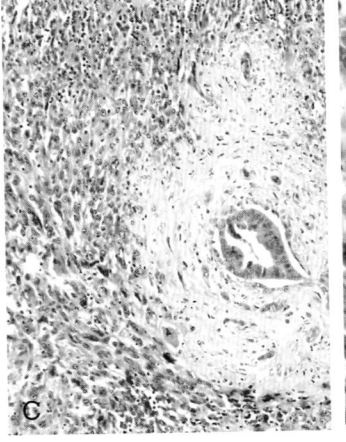
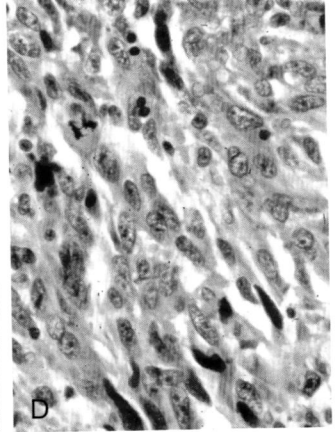

图 13-35 血管肉瘤。A，大体上，血管肉瘤为易碎的海绵状出血性肿块。B，光学显微镜下，病变为低级别，伴有轻微的非典型性。C，切片显示为明显恶性的梭形细胞肿瘤，伴有显著的细胞多形性。D，常见核分裂象，包括非典型性核分裂象。

大体病理学

- 肿块大小不一，1～20cm，平均4～5.5cm
- 典型者具有浸润性边缘
- 切面显示界限不清、易碎的、海绵状出血性肿块
- 高级别病变常见囊性退变和坏死

组织病理学

- 根据组织学所见分为3级（低级别、中级别和高级别）
  - 低级别（Ⅰ级）
    - ◆ 肿瘤由开放的、不规则的血管腔构成
    - ◆ 肿瘤浸润邻近乳腺小叶是其特征
    - ◆ 可见核深染，但缺乏明显的核的多形性
    - ◆ 几乎没有核分裂活性
    - ◆ 内皮细胞丛不明显
    - ◆ 没有乳头状结构、实性和梭形细胞区域、血液湖和坏死
    - ◆ 可表现为具有欺骗性的良性外观
  - 中级别（Ⅱ级）
    - ◆ 显示不规则的血管腔，由于内皮细胞丛和叶状乳头突入血管腔，导致局部细胞丰富
    - ◆ 细胞丰富程度用于区分低级别和中级别的肿瘤
    - ◆ 肿瘤细胞核深染，显示中度核的多形性
    - ◆ 浸润邻近乳腺小叶
    - ◆ 不常见核分裂活性以及实性和梭形细胞区域
    - ◆ 没有血液湖和坏死
  - 高级别（Ⅲ级）
    - ◆ 高度富于细胞，伴有内皮细胞丛和大量乳头形成
    - ◆ 肿瘤细胞显示明显的多形性
    - ◆ 高核分裂率，常常伴有非典型性核分裂象
    - ◆ 典型者广泛出血，伴有血管湖形成
    - ◆ 一般可见坏死
    - ◆ 可见类似于纤维肉瘤或恶性纤维组织细胞瘤的实性或梭形细胞区域

特殊染色和免疫组织化学

- Ⅷ因子：内皮细胞阳性

- CD31和CD34：内皮细胞阳性（＞90%的病例）
- 多数病例细胞角蛋白阴性，但35%以上的病例上皮样区域可能阳性

其他诊断技术

- 电子显微镜检查：可见内皮细胞相关性特征，包括Weibel-Palade小体、中间丝和胞饮空泡

鉴别诊断

- 血管瘤
  - 一般比血管肉瘤小，边界较清楚
  - 缺乏恶性细胞学特征
  - 不浸润乳腺小叶
  - 通常位于乳腺小叶周围区域
- 假血管瘤性间质增生（PASH）
  - 病变界限清楚，切面呈褐白色、均匀一致
  - 由相互吻合的裂隙样间隙构成，间质致密，胶原性
  - 内衬细胞CD31和Ⅷ因子染色阴性

提要

- 患者年龄和临床结果关系密切；高级别病变较常见于年轻患者且预后不良
- 肿瘤分级是最重要的预后因素
- 高级别（Ⅲ级）病变预后差
- 低级别和中级别肿瘤（Ⅰ级和Ⅱ级）的无病和总的生存率增加
- 治疗包括乳腺全切术；不必进行腋淋巴结清扫，因为这些肿瘤很少转移至腋淋巴结
- 辅助性化疗的作用仍然不清，但高级别病变仍应考虑进行化疗

精选文献

Brodie C, Provenzano E: Vascular proliferations of the breast. Histopathology 52:30-44, 2008.

Billings SD, McKenney JK, Folpe AL, et al: Cutaneous angiosarcoma following breast-conserving surgery and radiation: an analysis of 27 cases. Am J Clin Pathol 28:781-788, 2004.

Christodoulakis M, Gontikakis E, Giannikaki E, et al: Primary angiosarcoma of the breast. Eur J Surg Oncol 24:76-78, 1998.

Strobbe LJ, Peterse HL, Van Tinteren H, et al: Angiosarcoma of the breast after conservative therapy for invasive cancer, the incidence and outcome: An unforeseen sequela. Breast Cancer Res Treat 47:101-109, 1998.

乳腺切除后血管肉瘤（Stewart-Treves 综合征） Postmastectomy Angiosarcoma (Stewart-Treves Syndrome)

临床特征

- 病变发生于乳腺切除术后上肢淋巴水肿区域，伴有或不伴有放射治疗；而在进行过放射线照射的患者，病变多发生于放射野以外
- 与慢性淋巴水肿有关，但发病机制不清
- 发生于不到 0.45% 的乳腺切除后的患者
- 典型者大约发生于乳腺切除术后 10 年
- 表现为皮肤轻微的蓝紫色变色，可进展为大的结节和含有血性液体的表浅囊泡

大体病理学

- 早期病变表现为皮肤表面出血灶，局限于浅表软组织
- 晚期病变表现为多发性出血性肿瘤结节，累及深层软组织和肌肉

组织病理学

- 增生的不规则形、大小不一、相互吻合的血管间隙，内衬大的内皮细胞，伴有深染和非典型性的细胞核
- 高度非典型性的内皮细胞，伴有大的多形性细胞核，核仁明显，可见大量核分裂象
- 肿瘤性血管内可见乳头状结构
- 致密的胶原性背景

- 浸润性边缘，累及周围纤维脂肪组织
- 典型者可见慢性淋巴水肿改变，包括表皮增生、皮下水肿、纤维化、轻度慢性炎症和伴有反应性内皮细胞的小血管增生

特殊染色和免疫组织化学

- CD34、CD31 和Ⅷ因子：内皮细胞阳性
- 细胞角蛋白阴性

其他诊断技术

- 电子显微镜检查：可见内皮细胞相关特征，包括 Weibel-Palade 小体、中间丝和胞饮小泡

鉴别诊断

▍ 放疗后血管肉瘤
  - 发生在放射野，而不在慢性淋巴水肿区域
  - 典型者发生于放疗之后 5 年内
▍ Kaposi 肉瘤
  - 与血管肉瘤的早期所见很难鉴别
  - 典型者缺乏血管肉瘤中常见的多形性
  - 见于免疫受损的宿主
▍ 与慢性淋巴水肿有关的反应性血管增生
  - 缺乏见于血管肉瘤的多形性和核分裂活性

提要

- 1948 年 Stewart-Treves 首次报告
- 慢性淋巴水肿背景下发生血管肉瘤的机制尚不明确
- 血管内皮的特殊染色不能区分良恶性血管肿瘤；

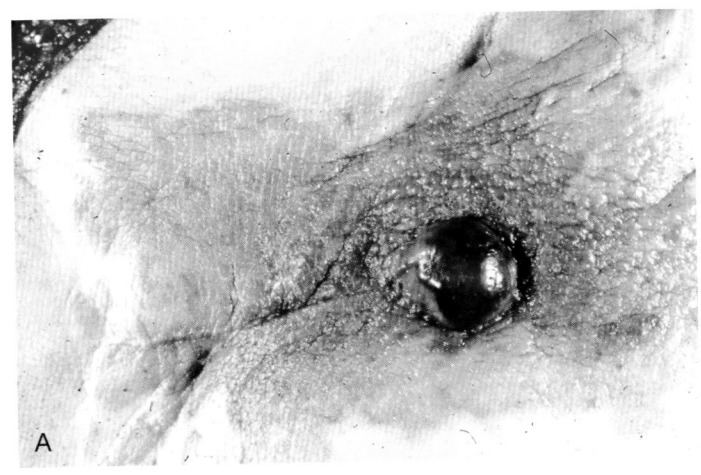
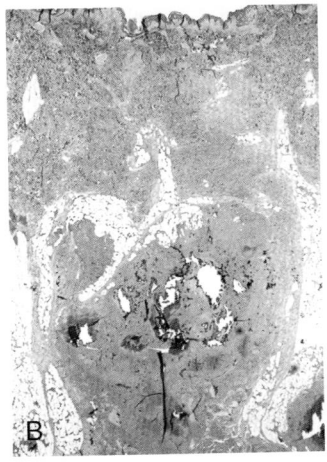

图 13-36　放疗后血管肉瘤。A，注意皮肤表面出血灶。B，显微镜下可见增生的血管腔隙，内衬多形性细胞，核分裂象常见。

需要依据形态学改变鉴别诊断
- 截肢和系统性化疗是最好的治疗措施
- 多数病例 2 年内死于本病；长期存活者很少

精选文献

Clements WD, Kirk SJ, Spence RA: A rare late complication of breast cancer treatment. Br J Clin Pract 47:219-220, 1993.

Kindblom LG, Stenman G, Angervall L: Morphological and cytogenetic studies of angiosarcoma in Stewart-Treves syndrome. Virchows Arch 419:439-445, 1991.

Tomita K, Yokogawa A, Oda Y, Terahata S: Lymphangiosarcoma in postmastectomy lymphedema (Stewart-Treves syndrome): Ultrastructural and immunohistologic characteristics. J Surg Oncol 38:275-282, 1988.

男性乳腺发育 Gynecomastia

临床特征

- 男性乳腺最常见的生理和病理性改变
- 一般表现为弥漫性乳腺增大，伴有疼痛和触痛
- 常为双侧乳腺受累（临床上大约半数的患者为双侧性）
- 与许多疾病有关，包括硬化、肾衰竭、慢性肺疾病、Klinefelter 病以及各种肿瘤，例如 Leydig 细胞瘤、Sertoli 细胞瘤和分泌人绒毛膜促性腺激素的肿瘤（性腺和性腺外生殖细胞肿瘤、大细胞肺癌、某些胃癌和肾癌）
- 发病机制与乳腺组织内游离雌激素和游离雄激素活性失衡有关，可能来源于多元性的机制

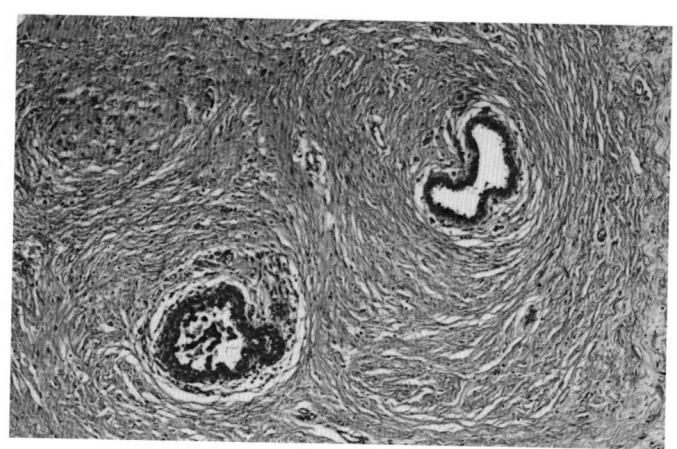

图 13-37　**男性乳腺发育**。导管结构周围疏松结缔组织增生。

- 男性乳腺发育可能与几种药物有关，包括草药、蛋白酶抑制剂、西咪替丁、螺内酯、洋地黄、酒精、海洛因、合成类固醇和烷化剂

大体病理学

- 表现为质硬韧的灰白色肿块，或乳头乳晕周围边界不清的纤维性组织

组织病理学

- 导管上皮和肌上皮细胞显示不同程度的增生，分布不均匀
- 通常没有小叶结构
- 微乳头状或筛状结构是其特征
- 在最初阶段，间质细胞数量增加，伴有明显的血管、水肿和单核细胞浸润；随后出现间质纤维化
- 上皮细胞可能显示某种程度的非典型性，核深染
- 可能发生假血管瘤性间质增生（PASH）

特殊染色和免疫组织化学

- 没有帮助

其他诊断技术

- 电子显微镜检查：显示上皮和肌上皮细胞增生

鉴别诊断

导管内癌
- 上皮细胞增生比较规则而又有序
- 可能显示导管内坏死

提要

- 这种病变不增加发生癌的危险性
- 经治疗后病变可能消退
- 急性阶段应用他莫昔芬（Tamoxifen）导致男性乳腺发育部分或完全消退
- 对于药物治疗没有反应的病例可行手术治疗

精选文献

Braustein GD: Gynecomastia. N Engl J Med 357:1229-1237, 2007.

Cakan N, Kamat D: Gynecomastia: Evaluation and treatment recommendations for primary care providers. Clin Pediatr (Phila) 46:487-490, 2007.

Janes SE, Lengyel JA, Singh S, et al: Needle core biopsy for the assessment of unilateral breast masses in men. Breast 15:273-275, 2006.

Volpe CM, Raffetto JD, Collure DW, et al: Unilateral male breast masses: Cancer risk and their evaluation and management. Am Surg 65:250-253, 1999.

Milanezi MF, Saggioro FP, Zanati SG, et al: Pseudoangiomatous hyperplasia of mammary stroma associated with gynecomastia. J Clin Pathol 51:204-206, 1998.

男性乳腺癌　Male Breast Carcinoma

临床特征

- 每年大约有 1000 例新发病例，其中 300 例死亡
- 占全部乳腺癌的 1% 以下
- 危险因子包括高外显率基因突变（BRCA2 家族比 BRCA1 家族常见）、Klinefelter 综合征、甲状腺功能亢进、肥胖、肝或睾丸损害、放射线或胸壁外伤
- 年龄分布广泛（高峰年龄在 71 岁）
- 表现为无痛性、境界清楚的、明显的乳腺肿块
- 少数患者表现为血性乳头溢液、乳头回缩或溃疡

大体病理学

- 与女性乳腺癌所见相似
- 诊断时肿瘤一般小于 3cm

组织病理学

- 多数男性乳腺癌是浸润性导管癌
- 典型者表现为浸润性肿瘤伴有不同程度腺体形成
- 肿瘤细胞呈多形性，具有空泡状核，染色质粗，核仁明显

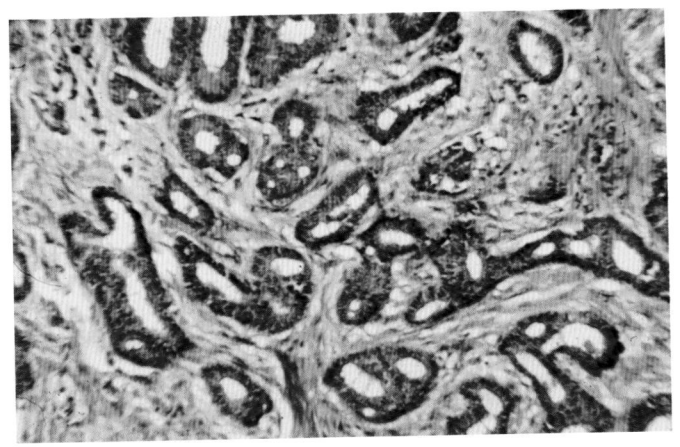

图 13-38　浸润性导管癌，Ⅰ级（男性乳腺）。 小管结构，周围为纤维组织增生性间质。

- 常见血管淋巴管或神经周围浸润
- 在少数情况下伴有导管原位癌（多为乳头状型，低级别至中级别）
- 如同女性乳腺浸润性导管癌一样，根据结构和细胞学特征进行肿瘤分级
- 所有女性乳腺癌的亚型都可见于男性；男性乳腺小叶肿瘤极为罕见

特殊染色和免疫组织化学

- ER 和 PR：反应性不等，常为阳性
- AR：阳性程度不等
- C-erb-B2（HER-2-neu）：高级别病变常为阳性；25% ~ 30% 的病例出现 2+ 或 3+ 的阳性

其他诊断技术

- 没有帮助

鉴别诊断

- 转移性前列腺癌
  - 前列腺特异性抗原（PSA）免疫组化染色阳性
  - 双侧性或多灶性病变提示转移

提要

- 男性乳腺发育不增加发生乳腺癌的危险性
- 大约 50% 的病例发现时已有腋淋巴结转移
- BRCA2 基因（而不是 BRCA1 基因）与男性乳腺癌密切相关
- 转移的常见部位包括肺、骨和中枢神经系统
- 最初的治疗包括局限性手术切除和胸部放疗
- 估计总的 5 年生存率约在 40% ~ 65%；年龄和分期相同的男性和女性乳腺癌预后相同
- 近期研究发现，处于中危到高危（根据肿瘤分级、腋淋巴结状况和肿瘤标志物确定）的男性患者应用辅助性激素治疗和化疗有效

精选文献

Nahleh Z, Girnius S: Male breast cancer: A gender issue. Natl Clin Pract Oncol 3:428-437, 2006.

Fentiman IS, Fourquet A, Hortobagyi GN: Male breast cancer. Lancet 367:595-604, 2006.

Joseph A, Mokbel K: Male breast cancer. Int J Fertil Womens Med 49:198-199, 2004.

Goss PE, Reid C, Pintilie M, et al: Male breast carcinoma. A review of 229 patients who presented to the Princess Margaret

Hospital during 40 years: 1955-1996. Cancer 85:629-639, 1999.
Wick MR, Sayadi H, Ritter JH, et al: Low-stage carcinoma of the male breast: A histologic, immunohistochemical, and flow cytometric comparison with localized female breast carcinoma. Am J Clin Pathol 111:59-69, 1999.

转移性肿瘤　　Metastatic Tumors

临床特征

- 乳腺转移性肿瘤在男性和女性均不常见，但在女性常见得多
- 女性乳腺最常见的转移癌来源于对侧乳腺癌
- 乳腺其他常见的转移性肿瘤是恶性黑色素瘤、肺癌、卵巢癌、胃癌、宫颈癌、肾癌和前列腺癌以及类癌
- 男性乳腺最常见的转移性肿瘤是转移性前列腺癌
- 乳腺继发性淋巴瘤罕见；然而，比乳腺原发性淋巴瘤常见得多，占所有非 Hodgkin 淋巴瘤的 0.38% ~ 0.7%
- 表现可能类似于原发性乳腺癌，生长迅速，为无痛性可触及的质硬肿块，通常缺乏乳头溢液或皮肤改变
- 双侧性肿瘤可能是最初的临床表现

大体病理学

- 肿瘤境界清楚，没有钙化和锯齿状改变

组织病理学

- 与邻近乳腺组织界限分明
- 浸润性肿瘤附近出现导管内癌或小叶原位癌是乳腺原发性肿瘤有力的证据
- 原发性乳腺癌常见弹性纤维变性，但在转移性肿瘤罕见
- 原发性乳腺癌常见钙化，但在转移性肿瘤罕见，除了卵巢或腹膜的转移性浆液性乳头状癌以外
- 胞质色素、核内包涵体和梭形细胞是诊断转移性黑色素瘤有价值的线索
- 出现印戒细胞、分泌黏液的细胞支持胃的来源
- 透明细胞改变和显著的纤细的血管结构支持肾的来源

特殊染色和免疫组织化学

- 免疫组化染色应结合临床病史和 H.E. 染色切片的形态学改变
- S-100 蛋白、HMB-45、melan-A、小眼转录因子（microphthalmia transcription factor）和酪氨酸酶（tyrosinase）阳性，EMA 和细胞角蛋白阴性支持恶性黑色素瘤的诊断；黑色素瘤可能有 EMA 和细胞角蛋白异常表达；乳腺癌可能表达 S-100
- WT-1、CA-125 和 mesothelin 阳性以及 GCDFP-15 阴性支持转移性卵巢癌而不是原发性乳腺癌的诊断
- 甲状腺转录因子 -1（TTF-1）阳性加上 GCDFP-15 和 ER 阴性，支持转移性肺癌的诊断
- 前列腺特异性抗原（PSA）和前列腺酸性磷酸酶（PAP）是前列腺癌最好的标志物；ER、GCDFP-15 和细胞角蛋白 7 的表达在前列腺癌中不常见
- CDX2 和细胞角蛋白 20 表达支持转移性胃癌而不是原发性乳腺癌的诊断

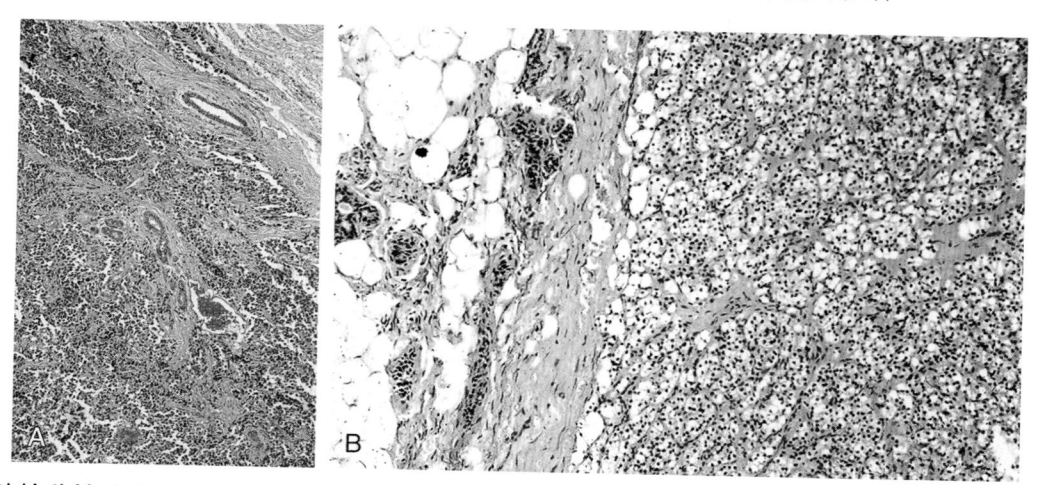

图 13-39　**乳腺转移性肿瘤**。常见的乳腺转移性肿瘤包括黑色素瘤（A）和肾细胞癌（B）。

其他诊断技术

- 没有帮助

鉴别诊断

- 临床病史非常重要
- 胃印戒细胞癌
  - 可能类似于原发性乳腺印戒细胞癌
  - 肿块境界清楚，没有浸润性边缘
  - 没有原位癌成分
- 卵巢癌
  - 浆液性乳头状癌最为常见
  - 没有浸润性边缘
  - 没有原位癌成分
  - 可能在导管和小叶内生长，造成与原发性乳腺癌鉴别困难
  - 除了浸润性微乳头状癌之外，乳头状结构不是多数浸润性乳腺癌的特征
  - 可为双侧性

提要

- 乳腺出现转移性肿瘤通常代表是广泛转移性疾病，生存率一般低于 2 年
- 发现原位癌有助于诊断原发性乳腺疾病
- 治疗一般包括广泛切除伴放疗；针对原发性病变的系统性治疗最为重要

精选文献

Lee AH: The histological diagnosis of metastases to the breast from extramammary malignancies. J Clin Pathol 60:1333-1341, 2007.

Topalovski M, Domnita C, Mattson JC: Lymphoma of the breast: A clinicopathologic study of primary and secondary cases. Arch Pathol Lab Med 123:1208-1218, 1999.

Yamasaki H, Saw D, Zdanowitz J, et al: Ovarian carcinoma metastasis to the breast: Case report and review of the literature. Am J Surg Pathol 17:193-197, 1993.

DiBonito L, Luchi M, Giarelli L, et al: Metastatic tumors to the female breast: An autopsy study of 12 cases. Pathol Res Pract 187:432-436, 1991.

Jerome M. Loew 和 William R. Macon 著
丁效蕙　陈定宝　译

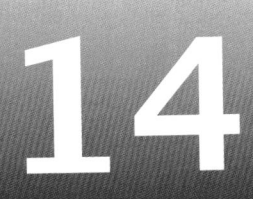

14 淋 巴 结
Lymph Nokes

以滤泡增生为主的反应性病变
Reactive, Predominantly Follicular Hyperplasias

非特异性滤泡增生
Nonspecific Follicular Hyperplasia

临床特征

- 可发生于任何年龄的患者，较常见于儿童和年轻成人
- 局灶或区域性淋巴结肿大；淋巴结质硬、可移动；可有触痛
- 患者可能发热

大体病理学

- 通常 < 3cm，被膜薄而光滑，质地柔软、均匀，灰白至奶油褐色

组织病理学

- 淋巴结被膜通常完整，淋巴窦仍然开放
- 被膜下生发中心间隙明显、规则，但增大
- 生发中心与周围套区界限清楚
- 滤泡中心 B 细胞有极性地分为亮区（富于中心细胞）和暗区（富于中心母细胞）；其他类型细胞包括滤泡树突细胞（细胞大，细胞核圆形或卵圆形、规则，染色质呈斑点状，核仁单个明显、居中、嗜酸性，胞质不清楚）、含有可染（着色）小体的巨噬细胞和滤泡辅助性 T 细胞；核分裂象常常明显
- 生发中心包括
  — 大量核分裂象和凋亡细胞
  — 含有可染小体的巨噬细胞内含吞噬的核碎片

特殊染色和免疫组织化学

- 网状蛋白、CD21 或 CD23 染色显示生发中心
- CD20 阳性 B 细胞位于生发中心和套区
- CD3 阳性 T 细胞位于副皮质区，而生发中心很少
- Kappa（κ）和 lambda（λ）染色显示多型性浆细胞
- 滤泡中心 B 细胞 bcl-2 蛋白阴性
- 生发中心内可见大量 Ki-67 阳性细胞，可显示暗区到亮区的渐进性改变

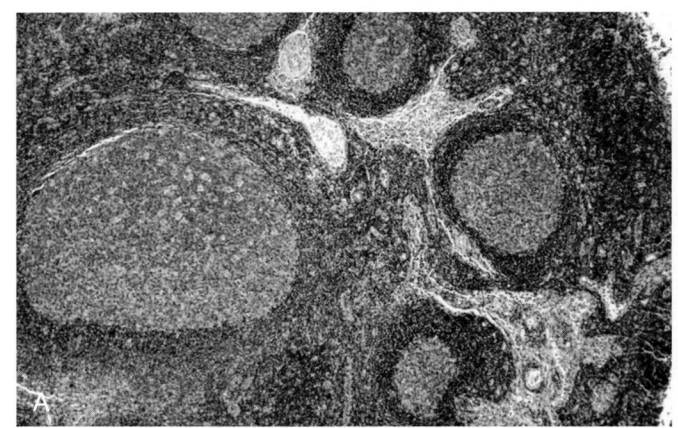

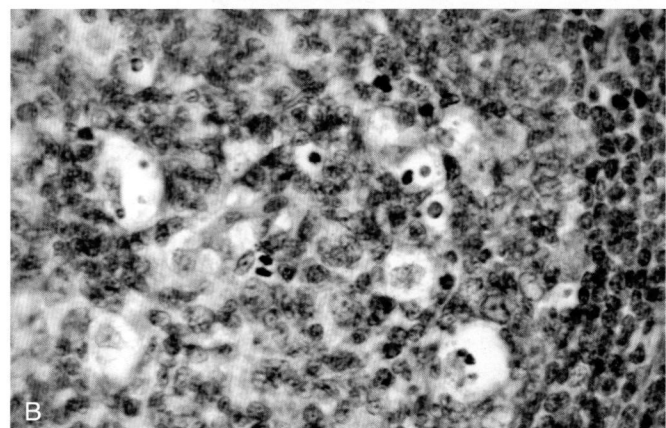

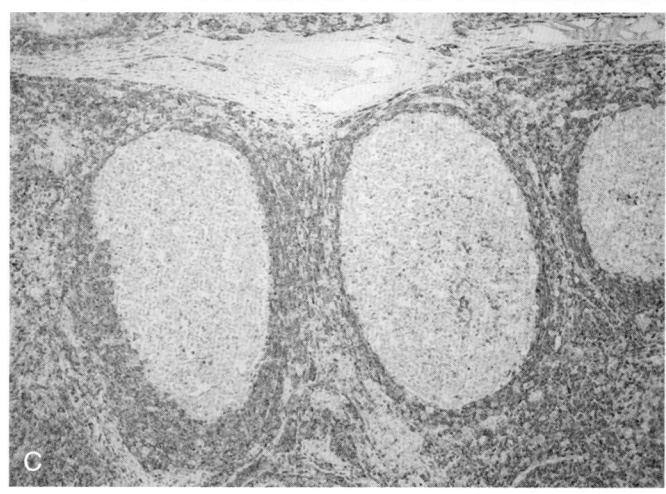

图 14-1　非特异性滤泡增生。A，生发中心分布均匀、界限清楚、淡染，周围是深染的套区。**B，**生发中心可见多形性细胞群、核分裂象和含有可染小体的巨噬细胞。小淋巴细胞在套区附近呈环形排列。**C，**生发中心细胞 bcl-2 阴性，而套区细胞 bcl-2 阳性。这种结构有助于鉴别滤泡性增生和滤泡性淋巴瘤。

其他诊断技术

- 流式细胞术或基因重排显示无克隆性细胞群

鉴别诊断

- 滤泡性淋巴瘤
  - 多数患者年龄大于 40 岁
  - 滤泡界限不清、拥挤，没有滤泡 B 细胞的正常分区，核分裂象很少
  - 滤泡中心 B 细胞 CD10 阳性，bcl-2 常常阳性
  - 多数病例出现 t（14；18）（q32；q21）染色体异常
- 结节硬化型 Hodgkin 淋巴瘤
  - 硬化带常常分隔富于细胞的结节
  - 通常易见嗜酸性粒细胞、浆细胞和中性粒细胞
  - 可见特征性 Hodgkin 细胞、Reed-Sternberg 细胞或陷窝细胞
- 人免疫缺陷病毒（HIV）相关性淋巴结病
  - 较易出现全身性淋巴结肿大
  - 滤泡常常显示退行性变
  - 副皮质区常常萎缩，淋巴细胞数量减少
- 梅毒（梅毒性淋巴结炎）
  - 被膜常常增厚和纤维化，伴有浆细胞性血管炎
- 传染性单核细胞增多症
  - 滤泡和副皮质区增生，伴有非典型免疫母细胞
  - 青少年或年轻成人伴有发热、不适、咽炎和肝脾肿大
  - 诊断通常依据血清学检查；很少进行活检
- 自身免疫性淋巴组织增生综合征（ALPS）
  - 患者的淋巴结病可复发或呈慢性
  - 自身抗体且常见自身免疫性血细胞减少
  - 副皮质区扩大，含有副皮质区内免疫母细胞
  - 流式细胞术发现 CD4 和 CD8 双阴性 T 细胞数量增多
- 弓形体淋巴结炎
  - 通常为青少年和年轻成人颈后部或锁骨上淋巴结肿大
  - 滤泡淋巴组织增生
  - 上皮样细胞簇遍布淋巴结，包括套区和滤泡
  - 明显的单核细胞样 B 细胞聚集

提要

- 全身性淋巴结肿大提示系统性疾病或隐匿性恶性

病变
- 最常见于颈部、锁骨上或腋窝淋巴结活检
- 硬化较常见于髂部和腹股沟淋巴结（主动脉分支下）
- 如果患者年龄大于 65 岁，建议进行免疫组织化学组合和流式细胞术（如果可能）诊断隐匿性淋巴瘤

精选文献

Bryant RJ, Banks PM, O'Malley DP: Ki67 staining pattern as a diagnostic tool in the evaluation of lymphoproliferative disorders. Histopathology 48:505-515, 2006.

Hartsock RJ: Reactive lesions in lymph nodes. In Rebuck JW, Berard CW (eds): The Reticuloendothelial System. International Academy of Pathology Monograph #16. Baltimore, Williams & Wilkins, 1975, pp 153-183.

人类免疫缺陷病毒相关性淋巴结病
Human Immunodeficiency Virus–Associated Lymphadenopathy

临床特征

- 多数患者 < 40 岁
- 最常发生于男性同性恋者、注射毒品者以及他们的性伴侣
- 持续性全身性淋巴结肿大
- 常见发热和消瘦

大体病理学

- 通常 < 3cm，被膜薄而光滑，淋巴结柔软，均质，灰白至奶油褐色

组织病理学

- 生发中心增生增大，呈不规则形、弯曲或哑铃形
- 可有滤泡溶解，生发中心边缘不整，小淋巴细胞浸润生发中心
- 滤泡间区（副皮质区）几乎总是相对萎缩，可见大量浆细胞和巨噬细胞
- 可见血管增生
- 可能出现结构不清楚的肉芽肿
- 淋巴窦旁单核样 B 细胞聚集
- 少数情况下可见噬红细胞现象
- HIV 疾病晚期，淋巴结可表现为滤泡退化和少数

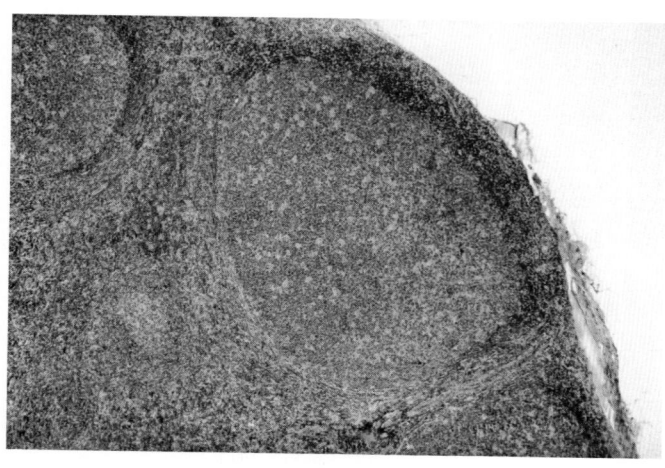

图 14-2 HIV- 相关性淋巴结病。滤泡增生，套区局灶不清楚且不连续，副皮质区薄，细胞成分少。

非典型性结构
- 寻找隐匿性肿瘤，特别是 Kaposi 肉瘤

特殊染色和免疫组织化学

- 当有滤泡溶解或滤泡退化时，建议做微生物染色（抗酸染色、真菌染色）
- T 细胞免疫组化染色显示副皮质区细胞成分减少
- 网状蛋白或 CD21 染色显示生发中心轮廓不规则

其他诊断技术

- HIV 血清学；HIV 阳性时提示病毒含量明显增高
- CD4/CD8 比率降低，与外周血相对应

鉴别诊断

▌ HIV 阴性患者的滤泡增生
- 生发中心的大小和分布较均一
- 生发中心轮廓较光滑（滤泡溶解和滤泡退化较少见）
- 副皮质区扩大和富于细胞

▌ 梅毒（梅毒性淋巴结炎）
- 浆细胞血管炎
- 不相排斥；浆细胞血管炎在 HIV 感染患者更常见

▌ 传染性单核细胞增多症
- 生发中心可含有非典型细胞
- 副皮质区扩大，伴有免疫母细胞、核分裂细胞、Reed-Sternberg 样细胞；生发中心可不明显
- 典型病例在急性期无滤泡溶解；在恢复期可见滤

泡溶解
- 常见肝脾肿大
- 病史和 EBV 及 HIV 血清学对于鉴别诊断是必要的

▌ 滤泡性淋巴瘤
- 多数患者 > 40 岁
- 滤泡界限不清、拥挤，没有滤泡 B 细胞正常的分区结构，核分裂象少见
- 滤泡中心 B 细胞 CD10 阳性，bcl-2 常常阳性
- 多数病例出现 t（14；18）（q32；q21）染色体异常

▌ 生发中心进行性转化（PTGC）
- 通常是局部淋巴结肿大
- 淋巴结内病变呈局灶性
- 生发中心扩大，界限不清，圆形而非弯曲状
- 生发中心不受累，大小一致
- HIV 血清学阴性

▌ 自身免疫性淋巴组织增生综合征（ALPS）
- ALPS 患者常常为儿童，可有家族病史
- HIV 感染和 ALPS 均常见自身免疫性血细胞减少
- HIV 感染和 ALPS 均常见肝脾肿大
- 组织学可能相似
- HIV 检测非常重要
- CD4 和 CD8 双阴性 T 细胞流式细胞术表型可能是必要的

提要

- 在疾病早期，临床经验丰富的中心治疗 HIV 患者很少需要对肿大的淋巴结活检
- 没有特异性的组织学特征；明确诊断需要临床病史和血清学检查
- 持续性全身淋巴结肿大的儿童患者应考虑该病
- 当组织学上显示没有退行性改变的滤泡增生时，机会性感染很少

精选文献

Quijano G, Siminovich M, Drut R: Histopathologic findings in the lymphoid and reticuloendothelial system in pediatric HIV infection: A postmortem study. Pediatr Pathol Lab Med 17:845-856, 1997.

Baroni CD, Uccini S: The lymphadenopathy of HIV infection. Am J Clin Pathol 99:397-401, 1993.

Wood GS: The immunohistology of lymph nodes in HIV infection: A review. Prog AIDS Pathol 2:25-32, 1990.

传染性单核细胞增多症
Infectious Mononucleosis

临床特征

- 主要发生在青少年和年轻成人
- 患者伴有发热、不适和咽炎
- 可有全身性淋巴结肿大和肝脾肿大
- 由 EBV 初次感染所致

大体病理学

- 淋巴结实质呈肉样，粉红至灰白、奶油色，质地可能很软

组织病理学

- 滤泡密集增生，生发中心不规则，导致淋巴结结构变形
- 副皮质区增生，大量免疫母细胞、小淋巴细胞和浆细胞使副皮质区扩大；一些非典型性免疫母细胞可类似 Reed-Sternberg 细胞
- 副皮质区扩大，使生发中心模糊，但生发中心分布均匀
- 淋巴结被膜和淋巴结周围组织可见淋巴细胞浸润
- 被膜下和小梁周围窦隙含有多形性大淋巴细胞

特殊染色和免疫组织化学

- 注意：可见 CD30 阳性非典型大细胞；形态学上，有些大细胞可能类似 Hodgkin 细胞或 Reed-Sternberg 细胞
- 滤泡间区可见 Ki-67 阳性的细胞增生

其他诊断技术

- 传染性单核细胞增多症患者的单斑点试验或其他筛查试验阳性
- 急性感染时抗 EBV IgM 阳性
- 原位杂交检测 EBV 编码的 RNA（EBER）

鉴别诊断

- HIV 相关性淋巴结病
  - 可有滤泡退化
  - 副皮质区变薄而不是扩大
  - 患者通常有长期的症状
  - 年龄高峰略大（20～40 岁）

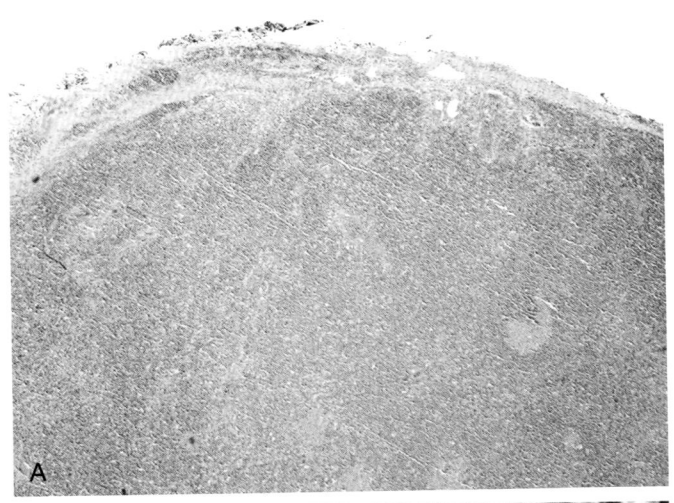
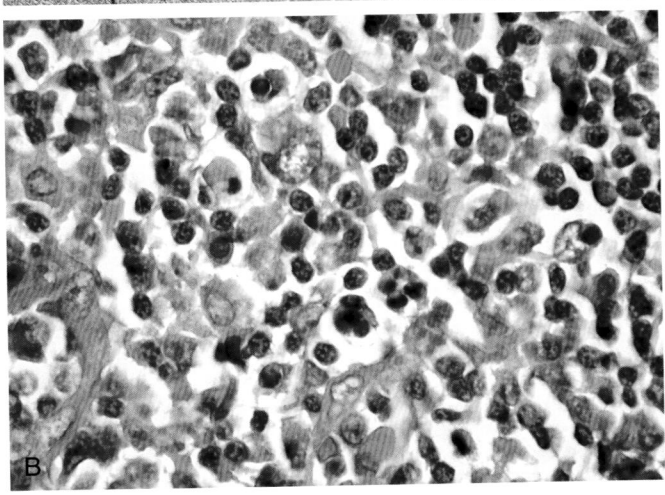

图 14-3 传染性单核细胞增多症。A，典型特征为副皮质区明显扩大，生发中心小而灰白。**B，**副皮质区高倍放大。免疫母细胞、核分裂象、浆细胞样细胞和凋亡细胞可使单核细胞增多症与侵袭性淋巴瘤难以鉴别。

- 巨细胞病毒（CMV）单核细胞增多症
  - 临床表现可相同
  - 淋巴结内可见 CMV 包涵体
  - 血清学提示急性 CMV 感染而不是 EBV 感染
  - 培养或 PCR 方法检测病毒也有助于鉴别诊断
- 猫抓病
  - 早期显示被膜炎伴有生发中心附近脓肿
  - 晚期形成肉芽肿
  - 疾病早期可查见微生物（银染色）
  - 肝脾肿大罕见
- 弓形体淋巴结炎
  - 滤泡淋巴组织增生
  - 单核样 B 细胞明显
  - 上皮样细胞簇遍布淋巴结

- 肝脾肿大、咽炎和严重的系统性症状少见
- **苯妥英淋巴结肿大**
  - 患者有淋巴结肿大，并可能有牙龈增生，通常不发热
  - 缓慢发病
  - 有发作性疾病应用苯妥英的病史
  - 滤泡增生通常更明显，而副皮质区非典型性不明显
- **自身免疫性淋巴组织增生综合征（ALPS）**
  - 见"人类免疫缺陷病毒相关性淋巴结病"中的"鉴别诊断"
- **Hodgkin 淋巴瘤**
  - 低倍镜检查显示正常淋巴结结构至少局灶性破坏
  - 除了结节性淋巴细胞为主型和富于淋巴细胞的经典型 Hodgkin 淋巴瘤之外，所有的 Hodgkin 淋巴瘤内常见大量的嗜酸性粒细胞、中性粒细胞和浆细胞
  - 淋巴细胞不太活跃，多形性不明显
  - 非典型细胞（Reed-Sternberg 细胞）CD15 和 CD30 均为阳性，CD45 阴性
  - Hodgkin 淋巴瘤年轻患者中肝脾肿大少见
  - 有症状的患者通常是渐进性出现症状
- **大细胞淋巴瘤或 Burkitt 淋巴瘤**
  - 淋巴结结构完全消失
  - 中等大小或大的淋巴细胞弥漫浸润
- **滤泡性淋巴瘤**
  - 见"人类免疫缺陷病毒相关性淋巴结病"中的"鉴别诊断"

提要

- 诊断通常依据临床症状和血清学检查；患者很少做淋巴结活检
- CMV 感染具有相同的镜下表现
- 典型的自限性疾病，但有传染性
- 大量的免疫母细胞可能与侵袭性非 Hodgkin 淋巴瘤混淆；然而，单核细胞增多症可见残留滤泡，而侵袭性淋巴瘤弥漫性浸润的淋巴结内几乎没有滤泡
- 当淋巴瘤部分累及淋巴结或滤泡间区浸润时，可残留生发中心；在这种情况下，生发中心的分布通常不均一
- 可见 Reed-Sternberg 样细胞；这些细胞可表达

CD30，因此低倍镜下应仔细观察淋巴结结构以避免误诊
- 不同于 Hodgkin 淋巴瘤，传染性单核细胞增多症患者常常有发热、咽炎和全身症状的急性期表现
- 外周血中常见由感染性 B 细胞激活的循环非典型 CD8 阳性 T 细胞

精选文献

Kojima M, Sugiura I, Itoh H, et al: Histological varieties of Epstein-Barr virus-related lymph node lesion resembling autoimmune disease-like clinicopathological findings in middle-aged and elderly patients: A study of six cases. Pathol Res Pract 202:609-615, 2006.

Kojima M, Nakamura S, Shimizu K, et al: Reactive lymphoid hyperplasia of the lymph nodes with giant follicles: A clinicopathologic study of 14 Japanese cases, with special reference to Epstein-Barr virus infection. Int J Surg Pathol 13:267-272, 2005.

Reynolds DJ, Banks PM, Gulley ML: New characterization of infectious mononucleosis and a phenotypic comparison with Hodgkin's disease. Am J Pathol 146:379-388, 1995.

梅毒（梅毒性淋巴结炎）
Syphilis (Luetic Lymphadenitis)

临床特征

- 最常发生于青少年和成人
- 腹股沟和颈部淋巴结最常受累
- 黏膜病变常不明显

大体病理学

- 淋巴结被膜常增厚

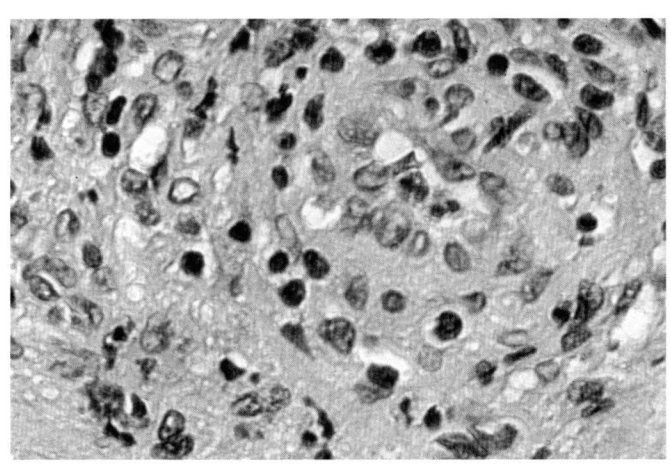

图 14-4　梅毒性淋巴结炎。浆细胞性血管炎。

- 其他大体特征与非特异性滤泡增生相同

组织病理学

- 滤泡增生伴有大的次级滤泡
- 被膜常增厚，典型者可见被膜炎
- 滤泡间区和滤泡内浆细胞性血管炎（血管壁内浆细胞）

特殊染色和免疫组织化学

- 螺旋体 Warthin-Starry 染色或其他银浸染色可阳性（小血管内皮细胞内数量最多）

其他诊断技术

- 典型者梅毒血清学检查阳性

鉴别诊断

▌ 非特异性滤泡增生
- 淋巴结被膜薄，无浆细胞性血管炎

▌ 类风湿性动脉炎
- 可见滤泡增生，但无浆细胞性血管炎

▌ HIV 相关性淋巴结病
- 可与梅毒性淋巴结炎并存；两者均为性传播疾病
- 无浆细胞性血管炎

▌ Castleman 病
- 在透明血管型 Castleman 病，生发中心小，套细胞呈独特的同心圆形洋葱皮样结构
- 浆细胞主要位于滤泡间区，而不是在血管壁内或淋巴结被膜内

▌ 腹股沟淋巴结被膜纤维化
- 被膜玻璃样变，淋巴结内无细胞或少量细胞的玻璃样变纤维带
- 无浆细胞性血管炎

提要

- 询问患者的内科医生有关皮肤和黏膜病变
- 螺旋体银染难以进行和解释；总之，需要血清学检查证实，因此如果组织学检查主要考虑这一诊断时，建议进行血清学检查
- 与梅毒感染的淋巴结病变的平均发生率相比，HIV 阳性患者更高，但两种病变患者的淋巴结组织学相同

精选文献

Farhi DC, Wells SJ, Siegel RJ: Syphilitic lymphadenopathy: Histology and human immunodeficiency virus status. Am J Clin Pathol 112:330-334, 1999.

Singh AE, Romanowski B: Syphilis: Review with emphasis on clinical, epidemiologic, and some biologic features. Clin Microbiol Rev 12:187-209, 1999.

弓形体淋巴结炎
Toxoplasma Lymphadenitis

临床特征

- 最常发生于儿童和年轻成人
- 患者通常具有无症状性颈后或锁骨上淋巴结肿大
- 由原虫、鼠弓形体引起，来源于猫、绵羊或山羊

大体病理学

- 非特异性表现；淋巴结实质呈褐色、肉样

组织病理学

- 典型的组织学三联征具有高度特异性，包括
  - 滤泡增生
  - 淋巴窦附近大量淡染的单核细胞样 B 细胞
  - 小簇状上皮样组织细胞遍布淋巴结，包括套区内，有时在生发中心内

特殊染色和免疫组织化学

- 弓形体免疫组化染色是最有效的特殊染色

其他诊断技术

- 血清学：弓形体类滴度高

鉴别诊断

▌ 非特异性滤泡增生
- 很少见明显的单核样 B 细胞
- 缺乏上皮样细胞簇

▌ HIV 相关性淋巴结病
- 生发中心可有退行性变
- 滤泡间区有大量浆细胞
- 如果有大量巨噬细胞，通常分布疏松而不形成密集的细胞簇；很少呈上皮细胞样细胞

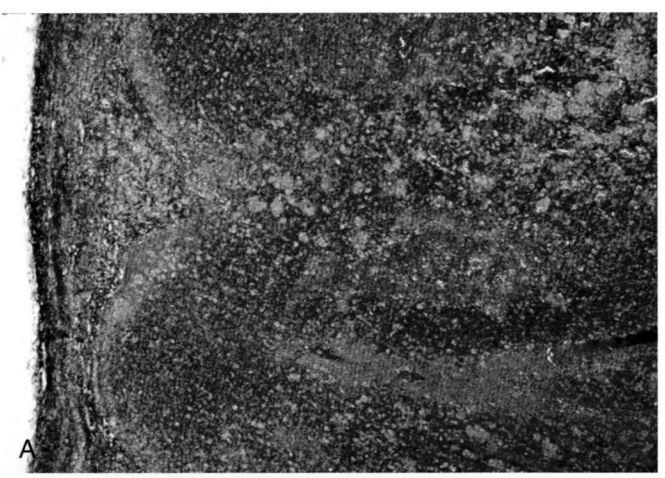

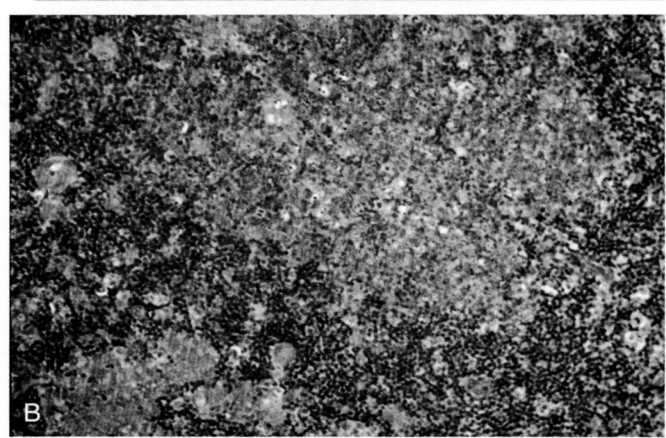

图 14-5　淋巴结内弓形体病。 A，生发中心增生但不规则，淋巴窦内及周围淡染的单核样 B 细胞聚集，套区内和生发中心周围嗜酸性上皮样细胞聚集，形成特征性和高度特异性的组织学三联征。B，高倍镜下，轮廓略不规则生发中心附近的上皮样细胞。

- 淋巴结肿大常常是全身性的
▌ 结节病
  - 肉芽肿较大，界限较清楚
  - 生发中心不明显甚至萎缩
  - 生发中心或套区内无肉芽肿
  - 患者平均年龄略大
▌ 组织细胞坏死性淋巴结炎（Kikuchi-Fujimoto 病）
  - 年轻成年女性发生率较高
  - 副皮质区区域性坏死结构，其中可见细胞核扭曲的组织细胞，周围是免疫母细胞
  - 无上皮样细胞簇或中性粒细胞
▌ 异物肉芽肿
  - 巨细胞通常明显
  - 上皮样细胞在淋巴窦周围聚集，不见于套区或生发中心
  - 巨细胞内可见异物（可为折光性）

提要

- 典型的组织学三联征密切结合血清学检查可做出特异性病因学诊断，甚至不必有组织学难以显示的微生物证据
- 在有免疫力的成人，弓形体淋巴结炎是一种自限性疾病
- 对胎儿或获得性免疫缺陷综合征（AIDS）患者，弓形体感染可能引起致命性损害

精选文献

Lin MH, Kuo TT: Specificity of the histopathological triad for the diagnosis of toxoplasmic lymphadenitis: Polymerase chain reaction study. Pathol Int 51:619-623, 2001.

Rose I: Morphology and diagnostics of human toxoplasmosis. Gen Diagn Pathol 142:257-270, 1997.

Dorfman RF, Remington JS: Value of lymph node biopsy in the diagnosis of acute acquired toxoplasmosis. N Engl J Med 298:878-881, 1973.

皮肤病性淋巴结病
Dermatopathic Lymphadenopathy

临床特征

- 主要见于 20 ～ 60 岁的成人
- 见于引流炎性皮炎的淋巴结

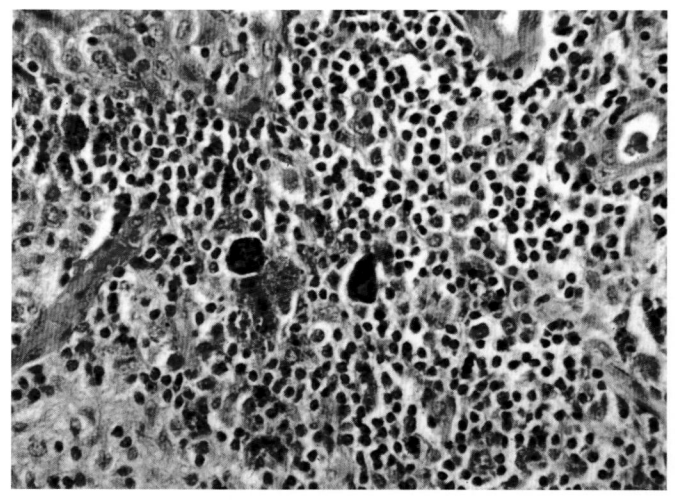

图 14-6　皮肤病性淋巴结病。 高倍镜下显示多形性细胞背景，伴有淋巴细胞、浆细胞和含有色素的巨噬细胞。

- 腋窝和腹股沟淋巴结更常见
- 不应见于深部腹膜内或纵隔淋巴结活检标本
- 一般质硬韧，可移动

大体病理学

- 颜色从灰褐色到棕色不等，取决于色素的含量
- 通常 < 3cm，被膜薄而光滑

组织病理学

- 滤泡增生
- 副皮质区扩大，伴有免疫母细胞和树突细胞，呈斑驳状表现
- 可见脑回状淋巴细胞
- 在淋巴窦和副皮质区可见含色素的巨噬细胞

特殊染色和免疫组织化学

- Fontana-Masson 染色或其他嗜银染色色素呈阳性；铁染色呈阴性
- 巨噬细胞表达 MAC387、CD68 及其他巨噬细胞标志物
- HMB-45 和 melan-A 阴性

其他诊断技术

- 克隆性 T 细胞受体基因重排可提示蕈样霉菌病或其他 T 细胞肿瘤累及

鉴别诊断

- 转移性黑色素瘤
  - 异常黑色素细胞的色素颗粒一般比巨噬细胞的少
  - S-100 蛋白和 HMB-45 阳性
- 溶血性含铁血黄素沉着症
  - 与黑色素相比，含铁血黄素多为折射性较强的金棕色粗颗粒
  - 铁染色阳性，Fontana-Masson（嗜银）染色阴性
- 外来色素或文身墨水
  - 病史和体格检查
  - 色素可为双折射性或折射性；不能被漂白
  - 铁染色和 Fontana-Masson（嗜银）染色一般阴性
- 转移性蕈样霉菌病
  - 副皮质区可见色素和脑回状淋巴细胞
  - 蕈样霉菌病病史
  - 流式细胞术或基因重排研究显示异常 T 细胞

- Langerhans 细胞组织细胞增多症
  - 肿瘤性 Langerhans 细胞主要浸润淋巴窦
  - 副皮质区不扩大，一般缺乏滤泡增生
  - 嗜酸性粒细胞明显

提要

- 可见于任何剥脱性皮炎
- 不一定是活动性皮炎

精选文献

Winter LK, Spiegel JH, King T: Dermatopathic lymphadenitis of the head and neck. J Cutan Pathol 34:195-197, 2007.

生发中心进行性转化　Progressive Transformation of Germinal Centers

临床特征

- 罕见
- 多数患者为无症状的青少年或年轻成人，伴有一个或多个淋巴结增大，最常见于颈部淋巴结

大体病理学

- 非特异性特征；淋巴结实质呈棕褐色、肉样

组织病理学

- 滤泡增生的背景
- 一个或几个生发中心，其大小是其他生发中心的几倍，生发中心和套区之间的边界不清楚
- 高倍镜下，生发中心细胞与小淋巴细胞混杂

特殊染色和免疫组织化学

- 套区淋巴细胞簇浸润生发中心，表达 CD20、CD23 和 bcl-2
- 转化的滤泡内可见相对少数 CD10 阳性细胞

其他诊断技术

- 没有帮助

鉴别诊断

- 非特异性滤泡增生
  - 生发中心大小较一致

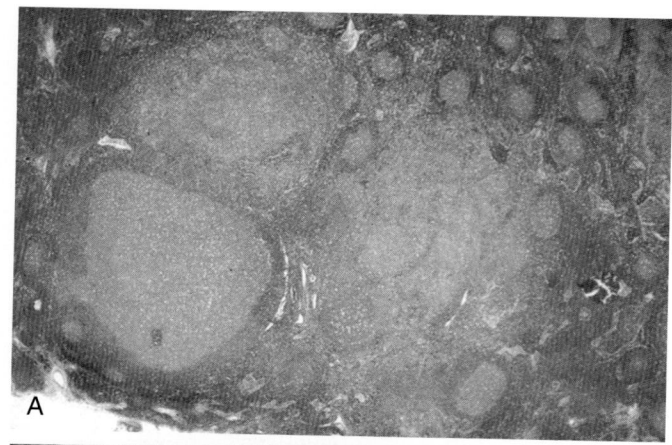

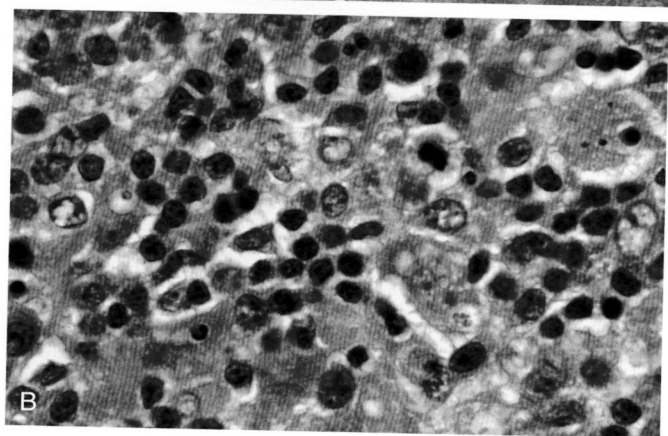

图 14-7　生发中心进行性转化（PTGC）。A，转化的生发中心的大小是邻近的、较正常的反应性生发中心的几倍。两个生发中心进行性转化界限不清。B，高倍镜下，转化的生发中心显示小淋巴细胞和大的中心母细胞混合。

- 生发中心更大，与套区之间的界限较清楚
- 多数生发中心细胞 bcl-2 阴性

▌ 滤泡增生内滤泡溶解

- 滤泡内，小淋巴细胞浸润呈明显的地图样分布
- 滤泡溶解的滤泡内小淋巴细胞为 CD3 阳性的 T 淋巴细胞
- 生发中心进行性转化的滤泡内小淋巴细胞为滤泡 B 细胞、T 细胞和套细胞混合

▌ HIV 相关性淋巴结病

- 生发中心增大，呈弯曲状，极度反应性
- 由于滤泡溶解，生发中心内小淋巴细胞混杂，呈多灶片状，不均一
- HIV 血清学阳性

▌ Hodgkin 淋巴瘤，结节性淋巴细胞为主型

- 淋巴结的正常生发中心一般全部或大部分被取代
- 结节含有淋巴细胞和组织细胞（L&H）型

Hodgkin 细胞，背景为小的反应性淋巴细胞

- CD20 阳性大细胞散布于许多小淋巴细胞之间，小淋巴细胞为 CD3 阳性 T 细胞和 CD20 阳性小 B 细胞混合

▌ Hodgkin 淋巴瘤，结节硬化型

- 正常滤泡结构通常消失
- 硬化
- 淋巴细胞、嗜酸性粒细胞和浆细胞的多形性细胞背景
- 总会出现诊断性 Reed-Sternberg 细胞和陷窝细胞，但可能少见

▌ 滤泡性淋巴瘤

- 见"非特异性滤泡增生"中的"鉴别诊断"

提要

- 多灶性生发中心进行性转化的患者进展为结节性淋巴细胞为主型淋巴瘤（NLPHL）的危险性轻度增加
- 生发中心进行性转化也较常见于同时伴有 NLPHL 病史的患者

精选文献

Chang CC, Osipov V, Wheaton S, et al: Follicular hyperplasia, follicular lysis, and progressive transformation of germinal centers: A sequential spectrum of morphologic evolution in lymphoid hyperplasia. Am J Clin Pathol 120:322-326, 2003.
Nguyen PL, Ferry JA, Harris NL: Progressive transformation of germinal centers and nodular lymphocyte predominance Hodgkin's disease: A comparative immunohistochemical study. Am J Surg Pathol 23:27-33, 1999.

自身免疫性淋巴组织增生综合征
Autoimmune Lymphoproliferative Syndrome

临床特征

- 发生于婴儿和儿童
- 家族性：常染色体显性遗传，家族内表现不同
- 自身免疫性异常，尤其是自身免疫性贫血和血小板减少
- 所有免疫性血细胞减少的患者和多数其他患者均可出现自身抗体
- 淋巴结肿大和肝脾肿大

大体病理学

- 淋巴结增大，呈灰白色、肉样

组织病理学

- 副皮质区增生显著，可见免疫母细胞和浆细胞增多，以及小的至仅仅偶然可见的增生性淋巴滤泡
- 脾边缘区扩大，小动脉周围淋巴鞘扩张

特殊染色和免疫组织化学

- 最好应用流式细胞术检测表型异常
- 既不表达 CD4 也不表达 CD8 的双阴性 T 细胞数量增加
- 病变细胞明确表达 CD45RA 和 CD57
- T 细胞 CD45RO 和 CD56 阴性

其他诊断技术

- 检测 Fas-1 或半胱氨酸天冬氨酸蛋白酶（caspase）8 和 10 基因的突变

鉴别诊断

- 非特异性滤泡增生
  - 一般为局灶性或区域性，急性发病
  - 肝脾肿大罕见
  - 流式细胞术检查没有异常 T 细胞群
- 系统性红斑狼疮（SLE）
  - 常常发生于青少年或成人
  - 组织学可相似

- 流式细胞术可能有用
- 梅毒性淋巴结炎
  - 常常在青少年晚期或成人发病
  - 浆细胞主要见于被膜，伴浆细胞性血管炎
  - 血清学检查和特殊染色显示梅毒螺旋体感染的证据
  - 流式细胞术检查无异常 T 细胞群
- 传染性单核细胞增多症
  - 急性发作的系统性疾病，伴有发热和咽炎
  - EBV 血清学阳性
  - 流式细胞术检查无异常 T 细胞群
- 弓形体淋巴结炎
  - 最常见于颈后部淋巴结
  - 肝脾肿大少见
  - 与自身免疫性血细胞减少无关
  - 套区和生发中心可见小簇状上皮样细胞
  - 淋巴窦周围单核样 B 细胞聚集
  - 副皮质区不明显；一般没有自身免疫性淋巴组织增生综合征中所见的显著的副皮质区扩大或免疫母细胞
  - 血清学检查弓形体类阳性
  - 流式细胞术检查无异常 T 细胞群
- HIV 相关性淋巴结病
  - 与自身免疫性淋巴组织增生综合征相比，发病一般较晚
  - HIV 血清学阳性
  - 副皮质区变薄，而不扩大，淋巴细胞减少
  - CD4 阳性细胞减少，而 CD8 阳性细胞相对增多

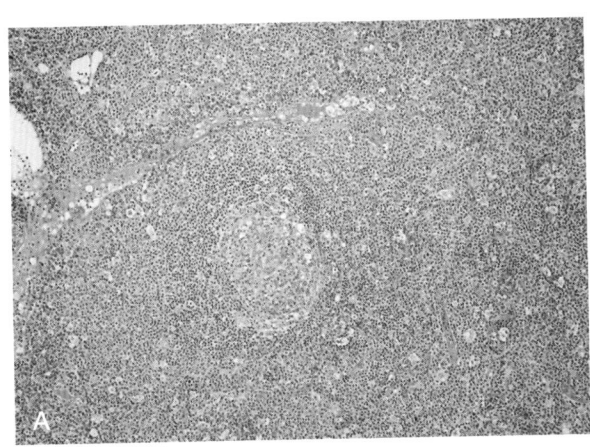
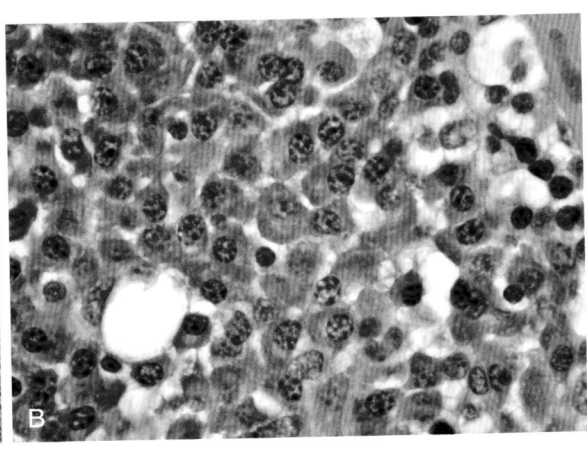

图 14-8　自身免疫性淋巴组织增生综合征。 A，生发中心活跃，副皮质区扩大，伴有包括大细胞的多形性细胞群，呈斑驳状。B，高倍镜下，滤泡间区显示片状浆细胞，包括伴有免疫球蛋白包涵体的一个细胞。

- **外周 T 细胞淋巴瘤**
  - 在儿童期早期，自身免疫性淋巴组织增生综合征可表现为淋巴结肿大；而外周 T 细胞淋巴瘤常常是成人的疾病
  - 淋巴结结构弥漫性消失，包括滤泡消失
  - 一般以异常 T 细胞表型细胞为主
  - 除了前体 T 淋巴母细胞淋巴瘤和白血病，CD4 和 CD8 双阴性 T 细胞表型在 T 细胞淋巴瘤少见

提要

- 这种疾病是由于 Fas-1（Fas 配体）基因或 caspase 下游基因的突变，导致淋巴细胞凋亡缺陷，但抗原刺激消失时，淋巴细胞不凋亡
- 患者具有传染性但很少危及生命
- 如大多数自身免疫性淋巴组织增生综合征患者一样，HIV、系统性红斑狼疮或外周 T 细胞淋巴瘤患者可有自身免疫性血细胞减少
- 发生 Hodgkin 淋巴瘤或非 Hodgkin 淋巴瘤的生存危险性较正常人高
- 对这种病变认识得相对较晚，所有的家族特性尚不清楚
- 如果一个儿童的多处淋巴结活检具有一致的组织学改变，应该考虑该诊断

精选文献

Worth A, Thrasher AJ, Gaspar HB: Autoimmune lymphoproliferative syndrome: Molecular basis of disease and clinical phenotype. Br J Haematol 133:124-140, 2006.

Poppema S: Autoimmune lymphoproliferative syndrome. USCAP, 2004. Available at: http://www.uscap.org/site~/93rd/companion21h6.htm.

伴有坏死的反应性病变
Reactive Processes with Necrosis

猫抓病　Cat-Scratch Disease

临床特征

- 最常见于儿童，但发生于任何年龄
- 腋窝、肱骨内上髁和颈部淋巴结最常受累
- 受累淋巴结上方皮肤红斑
- 淋巴结肿大典型地出现在接触猫后 3 周
- 由动物传染性细菌如巴尔通体引起，通常通过猫

传播
- 最初在皮肤接触部位出现持续性脓疱或红斑性丘疹，常常在四肢；淋巴结肿大发生于引流的淋巴结
- 患者可有发热或不适；少数病例有轻微的脑炎表现
- 典型的自限性疾病

大体病理学

- 非特异性表现；淋巴结实质呈褐色、肉样

组织病理学

- 早期
  - 被膜炎
  - 滤泡增生
  - 生发中心附近脓肿，脓肿可为星形和融合
  - 明显的内皮细胞肿胀，内皮细胞内微生物有时数量很多
- 晚期
  - 脓肿形成肉芽肿，伴有栅栏状排列的上皮样细胞
  - 微生物少见

特殊染色和免疫组织化学

- Warthin-Starry 染色或类似的银浸染色有助于观察微生物，呈短的多形性杆菌

其他诊断技术

- 培养（需要特殊的培养基）
- 聚合酶链反应（PCR）检查细菌核酸
- 血清学检查巴尔通体（B. henselae）

鉴别诊断

- **性病肉芽肿**
  - 发生于性活跃者，多为年龄较大患者
  - 常累及腹股沟淋巴结
  - 组织学与猫抓病相同
  - 由衣原体（Chlamydia）所致；巴尔通体类试验阴性
- **兔热病 / 土拉菌病**
  - 患者通常有全身症状
  - 淋巴结皮质区坏死

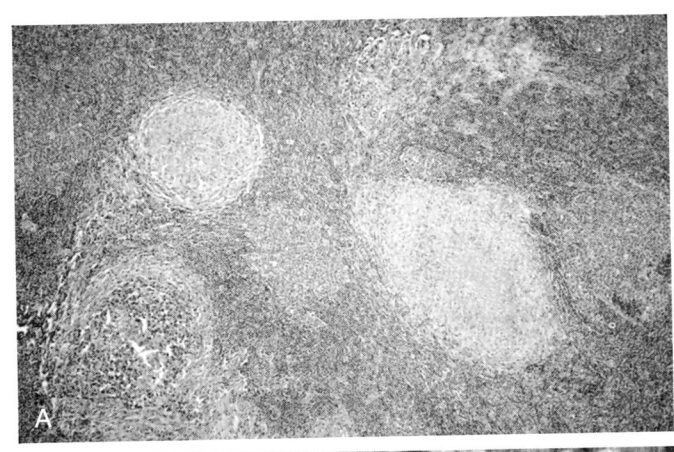

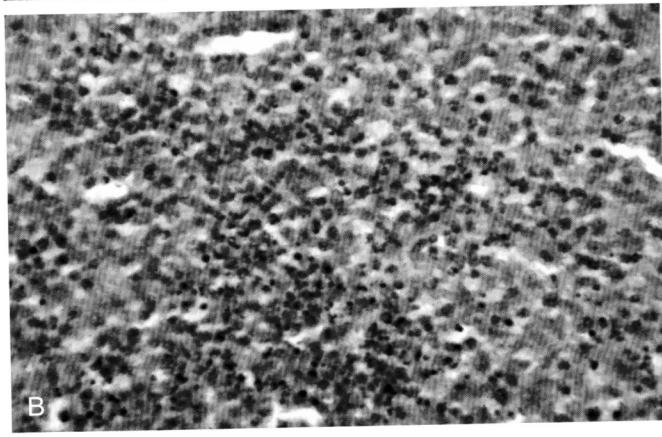

图 14-9　猫抓病。A，生发中心附近两个肉芽肿，伴有中心坏死区和周围栅栏状上皮样细胞。B，高倍镜下，较早期病变显示大量中性粒细胞，周围是上皮样巨噬细胞。

- 病变周围缺乏一圈组织细胞
- 组织细胞坏死性淋巴结炎（Kikuchi-Fujimoto 病）
  - 皮肤病变少见
  - 成年女性为主，较常见于南亚血统患者
  - 坏死灶周围可见 CD8 阳性的免疫母细胞
  - 巨噬细胞细胞核扭曲，位于核碎片之间，但通常没有中性粒细胞
- 结核性淋巴结炎
  - 皮肤病变罕见
  - 肉芽肿更大，更常见坏死
  - 病原因素（结核分枝杆菌）的诊断方法包括抗酸染色、培养、PCR 或皮肤试验
- 化脓性淋巴结炎
  - 脓肿常常较大；临床检查淋巴结可有波动感
  - 常规 Gram 染色或微生物培养可见化脓性细菌
- 异物肉芽肿

- 一般靠近淋巴窦
- 含有异物（典型者在折射光下具有折光性）

提要

- 自限性疾病
- 在获得性免疫缺陷综合征（杆菌性血管瘤病）患者，巴尔通体（Bartonella）可引起播散性内脏感染

精选文献

Qian X, Jin L, Hayden RT, et al: Diagnosis of cat scratch disease with Bartonella henselae infection in formalin-fixed paraffin-embedded tissues by two different PCR assays. Diagn Mol Pathol 14:146-151, 2005.

Lamps LW, Scott MA: Cat-scratch disease: Historic, clinical, and pathologic perspectives. Am J Clin Pathol 121(Suppl):S71-S80, 2004.

Miller-Catchpole R, Variakojis D, Vardiman JW, et al: Cat scratch disease: Identification of bacteria in seven cases of lymphadenitis. Am J Surg Pathol 10:276-281, 1986.

巨细胞病毒和疱疹性淋巴结炎 Cytomegalovirus and Herpes Lymphadenitis

临床特征

- 两种临床表现
  - CMV 淋巴结炎的临床表现可类似 EBV 单核细胞增多症
  - 坏死性淋巴结炎
- 较常见于免疫受损或免疫抑制的患者
- 患者通常有全身症状
- 疱疹性淋巴结炎患者可有黏膜或皮肤病变
- 感染可致命或导致长期后遗症

大体病理学

- 切面可见坏死灶或出血灶

组织病理学

- 出血灶和坏死灶伴有中性粒细胞浸润和含有核碎片的巨噬细胞
- 坏死区周围可见细胞内病毒包涵体
- CMV 淋巴结炎可有显著的滤泡增生和单核样 B 细胞增生

特殊染色和免疫组织化学

- 免疫组化或原位杂交可检查病毒
- 免疫组化染色有助于检测疱疹病毒，但对于疱疹病毒类型没有特异性

其他诊断技术

- 病毒培养可检查病毒
- 快速 PCR 技术

鉴别诊断

- 组织坏死性淋巴结炎（Kikuchi-Fujimoto 病）
  - 患者疾病通常为亚急性而不是重症
  - 坏死灶周围常见免疫母细胞
  - 特征性中性粒细胞缺乏，出血少见
- 细菌性淋巴结炎
  - 局限性病变较常见
  - 中性粒细胞常见
  - 没有病毒包涵体
  - Gram 染色或培养可检查细菌
- 猫抓病
  - 通常亚急性发病
  - 如果有皮肤病变，呈局限性
  - 早期病变为中性粒细胞浸润而没有坏死
  - 晚期病变为肉芽肿性，一般没有坏死

提要

- 鉴别变性细胞和伴有病毒包涵体的细胞可能困难
- 在 CMV 淋巴结炎，仅有少部分感染细胞可见病毒包涵体
- CMV 感染多种细胞类型，特别是内皮细胞
- 疱疹性包涵体较易见于上皮或黏膜病变
- Tzanck 涂片可作为疱疹性淋巴结炎患者黏膜或皮肤病变的一种快速非破坏性诊断方法

精选文献

Joseph L, Scott MA, Schichman SA, Zent CS: Localized herpes simplex lymphadenitis mimicking large-cell (Richter's) transformation of chronic lymphocytic leukemia/small lymphocytic lymphoma. Am J Hematol 68:287-291, 2001.

Gaffey MJ, Ben-Ezra JM, Weiss LM: Herpes simplex lymphadenitis. Am J Clin Pathol 95:709-714, 1991.

组织细胞坏死性淋巴结炎（Kikuchi-Fujimoto 病）
Histiocytic Necrotizing Lymphadenitis (Kikuchi-Fujimoto Disease)

临床特征

- 主要发生于年轻成人的颈部淋巴结，特别是女性
- 印度和其他南亚国家发病率较高
- 患者可无症状或有疼痛性淋巴结肿大、发热和不适
- 疾病呈自限性，但可持续几个月

大体病理学

- 非特异性表现；淋巴结实质呈柔软、褐色、肉样

组织病理学

- 滤泡增生背景下带状病变累及部分淋巴结
- 病变区域位于中心区域，但不局限于副皮质区
- 一个或多个大的界限清楚的坏死灶，含有细胞核扭曲的巨噬细胞，位于大量核碎片之间，中性粒细胞极少
- 坏死区周围可见免疫母细胞和浆细胞样单核细胞

特殊染色和免疫组织化学

- 病变周围的免疫母细胞主要为 CD8 阳性 T 细胞，可表达 CD30；浆细胞样单核细胞 CD4 和 CD123 阳性
- 组织细胞表达 CD68 和髓过氧化物酶
- 微生物染色阴性

其他诊断技术

- 微生物培养阴性
- DNA 印迹（Southern blot）显示没有克隆性淋巴细胞群

鉴别诊断

- 狼疮性淋巴结炎
  - 组织学特征基本类似
  - 具有系统性红斑狼疮的临床和血清学证据，包括皮肤病变、关节痛和肾疾病
  - 一些学者认为组织细胞坏死性淋巴结炎可能是系统性红斑狼疮的顿挫型

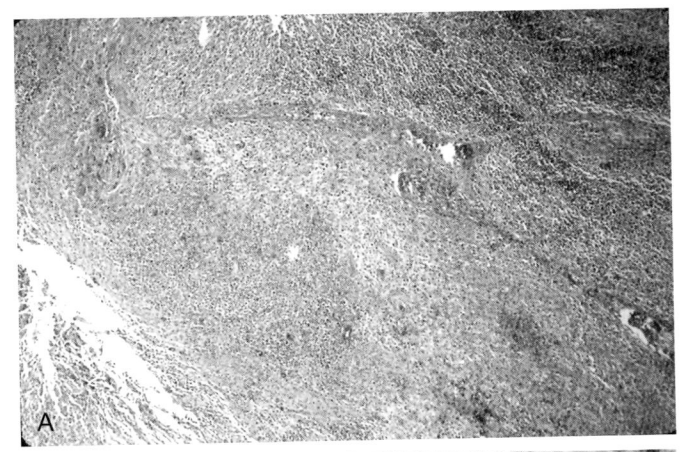

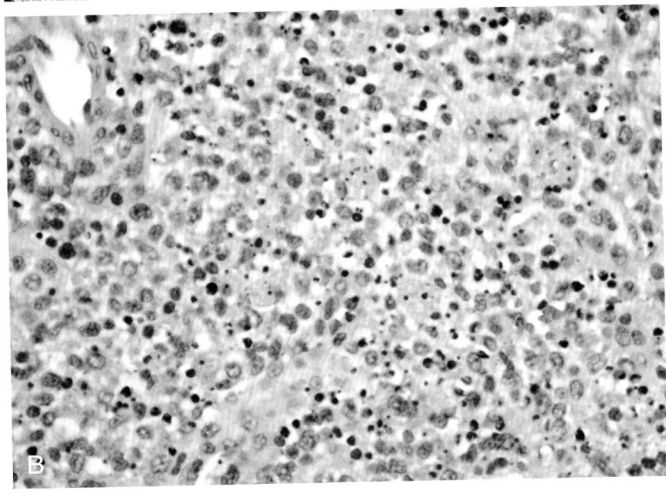

图 14-10　坏死性淋巴结炎（Kikuchi-Fujimoto 病）。
A，低倍镜显示局灶区域淡染细胞和凋亡细胞；附近是正常淋巴组织。B，高倍镜下的病变区域。大细胞包括凋亡细胞和含有破碎核碎片的巨噬细胞。注意缺乏中性粒细胞。

■ 细菌性淋巴结炎
  ● 典型的坏死灶含有大量中性粒细胞
  ● 培养可见细菌生长
■ 坏死性巨细胞病毒或疱疹性淋巴结炎
  ● 患者常有免疫受损或免疫抑制
  ● 患者常有急性重症系统性病变
  ● 感染的淋巴结大体常可见出血
  ● 常可见中性粒细胞
  ● 坏死灶周围可围绕以巨噬细胞或肉芽组织，但不是常见的免疫母细胞
  ● 坏死区周围的细胞可含有病毒包涵体
  ● 免疫组化、原位杂交、PCR 或病毒培养可显示病原性病毒
■ 真菌性淋巴结炎

  ● 多核巨细胞常常明显
  ● Gomori 环六亚甲基四胺银（GMS）染色或其他真菌染色有助于辨认微生物；培养阳性
■ 结核性淋巴结炎
  ● 如果出现坏死，是干酪性坏死
  ● 肉芽肿含有巨噬细胞和多核细胞，包括 Langhans 型巨细胞
  ● 抗酸染色、PCR 和培养阳性
■ 猫抓病
  ● 常见于儿童
  ● 早期病变表现为滤泡增生、被膜炎和脓肿形成
  ● 晚期病变为伴有上皮样巨噬细胞的肉芽肿
  ● 淋巴结内病变常为多灶性
  ● 早期病变，螺旋体 Warthin-Starry 染色或类似染色可显示微生物
■ 弥漫性大 B 细胞淋巴瘤
  ● 淋巴结结构弥漫性消失
  ● 由片状 CD20 阳性大 B 细胞团组成，伴有空泡状核，核仁明显和核分裂比例高
  ● 可见坏死灶，但 Kikuchi-Fujimoto 病巨噬细胞内见到的丰富的核碎片很少见
  ● 免疫组化、流式细胞术表型或基因重排研究显示克隆性细胞群，对鉴别诊断可能是必要的
■ 外周 T 细胞淋巴瘤
  ● 淋巴结结构弥漫性消失
  ● 多数外周 T 细胞淋巴瘤的淋巴结含有混合性小的、中等大小的和大的 T 细胞，而不是坏死灶周围单一的大细胞
  ● 可见坏死灶，但 Kikuchi-Fujimoto 病巨噬细胞内见到的丰富的核碎片很少见
  ● 免疫组化、流式细胞术表型或基因重排研究检测单克隆细胞群可能是必要的
■ Hodgkin 淋巴瘤，结节硬化型
  ● 典型的硬化
  ● 多形性细胞背景，包括嗜酸性粒细胞、浆细胞、巨噬细胞和淋巴细胞
  ● 如果出现坏死区，通常含有大量嗜酸性粒细胞和中性粒细胞
  ● 特征性陷窝细胞和 Reed-Sternberg 细胞

提要

  ● 最初见于年轻的亚洲妇女；新近已被世界各地

认识
- 皮肤病变相对常见
- 可能与系统性红斑狼疮有关；仍有争议

精选文献

Bosch X, Guilabert A, Miquel R, Campo E: Enigmatic Kikuchi-Fujimoto disease: A comprehensive review. Am J Clin Pathol 122:141-152, 2004.

Onciu M, Medeiros LJ: Kikuchi-Fujimoto lymphadenitis. Adv Anat Pathol 10:204-211, 2003.

其他反应性改变
Other Reactive Conditions

非特异性副皮质区增生
Nonspecific Paracortical Hyperplasia

临床特征

- 可发生于任何年龄
- 通常有短暂的淋巴结肿大的临床病史，没有特异性部位
- 发生于感染（特别是病毒感染）或免疫反应的早期
- 患者可有病毒性疾病的症状

大体病理学

- 非特异性表现；淋巴结实质呈褐色、肉样

组织病理学

- 副皮质区扩大

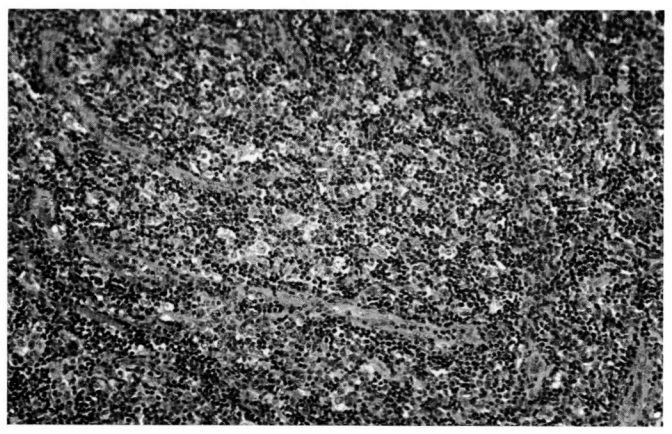

图14-11　淋巴结副皮质区增生。副皮质区毛细血管明显，伴有大量树突状细胞呈斑驳状外观

- 生发中心不明显，可难以辨认，特别是在切片质量差的时候
- 血管明显，伴有内皮细胞增厚
- 淋巴窦通常保留
- 主要为小淋巴细胞伴有散在的淡染大细胞（树突状网状细胞）

特殊染色和免疫组织化学

- T淋巴细胞和B淋巴细胞的免疫组化染色显示分布正常；副皮质区主要为成熟T细胞
- B细胞或滤泡树突状细胞（CD21或CD35）染色可显示不能在常规染色显示的生发中心

其他诊断技术

- 流式细胞术表型显示正常成熟的T细胞和B细胞
- 基因重排研究不显示克隆性淋巴细胞群

鉴别诊断

- 小淋巴细胞淋巴瘤和慢性淋巴细胞白血病
  - 常发生于老年患者
  - 一般为全身性淋巴结肿大，而非局灶性
  - 患者常常有淋巴结炎（外周血受累）
  - 可见增生中心界限不清，由大淋巴细胞（幼稚淋巴细胞和副免疫母细胞）组成
  - 滤泡间细胞为B细胞，表达CD19、CD20、CD23和CD5
- 套细胞淋巴瘤
  - 多数患者大于40岁；以男性为主
  - 广泛性淋巴结肿大；很少为局限性疾病
  - 常见淋巴结外病变；可有肝脾肿大
  - 弥漫性或模糊不清的结节性B细胞增生
  - 浸润累及套区并向外扩展入副皮质区，生发中心呈"裸露"状
  - 淋巴细胞小到中等大小，大淋巴细胞少数或没有；细胞呈圆形，但高倍镜下仔细检查可见细胞核轮廓不规则
  - 浸润可使淋巴窦消失
  - CD5、CD20和cyclin D1阳性；CD23阴性
  - 特征性t（11；14）（q13；q32）染色体异常
- 淋巴母细胞性淋巴瘤和白血病
  - 患者通常在其他部位有肿块或有急性白血病病史
  - 细胞染色质开放、纤细、疏松

- 可见凋亡小体
- 流式细胞术或免疫组化用于亚分类

▌ 转移性小细胞癌

- 肿瘤细胞彼此镶嵌，细胞核成角而不是圆形
- 淋巴细胞细胞核染色质呈"椒盐样"颗粒状而不是团块状；可见典型的人工挤压假象
- 几乎总有坏死（除了分化好的肿瘤）
- 低分子量细胞角蛋白阳性

▌ 结节性淋巴细胞为主型 Hodgkin 淋巴瘤（NLPHL）

- 滤泡区大，界限不清
- 大的 L&H 细胞或"爆米花"细胞
- 副皮质区增生没有斑驳状外观
- 大细胞为 B 细胞表型，CD20 和 PAX5 阳性；可有一圈 CD57 阳性细胞
- 小细胞主要为 B 细胞

提要

- 副皮质区增生可伴有滤泡增生
- 免疫组化在有些病例用于评估淋巴结结构

精选文献

Willard-Mack CL: Normal structure, function, and histology of lymph nodes. Toxicol Pathol 34:409-424, 2006.
Ghirardelli ML, Jemos V, Gobbi PG: Diagnostic approach to lymph node enlargement. Haematologica 84:242-247, 1999.

血管滤泡增生（Castleman 病）Angiofollicular Hyperplasia (Castleman Disease)

临床特征

- 3 种类型
  - 透明血管型
    - 最常见类型，可发生于任何年龄组或性别
    - 典型表现为无症状的纵隔肿块
    - 常累及单个淋巴结
  - 浆细胞型
    - 较少见
    - 相对较常见于胸壁外结外部位
    - 常累及多个淋巴结或形成几个肿块
  - 多中心型
    - 患者年龄较大，男性略为多见

- 常见于 HIV 感染的患者
- 发病时常见系统性症状
- 肝脾肿大常见
- 进展为恶性肿瘤（癌、淋巴瘤）的发生率增加
- 常见的实验室检查异常：血细胞减少、蛋白尿和低白蛋白血症

大体病理学

- 非特异性特征；淋巴结实质呈褐色、肉样

组织病理学

- 透明血管型
  - 大量滤泡，可含有多个生发中心

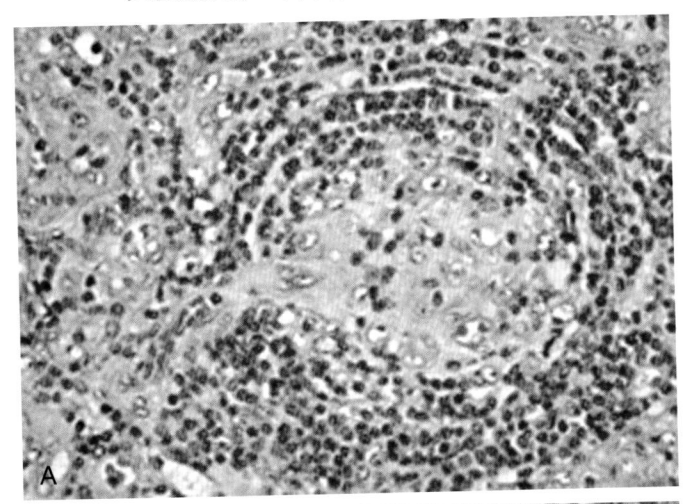
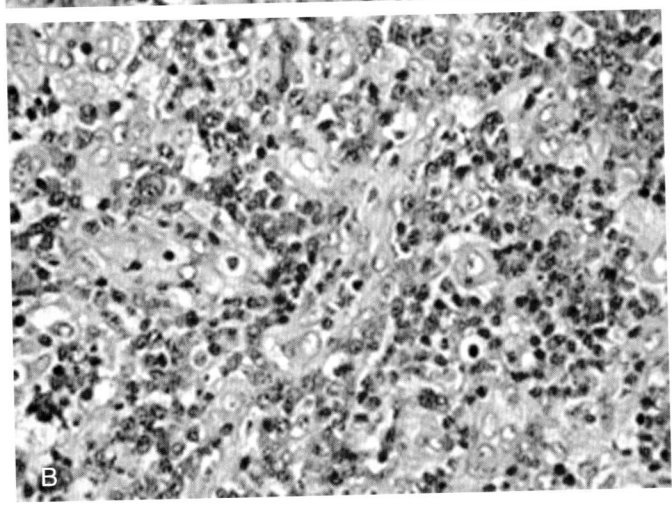

图 14-12　Castleman 病。A，**透明血管型**。生发中心周围套细胞呈洋葱皮样结构。生发中心内含有大量滤泡树突状细胞，少数淋巴细胞。B，**浆细胞型**。滤泡间区主要为浆细胞。

- 生发中心小、退行性变（"燃尽"或"闭锁状"），伴少数中心母细胞；类似 Hassall 小体，但主要由滤泡树突状细胞构成，而不是上皮细胞
- 某些生发中心可有透明血管穿入
- 生发中心周围常常是同心圆排列的小淋巴细胞，看上去像扩大的套区并形成洋葱皮样外观
- 滤泡间区极度血管化，含有小淋巴细胞和浆细胞
- 有些血管周围纤维化
- 浆细胞型和多中心型
  - 滤泡增生扩大，类似非特异性滤泡增生
  - 通常可见一些细胞少的滤泡，类似透明血管型
  - 滤泡间区扩大；几乎所有的细胞都是浆细胞

特殊染色和免疫组织化学

- Kappa（κ）和 lambda（λ）染色：通常为多克隆浆细胞，但有些浆细胞型或多中心型 Castleman 病中可见 λ 轻链限制性浆细胞

其他诊断技术

- 多中心型 Castleman 病可表达人类疱疹病毒 8（HHV-8；Kaposi 肉瘤相关性疱疹病毒）

鉴别诊断

- 非特异性滤泡增生
  - 滤泡增生，没有洋葱皮样结构的套细胞
  - 副皮质区含有小淋巴细胞和免疫母细胞
  - 浆细胞通常不明显，但风湿病患者也可呈这种表现
- HIV 相关性淋巴结病
  - 许多多中心型 Castleman 病患者 HIV 阳性；病史很重要
  - 滤泡常常增生，形状不典型
  - 副皮质区可含有浆细胞，但通常减少，以及少数淋巴细胞
- B 细胞淋巴瘤伴浆细胞分化
  - 淋巴结结构一般消失
  - 免疫表型研究显示主要为克隆性 B 细胞

提要

- 透明血管型 Castleman 病常通过外科切除肿物治愈

- 在多种反应性或肿瘤性病变中，淋巴结内偶尔可见退行性变生发中心
- 浆细胞型常累及一个以上的淋巴结
- 浆细胞型 Castleman 病的诊断须排除其他原因引起的反应性浆细胞增多症
- 多中心型可稳定或进展
- 多中心型常见于 HIV 感染的患者，与 HHV-8 感染密切相关
- HIV 阳性的 Castleman 病患者 Kaposi 肉瘤和淋巴瘤的发生率高
- 白介素 -6（IL-6）表达异常，与浆细胞型和多中心型的发病机制有关

精选文献

McClain KL, Natkunam Y, Swerdlow SH: Atypical cellular disorders. Hematol Am Soc Hematol Educ Prog 1:283-296, 2004.

Frizzera G: Castleman's disease and related disorders. Semin Diagn Pathol 5:346-364, 1988.

Keller AR, Hochholzer L, Castleman B: Hyaline-vascular and plasma cell types of giant lymph node hyperplasia of mediastinum and other locations. Cancer 29:670-683, 1972.

肥大细胞病（肥大细胞增多症）
Mast Cell Disease (Mastocytosis)

临床特征

- 肥大细胞病的一系列临床表现包括
  - 局限性皮肤疾病
  - 系统性肥大细胞增多症
  - 肥大细胞增多症伴有其他血液肿瘤
  - 肥大细胞白血病
  - 肥大细胞肉瘤
- 全身症状包括乏力、虚弱、体重减轻、发热和夜汗
- 常见消化性溃疡病和其他胃肠道症状
- 常见骨质疏松症
- 体格检查所见：皮损，肝肿大和脾肿大

大体病理学

- 非特异性；受累淋巴结可呈正常或纤维化

组织病理学

- 淋巴结浸润可呈淋巴窦性或弥漫性

- 淋巴结可纤维化
- 肿瘤性肥大细胞浸润的特征
  - 成片或成团的肥大细胞
  - 主要为梭形肥大细胞
  - 肥大细胞细胞核为两叶或多叶
  - 肥大细胞肉瘤
  - 浸润性和侵袭性肿瘤
  - 肥大细胞核常为梭形，或两个分叶核
  - 核浆比高，核仁明显，胞质颗粒少

特殊染色和免疫组织化学

- Romanovsky 染色如 Wright 或 Giemsa 染色显示胞质颗粒；而 H.E. 染色不能显示胞质颗粒
- 异染染色如甲苯胺蓝或 Ziehl-Neelsen 抗酸染色显示颗粒
- 特异性（氯乙酸盐）酯酶染色肥大细胞呈阳性
- 免疫组化染色（CD117 或肥大细胞类胰蛋白酶）都比组织化学染色敏感和特异，还能着染脱颗粒细胞
- 肿瘤性肥大细胞可表达 CD25 和 CD2

其他诊断技术

- 血清类胰蛋白酶水平 > 20 ng/ml，支持肥大细胞病的诊断
- C-kit 基因突变分析可明确诊断

鉴别诊断

- 外周 T 细胞淋巴瘤
  - 弥漫性浸润
  - 可见嗜酸性粒细胞和肥大细胞
  - 肥大细胞散在、圆形，没有明显的细胞核异常
  - 淋巴细胞多数为 T 细胞；流式细胞术或基因研究确定 T 细胞克隆
  - 肿瘤性 T 细胞可表达 CD2 和 CD25，但不表达肥大细胞类胰蛋白酶
- 淋巴结边缘区淋巴瘤伴单核细胞样特征
  - 硬化较少见
  - 肿瘤细胞异染染色阴性
  - Romanowsky 染色肿瘤细胞没有胞质颗粒
  - 单核细胞样细胞表达 CD20 及其他 B 细胞抗原，不表达 CD117、肥大细胞类胰蛋白酶或 CD2
- Langerhans 细胞组织细胞增多症

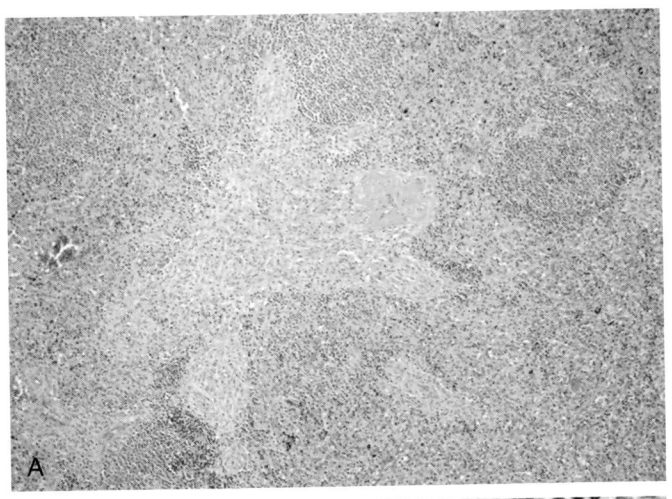
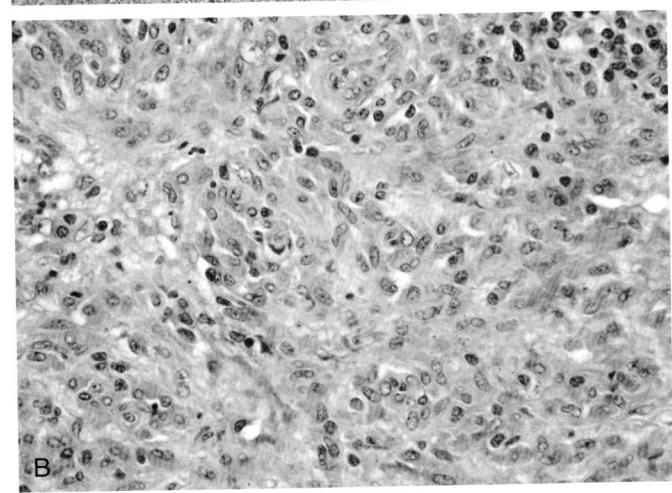

图 14-13　肥大细胞病。A，脾切片中，纤维化背景中可见含有肥大细胞的星形病灶，受累及的淋巴结具有类似改变。B，肥大细胞不明显，位于成纤维细胞和嗜酸性粒细胞之间。H.E. 染色切片，肥大细胞类似浆细胞。

- 临床特征可与肥大细胞增多症具有共同特征
- 两者都可见嗜酸性粒细胞和纤维化
- Langerhans 细胞表达 S100、CD1a；两者都没有异染性颗粒，不表达 CD117 或肥大细胞类胰蛋白酶
- 滤泡性淋巴瘤
  - 滤泡界限不清
  - 中心细胞和中心母细胞混合，取代生发中心正常的滤泡 B 细胞
  - 硬化较少见
  - 肿瘤细胞异染染色或氯乙酸盐酯酶染色阴性
  - 肿瘤细胞表达 CD20、bcl-6 和 bcl-2，但不表达肥大细胞类胰蛋白酶或 CD117
- 经典型 Hodgkin 淋巴瘤

- 硬化和混合性炎细胞背景中，典型的 Hodgkin 淋巴瘤可见于肥大细胞增生症患者
- 肥大细胞病没有大的 Hodgkin 细胞和 Reed-Sternberg 细胞
- Hodgkin 淋巴瘤内没有片状肥大细胞

▌ 树突状细胞肉瘤

- 罕见的肿瘤
- 组织学改变可与肥大细胞病具有共同特征
- 明显恶性的肿瘤，伴有核分裂活性和坏死
- 没有异染颗粒
- 肿瘤细胞表达 CD21 或 CD35，但不表达肥大细胞类胰蛋白酶或 CD117

提要

- 肿瘤细胞浸润或来源于肥大细胞的炎症介质可引起症状
- 肿瘤细胞释放的介质可导致浸润组织的纤维化
- H.E. 染色不着染肥大细胞颗粒，常规切片中肥大细胞类似浆细胞
- 骨髓增生异常或骨髓增生异常综合征患者的肥大细胞病，可能是一种继发性血液肿瘤或源于多能干细胞的一系列异常分化
- 脱颗粒或颗粒减少的肥大细胞可能为肿瘤性，但也可能由于活检组织的人为因素
- 肥大细胞病 C-kit 基因突变可导致功能获得，类似干细胞因素的作用
- 淋巴结肥大细胞肉瘤非常少见

精选文献

Gupta R, Bain BJ, Knight CL: Cytogenetic and molecular genetic abnormalities in systemic mastocytosis. Acta Haematol 107:123-128, 2002.

Horny H-P, Akin C, Metcalfe DD, et al: Mastocytosis. In Swerdlow SH, Campo E, Harris NL, et al (eds): World Health Organization: Classification of Tumours: Pathology and Genetics of Tumours of Haematopoietic and Lymphoid Tissues. Lyon, IARC, 2008, pp 54-63.

Bain BJ: Systemic mastocytosis and other mast cell neoplasms. Br J Haematol 106:9-17, 1999.

淀粉样变性　　Amyloidosis

临床特征

- 发生于老年人

- 最常见于与心、肾或其他主要器官淀粉样物浸润有关的系统性病变
- 见于浆细胞肿瘤或相关肿瘤及慢性炎性病变的患者
- Castleman 病患者也有报道
- 由于 β 折叠构型蛋白的组织沉积所致

大体病理学

- 由于大量淀粉样物浸润，组织呈半透明或蜡样
- 淀粉样物浸润的大体检查不明显更为常见

组织病理学

- 可见无定形嗜伊红物，通常位于血管壁内或周围
- 由于大量浸润，无定形嗜伊红物可挤压或取代正常淋巴结组织

特殊染色和免疫组织化学

- Congo 红染色呈双折射性，或硫黄素 T 荧光染色

其他诊断技术

- 免疫球蛋白轻链或淀粉样 A 蛋白的免疫组化染色
- 淀粉样 P 蛋白见于所有淀粉样物，免疫组化可识别
- 电镜显示特征性原纤维

鉴别诊断

▌ 淋巴结内无定形嗜酸性物

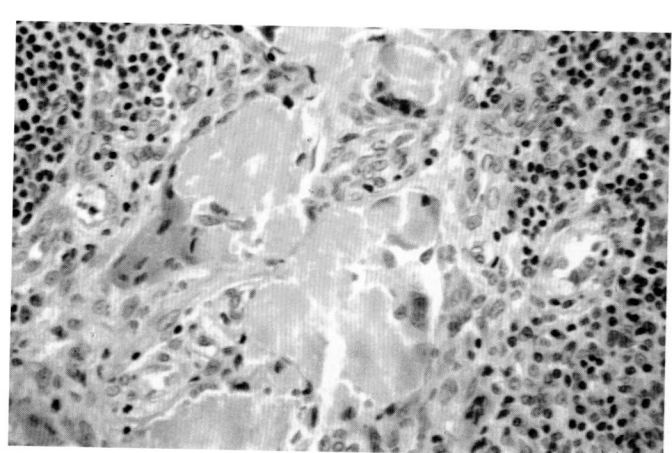

图 14-14　**淀粉样变性**。淀粉样沉积物可引起异物巨细胞反应，如此图所示。

- 通常位于滤泡内，而不是血管周围
- 没有 Congo 红双折射性

腹股沟淋巴结硬化

- 可见于主动脉分支下的淋巴结
- 在淋巴结内形成带，而不是局限于血管周围
- 高倍镜下可见原纤维
- Congo 红染色为胶原

淋巴结瘢痕

- 淋巴结被膜通常增厚，而不是血管壁增厚
- Congo 红染色没有双折射性（与胶原相同）

提要

- 许多淋巴结淀粉样变的患者也有 B 细胞淋巴瘤或浆细胞肿瘤；需要仔细形态学检查；免疫组化常用于明确诊断
- 轻链淀粉样物（AL）最常见；与 κ 轻链相比，λ 轻链更常见
- 慢性炎症病变患者可见 AA 淀粉样物；其前体为 SAA 蛋白，这是一种急性期反应物
- 其他形式的淀粉样变很少出现明显的淋巴结浸润
- P 蛋白见于所有类型的淀粉样物
- 名词"原发性"和"继发性"淀粉样变没有意义；淀粉样变应识别淀粉样蛋白来源

精选文献

Cohen AD, Zhou P, Xiao Q, et al: Systemic AL amyloidosis due to non-Hodgkin's lymphoma: An unusual clinicopathologic association. Br J Haematol 124:309-314, 2004.

Kutlay S, Hasan T, Keven K, et al: Primary amyloidosis presenting with massive generalized lymphadenopathy. Leuk Lymph 43:1501-1503, 2002.

窦组织细胞增多症
Sinus Histiocytosis

窦组织细胞增多症伴巨大淋巴结病（Rosai-Dorfman 病）Sinus Histiocytosis with Massive Lymphadenopathy (Rosai-Dorfman Disease)

临床特征

- 最常见于儿童和年轻成人，但可发生于任何年龄
- 亚洲血统患者较少见
- 男性稍多
- 尽管命名如此，但该病不局限于淋巴结内，几乎在机体所有器官均有报告
- 患者常常表现为局限性淋巴结肿大，常在颈部淋巴结
- 最常见的结外部位包括皮肤、上呼吸道和骨
- 许多患者持续发病或复发；少数患者疾病进展乃至致命
- 几乎所有患者都有多克隆高丙种球蛋白血症；红细胞沉降率通常加快
- 常见自身免疫性溶血性贫血

大体病理学

- 淋巴结增大，灰白、褐色到奶油色；可呈结节状或弥漫性
- 被膜常增厚、纤维化

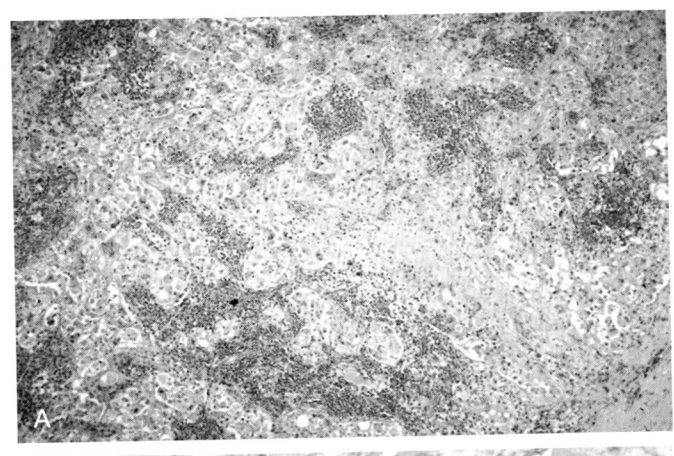

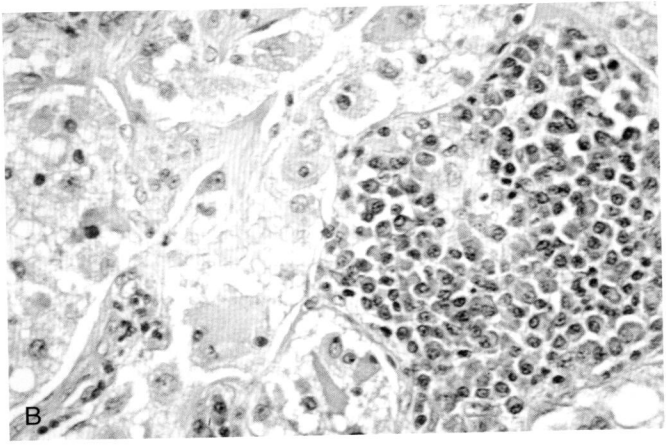

图 14-15　窦组织细胞增多症伴巨大淋巴结病（Rosai-Dorfman 病）。A，淋巴窦扩张，伴有片状组织细胞。B，高倍镜下显示大的巨噬细胞，有些巨噬细胞胞质内含有淋巴细胞（伸入运动）。

组织病理学

- 淋巴结结构存在，但常变形；被膜纤维化
- 大量大组织细胞使淋巴窦明显扩张
- 组织细胞细胞核呈空泡状，核仁明显，胞质丰富、淡染
- 细胞学非典型性很少见，核分裂活性极少或缺乏
- 典型特征为组织细胞内出现其他血细胞（伸入运动）
- 淋巴细胞常见；也可见胞质内红细胞、中性粒细胞和浆细胞
- 髓质可见很多浆细胞
- 在结外部位，组织细胞位于淋巴管内而不是淋巴窦，呈条纹状外观

特殊染色和免疫组织化学

- 组织细胞 S-100 蛋白、α_1- 抗胰蛋白酶和 PAS 阳性；CD68、CD31、CD15、MAC387 和 fascin 也呈阳性
- CD30 可阳性或阴性；CD1a、CD21 和 CD35 阴性

其他诊断技术

- 电镜：胞质显示脂质空泡和溶酶体；没有 Birbeck 颗粒

鉴别诊断

▌非特异性窦组织细胞增多症
- 很少导致巨大淋巴结病
- 常与滤泡增生有关
- 少数或没有伸入运动；可发生噬红细胞现象

▌组织胞浆菌病
- 巨噬细胞内可见小点状病原体
- 伸入运动缺乏或罕见
- GMS 染色或其他真菌染色显示细胞内酵母菌

▌分枝杆菌病
- 伸入运动缺乏或罕见
- 有免疫活性的患者常见肉芽肿；可见典型干酪样坏死
- 伴有非典型性生长迅速的微生物感染可见中性粒细胞反应
- 在 AIDS 患者鸟胞内分枝杆菌（*Mycobacterium avium-intracellulare*）感染，可见大量淡灰色胞质的巨噬细胞

▌Langerhans 细胞组织细胞增多症
- 嗜酸性粒细胞明显
- Langerhans 细胞不同于吞噬性巨噬细胞
- 少数或没有伸入运动
- 细胞较小，豆状核或有核沟
- S-100 蛋白、CD1a 和 CD31 阳性；CD15 和 CD68 通常阴性
- 电镜显示 Birbeck 颗粒

▌经典型 Hodgkin 淋巴瘤
- 淋巴结结构消失
- 浸润集中在实质而不是淋巴窦
- 如果仍保留淋巴窦，常常不含有异常细胞
- 因为细胞核核仁而不是胞质内容物明显，低倍镜下非典型细胞显著
- 巨噬细胞显著，但很少含有很多核碎片
- 肿瘤细胞不表达巨噬细胞性抗原，如 CD31、MAC387 或 CD68（PGM1 克隆）

▌转移性黑色素瘤
- 常见于成人
- 黑色素细胞性皮肤病变的病史有帮助
- 非典型大细胞浸润，伴有大的空泡状核和明显的核仁
- 波形蛋白、S-100 蛋白、melan-A 和 HMB-45 通常阳性
- CD30 可阳性而 MAC387 和 CD15 阴性

▌转移癌
- 常见于老年人
- 典型病变可见恶性细胞黏附成簇；常见于被膜下淋巴窦
- 细胞可有细胞间桥、腺体形成或细胞核变形
- 间质反应常常呈纤维组织增生
- 细胞角蛋白阳性，CD45 阴性；可表达 CD68，但不表达其他巨噬细胞标志物

▌间变性大细胞淋巴瘤
- 较常见于大龄儿童和成人
- 也可呈窦隙内生长方式
- 细胞多形性，核空泡状，核仁明显
- 核分裂率高
- CD30 阳性，T 细胞抗原常常阳性，但 S-100 蛋白

阴性

提要

- 认为是一种特发性组织细胞增生
- 可能与 HHV-6 或 EBV 感染有关
- 局部淋巴结受累考虑为良性疾病；常自行消退
- 伴有广泛病变的患者预后差
- 结外部位病变的伸入运动可能较轻微；需要谨慎诊断该病

精选文献

McClain KL, Natkunam Y, Swerdlow SH: Atypical cellular disorders. Hematol Am Soc Hematol Educ Prog 1:283-296, 2004.

Slone SP, Fleming DR, Buchino JJ: Sinus histiocytosis with massive lymphadenopathy and Langerhans cell histiocytosis express the cellular adhesion molecule CD31. Arch Pathol Lab Med 127:341-344, 2003.

Foucar E, Rosai J, Dorfman R: Sinus histiocytosis with massive lymphadenopathy (Rosai-Dorfman disease): Review of the entity. Semin Diagn Pathol 7:19-73, 1990.

Langerhans 细胞组织细胞增多症
Langerhans Cell Histiocytosis

临床特征

- 典型病变发生于婴儿或年轻成人
- 较常见于欧洲血统的人
- 没有性别差异
- 3 种典型的临床综合征
  - 嗜酸性肉芽肿
    - 是最常见的类型，见于儿童和成人
    - 最常见于肺和骨，通常为局限性
    - 多数患者预后良好，虽然有些肺部受累患者可形成进行性肺纤维化
  - Letterer-Siwe 型（系统型）
    - 见于婴儿
    - 患者表现为皮疹、器官肿大和多器官受累
    - 预后差
  - Hand-Schüller-Christian 病
    - 非常罕见
    - 见于年龄比 Letterer-Siwe 型稍大的儿童
    - 常出现糖尿病尿崩症
    - 常见颅骨溶解性病变

- 预后稍微好
- 有局限型或系统型两种类型
- 淋巴结受累最常继发于皮肤或内脏受累，但可能是唯一明显的部位

大体病理学

- 淋巴结实质灰白和奶油色

组织病理学

- 淋巴结结构可保留或消失
- 如果淋巴结结构保留，则浸润在淋巴窦
- Langerhans 细胞一般为单核，中等大小（12 ~ 15μm），胞质淡染、嗜酸性，温和豆状核
- 核分裂活性很少至缺乏
- 可有大量的嗜酸性粒细胞；还可见淋巴细胞和巨噬细胞
- 长期病变可见浆细胞
- 巨噬细胞可变成泡沫细胞（黄瘤样）
- 长期病变易形成纤维化

特殊染色和免疫组织化学

- 典型病变 CD45 阳性；有些病例可能 CD45 阴性
- S-100 蛋白、CD1a、CD31、HLA-DR、CD11b、CD11c、CD14、CD25 和 CD71 阳性
- CD68 可弱阳性
- 未经神经氨酸酶治疗者，CD15 一般阴性
- 波形蛋白阳性和细胞角蛋白阴性

其他诊断技术

- 电镜：显示 Birbeck 颗粒（诊断性结构）

鉴别诊断

- 非特异性窦组织细胞增多症
  - 常与局部创伤或贮积性疾病有关
  - 细胞核圆形，而不是豆形
  - 嗜酸性粒细胞和浆细胞通常较少
  - 吞噬性巨噬细胞 S-100 蛋白和 CD1a 阴性
- 窦组织细胞增多症伴巨大淋巴结病（Rosai-Dorfman 病）
  - 嗜酸性粒细胞罕见
  - 大的巨噬细胞伴有伸入运动
  - CD68 和 S-100 蛋白阳性，而 CD1a 阴性

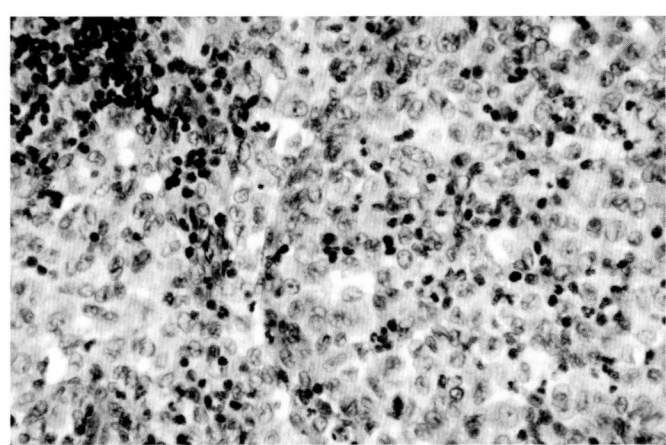

图 14-16　Langerhans 细胞组织细胞增多症。大细胞为 Langerhans 细胞。胞质丰富、淡染，细胞核大、卵圆形到豆形、淡染，有时有核裂。整个病变散布淋巴细胞，但集中在一角。还可见嗜酸性粒细胞。

■ 间变性大细胞淋巴瘤
  ● 见"窦组织细胞增多症伴巨大淋巴结病"中的"鉴别诊断"
■ 转移性黑色素瘤
  ● 见"窦组织细胞增多症伴巨大淋巴结病"中的"鉴别诊断"
■ 转移癌
  ● 见"窦组织细胞增多症伴巨大淋巴结病"中的"鉴别诊断"

提要

● Langerhans 细胞是皮肤的抗原呈递细胞
● Langerhans 细胞组织细胞增生症的细胞功能不成熟；可见大量可能抑制成熟的细胞因子（cytokine）
● 如治疗有必要，包括外科手术、放疗和化疗的联合治疗
● 预后主要取决于器官受累的范围；组织学特征对于决定预后意义很小

精选文献

Avram MM, Gobel V, Sepehr A: Case records of the Massachusetts General Hospital. Case 30-2007. A newborn girl with skin lesions. N Engl J Med 357:1327-1335, 2007.

McClain KL, Natkunam Y, Swerdlow SH: Atypical cellular disorders. Hematol Am Soc Hematol Educ Prog 1:283-296, 2004.

Herzog KM, Tubbs RR: Langerhans cell histiocytosis. Adv Anat Pathol 5:347-358, 1998.

肉芽肿性反应 Granulomatous Reactions

结核性淋巴结炎 Tuberculous Lymphadenitis

临床特征

● 三种常见的临床情况
  — 伴有原发性结核的儿童
  — 伴有陈旧性结核复发的老年患者
  — 免疫受损的患者，特别是 HIV 感染者
● 最常累及肺门或纵隔淋巴结
● 颈部淋巴结是最常受累的浅表淋巴结
● 胸部放射线检查通常可见肺结核的证据
● 分枝杆菌类：病原体包括结核分枝杆菌、牛型分枝杆菌、堪萨斯分枝杆菌和鸟型胞内分枝杆菌

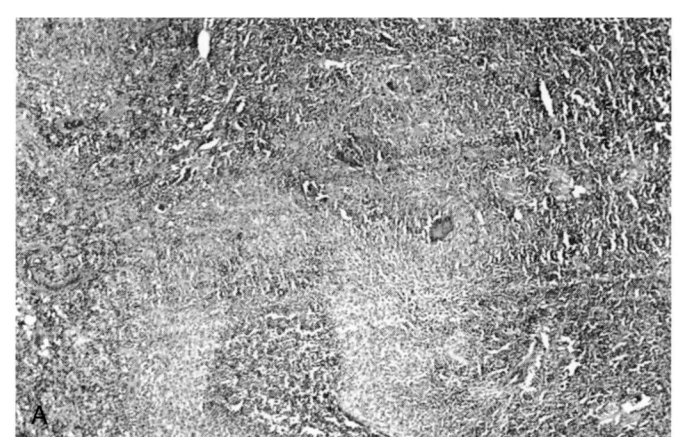

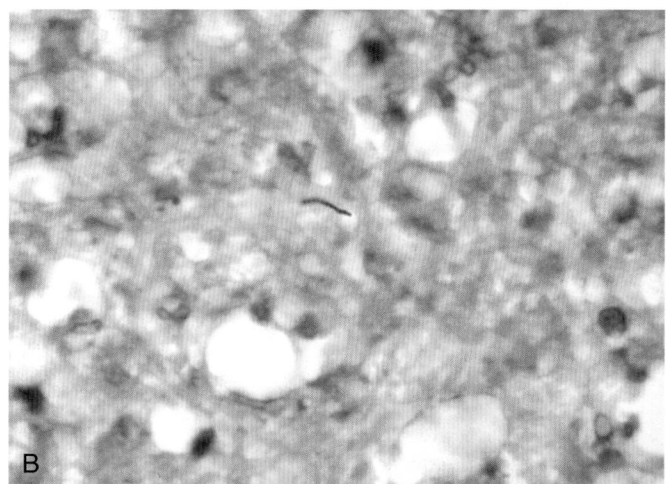

图 14-17　淋巴结结核。A，肉芽肿伴有中心性 Langhans 巨细胞。该区域内未见干酪样坏死。**B**，高倍镜下可见病原体，Ziehl-Neelsen 染色。

（在 HIV 阳性患者）

大体病理学

- 淋巴结内不规则的弯曲状淡白色区域，或灰黄色、白色、干酪样坏死融合性区域

组织病理学

- 肉芽肿不规则，中心区为干酪样坏死和巨细胞
- 陈旧性病变可见硬化和钙化

特殊染色和免疫组织化学

- 抗酸染色和荧光染色有助于识别病原体

其他诊断技术

- 微生物培养
- 可行而快速的聚合酶链反应（PCR）检测分枝杆菌基因已经商品化

鉴别诊断

- 坏死性结节病
  - 肉芽肿较小和一致
  - 抗酸染色阴性
- 真菌性肉芽肿
  - 如果出现坏死，通常为凝固性坏死而不是干酪样坏死
  - 坏死可能是由于血管感染和血栓形成
  - 抗酸染色阴性；真菌染色（GMS, PAS）阳性
- 异物肉芽肿
  - 坏死罕见
  - 巨细胞数量通常较多，而不是 Langhans 巨细胞
  - 常可见到异物
  - 抗酸染色和微生物培养阴性
- 组织细胞坏死性淋巴结炎（Kikuchi-Fujimoto 病）
  - 没有巨细胞的凝固性坏死
  - 巨噬细胞内大量核碎片；少数中性粒细胞
  - 坏死区周围可见大的淋巴细胞（免疫母细胞）
  - 没有钙化
- 淋巴瘤伴有坏死
  - 没有巨细胞（除了 Hodgkin 淋巴瘤或间变性大细胞淋巴瘤）
  - 残留区域内异常淋巴细胞
  - 微生物染色阴性

- 单克隆性淋巴细胞（除了 Hodgkin 淋巴瘤）

提要

- 目前美国许多结核病例发生于免疫受损的患者，其中结核菌量多且容易找到
- 有免疫活性的患者结核菌少见，需要仔细寻找
- 免疫受损患者的分枝杆菌感染有所不同
  - 肉芽肿较小，形状不规则，界限不清；通常缺乏明显的坏死
  - 巨细胞很少，组织细胞（巨噬细胞）较多
  - 微生物较多
  - 在 AIDS 患者，鸟型胞内分枝杆菌可引起淋巴结肿大，这是由于吞噬大量分枝杆菌的巨噬细胞广泛浸润淋巴结造成的；鉴别诊断包括组织细胞增多症或大细胞淋巴瘤
- 必要时可用快速冷冻组织培养微生物

精选文献

Lazarus AA, Thilagar B: Tuberculous lymphadenitis. Dis Mon 53:10-15, 2007.
Polesky A, Grove W, Bhatia G: Peripheral tuberculous lymphadenitis: Epidemiology, diagnosis, treatment, and outcome. Medicine (Baltimore) 84:350-362, 2005.
Brugge WR, Mueller PR, Misdraji J: Case records of the Massachusetts General Hospital. Weekly clinicopathological exercises. Case 8-2004. A 28-year-old man with abdominal pain, fever, and a mass in the region of the pancreas. N Engl J Med 350:1131-1138, 2004.
Woods GL: Molecular methods in the detection and identification of mycobacterial infections. Arch Pathol Lab Med 123:1002-1006, 1999.
Yan JJ, Chen FF, Jin YT, et al: Differentiation of BCG-induced lymphadenitis from tuberculosis in lymph node biopsy specimens by molecular analyses of pncA and oxyR. J Pathol 184:96-102, 1998.

结节病　Sarcoidosis

临床特征

- 伴有肺部症状患者的典型表现是间质性肺病伴肺门淋巴结肿大，但本病几乎可累及任何器官系统
- 女性为主；较常见于非裔美国人
- 患者典型发病年龄为 20 ~ 50 岁
- 大多数患者出现外周淋巴结病变

大体病理学

- 非特异性特征；淋巴结实质呈褐色、肉样

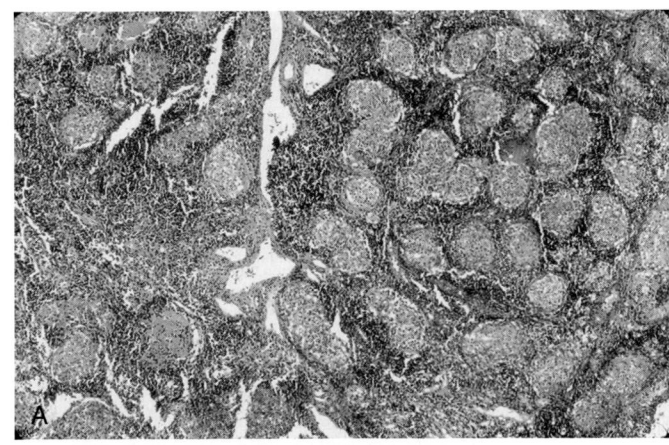
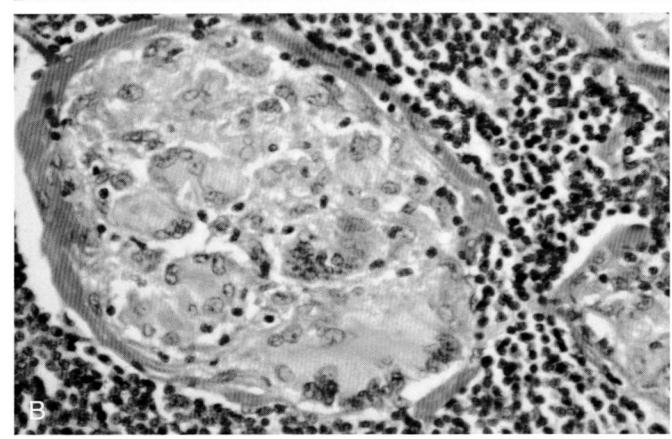

图 14-18　结节病。A，小圆形肉芽肿伴有纤维被膜，主要由上皮样细胞组成。未见生发中心。B，高倍镜下的一个肉芽肿。注意含有上皮样细胞和巨细胞，周围纤维被膜。

组织病理学

- 多发性境界清楚的密集的小肉芽肿，没有坏死
- 肉芽肿主要由上皮样细胞和 Langhans 巨细胞组成
- 生发中心不明显或缺乏
- 可有 Schaumann 小体或星形小体；但是这些结构没有诊断意义
- 有一种罕见的坏死型结节病，这种肉芽肿伴有坏死

特殊染色和免疫组织化学

- 抗酸微生物染色和真菌染色（PAS, GMS）阴性

其他诊断技术

- 血清血管紧张素转化酶（ACE）水平升高
- 病变组织培养没有致病性真菌或抗酸微生物

鉴别诊断

- ■ 结核性淋巴结炎
  - 肉芽肿伴干酪样坏死
  - 肉芽肿界限不清；可呈星形和融合性
  - 与典型结节病相比，结核性肉芽肿常常较大
  - 抗酸染色、PCR 或培养呈阳性
- ■ 真菌感染（芽生菌病、球孢子菌病、组织胞浆菌病）
  - 肉芽肿性浸润，明显伴有坏死
  - 特殊染色（GMS，PAS）或培养有助于识别特异性微生物
- ■ 猫抓病
  - 主要发生于年轻成人
  - 肺部病变少见；通常累及腋窝或颈部淋巴结
  - 早期病变显示被膜炎、滤泡增生和脓肿形成
  - 晚期病变由界限不清的肉芽肿组成
  - 血清学或分子学检查有巴尔通体（Bartonella henselae）感染的证据
- ■ 异物肉芽肿
  - 巨细胞明显
  - 巨细胞内可见明显的异物

提要

- 诊断需排除感染原因
- 类固醇治疗，但对于肺结核或播散性真菌感染的患者，类固醇治疗是危险的
- 病因尚不清楚；然而，许多研究者认为可能是由一种尚不能培养的微生物所致

精选文献

Rosen Y: Pathology of sarcoidosis. Semin Respir Crit Care Med 28:36-52, 2007.
Zissel G, Prasse A, Muller-Quernheim J: Sarcoidosis: Immunopathogenetic concepts. Semin Respir Crit Care Med 28:3-14, 2007.

伴有滤泡结构的淋巴瘤
Lymphomas with a Follicular Pattern
滤泡性淋巴瘤　Follicular Lymphoma

临床特征

- 多数患者 > 40 岁；发病率随年龄增加而增加

- 多数患者发病时有广泛的淋巴结肿大；至少半数患者有骨髓受累
- 常见脾白髓和肝汇管区受累
- 在美国约占所有淋巴瘤病例的 25%

大体病理学

- 淋巴结质软，呈粉褐色
- 切面很少见明显结节；染色的印片大体检查可见结节印象

组织病理学

- 正常淋巴结结构部分或全部被界限不清的结节（滤泡）取代；淋巴结部分区域可见弥漫性生长结构
- 浸润可能蔓延到淋巴结被膜外至邻近组织
- 滤泡大小不一，形状不一，分布紧密；可呈融合性
- 滤泡含有不同比例的中心细胞和中心母细胞
- 中心细胞通常小（细胞核直径小于组织细胞或未活化内皮细胞），细胞核有角，染色质浓缩，核仁不明显，胞质稀少（也称为小裂细胞）；大的中心细胞（也称为大裂细胞）的细胞核拉长，染色质呈块状，核仁不明显，胞质稀少
- 中心母细胞通常较大（细胞核直径大于组织细胞或未活化内皮细胞），细胞核不规则、圆形，染色质松散，多核，常常靠近核膜，胞质量中等
- 血管移位，典型地包围滤泡
- 滤泡之间可见硬化带
- 根据滤泡内中心母细胞的数量分类，但同一患者的分类随着时间的推移而有所不同，不同受累部位之间，甚至一个受累淋巴结的不同部分也有不同
  - 滤泡性淋巴瘤的侵袭性与中心母细胞的比例有关；一般来说，中心母细胞越多，侵袭性越强（分级影响治疗和预后）
  - 世界卫生组织分类提供半定量分级标准
    - Ⅰ级：滤泡内中心母细胞 ≤ 5 个 / 高倍视野（hpf）
    - Ⅱ级：滤泡内中心母细胞 6 ～ 15 个 / 高倍视野（hpf）
    - Ⅲ级：滤泡内中心母细胞 > 15 个 / 高倍视野（hpf）
- 与滤泡性增生的生发中心相比，滤泡性淋巴瘤的

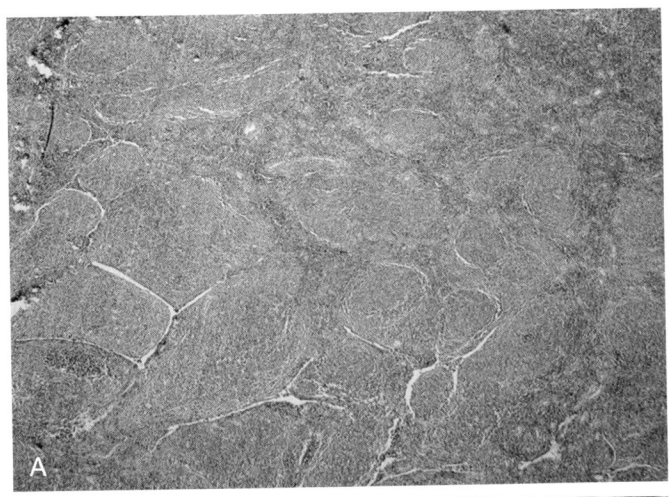
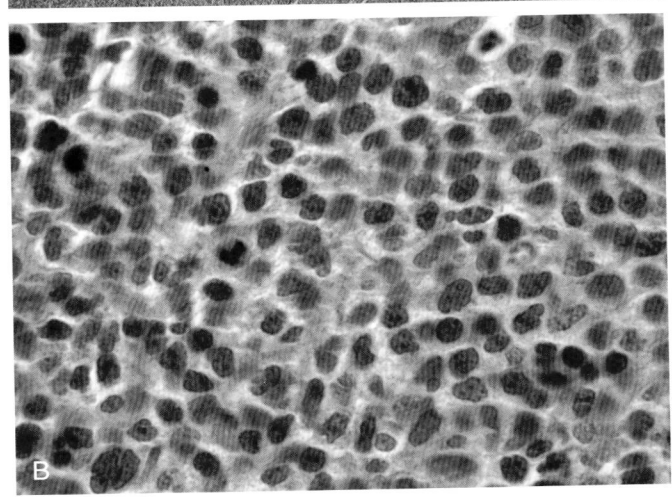

图 14-19　滤泡性淋巴瘤。A，大量不明显的、部分融合的滤泡遍布淋巴结，正常淋巴结结构消失。滤泡周围裂隙是一种常见的人工假象。**B**，Ⅰ级。多数细胞为中心细胞，细胞核拉长，可见核凹陷。

核分裂活性和凋亡均较少

特殊染色和免疫组织化学

- 免疫组化可显示 H.E. 染色切片上不明显的滤泡
- 滤泡内细胞表达 CD19、CD20、CD79a、CD10（常为弱阳性）、bcl-2、bcl-6 和表面免疫球蛋白（sIg）；可表达 CD23；CD5 和 CD43 阴性
- 当细胞 bcl-2 阴性时，滤泡间区淋巴细胞（非间质细胞）CD10 阳性，有助于与反应性滤泡增生鉴别

其他诊断技术

- 印片不显示组织切片那样的细胞核拉长，但可见

核凹陷
- 流式细胞术表型显示 CD10、CD19、CD20、HLA-DR 和 sIg 阳性
- 应用细胞遗传学、PCR 或荧光原位杂交（FISH）可发现大约 85% 的病例有 t（14；18）（q32；q21）染色体异常；易位累及 14 号染色体的免疫球蛋白重链基因和 18 号染色体的 bcl-2 基因
- 克隆性免疫球蛋白基因重排

鉴别诊断

- 滤泡增生
  - 多数患者 < 60 岁
  - 淋巴结结构存在
  - 反应性生发中心彼此分布通常均一
  - 生发中心与套区分界明显
  - 生发中心内中心母细胞和中心细胞分区
  - 滤泡中心 B 细胞 bcl-2 染色阴性，但滤泡内 T 细胞和套区细胞 bcl-2 染色阳性
  - 没有克隆性 B 细胞
- 小淋巴细胞淋巴瘤伴假性滤泡
  - 患者常常外周血受累或充分发展为慢性淋巴细胞白血病（CLL）
  - 假性滤泡（增生中心）通常隐约可见且不清楚
  - 淋巴细胞呈小圆形，均匀一致
  - 细胞表达 CD19 和 CD20（常微弱），但也表达 CD5 和 CD23
  - CD10、bcl-6 和 cyclin D1 阴性
- 套细胞淋巴瘤，套区型
  - 生发中心界限清楚，外观正常
  - 浸润使套区和副皮质区之间界限不清
  - 浸润细胞为小到中等、一致的圆形细胞，细胞核深染、轮廓不规则
  - 细胞表达 CD19、CD20、sIg 和 bcl-1 (cyclin D1)
  - CD5 阳性，但 CD10 和 CD23 阴性
  - 特征性 t（11；14）（q13；q32）染色体异常；可通过 IgH-CCND1 基因融合 FISH 探针
- Hodgkin 淋巴瘤，结节硬化型
  - 较常见于年轻患者
  - 常见纵隔肿物
  - 结节之间可见硬化带
  - 结节内多形性反应性细胞背景，伴有淋巴细胞、巨噬细胞、嗜酸性粒细胞、中性粒细胞和浆细胞；淋巴细胞为反应性 T 细胞
  - 总是可见 Hodgkin 细胞、Reed-Sternberg 细胞或陷窝细胞
  - 大细胞 CD15 和 CD30 阳性，CD20 和 CD45 阴性
- Hodgkin 淋巴瘤，结节性淋巴细胞为主型
  - 多数患者 < 40 岁
  - 通常累及颈部或腋窝淋巴结
  - 不清楚的大滤泡，伴有小圆形淋巴细胞和散在的大细胞，包括 L&H Reed-Sternberg 细胞变型
  - 结节内小淋巴细胞通常为混合性 B 细胞和 T 细胞
- 淋巴结边缘区淋巴瘤
  - 由于生发中心植入，可见滤泡结构
  - 植入的生发中心含有混合性小淋巴细胞和大淋巴细胞，但没有大量中心细胞
  - 可见单核细胞样细胞区域
  - 流式细胞术可见克隆性 B 细胞
  - 肿瘤细胞表达 B 细胞标志物和 bcl-2，但不表达 bcl-6 或 CD10

提要

- 伴有许多大细胞的滤泡性淋巴瘤多半有弥漫性区域
  - 滤泡淡染
  - 在这种病例，bcl-2 染色可能弱阳性至阴性
- 骨髓受累通常表现为小梁旁淋巴细胞聚集的形式
- 低级别滤泡性淋巴瘤可能极其惰性，但不能治愈
- 许多研究显示中位生存期超过 7 年
- 10 年生存者中高达 60% 转化为弥漫性大 B 细胞淋巴瘤（DLBCL）
- 分级需要组织学检查明确区分中心母细胞与滤泡树突状细胞或人为改变的中心细胞

精选文献

Isaacson PG: Hematopathology practice: The commonest problems encountered in a consultation practice. Histopathology 50:821-834, 2007.

Cerhan JR, Wang S, Maurer MJ, et al: Prognostic significance of host immune gene polymorphisms in follicular lymphoma survival. Blood 109:5439-5446, 2007.

de Jong D: Molecular pathogenesis of follicular lymphoma: A cross talk of genetic and immunologic factors. J Clin Oncol 23:6358-6363, 2005.

Dave SS, Wright G, Tan B, et al: Prediction of survival in follicular lymphoma based on molecular features of tumor-

infiltrating immune cells. N Engl J Med 351:2159-2169, 2004.
Harris NL, Nathwani BN, Swerdlow SH, et al: Follicular lymphoma. In Swerdlow SH, Campo E, Harris NL, et al (eds): World Health Organization: Classification of Tumours: Pathology and Genetics of Tumours of Haematopoietic and Lymphoid Tissues. Lyon, IARC, 2008, pp 220-226.

Hodgkin 淋巴瘤，结节硬化型
Hodgkin Lymphoma, Nodular Sclerosis Type

临床特征

- 发病高峰在青少年和年轻成人（15 ~ 40 岁）；第二个高峰在 55 ~ 75 岁；可发生于任何年龄
- 女性略多，特别是年轻患者
- 是 Hodgkin 淋巴瘤最常见的类型（占 60% ~ 80% 的病例）
- 多数患者表现为淋巴结肿大：颈部病例占 70% ~ 80%，腋窝占 15%，腹股沟占 10%；极少数患者表现为胸壁肿块
- 发病时纵隔受累常见
- 除了受累淋巴结直接蔓延，淋巴结外病变很少见
- 系统性症状发生于大约 25% 的患者，包括发热、夜汗、体重减轻和瘙痒；常有酒精不耐受的报道，但很少见

大体病理学

- 受累淋巴结表现不一，从肉样、奶油褐色到质硬、白色和纤维化
- 被膜显示不同程度增厚
- 大体可见结节和硬化带

组织病理学

- 淋巴结被膜增厚，伴有纤维带。细胞丰富、多形性淋巴细胞浸润的分隔结节；纤维带有中心小动脉，伴有血管周围硬化性异常折光、双折光的胶原
- 浸润细胞包括经典型 Reed-Sternberg 细胞和陷窝细胞
- 多形性反应性细胞背景，包括小淋巴细胞、嗜酸性粒细胞、巨噬细胞和浆细胞；可能以淋巴细胞为主或淋巴细胞消减
- 陷窝细胞

  - 福尔马林固定的人工假象，在用硬化性固定剂固定的切片中见不到陷窝细胞
  - 陷窝细胞是 Hodgkin 细胞的变型，伴有多叶核，胞质淡染，在标本固定和处理过程中，由于收缩造成小细胞陷入大而空的腔隙中央的现象

▌变型
- 滤泡间 Hodgkin 淋巴瘤 *Interfollicular Hodgkin lymphoma*
  - 残留的生发中心和套区周围可见 Hodgkin 细胞浸润
  - 正常淋巴结结构和生发中心一般部分被浸润取代或推挤
  - 通常只有少许硬化；可能是淋巴结的早期受累
- 富于细胞期 *Cellular phase*
  - 基本上是没有硬化的结节硬化型 Hodgkin 淋巴瘤；陷窝细胞是诊断的关键
- 合体型 Hodgkin 淋巴瘤 *Syncytial Hodgkin lymphoma*
  - 淋巴结至少可见局部融合成片的 Hodgkin 细胞或 Reed-Sternberg 细胞，但一般不取代整个淋巴结

特殊染色和免疫组织化学

- 肿瘤细胞是高度转变的 B 淋巴细胞，通常 CD45、T 细胞抗原（CD3，CD5）和上皮膜抗原（EMA）阴性
- CD15 和 CD30 阳性；典型者显示细胞膜和核周（Golgi）染色
- PAX5 阳性（证实为 B 细胞系肿瘤细胞）；肿瘤细胞 CD20 可能弱阳性表达
- 肿瘤细胞表达 fascin

其他诊断技术

- 一般没有帮助

鉴别诊断

▌Hodgkin 淋巴瘤，结节性淋巴细胞为主型
- 几乎总是发生于青少年或年轻成人，表现为颈部淋巴结肿大
- 经典的 Reed-Sternberg 细胞罕见；典型地可见变型的 Hodgkin 细胞（L&H 细胞或爆米花样细胞）

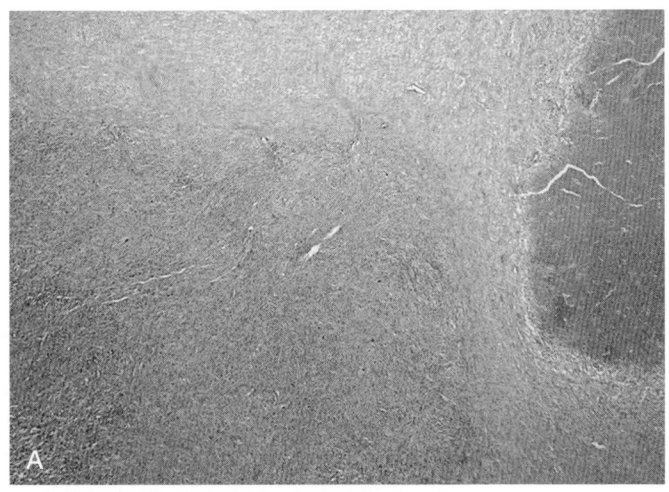

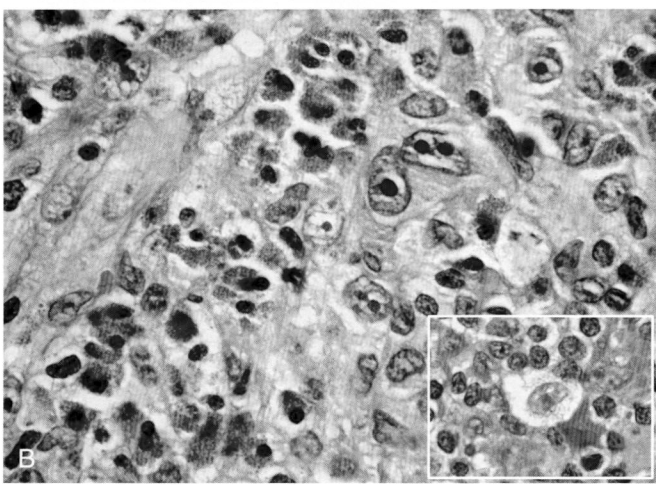

图 14-20 Hodgkin 淋巴瘤，结节硬化型。A，左下部可见富于细胞的结节周围硬化带，右侧一个坏死灶。B，高倍视野显示大量嗜酸性细胞，Reed-Sternberg 细胞，少数单核 Hodgkin 细胞、淋巴细胞和巨噬细胞。插图，高倍视野显示一个陷窝细胞。

- 背景由浸润的非肿瘤性小淋巴细胞构成
- 肿瘤细胞表达 CD20、CD45 和 EMA；CD15 和 CD30 阴性

■ 弥漫性大 B 细胞淋巴瘤（DLBCL）的富于 T 细胞的大 B 细胞淋巴瘤（TCRLBCL）亚型
- 弥漫性浸润，没有硬化和结节
- 几乎全是 T 细胞的反应性小淋巴细胞背景中，单核大肿瘤细胞散在分布
- 大肿瘤细胞 CD45 和 CD20 阳性，CD15 和 CD30 阴性
- 肿瘤细胞不表达 fascin

■ 滤泡性淋巴瘤

- 患者通常 > 40 岁
- 中心细胞和中心母细胞不同程度混合，没有多形性反应性细胞背景
- 很少出现 Reed-Sternberg 样细胞；偶见硬化
- 小细胞和大细胞均为 CD20 阳性 B 细胞；可表达 CD10，通常表达 bcl-6
- 流式细胞术常可见克隆性 B 细胞
- 特征性 t（14；18）（q32；q21）染色体异常

■ 间变性大细胞淋巴瘤
- 通常以大细胞为主，常类似大细胞性淋巴瘤或转移癌
- 如果浸润是局灶性的，多位于淋巴窦
- 如果出现纤维化，呈纤细和弥漫性而不是结节性
- Reed-Sternberg 样细胞可为多量
- 异常的大细胞 CD30 阳性；通常是 T 细胞，但可能不表达常见的 T 细胞抗原或 CD45
- 肿瘤细胞 EMA 典型地阳性，间变性淋巴瘤激酶（ALK-1）常常阳性
- CD15、PAX5 和 fascin 阴性

■ 外周 T 细胞淋巴瘤伴有硬化
- 典型者可见纤细的间隔性硬化而不是结节性硬化
- 嗜酸性粒细胞和浆细胞可能明显
- 可见 Reed-Sternberg 样细胞，与典型 Hodgkin 淋巴瘤相比"太容易找到"；这些细胞缺乏真正 Reed-Sternberg 细胞的核周亮区和粗糙核膜
- 背景由大小不等的淋巴细胞（从小细胞到大细胞）组成，没有明显的细胞群
- 肿瘤细胞表达常见的 T 细胞抗原（CD2、CD3、CD5 和 CD7），具有克隆性 T 细胞抗原受体基因重排，CD15 阴性，CD30 阳性或阴性
- 肿瘤细胞不表达 PAX5 或 fascin

■ 传染性单核细胞增多症
- 临床发病迅速，伴有系统性症状和播散性疾病
- 滤泡增生伴有滤泡间扩大
- 背景为小淋巴细胞和免疫母细胞
- 可见 Reed-Sternberg 样细胞，常表达 CD30；不表达 CD15

提要

- 免疫组化研究明确显示肿瘤细胞染色，而邻近的小淋巴细胞不染色
- 明确诊断必须有典型的 Reed-Sternberg 细胞；然

而，许多其他疾病可能是有类似 Reed-Sternberg 细胞表现的细胞；反应性细胞背景必须与 Hodgkin 淋巴瘤相一致

- 除了嗜酸性粒细胞之外，结节硬化型 Hodgkin 淋巴瘤可能具有中性粒细胞脓肿或坏死区域；Hodgkin 细胞和 Reed-Sternberg 细胞典型地集中在这些区域的周围
  - 结节硬化型 Hodgkin 淋巴瘤患者的脾或骨髓中出现肉芽肿或嗜酸性粒细胞不一定表明这些组织有肿瘤
  - 大约半数病例肿瘤细胞 EBV 阳性

精选文献

Bakshi NA, Finn WG, Schnitzer B, et al: Fascin expression in diffuse large B-cell lymphoma, anaplastic large cell lymphoma, and classical Hodgkin lymphoma. Arch Pathol Lab Med 131:742-747, 2007.

Brauninger A, Schmitz R, Bechtel D, et al: Molecular biology of Hodgkin's and Reed/Sternberg cells in Hodgkin's lymphoma. Int J Cancer 118:1853-1861, 2006.

Stein H, von Wasielewski R, Poppema S, et al: Nodular sclerosis classical Hodgkin lymphoma. In Swerdlow SH, Campo E, Harris NL, et al (eds): World Health Organization: Classification of Tumours: Pathology and Genetics of Tumours of Haematopoietic and Lymphoid Tissues. Lyon, IARC, 2008, p 330.

Hodgkin 淋巴瘤，结节性淋巴细胞为主型
Hodgkin Lymphoma, Nodular Lymphocyte Predominant

临床特征

- 少见的 Hodgkin 淋巴瘤亚型，约占美国病例的 5%
- 最常见于青少年和年轻成人
- "B" 症状较经典型 Hodgkin 淋巴瘤少见
- 纵隔肿物罕见
- 发病时通常为 I 期或 II 期，伴有颈部或腋窝淋巴结肿大

大体病理学

- 非特异性，淋巴结质软、褐色
- 典型病变大体检查结节不明显

组织病理学

- 巨大滤泡增生导致正常淋巴结结构全部或至少部

分消失，形成结节结构

- 结节含有大量小淋巴细胞和数量不等的变型 Hodgkin 细胞（L&H 细胞或爆米花细胞），这些细胞为大细胞，核折叠或分叶，染色质空泡状，核仁小、嗜碱性
- 浸润部分没有浆细胞和嗜酸性粒细胞
- 经典型 Hodgkin 细胞和诊断性 Reed-Sternberg 细胞极其少见

特殊染色和免疫组织化学

- 肿瘤细胞（爆米花细胞）表达 CD45 和 CD20，但 CD15 和 CD30 通常阴性
- 小淋巴细胞周围是混合性 B 细胞和 T 细胞；常常以 B 细胞为主
- 大约 25% 的病例中，肿瘤细胞周围是一圈 CD57 阳性和 CD279 阳性的小 T 细胞

其他诊断技术

- DNA 印迹（Southern blot）基因重排检查呈阴性；而 PCR 可能阳性

鉴别诊断

- 富于淋巴细胞的经典型 Hodgkin 淋巴瘤
  - 通常呈弥漫性生长方式
  - 少数伴有结节状结构的病例，肿瘤常常来源于套区，推挤生发中心而不是替代之
  - 背景多数为小淋巴细胞，如同淋巴细胞为主型 Hodgkin 淋巴瘤一样
  - 较容易找到经典型 Reed-Sternberg 细胞
  - 肿瘤性 Hodgkin 细胞 CD15 和 CD30 阳性，但 CD20 和 CD45 通常阴性
  - 这种病变和淋巴细胞为主型 Hodgkin 淋巴瘤中的肿瘤细胞均表达 PAX5
  - 经典型 Hodgkin 淋巴瘤中的肿瘤细胞表达 fascin
  - 与淋巴细胞为主型 Hodgkin 淋巴瘤相比，多数病例背景中 T 淋巴细胞比例较高
- 小淋巴细胞淋巴瘤
  - 通常发生于老年患者
  - 其他特征见"滤泡性淋巴瘤"中的"鉴别诊断"
- 弥漫性大 B 细胞淋巴瘤（DLBCL）中的富于 T 细胞的大 B 细胞淋巴瘤（TCRLBCL）变型
  - 弥漫性浸润

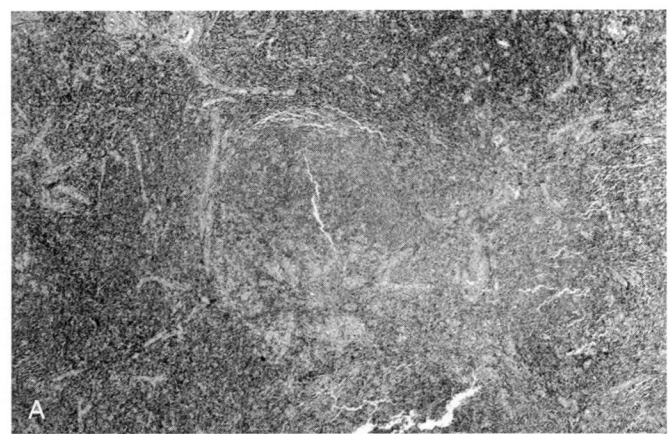

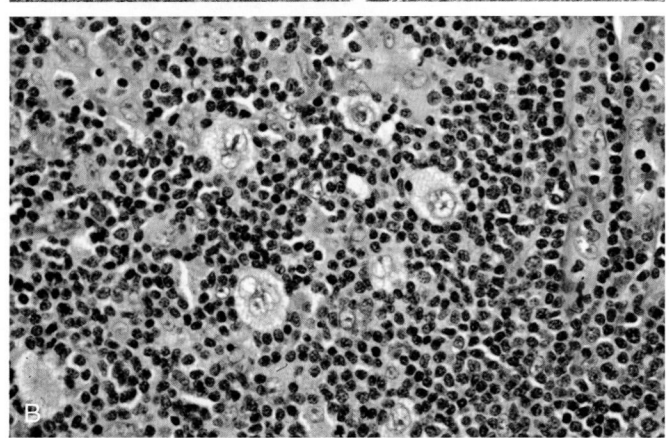

图 14-21　结节性淋巴细胞为主型 Hodgkin 淋巴瘤。A, 结节通常不明显，需要在低倍镜下仔细检查。B, 高倍镜下显示几个淋巴细胞和组织细胞型细胞或"爆米花"细胞。（C. H. Koo, Kaiser-Permanente 惠赠）

- "B" 症状较常见
- 大淋巴细胞是典型的中心母细胞
- 小淋巴细胞几乎都是 CD3 阳性 T 细胞
- 大细胞是 CD20 阳性 B 细胞（CD30 也可能阳性）
- 侵袭性临床进程

■ 转移癌
- 浸润可呈弥漫性或由肿瘤细胞小黏附巢组成；常常见于被膜下淋巴窦
- 常有硬化（纤维组织增生性）反应
- 肿瘤细胞较小，核浆比较高，形成黏附巢；多核细胞较少见
- 肿瘤细胞细胞角蛋白阳性，CD45 阴性

提要
- NLPHL 可能与生发中心进行性转化（PTGC）共存，先于 PTGC 或极少数情况下继发于 PTGC

- 表型为 B 细胞淋巴瘤
- 表型和细胞学不同于经典型 Hodgkin 淋巴瘤，但规则的播散方式和对治疗的反应与其他类型 Hodgkin 淋巴瘤相似
- NLPHL 对化疗反应良好，但与经典型 Hodgkin 淋巴瘤相比，后期复发率较高
- 可转化为弥漫性大 B 细胞淋巴瘤（DLBCL）
- 鉴别经典型 Hodgkin 淋巴瘤和其他相似的病变很重要；NLPHL 和经典型 Hodgkin 淋巴瘤的治疗不同

精选文献

Nogova L, Rudiger T, Engert A: Biology, clinical course and management of nodular lymphocyte-predominant Hodgkin lymphoma. Hematol Am Soc Hematol Educ Prog 1:266-272, 2006.

Poppema S, Swerdlow SH, Delsol G, et al: Nodular lymphocyte predominant Hodgkin lymphoma. In Swerdlow SH, Campo E, Harris NL, et al (eds): World Health Organization:

Classification of Tumours: Pathology and Genetics of Tumours of Haematopoietic and Lymphoid Tissues. Lyon, IARC, 2008, pp 323-325.

类似成熟小淋巴细胞的弥漫性淋巴瘤 Diffuse Lymphomas Resembling Small Mature Lymphocytes

小淋巴细胞性淋巴瘤 / 慢性淋巴细胞性白血病 Small Lymphocytic Lymphoma/ Chronic Lymphocytic Leukemia

临床特征

- 多数患者年龄 > 65 岁
- 多数患者表现为无症状的全身性淋巴结肿大，常常广泛；多数患者疾病处于 Ann Arbor 分期的 III 期或 IV 期
- 常见脾肿大或肝肿大
- 许多患者具有慢性淋巴细胞白血病（CLL）特征性外周血淋巴细胞增多

大体病理学

- 淋巴结实质呈弥漫性改变，肉样，奶油色，褐色，至鱼肉样

组织病理学

- 弥漫性浸润，淋巴结结构完全消失
- 假滤泡结构，可见界限不清的圆形淡染区
- 浸润可穿透被膜，累及周围软组织
- 主要为小淋巴细胞，可具有浆细胞样特征
- 假滤泡（增生中心）含有幼稚淋巴细胞、副免疫母细胞和核分裂象

特殊染色和免疫组织化学

- CD19、CD20、CD5 和 CD23 阳性；bcl-6 阴性
- 表面免疫球蛋白（sIg）弱阳性

其他诊断技术

- 印片可显示浆细胞样特征
- 慢性淋巴细胞白血病的预后性染色体异常较常见于 FISH 研究，而不是传统的核型分析
- 通过慢性淋巴细胞白血病的 CD38 或 ZAP-70 表达定量分析预测预后和用于治疗
- 免疫球蛋白重排基因的突变状态可预测慢性淋巴细胞白血病（CLL）的预后和用于治疗
- 流式细胞术用于表型分析；PCR 或 DNA 印迹（Southern blot）用于基因重排

鉴别诊断

- 副皮质区增生
  - 由小淋巴细胞和偶见的大网状细胞组成，但没有幼稚淋巴细胞
  - 没有假滤泡结构；然而，通常至少局部可见残留的生发中心
  - 浸润一般不蔓延到淋巴结被膜以外
  - 多数细胞为 CD3 和 CD5 阳性的 T 细胞，没有克隆性 B 细胞
- 滤泡性淋巴瘤
  - 明显的滤泡结构
  - 滤泡含有不同混合性中心细胞和中心母细胞
  - 滤泡 B 细胞表达 bcl-2、CD19、CD20，以及常常表达 CD10；sIg 强阳性，CD5 和 cyclin D1 (bcl-1) 阴性
  - 染色体异常包括 t（14；18）（q32；q21）
  - 应用 FISH 或 PCR 检测 IgH-bcl-2 重排
- 套细胞淋巴瘤

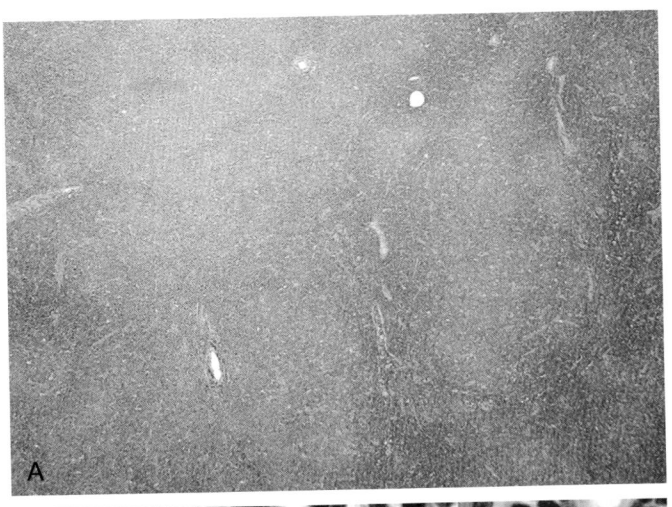

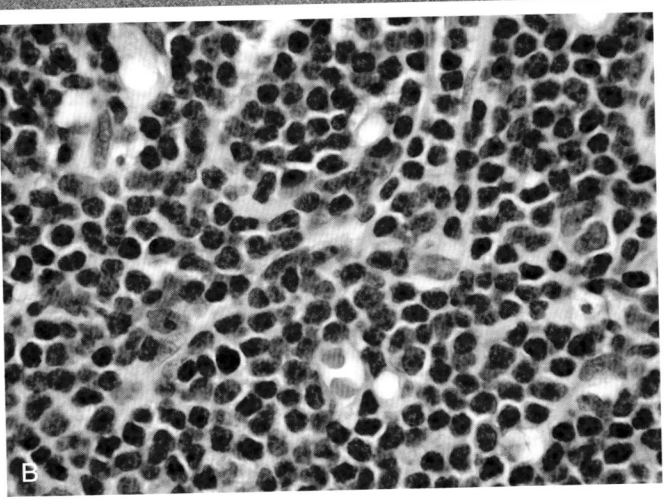

图 14-22 **A**，慢性淋巴细胞白血病累及淋巴结。浸润伴大量边界不清的淡染的假滤泡。**B**，小淋巴细胞淋巴瘤。均匀一致的小细胞，伴有浆细胞样外周分布的染色质。

- 各种结构：套区结构，伴有套区扩大融合，残留生发中心，以及弥漫性结构
- 浸润由小到中等大小淋巴细胞组成，核膜不规则；没有大细胞和增殖中心
- 细胞表达 CD5、CD19、CD20 和 cyclin D1 (bcl-1)；CD23 阴性
- 特征性 t（11；14）（q13；q32）；应用 FISH 检测 IgH-CCND1 重排
- Hodgkin 淋巴瘤，结节性淋巴细胞为主型
  - 见"滤泡性淋巴瘤"中的"鉴别诊断"
  - 没有幼稚淋巴细胞或免疫母细胞；没有假滤泡（增殖中心）
- 淋巴浆细胞性淋巴瘤
  - 浆细胞数量可能较小，呈克隆性

- 两者均可检测到 IgM 异型蛋白，但淋巴浆细胞性淋巴瘤的 IgM 水平较高
- 常见由异型蛋白和血高黏滞性引起的症状
- 肿瘤细胞一般不表达 CD5 或 CD23

■ 边缘区淋巴瘤

- 可浸润脾、骨髓、血或淋巴结
- 典型的单核细胞样细胞胞质丰富，偶尔类似于假滤泡（增殖中心）
- 肿瘤细胞一般不表达 CD5 或 CD23

提要

- 小淋巴细胞淋巴瘤和慢性淋巴细胞白血病形成一种连续性的疾病谱系；表型实际上是相同的
- 大约 10% 的患者转化为弥漫性大 B 细胞淋巴瘤（Richter 综合征）
- 遗传学和免疫表型检查是慢性淋巴细胞白血病重要的预后因素
- 与伴有免疫球蛋白基因突变的患者相比，免疫球蛋白基因未突变患者的病变侵袭性更强
- 肿瘤细胞的 CD38 或 ZAP-70 高表达也与侵袭性较强有关，而且更容易检测到
- 11q 或 17p 缺失与总体生存率差有关；11q 缺失也与淋巴结肿大有关
- 12/12q 染色体三体对生存率的影响尚不确定，类似于正常的核型
- 与正常细胞遗传学相比，13q 缺失是唯一的与生存率相关性较好的细胞遗传学异常
- 伴有 t（11；14）（q13；q32）的肿瘤应归类为套细胞淋巴瘤，而不是小淋巴细胞淋巴瘤
- FISH 探针检测染色体异常比传统细胞遗传学常用
- 根据对患者和肿瘤的临床和生物学评估，治疗方案正转变为风险调整性治疗，目的是长期控制较健康的年轻患者的病变

精选文献

Thieblemont C, Nasser V, Felman P, et al: Small lymphocytic lymphoma, marginal zone B-cell lymphoma, and mantle cell lymphoma exhibit distinct gene-expression profiles allowing molecular diagnosis. Blood 103:2727-2737, 2004.
Müller-Hermelink HK, Montserrat E, Catovsky D, et al: Chronic lymphocytic leukemia/small lymphocytic lymphoma. In Swerdlow SH, Campo E, Harris NL, et al (eds): World Health Organization: Classification of Tumours: Pathology and Genetics of Tumours of Haematopoietic and Lymphoid Tissues.

Lyon, IARC, 2008, pp 180-182.
Chen CC, Raikow RB, Sonmez-Alpan E, Swerdlow SH: Classification of small B-cell lymphoid neoplasms using a paraffin section immunohistochemical panel. Appl Immunohistochem Mol Morphol 8:1-11, 2000.

套细胞淋巴瘤　Mantle Cell Lymphoma

临床特征

- 多数患者年龄 > 40 岁；以男性为主
- 表现为局部或全身淋巴结肿大
- 常见肝脾肿大
- 多数患者有骨髓受累
- 可能有淋巴细胞增多伴外周血受累
- 常见肠道及其他结外部位受累

大体病理学

- 非特异性特征；淋巴结实质质软、肉样

组织病理学

- 一般有淋巴结结构完全消失
- 浸润可穿透淋巴结被膜蔓延到邻近软组织
- 几种结构
  - 套区结构
    - "裸露的"残留的生发中心，周围套区扩大、局部融合，取代副皮质区
  - 弥漫性结构
  - 模糊的滤泡结构
- 浸润由增生的小到中等大小、一致的圆形细胞组成，细胞核深染、核形不规则
- 典型地缺乏大细胞；没有增殖中心
- 核分裂象通常相对少见
- 母细胞型：细胞可类似淋巴母细胞性淋巴瘤或弥漫性大 B 细胞淋巴瘤；需要遗传学和表型研究进行鉴别

特殊染色和免疫组织化学

- CD19、CD20、CD5 和 CD43 阳性；CD23 阴性
- 表面免疫球蛋白（sIg）和 cyclin D1 (bcl-1) 阳性

其他诊断技术

- 流式细胞术表型：CD19、CD20、FMC7、CD5 阳性；CD23 阴性

- 免疫球蛋白基因重排识别克隆性细胞
- 细胞遗传学：t（11；14）（q13；q32）染色体异常；免疫球蛋白重链基因位于 14 号染色体，*bcl-1* 基因位于 11 号染色体
- FISH 检测 IgH-CCND1 易位，这是应用细胞遗传学检测 t（11；14）的依据

鉴别诊断

▍ 副皮质区增生
- 见"小淋巴细胞淋巴瘤"中的"鉴别诊断"

▍ 小淋巴细胞性淋巴瘤（SLL）
- 见"滤泡性淋巴瘤"中的"鉴别诊断"

▍ 滤泡性淋巴瘤
- 见"小淋巴细胞淋巴瘤"中的"鉴别诊断"

▍ Hodgkin 淋巴瘤，结节性淋巴细胞为主型
- 见"滤泡性淋巴瘤"中的"鉴别诊断"

▍ 前体 B 淋巴母细胞性淋巴瘤（与母细胞型套细胞淋巴瘤鉴别）
- CD20 阴性到仅仅弱阳性，CD5 阴性
- 不表达 Cyclin D1；缺乏 t（11；14）（q13；q32）染色体异常
- 末端脱氧核苷酸转移酶（TdT）通常阳性和 bcl-2 阴性

▍ 弥漫性大 B 细胞性淋巴瘤（与母细胞型套细胞淋巴瘤鉴别）
- CD5 通常阴性；可表达 CD10
- 不表达 Cyclin D1；缺乏 t（11；14）（q13；q32）染色体异常

提要

- 细胞学上套细胞淋巴瘤呈良性，但临床上呈侵袭性
- 比低级别 B 细胞淋巴瘤侵袭性强；中位生存期不足 3 年
- 如低级别 B 细胞淋巴瘤一样，尚未证实有可治愈性治疗
- 骨髓受累通常表现为非小梁旁和小梁旁淋巴细胞聚集
- 基因表达谱可鉴别侵袭性较强和较弱的病例

精选文献

Leoncini L, Delsol G, Gascoyne RD, et al: Aggressive B-cell lymphomas: A review based on the workshop of the XI Meeting of the European Association for Haematopathology. Histopathology 46:241-255, 2005.

Rosenwald A, Wright G, Wiestner A, et al: The proliferation gene expression signature is a quantitative integrator of oncogenic events that predicts survival in mantle cell lymphoma. Cancer Cell 3:185-197, 2003.

Swerdlow SH, Campo E, Seto M, et al: Mantle cell lymphoma. In Swerdlow SH, Campo E, Harris NL, et al (eds): World Health Organization: Classification of Tumours: Pathology and Genetics of Tumours of Haematopoietic and Lymphoid Tissues. Lyon, IARC, 2008, pp 229-232.

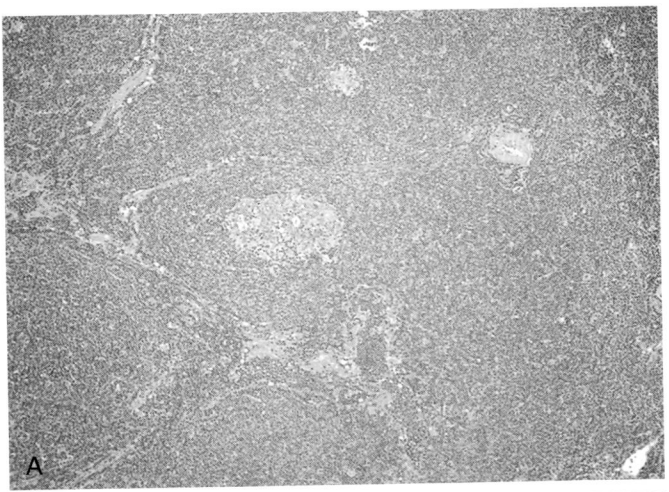
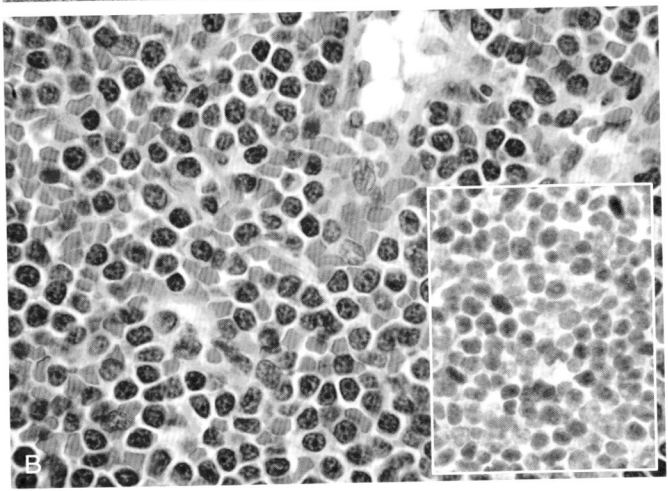

图 14-23　套细胞淋巴瘤。A，套区结构。"裸露的"生发中心周围被肿瘤细胞浸润，取代套区和滤泡间区。**B**，一致的、小到中等大小的细胞，总体上细胞核呈圆形。一些细胞有核裂。少数细胞可能是树突状细胞。注意缺乏大淋巴样细胞，不同于小淋巴细胞淋巴瘤和滤泡性淋巴瘤。插图，cyclin D1 免疫组化染色，肿瘤细胞核染色。

淋巴结边缘区淋巴瘤
Nodal Marginal Zone Lymphoma

临床特征

- 罕见的淋巴瘤类型，约占所有淋巴瘤的 2%
- 比黏膜相关性淋巴组织（MALT）的淋巴结外边缘区淋巴瘤更为少见
- 多数为中年人
- 多数患者无症状，但诊断时有广泛性病变，Ann Arbor Ⅲ 或 Ⅳ 期

大体病理学

- 非特异性改变，淋巴结弥漫性增大，呈肉样

组织病理学

- 受累方式不同，可呈弥漫性，滤泡周围，或模糊的结节
- 部分受累的淋巴结或淋巴结部分区域，可保留滤泡结构，伴有边缘区融合
- 常见肿瘤细胞滤泡植入；植入细胞可为大细胞，但与真正的滤泡中心 B 细胞不同，这些细胞 CD10 和 bcl-6 阴性
- 细胞成分不同；总是可见多样的细胞
- 以单核样 B 细胞为主罕见，但常表现为局灶性
- 总是可见小淋巴细胞或类似套细胞的细胞
- 可见浆细胞样细胞或浆细胞分化
- 可见大细胞
- 外周血可含有肿瘤细胞

特殊染色和免疫组织化学

- CD20 阳性和 bcl-2 通常阳性
- CD5、CD10、CD23 和 cyclin D1 阴性
- 部分大细胞可表达 bcl-6
- 浆细胞表达 MUM-1

其他诊断技术

- 流式细胞术
- 细胞遗传学异常包括 3 号、18 号、7 号和 12 号染色体三体，以及 t（3；14）

鉴别诊断

- ▌ 小淋巴细胞性淋巴瘤

- 见"滤泡性淋巴瘤"中的"鉴别诊断"
- ▌ 套细胞淋巴瘤
  - 见"小淋巴细胞淋巴瘤"中的"鉴别诊断"
- ▌ 弥漫性大 B 细胞性淋巴瘤
  - 多数大细胞
  - 未见广泛的浆细胞样或单核细胞样分化
  - 细胞增殖较高；通常超过 50% 的肿瘤细胞表达 Ki-67
- ▌ 淋巴浆细胞性淋巴瘤
  - 见"小淋巴细胞淋巴瘤"中的"鉴别诊断"
- ▌ 结节性淋巴细胞为主型 Hodgkin 淋巴瘤
  - 见"滤泡性淋巴瘤"中的"鉴别诊断"
- ▌ 滤泡性淋巴瘤的边缘区分化
  - 通常形成靶心样结构，淡染区围绕肿瘤性滤泡
  - 很少为巨大的、模糊的滤泡结构
  - 典型地显示滤泡中心细胞
  - 肿瘤细胞表达 bcl-6 和 CD10
  - FISH 检查发现 IgH-bcl-2 易位；核型分析发现 t（14；18）（q32；q21）

提要

- 良好的组织学切片和充分的检查对于观察各种细胞类型是重要的
- 与结外边缘区黏膜相关淋巴组织（MALT）淋巴瘤相比，淋巴结边缘区淋巴瘤的侵袭性略强
- 目前尚无明确的感染性因素相关性；一些研究报告与 C 型肝炎有关
- 形态学和表型类似于结外边缘区淋巴瘤，但淋巴结边缘区淋巴瘤的细胞遗传学不同
- 淋巴结边缘区淋巴瘤没有结外边缘区淋巴瘤的 18 号染色体常见的 MALT1 基因易位

精选文献

Traverse-Glehen A, Felman P, Callet-Bauchu E, et al: A clinicopathological study of nodal marginal zone B-cell lymphoma: A report on 21 cases. Histopathology 48:162-173, 2006.

Campo E, Pileri SA, Jaffe ES, et al: Nodal marginal zone lymphoma. In Swerdlow SH, Campo E, Harris NL, et al (eds): World Health Organization: Classification of Tumours: Pathology and Genetics of Tumours of Haematopoietic and Lymphoid Tissues. Lyon, IARC, 2008, pp 218-219.

Remstein ED, James CD, Kurtin PJ: Incidence and subtype specificity of API2-MALT1 fusion translocations in extranodal, nodal, and splenic marginal zone lymphomas. Am J Pathol 156:1183-1188, 2000

组织学呈"侵袭性"的弥漫性肿瘤　Diffuse Neoplasms, "Aggressive" Histology

弥漫性大 B 细胞淋巴瘤 Diffuse Large B-Cell Lymphoma

临床特征

- 淋巴瘤最常见的类型
- 最常见于成人，但可发生于任何年龄；平均年龄大约为 60 岁
- 男性略多
- 患者可表现为局部或广泛性病变，可有淋巴结或结外表现
- 常见的结外部位包括胃肠道、脾、皮肤、骨、脑或口咽部淋巴组织
- 可表现为无症状的淋巴结肿大或伴有系统性症状，如发热、不适、体重减轻或器官功能障碍
- 可发生于免疫缺陷的背景，包括 HIV 感染、先天性免疫缺陷以及 Sjögren 综合征或其他自身免疫异常，或同种异体骨髓或实体器官移植后（免疫缺陷相关性大 B 细胞淋巴瘤）

大体病理学

- 质软，粉褐色鱼肉样肿块

组织病理学

- 弥漫性生长方式，淋巴结结构消失
- 浸润细胞主要由非黏附性大细胞组成，核圆形到卵圆形、空泡状，核仁明显，胞质中等量，淡染到嗜碱性
- 细胞核至少和巨噬细胞核一样大
- 背景中常见少量小淋巴细胞
- 常见大量核分裂象；常见凋亡小体或坏死区域
- 浸润可蔓延到或主要累及结外软组织
- 变型
  - 原发性渗出性淋巴瘤 *Primary effusion lymphoma*
    - 发病时表现为胸膜或腹膜恶性渗出
    - 多数患者有进展期 HIV 感染
    - 肿瘤细胞感染 HHV-8
  - 富于 T 细胞的大 B 细胞淋巴瘤（TCRLBCL）

- 肿瘤性大 B 细胞明显为少数细胞（＜ 10%），明显以反应性小 T 细胞为主（＞ 90%）；小 B 细胞数量很少
- 由于肿瘤细胞极少，应用流式细胞术可能难以检测轻链限制性 B 细胞
- PCR 显示克隆性免疫球蛋白基因重排，特征是出现单克隆性 B 细胞；T 细胞为多克隆性
- 有些 TCRLBCL 的病理学特征与结节性淋巴细胞为主型 Hodgkin 淋巴瘤具有共同特点；这可能是疾病谱系的不同阶段，而不是独立的疾病
- TCRLBCL 具有与典型 DLBCL 相似的侵袭性，但更常累及脾和骨髓

特殊染色和免疫组织化学

- CD45 典型地阳性
- 表达 CD19、CD20 和 sIg；可见少量 T 细胞群
- CD10、CD23、bcl-2、bcl-6 和 MUM-1 表达程度不一；CD5 表达少见，TdT 阴性
- 波形蛋白阳性；细胞角蛋白阴性

其他诊断技术

- 流式细胞术表型；有些实验室检查很难发现较大的淋巴细胞，产生假阴性
- 免疫球蛋白基因重排
- 如果来源于滤泡（大约 30% 的病例），可能有 t（14；18）（q32；q21）染色体异常
- DNA 芯片可识别三种 DLBCL 类型
  - 第一种类型类似生发中心 B 细胞
  - 第二种类型类似活化的外周血 B 细胞，预后较差
  - 第三种类型更接近 Hodgkin 淋巴瘤，大多数病例为纵隔大 B 细胞淋巴瘤

鉴别诊断

▌副皮质区增生
- 见"小淋巴细胞淋巴瘤"中的"鉴别诊断"

▌转移癌
- 如果淋巴结部分累及，通常主要累及淋巴窦
- 细胞角蛋白阳性；CD45 阴性

▌透明细胞肉瘤

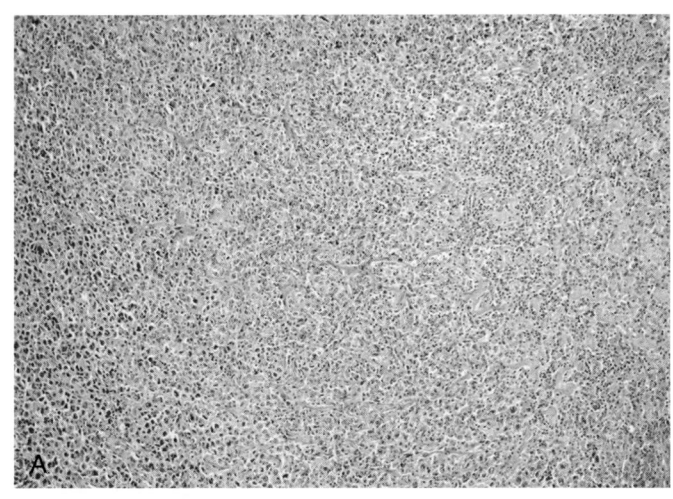
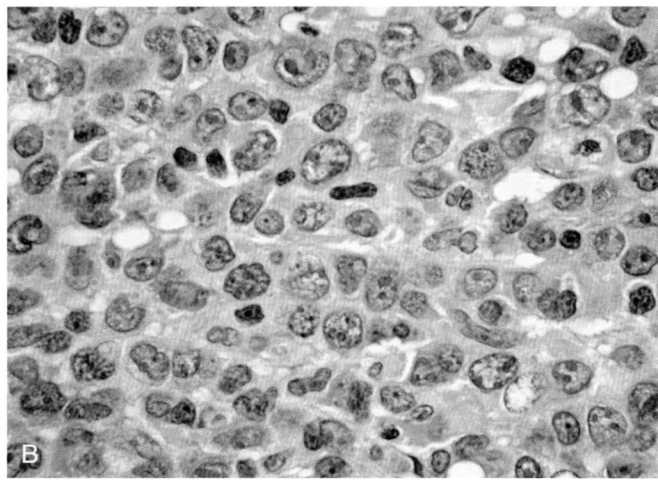

图 14-24 弥漫性大 B 细胞淋巴瘤。A，正常淋巴结结构消失。被弥漫性多形性细胞浸润所取代，主要为大细胞。B，高倍镜下显示多形性大肿瘤细胞，核呈空泡状，核仁明显。胞质比大多数惰性淋巴瘤丰富。肿瘤细胞的大小是散在小淋巴细胞的几倍。

- 通常发生于软组织
- 细胞胞质丰富、透明，黏附性比淋巴瘤强
- 波形蛋白、S-100 蛋白和 melan-A 阳性；HMB-45 和 CD45 阴性

■ Ewing 肉瘤
- 常见于青少年或年轻成人
- 肿瘤细胞通常小（小圆形蓝细胞肿瘤）
- 肿瘤细胞糖原和波形蛋白阳性；CD45 阴性
- S-100 蛋白、突触素和肌肉标记物呈不同程度的弱表达
- CD99 和 Fli-1 是典型的肉瘤标志物，也表达于造血细胞

- FISH 检查 EWS 基因重排，但没有免疫球蛋白基因重排

■ 无性细胞瘤和精原细胞瘤
- 主要发生于年轻成人
- 细胞核小（核浆比低），胞质透明（"煎蛋"样外观）；明显的血管间质伴有显著的淋巴细胞浸润
- 典型地表现为性腺或纵隔肿物
- 胎盘碱性磷酸酶（PLAP）和波形蛋白阳性；CD45 阴性

■ 淋巴母细胞性淋巴瘤和急性白血病
- 常发生于儿童到年轻成人
- 纵隔肿块常为前体 T 细胞型
- 细胞中等大小，核大，细腻的"母细胞样"染色质；核浆比高
- 表达 CD34、CD10 和 TdT

■ 急性髓性白血病（髓母细胞瘤、髓细胞肉瘤、粒细胞肉瘤）
- 仔细复习 Wright 或 Giemsa 染色印片可见髓性颗粒或诊断性 Auer 棒
- 仔细检查 H.E. 切片也可见成熟中的髓细胞
- 氯乙酸酯酶、髓过氧化物酶、CD13 和 CD33 阳性
- 细胞常表达 CD34；CD20 及其他 B 细胞抗原通常阴性

■ 外周 T 细胞淋巴瘤
- 淋巴结 T 细胞淋巴瘤很少以大细胞为主；多数为混合性小细胞、中等大小细胞和大细胞
- 急性 T 细胞白血病性淋巴瘤（ATLL）在北美和欧洲地区少见；最常见于日本南部，但全世界各地均可发病
  — 患者常有皮肤病变、外周血受累、高钙血症
  — 肿瘤细胞表达 CD2、CD3、CD4 和 CD5，但不表达 B 细胞抗原
  — 人类 T 细胞淋巴细胞病毒 1 型（HTLV-1）阳性

■ 间变性大细胞淋巴瘤（ALCL）
- 特征性大花冠形或胚胎样细胞
- 肿瘤细胞表达 CD30，伴 T 细胞抗原和 CD45 不同程度丢失；CD20 及其他 B 细胞抗原阴性

提要
- 与现今淋巴瘤分类的多数其他病变不同，DLBCL 含有几种生物学上不同类型的淋巴瘤，这些淋巴

瘤的细胞大小一致，而且均为 B 细胞系
- 大 B 细胞淋巴瘤表达 CD30，不改变其分类或预后
- 自然病史是侵袭性（如果不治疗迅速致死），但应用多因素化疗可治愈
- 许多蛋白的免疫组化检测与 DLBCL 患者预后有关；CD10 阳性或 bcl-6 阳性和 MUM-1 阴性表型提示来源于生发中心细胞；多数其他标志物的预后意义仍有争议，还需要多变量研究证实
- 近来附加美罗华（rituximab）治疗可改变一些表型标志物的预后意义；它可以改善表达 bcl-2 蛋白的 DLBCL 患者的不良预后
- 通过附加美罗华不能改善不表达 bcl-6 的肿瘤患者的预后
- 尚没有证据表明，在组织切片中通过免疫组化检测 CD20 可以预测 DLBCL 对美罗华的反应；通常用于免疫组化检查的抗体（L26）可以识别与美罗华不同的抗原决定簇

精选文献

Shivakumar L, Armitage JO: *Bcl-2* gene expression as a predictor of outcome in diffuse large B-cell lymphoma. Clin Lymphoma Myeloma 6:455-457, 2006.

Winter JN, Weller EA, Horning SJ, et al: Prognostic significance of Bcl-6 protein expression in DLBCL treated with CHOP or R-CHOP: A prospective correlative study. Blood 107:4207-4213, 2006.

Stein H, Warnke RA, Chan WC, et al: Diffuse large B-cell lymphoma, not otherwise specified. In Swerdlow SH, Campo E, Harris NL, et al (eds): World Health Organization: Classification of Tumours: Pathology and Genetics of Haematopoietic and Lymphoid Tissues. Lyon, IARC, 2008, pp 233-237.

Alizadeh AA, Eisen MB, Davis RE, et al: Distinct types of diffuse large B-cell lymphoma identified by gene expression profiling. Nature 403:503-511, 2000.

前体 B 细胞和 T 细胞淋巴母细胞淋巴瘤和白血病
Precursor B-Cell and T-Cell Lymphoblastic Lymphoma and Leukemia

临床特征

- 发病高峰在儿童到年轻人（< 30 岁）
- 多数患者有骨髓受累，常有外周血受累（白血病）
- 前体 B 细胞淋巴母细胞淋巴瘤患者常出现皮肤病变
- 前体 T 细胞淋巴母细胞淋巴瘤患者常出现纵隔肿物

大体病理学

- 质软、肉样（鱼肉样）肿块

组织病理学

- 弥漫性浸润
- 均匀一致的、中等大小到大细胞，细胞核圆形到脑回状；母细胞性染色质，细腻分散；核仁不明显
- 核浆比高；胞质稀少，Wright 染色呈典型的蓝色
- 大量含可染小体的巨噬细胞，呈星空结构

特殊染色和免疫组织化学

- 免疫表型是重要的；前体 B 细胞和前体 T 细胞类型在形态学上不易辨别
- 前体 B 细胞的 CD10、CD19、PAX5、TdT 和 CD34 阳性；可表达 CD22；CD20 阴性至仅仅弱阳性；sIg 阴性
- 前体 T 细胞：全 T 细胞抗原（CD2、CD3、CD5 和 CD7）表达程度不同，可共表达 CD4 和 CD8，或缺乏一个或两个，TdT 阳性，CD34 阴性，少数病例（25%）表达 CD10

其他诊断技术

- 免疫球蛋白基因重排（前体 B 细胞）
- T 细胞受体基因重排（前体 T 细胞）
- 流式细胞术表型分析

鉴别诊断

■ 髓细胞肉瘤（绿色瘤）
- 较常见于老年人
- Wright 染色胞质淡染
- Wright 染色或 Giemsa 染色印片可显示颗粒或诊断性 Auer 棒
- 印片中特异性和非特异性酯酶可阳性
- 印片组织化学染色或组织切片免疫组化染色髓过氧物酶阳性
- 流式细胞术可见髓性而不是淋巴细胞特异性标志物
- 一种或更多种 T 细胞相关抗原可呈阳性，最常为 CD4 或 CD7

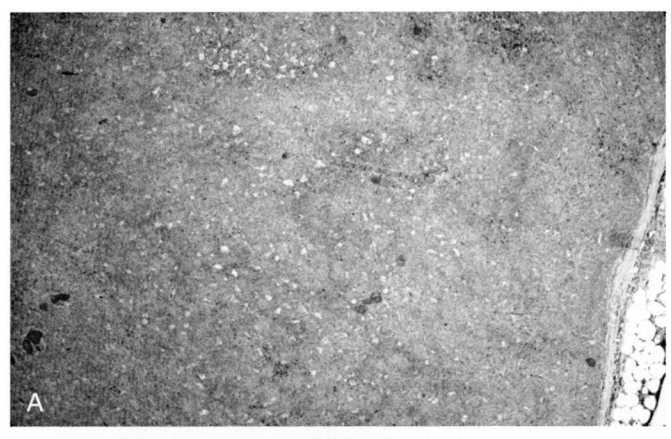

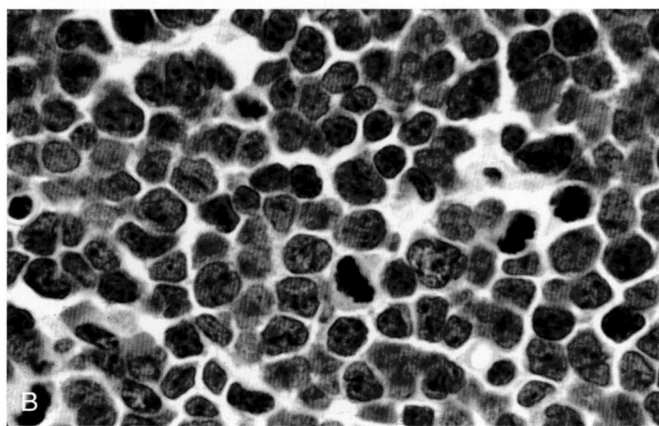

图 14-25　前体 B 淋巴母细胞淋巴瘤。A，弥漫性细胞浸润，伴有星空结构。B，高倍镜显示片状一致的细胞，细胞核呈脑回状，核仁不明显，胞质稀少。大量核分裂象。

- CD43 和 CD45 可呈阳性
- Burkitt 淋巴瘤
  - 较常表现为腹部肿块
  - 单一形细胞，细胞核圆形至卵圆形，多个核仁，胞质深蓝色、空泡状
  - B 细 胞 表 型（CD10、CD19、CD20 和 bcl-6 阳性），表达 sIg；CD34 和 TdT 阴性
  - 特征性 t（8；14）（q24；q32）染色体异常
  - FISH 显示 c-myc 易位
- 弥漫性大 B 细胞淋巴瘤
  - 细胞较大，细胞核伴有空泡状染色质（非母细胞性），核仁较明显
  - 核浆比常常较低
  - 成熟 B 细胞表型；细胞不表达 CD34 或 TdT
- 神经母细胞瘤
  - 年幼儿童为主

- 细胞较小，较一致；可呈梭形，但典型显示细胞核一致；可有节细胞分化或 Homer-Wright 假菊形团
- 嗜铬素、突触素和神经元特异性烯醇化酶（NSE）阳性
- CD45、CD10、CD19、CD22 和 TdT 阴性
- 转移性腺泡状横纹肌肉瘤
  - 不可能是纵隔肿块；典型表现为软组织肿物
  - 腺泡状结构；细胞呈梭形至末端变钝，而不是圆形
  - 典型者可见坏死而不是凋亡
  - 肌肉特异性肌动蛋白（MSA）、结蛋白和 myoD1、肌形成蛋白阳性或均呈阳性
  - CD45、CD10、CD19、CD22 和 TdT 阴性
- 转移性 Ewing 肉瘤
  - 患者典型表现为骨骼或软组织病变；纵隔肿物少见
  - 两种淋巴母细胞肿瘤和 Ewing 肿瘤、外周神经外胚层肿瘤（PNET）家族都表达 CD99 和 Fli-1
  - 肿瘤细胞淋巴细胞抗原（CD45、CD3、CD4、CD8、CD19 和 CD20）阴性
  - PAS 染色显示胞质糖原
  - 特征性 t（11；22）；应用 FISH 可检测 EWS 基因易位

提要

- 星空结构不是 Burkitt 淋巴瘤的诊断性特征
- 淋巴母细胞淋巴瘤和淋巴母细胞白血病是同一种疾病谱系的两部分，而不是独立的疾病；形态学和表型具有共同特点
- 当前治疗方案是强化和长期性，但预后良好

精选文献

Borowitz M, Chan JKC: B lymphoblastic leukaemia/lymphoma, not otherwise specified. In Swerdlow SH, Campo E, Harris NL, et al (eds): World Health Classification: Classification of Tumours of Haematopoietic and Lymphoid Tissues. Lyon, IARC, 2008, pp 168-170.

Soslow RA, Baergen RN, Warnke RA: B-lineage lymphoblastic lymphoma is a clinicopathologic entity distinct from other histologically similar aggressive lymphomas with blastic morphology. Cancer 85:2648-2654, 1999.

Yeh KH, Cheng AL, Su IJ, et al: Prognostic significance of immunophenotypes in adult lymphoblastic lymphomas. Anticancer Res 17:2269-2272, 1997.

系统性间变性大细胞淋巴瘤
Anaplastic Large Cell Lymphoma, Systemic

临床特征

- 少见（占成人非 Hodgkin 淋巴瘤的 3%）
- 两个年龄分布高峰：大高峰为儿童和年轻成人；小的高峰为老年人
- 临床表现：淋巴结肿大或结外肿物和 B 症状；常见继发性皮肤、骨、软组织、肺和肝受累
- 侵袭性疾病，预后与 ALK-1 表达密切相关

大体病理学

- 淋巴结增大，呈肉样、奶油色到褐色
- 紫色皮肤结节

组织病理学

- 肿瘤细胞首先浸润淋巴窦，扩散到副皮质区，常残留淋巴滤泡
- 淋巴窦内肿瘤细胞可呈黏附性，类似转移癌
- 常见类型（70% 的病例）：单形性至多形性大淋巴细胞，核仁明显，胞质丰富、嗜酸性；常为多核大细胞，细胞核呈马蹄形或面包圈形（标志性细胞），有时类似经典型 Hodgkin 淋巴瘤的 Reed-Sternberg 细胞
- 淋巴组织细胞型（10% 的病例）：大量不规则小淋巴细胞，常常混合有组织细胞和少数标志性细胞
- 小细胞型（10% 的病例）：大量不规则小淋巴细胞，仅偶见血管周标志性细胞
- 其他类型（10% 的病例）：Hodgkin 样、巨细胞、肉瘤样和富于中性粒细胞型少见

特殊染色和免疫组织化学

- 肿瘤细胞总是 CD30 阳性，典型地胞质侧膜和核周（Golgi 区）染色
- T 细胞表型（80% ~ 90% 的病例）：一般不完全丢失多种 T 细胞抗原
- 无表面标记细胞（null cell）表型（10% ~ 20% 的病例）：不表达淋巴细胞系相关抗原，但一般有克隆性 T 细胞受体（TCR）基因重排
- 多数病例 CD45 阳性，但 20% ~ 40% 的病例 CD45 阴性至仅仅灶状弱阳性
- EMA 常为阳性（60% 的病例）
- PAX5 是一种 B 细胞转录因子，总是阴性
- 多数病例（70% ~ 80%）ALK-1 阳性；CD15 偶尔阳性（15% ~ 25%）

其他诊断技术

- 90% 的病例有克隆性 TCR 基因重排
- 典型的 t（2；5）（p23；q35）染色体异常，使 ALK 和 nucleophosmin（NPM）基因融合，形成独特的 NPM-ALK 融合蛋白（60% 的病例）；10% ~ 20% 的病例有变型 ALK 易位
- 20% ~ 30% 的病例没有 ALK 易位
- 应用经典的细胞遗传学或 FISH 可检测易位
- 可通过免疫组化检测异常 ALK 融合蛋白
- 多数病例（70% ~ 80%）ALK-2 阳性：大多为弥漫性胞质和核染色，与典型的 ALK/NPM 易位相对应；其他仅有胞质染色的部分病例有变型 ALK 易位
- ALK 阳性的间变性大细胞淋巴瘤：总体 5 年生存率为 80%
- ALK 阴性的间变性大细胞淋巴瘤：总体 5 年生存率为 40%

鉴别诊断

▌Hodgkin 淋巴瘤，经典型
- Reed-Sternberg 细胞明显少，散在分布于多形性反应性细胞背景中，包括小淋巴细胞、浆细胞、嗜酸性粒细胞和组织细胞
- Reed-Sternberg 细胞表达 CD30、PAX5，通常表达 CD15；CD45、EMA 和 ALK-1 阴性

▌弥漫性大 B 细胞淋巴瘤
- 肿瘤细胞可具有多形性细胞学特征，少数病例表达 CD30
- 表达一种或多种 B 细胞抗原，包括 PAX5

▌外周 T 细胞淋巴瘤，非特殊性
- 肿瘤细胞可具有多形性细胞学特征，少数病例表达 CD30
- 不同于间变性大细胞淋巴瘤，没有几乎所有肿瘤细胞一致的 CD30 强阳性，T 细胞抗原表达较全面

▌组织细胞肉瘤

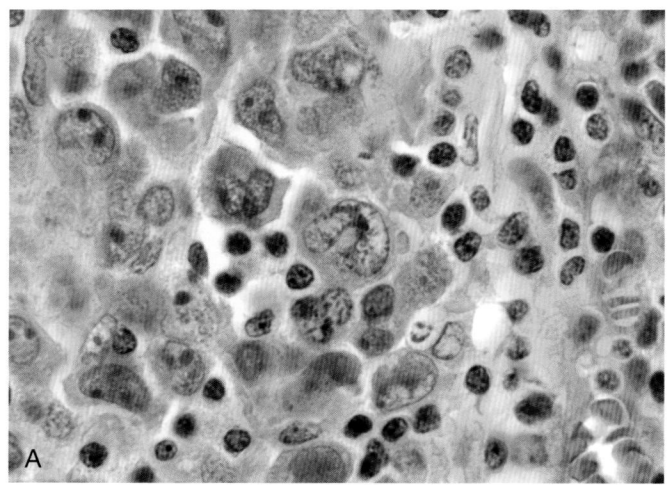

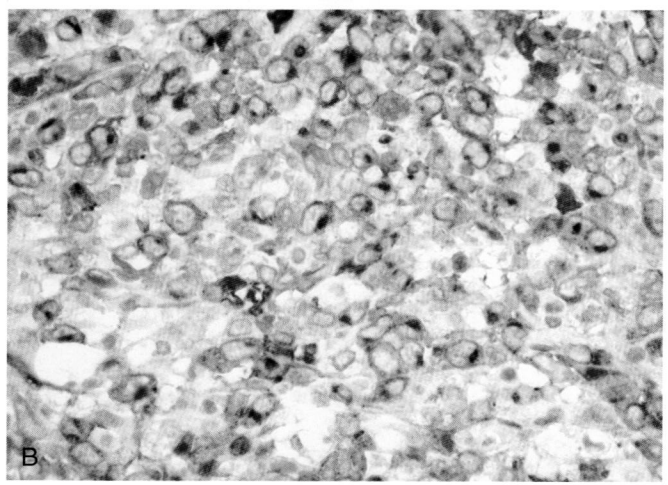

图 14-26   间变性大细胞淋巴瘤。A，肿瘤细胞大、多形性，胞质丰富。中心区域可见一个标志性细胞。肿瘤细胞的大小是混杂小淋巴细胞的几倍。**B**，多数肿瘤细胞 CD30 阳性，显示特征性的细胞膜和 Golgi 区染色。

- 多形性大细胞充满淋巴窦
- 肿瘤细胞一般 CD30 阴性，表达特征性组织细胞抗原（CD68、CD163 和溶菌酶）

■ **转移癌或黑色素瘤**
- 大细胞充满淋巴窦，常呈黏附性
- 寻找腺体结构、角化或癌的其他"上皮性"结构；黑色素瘤可见黑色素沉着
- 癌细胞角蛋白阳性；黑色素瘤 S-100、HMB-45 或 melan-A 阳性

提要

- CD30 表达不仅仅见于间变性大细胞淋巴瘤
- CD30 是一种活化抗原，表达于反应性淋巴结内

数量不等的免疫母细胞，例如 EBV 感染（传染性单核细胞增多症）
- CD30 表达可见于多数经典型 Hodgkin 淋巴瘤和一些弥漫性大 B 细胞淋巴瘤的肿瘤细胞；这些肿瘤 PAX5 阳性，而间变性大细胞淋巴瘤 PAX5 阴性
- 原发性 CD30 阳性的皮肤淋巴组织增生性病变（例如淋巴瘤样丘疹病和原发性皮肤间变性大细胞淋巴瘤）中的大淋巴细胞特征性表达 CD30，与系统性间变性大细胞淋巴瘤相比侵袭性较弱，单独分类
- 有些癌（例如胚胎性癌和胰腺癌）CD30 阳性
- 不能依据 EMA 阳性和 CD45 阴性诊断转移癌，因为高达 40% 的系统性间变性大细胞淋巴瘤具有这种表型；需要进行细胞角蛋白染色证实

精选文献

Amin HM, Lai R: Pathobiology of ALK+ anaplastic large-cell lymphoma. Blood 110:2259-2267, 2007.

Kinney MC, Kadin ME: The pathologic and clinical spectrum of anaplastic large cell lymphoma and correlation with ALK gene dysregulation. Am J Clin Pathol 111:S56-S67, 1999.

Benharroch D, Meguerian-Bodoyan Z, Lamant L, et al: ALK-positive lymphoma: A single disease with a broad spectrum of morphology. Blood 91:2076-2084, 1998.

Burkitt 淋巴瘤   Burkitt Lymphoma

临床特征

- 散发型
  - 主要见于儿童或获得性免疫缺陷综合征（AIDS）患者；很少发生在 HIV 阴性的成人
  - 男性为主
  - 病变进展迅速；患者常有结外病变
  - 常见胃肠道受累

大体病理学

- 鱼肉样，淋巴结呈奶油色

组织病理学

- 淋巴结结构消失，伴有弥漫性或结节状浸润
- 肿瘤细胞中等大小、一致，胞质稀少，染色质呈团块状，多个小核仁；大量核分裂象

- 许多凋亡小体和吞噬核碎片的含可染小体巨噬细胞，形成星空结构
- 印片 Wright 染色显示细胞胞质稀少、嗜碱性，胞质内和细胞核上方有透明空泡

特殊染色和免疫组织化学

- B 细胞表型（CD10、CD19、CD20、PAX5 和 bcl-6 阳性）；表达 sIg
- TdT、CD34、bcl-2、CD5、CD21 和 CD23 阴性
- 几乎 100% 的细胞 Ki-67 阳性

其他诊断技术

- 细胞遗传学常检测 8 号染色体上涉及 c-myc 基因的易位；特征性 t（8；14）（q24；q32）
- FISH 检测 c-myc 基因重排；PCR 检测免疫球蛋白基因重排
- 原位杂交检测 EBV

鉴别诊断

■ 弥漫性大 B 细胞淋巴瘤
- 较常见于老年人
- 细胞较大和多形性，胞质淡染，空泡状核，核仁很少
- 通常核分裂象很少；缺乏星空结构
- CD10 通常阴性
- 当出现 c-myc 基因重排时，通常是许多细胞遗传学异常之一
- 附加免疫组化或基因表达研究有助于鉴别诊断

■ 淋巴母细胞淋巴瘤
- 发病高峰在青少年和年轻成人
- 前体 B 细胞和前体 T 细胞的核仁不明显至缺乏
- TdT 阳性；前体 B 细胞还表达 CD34
- 没有 c-myc 基因重排

■ 淋巴结急性白血病
- 以巨大淋巴结或软组织肿块发病极少见
- 典型见于终末期疾病的患者
- 前体 B 细胞或前体 T 细胞的特征类似相应的淋巴母细胞淋巴瘤
- 急性髓性白血病：髓过氧化物酶阳性；CD19 和 CD20 阴性；表型取决于亚型

■ 小细胞癌
- 典型地发生于老年人
- 巨大淋巴结疾病少见
- 肿瘤细胞小至中等大小，核浆比高，细胞核明显一致
- 较大活检中可见区域性坏死，小活检典型可见人工挤压假象
- 细胞角蛋白阳性（特别是细胞角蛋白 8、18），CD19、CD20 和 CD45 阴性

■ 腺泡性横纹肌肉瘤
- 典型表现为软组织包块，不伴有淋巴结受累
- 肿瘤常有腺泡状结构；星空结构少见
- MSA、肌形成蛋白、myoD1 阳性；CD10、CD19 和 CD20 阴性
- 免疫球蛋白基因重排缺乏
- 电镜检查可能有帮助
- FISH 检查显示 *FKHR* 基因重排，但没有 *c-myc* 易位

■ Ewing 肉瘤和外周神经外胚层肿瘤（PNET）
- 通常发生于大龄儿童至年轻成人
- 患者典型表现为骨骼或软组织肿物
- 典型细胞胞质较丰富
- CD99 和 Fli-1 阳性；CD19 和 CD20 阴性
- PAS 染色显示胞质糖原
- 特征性 t（11；22）；没有 c-myc 基因重排
- FISH 可检测 EWS-1 基因易位

■ 神经母细胞瘤
- 最常见于婴儿和学龄前儿童
- 患者通常有原发性肾上腺或副神经节疾病
- X 线检查常见钙化
- 肿瘤细胞较小和均匀一致；可呈梭形，典型地显示细胞核一致，常常有 Homer-Wright 假菊形团
- 嗜铬素、突触素和 NSE 阳性，CD19、CD20 和 CD22 阴性

提要

- Burkitt 淋巴瘤是人类增生最迅速的肿瘤
- 仔细回顾诊断，如果保存完好的组织，Ki-67 的表达明显低于 100%
- 在非洲及其他热带地区，地方性 Burkitt 淋巴瘤总是伴有 EBV 感染和疟疾，常常发生于颌、眼眶或卵巢
- 非地方性（散发性）Burkitt 淋巴瘤不伴有疟疾，仅偶尔伴有 EBV 感染；肠道症状较常见

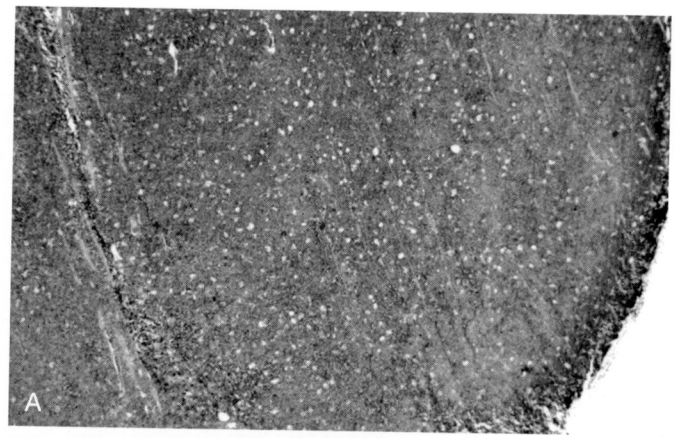

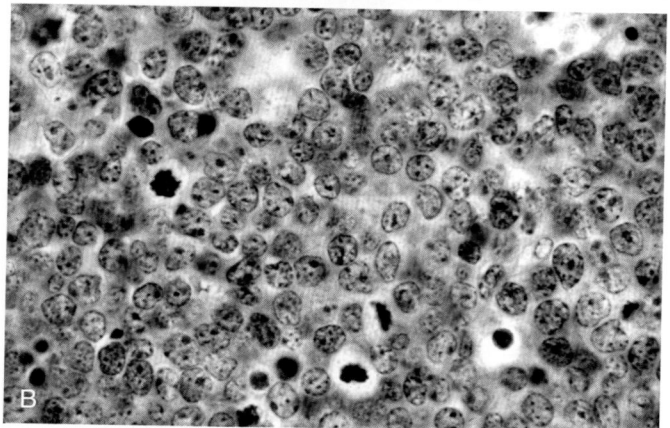

图 14-27　Burkitt 淋巴瘤。A，弥漫性细胞浸润，伴有星空结构。B，高倍镜下显示均匀一致的圆形细胞，染色质呈块状，核仁小，大量核分裂象。细胞散在，伴核有碎片，形成星空结构。

- 地方性和散发性 Burkitt 淋巴瘤均有 8 号染色体 c-myc 基因易位和免疫球蛋白基因（重链或轻链）
- 地方性和散发性 Burkitt 淋巴瘤的易位断点稍有不同
- 地方性 Burkitt 淋巴瘤对治疗反应好一些

精选文献

Harris NL, Horning SJ: Burkitt's lymphoma: The message from microarrays. N Engl J Med 354:2495-2498, 2006.

Hummel M, Bentink S, Berger H, et al: A biologic definition of Burkitt's lymphoma from transcriptional and genomic profiling. N Engl J Med 354:2419-2430, 2006.

McClure RF, Remstein ED, Macon WR, et al: Adult B-cell lymphomas with Burkitt-like morphology are phenotypically and genotypically heterogeneous with aggressive clinical behaviour. Am J Surg Pathol 29:1652-1660, 2005.

外周 T 细胞淋巴瘤，非特殊性 Peripheral T-Cell Lymphoma, Unspecified

临床特征

- 少见，但几乎占 T 细胞淋巴瘤的一半
- 多数患者 > 50 岁
- 临床表现：全身性淋巴结肿大和 B 症状
- 侵袭性病变，预后差（总体生存率为 25%）

大体病理学

- 淋巴结弥漫性增大，鱼肉样，白褐色

组织病理学

- 弥漫性淋巴细胞浸润使淋巴结结构部分至全部消失
- 同一病例肿瘤细胞大小不等（小、中等、大），具有轻度非典型性到多形性细胞学特征；大细胞细胞核不规则到多叶，空泡状染色质，核仁明显，胞质淡染、嗜酸性或透明，可类似 Reed-Sternberg 细胞
- 常常出现类似经典型 Hodgkin 淋巴瘤的多形性反应性细胞背景；上皮样组织细胞可形成明显的细胞簇
- 可见纤细的分隔性硬化，将肿瘤细胞分隔成小巢
- 高内皮小静脉，清楚但不十分明显
- T 区淋巴瘤变型：伴有透明胞质的非典型性小淋巴细胞，具有滤泡间生长方式，不浸润或浸润残留的增生性次级淋巴滤泡
- 淋巴上皮细胞样（Lennert）淋巴瘤变型：非典型小淋巴细胞在大量的均匀散布的上皮样组织细胞簇之间浸润

特殊染色和免疫组织化学

- T 细胞抗原常表达异常；表面 CD3 和 CD7 丢失最常见
- CD4 阳性的病例比 CD8 阳性的病例多

其他诊断技术

- 多数病例可检测到克隆性 TCR 基因重排
- t（5；9）（q33；q22）染色体异常易位，少数病例中融合 ITK 和 SYK 基因，其中 CD4、CD10

和 bcl-6 阳性的肿瘤细胞主要位于淋巴滤泡

鉴别诊断

■ 副皮质区淋巴组织增生
- 淋巴结结构保留，伴有次级淋巴滤泡
- 在非特异性副皮质区淋巴组织增生中，副皮质区扩大，小淋巴细胞没有明显的细胞学非典型性，伴散在的免疫母细胞及其他反应性细胞
- 免疫母细胞可能是病毒相关性淋巴结病副皮质区较常见的成分，较常见于儿童和青少年，常伴有急性发热性疾病
- 没有异常的 T 细胞抗原表达

■ 间变性大细胞淋巴瘤
- 多形性大细胞主要浸润淋巴窦
- 几乎所有肿瘤细胞呈一致的 CD30 强阳性；T 细胞抗原表达不全面

■ 血管免疫母 T 细胞淋巴瘤
- 血管增生明显，伴有分支状高内皮小静脉
- 血管周围簇状透明细胞性免疫母细胞；小淋巴细胞一般没有细胞学非典型性
- H.E. 染色切片中可见细胞间无定形嗜酸性物质，与滤泡性树突状细胞（FDC）网的破坏和增生相对应
- 透明细胞性免疫母细胞的 CD4、CD10、CD279 和 CXCL13 阳性
- FDC 网 CD21、CD23、CD35 和 clusterin 阳性

■ Hodgkin 淋巴瘤，经典型
- 淋巴细胞分为两种：大的 Reed-Sternberg 细胞和没有明显细胞学非典型性的小的反应性淋巴细胞
- RS 细胞 CD45 阴性，PAX5 阳性，不表达 T 细胞抗原

■ 弥漫性大 B 细胞淋巴瘤
- 肿瘤性大细胞通常细胞学差异很小，很少呈多形性；胞质呈嗜双色到嗜碱性，而不是透明
- 小淋巴细胞一般没有细胞学非典型性
- 反应性细胞背景没有多形性
- 大肿瘤细胞表达 B 细胞抗原

提要

- 对于 T 细胞淋巴瘤来说，这种类型是"废纸篓"，尚未定义为明确的病种
- 预后类似于 ALK 阴性的间变性大细胞淋巴瘤

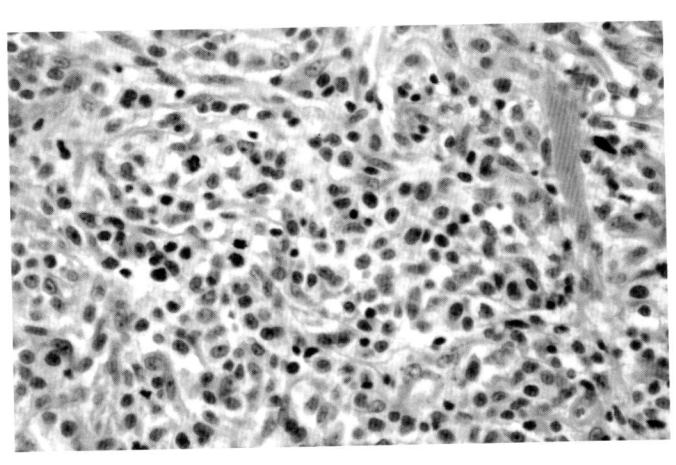

图 14-28　外周 T 细胞淋巴瘤，非特殊性。这种病变中大淋巴细胞和小淋巴细胞的比例不同。有散在的嗜酸性粒细胞和浆细胞。纤细的硬化分隔肿瘤细胞（间隔性硬化），是特征性改变。

（ALCL），有人建议将 ALK 阴性的 ALCL 重新归类为非特殊性外周 T 细胞淋巴瘤
- 预后比弥漫性大 B 细胞淋巴瘤差，这与大细胞成分的多少无关
- 预后比经典型 Hodgkin 淋巴瘤差；外周 T 细胞淋巴瘤需要较强的化疗，必须明确诊断

精选文献

Attygalle AD, Chuang S-S, Diss TC, et al: Distinguishing angioimmunoblastic T-cell lymphoma from peripheral T-cell lymphoma, unspecified, using morphology, immunophenotype and molecular genetics. Histopathology 50:498-508, 2007.

Streubel B, Vinatzer U, Willheim M, et al: Novel t(5;9) (q33;q22) fuses ITK to SYK in unspecified peripheral T-cell lymphoma. Leukemia 20:313-318, 2006.

ten Berge RL, de Bruin PC, Oudejans JJ, et al: ALK-negative anaplastic large-cell lymphoma demonstrates similar poor prognosis to peripheral T-cell lymphoma, unspecified. Histopathology 43:462-469, 2003.

Chan JK: Peripheral T-cell and NK-cell neoplasms: an integrated approach to diagnosis. Mod Pathol 12:177-199, 1999.

血管免疫母 T 细胞淋巴瘤 Angioimmunoblastic T-Cell Lymphoma

临床特征

- 少见（占所有非 Hodgkin 淋巴瘤的 1% ～ 2%，但占 T 细胞淋巴瘤的 15% ～ 20%）

- 多数患者为中年人到老年人
- 临床表现：全身性淋巴结肿大，肝脾肿大，皮疹，多克隆性高丙种球蛋白血症，自身免疫性溶血性贫血，以及 B 症状
- 侵袭性病变，中位生存期 1 ～ 2 年

大体病理学

- 淋巴结增大，肉样，白褐色

组织病理学

- 弥漫性淋巴细胞浸润，使淋巴结结构部分到全部消失，常穿过被膜蔓延到淋巴结周围软组织；可见退行性转化（"燃尽"或"闭锁"的）生发中心
- 肿瘤性大细胞，细胞核圆形至卵圆形，空泡状染色质，核仁明显，胞质丰富、透明（透明细胞性免疫母细胞），形成小的血管周围细胞簇；小淋巴细胞一般没有细胞学非典型性
- 常常可见类似 Hodgkin 淋巴瘤的多形性反应性细胞背景；上皮样组织细胞可形成明显细胞簇
- 血管增生明显，伴有分支状（"分叉"）高内皮小静脉
- 无定形细胞间嗜酸性物质

特殊染色和免疫组织化学

- 透明细胞性免疫母细胞 CD4、CD10、CD279 和 CXCL13 阳性，常常丢失一些 T 细胞抗原
- 反应性小淋巴细胞大多为 CD4 和 CD8 阳性 T 细胞；CD20 阳性小 B 细胞主要分布在外皮质区周围；散在 CD20 阳性 B 细胞免疫母细胞，常常 CD30 阳性，混杂于反应性和肿瘤性 T 细胞之中
- 常常可见大量浆细胞，具有多型性 κ 和 λ 免疫球蛋白轻链表达
- 滤泡性树突状细胞（FDC）网破坏和增生，与无定形细胞间嗜酸性物质相对应，CD21、CD23、CD35 和 clusterin 阳性

其他诊断技术

- EBV 编码 RNA 原位杂交显示 EBV 阳性免疫母细胞的数量和分布与 B 细胞免疫母细胞相似
- 75% 的病例有克隆性 TCR 基因重排
- 少数病例可检测到克隆性免疫球蛋白基因重排
- 没有反复发生的染色体易位，但常见 3 号和 5 号染色体三体，附加 X 染色体和 1p 改变

鉴别诊断

■ 副皮质区淋巴组织增生
- 见"外周 T 细胞淋巴瘤，非特殊性"中的"鉴别诊断"

■ Hodgkin 淋巴瘤，经典型
- 可见 Reed-Sternberg 细胞数量不等，但血管免疫母 T 细胞淋巴瘤（AITL）中见不到类似 Reed-Sternberg 细胞的多核大细胞
- 血管比血管免疫母 T 细胞淋巴瘤少
- Reed-Sternberg 细胞 CD30 和 PAX5 阳性，缺乏 T 细胞抗原、CD10、CD45 和 CXCL13 染色

■ 弥漫性大 B 细胞淋巴瘤
- 多数病例不难与血管免疫母 T 细胞淋巴瘤鉴别，因为 DLBCL 为肿瘤性大细胞片状增生，而不是灶状血管周围透明细胞性免疫母细胞簇
- 弥漫性大 B 细胞淋巴瘤的富于 T 细胞大 B 细胞淋巴瘤（TCRLBCL）亚型可能难以与 AITL 鉴别，因为 TCRLBCL 中 CD20 阳性肿瘤性大 B 细胞单个分布于大量反应性小 T 细胞之间，类似 AITL 在大量反应性小 T 细胞之间的 B 细胞免疫母细胞
- 与 AITL 相比，TCRLBCL 一般嗜酸性粒细胞很少，没有 FDC 网破坏或增生
- TCRLBCL 中的肿瘤性大细胞有 κ 或 λ 免疫球蛋白限制性轻链，而 AITL 的 B 细胞免疫母细胞一般为多型性

提要

- 20 世纪 70 年代，描述为血管免疫母细胞淋巴结病伴蛋白异常血症（AILD）和免疫母细胞性淋巴结病（IBL）的病例，现在认为是血管免疫母 T 细胞淋巴瘤（AITL）；不再诊断 AILD 和 IBL
- AITL 中，肿瘤性透明细胞性免疫母细胞是较少的细胞成分（5% ～ 30% 的细胞），克隆性 TCR 基因重排局限于这些细胞
- 应用流式细胞术检测 CD10 阳性而 CD19、CD20 阴性的淋巴细胞群，可作为 AITL 诊断的线索
- 透明细胞性免疫母细胞表达 CD4、CD10、CD279 和 CXCL13，及其伴有 FDC 网破坏或增生，提示这些肿瘤性 T 细胞来源于滤泡辅助性 T 细胞
- EBV 阳性的弥漫性大 B 细胞淋巴瘤可发生于

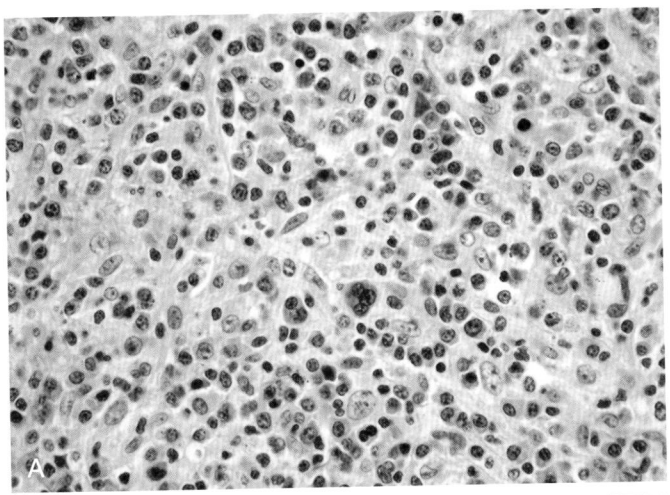

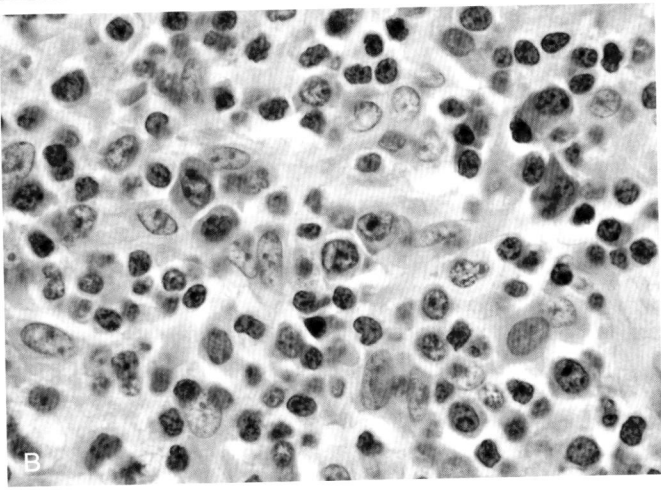

图 14-29 血管免疫母 T 细胞淋巴瘤。 A，这种肿瘤的细胞成分可能不同。B，区域中心可见浆细胞簇，周围为大小不等的淋巴细胞，胞质丰富、透明。

AITL 患者，可能来源于伴有克隆性免疫球蛋白基因重排的一部分病例

精选文献

Willenbrock K, Bräuninger A, Hansmann M-L: Frequent occurrence of B-cell lymphomas in angioimmunoblastic T-cell lymphoma and proliferation of Epstein-Barr virus-infected cells in early cases. Br J Haematol 138:733-739, 2007.

Grogg KL, Attygalle AD, Macon WR, et al: Expression of CXCL13, a chemokine highly upregulated in germinal center T-helper cells, distinguishes angioimmunoblastic T-cell lymphoma from peripheral T-cell lymphoma, unspecified. Mod Pathol 19:1101-1107, 2006.

Dogan A, Attygalle AD, Kyriakou C: Angioimmunoblastic T-cell lymphoma. Br J Haematol 121;681-691, 2003.

Attygalle A, Al-Jehani R, Diss TC, et al: Neoplastic T-cells in angioimmunoblastic T-cell lymphoma express CD10. Blood 99:627-633, 2002.

Hodgkin 淋巴瘤，混合细胞型
Hodgkin Lymphoma, Mixed Cellularity

临床特征

- Hodgkin 淋巴瘤第二种常见的亚型，约占 25% 的病例
- 发生于所有年龄；在 40 岁以上的患者较常见
- 发病时纵隔肿物少见

大体病理学

- 非特异性；淋巴结白色到灰褐色，没有大体可见的结节

组织病理学

- 淋巴结结构弥漫性消失，缺乏结节
- 混合细胞类型：在淋巴细胞、浆细胞、嗜酸性粒细胞和巨噬细胞多形性反应性细胞背景中，容易找到经典的 Reed-Sternberg 细胞和单核 Hodgkin 细胞
- 淋巴结被膜通常不增厚
- 当出现硬化时，呈纤细而均一
- 没有陷窝细胞

特殊染色和免疫组织化学

- 肿瘤细胞为高度变异的 B 淋巴细胞，通常 CD45、T 细胞抗原（CD3、CD5）和 EMA 阴性
- CD15 和 CD30 阳性；典型的胞质侧膜和核周（Golgi 区）显色；PAX5 和 fascin 阳性
- 可表达 CD20，但通常微弱，仅仅少数肿瘤细胞表达

其他诊断技术

- 一般没有帮助

鉴别诊断

▪ Hodgkin 淋巴瘤，结节硬化型
  - 患者较易有纵隔肿物
  - 可有带状硬化或淋巴结被膜增厚
  - 可见陷窝细胞
▪ 富于 T 细胞的大 B 细胞淋巴瘤
  - 大淋巴细胞为典型的中心母细胞
  - 小淋巴细胞几乎都是 CD3 阳性 T 细胞

- 大细胞是 CD20 阳性 B 细胞（还可能 CD30 阳性）
- 嗜酸性粒细胞和浆细胞典型地稀少
- 侵袭性临床过程

▎血管免疫母 T 细胞淋巴瘤
- 血管成分明显，与血管较少的 Hodgkin 淋巴瘤不同
- 与 Hodgkin 淋巴瘤相比，淋巴细胞更具多形性
- 小细胞和大细胞都是 T 淋巴细胞，CD15 阴性
- 肿瘤细胞不表达 PAX5

▎间变性大细胞淋巴瘤
- 常见于儿童
- 当淋巴结部分受累时，常常位于淋巴窦内，类似于转移癌或黑色素瘤
- 可见多核细胞，可能具有花环样排列的细胞核
- 肿瘤细胞核凹陷（马蹄样或胚胎样）是特征性的
- 肿瘤细胞形成大片状，伴有混合性小淋巴细胞，而不是 Hodgkin 淋巴瘤典型的反应性细胞中散在的肿瘤细胞结构
- 嗜酸性粒细胞一般不多
- 肿瘤细胞 CD30 阳性，但还表达 T 细胞抗原（CD3、CD5、CD43 和 CD45RO），并常表达 EMA 和 ALK-1；可表达 fascin
- 肿瘤细胞不表达 PAX5 或其他 B 细胞抗原
- TCR 基因重排阳性

▎病毒性淋巴结病
- 较常见于儿童和青少年
- 患者通常有发热性疾病急性发作伴系统性症状
- 淋巴结结构通常改变但不消失
- 副皮质区可扩大，但滤泡通常分布均匀
- 可见 Reed-Sternberg 样细胞和非典型免疫母细胞，特别是伴有 EBV 感染时，但不伴有多形性反应细胞背景
- 病毒滴度可能有帮助

▎转移癌或黑色素瘤
- 仅有少数肿瘤细胞时，常保留淋巴结结构
- 局灶浸润易见于被膜下淋巴窦
- 肿瘤细胞广泛取代淋巴结，形成片状，伴有少数淋巴细胞或其他细胞
- 嗜酸性粒细胞一般不多
- 癌细胞角蛋白阳性（但可表达 CD15 和 CD30）
- 黑色素瘤 CD15 阴性，但表达 S-100 蛋白、HMB-45 和 melan-A

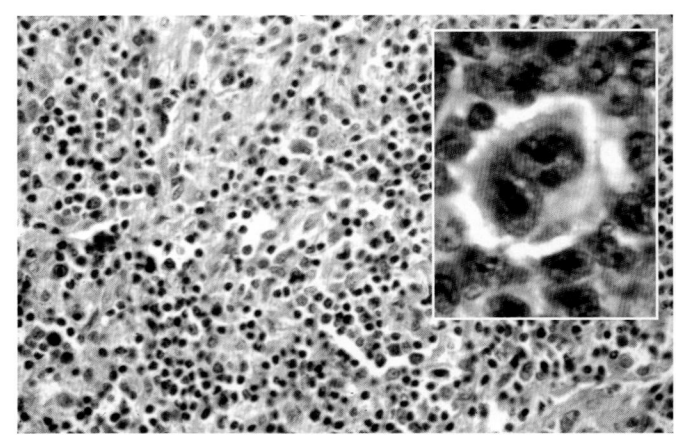

图 14-30　混合细胞型 Hodgkin 淋巴瘤。淋巴细胞、嗜酸性粒细胞和浆细胞多形性浸润。插图，高倍镜下的 Reed-Sternberg 细胞。

提要

- 腺癌可表达 CD15
- 转移癌和黑色素瘤可含有少数 CD30 阳性细胞
- CD30 是一种淋巴细胞活化抗原，可见于正常和反应性淋巴结的细胞

精选文献

Brauninger A, Schmitz R, Bechtel D, et al: Molecular biology of Hodgkin's and Reed/Sternberg cells in Hodgkin's lymphoma. Int J Cancer 118:1853-1861, 2006.

Tzankov A, Dirnhofer S: Pathobiology of classical Hodgkin lymphoma. Pathobiology 73:107-125, 2006.

Weiss LM, von Wasielewski R, Delsol G, et al: Mixed cellularity classical Hodgkin lymphoma. In Swerdlow SH, Campo E, Harris NL, et al (eds): World Health Organization: Classification of Tumours: Pathology and Genetics of Tumours of Haematopoietic and Lymphoid Tissues. Lyon, IARC, 2008,p331.

髓细胞肉瘤　Myeloid Sarcoma

临床特征

- 发生于任何年龄
- 与淋巴结相比，更常见于皮肤、软组织、内脏或牙龈
- 发病在临床上出现明显的急性髓性白血病发病之前，与临床上明显的白血病的发生同时出现，或作为急性髓性白血病患者复发或进展期病变的表现

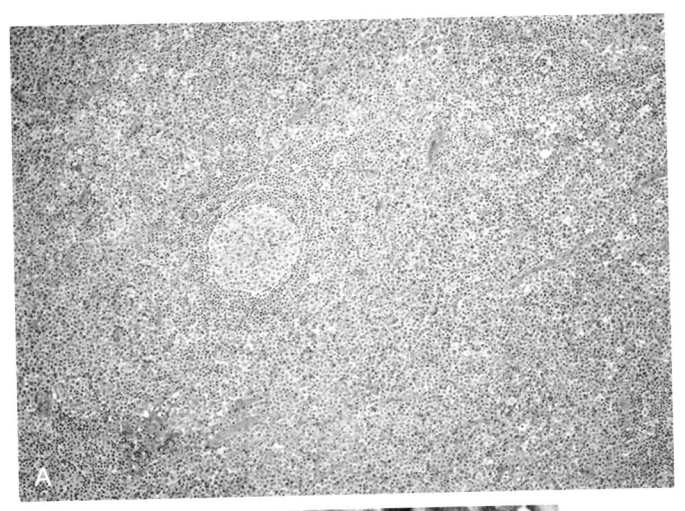

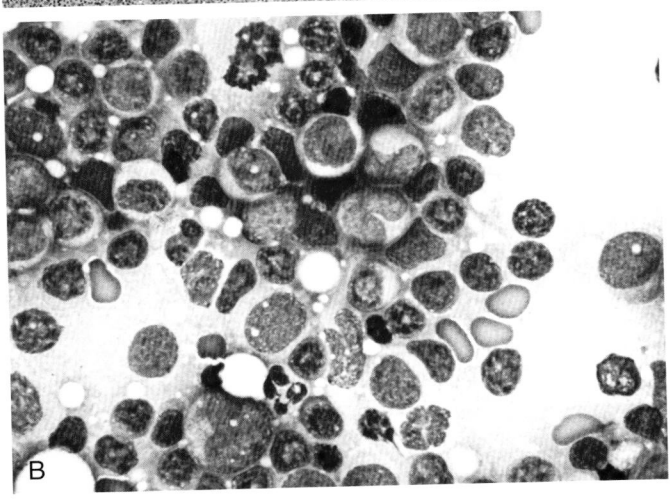

图14-31　淋巴结髓细胞肉瘤。A，滤泡间区浸润，围绕生发中心和套区。这个放大倍数下不易与弥漫性淋巴瘤鉴别。**B**，印片Wright或Diff-Quik染色可见不成熟髓系细胞和母细胞。

- 几乎所有患者都有急性髓性白血病或3年内发生白血病
- 最常见于急性单核细胞或单核母细胞性白血病患者，或急性白血病伴有t（8；21）（q22；q22）染色体异常的患者
- 通常为局限性

大体病理学

- 质软肿物，切面呈肉样。切面未暴露空气之前呈绿色（绿色瘤）

组织病理学

- 母细胞弥漫性破坏淋巴结结构

- 核分裂比例不等；常见坏死和凋亡小体
- 胞质稀少到中等量，可呈细腻的颗粒状
- 细胞核具有细腻的母细胞性染色质，可为分叶核；可见明显的核仁

特殊染色和免疫组织化学

- 印片Wright染色可见髓细胞颗粒或诊断性Auer棒的存在
- 印片组织化学染色可能有帮助；髓过氧化物酶、苏丹黑、氯乙酸（特异性）酯酶或非特异性酯酶可呈阳性
- 福尔马林固定组织，氯乙酸酯酶染色有效
- 细胞典型表达髓过氧化物酶、CD34、CD45、CD117和CD33
- 细胞可表达CD4和CD7，但不表达CD3
- 流式细胞术检测CD13和CD33

其他诊断技术

- 流式细胞术检测髓细胞抗原
- 细胞遗传学

鉴别诊断

▌**弥漫性大B细胞淋巴瘤**
- 更常见
- 患者常常有广泛的淋巴结肿大或器官肿大
- 细胞缺乏髓细胞颗粒或Auer棒
- 流式细胞术检查，细胞不表达髓过氧化物酶、特异性酯酶、CD34或其他髓细胞抗原
- 细胞表达CD20、PAX5及其他B细胞抗原

▌**淋巴母细胞淋巴瘤（前体B细胞或前体T细胞）**
- 最常见于儿童、青少年和年轻成人
- 患者通常具有广泛病变
- 该病常见骨髓受累，如同髓细胞肉瘤一样
- 肿瘤细胞没有髓细胞颗粒或Auer棒
- 细胞可表达CD34；CD10典型阳性
- TdT、早期B细胞抗原（CD19）或T细胞抗原（CD3）典型阳性，但髓细胞抗原阴性

▌**转移癌**
- 一般发生于老年人
- 细胞形成黏附成片的上皮样细胞、腺管或条索
- 印片形态学检查常有帮助
- 表达角蛋白和EMA；CD45、髓过氧化物酶和特

异性酯酶阴性

- 细胞有黏附性；流式细胞术通常没有帮助

提要

- 当表现为肉瘤时，几乎所有髓细胞肉瘤患者都有急性髓性白血病，或 1 ~ 3 年内发生白血病；几乎没有例外
- 印片细胞学在诊断这种病变中极为有用
- 当肿瘤看上去像大细胞或其他侵袭性淋巴瘤而没有预期的淋巴瘤表型时，应考虑髓细胞肉瘤

- 如有可能应获取组织做核型分析；可支持诊断并与预后有关

精选文献

Paydas S, Zorludemir S, Ergin M: Granulocytic sarcoma: 32 Cases and review of the literature. Leuk Lymphoma 47:2527-2541, 2006.

Kojima M, Nakamura S, Shimizu K, et al: Granulocytic sarcoma presenting with lymph node infarction at disease onset. APMIS 111:1133-1136, 2003.

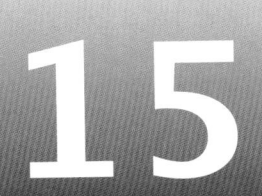

Attilio Orazi 和 Magdalena Czader 著
丁效蕙　回允中　译

15 脾
Spleen

非肿瘤性疾病累及脾白髓
Non-neoplastic Diseases Involving the Splenic White Pulp

反应性滤泡增生
Reactive Follicular Hyperplasia

临床特征

- 发生于任何年龄；较常见于儿童和青年人
- 由各种急性和慢性免疫刺激因素（例如细菌感染、自身免疫性疾病，包括溶血性疾病）所致
- 可能为一种意外发现

大体病理学

- 可表现为脾肿大
- 大体可见显著的白髓结节

组织病理学

- 由生发中心、界限清楚的边缘区和套区三部分组成
- 在慢性病例，边缘区可能扩张
- 生发中心极化（暗区和亮区），伴有丰富的核分裂象和可染小体巨噬细胞
- 红髓内浆细胞数量增加，并有小浆细胞聚集

特殊染色和免疫组织化学

- 免疫组化检查可能有助于与淋巴瘤性浸润的鉴别诊断
- 生发中心 CD20、CD10、bcl-6 和 bcl-2 阳性
- 套区细胞 CD20、CD5 和 bcl-2 阳性，CD43 和

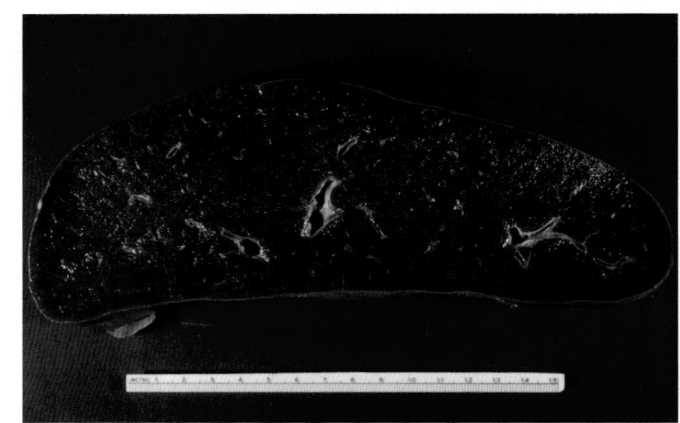

图 15-1　滤泡性白髓增生，大体照片。脾增大。切面和被膜下可见小而不明显的白髓增生性病灶。

cyclin D1 阴性

其他诊断技术

- 高度的非特异性结合可能使流式细胞术评估轻链表达复杂化；然而，总是可见多克隆性，从而支持反应性增生的诊断

鉴别诊断

▌ 滤泡性、套细胞性和边缘区淋巴瘤
- 肿瘤性滤泡大小可能不同，边界不清，而且可能融合
- 反应性滤泡具有境界清楚的边缘区和套区，伴有生发中心极化、可染小体巨噬细胞和核分裂象
- 肿瘤性淋巴细胞浸润部位可能异常，出现在红髓以及白髓内
- 免疫表型特征取决于淋巴瘤亚型

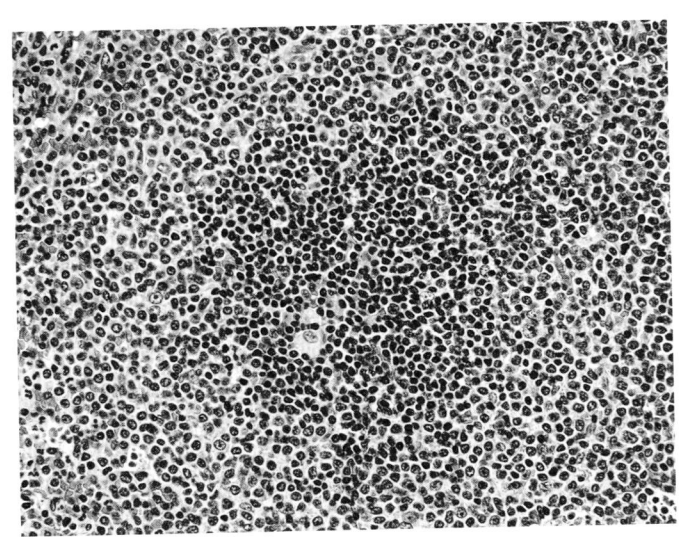

图 15-2　原发性（非滤泡性）白髓增生。各种淋巴细胞群，包括伴有疏松染色质的免疫母细胞。

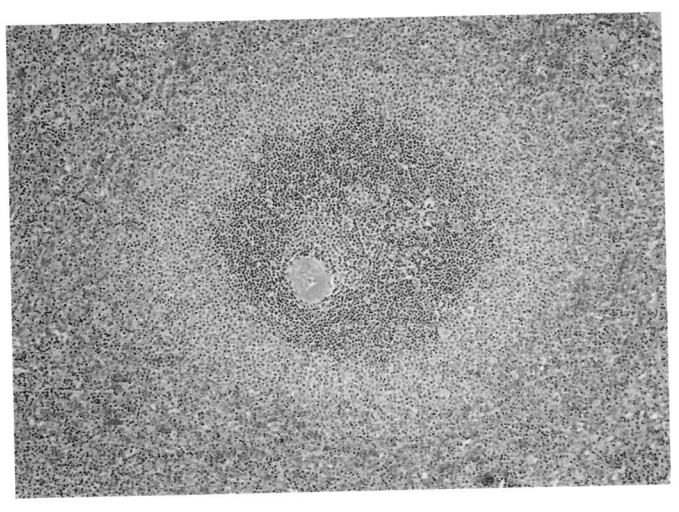

图 15-3　边缘区增生。

提要

- 病因和组织学特征与淋巴结反应性滤泡增生相似
- 认为发育良好的生发中心是儿童和年轻人的正常发现
- 不常见于老年人；鉴别诊断包括滤泡性淋巴瘤
- 局灶性（结节性）反应性淋巴组织增生大体上可能酷似淋巴瘤；组织学上表现为具有典型反应性特征的增生性滤泡集聚
- 见于慢性抗原刺激的显著的边缘区扩张可能类似于边缘区淋巴瘤
- 常见于系统性红斑狼疮和类风湿性关节炎的患者

（Felty 综合征：类风湿性关节炎，脾肿大伴有滤泡增生，浆细胞增多症和红髓扩张，包括 CD3 阴性、CD8 阴性和 CD57 阳性的细胞毒性 T 细胞增生、中性白细胞减少症和小腿溃疡）

精选文献

Burks EJ, Loughran TP Jr: Pathogenesis of neutropenia in large granular lymphocyte leukemia and Felty syndrome. Blood Rev 20:245-266, 2006.

Neiman RS, Orazi A: Reactive lymphoid hyperplasia. In Disorders of the Spleen, 2nd ed. Philadelphia, WB Saunders, 1999, pp 67-84.

Burke JS, Osborne BM: Localized reactive lymphoid hyperplasia of the spleen simulating malignant lymphoma: A report of seven cases. Am J Surg Pathol 7:373-380, 1983..

不伴有生发中心形成的反应性淋巴组织增生
Reactive Lymphoid Hyperplasia without Germinal Center Formation

临床特征

- 发生于任何年龄
- 最常见于病毒感染（传染性单核细胞增多症，单纯性疱疹病毒）、移植受体和免疫抑制人群（例如，接受类固醇治疗的免疫性血小板减少性紫癜患者，应用甲氨蝶呤治疗的类风湿性关节炎患者）以及见于婴儿和老年人的功能性免疫缺陷

大体病理学

- 脾中度肿大
- 切面大体所见可能正常

组织病理学

- 白髓出现各种淋巴细胞群
- 可见大量免疫母细胞，染色质疏松，核仁明显
- 可有明显的可染小体巨噬细胞
- 脾小动脉周围可见类似的增生
- 转化的淋巴细胞可浸润脾小梁，容易发生脾破裂

特殊染色和免疫组织化学

- 免疫组化检查可能有助于与淋巴瘤性浸润的鉴别诊断，例如免疫母细胞性淋巴瘤

- 免疫组化染色和原位杂交有可能助于除外病毒感染

其他诊断技术

- 流式细胞学评估轻链表达显示多克隆性 B 细胞群

鉴别诊断

- 弥漫性大 B 细胞淋巴瘤，免疫母细胞亚型
  - 免疫母细胞均匀一致扩张成片支持弥漫性大 B 细胞淋巴瘤的诊断
  - 组织学所见结合临床病史和免疫组化检查有意义
- Hodgkin 淋巴瘤
  - 传染性单核细胞增多症的免疫母细胞增生可能含有 Reed-Sternberg 样细胞
  - 免疫母细胞 B 细胞或 T 细胞标记物以及 CD45 阳性，CD30 可能阳性；然而，与典型的 Hodgkin 淋巴瘤不同，本病 CD15 抗原阴性

提要

- 必须在高倍镜下仔细检查组织学切片；低倍镜下，非滤泡性淋巴组织增生可能如同没有明显异常的未受刺激的脾

精选文献

Neiman RS, Orazi A: Reactive lymphoid hyperplasia. In Disorders of the Spleen, 2nd ed. Philadelphia, WB Saunders, 1999, pp 67-84.
Smith EB, Custer RP: Rupture of the spleen in infectious mononucleesis. A clinicopathologic report of seven cases. Blood 61:317-333, 1994.

Castleman 病（血管滤泡性增生）Castleman Disease (Angiofollicular Hyperplasia)

临床特征

- 脾受累最常发生在多中心性 Castleman 病，通常为浆细胞型
- 多中心性 Castleman 病患者表现为全身性症状，例如发热和常常出现一系列的血液学和免疫学异常（贫血、高丙种球蛋白血症）
- 浆母细胞型多中心性 Castleman 病是一种与人疱疹病毒 8 型（HHV-8）有关的亚型，见于 HIV 阳性的患者和大约 40% HIV 阴性的患者
- 透明血管型 Castleman 病很少累及脾

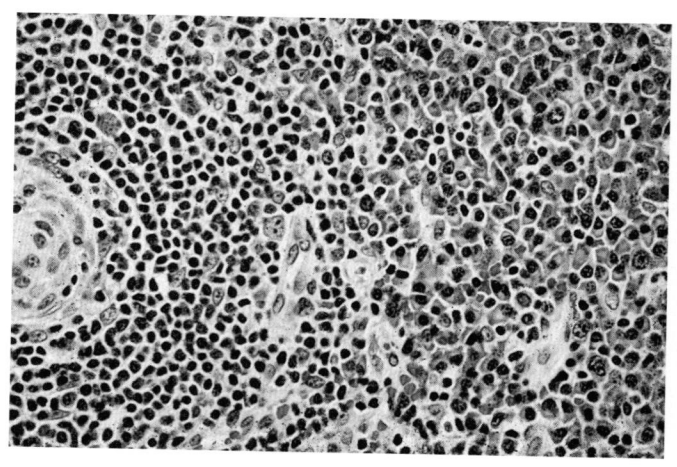

图 15-4　Castleman 病（混合型）。

大体病理学

- 脾轻度到中度肿大

组织病理学

- 透明血管型（见第 14 章）
- 多中心性 Castleman 病
  - 浆细胞型
    - 增生性或再生性转化性滤泡
    - 显著的红髓浆细胞增多症
  - 浆母细胞型
    - 增生性或再生性转化性滤泡被纤维化带包绕，伴有大量浆细胞
    - 套区大淋巴细胞数量增多，具有浆母细胞和免疫母细胞的特征
    - 红髓没有明显改变
    - 少数情况下可见 HHV-8 阳性的浆母细胞融合性聚集，这种所见称之为微小淋巴瘤（microlymphoma）

特殊染色和免疫组织化学

- 浆细胞通常为多克隆性；然而，可为单型性（λ 轻链限制性）
- 浆母细胞型多中心性 Castleman 病的浆母细胞 CD20、IgM、λ 轻链和 HHV-8 阳性，而 CD30 抗原阴性

其他诊断技术

- 没有帮助

鉴别诊断

■ 反应性淋巴组织增生
- 可能出现透明变性；然而，没有与透明血管型特征性滤泡有关的透明血管改变
■ 类风湿性关节炎与浆细胞型 Castleman 病鉴别
- 白髓的生发中心可能增生
- 可有显著的红髓多克隆性浆细胞增多症
- 临床病史和血清学试验非常重要

提要

- 多中心性 Castleman 病发病机制中，白介素 6（IL-6）很重要（检查血清 IL-6 水平）
- 多中心性 Castleman 病相对较常见于免疫缺陷的病例，如 HIV 感染或伴有 Kaposi 肉瘤的老年患者
- 浆母细胞型 Castleman 病的患者发生明显的浆母细胞淋巴瘤的可能性增加

精选文献

Dupin N, Diss TL, Kellam P, et al: HHV-8 is associated with a plasmablastic variant of Castleman disease that is linked to HHV-8-positive plasmablastic lymphoma. Blood 95:1406-1412, 2000.

Frizzera G: Castleman's disease and related disorders. Semin Diagn Pathol 5:346-364, 1998.

Cesarman E, Knowles DM: Kaposi's sarcoma-associated herpesvirus: A lymphotropic human herpesvirus associated with Kaposi's sarcoma, primary effusion lymphoma, and multicentric Castleman's disease. Semin Diagn Pathol 14:54-56, 1997.

Menke DM, Tiemann M, Camariano JK, et al: Diagnosis of Castleman's disease by identification of an immunophenotypically aberrant population of mantle zone B lymphocytes in paraffin-embedded lymph node biopsies. Am J Clin Pathol 105:268-276, 1996.

Weisenburger DD: Multicentric angiofollicular lymph node hyperplasia: Pathology of the spleen. Am J Surg Pathol 12:176-181, 1988.

Keller AR, Hochholzer L, Castleman B: Hyaline-vascular and plasma-cell types of giant lymph node hyperplasia of mediastinum and other locations. Cancer 29:670-683, 1972.

普通可变性免疫缺陷症
Common Variable Immunodeficiency

临床特征

- 见于儿童或成年患者
- 反复感染
- 正确的诊断需要临床病史
- 发生淋巴瘤的危险性增加

大体病理学

- 脾正常大小或增大
- 大体改变可能不明显

组织病理学

- 组织学特征各异，取决于原发性淋巴刺激因子缺陷 [诱导性辅助刺激因子、跨膜激活剂和钙离子信号调节亲环素配体（CAML）或 CD19 缺陷]
- 滤泡萎缩到增生
- 可发生非典型性滤泡增生
- 可有显著的肉芽肿
- 可出现免疫母细胞增生和类似于 Hodgkin 细胞或 Reed-Sternberg 细胞的非典型性细胞
- 红髓内可有淋巴细胞增生

特殊染色和免疫组织化学

- 多数病例 EB（Epstein-Barr）病毒编码的隐性膜蛋白（EBV-LMP）免疫染色或 EB 病毒编码的 RNA（EBER）原位杂交阳性
- T 细胞和 B 细胞染色显示混合性细胞群（出现不同比例的 B 细胞和 T 细胞）
- 多克隆性 B 细胞群

其他诊断技术

- 没有帮助

鉴别诊断

■ 非特异性滤泡增生
- 详细的免疫缺陷临床病史；免疫学和遗传学研究有助于鉴别
■ 淋巴组织增生性疾病
- 必须仔细询问免疫缺陷的临床病史，以免将与普通可变性免疫缺陷病（CVID）有关的显著的免疫母细胞增生误诊为恶性淋巴瘤
- 诊断恶性淋巴瘤常常需要明确克隆性

提要

- 组织学特征各异，为非特异性
- 伴有肉芽肿表现的病例应进行微生物特殊染色

精选文献

Salzer U, Grimbacher B: Common variable immunodeficiency: The power of co-stimulation. Semin Immunol 18:337-346, 2006.

Wang J, Rodriguez-Davalos M, Levi G, et al: Common variable immunodeficiency presenting with a large abdominal mass. J Allergy Clin Immunol 115:1318-1320, 2005.

Cunningham-Rundles C, Bodian C: Common variable immunodeficiency: Clinical and immunological features of 248 patients. Clin Immunol 92:34-48, 1999.

Spickett GP, Farrant J, North ME, et al: Common variable immunodeficiency: How many diseases? Immunol Today 18:325-328, 1997.

Case records of the Massachusetts General Hospital. N Engl J Med 332:663-671, 1995.

Huber J, Zegers BJ, Schuurman H-J: Pathology of congenital immunodeficiencies. Semin Diagn Pathol 9:31-62, 1992.

自身免疫性淋巴组织增生综合征
Autoimmune Lymphoproliferative Syndrome

临床特征

- 由于 Fas (CD95)、Fas 配体、caspase 8 或 caspase 10 基因突变引起的一种罕见的遗传性淋巴组织增生综合征
- 见于儿童期早期，通常为 2 岁以内的儿童
- 全身性淋巴结肿大、脾肿大和自身免疫病
- 发生非 Hodgkin 淋巴瘤和 Hodgkin 淋巴瘤的危险性增加

大体病理学

- 明显的脾肿大

组织病理学

- 白髓显著，伴有滤泡增生和边缘区扩张
- 由于小 T 细胞、T 免疫母细胞和多克隆性浆细胞群混合浸润，导致小动脉周围淋巴细胞鞘（periarteriolar lymphoid sheath，PALS）和红髓明显扩大

特殊染色和免疫组织化学

- T 细胞双阴性（CD4 和 CD8 阴性）是本病的特征性改变，可能主要见于红髓
- 脾 T 细胞 CD25 也呈阴性反应

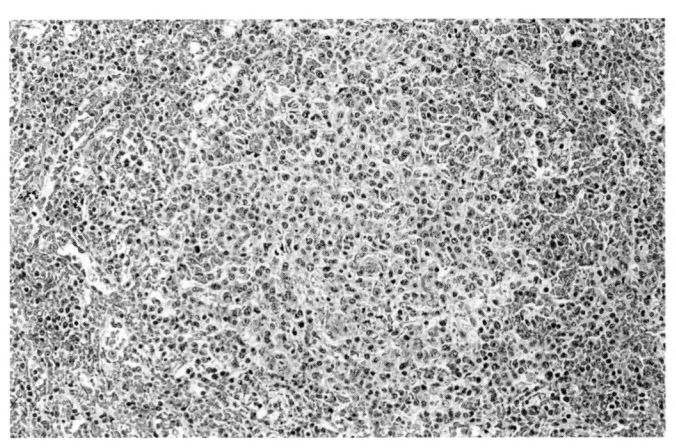

图 15-5　自身免疫性淋巴组织增生综合征。混合性小 T 细胞、T 免疫母细胞和多克隆性浆细胞群。

其他诊断技术

- 没有帮助

鉴别诊断

■ 淋巴组织增生性疾病
- 结合临床病史和婴儿出现脾肿大的相互关系，对于避免将脾异常 T 细胞群误诊为 T 细胞淋巴组织增生性疾病非常重要

精选文献

Worth A, Thrasher AJ, Gaspar HB: Autoimmune lymphoproliferative syndrome: Molecular basis of disease and clinical phenotype. Br J Haematol 133:134-140, 2006.

Lim MS, Straus SE, Dale JK, et al: Pathological findings in human autoimmune lymphoproliferative syndrome. Am J Pathol 153:1541-1550, 1998.

肿瘤性疾病累及脾白髓
Neoplastic Diseases Involving the Splenic White Pulp

脾边缘区淋巴瘤伴有或不伴有绒毛状淋巴细胞
Splenic Marginal Zone Lymphoma with or without Villous Lymphocytes

临床特征

- 最常见于中年到老年患者，男性略多
- 表现为左上腹疼痛、贫血和体重减轻

- 最常见的淋巴瘤类型，表现为脾肿大
- 在诊断时常见外周血、骨髓和肝受累
- 通常没有淋巴结肿大
- 与丙型肝炎、冷球蛋白血症和自身免疫性疾病有关
- 脾切除可长期缓解病情

大体病理学

- 显著的淋巴滤泡（Malpighian 脾小体）：白髓扩大，呈粟粒状结构

组织病理学

- 恶性淋巴细胞可形成扩大的边缘区，或常常显示生发中心移位和套区变薄（表 15-1）
- 一种酷似边缘区增生的"惰性"亚型已有报告
- 淋巴组织增生可能浸润红髓和小动脉周围淋巴细胞鞘（PALS）

- 淋巴瘤细胞中等大小，细胞核圆形到卵圆形，有丰富的透明胞质
- 肿瘤结节周围常见较大的淋巴细胞
- 部分脾边缘区淋巴瘤（splenic marginal zone lymphoma，SMZL）表现为明显的弥漫性红髓受累和白髓萎缩

特殊染色和免疫组织化学

- SMZL 表达 B 细胞标记物（CD20、CD79a）；不表达 CD5、cyclin D1、bcl-6 和 CD10 抗原
- 因为 SMZL 没有特异性常规标记物表达，所以诊断依赖于缺乏其他淋巴瘤亚型特异性的免疫表型特征

其他诊断技术

- 根据流式细胞学检查，可见表达 B 细胞标记物

表 15-1　伴有脾明显受累的非 Hodgkin 淋巴瘤的形态学和免疫表型特征

淋巴瘤类型	形态学和免疫表型特征			
	结构特征	细胞学特征	免疫表型细胞遗传学	细胞来源
慢性淋巴细胞性白血病 / 小淋巴细胞性淋巴瘤	白髓和红髓受累；偶尔有生长中心	小淋巴细胞伴有散在的前淋巴细胞和类免疫母细胞，伴有或不伴有生长中心	CD20、CD19、CD5 和 CD23 阳性	幼稚或记忆 B 细胞
套区细胞淋巴瘤	白髓受累；结节状或套区结构	中等大小的单一淋巴细胞群，细胞核不规则；母细胞样或母细胞样亚型中的多形性细胞	CD20、CD19、CD5、FMC7 和 cyclin D1 阳性；t(11;14) 染色体易位	套区细胞
滤泡性淋巴瘤	白髓受累；滤泡结构	中等大小淋巴细胞，锯齿状细胞核，混合有大淋巴细胞	CD20、CD19、CD10、BCL-6 和 BCL-2 阳性；t(14;18) 染色体易位	生发中心细胞
脾边缘区淋巴瘤	主要累及白髓；红髓内散在的淋巴瘤细胞和结节；一种以弥漫性红髓受累为主的亚型	中等大小淋巴细胞，胞质透明，核呈锯齿状，结节周围散在大淋巴细胞	CD20 和 CD19 阳性，CD43 阳性或阴性	边缘区细胞
毛细胞性白血病	红髓受累为主，伴有假淋巴窦	中等大小的细胞，伴有丰富的胞质和胞质突起	CD20、CD19、CD103 和 CD11c 阳性，CD25 阳性或阴性	可能的来源：后生发中心记忆 B 细胞
肝脾 T 细胞性淋巴瘤	红髓弥漫性受累，伴有脾索和脾窦浸润，常见白髓萎缩	小到中等大小的淋巴细胞	CD3 和 CD2 阳性，CD7 阳性或阴性，CD5、CD4 和 CD8 阴性；最常见 γδ T 细胞受体	细胞毒性 γδ T 细胞

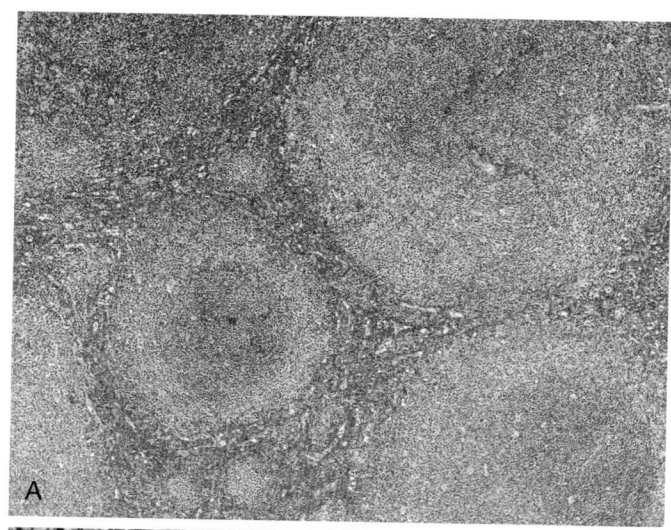

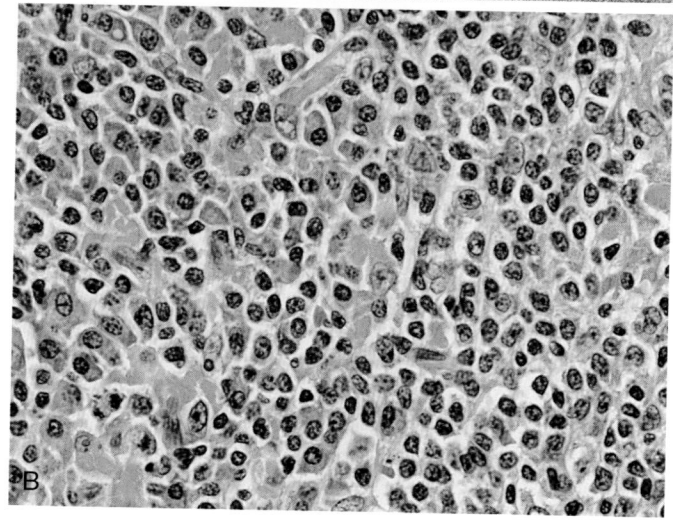

图 15-6　脾边缘区淋巴瘤。A，组织学切片显示肿瘤细胞取代扩大的边缘区。B，高倍镜下显示肿瘤细胞核圆形，胞质丰富透明，并有大量浆细胞。

（CD19、CD20 和 CD22）和克隆性表面轻链；SMZL 累及红髓 B 细胞标记物阳性，CD103 弱阳性，而膜联蛋白 -1（annexin-1）阴性
- 免疫球蛋白重链基因显示克隆性重排
- bcl-1 和 bcl-2 基因没有基因重排

鉴别诊断

- 毛细胞性白血病
  - 主要浸润红髓伴有血液湖
  - 外周血可见具有纤细的毛发样胞质突起的细胞
  - 骨髓弥漫性受累（而 SMZL 骨髓受累呈结节状）
  - 独特的免疫表型：B 细胞的抗酒石酸盐酸性磷酸酶（TRAP）、DBA.44、CD25、CD11c 和 CD103

阳性
- T 细胞大颗粒性淋巴细胞性白血病
  - 主要浸润红髓
  - 独特的 T 细胞免疫表型，CD7、CD2 和 CD3 免疫表型不同程度丢失或强度减弱；多数病例的 CD8 和 CD57 阳性；Ⅰ 类主要组织相容性复合分子的自然杀伤受体（杀伤细胞免疫球蛋白样受体类型、CD158 抗原和 C 型凝集素类型、CD94 和 NKG2 分子）表达异常；少数病例表达 CD56、CD16，或两者兼有
- 肝脾 T 细胞淋巴瘤
  - 较常见于年轻男性
  - 可发生于移植后患者
  - 典型表现为明显的肝肿大和脾肿大、肝功能检查异常和血细胞减少症
  - 轻度不规则的中等大小淋巴细胞弥漫性浸润红髓
  - 伴有表面 CD3 和相关性 γδ T 细胞受体（TCR）的 T 细胞免疫表型，缺乏 CD5、CD4 和 CD8 抗原；某些病例表达 CD56 和 CD16

提要

- 充分检查脾切除标本并结合临床表现，必要时进行免疫组化和分子学分析，因为有报道少数病例仅有轻微的脾边缘区淋巴瘤累及，例如难治性特发性血小板减少性紫癜（ITP）病例
- 早期脾边缘区淋巴瘤病例可能类似于边缘区增生；然而在晚期，套区保留，这一特征在淋巴瘤病例总是被漏掉
- 红髓内也有少量淋巴瘤性浸润
- 骨髓受累常见，通常较轻且为窦内浸润；骨髓芯针活检中窦内浸润最好通过免疫组化检查显示

精选文献

Traverse-Glehen A, Baseggio L, Callet-Bauchu E, et al: Splenic red pulp lymphoma with numerous basophilic villous lymphocytes: A distinct clinico-pathological and molecular entity? Blood 111:2253-2260, 2008.

Traverse-Glehen A, Verney A, Baseggio L, et al: Analysis of BCL-6, CD95, PIM1, RHO/TTF and PAX5 mutations in splenic and nodal marginal zone B-cell lymphomas suggests a particular B-cell origin. Leukemia 21:1821-1824, 2007.

Saadoun D, Suarez F, Lefrere F, et al: Splenic lymphoma with villous lymphocytes, associated with type II cryoglobulinemia and HCV infection: A new entity? Blood 105:74-76, 2005.

Delsol G, Diebold J, Isaacson PG, et al: Pathology of the spleen:

Report of the workshop of the VIIIth Meeting of the European Association for Haematopathology, Paris 1996. Histopathology 32:172-179, 1998.

Rosso R, Neiman RS, Paulli M, et al: Splenic marginal zone cell lymphoma: Report of an indolent variant without massive splenomegaly presumably representing an early phase of the disease. Hum Pathol 26:39-46, 1995.

Isaacson PG, Norton AJ: Extranodal Lymphomas. Edinburgh, Churchill Livingstone, 1994, pp 253-259.

Fend F, Kraus-Hounder B, Müller-Hermelink HK, Feller AC: Monocytoid B cell lymphoma: Its relationship to and possible cellular origin from marginal zone cells. Hum Pathol 24:336-339, 1993.

Ngan BY, Warnke RA, Wilson M, et al: Monocytoid B cell lymphoma: A study of 36 cases. Hum Pathol 22:409-421, 1991.

慢性淋巴细胞性白血病 / 小淋巴细胞性淋巴瘤
Chronic Lymphocytic Leukemia/Small Lymphocytic Lymphoma

临床特征

- 主要发生于老年患者
- 患者表现为不同程度的脾、外周血和骨髓受累

大体病理学

- 不同程度的脾肿大，主要累及白髓（粟粒状结构）或在晚期病例为较均匀的弥漫性受累

组织病理学

- 红髓和白髓弥漫性浸润；没有残留的生发中心
- 肿瘤性淋巴细胞小，染色质粗糙，核仁不明显，胞质稀少
- 前淋巴细胞和副免疫母细胞可能与小淋巴细胞混杂在一起，或形成界限不清的聚集体（假滤泡，增殖中心），但比淋巴结或骨髓少见
- 上皮样肉芽肿可能见于少数病例

特殊染色和免疫组织化学

- 肿瘤细胞表达 CD20、CD5、CD23 和 CD43

其他诊断技术

- 肿瘤细胞表达 CD19、CD5、CD23、CD43 和低密度克隆性表面轻链，而 CD20 弱阳性
- 出现克隆性免疫球蛋白基因重排
- 慢性淋巴细胞性白血病（CLL）/ 小淋巴细胞性淋

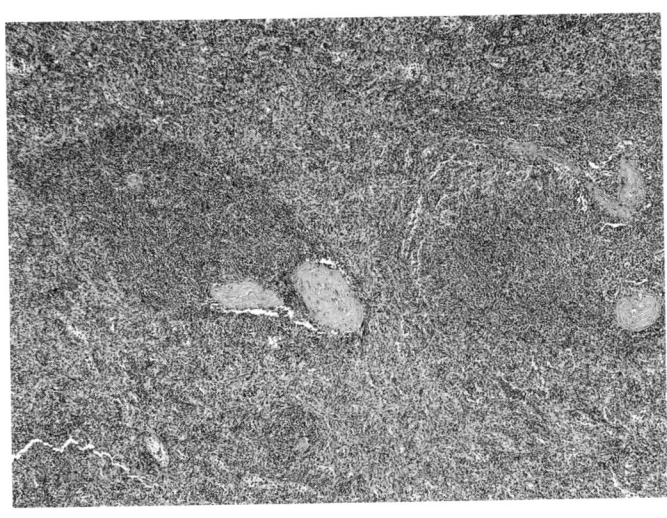

图 15-7　**慢性淋巴细胞性白血病 / 小淋巴细胞性淋巴瘤。**组织学切片显示肿瘤由小而均一的淋巴细胞组成，染色质致密，胞质稀少。

巴瘤（SLL）来源于再循环的 CD5 阳性 B 细胞和外周血中 IgM 阳性、IgD 阳性或阴性的 B 细胞

- 已经公认 CLL/SLL 有两种类型；这种分型大约相当于 ZAP-70 和 CD38 分子表达，可以通过流式细胞术检查确定
  - 一种类型相当于前生发中心表型 [幼稚，免疫球蛋白重链（V_H）基因可变区没有突变]
  - 第二种类型来自记忆 B 细胞（后生发中心细胞，有 V_H 基因突变）

鉴别诊断

▌ 脾边缘区淋巴瘤

- 主要浸润白髓，常常伴有边缘区结构
- 肿瘤细胞 CD20 和表面轻链（流式细胞检查）强阳性，而 CD5 和 CD23 阴性

▌ 滤泡性淋巴瘤

- 主要浸润白髓，伴有轻微红髓受累
- 浸润细胞由中等大小的中心细胞和大的中心母细胞混合组成
- 肿瘤细胞 CD19、CD20、CD22、CD10 和 bcl-2 [t (14；18)] 阳性，而 CD43、CD5 和 CD23 阴性

▌ 套细胞淋巴瘤

- 主要累及白髓，并扩展到红髓
- 均匀一致的小到中等大小的细胞，细胞核轮廓不规则
- 肿瘤细胞 CD20、CD19、CD5、CD43、cyclin D1

[t（11；14）] 和 FMC7（流式细胞检查）阳性，而 CD23 阴性

- ▌ Waldenström 巨球蛋白血症
  - 明确的特征是证实血清中有单克隆性 IgM 蛋白，常常伴有与高黏滞血症有关的症状
  - 以浆细胞成分为主，或浆细胞和浆细胞样淋巴细胞混合存在
  - 始终表达 B 细胞相关性抗原，包括 CD19、CD20 和 CD22；所有病例均可见表面 IgM 表达，大多数病例显示微弱的 CD25 阳性；有报道 CD5、CD23 和 FMC7 共同表达；多数病例可通过流式细胞检查发现少量单克隆性浆细胞成分
- ▌ 前淋巴细胞性白血病
  - 与 CLL/SLL 的小淋巴细胞不同，前淋巴细胞是中等大小的细胞，伴有空泡状细胞核和明显的核仁
  - 患者典型表现为白细胞计数增高
  - 脾肿大可能明显
  - 前淋巴细胞性白血病 CD20 和表面免疫球蛋白（sIg）表达密度比典型的 CLL/SLL 病例强；CD5 表达程度不等
  - 20% 的病例 Cyclin D1 阳性；现在认为这些病例是脾肿大性套细胞淋巴瘤

提要

- 白髓和红髓浸润由均一的小淋巴细胞组成
- 出现中度的脾肿大
- 以显著脾肿大为主的多数患者为套细胞淋巴瘤或脾边缘区淋巴瘤，而不是 SLL/CLL
- 脾内可出现 Richter 转化；表现为鱼肉样、奶油色的肿瘤结节，类似于弥漫性大 B 细胞淋巴瘤（DLBCL）累及脾

精选文献

Hollema H, Visser L, Poppema S: Small lymphocytic lymphomas with predominant splenomegaly: A comparison of immunophenotypes with cases of predominant lymphadenopathy. Mod Pathol 4:712-717, 1991.

Van Krieken JH, Feller AC, te Velde J: The distribution of non-Hodgkin's lymphoma in the lymphoid compartments of the human spleen. Am J Surg Pathol 13:757-765, 1989.

Pangalis GA, Nathwani BN, Rappaport H: Malignant lymphoma, well-differentiated lymphocytic: Its relationship with chronic lymphocytic leukemia and macroglobulinemias of Waldenström. Cancer 39:999-1010, 1977.

前淋巴细胞性白血病
Prolymphocytic Leukemia

临床特征

- 发生于老年患者，以男性为主
- 显著的淋巴细胞增多（通常大于 $100 \times 10^9/L$），前淋巴细胞超过 55%
- 常见的特征是明显的脾肿大伴有脾功能亢进，导致血细胞减少症，没有淋巴结肿大

大体病理学

- 明显的脾肿大
- 弥漫性红髓浸润，伴有不同程度的白髓突起

组织病理学

- 多数病例弥漫性红髓浸润伴有白髓受累
- 各种淋巴细胞群，以前淋巴细胞为主，其特征为细胞中等大小、胞质丰富和核仁明显

特殊染色和免疫组织化学

- 80% 的前淋巴细胞性白血病病例为 B 细胞免疫表型和 CD20 阳性，伴有不同程度的 CD5 和 CD23 共同表达
- 20% 的前淋巴细胞性白血病病例显示 T 细胞免疫表型（T 细胞前淋巴细胞性白血病），伴有明显的 CD3、CD5 和 CD4 表达；可见 T 细胞抗原丢失

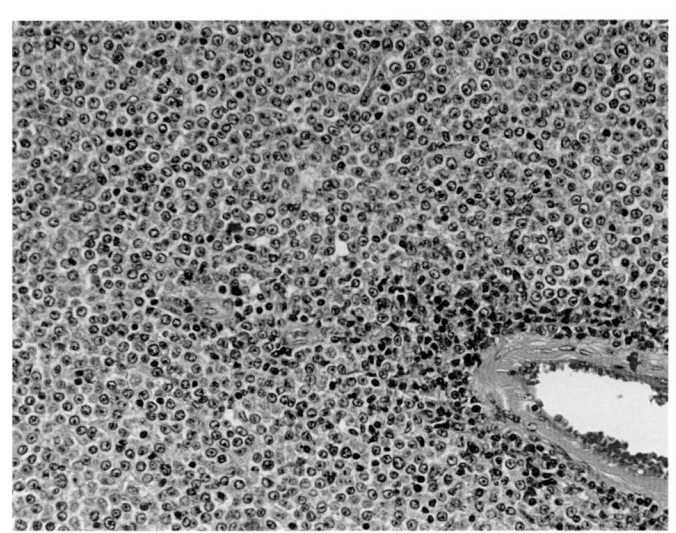

图 15-8　前淋巴细胞性白血病。浸润细胞由各种淋巴细胞群组成，其中多数细胞的细胞核增大、核仁明显。

其他诊断技术

- 流式细胞检查显示，多数病例可见 CD20、CD19、FMC7 和克隆性表面免疫球蛋白强烈表达

鉴别诊断

- 慢性淋巴细胞性白血病/小淋巴细胞性淋巴瘤
  - 明显的脾肿大相对少见
  - 均匀一致的胞质稀少的小淋巴细胞群；前淋巴细胞少见
  - sIg 和 CD20 弱阳性，CD5 和 CD23 阳性，而 FMC7 阴性
- 脾边缘区淋巴瘤
  - 明显的外周淋巴细胞增多少见
  - 肿瘤性 B 细胞通常没有明显的核仁

提要

- 前淋巴细胞性白血病主要发生在老年男性
- 明显的脾肿大伴有明显的淋巴细胞增多，没有外周淋巴结肿大
- 以前淋巴细胞数量增多（细胞大到中等大小，核仁明显）混合有小圆形淋巴细胞为特征
- 常为 B 细胞表型
- CD5 和 CD23 表达程度不等（CLL/SLL 中 CD5 和 CD23 均为阳性）

精选文献

Ruchlemer R, Parry-Jones N, Brito-Babapulle V, et al: B-prolymphocytic leukaemia with t(11;14) revisited: A splenomegalic form of mantle cell lymphoma evolving with leukaemia. Br J Haematol 125:330-336, 2004.

Lampert I, Catovsky D, Marsh GW, et al: The histopathology of prolymphocytic leukemia with particular reference to the spleen: A comparison with chronic lymphocytic leukemia. Histopathology 4:3-19, 1980.

Bearman RM, Pangalis GA, Rappaport H: Prolymphocytic leukemia: Clinical, histopathological and cytochemical observations. Cancer 42:2360-2372, 1978.

套细胞淋巴瘤 Mantle Cell Lymphoma

临床特征

- 多数患者表现为广泛的外周淋巴结肿大和骨髓受累
- 套细胞淋巴瘤的一种脾肿大亚型已有报告，伴有白血病性外周血受累，没有明显的淋巴结肿大

大体病理学

- 脾增大，以白髓为主
- 可见明显的脾肿大（> 1000g）

组织病理学

- 白髓结节状膨大，伴有或不伴有套区结构（即残留的生发中心周围淋巴细胞增生）
- 很少见到单纯的套区淋巴瘤结构
- 均匀一致的中等大小淋巴细胞群，细胞核不规则
- 套细胞淋巴瘤的母细胞亚型由母细胞样淋巴细胞（淋巴母细胞亚型）或类似于弥漫性大 B 细胞淋巴瘤的多形性大细胞组成

特殊染色和免疫组织化学

- 肿瘤细胞 CD20、CD5 和 cyclin D1 [t(11;14)] 阳性，而 CD23 阴性
- 详见第 14 章

其他诊断技术

- 流式细胞检查，肿瘤细胞 CD20（亮表达），CD19、CD5 和 FMC7 阳性，而 CD23 阴性
- 套细胞淋巴瘤的明确特征是出现 t（11；14）染色体易位；原癌基因 cyclin D1（bcl-1；参与调节 G1 期到 S 期的进展）易位到免疫球蛋白重链基因位点

鉴别诊断

- 慢性淋巴细胞性白血病/小淋巴细胞性淋巴瘤
  - 主要为弥漫性红髓浸润
  - 小淋巴细胞伴有一些大细胞（前淋巴细胞和副免疫母细胞）
  - 低密度 sIg 和 CD20 阳性，CD5 和 CD23 均为阳性
  - 一般情况下不表达 cyclin D1；CLL/SLL 可能有散在的细胞表达 cyclin D1
- 脾边缘区淋巴瘤
  - 表现为明显的脾肿大，没有周围淋巴结肿大
  - 边缘区扩张、融合，可能难以与扩张的套区区别
  - 肿瘤细胞群由中等大小淋巴细胞组成，很少混合有大细胞
  - 肿瘤细胞不表达 CD5 或 cyclin D1

提要

- 套细胞淋巴瘤可以表现为白血病性外周血受累和明显的脾肿大
- 母细胞样套细胞淋巴瘤可能类似于淋巴母细胞增生或弥漫性大 B 细胞淋巴瘤

精选文献

Angelopoulou MK, Siakantariz MP, Vassilakopoulous TP, et al: The splenic form of mantle cell lymphoma. Eur J Haematol 68:12-21, 2002.

Molina TJ, Delmer A, Cymbalista F, et al: Mantle cell lymphoma, in leukaemic phase with prominent splenomegaly: A report of eight cases with similar clinical presentation and aggressive outcome. Virchows Arch 437:591-598, 2000.

Banks PM, Chan J, Cleary ML, et al: Mantle cell lymphoma: A proposal for unification of morphologic, immunologic and molecular data. Am J Surg Pathol 16:637-640, 1992.

滤泡性淋巴瘤　Follicular Lymphoma

临床特征

- 患者一般表现为多灶性淋巴结肿大和骨髓受累（Ⅳ期）
- 大约半数患者显示脾受累，通常仅在显微镜下可见

大体病理学

- 白髓结节均匀一致的膨大（粟粒状结构）

组织病理学

- 均匀一致的白髓多灶性受累，常常伴有红髓内淋巴瘤细胞小灶状聚集
- 在 1 级和 2 级滤泡性淋巴瘤，肿瘤性滤泡主要由中等大小的有核裂的中心细胞组成，不同程度地混合有大的非典型性淋巴细胞，细胞核呈空泡状，多个核仁，主要位于核膜附近（中心母细胞）
- 在 3 级滤泡性淋巴瘤，主要是中心母细胞

特殊染色和免疫组织化学

- 免疫表型表明滤泡性淋巴瘤来源于滤泡中心细胞
- B 细胞标记物 CD20 阳性，并共同表达生发中心细胞特征性抗原，例如 CD10 和 bcl-6
- 抗凋亡蛋白 bcl-2 阳性
- 详见第 14 章

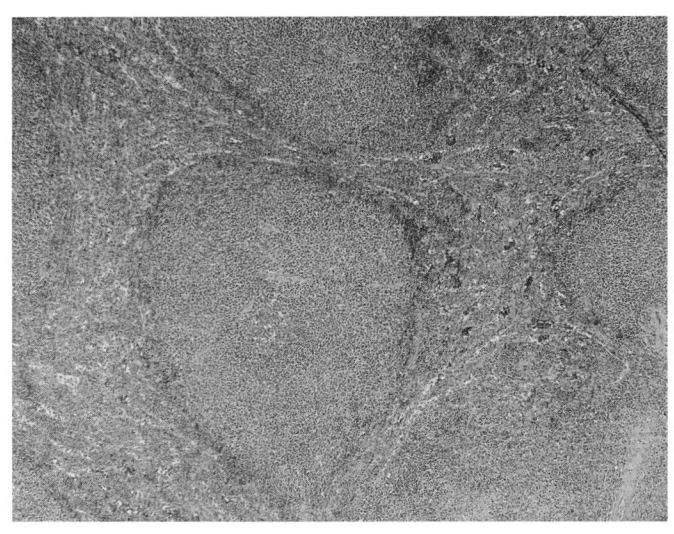

图 15-9　滤泡性淋巴瘤。低倍镜下显示多发性白髓肿瘤结节。

其他诊断技术

- 流式细胞术检查发现全 B 细胞标记物（CD19、CD20）和克隆性表面免疫球蛋白，多数病例与 CD10 抗原共同表达
- 流式细胞术检查有 CD10 共同表达，其密度与反应性滤泡增生相似，并伴有密度相对低的 CD19，这是滤泡性淋巴瘤的特征性改变
- bcl-2 表达是由于 t（14；18）（q32；q21）易位，染色体易位置 bcl-2 基因在免疫球蛋白重链基因的启动子之下

鉴别诊断

▌ 反应性滤泡增生
- 滤泡境界清楚，有明显的边缘区和套区，生发中心极化形成暗区和亮区，可见可染小体巨噬细胞和核分裂象
- 生发中心 bcl-2 染色阴性

▌ Castleman 病
- 套区膨胀
- 白髓滤泡不同程度的玻璃样变和膨胀
- 红髓膨胀，伴有大量多克隆性浆细胞

▌ 套细胞淋巴瘤
- 均匀一致的小到中等大小的淋巴细胞群，没有中心母细胞
- 肿瘤细胞表达 CD5，CD10 一般阴性

- Cyclin D1 过表达
- bcl-2 表达对于鉴别诊断没有帮助

▎ 脾边缘区淋巴瘤
- 红髓受累较明显
- 生发中心来源的相关标记物没有表达

提要

- 多种类型不活跃的 B 细胞淋巴瘤可见 bcl-2 表达；然而，当见于显示生发中心细胞免疫表型的结节性增生时，bcl-2 具有诊断滤泡性淋巴瘤的价值
- 大约 20% 的滤泡性淋巴瘤 bcl-2 抗原阴性；其中部分病例的分子学研究［聚合酶链反应（PCR）或荧光原位杂交（FISH）］可以证明存在 t（14；18）易位或 bcl-6 基因重排
- 主要是白髓受累，但常见红髓散在性浸润

精选文献

Horsman DE, Okamoto I, Ludkovski O, et al: Follicular lymphoma lacking the t(14;18)(q32;q21): identification of two disease subtypes. Br J Haematol 120:424-433, 2003.

Gauland P, D'Agay MF, Peuchmar M, et al: Expression of the bcl-2 gene product in follicular lymphoma. Am J Pathol 140:1089-1095, 1992.

Kim H, Dorfman RF: Morphological studies of 84 untreated patients subjected to laparotomy for the staging of non-Hodgkin's lymphoma. Cancer 33:647-674, 1974.

弥漫性大 B 细胞淋巴瘤
Diffuse Large B-Cell Lymphoma

临床特征

- 在诊断时，累及脾的可能性小于小细胞淋巴瘤
- 在诊断时，大约占累及脾的淋巴瘤的 1/3
- 可能原发于脾或由低级别淋巴瘤转化而来

大体病理学

- 典型表现为大的肿瘤结节，可能融合成较大的肿块，随意分布在脾实质内
- 可能显示大的坏死性区域
- 通常还累及脾门和腹膜后淋巴结

组织病理学

- 灶状集聚和成片的非典型性大淋巴细胞，细胞学

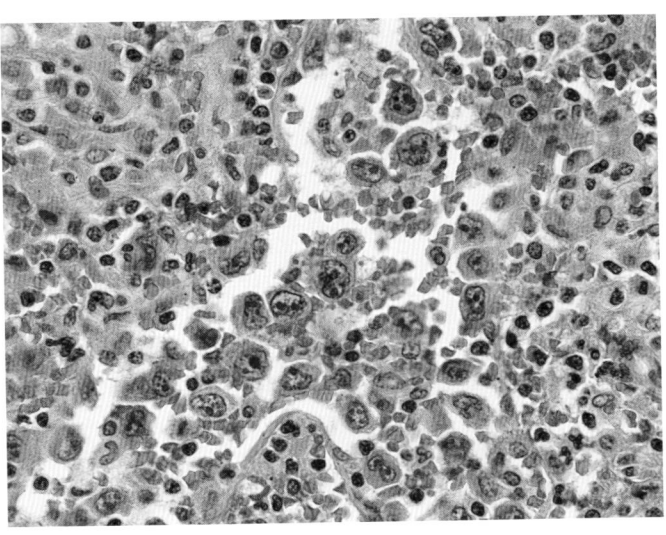

图 15-10 血管内大 B 细胞淋巴瘤。肿瘤细胞大，伴有圆形细胞核，空泡状染色质，明显的核仁和丰富的胞质。

特征各异（中心母细胞，免疫母细胞）
- 白髓和红髓受累，正常脾结构消失

特殊染色和免疫组织化学

- 弥漫性大 B 细胞淋巴瘤表达 CD20 和 CD79a；如同淋巴结病变一样，可以表达其他抗原，例如 bcl-6 和 CD10，提示来源于生发中心，并表达 MUM-1 或 CD5 抗原
- 详见第 14 章

其他诊断技术

- 流式细胞术检查，弥漫性大 B 细胞淋巴瘤表达 CD19、CD20 和 CD22；最常见的是有克隆性表面抗原轻链；少数病例 sIg 阴性
- 免疫球蛋白基因重排分析有助于诊断（详见第 14 章）

鉴别诊断

▎ Hodgkin 淋巴瘤
- 患者几乎总是有淋巴结 Hodgkin 淋巴瘤
- 典型的多样化细胞背景，由小淋巴细胞、浆细胞、嗜酸性粒细胞、中性粒细胞和巨噬细胞组成，伴有大的多形性 Reed-Sternberg 细胞及其亚型
- 典型者肿瘤细胞 CD20、CD45 和 CD3 阴性，但表达 CD15 和 CD30 抗原

▎ 炎性假瘤（IPT）

- 通常为单发性界限清楚的白色肿块
- 组织学检查显示多种形态的良性梭形细胞和炎细胞聚集

提要

- 大的肿瘤结节常常伴有坏死灶
- 肿瘤通常累及脾门和腹膜后淋巴结，伴或不伴有外周淋巴结肿大

精选文献

Kobrich U, Falk S, Middeke B, et al: Primary large cell lymphoma of the splenic sinuses: A variant of angiotropic B-cell lymphoma (neoplastic angioendotheliomatosis)? Hum Pathol 23:1184-1187, 1992.

Falk S, Stutte HJ: Primary malignant lymphomas of the spleen: A morphologic and immunohistochemical analysis of 17 cases. Cancer 66:2612-2619, 1990.

Kraemer BB, Osborne BM, Butler JJ: Primary splenic presentation of malignant lymphoma and related disorders: A study of 49 cases. Cancer 54:1606-1619, 1984.

Hodgkin 淋巴瘤   Hodgkin Lymphoma

临床特征

- 脾受累常见于经典型淋巴结 Hodgkin 淋巴瘤病例
- 真正的原发性脾 Hodgkin 淋巴瘤非常罕见
- 淋巴细胞为主型 Hodgkin 淋巴瘤很少累及脾

大体病理学

- 脾实质内散在局灶性结节性病灶，常常伴有明显的纤维化
- 少数结节较小，仅见于脾的薄切面

组织病理学

- 早期病变见于白髓的 T 细胞区、小动脉周围淋巴鞘或边缘区
- 特征性的细胞群与亚型诊断相对应
- 经典型 Hodgkin 淋巴瘤：Reed-Sternberg 细胞位于多样化的背景细胞中，包括 T 细胞、组织细胞和嗜酸性粒细胞
- 淋巴细胞为主型 Hodgkin 淋巴瘤："爆米花"细胞，其特征为大的多叶细胞核，染色质细腻，背景为小淋巴细胞
- 可能伴有明显的纤维化

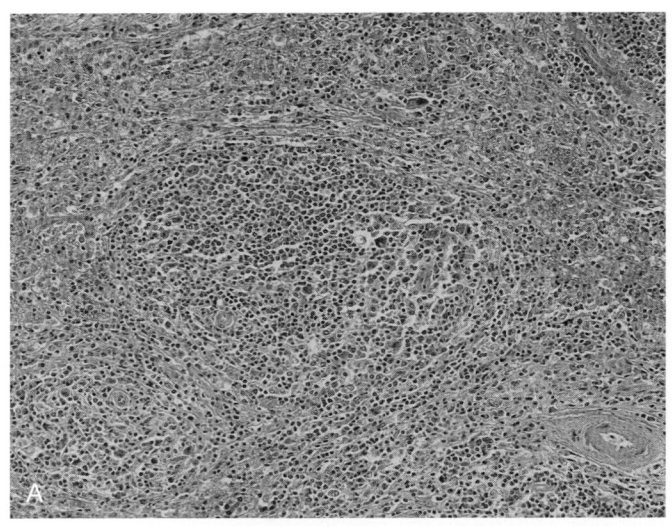

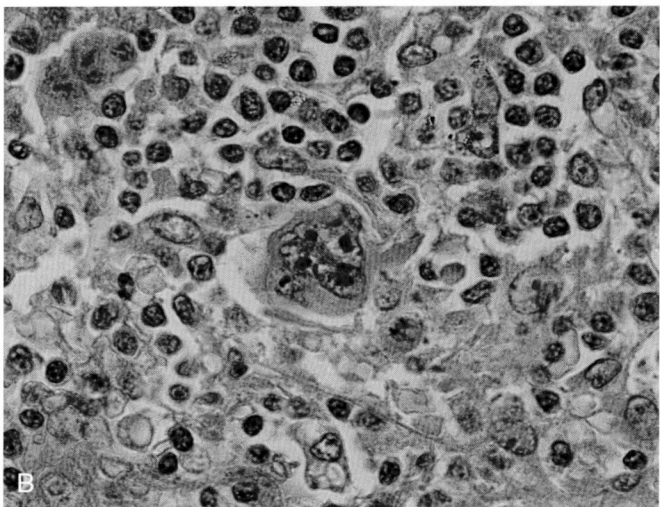

图 15-11　Hodgkin 淋巴瘤。A，低倍镜下显示多发性明显的白髓肿瘤结节。B，肿瘤结节由多种形态的浸润细胞组成，包括 Hodgkin 细胞、淋巴细胞、嗜酸性粒细胞和上皮样组织细胞。

- 可有上皮样肉芽肿

特殊染色和免疫组织化学

- 小淋巴细胞为混合性 CD3 阳性的 T 细胞（主要为 CD4 阳性的辅助性细胞）和 CD20 阳性的 B 细胞；通常以前者为主
- Reed-Sternberg 细胞及其亚型 CD30 和 CD15 阳性，而 CD45RB［白细胞共同抗原（LCA）］和 CD3 阴性；CD20 通常阴性，但也可能见于部分肿瘤细胞
- 淋巴细胞为主型 Hodgkin 淋巴瘤的"爆米花"细胞 CD20 和 CD45RB（LCA）阳性，而且可能被

CD57 阳性的 T 细胞包绕

其他诊断技术

- 没有帮助

鉴别诊断

▌弥漫性大 B 细胞淋巴瘤
- 同样，肿瘤结节也是随意分布
- 主要由大淋巴细胞组成
- 多数病例的肿瘤细胞 CD20 和 CD45 阳性，而 CD15 阴性
- 少数 Hodgkin 淋巴瘤病例可能"合并"弥漫性大 B 细胞淋巴瘤（复合性淋巴瘤），或较常见的是淋巴细胞为主型 Hodgkin 淋巴瘤出现弥漫性大 B 细胞淋巴瘤转化

▌间变性大细胞性淋巴瘤
- 可能形成瘤块或弥漫性浸润脾
- 多形性多核大细胞伴有明显的核仁，可能类似于 Reed-Sternberg 细胞；然而，缺乏 Hodgkin 淋巴瘤典型的多样化细胞背景
- 间变性大细胞性淋巴瘤的肿瘤细胞表达 CD30 和间变性淋巴瘤激酶（anaplastic lymphoma kinase, ALK-1），但 CD15 通常阴性

▌炎性假瘤
- 一般为孤立性肿块，切面白色
- 肿瘤局限于脾，没有淋巴结肿大
- 混合性良性梭形细胞、淋巴细胞和浆细胞
- 没有 Reed-Sternberg 细胞

▌脾错构瘤
- 一般表现为孤立性肿块，切面红色
- 不累及脾以外的组织

▌转移性癌或黑色素瘤
- 几乎总有原发性肿瘤的既往史
- 单个或多发性随意分布的肿瘤结节
- 显微镜下显示成片的大的非造血细胞（淋巴细胞抗原阴性）

提要

- 真正的脾原发性 Hodgkin 淋巴瘤罕见（< 3% 病例）
- 事实上，现代放射影像学技术已经取代了脾切除术进行 Hodgkin 淋巴瘤分期；然而，脾切除术仍

然是证明 Hodgkin 淋巴瘤累及脾的单一最有效的方法

精选文献

Burke JS, Osborne BM: Localized reactive lymphoid hyperplasia of the spleen simulating malignant lymphoma: A report of seven cases. Am J Surg Pathol 7:373-380, 1983.
Farrer-Brown G, Bennett MH, Harrison CV, et al: The diagnosis of Hodgkin's disease in surgically excised spleens. J Clin Pathol 25:294-300, 1972.
Lukes RJ: Criteria for involvement of lymph nodes, bone marrow, spleen and liver in Hodgkin's disease. Cancer Res 31:1755-1767, 1971.

非肿瘤性疾病累及脾红髓
Non-neoplastic Diseases Involving the Splenic Red Pulp

Gaucher 病和其他贮积性疾病
Gaucher Disease and Other Storage Disorders

临床特征

- Gaucher 病有两种主要类型：婴儿型和成人型
  - 婴儿型：肝脾肿大和 1 岁内精神发育迟缓，婴儿期或儿童早期死亡
  - 成人（迟发）型
    - 最常见的类型
    - 德裔犹太人发病率最高
    - 最常见的溶酶体贮积病
    - 儿童后期或成人期隐匿发病
    - 没有精神发育迟缓
    - 可表现为全血细胞减少
    - 肝肿大、脾肿大和肾上腺受累
    - 骨病变包括病理性骨折、溶骨性病变和股骨头无血管性坏死
- 大多数其他遗传代谢性贮积病在婴儿或儿童期发病；全都极其罕见
- Niemann-Pick 病的非神经病病例也可发生于成人期，临床上伴有明显的脾功能亢进
- 特征和鉴别诊断概括在表 15-2

大体病理学

- 脾弥漫性增大，切面色淡、干燥

组织病理学

- 大的巨噬细胞造成红髓膨胀和脾索扩张
- Gaucher 细胞具有特征性的"绉绸样"胞质，应与 Niemann-Pick 细胞鉴别，Niemann-Pick 细胞也是大的巨噬细胞，但是由于存在许多小的空泡，所以胞质呈泡沫样
- 另一个重要的鉴别是见于蜡样质组织细胞增多症（ceroid histiocytosis）（例如，Hermansky-Pudlak 综合征患者）病例中的海蓝组织细胞
- 蜡样质组织细胞较小，淡黄棕色（Wright-Giemsa 染色呈蓝绿色），具有明显的胞质内颗粒

特殊染色和免疫组织化学

- 见表 15-2

其他诊断技术

- 贮积产物的生化分析和新鲜组织标本相关酶活性测定是明确诊断的金标准
- 对于处于高危的家族性受累患者进行特异性基因突变检测在越来越多的代谢性疾病中是有可能的

鉴别诊断

- 见表 15-2

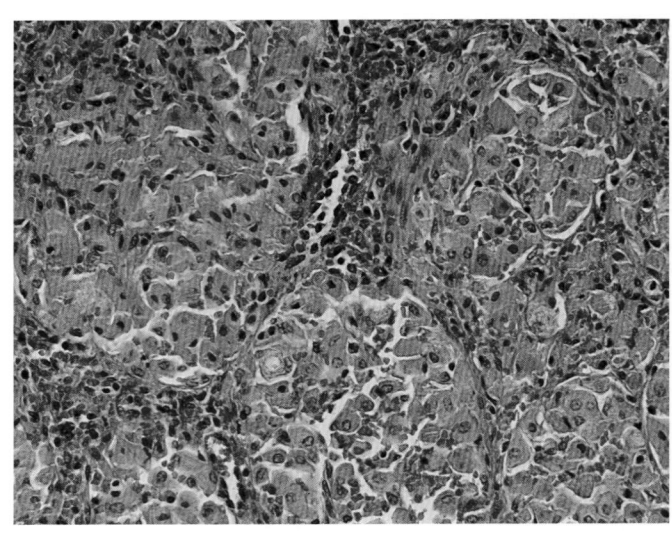

图 15-12　Gaucher 病。Gaucher 细胞位于红髓脾索。胞质丰富，细胞核圆形到卵圆形，淡染，核仁均匀一致。必须与 Langerhans 细胞组织细胞增多症鉴别，后者细胞较小，伴有豆形细胞核。在少数情况下，吞噬鸟型分枝杆菌的巨噬细胞可能类似 Gaucher 细胞。

提要

- 全血细胞减少可能是临床特征；可能是由脾功能亢进和 Gaucher 细胞浸润骨髓所致
- 这些疾病的诊断是由外周血、骨髓或其他组织的生化检查确定的

表 15-2　贮积性疾病的鉴别诊断：特殊染色和其他技术

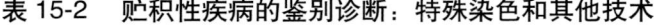

染色或技术	贮积性疾病			
	Gaucher 病	Niemann-Pick 病	黏多糖贮积病	糖原贮积病
酶的缺陷	糖脑苷脂酶（β- 糖苷酶）	神经磷脂酶	不同种类：已知多种类型	不同种类：10 种类型
贮积产物	糖脑苷脂	神经磷脂	不同种类	糖原
其他受累器官	肝、肾上腺、肺、骨；婴儿型中枢神经系统	脑、肝、肺、骨髓	中枢神经系统、舌、骨骼、肝、角膜、心脏瓣膜	肝、肌肉、心脏（取决于类型）
苏木素 - 伊红染色	"绉绸样"	黄绿色	透明	透明
Wright-Giemsa 染色	无色	蓝绿色		
PAS 染色	阳性	不定	弱阳性	阳性
淀粉酶消化后 PAS 染色	阳性	不定		阴性
铁染色	阳性	阴性		阴性
抗酸染色	阴性	阳性		
电子显微镜检查	溶酶体伴螺旋小管扭曲	不同大小的残留小体	有界膜的空泡伴有层状包涵体	糖原颗粒

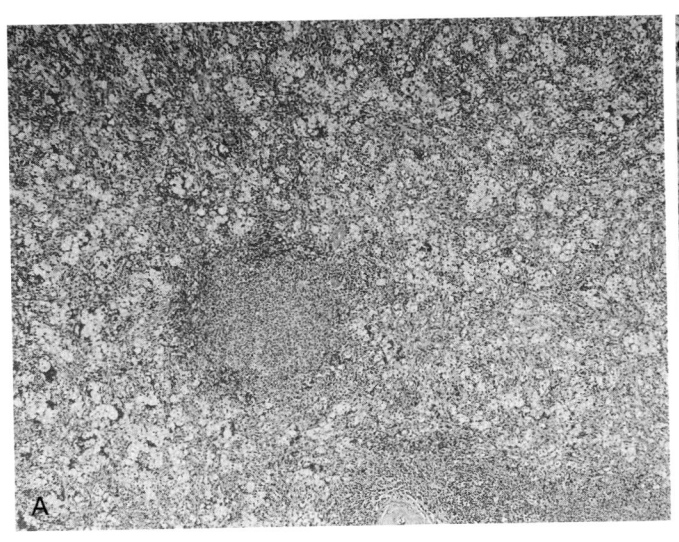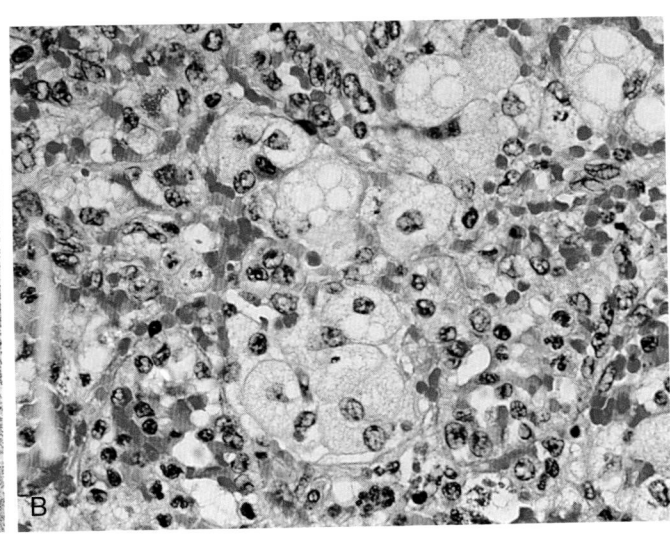

图 15-13　Niemann-Pick 病。A，低倍放大。组织细胞位于红髓脾索，周围脾滤泡。B，高倍放大。组织细胞胞质丰富、透明、有多个空泡，细胞核圆形到卵圆形，淡染，核仁均匀一致。

- 病理医师在尸检或术中见到脾时，多数患者已经确立诊断；因此，无需过分强调与临床结合

精选文献

Barranger JA, Ginns EI: Glucosylceramide lipidoses: Gaucher disease. In Scriver CR, Beaudet AL, Sly WS, et al (eds): The Metabolic Basis of Inherited Diseases, 6th ed. New York, McGraw-Hill, 1989.

Elleder M: Niemann-Pick disease. Pathol Res Pract 185:293-328, 1989.

Lee RE, Peters SP, Glew RH: Gaucher's disease: Clinical, morphologic and pathogenetic considerations. Pathol Ann 12:309-339, 1977.

血液性疾病　Hematologic Diseases

髓外造血
Extramedullary Hematopoiesis

临床特征

- 髓外造血（EMH）是指造血前体细胞在脾内积聚
- EMH 可分为两种类型
  - 非肿瘤性 EMH 是指非克隆性造血前体细胞在脾红髓内积聚
  - 肿瘤性 EMH 是指血液恶性肿瘤继发性"扩散"到脾，可以表现为髓外造血
- 非肿瘤性 EMH
  - 通常由于其他原因切除脾后的意外发现
  - 典型者见于重症贫血患者（例如重型地中海贫血）或有取代骨髓的疾病（淋巴瘤、骨髓瘤、转移性恶性肿瘤）
  - 胎儿和早产婴儿正常可见
- 肿瘤性 EMH
  - 通常伴有较明显的脾肿大，最常用脾切除术缓解明显的脾肿大所致的疼痛或改善脾功能亢进所致的血细胞减少症
  - 一般见于典型的骨髓增生障碍的患者，特别是慢性特发性骨髓纤维化（原发性骨髓纤维化），这类病变中髓外造血是主要表现之一
  - 也见于其他伴有"继发性骨髓纤维化"的骨髓增生障碍患者，例如真性红细胞增多症和罕见的特发性血小板增多症
  - 在少数情况下，也可见于骨髓增生障碍 / 骨髓增生性疾病（例如，慢性髓单核细胞性白血病）或骨髓增生障碍综合征
- 在所有骨髓肿瘤的患者，脾的 EMH 均应与髓外（脾）急性白血病相鉴别，当后者见于髓外造血背景之上时，可能是疾病的转化

大体病理学

- 通常为意外发现，大体没有特征性改变
- 可能引起红髓弥漫性扩张
- 少数情况下表现为多发性质软、隆起的暗红色到褐色浆果样结节；最常见于慢性特发性骨髓纤维

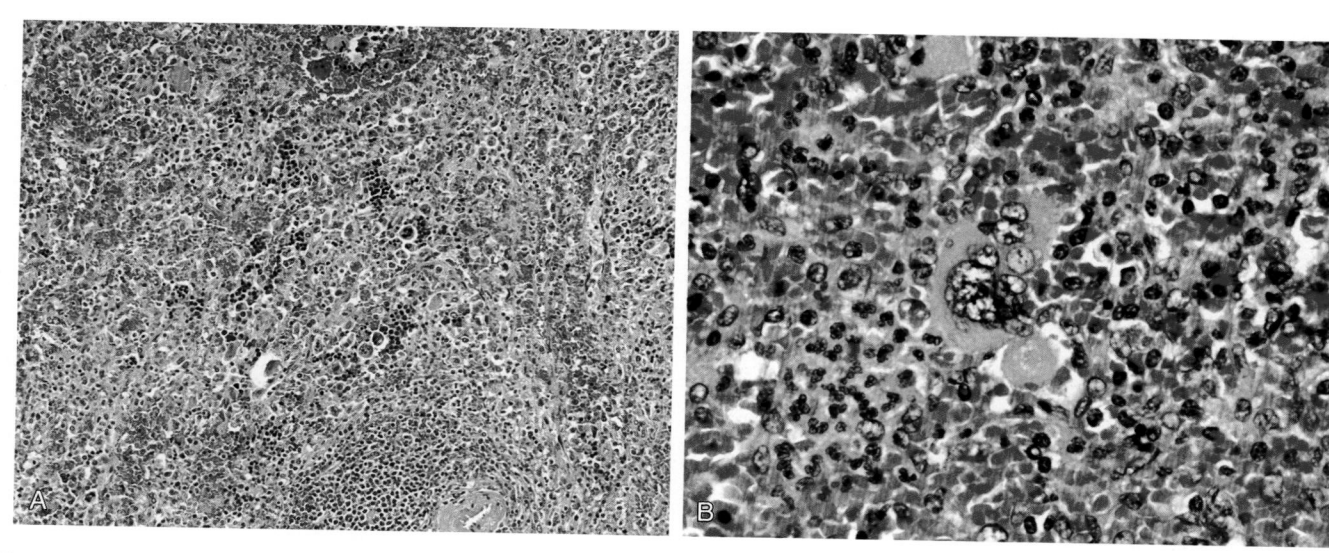

图 15-14   髓外造血。A，红髓和血管含有三系造血细胞，伴有明显的成红细胞和巨核细胞。**B**，骨髓纤维化的髓外造血。大量中性粒细胞伴异常巨核细胞，形态上类似于原发性骨髓纤维化伴有骨髓化生病例中的骨髓特征性改变。

化或真性红细胞增多症（红细胞增多症后骨髓化生）的晚期患者

组织病理学

- 浸润的细胞见于红髓髓索或在红髓髓窦内
- 非常容易辨认小簇状的正成红细胞；这是见于非克隆性髓外造血的主要细胞类型
- 通过免疫组化检查（例如，髓过氧化酶）可以确定巨核细胞和粒细胞前体细胞
- 三系髓外造血最常见于慢性骨髓增生障碍的患者
- 出现具有异常团块状核染色质的大的多形性巨核细胞簇，提示慢性特发性骨髓纤维化（或真性红细胞增多症后继发性骨髓纤维化）相关性髓外造血的诊断

特殊染色和免疫组织化学

- Wright 染色（例如印片）
- 抗血红蛋白（或血型糖蛋白 A）免疫染色可以突显红细胞系前体细胞（幼红细胞）
- 与髓过氧物酶或溶菌酶反应的抗体可用于显示髓系细胞
- 与血小板糖蛋白反应的抗体可能有助于辨认巨核细胞，例如 CD42b 或 CD61
- CD34 和其他石蜡反应性抗体常常用于组织切片血液恶性肿瘤的分型，也可用于一些选择性的病例，例如确定母细胞的积聚，母细胞积聚代表转

化为髓外急性白血病

其他诊断技术

- 通常没有必要；流式细胞检查和细胞遗传学技术可以用于证实进展为急性白血病

鉴别诊断

▌ 红髓淋巴细胞浸润

- 细胞多形性比较明显；不如正成红细胞圆，染色质密度比正成红细胞低（即具有较易见的染色质结构）
- 细胞边界不清

▌ 急性白血病

- 急性发病，通常伴有严重的血细胞减少
- 母细胞核浆比高，染色质细腻，胞质稀少、不甚清楚；然而，原单核细胞和原巨核细胞具有较丰富的胞质

提要

- 过去应用骨髓化生（myeloid metaplasia）这一术语指代髓外造血是一种误称；髓外造血这种现象是由于脾捕获循环血中不成熟的造血细胞（过滤理论）造成的
- 辨认早期髓外（脾）母细胞转化可能具有挑战性，免疫组化检查对于这些病例可能非常重要

- 没有髓外造血

特殊染色和免疫组织化学

- 没有帮助

其他诊断技术

- 患者红细胞的渗透脆性试验
- 聚丙烯酰胺凝胶电泳用于分子分型

鉴别诊断

■ 自身免疫溶血性贫血
- 没有家族史
- 获得性疾病
- 脾正常大小到轻度增大
- 如果未经治疗，脾显示明显的白髓增生和红髓浆细胞增多
- 脾索并不扩张，脾索和脾窦的巨噬细胞内容易发现噬红细胞现象
- 含铁血黄素沉积和髓外红细胞生成可较明显
- Coombs 试验阳性
■ 镰状细胞病及其亚型
- 到了 7 岁时，由于多发性梗死通常出现自体脾切除［血红蛋白 S（HbSS）］
- 脾肿大见于成人的镰状细胞病（例如，镰状细胞和血红蛋白 C 病）
- 梗死更加常见
- 红髓内镰状细胞积聚
- 病史非常重要，包括祖籍（较常见于非洲和阿拉伯血统）
■ 纤维充血性脾肿大
- 患者通常有肝疾病，常常伴有腹水
- 红髓显示充血（由于血液停滞）合并纤维化

提要

- 在少数情况下，红髓明显充血的区域表面上类似于毛细血管血管瘤甚或脾错构瘤；然而，后两种病变通常表现为界限清楚的局灶性病变；此外，血管瘤具有异常的血管腔
- 在遗传性球形红细胞症，溶血和贫血可以通过脾切除术缓解，但潜在的红细胞缺陷依然存在
- 在分子水平，这种疾病是异质性的；是由涉及几种红细胞膜蛋白的多种突变引起的

精选文献

O'Malley DP, Kim YS, Perkins SL, et al: Morphologic and immunohistochemical evaluation of splenic hematopoietic proliferations in neoplastic and benign disorders. Mod Pathol 18:1550-1561, 2005.
Neiman RS, Orazi A: Functions of the spleen. In Disorders of the Spleen, 2nd ed. Philadelphia, WB Saunders, 1999, pp 26-38.
Wilkins BS, Green A, Wild AE, Jones DB: Extramedullary haemopoiesis in fetal and adult human spleen: A quantitative immunohistological study. Histopathology 24:241-247, 1994.

遗传性球形红细胞症
Hereditary Spherocytosis

临床特征

- 患者有溶血性贫血家族史（常染色体显性遗传）
- 这种情况下的脾切除术最常在较大儿童或年轻人中进行
- 常染色体显性遗传性疾病

大体病理学

- 脾肿大；通常为中等程度的肿大
- 红髓显示明显的充血
- 正常白髓结节变小

组织病理学

- 白髓正常到萎缩
- 红髓髓索扩张，脾窦空虚
- 脾索巨噬细胞增多和脾窦内衬细胞肥大
- 不易见到噬红细胞作用，少量含铁血黄素沉积

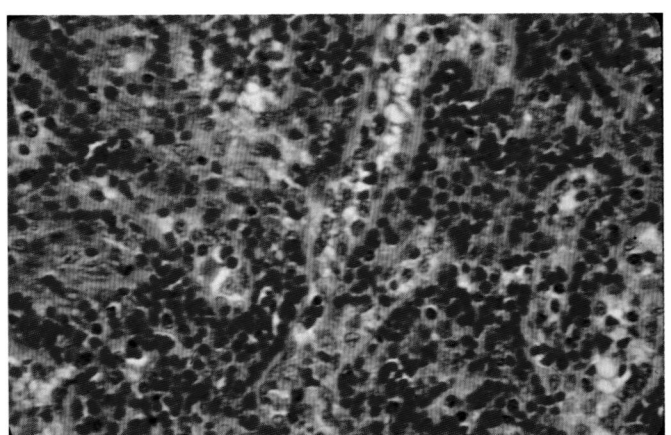

图 15-15　遗传性球形红细胞症。高倍镜下显示脾索扩张，充满红细胞，脾窦相对空虚。

精选文献

Iolascon A, Miraglia del Giudice E, Perrotta S, et al: Hereditary spherocytosis: From clinical to molecular defects. Haematologica 83:240-257, 1998.

Chang CS, Li CY, Liang YH, Cha SS: Clinical features and splenic pathologic changes in patients with autoimmune hemolytic anemia and congenital hemolytic anemia. Mayo Clin Proc 68:757-762, 1993.

镰状细胞病及其亚型
Sickle Cell Disease and Variants

临床特征

- 遗传性溶血性贫血
- 主要发生在祖籍为非洲或阿拉伯的患者
- 可能妨碍儿童生长
- 病程有几种危象
  — 疼痛（梗死）
  — 溶血危象
  — 再生障碍危象
  — 脾隔离（发生在伴有各种镰状细胞病变的幼儿或老年患者）
  — 手足综合征
  — 急性胸部综合征
- 伴有纯合性 HbSS 的患者在儿童期形成功能性无脾，而且处于流感嗜血杆菌、肺炎葡萄球菌和脑膜炎奈瑟球菌引起的脓毒症的危险之中
- 患者可能出现黄疸
- 患者在年轻时可发生胆结石
- 沙门菌骨髓炎发生率增高

大体病理学

- HbSS 病：到了 7 岁时，脾已经成为一个绿褐色纤维化的发育不全的小脾（自体脾切除）
- 患有血红蛋白 C 病和其他亚型的患者，脾可增大，伴有红髓充血；可发生梗死，但脾通常不会完全梗死

组织病理学

- 镰状细胞形成导致血液淤滞和缺氧，进而导致出血性梗死；梗死导致 Gamna-Gandy 小体形成，也就是纤维化病灶伴有含铁血黄素沉积和钙化；这

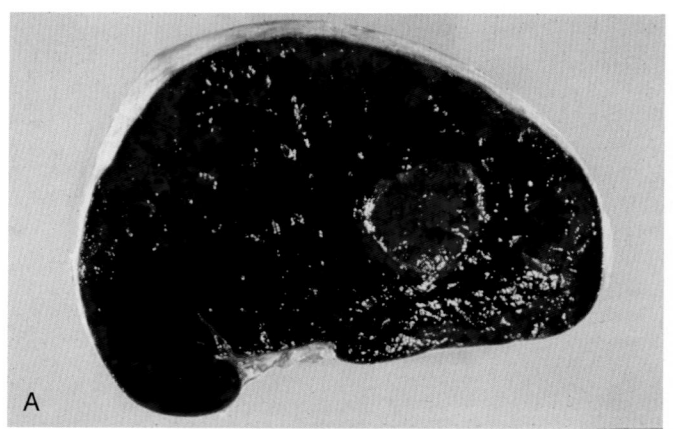

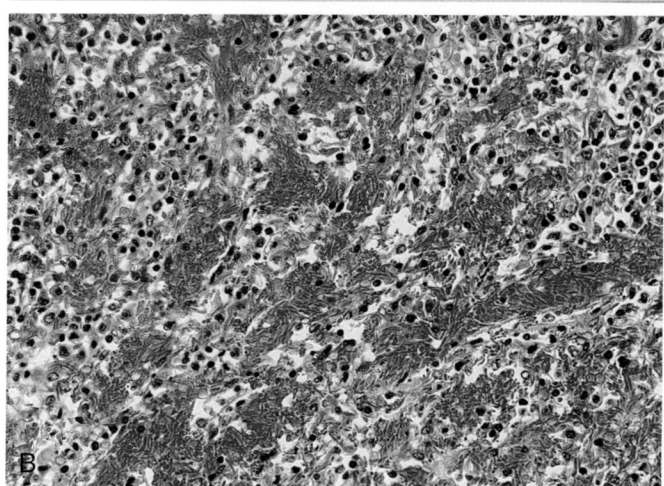

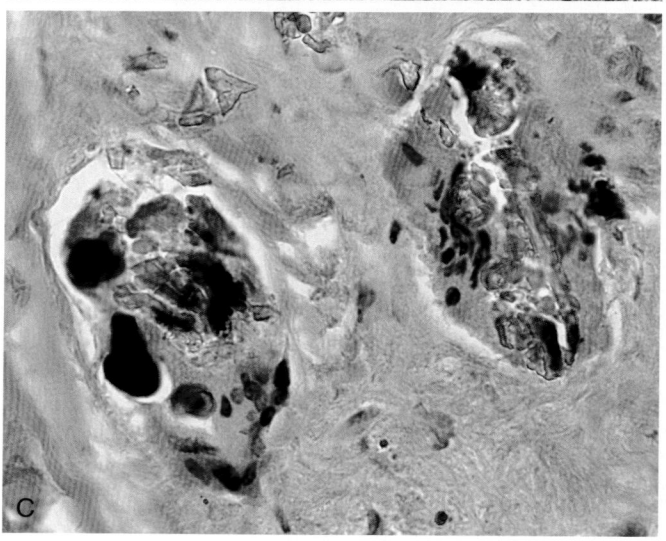

图 15-16 A，血红蛋白 SC 病，成年患者伴有溶血危象，大体照片。脾增大，伴有中心圆形梗死和周围小的梗死灶。B，典型的镰状细胞病（血红蛋白 SS）。正常红髓形态消失；有成团积聚的镰状红细胞和充满色素的巨噬细胞。在组织切片中评估红细胞形态并不可靠，但镰状细胞大量堆积的现象是本病的特征。C，典型的镰状细胞病，Gamna-Gandy 小体。一个陈旧的机化微小梗死灶被铁和灶状钙化包裹。

是本病独特的改变
- HbSS：脾结构进行性破坏；在疾病的最初阶段，由于镰状细胞最先侵犯边缘区，导致边缘区消失；随后所有脾组织进行性消失；仅仅保留纤维组织，伴有含铁血黄素和其他色素沉积以及数量不等的巨噬细胞
- 其他镰状细胞病
  - 红髓充血
  - 脾索和脾窦内出现镰状红细胞
  - 吞噬红细胞和含铁血黄素的巨噬细胞增多

特殊染色和免疫组织化学

- 没有帮助

其他诊断技术

- 血红蛋白电泳

鉴别诊断

- **脾梗死**
  - 脾实质广泛丧失罕见，特别是在儿童
  - 典型的为被膜下楔形病变
  - 血红蛋白电泳正常
  - 没有镰状红细胞
- **遗传性球形红细胞症**
  - 家族史
  - 患者祖籍通常不在非洲
  - 儿童和成年患者都有脾增大
  - 血红蛋白电泳正常
  - 红细胞为球形，而不是镰刀状
  - 脾梗死少见
- **疟疾**
  - 获得性疾病，通常发生在流行区居住或旅行之后
  - 周期性发热
  - 间断性溶血
  - 外周血可查到病原微生物
  - 通常无镰状细胞
  - 血红蛋白电泳一般正常；镰状血红蛋白对于对抗重症疟疾具有一定保护作用

提要

- 福尔马林固定破坏红细胞形态，但是出现许多类晶团聚体和积聚的红细胞通常具有诊断意义

- 脾隔离危象是脾切除术的指征；脾切除可防止复发；在见于病理科的脾标本中，伴有镰状细胞病的脾占大多数
- 患有 HbSS 的祖籍为阿拉伯的患者一般具有较高比例的血红蛋白 F，而且病变轻微

精选文献

Dover GH, Platt OS: Sickle cell disease. In Nathan DG, Orkin SH (eds): Nathan and Oski's Hematology of Infancy and Childhood, 5th ed. Philadelphia, WB Saunders, 1998, pp 762-809.
Bunn HF: Pathogenesis and treatment of sickle cell disease. N Engl J Med 337:762-769, 1997.

自身免疫性溶血性贫血
Autoimmune Hemolytic Anemia

临床特征

- 最常见于成人
- 女性为主
- 可为原发性病变或合并其他疾病，例如系统性狼疮、淋巴组织肿瘤（如慢性淋巴细胞性白血病）或实性瘤，或可能为药物诱导
- 网织细胞增多
- Coombs 试验阳性

大体病理学

- 脾正常到中度增大
- 弥漫性病变，没有局部病变
- 白髓正常到增生
- 红髓膨胀并充血

组织病理学

- 白髓内滤泡增生
- 红髓不同程度的膨胀
- 浆细胞增多
- 脾索和脾窦的巨噬细胞均可见噬红细胞作用
- 可见显著的含铁血黄素沉积和髓外红细胞生成
- 脾索充血；脾窦可表现为空虚（如同先天性球形红细胞症）

特殊染色和免疫组织化学

- 没有帮助

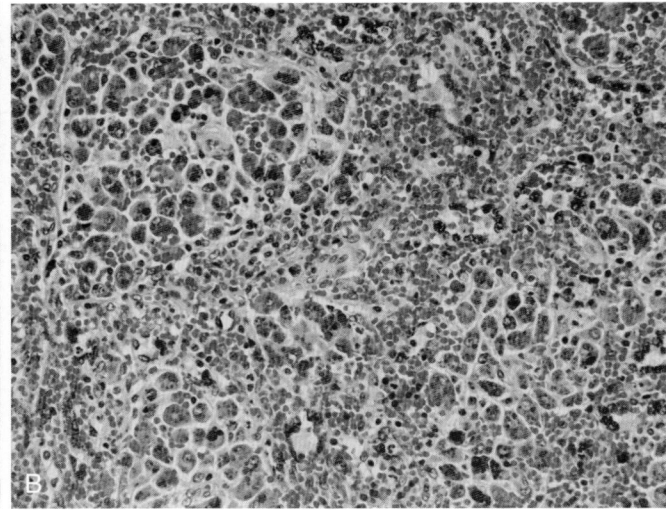

图 15-17　自身免疫性溶血性贫血。 A，血管内吞噬抗体包被的红细胞的噬血作用。B，铁过量。可为大块状，类似于伴有严重铁过量的其他疾病（例如，地中海贫血）。

其他诊断技术

- 血 Coombs 试验

鉴别诊断

- 病史和 Coombs 试验是所有鉴别诊断的关键

■ 特发性血小板减少性紫癜
- 患者血小板减少，但通常不贫血
- 特发性血小板减少性紫癜合并溶血性贫血被称为 Evans 综合征
- 患者血浆和血小板内有抗血小板抗体
- 组织学上，由于吞噬血小板导致 "脾索污秽"（印片最易见到），但没有噬红细胞作用

■ 充血性脾肿大
- 患者有门脉高压，通常伴有肝病
- 脾显示间质成分增多（纤维充血性脾肿大）
- Coombs 试验阴性

■ 遗传性球形红细胞症
- 家族史
- 终身性溶血性贫血
- 红细胞形态异常
- Coombs 试验阴性

提要

- 最常见于女性
- 考虑临床病史和 Coombs 试验结果

精选文献

Chang CS, Li CY, Liang YH, Cha SS: Clinical features and splenic pathologic changes in patients with autoimmune hemolytic anemia and congenital hemolytic anemia. Mayo Clin Proc 68:757-762, 1993.

Sokol RJ, Booker DJ, Stamps R: The pathology of autoimmune haemolytic anaemia. J Clin Pathol 45:1047-1052, 1992.

特发性血小板减少性紫癜（自身免疫性血小板减少性紫癜）
Idiopathic Thrombocytopenic Purpura (Autoimmune Thrombocytopenic Purpura)

临床特征

- 见于任何年龄
- 急性病变较常见于儿童
- 慢性病变最常见于中年成人
- 女性为主
- 常见于 HIV 感染患者；这些患者血小板减少的原因通常是多因素的

大体病理学

- 脾一般为正常大小
- 白髓可能增大

组织病理学

- 白髓滤泡增生

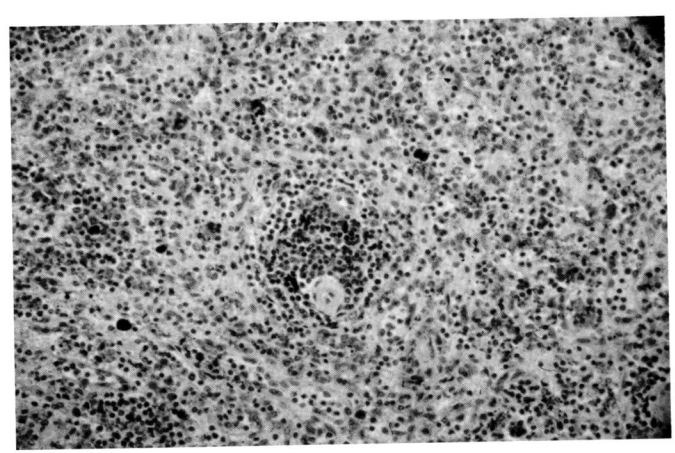

图 15-18　特发性（自身免疫性）血小板减少性紫癜（ITP）。这幅显微照片显示红髓淡染，脾索内有许多淡染的巨噬细胞。多数因 ITP 行脾切除术的患者最初已经应用其他药物治疗，因此这些特征少见。

- 浆细胞增多
- 脾索巨噬细胞呈颗粒状污秽的外观（胞质内碎屑 PAS 染色阳性）
- 红髓内泡沫状巨噬细胞
- 红髓内中性粒细胞数量增多
- 仅有轻微的髓外造血
- 骨髓吸取活检显示巨核细胞正常到数量增多

特殊染色和免疫组织化学

- 没有帮助

其他诊断技术

- 抗血小板抗体试验

鉴别诊断

- 非特异性滤泡增生
  - 病史和临床表现很重要
  - 全血细胞计数
  - 抗血小板抗体试验阴性

提要

- 脾切除术最常见的指征之一
- 这些患者的脾是破坏血小板和产生抗血小板抗体的一个重要的部位
- 只有对类固醇和其他治疗无效的患者才进行脾切除术；类固醇治疗后切除的脾很少显示上述特征

精选文献

Sandier SG: The spleen and splenectomy in immune (idiopathic) thrombocytopenic purpura. Semin Hematol 37(1 Suppl 1):10-12, 2000.

McMillan R: The pathogenesis of chronic immune (idiopathic) thrombocytopenic purpura. Semin Hematol 37(1 Suppl 1):5-9, 2000.

Hassan NM, Neiman RS: The pathology of the spleen in steroid-treated immune thrombocytopenic purpura. Am J Clin Pathol 84:433-438, 1985.

肿瘤性疾病累及脾红髓
Neoplastic Diseases Involving the Splenic Red Pulp

毛细胞性白血病　Hairy Cell Leukemia

临床特征

- 发生于中年人，明显以男性为主
- 脾肿大、贫血和感染
- 没有淋巴结肿大
- 血涂片或骨髓吸取涂片中不是总能见到毛细胞
- 外周血中几乎总有单核细胞减少症
- 95% 以上的患者有骨髓受累；常常通过流式细胞检查明确诊断；最特异的标记物是 CD103
- 骨髓活检显示特征性的细胞浸润伴有纤维化；然而，在某些病例浸润可较轻微，骨髓活检组织的

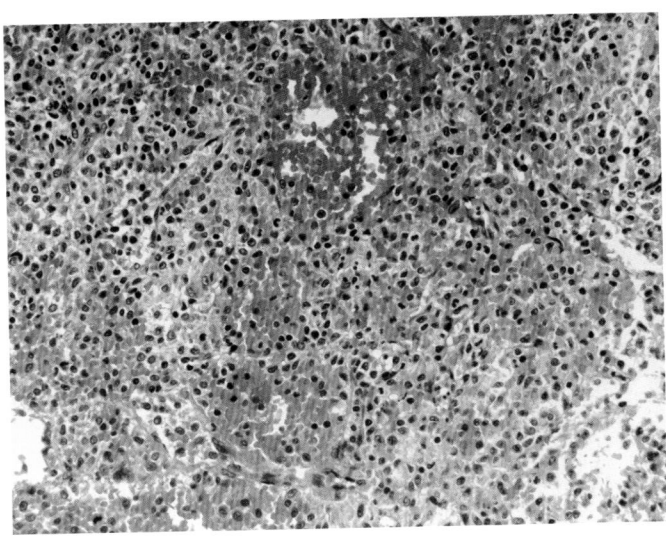

图 15-19　毛细胞白血病。红髓内可见单一形态的细胞浸润。注意边界不清的红细胞湖。

免疫组化染色有助于诊断（例如，应用 DBA.44 和抗 TRAP 抗体）

大体病理学

- 明显的脾肿大
- 弥漫性增大，外观均匀一致，暗红色，质硬
- 可见梗死
- 骨髓纤维化（干抽）

组织病理学

- 浸润非常均一，红髓弥漫性扩张
- 浸润细胞见于脾索和脾窦内
- 浸润细胞有卵圆形细胞核，丰富的淡染嗜酸性胞质
- 印片或外周血和骨髓涂片中可见毛发样胞质突起
- 白髓可能萎缩或被膨胀的红髓完全掩盖
- 缺乏核分裂活性
- 红细胞湖（假窦）内衬毛细胞
- 通常缺乏噬红细胞作用和髓外造血
- 极少数病例可见红髓明显充血，伴有散在分布的毛细胞，可能造成辨别困难（免疫组化染色有助于诊断）
- 有报道少数毛细胞性白血病的特征为出现大细胞或伴有母细胞形态学改变的细胞；这些病例的诊断依赖于受累组织的毛细胞样结构和免疫表型，两者均与毛细胞性白血病一致

特殊染色和免疫组织化学

- 网状纤维：分支状网状纤维网围绕单个细胞
- 毛细胞白血病是一种低级别的 B 淋巴细胞肿瘤；肿瘤细胞 CD20 染色强阳性
- 毛细胞 TRAP 染色阳性
- 毛细胞 DBA.44 和 annexin A1 染色阳性

其他诊断技术

- 流式细胞术：毛细胞表达 CD103、CD19、CD20、CD11c、CD25、FMC7 和 sIg
- 电镜：核糖体 - 板层复合物是特征性改变，但对这种肿瘤并不特异

鉴别诊断

- 边缘区 B 细胞淋巴瘤
  - 白髓浸润为主，不同于毛细胞白血病的弥漫性红髓膨胀
  - 肿瘤细胞 CD103、CD11c、CD25、TRAP 和 annexin A1 染色通常阴性
  - 骨髓浸润方式不同（通常为多结节状）
- 小淋巴细胞性淋巴瘤 / 慢性淋巴细胞性白血病
  - 细胞胞质较少
  - CD20 和 sIg 弱阳性
  - CD5、CD23 和常见的 CD38 阳性
  - TRAP、CD103 和 annexin A1 阴性
- 肥大细胞病
  - 形态学特征仅在表面上相似
  - 肥大细胞增生症通常有较明显的纤维化
  - 分布于被膜、小梁和滤泡周围
  - 细胞化学和免疫表型结果不同
- 髓细胞性白血病
  - 急性髓细胞性白血病和髓细胞样肉瘤可见母细胞增生和明显的核分裂活动
  - 慢性髓细胞性白血病（例如，慢性髓单核细胞性白血病）具有多形性，并向中性粒细胞分化
  - 外周血和骨髓所见不同
  - 细胞化学和免疫表型结果不同

提要

- 主要见于老年男性
- 伴有血液湖（脾紫癜症）
- 特征性的流式细胞学和免疫组织学所见
- 一种治疗最成功的惰性淋巴组织增生性疾病
- 目前很少需要进行脾切除术用以诊断或治疗

精选文献

Burke JS, Rappaport H: The diagnosis and differential diagnosis of hairy cell leukemia in bone marrow and spleen. Semin Oncol 11:334-346, 1984.

Bearman RM, Kjeldsberg CR, Pangalis GA, Rappaport H: Chronic monocytic leukemia in adults. Cancer 48:2239-2255, 1981.

肝脾 T 细胞淋巴瘤
Hepatosplenic T-Cell Lymphoma

临床特征

- 发生于青年人，男性为主
- 可能与长期免疫抑制治疗有关（例如，移植后）

- 表现为严重的肝脾肿大、血细胞减少和 B 症状
- 在诊断时通常没有淋巴结肿大
- 骨髓受累是恒定的特征

大体病理学

- 明显的脾肿大
- 切面均匀一致，白髓消失

组织病理学

- 红髓髓索和脾窦弥漫性扩张
- 常见脾窦内充满成片的肿瘤细胞
- 白髓消失

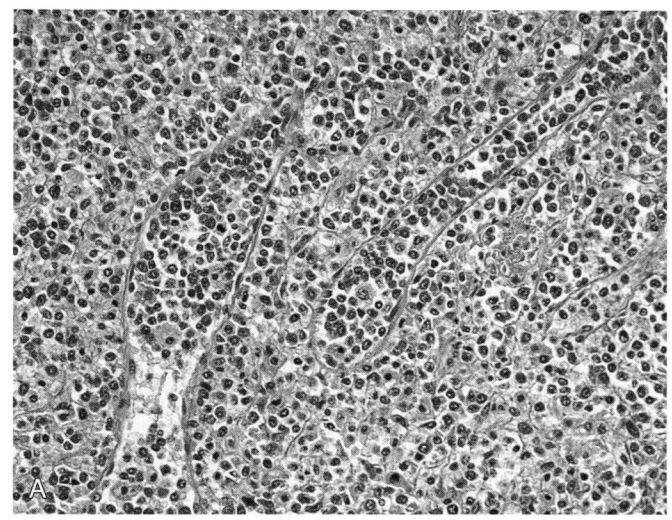
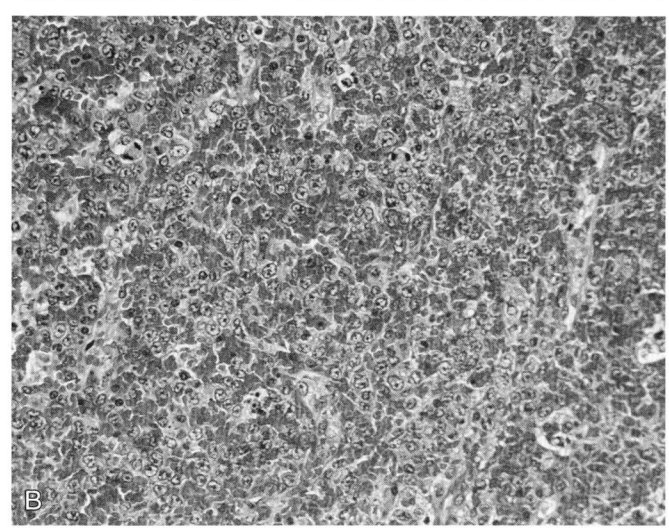

图 15-20　肝脾 T 细胞淋巴瘤。A，许多肿瘤性 T 细胞造成脾窦扩张。B，肝脾 T 细胞淋巴瘤病例可见大的肿瘤性 T 细胞，特别是在疾病进展时。

特殊染色和免疫组织化学

- 肿瘤细胞表达 CD3 和 CD56，而 CD4、CD8、CD5 阴性，CD7 常常阴性

其他诊断技术

- 流式细胞术检查可见 γδ TCR
- 罕见的 αβ TCR 阳性病例已有报告
- 7q 等臂染色体是肝脾 T 细胞淋巴瘤明确的细胞遗传学异常

鉴别诊断

- 小淋巴细胞性淋巴瘤 / 慢性淋巴细胞性白血病
  - 累及白髓和红髓
  - 肿瘤细胞 CD20 和 sIg 弱阳性
- 毛细胞白血病
  - 红髓浸润为主，伴有血液湖
  - 外周血中可见伴有细毛发样胞质突起的细胞
  - 独特的免疫表型：B 细胞 TRAP、DBA.44、CD25、CD11c 和 CD103 阳性
- 前淋巴细胞性白血病
  - 前淋巴细胞中等大小，伴有空泡状细胞核和明显的核仁
  - 患者一般表现为白细胞计数增高
  - 可见 B 细胞免疫表型：CD20、CD19、CD22 和 sIg 高度显色
- 大颗粒淋巴细胞性白血病
  - 在固定的组织和受累的红髓中，两种肿瘤细胞看上去偶尔相似
  - 没有纤维化
  - CD3、CD8、CD57、CD16 和 CD56 阳性程度不等

提要

- 免疫抑制患者实体器官移植受体出现明显的肝脾肿大是肝脾 T 细胞淋巴瘤常见的表现
- 常有骨髓受累；典型的血管内浸润，最好应用免疫组化染色显示（例如 CD3）

精选文献

Vega F, Medeiros LJ, Gaulard P: Hepatosplenic and other γδ T-cell lymphomas. Am J Clin Pathol 127:869-880, 2007.

Neiman RS, Orazi A: Lymphomas of the spleen. In Disorders of the Spleen, 2nd ed. Philadelphia, WB Saunders, 1999, pp 109-136.

系统性肥大细胞增生症
Systemic Mastocytosis

临床特征

- 罕见的疾病
- 常有脾受累，多数患者有可触及的脾肿大
- 多数患者在诊断时有色素性荨麻疹或肥大细胞活动的其他全身表现

大体病理学

- 脾肿大
- 脾被膜增厚
- 多灶性边界不清的结节，伴有纤维化和硬化；可有钙化

组织病理学

- 肥大细胞积聚并形成结节，伴有不同程度的纤维化，常常伴有嗜酸性粒细胞，在肥大细胞积聚的周围嗜酸性粒细胞较多
- 结节常常位于血管周围；也可能分布在小梁周围和滤泡周围
- 在常规 H.E. 染色切片中，肥大细胞具有成熟的锯齿状细胞核，胞质丰富，细胞边界清楚（"煎蛋"样外观）
- 然而，肥大细胞可能类似于单核细胞、单核细胞样 B 细胞或毛细胞，特别是因为在常规 H.E. 染

色切片中难以见到颗粒
- 脾门淋巴结也可能受累
- 常有骨髓受累

特殊染色和免疫组织化学

- 肥大细胞可通过特异性酯酶染色、Giemsa、甲苯胺蓝或其他异染性染色，或类胰蛋白酶（tryptase）、类糜蛋白酶（chymase）或 CD117 免疫组化染色显示

其他诊断技术

- 类胰蛋白酶和 CD25（而且常常应用 CD2）免疫反应的异常表达局限于肿瘤性肥大细胞，通常足以证实诊断
- 血清类胰蛋白酶水平持续升高（ > 20ng/ml ）
- 检测活化的 c-kit 突变 D816V

鉴别诊断

▌ 毛细胞性白血病
- 毛细胞形成红细胞湖，缺乏明显的纤维化
- 肥大细胞增生症伴有纤维化，可表现为弥漫性纤维化，或浸润的肥大细胞周围出现纤维化
- 细胞系不同，分别是髓细胞系和淋巴细胞系，通过免疫染色（毛细胞表达淋巴细胞抗原而类胰蛋白酶阴性）、流式细胞检查或分子诊断技术可以证实

▌ 大颗粒淋巴细胞性白血病

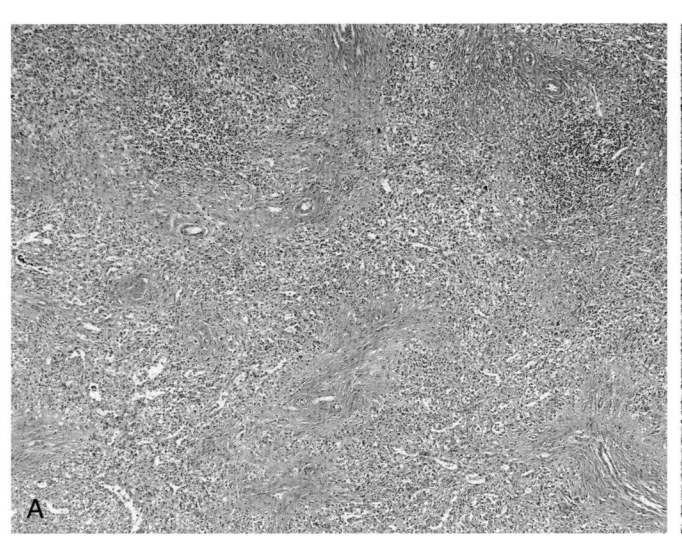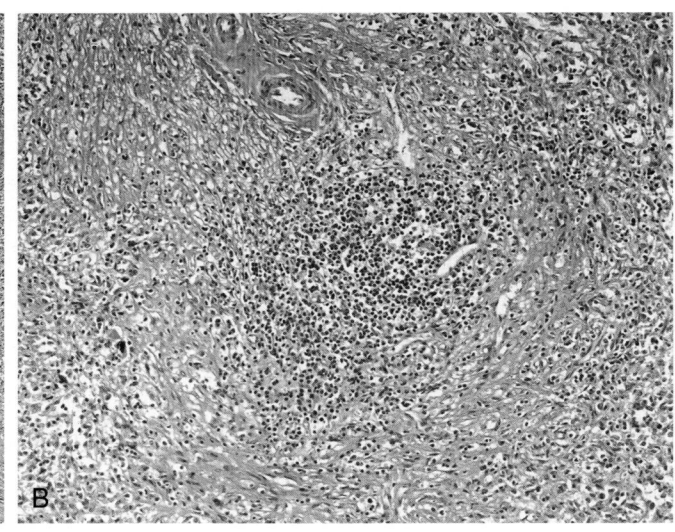

图 15-21　肥大细胞增生症。A，低倍观。红髓内肥大细胞积聚。肿瘤细胞胞质丰富。注意小梁周围和血管周围纤维化。B，高倍观。也可见特征性的滤泡周围浸润。

- 在固定的组织和受累的红髓中，两种肿瘤细胞看上去偶尔相似
- 无纤维化
- CD3、CD8、CD57、CD16 和 CD56 不同程度阳性
- 肥大细胞的类胰蛋白酶和 CD117 阴性

提要

- 常见脾肿大
- 组织学上，肥大细胞表面上看类似于单核细胞、毛细胞或单核细胞样 B 细胞；低倍镜下纤维化结节和嗜酸性粒细胞仅见于肥大细胞增生症
- 肥大细胞有特殊的免疫表型

精选文献

Horny HP, Sotlar K, Valent P: Mastocytosis: State of the art. Pathobiology 74:121-132, 2007.

Horny HP, Ruck MT, Kaiserling E: Spleen findings in generalized mastocytosis: A clinicopathologic study. Cancer 70:459-468, 1992.

Brunning RD, McKenna RW, Rosai J, et al: Systemic astocytosis: Extracutaneous manifestations. Am J Surg Pathol 7:425-438, 1983.

慢性髓性白血病
Chronic Myelogenous Leukemia

临床特征

- 患者通常表现为白细胞增多，伴有明显的中性粒细胞增多和不同比例的不成熟髓细胞和嗜碱性粒细胞增多
- 在诊断时常有脾肿大

大体病理学

- 均匀一致的深红色实性外观
- 没有脾淋巴小结可见

组织病理学

- 白髓通常消失
- 红髓髓索和脾窦显示处于所有成熟阶段的多形性髓细胞浸润，以成熟性粒细胞为主
- 偶尔在脾内首先发现母细胞转化
- 骨髓总是受累

特殊染色和免疫组织化学

- 萘酚-AS-D 氯乙酸酯酶以及诸如抗髓过氧物酶或

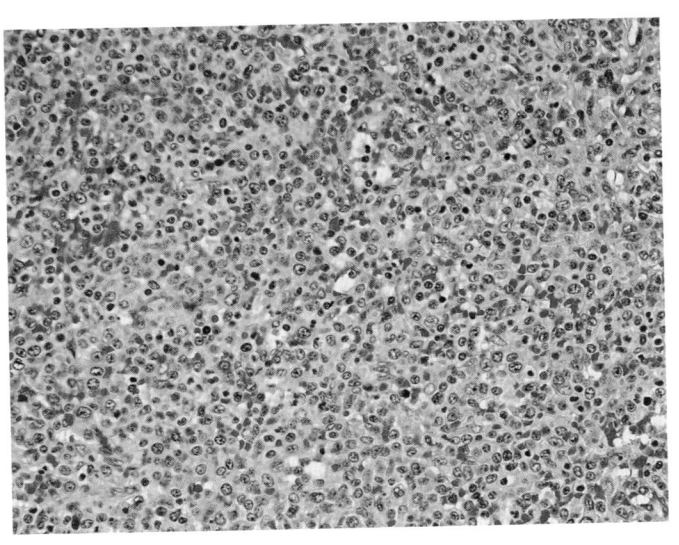

图 15-22　慢性髓性白血病，母细胞期。红髓内白血病性母细胞弥漫性浸润。脾内可能出现急性转化（髓外转化）。

溶菌酶的抗体，可用于辨别髓细胞
- 中性粒细胞碱性磷酸酶（NAP）活性降低
- 联合应用母细胞反应标记物，例如 CD34、CD117 和 TdT，可以用于证实髓外（脾）母细胞转化，而一系列的细胞系特异性抗体（例如 MPO、溶菌酶、CD79a、PAX5、CD3）则有助于分型（例如，髓细胞转化还是淋巴细胞转化或巨核细胞转化）

其他诊断技术

- 通过对于血液、骨髓或脾组织进行核型分析、聚合酶链反应（PCR）或荧光原位杂交（FISH）检查可以确认费城染色体易位 t（9；22），这对于证实慢性骨髓性白血病的诊断是必要的
- 一些患者最初细胞遗传学检查费城染色体阴性，但随后通过 PCR 或 FISH 检查发现 bcr-abl 易位阳性
- 在母细胞转化的病例，流式细胞检查有助于确定母细胞的存在和评估其细胞系

鉴别诊断

- 组织学特征典型，特别是外周血所见
- 在挑选性的病例，萘基丁酸盐酯酶细胞化学染色或抗组织细胞学标记物抗体反应性可能有助于区分髓外慢性骨髓性白血病和慢性髓单核细胞性白血病或其他类型的费城染色体阴性的骨髓肿瘤

▎反应性脾红髓增生

- 通常为非特异性应激反应性病变的一部分，可能伴有血液白血病样反应，或与慢性充血性脾功能亢进有关
- 嗜碱性细胞增多不常见
- 中性粒细胞碱性磷酸酶（neutrophil alkaline phosphatase，NAP）升高
- 细胞遗传学正常

■ 急性白血病
- 与慢性骨髓性白血病的母细胞危象进行鉴别诊断
- 需要有慢性病病史或 t（9；22）染色体易位的细胞遗传学证据

提要

- 与费城染色体 t（9；22）易位或 bcr-abl 基因易位有关
- 明显的脾肿大，红髓受累为主
- 几乎所有的患者最终都有母细胞转化，母细胞转化与预后不良有关
- 在儿童患者，成人型慢性骨髓性白血病需要与幼年性髓单核细胞性白血病鉴别；然而，在脾切片中这两种病变多半重叠

精选文献

Pinkus GS, Pinkus JL: Myeloperoxidase: A specific marker for myeloid cells in paraffin sections. Mod Pathol 4:733-741, 1991.

Shepherd PC, Ganesan TS, Galton DA: Haematological classification of the chronic myeloid leukaemias. Baillieres Clin Haematol 1:877-906, 1987.

Burke JS: Surgical pathology of the spleen: An approach to the differential diagnosis of splenic lymphomas and leukemias. Part II. Diseases of the red pulp. Am J Surg Pathol 5:681-694, 1981.

Langerhans 细胞组织细胞增多症
Langerhans Cell Histiocytosis

临床特征

- 脾受累发生在伴有播散性病变（Letterer-Siwe 病）的婴儿和幼儿
- 症状包括发热和皮肤病变

大体病理学

- 脾肿大，伴有弥漫性红髓膨胀

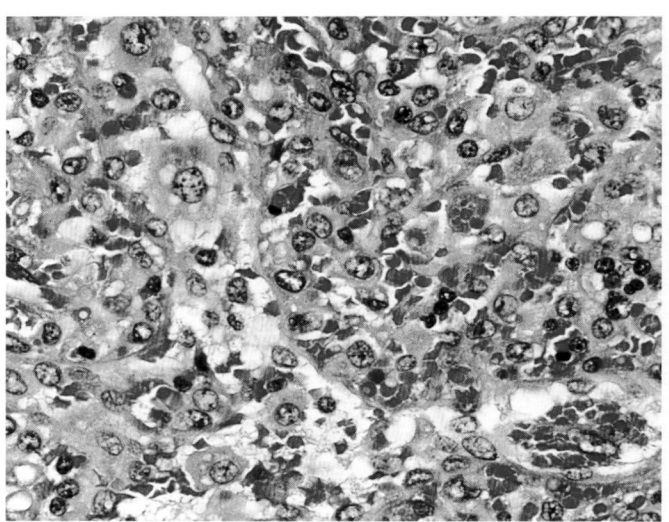

图 15-23　发生在儿童患者的噬血细胞综合征。脾索显著增生，血管内有巨噬细胞。类似的现象可能见于溶血性贫血或反复输血的患者。

组织病理学

- 红髓 Langerhans 细胞浸润，可为弥漫性或多结节性（疏松的 Langerhans 细胞聚集呈肉芽肿样），或在极少数病例有大的散在分布的瘤块
- 细胞具有典型的淡染的豆形细胞核和淡染的胞质
- 通常也有嗜酸性细胞和浆细胞，尽管数目比局限性疾病少见得多

特殊染色和免疫组织化学

- CD1a、S-100 蛋白和 CD68 (KP-1) 阳性
- CD68R (PG-M1) 阴性

其他诊断技术

- 电镜检查显示 Birbeck 颗粒

鉴别诊断

■ 播散性幼年性黄色肉芽肿
- 播散性幼年性黄色肉芽肿（disseminated juvenile xanthogranuloma，JXG）的细胞核不是豆形
- 当与皮肤 JXG 比较时，各种皮肤外病变可能缺乏或出现少量特征性的 Touton 巨细胞
- 免疫组化检查：组织细胞的 CD68 和ⅩⅢa 因子阳性，而 S-100 蛋白和 CD1a 阴性

■ Gaucher 病（和其他溶酶体贮积病）
- 婴儿表现为神经退化和器官肿大；没有皮肤受累

- 缺乏嗜酸性粒细胞
- 细胞核不是豆形
- 细胞一般比 Langerhans 细胞大
- 胞质丰富，伴有 Gaucher 病的绉绸样结构
- 多数病例细胞 PAS 阳性；S-100 蛋白和 CD1a 阴性

■ 噬血细胞综合征
  - 患者有全身性症状，伴有血细胞减少（类似于 Letterer-Siwe 病）
  - 噬血细胞含有红细胞、白细胞和铁
  - CD68 阳性；S-100 蛋白和 CD1a 阴性

■ 鸟胞内分枝杆菌
  - 极少见于婴儿
  - 患者通常有免疫缺陷的证据
  - 抗酸杆菌特殊染色、PAS 染色和 Gomori 六胺银（GMS）染色显示细胞内的病原微生物

■ 毛细胞性白血病
  - 儿童未见报告
  - 细胞伴有丰富的胞质，形成假窦
  - 嗜酸性粒细胞罕见
  - CD20、TRAP、DBA.44 和 CD103 阳性；S-100 蛋白和 CD1a 阴性

■ 急性髓细胞性白血病，特别是急性原单核细胞性白血病
  - 表现为血细胞减少以及外周血或骨髓受累
  - 母细胞的细胞核大，染色质细腻分散，根据急性髓细胞性白血病的亚型不同，胞质稀少到丰富程度不等
  - 核分裂象比 Langerhans 细胞组织细胞增多症多

■ 恶性组织细胞增多症
  - 患者病情严重伴有重度血细胞减少
  - 骨髓通常显示弥漫性受累
  - 少数患者表现为孤立性脾肿大
  - 红髓浸润可伴有明显的坏死
  - 高度非典型性的细胞伴有多形性细胞核，细胞核可为豆形或奇异形，核仁明显，染色质呈不规则团块状；巨细胞可能类似于 Reed-Sternberg 细胞
  - 核分裂象比 Langerhans 细胞组织细胞增多症要多得多
  - 噬红细胞作用见于反应性巨噬细胞，极少见于肿瘤细胞
  - 可以表达 S-100 蛋白，但 CD1a 总是阴性；表达组织细胞标记物（例如 CD68、CD163）

提要
- 患者通常有皮肤、肝和淋巴结受累
- 通过骨髓活检较易做出诊断
- 尸检脾受累比手术标本常见

精选文献

Pileri SA, Grogan TM, Harris NL, et al: Tumours of histiocytes and accessory dendritic cells: An immunohistochemical approach to classification from the International Lymphoma Study Group based on 61 cases. Histopathology 41:1-29, 2002.

Herzog KM, Tubbs RR: Langerhans cell histiocytosis. Adv Anat Pathol 5:347-358, 1998.

Vardiman JW, Byrne GE Jr, Rappaport H: Malignant histiocytosis with massive splenomegaly in asymptomatic patients: A possible chronic form of the disease. Cancer 36:419-427, 1975.

血管肿瘤　Vascular Tumors

脾血管瘤　Splenic Hemangioma

临床特征

- 最常见于青年人到中年人，没有性别差异
- 一般无症状
- 报道过的症状和异常包括
  - 腹部不适
  - 脾功能亢进伴有血细胞减少
  - 消耗性凝血病（播散性血管内凝血）

大体病理学

- 单发性，有时为多发性肿块
- 脾正常到中度增大
- 肿块界限清楚但没有包膜
- 紫红色，海绵状
- 继发性改变可能包括梗死或纤维化
- 血管瘤病（angiomatosis）是脾被血管瘤组织弥漫性取代

组织病理学

- 多数为海绵状血管瘤
- 大小不一的血管腔交错排列
- 管腔内可有血栓形成，伴有局部梗死
- 内皮细胞通常扁平，但可能肥胖；没有内皮细胞簇
- 通常缺乏核分裂象（儿童除外）

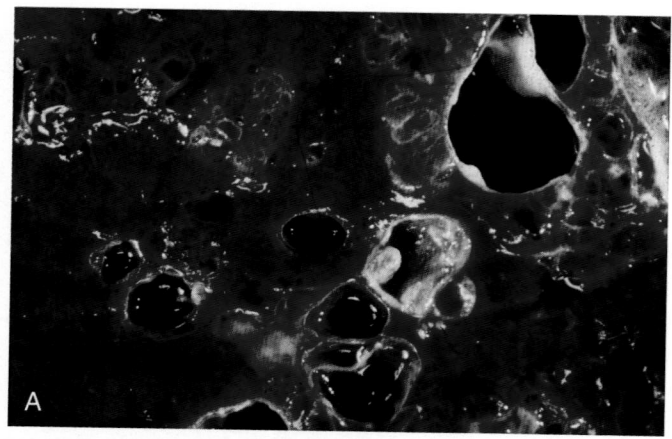

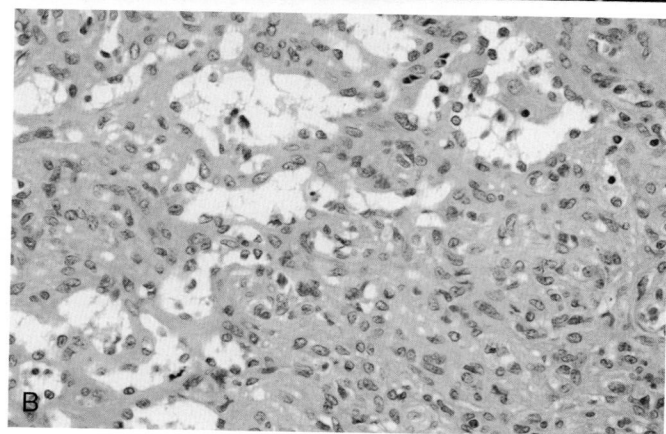

图 15-24　**血管瘤**。A，切面。除了扩张的血管和囊腔之外，扩张血管的周围还有淡染的海绵状肿瘤结节。其间的脾实质看似正常。B，显微照片。肿瘤扩张的血管被红髓髓索巨细胞包绕。

- 无细胞学多形性或细胞核深染

特殊染色和免疫组织化学

- CD34、CD31 和Ⅷ因子阳性
- CD8、CD68 和 Ki-67 阴性

其他诊断技术

- 没有帮助

鉴别诊断

▪ 血肿
- 肿块内几乎没有血管
▪ 紫癜
- 常常伴有肝紫癜
- 最常见的是多灶性或弥漫性病变
- 脾窦扩张，内衬细胞变薄

- 脾窦内衬细胞 CD8 和 CD68 阳性
- 集中在白髓滤泡的周围（不是弥漫性红髓病变）
▪ 衬细胞血管瘤
- 常为多灶性
- 衬细胞血管瘤的内皮细胞比血管瘤肥胖
- 内皮细胞 CD68 和 CD163 阳性，而 CD34 阴性；与正常衬细胞不同，衬细胞血管瘤 CD8 阴性；CD21 和 S-100 蛋白阳性也有报道
▪ 血管内皮细胞瘤
- 细胞非典型性明显，例如，内皮细胞肥胖、细胞核深染
- 上皮样和梭形细胞亚型
- 内皮细胞形成乳头状突起伸入血管腔
- 核分裂活性低到缺乏，而且缺乏坏死和浸润性生长
▪ 血管肉瘤
- 老年患者脾肿大，伴有疲乏、发热、体重减轻和腹部疼痛
- 境界不清，常为坏死性大肿块，可累及整个脾
- 乳头状细胞增生成簇，部分充满血管腔
- 血管腔相互吻合，可能与实性低分化区域交错排列
- 多形性细胞核、深染和非典型性
- 常见核分裂象
- 浸润性生长方式
- CD31 是最好的标记物；其他内皮细胞抗原表达程度不等
▪ 脾错构瘤
- 通常为单个肿块，切面隆起呈鱼肉状
- 颜色类似于脾红髓
- 含有脾索和脾窦结构（后者 CD8 阳性）
- 内皮细胞 CD8 阳性，CD68 和 CD21 阴性
- 错构瘤的一种亚型称为脾索错构瘤（cordal hamartoma），形态上类似于伴有硬化的乳头状血管瘤，可能为同一种病变
- 另外一种与错构瘤有关的病变是肌样血管内皮细胞瘤（myoid angioendothelioma），是一种罕见的良性脾肿瘤，形态学上以血管腔和具有肌样特征的间质细胞混合存在为特征
▪ 淋巴管瘤
- 主要发生在儿童
- 大体不能辨别
- 大体常见囊肿形成

- 腔隙内含有蛋白质样物质、淋巴和胆固醇裂隙（不是血液）
- D2-40、CD31 和Ⅷ因子阳性；CD34 通常阴性

提要

- 有报道称，大的病变可见微血管病性溶血性贫血和血小板耗竭

精选文献

Arber DA, Strickler JG, Chen YY, Weiss LM: Splenic vascular tumors: A histologic, immunophenotypic, and virologic study. Am J Surg Pathol 21:827-835, 1997.

衬细胞血管瘤　Littoral Cell Angioma

临床特征

- 罕见
- 发生在任何年龄，男女均可发生
- 可导致脾肿大和脾功能亢进

大体病理学

- 单发性或多发性边界清楚的海绵状紫黑色结节
- 在少数情况下可能取代整个脾
- 有时仅有边界不清的多发性结节；其他病例可能表现为纤维化条带分隔的小叶

组织病理学

- 多形性的血管腔：从裂隙状到扩张和囊性不等
- 内衬高柱状内皮细胞，伴有大的空泡状细胞核
- 乳头状突起伸入血管腔
- 肿瘤细胞可以脱落到腔内
- 没有明显的细胞非典型性，核分裂活性低
- 缺乏实性区域和坏死

特殊染色和免疫组织化学

- 网状纤维染色：网状纤维环绕血管腔隙
- 偶见 PAS 阳性的胞质内小体
- 特殊表型：CD31、CD68 和 CD68R（KP-1 和 PG-M1）、CD21 和 CD163 阳性；CD8 和 CD34 阴性；也可表达 S-100 蛋白

其他诊断技术

- 没有帮助

鉴别诊断

- 毛细胞白血病
  - 弥漫性红髓浸润
  - 骨髓几乎总是受累
  - 外周血可有异常细胞
  - CD20、CD25、TRAP 和 DBA.44 阳性；CD31 和 CD68 阴性
- 血管瘤
  - 没有不规则的相互吻合的管腔
  - 较常为单发性
  - 血管腔内衬扁平细胞
  - CD68 阴性

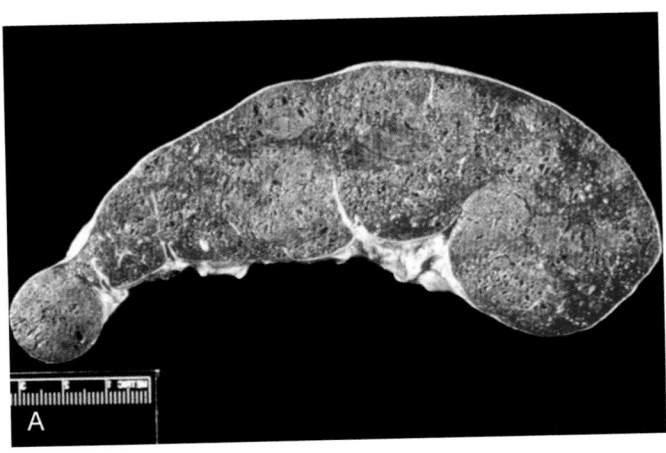
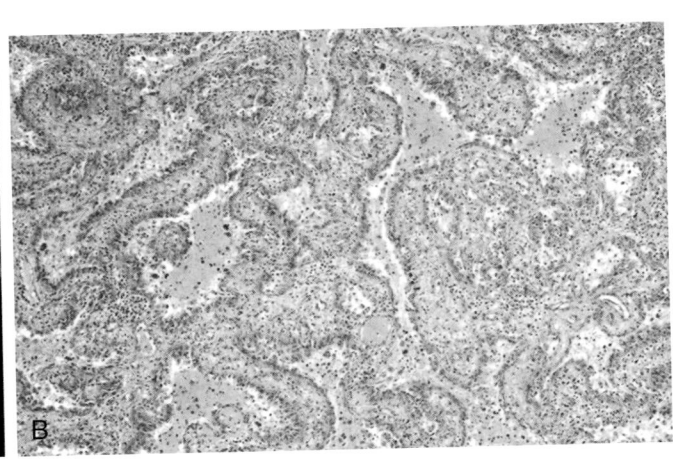

图 15-25　衬细胞血管瘤。A，在少数情况下，整个脾可能被海绵状出血性边界不清的结节状增生所取代。这可能提出是否有血管肉瘤的可能性。B，在这个放大倍数下，内衬血管腔的细胞明显增大，呈立方形到鞋钉状。这些细胞没有见于侵袭性血管肿瘤的核的多形性、非典型性或核分裂活性。

- 脾错构瘤
  - 通常为单发性肿块，切面隆起呈鱼肉样
  - 颜色类似于脾红髓
  - 含有脾索和脾窦结构（后者 CD8 阳性）
  - 内皮细胞 CD8 阳性，CD68 和 CD21 阴性
- 血管内皮细胞瘤
  - 患者可有脾外疾病
  - 内皮细胞具有深染的细胞核
  - 上皮样或梭形内皮细胞
  - 内皮细胞 CD68 常常阴性
- 血管肉瘤
  - 老年患者
  - 明显脾增大
  - 坏死
  - 浸润性生长方式
  - 乳头细胞增生成簇，部分充满血管腔隙
  - 核分裂象较多
  - 细胞核多形性、非典型性和深染
  - 内皮细胞 CD68 常常阴性
  - 常见转移

提要

- 衬细胞血管瘤是一种良性肿瘤，尽管为多灶性
- 无相应的脾外病变
- 侵袭性衬细胞血管瘤（衬细胞血管内皮细胞瘤和衬细胞血管肉瘤）已有报告，非常罕见

精选文献

Arber DA, Strickler JG, Chen YY, Weiss LM: Splenic vascular tumors: A histologic, immunophenotypic, and virologic study. Am J Surg Pathol 21:827-835, 1997.

Rosso R, Paulli M, Gianelli U, et al: Littoral cell angiosarcoma of the spleen: Case report with immunohistochemical and ultrastructural analysis. Am J Surg Pathol 19:1203-1208, 1995.

Falk S, Stutte HJ, Frizzera G: Littoral cell angioma: A novel splenic vascular lesion demonstrating histiocytic differentiation. Am J Surg Pathol 15:1023-1033, 1991.

脾血管肉瘤　Splenic Angiosarcoma

临床特征

- 虽然可以发生在任何年龄，但最常见于老年患者；没有性别差异
- 与接触氯乙烯或二氧化钍无关
- 可能引起脾破裂
- 疲乏、发热、体重减轻和腹部疼痛
- 血细胞减少已有报告
- 预后差：血行转移到肝和肺

大体病理学

- 脾肿大，常常明显（重量常常 >1000g）
- 单发性或多发性出血性和坏死性肿块
- 有时弥漫性浸润，与脾红髓混合存在

组织病理学

- 同一肿瘤内和不同肿瘤之间细胞学表现、分化和增生程度不同

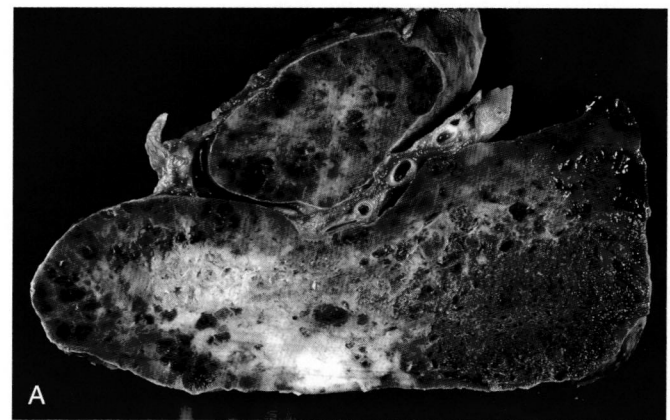

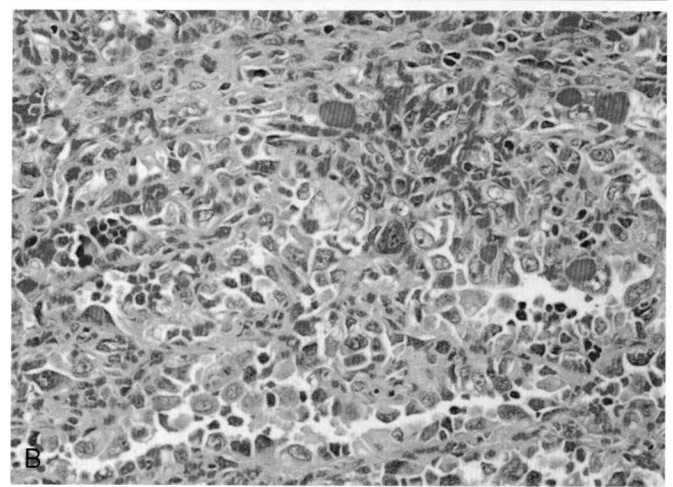

图 15-26　脾血管肉瘤。A，本例脾血管肉瘤，大部分脾被肿瘤性增生取代，特征为混合性海绵状和实性区域，伴有广泛坏死和出血。B，血管腔隙内衬多形性肿瘤性内皮细胞，核深染，核浆比高。某些细胞似乎自由漂浮在血管腔内。可能容易找到核分裂象。明显的血管腔隙外是实性区域，由类似于内衬大血管腔的细胞组成。血管腔内可见红细胞。

- 不规则相互吻合的血管腔，或实性肿块部分或大部分阻塞血管腔
- 细胞可为扁平细胞、梭形细胞、多角形细胞、上皮样细胞或低分化小细胞；可形成乳头状突起伸入血管腔
- 细胞非典型性不同，从伴有轻度增生、多形性和偶见核分裂象的内皮细胞，到伴有许多核分裂象的间变细胞，与出血和坏死区域有关
- 某些病例可见髓外造血和噬红细胞作用

特殊染色和免疫组织化学

- 内皮细胞共同抗原表达程度不一，但是 CD31 和 Ulex lectin 通常阳性
- 一般仅在分化较好的区域内能检测到 CD34 和Ⅷ因子；CD163 阴性
- CD68 和 CD8 阳性，提示衬细胞来源（衬细胞血管肉瘤）
- 有报道某些病例表达 D2-40，D2-40 是一种淋巴内皮系细胞分化的标记物；这些病例应归类为淋巴管肉瘤

其他诊断技术

- 电镜：Weibel-Palade 小体

鉴别诊断

▎ 血管瘤
- 缺乏多形性、核分裂象、非典型性和坏死
- 血管腔内衬单层均匀一致的细胞
- 血管瘤可形成血栓，但没有坏死

▎ 血管内皮细胞瘤
- 不易与血管肉瘤鉴别
- 无坏死
- 乳头状结构不明显
- 多形性和非典型性轻微，几乎没有核分裂象，核深染不明显

▎ 血管外皮细胞瘤（见第 17 章）
- 鹿角形血管腔
- 无坏死
- 一般没有核分裂象
- 几乎没有细胞多形性
- 内衬血管腔的内皮细胞是单层扁平细胞，没有非典型性

- 增生的梭形细胞围绕血管腔而不是形成血管腔
- 增生的细胞具有平滑肌分化［α - 平滑肌肌动蛋白（α-SMA）、肌肉特异性肌动蛋白阳性］
- 网状纤维、CD34 和 CD31 常有帮助
- 可能相当于肌外皮细胞瘤（myopericytoma）（见"提要"）

▎ Kaposi 肉瘤
- 地中海血统的老年男性或有获得性免疫缺陷综合征（AIDS）的患者
- 通常形成小结节
- 由梭形细胞组成，没有乳头状结构或血管腔（除了结节周围有血管之外）
- 没有坏死或出血
- 裂隙样血管腔隙伴有嗜酸性小体
- 含铁血黄素（也可见于血管肉瘤）
- D2-40、CD34 和 HHV-8 免疫组化染色阳性

▎ 杆菌性血管瘤病
- 典型者为较年轻的患者；AIDS 患者的发生率增高
- 无相互吻合的血管腔
- 核分裂象少，几乎没有多形性
- 灰色的间质物质
- 应用 Warthin-Starry 染色辨认细菌
- HHV-8 阴性

▎ 转移性黑色素瘤
- 患者一般有其他部位黑色素瘤的病史
- 色素可为黑色素
- 无血管腔
- CD34、CD31 和Ⅷ因子阴性
- S-100 蛋白、HMB-45 和 melan-A 阳性
- 电镜可显示黑色素小体

▎ 恶性纤维组织细胞瘤
- 很少原发于脾
- 无相互吻合的血管腔
- 可见多核性巨细胞
- 波形蛋白、α1- 抗糜蛋白酶、α1- 抗胰岛素和 CD68 阳性；CD31 和Ⅷ因子阴性

提要

- 有人怀疑血管外皮细胞瘤是一种独立的疾病，因为许多具有不同细胞系分化的肿瘤均以血管外皮细胞瘤样血管生长方式为特征
- 肌外皮细胞瘤是一种新近描述的显示血管外皮细

胞瘤样血管结构的疾病；从前被命名为脾血管外皮细胞瘤的病例，至少部分可能是肌外皮细胞瘤
- 现认为大多数肌外皮细胞瘤病例是良性病变，但也有局部复发和少数转移的报道；最近，恶性亚型也有描述

精选文献

Granter SR, Badizadegan K, Fletcher CD: Myofibromatosis in adults, glomangiopericytoma, and myopericytoma: A spectrum of tumors showing perivascular myoid differentiation. Am J Surg Pathol 22:513-525, 1998.

Falk S, Krishnan J, Meis JM: Primary angiosarcoma of the spleen: A clinicopathologic study of 40 cases. Am J Surg Pathol 17:959-970, 1993.

囊肿和假瘤性病变
Cysts and Pseudotumoral Lesions

表皮样囊肿（真囊肿）
Epidermoid Cyst (True Cysts)

临床特征

- 发生于儿童到青年人；无性别差别
- 与外伤无关
- 很可能来源于间皮

大体病理学

- 单发性，或少数为多发性病变
- 囊肿具有小梁状外观，内衬光泽

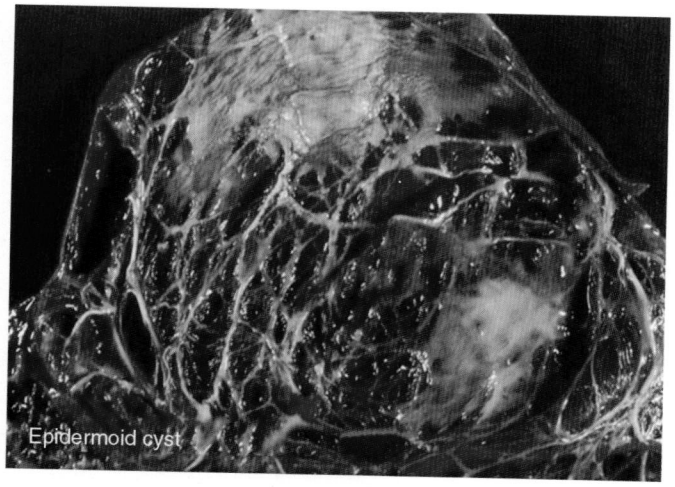

图 15-27　脾表皮样囊肿。囊壁较厚，其小梁状结构好似心室的心内膜表面。囊内含有清明液体。

- 透明到混浊黄色的液体；可能含有胆固醇结晶

组织病理学

- 薄的纤维化囊壁，伴有上皮内衬
- 上皮可能变薄或剥脱
- 可为鳞状上皮、移行上皮或柱状上皮

特殊染色和免疫组织化学

- 细胞角蛋白染色显示上皮

其他诊断技术

- 没有帮助

鉴别诊断

- 假囊肿
  - 没有上皮内衬
- 寄生虫性（棘球蚴）囊肿
  - 成人最常受累
  - 寄生虫病流行区的居民（例如希腊）；美国本病罕见，但几个州内也有报道［见"寄生虫性（棘球蚴）囊肿"］
  - 通常有与动物传播媒介密切接触史
  - 囊肿常为多房性
  - 常常出现肝或腹膜囊肿
  - 颗粒性囊壁，囊内含有小颗粒
  - 囊壁或继发性囊肿内有头节

提要

- 通常没有症状，除非感染
- 尚不清楚这些囊肿是先天性发育异常还是腹部创伤导致间皮陷入脾内的结果

假囊肿　Pseudocyst

临床特征

- 发生率是上皮性囊肿的 4 倍
- 临床表现与上皮性囊肿相同
- 认为是外伤后脾血肿退变的结果，或为脾梗死或血管瘤囊性变性的结果

大体病理学

- 与上皮性囊肿相同，但囊液常为暗红褐色

组织病理学

- 内表面光滑（而不是小梁状）
- 纤维性囊壁，无上皮内衬
- 囊壁钙化
- 可见胆固醇裂隙

特殊染色和免疫组织化学

- 细胞角蛋白阴性

其他诊断技术

- 没有帮助

鉴别诊断

■ 上皮样囊肿
  - 内衬上皮
■ 寄生虫性囊肿
  - 见"寄生虫性（棘球蚴）囊肿"

提要

- 一般无症状，除非感染
- 大的囊肿可能破裂；建议切除
- 也可在放射线引导下引流，但很可能复发
- 认为与脾外伤和血肿机化有关

寄生虫性（棘球蚴）囊肿
Parasitic (Echinococcal) Cyst

临床特征

- 发生在寄生虫病流行区的居民（例如希腊）；在美国本病罕见，但加利福尼亚州、亚利桑那州、新墨西哥州和犹他州已有报道
- 成人最常受累；患者通常有与动物带菌者密切接触史；危险因子包括接触牛、羊、猪或鹿，或接触狗、狼或草原狼的粪便
- 猪囊尾蚴病（cysticercosis）可产生大体上相似的囊肿，但寄生虫的本质不同

大体病理学

- 常为多房性
- 常常出现肝或腹膜囊肿
- 颗粒性囊壁，囊内含有小颗粒

组织病理学

- 纤维性囊壁
- 子囊或育囊含伴有头节的寄生虫
- 有炎症反应

特殊染色和免疫组织化学

- 没有帮助

其他诊断技术

- 囊液涂片或囊壁印片显示头节
- 头节抗酸反应阳性

鉴别诊断

■ 表皮样囊肿［见"表皮样囊肿（真囊肿）"］
  - 无炎症
  - 无头节
  - 内衬上皮细胞
■ 假囊肿（见"假囊肿"）
  - 无炎症
  - 无头节

提要

- 术中囊肿破裂、囊内容物漏出，可能引起疾病腹膜播散，并且可能致命

精选文献

Hulzebos CV, Leemans R, Halma C, de Vries TW: Splenic epithelial cysts and splenomegaly: Diagnosis and management. Neth J Med 53:80-84, 1998.

Garvin DF, King FM: Cysts and nonlymphomatous tumors of the spleen. Pathol Ann 16:61-80, 1981.

脾错构瘤（脾瘤）
Splenic Hamartoma (Splenoma)

临床特征

- 发生在任何年龄
- 一般无症状
- 在少数情况下引起腹部疼痛或血小板减少

大体病理学

- 一般为单个结节

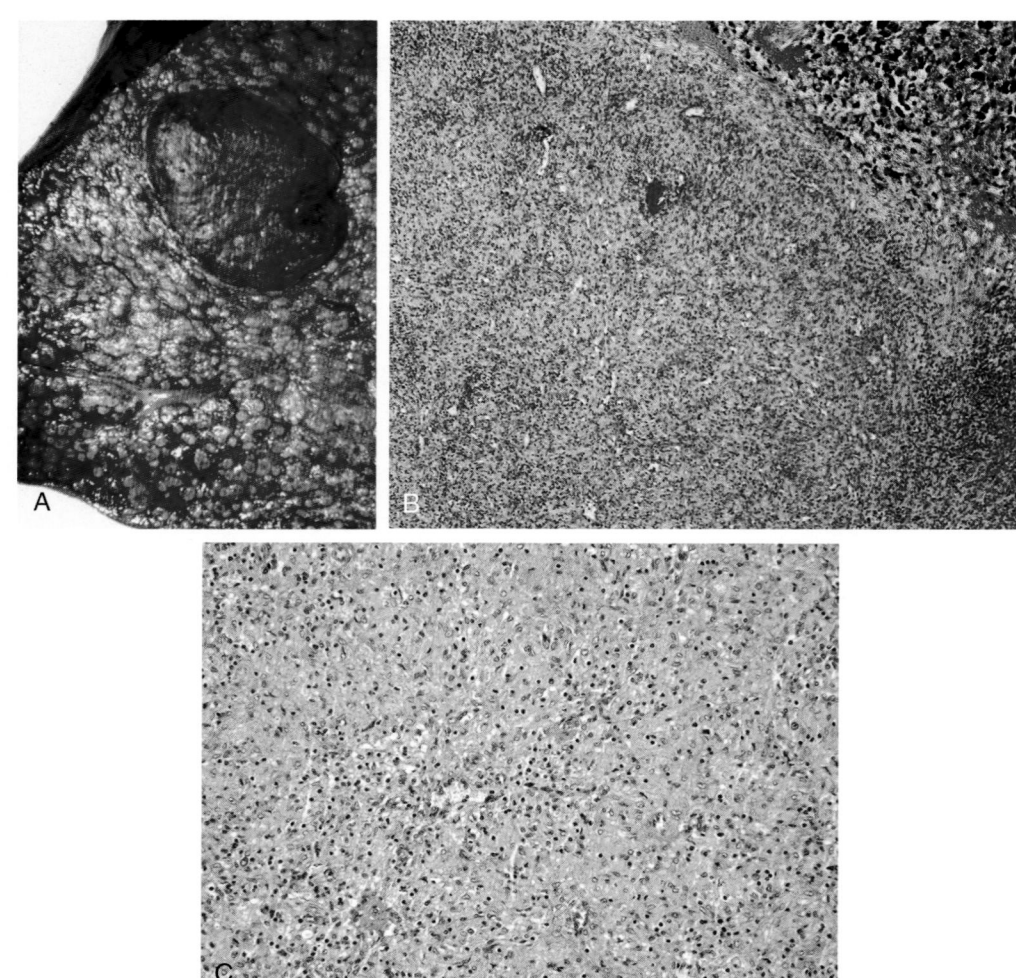

图 15-28 **A，脾错构瘤（脾瘤），大体照片**。错构瘤表现为边界清楚的隆起的病变，显示特征性的"仅有红髓"的表现。**B，脾错构瘤**。血管腔不规则，内衬扁平内皮细胞，周围是结构紊乱的红髓组织。与血管瘤不同，血管和其他红髓间隙均显示结构紊乱。**C，脾错构瘤（脾瘤），脾索型**。注意脾索内有突出的巨噬细胞。偶尔可能类似于炎性假瘤。

- 大小范围从 <1cm 到大约 10cm
- 颜色一般类似于脾红髓
- 切面隆起
- 质地鱼肉样
- 边界清楚但没有包膜
- 可有梗死灶和纤维化

组织病理学

- 瘤样病变，由结构紊乱的脾红髓组织组成
- 类似于正常红髓，病变内没有"有结构的"白髓；然而，可能含有散在的淋巴细胞
- 由脾索和脾窦样结构组成
- 周围红髓受压，但无真正的包膜
- 可能有梗死灶和纤维化，有时伴有含铁血黄素沉着

- 可能含有不成熟的造血细胞和嗜酸性粒细胞
- 可有纤维化
- "硬化性"乳头状血管瘤可能是同一种疾病；这些病例已被命名为脾索错构瘤（cordal hamartomas）
- 富于组织细胞的亚型也有描述

特殊染色和免疫组织化学

- 内皮细胞 CD8 阳性，而 CD68 和 CD21 阴性
- 网状纤维染色显示窦壁结构紊乱，伴有环状纤维部分丢失

其他诊断技术

- 没有帮助

鉴别诊断

- 血管瘤
  - 出血性，非鱼肉样或不隆起
  - 比红髓色深
  - 只有血管内皮分化，没有窦样结构
  - CD34 阳性；CD68 和 CD8 阴性
- 衬细胞血管瘤
  - 常为多灶性
  - 色深，紫黑色，海绵状
  - 全为一种类型的不规则的血管腔
  - 主要为多角形到高柱状的内衬细胞
  - CD68 和 CD21 阳性
- 炎性假瘤
  - 一般比周围的脾实质淡染
  - 缺乏脾窦结构
  - 大量浆细胞和淋巴细胞
  - 显著的梭形细胞成分

提要

- 有关这是一种真性肿瘤还是错构瘤，仍有争议
- 总是良性
- 只发生在脾

精选文献

Krishnan J, Frizzera G: Two splenic lesions in need of clarification: Hamartoma and inflammatory pseudotumor. Semin Diagn Pathol 20:94-104, 2003.

Hayes TC, Britton HA, Mewborne EB, et al: Symptomatic splenic hamartoma: Case report and literature review. Pediatrics 101:E10, 1998.

脾炎性假瘤
Inflammatory Pseudotumor of the Spleen

- 在许多其他的命名中，这种情况也被称为浆细胞假瘤（plasma cell pseudotumor）和炎性肌成纤维细胞瘤（inflammatory myofibroblastic tumor）

临床特征

- 发生在任何年龄的成人
- 可以无症状，或表现为发热、体重减轻或腹部疼痛
- 脾炎性假瘤比肺炎性假瘤少见

- 在一个患者中，少数炎性假瘤出现在一个以上的器官

大体病理学

- 大小从 <1cm 到 10cm
- 一般为单发，但可为多发；多发性病变一般较小
- 边界清楚，灰白色到白色，隆起

组织病理学

- 脾炎性假瘤至少包括三种亚型
  - 一种"真正炎症性"炎性假瘤（"truly inflammatory" IPT），最常见于老年患者
  - 炎性肌成纤维细胞瘤（inflammatory

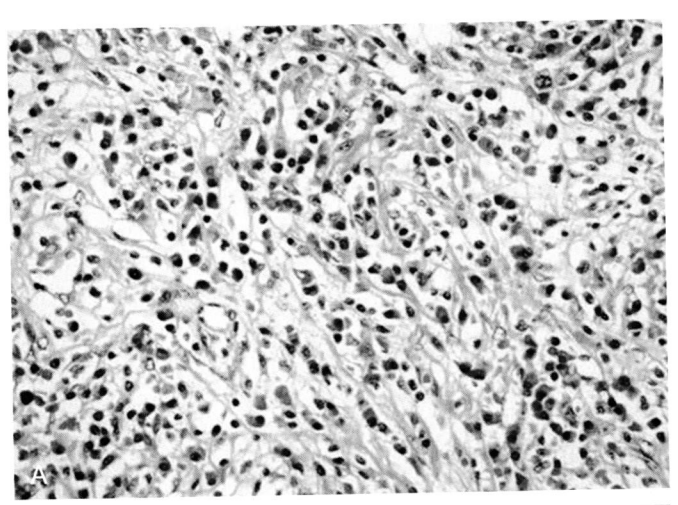

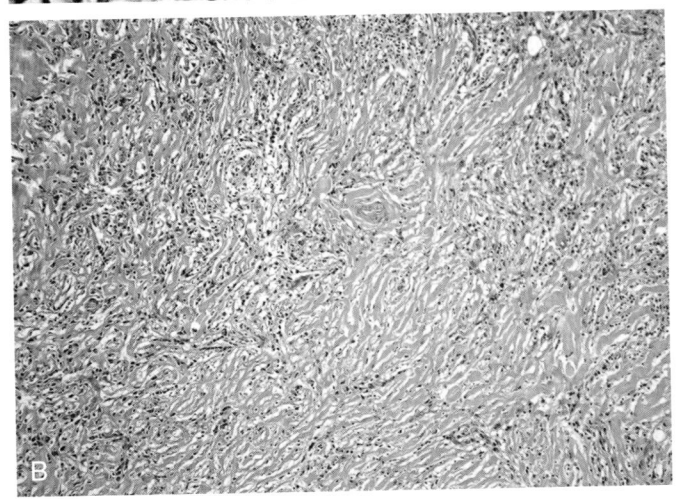

图 15-29　A，真正的炎性假瘤。可见巨噬细胞和相对罕见的肌成纤维细胞，伴由大量炎细胞，特别是浆细胞。B，炎性假瘤（炎性肌成纤维细胞瘤）。病变以梭形细胞为主，主要为肌成纤维细胞，类似于软组织间叶性肿瘤。

myofibroblastic tumor），实际上是一种肿瘤性病变，常有涉及 *ALK* 基因的平衡染色体易位，导致 ALK 免疫组化染色表达
— 一种罕见类型的炎性假瘤含有滤泡树突状细胞（FDC），命名为肝脾炎性假瘤样滤泡树突状细胞肿瘤，这种肿瘤均含有克隆性 EB 病毒 DNA
- 不规则排列的良性梭形细胞，混合有不同数量的淋巴细胞、浆细胞、巨噬细胞（可为泡沫状）和中性粒细胞
- 嗜酸性粒细胞少见
- 无增生活性或细胞非典型性
- 少见的特征：硬化、出血、坏死、钙化和含铁血黄素沉着

特殊染色和免疫组织化学

- 梭形细胞具有平滑肌分化：肌肉特异性肌动蛋白、平滑肌肌动蛋白（SMA）阳性，有时结蛋白阳性
- 明确的肌成纤维细胞分化仅见于炎性假瘤的炎性肌成纤维细胞瘤；其中部分病例 ALK 阳性
- 在真正的炎症性炎性假瘤，上皮样细胞和梭形细胞波形蛋白和 CD68 阳性，但缺乏滤泡树突细胞标记物和肌动蛋白表达
- 脾炎性假瘤样滤泡树突细胞肿瘤显示 CD21（和 CD35）阳性，而且免疫组化染色显示有 EB 病毒感染，或原位杂交显示有 EB 病毒 -RNA 的证据
- 淋巴细胞主要为 T 细胞
- 浆细胞为多克隆性

其他诊断技术

- 基因重排研究
- EB 病毒编码 RNA（EBER）原位杂交

鉴别诊断

▌ 脾错构瘤
- 结节呈红色鱼肉样而不是苍白色
- 含有脾窦样结构，除了纤维化灶之外没有实性区域
- 少量炎性细胞背景，伴有少量淋巴细胞和浆细胞

▌ Castleman 病
- 常为多灶性；患者通常有淋巴结受累
- 病变中有明显的生发中心（玻璃样变或增生性）

- 梭形细胞不明显
- 浆细胞型和多中心型有成片的浆细胞

▌ Hodgkin 淋巴瘤
- 患者其他部位有 Hodgkin 淋巴瘤
- 嗜酸性粒细胞数量较多
- 有 Hodgkin 细胞或经典的 Reed-Sternberg 细胞

▌ 浆细胞瘤
- 发生在老年患者
- 患者一般已知有多发性骨髓瘤
- 硬化罕见［例外：一种伴有肝脾肿大的骨硬化亚型，称为 POEMS 综合征（多神经病、器官肿大、内分泌病、单克隆性副蛋白和皮肤色素沉着）］
- 浆细胞为单克隆性

▌ 滤泡树突细胞肉瘤（与脾的炎性假瘤样滤泡树突细胞肿瘤鉴别）
- 成片的肥胖梭形细胞
- 浸润性生长方式
- 肿瘤细胞 CD21 和 CD35 阳性，而 SMA 阴性
- 一小部分病例伴有透明血管型 Castleman 病，其他病例伴有 EB 病毒感染

▌ 分枝杆菌假瘤
- 患者患有获得性免疫缺陷综合征（AIDS）
- 大多数患者其他部位有分枝杆菌病
- 几乎没有梭形细胞（例外是罕见的分枝杆菌梭形细胞假瘤，一种见于免疫受损患者的病变，由增生的梭形细胞混有组织细胞和炎症细胞组成，与存在鸟胞内分枝杆菌有关）
- 由成片的大巨噬细胞组成，伴有丰富的灰色胞质，不是泡沫细胞
- 抗酸染色阳性
- 分枝杆菌培养阳性

▌ 杆菌性血管瘤病
- 获得性免疫缺陷综合征（AIDS）患者
- 血管增生
- 灰色间质物质
- Warthin-Starry 染色可见间质物质中细菌阳性
- HHV-8 阴性

提要

- 炎性假瘤不是独立性疾病
- 准确的描述依赖于形态学结合免疫组织化学所见

精选文献

Brittig F, Ajtay E, Jakso P, Kelenyi G: Follicular dendritic reticulum cell tumor mimicking inflammatory pseudotumor of the spleen. Pathol Oncol Res 10:57-60, 2004.

Horiguchi H, Matsui-Horiguchi M, Sakata H, et al: Inflammatory pseudotumor-like follicular dendritic cell tumor of the spleen. Pathol Int 54:124-131, 2004.

Lewis JT, Gaffney RL, Casey MB, et al: Inflammatory pseudotumor of the spleen associated with a clonal Epstein-Barr virus genome: Case report and review of the literature. Am J Clin Pathol 120:56-61, 2003.

Sarker A, An C, Davis M, et al: Inflammatory pseudotumor of the spleen in a 6-year-old child: A clinicopathologic study. Arch Pathol Lab Med 127:e127-130, 2003.

Neiman RS, Orazi A: Splenic cysts, nonhematopoietic tumors, and tumorlike lesions. In Disorders of the Spleen, 2nd ed. Philadelphia, WB Saunders, 1999, pp 249-285.

Arber DA, Weiss LM, Chang KL: Detection of Epstein-Barr virus in inflammatory pseudotumor. Semin Diagn Pathol 15:155-160, 1998.

Thomas RM, Jaffe ES, Zarate-Osorno A, Medeiros LJ: Inflammatory pseudotumor of the spleen: A clinicopathologic and immunophenotypic study of eight cases. Arch Pathol Lab Med 117:921-926, 1993.

循环异常　Circulatory Abnormalities

充血性脾肿大　Congestive Splenomegaly

临床特征

- 发生于引起门脉高压症的肝硬化患者

- 发生于脾静脉血栓形成的患者（例如，阵发性夜间血红蛋白尿或真性红细胞增多症）

大体病理学

- 中度弥漫性脾肿大；重量通常 <1kg
- 白髓没有明显改变
- 红髓色暗，可质硬
- 较大的脾内常有小的梗死

组织病理学

- 白髓组织学改变不等
- 弥漫性红髓扩张
- 早期红髓细胞比较丰富，晚期纤维化
- 充满含铁血黄素的巨噬细胞数量增多
- 慢性病例
  - 在慢性病例中，纤维化伴有网状纤维过度沉积
  - 脾窦可能扩张（被纤维化撑开）
  - 可能类似于伴有硬化的毛细血管血管瘤或错构瘤
  - 可有 Gamna-Gandy 小体（Gamna-Gandy 小体的定义见"镰状细胞病及其亚型"）

特殊染色和免疫组织化学

- 网状纤维染色显示整个红髓纤维化增多
- SMA 表达增多（脾肌样细胞）

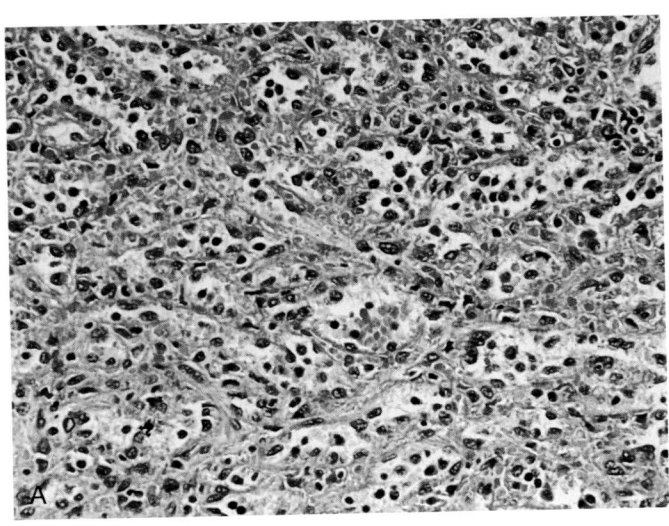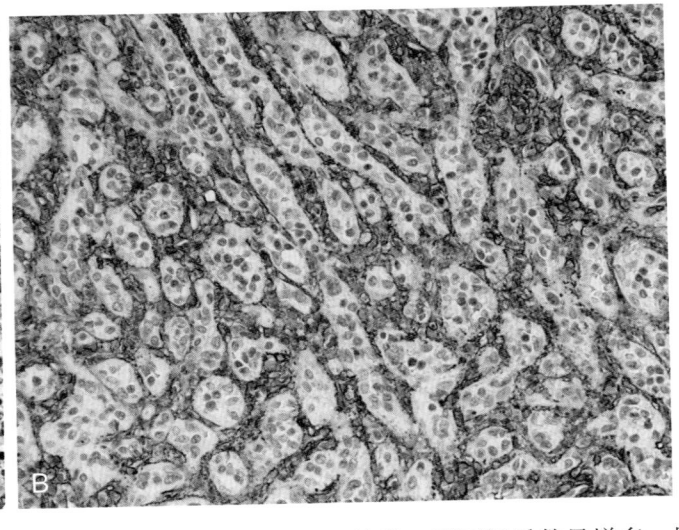

图 15-30　纤维充血性脾肿大（慢性被动性充血）。A，高倍放大的红髓。脾索和脾窦都扩张，周围间质数量增多，导致红髓外观僵硬。B，慢性被动性充血脾的特征性所见是平滑肌肌动蛋白表达增加，这是由于脾肌样细胞反应性增生造成的。

其他诊断技术

- 没有帮助

鉴别诊断

- 白血病性浸润
  - 红髓被母细胞、小淋巴细胞或毛细胞弥漫性浸润，取决于白血病类型
  - 免疫组化检查有助于证实白血病的诊断
- 淋巴瘤
  - 各种淋巴组织肿瘤的亚型累及红髓（例如肝脾 T 细胞淋巴瘤、血管内大 B 细胞淋巴瘤）
  - 窦内淋巴细胞增多症伴有细胞非典型性
  - 免疫组化检查有助于证实淋巴瘤的诊断
- 骨髓纤维化或其他骨髓增生性疾病
  - 病变比较分散
  - 明显的髓外造血，通常为三系血细胞
  - 慢性特发性骨髓纤维化（原发性骨髓纤维化）常常出现非典型性巨核细胞
  - 细胞数量常常增多
- 紫癜
  - 病变比较分散
  - 扩张的脾窦聚集在白髓滤泡附近
  - 脾窦好像开放，但没有纤维化

提要

- 肝硬化患者的充血性脾肿大可能引起脾机能亢进
- 如果脾的重量超过 1kg，应考虑其他原因
- 这些患者的凝血异常多半为肝病所致

精选文献

Neiman RS, Orazi A: Chronic passive congestion. In Disorders of the Spleen, 2nd ed. Philadelphia, WB Saunders, 1999, pp 238-239.

O'Reilly RA: Splenomegaly in 2,505 patients at a large university medical center from 1913 to 1995. 1963 to 1995: 449 patients. West J Med 169:88-97, 1998.

Sheth SG, Amarapurkar DN, Chopra KB, et al: Evaluation of splenomegaly in portal hypertension. J Clin Gastroenterol 22:28-30, 1996.

血管炎　Vasculitides

结节性多动脉炎、过敏性血管炎（Churg-Strauss 病）、系统性红斑狼疮、类风湿性关节炎和血栓性血小板减少性紫癜 Polyarteritis Nodosa, Hypersensitivity Angiitis (Churg-Strauss Disease), Systemic Lupus Erythematosus, Rheumatoid Arthritis, and Thrombotic Thrombocytopenic Purpura

临床特征

- 很少局限于脾内；常为系统性血管炎的一部分
- 见于下列患者
  - 结节性多动脉炎
  - 系统性红斑狼疮
  - 类风湿性关节炎
  - 血栓性血小板减少性紫癜
  - 过敏性血管炎

大体病理学

- 多发性梗死，可能融合
- 脾破裂已有报道

组织病理学

- 血管炎的表现与其他器官的基本病变相似
- 可有梗死
- 结节性多动脉炎

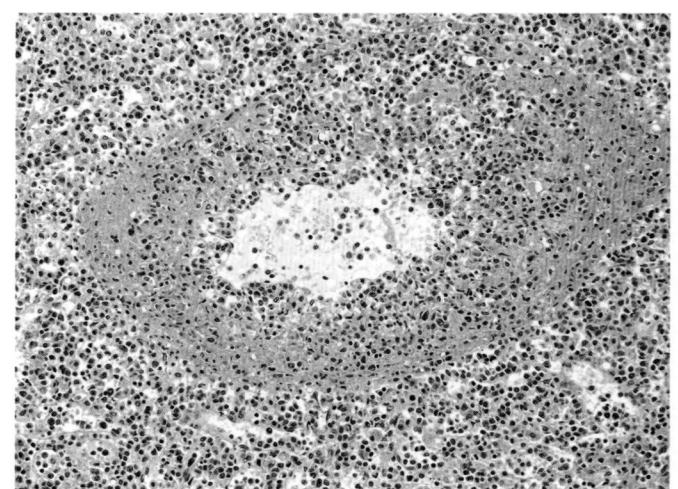

图 15-31　**脾血管的血管炎**。切片显示纤维素样坏死。

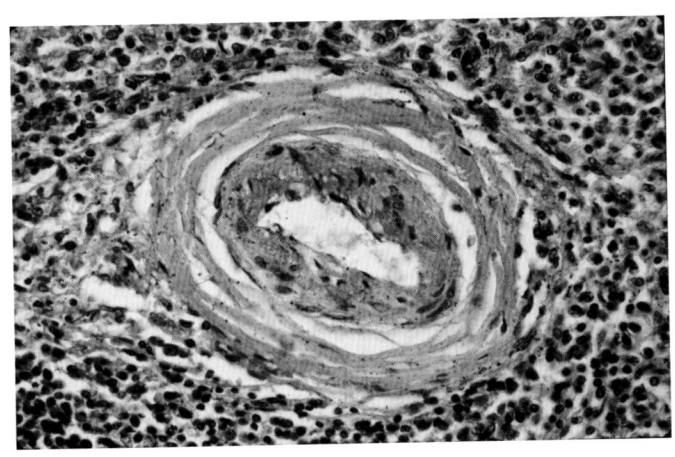

图 15-32　系统性红斑狼疮。小动脉周围同心圆性胶原形成。这种现象也称为洋葱皮样改变。

- 小动脉
- 纤维素样坏死
- 血管壁有中性粒细胞和嗜酸性粒细胞
- 脾破裂已有报道
- 过敏性血管炎（Churg-Strauss 病）
  - 小动脉白细胞破碎性血管炎（leukocytoclastic vasculitis）
  - 小血管壁纤维素样坏死
  - 嗜酸性粒细胞浸润
- 系统性红斑狼疮
  - 小动脉白细胞破碎性血管炎
  - 小血管壁纤维素样坏死
  - 由于血管周围同心圆性纤维化，小动脉呈洋葱皮样改变
  - 红髓浆细胞增多
- 类风湿性关节炎
  - 小动脉白细胞破碎性血管炎
  - 小血管壁纤维素样坏死
  - Felty 综合征脾肿大
  - 白髓滤泡增生
  - 缺乏血管周围同心圆性纤维化
- 血栓性血小板减少性紫癜
  - 小血管内血小板纤维蛋白性血栓
  - 内皮下 PAS 阳性的玻璃样物沉积
  - 偶尔可见洋葱皮样小动脉周围纤维化

特殊染色和免疫组织化学

- 弹性纤维染色显示血管损害

其他诊断技术

- 免疫荧光直接染色显示纤维蛋白原、免疫球蛋白和补体沉积
- 血清学研究
- 抗核抗体试验和其他抗 DNA 检测用于狼疮诊断
- 类风湿性关节炎检测类风湿因子

鉴别诊断

- 血管炎病例的鉴别诊断包括上述的每一种疾病；其他应考虑的疾病包括
- 血栓栓塞
  - 患者通常有严重的动脉粥样硬化性心脏病，或左心心内膜炎
  - 小动脉中有血栓栓塞性或动脉粥样化栓塞性物质
  - 真性血管炎仅伴有脓毒性栓子和心内膜炎
  - 弹性纤维染色可能有助于诊断
- 死后血凝块
  - 没有 Zahn 线
  - 没有真性血管炎
  - 脾实质没有改变
- 淀粉样变性
  - 患者通常有系统性淀粉样变性
  - 小血管周围嗜酸性物质沉积
  - 没有血管炎
  - Congo 红或硫黄素 T（thioflavin T）染色阳性

提要

- 系统性血管炎累及脾很少有临床意义
- 在狼疮和其他自身免疫性疾病，先行治疗（如类固醇）可明显改变上述的改变
- 非典型性淋巴组织增生和少数淋巴瘤可以发生在应用甲氨蝶呤治疗的类风湿性关节炎患者（甲氨蝶呤相关性淋巴组织增生性疾病）
- EB 病毒免疫组化染色可能有助于证实免疫抑制相关性病原体

精选文献

D'Cruz D: Vasculitis in systemic lupus erythematosus. Lupus 7:270-274, 1998.

Lhote F, Cohen P, Guillevin L: Polyarteritis nodosa, microscopic polyangiitis and Churg-Strauss syndrome. Lupus 7:238-258, 1998.

Danning CL, Illei GG, Boumpas DT: Vasculitis associated with primary rheumatologic diseases. Curr Opin Rheumatol 10:58-65, 1998.

Drenkard C, Villa AR, Reyes E, et al: Vasculitis in systemic lupus erythematosus. Lupus 6:235-242, 1997.

Nguyen VD: A rare cause of splenic infarct and fleeting pulmonary infiltrates: Polyarteritis nodosa. Comput Med Imaging Graph 15:61-65, 1991.

病毒性和其他非肉芽肿性感染 Viral and Other Nongranulomatous Infections

传染性单核细胞增多症 Infectious Mononucleosis

临床特征

- 最常发生在青春期和青年人
- 患者有发热、不适和咽炎
- 可有全身性淋巴结肿大和肝脾肿大
- 由 EB 病毒原发感染所致

大体病理学

- 轻到中度脾肿大,伴有红髓充血和白髓增生;在少数情况下出现明显脾肿大
- 容易发生自发性脾破裂

组织病理学

- 红髓和白髓边界不清

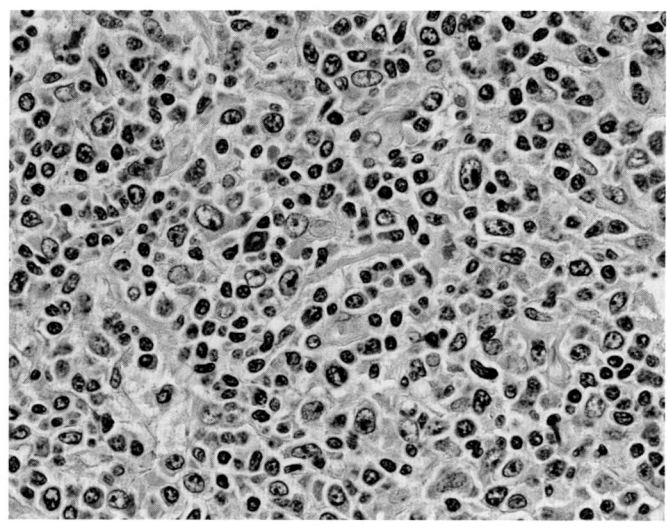

图 15-33　传染性单核细胞增多症。高倍放大显示各种淋巴细胞群,伴有大量免疫母细胞。

- 白髓不同程度地滤泡增生
- 红髓扩张,内容多形性细胞群,包括多形性淋巴细胞、免疫母细胞和浆细胞
- 小动脉周围淋巴鞘(PALS)可有淋巴细胞浸润,包括免疫母细胞
- 脾小梁、被膜和血管常有淋巴细胞浸润

特殊染色和免疫组织化学

- 免疫组化染色:大的免疫母细胞 EB 病毒、CD20 阳性,CD30 通常阳性
- 活化的淋巴细胞群由 B 细胞和 T 淋巴细胞混合组成,伴有明显的 CD8 阳性的细胞毒性 T 细胞

其他诊断技术

- EB 病毒编码 RNA(EBER)原位杂交阳性

鉴别诊断

■ 大细胞性淋巴瘤或富于 T 细胞 / 组织细胞的大 B 细胞淋巴瘤
- 这些淋巴瘤通常在脾实质内形成散在的肿块
- 大细胞性淋巴瘤内均匀一致的细胞群,B 细胞或 T 细胞;在富于 T 细胞 / 组织细胞的大 B 细胞淋巴瘤,肿瘤性 B 细胞散在分布于小 T 淋巴细胞的背景中

■ Hodgkin 淋巴瘤
- 通常形成散在的、大体可见的结节,而不是导致弥漫性脾增大
- 肿瘤性 Hodgkin 和 Reed-Sternberg 细胞散在分布于淋巴组织细胞结节内;脾滤泡良性或为反应性
- Hodgkin 淋巴瘤可有大量嗜酸性粒细胞和浆细胞,而传染性单核细胞增多症嗜酸性粒细胞和浆细胞罕见

■ 与 EB 病毒感染无关的反应性淋巴组织增生
- 可有类似的组织学改变
- 免疫组化染色排除其他病毒[例如,巨细胞病毒(CMV)]和相应的病毒血清学检查,对于明确诊断是必要的

提要

- 急性传染性单核细胞增多症患者可有急性脾肿大,而且处于自发性脾破裂的危险之中
- 传染性单核细胞增多症可被误诊为恶性淋巴瘤或

Hodgkin 淋巴瘤，由于有大量的免疫母细胞增生，可能包括 Reed-Sternberg 样细胞
- 详细的临床病史、EB 病毒血清学和恰当的免疫组化染色有助于鉴别诊断

精选文献

Knobel B, Melamud E, Nofech-Moses S, et al: [Follicular splenic lymphoid hyperplasia associated with EBV infection]. Harefuah 137:449-451, 511, 1999.

Neiman RS, Orazi A: Reactive lymphoid hyperplasia. In Disorders of the Spleen, 2nd ed. Philadelphia, WB Saunders, 1999, pp 67-84.

Asgari MM, Begos DG: Spontaneous splenic rupture in infectious mononucleosis: A review. Yale J Biol Med 70:175-182, 1997.

Reynolds DJ, Banks PM, Gulley ML: New characterization of infectious mononucleosis and a phenotypic comparison with Hodgkin's disease. Am J Pathol 146:379-388, 1995.

Gowing NFC: Infectious mononucleosis: Histopathologic aspects. Pathol Ann 1:1-20, 1975.

巨细胞病毒感染
Cytomegalovirus Infection

临床特征

- 不常见
- 最常发生在免疫受损的患者
- 病毒相关性噬血细胞综合征是早期 CMV 感染的一种罕见的并发症；患者表现为全身不适、发热、寒战和白细胞减少，伴有血小板减少

大体病理学

- 红髓充血
- 白髓通常没有明显改变
- 可有小的、不同形状的红色到灰白色的坏死灶

组织病理学

- 典型者病变周围的坏死灶内有含有病毒包涵体的细胞
- 可见散在的中性粒细胞，但一般少于细菌性感染

特殊染色和免疫组织化学

- CMV 免疫组化染色

其他诊断技术

- CMV 原位杂交

- 病毒培养

鉴别诊断

▌ 脓肿
- 常常缺乏病毒性包涵体，但周围的变性细胞可能类似于 Cowdry A 型包涵体（即鹰眼包涵体）
- 中性粒细胞较多
- 适当的染色或培养可见细菌或真菌

▌ 梗死
- 位于外周被膜下，呈楔形
- 没有病毒包涵体

提要

- 很少见于手术病理标本
- 主要发生于免疫受损的患者

精选文献

Neiman RS, Orazi A: Reactive lymphoid hyperplasia. In Disorders of the Spleen, 2nd ed. Philadelphia, WB Saunders, 1999, pp 67-84.

鸟型胞内分枝杆菌
Mycobacterium avium-intracellulare

临床特征

- 发生于 AIDS 患者
- 多数患者表现为全身消瘦、肝脾肿大和淋巴结肿大；贫血是最常见的实验室异常

大体病理学

- 不同程度的脾肿大
- 白髓不同程度地萎缩到增生
- 红髓弥漫性扩张，质硬

组织病理学

- 红髓弥漫性扩张，充满大量大的巨噬细胞，胞质丰富、淡灰色
- 可有噬红细胞现象

特殊染色和免疫组织化学

- 抗酸染色、Fite 染色和 PAS 染色显示巨噬细胞内抗酸杆菌

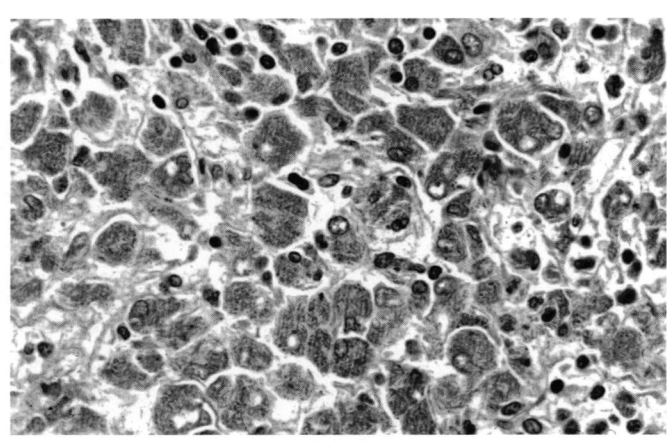

图 15-34　**鸟型胞内分枝杆菌。** PAS 染色显示细胞内大量病原体。

- 印片 Wright 染色或 Papanicolaou 染色显示巨噬细胞胞质阴性

其他诊断技术

- 培养

鉴别诊断

▮ 瘤型麻风
- 皮肤、神经和四肢受累最明显；临床上以外周性病变为主
- 有麻风病流行区居住史
- 脾可以有成簇的巨噬细胞，充满抗酸性微生物（麻风细胞）
- 脾受累由小簇的巨噬细胞组成，而不是弥漫性肿瘤浸润
- 需要 Fite 染色证实微生物
▮ 组织胞浆菌病
- 最常见于俄亥俄河流域、密西西比河上游和美国中西部附近
- GMS 和 PAS 染色显示巨噬细胞内真菌
▮ Gaucher 病（及其他代谢贮积性疾病）
- 骨、肝和关节受累（取决于疾病类型）
- HIV 阴性
- Gaucher 细胞有绉绸样外观
- 微生物染色阴性，但贮积产物可能 PAS 阳性或抗酸染色阳性
▮ Langerhans 细胞组织细胞增多症
- 通常发生在幼儿

- 细胞胞质淡粉色，核豆形
- 嗜酸性粒细胞通常明显
- 抗酸染色和微生物研究阴性
- 细胞 S-100 蛋白和 CD1a 阳性
▮ 卡氏肺孢子虫
- 细胞外泡沫状渗出液
- GMS 或免疫组化染色显示微生物
▮ 疟疾
- 有到流行区旅行或居住史
- 患者贫血伴有间歇性发热
- 脾呈黑色，伴有疟色素
- 巨噬细胞含有红细胞、疟色素或两者都有
- 因为有疟色素，微生物染色可能难以诊断，但抗酸染色阴性

提要

- 病史重要
- AIDS 患者要注意寻找其他疾病，包括
  — 其他感染
  — 侵袭性淋巴瘤
  — Kaposi 肉瘤

精选文献

Brettle RP: Mycobacterium avium intracellulare infection in patients with HIV or AIDS. J Antimicrob Chemother 40:156-160, 1997.
Horsburgh R Jr: The pathophysiology of disseminated Mycobacterium avium complex disease in AIDS. J Infect Dis 179(Suppl 3):S461-S465, 1999.

疟疾　Malaria

临床特征

- 累及生活在流行区的儿童和青年人
- 有在疟疾疫区旅游或居住的历史
- 发作性，回归热
- 溶血性贫血
- 血红蛋白尿
- 世界范围内脾破裂最常见的原因

大体病理学

- 脾肿大，间日疟原虫感染最明显
- 急性期：由于充血和疟色素沉积导致脾肿大和脾

实质呈暗红色；急性期最常发生脾破裂

- 慢性期：显著的脾肿大、纤维化和瘢痕区域呈灰色变色
- 白髓正常到增生
- 在少数情况下，由于血肿或出血性梗死囊性变性，形成脾假囊肿

组织病理学

▊ 急性期

- 静脉窦充满含有寄生虫的红细胞
- 脾索巨噬细胞增生，含有吞噬红细胞的脾窦内衬细胞剥脱
- 红髓内小淋巴细胞（γδ T 细胞）增多
- 内衬脾窦的巨噬细胞含有含铁血黄素、红细胞碎屑和疟色素
- 恶性疟的脾窦内可见含有寄生虫的红细胞
- 脾窦内衬细胞可能含有疟原虫

▊ 慢性期

- 纤维化和瘢痕形成
- 含有疟色素的巨噬细胞集中在小动脉周围淋巴鞘的周围
- 机能亢进的疟疾性脾肿大综合征
  - 常常出现在流行区的慢性感染
  - 脾窦和网状内皮组织增生
  - 严重的脾隔离和红细胞吞噬作用

特殊染色和免疫组织化学

- 疟色素
  - 可折射性
  - 双折射性
  - 不是黑色素
  - 铁染色阴性（尽管巨噬细胞也含有含铁血黄素）
- 外周血厚涂片染色查找微生物

其他诊断技术

- 没有帮助

鉴别诊断

▊ 利什曼病

- 利什曼病（Leishmaniasis）的巨噬细胞内无疟色素
- 可用 Wright-Giemsa 染色检查无鞭毛体的利什

曼虫
- 脾的其他组织学改变相同

▊ 血红蛋白沉着症

- 具有长期的病史，表现为黑古铜色皮肤、关节痛，以及胰、肝和心脏受累
- 不出现疟疾相关性症状，例如贫血和发热
- 组织内有丰富的铁

▊ 福尔马林色素

- 长期固定在非缓冲性福尔马林内产生的人工假象
- 组织学改变类似于疟色素
- 缺乏疟疾的临床表现

提要

- 诊断应依据临床病史和外周血涂片所见

精选文献

Herwaldt BL: Leishmaniasis. Lancet 354:1191-1199, 1999.

Neiman RS, Orazi A: Non-neoplastic disorders of erythrocytes, granulocytes and platelets. In Disorders of the Spleen, 2nd ed. Philadelphia, WB Saunders, 1999, pp 67-84.

Zingman BS, Viner BL: Splenic complications in malaria: Case report and review. Clin Infect Dis 16:223-232, 1993.

Edington GM: Pathology of malaria in West Africa. Br Med J 1:715-718, 1967.

化脓性细菌感染（脓肿）
Pyogenic Bacterial Infections (Abscess)

临床特征

- 发生于急性全身血行播散性细菌感染的患者（例如，细菌性心内膜炎患者）
- 最常见 Gram 阳性细菌，特别是葡萄球菌

大体病理学

- 滤泡增生伴有白髓滤泡明显增大；不总是出现在免疫受损或临床上有败血症的患者
- 脓肿位于白髓，大小不等，质软到液化，奶油色到绿色
- 周围可有薄层充血组织围绕

组织病理学

- 脓毒性栓子引起梗死和脓肿
- 脓肿含有中性粒细胞和坏死性碎屑；陈旧性脓肿

周围可有肉芽组织或纤维组织包绕

特殊染色和免疫组织化学

- Gram 染色或真菌染色检查微生物

其他诊断技术

- 微生物培养

鉴别诊断

- 脾梗死
  - 通常比脓肿大
  - 位于外周，楔形而不是圆形
  - 仔细检查动脉寻找血栓或栓子
  - 梗死色淡但质硬，没有液化
  - 如有炎症，在梗死的周围最为明显
- Hodgkin 淋巴瘤
  - Hodgkin 淋巴瘤的坏死结节；这些结节边界通常清楚，质硬到纤维化，高出脾切面，但也可能在脾被膜下形成瘤块
  - Hodgkin 淋巴瘤的结节含有淋巴细胞、Reed-Sternberg 细胞或 Hodgkin 细胞、嗜酸性粒细胞和浆细胞
- 髓外造血
  - 在少数情况下形成大体可见的结节
  - 显微镜下检查常有明显成簇的红系前体细胞，常以红系细胞为主；也要寻找髓细胞和巨核细胞

提要

- 脾脓肿在尸检病例比手术切除标本常见
- 当见于因为其他适应证而手术切除的脾标本时，应考虑脾栓塞性梗死的可能性

精选文献

Neiman RS, Orazi A: Reactive lymphoid hyperplasia. In Disorders of the Spleen, 2nd ed. Philadelphia, WB Saunders, 1999, pp 67-84.

肉芽肿性疾病
Granulomatous Diseases

结节病、粟粒性结核、组织胞浆菌病、球孢子菌病和脂肪肉芽肿
Sarcoidosis, Miliary Tuberculosis, Histoplasmosis, Coccidioidomycosis, and Lipogranulomas

临床特征

- 结节病
  - 见第 4 章
  - 患者通常有肺门淋巴结肿大、肺部症状或其他部位受累
  - 最常见于非裔美国人；女性为主
  - 可有 Schaumann 小体和星样小体，但不具有诊断意义
  - 可出现小灶状坏死
  - 感染病原体染色和培养阴性
- 粟粒性结核
  - 最常发生在有结核病病史的老年患者和免疫受损的患者
- 组织胞浆菌病
  - 发生在任何年龄

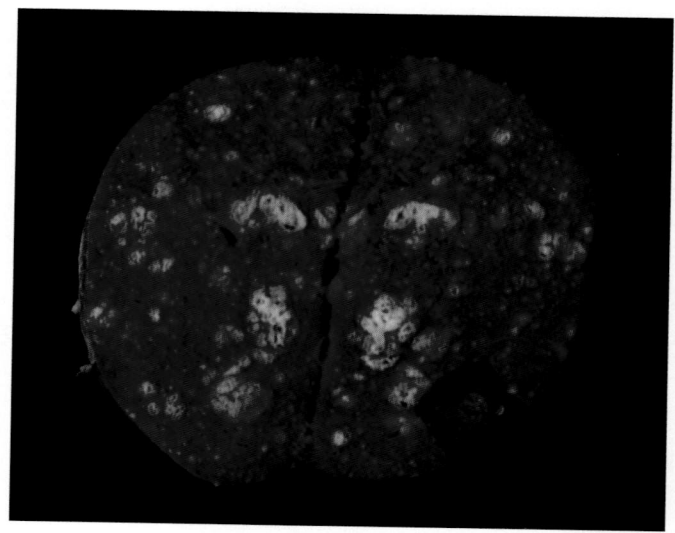

图 15-35　**粟粒性结核。** 在这幅大体照片，注意多发性伴有坏死的白色肉芽肿。在粟粒性结核患者，特别是免疫受损的患者，通常不容易形成肉芽肿，而且缺乏大体可见的坏死。

- 临床表现从无症状的感染到播散性疾病
- 脾受累较常见于老年人和免疫受损的患者
- 组织胞浆菌病最常见于美国中西部、密西西比河上游和俄亥俄河流域
- 微生物见于土壤
- 鸽子是常见的传播媒介；接触鸽子的排泄物可能导致感染

▌ 球孢子菌病
- 发生于任何年龄
- 脾受累少见，但可发生于老年和免疫受损的患者
- 发生于加利福尼亚州的圣华金河（San Joaquin）和中部山谷（山谷热）以及美国西南部
- 临床表现从无症状的感染到播散性疾病

▌ 脂肪肉芽肿
- 脂肪肉芽肿病（Lipogranulomatosis）是指淋巴结和脾内存在内源性的脂质，例如来源于肿瘤、血肿、胆固醇沉积、脂肪栓塞和脂肪坏死
- 常发生于脾（见于 20% 的脾切除标本和 62% 尸检标本；发生率随着年龄增加而增加）
- 通常是因为其他原因检查脾标本时的偶然发现，没有明确的病因

大体病理学

▌ 结节病
- 大体常不可见；白髓没有特殊改变
- 偶尔可见境界清楚的多发性小圆形结节

▌ 粟粒性结核
- 中度脾肿大
- 直径 1 ~ 2mm 的白色小结节，类似于白髓滤泡；粟粒状结构
- 伴有干燥的、干酪样到钙化性物质的较大的融合性肉芽肿少见

▌ 组织胞浆菌病
- 可能表现为脾肿大和脾功能亢进
- 黄色到白色的球形钙化颗粒，直径 1 ~ 2mm
- 可表现为粟粒状结构

▌ 球孢子菌病
- 黄色到白色的球形颗粒，直径 1 ~ 2mm
- 可能表现为粟粒状结构

▌ 脂肪肉芽肿
- 大体检查见不到

组织病理学

▌ 结节病
- 较常见于白髓
- 小的上皮样肉芽肿，类似于肺和淋巴结所见
- 可有 Schaumann 小体和星样小体，但无诊断意义
- 可见小灶状坏死

▌ 粟粒性结核
- 随意散在分布于白髓和红髓，可能较常见于红髓
- 肉芽肿伴有中心性干酪样坏死
- 多核 Langhans 巨细胞具有特征性
- 也有上皮样细胞和淋巴细胞
- 病变可以钙化

▌ 组织胞浆菌病
- 随意散在分布于白髓和红髓，可能较常见于红髓
- 在急性期，感染一般不形成明显的肉芽肿，而是表现为含有真菌的组织细胞的小团状积聚，伴有浆细胞和淋巴细胞浸润
- 一般不见中性粒细胞
- 陈旧性非活动性病变较常见；这些病变为部分钙化的纤维性结节，周围有少量淋巴细胞
- 一般不见组织细胞
- GMS 染色可检测出微生物

▌ 球孢子菌病
- 随意散在分布于白髓和红髓，可能较常见于红髓
- 肉芽肿可有中心坏死，H.E. 染色、GMS 染色和 PAS 染色可见真菌

▌ 脂肪肉芽肿
- 位于白髓的小动脉附近
- 小而边界不清的巨噬细胞积聚，伴有单个大的或许多小的脂质空泡

特殊染色和免疫组织化学

- 所有的病例均需要进行 GMS 染色、PAS 染色和抗酸染色检测微生物
- 其他技术
  - 建议进行抗酸染色和真菌培养；这些微生物可在快速冰冻中存活

其他诊断技术

- 没有帮助

鉴别诊断

- 见所有的肉芽肿性疾病

提要

- 当脾标本中出现肉芽肿时，必须进行微生物的特殊染色
- 结合考虑脾或其他标本（例如血液）的培养或其他微生物研究结果有助于诊断

精选文献

Neiman RS, Orazi A: Granulomatous disorders. In Disorders of the Spleen, 2nd ed. Philadelphia, WB Saunders, 1999, pp 85-96.

其他病变　　Other Conditions

淀粉样变性　　Amyloidosis

临床特征

- 最常发生在老年人
- 发生于系统性淀粉样变性患者
- AL 型淀粉样物见于浆细胞病患者
- AA 型淀粉样物见于结核病、类风湿性关节炎或其他慢性炎症性疾病患者

大体病理学

- 三种结构；这些结构与淀粉样蛋白类型无关
  — 偶发性：仅见于显微镜下检查
  — 西米脾（Sago spleen）：多发性灰白色小结节，类似扩大的白髓
  — 豚脂状脾（lardaceous spleen）：脾增大伴有弥漫性浸润；色暗，质硬，橡皮样

组织病理学

- 淀粉样物是一种亮粉色（嗜酸性）无定形的玻璃样物
- 偶发型：淀粉样物沉积在小血管的周围
- 西米脾：淀粉样物沉积在白髓细胞的周围，最终取代白髓和造成白髓萎缩
- 豚脂状脾：淀粉样物沉积在红髓靠近窦壁和小血管的周围；可为融合性并取代红髓

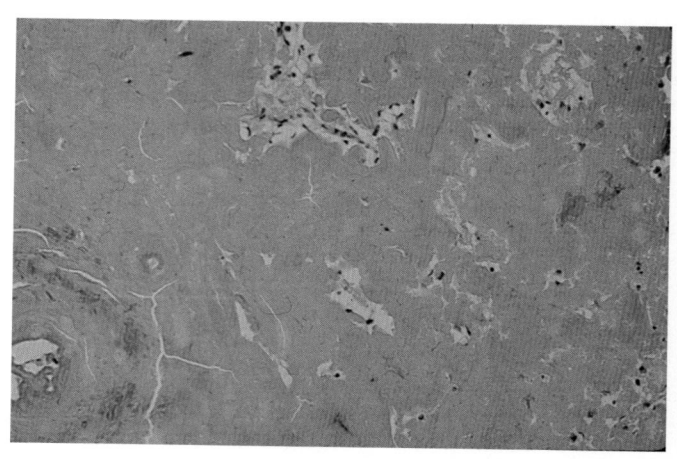

图 15-36　淀粉样变性。大块无定形嗜酸性细胞外物质（淀粉样物）取代正常脾组织。少量脾窦和血管残留。

特殊染色和免疫组织化学

- Congo 红染色（偏振光显微镜下呈苹果绿色）或硫黄素 T 染色（荧光显微镜观察）
- 免疫组化染色显示淀粉样链的类型和免疫球蛋白轻链

其他诊断技术

- 电镜：显示原纤维（一般不需要）

鉴别诊断

▌ Castleman 病，透明血管型
  - 极少发生在脾
  - 玻璃样变的滤泡中心有小动脉贯穿，血管周围无玻璃样物沉积
▌ 梗死
  - 大体不规则，呈楔形
  - 位于外周，弥漫性少见
  - 显微镜下显示凝固性坏死
▌ 肉芽肿
  - 中心含有坏死物或上皮样巨细胞（没有无定形均质物）；然而，陈旧性肉芽肿可有广泛的玻璃样变
▌ 透明变性
  - 一种常见的、通常是在显微镜下的意外发现，发生在幼儿后的任何年龄
  - 脾内小的动脉和小动脉嗜酸性玻璃样增厚
  - 早期看似淀粉样物

- 沉积物由血浆蛋白组成
- Congo 红或硫黄素 T 染色阴性

提要

- 淀粉样物的分类是根据蛋白的类型；人淀粉样变性病有 23 种不同的原纤维蛋白，而且伴有不同的临床特征
- AL 淀粉样物来自免疫球蛋白轻链，λ 轻链比 κ 轻链常见，伴有浆细胞病或 B 细胞淋巴组织增生性疾病
- AA 淀粉样物来自 SAA 蛋白，SAA 蛋白是一种急性期反应物；常聚集在慢性炎症性病变中
- 淀粉样物也见于家族性地中海热（familial Mediterranean fever，FMF）的患者，FMF 是一种以急性自行消退性发热和疼痛为特征的发热性疾病，由浆膜炎所致，和 FMF 突变、MEFV 有关

精选文献

Westermark P: The pathogenesis of amyloidosis: Understanding general principles. Am J Pathol 152:1125-1127, 1998.

Falk RH, Comenzo RL, Skinner M: The systemic amyloidoses. N Engl J Med 337:898-909, 1997.

血肿和创伤性破裂
Hematoma and Traumatic Rupture

临床特征

- 血肿通常发生于腹部钝伤之后
- 血肿由内部撕裂引起，没有包膜破裂
- 破裂可发生于腹部钝伤或穿透性损伤之后
- 破裂可发生在没有腹部钝伤的患者，这些患者伴有
  - 感染：疟疾、传染性单核细胞增多症
  - 肿瘤：白血病、淋巴瘤、血管肉瘤
  - 充血
- 破裂可"自发性"发生在伴有正常脾的患者（由于咳嗽、呕吐）

大体病理学

▌ 血肿
- 脾由于充满不规则形、质软的黑色血块而膨胀
- 包膜完整

- 其余的实质大体正常

▌ 破裂
- 包膜撕裂伴有血块粘连
- 去除血块后称重并进行大体检查以除外由于潜在的脾病变引起的自发性破裂

组织病理学

▌ 血肿
- 凝血块
- 陈旧病变周围可有肉芽组织和进行性纤维化
- 随后可能发生脾假囊肿

▌ 破裂
- 类似于血肿，但有包膜撕裂
- 脾实质一般正常

特殊染色和免疫组织化学

- 没有帮助

其他诊断技术

- 没有帮助

鉴别诊断

▌ 自发性破裂
- 脾正常或增大
- 无腹部外伤史，或仅有轻微的腹部外伤
- 组织学特征取决于病因

▌ 梗死
- 病变显示凝固性坏死
- 楔形，外周局灶性病变
- 一般不引起脾肿大

▌ 脾囊肿
- 一般内容清亮至浑浊的液体（非出血性）
- 纤维性囊壁
- 上皮内衬可有可无

▌ 血管瘤和其他血管肿瘤
- 外周没有肉芽肿组织
- 整个脾有增生的血管

提要

- 有报道脾透明变性较常见于脾破裂；然而，绝大多数脾有透明变性，包括儿童的脾

精选文献

Pratt DB, Andersen RC, Hitchcock CR: Splenic rupture: A review of 114 cases. Minn Med 54:177-184, 1971.

Rawsthorne GB, Cole TP, Kyle J: Spontaneous rupture of the spleen in infectious mononucleosis. Br J Surg 57:396-398, 1970.

Orloff MJ, Peskin GW: Spontaneous rupture of the normal spleen: A surgical enigma. Int Abstr Surg 106:1-11, 1958.

Byron E. Crawford 著

鲍冬梅　回允中　译

16

骨和关节
Bones and Joints

骨肿瘤　Osteoid Tumors

骨瘤　Osteoma

临床特征

- 以男性为主（男女比为 2 ：1 到 3 ：1）
- 年龄从 10 ~ 20 岁到大于 60 岁，多数病例发生在 30 ~ 50 岁
- 最常发生于颅骨，包括下颌骨、上颌骨、额窦、筛窦、鼻旁窦、眶骨和颅盖骨；少数累及锁骨和长骨
- 可以没有症状，或如果位于窦内则可能表现为梗阻的征象，包括鼻窦炎和流涕
- 眶部肿瘤可能产生复视、突眼和失明

放射学所见

- 不透 X 线的、局限的表面或髓内肿块，通常没有破坏性特征

大体病理学

- 结节性或圆顶形致密的皮质骨

组织病理学

- 由致密的板层骨组成，伴有或没有 haversian 管，通常没有骨髓成分
- 当出现骨髓成分时，表现为造血组织或纤维脂肪组织；病变延伸到未受累的骨组织，但不与邻近的正常骨混合

特殊染色和免疫组织化学

- 没有帮助

其他诊断技术

- 没有帮助

鉴别诊断

■ 骨母细胞瘤
- 板层骨边缘有突出的骨母细胞

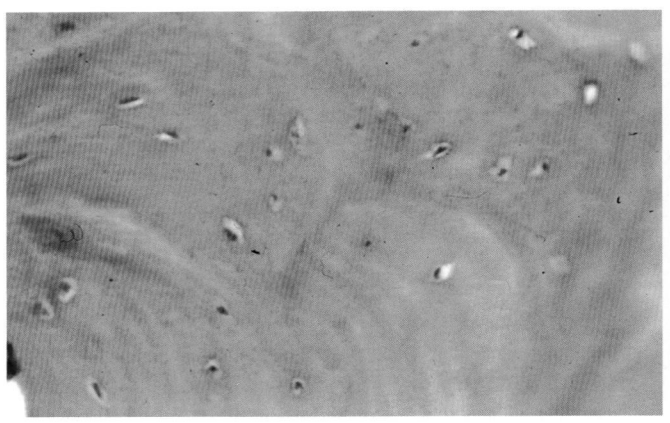

图 16-1　骨瘤。组织学切片显示致密的板层骨。

- 骨瘤局灶性区域的反应骨可能具有类似的特征
■ 骨旁骨肉瘤
- 肿瘤性骨样组织平行排列，并被细胞稀少的成纤维细胞间质分开

提要

- 典型的骨瘤为无症状的结节状、不透 X 线的肿瘤，累及颅面骨，由成熟的骨样组织组成
- 在出现多发性骨瘤或长骨骨瘤时，应该考虑 Gardner 综合征（结肠息肉病、纤维瘤病、骨瘤和皮肤表皮囊肿）
- 如果手术切除，很少出现复发；没有恶性变的病例报告

精选文献

Larrea-Oyarbide N, Valmaseda-Castellon E, Berini-Aytes L, Gay-Escoda C: Osteomas of the craniofacial region: Review of 106 cases. J Oral Pathol Med 37:38-42, 2008.
Unni KK: Dahlin's Bone Tumors. General Aspects and Data on 11,087 Cases. Philadelphia, Lippincott-Raven, 1996, pp 117-120.

骨样骨瘤　Osteoid Osteoma

临床特征

- 男女比例为 3 ：1

- 通常发生在 10 ~ 30 岁的患者
- 最常发生在下肢，通常是股骨近端
- 可能累及胫骨、椎体（椎弓比椎体常见）以及手足的小骨
- 一般为皮质内肿瘤
- 典型的临床表现包括进行性疼痛、夜间疼痛明显，服用阿司匹林可以缓解
- 根据部位不同，可能出现其他症状
  - 椎骨：外周神经受压以及由于肌肉痉挛导致疼痛性脊柱侧弯（椎间盘疾病的症状）
  - 上肢和下肢：肿瘤周围肌肉萎缩
  - 骨骺肿瘤：骨骼不对称、关节炎和关节积液

放射学所见

- 常规 X 线照片显示小圆形中心可透 X 线区（瘤核，nidus），周围为硬化区
- 瘤核通常位于皮质，中心可见骨化
- 当 X 线平片不能发现肿瘤时（大约 25% 的病例），可能需要进行 X 线断层骨扫描、CT 或 MRI 检查

大体病理学

- 致密的硬化骨围绕着中心瘤核，瘤核圆形，质软，易碎；如果骨化，瘤核可呈颗粒状
- 典型者小于 1cm

组织病理学

- 中心瘤核是由交织的纤细骨小梁或伴有不同程度钙化的编织骨组成的
- 骨小梁粗细可能不同
- 骨小梁周围有明显良性的骨母细胞，在纤维血管间质内可见多核破骨细胞样巨细胞
- 瘤核外部是明显的纤维血管组织带，被硬化的致密板层骨包绕
- 肿瘤内没有软骨，除非肿瘤部位有骨折
- 肿瘤内没有造血组织或脂肪组织

特殊染色和免疫组织化学

- 没有帮助

其他诊断技术

- 术前给予四环素可与瘤核内的骨母细胞结合，在

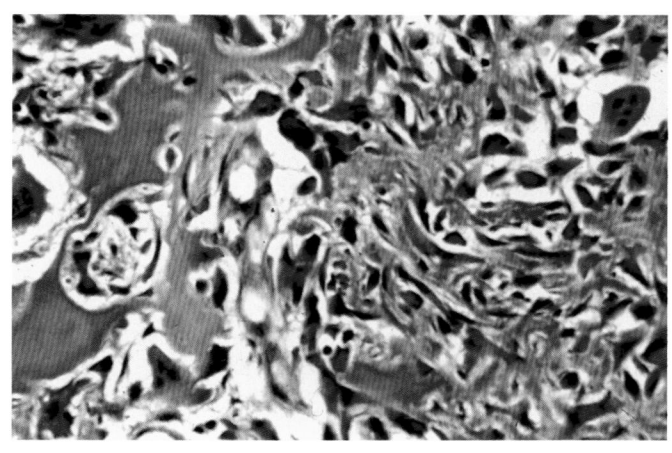

图 16-2　骨样骨瘤。组织学切片显示中心瘤核，由周围伴有突出的良性骨母细胞的纤细的骨小梁组成。

紫外线下可见荧光
- 另外一种技术是术前静脉内注射锝 -99m，应用放射性自显影检查可以发现刮除标本内的小的瘤核
- 免疫组化检查可能表达 c-fos 和 c-jun；某些病例有 22 号染色体长臂部分缺失

鉴别诊断

- 骨髓炎和骨脓肿
  - 缺乏中心瘤核
  - 突出的急性炎症细胞浸润
- 骨母细胞瘤
  - 疼痛不很严重
  - 肿瘤通常要大得多，有进行性生长的证据
  - 周围缺乏一圈纤维血管组织
  - 表现为不同程度钙化和厚度的编织骨小梁，而骨样骨瘤瘤核的中心为成熟的结构，有较明显的钙化和增厚的编织骨小梁
- 骨肉瘤
  - 缺乏骨样骨瘤的纤维血管间质和骨母细胞边缘
  - 可能出现软骨样或纤维性分化
- 应力性骨折
  - 带状结构，中心为较成熟的致密骨，而周围为编织骨
  - 可能出现软骨伴有软骨内骨化

提要

- 疼痛与瘤核纤维血管间质内出现无髓鞘神经纤维、前列腺素 E_2 和前列环素产物有关

- 临床上疼痛可能出现在有骨样骨瘤的 X 线检查证据之前
- 当骨样骨瘤发生在手足小骨时，患者起初一般当做炎症性病变（骨髓炎、关节炎）治疗
- 关节内肿瘤可能引起慢性绒毛性滑膜炎，类似于类风湿性关节炎
- 骨内已经发现前列腺素受体，推测前列腺素也是形成骨样骨瘤的原因
- 有少数骨样骨瘤自发性消退的病例报道
- 治疗采取手术切除

精选文献

Unni KK, Inwards CY, Bridge J, et al: Tumors of the Bones and Joints, 4th Series, Fascicle 2. Washington, DC, Armed Forces Institute of Pathology, 2005, pp 119-126.

Baruffi MR, Volpon JB, Neto JB, Casartelli C: Osteoid osteomas with chromosome alterations involving 22q. Cancer Genet Cytogenet 124:127-131, 2001.

Franchi A, Calzolari A, Zampi G: Immunohistochemical detection of c-fos and c-jun expression in osseous and cartilaginous tumors of the skeleton. Virchows Arch [B] 432:515-519, 1998.

Sim FH, Dahlin DC, Beabout JW: Osteoid-osteoma: Diagnostic problems. J Bone Joint Surg 57A:154-159, 1975.

Freiberger RH, Loitman BS, Helpern M, Thompson TC: Osteoid osteoma: A report on 80 cases. AJR Am J Roentgenol 82:194-205, 1959.

骨母细胞瘤　　Osteoblastoma

临床特征

- 以男性为主，男女比例为 2：1 到 3：1
- 发生在 10 岁以前到 40 岁，最常发生在 10 ~ 30 岁
- 好发于脊柱（椎弓）和骶骨，其次为下颌骨和颅面骨；另一个常见的部位是四肢骨，其分布类似于骨样骨瘤
- 典型者位于髓质内
- 可能出现局部疼痛，但不及骨样骨瘤
- 椎体肿瘤可能产生脊柱侧弯、肌肉萎缩和神经缺损

放射学所见

- 圆形，境界清楚的膨胀性可透 X 线的区域，周围为一圈硬化组织（硬化可能不如骨样骨瘤那样广泛）
- 中心可透 X 线的区域（瘤核）大于 1.5cm；中心可见点彩状钙化
- 肿瘤可能被形成的新骨所包绕
- 大约 1/4 的病例可能出现骨皮质破坏，伴有骨膜新骨形成，提示为恶性肿瘤（骨肉瘤）
- 可能出现继发性动脉瘤性骨囊肿形成

大体病理学

- 大体特征类似于骨样骨瘤；然而，这些肿瘤较大（> 1.5cm）
- 中心瘤核呈红色，质软，而且易碎；如有钙化，瘤核可能呈黄色并有沙粒感
- 皮质骨可能被破坏或变薄，瘤核内可能有出血性囊肿，是继发性动脉瘤性骨囊肿形成

组织病理学

- 不规则的交织的骨样组织网，周围伴有明显的骨母细胞，具有编织骨的特征
- 骨样组织可能纤细并呈花边样，伴有不同程度的钙化
- 骨母细胞具有良性细胞学特征
- 骨母细胞可能出现大量核分裂象，但没有非典型性核分裂象
- 骨样组织被纤维血管间质分开，其中含有多核破骨细胞样巨细胞
- 病变界限清楚，肿瘤性骨样组织融入邻近未受累的骨组织
- 可见大的血液湖，是继发性动脉瘤性骨囊肿性改变
- 肿瘤内通常不出现软骨
- 骨母细胞可能具有上皮样特征，表现为大细胞，具有丰富的嗜酸性胞质和含有大核仁的增大的细胞核
  - 当上皮样细胞超过骨母细胞成分的 75% 时，应该诊断为侵袭性骨母细胞瘤（aggressive osteoblastoma），表示复发的危险性增加，虽然没有转移的病例报告
- 少数肿瘤可能含有奇异性、细胞学非典型性的多核巨细胞，没有核分裂活性（这些肿瘤可以诊断为奇异性骨母细胞瘤或假恶性骨母细胞瘤）

特殊染色和免疫组织化学

- 没有帮助

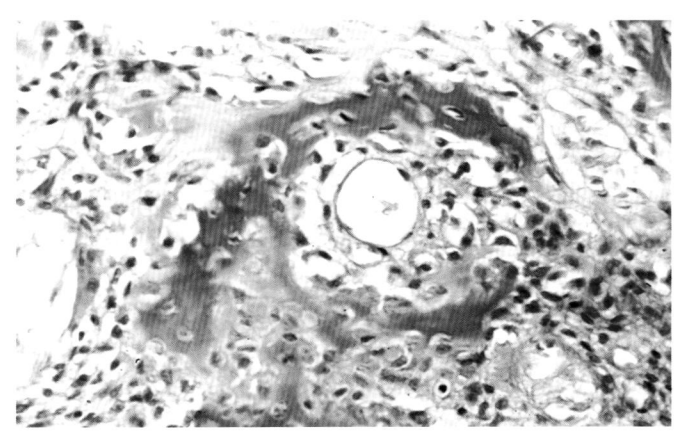

图16-3　成骨细胞瘤。组织学切片显示类骨质形成不规则的交织网络，伴有一圈明显的成骨细胞边缘。

其他诊断技术

- 没有帮助

鉴别诊断

▍骨样骨瘤

- 通常小于1cm；临床上疼痛剧烈
- 肿瘤周围含有纤维血管组织
- 瘤核显示较为明显的分带结构，中心成熟，骨样组织的厚度和钙化程度差异不明显
- 没有进行性生长的证据

▍巨细胞瘤

- 通常累及长骨骨骺
- 椎骨罕见，如果发生在椎骨，通常累及椎体而不是椎弓
- 巨细胞瘤的巨细胞较大，含有较多的细胞核
- 常常由巨细胞片块组成
- 巨细胞瘤含有单核间质细胞

▍动脉瘤性骨囊肿

- 两种病变可能具有类似的表现和放射学所见，均倾向于累及椎体
- 动脉瘤性骨囊肿可能出现小灶状骨样组织，不要与骨母细胞瘤混淆

▍骨母细胞性骨肉瘤

- 放射学检查，骨肉瘤界限不清，伴有皮质破坏并有骨膜反应骨的证据
- 周围呈现浸润性生长方式
- 骨肉瘤具有肉瘤样间质，伴有细胞学非典型性和非典型性核分裂象

- 骨肉瘤中存在非典型性骨母细胞片块或积聚，相反，骨样骨瘤的骨样组织周围有单排骨母细胞围绕

提要

- 大约1/4的骨母细胞瘤病例具有提示恶性肿瘤（骨肉瘤）的放射学证据；与骨母细胞性骨肉瘤可能难以鉴别（见"鉴别诊断"）

精选文献

De Oliveira CR, Mendonca BB, de Camargo OP, et al: Classical osteoblastoma, atypical osteoblastoma, and osteosarcoma: A comparative study based on clinical, histological, and biological parameters. Clinics 62:167-174, 2007.

Jones AC, Prihoda TJ, Kacher JE, et al: Osteoblastoma of the maxilla and mandible: A report of 24 cases, review of the literature, and discussion of its relationship to osteoid osteoma of the jaws. Oral Surg Oral Med Oral Pathol Oral Radiol Endod 102:639-650, 2006.

Unni KK, Inwards CY, Bridge J, et al: Tumors of the Bones and Joints, 4th Series, Fascicle 2. Washington, DC, Armed Forces Institute of Pathology, 2005, pp 126-135.

Vigorita VJ: Orthopaedic Pathology. Philadelphia, Lippincott Williams & Wilkins, 1999, pp 322-325.

普通性髓内骨肉瘤　Conventional Intramedullary Osteosarcoma

临床特征

- 男性略微常见，男女比例为1.5 : 1
- 双峰年龄分布，多数病例发生在10～20岁，第二个较小的高峰出现在50岁以上的患者
- 遗传性视网膜母细胞瘤的患者发生骨肉瘤的危险性增加
- 可能与发生骨肉瘤有关的其他病变包括Li-Fraumeni综合征、Ollier病、骨母细胞瘤、纤维性结构不良、骨Paget病、遗传性多发性外生骨疣、从前放疗或化疗史、拇指发育不全或不发育、Werner综合征和Rothmund-Thomson综合征
- 发生在生长速度最快的部分骨骼
- 好发于股骨远端、胫骨近端和肱骨近端
- 典型者表现为短期（几周到几个月）轻度的间断性疼痛
- 受累的部位可能肿胀并有触痛，表面皮肤可见毛细血管扩张，皮温升高
- 血清碱性磷酸酶可能升高

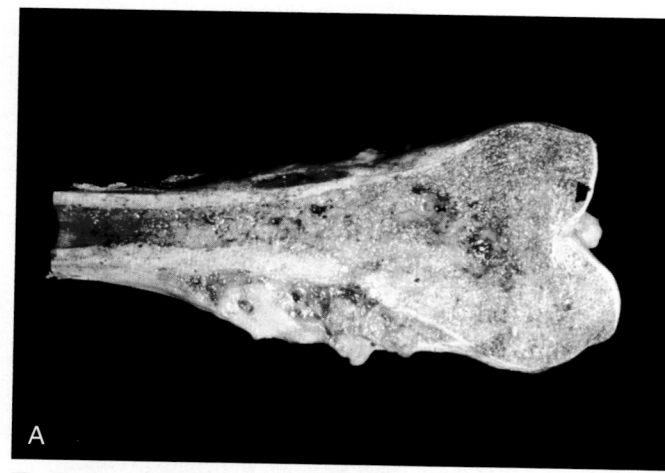

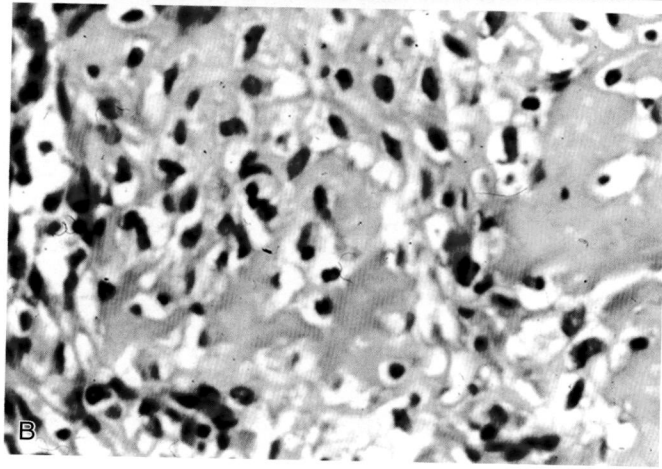

图 16-4　普通性骨肉瘤。A，大体照片显示股骨远端有破坏性瘤块，皮质和髓质均受累，并延伸到周围的软组织。B，组织学切片显示肿瘤是由肉瘤性间质细胞埋在骨样组织背景中组成的。

放射学所见

- 典型者显示大的溶骨性、硬化性或混合性溶骨 - 硬化性肿块，发生在干骺端的髓质内，病变可以延伸到骨皮质并形成一个软组织肿块
- 肿瘤有不同程度的钙化，形成不透 X 线的云雾状阴影
- 皮质表面出现明显的骨膜反应，呈现 Codman 三角、日光照射状或洋葱皮样外观
- CT 和 MRI 用于分期（髓内受累、髓质内出现跳跃性病变和软组织受累）

大体病理学

- 切除的标本可见干骺端髓质内肿块，肿块通常穿透皮质并浸润软组织

- 髓质内肿瘤通常向近端延伸，而且可能有跳跃性病变，正常骨髓与岛屿状肿瘤单独存在
- 肿瘤具有异质性，大体特征各异，取决于间质成分
  - 高度骨化的区域为黄色到白色，质硬
  - 软骨区域为分叶状，半透明，淡灰色到白色
  - 骨母细胞区域质硬，白色到黄色，有时有沙粒感
  - 成纤维细胞区域质软，呈鱼肉状
  - 肿瘤可能含有坏死、出血和囊性变的区域

组织病理学

- 不同区域肿瘤的组织学特征差异可能很大
  - 肿瘤基本上由肉瘤性梭形细胞组成，有肿瘤性骨样组织形成的证据
  - 肉瘤性间质高度富于细胞，可能显示骨母细胞性、软骨母细胞性、成纤维细胞性或恶性纤维组织瘤样分化
  - 肿瘤细胞通常具有明显的恶性细胞学特征，包括伴有非典型性核分裂象的活跃的核分裂活性
  - 某些细胞可能显示上皮样特征
- 肿瘤性骨样组织表现为单个肿瘤细胞或小团肿瘤细胞之间有嗜酸性、无定形的原纤维沉积
- 早期肿瘤性骨样组织在肿瘤细胞周围形成花边样结构，而较晚期的骨样组织有钙化，具有肿瘤性编织骨的表现
- 当肿瘤细胞融入骨样组织时，肿瘤细胞往往变得较小；这种特征被称为正常化（normalization）
- 某些肿瘤显示突出的软骨母细胞分化，需要仔细寻找肿瘤性骨样组织
- 成纤维细胞区域可能呈现鱼骨样结构；有时需要认真寻找肿瘤性骨样组织
- 某些肿瘤可能有大量的破骨细胞样巨细胞，称为富于巨细胞的骨肉瘤（giant cell rich osteosarcoma）
- 某些肿瘤可能含有富于血管结构的病灶，酷似血管外皮细胞瘤
- 小细胞亚型
  - 可能具有提示 Ewing 肉瘤、间叶性软骨肉瘤和淋巴瘤的特征，鉴别诊断需要免疫组化染色
  - 存在肿瘤性骨样组织

— 少数小细胞亚型的病例具有 Ewing 肉瘤的遗传学特征

- 术前化疗可能导致肿瘤坏死，出现无细胞的肿瘤性骨样组织、无细胞的软骨组织、纤维化或玻璃样变的血管间质；当 90% 以上的肿瘤出现坏死时，认为术前化疗有效

特殊染色和免疫组织化学

- 没有帮助，除了小细胞亚型以外（见"鉴别诊断"）

其他诊断技术

- DNA 倍体分析通常显示明显的非整倍体克隆
  — 化疗之后从治疗前的非整倍体转变为二倍体与肿瘤大部分或全部坏死有关
- 小细胞亚型可能有 11/12 染色体易位
- 遗传性骨肉瘤显示 *RB* 基因功能丧失；非遗传性骨肉瘤，可能有 *TP53* 基因突变

鉴别诊断

▌ 骨折骨痂
- 骨痂编织骨或骨样组织平行排列，周围有明显的骨母细胞
- 骨痂缺乏核的非典型性和丰富的核分裂象
- 骨痂有软骨和软骨内骨化

▌ 骨髓炎
- 放射学所见可能类似于骨肉瘤
- 应用组织学特征容易鉴别

▌ 骨母细胞瘤
- 缺乏非典型性核分裂象、浸润性结构和破坏性生长方式

▌ 巨细胞瘤
- 巨细胞瘤通常累及骨骺闭合的骨骼成熟的患者
- 通常累及骨骺，并延伸到关节软骨
- 单核间质细胞，没有非典型性或异常核分裂象
- 放射学所见可能有助于鉴别这两种疾病

▌ 软骨肉瘤
- 伴有骨化区域的低级别软骨肉瘤可能类似于骨肉瘤，而软骨母细胞性骨肉瘤通常含有高级别的软骨成分
- 去分化性软骨肉瘤含有骨母细胞性骨肉瘤成分，但仍有低级别软骨肉瘤病灶
- 透明细胞软骨肉瘤可能产生骨，因此类似于骨肉瘤

- 透明细胞软骨肉瘤存在透明细胞和典型地位于骨骺，有助于鉴别这两种疾病

▌ 恶性纤维组织细胞瘤
- 典型者发生在老年患者
- 缺乏肿瘤性骨样组织形成

▌ 纤维肉瘤
- 没有肿瘤性骨样组织形成

▌ 小细胞肿瘤（Ewing 肉瘤、淋巴瘤、间叶性软骨肉瘤）
- 骨肉瘤的小细胞亚型具有肿瘤性骨样组织
- 免疫组化染色可能有助于鉴别这些肿瘤（淋巴瘤白细胞共同抗原阳性，间叶性软骨肉瘤 S-100 蛋白阳性，Ewing 肉瘤 CD99 阳性）

▌ 转移癌
- 前列腺癌和乳腺癌可能引起明显的骨母细胞反应
- 上皮性标记物和特异性肿瘤标记物免疫染色可能有助于鉴别转移癌

提要

- 骨肉瘤是见于青少年的第四个最常见的恶性肿瘤；前三个最常见的肿瘤以递减顺序分别为白血病、脑肿瘤和淋巴瘤
- 如果疼痛出现的时间超过 1 年，不大可能是骨肉瘤的诊断
- 大约半数骨原发性骨肉瘤的病例发生在膝部；手和脚的骨肉瘤罕见
- 骨肉瘤在临床上最初表现为病理性骨折的罕见
- 血清碱性磷酸酶水平升高一般发生在伴有明显骨母细胞结构的肿瘤，但在其他病变也可能升高，例如骨母细胞瘤、骨髓炎和骨痂；治疗后血清碱性磷酸酶增加提示为转移或肿瘤复发
- 多数骨肉瘤常规放射学检查具有诊断性特征，但偶尔可能显示靠不住的良性放射学特征
- 少数骨骺骨肉瘤可能显示透明细胞软骨肉瘤或软骨母细胞瘤的放射学特征
- 10 ~ 30 岁患者放射学检查发现的干骺端恶性肿瘤多半是骨肉瘤
- 少数骨肉瘤含有细胞学表现良性的间质巨细胞，其中隐匿有肉瘤成分；需要仔细检查以便发现肉瘤成分和肿瘤性骨样组织，这些成分通常见于血管周围

- 颅面骨、肋骨和椎骨的骨肉瘤通常与 Paget 病或放射有关，典型者发生在老年患者

精选文献

Unni KK, Inwards CY, Bridge J, et al: Tumors of the Bones and Joints, 4th Series, Fascicle 2. Washington, DC, Armed Forces Institute of Pathology, 2005, pp 136-170.

Dorfman HD, Czerniak B: Bone Tumors. St. Louis, Mosby, 1998, pp 128-194.

Glasser DB, Lane JM, Huvos AG, et al: Survival, prognosis, and therapeutic response in osteogenic sarcoma. The Memorial Hospital experience. Cancer 69:698-708, 1992.

Benedict WF, Fung YK, Murphree AL: The gene responsible for retinoblastoma and osteosarcoma. Cancer 62:1691-1694, 1988.

毛细血管扩张性骨肉瘤
Telangiectatic Osteosarcoma

临床特征

- 男女比例为 2∶1
- 最常发生在 10 ~ 20 岁
- 大约占所有骨肉瘤的 4%
- 其分布类似于普通性髓内骨肉瘤
- 主要累及股骨远端、胫骨近端和肱骨近端
- 除了容易出现病理性骨折外（25% 的病例），症状类似于普通性骨肉瘤

放射学所见

- 干骺端可见完全性溶骨性病变，伴有浸润性破坏性边缘
- 可能引起骨皮质膨胀
- 骨膜新骨形成，表现为洋葱皮样改变或 Codman 三角
- 某些病例可能显示良性特征，类似于动脉瘤性骨囊肿

大体病理学

- 出血性肿块，可能为多囊性和坏死性
- 没有鱼肉样、肉瘤样组织或硬化性区域

组织病理学

- 多发性囊性间隙，除了囊肿间隔含有具有恶性细胞学特征的间质细胞（单核和多核）并混有良性骨母细胞样巨细胞外，其表现类似于动脉瘤性骨囊肿

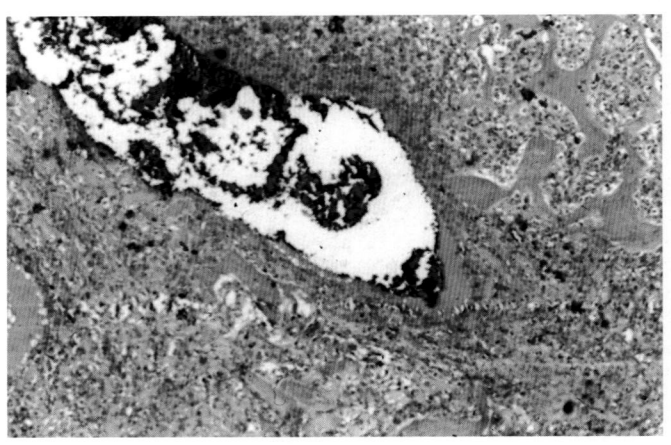

图 16-5　**毛细血管扩张性骨肉瘤**。组织学切片显示囊样间隙被非典型性间质细胞和骨样组织包绕。

- 可见核分裂象，包括非典型性核分裂象
- 有时，恶性间质细胞漂浮在出血性囊肿的中心；辨认间质细胞可能困难，需要广泛取材
- 肿瘤性骨样组织可能难以发现；通常为局灶性，呈现纤细的花边状结构

特殊染色和免疫组织化学

- 没有帮助

其他诊断技术

- 没有帮助

鉴别诊断

■ 动脉瘤性骨囊肿
- 间质可能富于细胞，但一般缺乏细胞学非典型性和非典型性核分裂象；可能含有反应性骨，伴有非典型性骨母细胞
- 缺乏明确的细胞学恶性特征和非典型性核分裂象

■ 普通性骨肉瘤
- 放射学检查，这些肿瘤不是单纯的溶骨性病变
- 髓内骨肉瘤可能含有局灶性毛细血管扩张的区域，不要过诊断为本病

提要

- 毛细血管扩张性骨肉瘤是骨肉瘤常见的类型，与长期的 Paget 病有关
- 预后比普通性髓内骨肉瘤好
- 如果考虑诊断动脉瘤性骨囊肿，所有的组织均应

进行组织学评估寻找恶性间质的证据，以除外毛细血管扩张性骨肉瘤

精选文献

Weiss A, Khoury JD, Hoffer FA, et al: Telangiectatic osteosarcoma: The St. Jude Children's Research Hospital's experience. Cancer 109:1627-1637, 2007.

Unni KK, Inwards CY, Bridge J, et al: Tumors of the Bones and Joints, 4th Series, Fascicle 2. Washington, DC, Armed Forces Institute of Pathology, 2005, pp 155-158.

McCarthy EF: Differential Diagnosis in Pathology: Bone and Joint Disorders. New York, Igaku-Shoin, 1996, pp 44-51, 82-85.

Ruiter DJ, Cornelisse CJ, van Rijssel TG, van der Velde EA: Aneurysmal bone cyst and telangiectasia osteosarcoma: A histopathological and morphometric study. Virchows Arch IV A 373:311-325, 1977.

骨旁骨肉瘤 Parosteal Osteosarcoma

临床特征

- 女性略微多见，男女比为 1 ∶ 1.5
- 主要发生在 20 ～ 30 岁
- 大约 3/4 的病例累及股骨远端后侧，胫骨近端是第 2 个最常见的部位
- 临床表现为长期的无痛性肿块；这种肿瘤病程晚期可能发生疼痛，但典型者不是一开始即有疼痛

放射学所见

- 骨的表面出现不透 X 线的圆凸状或蘑菇形肿块；长期存在的病变，肿瘤可能环绕骨生长
- 肿瘤和骨皮质之间可见单独的透明区，称为线样征（string sign）
- 没有骨膜骨反应的证据
- 周围的透明区可能是软骨帽
- 中心透明区可能是高级别的肉瘤或去分化的肿瘤
- 为了显示透明区，可能需要进行 CT 或 MRI 检查

大体病理学

- 充分骨化的肿块，与骨皮质表面相连
- 可能出现软骨帽，而且可能有质软的病灶，应该取材；这些病灶可能是高级别肉瘤的部位或去分化的肿瘤

组织病理学

- 肿瘤性骨样组织平行排列，被细胞稀少的成纤维

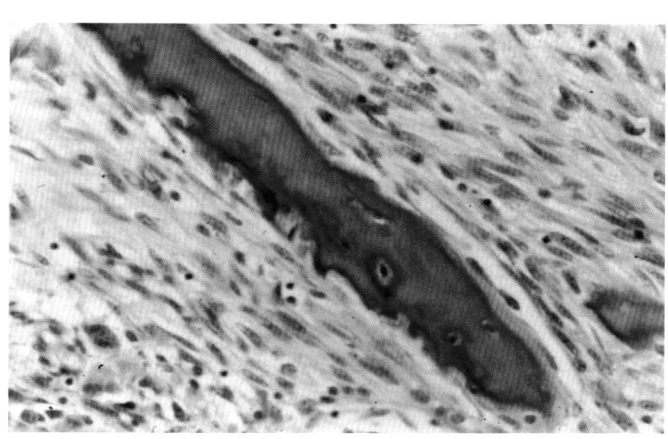

图 16-6 骨旁骨肉瘤。组织学切片显示平行排列的肿瘤性骨样组织，被仅有轻度非典型性的成纤维细胞间质分开。

细胞间质分开，具有轻度细胞学非典型性和核分裂活性，没有非典型性核分裂象

- 可见软骨组织岛和软骨帽
  - 软骨细胞具有非典型性，而且排列无序
  - 非典型性轻微，类似于内生性软骨瘤软骨细胞的非典型性
- 没有骨膜新骨形成的证据
- 可见去分化高级别肉瘤的区域

特殊染色和免疫组织化学

- 没有帮助

其他诊断技术

- 细胞遗传学研究：可见环状染色体

鉴别诊断

- **骨软骨瘤**
  - 骨髓间隙含有脂肪组织或骨髓造血成分
- **骨化性肌炎**
  - 这种增生性病变，板层骨和骨髓脂肪组织成熟从周围开始，并向中心延伸，而骨旁骨肉瘤恰好相反
- **高级别表面骨肉瘤**
  - 这些肿瘤细胞学呈高级别表现，缺乏残留的低级别区域
- **骨膜骨肉瘤**
  - 具有大量的软骨
  - 较高级别骨的成分，并有骨膜反应的证据

提要

- 症状可能持续长达 10 年
- 典型者累及老年人，不同于髓内骨肉瘤
- 具有诊断为骨软骨瘤的既往史，而后复发的患者并不少见
- 缺乏骨膜新骨形成的放射学和组织学证据
- CT 扫描和 MRI 检查发现的中心透明区可能是高级别肉瘤区域或去分化的部位
- 儿童股骨远端病变的放射学表现可能类似于骨旁骨肉瘤；而组织学上具有纤维性骨皮质缺损的特征

精选文献

Han I, Oh JH, Na Yg, et al: Clinical outcome of parosteal osteosarcoma. J Surg Oncol 97:146-149, 2008.

Hoshi M, Matsumoto S, Manabe J, et al: Oncologic outcome of parosteal osteosarcoma. Int J Clin Oncol 11:120-126, 2006.

Unni KK, Inwards CY, Bridge J, et al: Tumors of the Bones and Joints, 4th Series, Fascicle 2. Washington, DC, Armed Forces Institute of Pathology, 2005, pp 170-177.

Sinovic JK, Bridge JA, Neff JR: Ring chromosome in parosteal osteosarcoma: Clinical and diagnostic significance. Cancer Genet Cytogenet 62:50-52, 1992.

Bertoni F, Present D, Hudson T, Enneking WF: The meaning of radiolucencies in parosteal osteosarcoma. J Bone Joint Surg Am 67:901-910, 1985.

骨膜骨肉瘤　Periosteal Osteosarcoma

临床特征

- 男性略微多见，男女比为 1.7 ：1
- 典型者发生在 10 ~ 30 岁（比普通性骨肉瘤出现的晚，而比骨旁骨肉瘤出现的早）
- 多数发生在胫骨和股骨的骨干和干骺端
- 患者表现为疼痛、肿胀和压痛；症状出现常常不到 1 年即就诊

放射学所见

- 表现为表面可透 X 线的肿瘤，含有针状钙化结构，与骨的长轴垂直排列
- 可见骨皮质增厚或侵蚀
- 可能出现骨膜反应
- 没有骨髓受累

大体病理学

- 骨表面的分叶状肿块，具有软骨的外观
- 可见骨皮质侵蚀，但肿瘤不侵犯骨髓腔

组织病理学

- 必须出现恶性骨样组织，但是肿瘤主要的结构是分叶状的软骨组织，伴有 2 级或 3 级软骨肉瘤的组织学特征
- 肿瘤位于骨的表面，可能延伸到软组织
- 恶性软骨成分小叶可能被高级别间变性肉瘤性梭形细胞成分分开
- 可能出现骨膜骨形成，而且可能有皮质侵蚀，但是肿瘤并不累及骨髓腔

特殊染色和免疫组织化学

- 没有帮助

其他诊断技术

- 没有帮助

鉴别诊断

▎骨膜软骨瘤
- 通常较小，界限清楚
- 由良性软骨组织组成；不含有恶性肿瘤性骨样组织

▎骨膜软骨肉瘤
- 放射学检查可见 "爆玉米花" 钙化
- 组织学检查为低级别软骨肉瘤，不含肿瘤性骨样组织

▎骨旁骨肉瘤
- 放射学检查，这些肿瘤不透 X 线
- 组织学检查为低级别恶性纤维骨肿瘤，没有软骨分化

▎普通性髓内骨肉瘤
- 为累及骨髓腔的高级别骨肉瘤
- 骨膜骨肉瘤不累及骨髓腔

▎高级别表面骨肉瘤
- 缺乏软骨分化
- 骨样成分为多形性和高级别

提要

- 根据定义，骨膜骨肉瘤不累及骨髓腔
- 可能需要 CT 扫描和 MRI 检查，以便除外骨髓受累

精选文献

Rose PS, Dickey ID, Wenger DE, et al: Periosteal osteosarcoma: Long-term outcome and risk of late recurrence. Clin Orthop 453:314-317, 2006.

Grimer RJ, Bielack S, Flege S, et al; European Musculo Skeletal Oncology Society. Periosteal osteosarcoma: A European review of outcome. Eur J Cancer 41:2806-2811, 2005.

Unni KK, Inwards CY, Bridge J, et al: Tumors of the Bones and Joints, 4th Series, Fascicle 2. Washington, DC, Armed Forces Institute of Pathology, 2005, pp 178-182.

Murphy MD, Jelinek JS, Temple HT, et al: Imaging of periosteal osteosarcoma: Radiologic-pathologic comparison. Radiology 233:129-138, 2004.

高级别表面骨肉瘤
High-Grade Surface Osteosarcoma

临床特征

- 罕见的肿瘤，男女比大约为 3∶1
- 主要发生在 20 ~ 40 岁
- 最常见的部位是股骨远端和中部、肱骨近端和胫骨近端
- 疼痛和肿胀是最常见的症状，持续时间从不到 1 年到多年

放射学所见

- 表面肿块，除了钙化结构类似于普通性骨肉瘤以外，其特征类似于骨膜骨肉瘤，呈现蓬松的云雾状外观
- 可能出现皮质破坏、骨膜反应和局灶性骨髓受累

大体病理学

- 大而分叶的表面肿块，质地软硬不一
- 骨髓部位不应出现明显受累
- 可有出血

组织病理学

- 组织学检查，高级别骨肉瘤具有类似于普通性髓内骨肉瘤的特征，但是缺乏明显的骨髓受累

特殊染色和免疫组织化学

- 没有帮助

其他诊断技术

- 没有帮助

鉴别诊断

- 去分化骨旁骨肉瘤
  - 通常具有残留的低级别恶性成纤维细胞间质成分
- 骨旁骨肉瘤
  - 缺乏高级别间变性表现
- 普通性髓内骨肉瘤
  - 明显的骨髓内成分（高级别表面骨肉瘤仅有少量骨髓内成分）

提要

- 除了具有蓬松的云雾状钙化结构以外，放射学检查类似于骨膜骨肉瘤
- 在所有类型的表面骨肉瘤中，高级别表面骨肉瘤的预后最差（类似于普通性骨髓内骨肉瘤）

精选文献

Staals EL, Bacchini P, Bertoni F: High-grade surface osteosarcoma: A review of 25 cases from the Rizzoli Institute. Cancer 112:1592-1599, 2008.

Okada K, Unni KK, Swee RG, Sim FH: High grade surface osteosarcoma: A clinicopathologic study of 46 cases. Cancer 85:1044-1054, 1999.

Wold LE, Unni KK, Beabout JW, Pritchard DJ: High grade surface osteosarcomas. Am J Surg Pathol 8:181-186, 1984.

低级别中心骨肉瘤
Low-Grade Central Osteosarcoma

临床特征

- 男女比大约为 1∶1
- 多数病例发生在 20 ~ 40 岁；这种类型的骨肉瘤可以发生在老年人
- 患者表现为数月至数年的疼痛的病史；通常没有肿胀的主诉
- 最常见的部位包括股骨中 - 远段以及胫骨近 - 中段
- 某些患者可能有被诊断为纤维性结构不良的既

往史

放射学所见

- 大的、边缘不清的髓质内肿块，或为硬化性或为小梁状结构
- 通常没有骨膜反应的证据
- 髓质肿瘤，可以沿着骨的长轴延伸到关节下骨
- 可能有皮质破坏，伴有软组织肿块形成

大体病理学

- 肿瘤有沙粒感，为灰色的髓质肿块，可能有纤维性和鱼肉样区域
- 可见皮质破坏，肿瘤可能沿着骨的长度延伸，肿瘤与未受累的骨髓质之间界限不清

组织病理学

- 类似于骨旁骨肉瘤，有可能类似于纤维性结构不良
- 高分化髓质内纤维骨性病变，表现为不规则的骨小梁被纤维性梭形细胞间质分开
- 梭形细胞为成纤维细胞样，细胞核细长，伴有核仁
- 核具有轻度非典型性，核分裂象少见；几乎没有非典型性核分裂象
- 可见少数软骨灶

特殊染色和免疫组织化学

- 没有帮助

其他诊断技术

- 没有帮助

鉴别诊断

- 纤维性结构不良
  - 良性非侵袭性放射学特征
  - 组织学检查，纤维性结构不良的编织骨纤细而弯曲，不同于低级别中心骨肉瘤的粗糙的肿瘤性骨样组织
  - 纤维性结构不良缺乏核的非典型性和核分裂活性
- 纤维组织增生性纤维瘤
  - 没有基质形成的放射学证据
  - 组织学检查，纤维组织增生性纤维瘤的中心部分

没有任何肿瘤性骨样组织
- 骨母细胞瘤
  - 典型者具有良性放射学特征
  - 骨小梁边缘有明显的骨母细胞
- 普通性髓内骨肉瘤，成纤维细胞亚型
  - 这种肿瘤核的非典型性和伴有非典型性核分裂象的核分裂活性比低级别中心骨肉瘤明显

提要

- 与传统的骨肉瘤相比，这种亚型可能更常累及老年患者
- 与从前放疗或先前存在的 Paget 病无关（见于老年的骨肉瘤患者一般与放疗或 Paget 病有关）
- 这种肿瘤放射学检查时少数可能被诊断为良性
- 组织学检查类似于骨旁骨肉瘤

精选文献

Andresen KJ, Sundaram M, Unni KK, Sim FH: Imagining features of low-grade central osteosarcoma of the long bones and pelvis. Skeletal Radiol 33:373-379, 2004.

Vigorita VJ: Orthopaedic Pathology. Philadelphia, Lippincott Williams & Wilkins, 1999, pp 340-341.

Choong PF, Pritchard DJ, Rock MG, et al: Low grade central osteogenic sarcoma: A long-term follow-up on 20 patients. Clin Orthop 322:198-206, 1996.

McCarthy EF: Differential Diagnosis in Pathology: Bone and Joint Disorders. New York, Igaku-Shoin, 1996, pp 44-51, 76-81.

软骨肿瘤   Chondroid Tumors

骨软骨瘤   Osteochondroma

临床特征

- 男女比大约为 2 ：1
- 主要发生在 10 ~ 30 岁的患者，但可以出现在任何年龄
- 多数发生在股骨远端、胫骨近端和肱骨；骨盆也是相对常见的部位
- 颅面骨、椎骨、骶骨和胸骨非常罕见
- 患者表现为长期存在的肿块，可有疼痛或无症状
- 某些病变没有症状，是在由于其他原因进行放射学检查时发现的
- 疼痛可能是继发于侵犯关节囊、骨折或病变梗死
- 可能发生在因为其他恶性病变而进行的放疗之后

（1年以上）
- 遗传性骨软骨瘤（常染色体）称为骨软骨瘤病（除了颅面骨以外，任何骨均可受累）
- 伴有多发性骨软骨瘤的其他遗传性骨软骨瘤包括 Langer-Giedion 综合征和 DEFECT-11 综合征
- 不到 2% 的骨软骨瘤发生恶性变；提示恶性变的临床特征包括疼痛、迅速生长、肿瘤大（＞ 6cm）和部位（中轴骨骼）

放射学所见

- 放射学检查显示一个从骨的表面突出的有蒂的肿块
- 肿物表面光滑或不规则，基底宽窄不同；从骨骺附近远离骨干生长
- 具有成熟骨的表现，与邻近未受累的骨皮质相连
- 常规放射学检查不能发现表面的软骨帽，除非有钙化；需要应用 MRI 检查评估未钙化的软骨帽

大体病理学

- 有蒂或宽基底的肿块，含有光滑而薄的（＜ 1cm）软骨帽
- 在年老的患者，软骨帽可能变薄或缺失
- 肿瘤的中心部分是正常表现的骨髓质

组织病理学

- 外表面覆盖一薄层骨膜纤维组织
- 软骨帽为透明软骨，含有分布均匀的软骨细胞
- 核可能具有非典型性和多形性
- 软骨帽和骨的交界类似于骺板，含有线样或柱状排列的软骨细胞
  - 软骨细胞柱经过软骨内骨化形成骨小梁
  - 骨小梁之间的骨髓间隙含有脂肪组织，有时含有造血组织
- 必须结合临床放射学特征评估软骨细胞的非典型性，以确定其意义
  - 细胞核增大、核的形状不同、多核细胞以及形成不规则形的软骨细胞簇可能引起某些关注，但是可以见于骨软骨瘤
  - 软骨细胞非典型性加之恶性的临床（疼痛，肿瘤迅速增大，＞ 6cm）和放射学（软骨帽不规则增厚，＞ 2cm，软骨帽出现 X 线通透区，通过骨膜延伸到软组织以及骨破坏）特

征是不祥的征兆
  - 核分裂高度活跃代表是恶性

特殊染色和免疫组织化学

- 没有帮助

其他诊断技术

- Langer-Giedion 综合征患者可见染色体重排 8q24.1（EXT1）
- DEFECT-11 综合征患者可见染色体条带 11p11-12（EXT2）缺失

鉴别诊断

▎ 骨旁骨软骨瘤性增生（Nora 病变）
- 通常累及手足的小骨
- 发生在 20 ~ 40 岁的患者
- 病变的骨髓质成分与宿主骨并不相连
- 组织学检查，软骨细胞非常丰富，伴有非典型性和多核细胞
- 软骨结节被增生的核分裂活跃的梭形细胞（没有非典型性核分裂象或核的非典型性）分开
- 可能出现深嗜碱性的编织骨

▎ 发生在骨软骨瘤的软骨肉瘤
- 临床所见为疼痛和迅速增大的肿物
- 放射学所见为增厚（＞ 2cm）而不规则的软骨帽，软骨帽有通透 X 线的区域，通过骨膜延伸到软组织，并有骨破坏的证据
- 组织学所见为细胞成分增加，核有非典型性，表现为核增大，伴有染色质稀疏、多核细胞和核分裂活跃
- 骨髓间隙出现成纤维细胞间质，取代脂肪和造血组织
- 如果存在软骨帽，则由细胞学低级别的恶性软骨细胞组成，没有软骨内骨化

▎ 骨旁骨肉瘤
- 与宿主骨髓质成分没有连接
- 好像是附着在宿主骨的表面

提要

- 临床和放射学所见对于评估软骨细胞的非典型性非常重要
- 放射学检查，肿瘤蒂的长轴远离附近的骨骺

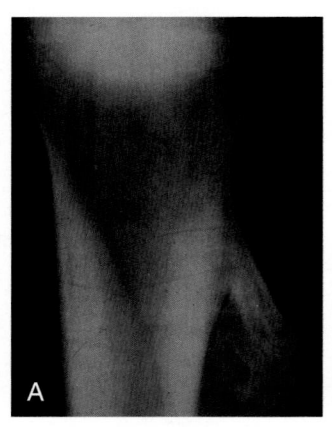
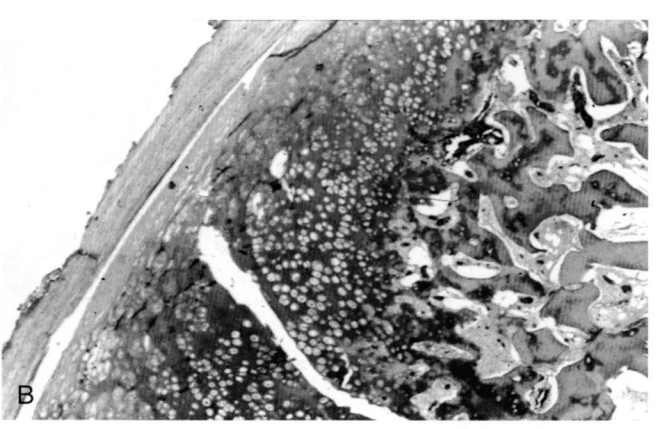

图 16-7　骨软骨瘤。A，股骨远端的放射学照片显示一个有蒂的肿物，蒂基底部的皮质和髓质与股骨的皮质和髓质相连。B，低倍镜下显示骨小梁上方的软骨帽。

- 恶性变罕见（＜2%）

精选文献

Chikhladze R, Nishnianidze T: Clinical-morphological aspects of osteochondroma of long bones. Georgian Med News 152:57-59, 2007.

Altay M, Bayrakci K, Yildiz Y, et al: Secondary chondrosarcoma in cartilage bone tumors: Report of 32 patients. J Orthop Sci 12:415-423, 2007.

Unni KK, Inwards CY, Bridge J, et al: Tumors of the Bones and Joints, 4th Series, Fascicle 2. Washington, DC, Armed Forces Institute of Pathology, 2005, pp 37-46.

Nora FE, Dahlin DC, Beabout JW: Bizarre parosteal osteochondromatous proliferations of the hands and feet. Am J Surg Pathol 7:245-250, 1983.

内生性软骨瘤　Enchondroma

临床特征

- 男女比例大致相等；累及所有年龄的人群（最常发生在 10 ~ 50 岁）
- 主要发生在四肢骨，最常见于手足骨（手比足常见）
- 肱骨和股骨近端以及股骨远端可受累；少数发生在骨盆、肋骨、胸骨和椎骨（没有发生在颅面骨的病例报告）
- 这些肿瘤一般没有症状，可能是在常规放射学检查或核素扫描时发现的
- 指（趾）骨的肿瘤可能表现为肿块
- 疼痛可能是其特征，与病理性骨折或肿瘤创伤有关

放射学所见

- 界限清楚，以通透 X 线为主的髓质肿块
- 通常呈分叶状，界限非常清楚，伴有不同程度的钙化，呈现点状、环状或絮状阴影
- 可见骨皮质膨胀和变薄，但皮质完整；很少出现骨膜反应的证据

大体病理学

- 刮除形成的碎片为蓝灰色半透明、有光泽的软骨组织，混合有含有黄色钙化灶的碎片
- 切除标本为骨髓质、融合的分叶状软骨性肿块；肿瘤周围可能不规则

组织病理学

- 由分叶状、成熟的透明软骨组成
- 软骨小叶可能被骨髓造血组织或软骨内骨分开
- 软骨细胞稀少，分布通常均匀
- 良性细胞学特征，核小，轻度深染，没有多形性
- 可见少量双核细胞
- 一般缺乏伴有稀疏染色质的细胞核和核分裂象
- 手足肿瘤可能有较丰富的细胞
- 可见钙化和软骨内骨化
- 除了手足肿瘤以外，出现黏液样区域应该怀疑为恶性

特殊染色和免疫组织化学

- Mib-1（Ki-67）：除了手足以外，临床或放射学怀

- 间叶性细胞胞质稀少，核具有轻度多形性，染色质不规则集聚，核仁小；核分裂活性不定
- 原始细胞围绕纤细的分支状血管，在低倍镜下表现出血管外皮细胞瘤的外观
- 在某些区域，小细胞具有提示 Ewing 肉瘤或胚胎性横纹肌肉瘤的特征
- 软骨区域可能出现钙化或软骨内骨化
- 软骨灶和间叶性成分之间有过渡带（不同于去分化软骨肉瘤，去分化软骨肉瘤的这两种成分界限分明）

特殊染色和免疫组织化学

- S-100 蛋白：伴有软骨分化的组织阳性
- 神经元特异性烯醇化酶（NSE）：原始间叶细胞可能局灶阳性（S-100 蛋白阴性）
- 伴有横纹肌母细胞分化的肿瘤结蛋白和肌肉特异性肌动蛋白（MSA）阳性
- 肿瘤的小细胞成分可能表达 CD99

其他诊断技术

- 细胞遗传学研究：某些病例显示 t（11；22）或 t（13；21）染色体易位

鉴别诊断

- 去分化软骨肉瘤
  - 发生在较大的年龄组，多半累及四肢骨骼
  - 软骨成分和去分化成分之间界限分明；缺乏血管外皮细胞瘤样结构
- 骨的 Ewing 肉瘤
  - 缺乏软骨成分
  - CD99 阳性
- 胚胎性横纹肌肉瘤
  - 缺乏软骨成分
  - 表达肌肉标记物（结蛋白、actin 和 myoglobin）
- 血管外皮细胞瘤
  - 缺乏软骨成分

提要

- 罕见的肿瘤，占软骨肉瘤的 2% 以下
- 双相性组织学结构，由软骨成分和小的原始细胞成分组成，伴有血管外皮细胞瘤或 Ewing 肉瘤结构

- 在发生于下颌骨或上颌骨的伴有恶性双相性结构的软骨性肿瘤患者，应该考虑诊断本病

精选文献

Dantonello TM, Int-Veen C, Leuschner I, et al: Mesenchymal chondrosarcoma of soft tissues and bone in children, adolescents, and young adults: experiences of the CWS and COSS study groups. Cancer 112:2424-2431, 2008.

Pellitteri PK, Ferlito A, Fagan JJ, et al: Mesenchymal chondrosarcoma of the head and neck. Oral Oncol 43:970-975, 2007.

Cesari M, Bertoni F, Bacchini P, et al: Mesenchymal chondrosarcoma: An analysis of patients treated at a single institution. Tumori 93:423-427, 2007.

Hameed M: Small round cell tumors of bone. Arch Pathol Lab Med 131:192-204, 2007.

Unni KK, Inwards CY, Bridge J, et al: Tumors of the Bones and Joints, 4th Series, Fascicle 2. Washington, DC, Armed Forces Institute of Pathology, 2005, pp 99-104.

Naumann S, Krallman PA, Unni KK, et al: Translocation der(13;21)(q10;q10) in skeletal and extraskeletal mesenchymal chondrosarcoma. Mod Pathol 15:572-576, 2002.

透明细胞软骨肉瘤
Clear Cell Chondrosarcoma

临床特征

- 男女比大约为 2 ：1
- 多数肿瘤发生在 20 ～ 40 岁
- 主要发生在骨骺
- 这些肿瘤 50% 以上发生在股骨近端；其他常见的部位包括肱骨近端和股骨远端
- 通常出现持续时间不等的疼痛；邻近关节的活动

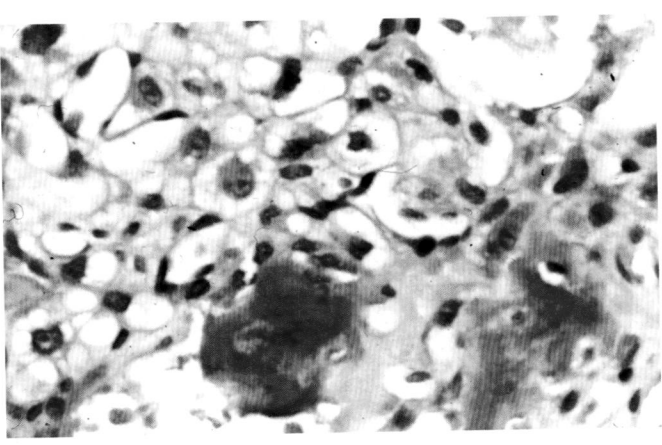

图 16-15　透明细胞软骨肉瘤。高倍镜下显示具有丰富透明胞质的大细胞位于软骨基质和散在的骨样组织灶中。

范围可能受限

放射学所见

- 典型的患者具有界限分明的骨骺溶骨性病变，边缘硬化
- 可见皮质膨胀，但是皮质通常保持完整
- 可能出现继发性动脉瘤性骨囊肿结构

大体病理学

- 质软的灰红色肿瘤，可能含有黄色钙化灶
- 界限清楚，可能含有出血灶和囊性变
- 大体检查可能难以发现软骨组织成分

组织病理学

- 低倍镜下可能有分叶状结构
- 由软骨基质中大量具有丰富的透明胞质的增生性大细胞组成
- 透明细胞边界通常清楚；核不具有多形性，染色质呈空泡状，核仁突出
- 核分裂象少见
- 可以出现多核巨细胞
- 在基质中可见散在的骨小梁或编织骨
- 可以有普通性软骨肉瘤的区域（50% 的病例）

特殊染色和免疫组织化学

- S-100 蛋白：透明细胞强阳性
- 淀粉酶消化后的 PAS 染色：透明细胞阳性（含有糖原）

其他诊断技术

- 没有帮助

鉴别诊断

- ■ 软骨母细胞瘤
  - 缺乏明显的透明细胞和骨小梁
- ■ 骨母细胞瘤
  - 缺乏软骨成分
- ■ 动脉瘤性骨囊肿
  - 缺乏透明细胞和软骨分化
- ■ 髓内软骨肉瘤
  - 恶性软骨内缺乏多核巨细胞和反应性骨小梁
- ■ 转移性肾细胞癌

- 肾细胞癌的透明细胞波形蛋白和细胞角蛋白阳性；典型者 S-100 蛋白阴性；然而，染色可有差异
- 转移性肾细胞癌的透明细胞周围有明显的纤细的血管背景

提要

- 3 种常见的骨骺肿瘤为巨细胞瘤、透明细胞软骨肉瘤和软骨母细胞瘤
- 临床和放射学所见可能类似于软骨母细胞瘤；然而，组织学上，软骨母细胞瘤缺乏明显的透明细胞和骨小梁
- 罕见的肿瘤，大约占软骨肉瘤的 5% 以下

精选文献

Donati D, Yin JQ, Colangeli M, et al: Clear cell chondrosarcoma of bone: Long time follow-up of 18 cases. Arch Orthop Trauma Surg 128:137-142, 2008.

Unni KK, Inwards CY, Bridge J, et al: Tumors of the Bones and Joints, 4th Series, Fascicle 2. Washington, DC, Armed Forces Institute of Pathology, 2005, pp 104-108.

Dorfman HD, Czerniak B: Bone Tumors. St. Louis, Mosby, 1998, pp 410-421.

Bjornsson J, Unni KK, Dahlin DC, et al: Clear cell chondrosarcoma of bone: Observations in 47 cases. Am J Surg Pathol 8:223-230, 1984.

血管肿瘤　Vascular Tumors

血管瘤　Hemangioma

临床特征

- 男女比大约为 1 ∶ 1.5
- 多数病例在 30 ~ 60 岁之间做出诊断
- 最常见的部位是颅面骨（颅盖骨）和椎骨
- 常常没有症状；如有症状，疼痛和肿胀是最常见的主诉
- 可能产生神经缺陷，例如面神经麻痹（颞骨）以及神经根和脊髓压迫征象（椎骨）；椎体肿瘤的症状在妊娠期妇女可能加重

放射学所见

- 颅盖骨肿瘤为溶骨性，反应骨呈日光照射样结构；内外层骨板膨出（外层大于内层）
- 可能出现多发性肿瘤

- 椎骨肿瘤表现为髓质内溶骨性肿块，伴有垂直的条纹（"灯芯绒布"）；椎骨 CT 扫描显示特征性的圆点花纹结构（条纹的横切面）

大体病理学

- 界限清楚的髓质内肿块
- 红色海绵状，伴有骨小梁

组织病理学

- 由增生的纤细薄壁血管组成，内衬扁平良性的内皮细胞
- 多数肿瘤为海绵状血管瘤或混合性海绵状和毛细血管瘤
- 骨的单纯性毛细血管瘤罕见
- 继发性改变可能造成血管肿瘤的诊断复杂化
  — 血管瘤血栓形成可能导致出现内皮细胞乳头状增生，以致引起与血管肉瘤的混淆
  — 内皮细胞可能发生上皮样改变，以致误诊为上皮样血管内皮细胞瘤

特殊染色和免疫组织化学

- 血管内皮细胞表达 CD31、Ⅷ因子和 CD34

其他诊断技术

- 没有帮助

鉴别诊断

- 上皮样血管内皮细胞瘤
  - 表现为实性上皮样内皮细胞巢，形成狭窄的相互吻合的血管腔
- 血管肉瘤
  - 由内衬非典型性内皮细胞的血管腔隙组成，内皮细胞桥接血管腔或形成内皮细胞簇

提要

- 这些肿瘤仅在少数情况下出现症状
- 继发性改变（血栓形成、乳头状内皮细胞增生以及反应性上皮样内皮细胞）可能造成混淆，但仍能做出血管瘤的诊断
- 囊性血管瘤病是一种罕见的病变，包括骨骼、软组织和内脏器官（脾、肺和肝）的多发性血管瘤（以海绵状血管瘤为主）

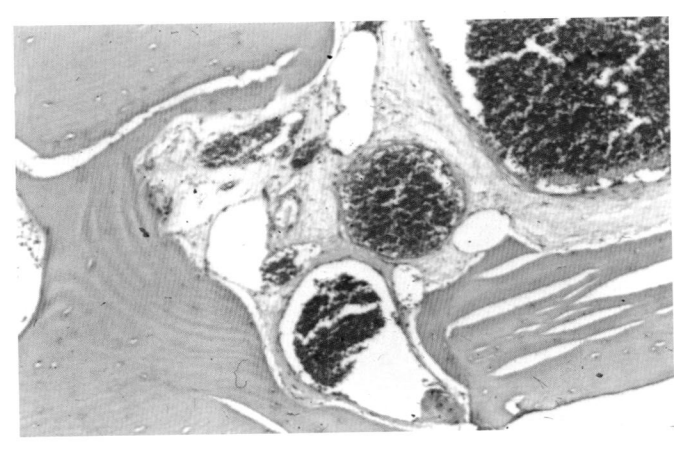

图 16-16　血管瘤。组织学切片显示薄壁血管。

- 大块骨溶解症（鬼怪性骨病，Gorham 病）是一种罕见类型的侵袭性血管瘤病，主要累及儿童和年轻人的躯干骨骼
- 骨内血管瘤（有时为淋巴管瘤）肿瘤周围表现为骨小梁破骨细胞性再吸收
- 肋骨广泛受累在少数情况下可能导致肺功能障碍和死亡

精选文献

Acosta FL Jr, Sanai N, Chi JH, et al: Comprehensive management of symptomatic and aggressive vertebral hemangiomas. Neurosurg Clin N Am 19:17-29, 2008.

López-Gutiérrez JC, Garcia-Miguel P: Skeletal hemangiomas and vascular malformations. J Pediatr Hematol Oncol 28:634, 2006.

Unni KK, Inwards CY, Bridge J, et al: Tumors of the Bones and Joints, 4th Series, Fascicle 2. Washington, DC, Armed Forces Institute of Pathology, 2005, pp 261-264.

Wold LE, Swee RG, Sim FH: Vascular lesions of bone. Pathol Ann 20:101-137, 1985.

上皮样血管内皮细胞瘤
Epithelioid Hemangioendothelioma

临床特征

- 男女比大约为 3.5 ： 1
- 最常发生在 10 ～ 30 岁的患者
- 最常见的部位是下肢、中轴骨骼和颅骨；多数肿瘤为同一骨内的多灶性病变
- 据报告，50% ～ 66% 的病例为多中心性病变
- 成对骨（胫骨和腓骨）常常同时出现肿瘤
- 患者一般表现为疼痛；可能有病理性骨折

放射学所见

- 放射学所见没有特异性
- 表现为界限清楚的溶骨性病变，周围有不同程度的硬化
- 可见骨膨胀、皮质侵蚀或皮质破裂

大体病理学

- 界限清楚的肿块，周围边缘呈不规则的扇贝状
- 肿物质软，鲜红色，伴有出血表现

组织病理学

- 相对大的上皮样细胞条索和细胞巢，形成不规则的相互吻合的血管
- 肿瘤细胞圆形到多角形，伴有良性圆形的细胞核和小核仁，胞质嗜酸性到双染性
- 某些细胞含有胞质内空泡，是原始的血管腔；这些结构内可能出现红细胞
- 空泡化可能呈现印戒细胞的表现
- 几乎没有核分裂活性
- 常常出现混合性炎症细胞浸润，由不同数目的嗜酸性粒细胞、浆细胞和淋巴细胞组成；有时出现明显的嗜中性粒细胞
- 可见黏液样间质灶或软骨样基质

特殊染色和免疫组织化学

- 黏液染色和 PAS 染色空泡呈阴性改变
- CD31、CD34 和Ⅷ因子相关抗原免疫染色上皮样细胞有不同的表达
- 某些肿瘤上皮膜抗原（EMA）和细胞角蛋白（低分子量）阳性

其他诊断技术

- 没有帮助

鉴别诊断

- 血管肉瘤
  - 出现多形性内皮细胞，这些细胞桥接血管腔或形成腔内细胞芽
  - 核分裂活性明显
- 转移癌
  - 临床病史重要

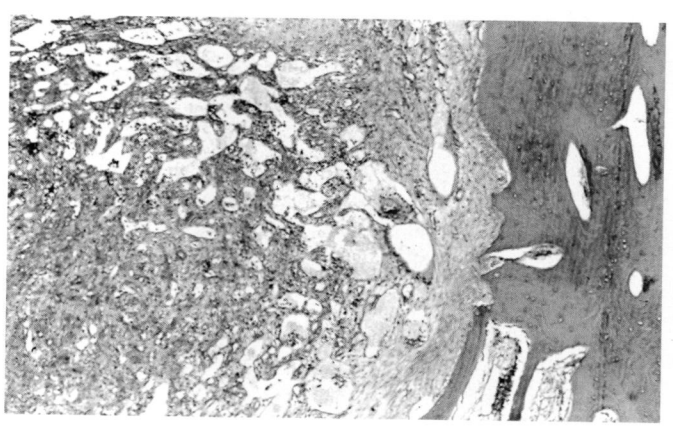

图 16-17 上皮样血管内皮细胞瘤。组织学切片显示肿瘤由上皮样细胞条索和细胞巢组成，形成不规则的血管腔。

- 血管标记物阴性
- 表达高分子量细胞角蛋白
- 肿瘤来源特异性免疫染色，即前列腺特异性抗原（前列腺）或甲状腺转录因子 -1（甲状腺）

提要

- 在这种肿瘤的活检标本中，软骨样基质伴有黏液样间质可能提示肿瘤具有软骨分化；然而，这些区域不表达 S-100 蛋白，而内皮细胞标记物有不同程度的阳性表达
- 认为是一种惰性的、低级别的恶性血管肿瘤

精选文献

Bruegel M, Waldt S, Weirich G, et al: Multifocal epithelioid hemangioendothelioma of the phalanges of the hand. Skeletal Radiol 35:787-792, 2006.

Unni KK, Inwards CY, Bridge J, et al: Tumors of the Bones and Joints, 4th Series, Fascicle 2. Washington, DC, Armed Forces Institute of Pathology, 2005, pp 273-276.

Kulkarni KR, Jambhekar NA: Epithelioid hemangioendothelioma of bone: A clinicopathologic and immunohistochemical study of 7 cases. Indian J Pathol Microbiol 46:600-604, 2003.

Evans HL, Raymond AK, Ayala AG: Vascular tumors of bone: A study of 17 cases other than ordinary hemangioma, with an evaluation of the relationship of hemangioendothelioma of bone to epithelioid hemangioma, epithelioid hemangioendothelioma and high-grade angiosarcoma. Hum Pathol 34:680-689, 2003.

血管外皮细胞瘤
Hemangiopericytoma

临床特征

- 男女比为 1 ： 1

- 年龄差异很大；多数发生在 30 ~ 50 岁的患者
- 骨盆（无名骨）、下肢、椎骨和下颌骨是最常见的部位
- 通常表现为持续时间不同的疼痛
- 可能伴有骨软化症

放射学所见

- 放射学所见为非特异性
- 为髓质内溶骨性肿块，伴有清楚或不清楚的边缘
- 可见皮质破坏并延伸到软组织

大体病理学

- 刮除标本显示褐色到灰色的质硬组织

组织病理学

- 梭形细胞构成的实性区域围绕着纤细的分支状血管结构，内衬良性内皮细胞
- 血管形成鹿角形结构
- 不同程度的核的非典型性、核分裂活性和坏死
- 肿瘤可以根据细胞构成、出现核仁、核染色质形态、核分裂活性和鹿角形结构的程度分级；分级的意义尚未确定

特殊染色和免疫组织化学

- 网状纤维染色可以显示单个血管外皮细胞周围的网状纤维

其他诊断技术

- 没有帮助

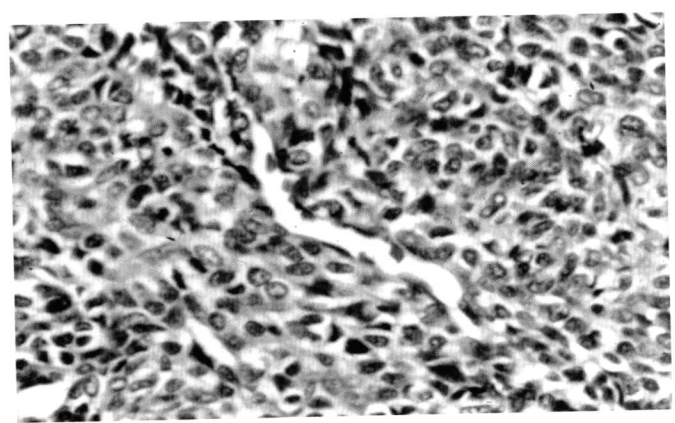

图 16-18　血管外皮细胞瘤。组织学切片显示实性梭形细胞片块，被纤细的分支状血管结构围绕。

鉴别诊断

- 骨血管外皮细胞瘤的诊断是除外诊断
    - 必须除外来自软组织原发性血管外皮细胞瘤的骨转移性肿瘤
    - 必须除外其他具有血管外皮细胞瘤样血管结构的原发性和转移性肿瘤，包括间叶性软骨肉瘤、小细胞骨肉瘤、恶性纤维组织细胞瘤、滑膜肉瘤和血管母细胞性脑膜瘤

提要

- 非常罕见的肿瘤
- 除外诊断
- 生物学行为难以预测，但认为它是一种恶性肿瘤

精选文献

Megdiche Bazarbacha H, Bouchriha M, Sebai R, et al: Hemangiopericytoma of the lumbar spine. Tunis Med 84:509-512, 2006.

Unni KK, Inwards CY, Bridge J, et al: Tumors of the Bones and Joints, 4th Series, Fascicle 2. Washington, DC, Armed Forces Institute of Pathology, 2005, pp 276-278.

Vigorita VJ: Orthopaedic Pathology. Philadelphia, Lippincott Williams & Wilkins, 1999, p 400.

Dorfman HD, Czerniak B: Bone Tumors. St. Louis, Mosby, 1998, pp 797-800.

Tang JS, Gold RH, Mirra JM, Eckardt J: Hemangiopericytoma of bone. Cancer 62:848-859, 1988.

血管肉瘤　Angiosarcoma

临床特征

- 男女比大约为 1.5 ∶ 1
- 发生在所有的年龄组，但在 30 岁以下的患者罕见
- 多数发生在股骨、胫骨和肱骨；骨盆骨、椎骨和肋骨也是常见的部位
- 可以表现为多中心的肿瘤，特别是在下肢骨骼
- 持续几个月的疼痛是典型的症状
- 其发生可能与从前的骨梗死、慢性骨髓炎和接触放射线有关

放射学所见

- 放射学所见为非特异性

- 表现为边界不清的溶骨性肿块
- 可见皮质侵蚀并可延伸到软组织
- 可以为多灶性

大体病理学

- 由海绵状、血性的红色组织组成，含有灶状骨小梁
- 可能有伴有坏死的实性区域

组织病理学

- 只有中等级别和高级别的肿瘤才被认为是血管肉瘤
- 肿瘤含有不规则形的血管结构，内衬内皮细胞含有多形性、深染的细胞核
- 核分裂象容易发现
- 恶性内皮细胞可为复层，并在血管腔内形成细胞簇或乳头
- 在低分化的肿瘤，恶性内皮细胞密集排列，可能不易认出血管结构

特殊染色和免疫组织化学

- 网状纤维染色可以显示内皮形态，证实内皮细胞簇被网状纤维网包绕
- CD31、CD34 和Ⅷ因子相关抗原：内皮细胞阳性
- 细胞角蛋白一般阴性；上皮样血管肉瘤可能表达细胞角蛋白

其他诊断技术

- 没有帮助

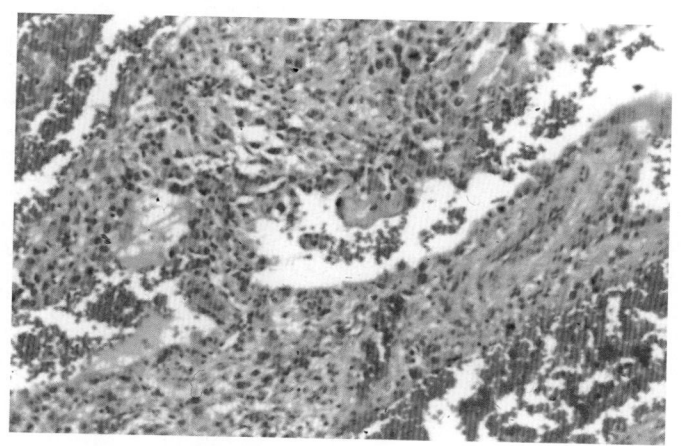

图 16-19　血管肉瘤。组织学切片显示肿瘤由不规则的血管腔组成。

鉴别诊断

▌ 上皮样血管内皮细胞瘤
- 缺乏恶性细胞核的特征
- 不出现血管腔内细胞簇、复层细胞或恶性内皮细胞的桥接

▌ 转移癌
- 缺乏血管标记物表达，上皮标记物阳性

提要

- 罕见的肿瘤，可能与从前接触放射线、慢性骨髓炎和骨梗死有关

精选文献

Mittal S, Goswami C, Kanoria N, Bhattacharya A: Post-irradiation angiosarcoma of bone. J Cancer Res Ther 3:96-99, 2007.

Abraham JA, Hornicek FJ, Kaufman AM, et al: Treatment and outcome of 82 patients with angiosarcoma. Ann Surg Oncol 14:1953-1967, 2007.

Unni KK, Inwards CY, Bridge J, et al: Tumors of the Bones and Joints, 4th Series, Fascicle 2. Washington, DC, Armed Forces Institute of Pathology, 2005, pp 266-273.

纤维 - 骨性、组织细胞性和巨细胞病变
Fibro-osseous, Histiocytic, and Giant Cell Lesions

纤维性结构不良　Fibrous Dysplasia

临床特征

- 男女比例大致相等
- 3/4 的肿瘤在 30 岁以前做出诊断
- 在单骨性病变，最常见的受累部位是颅面骨、股骨、胫骨和肋骨
- 在多骨性病变，最常见的受累部位是股骨、胫骨和骨盆
- 症状各异，取决于病变是单骨性还是多骨性以及病变的位置；许多病变没有症状
- 在多骨性病变，症状通常发生在儿童期，伴有疼痛和反复的骨折
- 多骨性病变还可以表现为咖啡牛奶色斑性皮肤病变，诸如青春期早熟和甲状腺功能亢进等功能亢

进性内分泌病以及软组织黏液瘤
- 其他症状如下
  - 颅面骨：面部畸形
  - 长骨：反复的骨折，伴有牧羊人弯柄杖畸形
  - 肋骨病变通常没有症状

放射学所见

- 放射学特征各异
- 典型者为髓质内干骺端或骨骺的溶骨性病变；呈毛玻璃样表现
- 通常为以髓腔为中心的对称性病变，骨皮质膨胀
- 如果有软骨分化，可能出现环状和点状钙化
- 可见牧羊人弯柄杖畸形

大体病理学

- 髓质内有沙粒感的灰色肿块，皮质膨胀
- 如果有软骨分化，肿瘤可能含有蓝灰色的半透明结节
- 可能出现出血灶和含有黄色浆液的囊性区域

组织病理学

- 梭形细胞增生，伴有不成熟的编织骨，周围缺乏骨母细胞
- 细胞多少不一的肿瘤，由成纤维细胞、良性梭形细胞排列成席纹状结构，伴有不同量的纤维胶原性间质
- 不成熟的编织骨呈现细而不规则的弯曲小梁状结构，类似于汉字

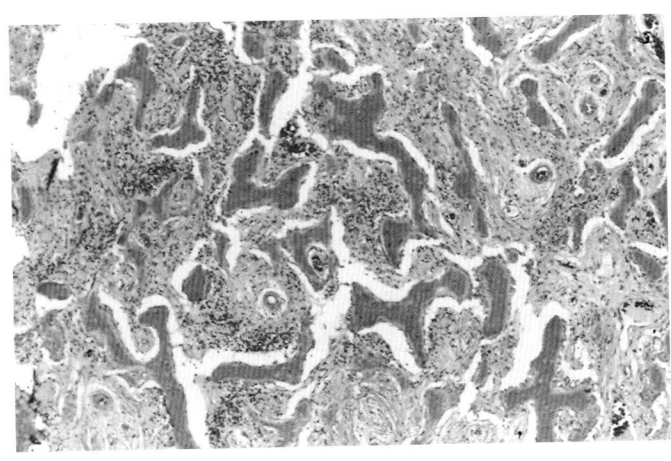

图 16-20　纤维性结构不良。 组织学切片显示由细而不规则弯曲的骨小梁组成的编织骨，其周围为成纤维细胞间质。

- 骨小梁周围缺乏骨母细胞
- 可能有钙化，某些病例钙化形成同心圆性层状小体，类似于牙骨质小体；当牙骨质小体明显时，这种病变被称为纤维性牙骨质瘤（fibrous cementoma）或纤维性结构不良的牙骨质瘤性亚型
- 肿瘤周围邻近的未受累骨是伴有骨母细胞的反应性骨的边缘（这并不影响纤维性结构不良的诊断）
- 纤维性结构不良常常出现软骨分化灶；如果明显，应该诊断为纤维软骨性发育不良（fibrocartilaginous dysplasia）
- 其他特征包括黏液样间质、巨细胞反应、明显的泡沫样组织细胞以及囊性变；较常见于肋骨的病变

特殊染色和免疫组织化学

- 没有帮助

其他诊断技术

- 纤维性结构不良可见 *GNAS1* 突变

鉴别诊断

■ 骨纤维性结构不良
- 几乎总是累及肋骨
- 发生在幼儿
- 位于皮质
- 骨小梁周围有骨母细胞

■ 纤维组织增生性纤维瘤
- 在小的活检标本中可以做出诊断，不含有编织骨（这些肿瘤不含有编织骨）

■ 低级别髓内骨肉瘤
- 纤维性间质内的梭形细胞较大，具有多形性的细胞核，染色质呈块状

提要

- 大约 90% 的纤维性结构不良病例为单骨性
- 纤维性结构不良为骨髓质病变；在少数情况下可以形成外生性肿块，附着或生长在骨的表面（纤维发育不良性隆凸）
- 在小的活检标本中如果没有发现编织骨，可能误诊为纤维组织增生性纤维瘤

- 病变周围出现伴有骨母细胞的编织骨（反应骨），并不妨碍做出纤维性结构不良的诊断
- 女性单骨性纤维性结构不良的病变可能退化，在妊娠期再次活跃
- Albright 综合征包括多骨性纤维性结构不良和功能亢进性内分泌病，例如青春期早熟和甲状腺功能亢进；患者具有皮肤咖啡牛奶色斑病变（边缘不规则，据说类似于美国的缅因海岸）
- 颌骨增大症（cherubism）是纤维性结构不良的一种亚型，主要累及颌骨；含有大量巨细胞并引起面部畸形
- Mazabraud 综合征是由多骨性纤维性结构不良和软组织黏液瘤组成的
- 纤维性结构不良可以并发纤维肉瘤、骨肉瘤、软骨肉瘤和恶性纤维组织细胞瘤，或为原位发生或发生在放疗以后

精选文献

Orcel, P, Chapurlat R: Fibrous dysplasia of bone. Rev Prat 57:1749-1755, 2007.

Riminucci M, Robey PG, Bianco P: The pathology of fibrous dysplasia and the McCune-Albright syndrome. Pediatr Endocrinol Rev 4(Suppl 4):401-411, 2007.

Unni KK, Inwards CY, Bridge J, et al: Tumors of the Bones and Joints, 4th Series, Fascicle 2. Washington, DC, Armed Forces Institute of Pathology, 2005, pp 337-343.

Vigorita VJ: Orthopaedic Pathology. Philadelphia, Lippincott Williams & Wilkins, 1999, pp 300-306.

Reed RJ: Fibrous dysplasia of bone: A review of 25 cases. Arch Pathol 75:480-495, 1963.

骨纤维性结构不良（长骨骨化性纤维瘤）
Osteofibrous Dysplasia (Ossifying Fibroma of Long Bones)

临床特征

- 男女比例大约为 1.5 : 1
- 多数病例在 5 岁以前做出诊断
- 全部见于胫骨和腓骨；典型者发生在前面
- 通常表现为下肢远端前面的无痛性肿胀区；前面或前外侧面可以形成弓形区，或表现为病理性骨折

放射学所见

- 特征性的改变是胫骨骺端前面皮质的 X 线通透性病变，病变不累及髓腔
- 骨皮质内缘可能出现反应性特征
- 前面可见弓形改变
- 在胫骨或腓骨可见具有类似特征的其他溶骨性病变

大体病理学

- 切除的病变由骨皮质前面质软的、有时有沙粒感的纤维性肿块组成

组织病理学

- 成纤维细胞性梭形细胞具有良性细胞学特征；可以疏松排列或有席纹状结构
- 骨小梁周围有骨母细胞，呈现带状成熟、中心有细而不成熟的骨小梁，周围为成熟增厚的钙化板层骨
- 间质内可见少数细胞角蛋白阳性细胞，但是没有上皮细胞巢
- 可能有黏液瘤性间质、囊性变、出血和多核巨细胞集聚

特殊染色和免疫组织化学

- 细胞角蛋白：间质内可能出现少数阳性细胞；没有理由诊断为釉质细胞瘤（认为是与骨纤维性结构不良密切相关的一种病变）

其他诊断技术

- 没有帮助

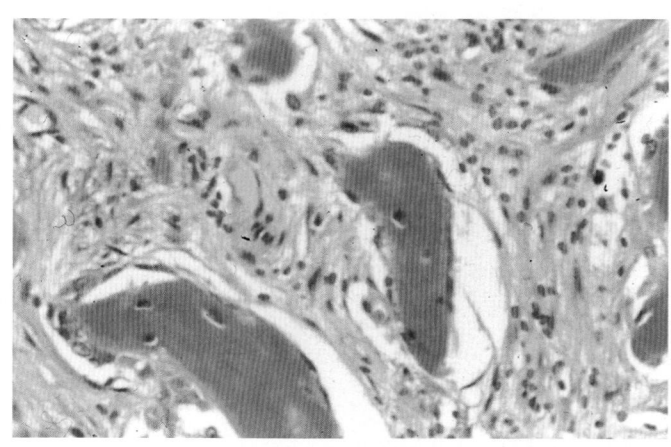

图 16-21　**骨纤维性结构不良。**高倍镜下显示疏松排列的成纤维细胞性间质和周围有骨母细胞的骨小梁。

鉴别诊断

- **纤维性结构不良**
  - 发生在年龄较大的患者，不出现骨母细胞围绕的骨样组织
- **釉质细胞瘤**
  - 典型者发生在较大的年龄组
  - 间质内含有上皮岛，细胞角蛋白染色阳性
- **高分化髓内骨肉瘤**
  - 髓质内肿瘤
  - 这种肿瘤的梭形细胞间质具有多形性细胞和伴有粗块状染色质的非典型性细胞核

提要

- 骨纤维性结构不良可能是一釉质细胞瘤的前体病变
- 没有骨纤维性结构不良恶变的病例报告

精选文献

Gleason BC, Liegl-Atzwanger B, Kozakewich HP, et al: Osteofibrous dysplasia and adamantinoma in children and adolescents: a clinicopathologic reappraisal. Am J Surg Pathol 32:363-376, 2008.

Grimer RJ, Carter SR, Tillman RM, Abudu A: Osteofibrous dysplasia of the tibia. J Bone Joint Surg Br 89:141, 2007.

Unni KK, Inwards CY, Bridge J, et al: Tumors of the Bones and Joints, 4th Series, Fascicle 2. Washington, DC, Armed Forces Institute of Pathology, 2005, pp 343-345.

Vigorita VJ: Orthopaedic Pathology. Philadelphia, Lippincott Williams & Wilkins, 1999, pp 307-308.

非骨化性纤维瘤（纤维性皮质缺陷，干骺端纤维性缺陷）
Nonossifying Fibroma (Fibrous Cortical Defect, Metaphyseal Fibrous Defect)

临床特征

- 男女病例大约为 1：1
- 高峰发病年龄为 10～20 岁
- 股骨远端、胫骨近段和胫骨远端是最常见的部位
- 通常没有症状，因为其他原因进行放射学检查时偶然发现
- 较大的病变可能表现为疼痛或病理性骨折

放射学所见

- 干骺端皮质偏心性溶骨性病变，伴有界限清楚的硬化性边缘
- 典型者没有钙化，除非是当病变消退时（钙化密度增加）

大体病理学

- 刮除标本为质软的黄色到褐色的组织，取决于泡沫样组织细胞的含量
- 切除病变为界限清楚的、偏心性皮质纤维性肿块，可能为黄色到褐色，取决于泡沫样组织细胞的含量
- 可能出现坏死、出血或囊性变的区域

组织病理学

- 富于细胞的成纤维细胞间质，有时呈席纹状结构
- 不同数量的黄色瘤细胞、噬铁细胞和多核巨细胞
- 偶见正常核分裂象
- 出血伴有巨细胞反应和囊性变，类似于动脉瘤性骨囊肿
- 坏死灶或反应性骨形成

特殊染色和免疫组织化学

- 没有帮助

其他诊断技术

- 没有帮助

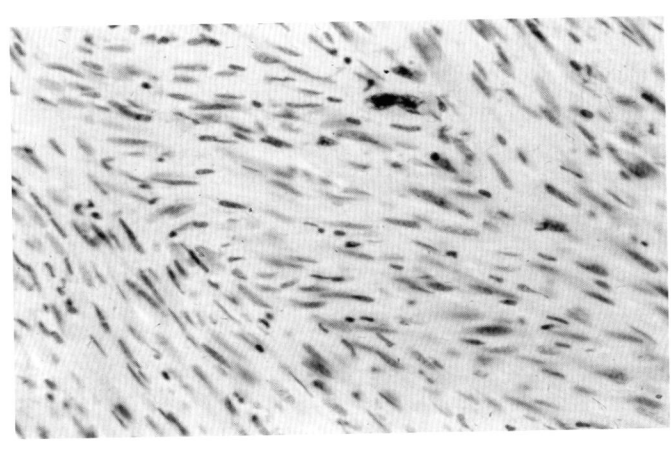

图 16-22 非骨化性纤维瘤。组织学切片显示富于细胞的成纤维细胞增生，伴有模糊的席纹状结构。

鉴别诊断

■ 巨细胞瘤
  - 发生在骨骼成熟的患者
  - 位于骨骺
■ 纤维组织增生性纤维瘤
  - 出现致密的胶原性间质
■ 纤维性结构不良
  - 通常不出现有骨母细胞镶边的骨样组织的反应骨，而且缺乏多核巨细胞
■ 良性纤维组织细胞瘤
  - 组织学检查，这种肿瘤与非骨化性纤维瘤相同
  - 当肋骨、椎骨或扁骨病变出现非骨化性纤维瘤的特征时，应用"良性纤维组织细胞瘤"这一术语

提要

- 多数非骨化性纤维瘤患者没有症状，仅在肿瘤大到足以引起症状时才需治疗
- 多灶性骨化性纤维瘤可能发生在神经纤维瘤病和 Jaffe-Campanacci 综合征患者（多灶性非骨化性纤维瘤、咖啡牛奶色素斑、智力低下和非骨骼异常）
- 出现坏死和典型的核分裂象并不代表是侵袭性病变

精选文献

Unni KK, Inwards CY, Bridge J, et al: Tumors of the Bones and Joints, 4th Series, Fascicle 2. Washington, DC, Armed Forces Institute of Pathology, 2005, pp 334-336.

Betsy M, Kupersmith LM, Springfield DS: Metaphyseal fibrous defects. J Am Acad Orthop Surg 12:89-95, 2004.

Biermann JS: Common benign lesions of bone in children and adolescents. J Pediatr Orthop 2002; 22:268-273, 2002.

纤维组织增生性纤维瘤
Desmoplastic Fibroma

临床特征

- 男女比例大致相等
- 多数病例发生在 10 ~ 20 岁
- 最常见的部位是下颌骨（颏区）、骨盆和肱骨以及股骨和胫骨的干骺端
- 患者表现为疼痛和肿胀
- 大约 1/5 的患者表现为病理性骨折，某些患者表现为受累骨的畸形

放射学所见

- 界限清楚的膨胀性 X 线通透性肿块
- 可以为多囊性，伴有小梁形成，使其呈肥皂泡样表现
- 可见皮质破坏，伴有向周围软组织蔓延

大体病理学

- 典型者其特征类似于软组织硬纤维瘤，表现为实性、质硬的灰色肿块，有时出现漩涡状结构

组织病理学

- 组织学特征类似于纤维瘤病（硬纤维瘤）
- 肿瘤细胞成分多少不等，由梭形成纤维细胞和胶原性间质混合而成
- 成纤维细胞杂乱排列，核略微增大，卵圆形到梭形，轻度深染，核仁不明显
- 通常缺乏核分裂象
- 可能出现浸润性边缘，包括蔓延到 Haver 管，穿透骨髓并延伸到软组织

特殊染色和免疫组织化学

- 波形蛋白和 MSA 阳性

其他诊断技术

- 在骨的纤维组织增生性纤维瘤中可以发现 8 号和 20 号染色体三体

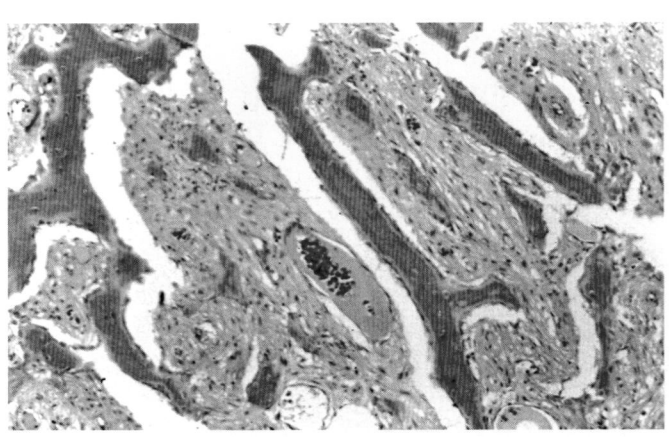

图 16-23　纤维组织增生性纤维瘤。 组织学切片显示骨小梁被包埋在胶原性间质中的成纤维细胞分开。

鉴别诊断

- 低级别纤维肉瘤
  - 放射学检查，缺乏多囊性表现
  - 组织学检查，成纤维细胞排列成人字形结构而不是杂乱排列
  - 肿瘤细胞具有不同程度的核的多形性，核深染，可见核仁和核分裂活性
- 纤维性结构不良
  - 在没有显示骨样组织的小的活检标本中，可能被诊断为纤维组织增生性纤维瘤

提要

- 非常罕见的肿瘤
- 在年轻的患者中出现下颌骨溶骨性病变，临床上应该怀疑本病
- 出现任何程度明显的核分裂活性（多于罕见）均应引起关注，看有无高分化纤维肉瘤的可能性
- 在少数情况下，纤维组织增生性纤维瘤伴有Paget病和纤维性结构不良

精选文献

Hauben EI, Jundt G, Cleton-Jansen AM, et al: Desmoplastic fibroma of bone: An immunohistochemical study including beta-catenin expression and mutational analysis for beta-catenin. Hum Pathol 36:1025-1030, 2005.

Unni KK, Inwards CY, Bridge J, et al: Tumors of the Bones and Joints, 4th Series, Fascicle 2. Washington, DC, Armed Forces Institute of Pathology, 2005, pp 193-196.

Bridge JA, Swarts SJ, Buresh C, et al: Trisomies 8 and 20 characterize a subgroup of benign fibrous lesions arising in both soft tissue and bone. Am J Pathol 154:729-733, 1999.

West R, Huvos AG, Levine AM, et al: Desmoplastic fibroma of bone arising in fibrous dysplasia. Am J Clin Pathol 79:630-633, 1983.

Dahlin DC, Hoover NW: Desmoplastic fibroma of bone. JAMA 188:685-687, 1964.

纤维肉瘤 Fibrosarcoma

临床特征

- 男女比例相等
- 发生在所有年龄组；10岁之前罕见
- 最常见的部位是股骨远端、胫骨近端、骨盆、下颌骨，以及股骨和肱骨近端；多发性纤维肉瘤已有报告
- 患者通常表现为持续几个月的疼痛和肿胀

放射学所见

- 干骺端或骨干大的偏心性病变，这种病变为纯粹的溶骨性病变，界限不清
- 可见皮质破坏和蔓延到软组织
- 在骨骼成熟的患者，肿瘤可能延伸到关节软骨

大体病理学

- 取决于分化程度
  - 高分化肿瘤界限通常比较清楚，为质硬的白色肿物
  - 低分化肿瘤呈鱼肉样，灰色到棕色，界限不清，具有浸润性的边缘
  - 较高级别的肿瘤含有坏死、出血和黏液样特征的区域

组织病理学

- 高分化肿瘤由梭形成纤维细胞组成，在胶原性间质中交错排列成束
  - 肿瘤细胞一般排列成人字形结构
  - 核的非典型性轻微，偶见核分裂象
- 较高级别的肿瘤胶原性间质较少
  - 核的非典型性比较明显
  - 核分裂活性显著
  - 坏死、出血和黏液样区域
- 肿瘤分级如下
  - 1级
    - ◇ 成纤维细胞大小正常，几乎没有核的非典型性
    - ◇ 每个高倍视野核分裂象1~4个
    - ◇ 丰富的胶原组织
  - 2级
    - ◇ 核分裂象常见
    - ◇ 核的非典型性增加
    - ◇ 胶原纤维减少，伴有细胞成分增多
  - 3级
    - ◇ 细胞丰富，伴有明显的核的多形性和突出的核仁
    - ◇ 丰富的核分裂活性，伴有非典型性核分裂象

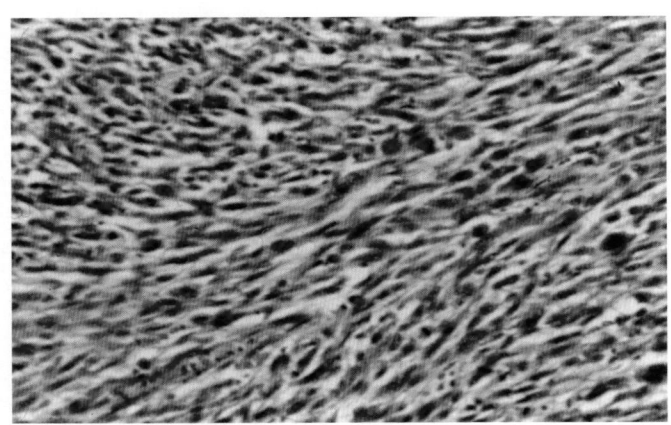

图 16-24　纤维肉瘤。组织学切片显示增生的梭形细胞在胶原性间质内成束交错排列。

◇ 坏死、出血和黏液样区域

特殊染色和免疫组织化学

● 波形蛋白强阳性

其他诊断技术

● 位于染色体 22q12.3-q13.1 上的血小板衍化生长因子 -β（PDGF-β）放大

鉴别诊断

■ 纤维组织增生性纤维瘤
● 放射学检查具有多囊性表现，纤维肉瘤没有这种改变
● 细胞稀少的肿瘤，由良性温和的梭形细胞杂乱排列而成；缺乏人字形结构
● 含有肿瘤性骨样组织
● 缺乏核分裂活性和核的多形性
■ 去分化软骨肉瘤
● 含有低级别软骨肉瘤的区域
■ 恶性纤维组织细胞瘤
● 肿瘤细胞一般排列成席纹状结构并含有肿瘤性多核巨细胞；缺乏人字形结构

提要

● 纤维肉瘤可以是继发性肿瘤，最常发生在巨细胞瘤放疗之后，也可发生在 Paget 病、内生性软骨瘤、骨软骨瘤、纤维性结构不良、慢性骨髓炎、骨梗死和釉质母细胞性纤维瘤

精选文献

Unni KK, Inwards CY, Bridge J, et al: Tumors of the Bones and Joints, 4th Series, Fascicle 2. Washington, DC, Armed Forces Institute of Pathology, 2005, pp 196-199.
Hattinger CM, Tarkkanen M, Benini S, et al: Genetic analysis of fibrosarcoma of bone, a rare tumor entity closely related to osteosarcoma and malignant fibrous histiocytoma of bone. Eur J Cell Biol 83:483-491, 2004.
Papagelopoulos PJ, Galanis EC, Trantafyllidis P, et al: Clinicopathologic features, diagnosis, and treatment of fibrosarcoma of bone. Am J Orthop 31:253-257, 2002.
Vigorita VJ: Orthopaedic Pathology. Philadelphia, Lippincott Williams & Wilkins, 1999, p 309.
Huvos AG, Higinbotham NL: Primary fibrosarcoma of bone: A clinicopathologic study of 130 patients. Cancer 37:939-945, 1976.

恶性纤维组织细胞瘤
Malignant Fibrous Histiocytoma

临床特征

● 男女比例相等
● 见于所有的年龄组；20 岁以下的患者罕见
● 最常见的部位是股骨远端、股骨近端、胫骨近端、骨盆和颅骨
● 患者表现为持续时间不等的疼痛
● 少数情况下可能为继发性肿瘤，发生于内生性软骨瘤、纤维性结构不良、Paget 病、骨梗死、接受过放射线的骨和含有金属假体的骨

放射学所见

● 放射学所见不具有诊断性，而是显示界限不清的干骺端溶骨性肿块，可以出现斑点状钙化
● 皮质膨胀破坏并延伸到软组织，形成骨外肿块
● 骨膜反应轻微或缺乏
● 肿瘤可能蔓延到骨骺
● 可能出现病理性骨折

大体病理学

● 肿瘤界限不清，可能质硬呈纤维性，或质软呈鱼肉样
● 颜色从灰色到褐色到黄色不一
● 常见局部坏死和出血

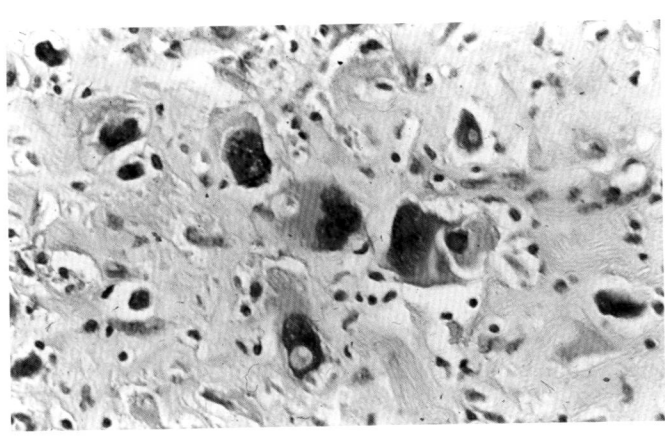

图 16-25 恶性纤维组织细胞瘤。高倍镜下显示非典型性多核细胞，伴有局灶性空泡状嗜酸性胞质。

组织病理学

- 由巨细胞、组织细胞、成纤维细胞和肌成纤维细胞恶性增生而成，排列成席纹状、漩涡状、车辐状或不规则结构
- 混合有不同数量的泡沫样巨噬细胞、噬铁细胞、炎症细胞和胶原性基质
- 梭形成纤维细胞通常排列成席纹状，并显示突出的核的多形性、深染和丰富的核分裂活性，常常伴有非典型性核分裂象
- 单核组织细胞也具有多形性的细胞核和显著的核分裂活性
- 可见混合有淋巴细胞浸润；偶见浆细胞和嗜酸性粒细胞
- 可能有血管外皮细胞瘤样结构的区域
- 单个肿瘤细胞周围可见灶状致密的嗜酸性原纤维物质沉积，酷似肿瘤性骨样组织
- 软组织恶性纤维组织细胞瘤的任何亚型均可见于骨的恶性纤维组织细胞瘤
  - 最常见的类型是席纹状 - 多形性亚型和富于巨细胞亚型

特殊染色和免疫组织化学

- 波形蛋白阳性
- CD68 典型者阳性

其他诊断技术

- C-myc 蛋白水平增加

鉴别诊断

- ▌ 巨细胞瘤
  - 恶性纤维组织细胞瘤的富于巨细胞的亚型可能被误诊为巨细胞瘤
  - 巨细胞瘤没有明显的核的多形性和非典型性核分裂象
- ▌ 骨肉瘤
  - 含有肿瘤性骨样组织
- ▌ 去分化软骨肉瘤
  - 含有低级别软骨肉瘤区域
- ▌ 纤维肉瘤
  - 由梭形细胞组成，排列成人字形结构
  - 不含有肿瘤性多核巨细胞

提要

- 在伴有恶性纤维组织细胞瘤特征的骨肿瘤中出现明确的肿瘤性骨样组织，应该归入骨肉瘤
- 只有在除外伴有肌样、脂肪瘤性、软骨和骨分化的肿瘤之后才能做出恶性纤维组织细胞瘤的诊断

精选文献

Tarkkanen M, Larramendy ML, Böhling T, et al: Malignant fibrous histiocytoma of bone: Analysis of genomic imbalances by comparative genomic hybridisation and C-MYC expression by immunohistochemisty. Eur J Cancer 42:1172-1180, 2006.

Unni KK, Inwards CY, Bridge J, et al: Tumors of the Bones and Joints, 4th Series, Fascicle 2. Washington, DC, Armed Forces Institute of Pathology, 2005, pp 202-207.

Huvos AG, Heilweil M, Bretsky, SS: The pathology of malignant fibrous histiocytoma of bone: A study of 130 patients. Am J Surg Pathol 9:853-871, 1985.

Capanna R, Bertoni F, Bacchini P, et al: Malignant fibrous histiocytoma of bone: The experience at the Rizzoli Institute: report of 90 cases. Cancer 54:177-187, 1984.

Dahlin DC, Unni KK, Matsuno T: Malignant (fibrous) histiocytoma of bone—fact or fancy? Cancer 39:1508-1516, 1977.

巨细胞瘤　Giant Cell Tumor

临床特征

- 典型者发生在骨骼成熟的患者
- 女性略微常见
- 多数发生在 10 ~ 40 岁

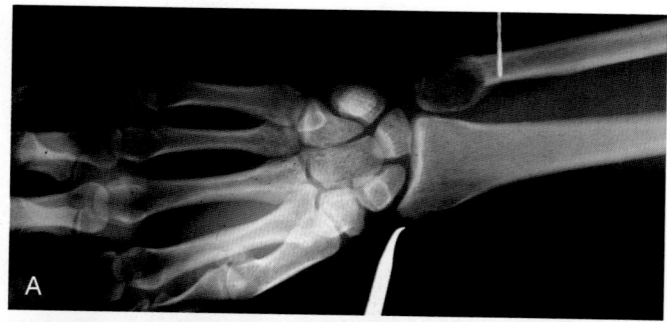

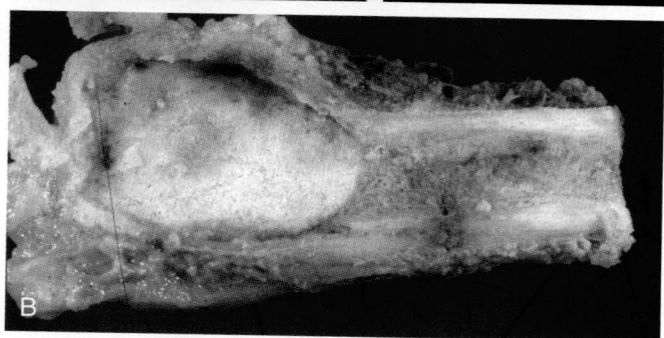

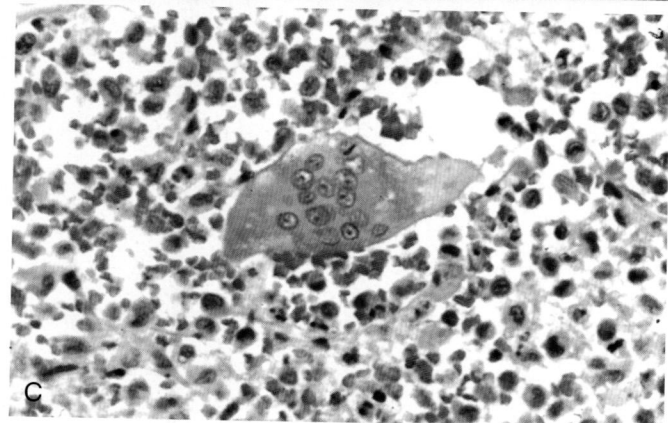

图 16-26　尺骨巨细胞瘤。 A，典型的局限性溶骨性病变。B，切除标本显示界限清楚的鱼肉样肿瘤。C，组织学切片显示一个多核巨细胞，背景为片块状单核组织细胞和红细胞。

- 最常见的部位是股骨远端、胫骨近段、桡骨远端和骶骨
- 多数患者表现为局部疼痛
- 可能出现肌肉萎缩和邻近关节活动范围减小
- 某些患者可能表现为病理性骨折

放射学所见

- 溶骨性骨骺肿块、没有硬化或骨膜反应
- 可以延伸到软组织，但是外面含有一层薄的骨膜骨

大体病理学

- 刮除标本显示脆而易碎的、不同颜色的软组织
- 切除标本显示骨骺肿块，呈红色、棕色、灰色和局灶性黄色
  - 可能延伸到关节软骨
  - 可能含有提示动脉瘤性骨囊肿的鱼肉样区域、灶状出血和囊性变

组织病理学

- 典型者由大量平均分布的多核巨细胞组成，背景为片块状单核组织细胞
- 单核组织细胞为多角形或圆形到卵圆形细胞，伴有细胞学上良性的细胞核；核分裂率不定，没有非典型性核分裂象
- 多核巨细胞具有破骨细胞的特征
  - 可能含有许多细胞核，有时大于 100 个
  - 核具有良性细胞学特征，类似于单核细胞
  - 巨细胞核分裂不活跃
- 可见泡沫样组织细胞、噬铁细胞、反应骨和含有血管内肿瘤的纤细的血管结构
- 巨细胞瘤内没有软骨，除非伴有骨折

特殊染色和免疫组织化学

- 没有帮助

其他诊断技术

- 细胞遗传学检查，巨细胞瘤可能有端粒缔合（telomeric associations），细胞遗传学上表现为完整的染色体端端融合；最常受累的端粒在 19q、1p、15p、21p、20q 和 18p
- C-myc、肝细胞生长因子受体和血管内皮生长因子基因过度表达与侵袭性行为有关

鉴别诊断

▌巨细胞修复性肉芽肿
- 缺乏均匀一致分布的巨细胞
- 这些巨细胞含有的细胞核要少得多
- 巨细胞倾向于积聚在出血灶的周围
- 间质纤维化比较明显，含有较丰富的含铁血黄素和出血
- 间质细胞为梭形细胞而不是圆形到卵圆形细胞

▋非骨化性纤维瘤
- 放射学检查显示周围硬化
- 典型者累及较年轻的患者
- 通常为干骺端病变

▋动脉瘤性骨囊肿
- 典型者不累及骨骺
- 巨细胞排列在囊性间隙周围

▋富于巨细胞的骨肉瘤
- 在具有非典型性核分裂活性的多形性单核细胞周围，可见纤细的骨样组织条索，虽然仅为局灶性改变

▋含有巨细胞的转移癌
- 上皮标记物细胞角蛋白和EMA阳性

提要
- 3种常见的骨骺肿瘤为巨细胞瘤、透明细胞软骨肉瘤和软骨母细胞瘤
- 全面评估临床病理学和放射学特征对于诊断巨细胞瘤至关重要
- 大约占所有良性肿瘤的1/5
- 在骨骼未成熟的患者诊断巨细胞瘤应该提出质疑
- 在某些巨细胞瘤已有副黏病毒样核包涵体的报告

精选文献

Balke M, Schremper L, Gebert C, et al: Giant cell tumor of bone: Treatment and outcome of 214 cases. J Cancer Res Clin Oncol 134:969-973, 2008.

Junming M, Cheng Y, Dong C, et al: Giant cell tumor of the cervical spine: A series of 22 cases and outcomes. Spine 33:380-388, 2008.

Brimo F, Aziz M, Rosen G, et al: Malignancy in giant cell tumor of bone: Is there a reproducible histological threshold? A study of three giant cell tumours with worrisome features. Histopathology 51:864-866, 2007.

Unni KK, Inwards CY, Bridge J, et al: Tumors of the Bones and Joints, 4th Series, Fascicle 2. Washington, DC, Armed Forces Institute of Pathology, 2005, pp 281-298.

Bridge JA, Neff JR, Mouron BJ: Giant cell tumor of bone: Chromosomal analysis of 48 specimens and review of the literature. Cancer Genet Cytogenet 58:2-13, 1992.

Dahlin DC, Cupps RE, Johnson EW: Giant cell tumor: A study of 195 cases. Cancer 25:1061-1070, 1970.

巨细胞修复性肉芽肿
Giant Cell Reparative Granuloma

临床特征
- 男女病例相等
- 75%的患者小于30岁
- 最常见的部位是指（趾）骨、掌骨、下颌骨和上颌骨
- 患者通常表现为持续不同时间的疼痛和肿胀

放射学所见
- 膨胀性、纯粹的溶骨性病变，伴有皮质变薄
- 可能出现骨小梁结构和骨膜骨形成

大体病理学
- 刮除标本为红棕色易碎组织碎片

组织病理学
- 由胶原性间质内的梭形细胞和出血区域周围成簇的多核巨细胞组成
- 多核巨细胞数目较少，所含多核巨细胞比巨细胞瘤少；这些细胞见不到核分裂象
- 可见核分裂象（不是非典型性核分裂象），但是一般比巨细胞瘤少
- 间质内可见散在的慢性炎症细胞
- 可能出现反应性骨样组织和骨组织，伴有或不伴有骨母细胞镶边
- 可见噬铁细胞、吞噬红细胞的巨细胞以及血管内巨细胞
- 可见继发性动脉瘤性骨囊肿形成
- 软骨并不出现，除非伴有骨折

特殊染色和免疫组织化学
- 单核间质细胞和多核巨细胞表达 α_1-抗胰蛋白酶、α_1-抗胰凝乳蛋白酶和CD68

其他诊断技术
- 没有帮助

鉴别诊断
▋动脉瘤性骨囊肿
- 可能与巨细胞修复性肉芽肿具有共同的组织学特征；典型者巨细胞围绕囊性间隙
- 手足肿瘤出现实性灶状间质细胞和多核细胞比较符合巨细胞修复性肉芽肿的诊断，而不是原发性动脉瘤性骨囊肿

▋甲状旁腺功能亢进症的棕色瘤

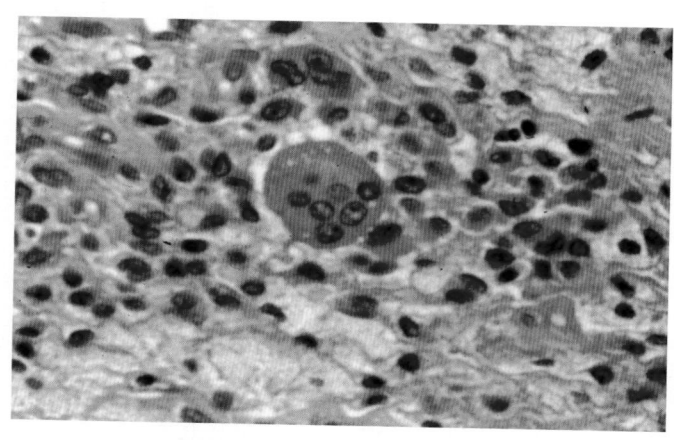

图 16-27 **巨细胞修复性肉芽肿。**组织学切片显示含有少数细胞核的单个多核巨细胞，周围是单核间质细胞和泡沫细胞。

- 组织学检查无法与巨细胞修复性肉芽肿鉴别
- 患者血清钙和甲状旁腺激素水平升高
■ 巨细胞瘤
- 巨细胞数量较多，一般分布均匀，没有成簇表现
- 巨细胞核的数目较多
■ 非骨化性纤维瘤
- 巨细胞积聚一般不是这种肿瘤的特征
- 在手足骨、下颌骨和上颌骨罕见
■ 富于巨细胞的骨肉瘤
- 含有局灶性纤细的骨样组织条索，可能见于伴有非典型性核分裂活性的多形性单核细胞的周围
■ 恶性纤维组织细胞瘤
- 即使是低级别病变也能发现恶性细胞学特征
- 放射学特征包括骨皮质破坏，并向软组织蔓延

提要

- 妊娠期可能迅速增大
- 已经发现与多骨性纤维性结构不良和骨的 Paget 病有关
- 任何临床上诊断为骨的巨细胞修复性肉芽肿的患者，均应评估血清钙、磷、碱性磷酸酶和甲状旁腺激素水平，以除外甲状旁腺功能亢进

精选文献

De Lange J, van den Akker HP, van den Berg H: Central giant cell granuloma of the jaw: A review of the literature with emphasis on therapy options. Oral Surg Oral Med Oral Pathol Oral Radiol Endod 104:603-615, 2007.

Motamedi MH, Eshghyar N, Jafari SM, et al: Peripheral and central giant cell granulomas of the jaws: A demographic study. Oral Surg Oral Med Oral Pathol Oral Radiol Endod 103:e39-43, 2007.

Unni KK, Inwards CY, Bridge J, et al: Tumors of the Bones and Joints, 4th Series, Fascicle 2. Washington, DC, Armed Forces Institute of Pathology, 2005, pp 357-358.

Vigorita VJ: Orthopaedic Pathology. Philadelphia, Lippincott Williams & Wilkins, 1999, pp 272-273.

成釉质细胞瘤　Adamantinoma

临床特征

- 男女比例相等
- 多数病例发生在 10 ~ 30 岁
- 最常见的部位是胫骨骨干（> 80%）
- 患者表现为从几周到几年的不同持续时间的疼痛
- 可能有肿胀和病理性骨折表现
- 相当数量的患者有创伤史，多半是巧合

放射学所见

- 偏心性、多囊性（肥皂泡表现）、分叶状的溶骨性胫骨骨干缺损
- 骨的皮质和髓质部分通常均受累，在同一骨可能有多灶性病变
- 周围硬化可能与多发性病变相连
- 皮质膨胀变薄
- 偶尔穿透皮质，可见软组织肿块

大体病理学

- 界限清楚的分叶状灰色肿块
- 质地不同，从质软到颗粒状到纤维性
- 可能出现局部出血和囊性变

组织病理学

- 以细胞稀少的纤维性间质含有上皮样细胞岛为特征
- 上皮样细胞岛可以由不同类型的细胞组成，包括基底细胞样细胞、鳞状细胞、腺管上皮细胞或梭形细胞
  — 基底细胞样细胞巢状结构，中心为疏松的梭形细胞（星网状），周围为呈栅栏状排列的立方细胞
  — 鳞状细胞巢可能出现角化
  — 腺管状结构由分支状相互吻合的腺管结构组

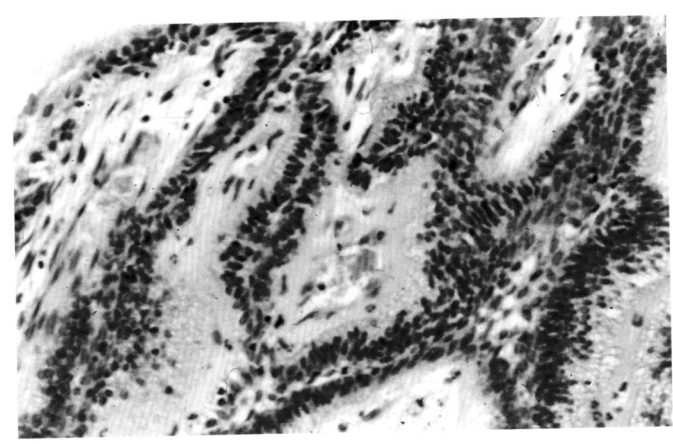

图 16-28　成釉质细胞瘤。组织学切片显示上皮细胞条带，周围细胞呈栅栏状排列，间质星网状。

成，内衬单层上皮样细胞，呈现血管的表现
— 梭形细胞结构由肥胖的成纤维细胞样梭形细胞组成，类似于硬化性基底细胞癌

- 这些细胞一般呈良性，没有非典型性和核分裂活性；少数包括可能出现轻度非典型性，偶见核分裂象

特殊染色和免疫组织化学

- 细胞角蛋白：上皮样细胞岛阳性

其他诊断技术

- 细胞遗传学研究显示，染色体 7、8、12、19 和 21 额外拷贝与成釉质细胞瘤复发有关；还可能发现倒位、易位、缺失和标志染色体

鉴别诊断

■ 骨纤维性结构不良
- 缺乏上皮样细胞岛
- 间质可能含有单个细胞角蛋白阳性的细胞
- 细胞遗传学研究可能类似于成釉质细胞瘤；骨纤维性结构不良缺乏诸如易位、倒位和缺失等结构异常

■ 纤维性结构不良
- 缺乏细胞角蛋白阳性的上皮细胞

■ 转移癌
- 肿瘤细胞一般具有比较明显的细胞学非典型性，伴有核的多形性

- 核分裂率高，常常伴有非典型性核分裂象

提要

- 生长缓慢的局灶破坏性肿瘤，转移的可能性小
- 局部切除一般可以治愈

精选文献

Jain D, Jain VK, Vasishta RK, et al: Adamantinoma: A clinicopathological review and update. Diagn Pathol 3:8, 2008.

Papagelopoulos PJ, Mavrogenis AF, Galanis EC, et al: Clinicopathological features, diagnosis, and treatment of adamantinoma of the long bones. Orthopedics 30:211-217, 2007.

Unni KK, Inwards CY, Bridge J, et al: Tumors of the Bones and Joints, 4th Series, Fascicle 2. Washington, DC, Armed Forces Institute of Pathology, 2005, pp 299-307.

Vigorita VJ: Orthopaedic Pathology. Philadelphia, Lippincott Williams & Wilkins, 1999, 401-403.

小细胞肿瘤　Small Cell Neoplasms

Ewing 肉瘤　Ewing Sarcoma

临床特征

- 男女比例大约为 1.3 : 1
- 多数患者在 5 ~ 20 岁；少数患者小于 5 岁和大于 30 岁
- 下肢和骨盆骨是最常见的部位；上肢骨罕见
- 患者表现为疼痛和肿胀进行性加重
- 出现发热、红细胞沉降率加快、白细胞溶解、贫血和不适可能是播散性疾病的表现

放射学所见

- 边界不清的溶骨性或硬化性骨干肿块，伴有骨膜反应（日光照射或洋葱皮表现）
- 可能出现软组织肿块
- MRI 检查可见广泛穿透骨髓

大体病理学

- 完整的肿瘤由灰白色髓质内肿块组成，肿瘤质软，有光泽，湿润
- 可能有水样和脓性外观
- 可见局灶性囊性变和出血的区域

组织病理学

- 由大片小而均匀一致的细胞组成，细胞核深染，核仁不明显，胞质稀少，细胞边界不清；细胞周围的间质稀少
- 偶见核分裂活性
- 通常有少量变性或凋亡细胞，具有深染固缩的细胞核
- 可能出现菊形团、分叶状结构、局灶梭形细胞，以及化生骨和软骨
- 通常可见地图样坏死或小灶状坏死区
- 化疗和放疗可能引起肿瘤细胞出现多形性改变，细胞核变大并有折叠，出现多核细胞和明显的核仁
- 大细胞亚型在形态学上可能类似于淋巴瘤

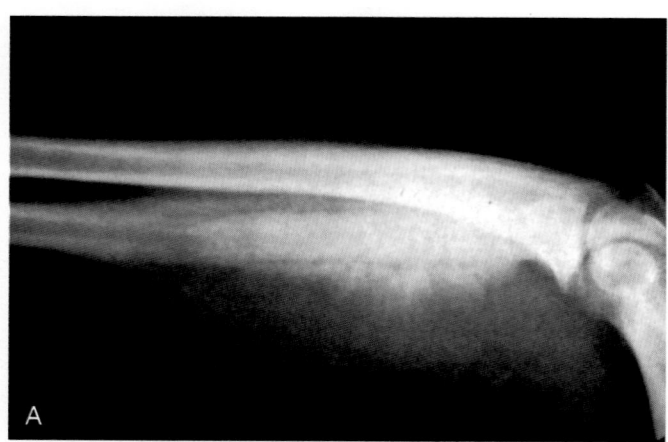

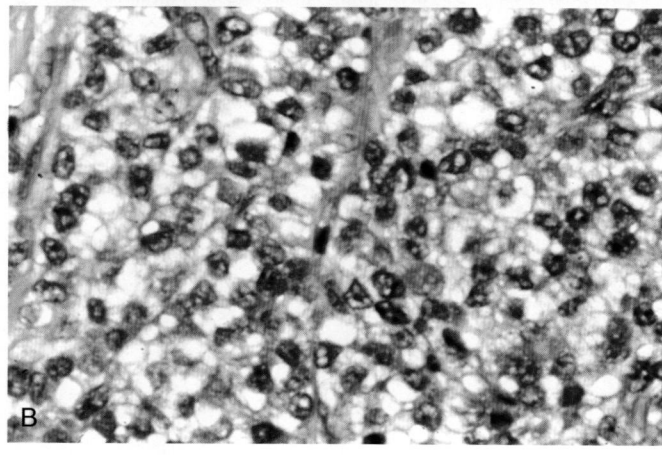

图 16-29　Ewing 肉瘤。A，桡骨的放射学照片，显示髓质病变伴有皮质膨胀和穿透，呈日光照射样表现。B，组织学切片显示小而均一的细胞，细胞核深染，胞质稀少，呈空泡状。

特殊染色和免疫组织化学

- CD99（MIC2）阳性
- PAS：多数肿瘤显示胞质内糖原
- 波形蛋白和细胞角蛋白：不同程度表达
- 嗜铬素和突触素：阴性
- LCA、SMA、MSA 和血管标记物阴性

其他诊断技术

- 细胞遗传学研究显示，95% 的病例有特征性的染色体易位 t（11；22）（q24；q12）
- 出现 1 型 *EWS/ELI1* 融合基因而不是 2 型 *EWS/ELI1* 融合基因具有预后意义，1 型患者生存期长
- 原位杂交检查可以发现 *MIC2* 过度表达

鉴别诊断

▮ 骨的神经外胚层肿瘤
- 以突出的菊形团结构为特征
- 嗜铬素和突触素阳性
- 预后不良

▮ 转移性神经母细胞瘤
- 典型者发生在 5 岁以下的小儿
- 尿儿茶酚胺代谢产物可能升高
- 倾向于转移到颅骨
- 含有具有原纤维背景的 Homer-Wright 菊形团
- 表达神经内分泌标记物；CD99 阴性

▮ 淋巴瘤、白血病
- 表达淋巴细胞标记物；CD99 阴性

▮ 小细胞性骨肉瘤
- 应该出现灶状肿瘤性骨样组织
- CD99 阴性

▮ 间叶性软骨肉瘤
- 应该出现软骨分化灶
- 肿瘤表达 S-100 蛋白
- CD99 和 MIC2 阴性

提要

- 黑人、小于 5 岁和大于 30 岁的患者罕见
- 在小于 5 岁的患者，转移性神经母细胞瘤和白血病 - 淋巴瘤比较常见，应该予以除外
- 在大于 30 岁的患者，转移性小细胞癌和大细胞

淋巴瘤比较常见，应该予以除外

- 如果肿瘤 20% 以上含有菊形团，应该考虑诊断原始神经外胚层肿瘤（PNET）
- 与 PNET 相鉴别很重要，即使这些肿瘤要进行分子水平分析才能确定，因为 Ewing 肉瘤的预后表现得更好些
- 在诊断时为多发性骨受累者并不少见

精选文献

Riggi N, Suvá ML, Suvá D, et al: EWS-FLI-1 expression triggers a Ewing's sarcoma initiation program in primary human mesenchymal stem cells. Cancer Res 68:2176-2185, 2008.

Peersman B, Vanhoenacker FM, Heyman S, et al: Ewing's sarcoma: Imaging features. JBR-BTR 90:368-376, 2007.

Unni KK, Inwards CY, Bridge J, et al: Tumors of the Bones and Joints, 4th Series, Fascicle 2. Washington, DC, Armed Forces Institute of Pathology, 2005, pp 209-222.

Kissane JM, Askin FB, Foulkes M, et al: Ewing's sarcoma of bone: Clinicopathologic aspects of 303 cases from the Intergroup Ewing's Sarcoma Study. Hum Pathol 14:773-779, 1983.

淋巴瘤　　Lymphoma

临床特征

- 男女比例为 1.5 ：1
- 多数肿瘤发生在 10 ~ 80 岁
- 骨盆和下肢骨是最常见的部位
- 患者表现为疼痛，典型者为长期（超过 1 年）疼痛

放射学所见

- 溶骨性病变，伴有虫蛀的表现
- 可能为硬化性，提示骨的 Paget 病
- 通常没有骨膜反应
- 可能出现软组织肿块；MRI、CT 和同位素扫描可能有助于确定疾病的范围

大体病理学

- 典型者为质软、白色的鱼肉样肿块
- 髓腔内播散
- 可能出现囊肿形成、坏死和出血灶

组织病理学

- 弥漫性大细胞淋巴瘤是最常见的类型
- 由成片的大细胞组成，可有或无核裂；多数为无核裂
- 某些肿瘤可能含有多叶核，或有具有免疫母细胞特征的细胞
- 可能出现明显的炎症细胞浸润，提示骨髓炎的诊断，包括嗜中性粒细胞和成熟的淋巴细胞
- 也可发生小细胞淋巴瘤和混合性小细胞大细胞淋巴瘤
- 可能出现提示肉瘤的梭形细胞结构，或提示转移癌的透明细胞结构、印戒细胞亚型和成簇的上皮样细胞
- 上颌骨和下颌骨的淋巴瘤可能出现星空结构（Burkitt 淋巴瘤）

特殊染色和免疫组织化学

- 肿瘤细胞表达淋巴细胞标记物，通常为 B 细胞标记物
  - CD45 和 CD20 阳性
  - 间变性大细胞淋巴瘤可能表达 CD30
  - 大细胞淋巴瘤可能表达 bcl-2
- Hodgkin 淋巴瘤可能表达 CD15 和 CD30
- 网状纤维染色可以凸显单个肿瘤细胞周围的纤细的网状纤维网

其他诊断技术

- 流式细胞表型和基因重排研究可能有助于除外可能类似于淋巴瘤的良性病变
- 大约 80% 的非 Hodgkin 淋巴瘤具有克隆性染色体异常

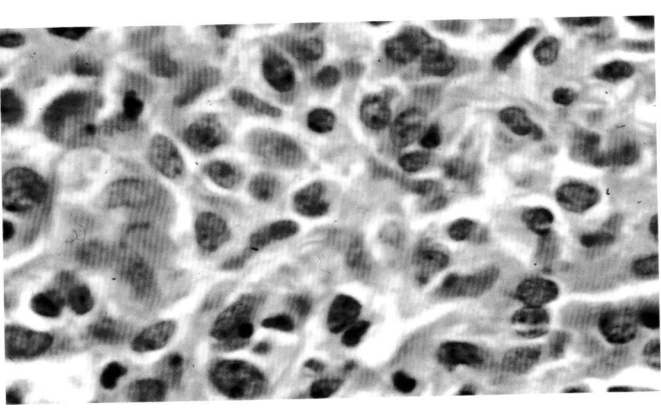

图 16-30 淋巴瘤，大细胞型。 高倍镜下显示大的、非典型性淋巴细胞片块。

鉴别诊断

- 骨的神经外胚层肿瘤
  - 一般具有明显的菊形团结构
  - NSE、嗜铬素、突触素和 CD99 阳性
  - LCA 阴性
- 转移性神经母细胞瘤
  - 通常发生在 5 岁以下的小儿
  - 尿儿茶酚胺代谢产物可能升高
  - 倾向于转移到颅骨
  - 以伴有原纤维背景的 Homer-Wright 菊形团为特征
  - NSE、嗜铬素和突触素阳性
- 小细胞性骨肉瘤
  - 应该见到肿瘤性骨样组织
- 间叶性软骨肉瘤
  - 软骨分化灶
  - 肿瘤细胞表达 S-100 蛋白；LCA 阴性
- 转移性小细胞癌
  - 细胞角蛋白和神经内分泌标记物阳性
- Langerhans 细胞组织细胞增生症
  - 由组织细胞组成，伴有突出的嗜酸性粒细胞浸润
  - 组织细胞表达 S-100 蛋白和 CD1a
- 肉瘤
  - 淋巴瘤偶尔具有梭形细胞成分，类似于肉瘤
- 慢性骨髓炎
  - 典型者由多形性炎症细胞组成，包括淋巴细胞、嗜酸性粒细胞和嗜中性粒细胞；缺乏大的肿瘤性淋巴细胞
  - 免疫表型研究显示由混合性 B 细胞和 T 细胞组成
  - 流式细胞检查或基因重排显示缺乏克隆性细胞群

提要

- 骨的 T 细胞淋巴瘤非常罕见，最常见于日本
- 骨的原发性 Hodgkin 病罕见，最常见的类型是结节硬化性和混合细胞型性；中轴骨骼受累比四肢骨骼常见得多
- 只有当最初诊断骨病变后 6 个月没有骨外淋巴瘤的证据，以及没有骨外淋巴瘤的既往史，才能诊断骨的原发性淋巴瘤
- 骨的原发性淋巴瘤较常见于四肢骨骼，而继发性骨淋巴瘤较常见于中轴骨骼
- 当转移到骨骼时，低级别继发性骨淋巴瘤不一定

具有不好的预后，而继发性高级别骨淋巴瘤的预后不良

精选文献

Lima FP, Bousquet M, Gomez-Brouchet A, et al: Primary diffuse large B-cell lymphoma of bone displays preferential rearrangements of the c-MYC or BCL2 gene. Am J Clin Pathol 129:723-726, 2008.

Unni KK, Inwards CY, Bridge J, et al: Tumors of the Bones and Joints, 4th Series, Fascicle 2. Washington, DC, Armed Forces Institute of Pathology, 2005, pp 231-240.

McCarthy EF: Differential Diagnosis in Pathology: Bone and Joint Disorders. New York, Igaku-Shoin, 1996, pp 126-129.

多发性骨髓瘤和孤立性浆细胞瘤
Multiple Myeloma and Solitary Plasmacytoma

临床特征

- 男女比例大约为 2 : 1
- 多数病例发生在 50 ~ 80 岁
- 孤立性浆细胞瘤倾向于发生在稍微年轻的患者
- 最常见的部位是椎骨、肋骨、颅骨、骨盆和长骨
- 多发性骨髓瘤的患者表现为疼痛，通常小于 6 个月
  - 可能引起体重下降、外周神经病、病理性骨折、发热、贫血、出血、高钙血症、高丙种球蛋白血症和肾功能障碍
- 孤立性浆细胞瘤的患者通常表现为疼痛；大约 10% 的孤立性浆细胞瘤的患者没有症状
- 某些病例可能伴有 POEMS 综合征［多神经病、器官肥大（肝脾肿大和淋巴结肿大）、内分泌病（闭经、糖尿病、男子乳腺发育、妇女多毛症或男子阳痿）、M- 蛋白以及皮肤改变（色素沉着过多、多毛症或杵状指或趾）］

放射学所见

- 多发性骨髓瘤有多发性凿出状溶骨性病变，一般没有硬化或骨膜反应
- 孤立性浆细胞瘤可能表现为椎骨的溶骨性病变，伴有皮质棱线（灯芯绒布改变），或长骨气泡样表现；可见皮质膨胀

大体病理学

- 累及髓腔的质软的灰红色组织

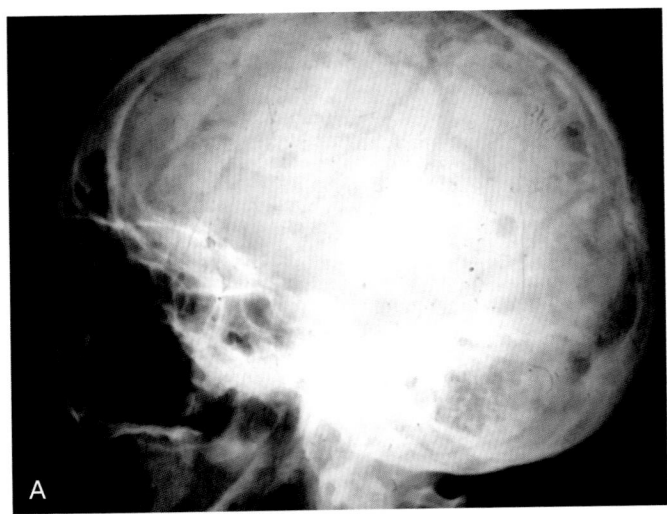

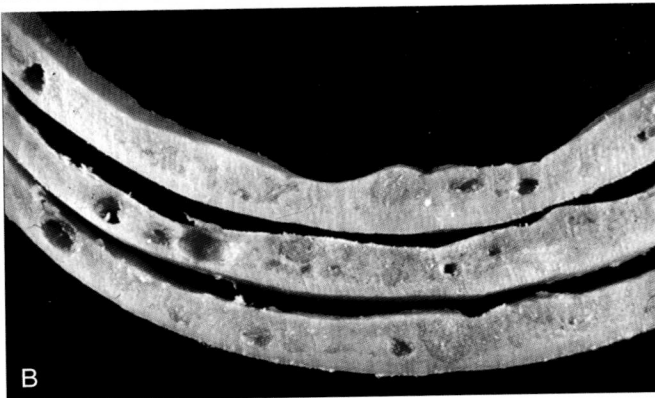

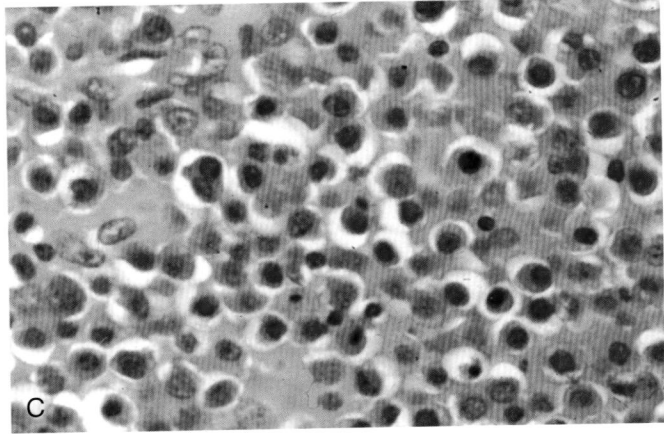

图 16-31　**颅骨多发性骨髓瘤。A**，多发性溶骨性、界限清楚的圆形病变。**B**，头皮切面显示凿出性病变。**C**，组织学切片显示成片的浆细胞。

组织病理学

- 肿瘤由具有浆细胞特征的成片的小细胞组成
  - 核偏心，伴有点彩状染色质结构（车轮状或钟面状）
  - 胞质嗜酸性，伴有核周透明区（核周 Golgi 带）
- 胞质内免疫球蛋白可能产生葡萄样结构（Mott 细胞或桑葚体）
- 可见胞质外免疫球蛋白，表现为 Russell 小体（细胞外嗜酸性球状小体）
- 浆细胞可能具有非典型性，为多核细胞或不成熟（浆母细胞核大，有突出的核仁）
- 核分裂活性一般并不明显，除非出现非典型性或浆母细胞
- 可能出现淀粉样物，伴有巨细胞反应

特殊染色和免疫组织化学

- 或以 κ 轻链或以 λ 轻链为主（克隆性病变）
- CD38、CD10 阳性
- IgG 或 IgA 阳性，IgM 或 IgE 很少阳性
- 肿瘤细胞可能表达 EMA，但是细胞角蛋白阴性
- 如果出现淀粉样物，Congo 红染色呈苹果绿双折光
- LCA 阴性

其他诊断技术

- 血清和尿免疫电泳用于证实单克隆性 γ- 球蛋白病和轻链的存在
  - 血清蛋白电泳检查发现致密带通常在 IgG 部位
- 流式细胞检查可以证实轻链克隆性
- 基因重排通常用于发现 IgG 链

鉴别诊断

▎ 慢性骨髓炎
- 典型者由淋巴细胞、嗜酸性粒细胞和嗜中性粒细胞等多种形态的炎症浸润组成
- 纤维化突出
- κ- 与 λ- 比例正常或略微升高（大约 3∶1）

▎ 转移癌
- 浆细胞浸润偶尔类似于上皮性肿瘤
- 上皮细胞细胞角蛋白染色阳性
- EMA 染色没有帮助，因为骨髓瘤细胞 EMA 可能阳性

▎ B 细胞免疫母细胞淋巴瘤

● B 细胞标记物阳性

提要

● 多数孤立性浆细胞瘤患者进展为多发性骨髓瘤
● 大约 4% 的多发性骨髓瘤病例为非分泌性；产生异型蛋白，但不分泌到细胞外（这些患者的预后往往好于伴有分泌的骨髓瘤）
● 孤立性浆细胞瘤最常见的部位是胸椎和腰椎
● κ- 轻链是多发性骨髓瘤产生的最常见的轻链类型
● IgG 和 IgA 是多发性骨髓瘤引起的最常见的单克隆性 γ- 球蛋白病（IgG 比 IgA 常见）
● 大约 75% 的孤立性浆细胞瘤患者没有血清 M- 成分（异型蛋白）
● 少数文献认为，出现不成熟的浆细胞对于骨髓瘤具有诊断意义
● 多核浆细胞对于骨髓瘤或孤立性浆细胞瘤没有诊断意义；可能见于反应性和炎症性病变
● 多发性骨髓瘤是最常见的原发性恶性骨肿瘤
● 骨硬化性骨髓瘤罕见，出现在比较年轻的患者，伴有硬化性骨病变

精选文献

Edwards CM, Zhuang J, Mundy GR: The pathogenesis of the bone disease of multiple myeloma. Bone 42:1007-1013, 2008.

Bilsky MH, Azeem S: Multiple myeloma: primary bone tumor with systemic manifestations. Neurosurg Clin N Am 19:31-40, 2008.

Unni KK, Inwards CY, Bridge J, et al: Tumors of the Bones and Joints, 4th Series, Fascicle 2. Washington, DC, Armed Forces Institute of Pathology, 2005, pp 222-231.

Vigorita VJ: Orthopaedic Pathology. Philadelphia, Lippincott Williams & Wilkins, 1999, pp 455-463.

其他骨病变
Miscellaneous Bone Lesions

脊索瘤　Chordoma

临床特征

● 男女比例为 2 ：1
● 多数发生在 30 ~ 70 岁；30 岁以下的患者罕见
● 蝶 - 枕骨肿瘤患者往往比骶骨肿瘤患者年轻（年轻 10 岁）

● 半数的病例累及骶骨，1/3 发生在蝶 - 枕骨；其余的发生在颈椎和腰椎
● 症状取决于肿瘤的部位
　— 骶骨肿瘤表现为疼痛、膀胱功能障碍和便秘
　— 蝶 - 枕骨肿瘤表现为颅神经缺损、垂体功能减退和复视

放射学所见

● 中线溶骨性破坏性肿瘤，病变内可能含有钙化
● 蝶 - 枕骨肿瘤可能侵蚀蝶鞍、枕骨斜坡和蝶骨

大体病理学

● 分叶状、胶状灰色组织，可能有包膜

组织病理学

● 含有空泡细胞的分叶状肿块，肿瘤细胞在黏液样基质中形成巢状、条索或带状结构
● 细胞构成不同，某些肿瘤可能含有实性区域
● 可见少数核分裂象
● 典型的含空泡的细胞（physaliphorous cells）为圆形到卵圆形细胞，核位于中心，具有突出的核仁；胞质丰富，嗜酸性，伴有环状的核周空泡，胞质呈现气球样外观；典型者见于黏液样基质，而且可能形成合胞体
● 可能出现软骨分化灶，特别是蝶 - 枕骨肿瘤；此时称为软骨样脊索瘤（chondroid chordoma）
● 少数病例出现恶性梭形细胞成分，具有恶性纤维组织细胞瘤的特征；此时称为去分化脊索瘤（dedifferentiated chordoma）

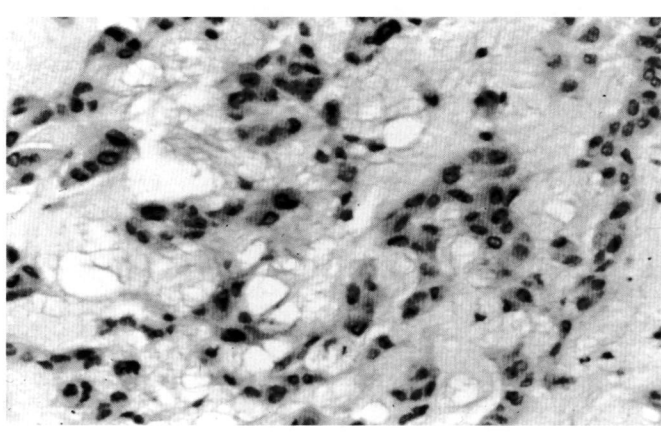

图 16-32　脊索瘤。组织学切片显示，大的空泡状细胞在黏液样基质内形成巢状和条索状结构。

特殊染色和免疫组织化学

- 细胞角蛋白（CAM-5.2）和 EMA 阳性
- 波形蛋白和 S-100 蛋白阳性

其他诊断技术

- 没有帮助

鉴别诊断

■ 软骨肉瘤
- 肿瘤细胞细胞角蛋白和 EMA 阴性
■ 转移性腺癌
- 没有含空泡的细胞
- 常常出现腺体分化
■ 脂肪肉瘤
- 肿瘤细胞细胞角蛋白和 EMA 阴性

提要

- 脊索瘤是一种并不少见的肿瘤；在原发性恶性骨肿瘤中，其发生率排在骨肉瘤、软骨肉瘤和 Ewing 肉瘤之后
- 在某些病例，典型的含空泡的细胞可能少见
- 某些研究发现，软骨样脊索瘤比传统的脊索瘤生存率高
- 去分化性脊索瘤一般发生在典型的脊索瘤数次复发之后；其中某些患者有放疗史，提示这些肿瘤是放射诱导的

精选文献

Cho YH, Kim JH, Khang SK, et al: Chordomas and chondrosarcomas of the skull base: Comparative analysis of clinical results in 30 patients. Neurosurg Rev 31:35-43, 2008.

Sell M, Sampaolo S, Di Lorio G, Theallier A: Chordomas: A histological and immunohistochemical study of cases with and without recurrent tumors. Clin Neuropathol 23:277-285, 2004.

Papagelopoulos PJ, Mavrogenis AF, Galanis EC, et al: Chordoma of the spine: Clinicopathological features, diagnosis, and treatment. Orthopedics 27:1256-1263, 2004.

动脉瘤性骨囊肿
Aneurysmal Bone Cyst

临床特征

- 男女比例大约为 1.3 ： 1
- 75% 以上的病例发生在 20 岁以前
- 3/4 发生在椎骨（后面和棘突）、股骨远端和胫骨近端
- 手足小骨和颅面骨也是相对常见的部位
- 出现的症状是持续时间不等的疼痛和肿胀

放射学所见

- 偏心性干骺端或椎骨后面的囊性球状溶骨性病变，开始即表现为穿透性生长方式，伴有骨皮质破坏
- 可见骨膜成骨
- 在陈旧性病变，外部出现薄的骨壳（卵壳），囊内出现小梁状结构

大体病理学

- 出血、囊性、蜂窝状肿块
- 分隔海绵状囊性间隙的纤维性间隔有沙粒感
- 囊性间隙充满血液和浆液血性液体

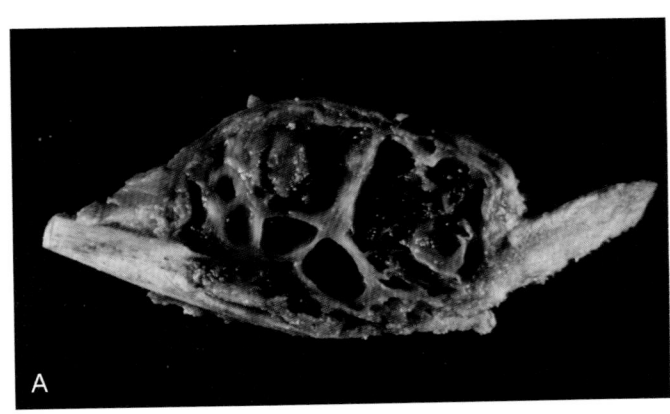

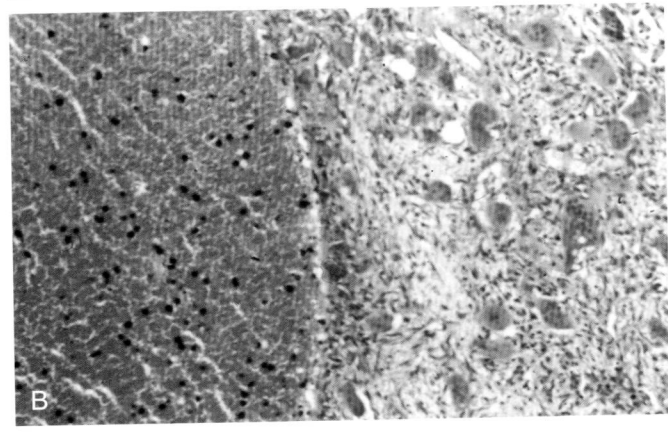

图 16-33　动脉瘤性骨囊肿。A，切面显示充满血液的复杂性多房性囊性间隙。B，组织学切片显示囊性间隙充满红细胞，其周围为巨细胞、成纤维细胞和炎症细胞。

- 可见实性、质软的灰色到白色肿块，这是继发性动脉瘤性骨囊肿的前体病变

组织病理学

- 由许多海绵状或囊性间隙组成，其内充满血液，缺乏内皮细胞内衬
- 囊性间隙被纤维性间隔分开，缺乏平滑肌，含有成纤维细胞、毛细血管、炎症细胞、巨细胞、良性骨样组织（可能类似于骨母细胞瘤）和良性软骨组织
- 软骨区域可能具有黏液样特征，这是动脉瘤性骨囊肿的特征性改变
- 可有活跃的核分裂活性，但不出现非典型性核分裂象和间质细胞核间变
- 继发性动脉瘤性骨囊肿具有显示前体病变组织学特征的实性区域
- 继发性动脉瘤性骨囊肿可以发生在许多肿瘤，包括骨肉瘤、恶性纤维组织细胞瘤、转移癌、骨母细胞瘤、软骨母细胞瘤、软骨黏液性纤维瘤、巨细胞瘤、非骨化性纤维瘤、纤维组织细胞瘤、纤维性结构不良、嗜酸细胞性肉芽肿、血管瘤、巨细胞修复性肉芽肿和单房性骨囊肿

特殊染色和免疫组织化学

- 没有帮助

其他诊断技术

- 没有帮助

鉴别诊断

- 单房性骨囊肿
  - 纤维性间隔的细胞通常稀少，偶尔出现灶状巨细胞
  - 纤维性间隔缺乏炎症细胞、骨样组织和软骨组织
- 巨细胞瘤
  - 位于骨骼成熟患者的骨骺
  - 出现间质单核细胞和许多多核巨细胞
- 毛细血管扩张性骨肉瘤
  - 不常见于椎骨、颅面骨以及手足骨
  - 间变性肿瘤，伴有肿瘤性骨样组织形成
  - 可能出现动脉瘤性骨囊肿不存在的复杂的核型

异常
- 继发性动脉瘤性骨囊肿
  - 应该见到前体病变的组织学证据（见"组织病理学"）

提要

- 刮除和切除肿瘤的任何实性区域均应完全取材以评估是否存在前体病变
- 组织学确定是否为继发性动脉瘤性骨囊肿，需要结合临床和放射学所见
- 前体病变大约见于半数的动脉瘤性骨囊肿；最常见的先前存在的病变是巨细胞瘤，软骨母细胞瘤，纤维性结构不良和软骨黏液性纤维瘤
- 动脉瘤性骨囊肿的放射学特征可能类似于恶性病变

精选文献

Saccomanni B: Aneurysmal bone cyst of spine: A review of literature. Arch Orthop Trauma Surg 128:1145-1147, 2007.

Basrir K, Piskin A, Guclü B, et al: Aneurysmal bone cyst recurrence in children: A review of 56 patients. J Pediatr Orthop 27:938-943, 2007.

Mendenhall WM, Zlotecki RA, Gibbs CP, et al: Aneurysmal bone cyst. Am J Clin Oncol 29:311-315, 2006.

Unni KK, Inwards CY, Bridge J, et al: Tumors of the Bones and Joints, 4th Series, Fascicle 2. Washington, DC, Armed Forces Institute of Pathology, 2005, pp 324-330.

Martinez V, Sissons HA: Aneurysmal bone cyst: A review of 123 cases including primary lesions and those secondary to other bone pathology. Cancer 61:2291-2304, 1988.

单房性骨囊肿（单纯性囊肿）
Unicameral Bone Cyst (Simple Cyst)

临床特征

- 男女比例大约为 2∶1
- 多数病例发生在 20 岁以前
- 最常见的部位是肱骨近端、肱骨中段和股骨近端
- 多数患者没有症状，但某些患者由于病理性骨折而表现为疼痛突然发作

放射学所见

- 细长的髓质膨胀性囊性病变，没有皮质破坏
- 囊肿的附着区域可能出现骨碎片（脱落骨片征）

- 囊肿可能含有水样浓度液体

大体病理学

- 髓内囊肿含有透明或淡黄色的不黏稠的浆液样液体
- 可能为多房性
- 囊肿壁是由薄而纤细的纤维组织组成的

组织病理学

- 囊肿壁由薄的、细胞稀少的纤维组织组成
- 纤维性间隔内偶见巨细胞
- 缺乏或仅有轻度炎症性改变
- 没有骨样组织或软骨组织

特殊染色和免疫组织化学

- 没有帮助

其他诊断技术

- 没有帮助

鉴别诊断

■ 动脉瘤性骨囊肿
  - 含有骨样组织和伴有纤维黏液样特征的软骨组织以及巨细胞
■ 巨细胞瘤
  - 发生在骨骼成熟患者的骨骺
  - 由单核间质细胞和较多的巨细胞组成,巨细胞数目多于正常情况下见于单房性骨囊肿的巨细胞

提要

- 骨折可能造成单房性骨囊肿的组织学改变更加复杂,因为出现了反应骨;可能导致误诊为动脉瘤性骨囊肿

精选文献

Unni KK, Inwards CY, Bridge J, et al: Tumors of the Bones and Joints, 4th Series, Fascicle 2. Washington, DC, Armed Forces Institute of Pathology, 2005, p 330.

Vigorita VJ: Orthopaedic Pathology. Philadelphia, Lippincott Williams & Wilkins, 1999, pp 256-261.

Dorfman HD, Czerniak B: Bone Tumors. St. Louis, Mosby, 1998, pp 879-891.

McCarthy EF: Differential Diagnosis in Pathology: Bone and Joint Disorders. New York, Igaku-Shoin, 1996, pp 105-107.

骨 Paget 病　Paget Disease of Bone

临床特征

- 男女比例大约为 2 ： 1
- 多数病例发生在 40 ～ 60 岁;40 岁以下的患者罕见
- 最常见的部位是骨盆、颅骨、股骨、椎骨和胫骨
- 患者可能无症状或表现为疼痛
- 在就诊时或晚期可能出现其他症状,这主要与高钙血症有关,引起耳聋和其他脑神经缺损、高流出量心力衰竭、肾结石、高尿酸血症、关节炎、骨折、狮面以及股骨、胫骨或椎骨弯曲

放射学所见

- 骨密度增加,伴有棉毛样表现,与 X 线通透区混合存在
- 在长骨可见火焰形或 V 形溶骨性病变,称为火焰

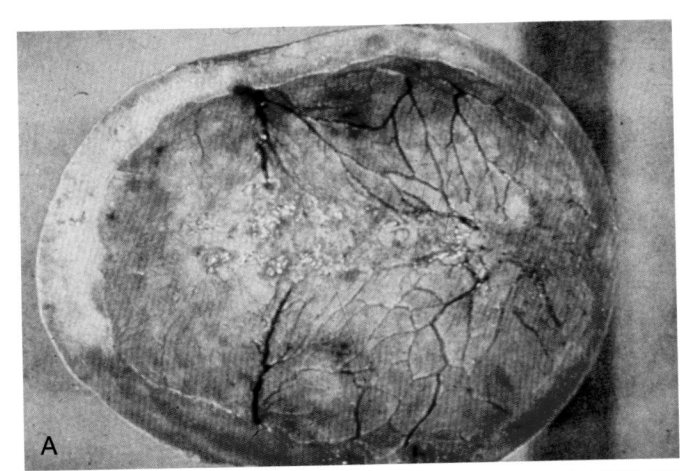

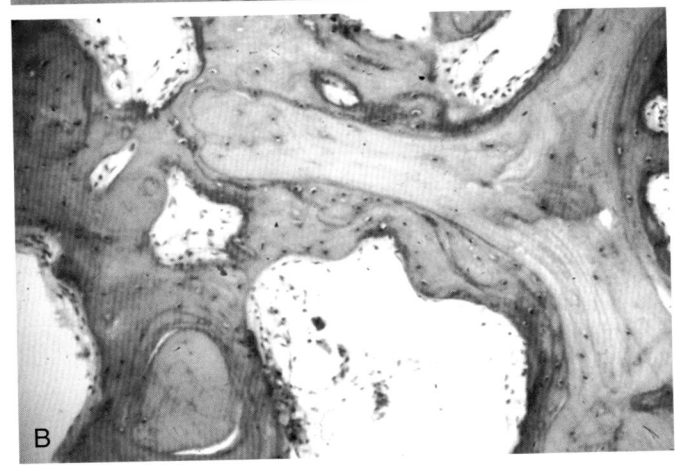

图 16-34　骨 Paget 病。 A,颅盖骨切面显示骨皮质明显过度生长。B,组织学切片显示骨小梁不规则增厚,伴有明显的黏合线。

征（flame sign）或草叶征（blade of grass sign）

- 骨密度增加或骨皮质增厚（窗格表现）；枕骨和额骨可见圆形 X 线通透区

大体病理学

- 由于血管成分增加，骨带粉色
- 粗糙、梁状、增厚的骨皮质
- 不规则增厚的髓质海绵状骨
- 晚期，黏合线呈镶嵌结构，伴有石样硬度的致密骨

组织病理学

- 最初，以破骨细胞活性为主，可见成簇的破骨细胞（大的多核细胞）
  - 骨小梁伴有吸收陷窝（Howship lacunae）形成
  - 小梁内纤维化，伴有血管成分增加
- 后来，可见明显的骨母细胞活性并产生骨样组织，伴有异常胶原沉积
- 最后为不活跃期，骨小梁不规则增厚，黏合线形成镶嵌结构

特殊染色和免疫组织化学

- 没有帮助

其他诊断技术

- 遗传因素可能具有重要作用，伴有 RANK-NF-κB 信号通路不同成分的突变

鉴别诊断

- 成骨性转移癌
  - 肿瘤细胞细胞角蛋白阳性
- 慢性骨髓炎
  - 混合性炎症细胞浸润，包括小梁内浆细胞、淋巴细胞以及偶见嗜中性粒细胞
- 纤维性结构不良
  - 岛屿状骨样组织，不显示破骨细胞或骨母细胞活性，也不含有异常的黏合线
- 骨母细胞瘤
  - 通常发生在较年轻的患者
  - 可能累及颌骨，但是通常不累及颅盖骨
  - 放射学检查可见肿瘤内有钙化的证据
  - 组织学检查，骨母细胞瘤与未受累骨界限分明

提要

- 本病是骨代谢不平衡的表现；破骨细胞活性调节障碍，随后出现骨母细胞活跃
- 症状是由高钙血症引起的
- 在骨 Paget 病的破骨细胞前体中已发现麻疹病毒
- 大约 1% 的骨 Paget 病患者发生肉瘤；在伴有多骨性疾病 20 年以上的患者中，发生肉瘤的病例大约增加到 20%
- 发生在骨 Paget 病的最常见的肉瘤是骨肉瘤；可能发生的其他肿瘤是恶性纤维组织细胞瘤、纤维肉瘤、软骨肉瘤和恶性巨细胞瘤
- 发生在骨 Paget 病的骨肉瘤患者的生存率比典型的骨肉瘤低
- 骨 Paget 病患者基准血清碱性磷酸酶水平增加提示肉瘤性转化

精选文献

Layfield R: The molecular pathogenesis of Paget disease of bone. Expert Rev Mol Med 9:1-13, 2007.

Josse RG, Hanley DA, Kendler D, et al: Diagnosis and treatment of Paget's disease of bone. Clin Invest Med 30:E210-223, 2007.

Deyrup AT, Montag AG, Inwards CY, et al: Sarcomas arising in Paget disease of bone: A clinicopathologic analysis of 70 cases. Arch Pathol Lab Med 131:942-946, 2007.

Sharma H, Mehdi SA, MacDuff E, et al: Paget sarcoma of the spine: Scottish Bone Tumor Registry experience. Spine 31:1344-1350, 2006.

Unni KK, Inwards CY, Bridge J, et al: Tumors of the Bones and Joints, 4th Series, Fascicle 2. Washington, DC, Armed Forces Institute of Pathology, 2005, pp 368-370.

转移性肿瘤　　Metastatic Tumors

临床特征

- 在成人最常见的部位是中轴骨骼和四肢近端，包括骨盆、肋骨、椎骨、颅骨以及股骨和肱骨近端
- 疼痛、肿胀和压痛是最常见的症状；某些患者表现为病理性骨折
- 多数患者（约 80%）有原发性恶性肿瘤的病史

放射学所见

- 为多发性、不规则的虫蚀状破坏性病变，通常为溶骨性，但可为成骨性或混合性溶骨 - 成骨性病变

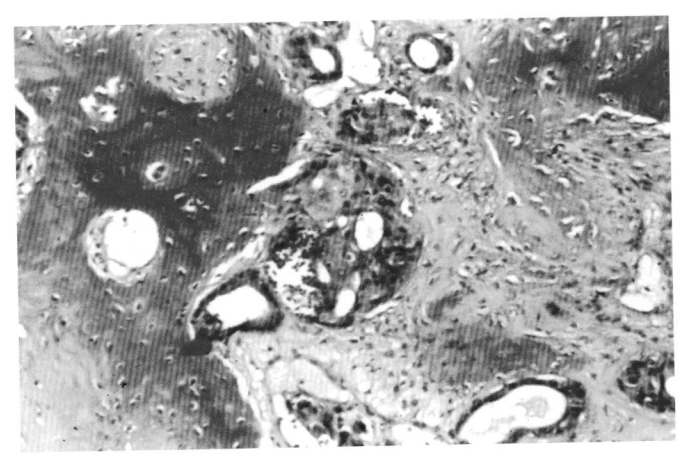

图 16-35　转移性腺癌。组织学切片显示骨转移性腺癌，患者患有肺原发性腺癌。

- 可以出现骨膜反应

大体病理学

- 界限通常不清，伴有浸润性边缘
- 外观、颜色和质地不同，取决于原发性肿瘤的类型
- 前列腺转移癌为成骨性，可能致密

组织病理学

- 多数转移性病变具有提示某种分化谱系的组织学特征（鳞状、腺体、间叶性或黑色素细胞性）
- 透明细胞结构、伴有滤泡特征的腺体结构和色素性梭形细胞肿瘤分别代表肾细胞癌、甲状腺滤泡癌和黑色素瘤，辨认原发性肿瘤一般不存在问题
- 某些肿瘤为未分化肿瘤，需要免疫组化染色确定来源部位
- 梭形细胞肿瘤需要免疫组化染色，以区分真正的肉瘤与肾细胞癌梭形细胞亚型和其他梭形细胞癌

特殊染色和免疫组织化学

- 可能需要进行一组免疫组化染色来确定原发性肿瘤的来源，取决于临床病史和形态学表现

其他诊断技术

- 没有帮助

鉴别诊断

- **骨肉瘤**
  - 转移癌可能产生明显的骨样组织，提示骨肉瘤
  - 细胞角蛋白阴性
- **原发性骨的肉瘤**
  - 与原发性骨的肉瘤（恶性纤维组织细胞瘤和纤维肉瘤）的鉴别可能困难，需要结合临床
- **Paget 病**
  - 可能类似于成骨性转移
  - 被覆骨小梁的骨母细胞可能有非典型性，但不表达细胞角蛋白

提要

- 转移性肿瘤细胞通过动脉血栓形成或静脉丛逆行（例如缺乏静脉瓣的 Batson 丛），或通过有瓣膜缺陷的静脉到达骨骼
- 在成人，肘和膝远端骨的转移罕见
  - 转移到肢端骨的肿瘤通常是由转移性肺癌引起的
  - 在儿童，骨的转移性肿瘤最常见于四肢骨
- 在成人，骨转移最常见的原发性恶性肿瘤的部位是前列腺、肾、甲状腺、肺、胰腺和乳腺
- 在儿童，最常见的是横纹肌肉瘤、肾透明细胞癌和神经母细胞瘤
- 放射学检查发现的溶骨性病变通常来源于甲状腺、肾、肺或胃肠道
- 放射学检查发现的成骨性病变通常是转移性前列腺癌、髓母细胞瘤或类癌
- 从前经过治疗的前列腺腺癌患者转移到骨的肿瘤细胞可能呈组织细胞表现，需要进行免疫组化检查（前列腺特异性抗原、前列腺酸性磷酸酶）以确定来源于前列腺

精选文献

Ricco AI, Wodajo FM, Malawer M: Metastatic carcinoma of the long bones. Am Fam Physician 76:1489-1494, 2007.

Unni KK, Inwards CY, Bridge J, et al: Tumors of the Bones and Joints, 4th Series, Fascicle 2. Washington, DC, Armed Forces Institute of Pathology, 2005, pp 321-324.

Vigorita VJ: Orthopaedic Pathology. Philadelphia, Lippincott Williams & Wilkins, 1999, pp 472-489.

关节和滑膜疾病
Joint and Synovial Diseases

骨关节炎　Osteoarthritis

临床特征

- 男女比例相等
- 80% 以上发生于 55 岁以上的患者
- 可能累及手的指间关节；拇指掌指关节、髋和膝关节；颈椎和腰椎；以及大趾的掌趾关节
- 在继发性骨关节炎可能累及其他关节
- 患者的主诉是关节疼痛、活动受限、关节增大和肿胀
- 椎体受累可能引起感觉异常、肌肉无力和反射亢进
- 可能引起继发性骨关节炎的疾病是 Legg-Calvé-Perthes 病、痛风性关节炎、类风湿性关节炎、感染性关节炎、假痛风、骨 Paget 病、骨坏死、关节积血、创伤、血红蛋白沉着症和 Wilson 病

放射学所见

- 诊断特征包括骨赘形成、不对称性关节腔狭窄、软骨下骨硬化和软骨下囊肿形成

大体病理学

- 关节软骨面变薄、不规则或剥脱，外面的软骨下骨呈现磨光的象牙表现（骨质象牙化）
- 软骨下骨增厚和硬化
- 周围常见骨赘形成

组织病理学

- 关节软骨表面原纤维形成、绽裂和变薄或剥脱
- 软骨细胞增生，表现为软骨细胞集聚，被嗜碱性染色的基质包绕
- 软骨下骨为增厚的骨小梁
- 骨小梁内出现肉芽组织，可能含有少量淋巴细胞和浆细胞
- 骨小梁内肉芽组织可能发生黏液变，融合后形成软骨下囊肿
- 可有浅表骨坏死灶，皮质下纤维软骨形成，以及边缘的软骨增生，伴有软骨内骨化，形成骨赘
- 滑膜细胞轻度增生，滑膜下淋巴细胞增多

- 骨和软骨碎片可能包埋于滑膜之中
- 软骨通过增生最后可能形成疏松小体或"关节鼠"，随后破碎进入关节腔

特殊染色和免疫组织化学

- 没有帮助

其他诊断技术

- 没有帮助

鉴别诊断

▎类风湿性关节炎
- 软骨下骨小梁内有浆细胞浸润
- 关节翳形成

▎继发于无血管性坏死的骨关节炎
- 片段性骨坏死，骨小梁的骨陷窝空旷

▎继发于软骨钙沉着症的骨关节炎
- 软骨基质内含有成簇的钙焦磷酸盐结晶
- 这种结晶为菱形，具有微弱的双折光性

提要

- 关节失去神经支配多数与糖尿病有关，可能引起骨关节改变，称为神经病性关节（neuropathic joint）
- 脊椎关节强硬畸形是骨关节炎的一种类型，累及脊柱的椎间盘和椎体；椎间盘软骨疝入椎体（Schmorl 结）

精选文献

Benjamin M, McGonagle D: Histopathologic changes at "synovio-entheseal complexes" suggesting a novel mechanism for synovitis in osteoarthritis and spondylarthritis. Arthritis Rheum 56:3601-3609, 2007.

Cushner FD, La Rosa DF, Vigorita VJ, et al: A quantitative histologic comparison: ACL degeneration in the osteoarthritic knee. J Arthroplasty 18:687-692, 2003.

McCarthy EF, Frassica FJ: Pathology of Bone and Joint Disorders with Clinical and Radiographic Correlation. Philadelphia, WB Saunders, 1998, pp 324-337.

类风湿性关节炎　Rheumatoid Arthritis

临床特征

- 男女比例为 1：3

- 可以发生在所有的年龄组，多数病例发生在 30 ~ 50 岁
- 最常受累的关节是手、足和膝关节，但是最后可以累及其他关节，包括髋、肩、踝及胸锁关节
- 患者表现为关节疼痛、僵硬、肿胀、红斑、活动受限和关节触痛

放射学所见

- 关节间隙中心狭窄、骨质稀少和骨的边缘腐蚀

大体病理学

- 滑膜水肿，伴有明显的绒毛状结构
- 表面可有纤维素性沉积物
- 关节软骨表面不规则，有原纤维形成，而且可能剥脱，导致软骨下骨的暴露
- 关节翳出现在软骨下骨，并延伸到关节软骨表面
- 可能出现米粒样小体（脱落的炎症性纤维素性渗出物）

组织病理学

- 滑膜下结缔组织含有浆细胞和淋巴细胞浸润，伴有淋巴滤泡形成
- 滤泡周围可能出现浆细胞套袖和多核巨细胞（Grimley-Sokoloff 滑膜巨细胞）
- 关节翳是炎症性肉芽组织，可侵入和覆盖关节软骨表面
- 软骨溶解表现为软骨基质染色减弱和软骨细胞核丧失
- 软骨下骨小梁间隙可能含有浆细胞浸润

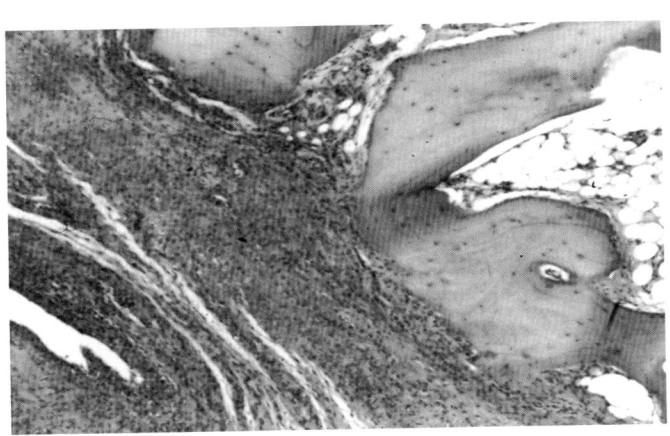

图 16-36 类风湿性关节炎。组织学切片显示关节翳覆盖变性的关节表面。

特殊染色和免疫组织化学

- 没有帮助

其他诊断技术

- 血清自身抗体：类风湿因子（RF）
- Ⅱ类主要组织相容性复合体（MHC）等位 DR4、DR1，或两者兼有

鉴别诊断

▋ 骨关节炎
- 骨赘比较明显，关节表面缺乏关节翳
- 软骨下肉芽组织可能出现黏液样改变，而且可能出现软骨下囊肿
- 不出现软骨溶解症
- 血清 RF 阴性

▋ 慢性骨髓炎
- 小梁内出现浆细胞浸润，可能类似于慢性骨髓炎
- 临床和放射性特征各异
- 血清 RF 阴性

提要

- 类风湿性关节炎没有具有诊断意义的组织学改变
- 大约 20% 的类风湿性关节炎患者发生皮下类风湿性结节
- 临床病史和实验室所见有助于临床病理联系

精选文献

Vigorita VJ: Orthopaedic Pathology. Philadelphia, Lippincott Williams & Wilkins, 1999, pp 588-609.

McCarthy EF, Frassica FJ: Pathology of Bone and Joint Disorders with Clinical and Radiographic Correlation. Philadelphia, WB Saunders, 1998, pp 337-345.

Gynther GW, Holmlund AB, Reinholt FP, Lindblad S: Temporomandibular joint involvement in generalized osteoarthritis and rheumatoid arthritis: A clinical, arthroscopic, histologic, and immunohistochemical study. Int J Oral Maxillofac Surg 26:10-16, 1997.

痛风 Gout

临床特征

- 男女比例 2 : 1
- 高峰发病年龄为 40 ~ 50 岁

- 通常为单关节，累及下肢周围大关节
- 大趾是最常见的部位
- 急性痛风表现为关节发红、肿胀和触痛
- 慢性痛风表现为无痛的痛风石，可以累及耳廓、足、手、手指、胫骨、鹰嘴囊和 Achilles 腱

放射学所见

- 急性期仅见皮下肿胀
- 慢性期受累骨的附近出现皮下和关节周围肿块
- 骨侵蚀最常见于手和足

大体病理学

- 滑膜似面团，软组织有白垩样物沉积

组织病理学

- 标本应该固定在乙醇而不是福尔马林中，以便防止结晶溶解
- 在滑膜液的嗜中性粒细胞中可见有偏振光性的针形尿酸结晶
- 在急性痛风，滑膜含有嗜中性粒细胞和淋巴细胞浸润
- 在慢性痛风，痛风石为淡染的无定形物质，被组织细胞和异物样多核巨细胞围绕

特殊染色和免疫组织化学

- 没有帮助

其他诊断技术

- 偏振光显微镜和补偿偏振光显微镜已被用于辨认结晶，并归入尿酸结晶（针形）

鉴别诊断

- 假痛风（钙焦磷酸盐沉着症）
  - 结晶为菱形，有双折光性
  - 结晶平行于补偿偏振光时呈蓝色，而结晶垂直于补偿偏振光时呈黄色
  - 缺乏肉芽肿性炎症
- 感染性肉芽肿性滑膜炎
  - 特殊染色（抗酸杆菌染色、Gomori 六胺银染色、PAS 染色）可能阳性，但是染色阴性不能除外感染性肉芽肿性滑膜炎
  - 需要培养和结合临床放射学所见，以除外感染性

病因

提要

- 如果外科医师怀疑痛风，应将送检的手术组织标本置于 100% 的乙醇中，这样尿酸结晶不会溶解（尿酸结晶溶于福尔马林，并被分解）

精选文献

Lam HY, Cheung KY, Law SW, Fung KY: Crystal arthropathy of the lumbar spine: A report of 4 cases. J Orthop Surg (Hong Kong) 15:94-101, 2007.

Vigorita VJ: Orthopaedic Pathology. Philadelphia, Lippincott Williams & Wilkins, 1999, pp 533-537.

McCarthy EF, Frassica FJ: Pathology of Bone and Joint Disorders with Clinical and Radiographic Correlation. Philadelphia, WB Saunders, 1998, pp 346-348.

假痛风（软骨钙沉着症 - 钙焦磷酸盐沉着病）
Pseudogout (Chondrocalcinosis– Calcium Pyrophosphate Deposition Disease)

临床特征

- 男女比例为 1.3 ： 1
- 平均年龄 72 岁
- 30 岁前罕见
- 典型者累及桡骨尺骨关节远端、耻骨、膝和椎间盘

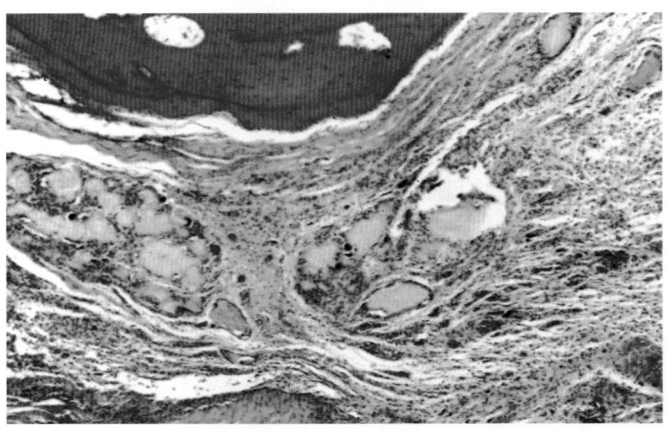

图 16-37　痛风。组织学切片显示无定形物质被组织细胞和多核巨细胞围绕。

- 许多患者没有症状
- 患者可能出现急性关节炎的症状，包括受累关节疼痛、肿胀和发红
- 伴随的病变包括甲状旁腺功能亢进、血红蛋白沉着症、低磷酸酯酶症、低镁血症、甲状腺功能低下、痛风、神经病性关节、淀粉样变性、创伤、分离性骨软骨炎和家族性尿钙过低性高钙血症

放射学所见

- 表现为关节内肌腱、关节软骨和半月板的线样、点状钙化

大体病理学

- 关节软骨含有线样白色沉积物
- 滑膜显示白色结晶样物质沉积物

组织病理学

- 软骨和滑膜内出现结晶积聚
- 结晶为菱形，有双折光性；结晶平行于补偿偏振光时呈蓝色，而结晶垂直于补偿偏振光时呈黄色
- 缺乏炎症
- 如果缺乏结晶，软骨基质嗜碱性可能降低并有黏液样改变，可以考虑诊断为假痛风

特殊染色和免疫组织化学

- 没有帮助

其他诊断技术

- 偏振光显微镜和补偿偏振光显微镜已经用于辨认结晶，并归类为钙焦磷酸盐结晶，这种结晶平行于补偿偏振光时呈黄色，而垂直于补偿偏振光时呈蓝色

鉴别诊断

▌ 痛风
- 结晶为针形，无双折光性；这种结晶平行于补偿偏振光时呈黄色，而垂直于补偿偏振光时呈蓝色
- 有肉芽肿性炎症

▌ 瘤样钙化症
- 放射学检查，这种病变表现为融合的、圆形到卵圆形软组织不透 X 线区
- 由钙化结节组成，周围为巨噬细胞和巨细胞

- 可见巨细胞胞质内钙化、化生骨和沙粒体
- 不出现偏振光结晶
- 可能伴有长期肾透析的病史

提要

- 到了 80 岁，20% 的患者关节有钙焦磷酸盐沉积
- 大约 25% 的接受膝关节置换手术的患者原有关节内有钙焦磷酸盐沉积

精选文献

Fenoy AJ, Menezes AH, Donovan KA, Kralik SF: Calcium pyrophosphate dihydrate crystal deposition in the craniovertebral junction. J Neurosurg Spine 8:22-29, 2008.

Saffer P: Chondrocalcinosis of the wrist. J Hand Surg [Br] 29:486-493, 2004.

McCarthy EF, Frassica FJ: Pathology of Bone and Joint Disorders with Clinical and Radiographic Correlation. Philadelphia, WB Saunders, 1998, pp 348-350.

Ryan LM, McCarty DJ: Arthritis associated with calcium containing crystals. In Stein JH (ed): Internal Medicine. St. Louis, Mosby, 1998, pp 1276-1279.

滑膜软骨瘤病
Synovial Chondromatosis

临床特征

- 男女比例为 2 ∶ 1
- 多数病例发生在 30 ～ 50 岁
- 最常受累的关节是膝关节（70%）、髋关节和肘关节
- 患者表现为持续时间不定的疼痛、肿胀和活动受

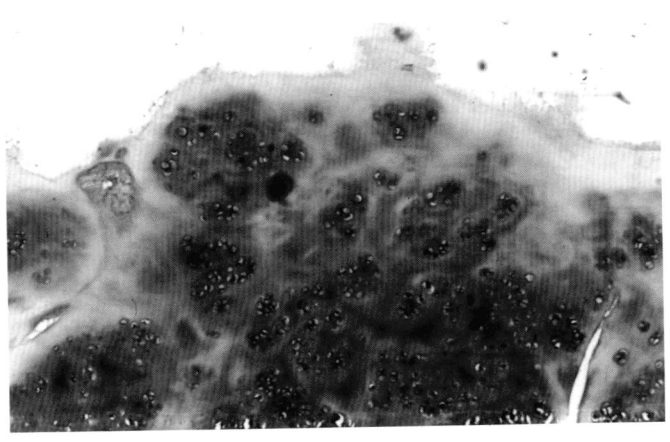

图 16-38　滑膜软骨瘤病。组织学切片显示散在的成熟透明软骨结节。

限（平均 5 年）

放射学所见

- 关节和滑囊内边界清楚的环形或点彩状不透 X 线区域
- 这些致密区域可能融合，形成肿块
- 可见骨的侵蚀

大体病理学

- 滑膜含有单个或多个界限清楚的软骨组织结节
- 关节腔内可见脱落的游离软骨结节
- 可见较小的结节融合，形成圆顶形较大的结节，表面呈颗粒状
- 肌腱和滑囊可能受累

组织病理学

- 滑膜含有单个或多个界限清楚的软骨组织结节，可能出现黏液样变、钙化或外周骨化
- 核染色质稀疏的非典型性软骨细胞成簇排列；还可见到小的多核细胞和核分裂象
- 软骨结节可能有软骨内骨化
- 可见软骨细胞伴有透明细胞特征和突出的嗜酸性胞质

特殊染色和免疫组织化学

- 没有帮助

其他诊断技术

- 没有帮助

鉴别诊断

- ▌ 继发性滑膜软骨化生
  - 既往存在关节疾病的证据（软骨骨折、骨坏死或骨关节炎的病史或放射学特征）
  - 组织学检查，软骨结节中心为分离的细胞稀少的关节软骨岛，或分离的坏死的软骨下骨，被由良性表现的软骨细胞组成的同心圆性化生的软骨包绕
- ▌ 滑膜软骨肉瘤
  - 放射学检查可能类似于滑膜软骨化生，不透 X 线的区域界限不清或清楚
  - 组织学检查细胞成分增加，没有成簇或克隆性表现

- 软骨细胞密集呈实性片块，具有较明显的非典型性和核分裂活性
- 梭形细胞成分位于结节的周围，可能出现坏死
- 黏液样特征可能比较突出

- ▌ 软骨肉瘤继发性累及关节
  - 临床和放射学特征提示，肿瘤不是来源于滑膜而是来源于骨，伴有向关节腔蔓延

提要

- 滑膜软骨瘤病可以出现相当程度的软骨细胞非典型性，在不同的部位（近端或中轴骨骼，不是滑膜）可能做出软骨肉瘤的诊断
- 在评估这些病变时，为了不要将其过诊断为软骨肉瘤，结合临床和放射学所见非常重要
- 恶性变已有报告

精选文献

Galat DD, Ackerman DB, Spoon D, et al: Synovial chondromatosis of the foot and ankle. Foot Ankle Int 29:312-317, 2008.

Murphey MD, Vidal JA, Fanburg-Smith JC, Gajewski DA: Imaging of synovial chondromatosis with radiologic pathologic correlation. Radiographics 27:1465-1488, 2007.

Unni KK, Inwards CY, Bridge J, et al: Tumors of the Bones and Joints, 4th Series, Fascicle 2. Washington, DC, Armed Forces Institute of Pathology, 2005, pp 386-389.

McCarthy EF, Frassica FJ: Pathology of Bone and Joint Disorders with Clinical and Radiographic Correlation. Philadelphia, WB Saunders, 1998, pp 307-310.

色素性绒毛结节性滑膜炎
Pigmented Villonodular Synovitis

临床特征

- 男女比例为 1：2
- 主要发生在 20 ~ 40 岁
- 膝是最常受累的关节（80%）
- 髋、肩和踝也常常受累
- 通常表现为长期的疼痛、肿胀、活动受限和关节僵硬
- 某些患者表现为关节积血

放射学所见

- 常规放射学照片通常显示软组织肿胀

- 可能出现退变性关节病的证据，表现为软骨下囊肿和关节两侧侵蚀
- 可能出现 X 线通透性骨病变
- CT 或 MRI 显示关节内有带蒂的病变

大体病理学

- 滑膜呈棕色并增厚；含有乳头绒毛状突起和结节性结构
- 切面颜色不同，包括黄色和红色区域，取决于脂质和含铁血黄素的含量
- 可见带蒂或息肉样肿块

组织病理学

- 滑膜结缔组织内有单核细胞浸润
  - 单核细胞具有卵圆形细胞核，核染色质空泡状或成块状，胞质突出
  - 可有活跃的核分裂象
- 出现充满含铁血黄素的单核细胞、多核巨细胞和泡沫细胞
- 陈旧的病变常见纤维化的区域

特殊染色和免疫组织化学

- 单核细胞和多核巨细胞表达 CD68 和 HAM-56

其他诊断技术

- 细胞遗传学研究：可见 7 号染色体三体、5 号染色体三体以及单核细胞系非整倍体
- 可见 1p11-13 结构重排

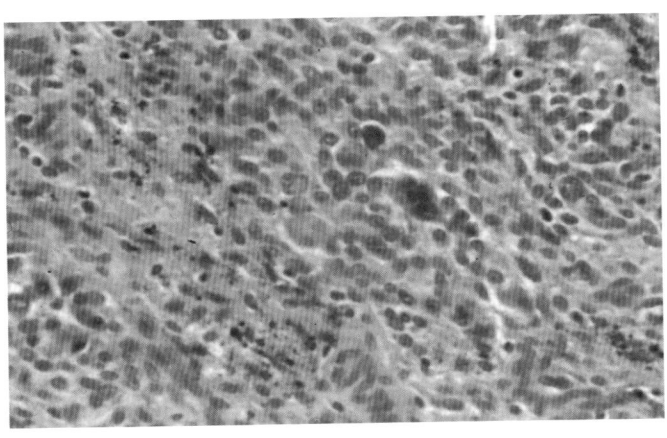

图 16-39　色素性绒毛结节性滑膜炎。 组织学切片显示滑膜下有单核细胞、多核巨细胞、泡沫细胞和散在的充满含铁血黄素的巨噬细胞浸润。

鉴别诊断

▌ 含铁血黄素沉着性滑膜炎
- 通常发生在血友病、抗凝治疗或有创伤后关节积血既往史的患者，或发生在滑膜血管肿瘤（血管瘤）的患者
- 绒毛状滑膜突起纤细，不形成结节
- 色素性绒毛结节性滑膜炎不出现单核细胞，典型者也不出现泡沫细胞和多核巨细胞

▌ 骨的巨细胞瘤
- 关节的两侧没有 X 线通透性病变
- 巨细胞较大，具有许多细胞核，组织细胞标记物染色阴性

▌ 类风湿性滑膜炎
- 滑膜有浆细胞和淋巴细胞浸润，伴有淋巴滤泡形成
- 含铁血黄素并不明显

▌ 创伤性滑膜炎
- 不出现泡沫细胞和多核巨细胞

▌ 磨损性滑膜炎
- 发现异物伴有炎症反应

提要

- 关节外结节性色素性绒毛结节性滑膜炎称为腱鞘巨细胞瘤（giant cell tumor of tendon sheath）；最常发生在老年男性，较常累及手指
- 继发性骨浸润发生在大约 1/4 ~ 1/2 的患者
- 多数病例为单关节性
- 可以发生多关节受累，但见于较年轻的患者，往往为家族性，可能伴有多发性雀斑样痣综合征、漏斗胸或纤维性结构不良
- 恶性色素性绒毛结节性滑膜炎已有报告
  - 提示恶性的组织学特征包括细胞具有大的非典型性细胞核，含有大核仁，并有明显的嗜酸性胞质；可见坏死区域和浸润性边缘

精选文献

Carpintero P, Gascon E, Mesa M, et al: Clinical and radiologic features of pigmented villonodular synovitis of the foot: Report of eight cases. J Am Podiatr Med Assoc 97:415-419, 2007.

Unni KK, Inwards CY, Bridge J, et al: Tumors of the Bones and Joints, 4th Series, Fascicle 2. Washington, DC, Armed Forces Institute of Pathology, 2005, pp 383-384.

Somerhausen NS, Flecher CD: Diffuse-type giant cell tumor: Clinicopathologic and immunohistochemical analysis of 50 cases with extraarticular disease. Am J Surg Pathol 24:479-492, 2000.

McCarthy EF, Frassica FJ: Pathology of Bone and Joint Disorders with Clinical and Radiographic Correlation. Philadelphia, WB Saunders, 1998, pp 310-312.

Robin D. LeGallo 和 Mark R. Wick 著
刘巨英　戴　林　译

软 组 织
Soft Tissue

结节性筋膜炎　　Nodular Fasciitis

临床特征

- 是软组织中最常见的假瘤性增生
- 主要发生于 20 ~ 40 岁的年轻成人；偶见于儿童
- 表现为快速生长的孤立性肿块，可伴有疼痛
- 不一定有既往外伤史（10% ~ 15%）
- 可以累及任何部位；常见的部位有前臂屈侧、胸部和背部

大体病理学

- 位于真皮深层或皮下，偶尔见于肌肉内
- 圆形至卵圆形、结节状、边界清楚的肿块；通常 < 3cm
- 切面可为纤维性、黏液样或囊性

组织病理学

- 伴有长束状梭形细胞的"组织培养"的表现，呈现一种漩涡样生长方式
- 疏松、羽毛样胶原间质伴有黏液样或微囊表现
- 带状结构，周围细胞丰富，而中心细胞稀疏，呈羽毛样，可为囊性
- 散在的炎性细胞，通常为淋巴细胞、巨噬细胞和外渗的红细胞
- 巨细胞可有神经节细胞样外观
- 常有核分裂象，但无异常核分裂象
- 亚型

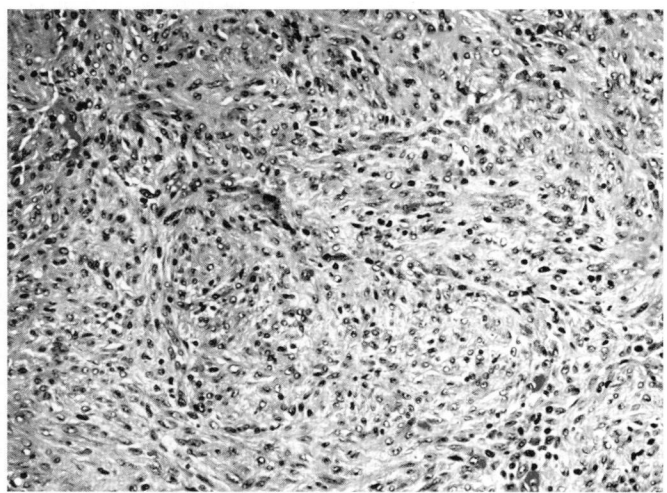

图 17-1　结节性筋膜炎。 良性肥胖的梭形细胞显示一种"细胞培养"的生长方式。可见少数外渗的红细胞。

　　— 血管内筋膜炎
　　　　◆ 主要发生于儿童和青少年
　　　　◆ 累及动脉和静脉
　　— 颅骨筋膜炎
　　　　◆ 发生于不到 1 岁的婴儿
　　　　◆ 累及头皮和颅骨
　　— 骨化性筋膜炎
　　　　◆ 位于骨膜
　　　　◆ 类似于骨化性肌炎，但缺乏三相带状结构

特殊染色和免疫组织化学

- 波形蛋白和平滑肌肌动蛋白（SMA）阳性
- 在除外其他肌成纤维细胞或平滑肌增生时免疫组织化学染色没有帮助

其他诊断技术

- 没有帮助

鉴别诊断

▎ Kaposi 肉瘤
- 边界不清
- 明显的血管成分和红细胞溢出
- 发现于免疫功能低下的个体；常为获得性免疫缺陷综合征（AIDS）患者
- 人类疱疹病毒 8 型（HHV-8）免疫反应和潜在核抗原 1（LNA-1）阳性

▎ 黏液瘤
- 以细胞稀疏、黏液基质和缺少血管为特征

▎ 纤维组织细胞瘤（皮纤维瘤）
- 梭形细胞增生混有上皮样和泡沫样组织细胞
- 典型者排列成席纹状结构
- 缺乏明显的血管结构和红细胞外渗

▎ 纤维瘤病（硬纤维瘤）
- 典型者累及腹部或躯干
- 常常显现浸润性边界
- 致密的胶原性间质，通常缺少炎性成分或黏液样区域
- 缺少薄壁血管和红细胞外渗
- β 连环蛋（β-catenin）核呈阳性反应

提要

- 结节性筋膜炎常被误诊为肉瘤

17

- 认为是反应性而非肿瘤性病变
- 良性病变具有非常良好的预后
- 可进展为黏液样、富于细胞和纤维性等不同的阶段
- 治疗可选择保守性手术切除

精选文献

Hornick JL, Fletcher CD: Intraarticular nodular fasciitis—a rare lesion: Clinicopathologic analysis of a series. Am J Surg Pathol 30:237-241, 2006.

Sarangarajan R, Dehner LP: Cranial and extracranial fasciitis of childhood: A clinicopathologic and immunohistochemical study. Hum Pathol 30:87-92, 1999.

Montgomery EA, Meis JM: Nodular fasciitis: Its morphologic spectrum and immunohistochemical profile. Am J Surg Pathol 15:942-948, 1991.

Patchefsky AS, Enzinger FM: Intravascular fasciitis: A report of 17 cases. Am J Surg Pathol 5:29-36, 1981.

Price EB Jr, Sillaphant WM, Shuman R: Nodular fasciitis: A clinicopathologic analysis of 65 cases. Am J Clin Pathol 35:122-136, 1961.

增生性筋膜炎和肌炎
Proliferative Fasciitis and Myositis

临床特征

- 常发生于成人（通常为 50 岁左右）
- 质硬、可触及的迅速生长的皮下或肌肉内结节，可以有疼痛
  —增生性筋膜炎
    - 最常见于前臂，其次是腿和躯干

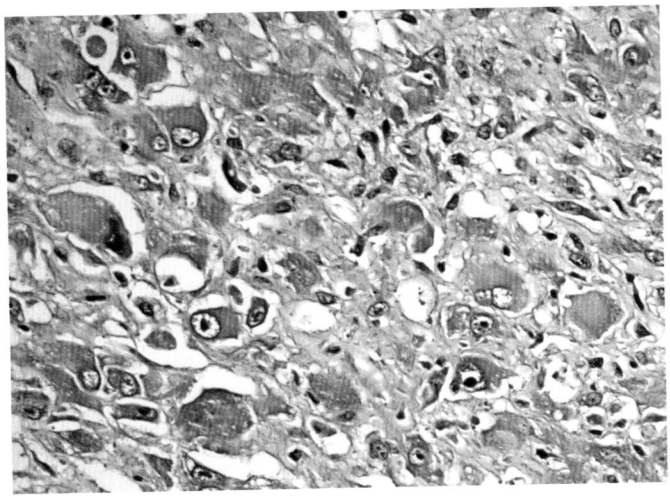

图 17-2　增生性筋膜炎。胶原间质中可见大量的神经节样细胞。

- 常有外伤病史
  — 增生性肌炎
    - 通常位于躯干和肩胛带的扁平肌肉

大体病理学

- 边界不清的灰白色软组织肿块
- 通常大小直径为 1 ~ 3cm
- 增生性肌炎通常表现为灰白色瘢痕样硬结，累及肌肉和被覆的筋膜

组织病理学

- 病变界限不清，以出现大的肌成纤维细胞为特征，核大呈空泡状、核仁明显，胞质丰富呈嗜酸性（类似于神经节细胞），并混有不成熟的梭形细胞，基质由不同比例的黏液样物质和胶原组成
- 在梭形和神经节样细胞中常有大量的核分裂象；但没有非典型性核分裂象
  — 增生性筋膜炎
    - 组织学特征类似于增生性肌炎，但不位于肌肉内
    - 通常沿纤维间隔生长伴有小叶间分布
  — 增生性肌炎
    - 肌内膜和肌外膜生长分隔萎缩的骨骼肌束，产生一种棋盘格样结构

特殊染色和免疫组织化学

- 没有帮助

其他诊断技术

- 没有帮助

鉴别诊断

- 横纹肌肉瘤
  - 发生于儿童的肿瘤，极少见于成人
  - 可见横纹肌母细胞，少数情况下出现胞质内横纹
  - 结蛋白（desmin）、肌肉特异性肌动蛋白（MSA）、肌形成蛋白（myogenin）和 MyoD1 阳性
- 节细胞性神经母细胞瘤
  - 在神经鞘梭形细胞间质的背景下混合有神经母细胞和神经节细胞
  - 神经鞘间质 S-100 蛋白阳性

- 年幼儿童的肿瘤；四肢罕见
- ▌结节性筋膜炎
  - 通常边界清楚
  - 梭形细胞增生伴有散在的炎性细胞和红细胞溢出
  - 缺乏以神经节样细胞为主的形态学特征

提要

- 增生性筋膜炎和增生性肌炎的发病机制至今不清；认为筋膜或肌肉损伤可能是其病因
- 良性自限性反应性病变，通过保守性手术切除治疗
- 增生性筋膜炎和增生性肌炎是相似的反应性增生，根据病变部位很好鉴别

精选文献

Wong NL: Fine needle aspiration cytology of pseudosarcomatous reactive proliferative lesions of soft tissue. Acta Cytol 46:1049-1055, 2002.

Meis JM, Enzinger FM: Proliferative fasciitis and myositis of childhood. Am J Surg Pathol 16:364-372, 1992.

El-Jabbour JN, Bennett MH, Burke MM, et al: Proliferative myositis: An immunohistochemical and ultrastructural study. Am J Surg Pathol 15:654-659, 1991.

Chung EB, Enzinger FM: Proliferative fasciitis. Cancer 36:1450-1458, 1975.

骨化性肌炎　　Myositis Ossificans

临床特征

- 常发生于年轻好运动的成人，通常累及四肢
- 少见于儿童
- 表现为孤立性、疼痛肿块；经常伴有外伤史（＞50% 的病例）
- 放射影像学显示特征性的条带状骨化

大体病理学

- 边界清楚的灰黄色病变，伴有沙粒样区域

组织病理学

- 典型的病变呈现三相结构，伴有特征性的带状分布
  - 富于细胞的中心区
    - 类似于结节性筋膜炎
    - 细胞显示出良性的细胞核特征和数量不等的核分裂象
    - 偶见多核巨细胞
  - 不成熟的骨样组织组成的中间区域
  - 成熟的板层骨组成的周边区域

特殊染色和免疫组织化学

- 没有帮助

其他诊断技术

- 没有帮助

鉴别诊断

- ▌骨外骨肉瘤
  - 以杂乱生长的深染多形性细胞为特征，伴有纤细的花边状骨样组织形成，常常伴有淡蓝色钙化形成
  - 缺少带状分布特征

提要

- 骨化性肌炎是一种良性自限性疾病，预后非常好
- 可以自发消退

精选文献

Wilson JD, Montague CJ, Salcuni P, et al: Heterotopic mesenteric ossification ("intraabdominal myositis ossificans"): Report of five cases. Am J Surg Pathol 23:1464-1470, 1999.

Clapton WK, James CL, Morris LL, et al: Myositis ossificans in childhood. Pathology 24:311-314, 1992.

Nuovo MA, Norman A, Chumas J, Ackerman LV: Myositis ossificans with atypical clinical, radiographic, or pathologic findings: a review of 23 cases. Skeletal Radiol 21:87-101, 1992.

Ackerman LV: Extra-osseous localized non-neoplastic bone and cartilage formation (so-called myositis ossificans): Clinical and pathological confusion with malignant neoplasms. J Bone Joint Surg Am 40:279-298, 1958.

缺血性筋膜炎　　Ischemic Fasciitis

临床特征

- 又称为非典型性褥疮样纤维组织增生
- 发生于衰弱患者的骨性突出或其他受压部位
- 肩部、胸壁、髋部和臀部是最常发生的部位
- 常常表现为无痛性皮下或深部肿块

大体病理学

- 界限不清，多结节肿块，直径可达 10cm
- 其上皮肤可有溃疡形成

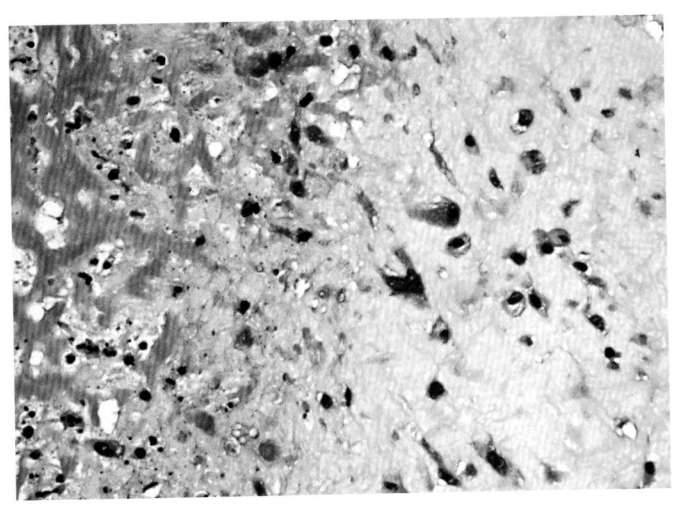

图 17-3 缺血性筋膜炎。 可以见到在富于纤维素的坏死和星形肌成纤维细胞之间的过渡。

组织病理学

- 典型病变呈带状分布
  - 中心坏死区域
    - 液化或凝固性坏死伴有纤维蛋白沉积
  - 周围是增生的成纤维细胞和血管
    - 肉芽组织样，伴有肥胖的内皮细胞
    - 非典型成纤维细胞，具有大量嗜酸性胞质和神经节细胞样特征
    - 血管血栓形成和纤维素样坏死

特殊染色和免疫组织化学

- 没有帮助

其他诊断技术

- 没有帮助

鉴别诊断

▌ 上皮样肉瘤
- 通常见于年轻患者的四肢
- 非典型细胞角蛋白和上皮黏膜抗原（EMA）阳性

▌ 黏液样脂肪肉瘤
- 无缺血性筋膜炎的带状分布特征
- 纤细的丛状血管和脂母细胞

提要

- 缺血性筋膜炎是一种良性反应性病变，与间断性缺血有关

- 治疗选择手术切除；可因基础病因持续存在而复发

精选文献

Ilaslan H, Joyce M, Bauer T, Sundaram M: Decubital ischemic fasciitis: Clinical, pathologic, and MRI features of pseudosarcoma. AJR Am J Roentgenol 187:1338-1341, 2006.
Perosio PM, Weiss SW: Ischemic fasciitis: A juxta-skeletal fibroblastic proliferation with a predilection for elderly patients. Mod Pathol 6:69-72, 1993.

弹性纤维瘤 Elastofibroma

临床特征

- 常常表现为肩胛下固定的深部软组织肿块
- 几乎完全见于老年患者，很少见于较年轻的患者
- 更常见于女性

大体病理学

- 界限不清的质硬、有弹性的软组织肿块
- 切面灰白色、有光泽，并含有脂肪组织
- 常见局灶囊性变

组织病理学

- 粗大的微嗜碱性弹性纤维和稀疏的成纤维细胞嵌入明显胶原化的间质内，形成界限不清的病变
- 其中常见成熟脂肪组织

特殊染色和免疫组织化学

- Verhoeff-van Gieson 弹性染色显示弹性纤维

其他诊断技术

- 没有帮助

鉴别诊断

▌ 纤维脂肪瘤
- 主要为成熟脂肪细胞，其间夹杂纤维结缔组织
- 缺乏弹性纤维

提要

- 弹性纤维瘤由长条形和球形的弹性纤维组成，其组织学形态被描述为"意大利面条和肉丸子"
- 体力劳动者发病率高，与反复的活动损伤有关
- 常常通过影像学或细针穿刺诊断

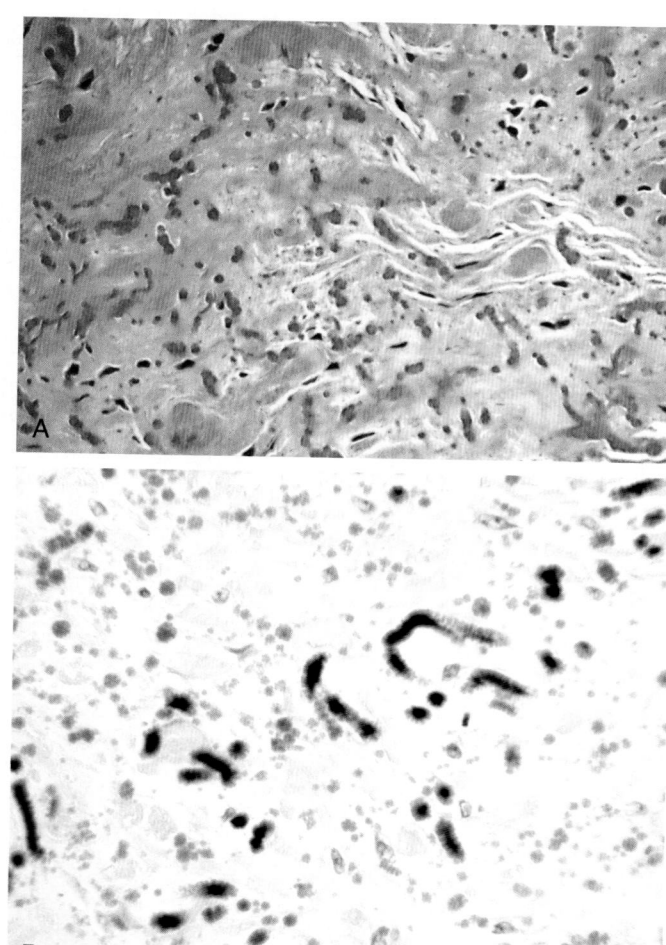

图 17-4　弹性纤维瘤。A，在胶原性背景中可见粗而不连续的弹性纤维。B，Verhoeff-van Gieson 弹性染色显示异常的弹性纤维。

精选文献

Yamazaki K: An ultrastructural and immunohistochemical study of elastofibroma: CD 34, MEF-2, prominin 2 (CD133), and factor XIIIa-positive proliferating fibroblastic stromal cells connected by Cx43-type gap junctions. Ultrastruct Pathol 31:209-219, 2007.

Hisaoka M, Hashimoto H: Elastofibroma: Clonal fibrous proliferation with predominant CD34-positive cells. Virchows Arch 448:195-199, 2006.

浅表性纤维瘤病
Superficial Fibromatoses

临床特征

- 表现为小而生长缓慢的皮下结节或增厚
  - 掌纤维瘤病（Dupuytren 挛缩）
    - 手掌表面，可导致挛缩
    - 几乎全部发生在成人，男性发病多于女性
    - 常为双侧，特别在酗酒者中
  - 跖纤维瘤病（Ledderhose 病）
    - 足底，非足部承重区域
    - 儿童与成人均可发生
    - 通常多结节性
  - 阴茎纤维瘤病（Peyronie 病）
    - 阴茎体背侧面
    - 只见于成人

大体病理学

- 位于皮下组织的单发或多发性灰白色质硬结节或瘢痕样组织

组织病理学

- 表现为增生期与退化期改变
- 增生期表现为细胞多少不等的良性梭形细胞束，常常排列成结节状结构
- 足底病变偶见突出的巨细胞
- 可见到核分裂象
- 退化期或残留期显示细胞稀少的致密的胶原组织

特殊染色和免疫组织化学

- SMA 阳性
- 免疫组织化学染色无助于排除其他肌成纤维细胞或平滑肌增生性病变

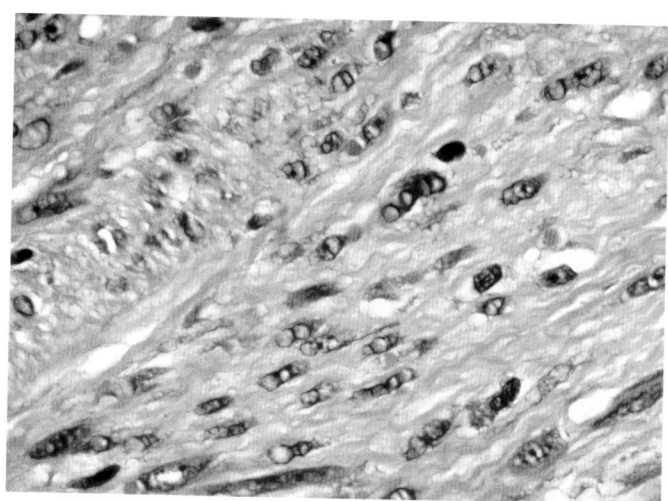

图 17-5　包涵体纤维瘤病。肥胖的梭形细胞胞质内含有圆形的嗜酸性包涵体。

其他诊断技术

- 常见染色体 7 或 8 增加，但通常无需进行细胞遗传学研究

鉴别诊断

▍钙化性腱膜纤维瘤
- 主要见于儿童和青少年
- 以浸润性生长方式为特征
- 玻璃样变结节伴有点状钙化，常伴有软骨样特征

▍腱鞘纤维瘤
- 边界清楚，有时多结节肿块牢固附着于腱鞘
- 稀疏的良性梭形细胞被玻璃样变的胶原性间质广泛分开

▍纤维肉瘤（婴儿型和成人型）
- 婴儿型纤维肉瘤常常见于 1 岁以下的幼儿
- 成人型纤维肉瘤仅仅罕见于肢端
- 高度富于细胞的侵袭性肿瘤，由均匀一致的成纤维细胞组成，核深染，胞质稀少，排列成特征性的鱼骨样结构
- 高核分裂率常见，可见非典型性核分裂象
- 常见坏死或出血区域

提要

- 浅表性纤维瘤病可以为多灶性
- 掌跖纤维瘤病可以高度富于细胞，易被误诊为肉瘤
- 伴随病变可能有糖尿病、肝硬化和癫痫，有些纤维瘤病可能有遗传因素
- 治疗方法选择手术切除

精选文献

Evans HL: Multinucleated giant cells in plantar fibromatosis. Am J Surg Pathol 26:244-248, 2002.

Montgomery E, Lee JH, Abraham SC, Wu TT: Superficial fibromatoses are genetically distinct from deep fibromatoses. Mod Pathol 14:695-701, 2001.

Allen PW: The fibromatoses: A clinicopathologic classification based on 140 cases. Am J Surg Pathol 1:255-270, 1977.

婴儿纤维性错构瘤
Fibrous Hamartoma of Infancy

临床特征

- 在年幼儿童中迅速生长的无痛性皮下肿块，有些病例为先天性
- 常见部位包括躯干、肩膀、腋窝和腹股沟
- 大多数病例发生于生后 2 年内

大体病理学

- 真皮深部或表皮组织边界不清的肿块
- 切面灰白色、质硬伴有黄色斑点
- 通常 2 ~ 5cm，但也可更大

组织病理学

- 由纤维组织、脂肪组织和不成熟的间叶细胞束混合而成的三相性结构
- 常常具有星形外观并浸润周围脂肪

特殊染色和免疫组织化学

- SMA 阳性
- 免疫组织化学染色无助于排除其他肌成纤维细胞或平滑肌增生性病变

其他诊断技术

- 没有帮助

鉴别诊断

▍脂肪纤维瘤病
- 无原始间叶成分

▍脂肪肉瘤
- 分叶状肿块，可见被纤维束分隔的脂肪

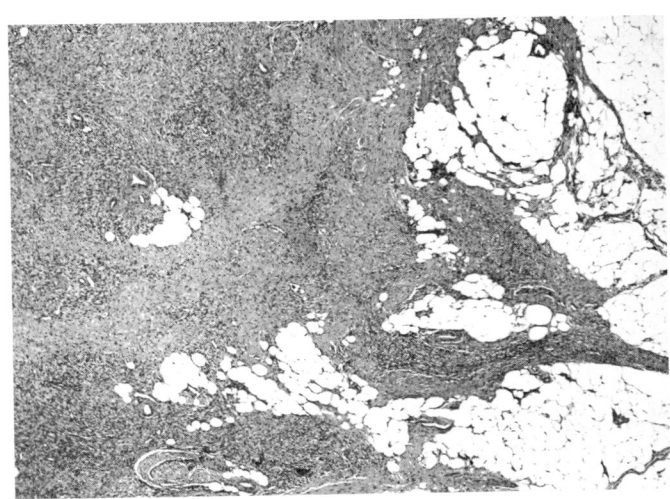

图 17-6　婴儿纤维性错构瘤。胶原纤维束、原始的肌样细胞束和脂肪三种成分构成的星形病变。

- 无原始间叶成分
- 可见黏液样间质和脂母细胞
- 胚胎横纹肌肉瘤
  - 无纤维和脂肪组织
  - 结蛋白、肌形成蛋白（myogenin）和 MyoD1 阳性

提要

- 婴儿纤维性错构瘤是一种良性病变，通过局部切除通常治愈

精选文献

Dickey GE, Sotelo-Avila C: Fibrous hamartoma of infancy: Current review. Pediatr Dev Pathol 2:236-243, 1999.

Coffin CM, Dehner LP: Fibroblastic-myofibroblastic tumors in children and adolescents: A clinicopathologic study of 108 examples in 103 patients. Pediatr Pathol 11:569-588, 1991.

Groisman G, Lichtig C: Fibrous hamartoma of infancy: An immunohistochemical and ultrastructural study. Human Pathol 22:914-918, 1991.

脂肪纤维瘤病　Lipofibromatosis

临床特征

- 以前称为婴儿性纤维瘤病、非韧带瘤样型纤维瘤病（infantile fibromatosis，nondesmoid type）
- 发生于孩童时期，出生后至 20 岁之间，男性发病多于女性
- 最常表现为四肢末端或躯干的生长缓慢，无痛性肿块；少数病例发生在头颈部
- 可引起孤立的巨指或巨趾

大体病理学

- 混合有脂肪组织的边界不清的皮下肿块
- 通常 1～3cm 大小

组织病理学

- 良性的梭形细胞束和胶原纤维穿过成熟的脂肪组织
- 浸润性边界

特殊染色和免疫组织化学

- SMA 阳性
- 免疫组织化学染色无助于排除其他肌成纤维细胞或平滑肌增生性病变

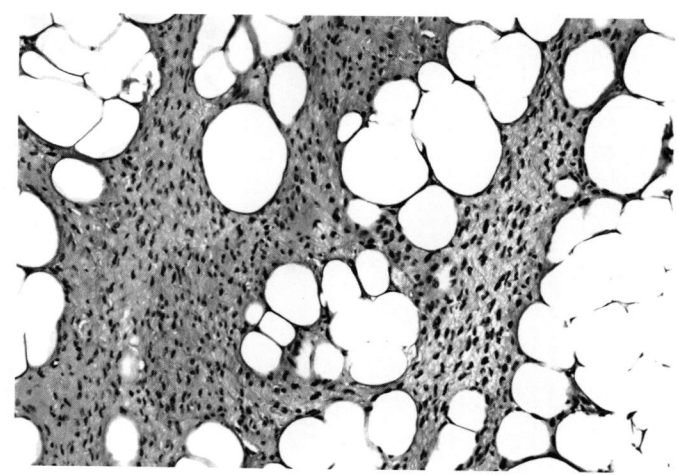

图 17-7　脂肪纤维瘤病。良性梭形细胞束和胶原纤维混合有成熟脂肪组织。

其他诊断技术

- 没有帮助

鉴别诊断

- 婴儿纤维错构瘤
  - 含有原始间充质成分
- 脂肪肉瘤
  - 分叶状肿块伴有纤维束分隔的脂肪小叶
  - 黏液样间质和存在脂母细胞
- 硬纤维瘤型纤维瘤病
  - 含有中度纤维性生长的细胞区域，向脂肪内浸润；脂肪组织不是肿瘤成分

提要

- 脂肪纤维瘤病具有高度局部复发率但没有转移潜能
- 广泛局部切除是标准的治疗方法

精选文献

Deepti AN, Madhuri V, Walter NM, Cherian RA: Lipofibromatosis: Report of a rare paediatric soft tissue tumour. Skeletal Radiol 37:555-558, 2008.

Kenney B, Richkind KE, Friedlaender G, Zambrano E: Chromosomal rearrangements in lipofibromatosis. Cancer Genet Cytogenet 179:136-139, 2007.

Fetsch JF, Miettinen M, Laskin WB, et al: A clinicopathologic study of 45 pediatric soft tissue tumors with an admixture of adipose tissue and fibroblastic elements, and a proposal for classification as lipofibromatosis. Am J Surg Pathol 24:1491-1500, 2000.

钙化性腱膜纤维瘤
Calcifying Aponeurotic Fibroma

临床特征

- 又称幼年性腱膜纤维瘤或 Keasby 瘤
- 最常见于儿童，但也可发生于成人
- 表现为缓慢生长、无痛性肿块，通常发生在手掌或脚底的表面，罕见于其他部位

大体病理学

- 边界不清，质地硬韧的灰白色结节，通常小于 3cm
- 切面有沙粒感

组织病理学

- 良性肥胖的卵圆形成纤维细胞位于致密的胶原间质中
- 点状到融合的无定形钙化灶被圆形软骨细胞样细胞围绕
- 浸润性边界向脂肪组织内延伸
- 伴随钙化可能出现破骨细胞样巨细胞

特殊染色和免疫组织化学

- 没有帮助

其他诊断技术

- 没有帮助

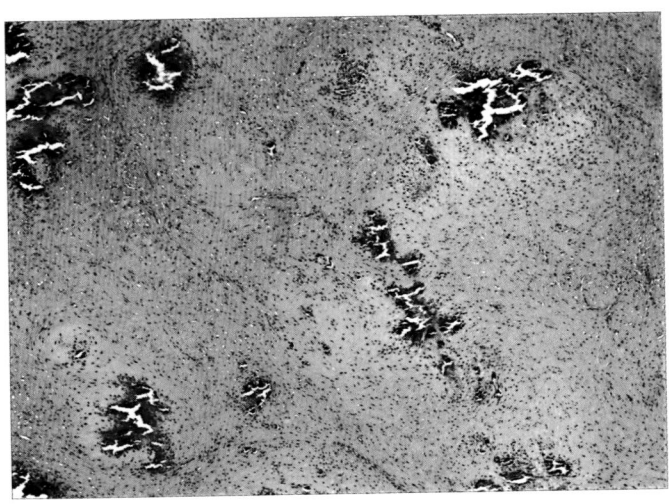

图 17-8 钙化性腱膜纤维瘤。 结节性钙化被软骨细胞样细胞围绕，玻璃样变间质中可见梭形细胞。

鉴别诊断

- ▋ 纤维瘤病（掌、跖）
  - 以均匀一致的梭形成纤维细胞束为特征，伴有不同数量的胶原纤维
  - 沿筋膜和肌腱生长
  - 无钙化或软骨样分化
  - 通常见于成人，但跖纤维瘤病偶尔见于儿童
- ▋ 软骨瘤
  - 通常发生于成人
  - 其特征为由成熟透明软骨组成的分叶状病变
  - 表现为弥漫性钙化而非局灶性钙化
- ▋ 腱鞘巨细胞瘤
  - 大量巨细胞、肥胖的单核细胞和数量不等的黄瘤细胞
  - 无钙化且无软骨样分化

提要

- 钙化性腱膜纤维瘤是一种局灶侵袭性病变，以局部复发为特征（复发率＞50%）
- 较早期的病变少有严重钙化，而较晚的病变显示较广泛的钙化和软骨样分化
- 首选手术切除治疗

精选文献

Fetsch JF, Miettinen M: Calcifying aponeurotic fibroma: A clinicopathologic study of 22 cases arising in uncommon sites. Hum Pathol 29:1504-1510, 1998.

Coffin CM, Dehner LP: Fibroblastic-myofibroblastic tumors in children and adolescents: A clinicopathologic study of 108 examples in 103 patients. Pediatr Pathol 11:569-588, 1991.

Allen PW, Enzinger FM: Juvenile aponeurotic fibroma. Cancer 26:857-867, 1970.

肌纤维瘤和肌纤维瘤病
Myofibroma and Myofibromatosis

临床特征

- 又称婴儿先天性肌纤维瘤病或儿童先天性肌纤维瘤病
- 婴儿期最常见的纤维性肿瘤
- 大约 90% 发生在生后 2 年之内；然而也可以累及成人

- 肌纤维瘤是孤立性病变（经常），而肌纤维瘤病是多发性皮肤和软组织病变，伴有不同程度的内脏受累
  - 孤立性皮下结节，典型者累及头颈部，但可发生于任何其他部位
  - 多中心性病变可累及肺、心脏、骨和消化道

大体病理学

- 切面灰白色、质韧，伴有分叶状或漩涡状外观
- 可有中心坏死或囊肿形成
- 边界可清楚或局灶性浸润
- 大小从 0.5 cm 至 8 cm

组织病理学

- 典型者显示双相结构或带状分布
  - 周边区域显示具有嗜酸性胞质的肥胖的梭形细胞（肌成纤维细胞）呈束状或漩涡状生长
  - 病变的中心区域有较丰富的卵圆形细胞和呈鹿角形表现的血管外皮细胞瘤样血管结构
- 核分裂活性程度不同，但无非典型性核分裂象
- 常见散在的淋巴浆细胞浸润
- 在病变边缘，息肉样突起突入血管间隙是典型的表现
- 中心区域可见局灶性出血、钙化和坏死
- 边界可以清楚或呈浸润性生长

特殊染色和免疫组织化学

- SMA 和 MSA 阳性

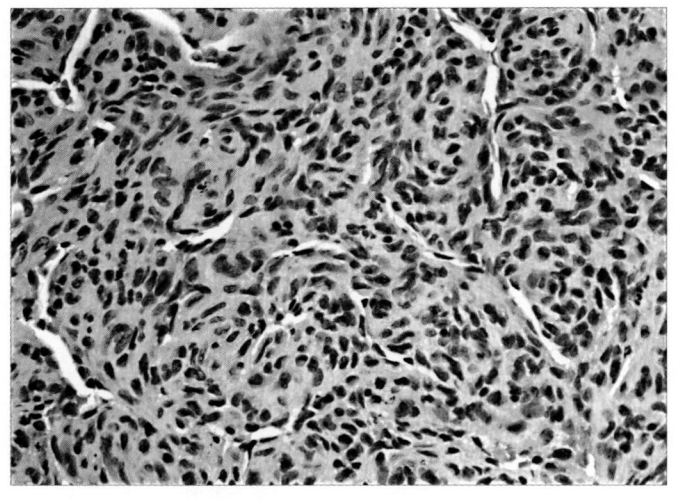

图 17-9　肌纤维瘤。肥胖良性的卵圆形细胞排列似血管外皮细胞瘤。

- 结蛋白表达不定
- 免疫组织化学染色无助于排除其他肌成纤维细胞或平滑肌增生性病变

其他诊断技术

- 除了排除一些诸如婴儿性纤维肉瘤等其他选择性病变之外没有帮助

鉴别诊断

▌ 结节性筋膜炎
- 通常见于年龄较大的儿童
- 孤立性边界清楚的结节
- 成带分布现象与肌纤维瘤和肌纤维瘤病相反，即周围细胞较丰富而中心胶原化
- 黏液样改变比较明显，伴有较明显的炎症细胞和外渗的红细胞

▌ 婴儿性纤维肉瘤
- 最常累及四肢或躯干
- 高度富于细胞的浸润性肿瘤，伴有鱼骨样生长方式
- 大量核分裂象
- 分子或细胞遗传学研究表明 t（12；15）(p13；q26）易位，产生 *ETV6-NTRK* 融合

提要

- 患有局限于软组织的孤立性或多发性肌纤维瘤或肌纤维瘤病的患者预后良好；内脏受累预后不良，取决于病变部位和生长范围
- 病变可自然退化
- 标准的治疗方法是手术切除

精选文献

Zand DJ, Huff D, Everman D, et al: Autosomal dominant inheritance of infantile myofibromatosis. Am J Med Genet 126:261-266, 2004.

Coffin CM, Dehner LP: Fibroblastic-myofibroblastic tumors in children and adolescents: A clinicopathologic study of 108 examples in 103 patients. Pediatr Pathol 11:569-588, 1991.

Daimaru Y, Hashimoto H, Enjoji M: Myofibromatosis in adults (adult counterpart of infantile myofibromatosis). Am J Surg Pathol 13:859-865, 1989.

Chung EB, Enzinger FM: Infantile myofibromatosis. Cancer 48:1807-1818, 1981.

Gardner 纤维瘤　Gardner Fibroma

临床特征

- 儿童时期和年轻成人的良性病变，与韧带瘤样纤维瘤病和家族性腺瘤性息肉病（Gardner 综合征）密切相关
- 位于背部、脊柱旁、头颈部、四肢和胸部浅表及深部组织的边界不清的斑块状肿物

大体病理学

- 肿块边界不清，切面白灰色，硬韧
- 大小 1 ~ 12 cm

组织病理学

- 成片的致密玻璃样变的胶原束，含有稀疏的小的梭形细胞
- 胶原纤维被裂隙分隔
- 可见浸润性边界，伴有内陷的结缔组织

特殊染色和免疫组织化学

- CD34 阳性
- β-catenin：大多数核标记阳性

其他诊断技术

- 没有帮助

鉴别诊断

- 硬纤维瘤型纤维瘤病
  - 较丰富的梭形细胞增生，具有成束状的生长结构
- 项背纤维瘤
  - 成束的玻璃样变胶原，伴有陷入的附件结构和结缔组织
  - 常有小神经增生，类似于外伤性神经瘤
  - 独特的临床表现，发生在中年人的颈后部（男性发病多于女性）；大约半数病例伴有糖尿病
  - CD34 和 β-catenin 染色常为阴性
- 弹性纤维瘤
  - 致密的嗜酸性弹性纤维与胶原混杂，应用 Verhoeff-van Gieson 弹性染色可以突显弹性纤维
  - 发生于老年患者，常位于肩胛下部位
  - 与家族性腺瘤性息肉病无关

提要

- Gardner 纤维瘤最初可能表现为家族性腺瘤性息肉病（Gardner 综合征）
- 大约半数患者将发展为韧带瘤样型纤维瘤病
- 标准的治疗方法为手术切除

精选文献

Coffin CM, Hornick JL, Zhou H, Fletcher CD: Gardner fibroma: A clinicopathologic and immunohistochemical analysis of 45 patients with 57 fibromas. Am J Surg Pathol 31:410-416, 2007.
Allen PW: Nuchal-type fibroma appearance in a desmoid fibromatosis. Am J Surg Pathol 25:828-829, 2001.
Wehrli BM, Weiss SW, Yandow S, Coffin CM: Gardner-associated fibromas (GAF) in young patients: A distinct fibrous lesion that identifies unsuspected Gardner syndrome and risk for fibromatosis. Am J Surg Pathol 25:645-651, 2001.

硬纤维瘤型纤维瘤病 Desmoid-Type Fibromatosis

临床特征

- 也被称为侵袭性或深部纤维瘤病
- 常发生于青少年和年轻成人，但年龄范围宽泛
- 包括一组表现为位置深在性肿块的增生性肿瘤
- 肩部、胸壁、大腿和肠系膜为好发部位
  - 肌腱膜纤维瘤病
    - 病变与肌腱膜密切相关
  - 腹部纤维瘤病
    - 腹直肌为好发部位
    - 几乎全部发生于妊娠或产后妇女
  - 肠系膜纤维瘤病
    - 见于肠系膜或腹膜后
    - 常与既往腹部手术史有关
    - 可能伴有 Gardner 综合征（家族性腺瘤性息肉病、肠系膜纤维瘤病、骨瘤和多发性表皮包涵囊肿）

大体病理学

- 边界可能清楚，但实际上边缘有浸润
- 常沿筋膜面生长
- 肿瘤质硬，切面常有沙粒感
- 切面光泽，白色，表面呈小梁状

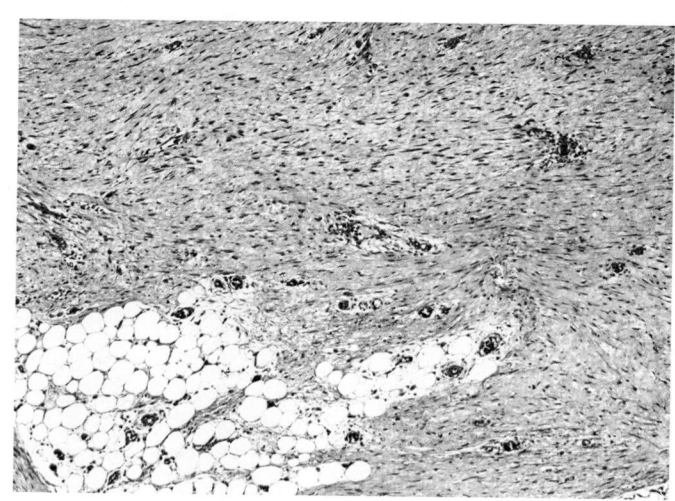

图 17-10　硬纤维瘤型纤维瘤病。在胶原间质中成束排列的良性梭形细胞，数量中等，弥漫浸润周围脂肪。

组织病理学

- 由表现均一的梭形成纤维细胞和大量的胶原组成
- 浸润性边缘
- 核分裂象非常罕见
- 纤细的薄壁血管，具有开放的管腔
- 可见黏液样基质，主要见于腹部纤维瘤病

特殊染色和免疫组织化学

- β-catenin：核免疫反应阳性
- SMA 阳性

其他诊断技术

- 经常发生染色体异常，包括 8 和 20 三体以及 5q 缺失，对于诊断通常并不需要

鉴别诊断

- 结节性筋膜炎
  - 通常小于 3cm
  - 疏松羽毛样的胶原性间质，伴有黏液样或微囊性表现
  - 散在慢性炎性细胞
  - 常可见核分裂象
  - 外渗的红细胞
- 低级别纤维黏液样肉瘤
  - 胶原化与黏液样区域交替出现，伴有显著的弯曲血管

- 可含有玻璃样变的胶原菊形团
- 核 β-catenin 阴性
- 分子或细胞遗传学分析发现 t（7；16）（q33；p11）易位，形成 *FUS-CREB3L2* 融合
- 纤维肉瘤（婴儿型和成人型）
  - 最常累及 1 岁以下的儿童；偶尔见于成人
  - 高度富于细胞的浸润性肿瘤，由伴有核深染和胞质稀少的成纤维细胞组成，排列成鱼骨样结构
  - 核分裂象显著，可见非典型性核分裂象
  - 可见坏死或出血区域
  - 分子或细胞遗传学研究证实，婴儿型纤维肉瘤具有 t（12；15）（p13；q26）易位，形成 *ETV6-NTRK* 融合

提要

- 硬纤维瘤型纤维瘤病复发率高，可能呈局部侵袭性生长，但是通常没有转移潜能
- 首选治疗方法是扩大手术切除
- 复发率在 25% ~ 80%
- 无病理学特征可预测复发

精选文献

Carlson JW, Fletcher CD: Immunohistochemistry for beta-catenin in the differential diagnosis of spindle cell lesions: analysis of a series and review of the literature. Histopathology 51:509-514, 2007.

Bhattacharya B, Dilworth HP, Iacobuzio-Donahue C, et al: Nuclear beta-catenin expression distinguishes deep fibromatosis from other benign and malignant fibroblastic and myofibroblastic lesions. Am J Surg Pathol 29:653-659, 2005.

De Wever I, Dal Cin P, Fletcher CD, et al: Cytogenetic, clinical, and morphologic correlations in 78 cases of fibromatosis: A report from the CHAMP Study Group. Chromosomes and Morphology. Mod Pathol 13:1080-1085, 2000.

Coffin CM, Dehner LP: Fibroblastic-myofibroblastic tumors in children and adolescents: A clinicopathologic study of 108 examples in 103 patients. Pediatr Pathol 11:569-588, 1991.

钙化性纤维性（假）瘤
Calcifying Fibrous (Pseudo) Tumor

临床特征

- 良性纤维肿瘤，主要发生于青少年和年轻成人
- 最常见位于四肢、躯干、腹股沟、颈部皮下和深部软组织，但也见于包括内脏在内的其他许多部位
- 最初认为是假瘤，但现在并不这样认为

大体病理学

- 常为局限性实性肿块，3 ~ 5 cm，但可较大
- 切面实性、坚硬、灰白色

组织病理学

- 细胞稀少的硬化组织，伴有少量淋巴浆细胞浸润和散在的钙化
- 钙化可为沙粒体性或营养不良性钙化
- 病变周围可见生发中心形成

特殊染色和免疫组织化学

- 没有帮助

其他诊断技术

- 没有帮助

鉴别诊断

- 炎性肌成纤维细胞瘤
  - 细胞通常比较丰富，致密的胶原化不明显
  - 极少钙化
  - 免疫组化检查发现 40% 的病例间变性淋巴瘤激酶 -1（ALK-1）阳性
- 结节性筋膜炎
  - 细胞通常比较丰富，伴有黏液水肿性间质
  - 缺乏钙化
  - 疏松排列的病变细胞

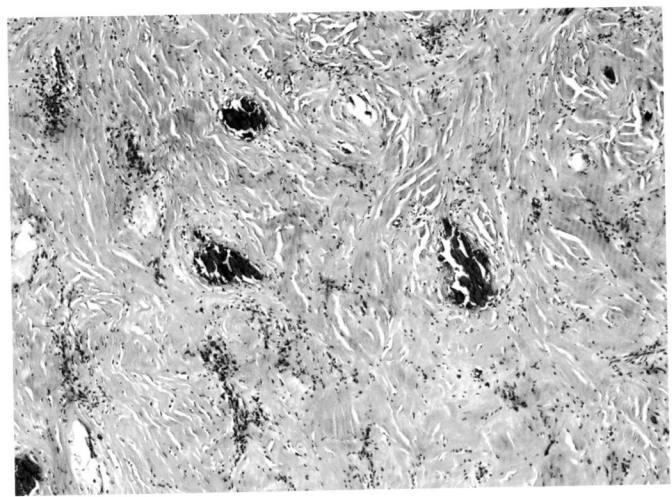

图 17-11 钙化性纤维性（假）瘤。细胞稀少的硬化性病变，含有淋巴浆细胞性浸润和沙粒体样钙化。

- 硬纤维瘤型纤维瘤病
  - 特征为成束排列的梭形成纤维细胞，伴有不同数量的胶原纤维和浸润性边界
  - 钙化少见
  - β-catenin 染色核阳性
- 钙化性腱膜纤维瘤
  - 点彩状钙化伴有周围软骨样分化
  - 浸润性边界
  - 不常见炎症
  - 常见于年幼儿童的手和脚

提要

- 钙化性（假）瘤是一种良性病变，罕见复发的报道
- 治疗选择完全手术切除

精选文献

Lau SK, Weiss LM: Calcifying fibrous tumor of the adrenal gland. Hum Pathol 38:656-659, 2007.

Kirby PA, Sato Y, Tannous R, Dehner LP: Calcifying fibrous pseudotumor of the myocardium. Pediatr Dev Pathol 9:384-387, 2006.

Nascimento AF, Ruiz R, Hornick JL, Fletcher CD: Calcifying fibrous "pseudotumor": Clinicopathologic study of 15 cases and analysis of its relationship to inflammatory myofibroblastic tumor. Int J Surg Pathol 10:189-196, 2002.

Hill KA, Gonzalez-Crussi F, Chou PM: Calcifying fibrous pseudotumor versus inflammatory myofibroblastic tumor: A histological and immunohistochemical comparison. Mod Pathol 14:784-790, 2001.

Fetsch JF, Montgomery EA, Meis JM: Calcifying fibrous pseudotumor. Am J Surg Pathol 17:502-508, 1993.

炎性肌成纤维细胞瘤
Inflammatory Myofibroblastic Tumor

临床特征

- 从前称为炎性假瘤和浆细胞肉芽肿
- 最常发生于儿童和年轻成人，但年龄范围宽泛
- 常见于肺内；肺外最常见部位为肠系膜和大网膜，但可累及任何部位
- 可出现全身性症状和体征，包括发热、贫血、红细胞沉降率加快和 C 反应蛋白水平升高

大体病理学

- 常为局限性但无包膜肿块；常见多结节
- 切面实性、质硬，呈灰白色

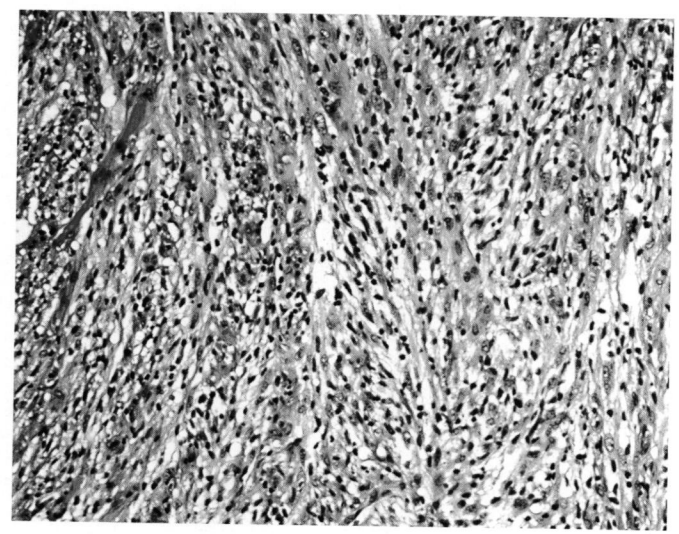

图 17-12　炎性肌成纤维细胞瘤。伴有大的空泡状核的梭形细胞疏松排列成束，混有炎症细胞浸润。

组织病理学

- 肿瘤细胞多少不等，由梭形细胞混合有炎性细胞组成，背景黏液样或有胶原形成
- 有些病变含有大的组织细胞样神经节样细胞
- 细胞可能稀少，类似于瘢痕
- 核分裂象可为大量，但无非典型性核分裂象

特殊染色和免疫组织化学

- SMA 阳性
- 大约 40% 的病例 ALK-1 蛋白阳性，较常见于儿童期肿瘤

其他诊断技术

- 分子或细胞遗传学分析显示位于 2p23 的 ALK 位点重排

鉴别诊断

- 平滑肌瘤
  - 以均匀一致的梭形平滑肌细胞束交互排列成短束状为特征，核分裂象少见
  - 边界清楚
  - 在深部软组织非常罕见
  - 无混合性炎症细胞浸润
  - 除非 ALK-1 阳性（支持炎性肌成纤维细胞瘤的诊断），免疫组化无助于鉴别诊断

- 平滑肌肉瘤
  - 以细胞学非典型性的梭形细胞排列成束为特征，细胞核深染，出现程度不等的核分裂活性
  - 无混合性炎症细胞浸润
  - 常累及中年人和老年人
- 硬纤维瘤型纤维瘤病
  - 梭形成纤维细胞排列成束，伴有不同数量的胶原，边缘浸润性
  - β-catenin 核标记阳性
- 胚胎性横纹肌肉瘤
  - 原始的梭形细胞，常位于黏液样背景中；局部可能出现带状细胞
  - 通常缺乏炎症
  - 肌形成蛋白（myogenin）和 MyoD1 阳性
- 炎性恶性纤维组织细胞瘤
  - 通常发生于老年人；最常见的部位为腹膜后
  - 非典型性深染的细胞，伴有显著的混合性细胞炎症，富于黄瘤细胞
  - SMA 和 ALK-1 阴性
- 转移性肉瘤样癌
  - 可有鳞状分化区域
  - 角蛋白、EMA、MOC31 或 p63 至少局灶性阳性
- 梭形细胞黑色素瘤
  - 细胞多少不等的梭形细胞病变，伴有不同程度的细胞多形性、显著的核仁与胞核假包涵体
  - 可显示延伸至肿瘤成分以外的神经周围浸润
  - S-100 蛋白阳性；酪氨酸酶、melan-A 或 HMB-45 很少阳性

提要

- 现在认为炎性肌成纤维细胞瘤是一种肿瘤性病变
- 治疗采取手术切除
- 切除术后可能复发

精选文献

Coffin CM, Hornick JL, Fletcher CD: Inflammatory myofibroblastic tumor: Comparison of clinicopathologic, histologic, and immunohistochemical features including ALK expression in atypical and aggressive cases. Am J Surg Pathol 31:509-520, 2007.

Cook JR, Dehner LP, Collins MH, et al: Anaplastic lymphoma kinase (ALK) expression in the inflammatory myofibroblastic tumor: a comparative immunohistochemical study. Am J Surg Pathol 25:1364-1371, 2001.

Coffin CM, Dehner LP, Meis-Kindblom JM: Inflammatory

myofibroblastic tumor, inflammatory fibrosarcoma, and related lesions: An historical review with differential diagnostic considerations. Semin Diagn Pathol 15:102-110, 1998.

Coffin CM, Watterson J, Priest JR, Dehner LP: Extrapulmonary inflammatory myofibroblastic tumor (inflammatory pseudotumor): A clinicopathologic and immunohistochemical study of 84 cases. Am J Surg Pathol 19:859-872, 1995.

孤立性纤维瘤 Solitary Fibrous Tumor

临床特征

- 常发生于中年人，但年龄范围宽泛
- 表现为局部缓慢生长的无痛性肿块
- 最常发生于胸膜；胸膜外部位包括皮下和深部软组织、眼眶、腹膜后、纵隔、心包和其他部位

大体病理学

- 大小范围在 1 ~ 27cm
- 通常界限清楚，切面质硬，褐色至白色；有时为多结节性
- 可见局灶性坏死、出血和囊性变

组织病理学

- 以均匀一致的梭形细胞为特征，核细长，杂乱地排列在胶原背景中；局部可见胶原围绕单个细胞
- 富于细胞区域和细胞稀少区域交替
- 血管外皮细胞瘤样血管结构
- 可出现上皮样区域
- 核分裂活性低（＜3 核分裂象 /10 hpf）

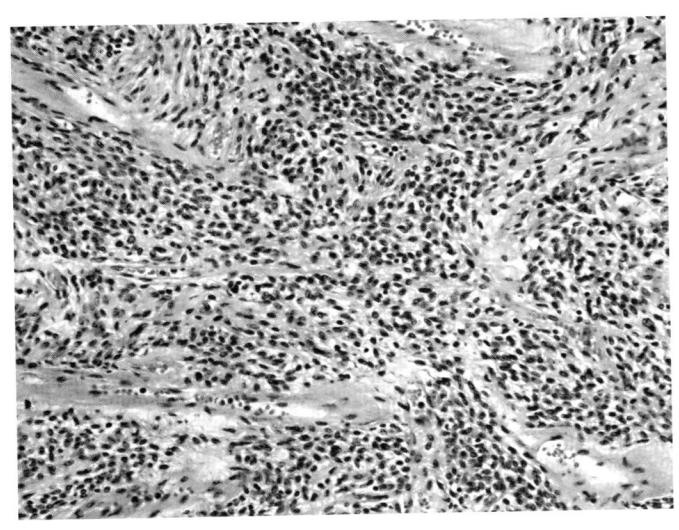

图 17-13　孤立性纤维瘤。形态单一的卵圆形和梭形肿瘤细胞围绕玻璃样变血管排列，没有特殊结构。

- 恶性标准包括细胞密集、大量的核分裂象、明显的细胞学非典型性、坏死和浸润性生长

特殊染色和免疫组织化学

- 大约 85% 的病例 CD34 阳性
- 大约 75% 的病例 CD99 和 bcl-2 阳性

其他诊断技术

- 没有帮助

鉴别诊断

- **血管外皮细胞瘤**
  - 以大小不等的内衬扁平内皮的鹿角形血管间隙为特征
  - 血管周围和血管间可见均匀一致的增生的梭形肿瘤细胞
  - CD34 可显示弱阳性；50% ~ 60% 的病例 CD57 也为阳性
  - 角蛋白、EMA 和 CD99 阴性
- **滑膜肉瘤**
  - 单相性梭形细胞或双相性梭形细胞和上皮样细胞肿瘤，核 / 浆比例高
  - 常见鱼骨样生长方式
  - 局部可出现黏液样、鳞状及胶原化改变
  - 通常易于见到核分裂象
  - 有时出现肿瘤内钙化
  - 角蛋白或 EMA、CD99 和 bcl-2 阳性；CD34 阴性
- **纤维肉瘤（婴儿型和成人型）**
  - 通常发生于 1 岁以内的小儿，偶见于成人
  - 婴儿型最常累及四肢
  - 高度富于细胞的浸润性肿瘤，由具有深染核和少量胞质的梭形细胞构成
  - 通常可见核分裂象
  - 肿瘤细胞呈鱼骨样排列，至少局部是
  - 可见出血和坏死区域
  - CD34、CD99 和 bcl-2 阴性

提要

- 孤立性纤维瘤可发生在任何部位
- 梭形细胞没有特殊的排列，伴有血管外皮细胞瘤样血管结构
- 生物学行为通常不活跃，但是即使组织学为良性

亦可复发或转移；交界性肿瘤
- 首选手术切除治疗

精选文献

Alawi F, Stratton D, Freedman PD: Solitary fibrous tumor of the oral soft tissues: A clinicopathologic and immunohistochemical study of 16 cases. Am J Surg Pathol 25:900-910, 2001.

Brunnemann RB, Ro JY, Ordonez NG, et al: Extrapleural solitary fibrous tumor: A clinicopathologic study of 24 cases. Mod Pathol 12:1034-1042, 1999.

Hasegawa T, Matsuno Y, Shimoda T, et al: Extrathoracic solitary fibrous tumors: Their histological variability and potentially aggressive behavior. Hum Pathol 30:1464-1473, 1999.

Vallat-Decouvelaere AV, Dry SM, Fletcher CD: Atypical and malignant solitary fibrous tumors in extrathoracic locations: Evidence of their comparability to intra-thoracic tumors. Am J Surg Pathol 22:1501-1511, 1998.

低级别纤维黏液样肉瘤
Low-Grade Fibromyxoid Sarcoma

临床特征

- 与"伴有巨大菊形团的玻璃样变梭形细胞肿瘤"有关
- 通常见于年轻成人，但也可发生在儿童和老年人
- 深部软组织肿块，最常见于四肢近端或躯干
- 诊断之前可已存在数年

大体病理学

- 通常为大的无包膜但边界清楚的肿块

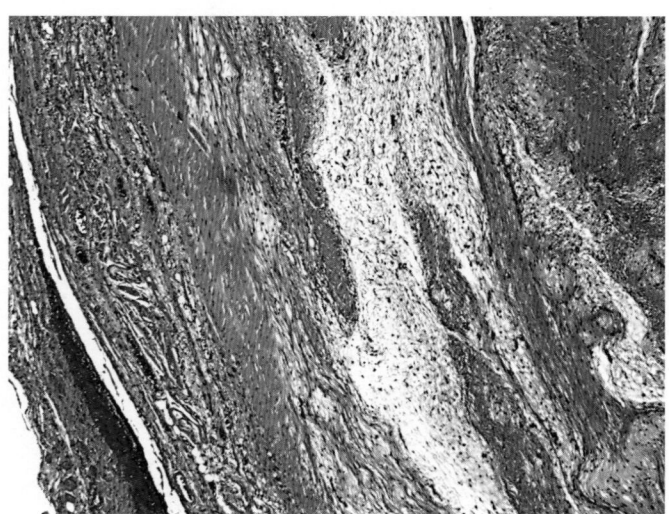

图 17-14 **低级别纤维黏液样肉瘤。** 肿瘤边界清楚，玻璃样变和黏液样肿瘤细胞束交替出现。

- 切面质硬、白色或黄褐色，有时伴有黏液样外观

组织病理学

- 双相性低级别梭形细胞增生
- 良性梭形细胞形成的黏液样结节，伴有显著的拱形玻璃样变血管，肿瘤细胞聚集在血管周围
- 胶原化区域呈无规则的短束状排列，伴有漩涡状生长方式
- 可见菊形团结构，以肿瘤细胞围绕玻璃样变结节为特征
- 核分裂象缺少或稀疏
- 可见灶状高级别病变，但并不影响肿瘤的预后

特殊染色和免疫组织化学

- 肌肉相关性和神经标记物，CD34、bcl-2 以及 CD99 阴性

其他诊断技术

- 细胞遗传学或分子技术显示绝大多数病例存在 t（7；16）（q34；p11）易位，形成 FUS-CREBL2 融合

鉴别诊断

- 低级别黏液纤维肉瘤
  - 几乎全部为黏液样，伴有长而弯曲的血管
  - 轻度细胞学非典型性，可见假性脂母细胞
  - 老年患者；部位表浅
- 滑膜肉瘤
  - 单相性梭形细胞或双相性梭形细胞和上皮样细胞肿瘤，核/浆比率高
  - 常见鱼骨样生长方式
  - 局部可能出现黏液样、鳞状或胶原化表现
  - 通常易于见到核分裂象
  - 有时出现肿瘤内钙化
  - 角蛋白或 EMA 阳性
- 硬纤维瘤型纤维瘤病
  - 缺乏交替出现的黏液样和胶原化的分带结构
  - 明显浸润性的边界
  - β-catenin 标记核呈阳性
- 黏液样神经纤维瘤
  - 缺乏分带结构
  - 细长的波纹状细胞核，两端变细
  - S-100 蛋白、CD56 和 CD57 阳性

提要

- 低级别纤维黏液样肉瘤可能非常局限，具有欺骗性，如果剜除边缘通常为阳性
- 具有复发倾向
- 切除术后数年，少数肿瘤发生转移；长期随访是必要的
- 手术切除是标准疗法

精选文献

Guillou L, Benhattar J, Gengler C, et al: Translocation-positive low-grade fibromyxoid sarcoma: Clinicopathologic and molecular analysis of a series expanding the morphologic spectrum and suggesting potential relationship to sclerosing epithelioid fibrosarcoma: A study from the French Sarcoma Group. Am J Surg Pathol 31:1387-1402, 2007.

Vernon SE, Bejarano PA: Low-grade fibromyxoid sarcoma: A brief review. Arch Pathol Lab Med 130:1358-1360, 2006.

Billings SD, Giblen G, Fanburg-Smith JC: Superficial low-grade fibromyxoid sarcoma (Evans tumor): A clinicopathologic analysis of 19 cases with a unique observation in the pediatric population. Am J Surg Pathol 29:204-210, 2005.

Panagopoulos I, Storlazzi CT, Fletcher CD, et al: The chimeric FUS/CREB3l2 gene is specific for low-grade fibromyxoid sarcoma. Genes Chromosomes Cancer 40:218-228, 2004.

Folpe AL, Lane KL, Paull G, Weiss SW: Low-grade fibromyxoid sarcoma and hyalinizing spindle cell tumor with giant rosettes: A clinicopathologic study of 73 cases supporting their identity and assessing the impact of high-grade areas. Am J Surg Pathol 24:1353-1360, 2000.

Evans HL: Low-grade fibromyxoid sarcoma: A report of 12 cases. Am J Surg Pathol 17:595-600, 1993.

低级别肌成纤维细胞肉瘤
Low-Grade Myofibroblastic Sarcoma

临床特征

- 也称肌纤维肉瘤（myofibrosarcoma）
- 伴有肌成纤维细胞分化的独特的低级别肿瘤
- 发生于中年成人的肿瘤，罕有发生于儿童的报道
- 最常累及头颈部

大体病理学

- 肿块质硬，切面呈白色，边界不清楚

组织病理学

- 中度富于细胞的梭形细胞病变，呈束状和漩涡状排列
- 核略微深染，细胞轻度多形性
- 浸润邻近的组织
- 核分裂象数量不同

特殊染色和免疫组织化学

- 结蛋白、MSA、SMA：至少一项阳性

其他诊断技术

- 电子显微镜检查显示有细胞间纤维联结、胞质细丝、致密体和中间型缝隙连接

鉴别诊断

- 深部纤维瘤病
  - 缺乏细胞多形性
  - β-catenin 标记核呈阳性
- 低级别纤维黏液样肉瘤
  - 细胞稀少的黏液样区域与胶原化灶交替出现
  - 可能出现玻璃样变的菊形团结构
  - 边缘浸润通常不甚明显
  - 特征性的改变是 t（7；16）（q34；p11）易位，形成 *FUS-CREBL2* 融合
- 婴儿性纤维肉瘤
  - 几乎完全见于幼儿
  - 免疫组织化学和电子显微镜检查缺乏肌原性分化
  - 特征性的改变是 t（12；15）（p13；q26）易位，形成 *ETV6-NTRK3* 融合
- 肌纤维瘤和肌纤维瘤病
  - 几乎完全见于幼儿
  - 细胞稀少，而且缺乏明显的多形性
  - 血管外皮细胞瘤样生长方式
  - 双相性生长，取决于细胞构成

提要

- 低级别肌成纤维细胞肉瘤行广泛手术切除是必要的
- 常见局部复发；转移罕见，但可见于许多年后
- 高级别肌成纤维细胞肉瘤可能是一种不同的临床病理学疾病，同义词为恶性纤维组织细胞瘤或高级别多形性肉瘤

精选文献

Fisher C: Myofibrosarcoma. Virchows Arch 445:215-223, 2004.

Gonzalez-Campora R, Escudero AG, Rios Martin JJ, et al:

Myofibrosarcoma (low-grade myofibroblastic sarcoma) with intracytoplasmic hyaline (fibroma-like) inclusion bodies. Ultrastruct Pathol 27:7-11, 2003.

Mentzel T, Dry S, Katenkamp D, Fletcher CD: Low-grade myofibroblastic sarcoma: Analysis of 18 cases in the spectrum of myofibroblastic tumors. Am J Surg Pathol 22:1228-1238, 1998.

Smith DM, Mahmoud HH, Jenkins JJ 3rd, et al: Myofibrosarcoma of the head and neck in children. Pediatr Pathol Lab Med 15:403-418, 1995.

婴儿性纤维肉瘤
Infantile Fibrosarcoma

临床特征

- 主要发生在 2 岁以下儿童；大约 25% 为先天性
- 最常见于四肢，其次为躯干和头颈部
- 临床和放射线检查均可酷似血管病变；幼儿大的"血管瘤"如果不断长大，必须进行活检

大体病理学

- 浸润性边界
- 质硬、鱼肉样的分叶状肿块，通常较大
- 切面灰白色至褐黄色

组织病理学

- 富于细胞的肿瘤，以梭形成纤维细胞相互交错排列成束或鱼骨样结构为特征
- 核分裂象多见，有时伴有非典型性核分裂象

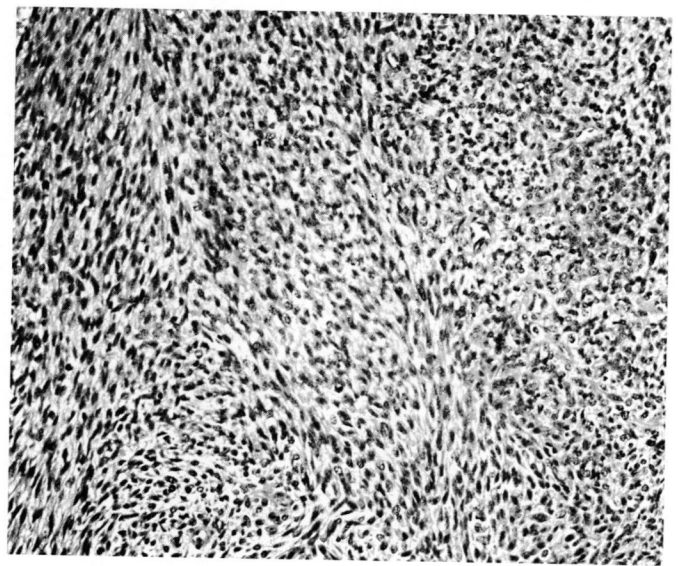

图 17-15 婴儿性纤维肉瘤。富于细胞的梭形细胞束呈鱼骨样生长结构。

- 常见坏死和出血
- 可见黏液样或胶原间质
- 可有灶状血管外皮细胞瘤样血管结构
- 可见散在的慢性炎细胞和灶状髓外造血

特殊染色和免疫组织化学

- 上皮性、肌原性和神经标记物，CD34、bcl-2 和 CD9 阴性

其他诊断技术

- 多达 90% 的病例有 t（12；15）（p13；q26）易位，形成融合基因 *ETV6-NTRK3*（*TEL-TRCKC*）；常规核型分析可能为隐性，需要逆转录聚合酶链反应或荧光原位杂交研究
- 第 11 号染色体三体为最常见的另外一种染色体异常，其次为第 8、17 和 20 号染色体三体

鉴别诊断

▌纤维瘤病
- 缺乏致密的细胞结构，核分裂象和鱼骨样生长方式
- 无出血或坏死

▌肌纤维瘤和肌纤维瘤病
- 婴儿性纤维肉瘤可能含有无法与肌纤维瘤鉴别的病灶，并显示较丰富的细胞和非典型性的区域
- 细胞密集的双相性区域
- 可能有血管内息肉样突起

▌梭形细胞横纹肌肉瘤
- 交互排列的短细胞束，伴有程度不同的胶原性间质
- 可能出现带状细胞
- 结蛋白、肌形成蛋白和 MyoD1 阳性

▌滑膜肉瘤（单相性）
- 可有鱼骨样或血管外皮细胞瘤样生长方式
- 细胞角蛋白、EMA、CD99 和 bcl-2 阳性
- t（X；18）易位具有特征性
- 婴儿期极为罕见

▌恶性外周神经鞘肿瘤
- 由细长的细胞组成，伴有不同程度的多形性，细胞核呈蛇状
- 细胞呈束状和漩涡状生长，可伴有神经"触觉小体"结构
- 可见细胞核呈栅栏状排列
- S-100 蛋白、CD56、CD57 或 IV 型胶原可能阳性

- 婴儿期极为罕见

提要

- 婴儿性纤维肉瘤的首选治疗是广泛手术切除
- 无法切除的肿瘤采用化疗
- 大约 15% ~ 30% 的病例复发，但转移罕见
- t（12；15）易位也见于富于细胞的中胚层肾瘤

精选文献

Sandberg AA, Bridge JA: Updates on the cytogenetics and molecular genetics of bone and soft tissue tumors: Congenital (infantile) fibrosarcoma and mesoblastic nephroma. Cancer Genet Cytogenet 132:1-13, 2002.

Bourgeois JM, Knezevich SR, Mathers JA, Sorensen PH: Molecular detection of the ETV6-NTRK3 gene fusion differentiates congenital fibrosarcoma from other childhood spindle cell tumors. Am J Surg Pathol 24:937-946, 2000.

Coffin CM, Jaszcz W, O'Shea PA, Dehner LP: So-called congenital-infantile fibrosarcoma: Does it exist and what is it? Pediatr Pathol 14:133-150, 1994.

成人性纤维肉瘤　Adult Fibrosarcoma

临床特征

- 罕见的恶性梭形细胞肿瘤，可能伴有鱼骨样生长方式
- 发生于中年至老年的肿瘤
- 位于四肢、躯干或头颈部的深部组织；其他部位罕见
- 在少数情况下，作为隆凸性皮肤纤维肉瘤或其他低级别肉瘤的第二种结构出现
- 可以是一种放射后肿瘤

大体病理学

- 质硬、分叶状肿块，直径通常 3 ~ 10cm
- 小的肿瘤可以边界清楚
- 切面灰白色至棕黄色，伴有出血或坏死

组织病理学

- 不同程度深染的梭形细胞，伴有嗜酸性或两染性胞质，可显示鱼骨样生长方式；有些病变类似于韧带瘤样型纤维瘤病，但是具有核分裂象
- 核分裂活性不同
- 缺乏显著的多形性
  - 高分化纤维肉瘤：梭形细胞有序排列，多形性不明显，胶原纤维数量不等；核分裂象少见
  - 低分化纤维肉瘤：一种富于细胞的病变，核深染，轻度多形性，可见大量核分裂象；常见出血与坏死

特殊染色和免疫组织化学

- 上皮性、肌原性和神经标记物以及 CD34、CD99、bcl-2 和细胞核 β-catenin 阴性

其他诊断技术

- 除了排除其他肿瘤，特别是单相性滑膜肉瘤［t（X；18）］以外，没有帮助

鉴别诊断

- **硬纤维瘤型纤维瘤病**
  - 缺乏致密的细胞结构、细胞核深染和鱼骨样生长方式
  - 无出血或坏死
  - 核 β-catenin 阳性
- **滑膜肉瘤（单相性）**
  - 可具有鱼骨样或血管外皮细胞样生长结构
  - 通常显示细胞过多和细胞稀疏区域交替
  - 细胞角蛋白、EMA、CD99、bcl-2 和 CD57 阳性
  - 出现 t（X；18）易位
- **恶性外周神经鞘瘤**
  - 由具有不同多形性和蛇形细胞核的细长细胞组成
  - 细胞排列呈束状或漩涡状；可能形成神经突触物质
  - 有时可见核呈栅栏状排列
  - S-100 蛋白、CD56、CD57 和 Ⅳ 型胶原可为阳性
- **去分化和梭形细胞脂肪肉瘤**
  - 可见于高分化脂肪肉瘤重新克隆演变
  - 去分化区域可酷似纤维肉瘤，但广泛取材显示有低级别脂肪细胞成分
  - 绝大多数发生在腹膜后
- **低级别纤维黏液样肉瘤**
  - 细胞稀疏的黏液样区域和胶原化梭形细胞灶交替出现
  - 无鱼骨样和韧带瘤样生长结构
  - 出现 t（7；16）易位具有诊断意义

提要

- 成人性纤维肉瘤的标准疗法是广泛切除，伴或不

伴有辅助放疗；高级别肿瘤可行化疗
- 10% ~ 50% 的病例局部复发，高级别肿瘤可发生血行转移
- 纤维肉瘤是一种除外性的病理学诊断

精选文献

Hansen T, Katenkamp K, Brodhun M, Katenkamp D: Low-grade fibrosarcoma: Report on 39 not otherwise specified cases and comparison with defined low-grade fibrosarcoma types. Histopathology 49:152-160, 2006.

Scott SM, Reiman HM, Pritchard DJ, Ilstrup DM: Soft tissue fibrosarcoma: A clinicopathologic study of 132 cases. Cancer 64:925-931, 1989.

Pritchard DJ, Soule EH, Taylor WF, Ivins JC: Fibrosarcoma: A clinicopathologic and statistical study of 199 tumors of the soft tissues of the extremities and trunk. Cancer 33:888-897, 1974.

硬化性上皮样纤维肉瘤
Sclerosing Epithelioid Fibrosarcoma

临床特征

- 纤维肉瘤的特殊亚型
- 发生于中年人的肿瘤，但也有发生于儿童的报道
- 常见部位包括四肢、躯干、胸壁或头颈部的深部软组织；可能疼痛

大体病理学

- 质硬、卵圆形或分叶状软组织肿块，大小从 2cm 到 20cm
- 切面灰白色；可有黏液样或囊性区域

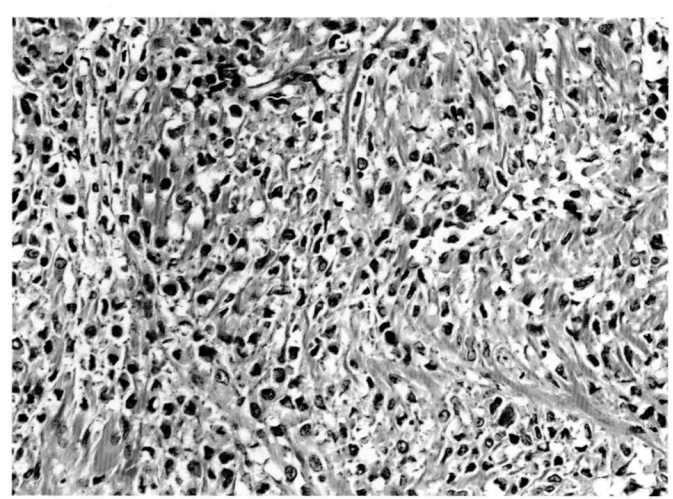

图 17-16　硬化性上皮样纤维肉瘤。伴有核非典型性的小的上皮样细胞，位于硬化性基质中。

组织病理学

- 伴有嗜酸性至透明胞质的均匀一致的圆形到卵圆形肿瘤细胞巢或细胞条索，位于致密的玻璃样变间质中
- 可有束状、黏液样或囊性区域以及血管外皮细胞瘤样血管结构
- 核分裂象少见

特殊染色和免疫组织化学

- 波形蛋白阳性
- EMA 不定

其他诊断技术

- 电子显微镜检查证实成纤维细胞 / 肌成纤维细胞分化，伴有大量粗面内质网和细丝丝球，这有助于与来源于其他细胞系的类似的肿瘤相鉴别
- 已有少数染色体和分子异常的报道，其中两篇显示 10p11 重排

鉴别诊断

▌ 转移癌
- 组织学检查可提示乳腺小叶癌或印戒细胞腺癌
- 角蛋白、p63、MOC31 或 CA72.4 阳性

▌ 硬化性淋巴瘤
- 白细胞共同抗原（CD45）和 B- 细胞标记物（CD20、CD79a 和 PAX5）阳性

▌ 深部纤维瘤病
- 细胞倾向于梭形更加明显，边缘为浸润性
- β-catenin（核）阳性

▌ 硬化性横纹肌肉瘤
- 嗜酸性、深染的多形性细胞
- 结蛋白、肌形成蛋白（myogenin）和 MyoD1 阳性

▌ 硬化性高分化脂肪肉瘤
- 如果充分取材通常可见脂肪瘤区域
- 出现细胞核多形性和脂母细胞

▌ 低级别纤维黏液样肉瘤
- 与硬化性上皮样纤维肉瘤在临床和组织学上均有重叠，鉴别可能困难
- 成束的细胞稀少的黏液样区域与胶原化的梭形细胞交替出现
- t（7；16）表达

提要

- 硬化性上皮样纤维肉瘤的主要治疗为广泛手术切除
- 大约 50% 的病例局部复发；远处转移常见

精选文献

Guillou L, Benhattar J, Gengler C, et al: Translocation-positive low-grade fibromyxoid sarcoma: Clinicopathologic and molecular analysis of a series expanding the morphologic spectrum and suggesting potential relationship to sclerosing epithelioid fibrosarcoma. A study from the French Sarcoma Group. Am J Surg Pathol 31:1387-1402, 2007.

Ogose A, Kawashima H, Umezu H, et al: Sclerosing epithelioid fibrosarcoma with der(10)t(10;17)(p11;q11). Cancer Genet Cytogenet 152:136-140, 2004.

Antonescu CR, Rosenblum MK, Pereira P, et al: Sclerosing epithelioid fibrosarcoma: A study of 16 cases and confirmation of a clinicopathologically distinct tumor. Am J Surg Pathol 25:699-709, 2001.

Meis-Kindblom JM, Kindblom LG, Enzinger FM: Sclerosing epithelioid fibrosarcoma: A variant of fibrosarcoma simulating carcinoma. Am J Surg Pathol 19:979-993, 1995.

黏液纤维肉瘤　Myxofibrosarcoma

临床特征

- 又称为黏液样恶性纤维组织细胞瘤
- 几乎完全发生在年长的成人和老年人
- 通常表现为四肢近端皮下或深部组织缓慢生长的无痛性肿块，躯干或头颈部罕见

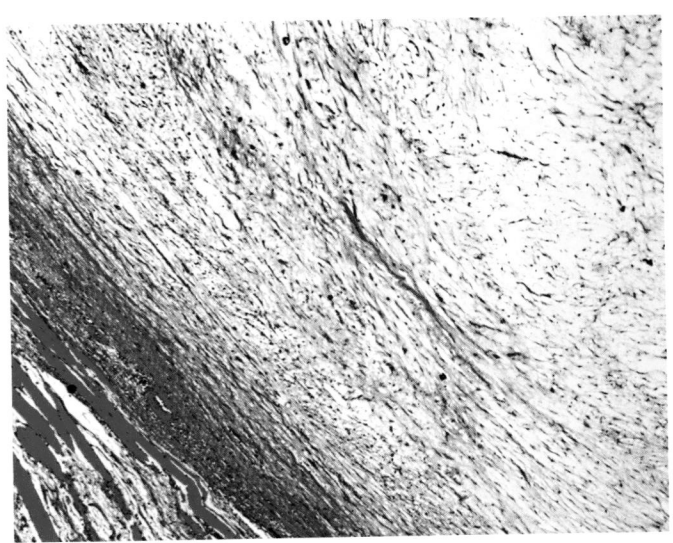

图 17-17 低级别黏液纤维肉瘤。 边界清楚、细胞稀少的肿瘤，丰富的黏液样基质中有小的梭形细胞。

大体病理学

- 多分叶状或单个边界不清的肿块，切面为胶状、黏液样

组织病理学

- 多分叶状病变，边界有不完全的纤维间隔，其中含有黏液样间质和多形性细胞
  - 低级别黏液纤维肉瘤
    - 丰富的黏液样基质中散在梭形或星形深染的肿瘤细胞，胞质嗜酸性，边界不规则
    - 假脂母细胞显示偏心的多形性细胞核和大量空泡状胞质
    - 肿瘤细胞聚集在长而弯曲的血管周围，具有特征性
  - 高级别黏液纤维肉瘤
    - 为富于细胞的肿瘤，由高度多形性的梭形或星形细胞束或片块组成，其中多数为多核细胞
    - 黏液样间质不明显，但是不同程度地遍布于整个病变
    - 大量核分裂象和非典型性核分裂
    - 出血与坏死常见
    - 少数情况下具有上皮样表型

特殊染色和免疫组织化学

- 波形蛋白阳性

其他诊断技术

- 核型往往复杂，但不伴有特异性的经常出现的异常

鉴别诊断

- 低级别纤维黏液样肉瘤
  - 成束状排列的细胞稀疏的黏液样区域与胶原化的梭形细胞交替出现
  - 纤细的丛状血管结构
  - 存在玻璃样变的菊形团结构
  - 倾向于发生在较年轻的患者
  - t（7；16）（q33；p11）易位，形成 FUS-CREB3L2 融合
- 黏液样脂肪肉瘤
  - 良性梭形细胞伴有真正的脂母细胞
  - 肿瘤细胞较少多形性

- 血管结构纤细，呈分支状，缺乏血管周围肿瘤细胞聚集
- 位置深在的肿瘤，最常发生于成人的大腿
- t（12；16）（q13；p11）易位，形成 *FUS-DDIT3* 融合

■ 黏液瘤
- 细胞稀疏的病变，细胞核小，呈良性表现，缺乏多形性
- 通常位于肌肉内

提要

- 黏液纤维肉瘤的标准疗法为广泛手术切除，伴有放疗、化疗，高级别病变采用放化疗
- 多达 50% 的低级别肿瘤病例局部复发，但很少发生转移
- 高级别肿瘤局部复发率高，而且大约 1/3 的病例发生转移

精选文献

Nascimento AF, Bertoni F, Fletcher CD: Epithelioid variant of myxofibrosarcoma: Expanding the clinicomorphologic spectrum of myxofibrosarcoma in a series of 17 cases. Am J Surg Pathol 31:99-105, 2007.

Willems SM, Debiec-Rychter M, Szuhai K, et al: Local recurrence of myxofibrosarcoma is associated with increase in tumour grade and cytogenetic aberrations, suggesting a multistep tumour progression model. Mod Pathol 19:407-416, 2006.

Antonescu CR, Baren A: Spectrum of low-grade fibrosarcomas: A comparative ultrastructural analysis of low-grade myxofibrosarcoma and fibromyxoid sarcoma. Ultrastruct Pathol 28:321-332, 2004.

Mentzel T, Calonje E, Wadden C, et al: Myxofibrosarcoma: Clinicopathologic analysis of 75 cases with emphasis on the low-grade variant. Am J Surg Pathol 20:391-405, 1996.

腱鞘巨细胞瘤
Giant Cell Tumor of Tendon Sheath

临床特征

- 又称结节性腱鞘炎；弥漫性病变称为色素性绒毛结节性滑膜炎
- 通常发生在成人，但可累及任何年龄；较常发生于女性
- 表现为缓慢生长的小肿块，通常见于手，但也可累及脚、腕、膝，其他关节罕见

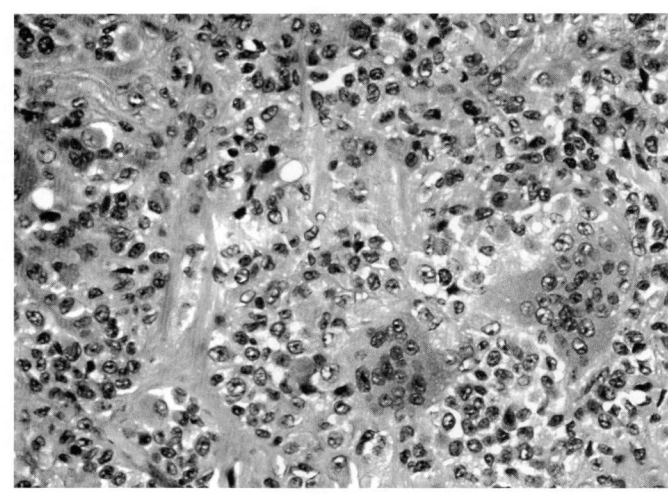

图 17-18　腱鞘巨细胞瘤。 高倍镜下显示破骨细胞样巨细胞和单核细胞，伴有偏心的细胞核和嗜酸性胞质。

大体病理学

- 界限清楚的分叶状灰白色肿块

组织病理学

- 富于细胞的肿瘤，伴有结节状结构，由不同数量的单核间质细胞混合破骨细胞样巨细胞、黄瘤细胞和炎症细胞组成
- 间质可能玻璃样变，总是可见含铁血黄素
- 常见核分裂象
- 恶性腱鞘巨细胞瘤
  - 罕见的肿瘤
  - 典型的腱鞘巨细胞瘤含有或复发时出现明确的肉瘤成分
  - 局部破坏性生长，核分裂活性增加（多于 10 个核分裂象 /20hpf），临床恶性的病例常见广泛坏死

特殊染色和免疫组织化学

- CD68 阳性
- MSA 和结蛋白不同程度阳性

其他诊断技术

- 常见染色体 1p 结构异常

鉴别诊断

■ 巨细胞恶性纤维组织细胞瘤
- 以排列成席纹状结构的奇异性多形性肿瘤细胞为

特征
- 高核分裂率和坏死

■ 腱鞘纤维瘤
- 通常为细胞稀少的病变，由梭形成纤维细胞组成，间质胶原化
- 缺乏破骨细胞样巨细胞和炎症细胞

提要

- 腱鞘巨细胞瘤是一种良性病变，但 5% ~ 30% 的病例可能复发，通常为非破坏性生长方式，可以反复切除
- 已有报道少数恶性病例倾向于局部多次复发，而且可转移到同一肢体、淋巴结和肺
- 治疗选择完全手术切除

精选文献

Li CF, Wang JW, Huang WW, et al: Malignant diffuse-type tenosynovial giant cell tumors: A series of 7 cases comparing with 24 benign lesions with review of the literature. Am J Surg Pathol 32:587-599, 2008.

Somerhausen NS, Fletcher CD: Diffuse-type giant cell tumor: Clinicopathologic and immunohistochemical analysis of 50 cases with extraarticular disease. Am J Surg Pathol 24:479-492, 2000.

Sciot R, Rosai J, Dal Cin P, et al: Analysis of 35 cases of localized and diffuse tenosynovial giant cell tumor: A report from the Chromosomes and Morphology (CHAMP) study group. Mod Pathol 12:576-579, 1999.

O'Connell JX, Fanburg JC, Rosenberg AE: Giant cell tumor of tendon sheath and pigmented villonodular synovitis: immunophenotype suggests a synovial cell origin. Hum Pathol 26:771-775, 1995.

Ushijima M, Hashimoto H, Tsuneyoshi M, Enjoji M: Giant cell tumor of the tendon sheath (nodular tenosynovitis): A study of 207 cases to compare the large joint group with the common digit group. Cancer 57:875-884, 1986.

深部良性纤维组织细胞瘤
Deep Benign Fibrous Histiocytoma

临床特征

- 罕见的良性纤维组织细胞肿瘤，通常发生于年轻的成人
- 缓慢生长的无痛性结节，主要位于头颈部和下肢
- 最常累及皮下组织；深部病变罕见

大体病理学

- 肿瘤边界清楚，切面呈褐色到白色

- 可见灶状出血

组织病理学

- 边界清楚或局灶浸润性边缘
- 良性梭形细胞排列成短束状或席纹状结构；可见血管外皮细胞瘤生长结构
- 常见散在的慢性炎症细胞；可见泡沫细胞和巨细胞
- 通常很少见到核分裂象；缺乏非典型性核分裂象

特殊染色和免疫组织化学

- 没有帮助

其他诊断技术

- 没有帮助

鉴别诊断

■ 结节性筋膜炎
- 疏松的羽毛样胶原性间质，伴有黏液样或微囊性外观
- 常见散在的混合性慢性炎症细胞和外渗的红细胞
- 显著的薄壁血管

■ 平滑肌瘤
- 以分化良好的平滑肌交织成束为特征
- SMA 和结蛋白阳性

■ 孤立性纤维瘤
- 梭形细胞无特殊排列；常见血管外皮细胞瘤生长方式
- 背景倾向于胶原化；常见玻璃样变血管
- CD34 和 CD99 阳性

■ 恶性纤维组织细胞瘤
- 大而深在的肿瘤，伴有浸润性边界
- 多形性梭形细胞，很少伴有器官样生长结构
- 核分裂活性高，伴有非典型性核分裂象
- 出血和坏死

提要

- 肿瘤为良性，但如果未能完整切除则可复发
- 治疗选择手术切除

精选文献

Gleason BC, Fletcher CD: Deep "benign" fibrous histiocytoma: Clinicopathologic analysis of 69 cases of a rare tumor indicating occasional metastatic potential. Am J Surg Pathol 32:354-362, 2008.

Fletcher CD: Benign fibrous histiocytoma of subcutaneous and deep soft tissue: A clinicopathologic analysis of 21 cases. Am J Surg Pathol 14:801-809, 1990.

Smith NM, Davies JB, Shrimankar JS, Malcolm AJ: Deep fibrous histiocytoma with giant cells and bone metaplasia. Histopathology 17:365-367, 1990.

恶性纤维组织细胞瘤
Malignant Fibrous Histiocytoma

临床特征

- 恶性纤维组织细胞瘤（MFH）常常用作高级别多形性肉瘤（high-grade pleomorphic sarcoma）的同义词
- 成人最常见的恶性软组织肿瘤，通常发生在 50 ~ 70 岁
- 常见部位包括四肢近端和腹膜后；炎性 MFH 通常见于腹膜后
- 表现为不断增大的无痛性肿块

大体病理学

- 孤立性、多分叶状、鱼肉样棕白至灰色的肿块；常常较大
- 大多数肿瘤位于深部软组织，通常位于骨骼肌内
- 常见出血和坏死区域

组织病理学

- 富于细胞的肿瘤，特点为大的多形性细胞，伴有大而深染的细胞核和明显的核仁

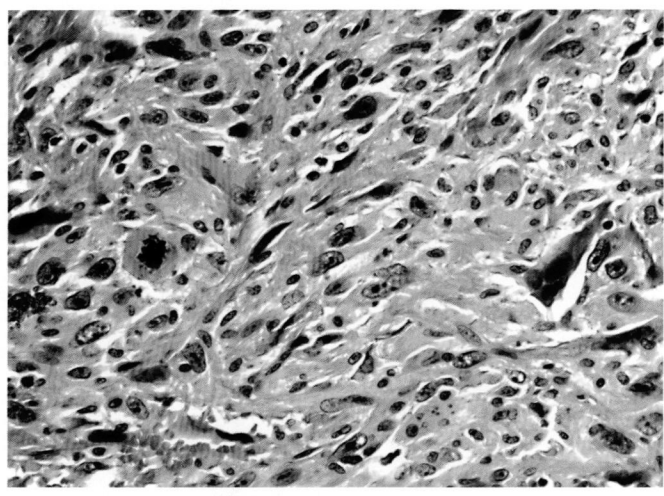

图 17-19　多形性恶性纤维组织细胞瘤。伴有非典型性核分裂象的显著的多形性肿瘤细胞，没有明确的分化。

- 可显示席纹状结构
- 大量核分裂象；常见非典型性核分裂象
- 可见玻璃样变和坏死区域；也常见黄瘤细胞
- 各种亚型如下
  - 黏液样 MFH
    - 肿瘤 50% 以上由黏液样区域组成
    - 黏液样区域与普通型 MFH 共同组成
    - 明显的血管结构
    - 可见大量黄瘤细胞
  - 炎性 MFH
    - 表现为致密的急性和慢性炎性细胞浸润
  - 多形性 MFH
    - 显现奇异的肿瘤巨细胞
    - 大量核分裂象，包括非典型性核分裂象
  - 巨细胞性 MFH
    - 普通型 MFH 区域出现破骨细胞样巨细胞
    - 必须与骨巨细胞瘤扩散至骨外相鉴别；巨细胞成分相似，然而巨细胞性 MFH 的背景细胞表现为恶性

特殊染色和免疫组织化学

- 波形蛋白阳性
- CD68 常为阳性

其他诊断技术

- 电子显微镜检查显示组织细胞样细胞，伴有明显的溶酶体、高尔基体和表面皱褶
- 细胞遗传学研究：MFH 可能与 1 号染色体缺失有关

鉴别诊断

- 黏液样脂肪肉瘤
  - 由空泡状脂母细胞组成，基质黏液样
  - 常见纤细的丛状毛细血管结构
  - S-100 蛋白常为阳性
- 多形性脂肪肉瘤
  - 以奇异的巨大脂母细胞为特征
  - S-100 蛋白可为阳性
- 多形性横纹肌肉瘤
  - 大的多形性横纹肌母细胞，可能见到胞质横纹
  - 横纹肌母细胞结蛋白、肌形成蛋白与 MyoD1 阳性
- 平滑肌肉瘤
  - 明显的束状生长方式

- SMA 和结蛋白阳性

提要

- MFH 是一种侵袭性肿瘤，伴有复发倾向（黏液性和炎症性 MFH 转移扩散率较低）
- 远处转移最常见于肺，其次为骨和肝
- 深度和部位是重要的预后因素
- 治疗选择手术扩大切除
- MFH 可能与既往放射线照射有关

精选文献

Nakayama R, Nemoto T, Takahashi H, et al: Gene expression analysis of soft tissue sarcomas: Characterization and reclassification of malignant fibrous histiocytoma. Mod Pathol 20:749-759, 2007.

Fletcher CD: The evolving classification of soft tissue tumours: An update based on the new WHO classification. Histopathology 48:3-12, 2006.

Coindre JM, Mariani O, Chibon F, et al: Most malignant fibrous histiocytomas developed in the retroperitoneum are dedifferentiated liposarcomas: A review of 25 cases initially diagnosed as malignant fibrous histiocytoma. Mod Pathol 16:256-262, 2003.

Daw NC, Billups CA, Pappo AS, et al: Malignant fibrous histiocytoma and other fibrohistiocytic tumors in pediatric patients: The St. Jude Children's Research Hospital experience. Cancer 97:2839-2847, 2003.

Montgomery E, Fisher C: Myofibroblastic differentiation in malignant fibrous histiocytoma (pleomorphic myofibrosarcoma): A clinicopathological study. Histopathology 38:499-509, 2001.

Brooks JJ: Fact or fiction: Malignant fibrous histiocytoma. Am J Surg Pathol 16:1023-1024, 1992.

脂肪瘤　Lipoma

临床特征

- 最常见的间叶性肿瘤，通常见于成人，儿童不常见
- 皮下组织中生长缓慢、可活动的质软的肿块；偶尔见于较深的组织中
- 最常见的部位包括背部、肩部、颈部和腹部

大体病理学

■ 皮下脂肪瘤
  - 质软、边界清楚的分叶状肿瘤，有薄的包膜
  - 切面表现为质软、淡黄色的同质性成熟脂肪组织
  - 通常无出血或坏死区域
■ 深部脂肪瘤

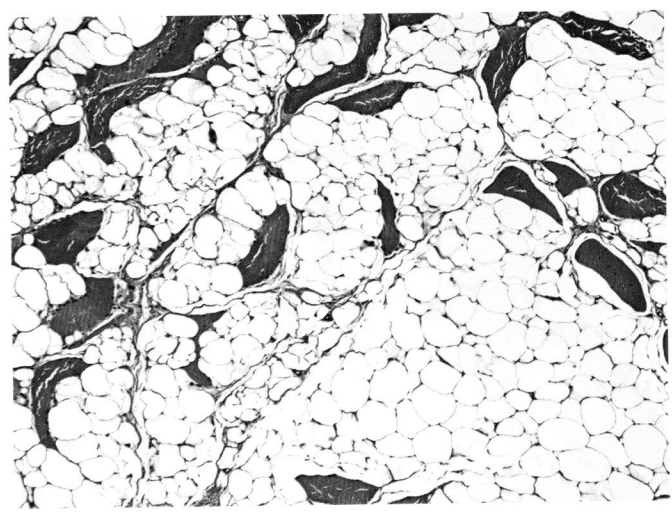

图 17-20　肌肉内脂肪瘤。 均匀一致的成熟脂肪细胞嵌入骨骼肌纤维中。

- 通常较大，边界不很清楚
- 可浸润周围骨骼肌或软组织

组织病理学

- 由成熟的脂肪组织构成，细胞大小略有不同，伴有小而偏心的受挤压的细胞核
- 分叶状结构，其间有纤细的纤维间隔
- 表浅的肿瘤通常有薄的纤维包膜；深部脂肪瘤可表现为浸润性边界，并向周围肌肉内生长
- 常见黏液样变区域
- 无核分裂活性
- 组织学亚型如下
  - 肌肉内脂肪瘤
    ◆ 脂肪组织浸润成熟骨骼肌，骨骼肌可能显示退行性变
  - 腰骶部脂肪瘤
    ◆ 主要累及 10 岁以下的儿童，偶尔合并有脊柱裂或脊髓栓系（tethered spinal cord）综合征
  - 软骨样脂肪瘤
    ◆ 通常位于成人四肢的深部；女性患病多于男性
    ◆ 多分叶状肿瘤，由脂母细胞和成熟脂肪组织组成，基质黏液样至软骨样
  - 冬眠瘤
    ◆ 生长缓慢的无痛性肿块，一般见于年轻成人的肩胛部
    ◆ 由分叶状成熟脂肪组织构成，胞质呈颗粒状

和空泡状，并可见黄棕色脂褐素（棕色脂肪）
— 树枝状脂肪瘤
◆ 边界不清的脂肪浸润滑膜组织
◆ 导致受累关节肿胀；最常见于成年男性

特殊染色和免疫组织化学

- S-100 蛋白阳性

其他诊断技术

- 常发生染色体异常，包括 12q13-15（HMGIC gene）和 6p21-23 畸变以及 13q 缺失

鉴别诊断

▎黏液瘤
- 少血管少细胞的肿瘤，以大量黏液样基质为特征
- 常发生于肌肉
- 均匀一致的成纤维细胞样细胞

▎高分化脂肪肉瘤
- 常常位于腹膜后或深部软组织
- 以非典型性、常为多核脂肪细胞与脂母细胞混于成熟而均匀一致的脂肪细胞为特征
- 常见厚的纤维分隔

▎黏液样脂肪肉瘤
- 由处于不同成熟阶段的脂母细胞组成，包括原始间叶细胞和分化性脂母细胞
- 明显的黏液样基质，可见大的黏液池
- 纤细的分枝状、丛状毛细血管网
- t（12；16）（q13；p11）易位，形成 FUS-CHOP 融合

提要

- 脂肪瘤及其亚型均为良性肿瘤，局部切除可以治愈；如未完全切除偶可复发（特别是肌肉内脂肪瘤）
- 腹膜后软组织的脂肪瘤样肿瘤因其自然病史而应归入高分化脂肪肉瘤

精选文献

Bassett MD, Schuetze SM, Disteche C, et al: Deep-seated, well differentiated lipomatous tumors of the chest wall and extremities: The role of cytogenetics in classification and prognostication. Cancer 103:409-416, 2005.

Sandberg AA: Updates on the cytogenetics and molecular genetics of bone and soft tissue tumors: Lipoma. Cancer Genet Cytogenet 150:93-115, 2004.

Furlong MA, Fanburg-Smith JC, Miettinen M: The morphologic spectrum of hibernoma: A clinicopathologic study of 170 cases. Am J Surg Pathol 25:809-814, 2001.

Meis JM, Enzinger FM: Chondroid lipoma: A unique tumor simulating liposarcoma and myxoid chondrosarcoma. Am J Surg Pathol 17:1103-1112, 1993.

Kindblom LG, Angervall L, Stener B, Wickbom I: Intermuscular and intramuscular lipomas and hibernomas: A clinical, roentgenologic, histologic, and prognostic study of 46 cases. Cancer 33:754-762, 1974.

血管脂肪瘤　Angiolipoma

临床特征

- 最常累及年轻成人；幼儿与老年人罕见
- 浅表肿物，可有疼痛，最常见于前臂或躯干，常为多灶性

大体病理学

- 边界清楚的有包膜的结节，切面黄色或红色；通常小于 3cm

组织病理学

- 成熟脂肪组织伴有大量纤细血管团，其中有些可能含有纤维素性血栓
- 血管分布不同，在病变小叶的周围最密集

特殊染色和免疫组织化学

- 没有帮助

其他诊断技术

- 到目前为止，细胞遗传学研究显示为正常染色体组型

鉴别诊断

▎退化性幼年性血管瘤
- 既往的幼年性血管瘤发生退行变性；通常见于儿童
- 分叶状病变，扩张的血管被成熟脂肪组织浸润；无微血栓成分

▎肌肉内血管瘤和血管瘤病
- 在过去的文献中又称浸润性血管脂肪瘤
- 浸润肌肉的深部血管病变，肌肉大部分被脂肪取代
- 病变界限不清，缺乏微血栓

▎Kaposi 肉瘤
- 边界不清的肿瘤，伴有浸润性边缘

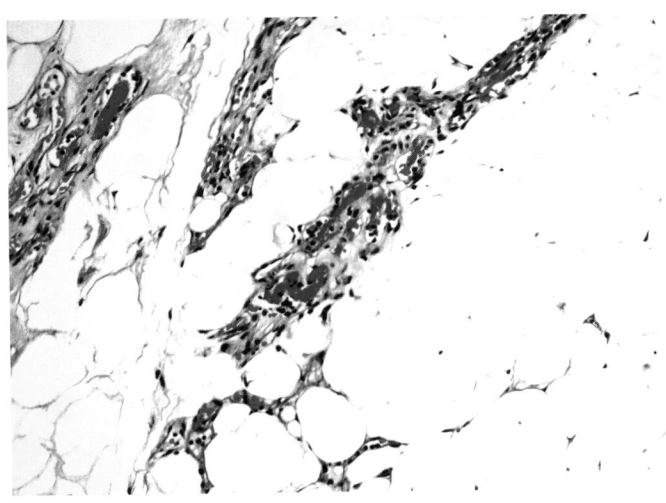

图 17-21　血管脂肪瘤。成熟的脂肪组织伴有分支状小血管网，其中多数含有纤维素性血栓。

- 裂隙样血管间隙，伴有淋巴浆细胞性炎症和外渗的红细胞；脂肪组织不是主要成分
- 病变内可见玻璃样小体
- 见于 HIV 患者或老年患者的腿部
- 85% 的病例 HHV-8 和 LNA-1 免疫染色阳性

提要

- 血管脂肪瘤是一种疼痛性病变，与 ANGEL 相关（血管脂肪瘤、神经瘤、血管球瘤、小汗腺腺瘤、平滑肌瘤）
- 血管脂肪瘤是良性肿瘤，手术切除可以治愈

精选文献

Sciot R, Akerman M, Dal Cin P, et al: Cytogenetic analysis of subcutaneous angiolipoma: Further evidence supporting its difference from ordinary pure lipomas. A report of the CHAMP Study Group. Am J Surg Pathol 21:441-444, 1997.

Hunt SJ, Santa Cruz DJ, Barr RJ: Cellular angiolipoma. Am J Surg Pathol 14:75-81, 1990.

Dixon AY, McGregor DH, Lee SH: Angiolipomas: An ultrastructural and clinicopathological study. Hum Pathol 12:739-747, 1981.

梭形细胞脂肪瘤和多形性脂肪瘤 Spindle Cell Lipoma and Pleomorphic Lipoma

临床特征

- 发生于老年人的肿瘤，见于颈后或双肩部

- 可以活动的皮下肿块

大体病理学

- 肿瘤边界清楚，切面黄至棕色

组织病理学

- 梭形细胞脂肪瘤
  - 成熟脂肪混有杂乱排列的良性梭形细胞束；致密的胶原具有特征性；常见黏液样变
  - 无核分裂象
- 多形性脂肪瘤
  - 数量不等的多核深染的小花样细胞混于成熟脂肪中
  - 致密的胶原具有特征性
  - 无核分裂象

特殊染色和免疫组织化学

- 脂肪细胞 S-100 蛋白阳性
- 梭形和多形性细胞 CD34 阳性

其他诊断技术

- 染色体组型常为二倍体，而且常见 13 号和 16 号染色体部分缺失

鉴别诊断

▮ 高分化脂肪肉瘤或非典型性脂肪瘤性肿瘤

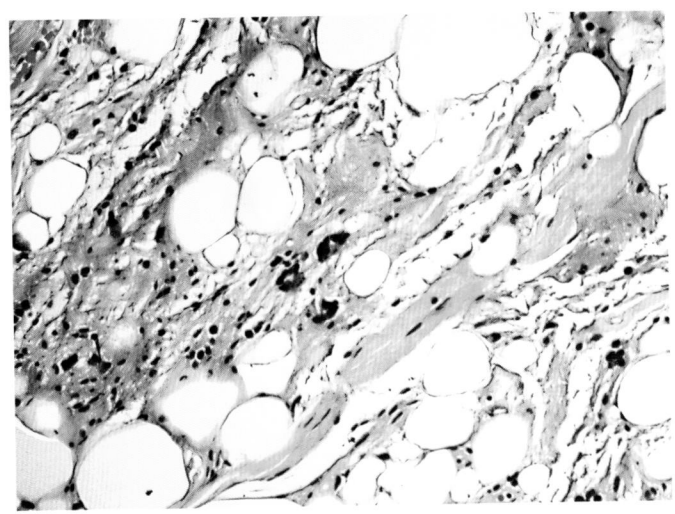

图 17-22　多形性脂肪瘤。特征性的改变是成熟的脂肪、小花样巨细胞和致密的胶原。

- 四肢或腹膜后深部的病变
- 多少不等的突出的非典型性间质细胞
- 核分裂象罕见，没有见于梭形细胞或多形性脂肪瘤的致密的胶原
- 12q14-15 扩增，表现为额外的环形染色体

∎ 多形性脂肪肉瘤
- 最常见于四肢末端
- 高级别肉瘤中可见多形性脂母细胞
- 核分裂活跃
- CD34 阴性

∎ 脂肪纤维瘤病
- 边界不清的病变，常发生于儿童的四肢
- 良性梭形细胞束伴有丰富的胶原，混有成熟的脂肪组织
- 浸润性边界

提要

- 梭形细胞脂肪瘤或多形性脂肪瘤是一种临床上和遗传学相似的肿瘤，两者的特征可见于同一病变中
- 良性病变，手术切除可以治愈

精选文献

Domanski HA, Carlen B, Jonsson K, et al: Distinct cytologic features of spindle cell lipoma: A cytologic-histologic study with clinical, radiologic, electron microscopic, and cytogenetic correlations. Cancer 93:381-389, 2001.

Fanburg-Smith JC, Devaney KO, Miettinen M, Weiss SW: Multiple spindle cell lipomas: A report of 7 familial and 11 nonfamilial cases. Am J Surg Pathol 22:40-48, 1998.

Yue XH, Liu YQ: Pleomorphic lipoma. Am J Surg Pathol 20:898-899, 1996.

脂母细胞瘤和脂母细胞瘤病
Lipoblastoma and Lipoblastomatosis

临床特征

- 通常发生于婴儿或幼儿；大多数患者小于 5 岁；较常见于男孩
- 常表现为肢体无痛性浅表肿块，但也可发生于任何部位
- 脂母细胞瘤病
  — 弥漫性脂母细胞瘤
  — 倾向于浸润肌肉

大体病理学

- 边界清楚的分叶状肿瘤，平均 5cm（1～20cm）；脂母细胞瘤病具有浸润性边界
- 切面常常显示黏液样至胶样组织，伴有纤维性条带

组织病理学

- 通常具有分叶状结构，被细胞成分不等的纤维性间隔分开
- 脂肪组织处于不同成熟阶段；通常伴有可辨认的脂母细胞
- 不同的黏液样间质

特殊染色和免疫组织化学

- 没有帮助

其他诊断技术

- 细胞遗传和分子学研究：伴有涉及 PLAG1 基因的 8q11-13 染色体重排

鉴别诊断

∎ 黏液样脂肪肉瘤
- 主要发生于成人
- 明显的黏液样基质，伴有特征性纤细丛状毛细血管网
- 存在脂母细胞和轻度核的非典型性
- 缺乏脂母细胞瘤的分叶状结构
- t（12；16）（q13；p11）易位，形成 *FUS-CHOP*

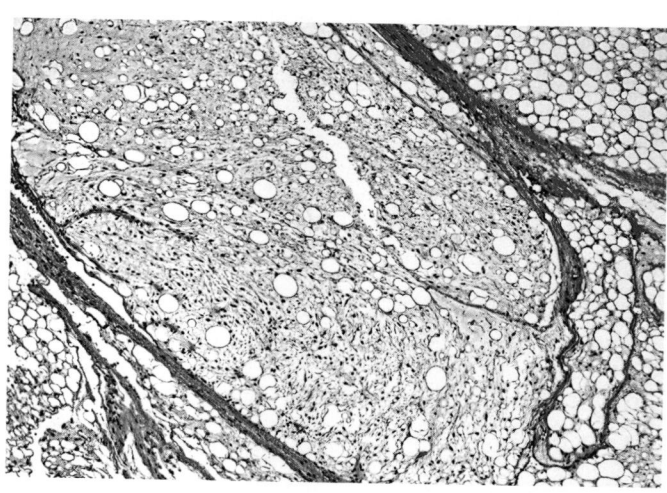

图 17-23　**脂母细胞瘤。**混有脂母细胞的成熟脂肪组织呈结节性生长，间质明显黏液样。

　　融合
■ 脂肪纤维瘤病
● 边界不清的肿瘤，伴有浸润性边界
● 由成熟脂肪细胞和梭形细胞束组成
● 缺乏分叶状结构、黏液样间质和脂母细胞

提要

● 脂母细胞瘤和脂母细胞瘤病是良性病变，如果切除不完全可能复发
● 复发肿瘤黏液样成分常常减少，而脂肪瘤样成分增加

精选文献

Hicks J, Dilley A, Patel D, et al: Lipoblastoma and lipoblastomatosis in infancy and childhood: Histopathologic, ultrastructural, and cytogenetic features. Ultrastruct Pathol 25:321-333, 2001.

Chen Z, Coffin CM, Scott S, et al: Evidence by spectral karyotyping that 8q11.2 is nonrandomly involved in lipoblastoma. J Mol Diagn 2:73-77, 2000.

Collins MH, Chatten J: Lipoblastoma/lipoblastomatosis: A clinicopathologic study of 25 tumors. Am J Surg Pathol 21:1131-1137, 1997.

Chung EB, Enzinger FM: Benign lipoblastomatosis: An analysis of 35 cases. Cancer 32:482-492, 1973.

高分化脂肪肉瘤和非典型性脂肪瘤性肿瘤
Well-Differentiated Liposarcoma and Atypical Lipomatous Tumor

临床特征

● 脂肪肉瘤最常见的类型
● 主要发生于成人；高峰年龄在 50 ～ 70 岁
● 常见部位包括大腿、腹膜后、精索和后纵隔
● 通常表现为隐袭性生长的不明确的肿块，当发现时肿物已经很大

大体病理学

● 边界清楚而不规则的肿块，大小可超过 30cm
● 切面通常为脂肪，伴有纤维性间隔，但也可以纤维性或黏液样改变为主
● 常见脂肪坏死区域

组织病理学

● 由大小不等的脂肪细胞组成，伴有不同程度的核的非典型性和核深染

● 数量不等的空泡状或印戒状脂母细胞
● 纤维性间隔偶尔含有深染的间质细胞，伴有核的非典型性；可见小花样细胞
　　— 脂肪瘤样脂肪肉瘤
　　　　◆ 主要为成熟脂肪，很难找到非典型性细胞；最常见于腹膜后
　　— 硬化性脂肪肉瘤
　　　　◆ 胶原性间质混有不同数量的脂肪组织，含有多形性深染的间质细胞和少数脂母细胞
　　— 炎性脂肪肉瘤
　　　　◆ 在脂肪瘤样或硬化性脂肪肉瘤的基础上，可见致密的慢性炎症细胞浸润
　　　　◆ 整个病变散在分布核深染的非典型性间质细胞

特殊染色和免疫组织化学

● S-100 蛋白阳性
● MDM2 不同程度阳性

其他诊断技术

● 由 12q14-15 区域组成的巨大的额外标志环状染色体代表 MDM2 扩增

鉴别诊断

■ 脂膜炎
● 成熟脂肪组织显示脂肪坏死、急性炎症和充满脂质的巨噬细胞
■ 梭形细胞或多形性脂肪瘤
● 常见于躯干上部的浅表部位
● 均匀一致的梭形细胞混有成熟的脂肪组织
● 多形性脂肪瘤的结构特征为具有深染的多核小花样巨细胞
● 两者常常含有致密的胶原纤维
● 梭形和多形性细胞 CD34 阳性
● 缺乏 MDM2 扩增
■ 血管肌脂肪瘤
● 典型者见于肾，但可发生于软组织
● 由成熟脂肪、平滑肌和厚壁血管组成
● HMB-45、MART-1 或 PNL2 阳性

提要

● 高分化脂肪肉瘤（WDL）和非典型性脂肪瘤性肿

瘤（ALT）的术语命名并不总是一致，但 WDL 常用于深部肿块，而 ALT 常用于容易完全手术切除的比较表浅的病变

- 考虑 WDL 或 ALT 的诊断，辨认脂母细胞既不必要也不充分
- 在腹膜后的脂肪肉瘤中，脂肪瘤样、硬化性和炎性结构常常共存
- WDL 和 ALT 很少转移，但经常复发，并具有去分化的潜能
- 治疗选择广泛手术切除

精选文献

Evans HL: Atypical lipomatous tumor, its variants, and its combined forms: A study of 61 cases, with a minimum follow-up of 10 years. Am J Surg Pathol 31:1-14, 2007.

Sirvent N, Coindre JM, Maire G, et al: Detection of MDM2-CDK4 amplification by fluorescence in situ hybridization in 200 paraffin-embedded tumor samples: Utility in diagnosing adipocytic lesions and comparison with immunohistochemistry and real-time PCR. Am J Surg Pathol 31:1476-1489, 2007.

Binh MB, Sastre-Garau X, Guillou L, et al: MDM2 and CDK4 immunostainings are useful adjuncts in diagnosing well-differentiated and dedifferentiated liposarcoma subtypes: A comparative analysis of 559 soft tissue neoplasms with genetic data. Am J Surg Pathol 29:1340-1347, 2005.

Rosai J, Akerman M, Dal Cin P, et al: Combined morphologic and karyotypic study of 59 atypical lipomatous tumors: Evaluation of their relationship and differential diagnosis with other adipose tissue tumors (a report of the CHAMP Study Group). Am J Surg Pathol 20:1182-1189, 1996.

Lucas DR, Nascimento AG, Sanjay BK, Rock MG: Well-differentiated liposarcoma. The Mayo Clinic experience with 58 cases. Am J Clin Pathol 102:677-683, 1994.

黏液样和圆形细胞脂肪肉瘤
Myxoid and Round Cell Liposarcoma

临床特征

- 占脂肪肉瘤的 30% ~ 50%
- 主要发生于年轻人至中年人，儿童罕见
- 最常见的部位为大腿的深部组织，腹膜后或浅表部位罕见

大体病理学

- 肿块边界不清，切面为脂肪到黏液样
- 常见出血或坏死区域，可能为分化不良的区域（圆形细胞成分）

组织病理学

- 由处于不同成熟阶段的脂母细胞组成，包括原始的间叶细胞到高分化的脂母细胞
- 明显的黏液样基质；可见大的黏液池
- 分支状丛状毛细血管网
- 核分裂活性罕见
- 常见肥大细胞

特殊染色和免疫组织化学

- S-100 蛋白阳性
- MDM2 不同程度阳性

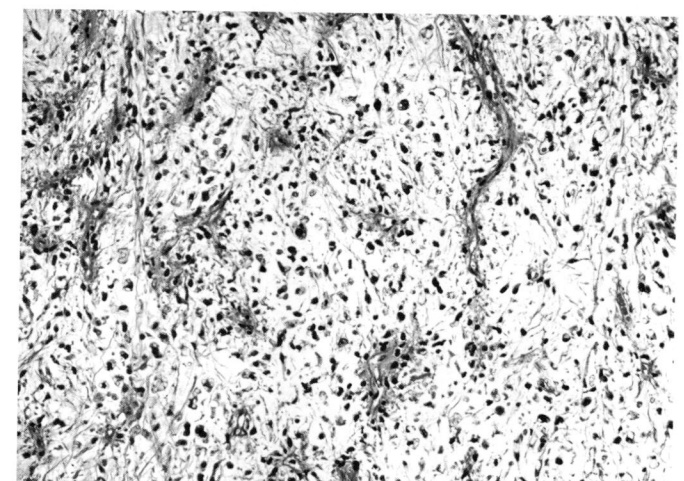

图 17-24 黏液样脂肪肉瘤。在疏松的黏液样间质中可见大量空泡状脂母细胞，伴有特征性的鸡爪样血管结构。

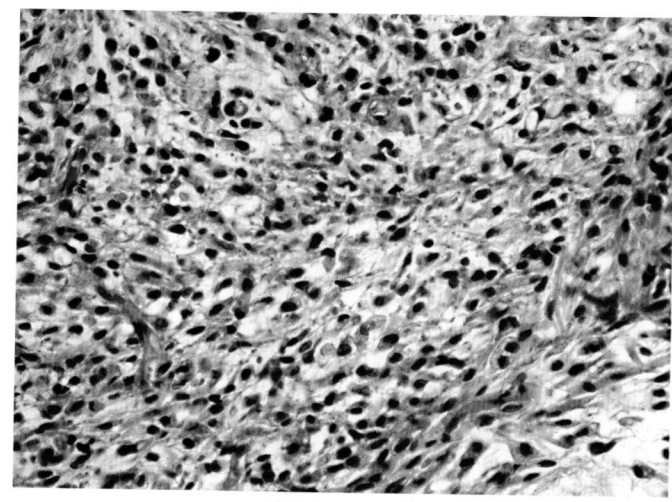

图 17-25 圆形细胞黏液样脂肪肉瘤。肿瘤细胞具有深染的圆形细胞核，黏液样间质稀少。

其他诊断技术

- 细胞遗传学或分子遗传学技术证实，90% 的病例有 t（12；16）（q13；p11）易位，形成 *FUS-DDIT3*（又称 TLS-CHOP）融合
- t（12；22）（q13；p11）易位少见，形成 *EWS-DDIT3* 融合

鉴别诊断

- 脂母细胞瘤
  - 分叶状肿块，伴有纤维性分隔
  - 缺乏纤细的血管网
  - 发生于幼儿的病变；极少见于成人
  - 涉及 *PLAG1* 的 8q11-13 发生改变
- 梭形细胞或多形性脂肪瘤
  - 常见于成人躯干上部浅表位置
  - 均匀一致的梭形细胞混有成熟的脂肪组织
  - 多形性脂肪瘤的结构特征为具有深染的多核小花样巨细胞
  - 两者常含有致密的胶原纤维
  - 梭形细胞和多形性细胞 CD34 阳性
  - 缺乏 *MDM2* 扩增

提要

- 圆形细胞脂肪肉瘤被认为是黏液样脂肪肉瘤的一种高级别的亚型，两者的组织学特征常有过渡；圆形细胞成分超过 5% 是预后不良的因素
- 治疗选择广泛手术切除

精选文献

Downs-Kelly E, Goldblum JR, Patel RM, et al: The utility of fluorescence in situ hybridization (FISH) in the diagnosis of myxoid soft tissue neoplasms. Am J Surg Pathol 32:8-13, 2008.

Fiore M, Grosso F, Lo Vullo S, et al: Myxoid/round cell and pleomorphic liposarcomas: Prognostic factors and survival in a series of patients treated at a single institution. Cancer 109:2522-2531, 2007.

Antonescu CR, Elahi A, Humphrey M, et al: Specificity of TLS-CHOP rearrangement for classic myxoid/round cell liposarcoma: Absence in predominantly myxoid well-differentiated liposarcomas. J Mol Diagn 2:132-138, 2000.

Tallini G, Akerman M, Dal Cin P, et al: Combined morphologic and karyotypic study of 28 myxoid liposarcomas: Implications for a revised morphologic typing (a report from the CHAMP Group). Am J Surg Pathol 20:1047-1055, 1996.

多形性脂肪肉瘤
Pleomorphic Liposarcoma

临床特征

- 高级别的肉瘤，大约占脂肪肉瘤的 10%
- 最常见的部位为四肢；偶尔发生于腹部或腹膜后
- 肿瘤发生于老年人

大体病理学

- 大的多结节性肿物，切面黄至棕色
- 常见出血或坏死区域

组织病理学

- 多形性、多空泡的脂母细胞，伴有扇贝形深染的细胞核
- 肿瘤背景为高级别梭形细胞和多形性肉瘤
- 核分裂象易见，并常见坏死
- 可能出现嗜酸性玻璃小体
- 上皮样亚型出现多形性脂母细胞，背景为排列紧密、伴有不等量嗜酸性胞质的深染的多角形细胞

特殊染色和免疫组织化学

- S-100 蛋白和 MDM2 不同程度阳性

其他诊断技术

- 复杂的核型，常常伴有大的环形标记染色体或双微染色体

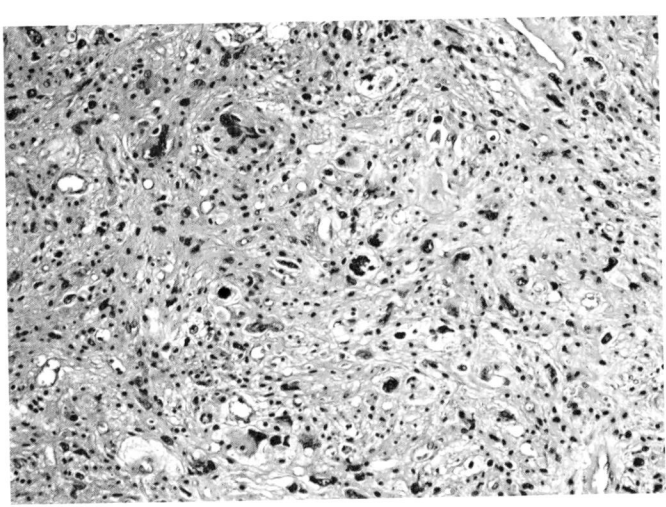

图 17-26　多形性脂肪肉瘤。显著多形性的细胞无序生长，没有可以辨认的脂母细胞。

鉴别诊断

■ 多形性脂肪瘤
  - 最常见的部位为颈后和肩部；肿瘤表浅
  - 基本的组织学图像为脂肪瘤
  - 含有致密的胶原
  - 核分裂象极为罕见或缺乏
■ 去分化脂肪肉瘤
  - 多形性脂母细胞
  - 具有共存或先前存在的低级别脂肪肉瘤成分
■ 高级别多形性肉瘤或恶性纤维组织细胞瘤
  - 无脂母细胞
  - 缺乏 S-100 蛋白免疫活性
■ 多形性横纹肌肉瘤
  - 多形性横纹肌母细胞可能酷似脂母细胞
  - 结蛋白、肌形成蛋白、MyoD1 或 myoglobin 阳性

提要

- 多形性脂肪肉瘤是一种高级别的肉瘤，容易局部复发和转移，通常转移至肺
- 治疗选择广泛手术切除，常常合并辅助放疗

精选文献

Fiore M, Grosso F, Lo Vullo S, et al: Myxoid/round cell and pleomorphic liposarcomas: Prognostic factors and survival in a series of patients treated at a single institution. Cancer 109:2522-2531, 2007.

Downes KA, Goldblum JR, Montgomery EA, Fisher C: Pleomorphic liposarcoma: A clinicopathologic analysis of 19 cases. Mod Pathol 14:179-184, 2001.

Gebhard S, Coindre JM, Michels JJ, et al: Pleomorphic liposarcoma: Clinicopathologic, immunohistochemical, and follow-up analysis of 63 cases: A study from the French Federation of Cancer Centers Sarcoma Group. Am J Surg Pathol 26:601-616, 2002.

去分化脂肪肉瘤
Dedifferentiated Liposarcoma

临床特征

- 发生于低级别脂肪肉瘤的非脂肪瘤性成分
- 发生于大约 10% 的高分化脂肪肉瘤；最常见于腹膜后
- 多数发生在原发性脂肪肉瘤中；见于复发性肿瘤的少见

- 多数去分化脂肪肉瘤显示高级别去分化，但可能发生低级别去分化（实际上是异向分化）

大体病理学

- 大的多结节性肿块，在明确的脂肪背景下常常伴有明显的实性成分

组织病理学

- 去分化成分是一种非脂肪生成性肿瘤，常常具有高级别多形性肉瘤、恶性纤维组织细胞瘤或纤维肉瘤的表现
- 常为高分化脂肪肉瘤突然转变，但也可为逐渐转变
- 可见沿着肌原性、骨性或神经原性谱系的异原性分化
- 低级别去分化是指低级别肌原性，或成纤维细胞，或肌成纤维细胞成分

特殊染色和免疫组织化学

- 去分化成分常常仅有波形蛋白阳性，但可能显示异原性谱系标记物阳性

其他诊断技术

- 通常显示由 12q14-15 组成的相同的环状标记染色体，如同在高分化脂肪肉瘤中所见一样

鉴别诊断

■ 高级别多形性肉瘤或恶性纤维组织细胞瘤
  - 如果没有取到低级别的区域，则可能无法与高级

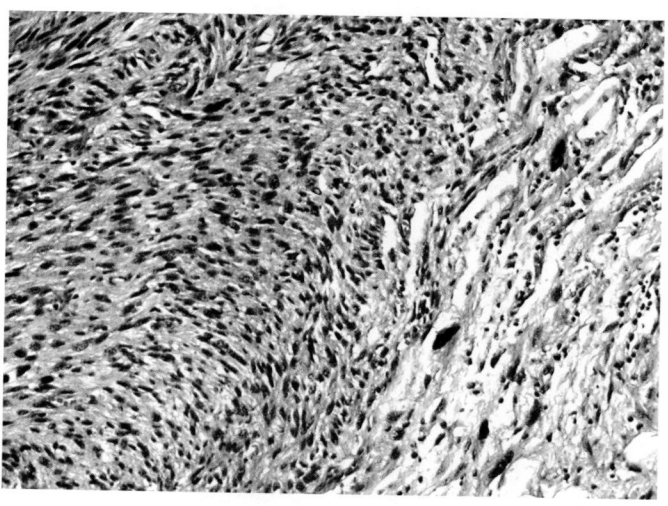

图 17-27　去分化脂肪肉瘤。高分化硬化性脂肪肉瘤突然转变为高级别非脂肪生成性成分。

别去分化脂肪肉瘤鉴别
- 邻近缺乏低级别脂肪肉瘤

提要

- 去分化脂肪肉瘤通常是高级别肉瘤，但比其他多形性肉瘤侵袭性低
- 取材应该充分，以识别低级别脂肪肉瘤成分
- 异原性成分的存在不影响预后
- 治疗选择手术扩大切除，伴或不伴辅助疗法

精选文献

Binh MB, Guillou L, Hostein I, et al: Dedifferentiated liposarcomas with divergent myosarcomatous differentiation developed in the internal trunk: A study of 27 cases and comparison to conventional dedifferentiated liposarcomas and leiomyosarcomas. Am J Surg Pathol 31:1557-1566, 2007.

Fabre-Guillevin E, Coindre JM, Somerhausen Nde S, et al: Retroperitoneal liposarcomas: Follow-up analysis of dedifferentiation after clinicopathologic reexamination of 86 liposarcomas and malignant fibrous histiocytomas. Cancer 106:2725-2733, 2006.

Elgar F, Goldblum JR: Well-differentiated liposarcoma of the retroperitoneum: A clinicopathologic analysis of 20 cases, with particular attention to the extent of low-grade dedifferentiation. Mod Pathol 10:113-120, 1997.

Henricks WH, Chu YC, Goldblum JR, Weiss SW: Dedifferentiated liposarcoma: A clinicopathological analysis of 155 cases with a proposal for an expanded definition of dedifferentiation. Am J Surg Pathol 21:271-281, 1997.

横纹肌瘤　Rhabdomyoma

临床特征

- 罕见的良性心脏外肿瘤，伴有骨骼肌分化；占所有骨骼肌肿瘤的比例不到2%
- 有三种截然不同的临床和形态学亚型
  — 胎儿性横纹肌瘤
    ◆ 一般发生于3岁以下的儿童；可为先天性
    ◆ 肿块位于头颈部的皮下或黏膜组织
  — 成人性横纹肌瘤
    ◆ 平均年龄为60岁；较多见于男性
    ◆ 头颈部的息肉样肿块；可表现为上呼吸道梗阻
    ◆ 可为多结节性，很少为多灶性
  — 生殖器横纹肌瘤
    ◆ 表现为年轻到中年妇女阴道内或外阴息肉样肿块

    ◆ 可引起阴道出血

大体病理学

- 边界清楚的分叶状肿瘤，切面细颗粒状，棕红色
- 大小通常为2～10cm

组织病理学

▪ 胎儿性横纹肌瘤
- 典型的或黏液样胎儿性横纹肌瘤，显示原始的梭形细胞位于疏松的黏液样间质中
- 中间性或富于细胞性胎儿性横纹肌瘤，具有束状生长方式，伴有带状细胞或肥胖的横纹肌母细胞
- 两种类型所含的细胞均具有横纹，极少核分裂象，缺乏坏死

▪ 成人性横纹肌瘤
- 大的圆形到多角形横纹肌细胞，具有嗜酸性颗粒状或空泡状胞质和小而位于周边的细胞核
- 肿瘤细胞出现多少不等的横纹，由于含有糖原可见局灶性空泡形成；常见"蜘蛛样"细胞

▪ 生殖器横纹肌瘤
- 肥胖的多角形或梭形细胞处于不同阶段的肌原性分化，纤维性间质中有扩张的血管

特殊染色和免疫组织化学

- MSA、结蛋白和myoglobin阳性
- 肌形成蛋白和MyoD1染色可能有散在的细胞呈阳性反应

其他诊断技术

- 电子显微镜检查：细胞核大，核仁显著；粗肌丝和细肌丝伴有Z线以及A带和I带

鉴别诊断

成人性横纹肌瘤

▪ 颗粒细胞瘤
- 排列成片的多角形细胞，胞质嗜酸性粗颗粒状，细胞核小，位于中心；无带状细胞
- 85%的病例S-100蛋白阳性；肌原性标记物阴性

▪ 冬眠瘤
- 以圆形到卵圆形细胞为特征，核位于中心，胞质颗粒状或空泡状，含有脂褐素（棕色脂肪）

▪ 副神经节瘤

- 圆形至卵圆形细胞呈器官样排列，核位于中心，胞质嗜酸性颗粒状，可见纤细的毛细血管网
- 嗜铬素（chromogranin）、突触素（synaptophysin）和 CD56 阳性；肌原性标记物阴性

- 横纹肌肉瘤
  - 在成年通常为多形性横纹肌肉瘤；肿物边界不清，伴有明显的核的多形性、核分裂活性和坏死
  - 多数细胞肌形成蛋白和 MyoD1 阳性；Myoglobin 不常着色

胎儿性和生殖器横纹肌瘤

- 胚胎性横纹肌肉瘤
  - 鉴别胎儿性横纹肌瘤和胚胎性横纹肌肉瘤（ERMS）可能困难
  - ERMS 界限不清，分化差，有核分裂象或坏死
  - 肌形成蛋白和 MyoD1 染色 50% 以下的肿瘤细胞阳性；Myoglobin 阳性细胞罕见
- 葡萄状横纹肌肉瘤
  - 在丰富的黏液样基质中出现梭形到圆形横纹肌母细胞，表面上皮下形成浓缩的新生层

提要

- 横纹肌瘤的充分治疗是完全切除
- 如未完全切除，可能局部复发；有些胎儿性横纹肌瘤可能复发，如同横纹肌肉瘤一样

精选文献

Walsh SN, Hurt MA: Cutaneous fetal rhabdomyoma: A case report and historical review of the literature. Am J Surg Pathol 32:485-491, 2008.

Braaten K, Young RH: Ovarian serous cystadenoma with associated genital rhabdomyoma. Hum Pathol 36:1240-1241, 2005.

Cronin CT, Keel SB, Grabbe J, Schuler JG: Adult rhabdomyoma of the extremity: A case report and review of the literature. Hum Pathol 31:1074-1080, 2000.

Kodet R, Fajstavr J, Kabelka Z, et al: Is fetal cellular rhabdomyoma an entity or a differentiated rhabdomyosarcoma? A study of patients with rhabdomyoma of the tongue and sarcoma of the tongue enrolled in the intergroup rhabdomyosarcoma studies I, II, and III. Cancer 67:2907-2913, 1991.

横纹肌肉瘤　　Rhabdomyosarcoma

临床特征

- 肿瘤几乎只具有骨骼肌分化

- 儿童最常见的肉瘤
  - 胚胎性横纹肌肉瘤
    - 常见部位包括头颈部、泌尿生殖道、腹部、腹膜后和睾丸旁区域
    - 主要累及幼儿
    - 葡萄状横纹肌肉瘤为一种预后好的亚型，发生于幼儿泌尿生殖道或头颈部的表面黏膜下方
    - 梭形细胞横纹肌肉瘤为一种预后好的亚型，发生于青少年睾丸旁软组织
  - 腺泡状横纹肌肉瘤

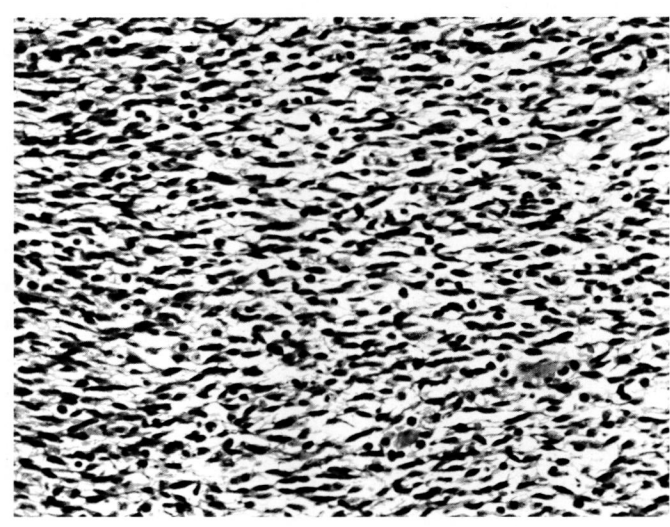

图 17-28　胚胎性横纹肌肉瘤。伴有尾状嗜酸性胞质的多形性原始梭形细胞位于黏液样间质中。

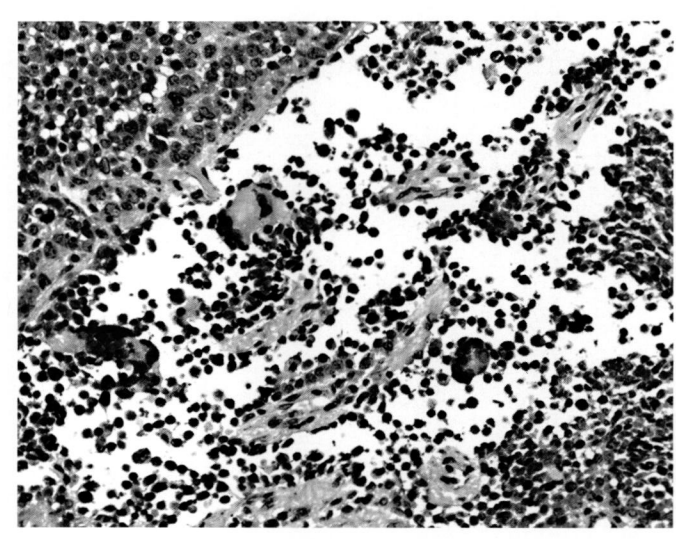

图 17-29　腺泡状横纹肌肉瘤。形态一致的深染的圆形细胞附着于纤维血管分隔上。有大量肿瘤巨细胞。

- ◆ 最常表现为四肢或臀部的深部肿瘤
- ◆ 一般累及青少年
- — 多形性横纹肌肉瘤
  - ◆ 表现为四肢深部肿块
  - ◆ 一般累及成人

大体病理学

- 质软、边界不清的分叶状肿块，切面灰褐色
- 常见局部坏死区域
- 葡萄状横纹肌肉瘤为息肉状、葡萄样肿块，切面灰白色

组织病理学

▌胚胎性横纹肌肉瘤
- 深染的原始梭形细胞，常伴有黏液样间质
- 细胞稀疏和细胞过多区域交替出现，伴有细胞集聚在血管周围
- 具有嗜酸性胞质，两端呈尾状并有横纹的带状细胞罕见
- 间变的定义为大而深染的肿瘤细胞，大小至少为邻近细胞核的 3 倍，伴有非典型性核分裂象
  - — 葡萄状横纹肌肉瘤
    - ◆ 息肉样结构
    - ◆ 至少一个显微镜下视野内可见完整上皮下的新生层（肿瘤细胞凝聚）
  - — 梭形细胞横纹肌肉瘤
    - ◆ 在不同的胶原背景中肿瘤细胞呈束状生长方式

▌腺泡状横纹肌肉瘤
- 典型的腺泡状结构，显示圆形深染的肿瘤细胞附着于纤维血管轴心上，伴有中心细胞排列松散
- 实性腺泡状结构是指形态单一成片状或巢状排列的肿瘤细胞，具有圆形细胞核和纤细的染色质结构
- 散在肿瘤巨细胞
- 分化的横纹肌母细胞为卵圆形细胞，嗜酸性胞质位于一侧

▌多形性横纹肌肉瘤
- 大的多形性细胞，具有丰富的嗜酸性胞质
- 混合有小的原始未分化细胞和梭形细胞

特殊染色和免疫组织化学

- 结蛋白和 MSA 阳性

- 肌形成蛋白和 MyoD1：细胞核阳性
- Myoblobin 阳性仅出现在伴有明显骨骼肌分化的细胞

其他诊断技术

- 电子显微镜检查：横纹肌母细胞瘤显示胞质内有粗丝和细丝以及扩张的内质网
- 细胞遗传学和分子学研究
  - — 腺泡状横纹肌肉瘤：75% 具有 t（2；13）（q35；q14）或 t（1；13）（p36；q14）易位，形成 *PAX3* 或 *PAX7-FKHR* 融合
  - — 胚胎性横纹肌肉瘤：通常显示 11q15 杂合性缺失，或超二倍体伴有 2、7、8、12、和 13 号染色体扩增

鉴别诊断

▌神经母细胞瘤
- 通常见于 5 岁以下的小儿，发生于肾上腺或沿交感神经链分布
- 小圆形细胞具有不同程度的神经纤维网和神经节细胞分化；可见菊形团结构
- 肿瘤细胞巢被纤细弯曲的血管网分隔
- 神经元特性烯醇化酶（NSE）、突触素（synaptophysin）和 NB84 阳性；肌原性标记物阴性

▌Ewing 肉瘤（EWS）和原始神经外胚层肿瘤（PNET）
- 排列成片的圆形细胞，形态单一，伴有一圈嗜酸性至透明的胞质
- 可见菊形团结构
- 缺乏瘤巨细胞和横纹肌母细胞
- CD99 染色膜呈强阳性，Fli-1 核呈阳性反应；肌原性标记物阴性
- 细胞遗传学或分子学技术显示，t（11；22）（q24；q12）易位，形成 *EWS-FLI-1* 融合为其特征

▌纤维组织增生性小圆细胞肿瘤（DSRCT）
- 以累及青少年的腹部为特征
- 未分化小细胞呈巢状分布，被纤维组织增生性间质分开
- 免疫表型多样，角蛋白和 EMA、神经性标记物（突触素，CD56）和结蛋白阳性；肌形成蛋白和 MyoD1 阴性
- 细胞遗传学或分子学技术显示，t（11；22）

（p13；q12）易位，形成 *EWS-WT1* 融合为其特征
- ■ 炎性肌成纤维细胞瘤
  - ● 可能酷似梭形细胞或胚胎性横纹肌肉瘤
  - ● 神经节细胞样肌成纤维细胞混合于炎性背景中
  - ● SMA 和 ALK-1 阳性（40%）；肌形成蛋白与 MyoD1 阴性
- ■ 单相性滑膜肉瘤
  - ● 应与梭形细胞横纹肌肉瘤鉴别
  - ● 富于细胞性的病变，具有鱼骨或血管外皮细胞瘤样生长方式
  - ● 细胞角蛋白、EMA、bcl-2 或 CD99 阳性；肌形成蛋白和 MyoD1 阴性
  - ● 细胞遗传学或分子学技术显示，t（X，18）（p11.2；q11.2）易位，形成 *SYT-SSX1/2* 融合为其特征
- ■ 恶性淋巴瘤
  - ● 弥漫性非典型性淋巴细胞群
  - ● 肿瘤细胞 CD45 阳性

提要

- ● 横纹肌肉瘤的标准疗法为手术切除辅以化疗和放疗
- ● 横纹肌肉瘤的危险程度取决于组织学、患者年龄、肿瘤分期和原发部位
- ● 腺泡状横纹肌肉瘤比其他亚型预后更差；可累及骨髓
- ● 中度风险的胚胎性横纹肌肉瘤发生间变认为预后不好
- ● 转移通常累及肺和局部淋巴结

精选文献

Parham DM, Qualman SJ, Teot L, et al: Correlation between histology and PAX/FKHR fusion status in alveolar rhabdomyosarcoma: A report from the Children's Oncology Group. Am J Surg Pathol 31:895-901, 2007.

Morotti RA, Nicol KK, Parham DM, et al: An immunohistochemical algorithm to facilitate diagnosis and subtyping of rhabdomyosarcoma: The Children's Oncology Group experience. Am J Surg Pathol 30:962-968, 2006.

Nishio J, Althof PA, Bailey JM, et al: Use of a novel FISH assay on paraffin-embedded tissues as an adjunct to diagnosis of alveolar rhabdomyosarcoma. Lab Invest 86:547-556, 2006.

Parham DM, Ellison DA: Rhabdomyosarcomas in adults and children: An update. Arch Pathol Lab Med 130:1454-1465, 2006.

Ferrari A, Dileo P, Casanova M, et al: Rhabdomyosarcoma in adults: A retrospective analysis of 171 patients treated at a single institution. Cancer 98:571-580, 2003.

Folpe AL, McKenney JK, Bridge JA, Weiss SW: Sclerosing rhabdomyosarcoma in adults: Report of four cases of a hyalinizing, matrix-rich variant of rhabdomyosarcoma that may be confused with osteosarcoma, chondrosarcoma, or angiosarcoma. Am J Surg Pathol 26:1175-1183, 2002.

Furlong MA, Mentzel T, Fanburg-Smith JC: Pleomorphic rhabdomyosarcoma in adults: A clinicopathologic study of 38 cases with emphasis on morphologic variants and recent skeletal muscle-specific markers. Mod Pathol 14:595-603, 2001.

平滑肌瘤（皮肤和深部软组织的） Leiomyoma (Cutaneous and Deep Soft Tissue)

临床特征

- ● 临床表现与部位有关，从具有疼痛的皮肤隆起到位置深在的四肢、腹部或腹膜后肿块
- ● 根据部位，平滑肌瘤分类如下
  - — 皮肤平滑肌瘤
    - ◆ 最常累及四肢伸肌表面或生殖器皮肤
    - ◆ 四肢的肿瘤向立毛肌分化；常为多发性并有疼痛
    - ◆ 一般见于青少年和年轻成人，但也可发生于儿童
  - — 血管平滑肌瘤
    - ◆ 向血管平滑肌分化
    - ◆ 常见于女性
    - ◆ 孤立性，常为疼痛性肿块，通常发生于四肢
  - — 深部平滑肌瘤

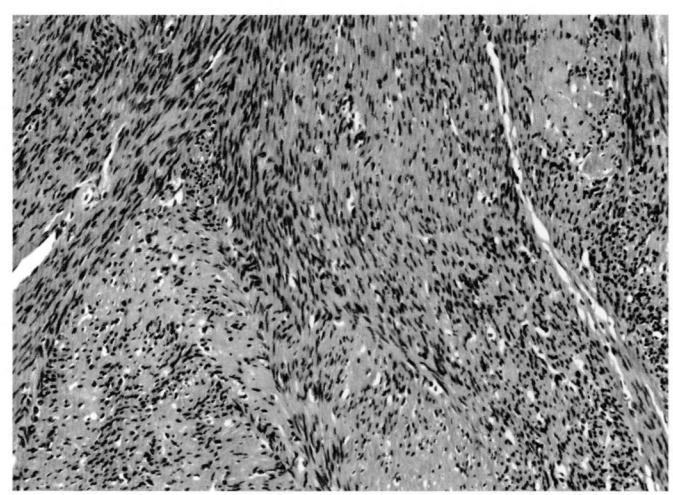

图 17-30 平滑肌瘤。分化良好的平滑肌交织成束，没有核非典型性或核分裂象。

◆ 发生于四肢、腹部或腹膜后的深部组织

◆ 罕见的肿瘤，几乎全部见于成人

◆ X 线检查常常显示病灶内钙化

◆ 诊断要慎重；绝大多数深部软组织的平滑肌肿瘤为恶性

大体病理学

- 通常 < 2cm；深部肿瘤可以较大
- 切面质硬，小梁状，灰白色，表面隆起
- 局灶区域可见钙化或玻璃样变

组织病理学

▌ 皮肤平滑肌瘤
  - 边界通常不清楚
  - 分化良好的平滑肌细胞交织排列成束
  - 胞质嗜酸性，核卵圆形，两端钝圆，伴有核周空泡
  - 可见灶性钙化、玻璃样变、骨化和黏液样退变
  - 无核分裂活性
  - 表皮萎缩
▌ 血管平滑肌瘤
  - 边界清楚
  - 明显而不规则的相互连接的血管间隙，周围绕以分化好的平滑肌；可为实性或含有大的血管间隙
▌ 深部平滑肌瘤
  - 分化良好的平滑肌梭形细胞呈束状交织排列，核的两端钝圆并有核周空泡
  - 不同程度的退变性非典型性，钙化和骨化明显，但缺乏真正的多形性
  - 缺乏核分裂象

特殊染色和免疫组织化学

- SMA 和结蛋白阳性

其他诊断技术

- 没有帮助

鉴别诊断

▌ 皮肤纤维组织细胞瘤（皮肤纤维瘤）
  - 以梭形细胞呈席纹状排列为特征，并有陷入的胶原
  - 免疫组化染色Ⅷ a 因子阳性
▌ 平滑肌肉瘤
  - 梭形细胞具有雪茄形核，核的非典型性以及核分

裂活跃
- 细胞交织排列成束
- 可见灶状坏死、玻璃样变和黏液样变

提要

- 皮肤平滑肌瘤为良性肿瘤，通过手术切除治疗
- 皮肤平滑肌瘤可为常染色体显性遗传
- 女性腹膜后平滑肌肿瘤常为雌激素依赖性
- 腹膜后平滑肌瘤的诊断尚有争议，有些作者认为发生在腹膜后的所有平滑肌肿瘤均为肉瘤

精选文献

Sandberg AA: Updates on the cytogenetics and molecular genetics of bone and soft tissue tumors: Leiomyoma. Cancer Genet Cytogenet 158:1-26, 2005.

Billings SD, Folpe AL, Weiss SW: Do leiomyomas of deep soft tissue exist? An analysis of highly differentiated smooth muscle tumors of deep soft tissue supporting two distinct subtypes. Am J Surg Pathol 25:1134-1142, 2001.

Fletcher CD, Kilpatrick SE, Mentzel T: The difficulty in predicting behavior of smooth-muscle tumors in deep soft tissue. Am J Surg Pathol 19:116-117, 1995.

Kilpatrick SE, Mentzel T, Fletcher CD: Leiomyoma of deep soft tissue: Clinicopathologic analysis of a series. Am J Surg Pathol 18:576-582, 1994.

平滑肌肉瘤　　Leiomyosarcoma

临床特征

- 通常见于 40 ~ 70 岁之间的患者，但可发生于任何年龄
- 腹膜后或盆腔为最常见的部位，但平滑肌肉瘤可来源于大的静脉和四肢的深部组织
- 腹膜后和腹腔内肿瘤较常见于妇女
- 通常表现为增大的肿块，症状与邻近器官移位有关

大体病理学

- 边界相对清楚的鱼肉样肿块，切面灰白色漩涡状
- 可见灶状出血、坏死或囊性改变

组织病理学

- 程度不等的富于细胞性肿瘤，由成束排列的梭形细胞组成，胞质嗜酸性，核呈雪茄形，可见核周空泡
- 细胞多形性可从轻微到显著；可能出现瘤巨细胞和破骨细胞样巨细胞

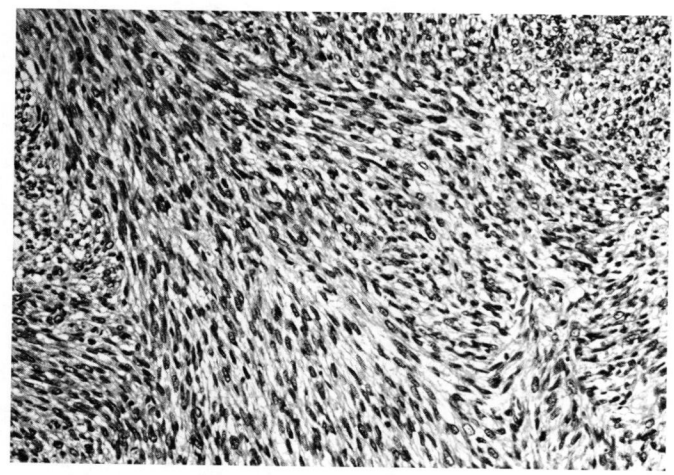

图 17-31　**平滑肌肉瘤。**富于细胞的肿瘤，深染的梭形细胞两端钝圆，交错成束排列。

- 核分裂率通常为 5 个核分裂象 /10 hpf，但任何核分裂活性均应怀疑为恶性
- 常见玻璃样变和凝固性肿瘤坏死区域
- 偶尔可见上皮样分化、黏液样改变、胞核呈栅栏状排列或显著的淋巴细胞浸润

特殊染色和免疫组织化学

- SMA，h-caldesmon 阳性
- 结蛋白常常阳性

其他诊断技术

- 电子显微镜检查：细丝（肌动蛋白与肌浆球蛋白）伴有致密小体、胞饮作用和外基底层
- 细胞遗传学研究：大多数平滑肌肉瘤具有复杂的染色体组型，但无诊断性异常
- 常见 Rb1–cyclin D 通路改变

鉴别诊断

- 平滑肌瘤
  - 低倍镜下所见与高分化平滑肌肉瘤相似
  - 缺乏核分裂活性，细胞学非典型性不明显
  - 无凝固性坏死
- 富于细胞性神经鞘瘤或恶性外周神经鞘肿瘤
  - 细胞细长，伴有波纹状蛇形细胞核
  - 常见核呈栅栏状排列，但这也可见于平滑肌肉瘤
  - S-100 蛋白或 CD56 至少局灶阳性，缺乏平滑肌标记物

- 恶性纤维组织细胞瘤
  - 多形性和梭形细胞呈席纹状排列，常常位于胶原性或黏液样间质中
  - 高级别平滑肌肉瘤可有相似的表现
  - SMA、MSA、结蛋白和 h-caldesmon 阴性
- 单相性滑膜肉瘤
  - 成束排列的梭形细胞，伴有不同程度的细胞核的多形性以及鱼骨样或血管外皮细胞瘤样生长方式
  - 不同程度的核分裂率
  - 细胞角蛋白、EMA、bcl-2 或 CD99 免疫染色阳性；平滑肌标记物阴性
  - 细胞遗传学或分子遗传学技术显示，t（X；18）（p11.2；q11.2）易位，形成 *SYT-SSX1/2* 融合为其特征
- 梭形细胞横纹肌肉瘤
  - 常常发生于男性青少年的睾丸旁区域
  - 可见局灶性带状细胞分化
  - 细胞核肌形成蛋白和 MyoD1 染色阳性
- 胃肠外间质瘤
  - 可具有上皮样、梭形细胞或混合性表型；可存在黏液样变
  - 成束生长不明显
  - C-kit（CD117）和 CD34 免疫染色阳性
- 炎性肌成纤维细胞肿瘤
  - 梭形细胞病变，伴有神经节细胞样肌成纤维细胞和显著的炎症
  - 通常缺乏平滑肌肉瘤成束的生长结构
  - SMA 阳性，但结蛋白和 h-caldesmon 阴性；ALK-1（40%）阳性
- 纤维肉瘤（婴儿型和成人型）
  - 最常累及 1 岁以下的小儿；偶尔见于成人
  - 通常发生于四肢
  - 高度富于细胞的浸润性肿瘤，细胞核深染，胞质稀少；鱼骨样生长方式
  - 高核分裂率；可见非典型性核分裂象
  - SMA、结蛋白和 h-caldesmon 阴性

提要

- 平滑肌肉瘤常为大的肿瘤；常见局部复发以及转移至肺与肝
- 肿瘤部位、深度和大小是比组织学特征更为重要的预后因素

- 治疗选择手术扩大切除
- 深部平滑肌肿瘤伴有可以辨别出来的核分裂活性应考虑为恶性

精选文献

Sandberg AA: Updates on the cytogenetics and molecular genetics of bone and soft tissue tumors: leiomyosarcoma. Cancer Genet Cytogenet 161:1-19, 2005.

Farshid G, Pradhan M, Goldblum J, Weiss SW: Leiomyosarcoma of somatic soft tissues: A tumor of vascular origin with multivariate analysis of outcome in 42 cases. Am J Surg Pathol 26:14-24, 2002.

Oda Y, Miyajima K, Kawaguchi K, et al: Pleomorphic leiomyosarcoma: clinicopathologic and immunohistochemical study with special emphasis on its distinction from ordinary leiomyosarcoma and malignant fibrous histiocytoma. Am J Surg Pathol 25:1030-1038, 2001.

Rubin BP, Fletcher CD: Myxoid leiomyosarcoma of soft tissue, an underrecognized variant. Am J Surg Pathol 24:927-936, 2000.

de Saint Aubain Somerhausen N, Fletcher CD: Leiomyosarcoma of soft tissue in children: Clinicopathologic analysis of 20 cases. Am J Surg Pathol 23:755-763, 1999.

颗粒细胞瘤 Granular Cell Tumor

临床特征

- 常发生于成人（30～60岁）；女性多于男性
- 表现为真皮、皮下或黏膜下肿块，多发性少见
- 舌是常见受累的部位

大体病理学

- 边界不清的结节
- 一般小（＜3 cm）而质硬，切面呈黄白色

组织病理学

- 由成片的大多角形细胞组成，胞质丰富，嗜酸性，粗颗粒状
- 可呈片状、巢状或小梁状生长；偶尔出现明显的纤维组织增生
- 细胞核可小，或为大的伴有核仁的空泡状核
- 核的多形性轻微，核分裂象罕见
- 其上鳞状上皮常见假性上皮瘤性增生
- 怀疑恶性的组织学征象包括坏死，多于2个核分裂象/10hpf，肿瘤细胞梭形化，空泡状染色质伴有大的核仁以及细胞多形性

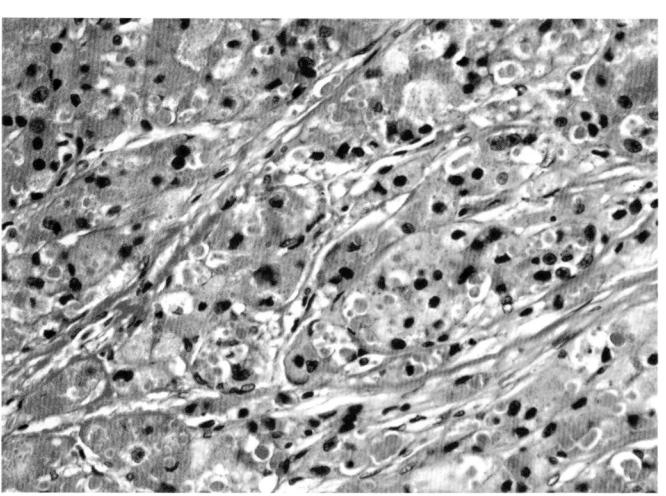

图 17-32 **颗粒细胞瘤。**大的多角形细胞伴有小的空泡状细胞核和大量嗜酸性颗粒状胞质。

特殊染色和免疫组织化学

- S-100 蛋白，CD68 阳性
- PAS 染色：细胞常常显示胞质阳性

其他诊断技术

- 电子显微镜检查显示胞质内有有界膜的颗粒，符合吞噬溶酶体

鉴别诊断

▎成人性横纹肌瘤
- 以圆形到多角形细胞为特征，伴有胞质横纹
- 结蛋白、肌形成蛋白和 myoglobin 免疫染色阳性

▎冬眠瘤
- 细胞具有空泡状到颗粒状胞质，伴有明显的细胞边界
- 油红 O 染色可见脂肪小滴

提要

- 颗粒细胞瘤为一种良性神经性肿瘤，治疗一般采取局部切除
- 多数颗粒细胞瘤的行为为良性；然而，恶性颗粒细胞瘤确实存在（大约1%）；鉴别良性与恶性肿瘤的组织学标准尚未得到确认
- 转移是确定恶性肿瘤的唯一特征
- 假上皮瘤病可能被误认为鳞状细胞癌

精选文献

Fanburg-Smith JC, Meis-Kindblom JM, Fante R, Kindblom LG: Malignant granular cell tumor of soft tissue: Diagnostic criteria and clinicopathologic correlation. Am J Surg Pathol 22:779-794, 1998.

Filie AC, Lage JM, Azumi N: Immunoreactivity of S100 protein, alpha-1-antitrypsin, and CD68 in adult and congenital granular cell tumors. Mod Pathol 9:888-892, 1996.

Nakazato Y, Ishizeki J, Takahashi K, Yamaguchi H: Immunohistochemical localization of S-100 protein in granular cell myoblastoma. Cancer 49:1624-1628, 1982.

神经鞘瘤　　Schwannoma

临床特征

- 神经鞘瘤英文又称 neurilemmoma
- 可发生在任何年龄；一般发生于成年人
- 常见的受累部位是颅内（小脑脑桥角）、后纵隔、腹膜后、四肢屈面和头颈部
- 生长缓慢，通常为无痛性肿瘤
- 最常见的为散发性；5% 以下发生于 2 型神经纤维瘤病的患者

大体病理学

- 卵圆形或纺锤形肿块，通常小于 5cm
- 边界清楚，常有包膜，切面实性，粉红色至黄褐色
- 可见灶状囊性退变区域

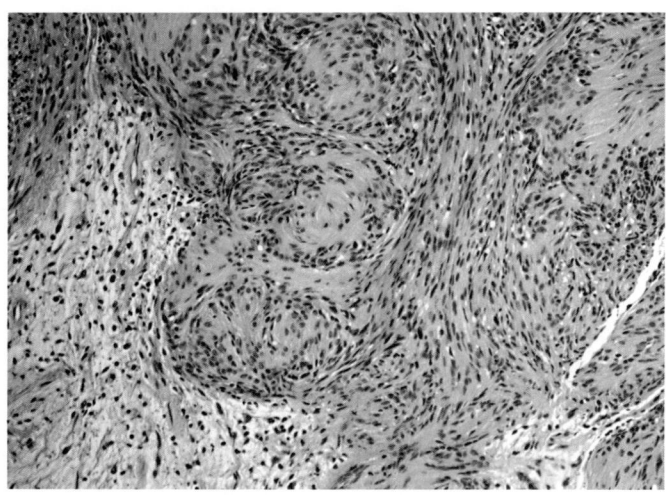

图 17-33　神经鞘瘤。 疏松的 Antoni B 区与富于细胞的 Antoni A 区交替出现，细胞核成栅栏状排列，可见 Verocay 小体。

组织病理学

- 由神经外膜组成的明确的包膜
- 表现为致密的细胞丰富的区域（Antoni A 区）和细胞稀疏的黏液样区域（Antoni B 区）
- 细胞核呈栅栏状排列，绕以原纤维性突起（Verocay 小体）
- 细胞为梭形，含有细长的波纹状细胞核，两端呈尾状
- 玻璃样变血管具有特征性
- 局部区域出血、含铁血黄素沉着和黄瘤性改变
- 少数情况下出现腺体结构或纯粹的上皮样形态
- 陈旧性神经鞘瘤
  - 明显的退行性改变，包括囊肿形成、钙化、血管玻璃样变、出血和细胞非典型性
- 富于细胞性神经鞘瘤
  - 几乎全部由 Antoni A 区组成（必须与恶性外周神经鞘肿瘤相鉴别）
  - 核分裂活跃，但细胞构成超过核分裂象

特殊染色和免疫组织化学

- S-100 蛋白强阳性
- Leu-7（CD57）、CD56 和 GFAP 阳性
- Ⅳ型胶原蛋白：围绕单个肿瘤细胞

其他诊断技术

- 电子显微镜检查：肿瘤细胞含有电子致密的基底膜物质和特征性的 Luse 小体（长间隙的胶原）

鉴别诊断

▎神经纤维瘤
- 特征为具有蛇形波纹状细胞核的细长细胞成束和漩涡状排列，伴有波纹状的胶原纤维；常有黏液样间质
- 缺乏 Antoni A 和 Antoni B 区

▎平滑肌瘤
- 特征为具有卵圆形两端钝圆细胞核的梭形细胞交织排列成束
- 缺乏 Antoni A 和 Antoni B 区
- SMA 阳性

▎恶性外周神经鞘肿瘤
- 浸润性，高度富于细胞的肿瘤，特征为细长的细

胞伴有多形性细胞核
- 显著的核分裂活性
- 常见坏死
- S-100 蛋白较少强阳性

提要

- 神经鞘瘤是一种几乎完全显示神经鞘细胞分化的良性肿瘤；恶性变极为罕见
- 推荐的治疗方法为手术切除并保留神经
- 富于细胞性神经鞘瘤可被误认为恶性外周神经鞘肿瘤，S-100 蛋白阳性支持富于细胞性神经鞘瘤的诊断

精选文献

Begnami MD, Palau M, Rushing EJ, et al: Evaluation of NF2 gene deletion in sporadic schwannomas, meningiomas, and ependymomas by chromogenic in situ hybridization. Hum Pathol 38:1345-1350, 2007.

Nascimento AF, Fletcher CD: The controversial nosology of benign nerve sheath tumors: Neurofilament protein staining demonstrates intratumoral axons in many sporadic schwannomas. Am J Surg Pathol 31:1363-1370, 2007.

Agaram NP, Prakash S, Antonescu CR: Deep-seated plexiform schwannoma: A pathologic study of 16 cases and comparative analysis with the superficial variety. Am J Surg Pathol 29:1042-1048, 2005.

McMenamin ME, Fletcher CD: Expanding the spectrum of malignant change in schwannomas: Epithelioid malignant change, epithelioid malignant peripheral nerve sheath tumor, and epithelioid angiosarcoma. A study of 17 cases. Am J Surg Pathol 25:13-25, 2001.

Fletcher CD, Davies SE, McKee PH: Cellular schwannoma: A distinct pseudosarcomatous entity. Histopathology 11:21-35, 1987.

神经纤维瘤　Neurofibroma

临床特征

- 通常发生于全身的皮肤或皮下组织
- 任何年龄均可受累，但最常见于年轻成人
- 肿瘤可为局灶性、弥漫性或丛状，后两者与 1 型神经纤维瘤病（NF1）密切相关
  - 1 型神经纤维瘤病，von Recklinghausen 病
    - 常染色体显性遗传，染色体 17
    - 绝大多数病例有家族史
    - 多发性神经纤维瘤发生于身体的不同部位
    - 咖啡牛奶色斑（色素沉着性皮肤病变）
    - Lisch 结节（色素性虹膜错构瘤）

大体病理学

- 边界清楚的纺锤形病变，常与神经干有关
- 切面质硬，灰白色
- 弥漫性病变显示皮下组织中界限不清的斑块样增厚
- 丛状病变是一种多结节成簇的病变，好像"一袋蠕虫"（bag of worms）

组织病理学

- 低至中度富于细胞的病变，由具有波纹状细胞核和嗜酸性胞质的细胞组成，散在有胶原纤维束
- 间质可出现少量黏液性物质或呈黏液样改变，偶见玻璃样变
- 肿瘤边界清楚，但常无包膜
- 常见轻度核的非典型性，但不代表是恶性变
- 可含有黑色素（色素性神经纤维瘤）或显示上皮样形态（上皮样神经纤维瘤）
- 丛状神经纤维瘤
  - 几乎总是伴有 NF1
  - 不规则膨大的神经束显示多结节性外观
  - 细胞通常稀疏，伴有显著的黏液样基质
  - 可见不同程度的核的多形性
  - 核分裂活性少见
- 弥漫性神经纤维瘤
  - 肿瘤细胞伸展到皮肤和皮下组织，并包绕皮下和皮肤附属器结构

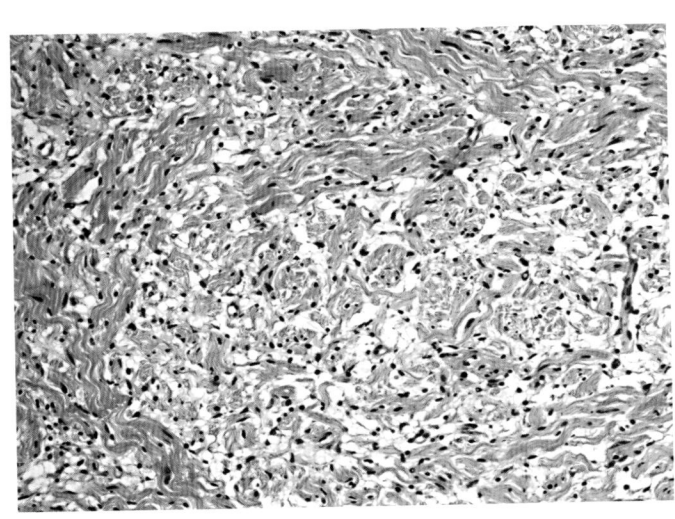

图 17-34　神经纤维瘤。小的波纹状梭形细胞与致密的胶原束混合存在。

特殊染色和免疫组织化学

- S-100 蛋白阳性

其他诊断技术

- 通过分子技术可能发现位于染色体 17q11.2 上的 *NF1* 肿瘤抑制基因双等位缺失

鉴别诊断

■ 神经鞘瘤
- 被神经外膜包裹，几乎完全由神经鞘细胞束组成
- 缺乏黏液样背景，常见玻璃样变的血管
- 具有 Antoni A 区和 Antoni B 区

■ 黏液瘤
- 可发生在肌肉内、皮肤或关节旁
- 由位于明显黏液样背景内的梭形至星形细胞组成
- S-100 蛋白阴性

■ 恶性外周神经鞘肿瘤
- 富于细胞的肿瘤，特征为多形性细胞伴有波纹状细胞核
- 显著的核分裂活性
- 肿瘤坏死区域
- S-100 蛋白较少强阳性

提要

- 局限性散发性神经纤维瘤是一种良性病变，可以保守切除予以治疗，恶变极为罕见
- 伴有 NF1 的神经纤维瘤大约 3% 发生恶变，最常见于位置深在的病变和丛状病变，特征为细胞增加、核分裂活跃以及弥漫性核的非典型性

精选文献

De Luca A, Bernardini L, Ceccarini C, et al: Fluorescence in situ hybridization analysis of allelic losses involving the long arm of chromosome 17 in NF1-associated neurofibromas. Cancer Genet Cytogenet 150:168-172, 2004.

Fetsch JF, Michal M, Miettinen M: Pigmented (melanotic) neurofibroma: A clinicopathologic and immunohistochemical analysis of 19 lesions from 17 patients. Am J Surg Pathol 24:331-343, 2000.

Liapis H, Dehner LP, Gutmann DH: Neurofibroma and cellular neurofibroma with atypia: A report of 14 tumors. Am J Surg Pathol 23:1156-1158, 1999.

McCarron KF, Goldblum JR: Plexiform neurofibroma with and without associated malignant peripheral nerve sheath tumor: A clinicopathologic and immunohistochemical analysis of 54 cases. Mod Pathol 11:612-617, 1998.

副神经节瘤　Paraganglioma

临床特征

- 发生在 40 ~ 60 岁的患者
- 症状不同，取决于部位
  - 颈动脉体瘤
    - 颈部无痛性缓慢增大的肿块
  - 颈（静脉）鼓室副神经节瘤
    - 头晕、耳鸣、脑神经麻痹和传导性听力丧失
  - 迷走神经副神经节瘤
    - Horner 综合征和声带麻痹
  - 腹膜后副神经节瘤
    - 后背痛和可触及肿块

大体病理学

- 分叶状、红棕色、边界清楚的肿块
- 直径可从几个厘米到 20cm

组织病理学

- 圆形到多角形细胞排列成小梁状或器官样结构（细胞球，Zellballen），细胞核位于中心，胞质嗜酸性，细颗粒状
- 细胞核不同程度的深染和多形性
- 大量纤细的血管网

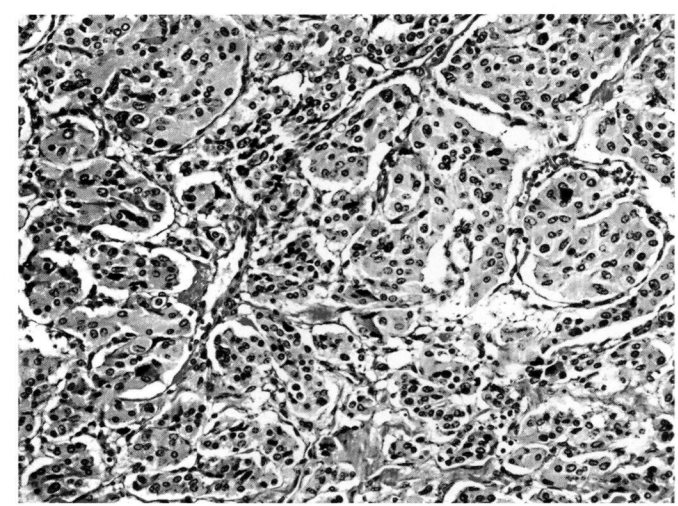

图 17-35　副神经节瘤。多角形肿瘤细胞巢，伴有核的非典型性和嗜酸性胞质，形成细胞球（Zellballen）结构。

- 核分裂象少见
- 恶性副神经节瘤
  - — 没有可靠的组织学标准能预测恶性
  - — 侵袭性行为与肿瘤坏死、血管浸润和核分裂活性增加有关
  - — 转移扩散是唯一可靠的恶性标准

特殊染色和免疫组织化学

- 神经元特异性烯醇化酶（NSE），嗜铬素阳性
- 肿瘤细胞巢周围的支持细胞 S-100 蛋白染色阳性
- 细胞角蛋白常为阴性

其他诊断技术

- 电子显微镜检查：胞质内可见具有致密核心的神经分泌颗粒

鉴别诊断

类癌

- 小而均匀一致的细胞成片排列，核位于中心，染色质呈点彩状，胞质丰富、呈细颗粒状
- 细胞角蛋白阳性

腺泡状软组织肉瘤

- 发生在深部软组织，通常在大腿
- 特征为均匀一致的多角形细胞，伴有嗜酸性颗粒状胞质和位于中心的细胞核
- 器官样生长方式
- 常见血管浸润

提要

- 副神经节瘤通常具有良性临床经过
- 总的恶变发生率大约为 10%；没有可靠的组织学标准能预测恶性
- 已经观察到有明确的家族性发病
- 可能与 von Hippel-Lindau 病和多发性内分泌肿瘤综合征有关
- 可能伴有 Carney 三联征：副神经节瘤、肺软骨瘤和胃平滑肌肉瘤

精选文献

Cascon A, Landa I, Lopez-Jimenez E, et al: Molecular characterization of a common SDHB deletion in paraganglioma patients. J Med Genet 45:233-238, 2008.

Plaza JA, Wakely PE Jr, Moran C, et al: Sclerosing paraganglioma:
Report of 19 cases of an unusual variant of neuroendocrine tumor that may be mistaken for an aggressive malignant neoplasm. Am J Surg Pathol 30:7-12, 2006.

Elder EE, Xu D, Hoog A, et al: Ki-67 and hTERT expression can aid in the distinction between malignant and benign pheochromocytoma and paraganglioma. Mod Pathol 16:246-255, 2003.

Carney JA: Gastric stromal sarcoma, pulmonary chondroma, and extra-adrenal paraganglioma (Carney Triad): Natural history, adrenocortical component, and possible familial occurrence. Mayo Clin Proc 74:543-552, 1999.

Linnoila RI, Keiser HR, Steinberg SM, Lack EE: Histopathology of benign versus malignant sympathoadrenal paragangliomas: Clinicopathologic study of 120 cases including unusual histologic features. Hum Pathol 21:1168-1180, 1990.

恶性外周神经鞘肿瘤
Malignant Peripheral Nerve Sheath Tumor

临床特征

- 一般表现为与主要神经干有关的增大的肿块，常常发生在四肢近端
- 大约 3% ~ 10% 伴有 NF1 的患者发生恶性外周神经鞘瘤（MPNST）
- 大约 50% 的病例见于 NF1 患者；常常发生于 10 ~ 20 年以后
- 散发的病例通常发生在成人，男：女比例为 1：1
- 与神经纤维瘤病有关的病例发生在较年轻的患者，男：女比例为 4：1

大体病理学

- 位置深在的纺锤形肿块，常常位于大神经
- 肿瘤界限通常不清，常常沿着邻近的神经浸润，或侵犯周围软组织
- 切面棕白色，鱼肉样，伴有局灶出血和坏死

组织病理学

- 富于细胞的梭形细胞肿瘤，具有成束的生长方式
- 细胞丰富区和细胞稀疏区交替出现，常伴有黏液样间质区域
- 可见细胞核成栅栏状排列和梭形细胞构成的漩涡状结节
- 常见肿瘤细胞集聚在血管周围并沿着神经分支生长
- 梭形细胞具有深染的波纹状或弯曲的细胞核，并有轻度至显著的多形性
- 核分裂活性高，常见坏死

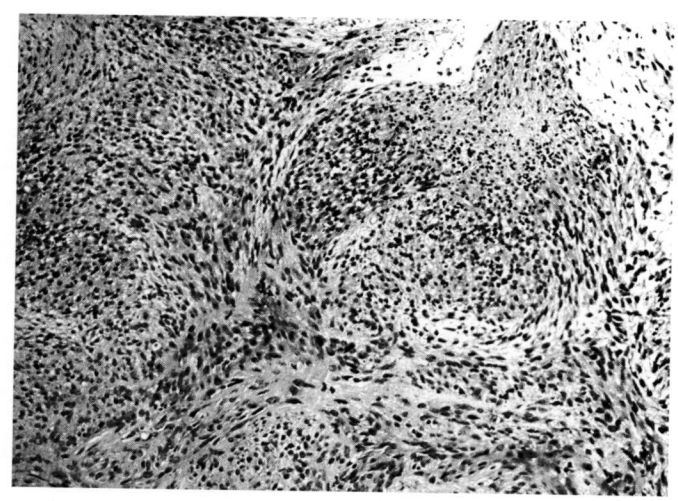

图 17-36　恶性外周神经鞘肿瘤。成束排列的多形性梭形细胞，细胞致密与细胞稀疏区域交替出现。可见局灶性坏死。

- 可见良性或恶性异原性成分，例如骨、软骨和骨骼肌
- 恶性蝾螈瘤
  - 出现横纹肌母细胞分化
- 恶性外周神经鞘瘤
  - 肿瘤具有典型的恶性外周神经鞘瘤的区域，混合有成巢的圆形至多角形上皮样细胞，细胞核圆形，核仁明显，胞质透明至嗜酸性

特殊染色和免疫组织化学

- 多数病例 S-100 蛋白局灶弱阳性
- CD56 和 CD57 不同程度阳性
- 单个肿瘤细胞周围Ⅳ型胶原阳性

其他诊断技术

- 电子显微镜检查显示相互交错的细胞突起，完全性或部分性外板层、细胞连接和胞饮小泡
- 细胞遗传学研究显示许多结构和数目异常，但均不具有诊断性

鉴别诊断

- 富于细胞性神经鞘瘤
  - 肿瘤细胞丰富，几乎完全由 Antoni A 区组成
  - 界限常常清楚而不是浸润性生长
  - 肿瘤细胞比较均匀一致，核的多形性不明显
  - 核分裂活性和坏死少见

- S-100 蛋白强阳性
- 平滑肌肉瘤
  - 特征为梭形细胞伴有嗜酸性胞质和非典型性雪茄形细胞核，交织排列成短束状
  - 细胞的多形性常常显著，伴有大量核分裂象
  - SMA 和结蛋白免疫染色阳性
- 纤维肉瘤
  - 高度富于细胞的浸润性肿瘤，由成纤维细胞组成，核深染，胞质稀少，几乎全部呈鱼骨样排列
  - 高核分裂率；可见非典型性核分裂象
  - 神经分化的标记物阴性
- 滑膜肉瘤（单相性）
  - 特征为成束状和漩涡状排列的梭形细胞，伴有高核 - 浆比例
  - 细胞角蛋白、EMA、CD99 和 bcl-2 免疫染色阳性
  - 存在 t（X；18）（p11；q11）易位
- 透明细胞肉瘤（软组织黑色素瘤）
  - 特征为由均匀一致的细胞组成，核圆形至卵圆形，位于中心，核仁明显，嗜碱性，胞质透明至嗜酸性，含有糖原
  - 细胞内黑色素（常不明显）
  - 成团的细胞被纤细的纤维间隔分开；Ⅳ型胶原染色围绕细胞团而不是单个肿瘤细胞
  - S-100 蛋白、HMB-45 和 melan-A 阳性
  - 存在 t（12；22）（q13；q12）易位，形成 *EWS-ATF1* 融合

提要

- 恶性外周神经鞘瘤非常容易局部复发和远处转移
- 转移常常累及肺、肝和骨；淋巴结受累罕见
- 这些肿瘤具有沿神经鞘扩散至远隔部位的倾向

精选文献

Anghileri M, Miceli R, Fiore M, et al: Malignant peripheral nerve sheath tumors: Prognostic factors and survival in a series of patients treated at a single institution. Cancer 107:1065-1074, 2006.

Stasik CJ, Tawfik O: Malignant peripheral nerve sheath tumor with rhabdomyosarcomatous differentiation (malignant triton tumor). Arch Pathol Lab Med 130:1878-1881, 2006.

Allison KH, Patel RM, Goldblum JR, Rubin BP: Superficial malignant peripheral nerve sheath tumor: a rare and challenging diagnosis. Am J Clin Pathol 124:685-692, 2005.

Zhou H, Coffin CM, Perkins SL, et al: Malignant peripheral nerve sheath tumor: A comparison of grade, immunophenotype, and cell cycle/growth activation marker expression in sporadic and neurofibromatosis 1-related lesions. Am J Surg Pathol 27:1337-1345, 2003.

Watanabe T, Oda Y, Tamiya S, et al: Malignant peripheral nerve sheath tumours: High Ki67 labelling index is the significant prognostic indicator. Histopathology 39:187-197, 2001.

血管瘤　Hemangioma

临床特征

■ 毛细血管瘤（婴儿性和幼年性血管瘤）
- 婴儿最常见血管肿瘤，通常出现在生后头几周内
- 常常发生在头颈部；可以累及皮下组织或偶可累及内脏；在软组织内弥漫性生长被命名为血管瘤病
- 典型者表现为深红色的皮肤病变，随着时间的推移变得隆起（草莓血管瘤，strawberry hemangioma）
- 通常在生后第一年生长，其后随着时间的推移而退化

■ 海绵状血管瘤
- 常见于儿童，好发于头颈部的皮肤（葡萄酒痣，port-wine nevus）
- 典型者累及的部位比毛细血管瘤深
- 可发生在腹部内脏，主要是肝和脾
- 不大可能随着时间的推移而退化
- 偶尔伴有 Maffucci 综合征（多发性内生性软骨瘤和血管增生）

■ 上皮样血管瘤
- 亦称血管淋巴组织增生伴有嗜酸细胞增多（angiolymphoid hyperplasia with eosinophilia）
- 发生在头颈部，表现为瘙痒性红色病变；可为多灶性
- 最常见于 20 ~ 60 岁；略常见于男性
- 切除后可能复发

■ 化脓性肉芽肿（分叶状毛细血管瘤，LCH）
- 基本上与毛细血管瘤相同，尽管 LCH 通常并不发生在婴儿
- 典型者为皮肤或口腔黏膜上的息肉样肿物
- 常常与妊娠或口服避孕药有关

■ 梭形细胞血管瘤
- 典型者表现为四肢远端的皮下结节，可为多灶性
- 最常见于 10 ~ 30 岁之间，但可发生在任何年龄

■ 肌肉内血管瘤
- 表现为缓慢生长的深部肿块，可能有疼痛

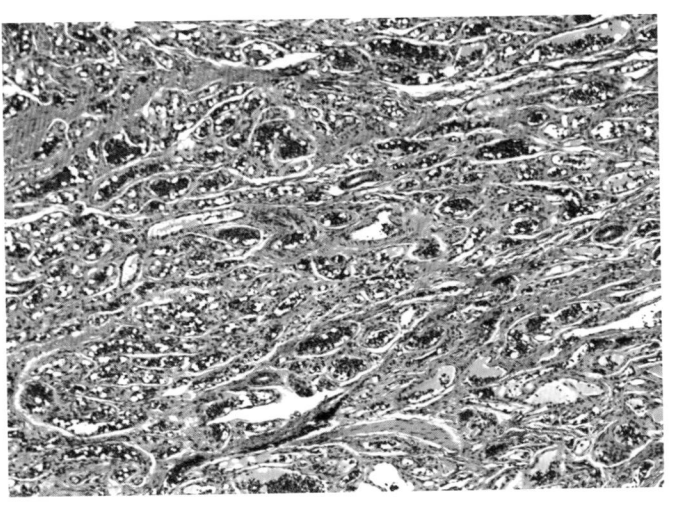

图 17-37　血管瘤。密集排列的小血管腔，内衬扁平内皮细胞。

- 下肢最易受累，其次为头颈部、上肢和躯干
- 最常见于青少年和年轻成年人
- 如果切除不完全，容易复发

大体病理学

- 血管瘤可位于皮肤或位置深在，可边界清楚或呈浸润性生长
- 多数切面呈海绵状，深红色

组织病理学

■ 毛细血管瘤
- 分叶状结构伴有分支状小血管，内衬肥胖至扁平的内皮细胞，由稀疏的结缔组织间质分隔
- 富于细胞的病变，毛细血管腔不明显；实性生长方式，程度不同的核分裂活性（富于细胞性血管瘤）
- 退行性变包括血管扩张以及被脂肪或纤维组织取代

■ 海绵状血管瘤
- 常见于皮下组织
- 以扩张的、充满血液的中到大管径的血管腔隙为特征，内衬扁平内皮细胞

■ 上皮样血管瘤
- 边界清楚的皮肤病变，由小到中等大小的血管组成
- 血管腔内衬肥胖的内皮细胞，伴有丰富的嗜酸性胞质和空泡状卵圆形细胞核
- 背景常显示淋巴细胞浸润，有时伴有生发中心；可见数量不等的散在肥大细胞、嗜酸性粒细胞和浆细胞

- 化脓性肉芽肿
  - 边界清楚，伴有分叶状结构
  - 特征为小而分支的血管腔和良性的内皮细胞
- 梭形细胞血管瘤
  - 边界不清的病变
  - 由梭形细胞和海绵状血管腔两种成分组成的实性肿物；可能含有血栓
  - 内衬扩张血管腔的细胞细长，而梭形细胞往往肥胖，常常伴有胞质空泡
- 肌肉内血管瘤
  - 毛细血管或海绵状血管腔混于成熟的骨骼肌和数量不等的脂肪中

特殊染色和免疫组织化学

- 血栓调节素（thrombomodulin）、CD34、CD31 和 Fli-1 显示内皮细胞
- 仅幼年性毛细血管瘤 GLUT1 阳性

其他诊断技术

- 没有帮助

鉴别诊断

- 血管外皮细胞瘤
  - 几乎总是见于成人
  - 一般发生于腿、盆腔或腹膜后的深部软组织
  - 富于细胞的良性梭形细胞肿瘤，以鹿角形血管为特征
  - 血管周围和血管之间为增生的、均匀一致的血管外皮细胞
- 血管肉瘤
  - 儿童血管肉瘤极为罕见
  - 常发生在皮肤或内脏；深部软组织罕见
  - 特征为不规则的相互吻合的血管腔，内衬非典型性内皮细胞
  - 常常出现核分裂活性
  - 出血和坏死常见
- Kaposi 肉瘤
  - 均匀一致的梭形细胞束形成裂隙样血管腔隙
  - 常见外渗的红细胞
  - PAS 阳性的玻璃小体（细胞内和细胞外）
  - 最常见于 AIDS 患者和地中海血统的老年患者
  - 80% ~ 85% 的病例 HHV-8 和 LNA-1 阳性

提要

- Von Hippel-Lindau 病以小脑血管母细胞瘤、广泛播散的内脏血管瘤性病变以及肾细胞癌为特征
- Sturge-Weber 综合征以软脑膜静脉血管瘤性病变和同侧面部葡萄酒痣为特征
- 草莓血管瘤不经治疗可以自行消退
- 上皮样血管瘤和肌肉内血管瘤切除后容易复发

精选文献

Goh SG, Calonje E: Cutaneous vascular tumours: An update. Histopathology 52:661-673, 2008.

Dadras SS, North PE, Bertoncini J, et al: Infantile hemangiomas are arrested in an early developmental vascular differentiation state. Mod Pathol 17:1068-1079, 2004.

Brenn T, Fletcher CD: Cutaneous epithelioid angiomatous nodule: A distinct lesion in the morphologic spectrum of epithelioid vascular tumors. Am J Dermatopathol 26:14-21, 2004.

North PE, Waner M, Mizeracki A, Mihm MC Jr: GLUT1: A newly discovered immunohistochemical marker for juvenile hemangiomas. Hum Pathol 31:11-22, 2000.

Calonje E, Fletcher CD: Sinusoidal hemangioma: A distinctive benign vascular neoplasm within the group of cavernous hemangiomas. Am J Surg Pathol 15:1130-1135, 1991.

血管球瘤　Glomus Tumor

临床特征

- 肿瘤向改良的血管球体平滑肌分化
- 常见于年轻成人
- 通常累及四肢远端，特别是手指和脚趾；深部或内脏肿瘤罕见
- 红色和蓝色疼痛性皮下结节；可为多灶性

大体病理学

- 一般小于 1 cm；边界清楚的皮肤或皮下结节

组织病理学

- 成片状或巢状分布的均匀一致的圆形细胞，伴有卵圆形细胞核和浅淡的嗜酸性胞质
- 血管球细胞团可围绕扩张的血管（血管球瘤，glomangioma）
- 核分裂象少见
- 可出现局灶性退变引起的核的非典型性

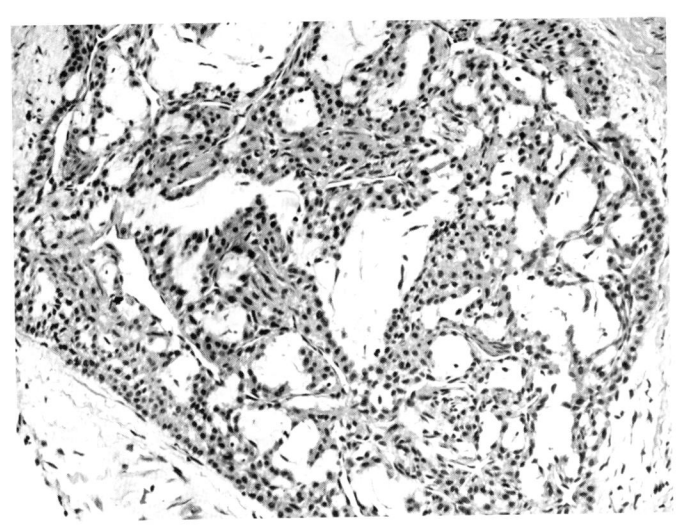

图 17-38 血管球瘤。均匀一致的圆形细胞呈结节状增生，核位于中心，胞质浅淡。

特殊染色和免疫组织化学

- SMA 和 h-caldesmon 阳性
- CD34 不同程度阳性
- 肿瘤细胞 CD31 和血栓调节素（thrombomodulin）阴性

其他诊断技术

- 没有帮助

鉴别诊断

▌ 富于细胞性或海绵状血管瘤
  - 富于细胞性血管瘤以内衬扁平内皮细胞的小而分支的血管腔为特征
  - 无血管球细胞
  - 血管球瘤可见局灶性海绵状血管瘤样区域
  - 血栓调节素、CD31 和 CD34 阳性；SMA 阴性

▌ 副神经节瘤
  - 小梁状或器官样排列的圆形至多角形细胞，伴有卵圆形细胞核和嗜酸性颗粒状胞质
  - 广泛而纤细的毛细血管网，将肿瘤分为细胞球（Zellballen）结构
  - 神经内分泌标记物（突触素、嗜铬素、神经元特异性烯醇化酶）阳性；细胞角蛋白和 SMA 阴性

提要

- 血管球瘤为良性肿瘤，通常通过切除予以治疗；

大约 5% ～ 10% 复发
- 恶性血管球瘤（血管球肉瘤，glomangiosarcoma）非常罕见；它们通常较大，位于深部或内脏，伴有浸润性生长、核的非典型性和活跃的核分裂活性

精选文献

Mentzel T, Dei Tos AP, Sapi Z, Kutzner H: Myopericytoma of skin and soft tissues: Clinicopathologic and immunohistochemical study of 54 cases. Am J Surg Pathol 30:104-113, 2006.

Miettinen M, Paal E, Lasota J, Sobin LH: Gastrointestinal glomus tumors: A clinicopathologic, immunohistochemical, and molecular genetic study of 32 cases. Am J Surg Pathol 26:301-311, 2002.

Folpe AL, Fanburg-Smith JC, Miettinen M, Weiss SW: Atypical and malignant glomus tumors: Analysis of 52 cases, with a proposal for the reclassification of glomus tumors. Am J Surg Pathol 25:1-12, 2001.

Tsuneyoshi M, Enjoji M: Glomus tumor: A clinicopathologic and electron microscopic study. Cancer 50:1601-1607, 1982.

血管外皮细胞瘤和肌血管周细胞瘤 Hemangiopericytoma and Myopericytoma

临床特征

▌ 血管外皮细胞瘤
  - 至少具有交界性恶性潜能；向改良的血管周细胞分化
  - 发生于成人；通常位于深部，最常见于腿、盆腔或腹膜后
  - 临床发现时常常较大
  - 盆腔或腹膜后肿瘤可合并低血糖症（Doege-Potter 综合征）

▌ 肌血管周细胞瘤
  - 除病变位于皮下外，与血管外皮细胞瘤相同，通常位于四肢远端

大体病理学

- 孤立性，界限清楚，常为分叶状肿块，切面灰白色到红褐色
- 可见局灶性出血或囊性变

组织病理学

▌ 血管外皮细胞瘤
  - 薄壁鹿角形血管内衬单层扁平内皮，血管周围和血管之间为增生的、形态一致的卵圆形到梭形的

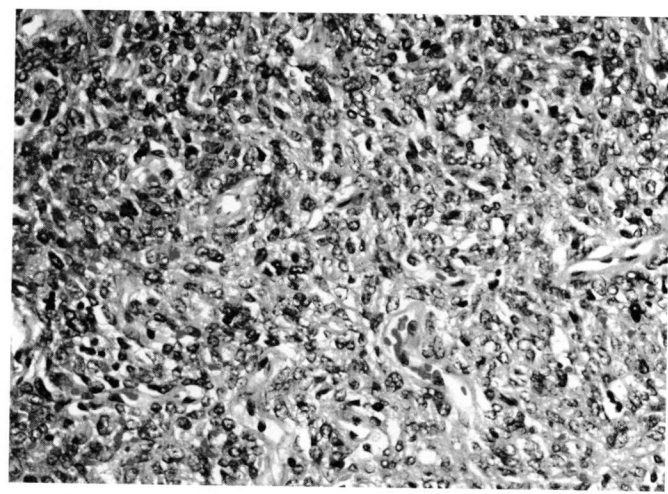

图 17-39 **血管外皮细胞瘤**。细胞边界不清的良性卵圆形肿瘤细胞，围绕分支状血管网排列。

外皮细胞，外皮细胞胞质边界不清
- 网状纤维丰富，围绕单个的血管外皮细胞
- 可见灶状玻璃样变和黏液样变
- 核分裂象一般少于 4/10 hpf
- 可程度不同地混有脂肪组织，称为"脂肪瘤性血管外皮细胞瘤"（lipomatous hemangiopericytoma）
- "恶性"血管外皮细胞瘤的标准尚不明确，但是侵袭性行为与活跃的核分裂活性、核的非典型性、坏死和出血有关；所有的血管外皮细胞瘤至少具有交界性恶性潜能

■ 肌血管周细胞瘤
- 除了具有肥胖的梭形至圆形肌样细胞外，与血管外皮细胞瘤相同，肌样细胞围绕血管，具有血管外皮细胞样结构

特殊染色和免疫组织化学

- CD34：不一定阳性
- SMA 肌血管周细胞瘤阳性，但普通的血管外皮细胞瘤阴性

其他诊断技术

- 电子显微镜检查：外皮细胞含有粗面内质网、线粒体、游离多核糖体和细丝
- 细胞遗传学研究：血管外皮细胞瘤可能与 12 号染色体长臂的结构畸变有关

鉴别诊断

■ 孤立性纤维瘤
- 词义不同；世界卫生组织已将血管外皮细胞瘤与孤立性纤维瘤合并为一种疾病
- 没有结构的梭形细胞位于不同程度玻璃样变的间质中；常见血管外皮细胞样血管结构
- 常发生于胸膜，但可发生在任何部位
- CD34、CD99 和 bcl-2 阳性

■ 伴有血管外皮细胞瘤样区域的纤维组织细胞瘤
- 梭形细胞和组织细胞样细胞排列成席纹状结构
- 常常出现混合性炎症细胞
- 在病变的周围，肿瘤细胞将胶原"分开"

■ 血管球瘤
- 扩张的血管绕以成片的圆形细胞，核位于中心，胞质淡染，嗜酸性
- SMA 阳性

■ 滑膜肉瘤（单相性）
- 由深染而钝圆的梭形细胞组成，伴有血管外皮细胞瘤样生长方式
- 细胞角蛋白或 EMA 阳性；CD99 和 bcl-2 阳性，但 CD34 阴性
- 存在 t（X；18）（p11；q11）易位

提要

- 血管外皮细胞瘤是一种除外性诊断，因为血管外皮细胞瘤样结构可以见于各种不同的其他肿瘤
- 手术切除后一般可以长期生存；10 ~ 20 年后可能发生转移，通常累及肺或骨
- 自然病史难以预测；少数具有侵袭性形态学特征的肿瘤可有较迅速的进展
- 肿瘤复发通常出现在远处转移之前

精选文献

Gengler C, Guillou L: Solitary fibrous tumour and haemangio-pericytoma: Evolution of a concept. Histopathology 48:63-74, 2006.

Thompson LD, Miettinen M, Wenig BM: Sinonasal-type hemangiopericytoma: A clinicopathologic and immuno-phenotypic analysis of 104 cases showing perivascular myoid differentiation. Am J Surg Pathol 27:737-749, 2003.

Espat NJ, Lewis JJ, Leung D, et al: Conventional hemangiopericytoma: Modern analysis of outcome. Cancer 95:1746-1751, 2002.

Ferrari A, Casanova M, Bisogno G, et al: Hemangiopericytoma in pediatric ages: A report from the Italian and German Soft Tissue Sarcoma Cooperative Group. Cancer 92:2692-2698, 2001.

Guillou L, Gebhard S, Coindre JM: Lipomatous hemangio-pericytoma: A fat-containing variant of solitary fibrous tumor? Clinicopathologic, immunohistochemical, and ultrastructural analysis of a series in favor of a unifying concept. Hum Pathol 31:1108-1115, 2000.

血管内皮细胞瘤 Hemangioendothelioma

临床特征

- 认为是血管内皮恶性肿瘤的一种低级别的亚型；可以见于几个解剖部位
- 上皮样血管内皮细胞瘤
  - 可发生在任何年龄组，但儿童罕见
  - 通常累及四肢的皮肤或皮下组织；多中心性罕见；可以累及骨或内脏
  - 通常围绕先前存在的血管，最常见的是静脉，并可伴有水肿或血栓性静脉炎
- Kaposi 性血管内皮细胞瘤
  - 主要发生于儿童，常常见于出生后第一年内
  - 最常见的部位是四肢或腹膜后的浅表和深部软组织
  - 常常伴有消耗性凝血病和血小板减少症（Kasabach-Merritt 综合征）
- 网状血管内皮细胞瘤和乳头状淋巴管内血管内皮细胞瘤（Dabska 瘤）
  - 见于任何年龄；网状血管内皮细胞瘤较常发生于成人，而 Dabska 瘤较常见于儿童
  - 四肢最常受累

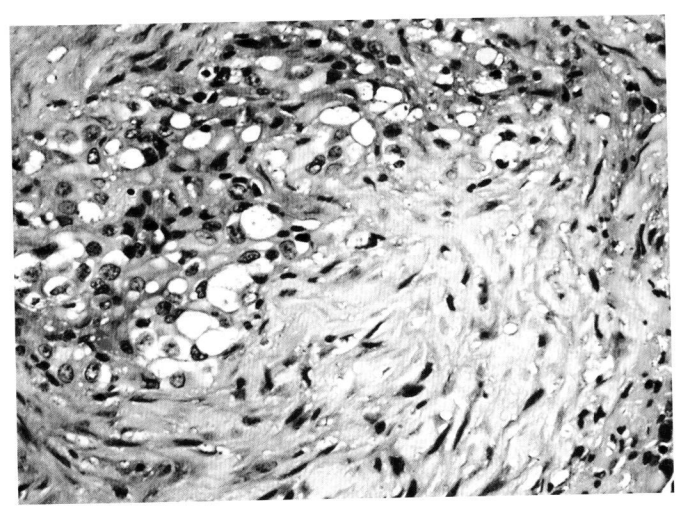

图 17-40 上皮样血管内皮细胞瘤。 伴有胞质空泡的上皮样细胞巢位于纤维黏液样间质中。

大体病理学

- 紫罗兰色斑块或皮下结节；常常为多结节性
- 浸润性边界，切面灰至白色，多样化
- 与大血管有关的上皮样血管内皮细胞瘤可能类似于机化血栓

组织病理学

- 上皮样血管内皮细胞瘤
  - 索状和巢状分布的多角形内皮细胞，伴有嗜酸性胞质和卵圆形细胞核
  - 细胞质内含红细胞
  - 肿瘤向先前存在的血管壁内生长，并向血管周围扩散
  - 肿瘤细胞一般有良性的圆形至卵圆形细胞核，但可出现某种程度的多形性
  - 背景间质为黏液样或玻璃样变
  - 核分裂率通常较低
- Kaposi 性血管内皮细胞瘤
  - 肿瘤结节被纤维间隔分开；结节可类似于毛细血管瘤，或具有 Kaposi 肉瘤的梭形细胞形态学改变
  - 由肿瘤细胞组成的小结节呈现小球样结构，具有特征性
  - 常见外渗的红细胞、肿瘤内出血和含铁血黄素
- 网状血管内皮细胞瘤和乳头状淋巴管内血管内皮细胞瘤（Dabska 瘤）
  - 两种肿瘤均以肥胖细胞内衬于淋巴管样血管腔为特征，伴有或不伴有腔内乳头状突起
  - 网状血管内皮细胞瘤显示内衬肥胖内皮细胞的狭窄而有分支的血管腔，并被硬化的间质分开，常常含有淋巴细胞浸润
  - Dabska 瘤含有腔内肥胖内皮细胞簇，类似于深部淋巴管瘤；细胞簇中可见特征性的基底膜物质沉积

特殊染色和免疫组织化学

- Ⅷ a 因子、CD31、CD34、thrombomodulin、podoplanin 和 Fli-1 阳性
- GLUT1 阴性
- 上皮样血管内皮细胞瘤细胞角蛋白染色可为局灶阳性
- 网状纤维染色突出显示血管成分

其他诊断技术

- 上皮样血管内皮细胞瘤可见 t（1；3）（p36；q25）易位

鉴别诊断

▪ 上皮样肉瘤
- 通常发生在青少年和年轻成人的四肢远端
- 由多角形细胞组成的融合性结节，伴有中心坏死区域
- 细胞角蛋白和 EMA 阳性；除了 CD34 以外其余内皮标记物阴性

▪ 上皮样血管肉瘤
- 伴有筛样血管腔的实性肿物，而不是血管内皮细胞瘤的结构
- 核的非典型性、核分裂活性和坏死比上皮样血管内皮细胞瘤明显

▪ Kaposi 性血管内皮细胞瘤和 Kaposi 肉瘤
- Kaposi 肉瘤
  - 儿童非常罕见；典型者与免疫抑制有关
  - 缺乏类似于富于细胞性血管瘤的区域
  - 与血管内皮细胞瘤不同，HHV-8 和 LNA-1 阳性

提要

- 血管内皮细胞瘤具有交界性生物学行为，可能复发但转移罕见；在这一组肿瘤中，上皮样血管内皮细胞瘤的侵袭性最强，多达 33% 的病例发生转移
- 手术切除为标准疗法；药物疗法可以作为无法切除的肿瘤的指征，或治疗消耗性凝血病

精选文献

Fukunaga M, Suzuki K, Saegusa N, Folpe AL: Composite hemangioendothelioma: Report of 5 cases including one with associated Maffucci syndrome. Am J Surg Pathol 31:1567-1572, 2007.

Debelenko LV, Perez-Atayde AR, Mulliken JB, et al: D2-40 immunohistochemical analysis of pediatric vascular tumors reveals positivity in kaposiform hemangioendothelioma. Mod Pathol 18:1454-1460, 2005.

Lyons LL, North PE, Mac-Moune Lai F, et al: Kaposiform hemangioendothelioma: A study of 33 cases emphasizing its pathologic, immunophenotypic, and biologic uniqueness from juvenile hemangioma. Am J Surg Pathol 28:559-568, 2004.

Fanburg-Smith JC, Michal M, Partanen TA, et al: Papillary intralymphatic angioendothelioma (PILA): A report of twelve cases of a distinctive vascular tumor with phenotypic features of lymphatic vessels. Am J Surg Pathol 23:1004-1010, 1999.

Calonje E, Fletcher CD, Wilson-Jones E, Rosai J: Retiform hemangioendothelioma: A distinctive form of low-grade angiosarcoma delineated in a series of 15 cases. Am J Surg Pathol 18:115-125, 1994.

Zukerberg LR, Nickoloff BJ, Weiss SW: Kaposiform hemangioendothelioma of infancy and childhood: An aggressive neoplasm associated with Kasabach-Merritt syndrome and lymphangiomatosis. Am J Surg Pathol 17:321-328, 1993.

Dabska M: Malignant endovascular papillary angioendothelioma of the skin in childhood: Clinicopathologic study of 6 cases. Cancer 24:503-510, 1969.

血管肉瘤　Angiosarcoma

临床特征

- 罕见的肿瘤，在肉瘤中所占比例不到 1%；通常见于成人
- 好发于皮肤和浅表软组织、乳腺、骨、肝和脾；深部软组织罕见
- 可能与慢性淋巴水肿（常见于乳腺切除术后）、既往放射治疗或在接受肾移植术后的动静脉瘘有关
- 肝血管肉瘤与从前接触氯化聚乙烯和二氧化钍有关

大体病理学

- 皮肤血管肉瘤表现为边界不清的青肿或溃疡出血性结节，或酷似丹毒的斑块
- 常为大的出血性、边界不清的肿块，伴有海绵样质地和充满血液的间隙

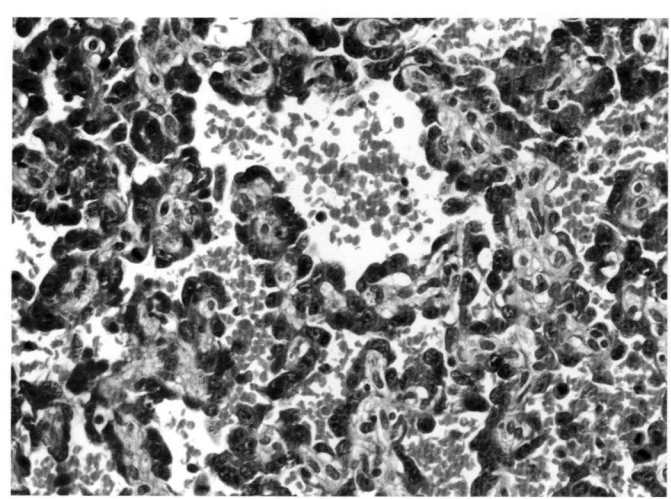

图 17-41　血管肉瘤。深染的多形性肿瘤细胞形成含有红细胞的原始血管腔。

组织病理学

- 主要由上皮样或梭形细胞组成，血管分化不明显；常见多形性、核分裂象和广泛的组织浸润
- 血管间隙内的肿瘤细胞可以细长或肥胖，伴有深染的细胞核
- 梭形细胞区域可能类似于纤维肉瘤或其他梭形细胞肿瘤

特殊染色和免疫组织化学

- 血栓调节素、CD31、CD34 和 Fli-1 阳性
- 上皮样血管肉瘤细胞角蛋白可为阳性

其他诊断技术

- 电子显微镜检查发现大约 25% 的病例有胞质 Weibel-Palade 小体

鉴别诊断

▎ 血管瘤
- 完整的管状血管腔，内衬均匀一致的扁平内皮细胞
- 缺乏细胞多形性、核分裂活性、坏死和不规则的组织浸润

▎ 乳头状内皮增生（Masson 血管内血管内皮细胞瘤）
- 机化血栓的一种不常见的变型，以许多被覆内皮细胞的血管内相互吻合的假乳头状突起为特征
- 缺乏细胞核多形性和核分裂活性；没有血管外成分

▎ 上皮样血管内皮细胞瘤
- 多角形上皮样内皮细胞排列成条索和簇状，胞质嗜酸性，良性细胞核呈卵圆形
- 核的多形性轻微，核分裂活性有限；胞质可见空泡

提要

- 血管肉瘤采取根治性手术和放射治疗
- 临床经过以反复复发和远处转移为特征，最常转移至肺、淋巴结和骨
- 预后与肿瘤大小、多灶性以及是否能完全切除有关

精选文献

Deyrup AT, McKenney JK, Tighiouart M, et al: Sporadic cutaneous angiosarcomas: A proposal for risk stratification based on 69 cases. Am J Surg Pathol 32:72-77, 2008.

Al-Abbadi MA, Almasri NM, Al-Quran S, Wilkinson EJ: Cytokeratin and epithelial membrane antigen expression in angiosarcomas: An immunohistochemical study of 33 cases. Arch Pathol Lab Med 131:288-292, 2007.

Sher T, Hennessy BT, Valero V, et al: Primary angiosarcomas of the breast. Cancer 110:173-178, 2007.

Bocklage T, Leslie K, Yousem S, Colby T: Extracutaneous angiosarcomas metastatic to the lungs: Clinical and pathologic features of twenty-one cases. Mod Pathol 14:1216-1225, 2001.

Meis-Kindblom JM, Kindblom LG: Angiosarcoma of soft tissue: A study of 80 cases. Am J Surg Pathol 22:683-697, 1998.

Wehrli BM, Janzen DL, Shokeir O, et al: Epithelioid angiosarcoma arising in a surgically constructed arteriovenous fistula: a rare complication of chronic immunosuppression in the setting of renal transplantation. Am J Surg Pathol 22:1154-1159, 1998.

淋巴管瘤　Lymphangioma

临床特征

- 罕见的肿瘤，一般为先天性肿瘤；多数发生在 2 岁以前
- 常常表现为头颈部或腋窝区域边界不清的软组织或皮肤肿块
- 可见腹部或内脏受累
- 进一步分为如下类型
  —囊性淋巴管瘤（囊性水瘤）
    ◆ 位置浅表
    ◆ 常发生在颈部
  — 海绵状淋巴管瘤
    ◆ 常发生在骨骼肌或较深的软组织

大体病理学

- 通常表现为质软的灰白色囊性肿瘤

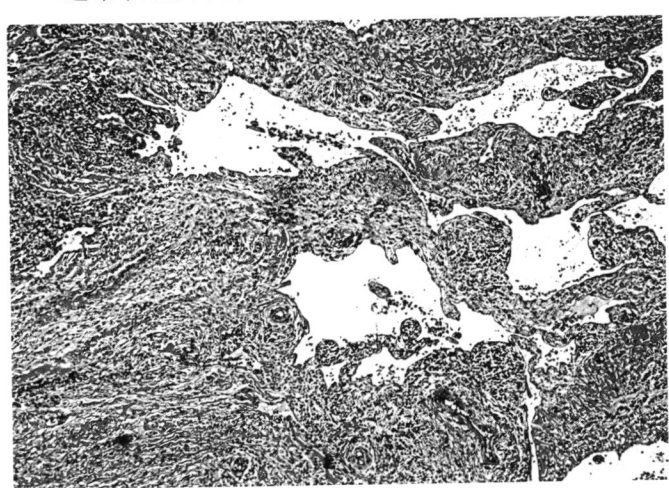

图 17-42　淋巴管瘤。扩张的淋巴管被炎症性纤维间质分开。

- 囊性淋巴管瘤边界通常清楚，而海绵状淋巴管瘤具有浸润性边界

组织病理学

- 以相互吻合的薄壁不规则的淋巴管为特征，内衬扁平的内皮细胞
- 腔内蛋白性液体含有淋巴细胞和红细胞
- 间质纤维化和慢性炎细胞浸润常见；常见淋巴细胞聚集
- 海绵状淋巴管瘤边缘呈浸润性，常常延伸至邻近的脂肪组织

特殊染色和免疫组织化学

- 没有帮助

其他诊断技术

- 没有帮助

鉴别诊断

▎血管瘤
- 内衬扁平内皮细胞的分支状小血管腔

提要

- 淋巴管瘤通过手术切除治疗
- 总体预后非常好，极少数病例可能复发

精选文献

Fukunaga M: Expression of D2-40 in lymphatic endothelium of normal tissues and in vascular tumours. Histopathology 46:396-402, 2005.

Galambos C, Nodit L: Identification of lymphatic endothelium in pediatric vascular tumors and malformations. Pediatr Dev Pathol 8:181-189, 2005.

Hornick JL, Fletcher CD: Intraabdominal cystic lymphangiomas obscured by marked superimposed reactive changes: Clinicopathological analysis of a series. Hum Pathol 36:426-432, 2005.

Guillou L, Fletcher CD: Benign lymphangioendothelioma (acquired progressive lymphangioma): A lesion not to be confused with well-differentiated angiosarcoma and patch stage Kaposi's sarcoma. Clinicopathologic analysis of a series. Am J Surg Pathol 24:1047-1057, 2000.

Gomez CS, Calonje E, Ferrar DW, et al: Lymphangiomatosis of the limbs: Clinicopathologic analysis of a series with a good prognosis. Am J Surg Pathol 19:125-133, 1995.

黏液瘤　Myxoma

临床特征

- 通常为边界清楚的深部肿块；可位于肌肉内、皮下或关节旁
- 肌肉内肿瘤常见于老年患者，且见于人体大的肌肉内
- 关节旁肿瘤常发生在膝或其他大关节周围
- 可能伴有 Carney 综合征
  - 常染色体显性遗传
  - 以黏液瘤、皮肤色素沉着和内分泌功能亢进为特征

大体病理学

- 圆形至卵圆形肿物，切面灰白色，呈胶状

组织病理学

- 肿瘤细胞稀疏，边界清楚；肿瘤与周围软组织交界处常常可见假包膜
- 少数星形细胞或双极细胞，伴有卵圆形细胞核（蜘蛛细胞）
- 丰富的、细胞稀少的疏松黏液样间质

特殊染色和免疫组织化学

- 波形蛋白阳性

其他诊断技术

- 没有帮助

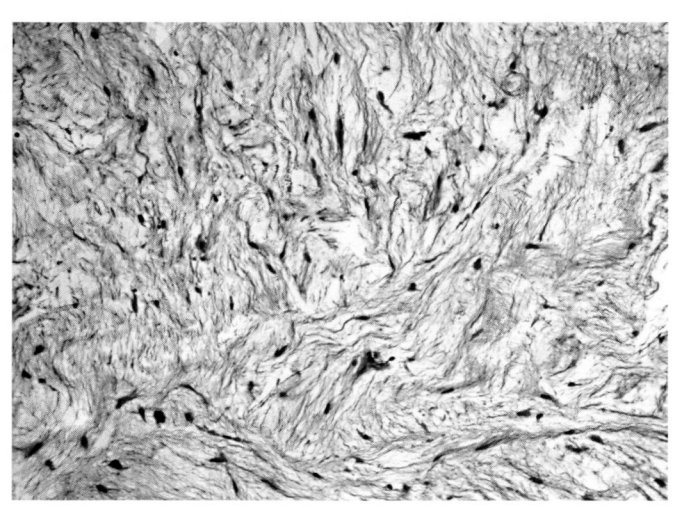

图 17-43　黏液瘤。 细胞稀少的病变，良性梭形细胞位于丰富的黏液样间质中。

鉴别诊断

- 神经鞘黏液瘤
  - 特征为周围有平行排列的梭形细胞层，细胞核呈波纹状
- 黏液样神经纤维瘤
  - 波纹状的梭形细胞核；常常出现胶原性间质区域
  - S-100 蛋白阳性
- 侵袭性血管黏液瘤
  - 最常见于生育年龄妇女的外阴部位，但也可见于男性会阴；不常位于肌肉内
  - 明显的厚壁和薄壁血管
  - 基质常常胶原化
  - SMA 和结蛋白通常阳性

提要

- 黏液瘤为良性肿瘤，极少局部复发；手术切除为首选治疗，通常可以治愈

精选文献

Okamoto S, Hisaoka M, Meis-Kindblom JM, et al: Juxta-articular myxoma and intramuscular myxoma are two distinct entities: Activating Gs alpha mutation at Arg 201 codon does not occur in juxta-articular myxoma. Virchows Arch 440:12-15, 2002.

van Roggen JF, McMenamin ME, Fletcher CD: Cellular myxoma of soft tissue: A clinicopathological study of 38 cases confirming indolent clinical behaviour. Histopathology 39:287-297, 2001.

Nielsen GP, O'Connell JX, Rosenberg AE: Intramuscular myxoma: A clinicopathologic study of 51 cases with emphasis on hypercellular and hypervascular variants. Am J Surg Pathol 22:1222-1227, 1998.

骨化性纤维黏液样肿瘤
Ossifying Fibromyxoid Tumor

临床特征

- 主要发生在成人，男性略为多见
- 位于上肢和下肢的无痛性、边界清楚的肿块；也可发生于头颈部
- 常常侵犯深部皮下组织

大体病理学

- 边界清楚的分叶状皮下肿块
- 可能部分被骨组织外壳包绕

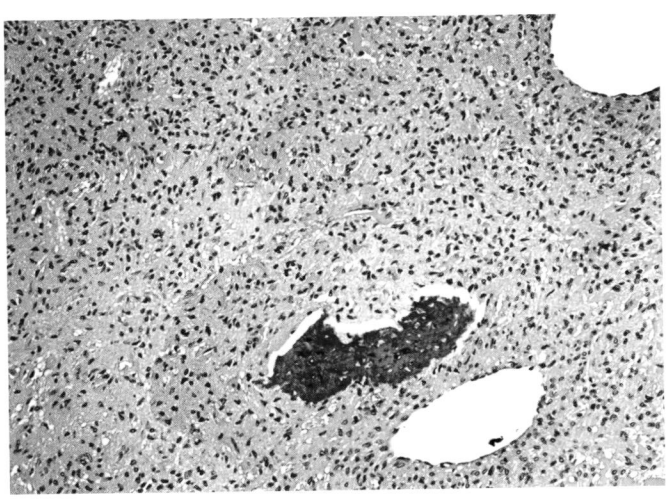

图 17-44 **骨化性纤维黏液样肿瘤。** 良性的卵圆形细胞杂乱排列在纤维黏液样间质中。可见局灶钙化。

组织病理学

- 肿瘤细胞多少不定，细胞均匀一致，圆形到多角形，排列成巢或条索状
- 细胞具有均匀一致的良性圆形到卵圆形的细胞核，胞质嗜酸性到透明，细胞边界不清
- 丰富的黏液样到玻璃样变的基质
- 常见化生性骨形成，而且常见于病变的周围

特殊染色和免疫组织化学

- 波形蛋白和 S-100 蛋白阳性

其他诊断技术

- 没有帮助

鉴别诊断

- 黏液样软骨肉瘤（骨外）
  - 圆形至卵圆形的非典型性软骨细胞相互吻合呈条索状排列
  - 丰富的黏液样基质
  - 其间有纤维性间隔

提要

- 手术切除是骨化性纤维黏液样肿瘤的首选治疗方法
- 大约 25% 的患者发生局部复发；转移非常罕见

精选文献

Folpe AL, Weiss SW: Ossifying fibromyxoid tumor of soft parts: A clinicopathologic study of 70 cases with emphasis on atypical and malignant variants. Am J Surg Pathol 27:421-431, 2003.

Holck S, Pedersen JG, Ackermann T, Daugaard S: Ossifying fibromyxoid tumour of soft parts, with focus on unusual clinicopathological features. Histopathology 42:599-604, 2003.

Miettinen M: Ossifying fibromyxoid tumor of soft parts: Additional observations of a distinctive soft tissue tumor. Am J Clin Pathol 95:142-149, 1991.

Guarner J, Dominguez-Malagon HR, Meneses-Garcia A: Ossifying fibromyxoid tumor. Am J Surg Pathol 14:1167-1170, 1990.

Enzinger FM, Weiss SW, Liang CY: Ossifying fibromyxoid tumor of soft parts: A clinicopathological analysis of 59 cases. Am J Surg Pathol 13:817-827, 1989.

血管瘤样纤维组织细胞瘤
Angiomatoid Fibrous Histiocytoma

临床特征

- 常见于儿童和年轻人，但可发生于任何年龄
- 四肢、头颈和躯干是常见部位，常常发生于正常淋巴结的部位

大体病理学

- 边界清楚、分叶状的多囊性肿块，大小通常为 5cm
- 囊性间隙常常充满血性液体

组织病理学

- 低倍镜下表现为多结节性增生，中心常见囊性区

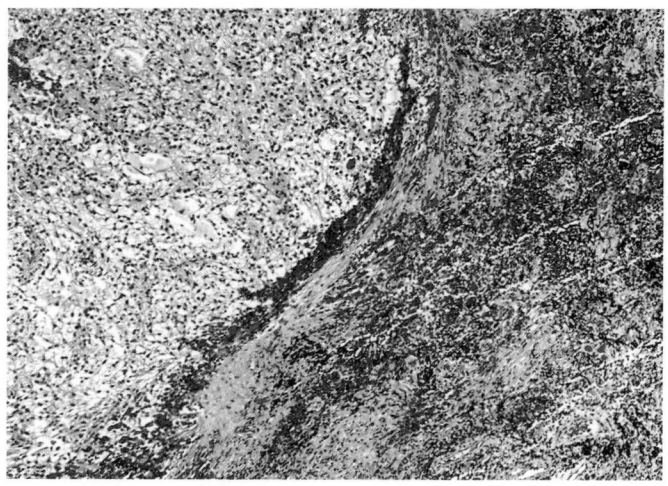

图 17-45　血管瘤样纤维组织细胞瘤。伴有黏液样变的良性梭形细胞结节被纤维性假包膜围绕，可见致密的淋巴细胞浸润。

域，伴有显著的淋巴细胞套袖状浸润
- 细胞为梭形或卵圆形，常常包绕假血管瘤样间隙
- 细胞通常为良性，但可见核的非典型性和核分裂活性
- 明显的纤维性假包膜，含有显著的淋巴浆细胞浸润

特殊染色和免疫组织化学

- 结蛋白和 CD68 通常阳性
- EMA 和 CD99 可能阳性

其他诊断技术

- 细胞遗传学或分子技术证实多数病例存在 t（2；22）（q34；q12）易位，形成 *EWSR1-CREB1* 融合；t（12；22）（q13；q12）易位，形成 *EWSR1-ATF1* 融合；或 t（12；16）（q13；p11）易位，形成 *FUS-ATF1* 融合

鉴别诊断

- 良性纤维组织细胞瘤
  - 缺乏炎性纤维性假包膜和假性血管瘤样间隙
  - 边界清楚的结节状病变，伴有席纹状结构

提要

- 血管瘤样纤维组织细胞瘤是一种低级别的病变，偶尔复发；转移极为罕见
- 标准疗法为手术切除

精选文献

Thway K: Angiomatoid fibrous histiocytoma: A review with recent genetic findings. Arch Pathol Lab Med 132:273-277, 2008.

Rossi S, Szuhai K, Ijszenga M, et al: EWSR1-CREB1 and EWSR1-ATF1 fusion genes in angiomatoid fibrous histiocytoma. Clin Cancer Res 13:7322-7328, 2007.

Hasegawa T, Seki K, Ono K, Hirohashi S: Angiomatoid (malignant) fibrous histiocytoma: A peculiar low-grade tumor showing immunophenotypic heterogeneity and ultrastructural variations. Pathol Int 50:731-738, 2000.

Fanburg-Smith JC, Miettinen M: Angiomatoid "malignant" fibrous histiocytoma: A clinicopathologic study of 158 cases and further exploration of the myoid phenotype. Hum Pathol 30:1336-1343, 1999.

Fletcher CD: Angiomatoid "malignant fibrous histiocytoma": An immunohistochemical study indicative of myoid differentiation. Hum Pathol 22:563-568, 1991.

Costa MJ, Weiss SW: Angiomatoid malignant fibrous histiocytoma: A follow-up study of 108 cases with evaluation of possible histologic predictors of outcome. Am J Surg Pathol 14:1126-1132, 1990.

滑膜肉瘤 Synovial Sarcoma

临床特征

- 典型者见于青少年或年轻成人，但可发生于任何年龄
- 表现为位于深部的，常有疼痛的肿块；肿块往往存在多年
- 通常发生在关节附近，与肌腱和滑囊密切相关，但不在关节腔内；常累及下肢
- 滑膜肉瘤实际上可以发生于任何部位，包括内脏

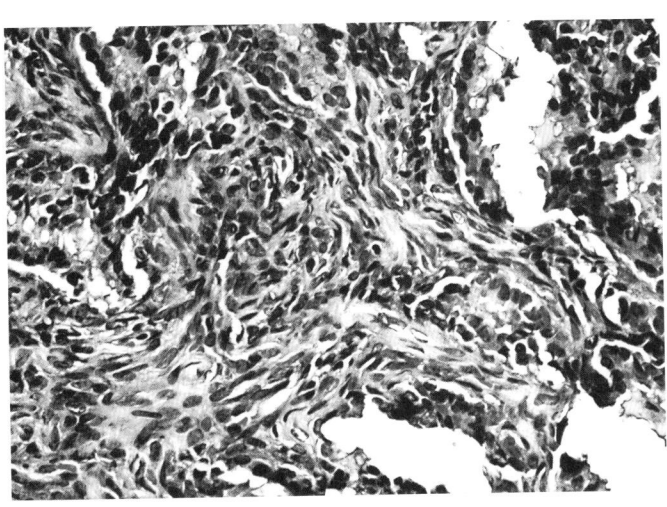

图 17-46 双相性滑膜肉瘤。可见腺体结构散在分布于梭形细胞内。

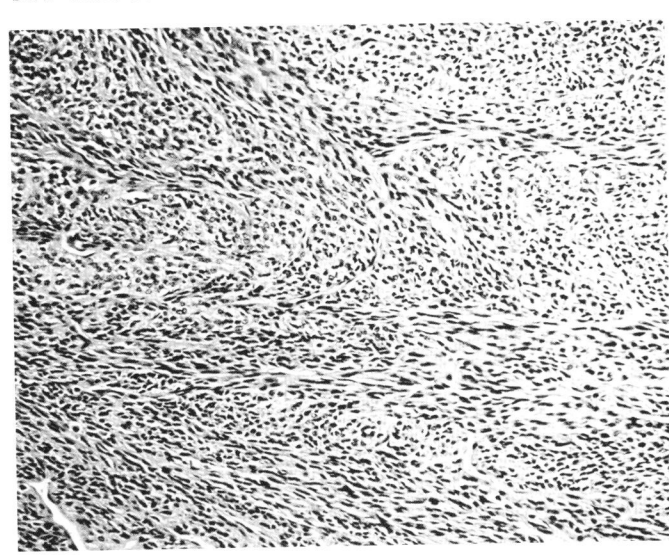

图 17-47 单相性滑膜肉瘤。均匀一致的梭形细胞束显示鱼骨样生长方式。

大体病理学

- 常为边界清楚的肿块，切面灰白色或多彩状；生长迅速的肿瘤浸润性比较明显
- 可见大小不等的囊肿形成
- 可见附着于周围的腱鞘或关节囊壁

组织病理学

- **双相性滑膜肉瘤**
  - 以梭形细胞束混合有上皮细胞团为特征，上皮细胞可以形成裂隙、囊肿、条索、细胞巢、小管或乳头
  - 上皮细胞为立方到柱状，伴有卵圆形细胞核和中等量的胞质
  - 明显的上皮细胞团内常见嗜酸性或黏液性分泌物；可发生鳞状化生
  - 梭形细胞成分显示鱼骨样或血管外皮细胞瘤样生长方式
  - 大约 25% 的病例可见钙化；黏液样、软骨样或骨化灶少见
  - 常见肥大细胞
- **单相性滑膜肉瘤**
  - 梭形细胞成分比单纯性上皮性滑膜肉瘤明显
  - 梭形细胞成束，常常伴有鱼骨样或血管外皮细胞瘤样生长方式；上皮成分不明显
  - 低倍镜下可见疏松和致密区域交替出现，呈双相性结构
  - 可见钙化、黏液样变、玻璃样变和肥大细胞浸润
  - 可见核分裂象，但数量通常不多
- **低分化滑膜肉瘤**
  - 小细胞肿瘤，由深染的圆形到梭形细胞组成，核浆比例高；常见血管外皮细胞瘤样生长
  - 核分裂象易见，常见坏死
  - 可见横纹肌样分化

特殊染色和免疫组织化学

- 细胞角蛋白、EMA、E-cadherin：上皮成分阳性，间叶样成分这些标志中至少一种常常显示局灶阳性
- CD99：任何一种成分或两种成分细胞膜着色
- CD56、CD57 和 bcl-2：任何一种成分或两种成分细胞质着色
- SYT：细胞核着色
- S-100 蛋白：33% 的病例细胞核灶状着色

- CD34、Fli-1 和 CD117 阴性

其他诊断技术

- 细胞遗传学或分子技术可能显示 90% 以上的滑膜肉瘤存在 t（X；18）（p11；q11）易位；融合基因是 *SYT-SSX1/SSX2* 或 *SSX4*

鉴别诊断

◪ 血管外皮细胞瘤
  - 以许多不同管径的薄壁分支鹿角形血管为特征，管腔内衬单层扁平内皮细胞；这种血管结构遍布整个肿瘤
  - 网状纤维围绕着单个肿瘤细胞
  - 免疫组织化学染色显示缺乏上皮分化，70% ~ 80% 的病例 CD34 阳性
  - 缺乏 t（X；18）易位
  - 罕见的病变；是一种最后排除诊断

◪ Ewing 肉瘤和外周神经外胚层肿瘤
  - 与低分化滑膜肉瘤可能难以鉴别，尤其是在小的活检标本
  - 形态单一的圆形细胞肿瘤，核浆比率高，染色质纤细；可见菊形团
  - 可能发生梭形细胞改变，但通常为局灶性
  - 如同滑膜肉瘤一样，PNET 免疫染色 CD99 阳性，而且可表达上皮性抗原，特别是低分子量角蛋白
  - CD56 和 bcl-2 通常阴性；Fli-1 阳性
  - 细胞遗传学或分子技术显示存在 t（11；22）（q24；q12）易位，并且具有诊断性

◪ 纤维肉瘤
  - 最常累及 1 岁以下的小儿，偶见于成人
  - 好发于肢体
  - 细胞多少不等的浸润性肿瘤，由梭形细胞组成，核深染，胞质嗜酸性或两染性，排列成鱼骨样结构
  - 核分裂率不同；可见非典型性核分裂象
  - 缺乏双相性生长结构
  - 上皮性抗原、CD99 阴性，缺乏 t（X；18）易位

◪ 恶性外周神经鞘肿瘤（MPNST）
  - 以具有波纹形细胞核的细长细胞排列成束为特征；细胞核呈栅栏状排列，或出现富于细胞的漩涡
  - 常出现某种程度的核的多形性，核分裂象多见
  - 常与大神经或神经纤维瘤病有关
  - 免疫表型可与滑膜肉瘤重叠；两者均可显示 S-100 蛋白局灶阳性；MPNST（恶性外周神经鞘肿瘤）可显示灶状上皮分化，但缺乏 CD99 和 SYT

◪ 孤立性纤维瘤
  - 常常发生于胸膜，但也有发生于软组织的报道
  - 边界清楚，常常为外生性肿块，切面质硬、灰白色
  - 短束状或无结构的梭形细胞位于不同程度胶原化的间质内，常常伴有血管外皮细胞瘤样血管结构
  - 85% ~ 90% 的病例 CD34、bcl-2 和 CD99 阳性；缺乏上皮免疫反应性

提 要

- 滑膜肉瘤是一种侵袭性肿瘤，常常合并远隔转移至肺和淋巴结；这可能为病程晚期的表现
- 预后较好的特征包括年龄小于 25 岁，肿瘤 < 5cm，核分裂率低和明显钙化

精选文献

Hartel PH, Fanburg-Smith JC, Frazier AA, et al: Primary pulmonary and mediastinal synovial sarcoma: A clinicopathologic study of 60 cases and comparison with five prior series. Mod Pathol 20:760-769, 2007.

He R, Patel RM, Alkan S, et al: Immunostaining for SYT protein discriminates synovial sarcoma from other soft tissue tumors: Analysis of 146 cases. Mod Pathol 20:522-528, 2007.

Kanemitsu S, Hisaoka M, Shimajiri S, et al: Molecular detection of SS18-SSX fusion gene transcripts by cRNA in situ hybridization in synovial sarcoma using formalin-fixed, paraffin-embedded tumor tissue specimens. Diagn Mol Pathol 16:9-17, 2007.

Ferrari A, Gronchi A, Casanova M, et al: Synovial sarcoma: A retrospective analysis of 271 patients of all ages treated at a single institution. Cancer 101:627-634, 2004.

Chan JA, McMenamin ME, Fletcher CD: Synovial sarcoma in older patients: Clinicopathological analysis of 32 cases with emphasis on unusual histological features. Histopathology 43:72-83, 2003.

de Silva MV, McMahon AD, Paterson L, Reid R: Identification of poorly differentiated synovial sarcoma: A comparison of clinicopathological and cytogenetic features with those of typical synovial sarcoma. Histopathology 43:220-230, 2003.

Bergh P, Meis-Kindblom JM, Gherlinzoni F, et al: Synovial sarcoma: Identification of low and high risk groups. Cancer 85:2596-2607, 1999.

上皮样肉瘤 Epithelioid Sarcoma

临床特征

- 通常发生于青少年和年轻成人（10 ~ 30 岁），男性受累多于女性
- 表现为缓慢生长的无痛性结节或斑块，通常发生于

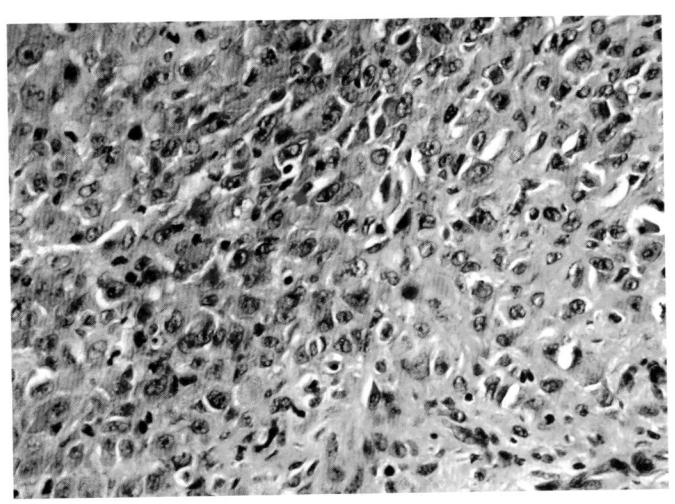

图 17-48　上皮样肉瘤。 上皮样肉瘤的细胞学特征包括伴有明显核仁的圆形、偏心的空泡状细胞核和嗜酸性胞质。

四肢的屈面；上皮样肉瘤是四肢远端最常见的肉瘤
- 位于盆腔和生殖道的中心性深在性病变称为近端上皮样肉瘤（proximal epithelioid sarcomas）

大体病理学
- 边界不清的多结节肿块，伴有浸润性边界，大小在 0.5 ~ 5cm
- 切面灰白色；常见局灶坏死和出血区域
- 表面的皮肤可有溃疡形成

组织病理学
- 上皮样和梭形细胞的多结节性增生，常常伴有中心坏死
- 上皮样细胞具有圆形空泡状细胞核、显著的核仁和丰富的嗜酸性胞质；近端上皮样肉瘤可能显示横纹肌样表型
- 胶原化间质中的梭形细胞具有相同的细胞学特征
- 退变和坏死的中心区域类似于感染或栅栏状肉芽肿
- 可见广泛的玻璃样变和散在的慢性炎细胞浸润

特殊染色和免疫组织化学
- 90% 以上的病例细胞角蛋白或 EMA 阳性
- 波形蛋白阳性
- 大约 50% 的病例 CD34 阳性
- S-100 蛋白可以局灶阳性
- INI1/SMARCB1：近端上皮样肉瘤的 INI1/SMARCB1 免疫反应性丧失

其他诊断技术
- 电子显微镜检查：肿瘤细胞具有明显的大量的细丝、细胞突起和细胞间连接

鉴别诊断
▍环状肉芽肿
- 栅栏状排列的组织细胞包绕渐进性坏死的胶原和间质黏液的中心区
- 可发生在真皮或皮下
- 肿瘤细胞上皮标记物（细胞角蛋白和 EMA）阴性，CD68 或 XIII a 因子阳性

▍滑膜肉瘤
- 比上皮样肉瘤位置深，更接近近端
- 以成束状排列的梭形细胞为特征，混合有明显的上皮细胞巢（双相结构），但单纯性上皮样滑膜肉瘤可能类似于上皮样肉瘤
- 缺乏伴有中心坏死的结节状生长；胞质通常不如上皮样肉瘤丰富
- 波形蛋白和上皮性标记物免疫染色阳性；CD34 阴性
- 细胞遗传学或分子技术显示存在 t（X；18）（p11；q11）易位，对于滑膜肉瘤具有诊断性

▍上皮样血管肉瘤
- 最常累及老年患者的头皮，但可发生在其他部位，特别是在淋巴水肿的情况下
- 多结节出血性浸润性肿瘤，伴有实性生长或未发育的血管腔
- 肿瘤细胞肥胖、深染，具有明显的核仁与嗜酸性胞质
- CD34、CD31、血栓调节素和 Fli-1 阳性；可"异常"表达细胞角蛋白，但 EMA 阴性

▍上皮样恶性周围神经鞘肿瘤
- 通常为与大神经有关的深部肿瘤，但也可位于皮肤；浅表病变界限通常清楚，不是多结节状
- 肿瘤细胞为圆形至多角形，伴有大的空泡状细胞核和突出的位于中心或偏心的核仁
- S-100 蛋白、CD56、CD57 和 nestin 阳性，而且上皮性标记物可能局灶阳性；CD34 阴性

▍恶性黑色素瘤
- 在表皮真皮交界部位常常有原位成分
- S-100 蛋白、HMB-45、melan-A、酪氨酸酶和

PNL2 阳性；上皮性标记物和 CD34 阴性

提要

- 上皮样肉瘤是一种侵袭性肿瘤，转移之前有多次复发的倾向
- 最常见的转移部位为肺，但也可累及局部淋巴结
- 总体预后不良；存活与肿瘤大小、深度、核分裂率、坏死以及血管浸润有关

精选文献

Casanova M, Ferrari A, Collini P, et al: Epithelioid sarcoma in children and adolescents: A report from the Italian Soft Tissue Sarcoma Committee. Cancer 106:708-717, 2006.

Laskin WB, Miettinen M: Epithelioid sarcoma: New insights based on an extended immunohistochemical analysis. Arch Pathol Lab Med 127:1161-1168, 2003.

Hasegawa T, Matsuno Y, Shimoda T, et al: Proximal-type epithelioid sarcoma: A clinicopathologic study of 20 cases. Mod Pathol 14:655-663, 2001.

Debiec-Rychter M, Sciot R, Hagemeijer A: Common chromosome aberrations in the proximal type of epithelioid sarcoma. Cancer Genet Cytogenet 123:133-136, 2000.

Miettinen M, Fanburg-Smith JC, Virolainen M, et al: Epithelioid sarcoma: An immunohistochemical analysis of 112 classical and variant cases and a discussion of the differential diagnosis. Hum Pathol 30:934-942, 1999.

Guillou L, Wadden C, Coindre JM, et al: "Proximal-type" epithelioid sarcoma, a distinctive aggressive neoplasm showing rhabdoid features: Clinicopathologic, immunohistochemical, and ultrastructural study of a series. Am J Surg Pathol 21:130-146, 1997.

Chase DR, Enzinger FM: Epithelioid sarcoma: Diagnosis, prognostic indicators, and treatment. Am J Surg Pathol 9:241-263, 1985.

骨外 Ewing 肉瘤和外周神经外胚层肿瘤 Extraskeletal Ewing Sarcoma and Peripheral Neuroectodermal Tumor

临床特征

- 主要累及青少年和年轻成人，但是年龄分布广泛；在儿科肉瘤中所占比例可达 15%
- 常常表现为快速生长的位置深在的肿块；偶尔有疼痛
- 常见的部位包括胸部、脊椎旁区域、腹部、盆腔和四肢

大体病理学

- 常为分叶状、质软的棕灰色肿瘤，伴有局灶出血

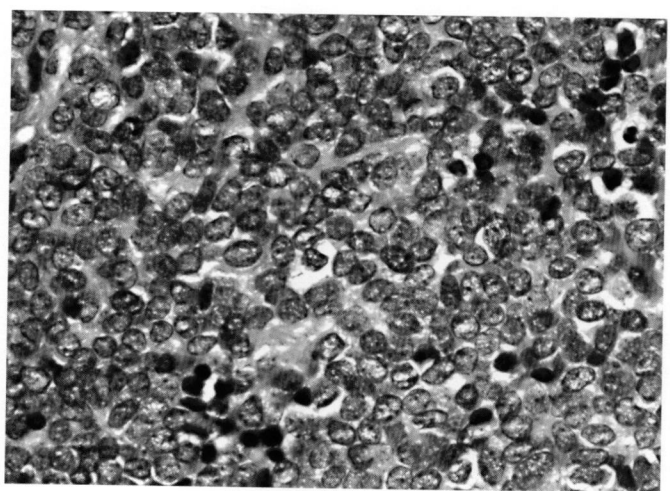

图 17-49　Ewing 肉瘤。均匀一致的未分化圆形细胞成片重叠排列是这种肿瘤唯一的结构。

和坏死

- 最大直径通常为 5 ~ 10cm

组织病理学

- 富于细胞性肿瘤，由形态单一的圆形细胞组成，伴有细而分散的染色质、小核仁和少量透明或两染性的胞质
- 呈片块状、巢状或岛屿状生长，但 EWS 和 PNET 可具有腺泡状结构，或显示局灶性梭形细胞改变；细胞常常松散
- 肿瘤细胞常常含有胞质内糖原，PAS 染色阳性
- 核分裂率多少不等，常出现细胞凋亡
- 可见菊形团结构

特殊染色和免疫组织化学

- CD99 染色细胞膜呈强阳性
- Fli-1：细胞核阳性
- 神经标记物包括 NSE、突触素、CD57 和 PGP 9.5 不同程度阳性
- 角蛋白：20% 的病例低分子量角蛋白阳性
- PAS：胞质内阳性，应用淀粉酶预处理后染色消失

其他诊断技术

- 电子显微镜检查：肿瘤细胞胞质内有糖原池、原始细胞器和斑点状连接
- 细胞遗传学或分子技术显示 t（11；22）（q24；q12）易位，形成 EWS-FLI1 融合（80-85%），或

t（21；22）（q12；q12）易位，形成 *EWS-ERG* 融合（5% ~ 10%）；涉及 EWS 或 FUS 的其他各种易位已有报道

鉴别诊断

- **神经母细胞瘤**
  - 通常见于幼儿，发生在肾上腺或交感神经干
  - 特征为出现富于细胞的神经纤维网或具有神经节细胞分化
  - 缺乏细胞内糖原
  - CD56 和 NB84 阳性；角蛋白、CD99 和 Fli-1 阴性
  - 常见 17q、1p 和 11q 染色体畸变；15% 的病例存在 *MYCN* 扩增，但在 EWS 或 PNET 中未见

- **腺泡状横纹肌肉瘤**
  - 可具有实性或腺泡状结构；形态单一的圆形细胞附着于纤维血管间隔上
  - 可见明显的灶状横纹肌母细胞分化，横纹肌母细胞具有丰富的偏心性粉色胞质；常见瘤巨细胞
  - 结蛋白、肌形成蛋白和 MyoD1 阳性；CD99 可能阳性，但为胞质染色
  - 细胞遗传学或分子技术显示 75% 的病例存在 t（2；13）（q35；q14）易位或 t（1；13）（p36；q14）易位

- **淋巴瘤**
  - 以弥漫性生长的非典型性圆形细胞为特征，伴有不规则的核膜
  - 大多数淋巴瘤白细胞共同抗原（LCA；CD45）阳性，而淋巴母细胞性淋巴瘤表达 CD34、CD99、CD117 和 TdT，还可出现 B 细胞或 T 细胞抗原
  - 淋巴母细胞性淋巴瘤 CD99 和 Fli-1 常常阳性，必须应用另外的标记物（例如 TdT）以便与 EWS 和 PNET 相鉴别

- **纤维组织增生性小圆细胞肿瘤**
  - 最常见于男性青少年和年轻成人的腹部
  - 弥漫性腹膜播散
  - 小圆形细胞巢被纤维组织增生性间质分开，肿瘤细胞具有均匀一致深染的细胞核，核仁模糊，胞质稀少
  - 多种表型的免疫谱，伴有波形蛋白、角蛋白、神经标记物和结蛋白的共同表达，后者具有点样结构
  - 细胞遗传学或分子技术显示存在 t（11；22）（p13；q12）易位，形成 *EWS-WT1* 融合

- **低分化滑膜肉瘤**
  - 与 EWS 和 PNET 难以鉴别，尤其是在小的活检标本
  - 深染的肿瘤细胞常常具有血管外皮细胞瘤样生长方式
  - CD99、bcl-2、CD57、EMA 和角蛋白阳性；Fli-1 阴性
  - 细胞遗传学或分子技术显示存在 t（X；18）（p11；q11）易位

提要

- EWS 和 PNET 是高级别的肉瘤，但现行疗法明显改善了预后
- 远处转移的常见部位包括肺和骨
- 肿瘤大和坏死是影响预后的不利因素

精选文献

Lewis TB, Coffin CM, Bernard PS: Differentiating Ewing's sarcoma from other round blue cell tumors using a RT-PCR translocation panel on formalin-fixed paraffin-embedded tissues. Mod Pathol 20:397-404, 2007.

Sanati S, Lu DW, Schmidt E, et al: Cytologic diagnosis of Ewing sarcoma/peripheral neuroectodermal tumor with paired prospective molecular genetic analysis. Cancer 111:192-199, 2007.

Folpe AL, Goldblum JR, Rubin BP, et al: Morphologic and immunophenotypic diversity in Ewing family tumors: A study of 66 genetically confirmed cases. Am J Surg Pathol 29:1025-1033, 2005.

Collini P, Sampietro G, Bertulli R, et al: Cytokeratin immunoreactivity in 41 cases of ES/PNET confirmed by molecular diagnostic studies. Am J Surg Pathol 25:273-274, 2001.

Folpe AL, Hill CE, Parham DM, et al: Immunohistochemical detection of FLI-1 protein expression: A study of 132 round cell tumors with emphasis on CD99-positive mimics of Ewing's sarcoma/primitive neuroectodermal tumor. Am J Surg Pathol 24:1657-1662, 2000.

Dehner LP: Primitive neuroectodermal tumor and Ewing's sarcoma. Am J Surg Pathol 17:1-13, 1993.

纤维组织增生性小圆细胞肿瘤
Desmoplastic Small Round Cell Tumor

临床特征

- 主要累及年轻成人
- 较常发生于男性（4：1 比率）
- 通常见于腹腔，伴有广泛的腹膜播散，但在其他部位也有报道
- 表现为腹痛、腹胀和腹水

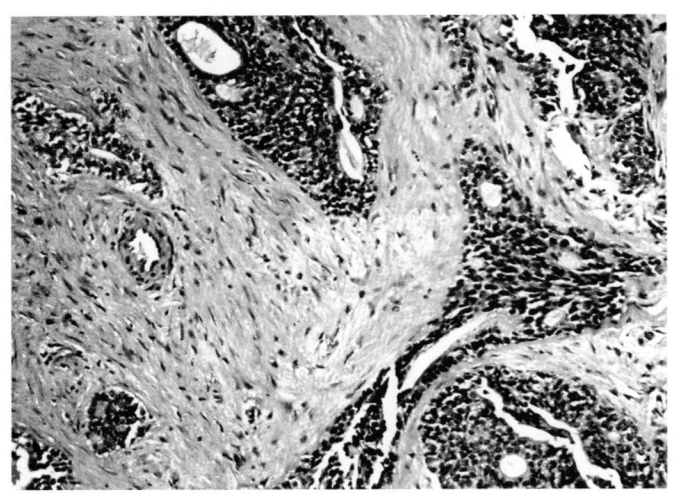

图 17-50 纤维组织增生性小圆细胞肿瘤。大小不等的深染的肿瘤细胞岛被丰富的纤维组织增生性间质分隔。本例显示明显的上皮分化。

大体病理学

- 大的分叶状肿瘤，切面灰白色
- 常见黏液样和坏死区域

组织病理学

- 界限清楚的小圆形细胞巢被纤维组织增生性间质分隔，细胞核均匀一致、深染，核仁模糊，胞质稀少
- 细胞巢的大小不同，条索状或单个肿瘤细胞也可浸润纤维性间质
- 高核分裂率与坏死
- 偶尔可见横纹肌样特征或明显的上皮分化

特殊染色和免疫组织化学

- 大多数病例细胞角蛋白和 EMA 阳性
- NSE 常为阳性
- 波形蛋白阳性
- 结蛋白阳性（核周点样结构）
- WT-1（C-terminus）阳性

其他诊断技术

- 电子显微镜检查：肿瘤细胞极少分化，伴有稀疏的细胞器；核周可见微丝漩涡，并可见具有致密轴心的神经分泌颗粒
- 细胞遗传学或分子技术显示存在 t（11；22）（p13；q12）易位，形成 *EWS-WT1* 融合

鉴别诊断

- **骨外 Ewing 肉瘤和外周神经外胚层肿瘤**
  - 常见于胸壁、四肢、脊柱周围区域或腹膜后
  - 富于细胞的肿瘤，以成片状或巢状分布的、均匀一致的圆形细胞为特征，染色质细而散在，核仁小，胞质稀少
  - 肿瘤细胞可含有胞质内糖原
  - 肿瘤细胞团周围有丰富的纤细血管结构
  - 缺乏纤维组织增生性间质
  - CD99 和 Fli-1 阳性
  - 细胞遗传学或分子技术显示存在 t（11；22）（q24；q12）易位，形成 *EWS-WT1* 融合或有变异
- **腺泡状横纹肌肉瘤**
  - 可具有实性或腺泡状结构；形态单一的圆形肿瘤细胞附着于纤维血管间隔
  - 局灶性明显的横纹肌母细胞分化，伴有丰富的嗜酸性胞质；常见瘤巨细胞
  - 弥漫性结蛋白胞质染色，肌形成蛋白与 MyoD1 标记核
  - 细胞遗传学或分子技术显示 75% 病例存在 t（2；13）（q35；q14）或 t（1；13）（p36；q14）易位
- **小细胞癌**
  - 大的腹腔内肿瘤不是癌的典型表现
  - 细胞角蛋白、EMA、NSE、嗜铬素、CD56 或突触素阳性；波形蛋白和结蛋白阴性

提要

- 纤维组织增生性小圆细胞肿瘤（DSRCT）的分化方向尚不明确
- 纤维组织增生性小圆细胞肿瘤是一种侵袭性肿瘤，在发现时常已无法切除，大多数患者在 5 年内死亡
- 已经发现各种不同的染色体易位，并常与非典型性组织学改变有关

精选文献

Chang F: Desmoplastic small round cell tumors: Cytologic, histologic, and immunohistochemical features. Arch Pathol Lab Med 130:728-732, 2006.

Hassan I, Shyyan R, Donohue JH, et al: Intraabdominal desmoplastic small round cell tumors: A diagnostic and therapeutic challenge. Cancer 104:1264-1270, 2005.

Zhang PJ, Goldblum JR, Pawel BR, et al: Immunophenotype of desmoplastic small round cell tumors as detected in cases with

EWS-WT1 gene fusion product. Mod Pathol 16:229-235, 2003.

Lae ME, Roche PC, Jin L, et al: Desmoplastic small round cell tumor: A clinicopathologic, immunohistochemical, and molecular study of 32 tumors. Am J Surg Pathol 26:823-835, 2002.

Sandberg AA, Bridge JA: Updates on the cytogenetics and molecular genetics of bone and soft tissue tumors: Desmoplastic small round-cell tumors. Cancer Genet Cytogenet 138:1-10, 2002.

Gerald WL, Miller HK, Battifora H, et al: Intra-abdominal desmoplastic small round-cell tumor: Report of 19 cases of a distinctive type of high-grade polyphenotypic malignancy affecting young individuals. Am J Surg Pathol 15:499-513, 1991.

腺泡状软组织肉瘤
Alveolar Soft Part Sarcoma

临床特征

- 发生于大龄青少年和年轻成人的罕见的恶性软组织肿瘤；极少累及幼儿和老年人
- 主要发生在上肢，少数发生在腹膜后、肠系膜和大网膜；年轻患者的肿瘤常常累及头颈部
- 常表现为缓慢生长的无痛性肿块，但可表现为与远隔转移有关的症状，通常累及肺和脑

大体病理学

- 界限不清的软组织肿块
- 切面黄灰色，常常伴有局灶出血和坏死

组织病理学

- 器官样或巢状生长方式，伴有被纤细窦状间隙分

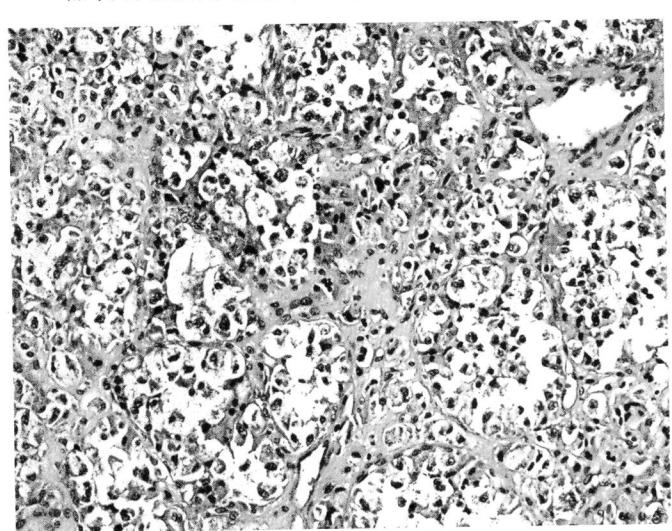

图 17-51　腺泡状软组织肉瘤。排列松散的多角形细胞呈器官样生长结构。

隔的细胞岛

- 中心细胞松散，呈现腺泡状外观
- 上皮样细胞具有丰富的嗜酸性颗粒状或透明胞质，规则而均匀一致的细胞核，常有位于中心的核仁
- 胞质内常见结晶和糖原；PAS 染色清楚可见
- 常为低核分裂率
- 典型者可见血管浸润

特殊染色和免疫组织化学

- 结蛋白不同程度阳性
- MyoD1 常常仅为胞质阳性
- TFE3：核染色阳性
- PAS 染色突出显示细胞内糖原和结晶

其他诊断技术

- 电子显微镜检查：可显示特征性的有界膜或游离的菱形结晶
- 细胞遗传学或分子技术显示存在 t（X；17）（p11；q25）易位，形成 *ASPL-TFE3* 融合

鉴别诊断

▌ 腺泡状横纹肌肉瘤
- 器官样结构不显著
- 细胞核-浆比率高，核深染；可见横纹肌母细胞和巨细胞
- 肌形成蛋白与 MyoD1 核染色阳性
- 75% 的腺泡状横纹肌肉瘤病例 t（2 ∶ 13）或 t（1 ∶ 13）易位

▌ 副神经节瘤
- 特征为圆形到多角形细胞呈小梁状或器官样排列，细胞核位于中心，胞质嗜酸性颗粒状
- 不常见于四肢，通常沿交感神经链分布
- 神经内分泌标记物（突触素、嗜铬素和 NSE）阳性

▌ 颗粒细胞瘤
- 由成片的大的多角形细胞组成，含有丰富的嗜酸性粗颗粒状胞质；缺乏见于腺泡状软组织肉瘤的器官样结构
- 细胞具有小的空泡状细胞核和突起的核仁
- S-100 蛋白阳性

▌ 转移性肾细胞癌（透明细胞）
- 肿瘤细胞常显示较显著的透明的胞质
- 缺乏 PAS 阳性的结晶

- EMA、CD10 和 RCC 阳性

提要

- 腺泡状软组织肉瘤是一种预后不良的高级别肉瘤，尽管可有较长的经过
- 多达 1/3 的病例在诊断时出现远隔转移至肺和脑，但也可发生在病程后期
- 诊断时肿瘤体积大、年龄大和出现转移，提示预后不好

精选文献

Zarrin-Khameh N, Kaye KS: Alveolar soft part sarcoma. Arch Pathol Lab Med 131:488-491, 2007.

Bu X, Bernstein L: A proposed explanation for female predominance in alveolar soft part sarcoma: Noninactivation of X; autosome translocation fusion gene? Cancer 103:1245-1253, 2005.

Argani P, Lal P, Hutchinson B, et al: Aberrant nuclear immunoreactivity for TFE3 in neoplasms with TFE3 gene fusions: A sensitive and specific immunohistochemical assay. Am J Surg Pathol 27:750-761, 2003.

Weiss SW: Alveolar soft part sarcoma: Are we at the end or just the beginning of our quest? Am J Pathol 160:1197-1199, 2002.

Portera CA Jr, Ho V, Patel SR, et al: Alveolar soft part sarcoma: Clinical course and patterns of metastasis in 70 patients treated at a single institution. Cancer 91:585-591, 2001.

Cullinane C, Thorner PS, Greenberg ML, et al: Molecular genetic, cytogenetic, and immunohistochemical characterization of alveolar soft-part sarcoma: Implications for cell of origin. Cancer 70:2444-2450, 1992.

Lieberman PH, Brennan MF, Kimmel M, et al: Alveolar soft-part sarcoma: A clinico-pathologic study of half a century. Cancer 63:1-13, 1989.

透明细胞肉瘤　Clear Cell Sarcoma

临床特征

- 又称软组织恶性黑色素瘤
- 常发生于 20 ～ 40 岁成人
- 四肢为最常见的部位（下肢受累多于上肢），常常位于四肢远端；经常与肌腱或腱膜有关
- 常表现为缓慢增大的肿块；可能疼痛

大体病理学

- 分叶状肿块，切面灰白色
- 可见局灶出血、坏死和黑棕色色素沉着

组织病理学

- 圆形或梭形细胞巢状和束状排列，伴有空泡状胞

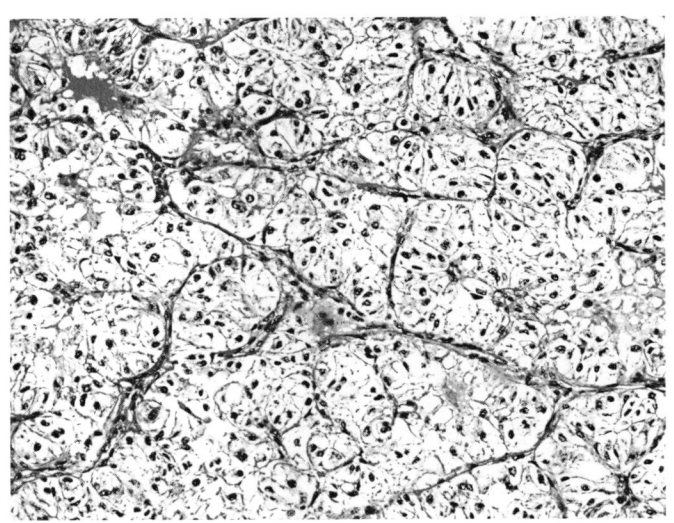

图 17-52　透明细胞肉瘤。具有丰富透明胞质的多角形细胞巢，被纤细的纤维血管网所分隔。

核，可见单个明显的嗜碱性核仁和透明至嗜酸性胞质

- 薄的纤维性间隔常常围绕细胞巢，但背景可为玻璃样变性
- 常见多核巨细胞；可能出现横纹肌样细胞
- 多少不等的核分裂率，常少于 2 个核分裂象 /10 hpf
- 偶见细胞内黑色素

特殊染色和免疫组织化学

- S-100 蛋白阳性
- HMB-45、melan-A、酪氨酸酶（tyrosinase）和 Mart-1 不同程度阳性

其他诊断技术

- 电子显微镜检查：具有神经鞘细胞的特征，包括指状细胞突起和黑色素小体
- 细胞遗传学或分子技术显示存在 t（12；22）（q13：q12）易位，形成 *EWS-ATF1* 融合

鉴别诊断

- 梭形细胞恶性黑色素瘤
  - 一般位于真皮内
  - 伴有其上皮肤的交界活性
  - 特征为细胞具有细长深染的细胞核
- 纤维肉瘤
  - 最常发生于 1 岁以下的幼儿；偶见于成人

- 一般见于四肢
- 高度富于细胞的浸润性肿瘤，由伴有深染细胞核和少量胞质的成纤维细胞组成，排列成独特的鱼骨样结构
- 核分裂率高；可见非典型性核分裂象

上皮样恶性外周神经鞘肿瘤
- 特征为呈条索状和巢状排列的多角形细胞，伴有圆形细胞核、明显的核仁和透明至嗜酸性的胞质
- S-100 蛋白和 NSE 常为阳性；EMA 偶尔阳性

提要

- 透明细胞肉瘤是一种预后不良的高度侵袭性的肿瘤
- 常见局部复发和转移；转移常发生在 3 年之内
- 常见的转移部位包括肺、淋巴结和骨
- 预后不良的因素包括肿瘤大、血管浸润和肿瘤坏死

精选文献

Kawai A, Hosono A, Nakayama R, et al: Clear cell sarcoma of tendons and aponeuroses: A study of 75 patients. Cancer 109:109-116, 2007.

Coindre JM, Hostein I, Terrier P, et al: Diagnosis of clear cell sarcoma by real-time reverse transcriptase-polymerase chain reaction analysis of paraffin embedded tissues: Clinicopathologic and molecular analysis of 44 patients from the French sarcoma group. Cancer 107:1055-1064, 2006.

Ferrari A, Casanova M, Bisogno G, et al: Clear cell sarcoma of tendons and aponeuroses in pediatric patients: A report from the Italian and German Soft Tissue Sarcoma Cooperative Group. Cancer 94:3269-3276, 2002.

Sandberg AA, Bridge JA: Updates on the cytogenetics and molecular genetics of bone and soft tissue tumors: Clear cell sarcoma (malignant melanoma of soft parts). Cancer Genet Cytogenet 130:1-7, 2001.

Deenik W, Mooi WJ, Rutgers EJ, et al: Clear cell sarcoma (malignant melanoma) of soft parts: A clinicopathologic study of 30 cases. Cancer 86:969-975, 1999.

Lucas DR, Nascimento AG, Sim FH: Clear cell sarcoma of soft tissues: Mayo Clinic experience with 35 cases. Am J Surg Pathol 16:1197-1204, 1992.

Enzinger FM: Clear-cell sarcoma of tendons and aponeuroses: An analysis of 21 cases. Cancer 18:1163-1174, 1965.

血管周围上皮样细胞瘤
Perivascular Epithelioid Cell Tumor

临床特征

- 肿瘤具有公认的血管周围细胞分化，由透明的上皮样细胞组成，伴有平滑肌和黑色素细胞标记物

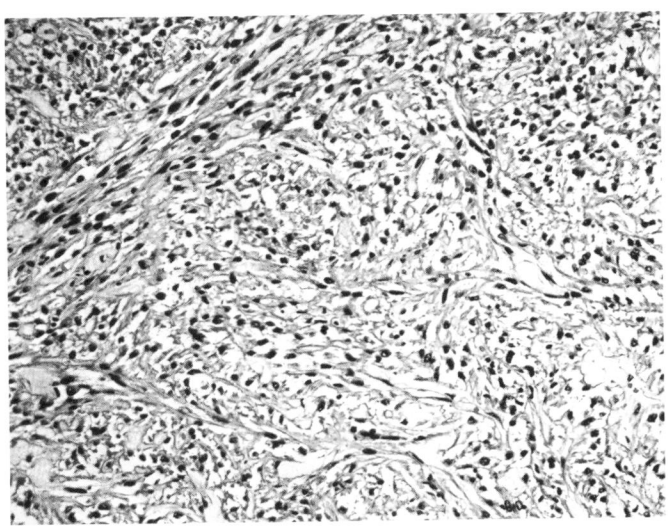

图 17-53　血管周围上皮样细胞肿瘤 (PEComa)。杂乱排列、胞质透明的梭形和上皮样细胞。

的共同表达（"肌黑色素细胞"，myomelanocytes）
- 最常见部位为子宫和镰状韧带；其他软组织和内脏罕见；明显以女性为主
- 血管周围上皮样细胞肿瘤（PEComa）家族包括血管肌脂肪瘤、淋巴管平滑肌瘤和淋巴管平滑肌瘤病以及肺的透明细胞"糖"瘤（clear-cell "sugar" tumor）；所有这些肿瘤均可伴有结节性硬化症
  — 女性内生殖器血管周围上皮样细胞肿瘤
    ◆ 发生于中年女性的肿瘤
    ◆ 可表现为盆腔痛或阴道出血
  — 镰状韧带或圆韧带透明细胞肌黑色素细胞肿瘤
    ◆ 发生于 10 岁以前或 10 ~ 20 岁的年轻女性
    ◆ 表现为疼痛性腹部肿块

大体病理学

- 肿块质硬，灰白色；可出现囊性变、出血或坏死
- 肿瘤大小 1 ~ 20cm；腹腔内和腹膜后肿瘤趋向于最大

组织病理学

- 具有薄壁血管的富于血管的肿瘤，血管壁混有卵圆形或梭形肿瘤细胞
- 上皮样肿瘤细胞常含有透明胞质；梭形细胞有较明显的嗜酸性颗粒状胞质
- 镰状韧带肿瘤倾向于完全由梭形细胞组成

- 典型的为小的位于中心的细胞核和小的核仁，虽然可见多形性和分级高的细胞核
- 核分裂活性较低；大量核分裂象或非典型性核分裂象可能是具有侵袭性行为的指征

特殊染色和免疫组织化学

- 95% 以上的病例 HMB-45 阳性
- Melan-A、MiTF、S-100 蛋白、酪氨酸酶和 PNL2 不同程度阳性
- SMA 阳性
- 结蛋白不同程度阳性
- 细胞角蛋白、CD117 和 CD34 常为阴性

其他诊断技术

- 电子显微镜检查：平滑肌和黑色素细胞分化，伴有前黑色素小体
- 细胞遗传学：数目和结构异常，包括 1p、16p、17p、18p 和 19 缺失，以及 2q、3q、5、12q 和 X 增益

鉴别诊断

- 透明细胞肉瘤（软组织恶性黑色素瘤）
  - 最常见于四肢；腹部或内脏器官罕见
  - S-100 蛋白倾向于强阳性，但缺乏平滑肌分化的证据
  - 在绝大多数病例显示 t（12；22）（q13：q12）易位，形成 *EWS-ATF1* 融合
- 胃肠道间质瘤
  - CD117 和 CD34 阳性，缺乏黑色素细胞分化
- 平滑肌瘤和平滑肌肉瘤
  - 上皮样和透明细胞通常仅占肿瘤的一部分
  - 缺乏黑色素细胞分化
- 透明细胞癌

- 角蛋白阳性；缺乏黑色素细胞和平滑肌分化

提要

- 血管周围上皮样细胞肿瘤（PEComas）是一种罕见的肿瘤，其恶性标准尚未确立；大约 10% ~ 20% 肿瘤行为为恶性
- 肿瘤大、具有浸润性边界、核的分级高、大于 1 个核分裂象 /50 hpf、坏死和血管浸润可能是侵袭性行为的指征
- 镰状韧带肿瘤通常进展缓慢
- 常见的转移部位包括肝、肺和骨

精选文献

Fadare O: Perivascular epithelioid cell tumors (PEComas) and smooth muscle tumors of the uterus. Am J Surg Pathol 31:1454-1455; author reply, 1455-1456, 2007.

Pan CC, Jong YJ, Chai CY, et al: Comparative genomic hybridization study of perivascular epithelioid cell tumor: Molecular genetic evidence of perivascular epithelioid cell tumor as a distinctive neoplasm. Hum Pathol 37:606-612, 2006.

Folpe AL, Mentzel T, Lehr HA, et al: Perivascular epithelioid cell neoplasms of soft tissue and gynecologic origin: A clinicopathologic study of 26 cases and review of the literature. Am J Surg Pathol 29:1558-1575, 2005.

Vang R, Kempson RL: Perivascular epithelioid cell tumor ('PEComa') of the uterus: A subset of HMB-45-positive epithelioid mesenchymal neoplasms with an uncertain relationship to pure smooth muscle tumors. Am J Surg Pathol 26:1-13, 2002.

Folpe AL, Goodman ZD, Ishak KG, et al: Clear cell myomelanocytic tumor of the falciform ligament/ligamentum teres: A novel member of the perivascular epithelioid clear cell family of tumors with a predilection for children and young adults. Am J Sur Pathol 24:1239-1246, 2000.

Hornick JL, Fletcher CD: PEComa: What do we know so far? Histopathology 48:75-82, 2006.

Pea M, Martignoni G, Zamboni G, Bonetti F: Perivascular epithelioid cell. Am J Surg Pathol 20:1149-1153, 1996.

Carmela D. Tan 和 E Rene Rodriguez 著

石　峥　回允中　译

18 心脏、心包和血管
Heart, Pericardium, and Blood Vessels

心脏　Heart
心肌病　Cardiomyopathy

临床特征

■ 肥厚性心肌病
- 心肌疾病的特征是左心室肥大，缺乏系统性高血压、主动脉瓣狭窄或浸润性疾病
- 伴有正常收缩功能和舒张功能障碍；25%的病例发生左心室流出道收缩动力学梗阻
- 估计超声心动检查发现的无法解释的左心室肥厚与肥厚性心肌病诊断一致的发生率为1/500
- 临床表现各异，从无症状到充血性心力衰竭、晕厥、呼吸困难、胸痛和猝死
- 运动员在运动时可发生猝死

■ 扩张性心肌病
- 年轻人充血性心力衰竭的最常见原因，是心脏移植的主要指征之一
- 患者的表现与心脏收缩功能障碍以及继发于二尖

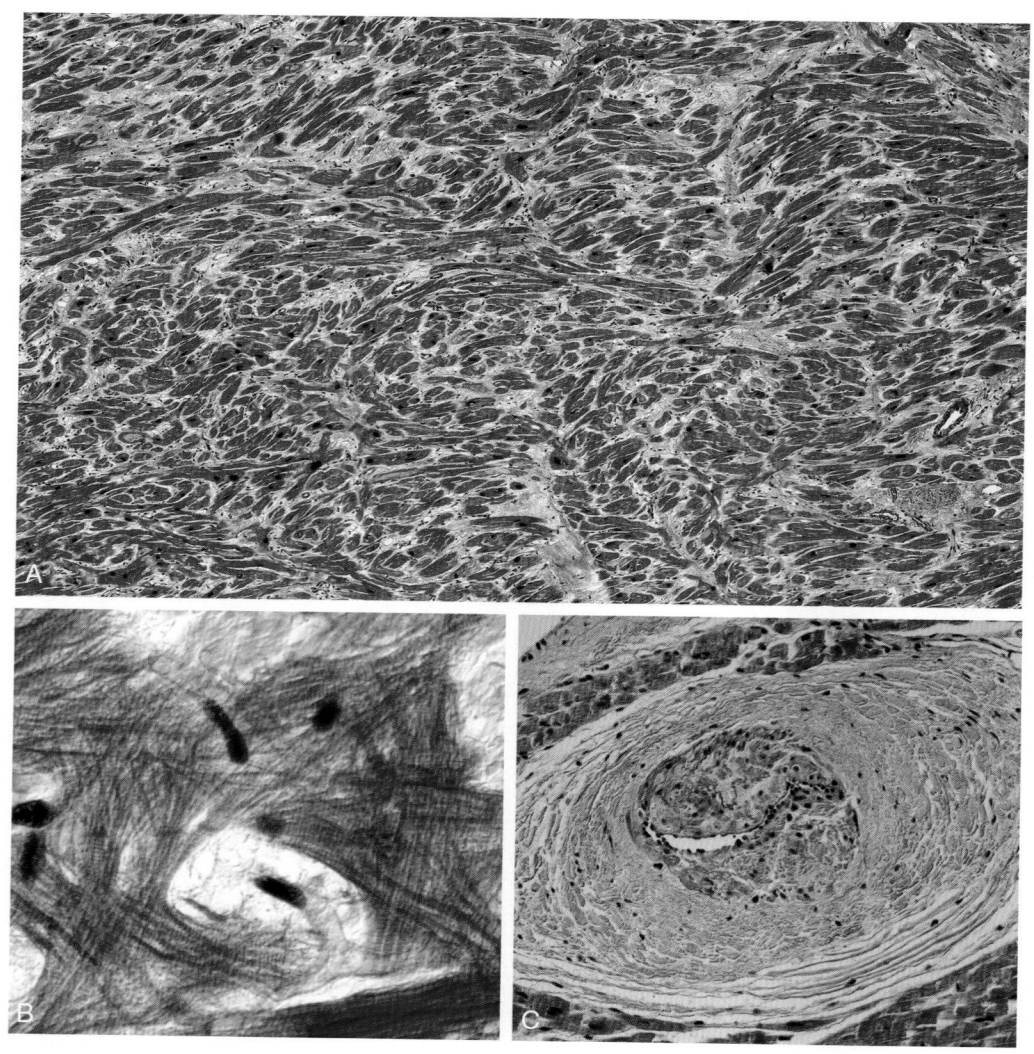

图 18-1　肥厚性心肌病。 A，Movat 染色的组织学切片显示肌细胞束排列紊乱，伴有间质纤维化。B，还可见到单个肌细胞肌原纤维不整。C，常常见到发育不良的壁内小冠状动脉，伴有管腔狭窄、管壁不规则增厚和动脉外膜纤维化。

瓣和三尖瓣反流引起的进行性心腔扩大有关

- 通常为特发性的，但也可以由毒素、药物及代谢紊乱引起，也可能与心肌炎、酗酒、妊娠、家系发病率、营养缺乏、神经肌肉疾病和内分泌异常有关
- 特发性扩张性心肌病是一种除外诊断；心力衰竭与任何伴随的冠状动脉疾病、系统性高血压或瓣膜性心脏病的出现均不成比例

▌ 限制性心肌病
- 患者出现的症状与舒张期功能障碍、舒张期容积较少有关，而收缩功能正常
- 由心肌内膜瘢痕（特发性限制性心肌病、心肌内膜纤维化、Löffler 综合征和心内膜纤维弹性组织

增生症）、贮积性疾病（血色素沉着病、糖原贮积性疾病、Fabry 病）或心肌浸润（淀粉样变性、结节病和放射性纤维化）引起
- 特发性限制性心肌病
  — 罕见的常染色体显性遗传性疾病，伴有骨骼肌病
- 心内膜纤维弹性组织增生症
  — 公认的一种热带病，多数发生于撒哈拉沙漠以南的非洲地区，累及儿童和年轻人
- Löffler 综合征（Löffler 心肌内膜炎和室壁纤维增生性心内膜炎）
  — 发生在居住于温带的老年人和男性（男性比女性常见）

18

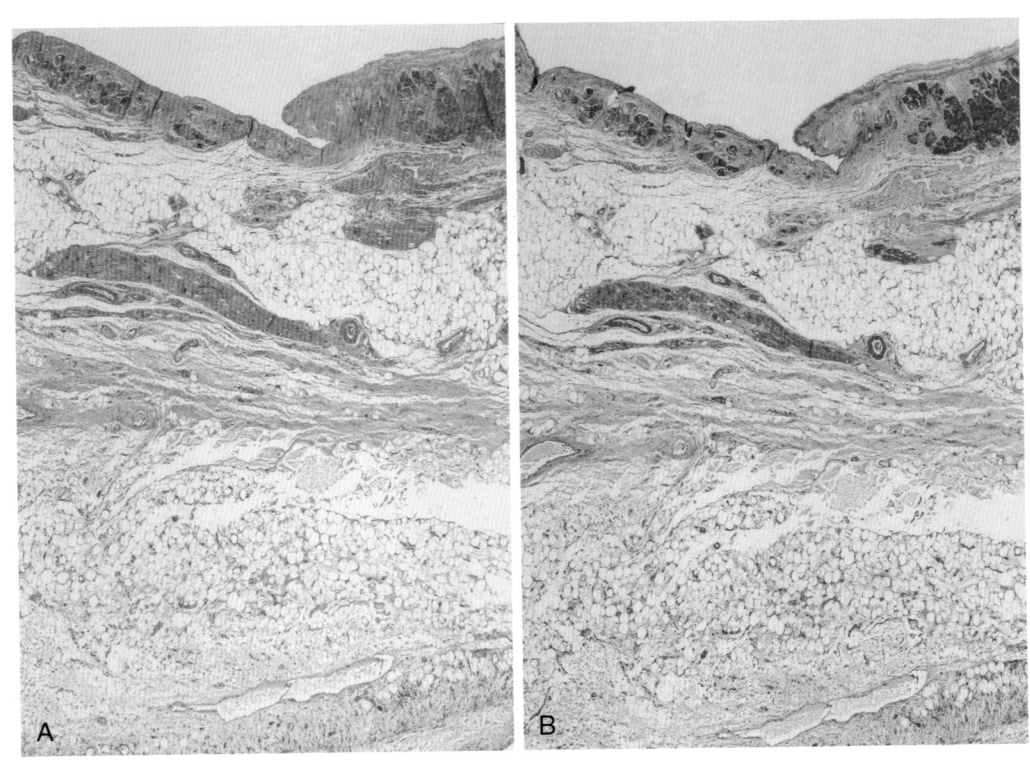

图 18-2　心律失常性右心室心肌病。A，右心室壁组织学切片显示心肌明显变薄，伴有室壁脂肪浸润。**B**，Movat 染色显示纤维组织取代心肌细胞。

— 常常伴有反应性或肿瘤性嗜酸性细胞增多症
- 心内膜弹性纤维增生症
  — 分为原发性或继发性；继发性更为常见
  — 原发性心内膜弹性纤维增生症可能与伴有左心室扩张的宫内心肌炎有关
  — 继发性心内膜弹性纤维增生症与累及左心室的先天性心脏病有关，如主动脉瓣狭窄、左心发育不全综合征和主动脉缩窄
- 血色素沉着症
  — 原发性血色素沉着症是一种常染色体隐性遗传性疾病，是由于铁过度吸收导致了铁超负荷
  — 继发性血色素沉着症与红细胞无效性生成、慢性肝病或多次输血有关
▌心律失常性右心室发育不良和心肌病
- 遗传性心肌病，可能表现为心律失常、心力衰竭或猝死
- 心律失常通常是右心室源性的，伴有全部或局部右心室功能障碍
- 作为心脏性猝死的一个重要原因日益得到公认
- 临床诊断是基于 1994 年欧洲心脏病学会和国际心脏病协会和联盟心肌病科学委员会提出的主要和次要诊断标准作出

大体病理学

▌肥厚性心肌病
- 左心室肥大，可以对称或不对称
- 非对称性左心室肥大包括主动脉下室间隔（至少是左心室游离壁的 1.5 倍）、心室中部节段性或心尖区肥大
- 二尖瓣前叶的收缩期前运动导致室间隔接触性病变，心内膜出现纤维化区域
- 二尖瓣前叶和腱索机械性创伤导致增厚和纤维化
- 室间隔常见小灶状瘢痕，与大部分心外膜冠状动脉供应的区域不相符
▌扩张性心肌病
- 心脏重量增加，伴有四个心腔扩张
- 由于心腔扩张，左心室厚度正常或变薄
- 可见附壁血栓
- 心内膜纤维化为局灶性的，可能与机化血栓或来自瓣膜反流的喷射病损有关
- 瓣膜正常或可呈现功能不全的继发性改变，如瓣

环扩张和游离缘增厚
- 冠状动脉正常，或可呈现轻度的动脉粥样硬化性改变，这种变化在患者年龄允许的范围之内
■ 限制性心肌病
- 特发性限制性心肌病
  - 心肌质硬，左心室壁厚度正常
  - 左心室腔大小正常
  - 常常为双侧心房扩张
  - 心内膜增厚不显著
- 心肌心内膜纤维化
  - 左心室流出道和尖端的心内膜可见增厚的白色瘢痕，伴有乳头肌和瓣膜下结构包绕，导致瓣膜反流
  - 右心室尖端纤维化见于半数的病例
- Löffler 综合征
  - 心内膜纤维化的特征是两侧心室的流出道和尖部伴有大的附壁血栓
- 心内膜弹性纤维增生症
  - 左心室通常缩小，但也可扩张
  - 心内膜弥漫性增厚，可能造成心肉柱模糊
- 血色素沉着症
  - 左心室肥大，心肌呈铁锈色 - 棕色改变
■ 心律失常性右心室发育不良和心肌病
- 右心室心肌被脂肪组织和纤维组织取代
- 在疾病早期，这些变化是节段性的，出现在心尖部、右心室流入道和右心室流出道
- 心肌弥漫性受累，进行性减少，导致右心室扩张和局灶性室壁瘤形成
- 左心室受累见于晚期阶段，最易累及后外侧壁

组织病理学

■ 肥厚性心肌病
- 心肌细胞肥大和排列紊乱，伴有间质纤维化
- 心肌细胞排列紊乱，在室间隔中部或深部最为明显
- 肌壁内小冠状动脉发育不良，由于中层增生导致管腔狭窄，伴有或不伴有内膜增厚
- 替代性纤维化和心肌瘢痕
- 不应根据右心室心肌心内膜活检作出诊断
■ 扩张性心肌病
- 组织病理学所见是非特异性的
- 心肌细胞肥大伴有增大深染的细胞核，混合有萎

缩和变性的心肌细胞
- 间质纤维化，有时伴有少量炎细胞浸润
■ 限制性心肌病
- 特发性限制性心肌病
  - 包绕单个心肌细胞的弥漫性间质纤维化
- 心肌心内膜纤维化
  - 心内膜有玻璃样变的胶原瘢痕形成，几乎没有间质细胞
  - 纤维化扩展至心肌内部
- Löffler 综合征
  - 分为三期
    - 急性坏死期：显示心肌有多量嗜酸性细胞浸润，伴有动脉炎
    - 血栓期：特征性的改变是在增厚的心内膜上有血栓形成，心肌内血管有血栓
    - 纤维化期：显示心内膜增厚，在最深层有疏松排列的血管化的纤维组织；血管内膜增厚和血管周围纤维化
  - 一旦到了纤维化期，根据病理学所见可能无法区分心肌心内膜纤维化和 Löffler 综合征
- 心内膜弹性纤维增生症
  - 心内膜弥漫性纤维化，伴有显著的弹性纤维增生
- 血色素沉着症
  - 心肌细胞内含铁血黄素沉积
■ 心律失常性右心室发育不良和心肌病
- 广泛的透壁脂肪组织取代心肌，伴有纤维化和心肌细胞萎缩
- 可见淋巴细胞浸润，与心肌细胞损害有关

特殊染色和免疫组织化学

- Masson 三色染色着重显示间质纤维化和肌原纤维丧失
- Movat 五色染色着重显示纤维化和弹性组织变性
- 普鲁士蓝染色着重显示心肌细胞和巨噬细胞内的铁沉积
- PAS（应用和不用淀粉酶消化）染色着重显示心肌细胞的糖原沉积，包括嗜碱性变性的心肌细胞

其他诊断技术

■ 扩张性心肌病
- 电子显微镜检查：心肌细胞变性，伴有一些心肌

细胞肌原纤维丢失，另外一些心肌细胞肥大；T
管扩张，线粒体数量增加以及糖原、脂质空泡、
髓鞘样结构和吞噬溶酶体增加
- 中毒性心肌病（尤其是多柔比星）
  - 多柔比星（doxorubicin）心肌心内膜活检的分级
    至少需要三块心肌组织，并检查 10 张用甲苯胺
    蓝染色的塑料包埋的半薄切片
    — 0 级：光镜和电子显微镜检查心肌正常
    — 1 级：偶见单个心肌细胞肌原纤维缺失或空
      泡变性（肌质网和 T 管系统扩张），累及 5%
      以下的心肌细胞
    — 1.5 级：散在的单个心肌细胞伴有肌原纤维
      缺失或空泡变性，累及 5% ~ 15% 的心肌
      细胞
    — 2 级：受累的心肌细胞成团，累及 6% ~
      25% 的心肌细胞
    — 2.5 级：26% ~ 35% 的心肌细胞受累
    — 3 级：弥漫性心肌细胞受损，超过 35% 的心
      肌细胞；心肌细胞坏死（收缩成分全部丧失，
      细胞器缺失，以及线粒体和细胞核变性）
- 代谢性心肌病
  - Fabry 病
    — 电子显微镜检查：电子致密细胞内板层小体
      或髓鞘样结构，相当于糖脂类聚集
  - 线粒体心肌病
    — 电子显微镜检查：线粒体增生，大小和形状
      多样，可见异常的嵴及类结晶包涵体
  - 糖原贮积病
    — 电子显微镜检查：肌浆游离糖原显著增加；
      溶酶体内糖原；含有自吞噬物质的空泡

鉴别诊断

- 肥厚性心肌病和代谢性心肌病
  - 心肌细胞肌质内出现空泡或颗粒，应怀疑贮积病
    和线粒体异常；充分的评估需要电子显微镜检查
  - Fabty 病是由溶酶体 α- 半乳糖苷酶 A 突变引起的
  - 成年发作的伴有左心室肥大和 Wolff-Parkinson-
    White 综合征的糖原贮积病，是由活化的单磷酸
    腺苷（PRKAG2）蛋白激酶的 γ2 调节亚单位突变
    引起的
  - 伴有骨骼肌病和智力低下的 X 连锁肥厚性心肌
    病（Danon 病），是由溶酶体相关性膜蛋白质

（LAMP2）突变引起的
  - 线粒体心肌病是由线粒体 DNA 突变引起的
- 对称性肥厚性心肌病和运动导致的生理性肥大
  （"运动员心脏"）
- 肥厚性心肌病与年龄相关性主动脉下室间隔膨出
  （S 形或链状间隔）
  - 解剖学变异，常见于老年患者，并存的全身性高
    血压可能加重本病，类似于不对称性肥厚性心肌
    病
- 肥厚性心肌病和婴幼儿左心室肥大相关性疾病
  - 浸润性心肌病包括 II 型 Pompe 病、Hunter 病和
    Hurler 病
  - Noonan 综合征起因于 PTPN11（蛋白酪氨酸磷酸
    酶，非感受器 11 型）基因突变，表现为心面发
    育异常，包括肺动脉瓣狭窄和房间隔缺损
  - 见于胰岛素依赖性糖尿病母亲所生的婴儿
- 限制性心肌病和缩窄性心包炎
  - 由于心包僵硬增厚，伴有心包纤维性粘连，缩窄
    性心包炎患者舒张期充盈受限
  - 已经证实心肌心内膜活检对于确立浸润性心肌病
    的诊断有用
  - 心肌心内膜活检正常提示临床要对心包进行重新
    评估

提要

- 心肌病的传统功能分类近年已来面临挑战，因为
  许多心肌病具有明显的遗传学基础；此外，肥厚
  性心肌病和一些浸润性疾病在病程晚期可以进展
  为扩张性心肌病
- 肥厚性心肌病
  — 至少 50% 的病例是家族性的，为常染色体显
    性遗传性疾病，但发病年龄和严重性等临床
    表现不同
  — 有时称为肌节疾病（disease of the
    sarcomere），因为已经发现 13 肌节蛋白基因
    有突变
  — 最常见的基因突变涉及 β- 肌球蛋白重链
    （MYH7，染色体 14q12 位点）和肌球蛋白 -
    载体蛋白 C（MyBPC3，染色体 11p11.2 位点）
  — 心肌心内膜活检几乎从不具有诊断价值，但
    可能有助于排除其他诊断
  — 小的心肌切除标本中可能缺乏杂乱结构，但

可见冠状动脉发育不良以及间质和心内膜纤维化，提示肥厚性心肌病

- 扩张性心肌病
  - 近期研究指出，至少 30% 的扩张性心肌病病例可能是家族性的
  - 遗传方式不同，包括常染色体显性遗传、常染色体隐性遗传和 X 连锁
  - 突变多样化，见于编码肌节蛋白、中间丝、肌营养不良蛋白相关蛋白复合成分、核膜蛋白以及受磷蛋白的基因
- 心律失常性右心室发育不良和心肌病
  - 大约 30% ~ 50% 的病例为家族性发病，为明显的常染色体显性遗传并有不全的外显率
  - 最常见的突变多是编码桥粒蛋白（桥粒斑蛋白、斑菲素蛋白和桥粒斑珠蛋白）的基因
- 与心肌病相关的基因突变表型表达有相当大的重叠和变异
- 心肌心内膜活检能够确立无法解释的心肌病的诊断，具有高度的敏感性和特异性

精选文献

Maron BJ, Towbin JA, Thiene G, et al: Contemporary definitions and classification of the cardiomyopathies: An American Heart Association scientific statement from the Council on Clinical Cardiology, Heart Failure and Transplantation Committee; Quality of Care and Outcomes Research and Functional Genomics and Translational Biology Interdisciplinary Working Groups; and Council on Epidemiology and Prevention. Circulation 113:1807-1816, 2006.

Arad M, Maron BJ, Gorham JM, et al: Glycogen storage diseases presenting as hypertrophic cardiomyopathy. N Engl J Med 352:362-372, 2005.

Chimenti C, Pieroni M, Maseri A, Frustaci A: Histologic findings in patients with clinical and instrumental diagnosis of sporadic arrhythmogenic right ventricular dysplasia. J Am Coll Cardiol 43:2305-2313, 2004.

Ardehali H, Qasim A, Cappola T, et al: Endomyocardial biopsy plays a role in diagnosing patients with unexplained cardiomyopathy. Am Heart J 147:919-923, 2004.

Gilbert-Barness E, Barness LA: Nonmalformative cardiovascular pathology in infants and children. Pediatr Dev Pathol 2:499-530, 1999.

Felker GM, Hu W, Hare JM, et al: The spectrum of dilated cardiomyopathy: The Johns Hopkins experience with 1,278 patients. Medicine (Baltimore) 78:270-283, 1999.

Olsen EG, Spry CJ: Relation between eosinophilia and endomyocardial disease. Prog Cardiovasc Dis 27:241-254, 1995.

Katritsis D, Wilmshurst PT, Wendon JA, et al: Primary restrictive cardiomyopathy: Clinical and pathologic characteristics. J Am Coll Cardiol 18:1230-1235, 1991.

心肌炎　Myocarditis

临床特征

- 淋巴细胞性心肌炎
  - 常常无症状或呈亚临床过程，之后进展为扩张性心肌病
  - 可能表现为不能解释的急性发作的充血性心力衰竭、心律失常或猝死
  - 病毒是心肌炎最常见的原因，特别是在儿童
- 巨细胞性心肌炎
  - 通常累及中青年人
  - 多数患者表现为迅速进展的心力衰竭，常常伴有难治性室性心律失常，少数患者伴有心脏传导阻滞或胸痛，酷似心肌梗死
  - 预后差，如不治疗常常死亡
- 嗜酸细胞性心肌炎
  - 过敏性心肌炎
    - 据信是由不同药物和营养补剂引起的迟发性过敏反应
    - 据报道是幼时接种牛痘疫苗的并发症
    - 与长期连续应用血管加压药有关，尤其是多巴酚丁胺
    - 症状和体征为非特异性的，包括典型的过敏反应（发热、皮疹和血嗜酸性粒细胞增多）、心律失常、猝死和充血性心力衰竭
  - 急性坏死性嗜酸细胞性心肌炎

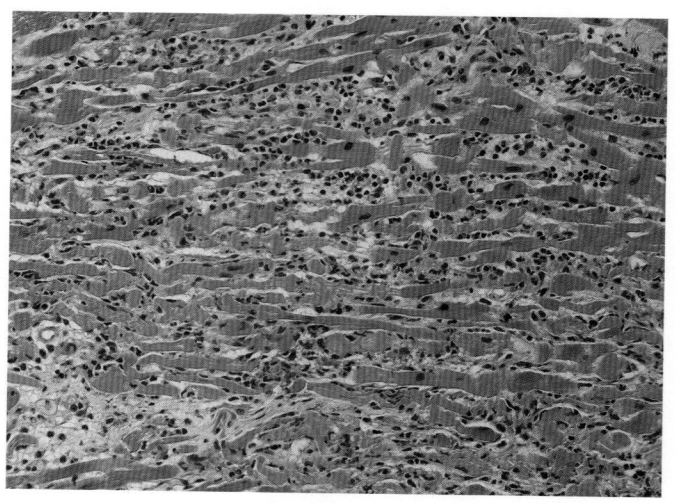

图 18-3　淋巴细胞性心肌炎。组织学切片显示间质淋巴细胞浸润伴少量嗜酸性粒细胞。注意在肌细胞坏死区域肌细胞变细。

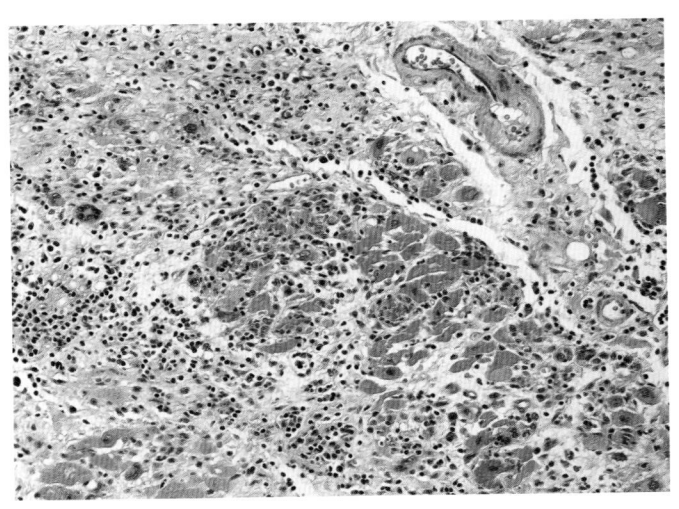

图 18-4　巨细胞性心肌炎。组织学切片显示广泛的心肌细胞退变区域，伴有混合性炎症细胞浸润，包括多核巨细胞、淋巴细胞、嗜酸性粒细胞和充满含铁血黄素的巨噬细胞。

　　—— 被认为是最严重的过敏性心肌炎，但也可能与病毒感染、癌、结缔组织病和 Churg-Strauss 综合征有关
　　—— 表现为突发性心力衰竭，有可能迅速致死
- 嗜酸细胞增多综合征
　　—— 其特征是血液和骨髓中嗜酸性粒细胞增多，伴有多器官组织中嗜酸性粒细胞浸润
　　—— 主要累及 20 ~ 50 岁的男性
　　—— 心脏受累最常见，可能表现为生理活动受限
　　—— 常常形成附壁血栓，并可能导致全身性栓塞

大体病理学

- 不同程度的心脏肥大，可见心腔扩张
- 受累的心肌出现苍白病灶，有时伴有微小出血
- 不规则和地图样的纤维性瘢痕，没有好发的特殊部位，可累及双侧心室和室间隔，如果患者幸存，则进展为巨细胞性心肌炎
- 在嗜酸细胞增多综合征，心内膜损害可导致附壁血栓形成
- 伴有纤维素性心包炎和心包积液

组织病理学

▎ 淋巴细胞性心肌炎
- 局灶性到弥漫性间质单核细胞浸润，以淋巴细胞为主，伴有心肌细胞坏死
- 在心肌心内膜活检中，出现少量淋巴细胞浸润不

伴有心肌细胞损害，根据 Dallas 标准诊断为交界性心肌炎
- 重复活检显示持续性淋巴细胞浸润称为持续性心肌炎，稀疏的浸润是正在消散的心肌炎，而缺乏炎症浸润是已经消散的心肌炎

▎ 巨细胞性心肌炎
- 多病灶到弥漫性浸润，包括淋巴细胞和巨噬细胞，伴有多核巨细胞
- 常见嗜酸性粒细胞
- 偶尔可见不明显的肉芽肿
- 低倍镜下可见明显的心肌细胞损害或坏死的地图样区域，伴有不同程度的纤维化

▎ 嗜酸细胞性心肌炎
- 片块状间质和血管周围浸润，包含许多嗜酸性粒细胞，混合有组织细胞、淋巴细胞和浆细胞
- 可累及心内膜和心外膜
- 所有的病变均处于同一阶段
- 通常仅有轻度的心肌细胞坏死和间质纤维化
- 急性坏死性嗜酸细胞性心肌炎显示密集而弥漫的浸润，伴有广泛的心肌细胞坏死
- 嗜酸细胞增多综合征还显示嗜酸性粒细胞浸润伴心肌细胞坏死
- 可见 Charcot-Leyden 结晶

特殊染色和免疫组织化学

- 革兰、Gomori 六胺银（GMS）、PAS 和 Ziehl-Neelsen 染色可证明感染性心肌炎的病原微生物

其他诊断技术

- 原位杂交和聚合酶链反应用于病毒检测；最常检出的病毒是肠病毒（Coxsackie B）、细小病毒 B19、腺病毒、人疱疹病毒 6 型、巨细胞病毒、流感病毒 A 和 B、EB 病毒和丙型肝炎病毒（HCV）

鉴别诊断

▎ 淋巴细胞性心肌炎
- 与 Lyme 病、钩端螺旋体病、伤寒、梅毒、衣原体和立克次体感染以及 AIDS 有关的心肌炎
- 与胶原性血管病和自身免疫性疾病有关的心肌炎
- 中毒性心肌炎
　　—— 包括毒素诱导的心肌损害（如白喉外毒素）

和剂量相关性药物毒性直接作用于心肌

- — 见于服用血管加压药的内源性儿茶酚胺升高的患者或滥用可卡因的患者
- — 伴有收缩带的小灶状心肌坏死灶
- — 炎症浸润以巨噬细胞为主
- — 病变处于不同阶段
- 结合微生物学、血清学和临床表现有助于作出诊断

■ 巨细胞性心肌炎
- 结节病
  - — 致密的纤维性瘢痕朝向心脏基底部，结节病累及室间隔可能比左右心室游离壁严重
  - — 特征为明显的肉芽肿和纤维化，几乎没有嗜酸性粒细胞
  - — 一般缺乏心肌细胞坏死
  - — 在少数情况下表现为心脏单独受累；淋巴结或肺部受累几乎总是存在
- 风湿性心肌炎
  - — 心内膜和间质伴有巨细胞的 Aschoff 肉芽肿
- 感染性肉芽肿性疾病
  - — 巨细胞可见于结核病、隐球菌病、梅毒性心肌炎或麻疹性心肌炎
  - — 心肌单独受累罕见
  - — 应进行微生物特殊染色
- 异物反应
  - — 在偏振光显微镜下为双折射性物质
  - — 心肌对起搏器导联和辅助装置的反应

■ 嗜酸细胞性心肌炎
- 寄生虫感染伴有外周嗜酸性粒细胞增多（如毛线虫）

■ 中性粒细胞浸润
- 通常见于免疫受损宿主的全身性细菌和真菌感染或直接蔓延
  - — 局灶性中性粒细胞浸润，伴有心肌细胞坏死和小脓肿
- 心肌梗死
  - — 坏死带伴有周围中性粒细胞浸润，相当于心外膜冠状动脉供应的部位

提要

■ 淋巴细胞性心肌炎
- 在扩张性心肌病患者，检测病毒基因组是预测临

床结局不好的一个独立因子，尤其是肠道病毒

■ 巨细胞性心肌炎
- 多达 20% 的患者有其他炎症性疾病，尤其是炎症性肠炎或自身免疫性疾病
- 最常伴随的肿瘤是胸腺瘤
- 巨细胞性心肌炎在移植的心脏可以复发

■ 过敏性心肌炎
- 诊断需要临床高度怀疑
- 确立诊断必须进行心肌心内膜活检
- 用药时间和剂量与心肌炎的严重性之间没有关系
- 治疗需要去除致病药物；重症病例可能需要免疫抑制疗法

精选文献

Ginsberg F, Parrillo JE: Eosinophilic myocarditis. Heart Fail Clin 1:419-429, 2005.

Kuhl U, Pauschinger M, Seeberg B, et al: Viral persistence in the myocardium is associated with progressive cardiac dysfunction. Circulation 112:1965-1970, 2005.

Calabrese F, Thiene G: Myocarditis and inflammatory cardiomyopathy: Microbiological and molecular biological aspects. Cardiovasc Res 60:11-25, 2003.

Cooper LT Jr, Berry GJ, Shabetai R: Idiopathic giant-cell myocarditis: Natural history and treatment. Multicenter Giant Cell Myocarditis Study Group Investigators. N Engl J Med 336:1860-1866, 1997.

淀粉样变　　Amyloidosis

临床特征

- 症状为非特异性的，可能表现为限制性心肌病、充血性心力衰竭、非典型性胸痛和心律失常
- 男性患者多见
- 心脏类淀粉样物质沉积可能与系统性淀粉样变性、遗传性淀粉样变性或老年性心肌淀粉样变性有关

大体病理学

- 心肌淀粉样变性通常导致心脏增大，伴有心室肥厚
- 心脏切面可能显示不同的表现，从正常到质硬和橡胶样改变
- 心内膜可见细小的半透明蜡样结节，在左心房比较显著；在严重的病例，这些变化见于所有的心腔和心脏瓣膜的心内膜

组织病理学

- 单个心肌细胞周围的间质内出现特征性的细胞外无定形物质沉积，导致心肌细胞萎缩和缺失
- 其他浸润方式为结节性、心内膜下、血管和混合性浸润
- 可见淀粉样物累及瓣膜、传导系统和主动脉
- 可见单核炎细胞浸润，并与预后不良有关

特殊染色和免疫组织化学

- 刚果红：在偏振光显微镜下淀粉样物呈双折光性苹果绿色
- 硫黄素 T 或硫黄素 S：淀粉样物沉积呈紫外荧光
- 硫酸阿辛蓝：突出显示围绕单个心肌细胞的绿色淀粉样物质以及红色的间质纤维化
- 心肌淀粉样变性应用下列免疫组化染色有用：转甲状腺素蛋白、κ 和 λ 轻链、重链以及淀粉样物 A 和心房钠尿肽

其他诊断技术

- 电子显微镜检查：细胞外直径 8 ~ 10nm 的无分支的原纤维随机分布，引起间质膨胀

鉴别诊断

■ 玻璃样变性的胶原
  - 在 HE 染色切片上可能与淀粉样物表现类似
  - 如果染色方法不恰当，刚果红染色胶原可呈假阳性双折光性

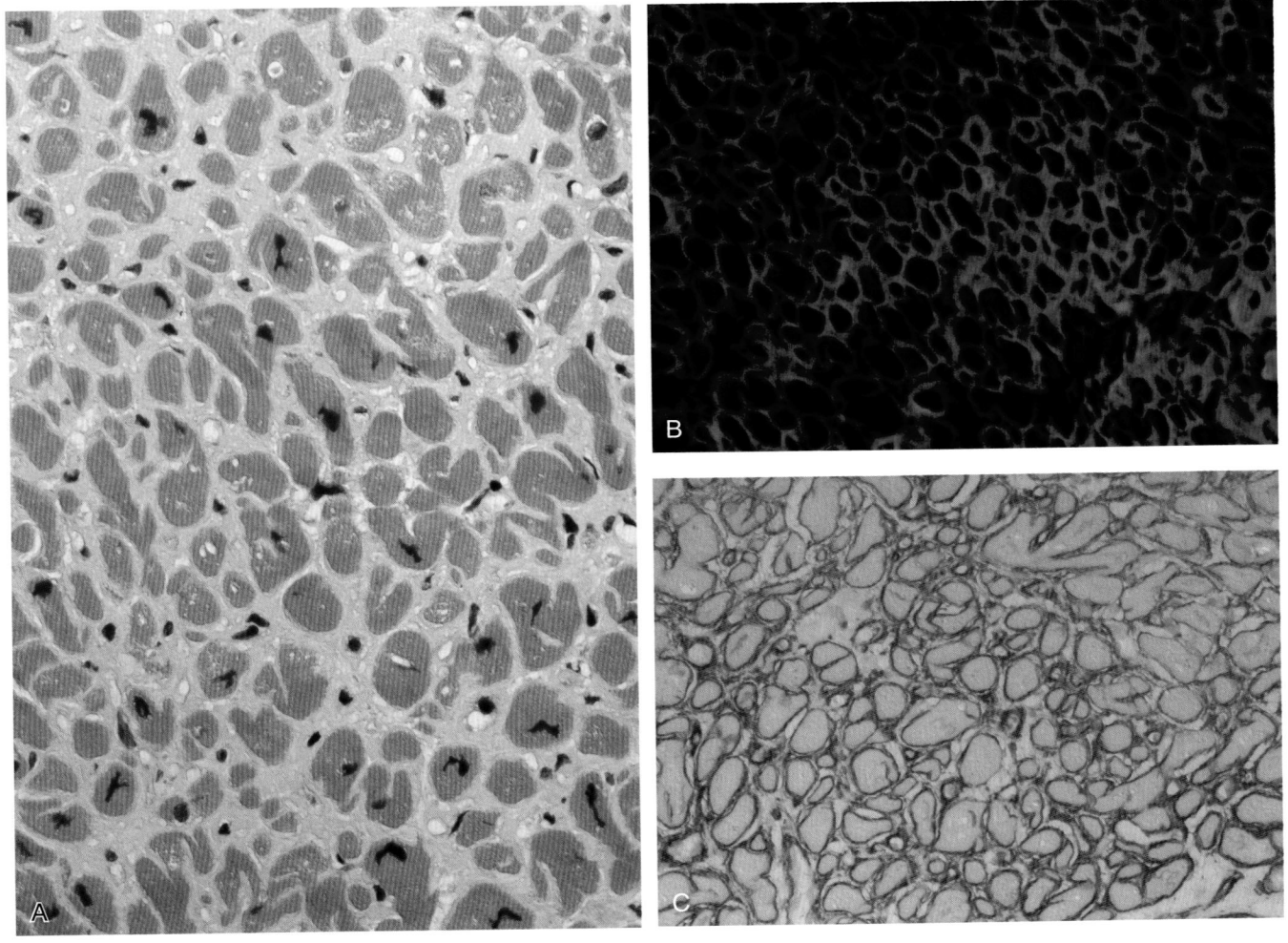

图 18-5　淀粉样变性。心肌细胞周围有丰富的嗜酸性物质沉积，横切面显示心肌细胞大小明显不同，代表有肥大和变性 (A)。单个心肌细胞被淀粉样沉积物围绕，硫黄素染色可见荧光 (B)。本例 λ 轻链免疫组化染色呈阳性 (C)。

提要

- 心肌淀粉样变性可以分为原发性（轻链和重链）、继发性（淀粉样物 A）、遗传性（转甲状腺素蛋白突变）、老年性系统性（野生型转甲状腺素蛋白）、孤立性心房性（心房钠尿肽）和血液透析相关性（β_2- 微球蛋白）
- 在原发性和年龄相关性淀粉样变性中，心脏沉积最常见
- 心肌心内膜活检是确立诊断的安全方法
- 在疾病早期，淀粉样物沉积仅在电子显微镜下才能看到
- 免疫组织化学检查用来鉴别蛋白类型，具有预后和治疗意义
- 刚果红染色随着淀粉样物的类型不同而不同
- 硫黄素 T 比刚果红敏感，而且容易做，但需要荧光显微镜检查

精选文献

Westermark P, Benson MD, Buxbaum JN, et al: Amyloid: Toward terminology clarification. Report from the Nomenclature Committee of the International Society of Amyloidosis. Amyloid 12:1-4, 2005.

Kholova I, Niessen HW: Amyloid in the cardiovascular system: A review. J Clin Pathol 58:125-133, 2005.

Rahman JE, Helou EF, Gelzer-Bell R, et al: Noninvasive diagnosis of biopsy-proven cardiac amyloidosis. J Am Coll Cardiol 43:410-415, 2004.

Strege RJ, Saeger W, Linke RP: Diagnosis and immunohisto-chemical classification of systemic amyloidoses: Report of 43 cases in an unselected autopsy series. Virchows Arch 433:19-27, 1998.

结节病　　Sarcoidosis

临床特征

- 累及中青人，男女均可受累
- 肺、淋巴结、皮肤和眼常常受累；心脏单独受累已有少数报道
- 尸检发现，大约 25% 的结节病患者出现心脏受累，不足 5% 的患者具有相关的症状
- 患者表现为心律失常、传导阻滞和心力衰竭或猝死

大体病理学

- 可见肉芽肿浸润，表现为片块状、不规则的白色质硬区域
- 与冠状动脉粥样硬化无关的心肌透壁瘢痕是愈合后的肉芽肿
- 好发的浸润部位以递减的顺序依次为：左心室的游离壁基底部以及包括乳头肌、室间隔的基底部与顶部和右心室的游离壁

组织病理学

- 非干酪性、结构明显的肉芽肿，由上皮样组织细胞和多核巨细胞组成，伴有或不伴有淋巴细胞浸润，染色未能发现微生物
- 肉芽肿可累及心内膜、心肌、心外膜和心包
- 典型者仅有极轻的心肌细胞坏死
- 肉芽肿周围为胶原性间质
- 在完全破坏或经过治疗的病例，心肌瘢痕几乎不伴有残存的肉芽肿

特殊染色和免疫组织化学

- 没有帮助

其他诊断技术

- 没有帮助

鉴别诊断

■ 巨细胞性心肌炎

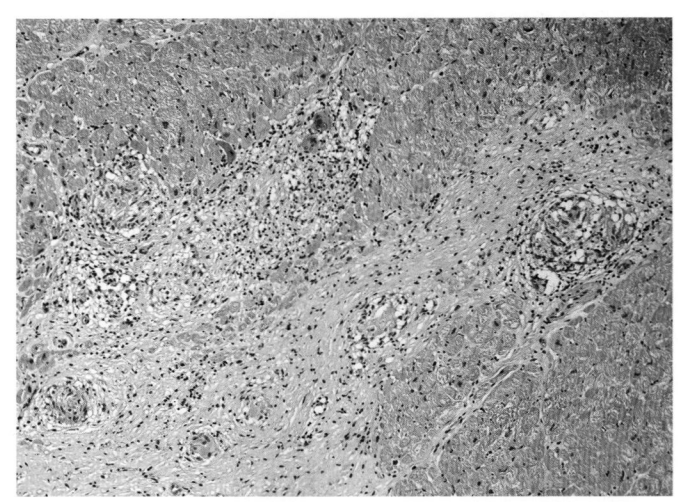

图 18-6　心肌结节病。伴有多核巨细胞的上皮样肉芽肿见于替代性纤维化区域。与巨细胞性心肌炎不同，肉芽肿散在分布于致密纤维组织背景中，伴有浸润性边界。

- 无明显的肉芽肿形成，与结节病相比，心肌细胞坏死范围较大并有嗜酸性粒细胞增加
- 临床表现独特，发病突然，从症状发作到死亡或移植时间短暂
▌ 感染性心肌炎
- 应该通过真菌和分枝杆菌染色排除感染性病因
▌ 心肌梗死
- 心室瘢痕形成和变薄可能会被误认为是已愈合的心肌梗死，但冠状动脉正常可以除外缺血性心肌病

提要

- 心肌内膜活检检测心脏结节病不敏感；因此心肌心内膜活检阴性并不能除外结节病的诊断
- 广泛的心肌瘢痕形成和室壁瘤可能与疾病的自然病史或从前应用过皮质类固醇治疗有关

精选文献

Ardehali H, Howard DL, Hariri A, et al: A positive endomyocardial biopsy result for sarcoid is associated with poor prognosis in patients with initially unexplained cardiomyopathy. Am Heart J 150:459-463, 2005.

Okura Y, Dec GW, Hare JM, et al: A clinical and histopathologic comparison of cardiac sarcoidosis and idiopathic giant cell myocarditis. J Am Coll Cardiol 41:322-329, 2003.

Silverman KJ, Hutchins GM, Bulkley BH: Cardiac sarcoid: A clinicopathologic study of 84 unselected patients with systemic sarcoidosis. Circulation 58:1204-1211, 1978.

Roberts WC, McAllister HA Jr, Ferrans VJ: Sarcoidosis of the heart: A clinicopathologic study of 35 necropsy patients (group 1) and review of 78 previously described necropsy patients (group 11). Am J Med 63:86-108, 1977.

心瓣膜病　Valvular Diseases

形态与功能的相互关系

▌ 伴有或不伴有反流的瓣膜狭窄
- 弥漫性纤维性增厚，伴有不同程度的钙化
- 瓣膜组织没有缺失、穿孔或赘生物
- 没有多余的瓣膜组织
- 瓣膜连接处融合
- 腱索纤维化、融合和缩短
- 附着的乳头肌正常
▌ 单纯性反流性瓣膜
- 通常为轻度和局灶性纤维性增厚，缺乏钙化

- 可见穿孔或赘生物
- 可见多余的瓣膜组织
- 连接点没有融合
- 腱索变长或断裂
- 附着的乳头肌可能断裂

瓣膜功能障碍的病因学

▌ 二尖瓣
- 二尖瓣狭窄
  - 先天性
  - 获得性
  - 炎症后和风湿性
  - 二尖瓣环钙化
- 二尖瓣反流
  - 先天性
  - 获得性
    - 二尖瓣脱垂
    - 炎症后和风湿性
    - 二尖瓣环钙化
    - 感染性心内膜炎

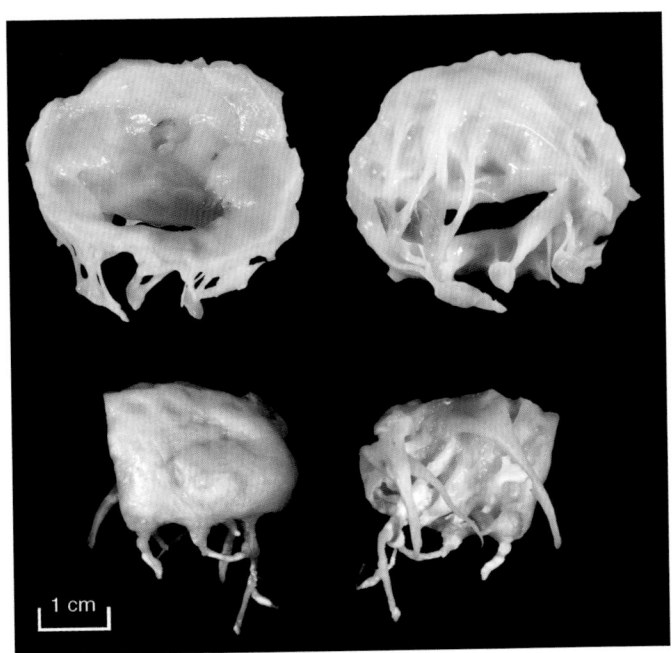

图 18-7　**二尖瓣**。在上面的标本中，二尖瓣炎症后的瘢痕形成导致连接处融合和瓣膜孔狭窄。腱索融合、增厚和缩短。在相同的放大倍数下，下面的标本是切除的一段二尖瓣，显示瓣叶弥漫性增厚、扩大，伴有轻度的二尖瓣翻转，这是二尖瓣脱垂的典型表现。腱索变长和不规则增厚如右下标本的心室面所见。

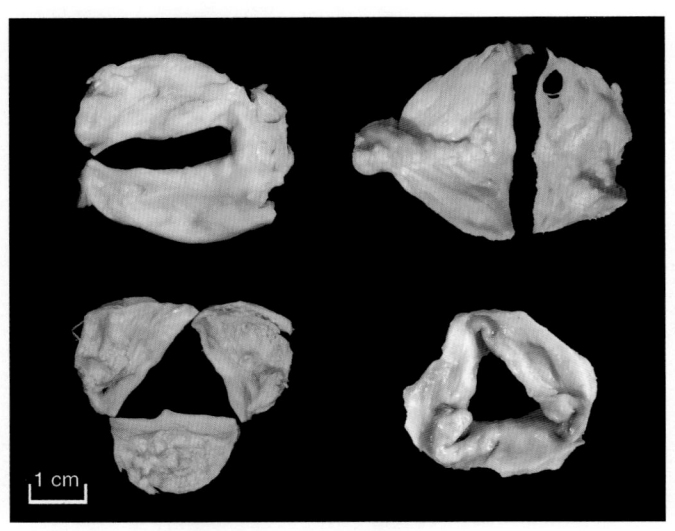

图 18-8　主动脉瓣。 在这个手术切除的先天性畸形的单连合主动脉瓣标本中仅见一个连合，伴有偏心位置的孔口（左上）。二瓣尖主动脉瓣有两个瓣尖，伴有一个裂隙样的瓣膜开孔。较大的瓣尖显示了一个钙化的中间缝。较小的瓣尖有一个穿孔（右上）。由于所有三个瓣尖都有严重的结节性钙化，可见钙化性主动脉瓣狭窄（左下）。风湿性主动脉瓣狭窄显示所有联合处融合，伴有瓣尖增厚收缩，导致孔口固定，呈三角形（右下）。

- ◆ 乳头肌断裂
- ◆ 继发于缺血和梗死的乳头肌功能障碍
- ◆ 左心室几何位置变形
- ▮ 主动脉瓣
  - ● 主动脉瓣狭窄
    - ― 先天性
      - ◆ 单瓣尖主动脉瓣
      - ◆ 二瓣尖主动脉瓣钙化
    - ― 获得性
      - ◆ 老年钙化性主动脉瓣狭窄
      - ◆ 炎症后和风湿性
  - ● 主动脉瓣反流
    - ― 先天性
      - ◆ 二瓣尖主动脉瓣
    - ― 获得性
      - ◆ 炎症后和风湿性
      - ◆ 感染性心内膜炎
      - ◆ 主动脉扩张和动脉瘤
      - ◆ 主动脉夹层

临床特征

▮ 风湿性心脏病

- ● 急性风湿热的表现包括心包摩擦音、心音减弱、心动过速和心律失常；通常发生于在咽炎发作后 10 天 ~ 6 周
- ● 慢性风湿性心脏病的表现包括瓣膜狭窄或反流、充血性心力衰竭、心律失常、血栓栓子并发症以及感染性心内膜炎的表现；通常发生于急性疾病后 20 ~ 25 年
▮ 二尖瓣脱垂
- ● 在人群中的患病率估计为 2% ~ 3%，男女分布均等
- ● 多数患者无症状
- ● 超声心动图检查发现脱垂最常发生在二尖瓣后瓣的中部
- ● 通常为特发性的
- ● 已知与结缔组织疾病有关，包括 Marfan 综合征、Ehlers-Danlos 综合征、成骨不全和弹性假黄色瘤
- ● 男性似乎有较高的并发症发病率，包括严重的二尖瓣反流、感染性心内膜炎、血栓栓塞和猝死
▮ 钙化性主动脉瓣疾病
- ● 老年性钙化性主动脉瓣狭窄较常见于男性，发病高峰年龄为 60 ~ 80 岁
- ● 先天性二瓣尖主动脉瓣钙化的发病高峰年龄为 41 ~ 60 岁
- ● 主动脉瓣钙化性疾病可导致左心室肥厚，伴随的症状包括心绞痛、晕厥和充血性心力衰竭
▮ 二尖瓣瓣环钙化
- ● 在女性较常见且较严重，主要见于 60 岁以上的妇女
- ● 与年老、高血压、主动脉瓣狭窄、慢性肾疾病和动脉粥样硬化有关
- ● 常无症状，但可能有并发症，包括获得性二尖瓣狭窄或反流、传导系统紊乱、心内膜炎和全身性栓塞
▮ 单纯性主动脉瓣反流
- ● 单纯性主动脉瓣关闭不全可能是由瓣膜或主动脉病变引起的
- ● 主动脉根部扩张是主动脉关闭不全的最常见原因，其次为与升主动脉动脉瘤有关的先天性二瓣尖
▮ 类癌性心脏病
- ● 类癌综合征的特征为阵发性支气管痉挛、皮肤潮红、毛细血管扩张和腹泻，通常与胃肠道类癌已转移到肝有关

- 心脏受累表现为右心瓣膜疾病，进展为右心衰竭
- 瓣膜功能障碍可导致单纯性三尖瓣反流和明显的肺动脉瓣反流
- 左心受累罕见，与右向左分流、肺转移或支气管类癌有关

大体病理学

- 风湿性心脏病
  - 受累部位按递减顺序为二尖瓣、主动脉瓣、三尖瓣和肺动脉瓣
  - 急性风湿热沿瓣膜闭合线可能出现小的疣状赘生物
  - 慢性风湿性心脏病表现为心瓣膜弥漫性增厚和纤维性回缩，伴有或不伴有钙化、连合处融合以及腱索变短、融合和增厚
  - 连接处融合可导致瓣孔狭窄
  - 钙沉着见于游离缘和连合处，可能形成溃疡
- 二尖瓣脱垂
  - 黏液瘤样变性可累及任何瓣膜，但最常累及二尖瓣
  - 弥漫性瓣叶增厚冗长，伴有表面积增加
  - 可见腱索间成兜状或呈波浪状（降落伞）变形
  - 切面可见多量灰色半透明黏液样物质，累及瓣叶基底、中部以及游离缘
  - 常见腱索变长，伴有不规则增厚，有时发生断裂
  - 常常伴有瓣环扩张
- 钙化性主动脉瓣疾病
  - 老年性钙化性主动脉瓣狭窄显示瓣尖基底和体部纤维化和钙化，充满 Valsalva 窦，在少数情况下累及游离缘
  - 先天性二瓣尖主动脉瓣常开始于中间缝或假连合处，并延伸至瓣尖的体部
  - 在退变的主动脉瓣狭窄几乎没有连合处融合
- 二尖瓣环钙化
  - 钙化发生于二尖瓣环，通常在后叶的基底，形成一个实性的杆状结构，引起后瓣叶变形和升高
  - 病变还可以延伸到心肌和室间隔，可能引起 His 束破坏
  - 钙质可侵蚀穿透瓣叶，形成溃疡，并易形成血栓和诱发感染
  - 钙化的中心可能发生软化和液化，不要误认为是脓肿

- 单纯性主动脉瓣反流
  - 松弛的瓣膜大而冗长，轻度增厚，呈凝胶状
  - 在继发于主动脉根部扩张的主动脉瓣反流中，主动脉瓣尖可能正常，体部仅仅伴有局灶性和轻度纤维化；游离缘增厚；连合处不融合
- 类癌心脏病
  - 白色纤维性斑块可见于三尖瓣和肺动脉瓣、室壁心内膜，偶尔见于大血管的内膜
  - 纤维性斑块主要位于三尖瓣的心室面，而且几乎完全位于肺动脉瓣的动脉面
  - 斑块可引起瓣叶增厚和收缩
  - 斑块也可引起瓣叶粘连到右心室室壁内膜或肺动脉内膜

组织病理学

- 风湿性心脏病
  - 急性风湿热可在心脏各层内出现炎症和 Aschoff 小体，包括瓣叶和乳头肌
  - Aschoff 小体包含灶状纤维素样变性，围以淋巴细胞、少数浆细胞以及 Anitschkow 或 Aschoff 细胞
  - Anitschkow 细胞为巨噬细胞，伴有多量胞质和位于中心的圆形至卵圆形空泡状细胞核，伴有染色质浓缩的中央杆状结构（毛毛虫样）；可变为多核细胞并形成 Aschoff 巨细胞
  - 慢性风湿性心脏病出现弥漫性纤维化、新生血管形成或瓣膜钙化
  - 可见局灶性慢性炎细胞（主要为淋巴细胞）浸润
- 二尖瓣脱垂
  - 海绵层黏多糖聚积，伴有纤维膜中胶原束断裂以及弹性纤维分裂
  - 缺乏新生血管或炎症
  - 可见表面血栓形成
  - 腱索中黏多糖浸润
- 钙化性主动脉瓣疾病
  - 钙化始于纤维层
  - 通常可见脂质沉积和慢性炎细胞浸润
  - 钙沉积部位可发生骨化生
- 二尖瓣环钙化
  - 钙化可能伴有轻度炎症和异物巨细胞
- 单纯性主动脉瓣反流
  - 游离缘纤维性增厚

- 黏液瘤样变性伴海绵层内黏多糖聚积
■ 类癌心脏病
  - 斑块富于细胞，含有成纤维细胞、肌成纤维细胞、平滑肌细胞和胶原，位于黏液性基质中
  - 斑块完整，黏附于瓣膜下和心内膜下
  - 在类癌斑块内通常没有弹性层（即没有弹性纤维增生）

特殊染色和免疫组织化学

- Movat 染色显示瓣膜所有各层，重点显示黏多糖沉积、纤维化、弹性纤维破坏和断裂

其他诊断技术

- 没有帮助

鉴别诊断

- 狭窄与反流：见"心瓣膜病"项下的"形态与功能的相互关系"

提要

- 通过仔细全面评估手术切除的瓣膜，在大多数情况下可以做出病因学诊断
- 组织学评估对于确立累及心脏瓣膜的感染性心内膜炎和代谢性疾病的诊断是必需的（如 Fabry 病、黏多糖贮积症、类癌综合征）

精选文献

Hayek E, Gring CN, Griffin BP: Mitral valve prolapse. Lancet 365:507-518, 2005.

Roberts WC, Ko JM: Frequency by decades of unicuspid, bicuspid, and tricuspid aortic valves in adults having isolated aortic valve replacement for aortic stenosis, with or without associated aortic regurgitation. Circulation 111:920-925, 2005.

Simula DV, Edwards WD, Tazelaar HD, et al: Surgical pathology of carcinoid heart disease: A study of 139 valves from 75 patients spanning 20 years. Mayo Clin Proc 77:139-147, 2002.

Feldman T: Rheumatic heart disease. Curr Opin Cardiol 11:126-130, 1996.

Waller B, Howard J, Fess S: General concepts in the morphologic assessment of operatively excised cardiac valves. Part I. Clin Cardiol 17:41-46, 1994.

Waller B, Howard J, Fess S: General concepts in the morphologic assessment of operatively excised cardiac valves. Part II. Clin Cardiol 17:208-214, 1994.

King BD, Clark MA, Baba N, et al: "Myxomatous" mitral valves: Collagen dissolution as the primary defect. Circulation 66:288-296, 1982.

Pomerance A: Pathological and clinical study of calcification of the mitral valve ring. J Clin Pathol 23:354-361, 1970.

感染性心内膜炎
Infective Endocarditis

临床特征

- 感染性心内膜炎的危险因素是瓣膜结构异常、先天性心脏病、人工心脏瓣膜和注射麻醉药物
- 由于院内感染以及内科和外科治疗，包括留置导管和装置，金黄色葡萄球菌已成为感染性心内膜炎的最常见病因
- 大多数天然瓣膜的亚急性心内膜炎病例是由草绿色链球菌感染引起的
- 人工瓣膜心内膜炎通常是由表皮葡萄球菌和金黄色葡萄球菌感染引起的
- 由 HACEK 菌群中苛养性革兰阴性杆菌（副流感嗜血杆菌、嗜泡沫嗜血杆菌、副嗜泡沫嗜血杆菌、流感嗜血杆菌、放射共存放线杆菌、人心杆菌、啮蚀艾肯菌、金氏杆菌和脱氮金氏菌）引起的心内膜炎在非静脉药瘾者的天然瓣膜的社区获得性心内膜炎患者中大约占 5% ~ 10%
- 症状为非特异性的，包括发热、寒战、乏力和体重下降
- 要特别注意细菌的潜在来源、新的反流性杂音和栓塞现象，包括败血症的肺栓子
- 机械人工瓣膜感染可导致瓣膜裂开或瓣膜漏孔

大体病理学

- 主动脉瓣和二尖瓣最常受累
- 瓣膜关闭不全是由瓣膜破坏或穿孔以及大的赘生物妨碍瓣叶正常闭合引起的
- 瓣膜尖或瓣叶的游离缘可能有不规则溃疡形成或体部穿孔和腱索破裂
- 愈合的心内膜炎可导致动脉瘤和穿孔，伴有平滑的边缘
- 人工瓣膜通常显示流入道和流出道有赘生物
- 机械人工瓣膜感染始于接缝环，可导致假体周围或环形成脓肿

组织病理学

- 急性期赘生物由纤维素、血小板、中性粒细胞和细菌组成

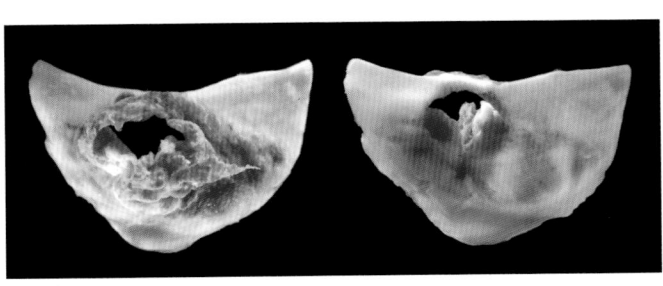

图 18-9 感染性心内膜炎。主动脉瓣尖穿孔，伴有心室面的大的红黄色赘生物。

- 亚急性期赘生物基底部有肉芽组织，伴有急性和慢性炎细胞以及组织细胞和多核巨细胞

特殊染色和免疫组织化学

- 革兰、PAS、GMS、Warthin-Starry、Fite 和 Ziehl-Neelsen 染色有助于检测组织中的微生物
- 抗吸收障碍菌、衣原体、巴尔通体和立克次体的抗体仅在专门的实验室内可以得到

其他诊断技术

- 血清学试验对于诊断巴尔通体、立克次体和军团菌心内膜炎有用
- 瓣膜组织 16S 重组 RNA 基因直接测序后聚合酶链反应也可用于检测吸收障碍菌、巴尔通体和立克次体

鉴别诊断

- 非细菌性栓塞性心内膜炎
  - 通常与慢性炎症性疾病、血液高凝状态和恶性肿瘤有关，尤其是腺癌
  - 无菌性赘生物可以造成栓塞或作为感染源
  - 主动脉瓣和二尖瓣最常受累
  - 右心病变通常与静脉内导管有关
  - 赘生物出现在房室瓣的心房面以及半月瓣的心室面
  - 小的（1 ~ 5mm）多发性无破坏性赘生物松散附着于瓣叶，通常是在从前正常的瓣膜上
  - 由血小板混合纤维素和少数红细胞组成
  - 缺乏炎症反应
  - 病变的基底部可见机化，伴有成纤维细胞增生
- Libman-Sacks 心内膜炎
  - 发生在系统性红斑狼疮患者

- 仅有 6% ~ 20% 的患者有症状
- 罕见的栓子来源
- 最常发生于二尖瓣和三尖瓣
- 赘生物相对粘连，小（3 ~ 4mm）而无蒂，呈粉色至黄褐色，单个或成簇出现在瓣膜的心房和心室面，从游离缘到基底部均可发生，并可延伸到心内膜、腱索和乳头肌
- 无菌性赘生物由纤维素和单核细胞组成，伴有成纤维细胞增生和新生血管
- 在少数情况下可见坏死，伴有苏木精小体
- 愈合的心内膜炎导致纤维性斑块形成

提要

- 多达 20% 的感染性心内膜炎患者血培养呈阴性，这可能是因为之前应用过抗生素，或与高度苛养菌属和少见的微生物感染有关，如巴尔通体、伯内特立克次体、布鲁杆菌、惠氏吸收障碍菌、衣原体和军团菌

精选文献

Lalani T, Kanafani ZA, Chu VH, et al: Prosthetic valve endocarditis due to coagulase-negative staphylococci: Findings from the International Collaboration on Endocarditis Merged Database. Eur J Clin Microbiol Infect Dis 25:365-368, 2006.

Baddour LM, Wilson WR, Bayer AS, et al: Infective endocarditis: Diagnosis, antimicrobial therapy, and management of complications: A statement for healthcare professionals from the Committee on Rheumatic Fever, Endocarditis, and Kawasaki Disease, Council on Cardiovascular Disease in the Young, and the Councils on Clinical Cardiology, Stroke, and Cardiovascular Surgery and Anesthesia, American Heart Association, endorsed by the Infectious Diseases Society of America. Circulation 111:e394-e434, 2005.

Fowler VG Jr, Miro JM, Hoen B, et al: Staphylococcus aureus endocarditis: A consequence of medical progress. JAMA 293:3012-3021, 2005.

Houpikian P, Raoult D: Blood culture-negative endocarditis in a reference center: Etiologic diagnosis of 348 cases. Medicine (Baltimore) 84:162-173, 2005.

人工瓣膜 Prosthetic Valves

最常见的植入性人工心脏瓣膜

- 生物假体瓣膜
  - 支架生物假体瓣膜
    - 瓣膜由经过化学防腐剂处理的牛的心包或猪的主动脉瓣制成

— 置于柔韧的塑料或钛金属框（支架）上，包被合成的纤维（缝套）；三个支架柱（撑杆）进一步支撑瓣尖

- 无支架生物假体瓣膜
  — 经化学处理的猪主动脉瓣和用柔韧的外部套囊增强的主动脉根部

■ 机械性瓣膜
- 由高温分解的碳制成的铰链双瓣叶 D 形倾斜圆盘
- 由短的空心管制成的伴有缝套的套架

■ 同种移植
- 冷藏保存的人主动脉根部

人工心脏瓣膜的常见并发症和失败模式

■ 血栓形成
- 可成为血栓栓子来源或引起感染
- 在机械性瓣膜的转折点血栓可能妨碍或陷入瓣叶
- 血栓通常在生物假体瓣膜的流出道形成，填充瓣尖的凹面

■ 感染
- 可能进展为瓣环脓肿，导致瓣膜裂开或形成副瓣膜

■ 血管翳过度生长
- 缝环过度生长的纤维组织延伸至瓣膜尖端，导致瓣尖僵硬增厚，连接处融合和狭窄
- 瓣尖收缩导致关闭不全

■ 副瓣膜漏
- 早期副瓣膜漏是缝合技术的并发症，或从伴有钙化或感染的瓣环分离而来
- 晚期副瓣膜漏是愈合过程中组织收缩的结果

■ 结构退化
- 生物假体瓣膜失败的最常见原因
  — 组织瓣膜的矿化作用引起瓣尖变硬，并常常撕裂
  — 结缔组织基质降解导致瓣尖撕裂和穿孔，或瓣尖伸长
  — 撕裂还发生于屈曲部以及支架和支柱的附着部位
- 在少数情况下机械性瓣膜可发生金属成分的断裂

提要

- 应用生物假体瓣膜的多数患者不需要终身抗凝，除非瓣膜受损或变窄伴有矿化作用以及血管翳生长过度

- 机械性瓣膜比较耐用，但需要抗凝
- 就血流动力学而言，同种移植效果较好，不需要长期抗凝，但可行性有限，并且对手术技术要求较高；二尖瓣还不能进行同种移植
- Ross 手术对于患有先天性心脏病的儿童是有益的；这项技术应用患者的肺动脉瓣和肺动脉干取代主动脉瓣和主动脉根，采用同种移植将其种植在肺的相应位置

精选文献

Schoen FJ: Pathology of bioprostheses and other tissue heart valve replacements. In Silver MD (ed): Cardiovascular Pathology, 2nd ed. New York, Churchill Livingstone, 1991, pp 1547-1606.

Silver MD, Wilson GJ: Pathology of mechanical heart valve prostheses and vascular grafts made of artificial materials. In Silver MD (ed): Cardiovascular Pathology, 2nd ed. New York, Churchill Livingstone, 1991, pp 1487-1546.

黏液瘤　Myxoma

临床特征

- 成人最常见的原发性心脏肿瘤
- 临床表现包括全身性症状、栓塞现象和瓣膜狭窄
- 散发性肿瘤多见于女性；发病高峰年龄在 41 ～ 50 岁
- 家族性肿瘤常常出现较早，无性别差异，较常发生于右心房或多部位受累

大体病理学

- 最常见于左心房靠近卵圆窝的位置，但也可见于任一心腔，有时靠近瓣膜
- 通常伴有短蒂；无蒂的罕见
- 肿瘤从质软的凝胶状乳头状肿块到质硬的光滑肿块不等
- 切面显示色彩斑驳，常见出血区和囊肿形成
- 可见局灶性或广泛性钙化

组织病理学

- 肿瘤由多形双极或星形黏液瘤细胞或胚层细胞组成，具有圆形至卵圆形的细胞核，核仁不明显，胞质嗜酸性，边界不清
- 细胞可以单个散在，也可以聚集呈小巢状或索条状，或围绕血管形成环状结构

- 多形性和核分裂象不明显
- 背景一般由黏液样和疏松的纤维组织组成，伴有散在的淋巴细胞和组织细胞浸润，尤其是充满含铁血黄素的巨噬细胞
- 表面可见血栓
- 在少数情况下可见骨化和黏液腺

特殊染色和免疫组织化学

- 波形蛋白、CD34 和 α_1- 抗胰凝乳蛋白酶呈阳性

其他诊断技术

- 没有帮助

鉴别诊断

- 机化血栓
  - 细胞稀少的纤维性心内膜肿块或机化的血管内血栓
  - 梭形的间叶细胞不排列成索条状、巢状或环状结构
  - 心内膜病变的基底部不含有淋巴细胞浸润或显著的厚壁血管，淋巴细胞浸润或厚壁血管常见于黏液瘤
  - 血栓栓子和黏液瘤栓子有时可能无法区分
- 黏液肉瘤
  - 大多数心脏肉瘤也发生于左心房，而且常有黏液样间质

- 非典型性梭形细胞灶，伴有细胞核多形性，细胞过多和核分裂象增加
- 肿瘤细胞不形成条索或围绕血管形成环状结构
- 肿瘤细胞常呈席纹状生长，伴有分枝状血管
- 乳头状弹性纤维瘤
  - 典型者位于瓣膜
  - 质软的乳头状肿瘤，大体上可能会被误认为是黏液瘤，但组织学上容易与黏液瘤区分

提要

- 染色体异常和非整倍体支持肿瘤性质
- 绒毛或乳头状表面与栓子的发生相关
- 肿瘤产生的白介素 6 与全身症状有关，包括发热、体重下降和疲劳
- 手术切除可以治愈；家族性肿瘤常常复发
- 有些家族性黏液瘤表现为 Carney 综合征（不同部位的黏液瘤、内分泌肿瘤和皮肤斑点样色素沉着）

精选文献

Acebo E, Val-Bernal JF, Gomez-Roman JJ, Revuelta JM: Clinicopathologic study and DNA analysis of 37 cardiac myxomas: A 28-year experience. Chest 123:1379-1385, 2003.

Burke AP, Virmani R: Cardiac myxoma: A clinicopathologic study. Am J Clin Pathol 100:671-680, 1993.

Dewald GW, Dahl RJ, Spurbeck JL, et al: Chromosomally abnormal clones and non-random telomeric translocations in cardiac myxomas. Mayo Clin Proc 62:558-567, 1987.

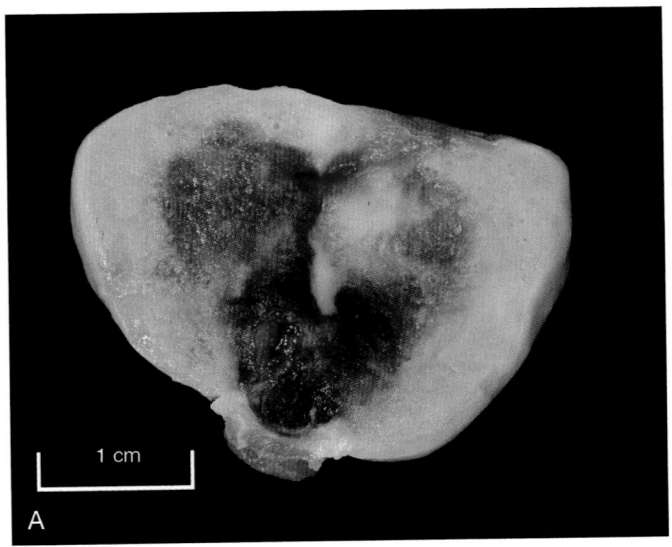
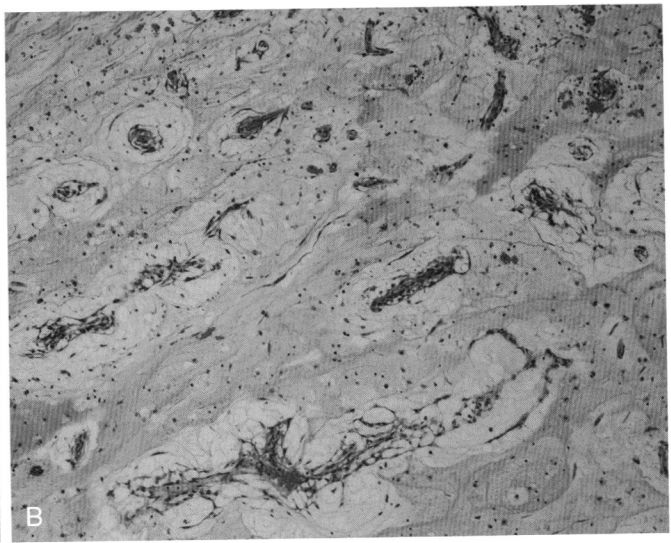

图 18-10　心脏黏液瘤。A，黏液瘤的大体图片，表面光滑并有一短蒂。切面呈黏液样，伴有局部出血。B，组织学切片显示细长的肿瘤（胚层）细胞围绕血管呈同心性排列，在丰富的嗜酸性间质中可见肿瘤细胞条索。

McCarthy PM, Piehler JM, Schaff HV, et al: The significance of multiple, recurrent, and "complex" cardiac myxomas. J Thorac Cardiovasc Surg 91:389-396, 1986.

横纹肌瘤　　Rhabdomyoma

临床特征

- 良性先天性心脏肿瘤，被认为是错构瘤
- 婴儿和儿童最常见的心脏肿瘤；多数见于1岁或1岁以内的婴儿
- 通常发生于伴有结节性硬化症的患者，但可能为散发性的，也可能发生在先天性心脏病患者身上
- 症状与结节性硬化症、胎儿水肿、充血性心力衰竭、心律失常以及围生期心内梗阻有关

大体病理学

- 白色、实性、边界清楚的结节
- 多发性肿瘤，可能小于0.1cm
- 最常见于室间隔或左心室

组织病理学

- 肿瘤边界清楚，由大的空泡状非典型性肌细胞组成，核位于中心，周围有一圈窄的胞质
- 放射状胞质条带从细胞核延伸到细胞壁，故命名为"蜘蛛细胞"
- 其间透明的胞质含有丰富的糖原

特殊染色和免疫组织化学

- PAS染色突出细胞内丰富的糖原成分
- 结蛋白、平滑肌肌动蛋白和肌红蛋白等肌肉标记物呈阳性；错构瘤蛋白（hamartin）、马铃薯球蛋白（tuberin）和泛素（ubiquitin）也呈阳性反应

其他诊断技术

- 电子显微镜检查：细胞周围有闰盘样结构，伴有丰富的糖原，小线粒体数目减少

鉴别诊断

- 糖原贮积病（如Pompe病）
  - 由于胞质内有丰富的糖原，心肌细胞呈空泡状
  - 心肌弥漫受累；没有明显的肿瘤结节
- 组织细胞样心肌病

- 心脏错构瘤，常表现为婴儿和儿童室性快速心律失常或猝死
- 成簇的大的圆形到卵圆形细胞，伴有淡染的颗粒状胞质，类似于组织细胞
- 超微结构研究显示线粒体增生，缺乏T管，肌原纤维极少

提要

- 肿瘤增大直到妊娠32周，然后进行性退化
- 50%～80%的多发性横纹肌瘤病例与结节性硬化症有关
- 心脏横纹肌瘤可能是结节性硬化的最早期标志，由编码结节性硬化症蛋白的*TSC1*突变以及编码马铃薯球蛋白的*TSC2*突变引起
- 手术切除仅适用于伴有严重血流动力学受损或持续性心律失常的患者

精选文献

Bader RS, Chitayat D, Kelly E, et al: Fetal rhabdomyoma: Prenatal diagnosis, clinical outcome, and incidence of associated tuberous sclerosis complex. J Pediatr 143:620-624, 2003.

Becker AE: Primary heart tumors in the pediatric age group: A review of salient pathologic features relevant for clinicians. Pediatr Cardiol 21:317-323, 2000.

Burke AP, Virmani R: Cardiac rhabdomyoma: A clinicopathologic study. Mod Pathol 4:70-74, 1991.

纤维瘤　　Fibroma

临床特征

- 罕见的良性先天性心脏肿瘤，可能是纤维性错构瘤
- 通常见于婴儿和儿童
- 临床表现与左心室流出道阻塞、心室功能障碍和传导障碍有关，取决于肿瘤的部位和范围
- 心脏肥大是最常见的放射学表现

大体病理学

- 通常为室间隔或左心室游离壁的单发性大的肌壁病变
- 圆形、均匀一致的圆形肿物，呈漩涡状，为橡胶硬度的白色纤维组织
- 可以显示局限性或浸润性边缘

组织病理学

- 富于细胞的肿瘤，由梭形成纤维细胞组成，间质

有轻度到广泛的胶原沉积，常常伴有弹性纤维
- 多形性轻微，核分裂象罕见
- 常见不规则的浸润性边缘
- 常见钙化
- 小血管周围可见淋巴细胞浸润
- 肿瘤细胞构成随年龄而减少，而胶原成分随着年龄而增加

特殊染色和免疫组织化学
- 波形蛋白呈阳性；平滑肌肌动蛋白可能呈局灶阳性

其他诊断技术
- 没有帮助

鉴别诊断
▌纤维肉瘤
- 常见的受累部位是左心房
- 可能类似于新生儿和婴儿富于细胞的纤维瘤，但核分裂象较常见

▌炎性假瘤
- 罕见的心脏肿瘤
- 细胞稀少的肿块，有明显的混合性炎症细胞浸润

提要
- 不完全切除的残余肿瘤通常可稳定存在数年
- 自发性消退病例已有报道
- 偶尔伴有痣样基底细胞癌综合征（Gorlin-Goltz综合征），表现为枕围扩大、颌骨牙源性角化囊肿、表皮囊肿、肋骨异常、卵巢纤维瘤和皮肤多发性基底细胞癌

精选文献

Thomas-de-Montpreville V, Nottin R, Dulmet E, Serraf A: Heart tumors in children and adults: Clinicopathological study of 59 patients from a surgical center. Cardiovasc Pathol 16:22-28, 2007.

Cho JM, Danielson GK, Puga FJ, et al: Surgical resection of ventricular cardiac fibromas: Early and late results. Ann Thorac Surg 76:1929-1934, 2003.

Burke AP, Rosado-de-Christenson M, Templeton PA, Virmani R: Cardiac fibroma: Clinicopathologic correlates and surgical treatment. J Thorac Cardiovasc Surg 108:862-870, 1994.

乳头状弹性纤维瘤
Papillary Fibroelastoma

临床特征
- 良性心内膜肿瘤，很少引起症状，通常为超声心动检查或尸检时的偶然发现
- 最常位于主动脉瓣，但也可见于其他所有瓣膜、心内膜表面或腱索的所有部位
- 右心乳头状弹性纤维瘤通常无症状；左心肿瘤可出现栓塞症状，或脱垂到冠状动脉口
- 最常见于41～60岁

大体病理学
- 一般为较小的分叶状、质软到纤维性的外生性肿物，可以无蒂或有一短蒂
- 质软的息肉样病变，最好在水中检查以显示肿瘤的乳头状绒毛状结构，在水中看上去好似海葵
- 偶尔可能为多发性的

组织病理学
- 分枝乳头状结构由无血管的密集轴心绕以黏液样疏松结缔组织间质组成
- 乳头表面被覆内皮细胞
- 轴心含有胶原和弹性蛋白

特殊染色和免疫组织化学
- Movat染色显示弹性纤维和胶原轴心

其他诊断技术
- 没有帮助

鉴别诊断
▌乳头状黏液瘤
- 含有典型的多角形或星形黏液瘤细胞，围绕血管腔排列成环状结构
- 通常附着于房间隔；在少数情况下见于瓣膜表面
- 多数不含有弹性组织

▌Lambl赘生物
- 可能与年龄有关，一般见于老年患者
- 常常为多发性的，一般小于0.5cm，见于心脏瓣膜的闭合部和Arantius小结
- 不见于半月瓣的动脉面或心壁的心内膜

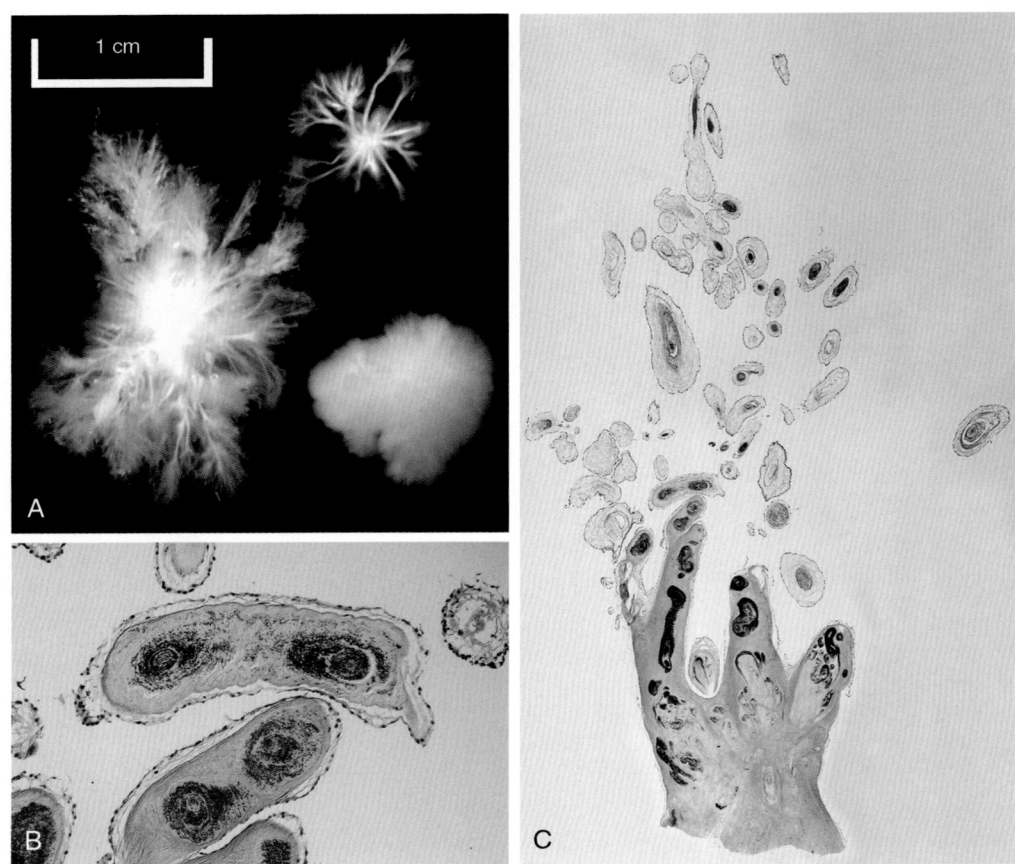

图 18-11 乳头状弹性纤维瘤。A，乳头状弹性纤维瘤的大体照片显示纤细分枝乳头状结构，放在水中检查最容易显现。B 和 C，Movat 染色切片显示基底部的致密胶原轴心。分枝状乳头由纤维轴心和周围同心圆排列的弹性纤维组成。弹性纤维轴心周围为富含酸性黏多糖的薄层黏液，并被覆内皮细胞。

- 特征性的改变是广基的丝状突起，无中央茎

提要

- 肿瘤在大体和显微镜下均类似于大的 Lambl 赘生物
- 发病机制不明；可能的机制是对先前心内膜损害的反应、错构瘤性起源以及机化血栓
- 超声心动检查发现的活动性肿瘤是发生栓塞和心脏性猝死的独立危险因素
- 手术切除可以治愈

精选文献

Gowda RM, Khan IA, Nair CK, et al: Cardiac papillary fibroelastoma: A comprehensive analysis of 725 cases. Am Heart J 146:404-410, 2003.

Sun JP, Asher CR, Yang XS, et al: Clinical and echocardiographic characteristics of papillary fibroelastomas: A retrospective and prospective study in 162 patients. Circulation 103:2687-2693, 2001.

Rubin MA, Snell JA, Tazelaar HD, et al: Cardiac papillary fibroelastoma: An immunohistochemical investigation and unusual clinical manifestations. Mod Pathol 8:402-407, 1995.

心脏肉瘤 Cardiac Sarcomas

临床特征

- 最常见的心脏原发性恶性肿瘤是肉瘤，约占所有病例的 95%；其他 5% 是血液恶性肿瘤（原发性非 Hodgkin 淋巴瘤）
- 心脏肉瘤包括血管肉瘤、黏液肉瘤、脂肪肉瘤、纤维肉瘤、平滑肌肉瘤、横纹肌肉瘤、骨肉瘤、滑膜肉瘤、神经纤维肉瘤、恶性纤维组织细胞瘤、恶性间叶瘤以及未分化肉瘤
- 肿瘤常常没有症状，直到晚期才有症状
- 症状与心腔内阻塞、栓子现象、局部浸润引起的心律失常、充血性心力衰竭或心包积液有关；常

见全身症状
- 多数肉瘤常常累及左心房
- 血管肉瘤
  - 心脏最常见的原发性恶性肿瘤
  - 其特征为位于右心腔，常常起源于右心房
  - 较常见于男性，发病高峰年龄在 31 ~ 40 岁
  - 患者常表现为心脏压塞、心包缩窄、右心室流出道受阻或肺转移的体征和症状
- 横纹肌肉瘤
  - 发生在婴儿、儿童和年轻人，平均年龄在 11 ~ 30 岁
  - 男性稍多见
  - 可累及所有心腔，不好发于左心房

大体病理学

- 大的浸润性肿块，向心壁内和心腔内扩展，并浸润心外膜
- 有些肿瘤可呈息肉样生长
- 倾向于多中心发病
- 直接蔓延累及瓣膜结构
- 切面质硬，伴有出血、囊肿或钙化
- 血管肉瘤
  - 大而色暗的多叶状出血性肿块
  - 可能弥漫性浸润局部结构和心包
- 横纹肌肉瘤
  - 可见于心房或心室
  - 质软、灰色、大的浸润性肿瘤，可呈黏液样或胶样

组织病理学

- 分类类似于软组织肉瘤（见第 17 章）
- 大约 24% 的原发性心脏肉瘤不能分类，被命名为未分化肉瘤
- 未分化肉瘤可由多形性、上皮样、梭形或小细胞组成
- 每个高倍视野有 10 个以上的核分裂象以及伴有坏死被认为是高级别肉瘤

特殊染色和免疫组织化学

- 未分化肉瘤波形蛋白呈阳性
- 未分化肉瘤平滑肌动蛋白和肌肉特异性肌动蛋白局部呈阳性，对于平滑肌肉瘤并不特异
- CD34 和 CD31 显示内皮细胞
- 结蛋白可显示横纹肌母细胞；有些平滑肌肉瘤也呈阳性
- 滑膜肉瘤的上皮细胞成分细胞角蛋白呈阳性
- 恶性外周神经鞘肿瘤（神经纤维肉瘤）S-100 呈局灶阳性

其他诊断技术

- 滑膜肉瘤：细胞遗传学分析 t(X;18)(p11.2;q11.2) 染色体易位

鉴别诊断

- 黏液瘤
  - 缺乏细胞多形性，细胞稀少
  - 缺乏核分裂象
  - 缺乏坏死（成群的细胞伴中性粒细胞浸润）
  - 黏液瘤细胞围绕毛细血管
  - 看不到软骨样分化

提要

- 肿瘤广泛取材非常重要，因为有些肉瘤可能有细胞过少的黏液样区域
- 预后不良，发现时已为晚期
- 报道的 1 年和 3 年生存率分别为 47% 和 24%
- 组织学类型和出现分化与预后无关
- 外科手术从切开活检到完全切除到肿瘤大块切除

精选文献

Bakaeen FG, Reardon MJ, Coselli JS, et al: Surgical outcome in 85 patients with primary cardiac tumors. Am J Surg 186:641-647, 2003.

Burke AP, Virmani R: Tumors of the Heart and Great Vessels. Atlas of Tumor Pathology, 3rd Series, Fascicle 16. Washington, DC, Armed Forces Institute of Pathology, 1996, pp 127-170.

Tazelaar HD, Locke TJ, McGregor CG: Pathology of surgically excised primary cardiac tumors. Mayo Clin Proc 67:957-965, 1992.

Burke AP, Cowan D, Virmani R: Primary sarcomas of the heart. Cancer 69:387-395, 1992.

心包　Pericardium

急性心包炎　Acute Pericarditis

临床特征

- 患者表现为胸痛、心包摩擦音、心电图变化以及全身症状

大体病理学

- 纤维素性和浆液纤维素性心包炎最常见，引起心包表面干燥、暗淡和粗糙，伴有纤维素性粘连
- 心包腔内有不同类型的和不同量的渗出，包括浆液性、纤维素性、化脓性、血性以及干酪样物聚集，取决于病因

组织病理学

- 组织学对于确定病因一般没有帮助
- 有中性粒细胞和淋巴细胞构成的炎细胞浸润、毛细血管增生、水肿以及纤维素沉积

特殊染色和免疫组织化学

- 微生物特殊染色（GMS、PAS、Ziehl-Neelsen）在感染性病例中可确定病原微生物

其他诊断技术

- 没有帮助

鉴别诊断

- 特发性、病毒性感染、急性心肌梗死、Dressler综合征、尿毒症、细菌感染（结核性和非结核性）、胸部照射、风湿热、结缔组织疾病（类风湿性关节炎、系统性红斑狼疮、硬皮病）、创伤、药物和肿瘤

提要

- 正常心包为被覆间皮的弹性纤维组织
- 正常心包腔含有 15～50ml 的透明草黄色液体
- 在数天内消退的急性心包炎多数是特发性心包炎
- 血性渗出物常由恶性肿瘤和感染引起

精选文献

Ariyarajah V, Spodick DH: Acute pericarditis: Diagnostic cues and common electrocardiographic manifestations. Cardiol Rev 15:24-30, 2007.

Zayas R, Anguita M, Torres F, et al: Incidence of specific etiology and role of methods for specific etiologic diagnosis of primary acute pericarditis. Am J Cardiol 75:378-382, 1995.

Waller BF, Taliercio CP, Howard J, et al: Morphologic aspects of pericardial heart disease: Part I. Clin Cardiol 15:203-209, 1992.

Waller BF, Taliercio CP, Howard J, et al: Morphologic aspects of pericardial heart disease: Part II. Clin Cardiol 15:291-298, 1992.

缩窄性心包炎　Constrictive Pericarditis

临床特征

- 大约一半的病例是特发性的
- 限制性或缩窄性心包炎的临床表现是双侧心室压力相等、颈静脉压升高以及心脏搏出量显著减少
- 对心室收缩的影响可从轻微到显著，取决于缩窄的程度
- 可见肝充血肿大或肺灌注降低

大体病理学

- 心包显著纤维性增厚，伴有或不伴有钙化
- 严重的心包粘连，伴有心包腔闭塞

组织病理学

- 显著的纤维化，伴有钙化、新生血管形成以及轻度慢性炎症细胞浸润
- 可见充满含铁血黄素的巨噬细胞
- 在结核性缩窄性心包炎中偶尔可见肉芽肿

特殊染色和免疫组织化学

- 没有帮助

其他诊断技术

- 没有帮助

鉴别诊断

- 胸部照射和先前的心脏手术；一般由结核引起

提要

- 组织学对于确定病因一般没有帮助
- 少数临床伴有缩窄症状的患者心包活检没有纤维化或钙化

精选文献

Oh KY, Shimizu M, Edwards WD, et al: Surgical pathology of the parietal pericardium: A study of 344 cases (1993-1999). Cardiovasc Pathol 10(4):157-168, 2001.

Ling LH, Oh JK, Schaff HV, et al: Constrictive pericarditis in the modern era: Evolving clinical spectrum and impact on outcome after pericardiectomy. Circulation 100:1380-1386, 1996.

Myers RB, Spodick DH: Constrictive pericarditis: Clinical and pathophysiologic characteristics. Am Heart J 138:219-232, 1999.

心包囊肿　Pericardial Cysts

临床特征

- 无症状，除非较大；胸痛是最常见的症状
- 常为胸部 X 线检查的偶然发现
- 最常位于心膈角，但也可见于纵隔间隔的任何部位

大体病理学

- 薄壁单房囊肿，内衬光滑，充满清亮液体
- 一般较小，但大小不一，重量可达 300g
- 偶尔可与心包腔相通

组织病理学

- 囊壁由纤维结缔组织组成，内衬一层扁平间皮细胞

特殊染色和免疫组织化学

- 没有帮助

其他诊断技术

- 没有帮助

鉴别诊断

- 小腔渗出（loculated effusion）
  - 没有伴有内衬的囊壁
- 支气管源性囊肿
  - 最常见于前纵隔或中纵隔，可以位于心内或心包内
  - 含有黏液样物质
  - 衬以假复层纤毛柱状细胞，囊壁伴有平滑肌和软骨

提要

- 心包囊肿被认为是先天性病变，但到成人期作出诊断

精选文献

Wick MR: Cystic lesions of the mediastinum. Semin Diagn Pathol 22:241-253, 2005.

Patel J, Park C, Michaels J, et al: Pericardial cyst: Case reports and a literature review. Echocardiography 21:269-272, 2004.

Stoller JK, Shaw C, Matthay RA: Enlarging, atypically located pericardial cyst: Recent experience and literature review. Chest 89:402-406, 1986.

心包局限性纤维性肿瘤　Localized Fibrous Tumor of the Pericardium

临床特征

- 非常罕见的良性心包肿瘤
- 常常为偶然发现；有些患者表现为呼吸困难和心包积液

大体病理学

- 可能有宽的基底或通过一个蒂附着于心包；偶尔起源于心外膜并包裹心脏
- 圆形至卵圆形、边界清楚的白色肿物，质硬，切面呈漩涡状
- 可见囊性变
- 没有心肌浸润

组织病理学

- 梭形成纤维细胞无结构增生或排列成短束状，伴有增厚的胶原束
- 细胞过少和细胞过多的区域交错出现
- 血管外皮细胞瘤样血管结构
- 轻微的多形性、核分裂象和坏死
- 可见局灶钙化

特殊染色和免疫组织化学

- 波形蛋白和 CD34 呈阳性
- 细胞角蛋白、肌动蛋白和 S-100 呈阴性

其他诊断技术

- 没有帮助

鉴别诊断

▌ 肉瘤样间皮瘤
- 浸润下面的组织
- 出现显著的核多形性和核深染
- CD34 呈阴性

提要

- 手术切除一般可以治愈

精选文献

Andreani SM, Tavecchio L, Giardini R, Bedini AV: Extrapericardial solitary fibrous tumour of the pericardium. Eur J Cardiothorac Surg 14:98-100, 1998.

el-Naggar AK, Ro JY, Ayala AG, et al: Localized fibrous tumor of the serosal cavities: Immunohistochemical, electron-microscopic, and flow-cytometric DNA study. Am J Clin Pathol 92:561-565, 1989.

心包原发性恶性肿瘤 Primary Malignant Tumors of the Pericardium

临床特征

- 临床常见呼吸困难、缩窄性心包炎、心包积液、心脏压塞
- 男性多见
- 心包间皮瘤
  — 占浆膜恶性间皮细胞瘤的 2% 以下
  — 可为局限性或弥漫性
  — 男性多见
- 心包血管肉瘤
  — 比心脏原发性血管肉瘤少见

大体病理学

- 肿瘤发生于心包（心外膜）壁层和脏层，表现为融合性结节，造成心包腔闭塞，并可弥漫性包围心脏和大血管
- 心包间皮瘤
  — 孤立性或局限性间皮瘤罕见
  — 通常仅累及心脏表面
- 心包血管肉瘤
  — 侵入心肌，1/4 的病例扩散至心腔内

组织病理学

▌ 心包间皮瘤
- 上皮样、肉瘤样和混合性间皮瘤均有报道
- 组织学表现类似于胸膜和腹膜的间皮瘤

▌ 心包血管肉瘤
- 相互吻合的血管腔内衬非典型性内皮细胞，可见大量核分裂象和坏死区域
- 常见上皮样间变细胞或梭形细胞构成的实性区

特殊染色和免疫组织化学

- 网状纤维染色突出血管肉瘤中的血管结构
- CK5/6、钙（视）网膜蛋白、WT-1、HBME-1、血栓调节蛋白、间皮素、podoplanin、D2-40 和钙调结合蛋白被认为是间皮瘤的阳性标记物
- 血管肉瘤 CD31、CD34、和 von Willebrand 因子染色呈阳性

其他诊断技术

- 心包间皮瘤
  — 电子显微镜检查：上皮样间皮瘤细胞表面、细胞内以及细胞间隙有大量细长而平滑的微绒毛，长径与直径比率大于 10；肉瘤样间皮瘤的上皮分化包括出现细胞间连接、表面微绒毛、张力细丝和基底膜形成
- 心包血管肉瘤
  — 电子显微镜检查：血管形成结构和 Weibel-Palade 小体

鉴别诊断

▌ 转移性腺癌
- 来源于不同部位的腺癌有一系列阳性标记物（甲状腺转录因子 -1、癌胚抗原、Leu-M1、MOC-31、BG-8、B72.3、Ber-EP4 和 CA19-9）可以用于评估恶性心包肿瘤

▌ 上皮样血管肉瘤与间皮瘤
- 上皮样血管肉瘤波形蛋白呈弥漫强阳性，而细胞角蛋白染色呈阴性或弱阳性
- 间皮瘤细胞角蛋白染色较强，而波形蛋白染色较弱
- 在多数情况下，应用其他免疫组织化学染色（见

"特殊染色和免疫组织化学") 可以确立诊断

提要

- 没有发现石棉接触史和心包间皮瘤之间有明确的关联
- 心包间皮瘤可扩散到邻近的胸膜、纵隔、横膈和淋巴结，但很少发生远处转移
- 在疾病晚期，可能无法与原发性心脏和心包血管肉瘤区分

精选文献

Suster S, Moran CA: Applications and limitations of immunohistochemistry in the diagnosis of malignant mesothelioma. Adv Anat Pathol 13:316-329, 2006.

Val-Bernal JF, Figols J, Gomez-Roman JJ: Incidental localized (solitary) epithelial mesothelioma of the pericardium: Case report and literature review. Cardiovasc Pathol 11:181-185, 2002.

Lin BT, Colby T, Gown AM, et al: Malignant vascular tumors of the serous membranes mimicking mesothelioma: A report of 14 cases. Am J Surg Pathol 20:1431-1439, 1996.

Thomason R, Schlegel W, Lucca M, et al: Primary malignant mesothelioma of the pericardium: Case report and literature review. Tex Heart Inst J 21:170-174, 1994.

心脏和心包转移性肿瘤 Metastatic Tumors of the Heart and Pericardium

临床特征

- 比心脏原发性肿瘤多 20 ~ 40 倍
- 症状和体征各异，包括劳累后呼吸困难、咳嗽、胸痛、心包积液和传导异常
- 大多由原发性上皮性肿瘤（肺和乳腺）在胸腔内通过淋巴扩散而来，通常转移到心包
- 来自黑色素瘤、白血病、肉瘤以及肾细胞癌发生的血行播散，表现为小的心肌转移
- 通过下腔静脉延伸到右心房最常见于肾细胞癌和肝细胞癌

大体病理学

- 转移性肿瘤最常累及心包
- 在心脏，病变常常表现为心外膜和心肌结节或心腔内巨大的肿块
- 瓣膜和心内膜受累相对少见

组织病理学

- 最常见的恶性肿瘤组织学类型按递减顺序依次为癌、淋巴瘤和白血病
- 黑色素瘤也常转移到心脏

特殊染色和免疫组织化学

- 与原发性肿瘤相同

其他诊断技术

- 与原发性肿瘤相同

鉴别诊断

- 见"心包原发性恶性肿瘤"

提要

- 在儿童，常见的转移性肿瘤包括非 Hodgkin 淋巴瘤、神经母细胞瘤、肉瘤、Wilms 瘤和肝细胞瘤
- 转移性肿瘤累及心脏的临床症状仅出现于大约 10% 的患者；心脏症状多数是由心包积液和心包缩窄引起的

精选文献

Butany J, Leong SW, Carmichael K, Komeda M: A 30-year analysis of cardiac neoplasms at autopsy. Can J Cardiol 21:675-680, 2005.

Roberts WC: Primary and secondary neoplasms of the heart. Am J Cardiol 80:671-682, 1997.

Abraham KP, Reddy V, Gattuso P: Neoplasms metastatic to the heart: Review of 3314 consecutive autopsies. Am J Cardiovasc Pathol 3:195-198, 1990.

Chan HS, Sonley MJ, Moes CA, et al: Primary and secondary tumors of childhood involving the heart, pericardium, and great vessels: A report of 75 cases and review of the literature. Cancer 56:825-836, 1985.

血管炎 The Vasculitides

- 广泛应用的血管炎分类标准是美国风湿病学会和 Chapel Hill 统一协商会制定的系统性血管炎的命名
- 分类标准用于临床试验和流行病学研究；尚未用作诊断标准
- 血管炎分类的有用资料包括

— 主要受累血管的大小

◆ 大血管包括主动脉及其主要分支

◆ 中等血管包括用肉眼或动脉造影可以见到的肌性动脉和小动脉

◆ 小血管包括小动脉、微动脉、毛细血管和毛细血管后静脉，这些血管通常为 500μm 或更小

◆ 受累血管的大小重叠常见，但通常是主要的受累血管产生典型的临床表现

— 人口统计学资料，特别是年龄和种族

— 器官趋向性

— 免疫复合物沉积

— 血清中存在抗中性粒细胞胞浆抗体和抗肾小球基底膜抗体

● 单靠病理学评估通常并不充分，作出临床诊断可能并不总是需要病理检查

大血管血管炎　Large-Vessel Vasculitis

临床特征

■ 巨细胞性动脉炎

● 通常累及主动脉及其主要分支

● 较常见于老年妇女；黑人和亚洲人罕见

● 患者可出现各种症状，包括乏力、头痛、咀嚼暂停（jaw claudication）、复视和视力丧失；为老年人不明原因发热的常见原因

● 常常伴有风湿性多肌痛

● 主动脉受累可导致动脉瘤，偶尔可导致狭窄，仅有少数患者有临床表现

● 终末器官缺血可能是由颈外和颈内动脉的颅外分支管腔狭窄或闭塞引起的，最常累及颞动脉；也可累及脊椎动脉或眼动脉

■ 高安动脉炎

● 典型者发生于小于 40 岁的患者，以女性为主；全世界均有分布，但在日本、东南亚和印度发病率较高

● 累及主动脉及其主要分支，常常累及锁骨下动脉和颈动脉；也可累及冠状动脉、肺动脉、肠系膜动脉和肾动脉

● 患者常表现为发热、乏力、关节痛、肌肉痛和体重下降

● 引起缺血性症状（无脉、跛行和失明），脉搏和血压消失或不对称，杂音，肾血管性高血压，有

时引起主动脉动脉瘤

大体病理学

● 主动脉动脉瘤显示内膜皱缩，伴有树皮样的外观，中层不清楚，而外膜不同程度增厚

● 狭窄性病变显示血管壁纤维性增厚，伴有主动脉和大动脉管腔缩小；可能发生血栓形成

组织病理学

■ 巨细胞性动脉炎

● 特征性的改变是大动脉和中动脉的局灶性肉芽肿性炎症

● 在主动脉，常见层状中膜坏死区域被肉芽肿性炎症包绕

● 在颞动脉，炎症集中在内弹性膜

● 混合性炎性细胞浸润，主要由淋巴细胞、浆细胞和组织细胞组成，偶尔可见中性粒细胞和嗜酸性粒细胞

● 巨细胞表现不定，见于 44% ～ 100% 的病例

● 愈合性或愈合后的病变可见不规则的纤维内膜增生、局灶性纤维化和中膜瘢痕形成以及炎细胞浸润减少

■ 高安动脉炎

● 不同程度的炎症反应，包括坏死性急性炎症细胞浸润，伴有巨细胞的肉芽肿性炎症或慢性淋巴细胞浸润

● 急性期显示中膜外 2/3、外膜和外膜脂肪有炎症和新生血管形成

● 愈合性病变炎症成分稀少；常常仅见中膜瘢痕形成，伴有弹性膜局部丧失以及显著的内膜和外膜增厚和纤维化

特殊染色和免疫组织化学

● Movat 染色显示内弹性膜、主动脉弹性膜破坏以及纤维化

● 三色染色显示血管壁瘢痕

其他诊断技术

● 没有帮助

鉴别诊断

■ 巨细胞性动脉炎和高安病

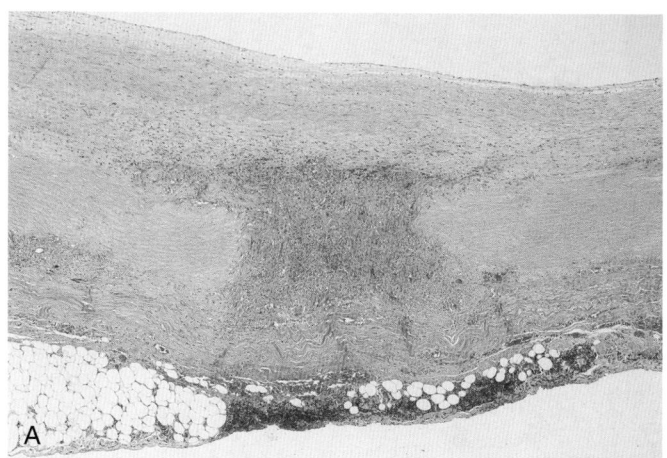

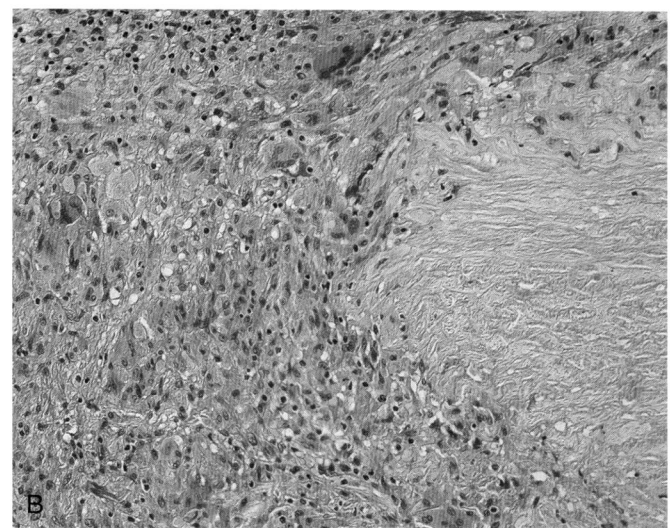

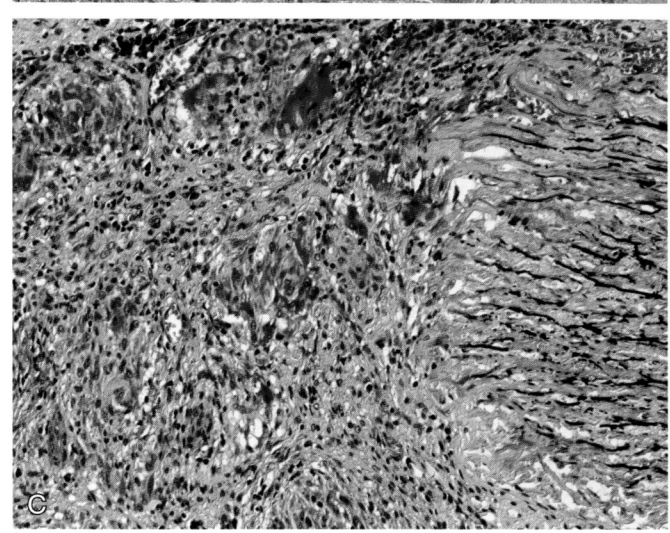

图 18-12　巨细胞性主动脉炎。A，显示炎症破坏的主动脉中膜缺乏细胞。这个缺乏平滑肌细胞的区域相当于层状坏死。另外，有纤维内膜增生、外膜纤维化和单核细胞浸润。B，许多多核巨细胞混合有淋巴组织细胞浸润。C，Movat 染色显示层状中膜坏死嗜酸性区域中的弹性膜。

- 临床上主要的鉴别特征是患者的年龄；巨细胞性动脉炎常见于 50 岁以后，而高安病 50 岁以后罕见

■ 主动脉炎的慢性硬化期
- 高安动脉炎或巨细胞性动脉炎的愈合期可能无法作出明确诊断
- 炎症性主动脉炎的其他原因包括感染性（梅毒）疾病和风湿病（风湿性关节炎、强直性脊柱炎、复发性多软骨炎、系统性红斑狼疮、Behçet 病以及结节病），在鉴别诊断中需要考虑，并结合作出诊断必需的临床资料

■ 年龄相关性改变（动脉硬化）
- 可见同心圆性内膜增厚、断裂、内弹性膜重复和钙化灶
- 缺乏炎症细胞成分

提要

■ 仅仅根据组织病理学特征不能明确区分巨细胞性动脉炎和高安动脉炎

■ 巨细胞性动脉炎
- 因为巨细胞性动脉炎常常累及颞动脉，文献中"颞动脉炎"常与"巨细胞性动脉炎"交换使用；然而，最好应用巨细胞性动脉炎这一术语，因为并非所有巨细胞性动脉炎患者均有颞动脉炎，而且也不是所有颞动脉炎都是巨细胞性动脉炎引起的
- 颞动脉活检标本的阳性率在 10% ~ 20% 之间；颞动脉活检的阴性预测值大约为 90%
- 巨细胞性动脉炎的病变常常是节段性的
  - 至少必须评估三张 HE 染色切片和一张弹性纤维染色的颞动脉切片
  - 应该制作多张主动脉切片

■ 高安动脉炎
- 常常通过临床标准和血管影像学来诊断
- 高达 98% 的患者可见狭窄性病变，27% 的患者可见动脉瘤
- 大约 40% 的患者有腹主动脉受累
- 需要外科手术的最常见的部位是主动脉弓和血管分支

■ 孤立性主动脉炎
- 最常见于升主动脉动脉瘤手术切除之后
- 组织病理学特征类似于巨细胞性主动脉炎，但患

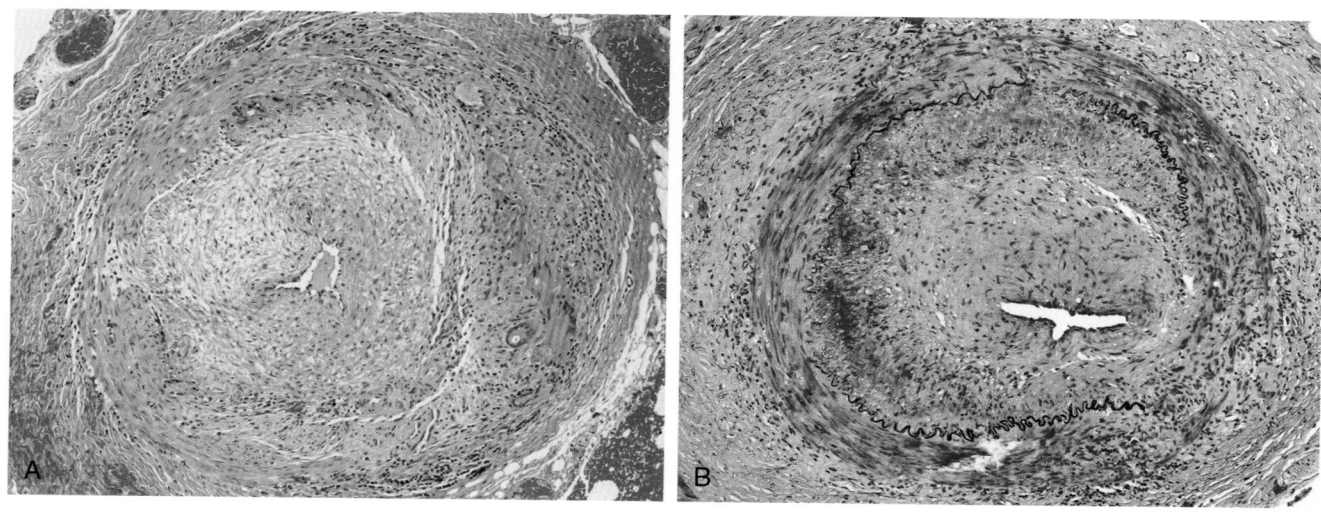

图 18-13　巨细胞性动脉炎。A，颞动脉活检显示透壁性肉芽肿性炎，伴有肌性动脉中膜和外膜巨细胞浸润。B，Movat 染色显示炎症区域内弹性膜断裂和显著的内膜增生。偶见纤维素样坏死。

者缺乏全身性疾病的证据
- 结局良好，甚至无需治疗

精选文献

Maksimowicz-McKinnon K, Clark TM, Hoffman GS: Limitations of therapy and a guarded prognosis in an American cohort of Takayasu arteritis patients. Arthritis Rheum 56:1000-1009, 2007.

Miller DV, Isotalo PA, Weyand CM, et al: Surgical pathology of noninfectious ascending aortitis: A study of 45 cases with emphasis on an isolated variant. Am J Surg Pathol 30:1150-1158, 2006.

Bongartz T, Matteson EL: Large-vessel involvement in giant cell arteritis. Curr Opin Rheumatol 18:10-17, 2006.

Rojo-Leyva F, Ratliff NB, Cosgrove DM 3rd, Hoffman GS: Study of 52 patients with idiopathic aortitis from a cohort of 1,204 surgical cases. Arthritis Rheum 43:901-907, 2000.

Genereau T, Lortholary O, Pottier MA, et al: Temporal artery biopsy: A diagnostic tool for systemic necrotizing vasculitis. French Vasculitis Study Group. Arthritis Rheum 42:2674-2681, 1999.

Jennette JC, Falk RJ, Andrassy K, et al: Nomenclature of systemic vasculitides: Proposal of an international consensus conference. Arthritis Rheum 37:187-192, 1994.

中血管血管炎
Medium-Vessel Vasculitis

临床特征

- 结节性多动脉炎（polyarteritis nodosa，PAN）
  - PAN 是特发性系统性疾病，特征为累及中等大小

和小的肌性动脉
- 多数患者为 31 ~ 60 岁；男女比例为 2：1
- 患者常出现非特异性的全身症状，包括体重减轻和发热，伴有受累器官的特殊症状（外周性神经病变、睾丸痛、网状青斑、肌肉痛和胃肠道梗死）
- 在乙型肝炎患者伴有循环血免疫复合物沉积
- 在病程中可能出现毛细胞白血病、风湿性关节炎以及 Sjögren 综合征
- 动脉造影检查可发现内脏动脉动脉瘤或阻塞；常见的受累血管是肾动脉、冠状动脉、肝动脉和肠系膜动脉；多达 30% 的患者肺受累（支气管动脉）

- 川崎病（黏膜皮肤淋巴结综合征，婴儿结节性多动脉炎）
  - 急性自限性疾病，通常累及婴儿和儿童（发病年龄从 6 个月至 15 岁；13 ~ 24 个月高发）
  - 日本和朝鲜发病率高
  - 在美国，来自亚洲和太平洋岛屿的儿童的发病率比来自非洲的儿童和白人儿童高
  - 临床标准包括至少发热 5 天以及至少具有下列临床特征中的四项：结膜充血、颈部淋巴结肿大、口腔黏膜病变、多形性皮疹以及肢体肿胀或发红
  - 典型者累及冠状动脉，但任何肌性动脉均可受累；锁骨下动脉、腋动脉、髂动脉、股动脉、肾

动脉以及肠系膜上动脉受累已有报道

大体病理学

▎PAN

- 好发于动脉分支部位
- 可见动脉瘤或动脉狭窄
- 常见血栓形成

▎川崎病

- 在急性期可见冠状动脉扩张或动脉瘤
- 有一半的病例其动脉瘤在 1 ~ 2 年内可消失
- 大约 10% 的病例其动脉瘤会进展为狭窄性病变

组织病理学

▎PAN

- 病变通常处于不同阶段
- 急性损害的特征是透壁炎症，伴有管壁局灶节段性破坏以及无定形嗜酸性物质沉积（纤维素样坏死）
- 炎症最初是中性粒细胞，但后来主要由淋巴细胞和巨噬细胞组成
- 愈合中的病变由血管壁内肉芽组织组成，由于有血栓形成或纤维内膜增生，可能引起管腔狭窄
- 由于血管壁薄弱，可能发生动脉瘤和假动脉瘤

▎川崎病

- 由淋巴细胞和巨噬细胞组成的炎症首先见于血管内膜和外膜，然后发展到中膜
- 全动脉炎伴有中性粒细胞浸润、内弹性膜断裂、平滑肌变性和中膜水肿
- 愈合的病变显示纤维内膜增生、再通、中膜变薄、内弹性膜破坏以及外膜纤维化

特殊染色和免疫组织化学

- 弹性纤维染色显示弹性膜破坏
- 三色染色显示纤维素呈红色
- Movat 染色突出弹性纤维和胶原

其他诊断技术

- 没有帮助

鉴别诊断

▎PAN

- 孤立性或单个器官的血管炎

  — 常常是因炎症或肿块病变切除的外科标本中的意外发现
  — 来自胃肠道、胆囊、阑尾、乳腺、子宫、卵巢和睾丸的孤立性血管炎已有报道
  — 虽然组织学特征与 PAN 相似，但并不主张将 PAN 用作诊断，因为易被误导
  — 可见血管坏死性或肉芽肿性炎症
  — 切除可治愈，不需要全身治疗
  — 可能是系统性血管炎的第一个表现；系统性疾病的线索包括出现全身症状、急性期反应物以及血清自身免疫标记物
  — 需要长期随访，以确认没有全身受累

- 川崎病

  — 缺乏纤维素样坏死，发炎的中膜为水肿性的
  — 在急性期主要为单核细胞（T 淋巴细胞和巨噬细胞）而不是中性粒细胞

- 小血管血管炎

  — 如果活检标本中仅见小动脉受累，不能准确鉴别是中血管血管炎还是小血管血管炎，因为两者都可能累及小动脉

- 与结缔组织病有关的血管炎

  — 最常发生在风湿性关节炎、系统性红斑狼疮或 Sjögren 综合征的基础上，并与疾病活动有关
  — 可以累及任何大小的血管；以小血管受累为主
  — 临床上表现为皮肤或内脏器官受累（通常为肾或胃肠道）

- 胆固醇性动脉粥样硬化栓塞

  — 可以表现为多器官受累，包括肾衰竭、组织坏死或内脏器官梗死
  — 来自主动脉溃疡性斑块的胆固醇栓子常常累及肾动脉、肠动脉和四肢动脉
  — 栓塞可自发形成，但常常是由有创性操作、心血管外科手术、抗凝以及溶栓疗法触发
  — 胆固醇栓子可造成小动脉和微动脉闭塞；胆固醇结晶可引起异物巨细胞反应和数量不等的中性粒细胞、嗜酸性粒细胞和单核细胞浸润

- 节段性中膜溶解性动脉病

  — 出现内脏缺血、腹腔内出血和多发性动脉动脉瘤，通常会被误认为是 PAN

— 由于中膜平滑肌丧失，造成动脉壁出现裂隙；裂隙由纤维素沉积和出血桥接

— 平滑肌细胞空泡变性导致血管壁内出血和剥离

— 如果存在炎症，也是轻微的，且局限于动脉外膜纤维素性沉积物中

提要

▌ PAN

- 如 Chapel Hill 共识会议建议的那样，微动脉、小静脉或毛细血管累及（包括肺毛细血管炎和肾小球肾炎）不符合 PAN 的诊断
- 典型的结节性多动脉炎与抗中性粒细胞胞质抗体（antineutrophil cytoplasmic antibody，ANCA）几乎无关
- 纤维素样坏死并不等于 PAN
- 多数患者有慢性复发性经过；大剂量皮质类固醇和环磷酰胺治疗通常有效
- 与预后不良有关的因素包括年龄大于 50 岁以及胃肠道、肾或心脏受累
- 经过治疗的患者 5 年生存率接近 80%；如不治疗常常是致命的

▌ 川崎病

- 诊断通常是根据临床标准而不是根据组织活检或血管造影
- 15% ～ 25% 的未经治疗的病例发生冠状动脉动脉瘤；男性患者、小于 6 个月的婴儿、大于 8 岁的儿童、未接受静脉注射免疫球蛋白治疗或虽经治疗仍有持续发热的患者，均有发生这种并发症的高风险
- 巨大动脉瘤（冠状动脉管腔直径 ≥ 8 mm）在急性期有破裂的风险，在慢性期管腔变窄，伴有进行性内膜增生和血栓形成

精选文献

Colmegna I, Maldonado-Cocco JA: Polyarteritis nodosa revisited. Curr Rheumatol Rep 7:288-296, 2005.

Takahashi K, Oharaseki T, Naoe S, et al: Neutrophilic involvement in the damage to coronary arteries in acute stage of Kawasaki disease. Pediatr Int 47:305-310, 2005.

Newburger JW, Takahashi M, Gerber MA, et al: Diagnosis, treatment, and long-term management of Kawasaki disease: A statement for health professionals from the Committee on Rheumatic Fever, Endocarditis and Kawasaki Disease, Council on Cardiovascular Disease in the Young, American Heart Association. Circulation 110:2747-2771, 2004.

Kato H, Sugimura T, Akagi T, et al: Long-term consequences of Kawasaki disease: A 10- to 21-year follow-up study of 594 patients. Circulation 94:1379-1385, 1996.

Lightfoot RW Jr, Michel BA, Bloch DA, et al: The American College of Rheumatology 1990 criteria for the classification of polyarteritis nodosa. Arthritis Rheum 33:1088-1093, 1990.

寡免疫性小血管血管炎
Pauci-immune Small-Vessel Vasculitis

临床特征

▌ Wegener 肉芽肿病

- 以累及上下呼吸道的坏死性肉芽肿性血管炎和肾小球肾炎为特征的综合征
    — 头和颈受累，包括鼻、中耳、眼、鼻窦和声门下，伴有鼻窦炎、鼻炎、突眼、鼻中隔穿孔或气道狭窄的症状
    — 肺部表现包括咳嗽、咯血、空洞和肺部浸润
    — 肾疾病的特征为血尿和蛋白尿；偶尔发生肾衰竭
- 通常累及 41 ～ 60 岁的个体，男女发病均等
- 与 ANCA 密切相关
    — 抗中性粒细胞颗粒和单核细胞溶酶体成分的自身抗体
    — c-ANCA（胞质 -ANCA）：抗蛋白酶 -3 抗体；出现在多达 90% 的病例
    — p-ANCA（核周 -ANCA）：抗髓过氧化物酶抗体；非特异性的；见于 5% ～ 10% 的病例
    — 多达 20% 的患者 ANCA 呈阴性，特别是伴有局限性疾病的患者

▌ Churg-Strauss 综合征（变应性肉芽肿病和血管炎）

- 系统性坏死性血管炎，伴有严重的哮喘、外周血和组织嗜酸性粒细胞增多、血管外肉芽肿以及多器官受累
- 典型者在中年诊断，男性稍多
- 变态反应性疾病的症状、嗜酸性粒细胞增多和系统性血管炎，通常不同时发生，哮喘和血管炎之间的时间间隔不定
- 累及多器官系统
    — X 线片上常见肺部浸润；肉芽肿性肺部肿块性病变和毛细血管炎引起的肺部出血在 Churg-Strauss 综合征比在 Wegener 肉芽肿病

或显微镜下多血管炎少见

　　— 多发性单神经炎、多神经病和中枢神经系统血管炎

　　— 关节伸面结节；下肢皮疹和可触及的紫癜

　　— 心脏受累是死亡的重要原因；可能并发小的冠状动脉血管炎和心肌缺血、附壁血栓、心肌心内膜纤维化、心肌病以及急性或缩窄性心包炎

　　— 胃肠道症状与嗜酸细胞性胃肠炎以及肠系膜动脉血管炎有关

　　— 1/4 的患者肾受累

　　— 40% ~ 60% 的病例伴有 p-ANCA，伴有 c-ANCA 的少见（10%）

　　— ANCA 阳性的患者倾向于有肾小球肾炎、肺出血和周围神经病变；ANCA 阴性的患者表现为心脏受累

■ 显微镜下多血管炎

● 其特征是坏死性小血管血管炎，几乎不伴有免疫沉积物，累及皮肤、肾和肺（肾小球和肺毛细血管）的微动脉、小静脉和毛细血管

● 平均发病年龄为 50 岁，男性稍多

● 症状无特异性，包括咯血、血尿、蛋白尿、可触及的紫癜、神经病、肌肉痛和关节痛

● 血清 p-ANCA 阳性为特征性改变（70% 的病例）

大体病理学

● 没有帮助

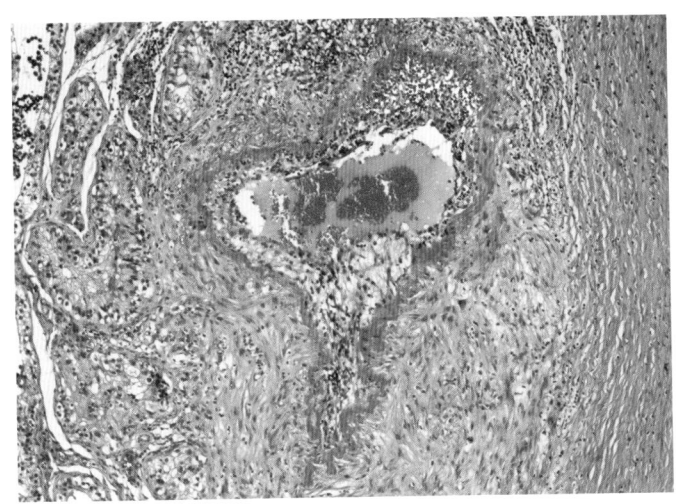

图 18-14　坏死性动脉炎。 睾丸的一个肌性动脉显示纤维素样坏死伴有局灶性透壁急性炎症。

组织病理学

■ Wegener 肉芽肿病

● 实质地图样坏死区域（凝固性或化脓性），常被上皮样组织细胞包绕，常见于鼻和口腔、鼻窦、气管或肺实质

● 中性粒细胞小脓肿，伴有中心坏死和核碎片

● 肉芽肿小，不成形，伴有栅栏状组织细胞围绕小脓肿或坏死灶

● 深染的多核巨细胞杂乱散在分布

● 淋巴细胞和浆细胞常见；可见嗜酸性粒细胞但不丰富

● 坏死性血管炎累及小到中等大小的动脉及静脉，在活检组织中可能轻微或缺乏

● 坏死性血管炎，伴有肉芽肿或非肉芽肿性炎症，部分或完全破坏血管壁

● 肺部受累常见的亚型包括：以支气管为中心的损害，致密的间质嗜酸性粒细胞浸润，细支气管炎，闭塞性 - 机化肺炎样改变，以及伴有毛细血管炎的肺出血

● 头颈部病变显示类似的改变，表现为组织坏死、肉芽肿性炎症和血管炎，但在活检标本中这些改变常常并不同时出现，可能是因为取样的局限性

● 肾病变包括局部节段性坏死性肾炎、新月体肾小球肾炎、肾小球血栓形成、间质肉芽肿性炎症以及肾乳头坏死

■ Churg-Strauss 综合征

● 通常累及小的和中等大小的动脉和静脉

● 血管炎的特征是纤维素样坏死，伴有丰富的嗜酸性粒细胞浸润；可为肉芽肿性或非肉芽肿性改变

● 炎症细胞是由嗜酸性粒细胞、中性粒细胞、淋巴细胞、浆细胞、组织细胞和多核巨细胞混合而成

● 肺的病变包括嗜酸细胞性肺炎、血管外嗜酸性肉芽肿和坏死性血管炎

● 皮肤活检显示富于嗜酸性粒细胞的白细胞碎裂性血管炎、皮肤嗜酸性细胞增多症和血管外坏死性肉芽肿

● 心脏受累表现为嗜酸细胞性心肌炎

● 肾小球肾炎可为局灶性、节段性或新月体性肾小球肾炎

■ 显微镜下多动脉炎

● 血管壁有多形核白细胞和单核细胞浸润，常常伴

有白细胞破坏和节段性纤维素样坏死

- 常常伴有出血
- 皮肤病变常常累及上层和中层皮肤小静脉，伴有白细胞碎裂性血管炎的组织学结构
- 肺部病变显示肺泡间隔和毛细血管的炎症和坏死，伴有中性粒细胞、核尘和肺泡内出血
- 肾病变表现为坏死性和新月体性肾小球肾炎
- 病变通常处于同一阶段
- 可以累及小的和中等大小的动脉，但动脉受累不是诊断的必需条件
- 动脉炎偶见血栓形成，可导致组织梗死和溃疡
- 无肉芽肿性炎表现

特殊染色和免疫组织化学

- 三色染色纤维素呈红色
- Movat 染色突出弹性蛋白和胶原

其他诊断技术

- 免疫荧光显微镜检查：Wegener 肉芽肿病、Churg-Strauss 综合征和显微镜下多血管炎受累的血管（包括肾小球）几乎没有免疫球蛋白染色（免疫球蛋白 G），因此，这些血管炎常常被称为寡免疫性（ANCA 相关性）小血管血管炎
- 电子显微镜检查：未检测到免疫复合物沉积

鉴别诊断

- 不同类型的小血管血管炎没有特异性的组织学表现；进一步分类是根据临床标准和血清学结合相关器官的活检结果做出

▌ PAN

- 已提出的 PAN 的鉴别特征是缺乏小血管受累（即微动脉、小静脉或毛细血管）
- 血管炎的特征为病变处于不同阶段，包括局灶性和节段性纤维素样坏死，偶见多核巨细胞，但没有肉芽肿性炎改变
- 不引起肺毛细血管炎或肾小球肾炎
- 当小动脉和中等大小的动脉受累时，作为显微镜下多血管炎一种成分——坏死性动脉炎在组织学上与 PAN 无法鉴别
- ANCA 阳性的 PAN 罕见

▌ Goodpasture 综合征

- 肺 - 肾综合征的临床表现为肺泡出血和迅速进展

的肾小球肾炎，类似于显微镜下多血管炎

- 与肾小球和肺泡间隔毛细血管基底膜抗体有关；靶抗原是 IV 型胶原的 α_3 链
- 免疫荧光显微镜检查显示，在肾小球和肺泡毛细血管的基底膜有线样免疫球蛋白 IgG 沉积，常常伴有 C3

▌ 药物引起的血管炎

- 与近期用药有关，最常见的是抗生素和利尿药
- 常见单独累及皮肤；从用药到出现皮疹的时间间隔差异很大
- 表浅小血管的中性粒细胞性或淋巴细胞性血管炎；如果组织内嗜酸性粒细胞增多，则可能是药物引起的一个线索
- 通常与 ANCA 无关
- 药物相关性血管炎伴有 ANCA 阳性：肼屈嗪、泮托拉唑、丙硫氧嘧啶、卡比马唑（甲亢平）、米诺环素和西咪替丁

▌ 感染引起的血管炎

- 常见的病原体为乙型肝炎病毒、支原体、脑膜炎双球菌、链球菌、金黄色葡萄球菌、假单胞菌、耶尔森菌、军团菌、幽门螺杆菌、疱疹病毒、腺病毒、巨细胞病毒、细小病毒 B19、结核分枝杆菌、立克次体和真菌
- 组织学显示浅表性中性粒细性小血管血管炎
- 脓毒性血管炎显示腔内血栓形成，伴有中性粒细胞、出血、小脓肿和坏死
- 偏心性或节段性血管壁坏死是全身性血管炎的特征性表现

▌ 与循环免疫复合物相关的血管炎

- 免疫复合物沉积可以发生在实性器官以及血液恶性肿瘤、结缔组织病、慢性活动性肝炎和炎症性肠病

▌ 结节病

- 以密集排列的肉芽肿为特征，通常没有坏死
- 肉芽肿一般沿着小叶间间隔和支气管血管的走行分布
- 血管中膜常见非坏死性肉芽肿
- 坏死不是主要特征
- 常见肺部受累；肾受累罕见
- 与 c-ANCA 或 p-ANCA 无关

▌ 嗜酸细胞性肺浸润

- Churg-Strauss 综合征需要与嗜酸细胞性肺炎、特

发性嗜酸细胞增多症、变应性支气管肺曲霉菌病、寄生虫感染以及 Hodgkin 病鉴别

■ EB 病毒相关的淋巴组织相关性疾病容易侵犯血管
  ● 结外自然杀伤和 T 细胞淋巴瘤，鼻型（血管中心性淋巴瘤）
    — 最常累及鼻和鼻咽部
    — 小到中等大小的非典型性淋巴细胞
    — 肿瘤坏死常见；中性粒细胞浸润罕见
  ● 淋巴瘤样肉芽肿病
    — 富含 T 细胞的 B 细胞增生性疾病
    — 好发于肺，但皮肤和中枢神经系统也可受累
    — 破坏性淋巴结浸润，伴有中心坏死以及明显的血管和血管周围浸润
    — 浸润细胞包括小淋巴细胞、组织细胞、浆细胞以及非典型性中等到大的 B 细胞
    — 缺乏肉芽肿性炎症

提要

  ● 累及微动脉、毛细血管和小静脉的血管炎可以诊断为小血管血管炎
  ● 间接免疫荧光显微镜 ANCA 试验通过酶联免疫吸附试验证实有大约 99% 的敏感性和 70% 的特异性；ANCA 检测阴性不能除外寡免疫小血管血管炎的诊断
  ● 所有亚型的寡免疫性 ANCA 阳性小血管血管炎的诱导和缓解治疗类似，包括全身性糖皮质激素和环磷酰胺疗法
■ Wegener 肉芽肿病
  ● 病因不明；有证据显示为免疫介导机制，ANCA 协同效应和促炎症刺激很可能是感染起源
  ● 上呼吸道长期携带金黄色葡萄球菌与复发的危险性增加有关
  ● 随着时间的推移，炎症性血管病变和症状可能导致患者的诊断改变，从显微镜下多血管炎到随后出现肉芽肿性病变形成 Wegener 肉芽肿病
  ● 局限性 Wegener 肉芽肿病不损害肾
  ● c-ANCA 水平常用来监测疾病的活性
■ Churg-Strauss 综合征
  ● 临床表现可随着时间的推移而进展，也可通过口服糖皮质激素治疗哮喘而抑制；有时，血管炎发生于哮喘之前

  ● 较常累及周围神经、皮肤和心脏；肾受累少见；其 ANCA 阳性的频率比 Wegener 肉芽肿和显微镜下多血管炎少见
  ● 经皮质类固醇治疗过的患者其活检标本中可能没有或仅有少量嗜酸性粒细胞
  ● 诊断时如出现以下表现中的两种或两种以上时，患者的死亡率增加：血清肌酸酐升高、蛋白尿以及累及胃肠道、心脏和中枢神经系统
■ 显微镜下多血管炎
  ● 从前称为显微镜下多动脉炎和显微镜下动脉周围炎；动脉受累不是恒定不变的特征
  ● 已知临床和组织学与 Wegener 肉芽肿有重叠

精选文献

Sable-Fourtassou R, Cohen P, Mahr A, et al: Antineutrophil cytoplasmic antibodies and the Churg-Strauss syndrome. Ann Intern Med 143:632-638, 2005.

Travis WD: Pathology of pulmonary vasculitis. Semin Respir Crit Care Med 25:475-482, 2004.

Guillevin L, Pagnoux C, Mouthon L: Churg-Strauss syndrome. Semin Respir Crit Care Med 25:535-545, 2004.

Jennette JC, Thomas DB, Falk RJ: Microscopic polyangiitis (microscopic polyarteritis). Semin Diagn Pathol 18:3-13, 2001.

Lie JT: Wegener's granulomatosis: Histological documentation of common and uncommon manifestations in 216 patients. Vasa 26:261-270, 1997.

Travis WD, Hoffman GS, Leavitt RY, et al: Surgical pathology of the lung in Wegener's granulomatosis. Review of 87 open lung biopsies from 67 patients. Am J Surg Pathol 15:315-333, 1991.

Leavitt RY, Fauci AS, Bloch DA, et al: The American College of Rheumatology 1990 criteria for the classification of Wegener's granulomatosis. Arthritis Rheum 33:1101-1107, 1990.

Masi AT, Hunder GG, Lie JT, et al: The American College of Rheumatology 1990 criteria for the classification of Churg-Strauss syndrome (allergic granulomatosis and angiitis). Arthritis Rheum 33:1094-1100, 1990.

Devaney KO, Travis WD, Hoffman G, et al: Interpretation of head and neck biopsies in Wegener's granulomatosis: A pathologic study of 126 biopsies in 70 patients. Am J Surg Pathol 14:555-564, 1990.

免疫复合物性小血管血管炎 Immune Complex Small-Vessel Vasculitis

临床特征

■ Henoch-Schönlein 紫癜
  ● 为儿童最常见的小血管血管炎（一般为 3 ~ 15 岁）；男性发病为女性的 2 倍；很少累及成人
  ● 先前常有上呼吸道感染

- 临床表现包括非血小板减少性可触及的紫癜、关节痛、关节炎、腹部绞痛和血性腹泻
- 肾受累伴有血尿或轻度的蛋白尿，见于多达 50% 的病例；极少数为进行性肾疾病
- 50% 以上的患者出现血清 IgG 水平升高
- 冷球蛋白症性血管炎
  - 混合性的冷球蛋白类在 II 型中由单克隆 IgM 和多克隆 IgG 组成，而在 III 型中则由多克隆 IgM 和 IgG 组成
  - 可以为特发性的，也可以继发于结缔组织病、血液恶性肿瘤和感染
  - 混合性冷球蛋白见于 55% ~ 90% 的慢性丙型肝炎病毒感染患者，但冷球蛋白血症性血管炎仅见于少于 5% 的慢性丙型肝炎病毒感染患者
  - 本病的特征是紫癜、关节痛和虚弱，通常伴有周围神经系统和肾受累
  - 血清学试验显示有丙型肝炎病毒血症、抗丙型肝炎抗体、混合性的冷球蛋白类和高滴度的类风湿因子，而补体水平降低
  - 克隆性 B 淋巴细胞增生是产生自身抗体的原因，伴有非 Hodgkin 淋巴瘤发病率升高

大体病理学

- 没有帮助

组织病理学

- Henoch-Schönlein 紫癜
  - 小血管血管炎累及后毛细管小静脉、微动脉以及毛细血管
  - 特征性的改变是中性粒细胞浸润，伴有纤维素沉积和核碎片，主要累及皮肤浅表小血管
  - 肾病变各异，从局灶性到弥漫性肾小球系膜增生，到新月体性肾小球肾炎
- 冷球蛋白血症性血管炎
  - 皮肤活检显示白细胞碎裂性血管炎
  - 有些患者有淋巴细胞性血管炎，累及中等大小的动脉
  - I 型系膜增生性肾小球肾炎是最常见的肾病变；纤维素样坏死和新月体缺乏到罕见

特殊染色和免疫组织化学

- 没有帮助

其他诊断技术

- 免疫荧光显微镜检查
  - Henoch-Schönlein 紫癜：肾小球（肾小球系膜、毛细血管壁、微动脉）和皮肤血管 IgA 和 C3 染色呈阳性
  - 冷球蛋白血症性血管炎：血管 IgM、IgG 或 C3 染色呈阳性
- 电子显微镜检查
  - Henoch-Schönlein 紫癜：肾受累，肾小球系膜可见显著的电子致密沉积物
  - 冷球蛋白血症性血管炎：肾小球系膜和内皮下沉积物以及腔内单核细胞

鉴别诊断

- 皮肤白细胞碎裂性血管炎（过敏性血管炎）
  - 局限性自限性皮肤血管炎，常常由药物或先前的感染诱发
  - 浅表血管出现与白细胞碎裂性血管炎相似的组织学特征
  - 溃疡或皮下结节少见，提示其他系统性血管炎累及皮肤 - 皮下组织交界处的动脉
  - 除外诊断；无系统性血管炎或肾小球肾炎
- 低补体血症性荨麻疹性血管炎
  - 慢性或复发性荨麻疹伴有白细胞碎裂性血管炎以及血管周围免疫球蛋白和补体沉积
  - 低补体血症患者的全身性表现包括：关节痛或关节炎，葡萄膜炎或巩膜外层炎，肾小球肾炎、复发性腹痛，慢性阻塞性肺疾病，以及皮肤活检狼疮带试验呈阳性
  - 血清 C1q 水平低，伴有抗 C1q 自身抗体
  - 与系统性红斑狼疮和 Sjögren 综合征相关
- 药物引起的血管炎
  - 见"寡免疫性小血管性血管炎"项下的"鉴别诊断"
- 感染引起的血管炎
  - 见"寡免疫性小血管性血管炎"项下的"鉴别诊断"
- 恶性肿瘤相关（副肿瘤性）血管炎
  - 最常见的恶性肿瘤是淋巴瘤和白血病
  - 组织病理学显示白细胞碎裂性血管炎，罕见淋巴细胞性血管炎

- 结缔组织病相关性血管炎
  - 常常伴有系统性红斑狼疮、风湿性关节炎和 Sjögren 综合征，不常伴有皮肌炎、硬皮病和复发性多软骨炎
  - 累及小血管和中等大小的血管
  - 可见中性粒细胞、淋巴细胞或肉芽肿性浸润
  - 可并发导致血管血栓形成的抗磷脂抗体
  - p-ANCA 可能呈阳性，c-ANCA 呈阳性少见
- 寡免疫性小血管性血管炎
  - 皮肤病变可能是 Wegener 肉芽肿、Churg-Strauss 综合征和显微镜下多血管炎最初表现的一部分
  - 血管病变几乎没有免疫球蛋白或补体沉积
- IgA 肾病（Berger 病）
  - 肾病变从组织学上与 Henoch-Schönlein 紫癜难以鉴别
  - 病变局限于肾；无全身性表现

提要

- Henoch-Schönlein 紫癜
  - 病因目前尚不清楚
  - 常为自限性的；大多数病例在 2～3 周内自愈，不留后遗症
  - 肾衰竭是最常见的死亡原因；预后不良的特征包括：发生肾病综合征以及肾活检显示 50% 以上的肾小球伴有新月体
  - 治疗包括支持疗法；皮质类固醇仅适于全身症状严重的患者
- 冷球蛋白血症性血管炎
  - 尚未确立分类或诊断标准
  - 通过血清学和组织病理学检查来确定诊断
  - 症状与 Sjögren 综合征、自身免疫性肝炎和 B 淋巴组织增生性疾病有重叠已得到公认

精选文献

Carlson JA, Chen KR: Cutaneous vasculitis update: Small vessel neutrophilic vasculitis syndromes. Am J Dermatopathol 28:486-506, 2006.

Monti G, Pioltelli P, Saccardo F, et al: Incidence and characteristics of non-Hodgkin lymphomas in a multicenter case file of patients with hepatitis C virus-related symptomatic mixed cryoglobulinemias. Arch Intern Med 165:101-115, 2005.

Ferri C, Sebastiani M, Giuggioli D, et al: Mixed cryoglobulinemia: Demographic, clinical, and serologic features and survival in 231 patients. Semin Arthritis Rheum 33:355-374, 2004.

Saulsbury FT: Henoch-Schönlein purpura in children: Report of 100 patients and review of the literature. Medicine (Baltimore) 78:395-409, 1999.

Mills JA, Michel BA, Bloch DA, et al: The American College of Rheumatology 1990 criteria for the classification of Henoch-Schonlein purpura. Arthritis Rheum 33:1114-1121, 1990.

Buerger 病（血栓闭塞性脉管炎）Buerger Disease (Thromboangiitis Obliterans)

临床特征

- 炎症性和闭塞性血管疾病，累及小的和中等大小的动脉和静脉
- 一般累及上下肢远端的血管；很少累及肠系膜动脉和静脉
- 几乎完全见于重度吸烟的年轻男性；偶尔见于吸烟的女性
- 40 岁之前发病
- 晚期患者可出现跛行、缺血性溃疡或坏疽

大体病理学

- 动脉或静脉呈节段性受累，伴有急性或机化性血栓形成和管腔狭窄

组织病理学

- 累及小的和中等大小的动脉和静脉
- 急性病变是诊断性的，由富于细胞的炎症性栓子和轻微的急性透壁性炎症组成，不伴有纤维素样坏死
- 血栓内可见小脓肿，常常伴有多核巨细胞
- 陈旧性病变可出现机化血栓，伴有慢性炎症，导致管腔闭塞；常常可见再通
- 急性和慢性病变内弹性膜保持完整
- 少于半数的患者出现浅表游走性血栓性静脉炎，伴有或不伴有炎症性血栓

特殊染色和免疫组织化学

- 弹性纤维染色显示完整的弹性膜

其他诊断技术

- 没有帮助

鉴别诊断

- 机化性血栓栓塞

- 机化血栓内无巨细胞和显著的炎症浸润
- 血管壁内无急性炎症
▌坏死性动脉炎
  - 以肉芽肿性或非肉芽肿性炎症为特征，伴有纤维素样坏死和内弹性膜破坏

提要

- 吸烟是本病普遍的相关因素
- 实验室或血清学试验对确定诊断没有帮助
- 停止吸烟一般预后较好，不论是否应用类固醇治疗

精选文献

Olin JW, Shih A: Thromboangiitis obliterans (Buerger's disease). Curr Opin Rheumatol 18:18-24, 2006.
Ohta T, Ishioashi H, Hosaka M, Sugimoto I: Clinical and social consequences of Buerger disease. J Vasc Surg 39:176-180, 2004.

纤维肌性结构不良
Fibromuscular Dysplasia

临床特征

- 非炎症性、非动脉粥样硬化性血管病变，累及中等的和小的肌性动脉
- 可以累及任何动脉，但最常累及肾动脉（60% ~ 75%，双侧占35%）和颈动脉或椎动脉（25% ~ 30%）
- 大约28%的病例有多个动脉受累
- 多数患者无症状；最常见的表现是肾血管性高血压、颈部或上腹部收缩期和舒张期杂音
- 多系统受累，类似于系统性坏死性血管炎，伴有肠系膜缺血、肾衰竭、晕厥、卒中、终末器官缺血或肢体缺血
- 一般累及年轻人，较常见于21 ~ 40岁的女性
- 血管造影检查显示典型的"串珠"样表现

大体病理学

- 动脉可能出现狭窄或节段性狭窄，伴有或不伴有扩张

组织病理学

▌中膜纤维肌性结构不良分为三个亚型

- 中膜纤维组织形成（medial fibroplasia）是最常见的组织学类型，特征为增厚的纤维肌肉带与中膜变薄区域交替出现
  - 平滑肌细胞排列紊乱，被中等量的胶原积聚和玻璃样物质分开
  - 外弹性膜常常断裂
  - 内膜正常
  - 晚期病变内弹性膜破坏，伴有微小动脉瘤形成
- 中膜增生（medial hyperplasia）是由轻度排列紊乱的增生的平滑肌引起的同心性管腔狭窄
- 中膜周围纤维组织形成（perimedial fibroplasia）显示，靠外的中膜和外膜之间弹性组织过度堆积，伴有外弹性膜消失
▌内膜纤维组织形成
  - 内膜纤维组织形成（intimal fibroplasia）是指疏松的纤维组织节段性同心性或离心性堆积，不伴有脂类或炎症细胞
  - 内弹性膜常常断裂或重复
  - 中膜和外膜正常
▌外膜（动脉周围）纤维组织形成
  - 外膜（动脉周围）纤维组织形成 [adventitial（periarterial）fibroplasia] 是指致密的胶原取代了外膜，并延伸至外膜周围的软组织
  - 内膜和中膜完整，包括外弹性膜

特殊染色和免疫组织化学

- 弹性纤维染色突出弹性膜破坏

其他诊断技术

- 没有帮助

鉴别诊断

▌动脉粥样硬化
  - 发生于有动脉粥样硬化高危因素的老年人群
  - 动脉粥样硬化性疾病易于累及肾动脉入口和近端；相反，纤维肌性结构不良累及血管远端2/3和动脉分支
  - 纤维性动脉粥样硬化斑块，伴有局灶性弹性膜断裂和中层萎缩
▌愈合后动脉炎
  - 中膜破坏和局灶性弹性膜丧失可能导致动脉瘤

- 中膜常见肉芽组织或纤维化
- 可见残留的炎细胞浸润
▪ 神经纤维瘤病
  - 动脉瘤和狭窄性动脉病变常常累及肾动脉、主动脉以及颈部、椎骨和肠系膜血管
  - 在黏液样基质中有结节性血管内膜梭形细胞增生，伴有内弹性膜断裂和中膜变薄
  - 神经纤维瘤病有特征性的皮肤和骨骼异常以及肿瘤性生长，临床可以作出诊断

提要

- 夹层、动脉瘤和动静脉瘘是纤维肌性结构不良的并发症
- 典型的血管造影所见支持本病的诊断
- 经皮气囊血管成形术可治疗动脉狭窄；手术用于治疗微动脉瘤

精选文献

Slovut DP, Olin JW: Fibromuscular dysplasia. N Engl J Med 350:1862-1871, 2004.

Luscher TF, Lie JT, Stanson AW, et al: Arterial fibromuscular dysplasia. Mayo Clin Proc 62:931-952, 1987.

血管遗传性疾病
Heritable Disorders of Blood Vessels

临床特征

▪ Marfan 综合征
  - 常染色体显性特征伴有不同的临床表现，包括两侧晶体异位、身材高、四肢细长、蜘蛛样指（趾）、漏斗胸或隆凸胸以及脊柱侧弯
  - 主动脉夹层接着发生进行性主动脉扩张
  - 第二种类型的 Marfan 综合征患者具有 Marfan 综合征做一些心血管和骨骼的表现，但缺乏眼的异常
▪ Loeys-Dietz 综合征
  - 常染色体显性遗传性疾病，特征是动脉扭曲和动脉瘤、器官间距过远以及悬雍垂裂或上颚裂三联征
  - 除了胸主动脉动脉瘤外，胸部动脉分支的动脉瘤也较常见
  - 妊娠相关性并发症以及年轻患者主动脉夹层或破

裂的发病率高
▪ Ⅳ 型 Ehlers-Danlos 综合征（血管 Ehlers-Danlos 综合征）
  - 常染色体显性遗传性结缔组织疾病，特征为皮肤伸展过度、关节活动过度和组织脆弱
  - Ehlers-Danlos 综合征与早产儿死亡的危险性增高有关，这是由动脉、肠或子宫破裂引起的
  - 重要的是，大约 70% 的患者出现上述特征

大体病理学

- 动脉瘤的主动脉壁可能变薄，血管内膜呈淡蓝色
- 夹层的中膜间隙内可能有明显的血肿
- 慢性夹层有一个内衬乳白色新内膜的假腔
- 偶尔，内膜撕裂与血管壁内夹层无关，并随着椭圆形新内膜凹陷的形成而愈合

组织病理学

- 囊性中膜变性显示弹性膜破裂和丧失，伴有或不伴有显著的蛋白聚糖沉积
- 层状中膜坏死的特征是：中膜平滑肌细胞缺失伴有弹性板崩解和纤维化
- 主动脉夹层
  - 夹层通常发生于中膜的内 2/3 和外 1/3 之间
  - 假腔可能内含血液、纤维素和血栓、肉芽组织或新内膜，取决于病变所处的阶段
  - 靠内的中膜通常显示中膜坏死
  - 急性炎症通常局限于纤维素性沉积物内，向中膜扩展轻微
  - 愈合的夹层通过在中膜内见到线性血管化的胶原瘢痕可以确认

特殊染色和免疫组织化学

- Movat 染色可证实弹性板丧失，平滑肌细胞消失伴有纤维化以及蛋白聚糖沉积

其他诊断技术

▪ Marfan 综合征
  - 典型的 Marfan 综合征患者有 *fibrillin 1* 基因突变
  - 2 型 Marfan 综合征与编码转录生长因子 -β 受体 2（*TGFBR2*）的基因突变相关
▪ Loeys-Dietz 综合征
  - 与 *TGFBR1* 和 *TGFBR2* 基因突变有关

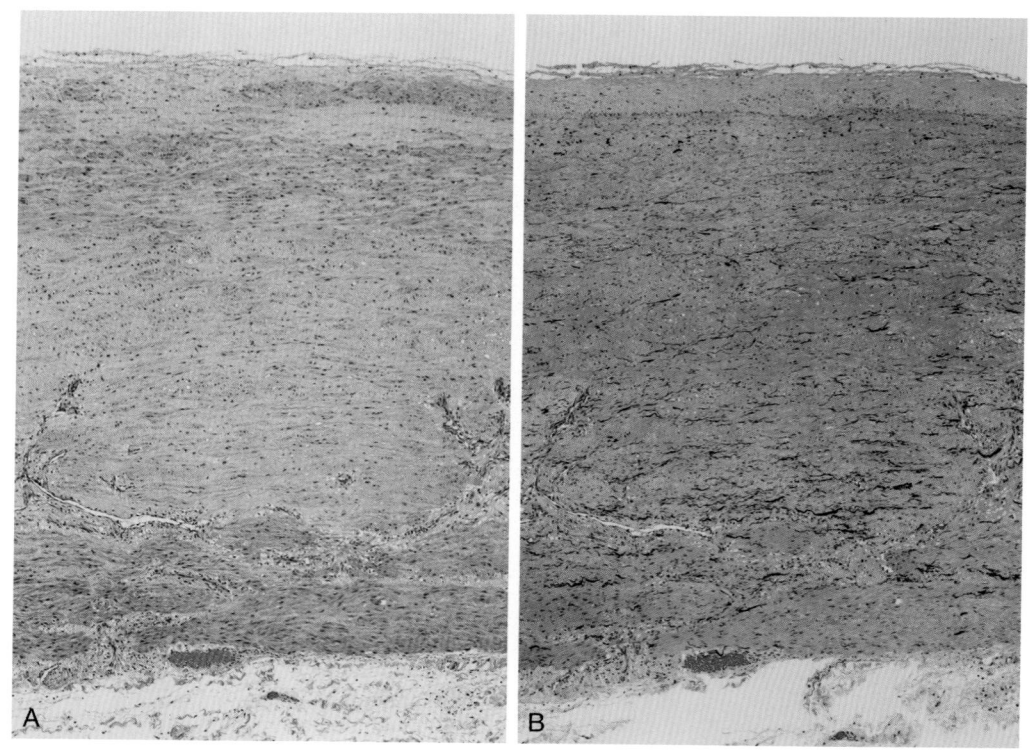

图 18-15　囊性中膜变性。 A，HE 染色显示中膜变蓝。B，Movat 染色显示相当于黏多糖沉积的部位，伴有弹性膜断裂和消失。

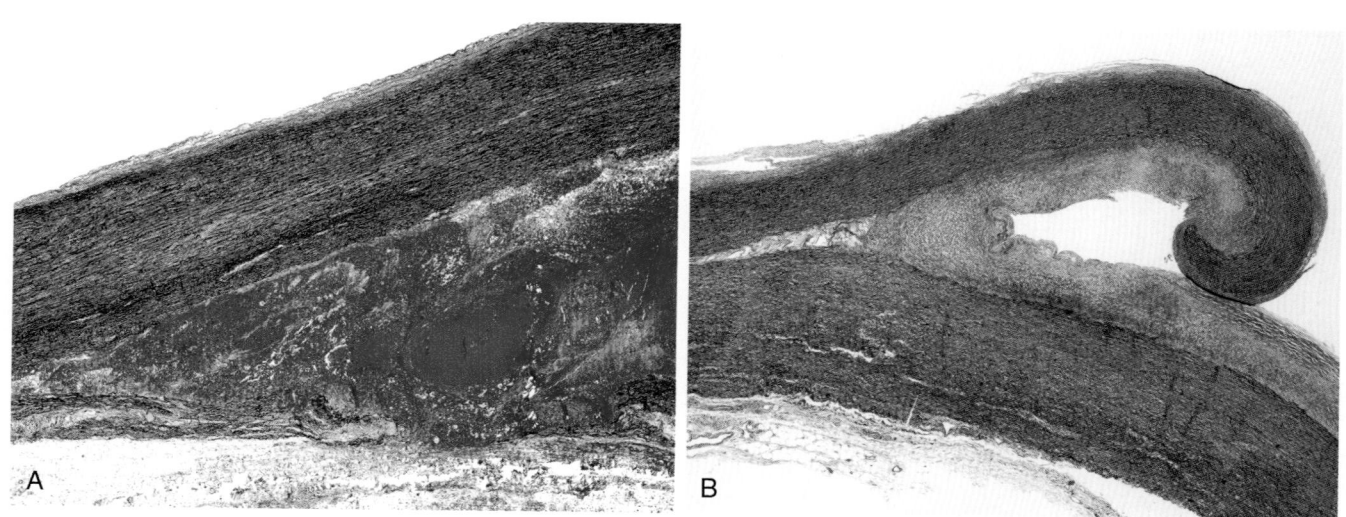

图 18-16　主动脉夹层。 A，中膜急性夹层，显示充满新近形成血栓的假腔。B，慢性夹层的内膜中膜瓣，显示夹层内衬增厚的新内膜。

Ehlers-Danlos 综合征
- 由 III 型前胶原基因（*COL3A1*）突变引起

鉴别诊断

- 中膜改变是非特异性的，但在正常老化的主动脉和病变或扩张的主动脉之间可见数量上的差异
  - 与囊性中膜退变有关的病变包括正常老年性病变、系统性高血压、二瓣叶主动脉瓣和 Marfan 综合征
- 感染性主动脉炎
  - 病原体包括金黄色葡萄球菌、链球菌、沙门菌属、大肠杆菌以及分枝杆菌和梭菌属
  - 起因于血行播散、来源于感染性心内膜炎的栓子或直接从邻近部位的感染蔓延而来
  - 腹主动脉和股动脉比胸主动脉更常受累
  - 引起主动脉破裂或产生囊形（真菌性）动脉瘤
  - 主动脉中层坏死伴有显著的中膜急性炎症性浸润
  - 血管外膜的炎症反应常见，包括中性粒细胞浸润、微脓肿、水肿和肉芽组织形成

提要

- 升主动脉动脉瘤在临床上与降主动脉和腹主动脉动脉瘤不同
- 中膜的病理学改变从一个区域到相邻区域差异很大，需要多而广泛地取样

精选文献

Robinson PN, Arteaga-Solis E, Baldock C, et al: The molecular genetics of Marfan syndrome and related disorders. J Med Genet 43:769-787, 2006.

Homme JL, Aubry MC, Edwards WD, et al: Surgical pathology of the ascending aorta: A clinicopathologic study of 513 cases. Am J Surg Pathol 30:1159-1168, 2006.

Loeys BL, Schwarze U, Holm T, et al: Aneurysm syndromes caused by mutations in the TGF-beta receptor. N Engl J Med 355:788-798, 2006.

Pepin M, Schwarze U, Superti-Furga A, Byers PH: Clinical and genetic features of Ehlers-Danlos syndrome type IV, the vascular type. N Engl J Med 342:673-680, 2000.

Hahn RT, Roman MJ, Mogtader AH, Devereux RB: Association of aortic dilation with regurgitant, stenotic and functionally normal bicuspid aortic valves. J Am Coll Cardiol 19:283-288, 1992.

Elizabeth J. Cochran 著
周 红 回允中 译

19

中枢神经系统
Central Nervous System

星形细胞瘤 Astrocytic Tumors

弥漫性星形细胞瘤、间变性星形细胞瘤、大脑神经胶质瘤病，伴有神经纤维网样岛的胶质神经元肿瘤、神经胶质肉瘤和多形性胶质母细胞瘤（WHO Ⅱ、Ⅲ、Ⅳ级）

Diffuse Astrocytoma, Anaplastic Astrocytoma, Gliomatosis Cerebri, Glioneuronal Tumor with Neuropil-like Islands, Gliosarcoma, and Glioblastoma Multiforme (WHO Grades Ⅱ, Ⅲ, Ⅳ)

临床特征

- 占所有原发性脑肿瘤的33%，约占弥漫性胶质瘤的75%
- 引起神经症状，包括癫痫发作；症状与肿瘤占位有关，或局灶性神经缺陷与肿瘤部位有关
- CT扫描显示为边界不清的低密度区域
- 低级别星形细胞瘤不显示对比增强；而高级别肿瘤，包括间变性星形细胞瘤、胶质肉瘤和多形性胶质母细胞瘤，通常可见对比增强，且常为环状增强
- 大脑胶质瘤病表现为受累区域弥漫性扩大，无局灶性肿块可见（T1低强度，T2高强度）；无对比增强
- 星形细胞瘤常发生于成人的大脑半球（平均年龄30～40岁）和儿童的脑干；偶尔发生于小脑或脊髓
- 间变性星形细胞瘤一般见于成人（平均年龄45岁），脑桥病变较常见于儿童
- 大脑胶质瘤病
  - 胶质瘤至少累及3个脑叶，通常为星形细胞瘤；一般为双侧受累，没有明确可见的局灶性肿块
  - 发病高峰年龄在40～50岁之间
  - 症状和体征多样；普遍性认知障碍，通常没有局灶性神经缺陷
- 多形性胶质母细胞瘤
  - 最常发生的脑肿瘤；占所有颅内肿瘤的

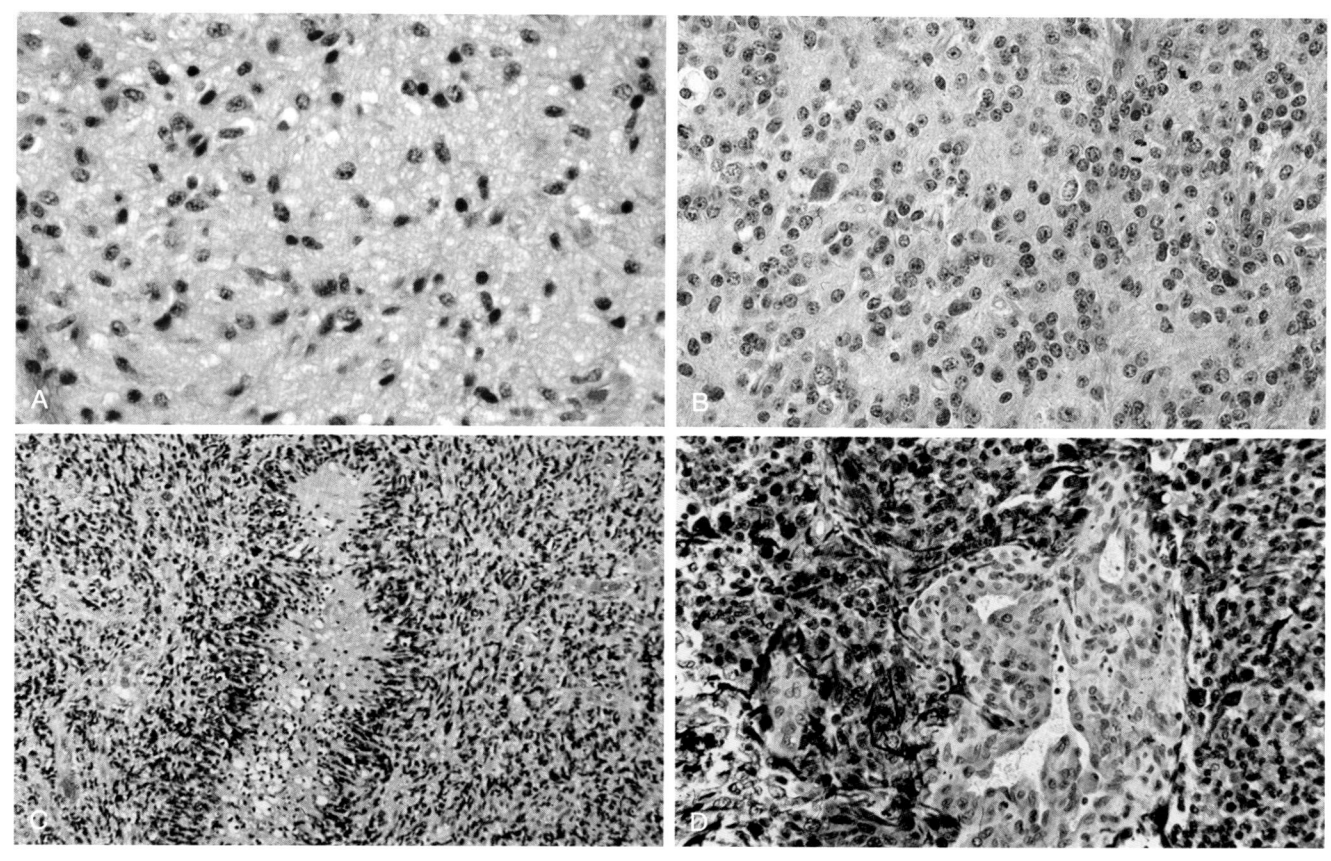

图 19-1　**A，低级别星形细胞瘤**。肿瘤性星形细胞浸润，显示核增大、核膜不规则和轻度核深染。**B，间变性星形细胞瘤**。高度富于细胞的肿瘤，由肿瘤性星形细胞组成，伴有核中度多形性，深染，核膜不规则，并可见核分裂象。**C，多形性胶质母细胞瘤**。注意明显的坏死区域，伴有假栅栏状结构。**D，多形性胶质母细胞瘤**。肿瘤性星形细胞围绕着增生的内皮细胞（GFAP 染色）。

15%，占所有星形细胞肿瘤的 75%

— 通常发生在 45 ~ 75 岁之间的患者（80% 发生在 50 岁以上）；最常累及大脑半球

— 在儿童通常累及脑干

— 原发性胶质母细胞瘤为Ⅳ级肿瘤

◆ 绝大多数多形性胶质母细胞瘤为原发性肿瘤，临床病史短（< 3 个月）

◆ 通常发生于老年人（平均年龄 62 岁）

— 继发性胶质母细胞瘤发生于从前诊断为Ⅱ级或Ⅲ级星形细胞瘤的患者

◆ 平均发病年龄 45 岁

大体病理学

● 低级别肿瘤具有不同的大体表现，从轻微的刚刚可见的病变，到边界不清的大而质软的胶状灰白色肿块，灰白质交界模糊，并延伸至皮质和白质

● 多形性胶质母细胞瘤一般较大，常常累及 1 个以上脑叶

— 穿过胼胝体导致两侧大脑半球受累（蝴蝶状胶质瘤）

— 出血和大片坏死是其特征

● 大脑胶质瘤病：受累脑部位弥漫性增大；通常没有明显可见的肿块

● 巨细胞多形性胶质母细胞瘤和胶质肉瘤边界可能非常清楚，因为出现结缔组织成分而质地坚硬

组织病理学

■ 星形细胞瘤（WHO Ⅱ 级）

● 富于细胞（相对于正常脑组织）的浸润性、边界不清的病变，一般位于白质，或在少数情况下见于大脑皮质

● 出现单个核分裂象，不应该立即诊断为间变性星

形细胞瘤

- 标本大小对于确定诊断十分重要；小标本中见到核分裂象提示间变性星形细胞瘤，但在大的切除标本中出现单个核分裂象不应该立即作出高级别肿瘤的诊断

▍ 原纤维性星形细胞瘤：最常见的类型

- 肿瘤性星形细胞轻微多形性和增大，伴有深染的成角雪茄形细胞核
- 常常见不到胞质，或有少量不对称的细胞突起
- 在富于细胞的区域可见疏松的原纤维性胶质基质

▍ 原浆性星形细胞瘤：罕见的低级别星形细胞瘤亚型

- 细胞核圆形至卵圆形，原纤维性突起不明显
- 细胞位于疏松的黏液样基质中，伴有明显的微囊

▍ 饲肥细胞星形细胞瘤

- 肿瘤性星形细胞体积大，具有丰富的嗜酸性胞质和短的原纤维性突起，细胞核偏心
- 饲肥星形细胞至少占 20% 才能诊断饲肥细胞星形细胞瘤
- 这种亚型非常容易进展为间变性星形细胞瘤
- 核分裂象一般稀少或缺乏

▍ 间变性星形细胞瘤（WHO Ⅲ 级）

- 肿瘤富于细胞，核多形性明显，核深染
- 可见核分裂象（参见上述有关星形细胞瘤核分裂象的讨论）

▍ 大脑胶质瘤病（WHO Ⅲ 级）

- 弥漫性胶质瘤的生长方式，最常见的是星形细胞瘤，也可为混合性胶质瘤或少突胶质瘤
- 星形细胞通常含有较长的细胞核（可能与小胶质细胞混淆）
- 核分裂象通常少见；缺乏内皮细胞增生和坏死
- 生存时间较长的患者，尸体解剖可显示局灶性较高级别（胶质母细胞瘤）的区域

▍ 伴有神经纤维网样岛的胶质神经元肿瘤（WHO Ⅱ 级或Ⅲ级）

- 原纤维性或饲肥星形细胞成分交替出现，周围常常可见含有神经细胞的小岛状神经纤维网样组织
- 也可出现神经节细胞
- 通常具有侵袭性和恶性生物学行为

▍ 多形性胶质母细胞瘤（WHO Ⅳ 级）

- 浸润性、高度富于细胞的肿瘤，具有广泛的细胞学异常
  - 至少是局灶性的，最常见的表现是细胞核深染、

多形性和界限不清的原纤维性胞质

- 还可见到下述改变：小细胞（原始表现）、多核细胞、巨细胞、脂质细胞、颗粒细胞和上皮样改变
- 总是出现许多核分裂象
- 少数病例出现化生性成分，包括鳞状或腺样分化、骨或软骨
- 诊断多形性胶质母细胞瘤需要
  - 大量血管内皮细胞增生或出现伴有或不伴有假栅栏状结构的坏死区域

▍ 胶质母细胞瘤的亚型

- 巨细胞性胶质母细胞瘤（WHO Ⅳ 级）
  - 细胞大而奇异，伴有明显的核的多形性和出现多核细胞
  - 可以出现网织纤维网增多，但是比较局限
- 胶质肉瘤（WHO Ⅳ 级）
  - 肿瘤除了有恶性星形细胞成分之外，还存在肉瘤性成分
  - 星形细胞成分为高级别，偶尔可能出现腺样或鳞状化生
  - 肉瘤性成分最常见的组织学表现为纤维肉瘤或恶性纤维组织细胞瘤
- 小细胞性星形细胞瘤（WHO Ⅲ级或Ⅳ级）
  - 单一形态的卵圆形细胞核，轻度深染，偶见小核仁，胞质稀少，许多核分裂象
  - 可见内皮细胞增生或假栅栏状坏死（如果有，为Ⅳ级；如果没有，则为Ⅲ级）
  - 可能出现易与少突胶质瘤混淆的结构特征，例如鸡笼样血管结构、透明空晕，神经元周围卫星现象和钙化

特殊染色和免疫组织化学

- Ⅱ级肿瘤 GFAP 阳性，较高级别的肿瘤 GFAP 表达差异很大
- Mib-1（Ki-67）：低级别星形细胞瘤标记指数低（＜5%），而间变性星形细胞瘤（5% ~ 10%）和胶质母细胞瘤（15% ~ 20%）标记指数高
- 细胞角蛋白：可见与 AE1/AE3 细胞角蛋白抗体产生交叉反应
- 上皮膜抗原（EMA）：一般阴性
- TP53 阳性；可能有助于低级别星形细胞瘤与反应性星形细胞增生和毛细胞性星形细胞瘤的鉴别

- 网织纤维染色可能显示胶质肉瘤的间叶性和肉瘤性成分，以及巨细胞胶质母细胞瘤的纤维组织增生性成分
- 有颗粒细胞改变的区域 PAS 染色阳性

其他诊断技术

- 电子显微镜检查
  - 星形细胞可见胞质中间丝和细胞突起；可见不完整的细胞连接
- 细胞遗传学
  - *TP53* 突变：出现在 59% 的星形细胞瘤、53% 的间变性星形细胞瘤、65% 的继发性胶质母细胞瘤、84% 的巨细胞胶质母细胞瘤和 28% 的原发性胶质母细胞瘤
  - 染色体 10q 杂合子丢失：出现在 35% ~ 60% 的间变性星形细胞瘤，原发性和继发性胶质母细胞瘤的发生率大致相同（60% ~ 70%）
  - *PTEN* 突变：出现在 4% 的继发性胶质母细胞瘤、32% 的原发性胶质母细胞瘤和 33% 的巨细胞性胶质母细胞瘤
  - *EGFR* 基因扩增：出现在 8% 的继发性胶质母细胞瘤、5% 的巨细胞性胶质母细胞瘤和 36% 的原发性胶质母细胞瘤
  - 小细胞亚型：*EGFR* 基因扩增率高

鉴别诊断

- 转移性肿瘤（转移癌或转移性黑色素瘤）
  - 转移癌：细胞角蛋白和 EMA 阳性
  - 转移性黑色素瘤：S-100 和 HMB-45 通常阳性
  - GFAP 阴性
- 淋巴瘤
  - 可表现出与胶质母细胞瘤相似的放射学特征
  - 通常位于脑室周围区域
  - 围绕血管分布
  - 白细胞共同抗原（LCA）阳性，多数为 B 细胞系起源（CD20 阳性）
- 反应性星形细胞增生
  - 反应性病变一般见不到小的囊状间隙
  - 细胞密集程度不如星形细胞瘤高
  - 反应性的星形细胞缺乏细胞核深染和多形性
  - 细胞排列比较规则
- 少突胶质瘤

- 细胞显示出少突胶质细胞的细胞学特征，包括核周空晕
- 由均匀一致的圆形细胞构成，细胞非典型性不明显
- GFAP 阴性
- 特征性的遗传学改变：染色体 1p 和 19q 缺失
- 脱髓鞘疾病
  - 特有的大量泡沫状巨噬细胞和炎性细胞
  - 脱髓鞘区域可以用髓磷脂染色证实

提要

- 患有高分化弥漫性星形细胞瘤的患者可用手术、放疗或两者结合治疗；多数患者死于 10 年之内；常常进展为高级别肿瘤（继发性多形性胶质母细胞瘤）
- 间变性星形细胞瘤可行手术和放疗；患者一般在 2 ~ 3 年内死亡
- 多形性胶质母细胞瘤是一种高度侵袭性肿瘤，预后差；通常在 1 年内死亡；比较年轻的患者预后可能稍好
- 脑干星形细胞瘤最常见于 10 岁以下患者的脑桥腹侧，包绕基底动脉，预后差

精选文献

Edgar M, Rosenblum MK: Mixed glioneuronal tumors, recently described entities. Arch Pathol Lab Med 131:228-233, 2007.

Takei H, Bhattacharjee MB, Rivera A, et al: New immunohistochemical markers in the evaluation of central nervous system tumors: A review of seven selected adult and pediatric brain tumors. Arch Pathol Lab Med 131:234-241, 2007.

von Deimling A, Burger PC, Nakazato Y, et al: Diffuse astrocytoma. In Louis DN, Ohgaki H, Wiestler OD, Cavenee W (eds): World Health Organization: Classification of Tumours of the Central Nervous System. Lyon, IARC, 2007, pp 25-29.

Kleihues P, Burger PC, Rosenblum MK, et al: Anaplastic astrocytoma. In Louis DN, Ohgaki H, Wiestler OD, Cavenee W (eds): World Health Organization: Classification of Tumours of the Central Nervous System. Lyon, IARC, 2007, pp 30-32.

Kleihues P, Burger PC, Aldape KD, et al: Glioblastoma. In Louis DN, Ohgaki H, Wiestler OD, Cavenee W (eds): World Health Organization: Classification of Tumours of the Central Nervous System. Lyon, IARC, 2007, pp 33-49.

Fuller GN, Kros JM: Gliomatosis cerebri. In Louis DN, Ohgaki H, Wiestler OD, Cavenee W (eds): World Health Organization: Classification of Tumours of the Central Nervous System. Lyon, IARC, 2007, pp 50-52.

Perry A, Aldape KD, George DH, Burger PC. Small cell astrocytoma: An aggressive variant that is clinicopathologically and genetically distinct from anaplastic oligodendroglioma. Cancer 101:2318-2326, 2004.

毛细胞性星形细胞瘤（WHO Ⅰ级）Pilocytic Astrocytoma (WHO Grade Ⅰ)

临床特征

- 主要发生于儿童和年轻人；通常发生在 20 岁以内
- 是儿童最常见的胶质瘤
- 最常发生在小脑；可见于视神经、第三脑室、丘脑下部、脑干、大脑半球或丘脑
- 当发生在脑干时，通常位于背侧呈外生性生长，或者蔓延至小脑脑桥角
- 患者可表现为局灶性的或非局灶性神经受损，或出现颅内压增高引起的症状，也可表现为癫痫发作

大体病理学

- 典型表现为边界清楚、质地柔软、灰色的孤立的肿瘤
- 大约 50% 的病例有囊肿形成

组织病理学

- 最常见的表现是双相性结构，由毛细胞区域和微囊性成分组成
  - 疏松的微囊性区域一般含有嗜酸性颗粒小体或蛋白小滴
  - 毛细胞成分为细长的细胞，伴有密集排列的原纤维性胞质和 Rosenthal 纤维（逐渐变细的、嗜酸性螺旋状透明结构）；

Rosenthal 纤维并不总是出现，或者说不是诊断所必需

- 弥漫性毛细胞性星形细胞瘤亚型已有描述，它具有致密的原纤维性成分，缺乏微囊性区域，预后良好
- 肿瘤性星形细胞通常呈毛细胞样，具有均匀一致的伴有轻度多形性的细胞核
- 多核巨细胞常见
- 核分裂象罕见；较常见于婴儿期的肿瘤
- 血管增生和玻璃样变区域是常见的特征
- 可见局部钙化区域，但坏死不常见
- 尽管大体上呈局限性，但显微镜下可见肿瘤浸润邻近的脑组织
- 偶尔可见细胞丰富的肿瘤，多形性和多核细胞明显（这些特征与病变长期存在有关）

特殊染色和免疫组织化学

- GFAP 阳性
- TP53 阴性
- Mib-1 标记指数 0 ～ 4%（平均 1%）

其他诊断技术

- 电子显微镜检查：毛细胞性星形细胞瘤具有丰富的中间丝；含有中间丝的嗜酸性颗粒小体、嗜锇颗粒和髓鞘样结构
- 细胞遗传学：增益最常见于 5 号和 7 号染色体

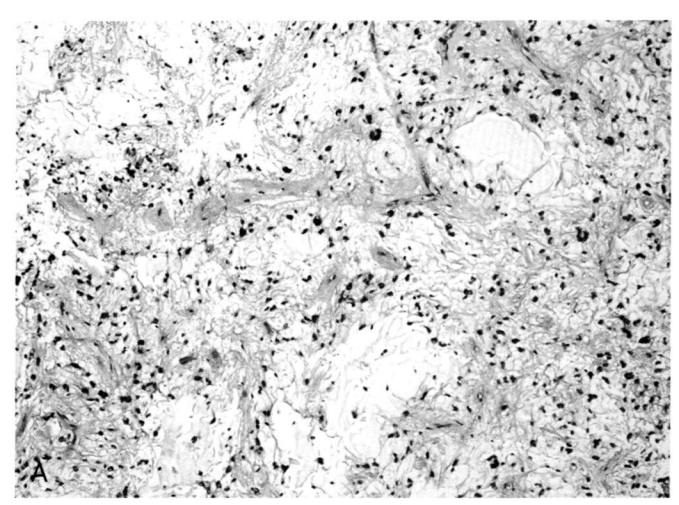
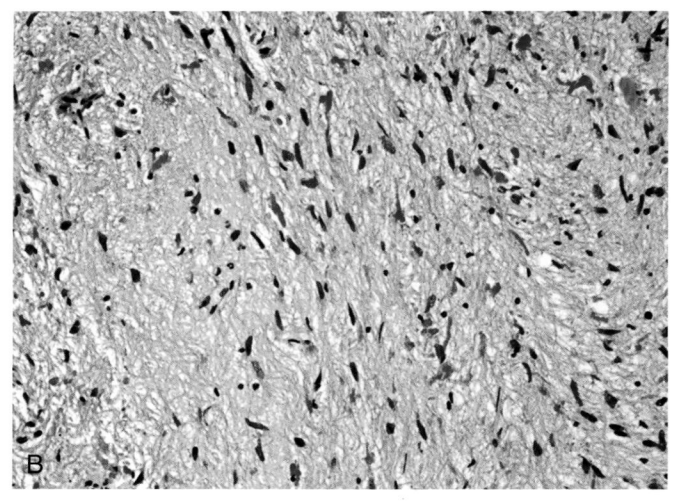

图 19-2　**毛细胞性星形细胞瘤**。A，典型的结构是密集的原纤维性区域和微囊性区域交替出现。B，弥漫性毛细胞性星形细胞瘤仅由密集排列的细长的细胞构成。还可见到 Rosenthal 纤维。

鉴别诊断

▌ 弥漫性星形细胞瘤

- 一般缺乏边界和对比增强
- 组织浸润和恶性生物学行为更为常见
- 通常缺乏双相性结构、Rosenthal 纤维和嗜酸性颗粒小体

▌ 多形性黄色星形细胞瘤

- 缺乏双相性结构
- 细胞通常丰富，且细胞核多形性明显
- 毛细胞性星形细胞瘤中无黄色瘤细胞

▌ 神经节细胞肿瘤

- 可见成簇的非典型性神经元，神经元标记物免疫组化染色阳性

▌ 血管母细胞瘤

- 也可以有囊肿形成
- 血管丰富，伴有大量的网织纤维形成
- 含有充满脂质的泡沫细胞

提要

- 区分毛细胞性星形细胞瘤与原纤维性和弥漫性星形细胞瘤非常重要，因为治疗和预后不同
- 完整切除一般可以治愈；总体预后良好
- 少数肿瘤具有侵袭性临床经过，有报告可转化为胶质母细胞瘤

精选文献

Scheithauer BW, Hawkins C, Tihan T, et al: Pilocytic astrocytoma. In Louis DN, Ohgaki H, Wiestler OD, Cavenee W (eds): World Health Organization: Classification of Tumours of the Central Nervous System. Lyon, IARC, 2007, pp 14-20.

Tihan T, Davis R, Elowitz E, et al: Practical value of Ki-67 and p53 labeling indexes in stereotactic biopsies of diffuse and pilocytic astrocytomas. Arch Pathol Lab Med 124:108-113, 2000.

Tomlinson FH, Scheithauer BW, Hayostek CJ, et al: The significance of atypia and histologic malignancy in pilocytic astrocytomas of the cerebellum: A clinicopathologic and flow cytometric study. J Child Neurol 9:301-310, 1994.

毛细胞黏液样星形细胞瘤（WHO Ⅱ级）
Pilomyxoid Astrocytoma (WHO Grade Ⅱ)

临床特征

- 被认为是毛细胞性星形细胞瘤的一个亚型

- 发生于婴幼儿（平均年龄 18 个月），最常累及视交叉和下丘脑
- 有报道发生在颞叶、丘脑、后颅窝和脊髓
- 出现的症状可为非局灶性：生长障碍、发育迟缓、呕吐和进食困难、全身乏力和知觉水平改变
- 也可出现局灶性神经症状：视力障碍和内分泌功能紊乱
- 倾向于通过脑脊液播散和复发

大体病理学

- 边界不清的黏液样肿块

组织病理学

- 形态单一、丰富的排列紧密的小的双极细胞，位于黏液样和原纤维性背景中
- 细胞常常围绕血管排列，提示血管周围假菊形团结构
- 周围实质受累有限
- 核的多形性罕见
- 通常缺乏 Rosenthal 纤维和嗜酸性颗粒小体
- 可出现核分裂象
- 在某些病例曾报告有血管增生和坏死

特殊染色和免疫组织化学

- GFAP：弥漫性阳性
- 波形蛋白：阳性
- 神经元标记物：阴性
- Mib-1 标记指数：从 2% 到 20% 不等

其他诊断技术

- 细胞遗传学：只有少数病例报告

鉴别诊断

▌ 毛细胞性星形细胞瘤

- 也发生在下丘脑和视交叉
- 可见 Rosenthal 纤维和嗜酸性颗粒小体
- 双相性结构

提要

- 有毛细胞黏液样星形细胞瘤转化为毛细胞性星形细胞瘤的报导，表明这两种肿瘤关系密切
- 毛细胞黏液样星形细胞瘤是局灶侵袭性肿瘤，容

易复发（76%）和通过脑脊液播散（14%）；总体生存期为 63 个月
- 典型的毛细胞性星形细胞瘤出现局灶性毛细胞黏液样星形细胞瘤的区域，并不意味着可以诊断为毛细胞黏液样星形细胞瘤

精选文献

Brat DJ, Scheithauer BW, Fuller GN, Tihan T. Newly codified glial neoplasms of the 2007 WHO Classification of Tumours of the Central Nervous System: Angiocentric glioma, pilomyxoid astrocytoma and pituicytoma. Brain Pathol 17:319-324, 2007.

Ceppa EP, Bouffet E, Griebel R, Robinson C: The pilomyxoid astrocytoma and its relationship to pilocytic astrocytoma: Report of a case and a critical review of the entity. J Neurooncol 81:191-196, 2007.

Komotar RJ, Mocco J, Jones JE, et al: Pilomyxoid astrocytoma: diagnosis, prognosis, and management. Neurosurg Focus 18:E7, 2005.

Tihan T, Fisher PG, Kepner JL, et al: Pediatric astrocytomas with monomorphous pilomyxoid features and a less favorable outcome. J Neuropath Exp Neurol 58:1061-1068, 1999.

多形性黄色星形细胞瘤（WHO Ⅱ级）
Pleomorphic Xanthoastrocytoma (WHO Grade Ⅱ)

临床特征

- 罕见的星形细胞性肿瘤，通常见于儿童和年轻成人（66% 的患者小于 18 岁）
- 位于大脑半球（最常见于颞叶）的表浅部位，常常累及脑膜；罕见累及深部灰质、小脑、脊髓、鞍区、鞍上区和视网膜
- 患者一般表现为长期的癫痫，偶尔出现头痛；很少伴有局部神经体征
- CT 和 MRI 表现为一个边界清楚的增强性肿块，邻近脑膜，为实性或伴有附壁结节的囊性肿物

大体病理学

- 边界清楚的伴有附壁结节的囊性或实性肿块
- 常常附着于脑膜；可以沿着大脑表面播散

组织病理学

- 呈现各种组织学结构，从单核或多核巨细胞到不规则的梭形细胞，细胞内有脂质聚集（黄色瘤性改变）

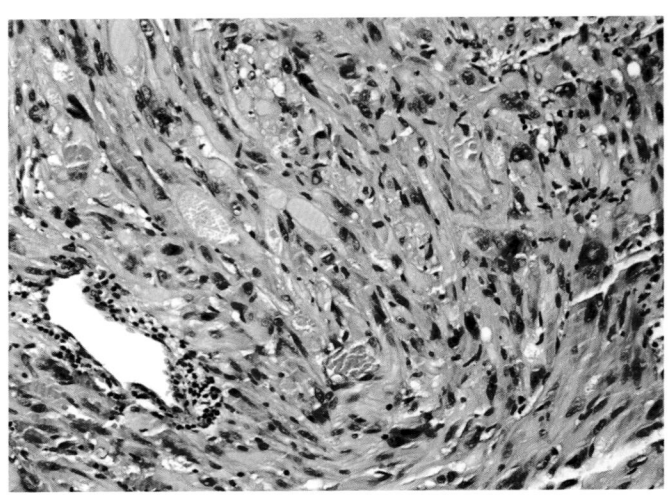

图 19-3　**多形性黄色星形细胞瘤。**肿瘤性星形细胞浸润，伴有明显的核的多形性和黄色瘤改变。可见嗜酸性颗粒小体。

- 网织纤维包绕单个肿瘤细胞；常常出现组织增生
- 常见片块状淋巴细胞浸润
- 不同程度的血管硬化
- 显著的嗜酸性颗粒小体和蛋白小滴
- 通常缺乏核分裂象和坏死，或不明显
- 当出现许多核分裂象（≥ 5 个核分裂象 /10 个高倍视野）和坏死时，可见较高的复发率（多形性黄色星形细胞瘤伴有间变性特征）
- 可以出现神经元分化

特殊染色和免疫组织化学

- GFAP、S-100 蛋白和 CD34 阳性
- 网织纤维染色显示包绕肿瘤细胞的纤维网
- 突触素和神经微丝不同程度阳性
- Mib-1 标记指数：小于 1%

其他诊断技术

- 电子显微镜检查：细胞通常出现大量中间丝、溶酶体、脂质小滴、基底膜和次级溶酶体
- 大约 20% 的病例显示有神经元分化的超微结构特征：微管、致密轴心颗粒和透明的囊泡
- 细胞遗传学分析：3 号和 7 号染色体增益，1 号染色体变异

鉴别诊断

■ 胶质母细胞瘤

- 与多形性黄色星形细胞瘤的重要鉴别诊断，因为胶质母细胞瘤预后不良
- 多数缺乏网织纤维包绕和嗜酸性颗粒小体
- 通常不是伴有附壁结节的囊肿；总是有高核分裂指数和内皮细胞增生，或有坏死

■ 毛细胞性星形细胞瘤
- 双相性结构具有特征性
- Rosenthal 纤维常见
- 细胞成分通常稀少，没有黄色瘤性改变

■ 神经节细胞肿瘤
- 非典型神经元是明确的特征，神经元标记物（突触素和神经微丝）阳性
- 通常缺乏黄色瘤性改变

提要

- 手术切除通常足以能够控制肿瘤
- 次全切除和复发的肿瘤可行放疗，疗效不详
- 这种肿瘤被假设为起源于软脑膜下的星形细胞，常常显示神经元分化

精选文献

Giannini C, Paulus W, Louis DN, Liberski P: Pleomorphic xanthoastrocytoma. In Louis DN, Ohgaki H, Wiestler OD, Cavenee W (eds): World Health Organization: Classification of Tumours of the Central Nervous System. Lyon, IARC, 2007, pp 22-24.

McClendon RE, Gray L, Shah LM, Friedman AH: Pleomorphic xanthoastrocytoma. In McClendon RE, Rosenblum MK, Bigner DD (eds): Russell and Rubenstein's Pathology of Tumors of the Nervous System. New York, Oxford, 2006.

Giannini C, Scheithauer BW, Lopes MBS, et al: Immunophenotype of pleomorphic xanthoastrocytoma. Am J Surg Pathol 26:479-485, 2002.

Kepes JJ: Pleomorphic xanthoastrocytoma: The birth of a diagnosis and a concept. Brain Pathol 3:269-274, 1993.

室管膜下巨细胞星形细胞瘤（WHO Ｉ级）Subependymal Giant Cell Astrocytoma (WHO Grade Ｉ)

临床特征

- 累及结节性硬化患者脑的最常见的肿瘤性病变
  - 结节性硬化是一种常染色体显性遗传性疾病，伴有明显易变的外显率，发生率在 1/9000 与 1/10 000 次分娩之间

- 中枢神经系统异常包括皮质错构瘤（结节）、皮质下胶质神经元错构瘤、室管膜下胶质结节、室管膜下巨细胞星形细胞瘤；其他受累器官有皮肤、眼、肾和心脏
  - 结节性硬化的神经症状通常发生在出生后不久，包括癫痫和婴儿痉挛；长大后可出现明显的认知障碍和自闭症
  - 由两个基因突变引起：9 号染色体上的 *TSC1*（编码错构瘤蛋白）和 16 号染色体上的 *TSC2*（编码马铃薯球蛋白）
- 室管膜下巨细胞星形细胞瘤很少发生在没有结节性硬化的患者
  - 发生于 10% 的结节性硬化患者
  - 通常发生于儿童期或青春期
  - 临床症状通常继发于阻塞性脑积水，当大的室管膜下巨细胞星形细胞瘤阻塞脑脊液循环时发生脑积水

大体病理学

- 一般为外生性、实性、鱼肉样、界限清楚的黄褐色肿块，发生于脑室的侧壁

组织病理学

- 细胞形态学各异，包括
  - 具有丰富嗜酸性胞质的多角形细胞，提示为饲肥星形细胞

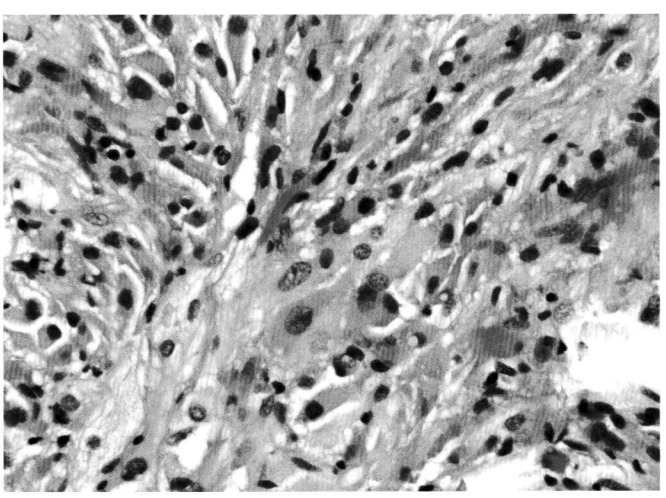

图 19-4　室管膜下巨细胞星形细胞瘤。 浸润的细胞呈星形细胞表现，伴有丰富的、常常为嗜酸性的胞质。常见明显的核仁。

— 具有原纤维性胞质的梭形细胞，形成流水样和束状结构
— 大的多形性细胞，具有明显的核仁，提示神经元分化（有时为多核细胞）
— 局灶性微小钙化和散在的肥大细胞是常见的特征
— 可见边界不清的假菊形团结构
— 核分裂活性不同
— 血管增生和坏死少见
— 高级别的细胞学特征并不预示具有不良的临床经过

特殊染色和免疫组织化学

- GFAP、S-100 蛋白、突触素和神经细丝阳性
- Ⅲ型 β- 微管蛋白和神经肽（生长抑素和间位脑啡肽）阳性
- Mib-1（Ki-67）：很少有阳性细胞（增生指数低）

其他诊断技术

- 细胞遗传学：伴有累及 9 号染色体长臂（*TSC1*）和 16 号染色体短臂（*TSC2*）的异常

鉴别诊断

▪ 饲肥星形细胞瘤
- 因为两种病变的星形细胞均含有丰富的粉色玻璃状胞质，所以可能混淆
- 为实质内肿瘤而不是外生性脑室内肿块
- 通常显示浸润性结构
- 无肥大细胞浸润和微小钙化

▪ 室管膜下胶质结节
- 被认为是室管膜下巨细胞星形细胞瘤的前体病变
- 钙化比室管膜下巨细胞星形细胞瘤常见
- 通常无症状；连续脑扫描无生长迹象
- 组织学表现与室管膜下巨细胞星形细胞瘤相同

提要

- 室管膜下巨细胞星形细胞瘤是否可发生在结节性硬化以外的患者仍有争议
- 被认为是星形细胞肿瘤；然而，研究表明许多肿瘤具有较明显的胶质神经元表型
- 肿瘤偶尔复发，虽有局部浸润，但未见恶性变的报告，这与饲肥星形细胞瘤不同

- 仅有大约 50% 的结节性硬化患者有阳性家族史，提示自发突变率较高

精选文献

Lopes MBS, Wiestler OD, Stemmer-Rachamimov AO, Sharma MC: Tuberous sclerosis complex and subependymal giant cell astrocytoma. In Louis DN, Ohgaki H, Wiestler OD, Cavenee W (eds): World Health Organization: Classification of Tumours of the Central Nervous System. Lyon, IARC, 2007, pp 218-221.

Goh S, Butler W, Thiele EA: Subependymal giant cell tumors in tuberous sclerosis complex. Neurology 63:1457-1461, 2004.

Burger PC, Scheithauer BW, Vogel FS: The brain: Tumors. In Surgical Pathology of the Nervous System and Its Coverings, 4th ed. New York, Churchill Livingston, 2002, pp 220-223.

少突胶质细胞肿瘤
Oligodendroglial Tumors

少突胶质瘤（WHO Ⅱ级）和间变性少突胶质瘤（WHO Ⅲ级）
Oligodendroglioma (WHO Grade Ⅱ) and Anaplastic Oligodendroglioma (WHO Grade Ⅲ)

临床特征

- 据报告占所有浸润性胶质瘤的 12% ~ 20%
- 一般发生于成人（高峰为 40 ~ 50 岁和 50 ~ 60 岁）
- 患者表现为长时间进行性加重的神经症状
- 通常引起严重的头痛和癫痫发作
- CT 和 MRI 显示边界清楚的肿块，常常伴有钙化

大体病理学

- 一般为白质肿瘤；常常浸润至皮质，可见软脑膜浸润
- 质软，界限不清的灰粉色肿块
- 可见黏液样变性，伴有凝胶状外观
- 常见囊肿形成和局灶肿瘤内出血

组织病理学

▪ 少突胶质瘤
- 肿瘤细胞密度低到中等，细胞核圆形，比正常少突胶质细胞大，具有非典型性；细胞核深染，可能出现分叶状核（涂片可以很好地显示其细胞学特征）
- 福尔马林固定，石蜡包埋的组织常常引起肿瘤细

胞肿胀，导致增大的细胞伴有界限清楚的细胞膜和透明的胞质；煎蛋样外观（在涂片、冰冻切片和快速固定的组织见不到这种表现）

- 可见少量胶质原纤维突起
- 少突胶质细胞也可以出现以下两种形态学变异
  - 小饲肥细胞，具有嗜酸性胞质小池
  - 胶质原纤维少突胶质细胞，核周可见嗜酸性原纤维
- 整个肿瘤可见密集的分支状毛细血管网（鸡笼样外观）
- 核分裂活性通常较低
- 微小钙化以及黏液样和微囊性退变是有助于诊断的特征

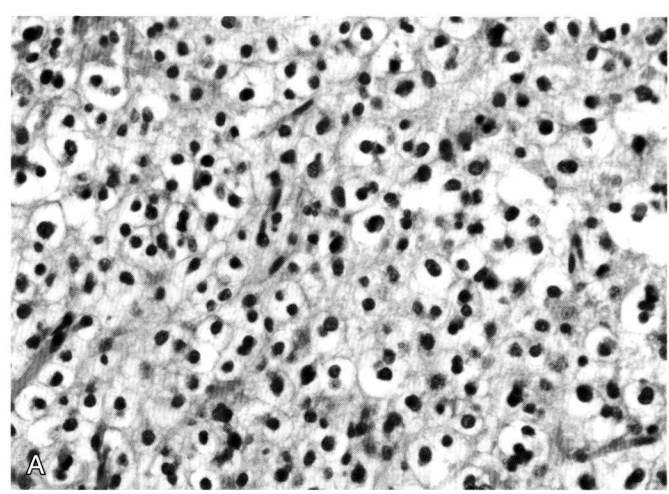

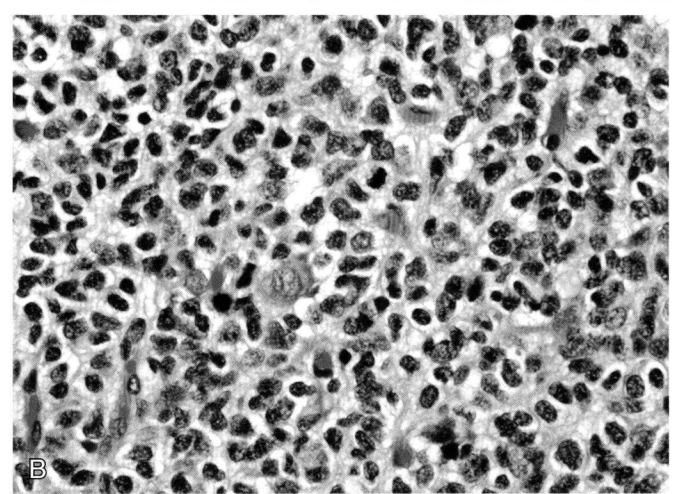

图 19-5 A，低级别少突胶质瘤。肿瘤细胞中等密度，伴有圆形深染的细胞核和透明的胞质，形成特征性的煎蛋样外观。**B，间变性少突胶质瘤。**注意核分裂象，细胞致密，细胞核增大，深染。

- 常见局灶性出血
- 皮质常常受累；常出现核周卫星现象
- ▌ 间变性少突胶质瘤
  - 与前述细胞学特征相同，但细胞核非典型性和多形性明显，细胞核仍为圆形
  - 细胞密度明显增加
  - 核分裂活性明显（最低 6 个核分裂象 /10 个高倍视野）
  - 几项研究显示，血管内皮细胞增生与侵袭性行为和不良预后有关
  - 地图样坏死（伴有或不伴有假栅栏状结构）也与侵袭性行为和不良预后有关，但在所有的研究中都不是一个独立的预后因素
- ▌ 伴有神经细胞分化的少突胶质瘤
  - 据文献报告，在其他方面典型的少突胶质瘤中可见灶状 Homer-Wright 菊形团和血管周围假菊形团，伴有小圆形深染的细胞核（类似于颗粒细胞层的神经元）

特殊染色和免疫组织化学

- 反应性星形细胞 GFAP 阳性；胶质原纤维性少突细胞和小饲肥细胞 GFAP 也为阳性
- 除了少数伴有灶状神经细胞分化的标本之外，突触素、Neu-N 和神经丝阴性
- 细胞角蛋白阴性
- Mib-1：标记指数大于 5% 的患者的无病生存期明显低于标记指数小于 5% 的患者

其他诊断技术

- 电子显微镜检查：可见微管
- 细胞遗传学：几乎总是出现 1p 和 19q 缺失，同时见于少突胶质瘤（50% ~ 80%）

鉴别诊断

- ▌ 弥漫性星形细胞瘤
  - 肿瘤细胞具有明显的细胞核不规则性和多形性，没有核周空晕和原纤维性胞质
  - GFAP 阳性
  - *TP53* 突变；没有染色体 1p 和 19q 缺失
- ▌ 间变性星形细胞瘤和胶质母细胞瘤的小细胞亚型
  - 细胞形态比较单一，但细胞核为卵圆形而非圆形
  - 核分裂象多见，假栅栏状坏死，血管增生

- 胞质突起 GFAP 阳性
- 无染色体 1p 和 19q 缺失
- *EGFR* 和 *EGFRv* Ⅲ 扩增，染色体 10q 缺失

■ 中枢神经细胞瘤
- 通常位于脑室内，附着于透明隔
- 界限清楚，无浸润性边缘、神经细胞菊形团
- 突触素阳性

■ 胚胎发育不良性神经上皮性肿瘤（DNET）
- 通常见于较年轻的患者，具有长期癫痫史
- 多数位于颞叶
- 组织学上由胶质神经元成分、胶质结节和发育异常的皮质组成

■ 透明细胞室管膜瘤
- 通常累及较年轻的患者
- 形成血管周围假菊形团，由具有细长胞质突起的细胞以及室管膜菊形团和室管膜管组成
- GFAP 阳性

■ 毛细胞性星形细胞瘤
- 通常累及儿童
- 位于小脑，也可发生于下丘脑、视神经和脑干
- 细胞细长，具有明显的原纤维性胞质
- GFAP 阳性

提要

- 在低级别和高级别少突胶质瘤中，1p 和 19q 缺失强烈预示化疗敏感 [丙卡巴肼、氮长春新碱（PCV）和替莫唑胺]，可行放疗以及存活期长
- 1p 和 19q 同时缺失在其他胶质瘤中罕见
- 当胶质瘤不能明确显示诊断少突胶质瘤的形态学特征时，检测 1p 和 19q 缺失可能有助于分类诊断
- 总体来说，所有少突胶质瘤患者的生存期为 3 ~ 5 年
- 与生存期延长有关的其他因素有：年轻、肿瘤位于额叶、手术完全切除和放疗
- 多数间变性少突胶质瘤患者死于局部复发；少数情况下发生脑脊液播散或全身转移

精选文献

Aldape K, Burger PC, Perry A: Clinicopathologic aspects of 1p/19q loss and the diagnosis of oligodendroglioma. Arch Pathol Lab Med 131:242-251, 2007.

Perry A, Scheithauer BW, Macaulay RJB, et al: Oligodendrogliomas with neurocytic differentiation: A report of four cases with diagnostic and histogenetic implications. J Neuropathol Exp Neurol 61:947-955, 2002.

Giannini C, Scheithauer BW, Weaver AL, et al: Oligodendrogliomas: Reproducibility and prognostic value of histologic diagnosis and grading. J Neuropathol Exp Neurol 60:248-262, 2001.

Cairncross JG, Ueki K, Zlatescu MC, et al: Specific genetic predictors of chemotherapeutic response and survival in patients with anaplastic oligodendrogliomas. J Natl Cancer Inst 90:1473-1479, 1998.

混合性胶质瘤　Mixed Gliomas

少突胶质瘤和星形细胞瘤（WHO Ⅱ 级）、间变性少突胶质瘤和星形细胞瘤（WHO Ⅲ 级）以及伴有少突胶质特征的多形性胶质母细胞瘤（WHO Ⅳ 级）Oligodendroglioma and Astrocytoma (WHO Grade Ⅱ), Anaplastic Oligodendroglioma and Astrocytoma (WHO Grade Ⅲ), and Glioblastoma Multiforme with Oligodendroglial Features (WHO Grade Ⅳ)

临床特征

- 占胶质瘤的 5% ~ 10%
- 临床症状和体征与单纯性胶质瘤相似

大体病理学

- 大体特征与单纯性胶质瘤相似

组织病理学

- 可以显示独特的星形细胞和少突胶质细胞分化的区域，或出现混合性星形细胞和少突胶质细胞
- 诊断混合性胶质瘤每一种胶质成分所需的比例尚无统一意见

■ 少突胶质瘤和星形细胞瘤（WHO Ⅱ 级）
- 细胞低到中等密度，细胞具有非典型性
- 核分裂象罕见

■ 间变性少突胶质瘤和星形细胞瘤（WHO Ⅲ 级）
- 细胞密度较高，细胞非典型性明显
- 核分裂象多见
- 内皮细胞增生
- 间变性特征可以出现在两种胶质成分中的任何一种

■ 伴有少突胶质特征的多形性胶质母细胞瘤（WHO

Ⅳ级）
- 最近研究发现，出现坏死比没有坏死的间变性少突星形细胞瘤的预后差，无论伴有或不伴有假栅栏状结构，并建议采用"伴有少突胶质特征的多形性胶质母细胞瘤"这一名称

特殊染色和免疫组织化学

- 参见星形细胞瘤和少突胶质瘤的"特殊染色和免疫组织化学"部分

其他诊断技术

- 细胞遗传学
  - 混合性肿瘤通常具有同源性的遗传学特征
  - 分析少突星形细胞瘤，发现两个不同的遗传学亚型
    - *TP53* 基因突变或 17p 杂合性缺失提示与星形细胞瘤有关
    - 1p 和 19q 杂合性缺失提示这一遗传学特征与少突星形细胞瘤相似（有报告占少突星形细胞瘤的 20% ~ 30%）

鉴别诊断

- 单纯性星形细胞瘤
  - 仅由肿瘤性星形细胞成分组成
  - 缺乏明确的其他胶质细胞系的肿瘤成分
- 单纯性少突胶质瘤
  - 仅由肿瘤性少突胶质细胞成分组成
  - 缺乏明确的其他胶质细胞系的肿瘤成分

提要

- 这种肿瘤的预后仍然好于没有少突星形细胞瘤成分的多形性胶质母细胞瘤，不管是否有 1p 和 19q 缺失
- 一些研究表明，少突星形细胞瘤与单纯性少突胶质瘤化疗效果相似，而且生存期无显著差异；另外尚有报告称，单纯性少突胶质瘤或少突星形细胞瘤比单纯星形细胞瘤预后好
- 1p 和 19q 同时缺失的少突星形细胞瘤的生存期比没有 1p 和 19q 缺失的少突星形细胞瘤要长

精选文献

Von Deimling A, Reifenberger G, Kros JM, et al: Oligoastrocytoma. In Louis DN, Ohgaki H, Wiestler OD, Cavenee W (eds): World Health Organization: Classification of Tumours of the Central Nervous System. Lyon, IARC, 2007, pp 63-65.

Von Deimling A, Reifenberger G, Kros JM, et al: Anaplastic oligoastrocytoma. In Louis DN, Ohgaki H, Wiestler OD, Cavenee W (eds): World Health Organization: Classification of Tumours of the Central Nervous System. Lyon, IARC, 2007, pp 66-67.

Miller CR, Dunham CP, Scheithauer BW, Perry A: Significance of necrosis in grading of oligodendroglial neoplasms: A clinicopathologic and genetic study of newly diagnosed high-grade gliomas. J Clin Oncol 24:5419-5426, 2006.

Perl A, Fuller CE, Banerjee R, et al: Ancillary FISH analysis for 1p and 19q status: Preliminary observations in 287 gliomas and oligodendroglioma mimics. Front Biosci 8:a1-a9, 2003.

室管膜肿瘤　Ependymal Tumors

室管膜瘤（WHO Ⅱ级）和间变性室管膜瘤（WHO Ⅲ级）Ependymoma (WHO Grade Ⅱ) and Anaplastic Ependymoma (WHO Grade Ⅲ)

临床特征

- 一般发生于儿童和年轻人
- 约占所有神经上皮性肿瘤的 3% ~ 9%；是脊髓最常见的神经上皮性肿瘤（占脊髓胶质瘤的 50% ~ 60%）
- 发生于脑室系统的任何部位；最常见于第四脑室和脊髓，其次是侧脑室
- 儿童肿瘤较常见于幕下区，平均年龄 6.4 岁
- 在成人，脊髓肿瘤出现在 30 ~ 40 岁
- 患者常常表现为脑积水的症状，包括恶心、呕吐和头痛；患者偶尔发生癫痫
- 后颅窝肿瘤可引起视觉障碍或小脑性共济失调

大体病理学

- 肿瘤质软，灰粉色，可呈实性或囊性
- 可见出血和坏死区域
- 通常从脑室内面突出，并充满脑室腔；界限清楚，但是可以侵犯邻近的脑实质

组织病理学

- 室管膜瘤

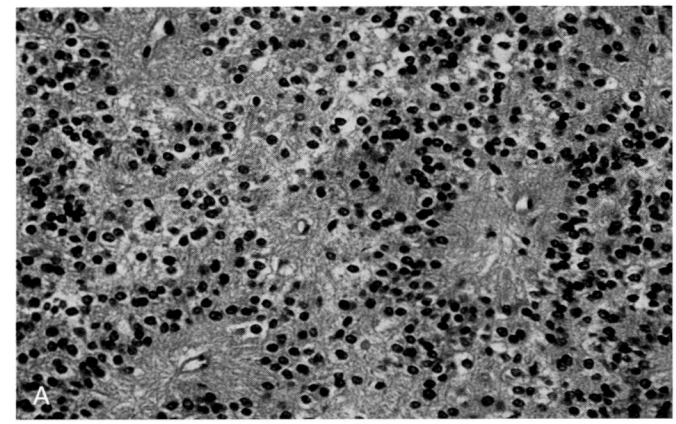

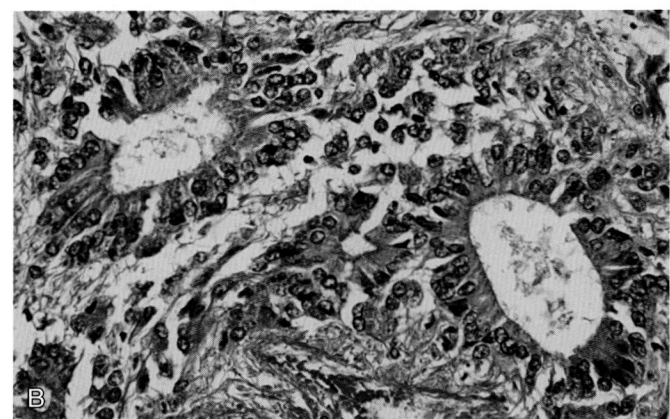

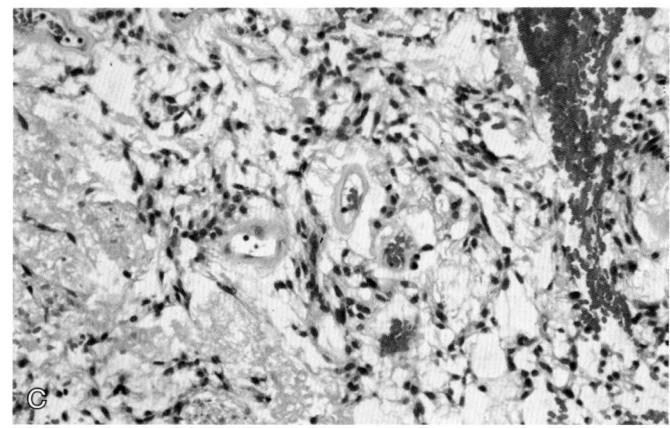

图 19-6　室管膜瘤。A，低倍镜下显示中等富于细胞的胶质肿瘤，伴有典型的血管周围假菊形团。B，高倍镜下显示典型的室管膜菊形团。注意胶质细胞呈放射状排列形成小管（磷钨酸苏木素染色）。C，黏液乳头状室管膜瘤。显示胶质细胞排列于血管周围，伴有丰富的黏液沉积。

- 肿瘤富于细胞，形态单一，细胞核呈圆形至卵圆形，深染，具有长的原纤维性细胞突起
- 特征性的改变为形成血管周围假菊形团和真菊形团

- 血管周围假菊形团由围绕血管呈放射状排列的肿瘤细胞组成
- 真性室管膜菊形团由围绕中心腔呈放射状排列的柱状细胞组成；多数室管膜瘤不出现真性菊形团
- 可见钙化以及化生性软骨或骨
- Ⅱ级室管膜瘤可见没有假栅栏状排列的坏死

■ 室管膜瘤的亚型
- 富于细胞性室管膜瘤（WHO Ⅱ级）
  - 细胞数量增加，但是核分裂象或其他间变相关性特征没有增加
  - 脑室外发生率增多
- 乳头状室管膜瘤（WHO Ⅱ级）
  - 大量乳头形成
- 透明细胞室管膜瘤
  - 细胞核圆形，且具有核周空晕
  - 常见间变的组织学特征
  - 发生于幕上比幕下常见
- 伸长细胞性室管膜瘤（WHO Ⅱ级）
  - 较常发生在脊髓
  - 由细长的梭形胶质细胞成束排列而成
  - 室管膜菊形团不常出现；血管周围假菊形团边界可能不清

■ 间变性室管膜瘤
- 和预后有关的形态学标准尚未确定
- 细胞成分和核分裂活性增加
- 常出现内皮细胞增生和伴有假栅栏状排列的坏死
- 具有血管周围假菊形团

特殊染色和免疫组织化学

- GFAP：有明显的胞质免疫反应，血管周围假菊形团尤其明显
- 细胞角蛋白：多数室管膜瘤 AE1/AE3 免疫反应阳性；其他角蛋白抗体呈局灶性强度不同的阳性
- EMA：多数肿瘤细胞出现点状胞质免疫反应阳性
- CD99：弥漫性或者点状胞质免疫反应阳性，细胞膜表面更加明显
- Mib-1：标记指数超过 5% 与生存率下降有关

其他诊断技术

- 电子显微镜检查：细胞具有极性和分化很好的上皮栏；典型者有表面微绒毛、纤毛、细胞间连接（黏着小带）及毛基体

- 细胞遗传学：涉及 *NF2* 肿瘤抑制基因（4.1 蛋白家族成员）的 22 号染色体缺失最常见。文献报告透明细胞室管膜瘤存在 18 号染色体丢失

鉴别诊断

- 转移性腺癌
  - 形态学上比较符合上皮特征
  - 细胞角蛋白阳性，具有来源部位特异性；室管膜瘤很少阳性
- 原纤维性或弥漫性星形细胞瘤
  - 界限不清的浸润性肿瘤
  - 缺乏菊形团结构
  - EMA 一般为阴性
- 星形母细胞瘤
  - 罕见的肿瘤
  - 部位远离脑室
  - 呈现明显的弥漫性血管硬化
  - 肿瘤细胞具有短而粗大的突起
  - 缺乏真性菊形团结构
- 脉络丛乳头状瘤或癌
  - 乳头状结构，没有菊形团结构
  - GFAP 阴性或仅局灶阳性
  - 癌具有松散的乳头状结构，由成片的多形性细胞组成，核分裂率高；常见广泛坏死

提要

- 完全手术切除，常常可以长期生存；许多患者最终复发，并常常导致死亡

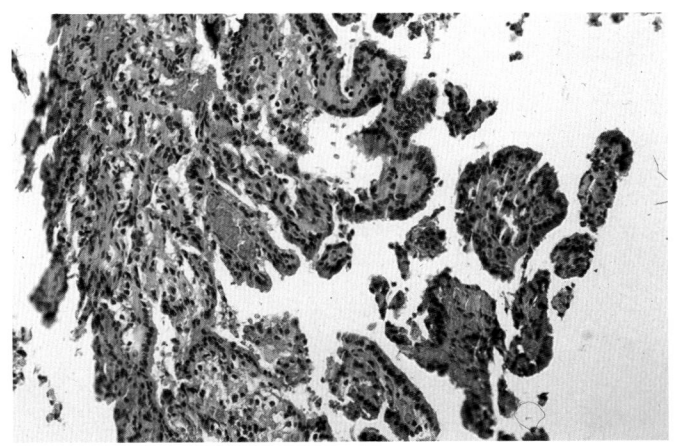

图 19-7 脉络丛乳头状瘤。乳头状结构表面被覆柱状上皮细胞，伴有纤维血管轴心。

- 脊髓室管膜瘤患者预后要好得多，因为比较容易完全手术切除
- 偶尔可能发生在远离脑室的深部白质

精选文献

Kurt E, Zheng POP, Hop WCJ, et al: Identification of relevant prognostic histopathologic features in 69 intracranial ependymomas, excluding myxopapillary ependymomas and subependymomas. Cancer 106:388-395, 2006.

Rajaram V, Gutmann DH, Prasad SK, et al: Alterations of protein 4.1 family members in ependymomas: A study of 84 cases. Mod Pathol 18:991-997, 2005.

Kawano N, Yasui Y, Utsuki S, et al: Light microscopic demonstration of the microlumen of ependymoma: A study of the usefulness of antigen retrieval for epithelial membrane antigen (EMA) immunostaining. Brain Tumor Pathol 21:17-21, 2004.

Foulade M, Helton K, Dalton J, et al: Clear cell ependymoma: A clinicopathologic and radiographic analysis of 10 patients. Cancer 98:2232-2244, 2003.

黏液乳头状室管膜瘤（WHO Ⅰ级）Myxopapillary Ependymoma (WHO Grade Ⅰ)

临床特征

- 约占所有室管膜瘤的 10% ~ 13%
- 一般发生于年轻成人，平均年龄 36 岁
- 较常见于男性（2.5：1）
- 几乎完全发生在圆锥 - 马尾 - 终丝的末端区
- 也有报告发生于骶尾骨表面的皮下组织、骶前区和骶后区
- 在少数情况下发生于这些部位以外（第四脑室或侧脑室、脑实质）
- 症状和体征包括下背痛、坐骨神经痛和与肿瘤部位相关的局灶性神经缺损症状

大体病理学

- 分叶状、局限性质软的灰色肿瘤，位于终丝或附着于神经根

组织病理学

- 由被覆形态单一的细长或柱状细胞的乳头组成，具有血管轴心
- 偶尔可见束状结构

- 丰富的血管周围黏液池和原纤维背景

特殊染色和免疫组织化学

- GFAP、波形蛋白和 S-100 蛋白阳性
- PAS 和 Alcian 蓝染色显示血管周围的黏液
- 细胞角蛋白阴性
- Mib-1：标记指数低

其他诊断技术

- 超微结构检查显示间质富于胶原，细胞具有基底膜和细胞突起

鉴别诊断

▌ **转移性腺癌（分泌黏液）**
  - 很少累及终丝
  - 由多形性肿瘤细胞组成，核分裂率高
  - 常见出血和坏死
  - 细胞角蛋白强阳性

▌ **脊索瘤**
  - 以分叶状结构为特征，伴有上皮细胞和含空泡的细胞条索
  - 缺乏乳头状结构和原纤维背景
  - GFAP 阴性

▌ **神经鞘瘤**
  - 丰富的网织纤维
  - GFAP 阴性

▌ **副神经节瘤**
  - 具有神经内分泌分化的形态学特征
  - 神经内分泌标记物免疫反应阳性

提要

- 肿瘤一般生长缓慢，预后良好
- 治疗包括手术切除和未完全切除肿瘤的放疗
- 完全切除后预后良好；未完全切除的病变生存率略低
- 发生于软组织的肿瘤伴有侵袭性行为和转移

精选文献

McLendon RE, Rosenblum MK, Schiffer D, Wiestler OD: Myxopapillary ependymoma. In Louis DN, Ohgaki H, Wiestler OD, Cavenee W (eds): World Health Organization: Classification of Tumours of the Central Nervous System. Lyon, IARC, 2007, pp. 72-73.

Ng, HK: Ependymoma, subependymoma, and myxopapillary ependymoma. In McLendon RE, Rosenblum MK, Bigner DD (eds): Russell & Rubinstein's Pathology of Tumors of the Nervous System, 7th ed. New York, Oxford University Press, 2006, pp 201-221.

Prayson RA: Myxopapillary ependymomas: A clinicopathologic study of 14 cases including MIB-1 and p53 immunoreactivity. Mod Pathol 10:304-310, 1997.

室管膜下瘤（WHO Ⅰ级）
Subependymoma (WHO Grade Ⅰ)

临床特征

- 最常见于成年男性（男女比率为 4：1）
- 最常发生在第四脑室（50% ~ 60%）或侧脑室（40% ~ 50%）；脊髓不常见
- 许多为尸体解剖时偶然发现，但有些引起症状，通常与脑室系统阻塞引起的颅压增高有关
- 也可见与肿瘤占位效应相关的症状（局灶性神经体征、癫痫）

大体病理学

- 大小不一的质硬，黄褐色 - 白色息肉状结节
- 来源于脑室内壁或透明隔，突入脑室腔；边界通常清楚
- 可见局灶性出血、钙化和囊性变

组织病理学

- 特征是成簇的形态单一的肿瘤细胞（类似于正常的室管膜细胞），位于胶质细胞突起形成的致密的原纤维基质中
- 微囊状结构是常见的特征
- 肿瘤内可见小血管增生或局灶性出血
- 核分裂象很少或缺如
- 可见室管膜假菊形团，但并非典型的所见；真性菊形团罕见
- 微小钙化常见
- 常见微囊内充满嗜碱性无定形物质

特殊染色和免疫组织化学

- GFAP 阳性，但程度可能不同
- S-100 蛋白弥漫性阳性
- Mib-1：通常小于 1%

其他诊断技术

- 一般具有正常染色体核型
- 超微结构检查显示室管膜细胞特征性的结构（表面微绒毛、细胞间连接和纤毛）

鉴别诊断

■ 室管膜瘤

- 一般见于较年轻的个体
- 通常有症状，引起脑积水、视觉障碍或小脑共济失调
- 细胞比较丰富，以菊形团和明显的假菊形团结构为特征

提要

- 对于有症状的病变，选择手术切除常可治愈
- 肿瘤同时具备室管膜和室管膜下肿瘤特征时，一般诊断为室管膜瘤
- 被认为是起源于室管膜下的胶质细胞（伸长细胞）或室管膜下板的星形细胞；可能是错构瘤性增生

精选文献

McLendon RE, Schiffer D, Rosenblum MK, Wiestler OD: Subependymoma. In Louis DN, Ohgaki H, Wiestler OD, Cavenee W (eds): World Health Organization: Classification of Tumours of the Central Nervous System. Lyon, IARC, 2007, pp 70-71.

Ragel BT, Osborn AG, Whang K, et al: Subependymomas: An analysis of clinical and imaging features. Neurosurgery 58:881-890, 2006.

Brown DF, Rushing EJ: Subependymomas: Clinicopathological study of 14 tumors. Arch Pathol Lab Med 123:873, 1999.

其他神经上皮性肿瘤
Other Neuroepithelial Tumors

星形母细胞瘤（目前无 WHO 分级）
Astroblastoma (No WHO Grade at Present)

临床特征

- 罕见的肿瘤，最常发生于儿童和年轻成人；老年人少见；一项研究显示女性多见
- 患者一般表现为肿瘤占位效应引起的症状；可有局灶性神经缺失表现、头痛或癫痫
- 最常见位于大脑半球附近或其表面；也可发生于胼胝体、小脑、视神经、脑干或马尾
- MRI 表现为边界清楚、对比增强的实性或囊性肿块；实性部分有特征性的气泡样表现，与 T2 高密度少有关联

大体病理学

- 可见小囊形成和局灶性坏死，特别是在较大的肿瘤中

组织病理学

- 主要特征为星形母细胞假菊形团，由宽大的、尖端不变细的、非原纤维性突起构成，以血管为中心呈放射状排列
- 依据肿瘤分级不同，细胞形态可以单一，伴有不明显的核仁；或显示深染的多形性细胞核，伴有明显的核仁
- 明显的血管周围玻璃样变具有特征性，可以融合占据大片区域
- 一般与周围脑组织间没有浸润
- 低级别
  - 血管周围假菊形团分布均匀一致
  - 核分裂活性低（每 10 个高倍视野平均 1 个核分裂象）
  - 细胞多形性轻微
  - 没有血管增生或者伴有假栅栏状的坏死
- 高级别
  - 细胞数量增加（局灶性或多灶性）
  - 核分裂象多（每 10 个高倍视野 > 5 个核分裂象）
  - 细胞核间变
  - 有血管增生和伴有假栅栏状的坏死

特殊染色和免疫组织化学

- GFAP、S-100 和波形蛋白：强阳性
- EMA：细胞膜局灶阳性
- 细胞角蛋白（低分子量）：表达不一
- Mib-1 指数：低级别 3%；高级别 15%

其他诊断技术

- 电子显微镜检查：肿瘤细胞含有丰富的中间丝和

微绒毛、发育不良的细胞间连接和少数纤毛

- 在比较基因组杂交研究中，最常见的是染色体20q扩增，略微少见的是19号染色体扩增

鉴别诊断

▌ 室管膜瘤
- 多数发生在幕下、脑室内或者接近脑室
- 缺乏血管玻璃样变性
- 形成真性菊形团
- 细胞具有细长的原纤维性突起和原纤维背景

▌ 血管中心性胶质瘤
- 与星形母细胞瘤不同，血管中心性胶质瘤为浸润性病变，由毛细胞组成，除了呈放射状排列以外，肿瘤细胞还可围绕血管呈环状排列（如同星形母细胞瘤一样）

▌ 乳头状脑膜瘤
- 含有明显的脑膜上皮分化区域
- EMA 阳性具有特征性
- GFAP 阴性

提要

- 细胞来源存在争议，因为星形母细胞瘤同时具有星形细胞和室管膜细胞的特征；有人提出其起源于伸长细胞
- 手术全切可长期存活
- 低级别和高级别星形细胞瘤中可见局灶性星形母细胞瘤特征

精选文献

Port JD, Brat DJ, Burger PC, Pomper MG: Astroblastoma: Radiologic-pathologic correlation and distinction from ependymoma. Am J Neuroradiol 23:243-247, 2002.

Brat DJ, Hirose Y, Cohen KJ, et al: Astroblastoma: Clinicopathologic features and chromosomal abnormalities defined by comparative genomic hybridization. Brain Pathol 10:342-352, 2000.

脊索状胶质瘤（WHO Ⅱ级）
Chordoid Glioma (WHO Grade Ⅱ)

临床特征

- 起源于第三脑室的一种少见的胶质瘤
- 发病年龄 12 ~ 70 岁，平均 46 岁
- 女性比男性多见
- 症状和体征通常继发于梗阻性脑积水；文献报告的症状包括头痛、体重减轻、内分泌紊乱、自主神经功能障碍、精神症状和局灶性神经缺损

大体病理学

- 肿块界限清楚，梭形或卵圆形，含有囊肿；可附着于下丘脑

组织病理学

- 条索状或成簇的上皮样细胞，黏液性和黏液样背景
- 肿瘤细胞具有丰富的嗜酸性胞质，圆形至卵圆形的细胞核，核仁不明显
- 稀疏到丰富的淋巴细胞浸润，伴有 Russell 小体
- 核分裂象罕见，没有坏死和内皮细胞增生
- 无周围脑组织浸润，但是邻近的脑组织内可见 Rosenthal 纤维

特殊染色和免疫组织化学

- PAS 和 Alcian 蓝染色背景阳性
- GFAP 和波形蛋白弥漫强阳性
- CD34、EMA 和细胞角蛋白：局灶阳性
- E-cadherin、NSE、神经微丝和 S-100 不同程度阳性
- 突触素和结蛋白阴性
- Mib-1 标记指数：一般小于 2%

其他诊断技术

- 电子显微镜检查：胞质内可见丰富的中间丝、微绒毛、局灶性基底膜和半桥粒

鉴别诊断

▌ 脊索瘤
- 脊索状胶质瘤细胞角蛋白免疫反应较弱，而脊索瘤则呈弥漫强阳性
- 空泡细胞为其特征

▌ 脊索状脑膜瘤
- 可见漩涡状结构和沙粒体、细胞核假包涵体
- GFAP 阴性，EMA 通常阳性
- 二者都可有炎细胞浸润

提要

- 整体切除是最好的治疗，但附着于下丘脑可能妨

碍完全切除，导致死亡率升高和预后不良
- 细胞可能起源于脑室周围结构（第三脑室前壁的终板）的伸长细胞（具有星形细胞和室管膜细胞特征的胶质祖细胞）
- 文献报告含有化生成分（软骨样）

精选文献

Buccoliero AM, Caldarella A, Gallina P, et al: Chordoid glioma: Clinicopathologic profile and differential diagnosis of an uncommon tumor. Arch Pathol Lab Med 128:e141-145, 2004.

Cenacchi G, Roncaroli F, Cerasoli S, et al: Chordoid glioma of the third ventricle: An ultrastructural study of three cases with a histogenetic hypothesis. Am J Surg Pathol 25:401-405, 2001.

Brat DJ, Scheithauer BW, Stugaitis SM, et al: Third ventricular chordoid glioma: A distinct clinicopathologic entity. J Neuropathol Exper Neurol 57:283-290, 1998.

血管中心性胶质瘤（WHO Ⅰ级）
Angiocentric Glioma (WHO Grade Ⅰ)

临床特征

- 生长缓慢的神经胶质瘤
- 文献报告患者年龄 2 ~ 70 岁，但最多见于儿童和青少年
- 常有长期癫痫病史
- 发生于大脑，最常见于额顶叶，也可见于颞叶

大体病理学

- 尚无描述

组织病理学

- 位于皮质浅层，伴有软膜下聚集
- 浸润周围脑实质
- 形态单一的细长的双极细胞，伴有以血管为中心的分布
- 围绕不同大小的血管呈环状（较常见）或放射状排列
- 偶尔形成束状结构
- 核分裂象罕见

特殊染色和免疫组织化学

- GFAP：不同程度阳性，常常围绕血管
- S-100 和波形蛋白阳性

- EMA 表面和核旁呈点状阳性
- Neu-N、嗜铬素和突触素阴性
- Mib-1 指数：1% ~ 5%

其他诊断技术

- 超微结构：血管周围的细胞含有胞质内中间丝和基底膜；细胞连接和微绒毛也有描述
- 细胞遗传学：尚无充分研究；有报告 11 号染色体扩增

鉴别诊断

▌ 星形细胞瘤
- 缺乏血管中心性胶质瘤形态单一的细胞核特征
- 无血管中心性结构

▌ 毛细胞性星形细胞瘤
- 无浸润
- EMA 阴性

▌ 毛细胞黏液样星形细胞瘤
- 黏液性和黏液样背景
- 通常位于丘脑下部
- 对比增强
- 发生在婴幼儿

▌ 室管膜瘤
- 通常发生在脑室内或脑室附近
- 仅仅显示围绕血管呈放射状排列的假菊形团和室管膜菊形团

▌ 星形母细胞瘤
- 围绕血管呈放射状排列的假菊形团，伴有明显的血管硬化

提要

- 新近描述的疾病
- 手术切除常可治愈

精选文献

Brat DJ, Scheithauer BW, Fuller GN, Tihan T: Newly codified glial neoplasms of the 2007 WHO classification of tumors of the central nervous system: Angiocentric glioma, pilomyxoid astrocytoma, and pituicytoma. Brain Pathol 17:319-324, 2007.

Wang M, Tihan T, Fojiani AM, et al: Monomorphous angiocentric glioma: A distinctive epileptogenic neoplasm with features of infiltrating astrocytoma and ependymoma. J Neuropath Exp Neurol 64:875-881, 2005.

神经元和胶质神经元肿瘤 Neuronal and Glioneuronal Neoplasms

神经节细胞瘤（WHO Ⅰ级）和神经节胶质瘤（WHO Ⅱ级和Ⅲ级） Gangliocytoma (WHO Grade Ⅰ) and Ganglioglioma (WHO Grades Ⅱ and Ⅲ)

临床特征

- 神经节细胞瘤为 WHO Ⅰ级肿瘤
- 多数神经节胶质瘤为 WHO Ⅰ级肿瘤；Ⅱ级神经节胶质瘤标准尚未建立
- 间变性神经节胶质瘤少见（WHO Ⅲ级）
- 发病率低（占全部脑肿瘤的 1.3%），但在慢性顽固性局灶性癫痫患者中是最常见的肿瘤
- 多见于幕上，通常累及颞叶（70%）
- 多数见于 30 岁以前；可发生于任何年龄
- CT 和 MRI 通常显示复杂的实性或囊性肿块；常常伴有钙化

大体病理学

- 界限清楚的灰色颗粒状肿块，囊性和实性不等；囊性成分内常见附壁结节
- 可蔓延至软脑膜和蛛网膜下腔
- 可见广泛的钙化、出血或坏死

组织病理学

▌ 神经节细胞瘤

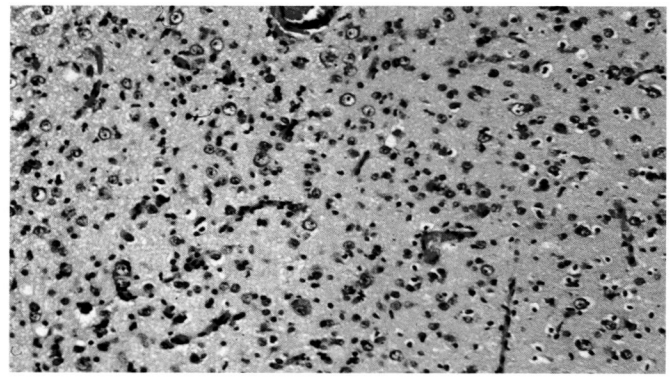

图 19-8　神经节胶质瘤。 混合性神经元 - 胶质肿瘤，由肿瘤性星形细胞和非典型性簇状神经节细胞混合组成。

- 完全由神经元组成，形成界限不清的团块
- 常有细胞非典型性

▌ 神经节胶质瘤

- 肿瘤由非典型性神经节细胞以及肿瘤性胶质成分组成
- 肿瘤性神经元的特征为杂乱聚集成簇，缺乏有序分布，部位通常异常（位于白质内）
- 异常神经元可能较小或较大；常为双核，核大，并有明显的核仁
- 富于细胞的胶质成分多样，最常见的为肿瘤性星形细胞；少突胶质细胞成分罕见
- 星形细胞成分可为毛细胞性，具有 Rosenthal 纤维和嗜酸性颗粒小体
- 非典型性胶质细胞伴有大而奇异的深染细胞核，核内可见胞质包涵体
- 肿瘤细胞可位于富于网织纤维的间质中
- 血管周围灶状慢性炎细胞浸润是常见的组织学特征
- 常见微小钙化
- 可以出现微囊腔结构
- 核分裂象罕见
- 间变性神经节胶质瘤（WHO Ⅲ级）：在星形细胞成分中细胞数量和核分裂象增加
- 间变型神经节胶质瘤（WHO Ⅲ级）：星形细胞成分中核分裂象进一步增加

特殊染色和免疫组织化学

- 突触素、S-100 蛋白、NSE 和 Neu-N：神经元阳性
- 神经微丝：神经元可以阳性
- 银染色（Bielschowsky）：突出显示神经节细胞的细胞突起
- CD34：神经元成分阳性
- GFAP：星形细胞成分阳性
- Mib-1：典型的神经节胶质瘤（WHO Ⅰ级）标记指数低（< 3%），非典型性（Ⅱ级）和间变性Ⅲ级）神经节胶质瘤标记指数增高

其他诊断技术

- 电子显微镜检查：神经元含有致密轴心的神经分泌颗粒，偶尔可以发现突触
- 细胞遗传学分析：神经节胶质瘤 7 号染色体增益是最常见的表现，据报告胶质成分有 *TSC2* 基因突变

鉴别诊断

■ 神经节胶质瘤的亚型
- 纤维组织增生性婴儿神经节胶质瘤和星形细胞瘤，WHO Ⅰ级
  - 多数发生在 2 岁以前
  - 大的囊性肿块，位置浅表，最常发生在额叶和顶叶，可累及一个以上脑叶
  - 致密的纤维性肿块
  - 纤维性间质混合有成簇或散在的星形细胞
  - 嗜酸性颗粒小体和 Rosenthal 纤维
  - 在纤维组织增生性婴儿神经节胶质瘤内，可见神经节细胞和小的神经细胞，但是可能稀少
- 小脑发育不良性神经节细胞瘤（Lhermitte-Duclos 病）
  - 发育不良的神经节细胞呈良性增生，细胞丰富
  - 神经节细胞增大造成分子层和内颗粒层变形，导致小脑叶弥漫性增大
  - Cowden 病的特异性病征

■ 毛细胞性星形细胞瘤
- 放射影像学表现相似
- 双相性肿瘤，由毛细胞区域和微囊性背景组成
- 缺乏成簇的非典型性神经元

■ DNET
- 两种肿瘤具有类似的临床特征
- 由多结节状结构组成，伴有黏液样胶原性背景
- 在 DNET 中神经元一般正常；缺乏成簇的多形性神经元

■ 原纤维性或弥漫性星形细胞瘤
- 陷入的非肿瘤性神经元可能提示神经节胶质瘤
- 肿瘤细胞神经元标记物阴性；GFAP 阳性
- Mib-1 标记指数：星形细胞瘤比神经节胶质瘤高

■ 多形性黄色星形细胞瘤
- 肿瘤具有特征性的多形性黄色瘤性细胞
- CD34 和 GFAP 均呈现阳性反应
- 通常缺乏神经元成分

提要

- 手术切除神经节细胞瘤和神经节胶质瘤通常可以治愈；不需放疗或化疗
- 嗜酸性颗粒小体表明长期缓慢生长；对于神经节胶质瘤不具有诊断意义，这些颗粒小体可见于毛细胞性星形细胞瘤、多形性黄色星形细胞瘤和其他低级别星形细胞瘤
- 胶质细胞恶变非常罕见（间变性神经节胶质瘤）
- 在冰冻切片中可能难以辨认神经节细胞；患者的年龄、放射学表现和临床病史有助于诊断

精选文献

Becker AJ, Wiestler OD, Figarella-Branger D, Blumcke I: Ganglioglioma and gangliocytoma. In Louis DN, Ohgaki H, Wiestler OD, Cavenee W (eds): World Health Organization: Classification of Tumours of the Central Nervous System. Lyon, IARC, 2007, pp 103-105.

Blumcke I, Wiestler OD: Gangliogliomas: An intriguing tumor entity associated with focal epilepsies. J Neuropathol Exper Neurol 61:575-584, 2002.

McLendon RE, Provenzale J: Glioneuronal tumors of the central nervous system. Brain Tumor Pathol 19:51-58, 2002.

Prayson RA, Khajavi K, Comair YG: Cortical architecture abnormalities and MIB-1 immunoreactivity in gangliogliomas: A study of 60 patients with intracranial tumors. J Neuropathol Exper Neurol 54:513-520, 1995.

胚胎发育不良性神经上皮性肿瘤（WHO Ⅰ级）
Dysembryoplastic Neuroepithelial Tumor (WHO Grade Ⅰ)

临床特征

- 一般见于 10 岁以前，患者有药物难以控制的癫痫
- 最常发生在颞叶皮质；也有报告发生于额叶、顶叶和枕叶皮质以及幕下区域

大体病理学

- 界限可以清楚或不清楚
- 大小不一；多数为几个厘米
- 脑回变宽，伴有模糊的多结节状结构和黏液样黏稠的外观
- 常见小囊形成
- 其上颅骨可能变形

组织病理学

- 皮质多结节性、微囊性、黏液样肿瘤
- 三种典型的组织学特征
  - 胶质神经元成分（"特异性成分"）
    - 少突胶质样细胞和外观正常的神经元漂浮在富于黏液的间隙内
    - 多达 50% 的 DNET 缺乏这种成分

　　— 胶质结节
　　　　◆ 少突胶质样细胞积聚，混有类似于少突星形细胞瘤的星形细胞
　　— 皮质发育不良
　　　　◆ 结构紊乱，伴有正常层状结构消失
- 出现与胶质神经元成分相关的结节状结构足以做出 DNET 的诊断
- 可能出现嗜酸性颗粒小体
- 可能出现内皮细胞增生

特殊染色和免疫组织化学

- 突触素、NSE 和 Neu-N：突出显示神经元成分
- GFAP：星形细胞成分着色
- S-100 蛋白：少突胶质样细胞着色
- Alcian 蓝：突出黏液样背景（酸性粘多糖）
- Mib-1：标记指数通常很低，但文献报告可达 8%

其他诊断技术

- 超微结构
　　— 胶质结节内的少突胶质样细胞或特殊的胶质神经元成分具有圆形或卵圆形细胞核以及伴有短小细胞突起的少量胞质
　　— 胞质含有线粒体、游离核糖体、粗面内质网和溶酶体
　　— 偶尔可见星形细胞（中间丝）和神经元分化（致密轴心颗粒）
- 细胞遗传学：没有 1p 和 19q 染色体臂缺失（3 个

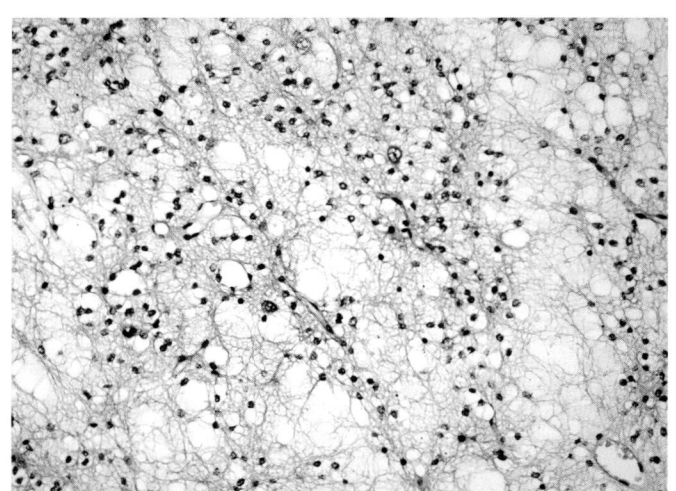

图 19-9　胚胎发育不良性神经上皮性肿瘤。 神经元漂浮于含有少突胶质细胞样细胞的黏液性基质中。

病例研究）

鉴别诊断

- 神经节胶质瘤
  - 主要特征为奇异的、多形性或双核的神经元
  - 除了异常的神经元外，还可见肿瘤性胶质成分
  - 缺乏多结节状结构
  - 通常出现血管周围淋巴细胞浸润，而且可能具有丰富的胶原性间质
- 少突胶质细胞瘤
  - 缺乏独特的多结节状结构
  - 无胶质神经元成分
  - 在小的活检标本中难以与 DNET 鉴别
- 少突星形细胞瘤
  - 缺乏独特的多结节状结构
  - 无胶质神经元成分
- 毛细胞性星形细胞瘤
  - 由双相的致密和疏松的毛细胞样星形细胞组成，无漂浮的神经元或伴随的皮质发育不良

提要

- 组织发生目前尚不清楚；可能是错构性而非肿瘤性病变
- 伴有难治性癫痫的患者可行手术切除
- 多数患者手术切除之后癫痫消失，肿瘤不复发
- 复发罕见，仅有 2 例恶变报告

精选文献

Daumas-Duport C, Pietsch T, Hawkins C, Shankar SK: Dysembryoplastic neuroepithelial tumor. In Louis DN, Ohgaki H, Wiestler OD, Cavenee W (eds): World Health Organization: Classification of Tumours of the Central Nervous System. Lyon, IARC, 2007, pp 99-102.

Daumas-Duport C, Scheithauer BW, Chodkiewicz JP, et al: Dysembryoplastic neuroepithelial tumor: A surgically curable tumor of young patients with intractable partial seizures. Report of 39 cases. Exp Clin Studies 23:545-556, 1988.

中枢和脑室外的神经细胞瘤（WHO Ⅱ级） Central and Extraventricular Neurocytoma (WHO Grade Ⅱ)

临床特征

- 发生率占全部脑肿瘤的 0.25% ~ 0.50%

- 一般发生于年轻成人（20 ～ 40 岁）
- 中枢神经细胞瘤：脑室内肿瘤通常见于侧脑室或第三脑室，邻近 Monro 孔
  - 脑室外的神经细胞瘤发生于远离脑室系统的脑实质；曾有报告发生于大脑、小脑、中脑和脊髓
  - 中枢神经细胞瘤表现为颅压增高的征象，包括头痛、恶心、呕吐、癫痫、视力障碍和视乳头水肿
  - CT 和 MRI 特征性地表现为不均匀的对比增强，部分钙化的脑室内（或为脑室外病变，脑实质内）肿块；囊肿和钙化常见
- 小脑脂肪神经细胞瘤
  - 罕见的低级别（WHO Ⅱ 级）肿瘤，由神经细胞组成，伴有局灶性脂肪瘤性分化
  - 平均发病年龄 50 岁

大体病理学

- 界限清楚的分叶状肿瘤
- 一般看不到周围的脑实质浸润
- 常见出血、局灶性钙化和囊性变
- 小脑脂肪神经细胞瘤通常发生在小脑半球

组织病理学

- 中枢神经细胞瘤
  - 肿瘤细胞丰富，弥散成片，形态均一，由原纤维基质组成的无核区域穿插其中，类似于神经纤维网

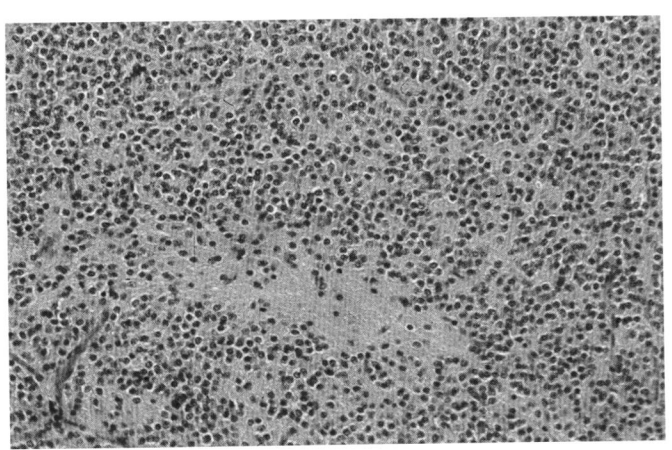

图 19-10　中枢神经细胞瘤。肿瘤由形态单一小圆细胞组成，伴有细腻的染色体结构，偶见无核的岛状区域，提示为神经纤维网。

- 血管周围可见由细胞突起组成的透明区，类似于室管膜假菊形团
- 常见纤细的血管间质和微小钙化
- 细胞核外形规则，染色质细腻，核仁小而不明显
- 核分裂活性、内皮细胞增生和坏死罕见
- 少数病例可见神经节细胞

- 非典型性神经细胞瘤
  - 定义是 Mib-1 标记指数升高（＞2%），可以伴有或不伴有内皮细胞增生、坏死和非典型性

- 脑室外神经细胞瘤
  - 细胞学上非常类似于中枢神经细胞瘤
  - 形态结构多样，例如除了片状结构以外，还可见到簇状、带状或菊形团结构
  - 神经节分化程度较高，还可能有胶质分化

- 小脑脂肪神经细胞瘤
  - 由神经细胞组成，显示某种程度的脂肪化

特殊染色和免疫组织化学

- 突触素：弥漫性阳性
- NSE 和 Neu-N 阳性
- 嗜铬素和神经细丝通常阴性
- 中枢神经细胞瘤 GFAP 阴性；脑室外神经细胞瘤 GFAP 染色不定
- Mib-1 标记指数：典型的神经细胞瘤低于 2%；超过 2% 无复发生存期则会缩短
- 小脑脂肪神经细胞瘤：除神经元标记外，常见局灶性 GFAP 阳性

其他诊断技术

- 细胞遗传学分析：2p、10q 和 18q 增益；常见 17 号染色体两臂缺失和 1p 部分缺失

鉴别诊断

- 少突胶质瘤
  - 边界不清，伴有浸润性边缘
  - 通常不位于脑室
  - 缺乏椒盐状细胞核、神经纤维网岛和神经节细胞分化
  - 突触素阴性
- 室管膜瘤（特别是透明细胞亚型）
  - 细胞具有长的原纤维性突起
  - 特征性地显示真菊形团

- 通常从脑室内壁突出
- GFAP 阳性和突触素阴性

■ 神经母细胞瘤（原始神经外胚层肿瘤）

- 深染的非典型性细胞，常见核分裂象
- 缺乏细腻的染色质和神经纤维网岛
- 位于脑实质内，有沿神经轴种植的倾向
- 免疫组化染色所见相同

提要

- 多数为生长缓慢的肿瘤，通过手术切除基本可以治愈；预后良好
- 复发与切除不全、非典型性组织学表现以及 Mib-1 增生指数增高有关

精选文献

Figarella-Branger D, Soylemezoglu F, Burger PC: Central neurocytoma and extraventricular neurocytoma. In Louis DN, Ohgaki H, Wiestler OD, Cavenee W (eds): World Health Organization: Classification of Tumours of the Central Nervous System. Lyon, IARC, 2007, pp 106-109.

Kleihues P, Chimelli L, Giangaspero F, Ohgaki H: Cerebellar liponeurocytoma. In Louis DN, Ohgaki H, Wiestler OD, Cavenee W (eds): World Health Organization: Classification of Tumours of the Central Nervous System. Lyon, IARC, 2007, pp 110-112.

Giangaspero F, Cenacchi G, Losi L, et al: Extraventricular neoplasms with neurocytoma features. Am J Surg Pathol 21:206-212, 1997.

乳头状胶质神经元肿瘤（目前无 WHO 分级） Papillary Glioneuronal Tumor (No WHO Grade at Present)

临床特征

- 一般表现为 I 级
- 罕见的肿瘤；发病年龄分布广泛，从 4 岁至 75 岁（平均年龄 23 岁）
- 文献报告出现的症状有癫痫、头痛、视力障碍、语言或行走障碍以及情绪改变
- 发生于脑实质，最常见于额叶和颞叶
- MRI 表现为边界清楚的实性和囊性肿块，伴有对比增强；可见伴有附壁结节的囊肿

大体病理学

- 边界清楚的实性和囊性肿块，囊肿内可有附壁结节

组织病理学

- 结构上由假乳头和实性区域组成
- 假乳头由无非典型性的假复层小立方细胞围绕玻璃样变血管排列而成
- 实性区域含有神经细胞、神经节细胞以及处于二者之间的中间性细胞，位于原纤维性或嗜碱性黏液样基质中
- 可见 Rosenthal 纤维、钙化和陈旧性出血
- 几乎没有核分裂象
- 无内皮细胞增生或坏死

特殊染色和免疫组织化学

- GFAP：被覆假乳头的细胞阳性
- 突触素：实性区域的细胞（神经细胞和神经节细胞）阳性
- Neu-N：实性区域的细胞（神经细胞和神经节细胞）阳性
- 神经细丝：实性区域的细胞和神经节细胞阳性
- 嗜铬素：实性区域的细胞（神经细胞和神经节细胞）阴性
- Mib-1 指数：1% ~ 3%

其他诊断技术

- 超微结构检查：被覆假乳头的细胞具有星形细胞特征，伴有中间丝形成；实性区域的细胞具有神经元的特征，例如微管、致密轴心和透明囊泡，偶见突触连接
- 细胞遗传学分析：目前尚无相关研究

鉴别诊断

■ 乳头状室管膜瘤

- 缺乏显示神经元成分的实性区域

■ 乳头状脑膜瘤

- EMA 阳性
- GFAP 阴性
- 突触素和 Neu-N 阴性

■ 脉络丛乳头状瘤

- 乳头状结构并非总是 GFAP 阳性
- 缺乏由神经元成分组成的实性区域

■ 转移性乳头状腺癌

- 细胞角蛋白阳性

- GFAP、突触素和 Neu-N 阴性
▌ 星形母细胞瘤
  - 缺乏神经元成分

提要

- 预后良好
- 全切之后无复发的报告

精选文献

Atri S, Sharma MC, Sarkar C, et al: Papillary glioneuronal tumor: A report of a rare case and review of the literature. Child Nerv Syst 23:349-353, 2007.

Edgar M, Rosenblum MK: Mixed glioneuronal tumors, recently described entities. Arch Pathol Lab Med 131:228-233, 2007.

Komori T, Scheithauer BW, Anthony DC, et al: Papillary glioneuronal tumor: A new variant of mixed neuronal-glial neoplasm. Am J Surg Pathol 22:1171-1183, 1998.

第四脑室形成菊形团的胶质神经元瘤（WHO Ⅰ级）
Rosette-Forming Glioneuronal Tumor of the Fourth Ventricle (WHO Grade Ⅰ)

临床特征

- 罕见的肿瘤，平均发病年龄 32 岁（12 ~ 59 岁）
- 女性比男性多见
- 体征和症状继发于梗阻性脑积水、共济失调、视力障碍和眩晕

大体病理学

- 质软，凝胶状，边界清楚

组织病理学

- 由神经细胞和胶质细胞组成
- 神经细胞具有小而圆的细胞核和少量胞质，围绕血管形成假菊形团和 Homer-Wrigh 菊形团，常伴有微囊和黏液样背景，在少数情况下可见神经节细胞
- 胶质细胞为毛细胞样，纺锤形，比神经细胞分布更广泛
- 可见 Rosenthal 纤维和嗜酸性颗粒小体
- 常见退行性改变，包括硬化性血管、胶原、钙化

和充满含铁血黄素的巨噬细胞
- 可见内皮细胞增生
- 核分裂象罕见
- 肿瘤与脑实质界限清楚

特殊染色和免疫组织化学

- 突触素：神经细胞成分呈颗粒状染色阳性
- NSE：神经细胞成分阳性
- GFAP 和 S-100 胶质成分阳性
- Mib-1 指数：低于 3%

其他诊断技术

- 超微结构：胶质成分具有成束的中间丝；神经细胞具有小圆形细胞核、核糖体和粗面内质网；在菊形团结构中可见 Golgi 体、少数致密轴心颗粒和微管
- 偶尔可见突触前的特化结构

鉴别诊断

▌ 毛细胞性星形细胞瘤
  - 通常发生在较年轻的个体
  - 缺乏神经细胞成分和 Homer-Wright 菊形团
▌ 中枢神经细胞瘤
  - 没有毛细胞性星形细胞成分和神经细胞成分交替出现的双相性表现
▌ 乳头状胶质神经元肿瘤
  - 较常发生在大脑，而不是第四脑室
  - 没有 Homer-Wright 菊形团
  - 具有由星形细胞形成的乳头状结构

提要

- 生长缓慢
- 多灶性肿瘤结节已有报告

精选文献

Edgar M, Rosenblum MK: Mixed glioneuronal tumors, recently described entities. Arch Pathol Lab Med 31:228-233, 2007.

Komori T, Scheithauer BW, Hirose T: A rosette-forming glioneuronal tumor of the fourth ventricle: Infratentorial form of dysembryoplastic neuroepithelial tumor? Am J Surg Pathol 26:582-591, 2002.

脊髓副神经节瘤（WHO Ⅰ级）Paraganglioma of the Spinal Cord (WHO Grade Ⅰ)

临床特征

- 有包膜的良性肿瘤，起源于神经嵴细胞，发生于马尾和终丝
- 占这个部位所有肿瘤的 3.5%
- 平均发病年龄 48 岁
- 患者最常见的症状为背痛或坐骨神经痛以及尿失禁或大便失禁；感觉或运动缺陷少见；继发性激素表现不常见

大体病理学

- 大多位于硬膜内，有包膜（80%）
- 红褐色软组织，可能含有囊腔
- 通常附着在终丝上

组织病理学

- 被支持细胞环绕的小而均一的细胞巢（细胞球）
- 纤细的血管网（器官样结构）
- 细胞为多角形或柱状，细胞核呈圆形，染色质细腻，胞质嗜酸性颗粒状
- 可见血管周围假菊形团结构
- 核分裂象和坏死少见
- 多达 45% 的病例出现神经节细胞分化
- 有报告可见偏离的分化（同源性或异源性成分）
- 黑色素和嗜酸瘤细胞亚型曾有描述

特殊染色和免疫组织化学

- 嗜铬素、突触素和 NSE 阳性
- 神经细丝不同程度阳性
- GFAP 和细胞角蛋白阴性
- 支持细胞：S-100 和 GFAP 阳性
- Mib-1 指数：低

其他诊断技术

- 超微结构：胞质内可见致密轴心分泌颗粒和中间丝
- 细胞遗传学
  - 琥珀酸脱氢酶基因（部分线粒体复合物Ⅱ）突变
  - 伴有下列常染色体显性遗传综合征：von

Hippel-Lindau 病（VHL）、Ⅱ型多发性内分泌肿瘤形成（MEN Ⅱ）和Ⅰ型神经纤维瘤病（NF1）

鉴别诊断

- **室管膜瘤**
  - GFAP 阳性
  - 原纤维性结构伴有血管周围假菊形团和室管膜菊形团
- **转移癌**
  - 细胞间变，缺乏均一细胞形成的器官样结构
  - 无包膜

提要

- 多数生长缓慢，完全切除可以治愈
- 次全切除可能复发
- 有蛛网膜下腔播散的报告
- 区分良性和侵袭性肿瘤的形态学标准尚无描述

精选文献

Pytel P, Krausz T, Wollmann R, Utset MF: Ganglioneuromatous paraganglioma of the cauda equina: A pathological case study. Hum Pathol 36:444-446, 2005.

Miliaras GC, Kyritsis AP, Polyzoidis KS: Cauda equina paraganglioma: A review. J Neurooncol 65:177-190, 2003.

胚胎性肿瘤　Embryonal Tumors

髓母细胞瘤（WHO Ⅳ级）Medulloblastoma (WHO Grade Ⅳ)

临床特征

- 由原始细胞组成的小脑恶性肿瘤，通常伴有神经元分化
- 最常发生在 16 岁前
- 可发生于成人，最常见于 21 ～ 40 岁
- 症状包括小脑功能障碍（步态异常、共济失调）或颅压增高的征象

大体病理学

- 多数发生在小脑蚓部，可突入或充满第四脑室
- 小脑半球受累较常见于年龄较大的患者
- 小脑半球病变多半可见纤维组织增生
- 实性、界限不确定（从清楚至不清楚）、均匀一

致的肿块

组织病理学

- 高度富于细胞肿瘤，由未分化的细胞组成，伴有不同的生长方式
- 典型者由均匀一致的小圆形至胡萝卜形细胞组成，细胞核深染，胞质稀少，常常伴有明显的由细胞突起构成的原纤维性背景
- 可见 Homer-Wright 菊形团（40%），但常常缺乏
- 常见较高的核分裂率
- 常常出现单个细胞和小片坏死区
- 常见明显的水流样（单行）或栅栏状排列的肿瘤细胞
- 形态学亚型
  - 结节性和纤维组织增生性髓母细胞瘤（从前称为小脑神经母细胞瘤）
    - 缺乏网状纤维的淡染结节状区域被含有丰富网状纤维的大片细胞围绕
    - 结节由成熟的神经元细胞组成，常常可见原纤维性基质
    - 周围的细胞比较原始，核分裂象多见
  - 伴有广泛结节形成的髓母细胞瘤
    - 由神经细胞和神经纤维网组成的大而淡染的区域，结节间成分稀少
  - 大细胞和间变性髓母细胞瘤
    - 间变性变化表现为明显的细胞核多形性，细胞扭曲和变形，高核分裂率和 Mib-1 指数以及大量的凋亡
    - 大细胞改变被定义为细胞具有大而圆的细胞核，伴有明显的核仁、大量的核分裂和凋亡
    - 大细胞和间变性改变常常见于同一个肿瘤内
  - 髓肌母细胞瘤
    - 出现横纹肌母细胞分化
    - 梭形细胞或球形细胞、结蛋白、肌动蛋白或肌红蛋白阳性
  - 黑色素性髓母细胞瘤
    - 由含有黑色素的细胞组成
    - 也可以看到界限不清的小管或乳头状结构

特殊染色和免疫组织化学

- 突触素、微管相关蛋白 2、神经丝（低和中分子量）、波形蛋白、NSE 阳性
- 细胞角蛋白阴性
- 伴有星形细胞分化的肿瘤 GFAP 可能局灶阳性，或可能是陷入的星形细胞
- Mib-1 指数超过 20%

其他诊断技术

- 电子显微镜检查：未分化的神经上皮细胞，伴有少量胞质和细胞器；可能具有明显的胞质突起
- 分化较高的肿瘤可以出现微管、致密轴心囊泡和突触
- 细胞遗传学：17q 等臂染色体（30% ~ 40%）

鉴别诊断

▌非典型性畸胎样 / 横纹肌样肿瘤
- 通常发生于 2 岁以内的幼儿
- 出现横纹肌样细胞
- 独特的免疫组织化学表现：EMA、波形蛋白、SMA、细胞角蛋白和突触素阳性，Ini 蛋白抗体（Ini protein antibady）阴性
- hSNF4/INI1 缺失或突变（见于 85% 的病例）

▌颅脊柱穹窿的周围原始神经外胚层肿瘤（PNET）和骨外 Ewing 肉瘤
- 髓母细胞瘤与幕上 PENT 在形态学上不能区分
- CD99：细胞膜染色阳性

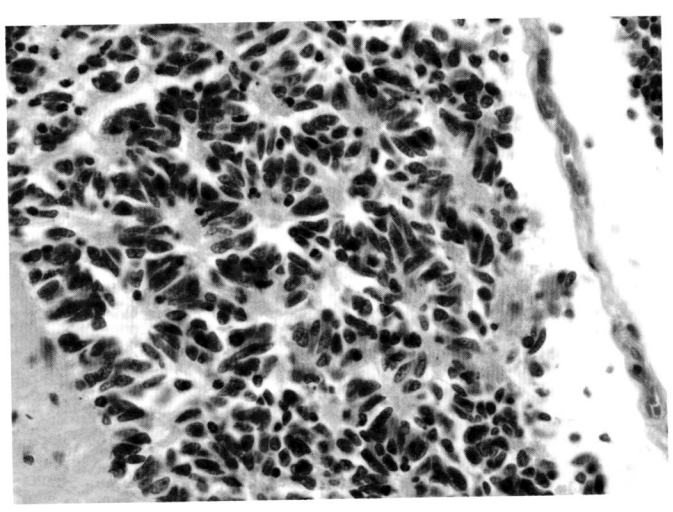

图 19-11　髓母细胞瘤。高度富于细胞肿瘤，在蛛网膜下腔播散，由小细胞组成，细胞核呈胡萝卜形，胞质不清楚，形成 Homer-Wright 菊形团。

- 通过荧光原位杂交（FISH）可以检测到 *EWS-FLI1* 融合基因
▌室管膜瘤
  - 细胞成分通常较少，而且细胞具有较多的胞质；核分裂象少见
  - 形成血管周围假菊形团和室管膜菊形团
  - GFAP 阳性
  - 突触素和嗜铬素阴性
▌毛细胞性星形细胞瘤
  - 部位和年龄分布类似
  - 肿瘤细胞稀少，由细长的星形细胞区域（毛细胞）和微囊组成的双相性结构
  - GFAP 弥漫阳性
  - 突触素和嗜铬素阴性
▌淋巴瘤和白血病
  - 常有淋巴瘤和白血病病史
  - 缺乏结节状结构和菊形团形成
  - 淋巴瘤性浸润 LCA（CD45）阳性；如果为 B 细胞型，CD20 阳性
▌转移性神经内分泌癌
  - 一般见于老年人
  - 缺乏菊形团结构
  - 细胞角蛋白阳性

提要

- 有沿软脑膜播散的倾向
- 经典治疗为手术切除加颅脑脊髓放疗
- 不良的预后因素：手术切除不完全、大细胞和间变亚型、等臂染色体 17q、17p 缺失及 *MYCC* 或 *MYCN* 扩增
- 良好的预后因素：存在广泛的结节状结构

精选文献

Kazmi SA, Perry A, Pressey JG, et al: Primary Ewing sarcoma of the brain: A case report and literature review. Diagn Mol Pathol 16:108-111, 2007.

Giangaspero F, Wellek S, Masuoka J, et al: Stratification of medulloblastoma on the basis of histopathological grading. Acta Neuropathol 112:5-12, 2006.

McManamy CS, Lamont JM, Taylor RE, et al: Morphophenotypic variation predicts clinical behavior in childhood non-desmoplastic medulloblastomas. J Neuropath Exp Neurol 62:627-632, 2003.

Eberhart CG, Kepner JL, Goldthwaithe PT, et al: Histopathologic grading of medulloblastomas. Cancer 94:552-560, 2002.

幕上原始神经外胚层肿瘤（神经母细胞瘤、神经节母细胞瘤、室管膜母细胞瘤、髓上皮瘤）（WHO IV 级）Supratentorial Primitive Neuroectodermal Neoplasms (Neuroblastoma, Ganglioneuroblastoma, Ependymoblastoma, Medulloepithelioma) (WHO Grade IV)

临床特征

- 原始神经上皮细胞肿瘤，发生于大脑半球、脑干或脊髓
- 可能显示沿着神经元（神经母细胞瘤、神经节母细胞瘤）、星形细胞、室管膜（室管膜母细胞瘤）或间叶细胞系（髓上皮瘤）的分化
- 平均发病年龄 5.5 岁（4 ~ 20 岁）
- 症状和体征与肿瘤出现的部位有关

大体病理学

- 肿瘤边界清楚，灰褐色，质地均匀
- 常见小囊状结构和钙化
- 可见出血和坏死
- 室管膜母细胞瘤和髓上皮瘤通常起源于脑室附近
- 髓上皮瘤常为巨大的病变，伴有广泛坏死和出血

组织病理学

- 肿瘤细胞丰富，界限清楚，但有浸润
- 常见 Homer-Wright 菊形团，但由血管周围显示疏松原纤维突起的无核区域形成的假菊形团更为常见
- 纤维结缔组织间质可形成小叶状结构，当软脑膜受累时（纤维组织增生性）最为明显
- 肿瘤细胞通常较小（圆形到胡萝卜形），具有形态单一而深染的细胞核和不明显的核仁；偶尔可见中度的细胞核多形性
- 25% ~ 50% 累及脑的病例可见神经元分化
▌神经节母细胞瘤
  - 细胞具有较大的细胞核、空泡状染色质、核仁和较丰富的原纤维性胞质
  - 核分裂活性不定（通常有许多核分裂象）
▌髓上皮瘤
  - 乳头状或小梁状结构
  - 可沿神经、胶质和间叶细胞系分化

- 室管膜母细胞瘤
  - 通过在原始细胞的背景下出现多层菊形团（由复层核分裂活跃的小细胞构成的真菊形团，核位于基底，围绕中心腔呈放射状排列）来鉴别

特殊染色和免疫组织化学

- 神经节母细胞瘤和神经母细胞瘤
  - 突触素和 S-100 阳性
  - NSE 和神经细丝阳性
  - 细胞角蛋白阴性
  - Mib-1 指数：差异明显，从 0 到 85%
- 室管膜母细胞瘤
  - GFAP 阳性
  - 细胞角蛋白阳性
- 髓上皮瘤
  - Nestin 和波形蛋白阳性
  - EMA、细胞角蛋白和神经细丝不同程度阳性
  - GFAP 和 S-100 阴性

其他诊断技术

- 电子显微镜检查：肿瘤细胞的两极突起内有微管；一般没有神经分泌颗粒，细胞器稀疏
- 细胞遗传学：染色体缺失和增益不定

鉴别诊断

- 中枢神经细胞瘤
  - 位于侧脑室或第三脑室
  - 缺乏明显的菊形团结构
  - 细胞均匀一致，核分裂象少见
- 颅脊柱穹窿的外周 PNET 和骨外 Ewing 肉瘤
  - 形态学上不能与髓母细胞瘤和幕上 PNET 区分
  - CD99：细胞膜阳性
  - FISH 可检测到 *EWS-FLI1* 融合基因
- 转移性神经内分泌癌
  - 典型者见于老年人
  - 缺乏菊形团结构
  - 细胞角蛋白阳性
- 纤维组织增生性婴儿神经节胶质瘤
  - 发生于婴儿（通常小于 18 个月）的大的囊性肿块
  - 一般累及额叶和顶叶
  - 通常累及软脑膜，胶原间质明显
  - 可向星形细胞和神经元细胞系异向分化

- 由 GFAP 阳性的梭形细胞和通常不明显的神经节细胞组成

提要

- 2 岁以下的儿童比 2 岁以上的儿童预后差
- 沿脑脊髓途径种植，也有向中枢神经系统外转移的报告
- 室管膜母细胞瘤：预后极差，6 个月内死亡

精选文献

McLendon RE, Judkins AR, Egerhart CG, et al: Central nervous system primitive neuroectodermal tumors. In Louis DN, Ohgaki H, Wiestler OD, Cavenee W (eds): World Health Organization: Classification of Tumours of the Central Nervous System. Lyon, IARC, 2007, pp 141-146.

McLendon RE, Provenzale J: Glioneuronal tumors of the central nervous system. Brain Tumor Pathol 19:51-58, 2002.

Molloy PT, Yachnis AT, Rorke LB, et al. Central nervous system medulloepithelioma: A series of eight cases including two arising in the pons. J Neurosurg 84:430-436, 1996.

Dorsay TA, Rovira MJ, Ho VB, Kelly J: Ependymoblastoma: MR presentation. A case report and review of the literature. Pediatr Radiol 25:433-435, 1995.

非典型性畸胎样 / 横纹肌样肿瘤（WHO Ⅳ级） Atypical Teratoid/ Rhabdoid Tumor（WHO Grade Ⅳ）

临床特征

- 罕见的恶性肿瘤，最常发生在于 3 岁以下的儿童
- 大约 50% 的病例发生于后颅窝，主要见于小脑脑桥角；文献报告的其他发病部位包括鞍上区、松果体区、大脑和脊髓
- 可位于中枢神经轴线内或轴线外，易于沿软脑膜播散
- 症状可为非局灶性，包括嗜睡、呕吐和生长发育停滞；位于后颅窝的肿瘤的局灶性征象通常为脑神经麻痹

大体病理学

- 灰白色组织，伴有坏死和出血

组织病理学

- 大细胞呈片块状或巢状分布，细胞核圆形，核仁明显，胞体肥胖，胞质均匀，或有致密的圆形胞

质包涵体（横纹肌样细胞）

- 灶状或片状的原始神经外胚层肿瘤细胞常常同时出现，多数是一种少见的成分
- 还可见到上皮性（腺瘤性或乳头状结构）或间叶性（疏松排列的梭形细胞）肿瘤成分（大约33%）
- 上皮成分最不常见
- 大量的核分裂象和坏死
- 在小脑表面可见明显的软脑膜播散

特殊染色和免疫组织化学

- EMA、波形蛋白和平滑肌肌动蛋白阳性
- GFAP、突触素和细胞角蛋白（高分子量和低分子量混合物）常常阳性
- 神经细丝、嗜铬素、S-100、结蛋白和HMB-45可以阳性
- Ini 阴性
- Mib 指数：大于50%

其他诊断技术

- 超微结构：横纹肌样细胞胞质含有成束的中间丝
- 细胞遗传学：*hSNF4/ INI1* 缺失或突变（见于85%的病例）

鉴别诊断

▌ 髓母细胞瘤
- 无横纹肌样细胞，EMA 阴性，Ini 阳性

▌ 脉络丛癌
- 一般不发生在颅后窝；细胞角蛋白阳性，EMA 阴性

提要

- 应用原始神经外胚层肿瘤的标准疗法治疗无效；平均生存期为 10 ~ 15 个月
- 出现横纹肌样细胞并不能诊断非典型性畸胎样 / 横纹肌样肿瘤
- 应行免疫组织化学检查和评估是否存在 *hSNF5/ INI1* 基因突变
- 常见蛛网膜下腔种植

精选文献

Bambakidis NC, Robinson S, Cohen M, Cohen AR: Atypical teratoid/rhabdoid tumors of the central nervous system: Clinical, radiographic and pathologic features. Pediatr Neurosurg 37:64-70, 2002.

Packer RJ, Biegel JA, Blaney S, et al: Atypical teratoid/rhabdoid tumor of the central nervous system: report on workshop. J Pediatr Hematol Oncol 24:337-342, 2002.

Rorke LB, Packer RJ, Biegel JA: Central nervous system atypical teratoid/rhabdoid tumors of infancy and childhood: definition of an entity. J Neurosurg 85:56-65, 1996.

脉络丛肿瘤
Choroid Plexus Tumors

脉络丛乳头状瘤（WHO Ⅰ级）、非典型性脉络丛乳头状瘤（WHO Ⅱ级）和脉络丛癌（WHO Ⅲ级）
Choroid Plexus Papilloma (WHO Grade Ⅰ), Atypical Choroid Plexus Papilloma (WHO Grade Ⅱ), and Choroid Plexus Carcinoma (WHO Grade Ⅲ)

临床特征

- 脉络丛乳头状瘤（WHO Ⅰ级）
  - 生长缓慢的良性肿瘤，在脑肿瘤中所占比例不足 1%
  - 特征性地见于第四脑室（40%）、侧脑室（50%）、或第三脑室（5%），或发生在小脑脑桥角
  - 常常见于 10 岁以前和 20 岁以前的患者（50% 见于 20 岁以前）；年轻人较常发生于侧脑室，而成人较常发生于第四脑室
- 脉络丛癌（WHO Ⅲ级）
  - 一般发生于 10 岁以前的患者；成人罕见
  - 在成人，多数累及脉络丛的癌为转移癌
- 由于脑脊液产生过多或梗阻，患者常常出现继发于脑积水的症状和体征

大体病理学

- 边界清楚的、带蒂或菜花样肿物
- 乳头状瘤不侵犯邻近组织
- 癌的特征是侵犯周围组织，常有坏死和出血

组织病理学

▌ 脉络丛乳头状瘤
- 乳头状结构由单层有序的柱状细胞组成，具有明

显的纤维血管轴心
- 可见轻度的细胞核分层、细胞核密集、局灶性坏死和核的非典型性
- 间质钙化；可见化生性骨或软骨
- 核分裂活性一般轻微
- 可见小灶状室管膜分化
▌ 非典型性脉络丛乳头状瘤
- 定义为核分裂象增加（每10个随机选择的高倍视野中核分裂象 ≥ 2 个）
- 还可能出现细胞增多、核的多形性、实性生长方式和坏死
▌ 脉络丛癌
- 一般显示疏松的乳头状结构，由成片的多形性细胞组成
- 广泛坏死和高核分裂率（> 5 个核分裂象 / 高倍视野）
- 侵犯脑

特殊染色和免疫组织化学

- S-100 蛋白阳性（乳头状瘤比癌均一）
- 细胞角蛋白 8 和 18、波形蛋白阳性
- 转甲状腺素（transthyretin，即前白蛋白，prealbumin）：大约 70% 阳性
- GFAP：乳头状瘤可呈局灶阳性，癌一般阴性
- EMA 不同程度表达至阴性
- 癌胚抗原（CEA）通常阴性
- Ini 蛋白阳性
- 突触素不同程度阳性
- Mib-1 指数：乳头状瘤 2% ~ 5%；乳头状癌 14% ~ 18%

其他诊断技术

- 电子显微镜检查：乳头状瘤和乳头状癌的细胞均可见到纤毛、微绒毛、基底膜和桥粒
- 细胞遗传学
  — 多项脉络丛癌和一项脉络丛乳头状瘤的研究报告有 hSNF5/ INI1 基因失活突变
  — 在脉络丛乳头状瘤和乳头状癌中曾有多种其他细胞遗传学异常的描述

鉴别诊断

▌ 正常脉络丛
- 正常脉络丛为尖端呈鞋钉样表现的立方细胞，而不是密集的、具有某种程度非典型性的柱状细胞
▌ 转移癌
- 通常见于老年人
- 一般不累及脑室
- EMA 通常阳性，CEA 常常也呈阳性
- S-100 蛋白和 GFAP 常为阴性
▌ 室管膜瘤（尤其是乳头状亚型）
- 两种肿瘤都常发生在脑室
- 可见明显的实性非乳头状区域，伴有血管周围假菊形团和真菊形团结构
- GFAP 阳性；通常比脉络丛肿瘤弥散
▌ 非典型性畸胎样和横纹肌样肿瘤
- 是儿童后颅窝肿瘤需要鉴别的重要部分
- 上皮区域形成了肿瘤的一部分，但不是全部
- 也可见横纹肌样细胞和原始神经外胚层细胞成分
- Ini 蛋白阴性

提要

- GFAP 阳性表明脉络丛肿瘤可能有室管膜分化
- 手术切除脉络丛乳头状瘤总的预后良好，但肿瘤切除不完全偶可复发
- 脉络丛乳头状瘤和脉络丛癌均可播散至软脑膜，但脉络丛乳头状瘤少见
- 脉络丛癌总的预后差
  — 一般可见脑侵犯及脑脊液播散
  — 少数情况下可见全身性转移

精选文献

Paulus W, Brandner S: Choroid plexus tumors. In Louis DN, Ohgaki H, Wiestler OD, Cavenee W (eds): World Health Organization: Classification of Tumours of the Central Nervous System. Lyon, IARC, 2007, pp 82-85.

Krishnan S, Brown PD, Scheithauer BW, et al: Choroid plexus papillomas: A single institutional experience. J Neurooncol 68:49-55, 2004.

Gessi M, Giangaspero F, Pietsch T: Atypical teratoid/rhabdoid tumors and choroid plexus tumors: When genetics "surprise" pathology. Brain Pathol 13:409-414, 2003.

松果体实质肿瘤
Pineal Parenchymal Tumors

松果体细胞瘤（WHO Ⅰ级）和中分化松果体实质肿瘤（WHO Ⅱ级和Ⅲ级）
Pineocytoma (WHO Grade Ⅰ) and Pineal Parenchymal Tumor of Intermediate Differentiation (WHO Grades Ⅱ and Ⅲ)

临床特征

- 罕见的肿瘤，占所有颅内肿瘤的不到 1%
- 一般发生于成人
- 局限于松果体及其周围结构，可延伸至第三脑室并压迫（四叠体）小丘和中脑导水管
- 临床表现多样：眼的功能异常，精神状态改变，以及与颅压增高有关的症状或内分泌异常
- CT 表现为圆形、均质性、对比增强的肿块

大体病理学

- 肿瘤界限清楚，直径通常小于 3cm
- 肿瘤呈灰褐色，质地均匀，常有小囊形成
- 可见小的出血区域
- 坏死不是典型的所见

组织病理学

▎ 松果体细胞瘤

- 肿瘤细胞成片分布，没有独特的结构，或呈不规则的小叶状排列，伴有肿瘤细胞大量积聚，被纤维性间隔分开
- 细胞小而均一，核深染，染色质细颗粒状，核仁不明显，可见嗜酸性胞质突起
- 形成大的（松果体瘤性）菊形团，中心具有大量原纤维性细胞突起，有时胞质末端形成棒状膨胀；可有或无中心血管轴
- 可见钙化
- 偶见神经节细胞和多核巨细胞
- 核分裂不活跃，没有坏死

▎ 中分化松果体实质肿瘤

- 中等富于细胞的弥漫性或分叶状肿瘤
- 轻到中度核的非典型性，少至中等核分裂象

特殊染色和免疫组织化学

- 突触素、嗜铬素、NSE 和 S-100 蛋白阳性
- 视网膜 S 抗原和视网膜紫质（rhodosin）阳性
- GFAP 染色显示背景中残留的反应性星形细胞
- Mib-1 标记指数
  - 松果体细胞瘤：低
  - 中分化松果体实质肿瘤：3% ~ 10%

其他诊断技术

- 电子显微镜检查：细胞具有卵圆形核，胞质含有大量细胞器，包括粗面和滑面内质网、Golgi 复合体、线粒体、溶酶体、中间丝、微管、突触样连接和有界膜的电子致密颗粒；细胞突起通常明显
- 细胞遗传学分析
  - 松果体细胞瘤：22 号、11 号和 12 号染色体部分或全部缺失
  - 中分化松果体实质肿瘤：4 号、12 号和 22 号染色体异常

鉴别诊断

▎ 正常松果体

- 正常的分叶状结构是有助于鉴别的特征
- 可能出现不规则的钙化

▎ 松果体囊肿

- 放射学检查显示清晰的囊样结构
- 很少出现症状；出现症状的平均年龄为 30 岁
- 女性比男性常见
- 缺乏一般见于松果体细胞瘤的大的菊形团
- 由内衬胶质细胞的囊腔构成，周围为反应性胶质组织

▎ 松果体母细胞瘤

- 一般发生在年轻人
- 可见完好的血管周围小菊形团
- 由未分化的、形态单一的小圆形蓝细胞组成

▎ 星形细胞瘤

- 缺乏分叶状结构和菊形团
- GFAP 阳性
- 突触素阴性

提要

- 松果体细胞瘤
  - 肿瘤生长缓慢，预后良好；无肿瘤转移的报告
  - 治疗是在症状出现之后进行保守性手术
- 中分化松果体实质肿瘤 5 年生存率 39% ~ 74%
- 生存率改善的相关因素有存在神经微丝免疫反应、核分裂象少和缺乏坏死

精选文献

Hirato J, Nakazato Y: Pathology of pineal region tumors. J Neurooncol 54:239-249, 2001.

Jouvet A, Sainte-Pierre G, Fauchon F, et al: Pineal parenchymal tumors: A correlation of histological features with prognosis in 66 cases. Brain Pathol 10:49-60, 2000.

Taylor MD, Mainprize TG, Squire JA, Rutka JT: Molecular genetics of pineal region neoplasms. J Neurooncol 54:219-238, 2001.

松果体母细胞瘤（WHO Ⅳ级）Pineoblastoma (WHO Grade Ⅳ)

临床特征

- 占所有松果体肿瘤的 45%
- 一般见于 20 岁以内的儿童
- 临床表现多样：眼的功能异常，精神状态改变，与颅压增高有关的症状或内分泌异常
- CT 和 MRI 显示大的分叶状肿块，边界不清，对比增强

大体病理学

- 分界不清、质软易碎的肿块，伴有出血和坏死
- 常浸润至邻近脑实质和脑膜

组织病理学

- 肿瘤高度富于细胞，由低分化的原始肿瘤细胞组成
- 肿瘤细胞弥漫成片，伴有局灶性菊形团结构
- 细胞核深染，圆形或卵圆形，一般具有单个核仁，胞质稀少，细胞界限不清
- 可见 Homer-Wright 菊形团，或在少数情况下可见 Flexner-Wintersteiner 真菊形团
- 核分裂活性常常明显；常见出血和坏死

特殊染色和免疫组织化学染色

- 突触素弥漫性或点状阳性

- 嗜铬素和 NSE 阳性
- 视网膜 S 抗原阳性
- GFAP 一般阴性

其他诊断技术

- 细胞遗传学分析：伴有 *Rb* 基因（13q14 染色体）种系突变的患者容易发生肿瘤，作为三边性视网膜母细胞瘤病的一部分
- 在散发性松果体母细胞瘤这种突变未见报告

鉴别诊断

■ 松果体细胞瘤和中分化松果体实质肿瘤
  - 松果体细胞瘤细胞分化较好，胞质比较丰富，可见松果体细胞瘤性菊形团
  - 中分化松果体实质肿瘤细胞中等丰富，非典型性不明显，核分裂象较少

提要

- 侵袭性的肿瘤，常伴有脑脊髓播散；颅外转移罕见

精选文献

Nakazato Y, Jouvet A, Scheithauer BW: Pineoblastoma. In Louis DN, Ohgaki H, Wiestler OD, Cavenee W (eds): World Health Organization: Classification of Tumours of the Central Nervous System. Lyon, IARC, 2007, pp 126-127.

Hirato J, Nakazato Y: Pathology of pineal region tumors. J Neurooncol 54:239-249, 2001.

Taylor MD, Mainprize TG, Squire JA, Rutka JT: Molecular genetics of pineal region neoplasms. J Neurooncol 54:219-238, 2001.

松果体区乳头状肿瘤（WHO Ⅱ级和Ⅲ级）Papillary tumors of the Pineal Region (WHO Grade Ⅱ and Ⅲ)

临床特征

- 年龄分布广泛（5 ~ 66 岁）；平均 32 岁
- 表现常为梗阻性脑积水导致的头痛，无局灶性神经系统体征
- MRI 显示肿瘤位于松果体区，边界清楚，T1 低度增强，T2 高度增强，大小从 1.7cm 到 5 cm

大体病理学

- 肿物界限清楚，通常为实性

组织病理学

- 乳头状结构，伴有血管周围假菊形团；室管膜菊形团亦有报告
- 细胞呈立方形至柱形，胞质边界清晰
- 常见坏死，核分裂象少见，通常不出现血管增生

特殊染色和免疫组织化学

- 细胞角蛋白（AE1/AE3，CAM5.2，CK18）和 S-100 蛋白阳性
- GFAP：局灶阳性
- 突触素、嗜铬素和 NSE：弱阳性和局灶阳性
- EMA 不同程度阳性
- Mib-1 标记指数：4% ~ 5%

其他诊断技术

- 超微结构：微绒毛、拉链样连接、丰富的粗面内质网、扩张的小池、环状层板、致密轴心囊泡和微管
- 细胞遗传学：最常见的发现是 10 号和 22q 染色体缺失以及 4 号染色体增益

鉴别诊断

▎脉络丛乳头状瘤
- 明显的上皮形态学和完好的乳头状结构
- 没有室管膜菊形团
- 通常没有坏死

▎室管膜瘤
- 原纤维性胞质
- GFAP 血管周围假菊形团明显阳性
- EMA 一致的点状阳性
- 细胞角蛋白局灶阳性

提要

- 新近确定的疾病
- 常见肿瘤复发和进展（72%），与手术切除不完全和核分裂象增加有关

精选文献

Boco T, Aalaei S, Musacchio M, et al: Papillary tumor of the pineal region. Neuropathology 28:87-92, 2008.
Fèvre-Montange M, Hasselblatt M, Figarella-Branger D, et al: Prognosis and histopathologic features in papillary tumors of the pineal region: A retrospective multicenter study of 31 cases. J Neuropathol Exp Neurol 65:1004-1011, 2006.
Jouvet A, Fauchon F, Liberski P, et al: Papillary tumor of the pineal region. Am J Surg Pathol 27:505-512, 2003.

其他肿瘤和相关疾病
Other Neoplasms and Related Entities

周围神经鞘肿瘤
Peripheral Nerve Sheath Tumors

临床特征

▎神经鞘瘤（WHO Ⅰ级）
- 神经鞘瘤（Schwannoma）是由神经鞘细胞组成的良性肿瘤（英文又称 neurilemmona）
- 见于任何年龄，最常见于 30 ~ 60 岁
- 最常累及头颈部和四肢屈面皮肤以及皮下组织的周围神经
- 大约占颅内肿瘤的 10%（通常起源于感觉脑神经，最常见于第 8 脑神经），占脊髓肿瘤的 30%
- 伴发 Ⅱ 型神经纤维瘤病（NF2）（双侧前庭神经鞘瘤）
- 周围神经鞘瘤通常表现为无症状的肿块；脊髓神经鞘瘤常有神经根痛和脊髓受压的体征；第 8 脑神经神经鞘瘤可引起听力障碍、耳鸣和面瘫

▎神经纤维瘤（WHO Ⅰ级）
- 由神经鞘细胞、成纤维细胞和神经束膜细胞组成的常见的良性肿瘤
- 多数为散发性，但也可伴有 1 型神经纤维瘤病（NF1）
- 多种亚型
  - 局限性皮肤神经纤维瘤：最常见的亚型，通常为孤立性，与神经纤维瘤病无关；伴有 1 型神经纤维瘤病的病例常为多发性
  - 弥散性皮肤神经纤维瘤：不常见，主要发生于儿童和年轻人，形成大而边界不清的斑块
  - 局限性颅内神经纤维瘤：引起节段性、纺锤形神经增大；多发性病变主要发生在 1 型神经纤维瘤病的基础上
  - 丛状神经纤维瘤：由多个神经束转化成神经纤维瘤，保持正常解剖结构，累及较大的神经或神经丛，几乎完全发生在 1 型神经纤维瘤病的患者
  - 巨大软组织神经纤维瘤：见于 1 型神经纤维瘤病患者最少见的亚型，巨大的肿瘤通常导

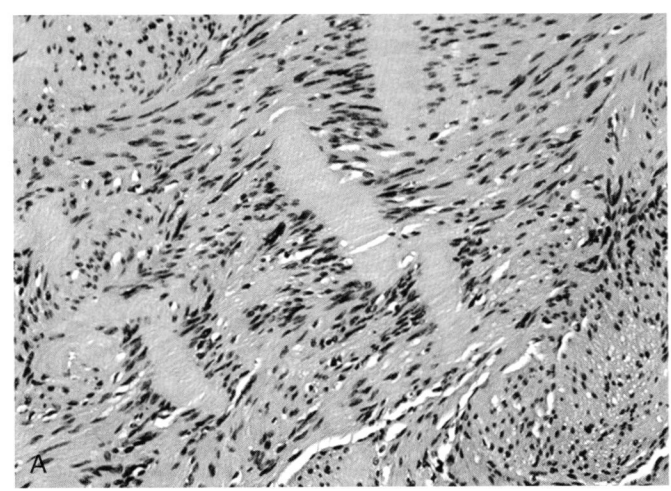
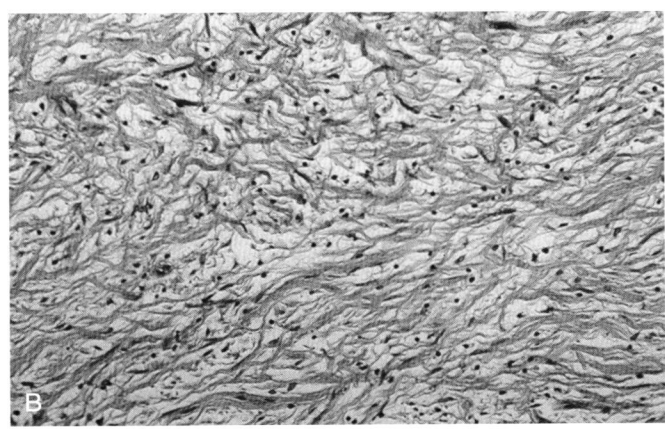

图 19-12　A，**神经鞘瘤**。密集排列的梭形细胞（Antoni A 组织）和 Verocay 小体。B，**神经纤维瘤**。疏松排列的梭形细胞增生，伴有波浪状的细胞核和胞质突起。

致患肢或局部软组织明显肿大

- 恶性周围神经鞘肿瘤（WHO Ⅱ级，Ⅲ级或 Ⅳ级）
  - 恶性周围神经鞘肿瘤（malignant peripheral nerve sheath tumor，MPNST）可能起源于神经鞘细胞、成纤维细胞或神经束膜细胞
  - 多表现为累及四肢中到大的周围神经的肿块性病变
  - 颅内病变常累及迷走神经或前庭神经
  - 大约 50% 的病例伴有 1 型神经纤维瘤病
  - 肿瘤最常发生于 20 ～ 60 岁，但伴有 1 型神经纤维瘤病的患者发病年龄较早
- 神经束膜瘤（WHO Ⅰ级、Ⅱ级或Ⅲ级）
  - 好发于十余岁或年轻的成人，表现为周围神经分布区域肌无力或深部软组织肿块性病变
  - 描述的几种类型具有不同的表现
    — 神经外软组织神经束膜瘤：位于躯干和四肢的

皮下组织；无痛性肿块，发生于儿童或成人
  — 硬化性神经束膜瘤：发生于青年男性的手部
  — 网状神经束膜瘤：发生于女性的上肢（31 ～ 61 岁）
  — 神经内神经束膜瘤：发生于儿童及年轻成人的四肢

大体病理学

- 神经鞘瘤
  - 一般为孤立性、有包膜的圆形至卵圆形肿块，直径可达 10cm（多发性病变见于神经纤维瘤病）
  - 切面质硬，白褐色到浅黄色，有光泽
  - 可见小囊形成和局灶性出血（富于细胞的神经鞘瘤一般没有囊肿）
  - 常可辨认出神经
- 神经纤维瘤
  - 实性、白褐色、质软至黏液性的肿瘤，被菲薄的包膜包绕
  - 肿瘤与神经融合，所以一般辨别不出神经
- 丛状神经纤维瘤
  - 增粗的神经通常缠结成团，就像一袋蠕虫
- 恶性周围神经鞘肿瘤
  - 大的浸润性无包膜的肿块，切面黄褐色，鱼肉样
  - 常见出血和坏死
- 神经束膜瘤
  - 边界清楚，质地坚实；神经内亚型与周围神经有关

组织病理学

- 神经鞘瘤
  - 显示双相性结构，细胞丰富的致密区域和细胞稀少的海绵状疏松区域交替出现
  - 细胞丰富的致密区域称为 Antoni A 区，由细长而规则的梭形细胞束交错排列而成，伴有细长的锥形细胞核
  - 细胞稀少的区域由疏松的海绵状组织组成，细胞小而均匀，称为 Antoni B 区
  - 出现明显多形性、细胞核深染（退变性非典型性）以及厚壁玻璃样变血管的肿瘤，称为陈旧性神经鞘瘤
  - 细胞核呈栅栏状伴有细胞核排列成线状堆积的区域，称为 Verocay 小体；较常见于脊髓神经鞘瘤
  - 肿瘤周边可见轴索
  - 核分裂象少见

- 偶尔可见血管周围漩涡，类似于脑膜瘤
- 血管常常玻璃样变性，可见灶状充满脂质的巨噬细胞聚集
- 两种亚型
  - 富于细胞性神经鞘瘤
    - 复发可能性增加，但缺乏转移能力
    - 高度富于细胞，主要由 Antoni A 区组成
    - 核分裂活性不定，每 10 个高倍视野一般可见 1 ~ 4 个核分裂象
    - 常见包膜、包膜下以及血管周围淋巴细胞浸润
    - 可见小灶状坏死
  - 黑色素性神经鞘瘤
    - 通常可见明显的色素沉着，可见含有黑色素小体的神经鞘细胞
    - 大约 10% 的黑色素性神经鞘瘤的侵袭性比非黑色素性神经鞘细胞瘤要强
- 神经纤维瘤
  - 一般为细胞稀少的肿瘤，由细长的梭形细胞束交织而成，细胞核呈波浪状；一般有轻度的细胞核多形性
  - 背景为不同程度的黏多糖基质、胶原和网状纤维
  - 核分裂象少
  - 丛状神经纤维瘤：由多个细胞稀少的淡染梭形细胞束组成
  - 黏液性或黏液样背景
- 恶性周围神经鞘肿瘤
  - 高度富于细胞的肿瘤，伴有中度至重度细胞核的多形性（肉瘤样表现）
  - 核分裂象多见（超过 5 个核分裂象 /10 个高倍视野）
  - 可见地图样坏死区
  - 细胞形态变异很大，但常见梭形细胞形成鱼骨状或束状结构
  - 多达 20% 的病例显示少见的组织学特征，包括上皮样细胞以及间叶或腺体的不同分化
- 神经束膜瘤
  - 神经外和硬化性亚型：从细长的梭形细胞到上皮样细胞各异；形态结构不同，包括螺旋状、板层状和席纹状
  - 网状亚型：突出的黏液样间质，网状生长方式
  - 神经内亚型：梭形细胞围绕轴索和神经鞘细胞排列成假性洋葱皮样结构

特殊染色和免疫组织化学

- 神经鞘瘤
  - S-100 阳性
  - GFAP 不同程度的局灶阳性
  - IV 型胶原和层粘连蛋白阳性
- 神经纤维瘤
  - S-100 阳性
  - IV 型胶原、层粘连蛋白不确定
  - EMA 少量阳性细胞
- 神经束膜瘤
  - EMA 阳性
  - IV 型胶原、层粘连蛋白阳性
  - Claudin-1、GLUT1 阳性
  - S-100 阴性
  - Mib-1 指数：5% ~ 15%
- 恶性周围神经鞘肿瘤
  - S-100：高达 70% 的病例阳性，但是较高级别的病变较少阳性
  - Mib-1 指数：5% ~ 65%

其他诊断技术

- 普通的和富于细胞性神经鞘瘤
  - 电子显微镜检查：分化好的细长细胞，伴有长的胞质突起，并被完整的基底膜环绕；可见特征性的细胞间长间隙胶原（Luse 小体）
  - 细胞遗传学：60% 的病例 22 号染色体上 *NF2* 基因产物（也称膜突样蛋白，Merlin）缺失
- 神经纤维瘤
  - 电子显微镜检查：由神经鞘细胞和神经束膜细胞混合而成
  - 细胞遗传学：丛状亚型伴有 1 型神经纤维瘤病；散发性神经纤维瘤常常也具有 1 型神经纤维瘤病基因突变
- 恶性周围神经鞘肿瘤
  - 电子显微镜检查：细胞分化差，表现为细胞核多形性和基底膜不完整，通常没有 Luse 小体
  - 细胞遗传学：50% 与 NF1 有关
- 神经束膜瘤
  - 电子显微镜检查：细长的细胞和细胞核、染色质细腻、胞饮小泡、基板和紧密连接
  - 细胞遗传学：22 或 22q 染色体缺失

鉴别诊断

▌脑膜瘤
- 常见明显的漩涡状结构和沙粒体
- 很少发生在腰骶部（神经鞘瘤的好发部位）
- S-100 蛋白阴性或弱阳性
- EMA 染色阳性（70%）

提要

- 伴有神经纤维瘤病的大的神经纤维瘤和丛状神经纤维瘤恶变（恶性周围神经鞘肿瘤）的潜能增加
- 多发性神经鞘瘤可见于多种综合征（神经鞘瘤病、神经纤维瘤病）；第Ⅷ脑神经孤立性双侧性神经鞘瘤是Ⅱ型神经纤维瘤病的特异性表现
- 恶性周围神经鞘肿瘤是高级别的侵袭性肿瘤，有复发和转移的趋势（常常转移至肺）
- 神经束膜瘤 EMA 染色可为弱阳性，因为突起细小而难以发现
- 神经束膜瘤完全切除常可治愈，但有少数恶性病例报告

精选文献

Macarenco RS, Ellinger F, Oliveira AM: Perineurioma: A distinctive and underrecognized peripheral nerve sheath neoplasm. Arch Pathol Lab Med 31:625-636, 2007.

Scheithauer BW, Louis DN, Hunter S, et al: Tumors of the cranial and paraspinal nerves. In Louis DN, Ohgaki H, Wiestler OD, Cavenee W (eds): World Health Organization: Classification of Tumours of the Central Nervous System. Lyon, IARC, 2007, pp 151-162.

Scheithauer BW, Woodruff JM, Erlandson RA: Tumors of the peripheral nervous system. Atlas of Tumor Pathology, 3rd Series, Fascicle 24. Bethesda, MD, Armed Forces Institute of Pathology, 1999.

脑膜瘤（WHO Ⅰ级）、非典型性脑膜瘤（WHO Ⅱ级）和间变性脑膜瘤（WHO Ⅲ级）
Meningioma (WHO Grade Ⅰ), Atypical Meningioma (WHO Grade Ⅱ), and Anaplastic Meningioma (WHO Grade Ⅲ)

临床特征

- 常见的肿瘤，占所有原发性颅内肿瘤的 24%～30%
- 一般见于中年人，偶尔见于儿童
- 较常发生于女性（3∶2）；脊髓内肿瘤男女比例为 1∶10
- 大约 90% 的肿瘤发生于颅内
- 患者常常出现与颅内肿块增大或颅压升高相关的症状；可有局部神经缺陷，或在少数情况下出现癫痫
- CT 和 MRI 显示基于硬脑膜的肿块，血管丰富，对比增强，边界清晰；可见簇状钙化
- 少数起源于视神经，导致视觉症状，或位于脊髓内，引起神经根疼痛；在少数情况下也可累及脑室系统

大体病理学

- 肿瘤质硬，界限清楚，棕褐色-灰白色，常常与硬脑膜粘连；由于脂质或黏液积聚可使切面呈黄色或凝胶状
- 常有浸润颅骨和头皮
- 经常引起颅骨肥厚
- 钙化常见
- 非典型性或间变性脑膜瘤
  — 通常引起明显的脑水肿
  — 常常出现脑组织浸润

组织病理学

- 形态多样性的肿瘤，具有许多组织学亚型
▌典型性脑膜瘤（WHO Ⅰ级）
- 合体细胞性、纤维性和移行性（移行性最常见）：合体细胞结构是由成片的细胞界限不清的肿瘤细胞组成的；纤维性脑膜瘤是在胶原性背景中出现细长的细胞；移行性脑膜瘤的结构介于合体细胞性和纤维性脑膜瘤之间，或由合体细胞性和纤维性结构混合而成
  — 肿瘤细胞排列成旋涡状或小叶状结构
  — 肿瘤细胞具有脑膜上皮的特征，具有圆形到卵圆形的细胞核，染色质分散，核仁不明显，胞质嗜酸性
  — 明显的圆形核内包涵体是典型的表现
  — 沙粒体常常遍布整个肿瘤；单纯性纤维性脑膜瘤沙粒体少见
  — 常见局灶性细胞核多形性
  — 可见散在的核分裂象

- 其他亚型
  - 沙粒体性脑膜瘤（WHO Ⅰ级）
    - 整个肿瘤遍布大量沙粒体
  - 分泌性脑膜瘤（WHO Ⅰ级）
    - 胞质具有圆形、嗜酸性，玻璃样变结构，类似于沙粒体（假性沙粒体）
    - 这种结构 PAS 染色阳性，且抗淀粉酶
  - 微囊性脑膜瘤（WHO Ⅰ级）
    - 由细小的微囊结构组成，伴有充满清亮液体的囊性间隙
    - 常常出现程度明显的细胞非典型性，或具有空泡状胞质的黄色瘤细胞区域
  - 淋巴浆细胞性脑膜瘤（WHO Ⅰ级）
    - 具有明显的淋巴浆细胞反应
  - 化生性脑膜瘤（WHO Ⅰ级）
    - 化生区域可由黏液性、脊索样、骨母细胞性、脂肪母细胞性或黄瘤细胞性分化组成
  - 血管瘤性脑膜瘤（WHO Ⅰ级）
    - 丰富的血管，伴有稀疏的脑膜上皮细胞
    - 血管常有玻璃样变性，并常见退变性核的非典型性
- 预后上重要的亚型
  - 脊索样脑膜瘤（WHO Ⅱ级）
    - 罕见的亚型
    - 由小团或条索状上皮样细胞组成，位于富于黏液的背景中（类似于脊索瘤）
  - 透明细胞脑膜瘤（WHO Ⅱ级）
    - 由具有透明胞质的细胞组成
    - 胞质含有糖原（PAS 阳性）
    - 提示侵袭性生长和复发率高
  - 乳头状脑膜瘤（WHO Ⅲ级）
    - 一般发生于年轻人
    - 肿瘤细胞围绕血管排列，类似于室管膜瘤样假菊形团
    - 具有侵袭性的临床经过（复发率 55%，转移率 20%）
  - 横纹肌样脑膜瘤（WHO Ⅲ级）
    - 肿瘤可以完全显示横纹肌样细胞学形态，但较常见的表现是横纹肌样细胞和脑膜瘤细胞混合存在
    - 横纹肌样细胞具有偏心的细胞核和玻璃样的核周包涵体
    - 已报告的病例具有较高的 Mib-1 标记指数和许多核分裂象，这些都与高复发率和侵袭性生长有关

- 非典型性脑膜瘤（WHO Ⅱ级）
  - 表现为核分裂象增多（≥ 4 个核分裂象 /10 个高倍视野），侵犯脑组织，或至少具备以下四个显微镜镜下特征中的三个：肿瘤显示片块状生长方式，细胞核具有巨大的核仁，细胞丰富，以及小细胞结构或自发性坏死
- 间变性脑膜瘤（WHO Ⅲ级）
  - 光学显微镜下显示局灶性或弥漫性脑膜上皮分化缺失（出现肉瘤性、癌性或黑色素瘤样表现的区域）或核分裂象明显增加（≥ 20 个核分裂象 /10 个高倍视野）

特殊染色和免疫组织化学

- EMA、claudin-1 多数病例阳性
- S-100 蛋白偶尔阳性；纤维性脑膜瘤 80% 阳性
- 细胞角蛋白通常阴性；分泌性脑膜瘤通常阳性
- GFAP 阴性
- Mib-1：标记指数与分级和复发率有关；一般来说，指数超过 4% 与复发率增加有关；Mib-1 标记指数的平均值：良性为 3.8%；非典型性为 7.2%；间变性为 14.7%
- CD34：60% 的纤维性脑膜瘤阳性
- 孕激素受体：不同程度阳性；非典型性或间变性脑膜瘤呈现阳性的可能性较小

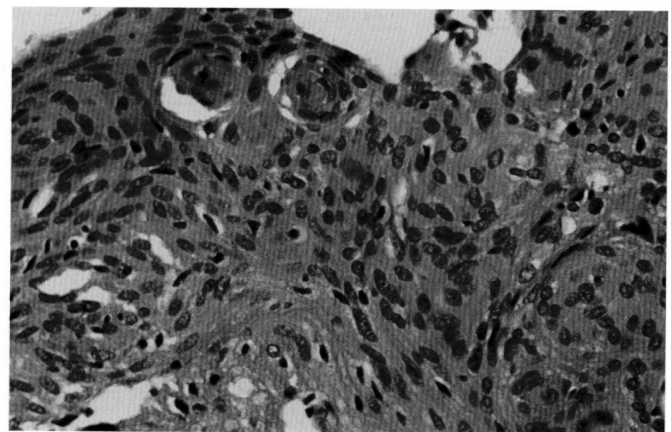

图 19-13　脑膜瘤。肿瘤细胞的合胞体结构为典型的脑膜上皮表现，细胞核呈圆形至卵圆形。可见几个漩涡。

其他诊断技术

- 电子显微镜检查：细胞核具有犬牙交错的不规则的膜、桥粒和核内胞质包涵体
- 细胞遗传学
  - 最常见的是 22 号染色体单体
  - 随着肿瘤级别增加，细胞遗传学异常也增加；最常见的是 1 号、6 号、10 号、14 号和 18 号染色体异常
  - 脑膜瘤可见于 2 型神经纤维瘤病（*NF2* 位点位于 22q 染色体），60% 的散发性脑膜瘤可见 *NF2* 基因突变

鉴别诊断

- 神经鞘瘤
  - 由高度富于细胞的区域（Antoni A）与细胞稀少的疏松海绵状区域（Antoni B）混合而成的双相性肿瘤
  - 通常缺乏清晰的旋涡状结构和沙粒体
  - 一般发生于颅后窝或脊髓
  - S-100 蛋白和 EMA 通常阳性
- 室管膜瘤
  - 位于脑室；一般与脑膜无关
  - 一般发生于儿童或青年人
  - 细胞具有长的原纤维性突起
  - 常见菊形团
  - GFAP 阳性
- 脑膜增生
  - 单灶性或多灶性脑膜上皮细胞（厚度超过 10 层细胞）
  - 通常伴有易感因素（出血、慢性肾衰竭、创伤）
  - 不连续的生长方式，而且不侵犯或邻近脑组织
- 血管外皮细胞瘤
  - 含有许多大小不等的裂隙状和鹿角状血管
  - 没有沙粒体
  - EMA 阴性，CD34 片块状弱阳性
- 孤立性纤维性肿瘤
  - 显示血管外皮细胞瘤样血管结构
  - CD34 阳性

提要

- 治疗采取完全手术切除；典型性脑膜瘤一般预后良好
- 复发性或不能切除的肿瘤，放疗更具优势
- 良性脑膜瘤复发率高达 25%；非典型性脑膜瘤复发率 29% ~ 52%；间变性脑膜瘤复发率 50% ~ 94%

精选文献

Nakasu S, Li DH, Okabe H, et al: Significance of MIB-1 staining indices in meningiomas. Am J Surg Pathol 25:472-478, 2001.

Perry A, Scheithauer BW, Stafford SL, et al: "Malignancy" in meningiomas: A clinicopathologic study of 116 patients with grading implications. Cancer 85:2046-2056, 1999.

Perry A, Stafford SL, Scheithauer BW, et al: Meningioma grading: An analysis of histologic parameters. Am J Surg Pathol 21:1455-1465, 1997.

Perry A, Scheithauer BW, Nascimento AG: The immunophenotypic spectrum of meningeal hemangiopericytoma: A comparison with fibrous meningioma and solitary fibrous tumor of meninges. Am J Surg Pathol 21:1354-1360, 1997.

血管外皮细胞瘤（WHO Ⅱ级）和间变性血管外皮细胞瘤（WHO Ⅲ级）Hemangiopericytoma (WHO Grade Ⅱ) and Anaplastic Hemangiopericytoma (WHO Grade Ⅲ)

临床特征

- 基于硬脑膜的肉瘤，占所有中枢神经系统肿瘤的不足 1%
- 一般与脑膜有关，位于颅内而不是脊髓
- 大多数起源于脑膜，常常类似于脑膜瘤
- 常见于成年人，没有性别差异
- 大多数患者表现为头痛和局灶性神经缺陷
- CT 和 MRI 表现为边界清楚的弥漫性增强性病变，附着于硬脑膜，提示为脑膜瘤；可见骨组织破坏

大体病理学

- 通常形成一个孤立的、分叶状、灰褐色鱼肉状肿块
- 可以出现侵袭性结构，伴有邻近骨组织的破坏；通常没有钙化
- 肿瘤血管丰富，术中大量出血
- 表面实性、灶性出血，常见大的血管腔隙

组织病理学

- 肿瘤细胞多少不等，伴有大量小的裂隙样和大的鹿角形血管

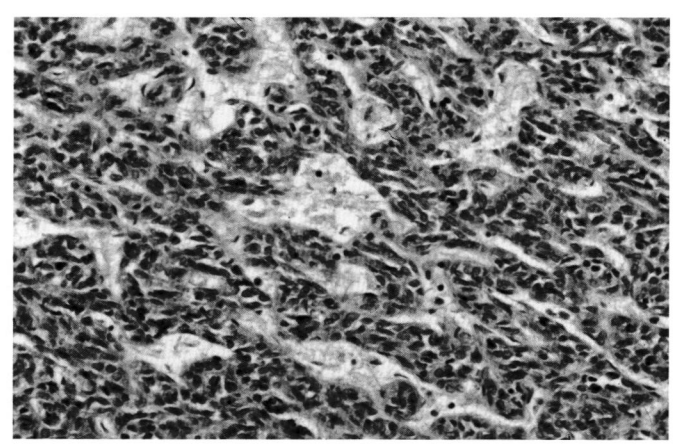

图 19-14　血管外皮细胞瘤。 这个肿瘤由多角形到梭形细胞组成，可见典型的鹿角形血管结构。

- 某些肿瘤以梭形细胞为主，伴有胶原性背景
- 肿瘤细胞一般具有丰满的卵圆形或者狭长的细胞核，核仁不明显，胞质稀少
- 一般缺乏坏死区
- 缺乏见于脑膜瘤的致密的漩涡状结构、沙粒体或核内假包涵体
- 间变性血管外皮细胞瘤
  - 存在坏死或每 10 个高倍视野中核分裂象超过 5 个；且至少具备以下两种显微镜下特征
    - ◆ 出血
    - ◆ 中到重度核的非典型性
    - ◆ 中到高度的细胞密度

特殊染色和免疫组织化学

- 网状纤维：围绕单个肿瘤细胞
- CD34：片块状阳性
- CD99、Ⅲ a 因子、bcl-2 和波形蛋白：弥漫性强阳性
- EMA：局灶性弱阳性
- Ⅷ因子：内皮细胞阳性，肿瘤细胞阴性
- Mib-1 标记指数：5% ~ 10%

其他诊断技术

- 电子显微镜检查：细胞具有基底膜、原始的细胞间连接和中间丝构成的漩涡状团块
- 分子学检查：12 号和 3 号染色体异常

鉴别诊断

- 脑膜瘤

- 可见沙粒体、螺旋状结构、钙化和假包涵体
- 一般缺乏大的鹿角形血管和丰富的网状纤维
- EMA 阳性，CD34 阴性，CD99 阴性，bcl-2 阴性
- 孤立性纤维性肿瘤
  - 常有透明样变性和胶原纤维沉着区域
  - 血管外皮细胞瘤一般缺乏高度富于细胞区域
  - 稀疏的网状纤维沉着，围绕在细胞簇周围
  - CD34、波形蛋白和 bcl-2 弥漫性强阳性

提要

- 局部复发率高，常常伴有晚期转移，一般累及骨、肝或肺
- 常规治疗是手术切除后进行放疗
- 术后放疗、化疗或放化疗可减少肿瘤复发并延长生存期
- 间变性血管外皮细胞瘤与复发率升高和生存期缩短有关
- Mib-1 标记指数与肿瘤分级无关

精选文献

Rajaram V, Brat DJ, Perry A: Anaplastic meningioma versus meningeal hemangiopericytoma: Immunohistochemical and genetic markers. Hum Pathol 35:1413-1418, 2004.

Ecker RD, Marsh WR, Pollock BE, et al: Hemangiopericytoma in the central nervous system: Treatment, pathological features, and long-term follow up in 38 patients. J Neurosurg 98:1182-1187, 2003.

Tihan T, Viglione M, Rosenblum MK, et al: Solitary fibrous tumors in the central nervous system: A clinicopathologic review of 18 cases and comparison to meningeal hemangiopericytomas. Arch Pathol Lab Med 127:432-439, 2003.

Perry A, Scheithauer BW, Nascemento AG: The immunophenotypic spectrum of meningeal hemangiopericytoma: A comparison with fibrous meningioma and solitary fibrous tumor of meninges. Am J Surg Pathol 21:1354-1360, 1997.

血管母细胞瘤（WHO Ⅰ级）
Hemangioblastoma (WHO Grade Ⅰ)

临床特征

- 与 VHL 综 合 征（Von Hippel-Lindau syndrome，VHL）相关的低级别肿瘤：为常染色体显性遗传性疾病，以中枢神经系统和视网膜血管母细胞瘤、肾细胞癌、嗜铬细胞瘤、胰岛细胞肿瘤、内淋巴囊肿瘤和内脏囊肿为特征

- 大约 25% 的小脑血管母细胞瘤发生于 VHL 患者
- 在 VHL 患者中，70% 发生血管母细胞瘤
- 散发性病例一般见于成人（30 ~ 50 岁），通常为单发性；多发性肿瘤常常见于 VHL 患者，发生于较年轻的患者（20 ~ 40 岁）
- 一般发生于小脑（80%）；不常见于脊髓，脑干或大脑
- 当肿瘤位于后颅窝时，症状通常与颅压升高有关；脊髓肿瘤常见背痛、四肢乏力或疼痛
- 肿瘤产生的促红细胞生成素可能引起继发性红细胞增多症

大体病理学

- 边界清楚、血管丰富的肿块，通常以囊性为主，伴有实性附壁结节
- 囊液清亮，通常呈黄色，可为血性
- 由于有丰富的脂质成分，肿瘤可呈黄色，而且常有出血区域

组织病理学

- 特征性的表现是明显的致密毛细血管网，内衬增生的内皮细胞和血管外皮细胞；也可出现散在的大的薄壁血管
- 间质细胞大，有丰富的空泡状富含脂质的淡染胞质；核大，常无核仁，偶见轻到中度多形性
- 囊壁由反应性星形细胞和 Rosenthal 纤维组成，

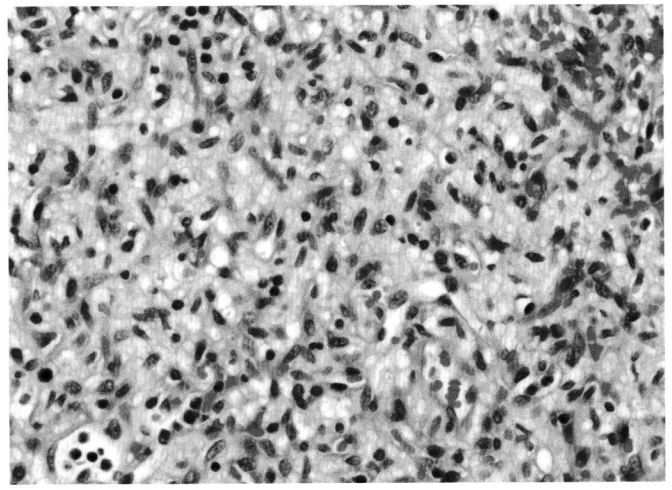

图 19-15　**血管母细胞瘤。** 丰富的血管腔隙和大量充满脂质的间质细胞。

- 可类似于毛细胞性星形细胞瘤
- 核分裂象罕见或缺乏

特殊染色和免疫组织化学

- GFAP：陷入的星形细胞阳性；间质细胞阴性
- 波形蛋白：间质细胞阳性
- 抑制素 A（inhibin A）和油红 O 染色（新鲜组织）：间质细胞阳性
- S-100 和 NSE：间质细胞不同程度阳性
- EMA、细胞角蛋白、CD34 和Ⅷ因子：间质细胞阴性
- 网状纤维突出了血管，并出现在肿瘤细胞周围
- Mib-1 指数：少数阳性细胞核（< 2%）

其他诊断技术

- 超微结构：可见三种类型细胞：内皮细胞、血管外皮细胞和间质细胞；间质细胞含有脂质小滴、微丝和电子致密颗粒（与促红细胞生成素样物质有关）
- 细胞遗传学：VHL 是由肿瘤抑制基因（染色体 3p25-26）缺失或变异引起的
- 这个基因的种系突变见于某些个体，表现为血管母细胞瘤
- 多达 50% 的散发性肿瘤患者可见 *VHL* 基因缺失和灭活

鉴别诊断

▌ 毛细胞性星形细胞瘤
- 典型的细胞具有细长的细胞核和原纤维性胞质
- GFAP 弥漫性阳性

▌ 转移性肾透明细胞癌
- 可发生于合并血管母细胞瘤的 VHL 病例
- 通常为非囊性
- 核分裂象通常丰富
- EMA、细胞角蛋白（CAM5.2）和 CD10：一般阳性；Inhibin A 和 NSE 呈阴性

▌ 副神经节瘤
- 突触素和嗜铬素一般阳性

▌ 脑膜瘤（血管瘤性）
- EMA 阳性，Inhinbin A 阴性

提要

- 认为间质细胞是肿瘤成分，但其组织发生尚不明确

- 完全手术切除疗效满意；不全切除术后有肿瘤复发的少数报告
- 近期研究提示，症状进展是继发于囊肿的增大而不是肿瘤的生长

精选文献

Aldape KD, Plate KH, Vortmeyer AO, et al: Hemangioblastoma. In Louis DN, Ohgaki H, Wiestler OD, Cavenee W (eds): World Health Organization: Classification of Tumours of the Central Nervous System. Lyon, France, IARC, 2007, pp 184-186.

Takei H, Bhattacharjee MB, Rivera A, et al: New immuno-histochemical markers in the evaluation of central nervous system tumors: A review of seven selected adult and pediatric brain tumors. Arch Pathol Lab Med 131:234-241, 2007.

Hoang MP, Amirkhan MH: Inhibin alpha distinguishes hemangioblastoma from clear cell renal cell carcinoma. Am J Surg Pathol 27:1152-1156, 2003.

恶性淋巴瘤（非 Hodgkin 和 Hodgkin 淋巴瘤） Malignant Lymphoma (Non-Hodgkin and Hodgkin)

临床特征

- 原发性中枢神经系统淋巴瘤（PCNSLs）占所有原发性脑肿瘤的 6.6%，在有免疫活性和免疫抑制的宿主均可发生
- PCNSL 为非 Hodgkin 淋巴瘤，大约 5% 的原发性病例伴有获得性免疫缺陷综合征（AIDS）
- 在过去 25 年间，PCNSL 的发病率明显增加，仅仅部分是由于这些患者存在 HIV 感染
- 有免疫活性的个体发病高峰年龄在 50 ~ 70 岁，男性略高于女性
- 免疫抑制宿主的平均年龄，在接受器官移植的患者为 37 岁，在 AIDS 患者为 39 岁
- 最常见的部位是大脑半球实质，形成散在性或弥漫性病变
  — 发病率以递减的顺序依次为丘脑和基底节，胼胝体、脑室和小脑
  — 少见的发生部位是软脑膜、眼和脊髓
- 总的来说，多达 50% 的病例为多发性，但多灶性病变较常见于免疫抑制的患者（85%）
- 脑膜受累较常见于继发性病变
- PCNSL 的典型临床表现是局部神经症状或体征（70%），其次为神经精神症状（43%）和颅压升高

（33%）
- 中枢神经系统的原发性 Hodgkin 病极为罕见；较常见的是已知的全身性疾病累及中枢神经系统

大体病理学

- 最常见的是边界不清的肿块，累及深部脑室周围组织或发生在大脑表面，引起皮质增厚
- 肿瘤可为黄色或灰白色，具有出血或坏死区域，可为实性或囊性
- Hodgkin 病一般累及硬脑膜、脑膜和颅底结构

组织病理学

▎ 非 Hodgkin 淋巴瘤
- 在具有免疫活性和免疫抑制的患者中，多数是弥漫性大 B 细胞型淋巴瘤（> 95%）
- 低级别 B 细胞型淋巴瘤、边缘带 B 细胞淋巴瘤、Burkitt 淋巴瘤或 T 细胞型淋巴瘤少见
- 斑片状成簇的细胞，主要集中在血管周围间隙（引起网状纤维沉积）；也可见弥漫性片状结构
- 单个细胞通常大而圆，伴有少量胞质以及伴有核仁的多形性细胞核
- 常见核分裂象、凋亡和地图样坏死

▎ Hodgkin 病
- 最常累及大脑的亚型是结节硬化性和混合细胞性 Hodgkin 病
- 以出现肿瘤性 Reed-Sternberg 细胞（大的双核细

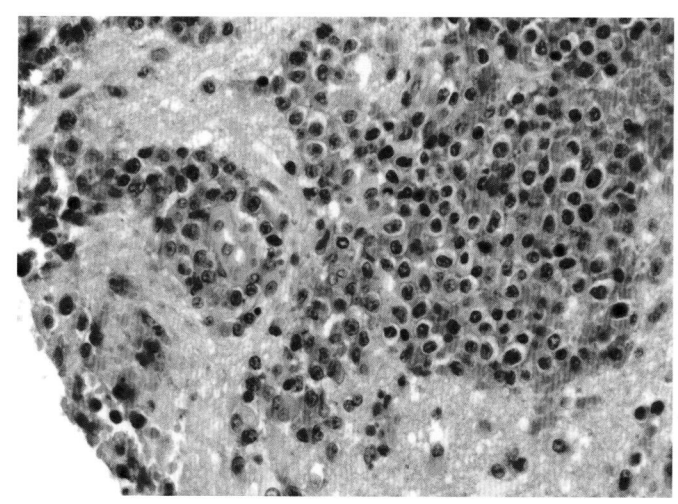

图 19-16　恶性淋巴瘤。累及脑的恶性淋巴瘤，呈现典型的血管中心性结构。

胞，每个细胞核均含有单个明显的核仁；胞质丰富，嗜酸性）为特征，背景为混合性炎症细胞，包括淋巴细胞、浆细胞、中性粒细胞、嗜酸性粒细胞和巨噬细胞

特殊染色和免疫组织化学

- LCA（CD45）阳性
- B 细胞和 T 细胞标记物：CD20/CD3 阳性，取决于细胞系
- AIDS 患者和其他免疫抑制宿主的淋巴瘤，EB 病毒（EBV）原位杂交阳性

其他诊断技术

- 细胞遗传学：位于 18q21 上的 *MALT1* 和 *bcl-2* 增益是最常见的异常

鉴别诊断

◼ 转移性神经内分泌癌
- 界限清楚的肿瘤，一般缺乏浸润性的边缘
- 典型表现为细胞黏聚和细胞核变形
- 细胞角蛋白、突触素和嗜铬素阳性
- LCA 和 CD20 阴性

◼ 少突胶质细胞瘤
- 与淋巴瘤细胞不同，形态单一的少突胶质细胞具有核周空晕和少量界限清楚的胞质
- 如同淋巴瘤一样，细胞一般不浸润血管壁
- 微小钙化具有特征性
- LCA 和 CD20 阴性
- 染色体 1p 和 19q 经常缺失

◼ 反应性淋巴细胞增多（如同病毒性脑炎和脱髓鞘疾病）
- 淋巴细胞通常不具有明显的细胞学非典型性
- 缺乏单克隆性（通常以 T 淋巴细胞为主，B 淋巴细胞量少）
- 在血管周围区域成簇排列，但在脑实质中不形成实性细胞片块
- 在免疫抑制患者中应考虑进行性多灶性脑白质病（PML）和弓形体病

◼ 髓母细胞瘤和原始神经外胚层肿瘤（PNET）
- 可见菊形团结构
- 突触素、NSE 和神经细丝阳性
- LCA 阴性

提要

- 如有可能应该避免在活检之前进行类固醇治疗，因为这种治疗可能完全破坏细胞形态学以至于不能作出病理学诊断
- 手术切除和放疗都不能获得长期疗效；放疗可伴随明显的神经毒性作用，特别是在老年患者
- 甲氨蝶呤单一化疗或联合其他化疗药物具有长期疗效，但多数患者最终复发
- 预后的标记：以下因素与预后不良有关
  - 年龄超过 60 岁
  - 体质弱
  - 乳酸脱氢酶水平升高
  - 脑脊液蛋白增加
  - 脑组织中肿块位置深在

精选文献

Commins DL: Pathology of primary central nervous system lymphoma. Neurosurg Focus 21:E2, 2006.

Batchelor T, Loeffler JS: Primary CNS lymphoma. J Clin Oncol 24:1281-1288, 2006.

Plotkin SR: Update on primary central nervous system lymphoma. Curr Opin Neurol 18:645-653, 2005.

Ferreri AJM, Reni M: Prognostic factors in primary central nervous lymphomas. Hematol Oncol Clin N Am 19:629-649, 2005.

生殖细胞肿瘤　Germ Cell Tumors

临床特征

- 颅内生殖细胞肿瘤与性腺和颅外其他部位的生殖细胞肿瘤完全一致
- 大约 90% 的患者在 20 岁以前发病；较常见于男性
- 症状包括颅压升高的表现、脑水肿、视觉异常或各种内分泌疾病，包括尿崩症或性早熟
- 一般位于中线部位，最常累及松果体或垂体（2/3 在松果体，1/3 在垂体）

大体病理学

- 参见第 11 和第 12 章

组织病理学

- 参见第 11 和第 12 章

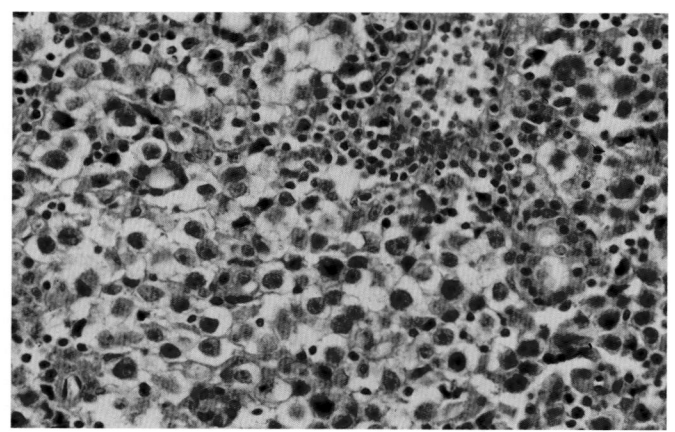

图 19-17　生殖细胞瘤。大的边界清晰的多角形细胞，胞质丰富透明，细胞核具有明显的核仁，混有淋巴细胞。

特殊染色和免疫组织化学

- 参见第 11 和第 12 章

其他诊断技术

- 细胞遗传学分析：松果体生殖细胞瘤最常见的染色体异常是 13q 和 18q 缺失

鉴别诊断

▌ 松果体瘤和松果体母细胞瘤
- 可见松果体细胞性菊形团和小蓝细胞
- 人绒毛膜促性腺激素、人胎盘促乳素、胎盘碱性磷酸酶和细胞角蛋白阴性

▌ 参见第 11 和第 12 章中的其他鉴别诊断

提要

- 总的来说，颅内生殖细胞肿瘤罕见；占所有儿童脑肿瘤的 3% ～ 11%，占所有成人脑肿瘤的 1%
- 骶尾部畸胎瘤常在新生儿期被确诊；女性较常见，通常为良性

精选文献

Hirato J, Nakazato Y: Pathology of pineal region tumors. J Neurooncol 54:239-249, 2001.

Rickert CH, Simon R, Bergmann M, et al: Comparative genomic hybridization in pineal region germ cell tumors. J Neuropathol Exp Neurol 59:815-821, 2000.

Balmaceda C, Modak S, Finlay J: Central nervous system germ cell tumors. Semin Oncol 25:243-250, 1998.

神经轴囊肿：Rathke 裂囊肿、胶样囊肿和肠原性囊肿
Neuraxial Cysts: Rathke Cleft Cyst, Colloid Cyst, and Enterogenous Cyst

临床特征

▌ Rathke 裂囊肿
- 通常位于蝶鞍或鞍上部位
- 常无症状，见于尸体解剖，但可因胶样物质聚集而产生压迫症状（头痛、垂体功能低下、高泌乳素血症和视力障碍）

▌ 胶样囊肿
- 通常位于第三脑室，接近 Monro 孔的部位
- 可引起梗阻性脑积水
- 在少数情况下引起猝死
- 平均发病年龄 40 岁

▌ 肠原性囊肿
- 位于椎管内，常见于颈椎及上胸水平
- 颅内罕见
- 通常在硬膜内、髓外和脊髓前面
- 可能伴有脊柱异常
- 通常发生于儿童及青年

大体病理学

- 均为薄壁囊肿，内壁光滑，充满灰白色黏液样物质
- 胶样囊肿常常含有特别致密的囊内容物

组织病理学

- 囊肿内衬上皮从单层柱状或立方细胞到假复层细胞；一般可见纤毛和黏液产物
- Rathke 裂囊肿下方常为垂体前叶腺体细胞
- Rathke 裂囊肿可见鳞状上皮化生

特殊染色和免疫组织化学

- 细胞角蛋白和 EMA：Rathke 裂囊肿、胶样囊肿和肠原性囊肿的内衬细胞均为阳性
- 波形蛋白：Rathke 裂囊肿阳性，胶样囊肿和肠原性囊肿不同程度阳性
- GFAP：Rathke 裂囊肿、胶样囊肿和肠原性囊肿均为阴性

其他诊断技术

- 超微结构：纤毛和无纤毛上皮细胞伴有连接复合体和微绒毛，位于连续的基板上

鉴别诊断

- 颅咽管瘤与 Rathke 裂囊肿的鉴别
  - Rathke 裂囊肿出现鳞状化生时可能难以鉴别，但是 Rathke 裂囊肿通常缺乏角蛋白生成
  - 颅咽管瘤含有实性上皮细胞岛、特征性的星网状结构和基底部栅栏状排列的上皮细胞
- Rathke 裂囊肿、胶样囊肿和肠原性囊肿的区别
  - 组织学上很难区分

- 发生部位有助于诊断
- 室管膜囊肿
  - 最常发生于白质深部
  - 内衬上皮通常为具有纤毛的矮立方到柱状细胞
  - 囊壁内衬细胞 GFAP 和 S-100 蛋白阳性
- 蛛网膜囊肿
  - 无上皮细胞内衬；内衬脑膜细胞
  - 内衬细胞 EMA 阳性；GFAP 和 S-100 蛋白阴性
- 脑室系统或蛛网膜下腔囊虫病
  - 活检发现寄生虫碎片可以诊断

提要

- 每种囊肿均为良性，完全切除可以治愈

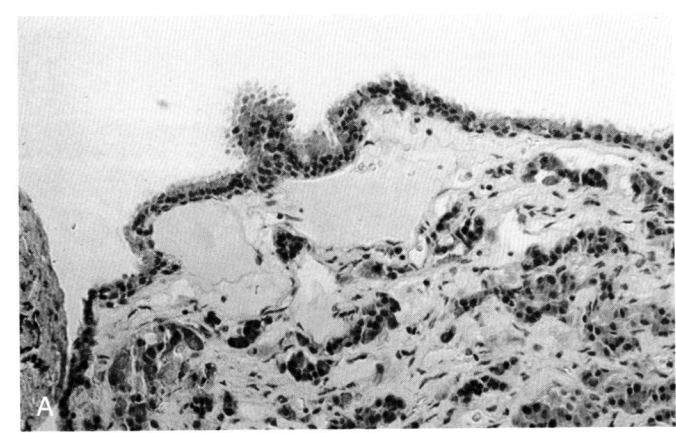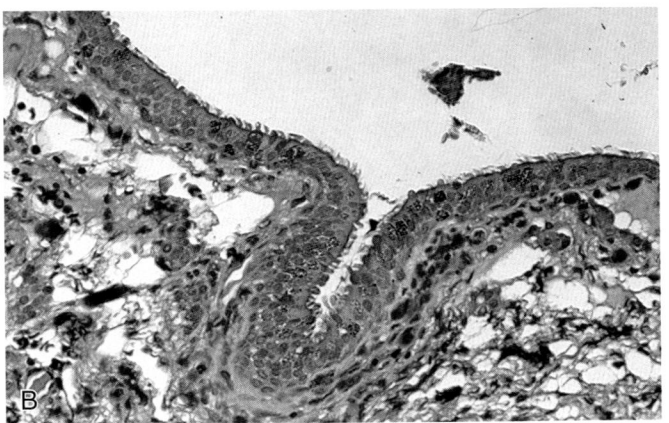

图 19-18 Rathke 裂囊肿。A，囊壁内衬纤毛柱状上皮，其下为垂体前叶组织。B，黏液染色显示杯状细胞阳性。

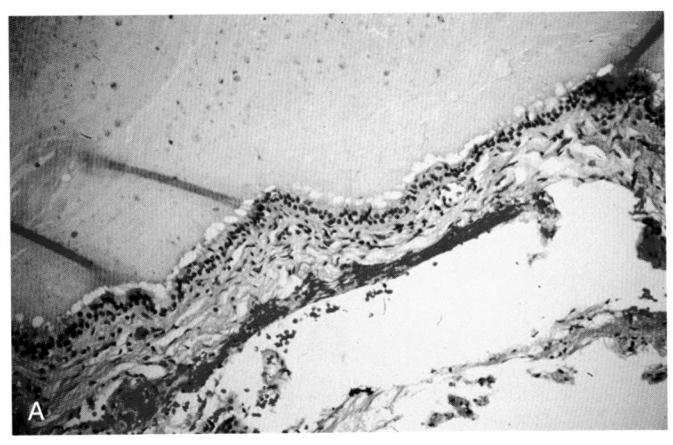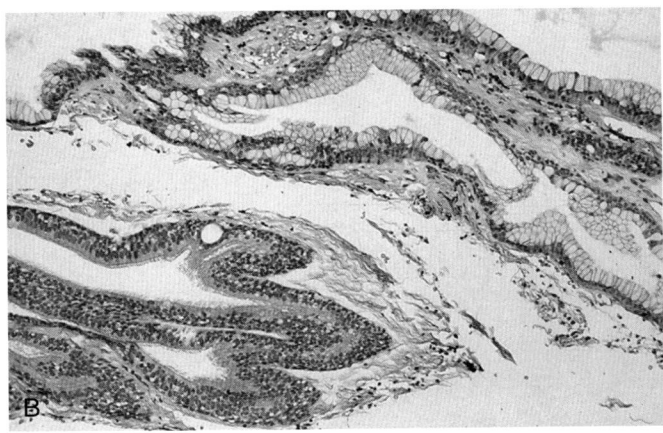

图 19-19 A，**胶样囊肿**。囊壁内衬立方至柱状上皮，其下为纤维性间质。B，**肠原性囊肿**。囊壁内衬纤毛或分泌黏液的柱状上皮，分别类似于呼吸道或肠道上皮。

精选文献

Osborn AG, Preece MT: Intracranial cysts: Radiologic-pathologic correlation and imaging approach. Radiology 239:650-664, 2006.

Takei H, Fuller GN, Powell SZ: Intracranial cysts of endodermal or respiratory epithelial origin. In McLendon RE, Rosenblum MK, Bigner DD (eds): Russell and Rubinstein's Pathology of Tumors of the Nervous System, 7th ed. New York, Hodder Arnold, 2006, pp 591-598.

Kleinschmidt-DeMasters BK, Lillehei KO, Stears JC: The pathologic, surgical, and MR spectrum of Rathke cleft cysts. Surg Neurol 44:19-27, 1995.

垂体腺瘤（包括典型性和非典型性腺瘤）、垂体癌和垂体增生　Pituitary Adenoma (Including Typical and Atypical Adenomas), Pituitary Carcinoma, and Pituitary Hyperplasia

临床特征

▎垂体腺瘤
- 最常见于 20 ~ 60 岁女性；儿童少见
- 大约占所有颅内肿瘤的 15%
- 可为尸体解剖中的偶然发现
- 2/3 的病例表现为内分泌疾病（肿瘤分泌激素或压迫垂体柄或下丘脑）或伴有视力障碍（无分泌功能的肿瘤可能长大至足以压迫视神经束）
- 功能性肿瘤具有不同的表现，取决于分泌的是什么激素
  - 分泌生长激素（GH）的腺瘤引起肢端肥大症
  - 分泌泌乳素（PRL）的腺瘤引起溢乳
  - 分泌促肾上腺皮质激素（ACTH）的腺瘤引起 Cushing 病或 Nelson 综合征
  - 促性腺激素腺瘤［产生促卵泡素（FSH）或促黄体素（LH）］通常没有生化活性，表现为非功能性肿瘤
  - 产生促甲状腺素（TSH）的腺瘤引起甲状腺功能亢进
- 可能伴有 MEN Ⅰ
- 非典型性垂体腺瘤
  - 大约占腺瘤的 5%
  - 为组织病理学定义（见"组织病理学"）

▎垂体癌

- 定义为只有出现转移才能诊断

▎垂体增生
- 临床表现与腺瘤相同
- 放射学检查可能表现为垂体弥漫性增大，与正常组织无清楚的界限

大体病理学

- 大小从微小腺瘤到几个厘米，伴有蝶鞍扩大，偶尔播散到蝶鞍外
- 肿块质软，较大的病变偶见囊性退变和坏死
- 侵袭性垂体腺瘤
  - 广泛浸润脑膜、血管、骨、神经或血窦；这个诊断最好由放射学检查或在术中做出
  - 所有腺瘤中大约 50% 具有侵袭性

组织病理学

- 肿瘤具有巢状结构，大团细胞被不完全的网状纤维网包绕；可见局灶性的乳头状结构
- 可见邻近的正常垂体受压
- 肿瘤一般由形态单一的细胞组成，细胞核圆形，核仁不明显；偶尔可见中等程度核的多形性（见激素产物的特异性特征）
- 偶尔可见嗜酸细胞分化
- 核分裂象罕见
- 可见微小钙化
- 大的腺瘤可见局灶性坏死、梗死或出血（垂体卒中）
- 少数情况下肿瘤可能发生完全性梗死
- 激素产物的特异性特征

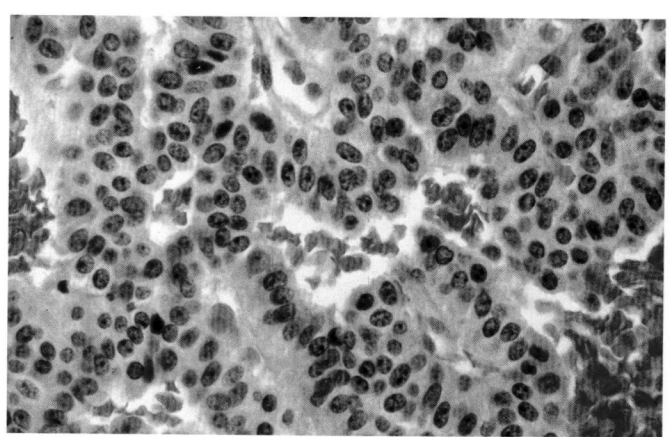

图 19-20　垂体腺瘤。均匀一致细胞构成的窦状隙结构，胞质明显，细胞核圆形，含有椒盐状染色质。

- 含有泌乳素的腺瘤
  - 颗粒稀疏的腺瘤
    - 多巴胺激动剂治疗通常有效，并出现继发于治疗的改变
    - 小细胞位于纤维性间质中，PRL 染色局灶阳性
    - 未经治疗的肿瘤为胞质丰富的嫌色细胞，PRL 染色强阳性
  - 颗粒致密的腺瘤：嗜酸性细胞至嫌色细胞，PRL 染色弥漫强阳性
  - 嗜酸性干细胞腺瘤：嗜酸细胞改变，PRL 和 GH 不同程度阳性，伴有 CAM5.2 纤维性小体
- 含有生长激素的腺瘤
  - 颗粒稀疏的腺瘤：GH 和辨认纤维性小体的 CAM5.2 弱阳性
  - 颗粒致密的腺瘤：嗜酸性胞质，CAM5.2 核周点状阳性
  - 促乳生长激素腺瘤：除了生长激素或泌乳素和促甲状腺素以外，也可以产生和分泌泌乳素（多激素性腺瘤）
- 含有促肾上腺皮质素的腺瘤
  - 颗粒可能稀疏或致密
  - 多数微小腺瘤颗粒致密
  - 由 PAS 强阳性和 CAM5.2 阳性的嗜碱性细胞组成
  - 邻近的非腺瘤性腺体呈现 Crooke 玻璃样变（胞质内同心圆排列的漩涡状玻璃样物质）
- 含有促甲状腺激素的腺瘤
  - 通常为大的浸润性肿块，伴有纤维化和非典型性
  - 由嫌色细胞组成
- 非功能性腺瘤
  - 多数为促性腺激素腺瘤，临床上没有分泌激素的证据
  - 嗜酸细胞形成实性片状、细胞巢或窦样结构；也可见假乳头和菊形团结构
  - 可见嗜酸细胞的改变
  - FSH 和 LH：阳性
- 多激素性腺瘤
  - 最常见的组合包括生长素、泌乳素和下列激素中的一种或多种：促甲状腺激素、促卵泡素或促黄体素
- 无症状的第 3 亚型腺瘤
  - PRL、GH 和 TSH 常呈阳性
  - 明显的间质纤维化和丰富的血管
  - 特征性的超微结构
  - 具有侵袭性的行为和较差的预后
- 非典型性腺瘤
  - 通常显示浸润性生长
  - 核分裂象增加；Mib-1 标记指数大于 3%
  - TP53 广泛的细胞核阳性
- 浸润性垂体腺瘤
  - 其定义为侵犯骨、蝶窦或海绵窦以及鞍隔；组织学特征与典型性垂体瘤相同；没有可靠的光镜或电镜所见帮助鉴别这种亚型
  - 可能显示 Mib-1 升高和 TP53 阳性
- 垂体增生
  - 分泌一种类型激素的细胞导致垂体腺泡膨胀，混有含有所有激素的细胞
  - 网状纤维网保存完整，但呈膨胀状态
  - 与正常腺体常常难以区分
- 垂体癌
  - 罕见的垂体肿瘤
  - 形态学上不能与典型性垂体腺瘤区分
  - 2/3 为功能性肿瘤，并产生 PRL 或 ACTH
  - 根据出现远处转移明确诊断

特殊染色和免疫组织化学

- 垂体激素染色不同程度阳性或阴性（详见"组织病理学"项下描述）
- Mib-1：有报告称浸润性与高 Mib-1 标记指数之间存在相关性；非典型性腺瘤的标记指数大于 3%
- 非典型性腺瘤 TP53 广泛阳性

其他诊断技术

- 电子显微镜检查：分泌颗粒的分布和形态有助于腺瘤的分类
- 几种基因组的改变与浸润性有关（在复发性 GH 腺瘤中 EGFR 过度表达）

鉴别诊断

■ 正常垂体

- 形态单一的小簇状细胞，细胞核均匀一致，完全被网状纤维环绕
▌ 颅咽管瘤
  - 独特的形态学所见：鳞状上皮形成条索或实性区域，基底细胞呈栅栏状排列，有角化物形成和钙化
▌ 垂体炎
  - 可作为局限于垂体的原发性疾病发生，或继发于全身性疾病
▌ 淋巴细胞性垂体炎（原发性）
  - 较常见于女性，尤其是在分娩前后
  - 垂体功能部分性或完全性减退
  - 腺体的淋巴浆细胞浸润；可见淋巴滤泡
▌ 肉芽肿性垂体炎（原发性）
  - 由上皮样组织细胞、巨细胞和淋巴细胞组成的结构良好的肉芽肿
  - 应该考虑感染性病因
  - 可为结节病的早期表现
  - 存在特发性肉芽肿性垂体炎；推测为自身免疫性疾病
▌ Rathlk 裂囊肿
  - 囊壁由单层纤毛立方至柱状细胞组成，常常位于垂体上方
  - 可出现鳞状上皮化生
▌ 腺垂体梭形嗜酸细胞瘤（WHO Ⅰ级）
  - 可能起源于垂体前叶的滤泡星形细胞
  - 交错排列的梭形细胞和上皮样细胞伴有嗜酸性颗粒状胞质
  - 可见细胞核的非典型性
  - EMA 和 S-100 阳性
  - GFAP、细胞角蛋白和突触素阴性
▌ 神经垂体的颗粒细胞瘤
  - 多角形细胞，伴有颗粒状胞质
  - GFAP 和细胞角蛋白阴性

提要

- 垂体腺瘤的出血性坏死（垂体卒中）需急诊手术（发生率小于 1%）

精选文献

Fuller GN, Scheithauer BW, Roncaroli F, Wesseling P: Spindle cell oncocytoma of the adenohypophysis. In Louis DN, Ohgaki H, Wiestler OD, Cavenee W (eds): World Health Organization: Classification of Tumours of the Central Nervous System. Lyon,

IARC, 2007, pp 245-246.

Al-Brahim NYY, Asa SL: My approach to pathology of the pituitary gland. J Clin Pathol 59:1245-1253, 2006.

Al-Shraim M, Asa SL: The 2004 World Health Organization classification of pituitary tumors: What is new? Acta Neuropathol 111:1-7, 2006.

Kontogeorgos G: Classification and pathology of pituitary tumors. Endocrine 28:27-35, 2005.

垂体细胞瘤（WHO Ⅰ级）
Pituicytoma（WHO Grade Ⅰ）

临床特征

- 发生于神经垂体或漏斗部的低级别神经胶质肿瘤
- 极其罕见，发生于成人；男性比女性多见
- 症状和体征继发于肿块效应：视力障碍、头痛和垂体功能低下；也可见漏斗受压和继发性高泌乳素血症

大体病理学

- 局限性实性肿块

组织病理学

- 梭形细胞成束状或席纹状排列
- 细胞从细长到圆形，细胞核具有轻度非典型性
- 无核分裂象
- 无混杂的轴突或轴突肿胀

特殊染色和免疫组织化学

- GFAP 阳性，但强度和范围可能不同
- 波形蛋白和 S-100 阳性
- 神经细丝、突触素和嗜铬素阴性
- 细胞角蛋白和垂体激素阴性
- Mib-1 标记指数：0.5% ~ 2.0%

其他诊断技术

- 没有帮助

鉴别诊断

▌ 垂体腺瘤
  - 形态学上由上皮细胞组成，形成片块状、小梁状或带状结构
  - 细胞角蛋白阳性
  - GFAP 阴性

- 神经垂体颗粒细胞瘤（WHO Ⅰ级）
  - 含有大量颗粒状胞质的多角形细胞形成结节或片块
  - S-100、CD68、α_1- 抗胰蛋白酶和 α_1- 抗糜蛋白酶阳性
  - GFAP、突触素和细胞角蛋白阴性
- 腺垂体梭形细胞嗜酸细胞瘤
  - 梭形细胞和上皮样细胞
  - GFAP 阴性
  - EMA 阳性
- 毛细胞性星形细胞瘤
  - 特征性的致密和疏松结构
  - 存在 Rosenthal 纤维和嗜酸性颗粒小体

提要

- 垂体细胞为垂体后叶特化细胞，具有神经胶质的特征
- 生长缓慢，无恶性变的报告

精选文献

Fuller GN, Wesseling P: Granular cell tumor of the neurohypophysis. In Louis DN, Ohgaki H, Wiestler OD, Cavenee W (eds): World Health Organization: Classification of Tumours of the Central Nervous System. Lyon, IARC, 2007, pp 241-242.

Figarella-Branger D, Dufour H, Fernandez C, et al: Pituicytomas, a mis-diagnosed benign tumor of the neurohypophysis: Report of three cases. Acta Neuropathol (Berlin) 104:313-319, 2002.

Brat DJ, Scheithauer BW, Staugaitis SM, et al: Pituicytoma: A distinctive low-grade glioma of the neurohypophysis. Am J Surg Pathol 24:362-368, 2000.

颅咽管瘤（WHO Ⅰ级）
Craniopharyngioma（WHO Ⅰ级）

临床特征

- 约占所有颅内肿瘤的 3%
- 通常见于鞍上；也可见于鞍内、鞍上和鞍下（哑铃状）或在第三脑室，或在少数情况下见于松果体区
- 有两个发病高峰年龄：儿童和老年人（40 ~ 60 岁）
- 两种组织学亚型
  - 成釉细胞瘤亚型通常发生于 10 岁以前或 10 ~ 20 岁
  - 乳头状亚型一般发生在成人（平均年龄 45 岁）
- 有三组症状

- — 视力异常
  - — 继发于垂体或下丘脑功能障碍的症状（一般为身材矮小、尿崩症、性发育迟缓、肥胖症、精神运动阻滞）
  - — 继发于颅压增高的症状
- MRI 检查，成釉细胞瘤亚型表现为囊性病变，常常伴有钙化；实性区域为等信号和信号增强；乳突状亚型无钙化

大体病理学

- 典型者形成一个大小不等的分叶状蝶鞍上肿块，可能造成第三脑室顶部变形和邻近脑组织浸润；通常与周围脑组织交错排列
- 成釉细胞瘤亚型显示充满黏稠的暗棕色液体（类似于机油）的囊肿，可见小的有光泽的胆固醇结晶和钙化；界限不清，常常浸润周围脑组织
- 乳头状亚型完全为实性，或含有小的囊肿成分，比成釉细胞瘤亚型局限

组织病理学

- 两种亚型；也可见两种亚型混合存在
  - — 成釉细胞瘤亚型
    - ◆ 分叶状，可见基底呈栅栏状排列的鳞状上皮，其下为由疏松细胞构成的星网状结构，顶部有角质形成
    - ◆ 角化珠或湿角蛋白（wet keratin）（由肥胖的

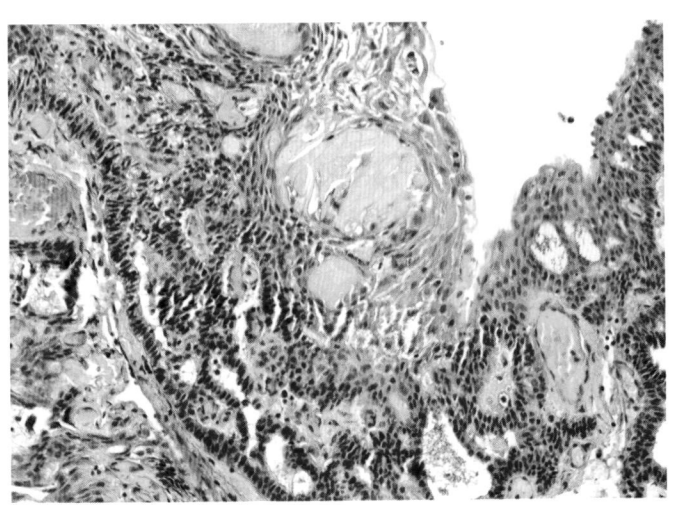

图 19-21　颅咽管瘤。切片显示成釉细胞瘤性鳞状上皮，可见角化和典型的周围呈栅栏状排列的细胞核。

伴有鬼影细胞核的嗜酸性角化细胞构成的结节）是特有的组织学特征；常常伴有钙化

- 变性导致囊腔形成，其内充满液体或无细胞碎屑
- 这些肿瘤一般出现周围脑组织的局部浸润
- 相邻脑组织常呈现明显的慢性炎症、胆固醇裂隙、异物巨细胞和富于 Rosenthal 纤维的星形细胞增生
  — 乳头状亚型
  - 乳头状结构由分化好的上皮细胞组成，伴有明显的纤维血管轴心
  - 没有微囊结构、栅栏状细胞核、角化珠、湿角蛋白、钙化或明显的炎性成分

特殊染色和免疫组织化学

- 细胞角蛋白显示上皮成分
- Mib-1 标记指数：指数与复发之间无相关性

其他诊断技术

- 电子显微镜检查：上皮成分可见发育良好的桥粒和张力丝束
- 细胞遗传学：70% 以上的（成釉细胞瘤性亚型）病例存在 β-catenin 基因突变

鉴别诊断

■ Rathke 裂囊肿
  - 界限清楚、充满液体的薄壁囊肿，内衬单层柱状和分泌黏液的细胞
  - 缺乏乳头状或实性结构、角化和钙化
■ 毛细胞性星形细胞瘤
  - 由于肿瘤周围有反应性的星形细胞和 Rosenthal 纤维，所以容易与毛细胞性星形细胞瘤混淆
  - 由毛细胞区域（伴有 Rosenthal 纤维的细长的星形细胞）和微囊性背景组成
  - 缺乏胆固醇裂隙和慢性炎细胞浸润
  - 细胞角蛋白阴性，GFAP 阳性
■ 表皮样囊肿
  - 鳞状上皮缺乏栅栏状排列的基底、透明角质颗粒和湿角蛋白
■ 黄色肉芽肿
  - 由慢性炎细胞、巨噬细胞和胆固醇裂隙组成
  - 没有明显的上皮成分

提要

- 组织发生尚有争议；一个假说认为颅咽管瘤起源于发育过程中的 Rathke 裂囊的遗迹；另一个假说认为它起源于垂体前叶化生的鳞状细胞
- 尽管绝大部分肿瘤生长缓慢，但不全切除可能导致复发；未完全切除或复发的肿瘤可行术后放疗，以延长患者的生存期
- 恶性变非常罕见，文献中仅有少量病例报告，2 例发生在先前有放疗的情况下

精选文献

Rodriguez FJ, Scheithauer BW, Tsunoda S, et al: The spectrum of malignancy in craniopharyngioma. Am J Surg Pathol 31:1020-1028, 2007.

Rushing EJ, Giangaspero F, Paulus W, Burger PC: Craniopharyngioma. In Louis DN, Ohgaki H, Wiestler OD, Cavenee W (eds): World Health Organization: Classification of Tumours of the Central Nervous System. Lyon, IARC, 2007, pp 238-240.

Crotty TB, Scheithauer BW, Young WF Jr, et al: Papillary craniopharyngioma: A clinicopathological study of 48 cases. J Neurosurg 83:206-214, 1995.

脊索瘤　Chordoma

临床特征

- 罕见的肿瘤（占所有颅内肿瘤的 1%；占原发性骨肿瘤的 4%）
- 起源于脊索遗迹，通常位于或邻近从蝶鞍至骶骨中线的任何部位
- 大约 1/3 发生于骶骨，1/3 发生于蝶骨 - 枕骨区或斜坡，1/3 发生于椎骨
- 一般见于成人（发病高峰年龄为 30 ~ 40 岁）；儿童罕见
- 骶骨脊索瘤的患者表现为疼痛、肛门括约肌功能障碍或继发于邻近神经根受压的神经症状
- 颅内肿瘤一般表现为头痛和脑神经麻痹
- X 线片显示肿瘤呈膨胀性生长，有骨质破坏并延伸至软组织；MRI 扫描表现为 T1 低信号、T2 高信号，并在对照给药后增强

大体病理学

- 局灶浸润性和破坏性病变，常常破坏邻近的骨组

织并侵犯局部的神经
- 一般为分叶的凝胶状或黏液样灰色肿块

组织病理学

- 可以分为普通性、软骨样或去分化亚型
  - 普通性脊索瘤
    - ◆ 界限清楚的分叶状结构，被可能显示慢性炎症的纤维组织条带分割
    - ◆ 分叶状结构由具有上皮样表现的细胞条索和黏液样背景组成
    - ◆ 细胞大小不一，核居中，胞质丰富，淡粉色至透明，呈空泡状（physaliphorous cells，空泡细胞）
    - ◆ 可见坏死、新鲜或陈旧性出血
    - ◆ 核分裂象常见
  - 软骨样脊索瘤
    - ◆ 含有软骨区域的脊索瘤亚型，类似于软骨肉瘤
    - ◆ 鉴别二者非常重要，因为无论与典型的脊索瘤还是与高分化的软骨肉瘤相比，这种亚型通常具有较好的预后
  - 去分化脊索瘤
    - ◆ 在少数情况下，脊索瘤出现转化，具有恶性纤维组织细胞瘤、软骨肉瘤或恶性未分化梭形细胞肿瘤的特征

特殊染色和免疫组织化学

- PAS 和 PAS 淀粉酶染色辨认胞质内糖原（PAS 阳性，PAS 淀粉酶敏感）
- 黏液染色：间质轻微着色
- Alcian 蓝染色：间质强阳性
- 肿瘤细胞具有混合性间叶性和上皮性免疫表型
  - 波形蛋白阳性
  - 细胞角蛋白（CK8.CK15、CK18 和 CK19）阳性
  - S-100 蛋白多数病例阳性
  - Brachyury（最新描述的蛋白，见于脊索和脊索衍化而来的肿瘤）阳性

其他诊断技术

- 电子显微镜检查：明显的上皮细胞特征，包括发育良好的桥粒和胞质内腔；细胞外一般可见丰富

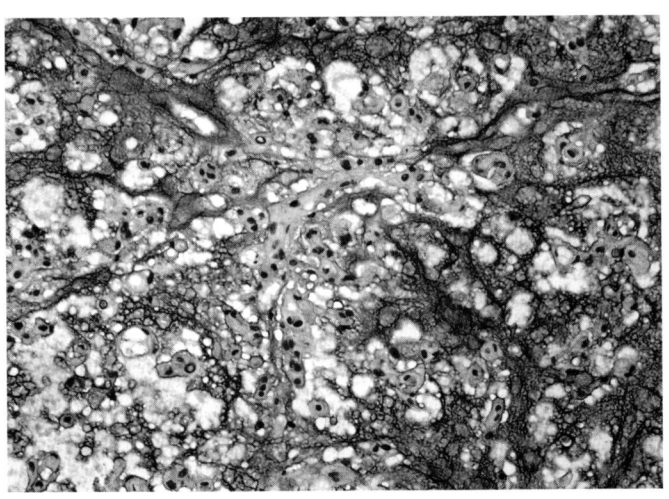

图 19-22　**脊索瘤。**由空泡细胞构成的典型的小梁状结构，背景黏液样。

的黏液
- 细胞遗传学分析显示 1 号和 3 号染色体缺失，7 号染色体增益

鉴别诊断

- ▌软骨肉瘤
  - 空泡细胞不具有特征性
  - 细胞角蛋白和 EMA 阴性；S-100 阳性
- ▌黏液乳头状室管膜瘤
  - 几乎完全发生在终丝
  - 假乳头状结构，细胞细长，形态单一
  - GFAP 阳性
- ▌转移性黏液腺癌
  - 细胞学上间变明显，伴有多形性和细胞核深染
  - 坏死和核分裂象
  - S-100 可能阴性
- ▌脊索样脑膜瘤
  - 漩涡状病灶，核内假包涵体和沙粒体
  - 细胞角蛋白阴性
- ▌脊索样胶质瘤
  - 一般发生于第三脑室和鞍上区
  - GFAP 阳性，EMA 和细胞角蛋白多数细胞阴性

提要

- 治疗一般包括尝试完全切除和术后放疗
- 脊索瘤常常复发，偶见远处转移至淋巴结、肺或

皮肤

- 软骨样脊索瘤较常发生于颅底而不是骶骨
- 去分化脊索瘤较常发生于骶骨
- 预后不良的相关因素包括
  - 女性
  - 诊断时年龄大于 40 岁
  - 存在核分裂活跃或坏死
  - 瘤体较大
  - 切除不完全

精选文献

Rosenberg AE: Chordoma and related lesions, chondrosarcoma and osteosarcoma of the cranium. In McClendon RE, Rosenblum MK, Bigner DD (eds): Russell and Rubenstein's Pathology of Tumors of the Nervous System. New York, Oxford, 2006, pp. 765-786.

Vujovic S, Handerson S, Presneau N, et al: Brachyury, a crucial regulator of notochordal development, is a novel biomarker for chordomas. J Pathol 209:157-165, 2006.

Radner H, Katenkamp D, Reifenberger G, et al: New developments in the pathology of skull base tumors. Virchows Arch 438:321-335, 2001.

继发性肿瘤　Secondary Tumors

临床特征

- 一般为血行转移，或从颅骨或脊柱病变直接蔓延而来
- 直接蔓延
  - 转移到骨骼的癌（常为乳腺癌、前列腺癌和肺癌）可能膨胀并压迫脑或脊髓
  - 也可直接转移到硬脑膜
  - 头颈部肿瘤可沿神经呈片块状延伸，发生转移
- 血行转移
  - 在中枢神经系统的转移癌中，多达 10% 的病例转移前未被发现
  - 转移性肿瘤是中枢神经系统最常见的肿瘤
  - 大约 30% 的成人颅内脑肿瘤为转移癌
  - 成人可能转移至脑的常见原发性恶性肿瘤，依递减的顺序分别为肺癌（特别是小细胞癌和腺癌）、乳腺癌、黑色素瘤、肾细胞癌和结肠癌
  - 转移性肿瘤通常为多发性，放射学检查表现为清晰的、对比增强的肿块，伴有周边脑水肿区

- 患者常常表现为头痛、局灶性神经缺陷或精神状态改变
- 癌性脑膜炎
  - 累及脑膜的转移，主要在蛛网膜下腔，没有脑实质内的肿块性病变
  - 较常发生在肺、乳腺和胃腺癌的转移
  - 典型的症状为头痛、卒中、脑病和脑神经缺陷
  - 大约 60% 的病例脑脊液细胞学检查阳性

大体病理学

- 一般为灰白色至褐色、界限清楚的肿块，边缘为推挤性而非浸润性
- 常见出血和坏死，尤其是黑色素瘤、绒毛膜癌和肾细胞癌
- 在转移性黑色素瘤中常见棕黑色色素沉着

组织病理学

- 组织学特征类似于原发性肿瘤
- 散在的病灶常常取代而非浸润邻近脑组织；小细胞癌常常具有局限的浸润性边界
- 肿瘤细胞常常明显地分布于血管周围，位于血管周围的肿瘤多为存活的肿瘤
- 坏死通常广泛
- 血管增生不具有特征性
- 脑膜癌病表现为肿瘤细胞自由漂浮在蛛网膜下腔内，沿 Virchow-Robin 间隙播散至脑实质表面

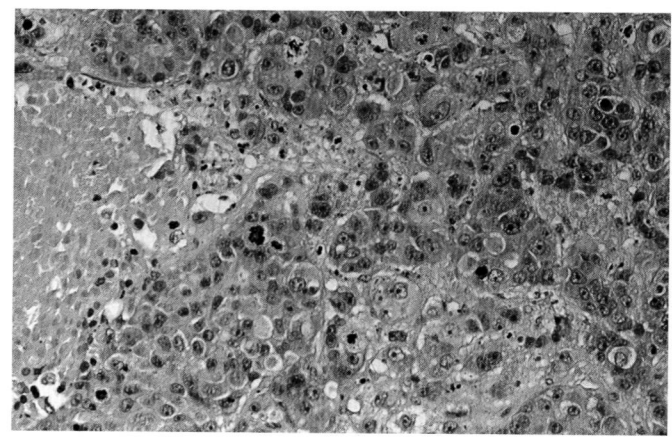

图 19-23　来自乳腺的转移性导管癌。恶性上皮细胞实性增生，伴有灶性坏死。

特殊染色和免疫组织化学

- 细胞角蛋白、EMA：癌阳性
- S-100 蛋白、HMB-45：恶性黑色素瘤阳性
- LCA：淋巴瘤阳性
- 绝大多数转移性肿瘤 GFAP 阴性

其他诊断技术

- 电子显微镜检查：特征与原发性肿瘤相似
- 细胞遗传学：具有与原发性肿瘤相同的遗传学异常

鉴别诊断

- 伴有上皮样、肉瘤性或小细胞分化性胶质瘤
  - 浸润性肿瘤，某些区域具有典型的胶质瘤的特征
  - GFAP 阳性
  - 细胞角蛋白 AE1/AE3 可为阳性，但其他细胞角蛋白通常阴性
  - 有报告称某些胶质瘤 EMA 阳性
- 原始神经外胚层肿瘤，包括髓母细胞瘤
  - 细胞角蛋白阴性
  - CD99 和 EWS/FLI-1 阴性
  - 成年人少见
- 间变性脑膜瘤
  - 细胞角蛋白通常阴性
  - EMA 阳性
  - 通常有形态学上提示为脑膜瘤的局灶性区域
- 脉络丛癌（与转移性乳头状腺癌鉴别）
  - 脉络丛癌罕见于成人
  - S-100 不同程度阳性
  - GFAP 20% 病例阳性

提要

- 绝大多数脑转移性患者为多发性病变
- 冰冻切片中用于鉴别转移癌和中枢神经系统原发性肿瘤的可靠特征包括细胞黏着肿瘤局限，以及肿瘤细胞团周围有明显的纤维间隔；评价细胞学特征涂片较好

精选文献

Wesseling P, von Deimling A, Aldape KD: Metastatic tumors of the CNS. In Louis DN, Ohgaki H, Wiestler OD, Cavenee W (eds): World Health Organization: Classification of Tumours of the Central Nervous System. Lyon, IARC, 2007, pp 248-249.

Srodon M, Westra WH: Immunohistochemical staining for thyroid transcription factor-1: A helpful aid in discerning primary site of tumor origin in patients with brain metastases. Hum Pathol 33:642-645, 2002.

Giordana MT, Cordera S, Boghi A: Cerebral metastases as first symptom of cancer: A clinico-pathologic study. J Neurooncol 50: 265-273, 2000.

非肿瘤性疾病
Non-neoplastic Conditions

血管畸形　Vascular Malformations

临床特征

- 动静脉畸形
  - 常见于成人；偶尔见于儿童
  - 通常在 40 岁前发病
  - 2/3 的患者当出现颅内出血的症状或体征时才被发现；其余绝大多数是在评估头痛、癫痫和局灶性神经缺陷时发现的；极少数为偶然发现
  - 多发性动静脉畸形与遗传性出血性毛细血管扩张症（Osler-Weber-Rendu 病）有关
- 海绵状血管瘤
  - 患者可能表现为癫痫或局灶性神经缺陷
  - 平均发病年龄 30 岁
  - 出血常见，但出血量通常较小，不引起明显的肿块效应
  - 大约 20% 为尸体解剖时的偶然发现
  - 多数见于大脑；其他常见部位包括脑干、小脑、脊髓和软脑膜
  - 存在家族性病例（常染色体显性遗传）
    — 大约 50% 的家族性病例发生在西班牙裔美国人
    — 可见多发性血管瘤
- 毛细血管扩张症
  - 通常见于脑干（脑桥基底部）或脊髓
  - 一般为尸体解剖时的偶然发现，没有临床意义
- 静脉性血管瘤
  - 一般见于脊髓的蛛网膜下腔（通常位于下胸段）；可见于脑组织内
  - 在少数情况下出现症状；一般多为尸体解剖时的偶然发现
  - 血管造影显示静脉呈海蜇头样表现

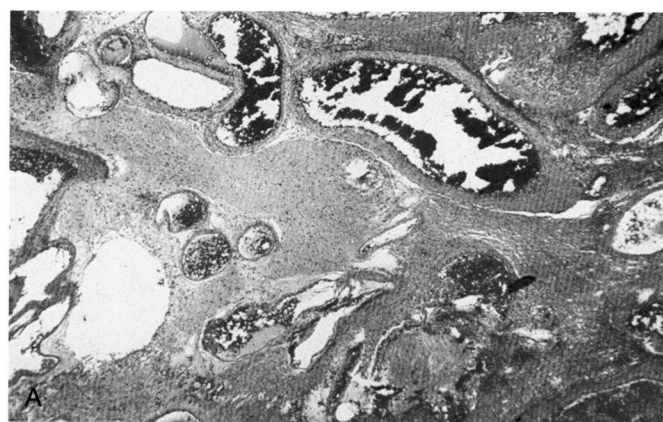

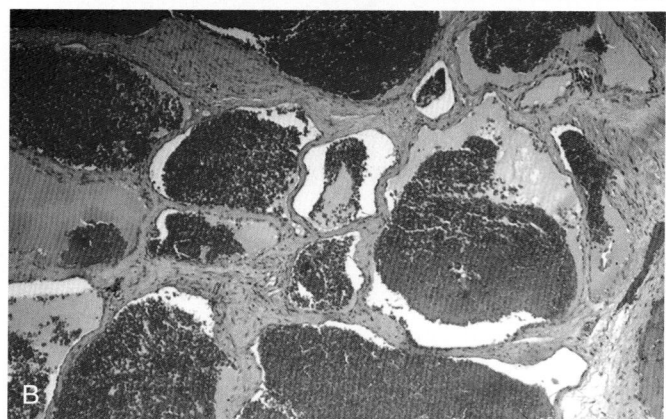

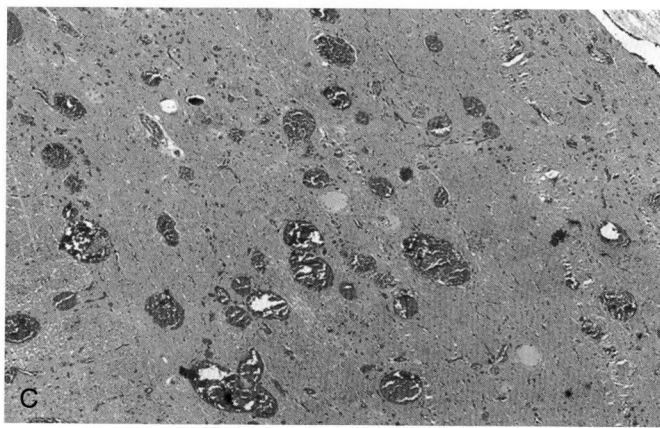

图 19-24　A，动静脉畸形。脑实质内许多动脉和静脉。**B，海绵状血管瘤。**许多扩张的薄壁血管，血管之间没有脑实质。**C，毛细血管扩张症。**许多毛细血管散在分布于脑桥基底部。

大体病理学

- 动静脉畸形
  - 大小不等，大片病灶取代邻近的脑组织
  - 病变一般发生在大脑中动脉附近
  - 由缠结扭曲的血管团块组成，脑实质位于其间及

其周围
  - 常有血栓形成或血管扩张
  - 常见脑实质坏死以及新鲜和陈旧出血
- 海绵状血管瘤
  - 最常见于皮质下白质或脑干
  - 边界清晰的肿块，由密集缠绕的血管组成
  - 直径一般小于 3cm
  - 常见血栓形成
  - 实际上所有的病变均有先前出血的证据，表现为周围有一圈含铁血黄素沉着
- 毛细血管扩张症
  - 通常较小，直径小于 2cm
  - 病变界限不清，在脑实质内通常形成界限不清的点彩状或变色区域
- 静脉血管瘤
  - 由薄壁扩张的充满血液的静脉血管网组成

组织病理学

- 动静脉畸形
  - 由大小不等的动脉和静脉组成，其间没有毛细血管
  - 血管壁显示不同程度的纤维化、变薄和扩张
  - 如果血管有血栓形成，脑组织内常见坏死和充满含铁血黄素的巨噬细胞
- 海绵状血管瘤
  - 没有平滑肌和弹性膜的致密血管网
  - 血管排列紧密，血管网之间没有脑实质
  - 周围的脑实质可见含铁血黄素和反应性胶质增生
  - 常见钙化
- 毛细血管扩张症
  - 由薄壁、纤细而扩张的血管组成，没有平滑肌
  - 出血罕见
  - 间插的和邻近的脑实质不明显，没有胶质增生或含铁血黄素
- 静脉血管瘤
  - 由内皮和胶原构成的纤细的静脉积聚而成，没有平滑肌
  - 静脉位于脑实质内，仅在少数情况下出现胶质增生或出血

特殊染色和免疫组织化学

- 弹性纤维染色显示动静脉畸形动脉的弹性板
- 三色染色显示血管壁的胶原和平滑肌

其他诊断技术

- 细胞遗传学分析：发现位于 7p、7q 和 3q 染色体上的三个基因突变与家族性海绵状血管瘤有关

鉴别诊断

- 已在先前的"组织病理学"项下讨论
- 静脉血管瘤和毛细血管扩张症难以鉴别

提要

- 动静脉畸形最为危险，因为体积较大并且可能破裂出血
- 动静脉畸形首次出血死亡率为 10% ~ 15%
- 动静脉畸形常用的治疗方法有手术切除、立体定向放射治疗和栓塞治疗
- 动静脉畸形患者动脉瘤的发生率增高

精选文献

Labauge P, Denier C, Bergametti F, Tournier-Lasserve E: Genetics of cavernous angiomas. Lancet Neurol 6:237-244, 2007.

Zabramski JM, Henn JS, Coons S: Pathology of cerebral vascular malformations. Neurosurg Clin N Am 10:395-410, 1999.

The Arteriovenous Malformation Study Group: Arteriovenous malformations of the brain in adults. N Engl J Med 340:1812-1818, 1999.

Challa VR, Moody DM, Brown WR: Vascular malformations of the central nervous system. J Neuropathol Exper Neurol 54:609-621, 1995.

脑梗死和脑内血肿 Cerebral Infarction and Intracerebral Hematomas

临床特征

- 缺血性脑梗死
  - 患者一般表现为突发性神经损害
  - 神经性缺陷各异，取决于梗死的部位和大小
  - 最常见原因是动脉硬化和心脏栓子（附壁血栓或瓣膜性心脏病）；多发性梗死常常与栓子有关
  - 放射学检查可能类似于恶性胶质瘤
  - 多发性缺血性梗死可引起痴呆（多发性梗死性痴呆；见"痴呆"）
- 静脉性脑梗死
  - 由硬膜窦和脑静脉血栓形成引起；分为原发性和继发性两类；最常见的为出血性

- 原发性（无菌性）梗死与高凝状态有关，包括脱水、怀孕、应用口服避孕药以及溶血性贫血
- 继发性（脓毒性）梗死与面部或鼻窦的细菌感染、硬膜下脓肿以及脑膜炎有关

- 脑内血肿
  - 与高血压、动脉瘤（血液来自高压下破裂或渗漏的动脉瘤，继发性形成血肿）、血管畸形、淀粉样血管病和肿瘤（最常见的为转移性，偶为原发性）有关
  - 出血一般引起明显的肿块效应，伴有邻近的结构受压
  - 高血压相关性出血最常发生于灰质深部、小脑或脑桥
  - 淀粉样变相关性出血一般发生在脑叶（额叶、颞叶、顶叶或枕叶），好发于老年人，继发于由于 Aβ 淀粉样物质沉积而造成的动脉壁薄弱

大体病理学

- 缺血性梗死
  - 卒中后 2 ~ 4 天出现大体变化
  - 急性病变颜色发生改变，质软并且肿胀；局限于单个血管的分布区域
  - 亚急性梗死含有质软易脆的坏死脑组织
  - 陈旧性梗死可见空洞形成
- 静脉性梗死
  - 较常累及白质，常有出血
  - 两侧矢状窦旁出血性梗死与上矢状窦阻塞有关
- 脑内血肿
  - 由新鲜或机化的出血灶形成的界限清楚的病变
  - 血肿周围机化，形成纤维性包膜
  - 在陈旧性病变，邻近的脑组织呈棕黄色（充满含铁血黄素的巨噬细胞积聚）

组织病理学

- 由于动脉损害导致的缺血性梗死
  - 具有不同的特征，取决于梗死发生时间的长短
    - 6 ~ 24 小时：可见嗜酸性神经元
    - 12 ~ 24 小时：多形核白细胞浸润（高峰大约在 24 小时，7 天后消失）和脑水肿（高峰在 3 ~ 4 天）
    - 2 ~ 3 天：充满脂质的巨噬细胞浸润和血管增生
    - 7 天：开始形成明显的空洞；周围星形细胞

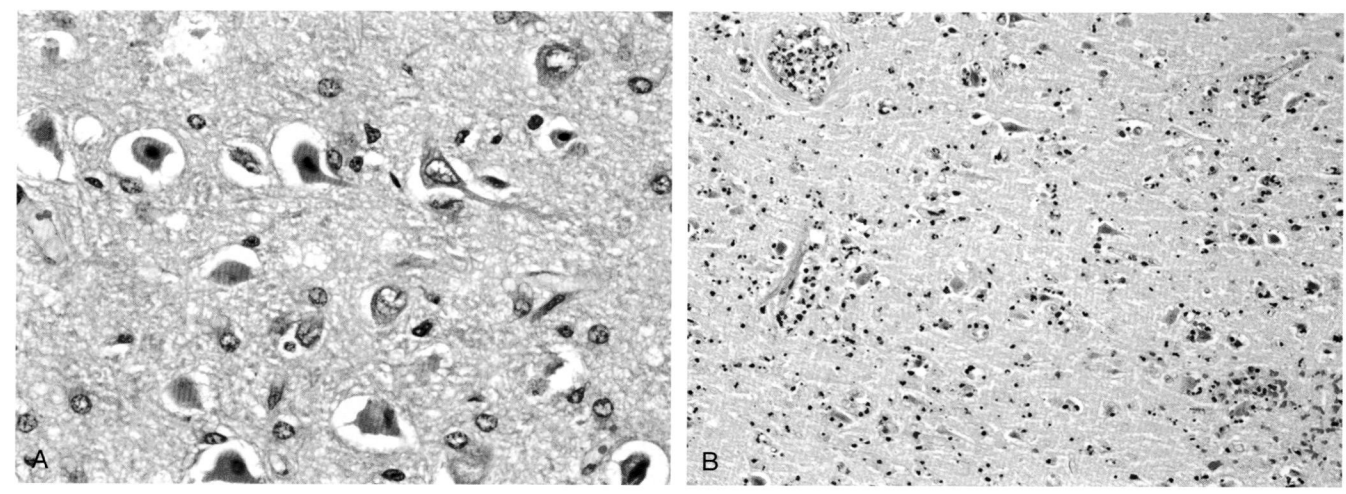

图 19-25   急性脑梗死。 A，可见几个急性缺氧的神经元。注意高度嗜酸的细胞质和固缩的细胞核。B，急性梗死的脑组织显示红色的神经元、坏死和急性炎症。

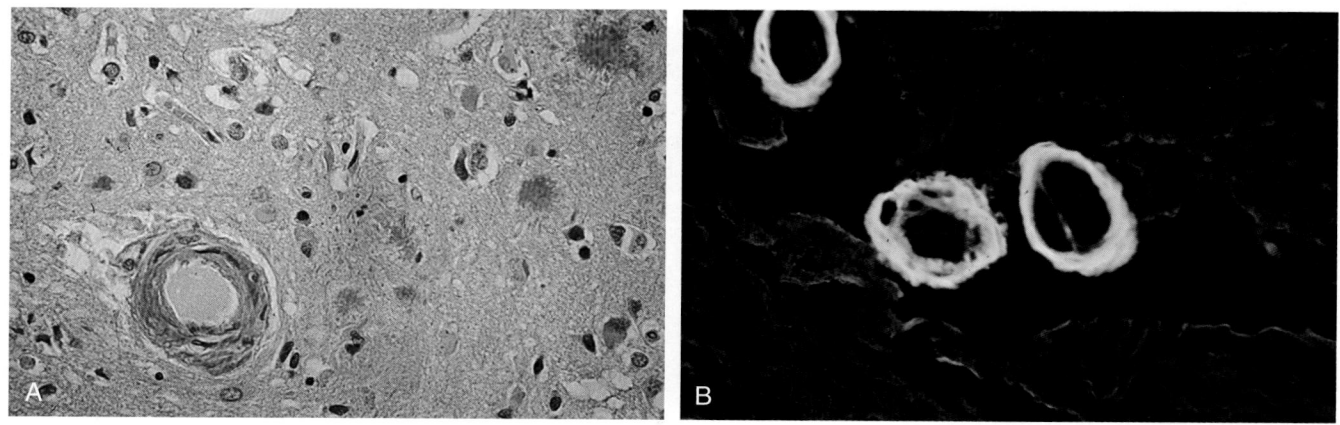

图 19-26   淀粉样血管病。 A，脑实质小动脉中膜含有无定形嗜酸性物质。B，硫黄素 S- 染色的小动脉，紫外线下显示淀粉样沉积物呈阳性。

增生

— 14 ~ 30 天：成片的充满脂质的巨噬细胞；血管周围常见成簇的巨噬细胞

— 超过 3 个月：囊性间隙，被许多原纤维性星形细胞包绕

● 一般的规律是 1cm 的梗死灶形成囊腔需要 3 个月

● 显微镜下改变的确切时间个体之间存在差异，而且取决于梗死灶的大小

■ 静脉性梗死

● 具有相似的组织学特征，如前所述

● 出血一般比较明显

■ 脑内血肿

● 由机化的出血灶组成，伴有许多充满含铁血黄素的巨噬细胞

● 周围成纤维细胞增生，形成包膜

● 周围的脑组织有明显的反应性星形细胞增生

● 应该寻找血肿的基本原因：血管畸形、肿瘤、高血压病动脉硬化透明样变性、淀粉样血管病小动脉和中动脉的无细胞性增厚

特殊染色和免疫组织化学

● CD68、HAM-56 显示巨噬细胞

● PAS：巨噬细胞内髓磷脂碎片阳性

● GFAP：反应性星形细胞阳性

- Congo 红染色可以帮助确认血管淀粉样物质沉积；在偏振光下呈现苹果绿色双折射
- 硫黄素 -S 用于确认血管淀粉样物，在紫外光下发出荧光
- Aβ 淀粉样物免疫组化染色：淀粉样血管病的血管呈阳性

其他诊断技术

- 电子显微镜检查：含有 Aβ 淀粉样物的血管，在中膜外膜交界的外膜处可见成束的 10nm 的细丝

鉴别诊断

▌ 胶质瘤（少突胶质瘤或星形细胞瘤）
- 在小块活检标本中难以与反应性的病变鉴别
- 一般缺乏巨噬细胞（巨噬细胞标记物阴性）

▌ 多形性胶质母细胞瘤
- 可见泡沫状巨噬细胞和坏死
- 显示明显的细胞非典型性，但梗死区域缺乏非典型性
- 可见核分裂象；Mib-1 标记指数升高

▌ 脱髓鞘疾病
- 通常发生在较年轻的个体
- 多发性硬化症一般是多灶性疾病，伴有许多小的斑块，与血管分布无关
- 在脱髓鞘区域轴索相对保留（神经细丝阳性），而在梗死区域轴索被破坏
- 血管周围出现 T 淋巴细胞

▌ 脑炎
- 一般可见坏死区域
- 大量急性和慢性炎性细胞
- 可见微生物（细菌、病毒包涵体、寄生虫）

提要

- 在少数情况下，脑梗死的放射学改变可能类似于肿瘤，促使活检以排除肿瘤
- 梗死部位一般很少或缺乏淋巴细胞；如果病变内或血管周围出现淋巴细胞，应该考虑血管炎（原发性或继发性）

精选文献

Vinters HV: Cerebrovascular disease—practical issues in surgical and autopsy pathology. Curr Top Pathol 95:51-99, 2001.

Garcia JH, Menan H: Vascular diseases. In Neuropathology: The Diagnostic Approach. St. Louis, Mosby, 1997, pp 263-320.

血管炎　Vasculitis

临床特征

- 血管炎累及中枢神经系统可分为原发性或继发性；继发性血管炎可发生于系统性血管炎，常常伴有胶原血管疾病或感染性病变

▌ 感染性血管炎
- 偶见于慢性感染，例如三期梅毒或结核病
- 由于曲菌和毛霉菌感染导致的血管炎可能伴有脑炎
- 引起血管炎的脑的病毒感染包括水痘 - 带状疱疹病毒（VZV）、巨细胞病毒（CMV）、单纯疱疹病毒和人类免疫缺陷病毒（HIV）

▌ 与胶原血管疾病和其他非感染性病因相关的血管炎
- 系统性血管炎患者累及脑的罕见
- 发生于结节性多动脉炎和 Wegener 肉芽肿病，少数发生于高安（Takayasu）动脉炎、Behçet 病、川崎（Kawasaki）病以及 Sjögren 综合征
- 系统性红斑狼疮较易引起血管病，在少数情况下伴有脑血管炎；形态学所见类似于恶性高血压
- 中枢神经系统血管炎可能与放射损伤和违禁药品（如安非他明、可卡因）有关
- 大脑皮质和软脑膜血管 Aβ 蛋白沉积（淀粉样血管病）引起的血管炎也不常见

▌ 中枢神经系统原发性（或孤立性）血管炎发生在没有全身受累的情况下，也叫肉芽肿性血管炎

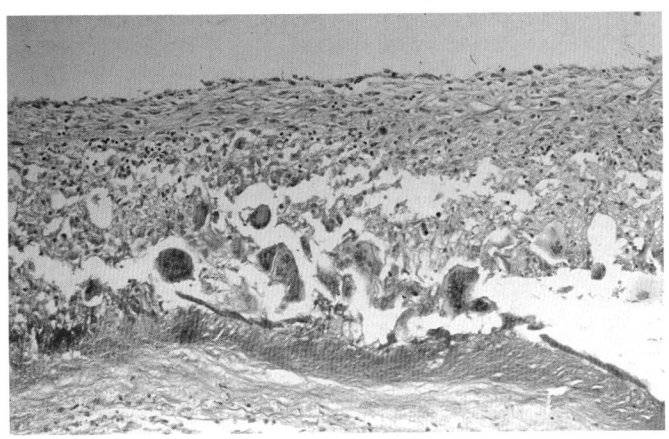

图 19-27　血管炎。中等大小血管切片显示管壁纤维素样坏死、多核巨细胞和慢性炎症。

- 发生在 30 ~ 60 岁的患者
- 累及软脑膜、皮质和皮质下中小动脉，而静脉和小静脉受累少见
- 放射学检查包括脑血管造影；小血管受累造影可能阴性
- MRI 表现为脑膜、皮质和白质的缺血性和炎性病变，常为双侧性
- 剧烈头痛、局灶性或多发性神经缺陷，认知或意识改变，而卒中罕见

大体病理学

- 无并发症的血管炎大体上不能识别
- 并发症包括脑梗死和出血

组织病理学

▌ 原发性血管炎
- 小动脉和细动脉节段性急性和（或）慢性炎症，伴有内膜增生和纤维化以及血管壁纤维素样坏死
- 可见肉芽肿病反应（多核巨细胞）（< 50%）
- 受累的血管可有明显的血栓形成
- 邻近受累血管的脑组织可出现缺血、梗死或出血

▌ 继发性血管炎
- 在感染相关性病变、脑实质或血管壁偶尔可见病毒包涵体或真菌微生物
- 特殊染色（见下）可能有助于辨认微生物
- 脓毒栓子偶尔造成受累血管呈现动脉瘤样扩张（霉菌性动脉瘤）；通常是由真菌或细菌感染引起

特殊染色和免疫组织化学

- 致病微生物特殊染色：PAS、Gomori 六胺银染色（GMS）以及抗酸杆菌染色（AFB）
- 弹性纤维染色突出弹性板

其他诊断技术

- 原位杂交：DNA 或 RNA 放射活性探针可以用于辨认病毒成分

鉴别诊断

▌ 原发性中枢神经系统淋巴瘤
- 血管周围淋巴细胞具有非典型性形态学改变，主要来源于 B 细胞

▌ 多发性硬化症和急性脱髓鞘性脑脊髓炎
- 炎性浸润一般在血管周围，不伴有血管壁破坏
- 多发性硬化症和急性脱髓鞘性脑脊髓炎均以脑实质出现脱髓鞘区域（通常没有坏死）为特征

▌ 病毒性脑炎
- 血管周围和脑实质淋巴细胞浸润，没有血管壁破坏
- 小胶质细胞结节具有特征性

▌ 结节病
- 以血管周围和脑实质无坏死的肉芽肿为特征；血管壁没有破坏
- 好发于下丘脑和鞍上区

▌ 非血管炎性自身免疫性炎症性脑膜脑炎
- 新近认识的疾病，伴有自身免疫性甲状腺炎（Hashimoto 脑病）和其他自身免疫性疾病（Sjögren 综合征、系统性红斑狼疮）
- 临床表现各异，但通常包括认知损害和行为改变
- 类固醇治疗一般有效
- 病理学研究很少；曾有描述为无血管炎的血管周围淋巴细胞浸润，以及不同程度的脑实质受累

提要

- 原发性中枢神经系统血管炎一般为局灶性和节段性；活检阴性不能排除诊断

精选文献

Volcy M, Toro ME, Uribe CS, Toro G: Primary angiitis of the central nervous system: Report of five biopsy-confirmed cases from Colombia. J Neurol Sci 227:85-89, 2004.

Josephs KA, Rubino FA, Diskson DW: Nonvasculitic autoimmune inflammatory meningoencephalitis. Neuropathology 24:149-152, 2004.

Chu CT, Gray L, Goldstein LB, Hulette CM: Diagnosis of intracranial vasculitis: A multidisciplinary approach. J Neuropathol Exp Neurol 57:30-38, 1998.

Parisi JE, Moore PM: The role of biopsy in vasculitis of the central nervous system. Semin Neurol 14:341-349, 1994.

脑脓肿 Brain Abscess

临床特征

- 最常见于 20 ~ 40 岁；男性比女性多见
- 可由脑外感染局部蔓延而来，包括耳、鼻窦和牙的感染；来自全身性感染的血行播散少见；头部的穿通伤也可引起脑脓肿
- 免疫抑制患者（AIDS 患者、器官移植受体、癌

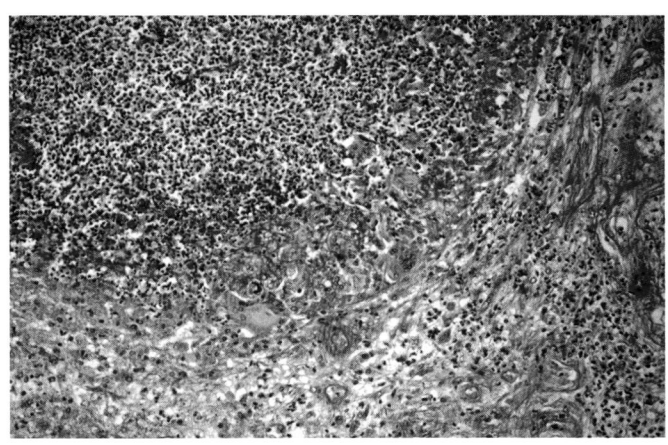

图 19-28　**脑脓肿**。切片显示中央区为化脓性物质，周围可见血管和成纤维细胞增生以及许多慢性炎细胞（PAS 染色）。

症患者）处于高危状态
- 偶尔，脑脓肿可能是神经外科手术并发症
- 常常缺乏局部或全身感染的征象
- 症状和体征常为非特异性，包括头痛、发热和意识改变
- 病原体不同，包括细菌、真菌、分枝杆菌和寄生虫（囊虫病和弓形虫病）；在免疫系统完整的患者，细菌为最常分离到的病原体（最常见的是链球菌、葡萄球菌、梭形杆菌和类杆菌）
- 中性粒细胞减少症的患者可出现 Gram 阴性杆菌、曲霉菌、念珠菌和毛霉菌感染；T 细胞功能障碍可导致弓形体、利斯特菌属、诺卡菌属、隐球菌和分枝杆菌感染
- 一般见于白质或灰白质交界区；通常见于额叶、颞叶或顶叶
- CT 显示为囊性肿块，伴有环状增强和周围水肿；MRI 诊断更准确

大体病理学

- 中心性坏死区域界限清楚，周围脑组织充血、水肿
- 陈旧性病变可见明显的机化的纤维囊环绕着坏死组织
- 曲菌感染尤其容易合并出血性坏死

组织病理学

- 特征性地显示三个明显的区带
  - 中央坏死区伴有大量急性炎性细胞
  - 急性或慢性炎症肉芽组织带，由成纤维细胞和增生的血管构成
  - 周边脑组织水肿区域，伴有反应性胶质细胞增生，晚期出现纤维性包膜
- 坏死组织或其附近可发现病原体
- 干酪性肉芽肿是结核病的特征性改变
- 多核巨细胞通常见于真菌和结核的感染
- 可以看到寄生虫（最常见的为囊虫病和弓形体病）
- 梅毒树胶肿是罕见的瘤样非化脓性病变

特殊染色和免疫组织化学

- 特殊染色：Gram、PAS、GMS、AFB、Fite 染色和 Warthin-Starry 染色可以辨认病原微生物

其他诊断技术

- 坏死组织培养可以得到阳性结果
- 聚合酶链反应（PCR）可以辨认分枝杆菌（结核病）和筛选其他细菌
- 免疫组织化学：有助于辨认弓形体病

鉴别诊断

- 多形性胶质母细胞瘤
  - 在影像学研究中，高级别星形细胞瘤、脑转移性肿瘤和脑脓肿可能具有相似的影像学特征
  - 组织学检查显示富于细胞、肿瘤性星形细胞和伴有核分裂象、坏死以及内皮细胞增生

提要

- 死亡率不同，取决于病原菌；由于诊断和治疗的进步，总体死亡率已明显下降
- 用于培养的组织应在手术室采取而不是在病理实验室
- 在哮喘和长期应用类固醇的患者，据报告罹患曲霉菌性脑感染是唯一的危险因子

精选文献

Kleinschmidt-DeMasters BK: Central nervous system aspergillosis: A 20-year retrospective series. Hum Pathol 33:116-124, 2002.

Calfee DP, Wispelwey B: Brain abscess. Semin Neurol 20:353-360, 2000.

Pendlebury WW, Perl DP, Munoz DG: Multiple microabscesses in the central nervous system: A clinicopathologic study. J Neuropathol Exper Neurol 48:290-300, 1989.

脑炎和脑膜脑炎
Encephalitis and Meningoencephalitis

临床特征

● 脑实质感染以意识水平改变、癫痫和局灶性神经缺陷为特征
● 脑膜和脑实质常常同时感染（脑膜脑炎）

▌ 常见的病原体：病毒

● 病毒性脑炎：最常见的病原体为披膜病毒（东方马脑炎）、黄病毒（圣路易斯脑炎）、肠病毒和疱疹病毒
● 神经系统疱疹病毒感染包括 1 型和 2 型单纯性疱疹病毒（HSV-1, HSV-2）、EB 病毒（EBV）、巨细胞病毒（CMV）、水痘带状疱疹病毒（VZV）和 6 型人疱疹病毒（HHV-6）

— 1 型单纯疱疹病毒
◆ 引起额颞叶脑炎（常为非对称性），发生在免疫功能正常的年龄较大的儿童及成人
◆ 为最常见的非季节性散发性脑炎

— 2 型单纯疱疹病毒
◆ 通常引起成人（女性多于男性）和新生儿无菌性脑膜炎；也是免疫力正常的成人或免疫缺陷宿主脑脊髓炎的一个少见的原因

—巨细胞病毒
◆ 最常发生于 AIDS 患者的脑炎；也可见先天性 CMV 感染（脑膜炎和脑炎）

—EB 病毒
◆ 不同部位的中枢神经系统受累：脑膜炎、脑炎、脑神经受累、小脑炎和神经肌肉受累；通常不会发生严重的神经功能障碍

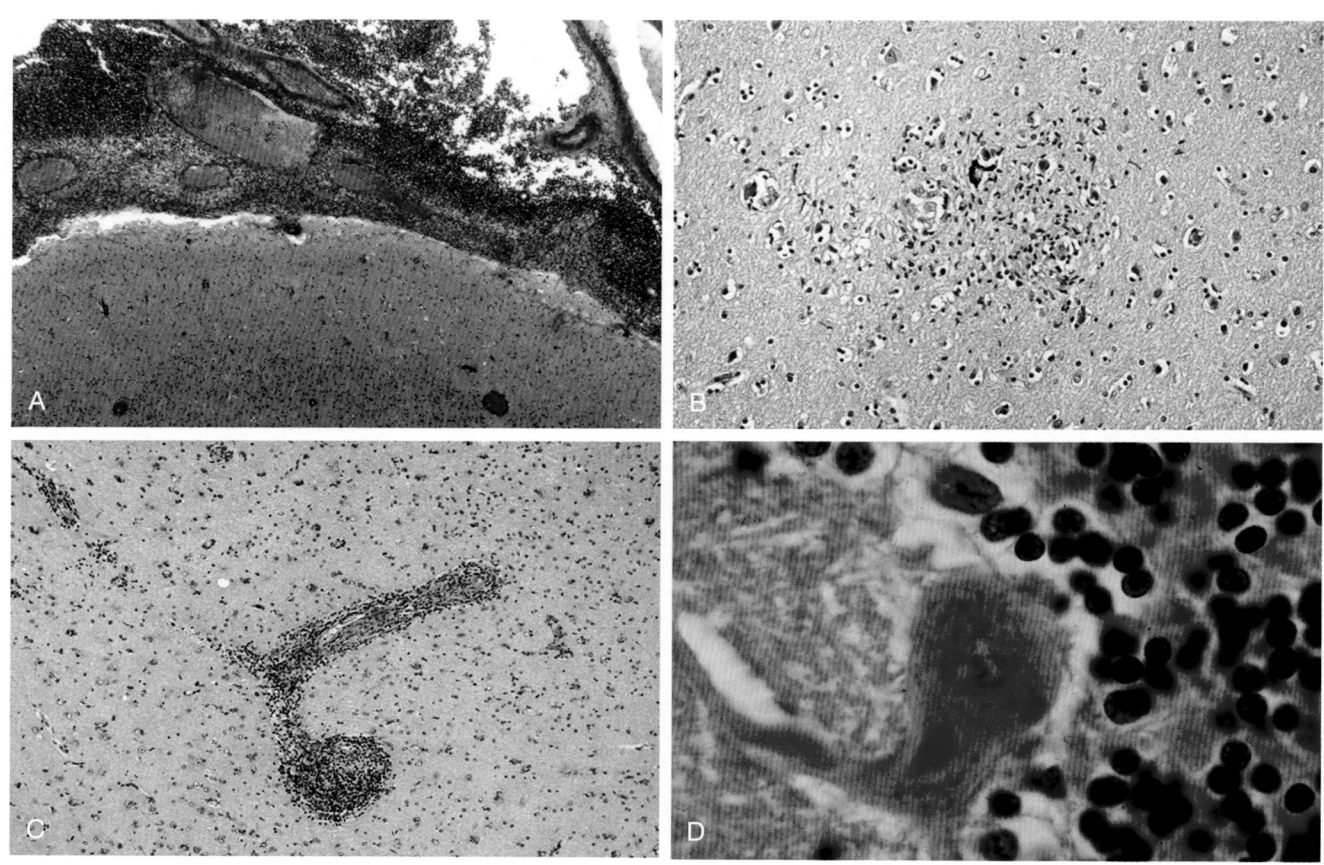

图 19-29 **A，急性脑膜炎。**低倍镜下显示软脑膜致密的急性炎细胞浸润。**B，人免疫缺陷病毒性脑炎。**一个含有多核巨细胞的小胶质细胞结节。 **C，病毒性脑炎。**低倍镜下显示脑实质内典型的血管周围淋巴细胞浸润。**D，狂犬病脑炎。**小脑 Purkinje 细胞胞质内典型的包涵体。

（待续）

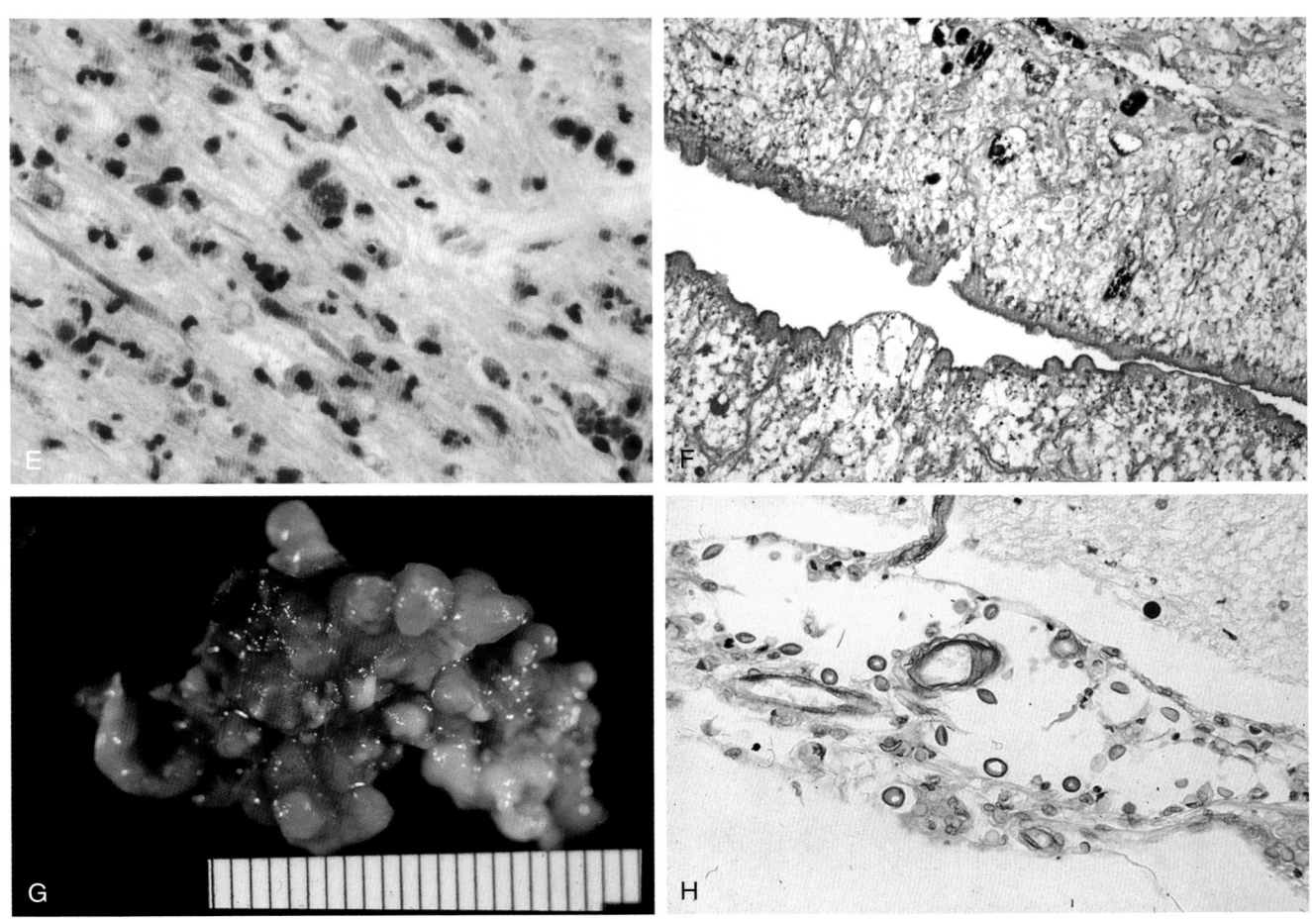

图19-29 （续）。E，弓形体病。脑炎区域显示急性炎症和两个含有弓形体缓殖子的囊腔。F，囊虫病。显示的是囊尾蚴的囊壁。G，囊虫病，大体照片。发生在脑室和脑池的一簇囊虫病囊肿（葡萄状）。H，隐球菌脑膜炎。黏液染色显示大量圆形微生物。注意微生物包膜不着色，没有炎症反应（PAS）。

— 6型人疱疹病毒
  ◆ 脑膜脑炎发生于免疫抑制患者
● 西尼罗河病毒性脑炎
  — 目前美国流行性病毒性脑炎最常见的病原体
● HIV感染
  — 继发于HIV病毒感染造成的脑损害通常发生在晚期AIDS患者
■ 常见的致病体：细菌
● 结核性脑膜炎
● 螺旋体感染，包括梅毒（梅毒密螺旋体）和Lyme病（博氏疏螺旋体）
● 由惠氏托菲利马菌（Tropheryma whippelii）引起的Whipple病
  — 全身性疾病；常出现肠道功能障碍，伴有体

重减轻、淋巴结肿大和关节痛
■ 常见的病原体：寄生虫
● 寄生虫感染种类繁多，包括旋毛虫病、类圆线虫病、囊虫病、包虫病、弓形体病、血吸虫病、阿米巴病（溶组织阿米巴、耐格里原虫和棘阿米巴）
  — 囊虫病是全世界最常见的寄生虫病
    ◆ 患者表现为癫痫
    ◆ 寄生虫可位于蛛网膜下腔、脑实质或脑室
  — 弓形体病和绝大多数真菌感染见于免疫功能障碍患者（如AIDS患者）
■ 常见的病原体：真菌
● 常见的真菌感染包括念珠菌病、组织胞浆菌病、芽生菌病、隐球菌病、曲霉菌病、毛霉菌病和球

孢子菌病

大体病理学

▌脑炎
- 脑组织可正常或出现水肿
- Ⅰ型单纯疱疹病毒感染最常发生在颞叶、眼眶和脑岛皮质、扣带脑回，引起出血性坏死
- AIDS痴呆综合征：广泛的皮质萎缩；白质颜色变灰

▌脑膜脑炎
- 如果脑膜受累，蛛网膜下腔可能出现渗出物

组织病理学

▌病毒性脑炎
- 以淋巴细胞为主的软脑膜炎性浸润，并向其下延伸至脑实质
- 浸润主要分布于血管周围
- 特征性的组织学所见是小胶质细胞结节

▌疱疹病毒性脑炎
- 广泛的出血和组织破坏
- Cowdry A型包涵体（由绕以透明空晕的嗜酸性小体组成的核内包涵体）
- 包涵体可以见于神经元、星形细胞或少突胶质细胞

▌巨细胞病毒性脑炎
- Cowdry A型包涵体（可为核内包涵体或胞质内包涵体）最常累及室管膜细胞、神经元或胶质细胞

▌狂犬病毒性脑炎
- Negri小体（大的胞质内嗜酸性包涵体，典型者累及Purkinje细胞的神经元和海马的锥体细胞）

▌HIV脑炎和白质脑病
- 弥漫的小胶质细胞活化和含有多核巨细胞的小胶质细胞结节
- 弥漫性星形细胞增生和血管周围慢性炎症
- 白质弥漫性苍白

▌结核性脑膜炎和结核瘤
- 伴有淋巴浆细胞浸润的干酪性肉芽肿
- 脑实质受累，形成伴有中心坏死的肉芽肿性炎症
- 闭塞性动脉内膜炎，可能引起缺血性梗死
- 脑底脑膜受累尤为严重

▌神经梅毒：脑膜血管型和脑实质型
- 脑膜血管型
  - 脑膜可见淋巴浆细胞浸润，主要位于血管周围；可进展为伴有血管内膜增生和管腔狭窄的血管炎，导致缺血性改变
  - 脑膜可出现螺旋体
- 脑实质型（麻痹性痴呆）
  - 大脑受累导致神经元缺失和反应性胶质细胞增生
  - 脑实质中可见许多杆状小胶质细胞；血管周围淋巴细胞和浆细胞浸润
  - 可见螺旋体

▌其他原因的脑膜炎和脑炎
- 在真菌和寄生虫感染中，以慢性炎症细胞浸润为主，累及蛛网膜下腔或脑实质
- 脑实质真菌和寄生虫感染形成的脑炎可能进展成脑脓肿（取决于宿主的免疫反应）
- 由于菌丝侵犯血管，曲菌病可引起出血性坏死
- 在Whipple病，可见PAS阳性的巨噬细胞聚集

特殊染色和免疫组织化学

- 微生物特殊染色，例如Gram、PAS、GMS、AFB和Fite染色
- 选择性抗原免疫组织化学检查，例如疱疹病毒、弓形虫

其他诊断技术

- 脑脊液或坏死脑组织培养
- 应用DNA或RNA探针的原位杂交或PCR技术，检测脑脊液或组织中的病毒、分枝杆菌、密螺旋体（Lyme病）、惠氏托菲利马菌

鉴别诊断

▌结节病
- 仅在少数情况下累及中枢神经系统，通常局限于脑膜
- 以非干酪性肉芽肿为特征
- 病原微生物特殊染色呈阴性

▌非感染性血管炎
- 无病原微生物被发现
- 炎症可能主要位于血管壁

▌非特异性自身免疫性脑脊髓炎
- 与自身免疫性疾病有关
- 类固醇治疗有效是其特征

▌副肿瘤性脑炎

- 副肿瘤性脑炎（paraneoplastic encephalitis）的临床症状和体征的出现可能先于肿瘤的诊断
- 以血管周围淋巴细胞浸润和小胶质细胞结节为特征
- 需要分析脑脊液中相关的抗体（例如抗 -Hu 抗体、抗 -Jo 抗体）

提要

- 病毒性或细菌性脑膜炎患者一般不需要进行脑活检；伴有脑炎临床特征时，可行活检以分离病原体并排除血管炎或脱髓鞘疾病
- Cowdry A 型包涵体通常仅见于疱疹病毒感染的最初几天；随后只能看到脑炎的非特异性表现

精选文献

Scaravilli F, Bazille C, Gray F: Neuropathologic contributions to understanding AIDS and the central nervous system. Brain Pathol 17:197-208, 2007.

Davis LE, DeBiasi R, Goade DE, et al: West Nile virus neuroinvasive disease. Ann Neurol 60:286-300, 2006.

Gyure KA: Infections. In Prayson RA, Goldblum JR (eds): Neuropathology. Philadelphia, Elsevier, 2005, pp 287-338.

Kleinschmidt-DeMasters BK, Gilden DH: The expanding spectrum of herpesvirus infections of the nervous system. Brain Pathol 11:440-451, 2001.

进行性多灶性白质脑病 Progressive Multifocal Leukoencephalopathy

临床特征

- 脱髓鞘疾病一般见于免疫缺陷患者，例如 AIDS、血液恶性肿瘤或器官移植
- 由乳多空病毒感染少突细胞引起，形成局灶性脱髓鞘区域
- 患者表现为视力缺陷、人格改变（痴呆）和运动障碍
- 一般为多灶性；如为单发性，CT 或 MRI 检查可能酷似肿瘤
- CT 和 MRI 检查显示脑白质病变，没有肿块效应；最常累及枕叶；典型者没有增强表现

大体病理学

- 白质内大小不一的、斑片状的软化和脱色区域

组织病理学

- 血管周围可见少量淋巴细胞和中到大量的巨噬细胞

- 在脱髓鞘区域内，可见反应性胶质细胞增生，少突胶质细胞和星形细胞呈现较为明显的核的非典型性（可能酷似胶质细胞肿瘤）
- 被感染的胶质细胞（主要为少突胶质细胞和星形细胞）具有诊断意义，细胞核大，玻璃样，深染，圆形；最好在病灶边缘寻找

特殊染色和免疫组织化学

- JC 病毒免疫染色被感染的细胞阳性
- Klüver 染色显示脱髓鞘区域
- 神经细丝染色显示保存相对完好的轴索；病变中心轴索可能缺失

其他诊断技术

- 电子显微镜检查：特征性的核内包涵体，由杆状和球状的病毒颗粒组成

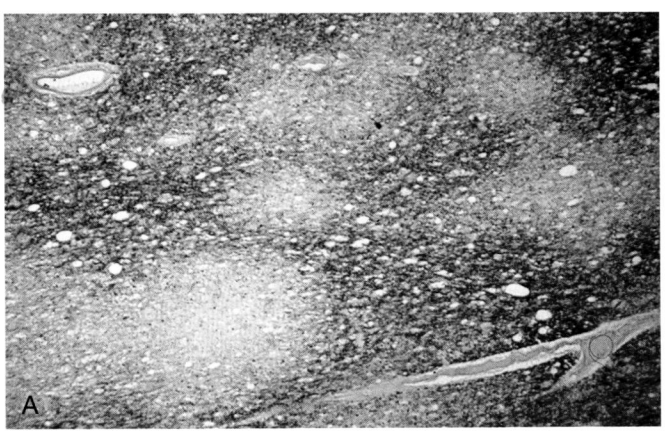

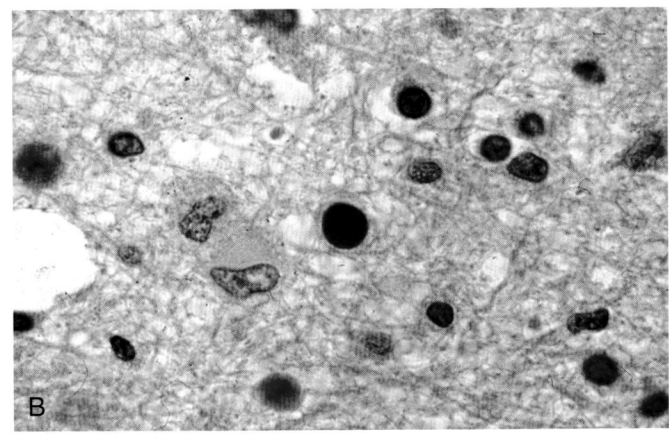

图 19-30　**进行性多灶性白质脑病。** A，低倍镜下显示多发性、不规则的脱髓鞘区域（髓磷脂染色）。B，显微照片中心可见少突胶质细胞核内典型的包涵体。

- 脑脊液或组织标本 JC 病毒 DNA 原位杂交可以确定诊断

鉴别诊断

■ 恶性胶质瘤（星形细胞瘤或少突胶质瘤）
- 缺乏巨噬细胞成分、脱髓鞘区域、炎症和包涵体
■ 多发性硬化症
- 可能出现诊断上的困难
- 见不到具有特征性包涵体的少突胶质细胞
- JC 病毒免疫组织化学染色和原位杂交阴性

提要

- 进行性多灶性白质脑病与免疫抑制患者 JC 病毒再次活化有关
- JC 病毒是一种多瘤病毒，认为多数患者是在年轻时获得的，长期持续潜伏于肾
- 进行性多灶性白质脑病具有侵袭性的临床经过，通常在数月内死亡
- 新近已有几项报告指出，多发性硬化症和 Crohn 病患者经用 natalizumab（一种抗 α_4 整合素的单克隆抗体）治疗后可能发生进行性多灶性白质脑病

精选文献

Kleinschmidt-DeMasters BK, Tyler KL: Progressive multifocal leukoencephalopathy complicating treatment with Natalizumab and Interferon Beta-1a for multiple sclerosis. N Engl J Med 353:369-374, 2005.

Koralnik IJ, Schellingerhout D, Frosch MP: Case 14-2004: A 66-year-old man with progressive neurologic deficits. N Engl J Med 350:1882-1893, 2004.

Weber T, Major EO: Progressive multifocal leukoencephalopathy: Molecular biology, pathogenesis and clinical impact. Intervirology 40:98-111, 1997.

Aksamit AJ Jr: Progressive multifocal leukoencephalopathy: A review of the pathology and pathogenesis. Microsc Res Tech 32:302-311, 1995.

脱髓鞘疾病　Demyelinating Diseases

临床特征

■ 多发性硬化症
- 症状和体征明显不同：视力症状、瘫痪、共济失调、运动和感觉障碍、视神经炎、膀胱和肠道功能障碍
- 时间和空间上呈典型的弥散性
- 发病年龄广泛：15 ~ 55 岁

- 女性较常受累
- 斑块常位于侧脑室附近：视觉通路、小脑和脊髓也常受累
- 大的斑块引起明显的肿块效应，放射学检查可能酷似脑肿瘤
■ Marburg 型多发性硬化症（急性多发性硬化症）
- 引起关注的罕见的亚型，因其具有侵袭性的经过
- 通常于发病后 1 ~ 6 个月死亡
- 通常累及大脑半球；大的融合性病变
■ Baló 同心圆性硬化症
- 通过脱髓鞘同心圆和有髓鞘的白质不相连加以鉴别，在某些情况下，这些同心圆在 MRI 和显微镜下可以看到
- 临床表现类似于 Marburg 型多发性硬化症
■ Devic 病（视神经脊髓炎）：主要累及视神经和脊髓

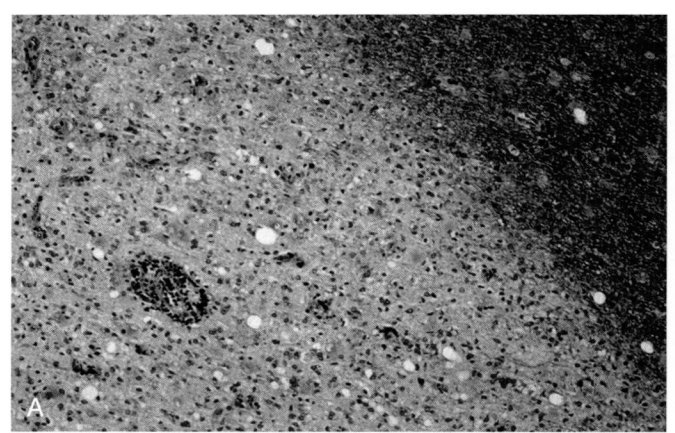

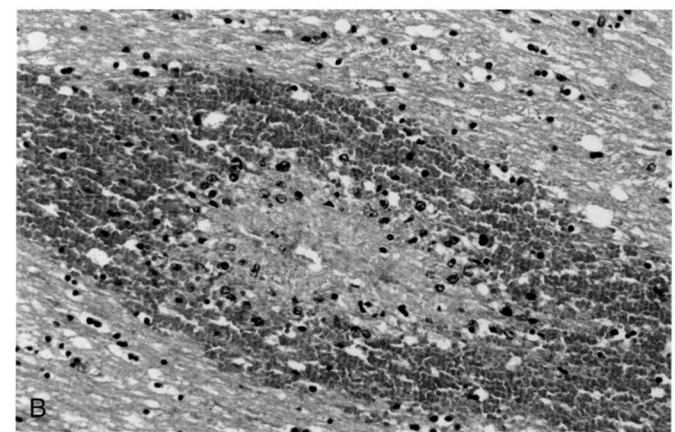

图 19-31　**A，多发性硬化症。** 多发性硬化症活动性斑块的边缘显示髓鞘、巨噬细胞，反应性星形细胞和血管周围的淋巴细胞突然丧失（髓鞘染色）。**B，急性出血性脑白质炎。** 坏死血管周围可见明显的急性脑实质出血区域。

- 发病机制可能不同于多发性硬化症
- 与血清自身抗体 NMO-IgG 有关
▎急性脱髓鞘性脑脊髓炎
- 见于儿童和成人
- 急性脱髓鞘疾病，通常为单相性，可伴随或发生在感染或疫苗接种之后；无明确诱因也可发病
- 急性表现为神经症状：共济失调、头痛和无力
▎急性出血性脑白质炎（Hurst 病）
- 被认为是急性脱髓鞘性脑脊髓炎的一种超急性类型
- 临床表现：发热、恶心、呕吐、局灶性神经症状和癫痫发作
- 进展为昏迷后死亡，或愈后重残

大体病理学

▎多发性硬化症
- 界限清楚的斑块，粉红至灰色的凝胶样病变
- 斑块常位于脑室周围
▎急性脱髓鞘脑脊髓炎
- 病变通常位于双侧大脑白质和脑干
▎急性出血性脑白质炎
- 脑肿胀
- 白质出现散在的出血点和坏死灶

组织病理学

▎多发性硬化症
- 散在分布的活动性斑块，病变富于细胞，主要由巨噬细胞和反应性胶质细胞组成
- 巨噬细胞具有圆形均一的细胞核，空泡状或颗粒状胞质（含有髓磷脂碎片），细胞边界清楚
- 偶见核分裂象（在星形细胞被称为 Creutzfeldt 细胞）
- 活动性病变可见明显的血管周围淋巴细胞（主要是 T 细胞）套袖
- 不活动的斑块细胞数量减少，可见原纤维性星形细胞增生和少量巨噬细胞
- Marbug 亚型在脱髓鞘斑块内可见富含 Luxol 固蓝的巨噬细胞
- Baló 同心圆性硬化症亚型髓鞘染色显示，有髓鞘和无髓鞘的白质带交错出现
- Devic 病：病变破坏明显，可形成空洞，含有丰富的巨噬细胞和炎症细胞，除髓鞘脱失外还有轴索缺失
▎急性脱髓鞘性脑脊髓炎

- 以灶状脱髓鞘病变为特征，通常发生在静脉周围或小静脉周围
- 大量充满脂质的巨噬细胞和血管周围单核细胞浸润
- 所有病变均显示类似的活性或时相
▎急性出血性脑白质炎
- 白质血管纤维素样坏死，伴有周边出血、脱髓鞘或坏死
- 中性粒细胞和淋巴细胞环绕血管

特殊染色和免疫组织化学

- Luxol 固蓝和 PAS 染色显示散在的脱髓鞘区域和突出含有髓磷脂碎片的巨噬细胞（Luxol 固蓝阳性碎片意味着急性病变，PAS 阳性碎片意味着亚急性病变）
- 神经细丝：显示脱髓鞘区域轴索相对保留

其他诊断技术

- 电子显微镜检查：髓鞘崩解并被巨噬细胞吞噬、脱髓鞘的轴索、少数少突胶质细胞和炎症细胞

鉴别诊断

▎脑梗死
- 通常为急性症状
- 组织学特征不同，取决于梗死的时限
- 神经细丝免疫染色显示轴索缺失等同于髓鞘缺失
▎进行性多灶性白质脑病
- 一般见于免疫缺陷患者
- 胶质细胞具有特征性的核内包涵体
- JC 病毒的免疫组织化学检查和原位杂交可明确诊断
▎星形细胞瘤
- 看不到脱髓鞘性疾病特有的巨噬细胞成分
- 缺乏脱髓鞘区域
- 血管周围没有淋巴细胞
▎脑白质营养不良
- 肾上腺脑白质营养不良或肾上腺脊髓神经病
  — 炎症细胞的出现可能导致与多发性硬化症混淆
  — 临床特征不同于多发性硬化症
  — 病变为弥漫性，而不是局灶斑块状
  — 血浆中长链脂肪酸水平升高
- 其他脑白质营养不良
  — 常为遗传性，具有特征性的临床表现

— 病变为弥漫性，而不是局灶斑块状

— 形态学所见也可能具有特征性（异染性物质沉积或球样细胞）

提要

- 多发性硬化症的孤立性斑块放射学检查类似于肿瘤（肿胀性多发性硬化症），促使进行病变活检
- 急性脱髓鞘性脑脊髓炎，多数患者最终症状消失，髓鞘再生而痊愈
- 急性出血性脑白质炎，死亡率极高

精选文献

Love S: Demyelinating diseases. J Clin Pathol 59:1151-1159, 2006.

Kleinschmidt-DeMasters BK, Simon JH: Dysmyelinating and demyelinating disorders. In Prayson RA, Goldblum JR (eds): Neuropathology. Philadelphia, Elsevier, 2005, pp 181-222.

Lucchinetti CF, Brueck W, Rodriguez M, Lassmann H: Multiple sclerosis: Lessons from neuropathology. Semin Neurol 18:337-349, 1998.

Zagzag D, Miller DC, Kleinman GM, et al: Demyelinating disease versus tumor in surgical neuropathology: Clues to a correct pathologic diagnosis. Am J Surg Pathol 17:537-545, 1993.

痴呆　Dementia

临床特征

▎ Alzheimer 病

- 痴呆最常见的原因
- 可见于任何年龄的成人；老年是一个重要的危险因素
- 患者表现为记忆力丧失和认知障碍；病程进展，持续数年

▎ Lewy 小体痴呆

- 患者表现为认知障碍，伴有明显的行为异常、幻觉和波动性的临床经过，随后出现 Parkinson 病的症状和体征

▎ 血管性痴呆

- 血管性痴呆的病理学基础尚未确定
- 脑部出现梗死对认知起到决定性的作用；灰质深部（皮质少见）或白质出现多发性陷窝梗死以及多发性大的梗死均可引起痴呆
- 多发性白质梗死常与高血压有关，称为皮质下动脉硬化性脑白质病（Binswanger 病）

- 临床经过比 Alzheimer 病更不稳定：通常表现为相对急性起病，病情有逐步进展和波动的趋势
- 伴有皮质下梗死和白质脑病的脑常染色体显性遗传性动脉病（CADASIL）
  — 遗传性（常染色体显性）卒中导致痴呆的最常见的类型
  — MRI 检查白质出现特征性的高信号
  — 首发卒中年龄广泛：28 ~ 60 岁

▎ Creutzfeldt-Jakob 病

- 认为是由一种被称为朊粒（prion）的蛋白性感染颗粒引起的
- 典型的非家族性患者迅速进展为痴呆，伴有肌阵挛和共济失调
- 脑电图的特征为出现周期性尖锐复合波

▎ 额颞叶退行性变

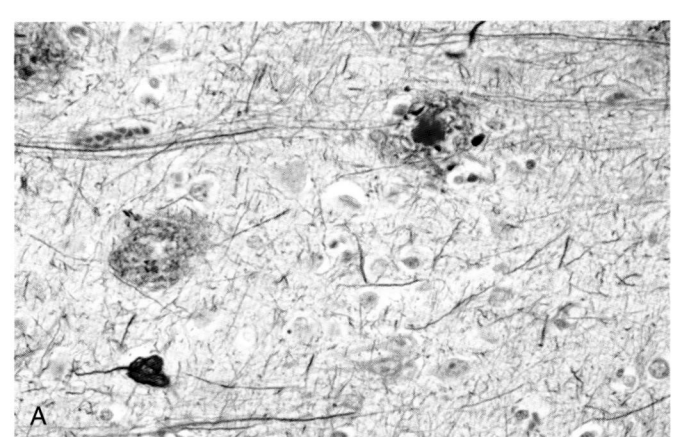

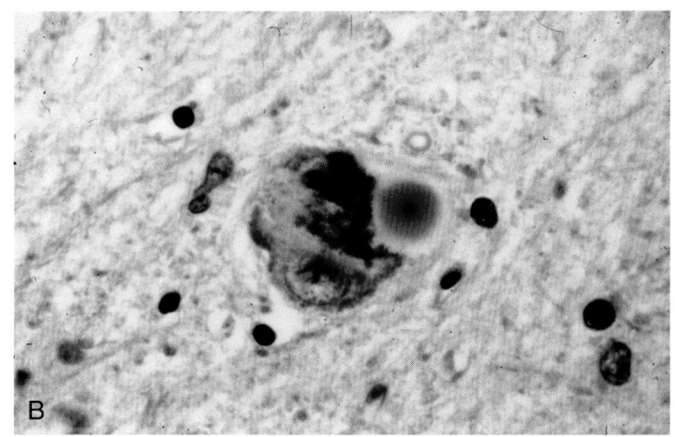

图 19-32　A, Alzheimer 病。大脑皮质中的一个神经斑，弥漫性斑块和神经原纤维缠结（改良 Bielschowsky 染色）。B, Parkinson 病。色素沉着性黑质神经元胞质中含有典型的 Lewy 小体。注意嗜酸性小体周围有空晕环绕。

- 额颞叶退行性变是一个总称，包括几种神经退行性疾病，其中累及额颞叶的病理改变最为严重
- 额颞叶退行性变包括以下疾病：额颞叶痴呆与连锁 17 号染色体的 Parkinson 综合征（FTDP-17）、Pick 病（PiD）、伴有泛素（ubiquitin）阳性沉积物的额颞叶退行性变、伴有或不伴有运动神经元疾病（FTLD-U, FTLD-MND）、缺乏独特组织学改变的痴呆（DLDH）、进行性核上性麻痹（PSP）以及皮质基底退行性变（CBD）；这些疾病的详细讨论超出了本章的范围
- 临床表现通常为语言或行为改变；也可出现运动无力、眼球运动异常和椎体外系体征

大体病理学

- Alzheimer 病
  - 脑重量减轻
  - 脑回萎缩，主要影响额叶、颞叶和顶叶
  - 侧脑室通常增大，尤其是颞角
- Lewy 小体痴呆
  - 黑质和蓝斑色素明显脱失
  - 皮质通常弥漫性萎缩和脑室增大
- 血管性痴呆
  - 由不同大小和不同部位（皮质、皮质下）的多发性脑梗死引起
  - 多发性白质梗死提示皮质下动脉硬化性白质脑病或伴有皮质下梗死和白质脑病的脑常染色体显性遗传性动脉病
- Creutzfeldt-Jakob 病
  - 脑皮质或小脑轻度萎缩
- 额颞叶退行性变
  - 在 FTDP-17、PiD、FTLD-U 和 FTLD-MND：额颞叶皮质萎缩，常常伴有前基底神经节萎缩
  - 在 CBD，可见 Roland 区周围皮质萎缩和黑质苍白
  - 在 PSP，可见黑质苍白以及中脑、丘脑下核和小脑脚萎缩

组织病理学

- Alzheimer 病
  - 可见两种特征性的组织学病变
    - 神经原纤维缠结：神经元内胞质原纤维聚集，在相关的皮质区和颞叶正中（皮质内嗅区和海马）特别明显

- 呈火焰形或球形，取决于是位于皮质或皮质下
    - 老年斑：遍及整个脑皮质；在皮质下灰质和小脑密度较低
      - 多种亚型
      - 弥漫性斑块，含有 Aβ 蛋白
      - 由 Aβ 蛋白和 tau 蛋白组成的神经性斑块
- Lewy 小体痴呆
  - 皮质 Lewy 小体
    - 嗜酸性胞质内圆形包涵体，没有空晕
    - 见于皮质下层，前扣带回和海马回周围特别明显
  - Lewy 小体也可见于色素核（最常见于黑质），由受累神经元胞质内嗜酸性包涵体组成，周围有透明空晕
- 血管性痴呆
  - 不同阶段的缺血坏死；急性（嗜酸性神经元和水肿）到陈旧性（伴有胶质瘢痕的囊腔）
  - 当出现多发性陷窝时，小动脉硬化一般很严重
  - 伴有皮质下梗死和白质脑病的脑常染色体显性遗传性动脉病：由于与白质梗死相关性嗜酸性颗粒状物质（PAS 阳性）沉积，导致动脉壁增厚
- Creutzfeldt-Jakob 病
  - 伴随神经元缺失和星形细胞增生的海绵状变性，见于受累的灰质；一般不累及白质；无炎症细胞
  - 大约 10% 的病例小脑内可见朊粒淀粉样斑
  - 家族性朊粒病（Gerstmann-Sträussler-Scheinker 病）可见新皮质内斑块和神经原纤维缠结
- 额颞叶退行性变
  - FTDP-17、FTLD-U、FTLD-MND：各种额叶和颞叶可见不同程度的神经元缺失和星形细胞增生；基底节和黑质可见神经元缺失
  - PiD：额颞叶重度神经缺失和胶质细胞增生，伴有 Pick 小体和 Pick 细胞
  - PSP：黑质、丘脑下核、齿状核以及其他深部灰质和脑干核神经元缺失
  - CBD：黑质、基底节以及皮质的运动和感觉神经神经元缺失

特殊染色和免疫组织化学

- Alzheimer 病
  - Bielschowsky 银染色辨认神经原纤维缠结和神经斑

- Aβ 抗体辨认神经斑的淀粉样成分；tau 抗体辨认神经斑和神经原纤维缠结

■ Lewy 小体痴呆
  - α-Synuclein 抗体辨认皮质和皮质下的 Lewy 小体

■ 血管性痴呆
  - Klüver 和神经细丝免疫染色可评估白质
  - 伴有皮质下梗死和脑白质病的脑常染色体显性遗传性动脉病（CADASIL）：免疫组化染色可见颗粒状嗜酸性沉积物

■ Creutzfeldt-Jakob 病
  - 朊粒蛋白免疫组化染色阳性

■ 额颞叶退行性变
  - FTDP-17：沉积物 tau 阳性
  - PiD：Pick 小体（胞质内神经元包涵体）银染色和 tau 染色阳性；Pick 细胞（气球样神经元）神经细丝阳性
  - FTLD-U 和 FTLD-MND：神经元核和胞质沉积物、营养不良性轴索和胶质细胞胞质内包涵体 TDP-53 和泛素（ubiquitin）染色均呈阳性
  - DLDH：无阳性包涵体
  - PSP：可见多种 tau 蛋白阳性的结构；最明显的是神经纤维缠结和星形胶质细胞丛生
  - 皮质延髓的退行性变（CBD）：可见多种 tau 蛋白阳性的结构；最明显的是星形细胞斑和羽毛样突起

其他诊断技术

■ Alzheimer 病
  - 早发性家族性 Alzheimer 病可见几种基因突变
    — 淀粉样物前体蛋白（21 号染色体）
    — 早老素（presenilin）1（14 号染色体）
    — 早老素 2（1 号染色体）

■ 血管性痴呆
  - 伴有皮质下梗死和白质脑病的脑常染色体显性遗传性动脉病（CADASIL）
    — 经皮活检的脑或血管超微结构检查显示特异性的颗粒状嗜锇性物质沉积，在邻近变质的动脉平滑肌细胞的基底膜上更加明显
    — 细胞遗传学：19 号染色体上的 Notch 3 基因突变

■ Creutzfeldt-Jakob 病
  - 蛋白质印迹技术用于检测抵抗蛋白酶的朊粒蛋白质
  - 遗传学分析用于检测朊粒蛋白基因突变

■ 额颞叶退行性变
  - FTDP-17：17 号染色体上的 tau 基因突变
  - FTLD-U：颗粒蛋白前体基因突变、含有缬酪肽的蛋白突变、9q 染色体连锁

鉴别诊断

■ Kufs 病（成人性神经元蜡样脂褐素沉积症）
  - 罕见的贮积性疾病，累及成人的中枢神经系统
  - 发病年龄大约为 30 岁
  - 伴有痴呆的慢性进行性疾病；某些患者出现肌阵挛性癫痫和共济失调，而另外一些患者出现行为和运动障碍
  - 过多的脂褐素样物质在神经元和胃肠道内沉积

■ 海绵状态（status spongiosus）
  - 海绵状态可能被误诊为海绵状变性的 Creutzfeldt-Jakob 病
  - 见于急性梗死和神经变性性疾病的末期
  - 空泡主要位于细胞周围，而不是神经纤维网或神经元内

提要

- Alzheimer 病的生前诊断主要依靠临床症状；确定诊断只能依靠组织学检查
- 临床表现不典型的痴呆，多半需要活检
- 在朊粒病，病原体抗福尔马林固定；建议在处理、包埋和切片前用甲酸固定组织以降低组织的传染性
- 如果临床有痴呆病史，重要的是要对部分脑活检组织进行快速冰冻，以便有可能进行遗传学和生物化学的研究

精选文献

Cairns NJ, Bigio EH, Mackenzie IRA, et al: Neuropathologic diagnostic and nosologic criteria for frontotemporal lobar degeneration: Consensus of the consortium for frontotemporal lobar degeneration. Acta Neuropathol 144:5-22, 2007.

Cochran EJ: Neurodegenerative diseases. In Prayson RA, Goldblum JR (eds): Neuropathology. Philadelphia, Elsevier, 2005, pp 223-286.

Kalimo H, Ruchous M-M, Viitanen M, Kalaria RN: CADASIL: A common form of hereditary arteriopathy causing brain infarcts and dementia. Brain Pathol 12:371-384, 2002.

McKeith IG, Galaski D, Kosaka K, et al: Consensus guidelines for the clinical and pathologic diagnosis of dementia with Lewy bodies (DBL): Report of the consortium on DBL international workshop. Neurology 47:1113-1124, 1996.

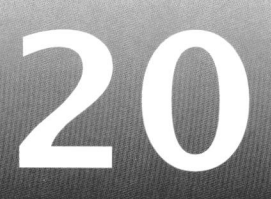

Michael J. Davis 和 Richard J. Grostern 著
石　峥　回允中　译

20 眼和眼眶
Eye and Orbit

成人眼病变 Adult Ocular Lesions

外眼病变 External Lesions

结膜恶性黑色素瘤
Malignant Melanoma of the Conjunctiva

临床特征

- 通常为色素性（也可以为无黑色素性）隆起病变，可发生于结膜的任何部位
- 通常可以活动，但是可以固定于巩膜
- 边缘不清
- 肤色较深的人罕见
- 在美国发病率有所增加

大体病理学

- 没有帮助

组织病理学

- 混合的细胞类型，包括小的多角形细胞、梭形细胞、上皮样细胞和气球样细胞
- 正常极性丧失
- 肿瘤细胞侵犯表面上皮
- 如果来源于痣，则可有上皮囊肿
- 病变的基底常见炎症
- 类似于皮肤浅表播散性黑色素瘤

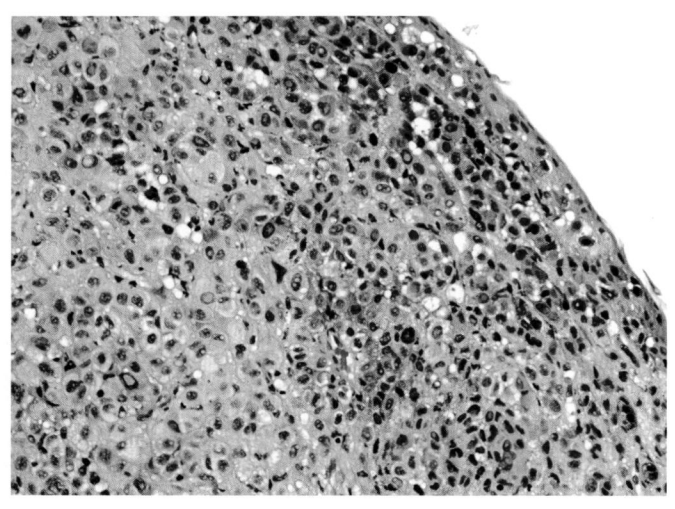

图 20-1 结膜黑色素瘤。这个结膜黑色素瘤中可见许多多角形和梭形细胞。

特殊染色和免疫组织化学

- S-100 蛋白呈阳性（特异性低）
- 黑色素瘤对 HMB-45 抗原的敏感性低，但较高特异性；可以用来区分良性与恶性病变
- S-100 蛋白和 NK1/C3 标记物可以用于确定病变范围

其他诊断技术

- 没有帮助

鉴别诊断

▌ 原发性获得性黑变病
- 原发性获得性黑变病（primary acquired melanosis，PAM）是结膜特有的疾病；相当于皮肤原位黑色素瘤
- PAM 通常缺乏核分裂象，但具有不同程度的非典型性

▌ 痣
- 先天性病变，不增大
- 只有到成年期才有可能出现色素沉着
- 大约 50% 的病例组织病理学检查可见囊肿

▌ 继发性黑色素瘤
- 转移来自皮肤或眼色素层
- 眼内色素层黑色素瘤的直接蔓延

▌ 种族性（先天性）眼黑变病
- 种族性（先天性）眼黑变病见于重度色素沉着的个体
- 组织病理学检查完全呈良性表现

提要

- 2/3 来自先前存在的原发性获得性黑变病；1/3 原位发生或来自先前存在的痣
- 厚度可以预示预后：< 1.5mm，预后良好；> 1.5mm，多半死于转移
- > 2mm 的黑色素瘤，应该考虑进行前哨淋巴结活检（耳前和颈深淋巴结）
- 可能无需应用 Breslow 和 Clark 分期

精选文献

Kurli M, Finger PT: Melanocytic conjunctival tumors. Ophthalmol Clin N Am 1815-1824, 2005.

Seregard S: Conjunctival melanoma. Surv Ophthalmol 42:321-350, 1998.

Liesegang TJ: Pigmented conjunctival and scleral lesions. Mayo Clin Proc 69:151-161, 1994.

结膜原发性获得性黑变病
Primary Acquired Melanosis of the Conjunctiva

临床特征

- 获得性单侧弥漫性或斑块状色素沉着
- 较常见于白人
- 可以发生于角膜的任何部位
- 能够自由活动
- 边界不清，伴有粉尘状色素沉着
- 发病的平均年龄为 40 岁 ～ 50 岁
- 可能恶变为黑色素瘤

大体病理学

- 没有帮助

组织病理学

- 通常分为不伴有非典型性的 PAM 和伴有非典型性的 PAM
- 范围从不伴有非典型性黑色素细胞的轻度上皮（上皮细胞）色素沉着过多，到出现深部非典型性黑色素细胞簇（与恶性黑色素瘤有交叉），通

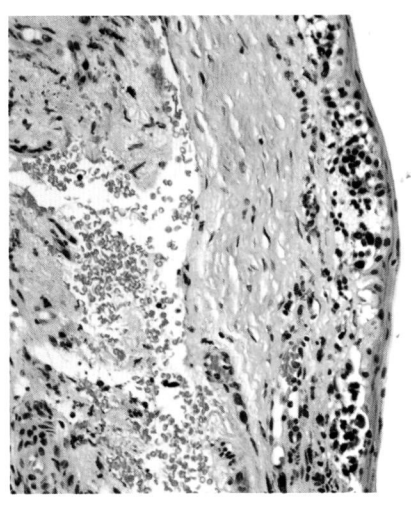

图 20-2 结膜原发性获得性黑变病。 结膜上皮深层大部被非典型黑色素细胞取代。

- 常排列成 Paget 样结构
- 核仁突出（在非典型性病变中）
- 缺乏见于痣和一些黑色素瘤的上皮性囊肿
- 可以排列成巢，出现成巢结构可能提示预后不良
- 类似于皮肤的原位黑色素瘤

特殊染色和免疫组织化学

- HMB-45 免疫染色可能有助于区分良性和恶性病变

其他诊断技术

- 没有帮助

鉴别诊断

- 结膜黑色素瘤（见"结膜恶性黑色素瘤"）
  - 非典型性比 PAM 明显
  - 正常极性丧失，伴有核分裂象
  - 黑色素细胞侵犯表面上皮或其下间质
- 结膜痣
  - 细胞总是排列成巢
  - 良性表现
  - 先天性
  - 邻近的上皮细胞缺乏色素沉着
- 种族性黑变病（racial melanosis）
  - 为双侧性的
  - 发生于肤色较深的人
- 色素沉着性乳头状瘤
  - 良性乳头状瘤性病变，伴有单层基底细胞色素沉着
  - 缺乏恶性特征
- 药物沉积（缘于应用肾上腺素的肾上腺色素颗粒）
- 睫毛膏沉着（无意和有意造成角膜染色）

提要

- 如果非典型性黑色素细胞位于上皮的基底层，则恶性变的机会大约为 46%；如果黑色素细胞以 Paget 样方式侵犯上皮或在深部排列成巢，则恶变的机会明显增加（75% ～ 90%）
- 一些作者提倡所有 PAM 病变均应进行活检；而另外一些作者提倡仅在证实有肿物生长或有明显增厚时才进行活检

精选文献

Kurli M, Finger PT: Melanocytic conjunctival tumors. Ophthalmol

Clin N Am 1815-1824, 2005.

Liesegang TJ: Pigmented conjunctival and scleral lesions. Mayo Clin Proc 69:151-161, 1994.

Jakobiec FA, Folberg R, Iwamoto T: Clinicopathologic characteristics of premalignant and malignant melanocytic lesions of the conjunctiva. Ophthalmology 96:147-166, 1989.

翼状胬肉和睑裂斑
Pterygium and Pinguecula

临床特征

- 巩膜（睑裂斑）或巩膜和角膜（翼状胬肉）上方眼表面的肉样肥大性病变
- 通常位于眼球鼻侧，偶尔位于颞侧，通常为双侧性

大体病理学

- 没有帮助

组织病理学

- 固有质嗜碱性（弹性组织或光化性）变性
- 其上上皮可能有棘层增厚、角化不良或正常角化
- 两者组织病理学检查相似，但是翼状胬肉侵犯角膜表面，而睑裂斑则不侵犯角膜

特殊染色和免疫组织化学

- 没有帮助

现代诊断技术

- 没有帮助

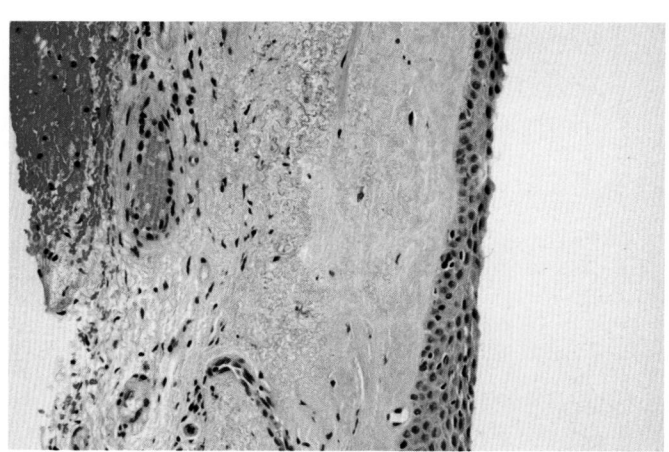

图 20-3　翼状胬肉和睑裂斑。结膜上皮伴有其下光化性（弹性组织）变性。

鉴别诊断

- 结膜和角膜鳞状细胞癌（浸润癌或原位癌）
  - 翼状胬肉和睑裂斑缺乏异型增生，容易鉴别
- 假性翼状胬肉是从前穿通伤伴有表面瘢痕形成造成的

提要

- 常常可以活动，切除后常常复发
- 如果切除加上结膜自体移植，则复发机会较少

精选文献

Robin JB, Schanzlin DJ, Verity SM, et al: Peripheral corneal disorders (review). Surv Ophthalmol 31:1-36, 1986.

结膜和角膜鳞状细胞癌
Squamous Cell Carcinoma of the Conjunctiva and Cornea

临床特征

- 凝胶状，伴有表面血管
- 乳头状或白斑性病变
- 通常发生在角膜缘睑间裂隙，蔓延至角膜中心
- 增厚的，界限清楚的区域

大体病理学

- 没有帮助

组织病理学

- 上皮被非典型性多形性上皮细胞取代
- M 核分裂象常见
- 通常停留于上皮内 [原位癌，也称为结膜或角膜上皮内肿瘤形成（CIN）]，偶尔侵犯较深的结构，包括眼球
- 浸润性结膜鳞状上皮癌有三种类型
  - 梭形细胞：与成纤维细胞难以区分的梭形细胞
  - 黏液表皮样癌：可见分泌黏液的细胞
  - 腺样鳞状细胞癌：细胞外可见透明质酸，但是没有细胞内黏液；侵袭性的，可能侵犯眼球和眼眶

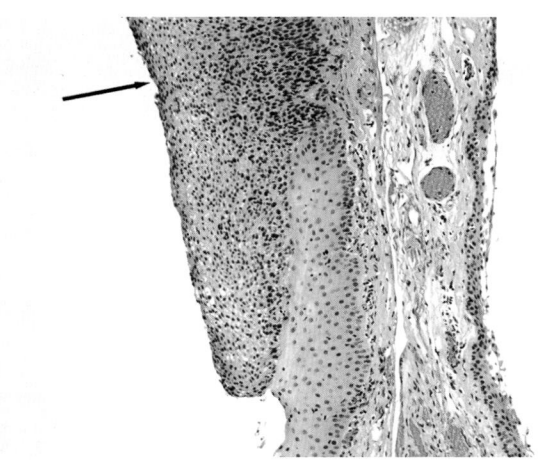

图 20-4 **鳞状细胞癌**。非角化性结膜上皮伴有结膜上皮内肿瘤形成。上面箭头所示为异型增生的部位，与正常表现的角膜（下面箭头所示）有明显的分界线。

- 很少转移

特殊染色和免疫组织化学

- 没有帮助

其他诊断技术

- 没有帮助

鉴别诊断

▪ 皮脂腺癌
- 结膜和眼睑皮脂腺癌比鳞状细胞癌常见
- 异型增生相似，但易于出现较为恶性的表现，大部分细胞有胞质内空泡形成（皮脂腺分化）
- 可能是鳞状细胞癌的较为恶性的亚型
▪ 翼状胬肉和睑裂斑
- 翼状胬肉和睑裂斑没有异型增生
▪ 鳞状上皮乳头状瘤
- 典型的指样突起伴有纤维血管轴心
- 常见杯状细胞
- 常常与人乳头状瘤病毒（HPV）有关
▪ 嗜酸细胞腺瘤（oncocytoma）
- 罕见的泪阜肿瘤
- 内衬增生上皮的囊腔
▪ 脂质皮样囊肿（lipodermoid）
- 先天性病变，具有典型的临床表现
- 组织病理学检查类似于皮样囊肿

提要

- 日光的紫外线辐射是主要病原学因素
- HPV 和人免疫缺陷病毒（HIV）感染也是病原学因素
- 在切除之前通常已经确诊
- 可能复发，但如果原发性肿瘤是原位癌，则通常停留在原位

精选文献

Pe'er J: Ocular surface squamous neoplasia. Ophthalmol Clin N Am 18:1-13, 2005.
Robin JB, Schanzlin DJ, Verity SM, et al: Peripheral corneal disorders (review). Surv Ophthalmol 31:1-36, 1986.
Waring GO III, Roth AM, Ekins MB: Clinical and pathological descriptions of 17 cases of corneal intraepithelial neoplasia. Am J Ophthalmol 97:547-549, 1984.

皮脂腺癌
Sebaceous Gland Carcinoma

临床特征

- 常见于女性患者
- 常见于 60 ~ 80 岁的患者
- 占所有眼睑恶性肿瘤的 5%
- 是仅次于基底细胞癌的第二常见的眼睑肿瘤（比眼睑鳞状细胞癌常见）
- 表现各异，从类似于睑板腺囊肿的小的质硬的结节，到睑板弥漫性斑块样增厚，到单侧慢性弥漫性睑缘炎或结膜炎
- 总体死亡率大约为 20%
- 可以直接蔓延播散至邻近的结构（眼眶、鼻腔、鼻窦、颅腔内），或经由上皮内途径（Paget 样侵犯）播散，造成多发性原发性肿瘤的印象
- 来源于眼睑和结膜的皮脂腺，通常为睑板腺和睑缘腺（结膜穹窿的副泪腺）
- 较常见于上睑

大体病理学

- 没有帮助

组织病理学

- 具有皮脂腺分化的细胞构成不规则的分叶状肿

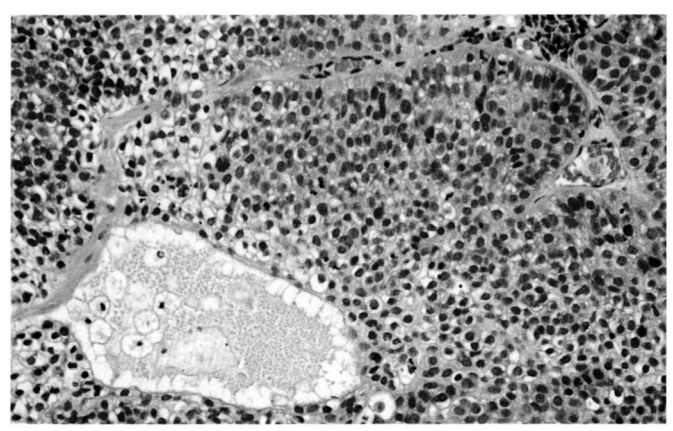

图 20-5　皮脂腺癌有典型的粉刺结构。许多细胞具有空泡状胞质，可见多数核分裂象。

块，皮脂腺分化显示有明显的胞质内空泡形成
- 核分裂象常见
- 核具有非典型性和多形性
- 从高分化到低分化（可能类似于间变性癌），表现各异
- 已经确认有四种组织学结构
  - 小叶状：肿瘤细胞形成界限清楚的小叶
  - 粉刺癌：大的小叶，伴有中心坏死灶
  - 乳头状：肿瘤细胞呈叶状分布，有时被误认为鳞状细胞癌或鳞状上皮乳头状瘤，但仔细检查可以发现皮脂腺分化
  - 混合性：上述三种结构混合存在
- 小的活检标本可以准确地辨认上皮内肿瘤，它可能表现为 Paget 样播散；通常提倡较为广泛的活检

特殊染色和免疫组织化学

- 冰冻切片脂肪染色可以显示许多细胞含有脂质
- 有经验的眼科病理医师不做冰冻切片常常也能作出诊断
- BRST1 标记物皮脂腺癌阳性，而基底细胞癌和鳞状细胞癌阴性

其他诊断技术

- 没有帮助

鉴别诊断

- 睑板腺炎
  - 活检表现为脂肪肉芽肿性炎

- 基底细胞癌
  - 仅仅通过直接蔓延播散（单病灶）
  - 缺乏皮脂腺分化
- 鳞状细胞癌
  - 组织病理学检查可能难于鉴别
  - 缺乏皮脂腺分化
  - 角化过度、角化不全、角蛋白包涵体和角化不良
- 皮脂腺腺瘤
  - 有时伴有内脏恶性肿瘤（Muir-Torre 综合征）
  - 孤立性的良性结节
  - 好发于眼眉和眼睑

提要

- 预后不良的指征是位于上眼睑，大小为 10mm 或更大，持续时间大于 6 个月，浸润性生长方式以及中度到低度皮脂腺分化
- 早期诊断和广泛局部切除治疗可以改善预后
- 有时称其为"大的伪装者"（the great masquerader），因为它可能类似于许多其他病变
- 可以见于经过眼眶放射治疗（例如治疗视网膜母细胞瘤）的较年轻的患者

精选文献

Shields JA, Demirci H, Marr BP, et al: Sebaceous carcinoma of the ocular region: A review. Surv Ophthalmol 50:103-122, 2005.

Burnier MN Jr, Burnier SV, Correia CP, et al: The immunohistochemical profile of sebaceous cell carcinomas of the eyelid. Presented at the Association for Research in Vision and Ophthalmology (ARVO), May 2000.

Kass LG, Hornblass A: Sebaceous carcinoma of the ocular adnexa. Surv Ophthalmol 33:477-490, 1989.

Rao NA, Hidayat AA, McLean IW, Zimmerman LE: Sebaceous gland carcinoma of the ocular adnexa: A clinicopathologic study of 104 cases with five-year follow-up data. Hum Pathol 13:113-122, 1982.

内眼病变　Internal Lesions

恶性黑色素瘤　Malignant Melanoma

临床特征

- 最常见的原发性眼内恶性肿瘤
- 普通人群发病率为每年每百万人 5 ～ 7 人
- 50 岁以上白人的发病率为每年每百万人 20 人
- 对于白人来说，终生的危险性为 1/2500

- 平均发病年龄为 51 ~ 60 岁
- 大约 1% 发生于 20 岁以下的患者
- 男性和蓝眼人略微常见
- 虽然有少数家族性发病的报道，但尚无已知的遗传成分
- 患者可以没有症状
- 患者可能有视力模糊的主诉，这是由于肿瘤直接累及黄斑，肿瘤产生的视网膜下液体造成视网膜剥离，玻璃体积血或肿瘤太大
- 见于眼底的隆起性病变，有时表面有橘黄色色素沉着
- 生长缓慢
- 前眼（睫状体）部位的黑色素瘤可能伴有部分性白内障

- 前眼（睫状体）肿瘤较难显现
- 前眼（睫状体）肿瘤可能表现为外部血管扩张（前哨血管）
- 前眼（睫状体）肿瘤的少数病例出现弥漫性生长方式：围绕睫状体 180° ~ 360°，通常称为环形黑色素瘤
- 脉络膜黑色素瘤可以为扁平和弥漫性的，较难作出临床诊断
- 超声检查显示实性肿瘤，伴有低至中度的内部反射影

大体病理学

- 脉络膜或睫状体的蘑菇形或圆顶形色素沉着性肿块

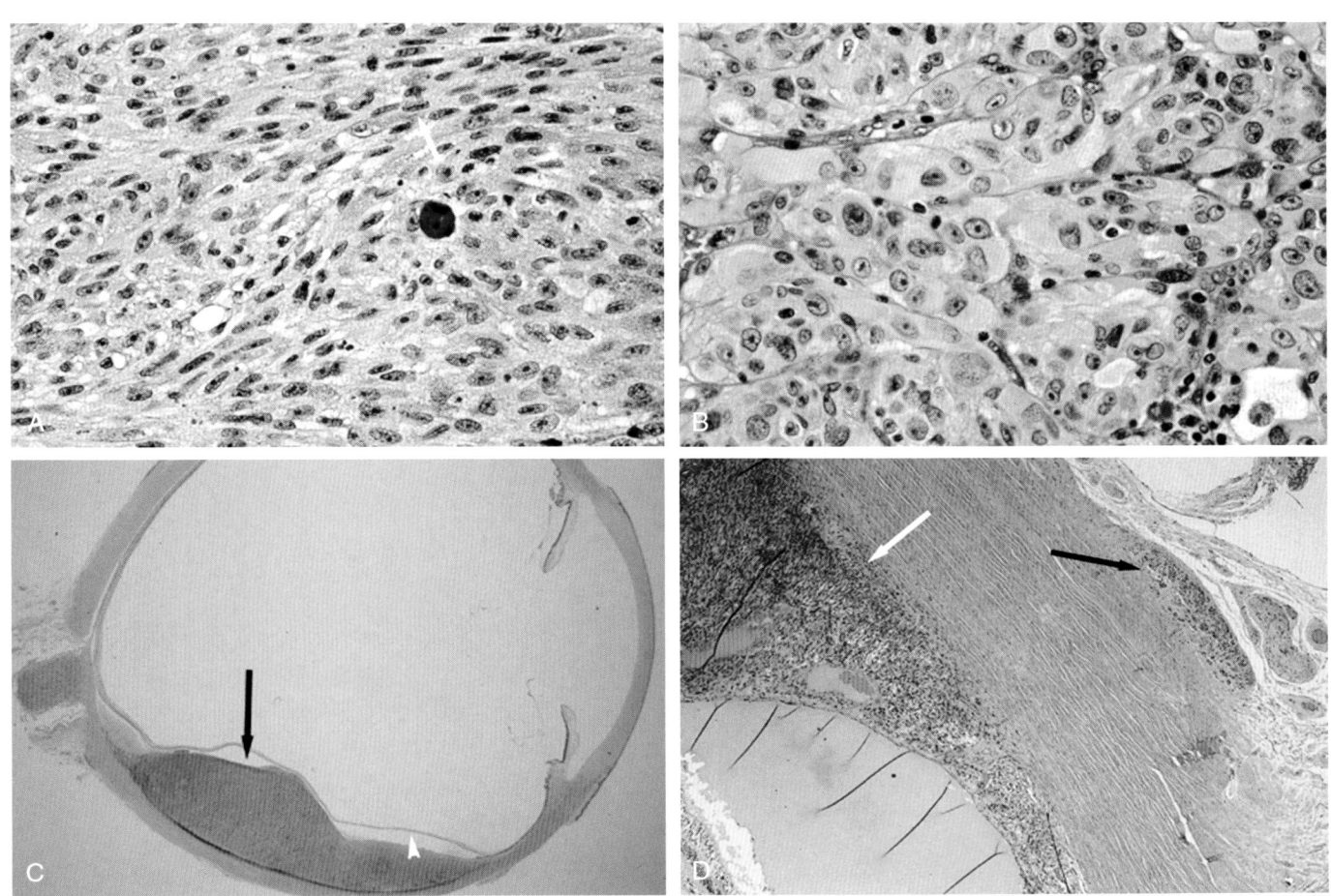

图 20-6 A，典型的梭形 B 细胞脉络膜黑色素瘤。白色箭头所示为一个梭形 A 细胞，而多数细胞为梭形 B 细胞。B，上皮样黑色素瘤。大的平坦的细胞伴有突出的核仁和明显的多形性。这种组织病理学表现是预后不良的指征。C，整个眼球的横切面，可见脉络膜黑色素瘤。黑箭头所示为视网膜（白箭头所示）下方圆顶形肿块。D，脉络膜黑色素瘤伴有眼外播散。脉络膜肿瘤用白箭头所示，眼外肿瘤如黑箭头所示。

- 当这些肿瘤发生于脉络膜时（不同于睫状体肿瘤），可能穿破其上的 Bruch 膜，延伸至视网膜下间隙（形成蘑菇形或领扣形结构）
- 大小和部位是重要的预后因素（＞1cm³ 和位于睫状体或累及视神经是预后差的指征）
- 可见巩膜外蔓延，通常通过具有涡状静脉的巩膜管；这也是一个重要的预后不良的指征
- 偶尔可以蔓延至结膜下间隙，从而被误认为是原发性结膜病变

组织病理学

- 大多数肿瘤可能来源于先前存在的脉络膜（不是视网膜色素上皮）痣；其余的为原位发生
- 细胞类型（最常应用 Callender 组织学分类）
  - 梭形细胞 A
    - 大约占黑色素瘤的 5%（第二不常见的类型）
    - 细胞高度黏着，细胞核呈梭形，中心有条纹状染色质（由核折叠引起）
    - 细胞界限不易辨认
    - 核分裂象罕见
    - 生存率高（＞90%）
    - 与恶性黑色素瘤相比，单纯性梭形细胞 A 肿瘤的行为更像痣
  - 梭形细胞 B
    - 常见的类型（大约占所有黑色素瘤的 35%～40%）
    - 肥胖的梭形细胞具有明显的核仁，但没有染色质条纹
    - 细胞界限不清
    - 核分裂象罕见，虽然比梭形细胞 A 肿瘤较为常见
    - 常常排列成束状（人字形）结构
    - 中等生存率（大约 75%）
  - 上皮样细胞
    - 最少见的类型（大约占 3%）
    - 非黏着性的大细胞，核大，胞质丰富
    - 明显的多形性
    - 核分裂象常见
    - 预后差；生存率大约为 28%
  - 混合性
    - 最常见的类型（大约占 45%）
    - 根据定义，为上皮样细胞和梭形细胞混合存在
    - 通常以梭形细胞为主，但出现少数上皮样细胞也归入混合性肿瘤，对预后没有影响
    - 生存率大约为 40%
  - 坏死性
    - 罕见
    - 肿瘤坏死明显，以致无法辨认细胞类型
    - 生存率与混合细胞性肿瘤相似
    - 大多数肿瘤可见一些坏死
    - 常见气球样细胞，可能为老化的凋亡细胞
    - 肿瘤内常见炎症性浸润，主要由 T 淋巴细胞组成
    - 整个黑色素瘤中常见散在的巨噬细胞（噬黑色素细胞）
    - 不同肿瘤之间，即使在同一个肿瘤内，色素沉着程度也有所不同（从无黑色素到重度色素沉着）

特殊染色和免疫组织化学

- HMB-45 常常呈阳性（大约为 50%）
- S-100 阳性非常常见（＞90%）

其他诊断技术

- 没有帮助

鉴别诊断

- 脉络膜痣
  - 比黑色素瘤小
  - 完全由梭形细胞（通常为梭形细胞 A）构成
  - 少数病例出现视网膜下浆液性液体
  - 从不蔓延至眼球外
  - 不出现核分裂象
- 脉络膜海绵状血管瘤
  - 血管瘤可以单独发生，或伴有 Sturge-Weber 综合征（脑三叉神经血管瘤病）
  - 圆形或卵圆形稍微隆起的橘红色病变，直径通常为 3～15mm
  - 偶见液体漏出，类似于黑色素瘤
  - 超声检查有助于与黑色素瘤的鉴别诊断（高度与中等程度的内部反射性）
  - 组织病理学检查可见许多大的充满血液的海绵状腔隙

- 转移癌
  - 最常见的眼内肿瘤
  - 通常位于邻近血管弓的眼球后极
  - 生长迅速
  - 可以为多灶性
  - 超声检查可能有助于与黑色素瘤的鉴别
  - 乳腺癌和肺癌是最常见的两个转移到眼的肿瘤
  - 所有癌中高达 12% 的病例可以转移到脉络膜（根据尸检研究）
  - 在 20% ~ 45% 的病例，眼的表现出现在原发性肿瘤诊断之间
  - 组织病理学所见不同，取决于原发性肿瘤的部位
- 脉络膜黑色素细胞瘤（大细胞痣）
  - 重度色素沉着（黑玉色）的脉络膜黑色素细胞良性肿瘤
  - 通常发生在视神经的附近
  - 倾向于为扁平或轻度隆起的病变
  - 较常见于重度色素沉着的患者
  - 可能与痣一样，具有同样的低度恶性潜能
  - 组织学检查由重度色素沉着的肥胖的多角形痣细胞组成，含有大的黑色素小体
- 视网膜下出血
  - 深红色，可能呈棕色或黑色
  - 超声检查用于与黑色素瘤鉴别
- 神经鞘瘤
  - 发生于睫状神经周围神经鞘细胞的罕见的肿瘤
  - 临床与超声检查类似于脉络膜黑色素瘤
  - 组织学检查难以与梭形细胞黑色素瘤鉴别，虽然缺乏黑色素瘤突出的具有特征性的核仁
  - 电子显微镜检查可能有助于作出诊断（Antoni 结构）
- 脉络膜骨瘤
  - 眼球后极的一种少见的良性骨性乳白色病变
  - 通常相对扁平
  - 超声检查显示钙化

提要

- 在因失明、眼球疼痛和介质不透光而摘除眼球的白人中，大约 4% 具有明确的脉络膜黑色素瘤（可以引起疼痛，导致比无痛性盲眼眼球摘除更为常见）
- 转移通常发生在晚期，而且可能发生于眼球摘除之后数年
- 迄今为止，肝是最常见的转移部位

- 有经验的眼科医师的临床误诊率大约为 1%
- 总的 15 年死亡率大约为 40% ~ 50%，大的肿瘤预后明显不好，而小的肿瘤则较好
- 治疗选择包括射线外照射，碘 ^{125} 斑块近距离放射治疗，经瞳孔热疗，局部切除，以及眼球摘除
- 尚不清楚脉络膜黑色素瘤对化疗是否有反应，转移性黑色素瘤也是如此

精选文献

The Collaborative Ocular Melanoma Study Group: The COMS randomized trial of iodine 125 brachytherapy for choroidal melanoma. V. Twelve-year mortality rates and prognostic factors: COMS report no 28. Arch Ophthalmol 124:1683-1693, 2006.

The Collaborative Ocular Melanoma Study Group: Histopathologic characteristics of uveal melanomas in eyes enucleated from the Collaborative Ocular Melanoma Study. COMS report no. 6. Am J Ophthalmol 125:745-766, 1998.

Albert DM: The ocular melanoma story. LIII Edward Jackson memorial lecture: Part II. Am J Ophthalmol 123:729-741, 1997.

Albert DM, Rubenstein RA, Scheie HG: Tumor metastasis to the eye. I. Incidence in 213 adult patients with generalized malignancy. Am J Ophthalmol 63:723-726, 1967.

睫状体腺瘤　Ciliary Body Adenoma

临床特征

- 睫状体腺瘤也叫 Fuchs 腺瘤、Fuchs 反应性增生、冠状腺瘤、Fuchs 上皮瘤以及良性睫状体上皮瘤
- 发生于 25% 以上的老年人
- 几乎没有临床意义

大体病理学

- 睫状体的小肿物，有时在组织病理学实验室切开眼球时可见到

组织病理学

- 睫状体上皮的非色素沉着性良性条索状增生
- 上皮条索中有丰富的嗜酸性基底膜物质

特殊染色和免疫组织化学

- 没有帮助

其他诊断技术

- 没有帮助

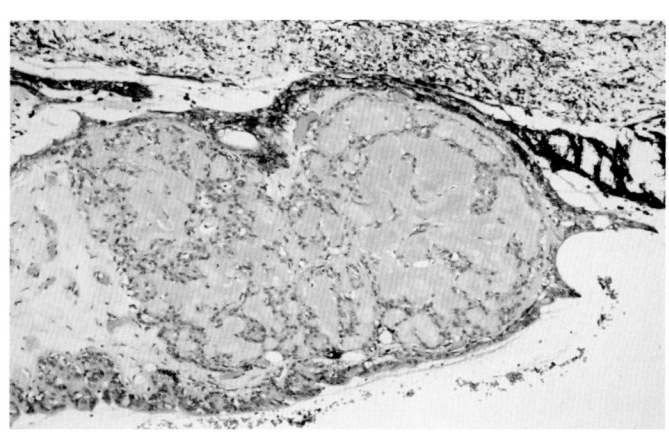

图 20-7   睫状体（Fuchs）腺瘤。睫状上皮条索散在分布于丰富的嗜酸性物质中。

鉴别诊断

- 无黑色素性黑色素瘤
  - 梭形细胞或上皮样细胞类型
  - 通常有一些色素沉着
- 髓上皮瘤
  - 髓上皮瘤（medulloepithelioma）是先天性病变
  - 缓慢长大
  - 由低分化的神经外胚层组织构成
- 转移癌
  - 通常生长迅速
  - 乳腺癌和肺癌最常见

提要

- 增生性而不是肿瘤性病变
- 少数病例可以引起前房角闭合
- 在少数情况下被误诊为睫状体黑色素瘤

精选文献

Bateman JB, Foos RY: Coronal Adenomas. Arch Ophthalmol 97:2379-2384, 1979.

Shields JA, Eagle RC, Shields CL, DePotter PD: Acquired neoplasms of the nonpigmented ciliary epithelium (adenoma and adenocarcinoma). Ophthalmology 103:2007-2016, 1996.

虹膜痣和黑色素瘤
Iris Nevus and Melanoma

临床特征

- 本病之所以作为单独的疾病，是因为它具有不同于睫状体和脉络膜黑色素瘤的独特的行为
- 痣和黑色素瘤是虹膜最常见的肿瘤
- 无性别差异
- 平均受累年龄在 40 ~ 50 岁之间
- 非侵袭性肿瘤（总的转移机会大约为 2% ~ 4%）
- 可以有突出的血管成分
- 好发于虹膜下方
- 可以表现为散在的肿物、弥漫性肿物（乳酪样）、虹膜异色、眼前房积血、青光眼或慢性葡萄膜炎
- 色素沉着程度不同，从无黑色素到重度色素沉着

大体病理学

- 没有帮助

组织病理学

- 从比较良性的表现到纯粹恶性各异
  - 比较良性的肿瘤通常有丰富的细长的梭形细胞，没有明显的核仁（可能被考虑为痣）
  - 比较恶性的肿瘤有核仁明显的肥胖的梭形细胞或上皮样细胞（预后最差）
- 来源于虹膜间质，而不是来源于后方的色素性上皮

特殊染色和免疫组织化学

- 大多数肿瘤显示 HMB-45 阳性染色，但这并不能提示预后

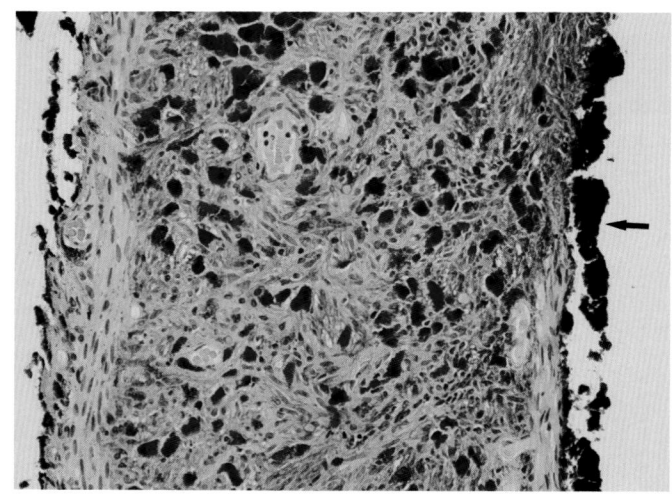

图 20-8   虹膜黑色素瘤。黑色箭头指示虹膜后面的色素性上皮。注意间质细胞成分过多，可见伴有中度多形性的成群的梭形黑色素细胞。

其他诊断技术

- 没有帮助

鉴别诊断

▎ 虹膜痣
  - 良性表现的梭形细胞
  - 可以缓慢增大，但通常并不引起青光眼或眼前房积血
  - 在神经纤维瘤病 Ⅰ 型患者发病率增加（称为 Lisch 结节，组织病理学检查与痣相同）

▎ 睫状体黑色素瘤向前蔓延
  - 组织病理学表现恶性更高，预后不良

▎ 虹膜角膜内皮细胞综合征（ICE）变型
  - 虹膜痣综合征，弥漫性色素沉着过多伴有炎症
  - 通常伴有青光眼或角膜代偿失调

▎ 后虹膜上皮囊肿（cyst of posterior iris epithelium）
  - 可能发生于手术或外伤之后
  - 超声检查可以发现充满液体的腔隙

▎ 虹膜转移性肿瘤
  - 最常见的是来自肺和乳腺的转移癌

▎ 虹膜雀斑
  - 小，没有分散的肿物
  - 色素沉着增加，黑色素细胞数目没有增加

▎ 炎症性肿块
  - 淋巴细胞和浆细胞积聚

▎ 穿透性眼外伤
  - 异物伴有炎症反应
  - 虹膜脱垂酷似虹膜肿物

▎ 虹膜平滑肌瘤
  - 罕见
  - 可能难以与痣和黑色素瘤鉴别（均为梭形细胞肿瘤）

提要

- 大多数来源于先前存在的痣
- 占所有眼葡萄膜黑色素瘤的 5% ~ 10%
- 常常能够成功地切除

精选文献

Yap-Veloso MI, Simmons RB, Simmons RJ: Iris melanomas: Diagnosis and management. Int Ophthalmol Clin 37:87-100, 1997.

Kersten RC, Tse DT, Anderson R: Iris melanoma: Nevus or malignancy? Surv Ophthalmol 29:423, 1985.

Arentsen JJ, Green WR: Melanoma of the iris: Report of 72 cases treated surgically. Ophthalmic Surg 6:23-27, 1975.

儿童眼病变
Childhood Ocular Lesions

视网膜母细胞瘤　　Retinoblastoma

临床特征

- 常见的儿童恶性肿瘤，每 16 000 ~ 23 000 例活产新生儿中发生 1 例
- 仅次于转移性肿瘤和葡萄膜黑色素瘤，为第三常见眼内恶性肿瘤
- 无种族或性别差异
- 20% ~ 30% 的病例为双侧性的
- 诊断时的平均年龄在 12 ~ 18 个月之间，89% 的病例在 3 岁前诊断
- 双侧性病例诊断时的平均年龄较低
- 10 岁以上的病例罕见，但成人病例也有报道
- 通常出现白瞳症（照字意讲为"白色瞳孔"），但可以出现斜视、眼内炎症、出血或创伤
- 高度恶性，具有很大的转移潜能
- 最常见的播散方式是直接侵犯视神经，并蔓延至中枢神经系统
- 可以通过侵犯软脑膜播散，并扩散入脑脊液
- 血行播散可能导致远处转移，并到全身各处
- 可以通过淋巴管播散
- 在所有的恶性肿瘤中，视网膜母细胞瘤是自行消退率最高的肿瘤之一（消退性视网膜母细胞瘤 regressed retinoblastoma，也叫视网膜细胞瘤 retinocytoma，或视网膜瘤 retinoma）
- 遗传因素
  — 视网膜母细胞瘤（*RB*）基因是肿瘤抑制基因，位于 13 号染色体 q14 带上，视网膜母细胞瘤的发生是 *RB* 基因两个拷贝突变的结果
  — 可以为散发性的，也可以以遗传的方式发生
  — 体细胞突变导致单侧性肿瘤
  — 种系突变可能导致双侧性或多灶性肿瘤

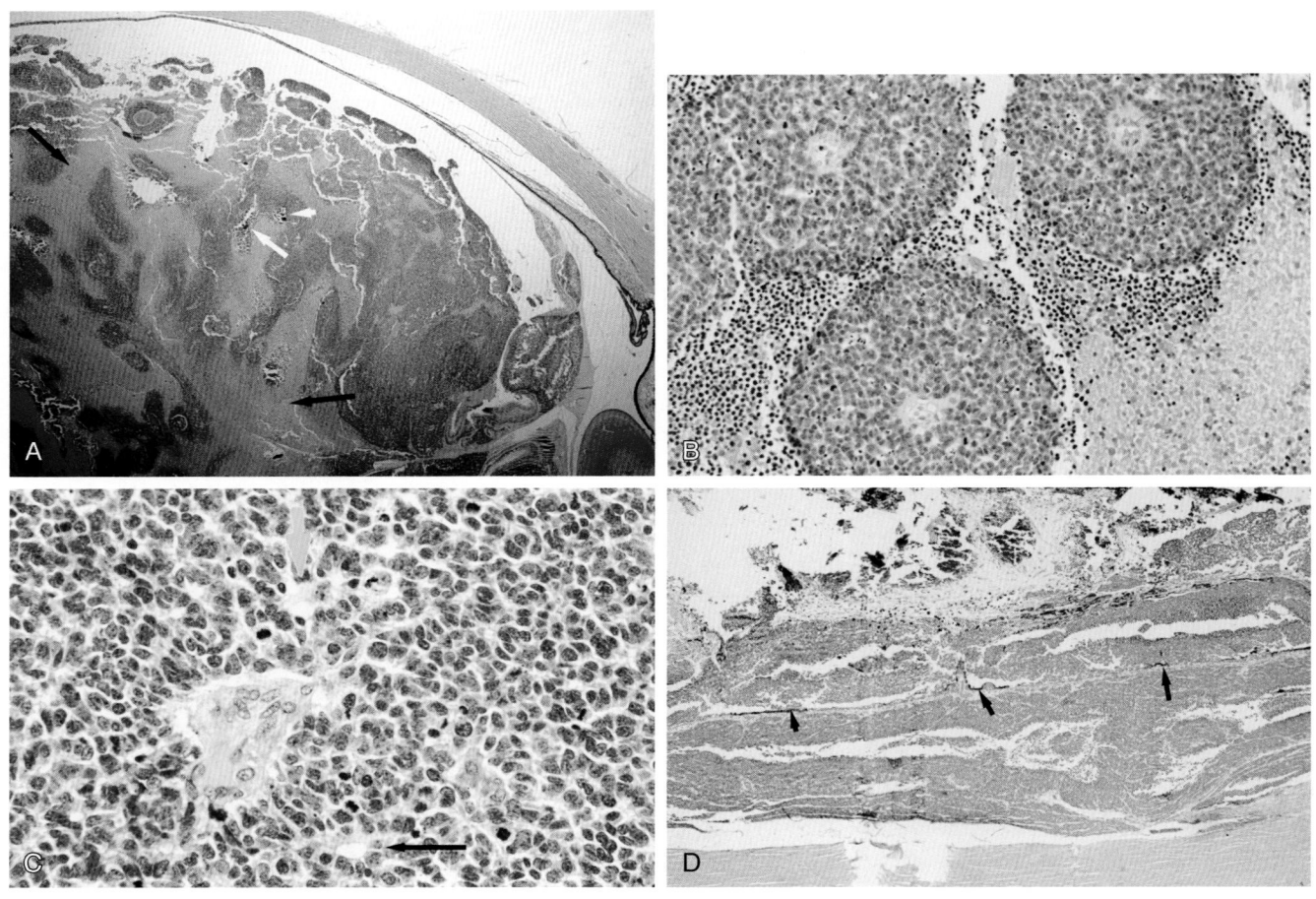

图 20-9　大的视网膜母细胞瘤。A，低倍镜下所见。注意肿瘤的总体结构，血管周围有嗜碱性肿瘤细胞团，背景坏死（黑色箭头）。白色箭头指示肿瘤内的钙化区。B，肿瘤细胞团围绕血管排列成"假菊形团"结构，附近有坏死。C，高倍镜下显示许多核分裂象，一个小花形细胞（黄色箭头）和一个 Flexner-Wintersteiner 菊形团（黑色箭头）。D，肿瘤浸润脉络膜。视网膜色素上皮（黑色箭头）将视网膜与脉络膜分开，而且两侧均有肿瘤。

— 可能表现为基因型隐性基因遗传，但是表型行为像显性基因；如果一个错误的基因拷贝被传递，则获得第二次突变的机会高于 90%

— 三侧性视神经母细胞瘤（trilateral retinoblastoma）是指除了双侧性视网膜母细胞瘤之外还发生松果体视网膜母细胞瘤，这种肿瘤的发生伴有种系突变

— 大约 1/3 的肿瘤为种系突变，2/3 为体细胞突变

— 在所有视网膜母细胞瘤病例中，大约 10% 为家族性

— 双侧性（种系突变）视网膜母细胞瘤幸存者影响下一代的危险大约为 45%

— 单侧性（体细胞突变）视网膜母细胞瘤幸存者影响下一代的危险大约为 7% ~ 15%

大体病理学

● 发生于视网膜的白色肿瘤

● 可以为内生性（进入玻璃体）或外生性（进入视网膜下间隙）生长，或较为常见的是以上两种生长方式混合存在

组织病理学

● 肿瘤细胞具有一个大的嗜碱性细胞核，核的大小形状不一，胞质稀少

● 核分裂象常见

● 肿瘤细胞环绕血管成簇排列，其间有坏死和散在的钙化区（"伴有紫色钙化斑点的粉红色坏死海

洋中的蓝色肿瘤岛—— M. E. Smith"）

- Flexner-Wintersteiner 菊形团是确定视网膜母细胞瘤诊断的特征，由单排肿瘤细胞围绕一中心腔构成；这种菊形团仅仅见于视网膜母细胞瘤
- Homer-Wright 菊形团也很常见，由单排肿瘤细胞围绕乱成一团的嗜酸性中心物质构成；这种菊形团见于视网膜母细胞瘤、神经母细胞瘤以及髓母细胞瘤
- 部分分化的成团的视网膜母细胞变长并类似于感光器；随后形成花样结构，称为小花形细胞（fleurette）
- 血管常常有嗜碱性套袖，很可能是来自坏死和凋亡的视网膜母细胞瘤细胞 DNA 的聚集
- 常常可见钙化
- 有助于确定转移机会的组织病理学因素有肿瘤蔓延到筛板以外的视神经，肿瘤蔓延至视神经的切缘，肿瘤明显侵犯脉络膜以及眼外播散
- 完全分化的视网膜母细胞瘤称为视网膜细胞瘤（retinocytomas），缺乏恶性特征

特殊染色和免疫组织化学

- 这些肿瘤具有典型的组织病理学表现，特殊染色的临床意义不大

其他诊断技术

- 没有帮助

鉴别诊断

- 年幼儿童白瞳症（白色瞳孔）的鉴别诊断范围广泛
- 一般包括白内障、眼的发育异常、眼的炎症和感染、其他肿瘤、血管异常、创伤以及视网膜剥离
- 视网膜母细胞瘤通常是一个容易作出的组织病理学诊断

提要

- 单侧性病例的治疗通常采取摘除眼球；对于有眼外播散证据的病例或有组织病理学转移危险因素的病例，辅以化疗和放疗
- 双侧性病例的治疗通常包括摘除受累较严重的眼球（如果没有可能应用的视力），加之随后的化

疗（化学减灭）合并放疗、冷冻疗法以及（或）激光光凝固术；也可以考虑摘除双侧眼球
- 幸存的种系突变视网膜母细胞瘤患者随后发生肿瘤的风险性高，第二个肿瘤总的死亡率高达 30%
- 第二常见的肿瘤是骨肉瘤，尤其是在照射野（眼眶）；然而，对于种系突变的个体来说，软组织肉瘤、恶性黑色素瘤、癌、造血系统恶性肿瘤以及脑肿瘤均有较高的发生率
- 总的长期生存率大约是 85%，虽然有报道称，双侧视网膜母细胞瘤患者治疗后 35 年的死亡率高达 60%

精选文献

Abramson DH: Second nonocular cancers in retinoblastoma: unified hypothesis. The Franceschetti Lecture. Ophthalmic Genet 20:193-204, 1999.

Usalito M, Wheeler S, O'Briend J: New approaches in the clinical management of retinoblastoma. Ophthalmol Clin North Am 12:255-264, 1999.

Albert DM: Historic review of retinoblastoma. Ophthalmology 94:654-662, 1987.

Abramson DH, Ellsworth RM, Kitchin D, et al: Second non-ocular tumors in retinoblastoma survivors: Are they radiation induced? Ophthalmology 91:1351-1355, 1984.

Sang DN, Albert DM: Retinoblastoma: Clinical and histopathologic features. Hum Pathol 13:133-147, 1982.

成人眼眶病变
Adult Orbital Lesions

眼眶淋巴瘤，包括眼眶淋巴组织增生和恶性淋巴瘤
Orbital Lymphoma, Including Lymphoid Hyperplasia and Malignant Lymphoma of the Orbit

临床特征

- 平均发病年龄为 50 ~ 70 岁；20 岁之前罕见
- 女性略多于男性
- 发病隐匿
- 没有炎症征象，疼痛（如有）轻微
- 可以表现为渐进性突眼或可见结膜"橘红色斑"
- 30% 的病例累及泪腺
- 影像学检查显示为一个浸润性病变，累及周围的结构（眼球、眶骨）

- 最常见于眶前上部

大体病理学

- 没有帮助

组织病理学

- 组织学特征不同，取决于病变的恶性程度
- 比较良性的病变（淋巴组织增生）
  - 由成熟表现的淋巴细胞组成的致密的淋巴细胞浸润
  - 细胞成分具有良性特征（没有多形性，核分裂活性低，中等程度的多克隆性和多态性）
  - 界限清楚的生发中心
- 真性淋巴瘤
  - 通常为非 Hodgkin B 细胞淋巴瘤
  - 细胞可小或大，有裂或无裂
  - 在所有眼眶淋巴瘤中，黏膜相关淋巴组织（MALT）淋巴瘤所占比例高达 50%
  - 分类可以根据修改的 Rappaport 分类或修订的欧美淋巴瘤分类进行
- 淋巴组织增生与真性淋巴瘤的鉴别常常困难；病理医师偶尔应用非典型性淋巴组织增生（atypical lymphoid hyperplasia）这一术语

特殊染色和免疫组织化学

- 因为大多数为 B 细胞肿瘤，所以 CD20 染色呈阳性
- κ 和 λ 轻链可以提示单克隆性
- 比较良性病变中细胞群具有多态性，可以表现为

T 细胞、浆细胞或巨噬细胞标记物阳性

其他诊断技术

- 没有帮助

鉴别诊断

- ■ 眼眶假瘤
  - 较明显的炎症性病变
  - 病变各异，取决于分期和类型，但通常表现为良性表现的淋巴细胞的多态性浸润，伴有或不伴有纤维化
  - 可能含有生发中心
  - 偶见肉芽肿性炎
- ■ 眼眶蜂窝织炎
  - 影像学检查通常显示骨膜脓肿或邻近的鼻窦炎
  - 多半发生于年轻的患者
  - 大多数病例无需活检，虽然真正的眼眶脓肿常常需要引流
  - 急性炎症征象
- ■ 眼眶实性肿瘤
  - 包括泪腺肿瘤、原发性和转移性眼眶肿瘤
- ■ Graves 眼眶病
  - 眼外肌肉总是主要的受累部位
  - 肌内膜结缔组织内间质水肿和淋巴细胞炎性浸润为早期所见
  - 可以导致肌肉周围水肿和炎性浸润，最终纤维化
  - 缺乏生发中心
- ■ 脉管病变

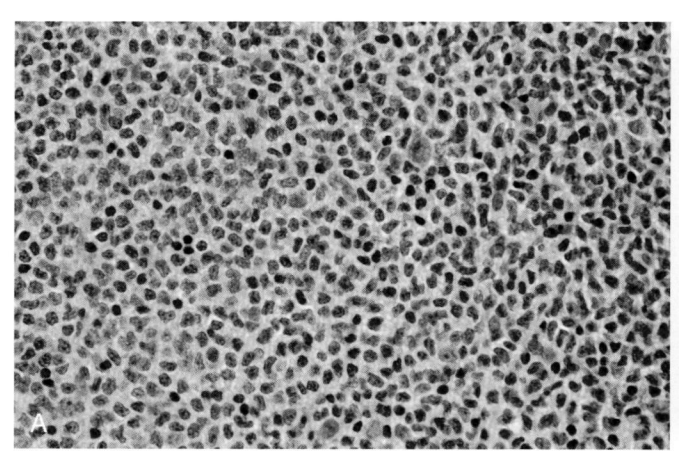
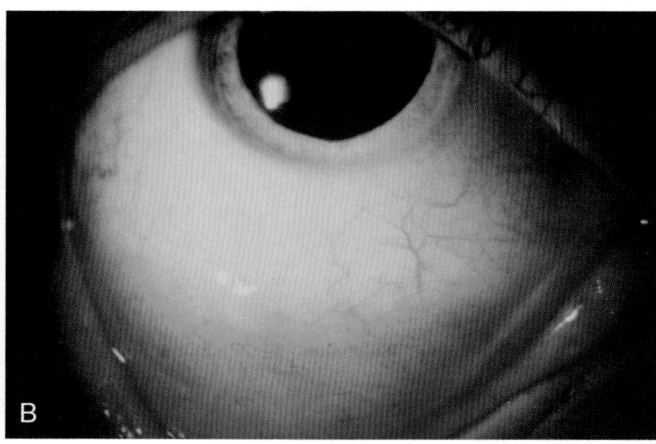

图 20-10　**A**，**淋巴组织浸润，伴有明显的多形性**。眼眶活检来自图 20-2 的患者。**B**，**眼前眶淋巴瘤**。患者的临床照片显示结膜下穹窿有典型的"橘红色斑"。

- 包括血管瘤、淋巴管瘤、静脉曲张和动静脉瘘

提要

- 严格地说，结膜和眼球上的肿瘤很少伴有全身性疾病
- 大约 13% ~ 19% 的患者在诊断时已知有系统性淋巴瘤
- 在所有眼眶淋巴瘤的患者中，高达 25% 的病例在 5 年内可能出现系统性淋巴瘤的证据
- 双侧性病变并不少见，这并不一定预示有较高的系统性疾病的可能性
- 治疗通常应用眼眶外照射；替代治疗包括局部冷冻治疗、化疗、干扰素治疗和手术切除
- 应进行全身性评估，包括骨髓活检进行血液学评估，骨扫描以及头、胸和腹部的放射影像学检查

精选文献

Bardenstain DS: Ocular adnexal lymphoma: Classification, clinical disease, and molecular biology. Ophthalmol Clin N Am 18:187-197, 2005.

Harris NL, Jaffe ES, Stein H, et al: A revised European-American classification of lymphoid neoplasm: A proposal from the International Lymphoma Study Group. Blood 84:1361-1392, 1994.

Knowles DM, Jakobiec FA, McNally L, et al: Lymphoid hyperplasia and malignant lymphoma occurring in the ocular adnexa (orbit, conjunctiva, and eyelids): A prospective multiparametric analysis of 108 cases during 1977 to 1987. Hum Pathol 21:959-973, 1990.

Mederios LJ, Harris NL: Lymphoid infiltrates of the orbit and conjunctiva: A morphologic and immunophenotypic study of 99 cases. Am J Surg Pathol 13:459-471, 1989.

Rosenberg S: National Cancer Institute-sponsored study of classifications of Non-Hodgkins lymphomas: Summary and description of a working formulation for clinical usage. Cancer 49:2112-2135, 1982.

眼眶假瘤（特发性眼眶炎症）
Orbital Pseudotumor (Idiopathic Orbital Inflammation)

临床特征

- 淋巴组织肿瘤不包括在这一标题之内
- 非肿瘤性、非特异性炎症性占位性眼眶病变
- 表现为突眼、结膜水肿、眼睑肿胀和红斑，通常伴有疼痛
- 通常为单侧性的，但也可以为双侧性的（尤其是

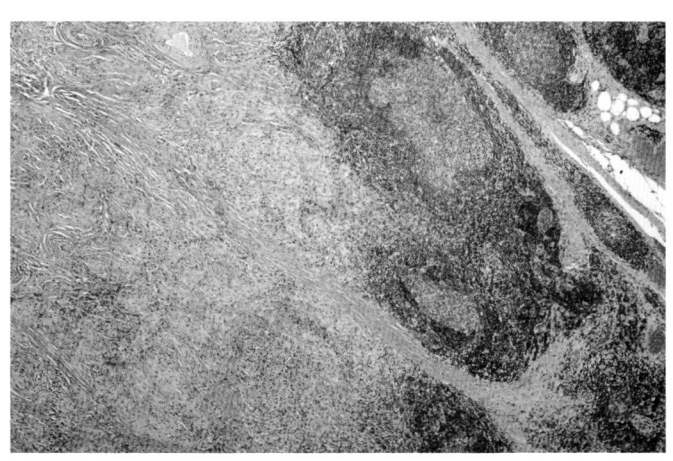

图 20-11 硬化性眼眶假瘤。显示致密的纤维化和伴有生发中心的炎性浸润。

在儿童）
- 无性别差异
- 最常见于 31 ~ 60 岁
- 可以呈现急性、亚急性或慢性经过
- 可能复发
- 可以表现为肌炎、泪腺炎、非特异性结缔组织炎症或眼眶深部炎症，伴有颅神经功能障碍
- 也可能累及眼，造成视神经水肿、巩膜炎和眼内炎症
- 一线治疗通常为口服高剂量（60 ~ 80mg）泼尼松

大体病理学

- 没有帮助

组织病理学

- 组织病理学所见不同，取决于主要累及哪一种组织
- 早期疾病
  - 水肿
  - 细胞稀少的多态性炎性浸润，由成熟的淋巴细胞、浆细胞、嗜酸性粒细胞（尤其在儿童）以及中性粒细胞组成
  - 血管周围常有淋巴细胞套
- 晚期疾病
  - 纤维化增加
  - 炎性浸润较少
  - 偶见生发中心
- 淋巴组织成分通常广泛地被纤维组织分隔（不同

于淋巴组织肿瘤中见到的成片的淋巴细胞成分）
- 偶见肉芽肿病灶

特殊染色和免疫组织化学

- 单克隆性标记物通常呈阴性

其他诊断技术

- 没有帮助

鉴别诊断

- **眼眶蜂窝织炎**
  - 影像学检查通常显示骨膜脓肿或附近鼻窦炎
  - 多半发生于年轻个体
  - 大多数病例无需活检，虽然真正的眼眶脓肿常常需要引流
- **甲状腺眼眶病**
  - 眼外肌肉几乎总是主要受累部位
  - 通常缺乏嗜酸性粒细胞和生发中心
- **眼眶淋巴瘤**
  - 发病比较隐匿
  - 为单克隆性肿瘤
- **后巩膜炎**
  - 可以出现急性疼痛、突眼以及眼和眼周炎症
  - 影像学检查显示没有眼眶肿物或浸润
- **眼眶实性肿瘤**
  - 包括泪腺肿瘤以及原发性和转移性眼眶肿瘤
- **肉芽肿性疾病**
  - 多半累及鼻窦
- **皮样囊肿破裂**
  - 可能出现于从前不知有皮样囊肿的成人
  - 见"皮样和表皮样囊肿"
- **脉管病变**
  - 包括血管瘤、淋巴管瘤、静脉曲张以及动静脉瘘

提要

- 大约 6% ~ 15% 的眼眶假瘤发生于 20 岁以前
- 儿童多半为双侧性的
- 急性假瘤对放射线非常敏感

精选文献

Kennerdell JS, Dresner SC: The nonspecific orbital inflammatory syndromes. Surv Ophthalmol 29:93-103, 1984.

Chavis RM, Garner A, Wright JE: Inflammatory orbital pseudotumor: A clinicopathologic study. Arch Ophthalmol 96:1817-1822, 1978.

甲状腺眼眶病（甲状腺眼病、甲状腺功能障碍性眼眶病和 Graves 眼眶病）Thyroid Orbitopathy (Thyroid Ophthalmopathy, Dysthyroid Orbitopathy, and Graves Orbitopathy)

临床特征

- Graves 病：自身免疫性疾病，包括甲状腺功能亢进、眼病和浸润性皮肤病的任意组合
- 通常伴有甲状腺功能亢进，虽然患者可有甲状腺功能低下或甲状腺功能正常
- 临床上 50% 的 Graves 病患者有明显的眼病，但仅仅 3% ~ 5% 的病例需要干预
- 女性较为常见，为男性的 3 ~ 4 倍
- 开始通常表现为轻度的眼部刺激症状，随后出现上睑回缩、眼球突出和复视
- 可以发生急性前眼眶炎的体征和症状
- 疾病晚期可能导致青光眼、压迫性视神经病和暴露引起的角膜盲
- 甲状腺眼眶病中眼变化的详细分类法见 NOSPECS 分类法
- 影像学检查可能显示眼外肌膨大，但不累及肌腱
- 临床通常可以作出诊断，虽然偶然需要进行眼外肌或眼眶脂肪的活检

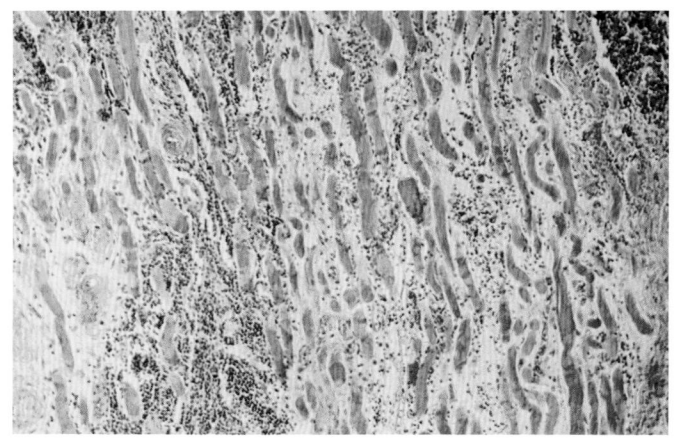

图 20-12 甲状腺眼眶病。眼外横纹肌间质炎性浸润。

大体病理学

- 细条眼外肌或小块眼眶脂肪和结缔组织

组织病理学

- 眼外组织炎症和肿大，最常见的是眼外肌肉的改变
- 组织学所见随着疾病的分期和程度不同而不同
- 肌内膜结缔组织内间质水肿和淋巴细胞炎症浸润是早期所见
- 炎症浸润主要由淋巴细胞和浆细胞组成，伴有散在的肥大细胞
- 嗜酸性粒细胞和生发中心不是突出的特征
- 晚期，炎症播散至肌束膜和肌外膜
- 最后发生肌肉纤维化和脂肪浸润

特殊染色和免疫组织化学

- 没有帮助

其他诊断技术

- 没有帮助

鉴别诊断

▮ 眼眶假瘤
  - 受累部位通常不只局限于肌肉
  - 当肌肉受累而又伤及肌腱时，为甲状腺眼眶病
  - 嗜酸性粒细胞和生发中心比甲状腺眼眶病常见
▮ 眼眶蜂窝织炎
  - 影像学检查通常显示骨膜脓肿或邻近的鼻窦炎
  - 多半发生于较年轻的个体
  - 大多数病例无需活检，虽然真正的眼眶脓肿常常需要引流
▮ 眼外肌转移性肿瘤
  - 最常见的是乳腺癌和肺癌
▮ 其他眼眶炎症、浸润和肿瘤性病变
  - 通常不表现为肌肉受累，而且临床可以作出诊断

提要

- 成人单侧和双侧突眼最常见的原因
- 吸烟是甲状腺眼眶病发生和发展的已知的危险因素
- 治疗针对突出的体征或症状
  - 针对角膜暴露进行眼睑手术

- 放疗和全身性类固醇治疗急性眼外肌明显肿胀的病例，可以改善复视并缓解视神经压迫症状
- 斜视手术用于其他治疗无效的症状稳定的复视患者
- 眼眶减压术用于放疗和类固醇治疗无效的急性视神经压迫患者

精选文献

Jakobiec FA, Bilyk JR, Font RL: Orbit: Noninfectious orbital inflammations—thyroid-related orbitopathy. In Spencer W (ed): Ophthalmic Pathology: An Atlas and Textbook, 4th ed, vol 4. Philadelphia, WB Saunders, 1996, pp 2811-2828.

Trokel SL, Jakobiec FA: Correlation of CT scanning and pathologic features of ophthalmic Graves' disease. Ophthalmology 88:553-564, 1981.

Werner SC: Modification of the classification of the eye changes of Graves' disease. Am J Ophthalmol 83:725-727, 1977.

儿童眼眶病
Childhood Orbital Lesions

囊性病变　Cystic

皮样和表皮样囊肿
Dermoid and Epidermoid Cysts

临床特征

- 最常见的囊性眼眶肿瘤
- 儿科年龄组中最常见的眼眶肿瘤
- 迷芽瘤性肿瘤
- 来自原始上皮或皮肤成分，这些成分在胎儿缝合

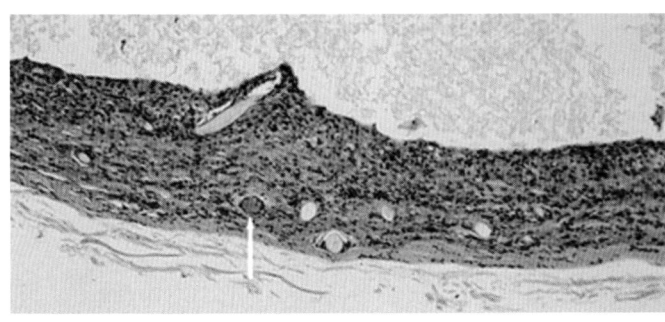

图 20-13　皮样囊肿。囊肿壁伴囊腔朝向照片顶部。A，囊肿壁内可见毛囊皮脂腺器，并有先前破裂引起的明显肉芽肿性巨细胞反应。

线处是分离的
- 好发于颞上部和鼻上部的眼眶前象限
- 总是在出生时出现，但可能仅在成人期才变得明显

大体病理学

- 大的单房性或多房性囊性肿物
- 角质中心具有奶酪样黄色外观

组织病理学

- 单房性或多房性囊肿内衬复层鳞状上皮
- 皮样囊肿伴有毛囊皮脂腺器；表皮样囊肿仅含有表皮成分
- 如果囊肿先前破裂，则囊壁内可有广泛的异物巨细胞反应
- 中心充满角化物、毛干和脂类物质

特殊染色和免疫组织化学

- 没有帮助

其他诊断技术

- 没有帮助

鉴别诊断

▪ 横纹肌肉瘤
  - 实性肿块
  - 进展迅速
  - 具有恶性特征的横纹肌母细胞
▪ 血管瘤
  - 密集排列的毛细血管伴有肥胖的内皮细胞内衬
  - 可能有分叶状结构
▪ 脑膜膨出和脑膨出
▪ 小眼伴有囊肿
  - 见"小眼伴有囊肿"
▪ 眼眶蜂窝织炎
  - 炎症性皮样囊肿可能酷似蜂窝织炎
  - 影像学检查通常有助于诊断

提要

- 超声和放射学检查有助于检测病变的囊性本质
- 哑铃形皮样囊肿可能从眶侧向前突出，破坏眼眶侧壁，并骑跨颞窝和眼眶

精选文献

Yanoff M, Fine BS: Ocular Pathology, 4th ed. Chicago, Mosby-Wolfe, 1996, pp 505-507.
Sherman RP, Rootman J, LaPoint JS: Dermoids: Clinical presentation and management. Br J Ophthalmol 68:642-652, 1984.

眼眶毛细血管瘤
Capillary Hemangioma of the Orbit

临床特征

- 也叫婴儿毛细血管瘤、草莓血管瘤和良性血管内皮细胞瘤
- 婴儿和儿童期最常见的眼周血管肿瘤
- 较常见于女性（男女之比为 1：2）
- 大约 30% 在出生时就很明显，95% 到了 6 个月才出现，常常有 3 ~ 6 个月的暴发性生长
- 大多数在 4 ~ 8 岁时会自行退化
- 通常表现为突眼
- 哭叫时由于静脉充血增加，造成肿块增大
- 半数患者可能发生弱视，或是由于阻塞导致视力下降，或是由散光引起
- 当位置接近表面时容易诊断，这种血管瘤常常被称为"草莓痣"
- 一般发生于其他方面健康的儿童；总的发病率为 1% ~ 2%

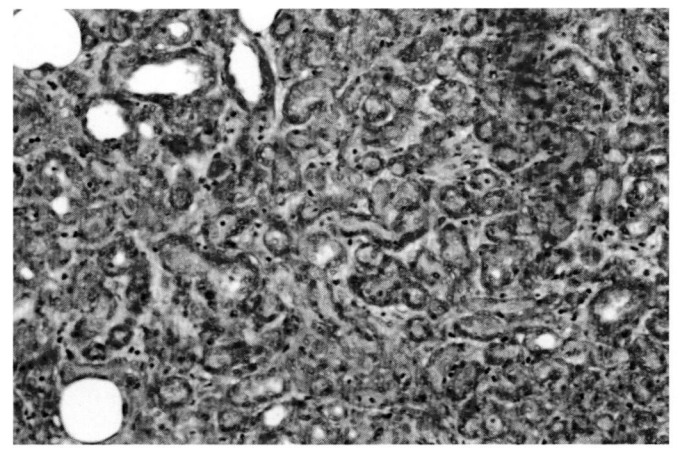

图 20-14　眼眶毛细血管瘤。许多致密排列的毛细血管，内衬肥胖的内皮细胞。PAS 染色有助于勾画单个的血管。

大体病理学

- 局限性质软的红色分叶状肿物
- 可见明显的营养血管

组织病理学

- 密集排列的毛细血管，内衬肥胖的内皮细胞
- 可有分叶状结构
- 管腔常常难以辨认
- 活动期可见核分裂象
- 随着时间的推移，每个小叶均可发生纤维化，导致内皮细胞消失

特殊染色和免疫组织化学

- 有时需要应用网状纤维染色帮助勾画血管腔

其他诊断技术

- 没有帮助

鉴别诊断

- 横纹肌肉瘤
  - 见"眼眶横纹肌肉瘤"
- 淋巴管瘤
  - 见"淋巴管瘤"
- 先天性水肿
- 表皮样和皮样囊肿
  - 见"表皮样和皮样囊肿"

提要

- 深部肿瘤可能难以与横纹肌肉瘤鉴别，需要活检
- 浅表肿瘤可以应用病变内注射类固醇或全身性应用类固醇治疗
- 小的浅表性肿瘤可以手术切除
- 深部眼眶注射类固醇可以引起视网膜中央动脉闭塞，因此是禁忌的
- 因为自行退化率很高，所以仅在危害视力的情况下才进行治疗
- Kasabach-Merritt 综合征是指（通常）胃肠血管瘤中出现大的血小板凝块，导致血小板减少和出血

精选文献

Kushner BJ: Hemangiomas. Arch Ophthalmol 118:835-836, 2000.

Mulliken JB, Young AE: Vascular birthmarks: Hemangiomas and malformations. Philadelphia, JB Lippincott, 1988.

Kushner BJ: Intralesional corticosteroid injection for infantile adnexal hemangioma. Am J Ophthalmol 93:496-506, 1982.

Haik BG, Jakobiec FA, Ellsworth RM, Jones IS: Capillary hemangioma of the lids and orbit: An analysis of the clinical features and therapeutic results in 101 cases. Ophthalmology 86:760-792, 1979.

淋巴管瘤　Lymphangioma

临床特征

- 定义为眼眶迷芽瘤，因为正常情况下这个部位没有淋巴管
- 多发生于 10 ~ 15 岁以下的儿童（虽然可以出现于成年期），伴有急性发生的暴发性突眼，推测是继发于自发性出血
- 波动的临床经过伴有多次复发是典型表现
- 在严重的疾病加剧期，可能导致压迫性视神经病、青光眼或明显的屈光改变
- 在上呼吸道感染期间或之后，肿物可能增大

大体病理学

- 弥漫浸润性肿物，因为难以确定浸润部位，所以通常不能完全切除

组织病理学

- 没有包膜的病变，可以累及眼眶的任何结构
- 充满血液和淋巴液的不同管径的薄壁脉管

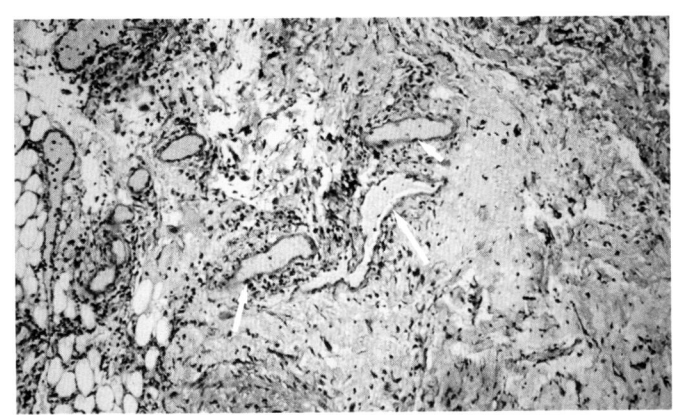

图 20-15　**淋巴管瘤。**在结缔组织背景中可见许多薄壁结构（箭头所示），其中部分充满弱嗜酸性物质。

- 管腔内衬变薄的内皮细胞，伴有不连续的基底膜，固着性原纤维，而且一般缺乏外皮细胞

特殊染色和免疫组织化学

- 没有帮助

其他诊断技术

- 没有帮助

鉴别诊断

▌ 血管瘤
- 毛细血管瘤见于儿童，通常出现于 1 岁以内
- 组织病理学不同，见"眼眶毛细血管瘤"

▌ 眼眶原发性和转移性恶性肿瘤
- 包括原发性横纹肌肉瘤、转移性神经母细胞瘤、儿童期的其他转移性肿瘤和白血病的实体瘤（绿色瘤）

▌ 脑膨出
- 与中枢神经系统连续
- 含有脑脊液
- 影像学检查有助于鉴别
- 通常不伴有小眼
- 组织病理学检查显示神经组织，其上有脑膜

▌ 眼眶假瘤
- 见"眼眶假瘤（特发性眼眶炎症）"

提要

▌ 临床处置困难

- 全身性应用类固醇几乎无效
- 手术通常用于急性视神经压迫的病例
- 密切的临床观察和眼眶影像学检查通常可以作出诊断

精选文献

Jakobiec FA, Jones IS: Vascular tumors, malformations, and degenerations. In Jones IS, Jakobiec FA (eds): Diseases of the Orbit. Hagerstown, MD, Harper & Row, 1979, pp 269-308.

Iliff WJ, Green WR: Orbital lymphangiomas. Ophthalmology 86:914-929, 1979.

Jones IS: Lymphangioma of the ocular adnexa: An analysis of 62 cases. Trans Am Ophthalmol Soc 57:602-665, 1959.

小眼伴有囊肿
Microphthalmos with Cyst

临床特征

- 由胎儿巩膜裂闭合不完全引起的先天性畸形
- 通常为单侧性的，但也可以为双侧性的

大体病理学

- 邻近（并粘连到）眼球的薄壁囊性结构
- 组织学上，眼可以从相对正常到眼小及结构破坏

组织病理学

- 囊壁通常由纤维组织组成
- 囊肿通常内衬神经成分，包括胶质性视网膜、非

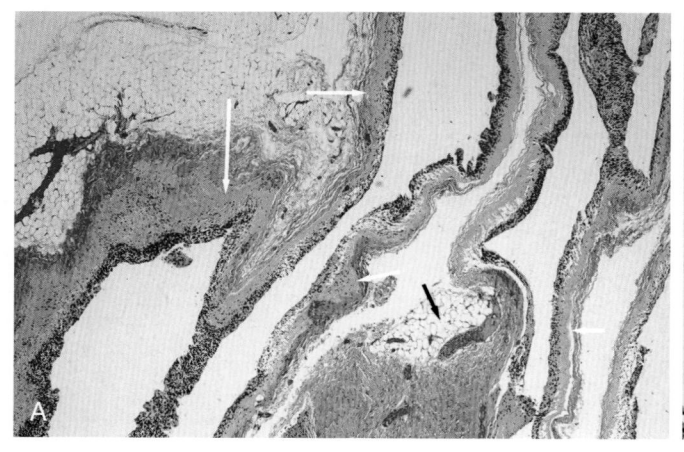
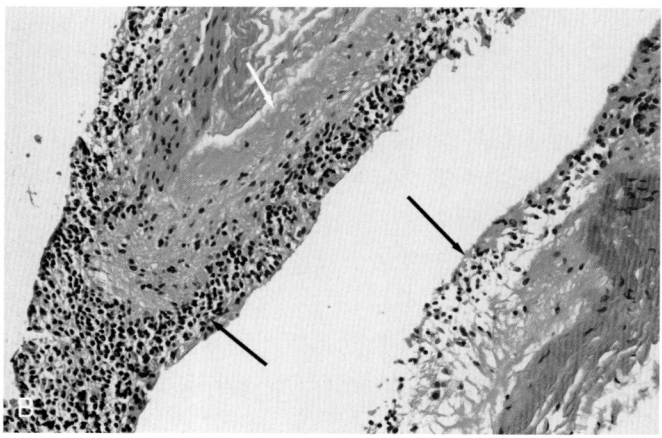

图 20-16　小眼伴有囊肿。A，低倍镜下所见。黑色箭头所示为眼眶脂肪。白色箭头显示这个囊性病变的纤维性囊壁。B，高倍镜下所见。白色箭头显示这个病变的纤维性囊壁（类似于巩膜）。黑色箭头所示为神经性视网膜。

特异性神经胶质细胞或分化差的视网膜

特殊染色和免疫组织化学

- 囊肿内原始的视网膜成分显示典型的神经染色，如突触素或胶质原纤维酸性蛋白（神经胶质成分）

其他诊断技术

- 没有帮助

鉴别诊断

▌ 皮样和表皮样囊肿
- 邻近的眼正常
- 见"皮样和表皮样囊肿"

▌ 脑膨出
- 与中枢神经系统连续
- 含有脑脊液
- 影像学检查有助于鉴别
- 通常不出现小眼
- 组织病理学检查有被覆脑膜的神经组织

提要

- 通常为散在性发生，但可能与 13q 缺失或 18 号染色体缺失有关

精选文献

Waring GO, Roth AM, Rodriques MM: Clinicopathologic correlation of microphthalmos with cyst. Am J Ophthalmol 82:714-721, 1976.

Mann I: Developmental Abnormalities of the Eye, 2nd ed. Philadelphia, JB Lippincott, 1957.

实性病变　Solid

眼眶横纹肌肉瘤
Orbital Rhabdomyosarcoma

临床特征

- 儿童最常见的原发性眼眶恶性肿瘤
- 可见于身体其他部位，但好发于眼眶（在所有横纹肌肉瘤中大约 10% 出现于眼眶）
- 发病的平均年龄为 6 岁；大多数发生在 10 岁之前；25 岁以后非常罕见
- 通常表现为快速进展的突眼或迅速增大的眼眶肿物（日渐增大）

大体病理学

- 质硬韧的实性肿物
- 不是来源于眼外肌，而是发生于不成熟的眼眶组织

组织病理学

- 分为三种主要类型
  - 胚胎性
    - 最常见的类型
    - 恶性横纹肌母细胞疏松杂乱排列
    - 常见核分裂象
    - 圆形、卵圆形、梭形或星形细胞，有些具有明显的嗜酸性胞质（可见典型的横纹肌的横纹）
    - 深染的非典型性细胞核，伴有许多核分裂象
  - 腺泡状
    - 预后最差
    - 结构类似于肺的肺泡结构，伴有形成小梁状结构的疏松排列的细胞
    - 难以找到横纹
  - 分化性
    - 最少见，但预后最好
    - 容易见到横纹，核分裂象较少

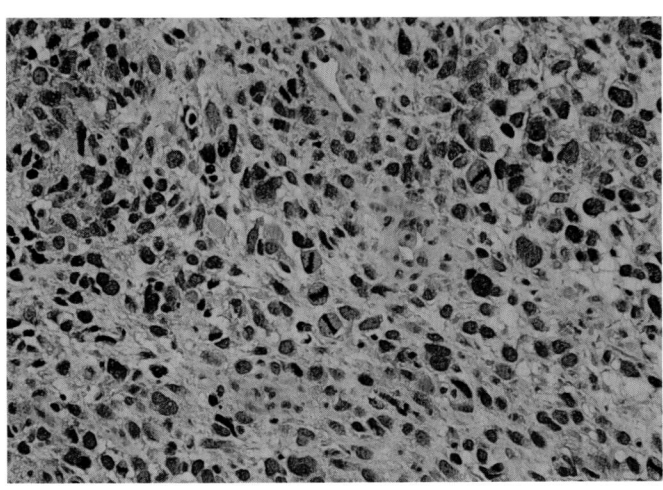

图 20-17　胚胎性横纹肌肉瘤。 高度多形性的胚胎性横纹肌肉瘤伴有大量核分裂象。

特殊染色和免疫组织化学

- 波形蛋白、肌球蛋白、肌红蛋白、肌肉特异性肌动蛋白以及结蛋白呈阳性
- Masson 三色染色呈阳性

其他诊断技术

- 电子显微镜检查可能可以显示典型的肌原纤维分化；然而，由于有典型的光学显微镜下表现，所以多数病例无需进行电子显微镜检查

鉴别诊断

- 转移性神经母细胞瘤
  - 通常发生于疾病晚期，已知从前有原发性肿瘤
  - 组织病理学所见典型，具有小的未分化细胞、Homer-Wright 菊形团、假菊形团以及神经纤维网
  - 高达 20% 的儿童肾上腺神经母细胞瘤可能发生眼眶转移
- 平滑肌瘤和平滑肌肉瘤
  - 眼眶罕见的肿瘤
  - 电子显微镜检查可能有助于鉴别
- 眼眶毛细血管瘤
  - 先天性病变，但可以在生命后期变得明显

- 眼眶皮样囊肿
- 脑膨出
- 淋巴管瘤
- 眼眶假瘤（特发性眼眶炎症）
  - 不常见于儿童
  - 见"眼眶假瘤（特发性眼眶炎症）"
- 眼眶蜂窝织炎
  - 影像学检查通常显示骨膜脓肿或邻近的鼻窦炎
  - 大多数病例不需要活检，虽然真正的眼眶脓肿常常需要引流

提要

- 如果肿瘤局限于眼眶，则生存率高达 90%
- 死亡大多数发生于 3 年之内

精选文献

Jakobiec FA, Bilyk JR, Font RL: Orbit: Mesenchymal tumors—striated muscle neoplasms. In Spencer W (ed): Ophthalmic Pathology: An Atlas and Textbook, 4th ed, vol 4. Philadelphia, WB Saunders, 1996, pp 2573-2587.

Knowles DM, Jakobiec FA, Potter G, Jones IS: Ophthalmic striated muscle neoplasms: A clinico-pathologic review. Surv Ophthalmol 21:219-261, 1976.